Allgemeine und spezielle chirurgische Operationslehre

Begründet von Martin Kirschner

Fortgeführt und herausgegeben von
R. Zenker, G. Heberer, G. Hegemann

Band VII/Teil 1
3. Auflage

Die Eingriffe in der Bauchhöhle

Dritte, völlig neubearbeitete Auflage

Herausgegeben von
R. Zenker, R. Berchtold, H. Hamelmann

Bearbeitet von

Siegfried von Bary · Rudolf Berchtold · Gernot Feifel · Alois Grabiger
Werner Grill · Horst Hamelmann · Waldemar Christian Hecker
Bernhard Husemann · Hans Löweneck · Oskar Meffert · Hans Metz
Rainer Oehl · Heinz Pichlmaier · Rudolf Pichlmayr · Hans-Jürgen Peiper
Klaus Reichel · Fritz Ruëff · Alfred Schaudig · Wolfgang Seidel
Fritz Spelsberg · Rudolf Zenker

Mit 573 Abbildungen (957 Einzeldarstellungen)
davon 99 farbig

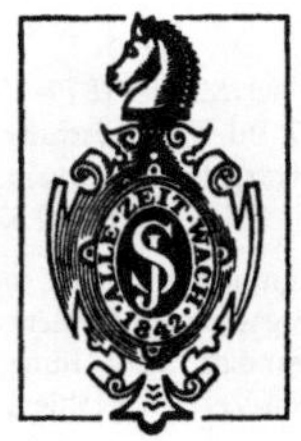

Springer-Verlag Berlin · Heidelberg · New York 1975

ISBN-13:978-3-642-80970-5 e-ISBN-13:978-3-642-80969-9
DOI: 10.1007/978-3-642-80969-9

Library of Congress Cataloging in Publication Data. Kirschner, Martin, 1879–1942. Allgemeine und spezielle chirurgische Operationslehre. Bibliography: p. Includes index. CONTENTS: 7. Bd. T. 1. Kirschner, M. Die Eingriffe in der Bauchhöhle, hrsg. von R. Zenker, R. Berchtold, H. Hamelmann, neu bearb. von R. Zenker, et al. 1. Surgery, Operative. I. Zenker, Rudolf, 1903– II. Heberer, Georg, 1920– III. Hegemann, Gerd, 1912– IV. Title. RD32.K52 1975 617'.91 75-20406 (v. 7, pt. 1)

Softcover reprint of the hardcover 3rd edition 1975

Vorwort zur dritten Auflage

In den fast zweieinhalb Jahrzehnten, die seit der letzten Auflage (1951) des Bauchbandes der Kirschnerschen Operationslehre vergangen sind, hat die Bauchchirurgie einen erheblichen Wandel erfahren. Er gründet sich zu einem nur geringen Teil auf Änderungen der allgemeinen Operationstechnik an den Bauchorganen, sondern weit mehr auf neue Erkenntnisse in der Pathophysiologie verschiedener Erkrankungen und Schmerzzustände der Bauchorgane, auf eine erhebliche Vervollkommnung der Diagnostik in morphologischer und funktioneller Hinsicht und auf die hieraus entwickelte Taktik, Technik und Erweiterung der Eingriffe.

So war es erforderlich, nahezu alle Kapitel auf Grund zunehmender eigener Erfahrungen und unter Berücksichtigung der Weltliteratur neu abzufassen. Eine solche äußerst umfangreiche Arbeit innerhalb einer angemessenen Zeit zu leisten, konnte sich ein einzelner – wie in den vorausgegangenen Auflagen – nicht mehr zumuten. Um aber in dem Werk eine weitgehend einheitliche, aus der Operationskunst Kirschners hervorgegangene Operationstechnik zu vermitteln, schien es ratsam, vorwiegend die eigenen Schüler zu Mitarbeitern heranzuziehen. Ich bin den Herren R. Berchtold und H. Hamelmann als den Mitherausgebern dieses Bandes, aber ebenso den Herren S. v. Bary, G. Feifel, A. Grabiger, W. Grill, R. Oehl, H. Pichlmaier, R. Pichlmayr, K. Reichel, F. Rueff, A. Schaudig, W. Seidel und F. Spelsberg sehr dankbar, daß sie sich zu einer solchen gemeinsamen Arbeit bereitgefunden haben und daß sie zur Erzielung einer Geschlossenheit der Darstellung Hinweise und Anregungen von mir stets erwägend angenommen haben. Herr H. Metz, München, hat mit seinem besonderen Wissen auf dem Gebiet der Mikrobiologie zu dem Kapitel »Die Anwendung von Chemotherapeutika bei Eingriffen in der Bauchhöhle« wesentlich beigetragen. Den Abschnitt »Dünndarmausschaltung bei extremer Fettsucht« hat B. Husemann, ein Mitarbeiter meines Schülers G. Hegemann, auf Grund der reichen Erfahrungen der Chirurg. Universitätsklinik Erlangen dargestellt. Meinem Schüler aus der Marburger Zeit, H.-J. Peiper, Göttingen, bin ich sehr verbunden, daß er »Die Eingriffe an den Nebennieren« beschrieben hat, die aus verschiedenen Gründen in den Rahmen »Die Eingriffe in der Bauchhöhle« gehören. Für »Die Eingriffe in der Bauchhöhle im Neugeborenen-, Säuglings- und Kleinkindesalter«, die in einem eigenen Kapitel zusammengefaßt wurden, konnte W. Chr. Hecker, München, mit seinen umfassenden Erfahrungen gewonnen werden.

Freundlicherweise hat Professor Dr. H. Löweneck, Anatomisches Institut der Universität München, die den einzelnen Kapiteln vorangestellten Abschnitte »Anatomische Vorbemerkungen« kritisch durchgesehen und wertvolle Anregungen gegeben.

Die Bauchchirurgie ist das Kernstück der Allgemeinchirurgie. Sie hat durch die Vervollkommnung der Anaesthesie und durch die Erweiterung und Intensivierung der allgemeinen Maßnahmen vor, während und nach den Operationen wesentlich an Sicherheit gewonnen, so daß sich praktische Ärzte und Internisten leichter und frühzeitiger zur

Indikationsstellung auch bei nichtdringlichen Eingriffen wegen Baucherkrankungen entschließen.

Das vorliegende Werk sollte bewußt keine Enzyklopädie der Eingriffe in der Bauchhöhle werden. Es will dem Allgemeinchirurgen vielfach erprobte Operationen in einprägsamer Form darstellen und ihm Entscheidung und Handeln bei etwaigen Komplikationen erleichtern.

Die Abbildungen wurden geschaffen von Frau Irmgard Daxwanger und Fräulein Kirsten Holmehave und von den Herren Franz Mazur, Siegfried Nüssel, Hermann Pfleiderer und Julius S. Pupp, denen für ihre künstlerische Einfühlung und ihre Geduld gedankt sei.

Herrn Dr. phil. Drs. med. h.c. H. Götze (Springer-Verlag) bin ich für die Förderung und Ausstattung des Werkes sehr verbunden, Herrn H. Rupprecht für seinen vielfachen Rat und für die Beschleunigung der Drucklegung.

Gewidmet sei dieser Band meinem unvergeßlichen Lehrer

Martin Kirschner,

dem Begründer der »Allgemeinen und Speziellen Chirurgischen Operationslehre« im Springer-Verlag.

München, Herbst 1975

R. Zenker

Autorenverzeichnis

Bary, Siegfried von, Dr. med., Chirurg. Univ.-Klinik, D-8000 München 2, Nußbaumstraße 20

Berchtold, Rudolf, Professor Dr. med., Universitätsklinik für viszerale Chirurgie am Inselspital, CH-3008 Bern/Schweiz

Feifel, Gernot, Priv. Doz. Dr. med., Chirurg. Universitätsklinik, D-8000 München 2, Nußbaumstraße 20

Grabiger, Alois, Priv. Doz. Dr. med., Chirurg. Universitätsklinik, D-8000 München 2, Nußbaumstraße 20

Grill, Werner, Professor Dr. med., Chirurgische Klinik am Kreiskrankenhaus, D-8130 Starnberg, Oswaldstr. 1

Hamelmann, Horst, Professor Dr. med., Chirurg. Universitätsklinik, D-3550 Marburg/Lahn, Robert-Koch-Str. 8

Hecker, Waldemar Christian, Professor Dr. med., Kinderchirurg. Klinik der Univ.-Kinderklinik, D-8000 München 2, Lindwurmstraße 4

Husemann, Bernhard, Priv. Doz. Dr. med., Chirurg. Universitätsklinik, D-8520 Erlangen, Maximiliansplatz

Löweneck, Hans, Professor Dr. med., Anatomisches Institut der Universität, D-8000 München 2, Pettenkoferstraße 11

Meffert, Oskar, Priv. Doz. Dr. med., Universitätsklinik für Allgemeinchirurgie, D-3400 Göttingen, Goßlerstraße 10

Metz, Hans, Professor Dr. med., Max-v.-Pettenkofer-Institut für Hygiene und Med. Mikrobiologie, D-8000 München 2, Pettenkoferstr. 9a

Oehl, Rainer, Dr. med., vormals Assistent der Chirurgischen Universitätsklinik, D-8000 München 2, Nußbaumstraße 20

Peiper, Hans-Jürgen, Professor Dr. med., Universitätsklinik für Allgemeinchirurgie, D-3400 Göttingen, Goßlerstraße 10

Pichlmaier, Heinz, Professor Dr. med., Chirurg. Universitätsklinik, D-5000 Köln-Lindenthal, Josef-Stelzmann-Straße 9

Pichlmayr, Rudolf, Professor Dr. med., Chirurg. Klinik der Medizinischen Hochschule, D-3000 Hannover, Karl-Wiechert-Allee 9

Reichel, Klaus, Professor Dr. med., Chirurg. Klinik der Medizinischen Hochschule, D-3000 Hannover, Karl-Wiechert-Allee 9

Ruëff, Fritz, Professor Dr. med., Chirurg. Universitätsklinik, D-8000 München 2, Nußbaumstraße 20

Schaudig, Alfred, Professor Dr. med., Chirurg. Universitätsklinik, D-8000 München 2, Nußbaumstraße 20

Seidel, Wolfgang, Professor Dr. med., Chirurg. Klinik am Städt. Krankenhaus, D-7032 Sindelfingen

Spelsberg, Fritz, Priv. Doz. Dr. med., Chirurg. Universitätsklinik, D-8000 München 2, Nußbaumstraße 20

Zenker, Rudolf, Professor Dr. med., D-8000 München 90, Hauensteinstraße 14

Inhaltsverzeichnis

I. Der Bauchschnitt (die Laparotomie) 1
Von A. Schaudig. (Mit 38 Abbildungen)

A. Vorbemerkungen 1
B. Anatomie 2
C. Praeoperative Maßnahmen 7
D. Grundsätze der Trennung und Wiedervereinigung der Bauchdeckenschichten . . 10
I. Die Durchtrennung der einzelnen Schichten der Bauchdecke 10
II. Wiedervereinigung der Bauchdecken 14
1. Vorbemerkungen 14
2. Normalverschluß der Bauchdecke 15
a) Peritonealnaht 16
b) Muskel- oder Aponeurosenaht 16

E. Einteilung der Schnitte 17
I. Die medianen Längsschnitte 18
1. Eröffnung der Bauchhöhle 18
a) Oberhalb des Nabels 18
b) Eröffnung unterhalb des Nabels 19
2) Verschluß der Bauchhöhle 20
a) Oberhalb des Nabels 20
b) Verschluß unterhalb des Nabels 21
c) Verschluß nach Nabelumschneidung 22
d) Verschluß bei Nabelbruch 23
e) Verschluß von Erweiterungsschnitten 24

II. Die lateralen Längsschnitte 25
1. Der paramediane Kulissenschnitt (Lennander) 26
2. Der senkrechte Rectusschnitt (Vertikaler Transrectalschnitt) 26
3. Der pararectale Kulissenschnitt (Lennander) 27
4. Die Verlängerung des unteren Pararectalschnittes zum mittleren Oberbauchschnitt (nach Struppler) 30
5. Die kombinierten Längs-Schrägschnitte 30
a) Der Rippenbogen-Pararectalschnitt 30
b) Der Wellenschnitt (Kehr) 32

III. Mediolaterale Längs-Schrägschnitte 32

IV. Schrägschnitte 34
1. Die Rippenbogenschnitte 34
a) Der Rippenbogenschnitt nach Courvoisier 34
b) Rippenbogenschnitt ohne Durchtrennung des M. rectus (Singleton) . 35
2. Der laterale Wechselschnitt (Sprengel) 37

V. Quer- und Bogenschnitte 40
1. Der mediane Querschnitt (Sprengel, Heussner) 40
2. Der mediane Wechselschnitt (Aponeurosenquerschnitt nach Pfannenstiel). 41

VI. Die Bogenschnitte (Drüner, Zander) 43

VII. Abdominothorakale Schnitte 45
1. Der Angelhakenschnitt (Kirschner) 46

2. Der thorako-abdominale Schrägschnitt (J. P. Heaney und G. H. Humphreys) . . . 48
VIII. Spezielle Schnittführungen . . . 49
Indikationen und Technik . . . 49
1. Relaparotomie . . . 49
2. Traumen . . . 50
3. Laparotomie bei bestehendem Enterostoma oder bei Bauchdeckenwunde . 50
a) Enterostoma . . . 50
b) Bauchdeckenwunde, -defekt, -fistel . . . 51
4. Zugang zum Gallengangsystem nach Brücke . . . 51
5. Kosmetische Schnittführung bei Appendektomie . . . 52
F. Intraoperative Allgemeinmaßnahmen . . . 52
I. Isolierung eines Krankheitsherdes gegen die übrige Bauchhöhle; Reinigung und Spülung . . . 52
II. Die Drainage der Bauchhöhle . . . 54
III. Verstärkung des Wundverschlusses (Bleiplatten- oder Unterstützungsnähte) . 57
G. Postoperativer Verlauf . . . 57
I. Ungestörte Wundheilung, allgemeine Therapie . . . 57
II. Wundinfektion . . . 59
III. Postoperative Wundruptur (Darmvorfall) . . . 59
IV. Wiedereröffnung der Bauchhöhle . . . 60
1. Postoperativ . . . 60
2. Spätere Relaparotomie . . . 60
Literatur . . . 61

II. Die Allgemeinen Eingriffe am Magen-Darm-Kanal . . . 63
Von R. Zenker, S. v. Bary und K. Reichel. (Mit 6 Abbildungen)
A. Die allgemeine Technik der Eröffnung und der Durchtrennung des Magen-Darmkanals . . . 63
B. Die allgemeine Technik des Verschlusses von Öffnungen des Magen- und Darmkanals . . . 66
Die verschiedenen Nahtverfahren . . . 67
C. Die besondere Technik des Verschlusses einer Magen-Darmöffnung . . . 71
I. Der Verschluß von seitlichen oder endständigen Magen- oder Darmöffnungen . . . 72
II. Die maschinelle Anastomosierung mit dem Nähapparat GIA (Abb. 6) . . 76
Literatur . . . 77

III. Die Anwendung von Chemotherapeutica bei Eingriffen in der Bauchhöhle . . . 80
Von G. Feifel und H. Metz. (Mit 1 Abbildung)
A. Klinische Bakteriologie des Verdauungstraktes und der Bauchhöhle . . . 80
I. Residente Keimbesiedelung . . . 80
II. Passagere Keimbesiedelung . . . 81
III. Obligate oder fakultative pathogene Keimbesiedelung . . . 81
1. Verdauungstrakt . . . 81
2. Bakteriologische Befunde außerhalb des Darmbereiches . . . 83
B. Infektionsprophylaxe . . . 84
I. Allgemeine Maßnahmen . . . 84
II. Spezielle antibiotische Infektionsprophylaxe . . . 85
C. Antibioticatherapie abdomineller chirurgischer Infektionen . . . 86

I. Voraussetzungen 86
II. Allgemeine Regeln des antibakteriellen Therapieplanes 87
Antibakterielle Wirkung 87, Applikation 89, Dosierung 89, Nebenwirkungen 90

Literatur 91

IV. Die Eingriffe am Magen und Zwölffingerdarm 93
Von R. Zenker, S. v. Bary, G. Feifel, R. Oehl, F. Ruëff, F. Spelsberg, R. Pichlmayr und W. Seidel. (Mit 139 Abbildungen)

A. Allgemeine Vorbemerkungen 93
I. Die Anatomie des Magens und Zwölffingerdarms und die Orientierung in der oberen Bauchhöhle 93
II. Bauchdeckenschnitte für Magenoperationen (s. Kapitel I) 97

B. Die Eröffnung des Magens (Gastrotomie) 100
1. Die operative Entfernung von Fremdkörpern aus dem Magen 102
2. Die unblutige Entfernung von Fremdkörpern aus dem Magen und Duodenum 103

C. Die Gastrostomie (Anlegen und Verschluß von Magenfisteln) 103

D. Die Behandlung gutartiger Verengungen des Mageneingangs 111
a) Die unblutige Dehnung der Kardia (Starck, Gottstein) 112
b) Die Spaltung des Kardiaringmuskels von außen (abdominale, extramuköse Kardiomyotomie nach Heller (1913), Gottstein (1909), thorakale extramuköse Kardiomyotomie nach Heller–Sauerbruch–Henschen (1932) 114
Modifikationen der Kardiomyotomie 117
Die Technik der Deckung des Kardiomyotomiespaltes durch den Magenfundus 119
c) Die Verbindung des Magens mit der Speiseröhre (abdominale subdiaphragmale Oesophagogastrostomie nach Heyrovsky, thorakale supradiaphragmale Oesophagogastrostomie nach Sauerbruch, Henschen, E. K. Frey) 119
1. Die abdominale subdiaphragmale Oesophagogastrostomie (Heyrovsky) . 120
2. Die thorakale supradiaphragmale Oesophagogastrostomie (Sauerbruch, Henschen, E. K. Frey) 121
d) Die Resektion der Kardia ohne oder mit Zwischenschaltung von Dünndarm oder Dickdarm 122
1. Die Resektion der Kardia mit direkter Anastomosierung von Oesophagus und Magen 122
2. Das abdomino-thorakale Vorgehen 123
3. Die Resektion der Kardia mit Zwischenschaltung von Dünndarm oder Dickdarm 124
Gastropexie (Nissen 1954; Boerema 1955), Oesophagofundopexie (Husfeld 1952; Lortat-Jakob 1953), Fundoplikatio (Nissen 1956), »balanced operation« (Berman, J. K., Berman, E. J., 1959) 126

E. Die sog. Drainageoperationen – Die Erweiterung des Magenausgangs (Pyloroplastik, Pyloromyektomie, Gastroduodenostomie) 131
1. Die Pyloroplastik (Heineke 1886, Mikulicz 1887) 131
2. Die quere Pyloroplastik und die extramuköse Excision des Pylorusringmuskels (Pyloromyektomie) (Aust 1963, Willenegger 1968) 132
3. Gastroduodenostomie (Jaboulay 1892, Wölfler 1894, Finney 1902) . . . 135

F. Die Gastroenterostomie (Gastrojejunostomie) (Nicoladoni – Wölfler 1881) . . . 136
I. Die Technik der wichtigsten Formen der Gastroenterostomie und der Duodenojejunostomie 138

1. Die Gastroenterostomia antecolica anterior (Wölfler) 138
2. Die untere isoperistaltische antecolische Gastroenterostomie (Lahey) . . 139
3. Die retrocolische posteriore isoperistaltische (»no-loop«) Gastroenterostomie (v. Hacker, Petersen, Mayo, Moynihan, Kocher) 140
4. Die Duodeno-Jejunostomie 141
5. Die Braunsche Enteroanastomose 142
II. Die Beseitigung einer Gastroenterostomie (Degastroenterostomie) . . . 143
III. Die Excision umschriebener Bezirke der Magenwand (Czerny) 143
IV. Die operative Behandlung der Divertikel des Magens (Waltman Walters) und des Zwölffingerdarms 144
1. Operative Behandlung eines Magendivertikels 144
2. Operative Behandlung der Divertikel des Duodenums 145
a) Operationsverfahren 146
b) Technik der Freilegung und Resektion bzw. Einstülpung eines Duodenaldivertikels und der transduodenalen Divertikelplastiken . . 146

G. Physiologie und Pathophysiologie der Magensekretion 151
I. Physiologie der Magensekretion und Magenmotorik 154
1. Sekretion 154
2. Verdauungsphasen 155
3. Prüfung der Salzsäuresekretionskapazität 156
4. Aussagekraft präoperativer Sekretionsuntersuchungen 159
5. Intra- und postoperative Säurebestimmungen 159
6. Untersuchungen anderer sekretorischer Leistungen 160
7. Magenmotorik 160
II. Pathophysiologie der Magensekretion beim Ulcus ventriculi und Ulcus duodeni 161
1. Magenulcus 162
2. Ulcus duodeni 163
3. Anastomosenulcus – Ulcus pepticum jejuni 164
4. Akute Ulceration, Streß-Ulcus, Cortison-Ulcus, diffuse blutende Gastritis 164
III. Pathophysiologische Veränderungen nach Magenoperation 164
1. Säuresekretion nach Vagotomie 165
2. Säuresekretion nach Resektion 165
3. Motorik 166
4. Andere Störungen nach Magenoperationen 166
IV. Mögliche Folgerungen aus Pathophysiologie und Pathogenese des Magen-Duodenalulcus für die Wahl des Operationsverfahrens 167

H. Erwägungen und Entscheidungen über Resektion, Vagotomie und Vagotomie + Resektion beim Magen- und Zwölffingerdarmgeschwür 170
I. Die Vagotomie 175
Historisches 175
Anatomie aus chirurgischer Sicht 176
I. Nervus vagus 177
II. Anatomie des Kardiabereiches 183
Operativ-technische Grundregeln aller Vagotomiemethoden 184
I. Zugang 184
II. Auffinden des Vagus und Skelettierung des Oesophagus 186
III. Traumatisierung, Durchtrennung und Ligatur der Vagusfasern 187
IV. Rekonstruktion des Hisschen Winkels 188
V. Drainagemaßnahmen 188
VI. Intraoperative Komplikationen 189
1. Oesophagusperforation 189

2. Milzverletzungen . . . 190
Spezielles operatives Vorgehen . . . 190
I. Begriffsbestimmungen . . . 190
II. Trunkuläre Vagotomie . . . 192
1. Indikation . . . 192
2. Verfahrenswahl . . . 193
3. Abdominale trunkuläre Vagotomie (Dragstedt und Owens, 1943) . . . 193
4. Modifikationen der abdominalen trunkulären Vagotomie . . . 196
5. Thorakale, trunkuläre Vagotomie . . . 196
III. Selektive Vagotomie . . . 197
1. Verfahrenswahl . . . 197
2. Selektive Vagotomie durch Nervenpräparation . . . 199
a) Aufsuchen der Leberäste des vorderen (ventralen) N. vagus . . . 199
b) Umschlingen des Oesophagus dicht an der Kardia . . . 200
c) Aufsuchen der Äste des vorderen (ventralen) Vagus vor dem Oesophagus 201
d) Durchtrennung der Magenäste des vorderen Vagus . . . 202
e) Aufsuchen des hinteren (dorsalen) Vagus . . . 203
f) Durchtrennen der Magenfasern des hinteren Vagus . . . 203
g) Aufsuchen akzessorischer, zum Magen ziehender Vagusäste . . . 205
h) Rekonstruktion des Hisschen Winkels s. Abb. 59 u. S. 188 . . . 205
3. Modifikationen der isolierten Nervendurchtrennung . . . 206
4. Selektive Vagotomie durch Skelettierung (Burge) . . . 207
a) Mobilisierung der Kardia . . . 208
b) Umschlingung der kleinkurvaturseitigen Magenarkade (ZI) . . . 208
c) Umschlingung des Ramus coeliacus des hinteren Vagus (ZII) . . . 209
d) Umschlingung der Kardia . . . 210
e) Durchtrennung des kleinkurvaturseitigen vorderen und hinteren Magenvagus sowie der A. gastrica sinistra . . . 211
f) Durchtrennung der gastroterminalen Fasern des vorderen und hinteren Vagus im Kardiabereich . . . 211
g) Suche nach Restfasern . . . 211
h) Rekonstruktion des Hisschen Winkels und Drainagemaßnahmen, s. S. 188 . . . 212
5. Modifikationen der skelettierenden selektiven Vagotomie . . . 212
IV. Selektiv-proximale Vagotomie (S.p.V.) . . . 217
1. Zur Verfahrenswahl . . . 217
2. Operatives Vorgehen . . . 218
3. Modifikationen der selektiv-proximalen Vagotomie . . . 222
Kontrollen des Vagotomieerfolges . . . 224
I. Intraoperative Kontrollen . . . 224
1. Vitalfärbung der Nerven (Lee, 1969) . . . 224
2. Motilitätsprüfung nach Vagusstimilation (Burge u. Vane, 1958) . . . 225
3. Sekretionsprüfung mit pH-Elektrode (Grassi, 1971) . . . 226
II. Postoperative Sekretionstestung . . . 227
Nachbehandlung . . . 227
J. Geschichte, Nomenklatur und Kritik der Magenresektionsverfahren . . . 228
K. Die Technik der Kontinuitätsresektionen des Magens beim Magen-Zwölffingerdarmgeschwür und bei benignen Magengeschwülsten . . . 230
Die allgemeine Technik der distalen Magenresektion . . . 230
I. Schwierigkeiten bei der Freilegung von Pylorus und Duodenum . . . 232
II. Maßnahmen zur Verhütung von Nachblutungen aus Schleimhautgefäßen . 236
L. Die Anastomosierung von Magen und Duodenum nach Billroth I. . . . 237
I. Die Anastomosierung End-zu-End (Abb. 82a u. b) . . . 237

II. Die Anastomosierung von Magen und Duodenum terminolateral nach v. Haberer (1922). Die Anastomosierung von Magen und Duodenum unter Zwischenschaltung einer Dünndarmschlinge nach Biebl (1947) 239
1. Das Vorgehen nach v. Haberer (Abb. 83) 239
2. Das Vorgehen nach Biebl 240
3. Die Mobilisierung des Duodenums nach Kocher 240
4. Die indirekte Anastomosierung von Magen und Duodenum durch Interposition einer Darmschlinge 240
5. Die Technik der Zwischenschaltung von Dünndarm 241
6. Die Technik der Zwischenschaltung eines Dickdarmsegmentes 241
7. Zur Drainage nach Magenresektion 242

M. Die Anastomosierung von Magen und Jejunum nach Billroth II 242
I. Die Technik der Anastomosierung nach B II 243
1. Die antecolische Anastomosierung mit kurzer Jejunumschlinge 243
2. Die antecolische Anastomosierung mit langer Jejunumschlinge und Braunscher Enteroanastomosierung und die y-förmige Anastomosierung nach Roux 245
3. Die retrocolische Anastomosierung mit kurzer Jejunumschlinge . . . 246
II. Die Versorgung des Duodenalstumpfes 247
Drainage des Duodenalverschlusses 255

N. Die Eingriffe beim frei durchgebrochenen Magen-Duodenalgeschwür 256
Die Technik der Eingriffe beim perforierten peptischen Geschwür 258

O. Die Eingriffe beim blutenden Magen-Duodenalgeschwür 261

P. Die Eingriffe beim postoperativen peptischen Geschwür 262

Q. Die Besonderheiten der Eingriffe beim Magencarcinom 269
I. Allgemeine Vorbemerkungen 269
II. Die typischen Eingriffe beim Magencarcinom 271
1. Die distale Magenresektion beim Antrumcarcinom 271
a) Das Vorgehen von distal nach proximal 271
b) Das Vorgehen von proximal nach distal (Abb. 105) 273
2. Die proximale Magenresektion bei hohem (kardianahem) Sitz des Carcinoms 274
III. Die zusätzliche Resektion distaler Abschnitte vom Pankreas zusammen mit der Milz (partielle Pankreatosplenektomie) 278
1. Die Zwischenschaltung von Jejunum oder Colon zwischen Oesophagus und Antrum 278
2. Proximale Magenresektion mit Oesophagojejunostomie und Antrostomie nach Nakayama oder Anastomosierung des Antrums mit dem zuführenden Schenkel der Jejunumschlinge nach Nissen 279
IV. Die totale Gastrektomie (Schlatter, 1897) ohne oder mit partieller Pankreatosplenektomie 280
1. Allgemeine Vorbemerkungen 280
2. Die Technik der Gastrektomie 281
3. Das Vorgehen von distal nach proximal 282
4. Das abdomino-thorakale Vorgehen zur proximalen Resektion eines Kardiacarcinoms oder zur Exstirpation des gesamten Magens. Das abdominothorakale Vorgehen mit Eröffnung der linken Brusthöhle 282
5. Das abdomino-thorakale Vorgehen mit Eröffnung der rechten Brusthöhle (Abb. 112) 283
V. Die Wiederherstellung der Kontinuität der Verdauungswege nach Gastrektomie 283
1. Allgemeine Vorbemerkungen 283
2. Die Oesophago-Duodenostomie 285
3. Die Interposition von Jejunum oder Colon zwischen Oesophagus und Duodenum 285

4. Die Interposition eines Jejunumsegmentes 286
5. Die Interposition eines Colonsegmentes 287
6. Die Anastomosierung von Oesophagus und Jejunum nach totaler Gastrektomie unter Umgehung des Duodenums und die Bildung eines Ersatzmagens aus dem Jejunum. Die Anastomosierung des Oesophagus mit dem Jejunum mit Enteroanastomose nach Braun oder Nakayama oder Roux 289
7. Die Bildung eines Ersatzmagens (Reservoir) aus einer Jejunumschlinge . 291
Allgemeine Vorbemerkungen 291
8. Die Bildung eines Reservoirs aus einer Jejunumschlinge nach Hunt (1952), Limo-Basto (1956) und Rodino (1952) – Lawrence (1962) 292
9. Die Technik der Anastomosennaht zwischen Oesophagus und distalem Magenrest bzw. Dünndarm und Dickdarm 293
a) Die einreihige Anastomosennaht 293
b) Die Umhüllung der Anastomose 294
10. Erweiterungen der verschiedenen Formen der Magenresektion bzw. der Gastrektomie 295
11. Das Vorgehen beim Magenstumpfcarcinom und beim Rezidiv nach Magenresektion wegen Magencarcinom 297

VI. Palliative Eingriffe beim Magencarcinom. 297

1. Zum Problem der zusätzlichen Chemotherapie nach Eingriffen wegen Magencarcinom 299
2. Technik der intraarteriellen Chemotherapie (nach Priesching) 299
3. Technik der intraperitonealen Chemotherapie (nach Priesching) . . . 300

R. Eingriffe bei Störungen und Komplikationen nach Operationen am Magen und Zwölffingerdarm 300

I. Umwandlungsoperationen beim Postgastrektomie-Syndrom 300

1. Das Dumping-Syndrom. 301
Taktik und Technik der Umwandlungsoperationen beim Früh-Dumping-Syndrom 301
2. Syndrom des zu kleinen Magens ("the small gastric pouch syndrome") . 310
3. Störungen der zuführenden Schlinge (afferent-loop-syndrome) 310
4. Störungen der abführenden Schlinge (efferent-loop-obstruction) . . . 311
5. Postvagotomie-Diarrhoe-Syndrom 314
6. Postoperative Jejunitis 314
7. Resorptionsstörungen nach Magenoperationen (Malabsorptionssyndrom, Anämie) 314

II. Eingriffe bei Komplikationen nach Operationen am Magen und Zwölffingerdarm 315

1. Frühkomplikationen 315
Die Insuffizienz des Duodenalstumpfes 315, Die Insuffizienz der Magen-Darm-Anastomose 316, Postoperative Pankreatitis, Pankreasnekrose, Pankreasfistel 316, Postoperativer Ikterus, primärer u. sekundärer Verschluß des Choledochus 317, Die postoperative Nachblutung 318, Intraperitoneale Nachblutungen 318, Intragastrale-enterale Blutungen 318, Ischämische Nekrose des Magenstumpfes 320, Entleerungsstörungen von Magen und Darm 320
2. Spätkomplikationen. 321

Literatur 321

V. Die Eingriffe am Dünndarm und die Appendektomie einschließlich der Eingriffe bei freier eitriger Bauchfellentzündung und bei Bauchfellabscessen 336

Von R. Zenker, F. Spelsberg, A. Schaudig, S. v. Bary, W. Seidel und B. Husemann. (Mit 26 Abbildungen)

A. Allgemeine Vorbemerkungen 336

B. Indikationen zu Eingriffen am Dünndarm 339

C. Die Eingriffe am Dünndarm 339

I. Die Eröffnung und die künstliche Entleerung des Dünndarms 339

1. Eröffnung und Verschluß des Dünndarms 339

2. Die Entleerung des Dünndarms durch transnasale Darmsondierung oder durch eine Darmincision 340

a) Die transnasale Darmsondierung (Miller-Abbott, Harris, Cantor, Baker) 341

b) Die Entleerung des Dünndarms von einem Darmschnitt 343

II. Das Anlegen einer Dünndarmfistel (Enterostomie) und ihre Beseitigung . . 345

1. Allgemeines 345

2. Das Anlegen einer Ernährungsfistel (Jejunostomie) 346

3. Das Anlegen einer Katheterenterostomie am Dünndarm 348

4. Das Anlegen einer Kotfistel am Dünndarm (Ileostomie) 348

a) Allgemeines 348

b) Die einfache Ileostomie 349

c) Die kontinente Ileostomie nach Kock 353

5. Die Beseitigung von Dünndarmfisteln 358

a) Allgemeines 358

b) Das Vorgehen bei operativ angelegten Dünndarmfisteln 359

c) Das Vorgehen bei spontan entstandenen Dünndarmfisteln 360

III. Die Resektion, Umleitung oder Vorlagerung einer oder mehrerer Dünndarmschlingen 361

1. Toleranzgrenze bei Dünndarmresektionen 361

2. Technik der Dünndarmresektion 361

a) Allgemeines 361

b) Die einzeitige Resektion einer Dünndarmschlinge oder eines Dünndarmabschnittes 363

c) Die zweizeitige Resektion einer Dünndarmschlinge oder eines Dünndarmabschnittes 364

d) Umleitungsoperationen am Dünndarm 364

e) Die Vorlagerung einer Dünndarmschlinge oder eines Dünndarmabschnittes nach v. Mikulicz 364

f) Das Vorgehen beim sogenannten Blindsack-Syndrom 365

IV. Dünndarmausschaltung bei hochgradiger Fettsucht 365

1. Allgemeines 365

2. Prinzip 365

3. Indikation – Kontraindikation 366

4. Operationstechnik 366

5. Komplikationen 368

6. Postoperative Maßnahmen und spätere Betreuung 369

V. Die Beseitigung eines Meckelschen Divertikels 370

VI. Versorgung von Verletzungen des Dünndarms und seines Mesenteriums . . 371

VII. Eingriffe an Arterien und Venen des Dünndarms 371

1. Allgemeines 371

2. Mesenterialarterienthrombose und -embolie 372

3. Mesenterialvenenthrombose 373

VIII. Die Entfernung von Geschwülsten des Mesenteriums des Dünndarms . . 373

D. Pathophysiologie, Eingriffe und Maßnahmen bei Dünndarmileus 373

I. Ursachen und Pathophysiologie des Dünndarmileus 373

1. Definition 373

2. Kausale Mechanismen 374

a) Mechanische Ursachen 374

b) Funktioneller (paralytischer) Ileus . . . 374
c) Ileus durch Blutzirkulationsstörungen . . . 375
d) Kombination kausaler Ursachen beim Ileus . . . 376
3. Therapeutisch wichtige Einzelmechanismen der Ileuspathophysiologie . . 376
a) Störungen der Darmmotilität . . . 376
b) Störungen der Schleimhautfunktion . . . 377
c) Distension des Ileusdarmes . . . 378
d) Darmflora und Toxine beim Ileus . . . 379
e) Ischämie der Darmwand . . . 379
4. Zusammenwirkende pathophysiologische Mechanismen beim Ileus . . 379
II. Eingriffe und Maßnahmen bei mechanischem Dünndarmileus . . . 380
III. Eingriffe bei rezidivierendem Ileus . . . 383
1. Prophylaxe von Ileusrezidiven . . . 383
2. Die Operation nach Noble . . . 384
3. Die Operation nach Childs . . . 384
E. Die Appendektomie . . . 384
F. Die Eingriffe bei freier eitriger Bauchfellentzündung (Peritonitis) und bei Bauchfellabscessen . . . 388
I. Allgemeines . . . 388
II. Die Behandlung der freien eitrigen Bauchfellentzündung . . . 388
III. Die Behandlung der Bauchfellabscesse . . . 389
IV. Die kontinuierliche Spül-Saug-Drainage bei diffuser Peritonitis und bei Peritonealabscessen . . . 392
Literatur . . . 393
VI. Eingriffe am Dickdarm, Mastdarm und Anus . . . 396
Von H. Pichlmaier. (Mit 115 Abbildungen)
A. Anatomische Grundlagen . . . 396
Die Funktion der Schließmuskeln des Anus une ihre venöse Versorgung . 404
B. Das Anlegen einer Dickdarmfistel und eines künstlichen Afters . . . 405
I. Das Anlegen einer Kotfistel . . . 408
II. Die selbstheilende Caecalröhrenfistel (Stelzner) . . . 408
III. Das Anlegen eines künstlichen Ausganges an einer kurz vorgelagerten Schlinge (Maydl) . . . 409
IV. Das Anlegen eines künstlichen Afters mit Durchtrennung des Darmes . . 410
V. Die kontinente Colostomie durch Magnetverschluß (Feustel) . . . 411
VI. Die Pflege des Anus praeter . . . 412
C. Die Eingriffe bei Komplikationen nach Anlegen eines Anus praeter naturalis . . 414
I. Maßnahmen bei Nekrose des vorgelagerten Darmabschnittes . . . 414
II. Maßnahmen beim Zurücksinken des Anus praeter naturalis . . . 414
III. Schleimhautvorfall und Darmvorfall . . . 415
IV. Eingriffe zur Beseitigung einer Stenose des künstlichen Ausgangs . . . 415
D. Die Beseitigung einer Dickdarmfistel und eines künstlichen Afters . . . 416
I. Die Beseitigung einer Röhrenfistel des Darmes . . . 416
II. Die Beseitigung einer Lippenfistel des Darmes . . . 418
III. Die Beseitigung eines künstlichen Afters . . . 420
E. Die Ausschaltung von Dickdarmabschnitten . . . 421
F. Die Resektion von Dickdarmabschnitten . . . 424
I. Allgemeine Vorbemerkungen . . . 424
Die technischen Grundlagen . . . 425

II. Die Hemicolektomie rechts 427
III. Die Resektion des Quercolons 433
IV. Die Hemicolektomie links und die erweiterte Hemicolektomie links . . . 435
V. Die Sigmaresektion 438

G. Die Entfernung des gesamten Dickdarms 439
I. Die Colektomie 439
1. Die einzeitige Colektomie mit terminaler Ileostomie 440
2. Die einzeitige Colektomie mit Ileo-Rectostomie 441
3. Die einzeitige Colektomie mit Caeco-Rectostomie 442
4. Die zweizeitige Colektomie mit Ileo-Rectostomie 442
II. Die Proktocolektomie 443

H. Die Myotomie am Dickdarm (Reilly) 443

I. Die Behandlung der chronischen konstitutionellen Obstipation. Das Caecum mobile 445

J. Anoskopie, Proktoskopie, Recto-Sigmoidoskopie, Coloskopie 446

K. Die Eingriffe am Inneren des Mastdarmes 451
I. Das Vorgehen durch den After 451
II. Der transsphinctere Zugang zum Rectuminneren (Mason) 453

L. Das Rectumcarcinom 454
I. Zur Wahl des Operationsverfahrens 455
II. Die einzeitige abdomino-perineale Amputation 460
1. Lagerung 460
2. Chirurgisches Vorgehen, abdominaler Teil 461
III. Die mehrzeitigen Verfahren 478
1. Die mehrzeitige Operation des Rectumcarcinoms 479
a) Die doppelläufige Colostomie am Colon transversum 479
b) Die kombinierte oder abdominale Tumorentfernung 481
c) Die Beseitigung der Colostomie 483
IV. Die synchrone, kombinierte Rectumamputation 484
V. Die perineo-abdominale Rectumamputation 489
VI. Die erweiterten radikalen Eingriffe 490
VII. Die Resektionen 493
VIII. Die abdominale Resektion (Schloffer, Dixon) 494
IX. Die tiefen Resektionen 499
Der dorsale Akt 500
X. Die chirurgischen Behandlungsmöglichkeiten bei inoperablem Rectumcarcinom 506
1. Die abdominale Resektion ohne Wiederherstellung der Kontinuität des Darmes. (Hartmannsche Operation; oberes Einstülpungsverfahren) . . 506
2. Das Anlegen des doppelläufigen Anus praeter naturalis sigmoideus [Schlingen-Colostomie (Maydl)] 507
3. Die lokale elektrochirurgische Tumorresektion zur Erhaltung eines ausreichenden Darmlumens 508

M. Die Behandlung des Mastdarmvorfalles (Prolapsus mucosae, Procidentia recti) . 508
I. Der Prolaps der Schleimhaut 508
II. Der Allschichten-Vorfall des Rectums (Procidentia recti) 510

N. Die Eingriffe bei Lähmung des Afterschließmuskels 520
I. Die Rekonstruktion des Anorectalringes (Parks) 522
II. Die Levartorlösung (Kottmeier) 523
III. Palliative Operationen 523

O. Die Behandlung der Hämorrhoiden 524
I. Die Verödung durch Einspritzung (Blond; Junghanns) 526
II. Die breite Abtragung der Knoten (Langenbeck) 527
III. Die Operation nach Milligan-Morgan 527
IV. Die Submuköse Hämorrhoidektomie (Parks) 531
V. Die Methode nach Barron 532
P. Die Behandlung der Analfissur 535
I. Die Dehnung des Musculus sphincter ani in Narkose 535
II. Die Einkerbung des inneren Schließmuskels [Interne Sphincterotomie (Eisenhammer)] 535
Q. Die Behandlung der Fisteln und Abscesse des Afters (der Fistula ani und des periproktitischen Abscesses) 535
I. Die Behandlung periprokititischer Abscesse 537
II. Die Operation der perianalen und der submukösen Fisteln 539
1. Die Fistelspaltung 539
2. Die endoanale Operation (Eisenhammer, Parks) 539
III. Die Operation der ischiorectalen Fisteln 540

VII. Die Eingriffe an der Gallenblase und an den Gallengängen 558
Von W. Grill. (Mit 113 Abbildungen)
A. Anatomie 558
I. Gallenblase und Gallengänge 558
1. Topographie der Gallenblase 558
2. Anatomie der Gallenblase 561
3. Anatomie der Gallengänge 561
4. Gefäßversorgung 563
5. Nervenversorgung 565
II. Anatomische Besonderheiten der Gallenblase und der Gallengänge 566
B. Indikationen zum operativen Vorgehen 567
C. Der operative Zugang 568
D. Lagerung zu Gallenwegsoperationen 569
E. Intraoperative Diagnostik 569
I. Inspektion 570
II. Palpation 570
III. Intraoperative Röntgendiagnostik 570
1. Radiomanometrie nach Caroli 570
α) Radiomanometrie durch den Cysticus 571
β) Radiomanometrie durch die Gallenblase 572
2. Radiomanometrie nach Simon-Weidner 573
3. Radiographie durch transcystischen Venenkatheter 574
4. Radiographie durch Direktpunktion des Hepatocholedochus 574
5. Radiographie durch transhepatische Gallengangspunktion 575
6. Fehlerquellen bei der Radiomanometrie 575
7. Schädigung durch die Radiomanometrie 575
IV. Debitometrie (Flußmessung) 575
V. Instrumentelle Revision der Gallengänge 576
VI. Cholangioskopie 577
VII. Kontroll-Cholangiographie 577
F. Percutane transhepatische Cholangiographie 577
Vorbemerkungen 577, Technik 578

G. Die Eingriffe an der Gallenblase 579
I. Die Eröffnung der Gallenblase (Cholecystotomie) 579
Vorbemerkungen 579, Technik 579
II. Die äußere Gallenfistel (Cholecystostomie) 581
Vorbemerkungen 581, Technik 581
III. Die Entfernung der Gallenblase (Cholecystectomie) 582
Vorbemerkungen 582
1. Die Entfernung der Gallenblase in Richtung Fundus-Cysticus (Prograde Cholecystectomie) 583
2. Die Entfernung der Gallenblase in Richtung Cysticus-Fundus (Retrograde Cholecystectomie) 586
3. Besondere Schwierigkeiten bei der Cholecystectomie 590
4. Nahtmaterial in der Gallenwegschirurgie 592
H. Die Eingriffe an den Gallengängen 592
Vorbemerkungen 592
I. Die Freilegung der Hauptgallengänge 593
II. Die supraduodenale Eröffnung des D. choledochus 593
III. Revision des Hepatocholedochus 593
IV. Verschluß der Hauptgallengänge mit T-Drainage 596
V. Drainageloser Verschluß der Hauptgallengänge 598
VI. Transpapilläre T-Drainage 598
VII. Grundsätzliche T-Drainage oder primärer drainageloser Verschluß des D. choledochus 598
J. Die Eingriffe an der Papilla Vateri 599
I. Probleme bei Eingriffen an der Papilla Vateri 599
II. Transduodenale Freilegung 600
III. Sphincterotomie 601
IV. Sphincterplastik und Spincter-Teilresektionen 602
V. Septumresektion nach Cole und Grove 603
VI. Die Papillektomie 604
Technik 604
K. Teilresektionen an den großen Gallengängen 605
Vorbemerkungen 605, Technik 606
L. Intraoperative iatrogene Läsionen und Fehler in der Gallenwegschirurgie . . . 609
I. Häufigste Fehler und Verletzungsmechanismen 610
II. Die biliobiliäre Anastomose 612
M. Die biliodigestiven Anastomosen 614
Vorbemerkungen 614
I. Die Cholecysto-Gastrostomie und Cholecysto-Duodenostomie 614
II. Die Cholecysto-Jejunostomie 615
III. Die latero-laterale Choledocho-Duodenostomie 615
IV. Die latero-laterale Choledocho-Jejunostomie 617
V. Die terminolaterale Hepatico-Jejunostomie 619
VI. Die hohen biliodigestiven Anastomosen 621
Vorbemerkungen 621
1. Die Hepatico-Jejunostomie im Hilusbereich (mit Hilustasche) 621
2. Die adaptierende Dreiecksplastik 622
3. Die intrahepatische Hepatico-Jejunostomie 624
Vorbemerkungen 624
VII. Hepatodigestive Anastomosen 633
Vorbemerkungen 633

1. Die Hepato-Jejunostomie 634
2. Die intrahepatische Cholangio-Jejunostomie 636
3. Die bilaterale Hepato-Jejunostomie 638

N. Die Eingriffe bei Gallenfisteln 640
Vorbemerkungen 640
I. Gallenblasenfisteln 641
II. Gallengangsfisteln 641

O. Die Eingriffe bei Carcinomen der Gallenblase und der Gallengänge 641
I. Gallenblasencarcinom 641
II. Gallengangscarcinom 642
III. Innere Gallengangsdrainage 643
IV. Endlose transhepatische Gallengangsdrainage 643
Technik 644

Literatur 645

VIII. Die Eingriffe an der Leber 651
Von H. Hamelmann und W. Seidel. (Mit 23 Abbildungen)

A. Einleitung 651

B. Diagnostik und Operationsindikation 651
I. Allgemeines 651
II. Raumfordernde Prozesse 652
1. Cysten 653
2. Abscesse 654
3. Echinokokkus 654
4. Gefäßanomalien 655
5. Gutartige Tumoren 656
6. Bösartige Tumoren 656
III. Trauma 658

C. Leberchirurgische Technik 660
I. Allgemeine Maßnahmen 660
1. Präoperative Vorbereitung 660
2. Postoperative Nachsorge 660
II. Technische Vorbemerkungen 662
1. Leberanatomie 662
2. Zugänge 665
3. Grundsätzliche Hinweise 666
III. Spezielle Technik 667
1. Abscesse 667
2. Cysten 668
3. Lokale Excision und atypische Resektion 670
4. Typische Resektionsverfahren 672
a) Resektion des li. lateralen Segmentes 673
b) Li. mediale Segmentektomie 674
c) Li. Lobektomie 676
d) Re. Lobektomie 677
e) Ausgedehnte re. Lobektomie unter Mitnahme des medialen Segmentes des li. Lappens. 680
5. Eingriffe bei intrahepatischem Gallengangsverschluß 682
a) Hepato-Jejunostomie (Longmire-Sandford) 684
b) Cholangio-Jejunostomie 686
c) Drainage nach Dick 686

Literatur 688

IX. Die Eingriffe an der Milz . . . 690
Von H. Hamelmann und W. Seidel. (Mit 4 Abbildungen)
A. Einleitung . . . 690
B. Diagnostik und Operationsindikation . . . 690
I. Traumen . . . 690
II. Nichttraumatische Milzkrankheiten . . . 692
C. Operationstechnik . . . 692
I. Allgemeines . . . 692
1. Operationsvorbereitung . . . 692
2. Zugänge . . . 693
3. Präliminare Unterbindung der Arteria lienalis . . . 694
4. Blutstillung und Wundheilung . . . 695
II. Technik der Eingriffe an der Milz . . . 695
1. Typische Resektion . . . 695
2. Splenomegalie . . . 696
3. Milzruptur . . . 697
Literatur . . . 698

X. Die Eingriffe bei Pfortaderhochdruck . . . 699
Von H. Hamelmann und A. Grabiger. (Mit 14 Abbildungen)
A. Einteilung der portalen Hypertension . . . 699
I. Prähepatischer Block . . . 699
II. Intrahepatischer Block . . . 699
B. Spezielle Diagnostik . . . 700
I. Die Splenoportographie . . . 700
II. Die Mesentericoportographie . . . 701
III. Die Omphaloportographie . . . 701
IV. Die Darstellung der Lebervenen . . . 701
V. Die selektive Coeliaco- und Mesentericographie . . . 701
C. Therapeutische Indikationen . . . 701
I. Konservative Maßnahmen bei einer Oesophagusvaricenblutung . . . 701
II. Indikation zur Notshunt-Operation . . . 702
III. Indikationen zur Shunt-Operation . . . 703
IV. Prophylaktische Shunt-Operation . . . 705
V. Portocavale Seit-zu-Seit- oder End-zu-Seit-Anastomose . . . 705
VI. Indikationen zu Sperroperationen . . . 705
VII. Indikationen zur Milzexstirpation . . . 706
VIII. Indikationen bei Ascites . . . 706
D. Technik der portocavalen Anastomosen . . . 706
I. Zugang . . . 706
1. Der abdominale Zugang . . . 706
2. Der thoraco-abdominale Zugang . . . 706
II. Die portocavale Seit-zu-Seit-Anastomose . . . 707
III. Die portocavale End-zu-Seit-Anastomose . . . 711
IV. Die splenorenale Anastomose . . . 712
1. Klassisches Verfahren nach Linton . . . 712
2. Modifikation nach Warren . . . 715
3. Die splenorenale Seit-zu-Seit Anastomose . . . 716

E. Seltene Anastomoseformen 716
I. Die mesenterico-cavalen Anastomosen 716
1. Mesenterico-cavale Anastomose 716
2. Drapanas-Shunt 717
3. Mesenterico-cavale Seit-zu-Seit-Anastomose 718
II. Die coronario-cavale Anastomose 718
III. Die arterioportale Anastomose 718
IV. Die lymphovenöse Anastomose 719
V. Die intrathorakale Milzverlagerung nach Nylander und Turunen 720

F. Sperroperationen 721
I. Splenektomie 722
II. Transthorakale Varicenumstechung nach Crile, Linton, Boerema 722
III. Die Dissektionsligatur des Oesophagus nach Vossschulte 722
IV. Submuköse Transsektion des terminalen Oesophagus 723
V. Extramuköse Varicenligatur nach Nissen 724
VI. Transabdominale Ligatur-Resektion des Oesophagus (Boerema-Knopf) . . 724
VII. Subkardiale Blutsperre mittels transmuraler maschineller Klammerung (Rinecker, Danek) 726
VIII. Sklerosierung der Oesophagusvaricen (Crawford, Wodak) 727

G. Postoperativer Verlauf, Komplikationen und ihre Behandlung 729
I. Allgemeine Richtlinien 729
II. Thrombose der Anastomose 729
III. Die Postshunt-Encephalopathie 729
IV. Operationsrisiko 730

Literatur 730

XI. Die Eingriffe am Pankreas einschließlich der Eingriffe bei Geschwülsten des Pankreas und des Duodenums 732

Von R. Berchtold. (Mit 32 Abbildungen)

A. Chirurgische Anatomie 732
I. Topographie 732
Die Pankreashinterfläche 732
Die Pankreasvorderfläche 734
II. Ausführungsgänge des Pankreas 735
III. Die Gefäßversorgung des Pankreas 735
1. Arterielle Versorgung 735
Chirurgische bedeutsame Variationen 736
2. Venöser Abfluß 736
3. Lymphabfluß 736
IV. Die Innervation des Pankreas 736
V. Aberrierendes Pankreasgewebe 737

B. Präoperative Diagnostik 737

C. Operativer Zugang und Freilegung des Pankreas 738
I. Zugang 738
II. Die Freilegung der Pankreasvorderfläche 739
III. Die Freilegung der Pankreashinterfläche 740
IV. Die Freilegung der Vaterschen Papille durch Duodenotomie (Abb. 5h) . . 741

D. Intraoperative Diagnostik 741

E. Operative Technik 742
I. Die Resektionsverfahren 742
1. Die partielle Pankreatektomie links (Splenopankreatektomie) 742
2. Die subtotale Pankreatektomie (Splenopankreatektomie) links . . . 744
3. Die partielle Duodenopankreatektomie (Whipple, 1935) 745
a) Exploration 745
b) Technik der Duodenopankreatektomie 747
c) Prinzipielles zur Rekonstruktion 750
d) Technisches Vorgehen zur Rekonstruktion 751
4. Die totale Pankreatektomie 752
II. Die Ableitungsoperationen 753
1. Die Pankreaticojejunostomie ohne Pankreasresektion 753
Prinzipielle Fragen und Hinweise 753; Operationstechnik der laterolateralen Pankreaticojejunostomie (Typ Cattell, 1947) 753; Operationstechnik der laterolateralen longitudinalen Pankreaticojejunostomie (Typ Puestow, 1958/65) 754
2. Die Pankreaticojejunostomie mit Milz- und Pankreasresektion links . . 755
Die lateroterminale longitudinale Pankreaticojejunostomie mit Splenektomie und kleiner Pankreasschwanzresektion (Puestow) 756
3. Die cystodigestiven Anastomosen 758
Prinzipielle Hinweise 758
a) Die Cystojejunostomie 759
b) Die Cystogastrostomie 760
c) Die Cystoduodenostomie 762
4. Die Marsupialisation 762
5. Die Sphincterotomie 763
6. Die transkanalikuläre Drainage nach Sphincterotomie 763
III. Die Gallenableitung im Sinn einer Palliativoperation 763
IV. Operationen an der Nervenversorgung des Pankreas 763

F. Indikationsstellung und spezielle Operationsverfahren 766
I. Akute Pankreatitis 766
II. Chronische Pankreatitis 767
III. Cysten und Pseudocysten 769
Falsche Cysten 769
IV. Pankreasverletzungen 771
V. Pankreasfisteln 772
VI. Pankreas-, Papillen- und Duodenalcarcinom 772
VII. Tumoren des endokrinen Pankreas 773
Klinische Syndrome pankreatischer Endokrinopathien (nach Creutzfeldt, 1971) 774
VIII. Pankreasanomalien 775

G. Postoperative Komplikationen 776
I. Fisteln 776
II. Blutungen 776
III. Infektionen 776
IV. Endokrine Insuffizienz 776
V. Exokrine Insuffizienz 777
VI. Peptische Ulcera 777
VII. Cholangitis und Ikterus 777
VIII. Die akute Pankreatitis 777
Literatur 777

XII. Die Eingriffe an den Nebennieren . . . 783
Von H.-J. Peiper und O. Meffert. (Mit 8 Abbildungen)

A. Chirurgische Anatomie der Nebennieren . . . 783

B. Operationsindikationen . . . 784
1. Tumoren der Nebennierenrinde (Adenome oder Carcinome) . . . 784
2. Tumoren des Nebennierenmarks . . . 784
3. Doppelseitige Hyperplasie der Nebennierenrinde . . . 785
4. Fortgeschrittene Carcinome der Mamma oder Prostata . . . 785

C. Wahl des operativen Vorgehens . . . 785

D. Technik der Nebennierenfreilegung . . . 786
I. Vorderer Zugang . . . 786
Die transabdominale Freilegung . . . 786
II. Hinterer Zugang . . . 788
1. Der vertikale Lumbalschnitt (Simon, Young) . . . 788
2. Die extrapleurale thorakolumbale Freilegung (Nissen) . . . 790
III. Seitlicher Zugang . . . 791
1. Die retroperitoneale Freilegung . . . 791
2. Die transthorakale Freilegung der Nebenniere . . . 792

E. Prä-, intra- und postoperative Maßnahmen . . . 792
I. Diagnostik . . . 792
II. Operationsvorbereitung . . . 793
III. Intraoperative Maßnahmen . . . 793
IV. Postoperative Maßnahmen . . . 794

Literatur . . . 795

XIII. Die Eingriffe in der Bauchhöhle im Neugeborenen-, Säuglings- und Kindesalter . . . 796
Von W. Ch. Hecker. (Mit 54 Abbildungen)

A. Allgemeine Gesichtspunkte . . . 796
Personell . . . 796
Räume . . . 796
Laboreinrichtungen . . . 797
Operationssaal . . . 797
Allgemeine präoperative Maßnahmen . . . 797
Allgemeine Maßnahmen während der Operation . . . 798
Allgemeine postoperative Maßnahmen . . . 798
Chemotherapie, Antibioticatherapie . . . 799
Allgemeines zur Laparotomie bei Neugeborenen und Säuglingen . . . 800
Allgemeines zur Darmnaht . . . 800

B. Omphalocele – Gastroschisis – Blasendarmspalte – Urachus – Ductus omphaloentericus . . . 802
Modifiziertes Verfahren nach Gross . . . 802
Verfahren nach Schuster . . . 807
Urachus, Ductus omphaloentericus . . . 811

C. Zwerchfellhernien und Relaxationen . . . 812
Morgagnische Hernie . . . 813
Pleuraperitoneale Hernie, Bochdaleksche Hernie . . . 813
Relaxatio diaphragmatica . . . 817
Hiatushernie . . . 817
Retrooesophageale Hiatusplastik und Gastropexie . . . 818
Hiatushernie in Kombination mit einer peptischen Oesophagusstenose . . . 820
Thalsche Operation . . . 822

D. Eingriffe am Magen 826
Pyloroplastik 826
Kardiospasmus 826
Gastrostomie 828
Vorgehen bei Magenwandhypoplasie 828
Kongenitale, spastisch hypertrophische Pylorusstenose (sogenannter Pylorospasmus) 828
Atresien und Stenosen im Antrum und Pylorus 831
Operatives Vorgehen bei portaler Hypertension mit Oesophagusvaricen 832

E. Stenosen und Atresien des Duodenums 837
Membranöse Atresien und Stenosen 839
Vorgehen bei Pankreas anulare 841
Vorgehen bei Malrotation 844

F. Atresien und Stenosen des Jejunums, Ileums und Colons 845
Vorgehen nach Denis Brown, »end-to-back«-Technik 846

G. Meconiumileus 848
Verfahren nach Koop 848
Meconiumperitonitis 850

H. Invagination, Meckelsches Divertikel, Duplikaturen 850
Meckelsches Divertikel 851
Duplikaturen 851

I. Megacolon congenitum (Hirschsprungsche Erkrankung) 853
Anlage des Anus praeter 854
Vorgehen nach Soave 856
Verfahren nach Swenson 859
Verfahren nach Duhamel 862
Verfahren nach State-Rehbein 863

J. Hohe Rektumatresie 868

K. Vorgehen bei Gallengangsatresien und Choledochuscysten 872
Gallengangsatresie 872
Cholecysto, Hepato-Jejunostomie 872
Porto-Enterostomie, Porto-Cholecystostomie (Kasai) 874
Choledochuscyste 876

Literatur 877

Namenverzeichnis 879

Sachverzeichnis 902

I. Der Bauchschnitt (die Laparotomie)

Von A. Schaudig, München

A. Vorbemerkungen

Die Art, Länge und Lage eines Bauchdeckenschnittes richtet sich *grundsätzlich* nach der *Operationsindikation* unter vorrangiger Berücksichtigung der anatomischen Gegebenheiten.

Dabei ergeben sich 3 Hauptforderungen:

a) Der Bauchdeckenschnitt sollte *unmittelbar auf die Operationsstelle* in der Bauchhöhle leiten und hierbei eine *gute Übersicht und einen raschen, möglichst freien Zugang* zum Krankheitsherd gewähren. Nicht in den Krankheitsherd einbezogene Regionen der Bauchhöhle sollten jedoch nicht freigelegt werden (so muß der Schnitt zur Entfernung der Gallenblase in der Regel nicht so gewählt werden, daß man grundsätzlich gleichzeitig auch einen unveränderten Appendix beseitigen kann).

b) Der Bauchdeckenschnitt muß sich ohne Schwierigkeiten erweitern lassen, damit eine Operation auch in *den* Fällen erfolgreich zu Ende geführt werden kann, in denen Lage und Ausdehnung des Krankheitsherdes der praeoperativen Diagnose nicht entsprochen hatten.

c) Der Bauchdeckenschnitt soll größtmögliche *Sicherheit* gegen die Entstehung einer *postoperativen Dehiszenz* oder eines *Bauchwandbruches* bieten.

Teils mit diesen Hauptanforderungen verknüpft, teils sie ergänzend oder von ihnen ausgehend, sind noch zahlreiche weitere Überlegungen bei der Wahl der Schnittführung am Bauch miteinzubeziehen. So z. B. die Wundheilung, die Durchblutung der Wundränder, die Möglichkeit der *übersichtlichen* und daher *zügig* möglichen *schichtweisen* Durchtrennung und Wiedervereinigung der Bauchdecke. Ein weiterer Punkt wäre der postoperative Wundschmerz mit seinen negativen Auswirkungen auf Atmung und Abhusten. Besonders zu bedenken sind auch die Auswirkungen eines abdominellen Traumas auf die Schnittführung. Bei stumpfer Gewalteinwirkung ist die Möglichkeit der inneren Verletzung sowohl am Ort der Gewalteinwirkung als auch durch Contrecoup oder durch Fortleitung einzukalkulieren. Bei offenen Verletzungen, insbesondere auch bei Stichverletzungen ist immer so einzugehen, daß die ganze Bauchhöhle revidiert werden kann.

Schließlich ist das *kosmetische Ergebnis* heute auch berechtigterweise im gewissen Umfang und unter bestimmten Voraussetzungen zu berücksichtigen. Es wäre zwar töricht, sein Ansehen auf dem Ruf aufzubauen, daß man immer sehr kleine Schnitte in gewünschter Lage mache, aber auch das Gegenteil – nämlich nach dem Schlagwort früherer Zeiten zu verfahren »große Chirurgen große Schnitte, kleine Chirurgen kleine Schnitte« – ist falsch. Richtig kann nur sein, wenn man bei exakter Diagnose und Indikation den besten und sichersten Zugang wählt, der den Erfordernissen des Krankheitsprozesses *individuell* angepaßt ist, wobei dann auch kosmetische Gesichtspunkte in vernünftigem Umfang berücksichtigt werden können. Man sollte nicht prinzipiell große Schnitte wählen, aber man sollte auch nicht zögern, nach erster Exploration einen Schnitt zu erweitern, um z. B. bezüglich Übersichtlichkeit oder Wundrandspannung keine Kompromisse eingehen zu müssen. Es gibt auch nicht *den* »Appendektomieschnitt« oder *den* »Cholecystektomieschnitt«, beide müssen in Lage und Länge je nach dem Befund *immer wieder* variiert werden, dies gilt analog natürlich auch für alle anderen Laparotomieschnitte.

Eine bereits bestehende Narbe sollte – wenn immer ohne Not möglich – excidiert und dann im Wundbett relaparotomiert werden.

Die Verlaufsrichtung der Spaltlinien der Haut braucht im Bauchbereich nicht streng beachtet zu werden. Ein besonders gutes kosmetisches Ergebnis läßt sich jedoch erzielen, wenn ein Schnitt in eine Hautfalte gelegt werden kann.

Die beschriebene Vielzahl der in Verbindung mit dem Bauchdeckenschnitt auftretenden Fragen, Forderungen und Probleme zeigt, daß von der richtigen Wahl der Laparotomie bereits ein sehr *wesentlicher* Teil des *Operationsgesamterfolges* abhängt. Die richtige Anlage des Bauchschnittes setzt chirurgische Erfahrung voraus, der Hautschnitt sollte immer vom verantwortlichen Operateur festgelegt werden. Man sei sich stets bewußt, daß oft schon allein die Eröffnung einer Bauchhöhle Ursache für Relaparotomien werden kann, weswegen man Schnittführungen mit vielseitiger Verwendungsmöglichkeit den Vorzug geben sollte (»ein Bauchschnitt bleibt selten allein«).

B. Anatomie

Um die im ersten Abschnitt dargelegten Forderungen bei der Eröffnung der Bauchhöhle so weitgehend wie möglich erfüllen zu können, ist die Kenntnis des Aufbaus der Bauchdecke und ihre Gefäß- und Nervenversorgung wichtig. Die Bauchhöhle wird von der vorderen, seitlichen und hinteren Bauchwand umschlossen, von denen die vordere und seitliche als *Bauchdecke* bezeichnet werden Die *oberflächliche Schicht* der Bauchdecke bildet die Haut mit dem unterschiedlich dicken Unterhautfettgewebe und der Fascia superficialis abdominis, die der Bauchmuskulatur dicht aufliegt. In der Subcutis findet sich ein mehr oder minder stark ausgebildetes Bindegewebsblatt, das je nach Grad der Fettentwicklung mit der Fascia superficialis abdominis durch lockeres Gewebe verbunden oder aber durch Fetteinlagerung von ihr getrennt ist.

In den Bereich der Leiste strahlt dieses Bindegewebsblatt der Subcutis ins Ligamentum inguinale, im Oberbauch in die Linea alba und in den Nabelansatz ein.

Die *Spaltrichtung der Bauchhaut* verläuft im allgemeinen von außen oben nach innen unten, während sie im Bereich des Brustkorbs Querrichtung aufweist (Abb. 1).

Die *Muskeln* verlaufen in den seitlichen Abschnitten des Bauches oberhalb der Nabelhöhe in 3, unterhalb hauptsächlich in 2 verschiedenen Richtungen. Der *M. obliquus externus*, der mit kräftigen Muskelzacken von der Außenfläche der unteren 8 Rippen entspringt, zieht von oben außen im wesentlichen schräg nach unten vorne. Seine Aponeurose verdickt sich kaudal zu dem zwischen Spina ilica anterior superior und Tuberculum pubicum ausgespannten Leistenband. Der *M. obliquus internus* verläuft vom äußeren Drittel des Leistenbandes, dem Darmbeinkamm und der Fascia lumbodorsalis von außen und unten fiederförmig nach innen oben und unten. Die Fasern der beiden schrägen Bauchmuskeln kreuzen sich also teilweise im rechten Winkel. Der *M. transversus* verläuft fast vollständig quer (Abb. 2).

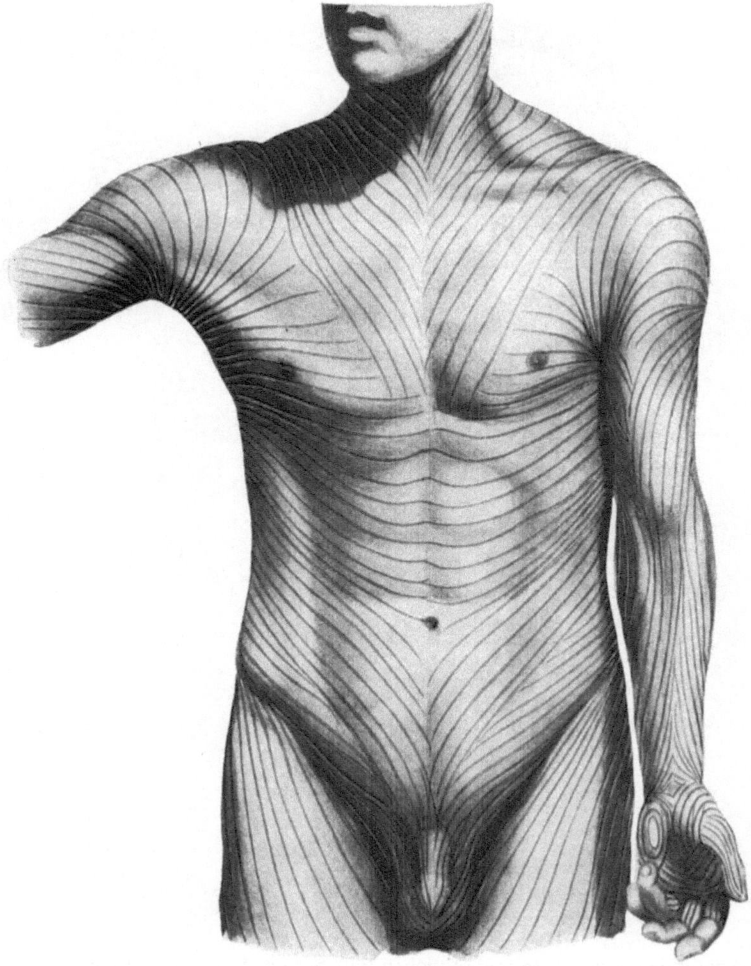

Abb. 1. Spaltlinien der Haut an der Vorderseite des Rumpfes und des Armes

Die mittleren Teile der Bauchwand werden von den beiden *Mm. recti* eingenommen, die parallel zur Längsachse des Körpers gerichtet sind. Die eingeflochtenen Inscriptiones tendineae verfilzen die Muskelsubstanz mit der vorderen Rectusscheide, so daß bei *querer* Durchtrennung dieses Muskels an einer Stelle nur die zwischen zwei derartigen Sehnenstreifen gelegenen Muskelzüge auseinanderrücken, während die jenseits der beiden benachbarten Inscriptionen gelegenen Teile nicht in Mitleidenschaft gezogen werden. Die beiden Recti werden durch die sich in der Mittellinie miteinander verflechtenden *Aponeurosen* der seitlichen Bauchmuskeln eingescheidet.

Vom Ansatz am Rippenbogen bis zu der etwas unterhalb des Nabels gelegenen Linea semicircularis Douglasi besteht das vordere und hintere Blatt der Rectusscheide aus Lamellen der Aponeurosen der seitlichen Bauchmuskulatur.

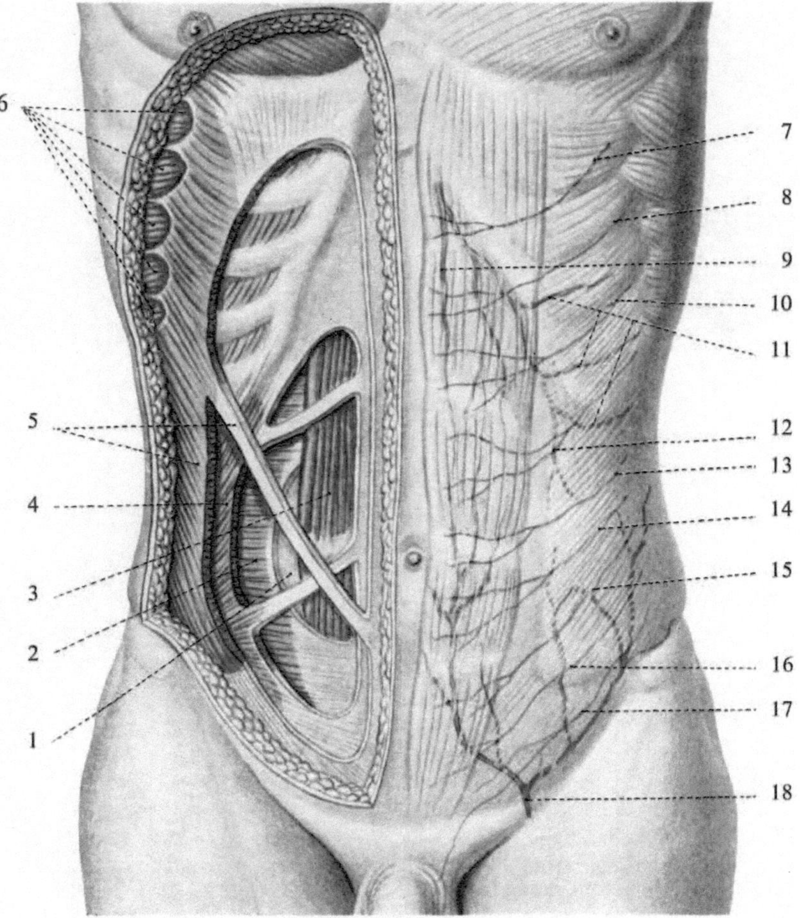

Abb. 2. Die Anatomie der vorderen und seitlichen Bauchwand. Muskeln, Aponeurosen, Muskelscheiden, Gefäße und Nerven sind in ihrem Verlauf und in ihrem Verhalten zueinander dargestellt. 1 Fascia transversalis, 2 M. transversus abd., 3 M. rectus abd., 4 M. obliquus int. abd., 5 M. obliquus ext. abd., 6 M. serratus ant., 7 VI. Intercostalnerv, 8 VII. Intercostalnerv, 9 A. epigastrica cran., 10 VIII. Intercostalnerv, 11 Aa. intercostales, 12 IX. Intercostalnerv, 13 X. Intercostalnerv, 14 XI. Intercostalnerv, 15 XII. Intercostalnerv, 16 N. iliohypogastricus, 17 N. ilioinguinalis, 18 A. epigastrica caud.

Unterhalb der Linea semicircularis, also im wesentlichen unterhalb des Nabels, wird das hintere Blatt der Rektusscheide ausschließlich von der Fascia transversalis gebildet.

Die *Größe des intraabdominellen Druckes* hängt hauptsächlich vom Tonus der *schrägen* Bauchmuskeln ab, die alle in die Rektusscheide wie in ein Zentrum tendineum einstrahlen und somit Druck und Zug dorthin übertragen. Der Tonus der geraden Bauchmuskulatur wirkt sich daher auf den abdominellen Innendruck und die Spannung der Bauchdecke wesentlich geringer aus (Lanz) (Abb. 3).

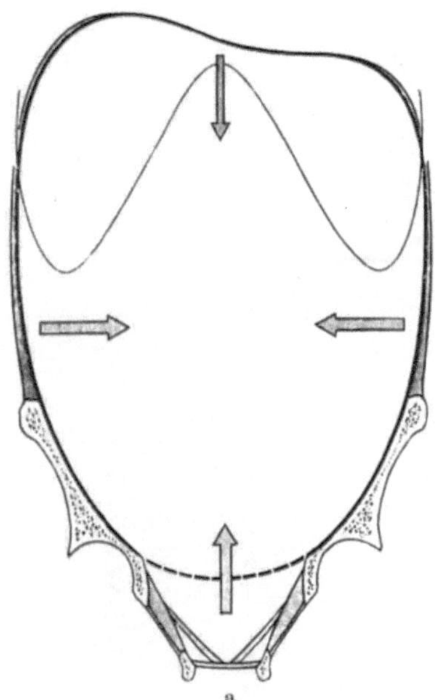

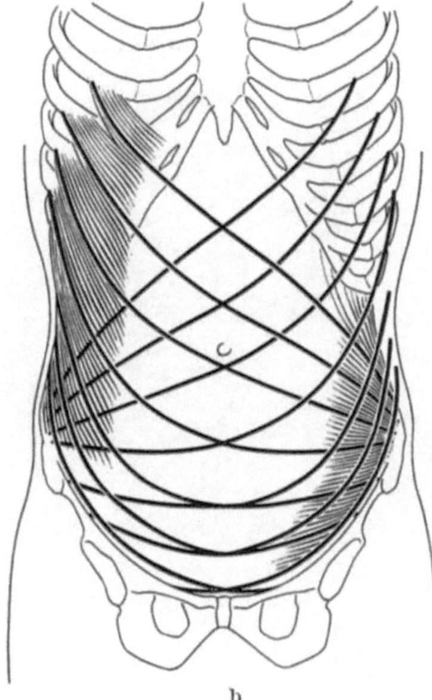

Abb. 3. Intraabdomineller Druck der Muskelblase. a) Pfeile veranschaulichen Tonus der Bauchwandmuskeln; b) Die beiden überkreuzenden Schrägsysteme der ventro-lateralen Bauchwand. Aponeurotisches Überkreuzungsfeld = Rectusscheide

Das bedeutet, daß quergestellte Schnitte ein geringeres, längsgestellte Schnitte ein beträchtliches Klaffen der Wunde bewirken und daher längsverlaufende Bauchdeckenverschlüsse eine stärkere Neigung zum postoperativen Auseinanderweichen besitzen.

Bei der unmittelbar dem Peritoneum aufliegenden Fascia transversalis herrscht die *quere* Spannung vor. Dem Bauchfell selbst *fehlt* eine ausgesprochene Elastizitätsrichtung.

Die *Innervation der Bauchwand* erfolgt durch die Nn. intercostales 5–11, den N. subcostalis aus T 12 und den N. iliohypogastricus aus T 12 und L 1. Zwischen den einzelnen Intercostalnerven bestehen stets Anastomosen. Den Verlauf der den jeweiligen Bauchmuskelschichten zugeordneten Nerven zeigt die Abb. 4 (Lanz). Besonders zu beachten bei der Wahl eines Hautschnittes ist der Verlauf der den M. rectus versorgenden Nervenäste T 7–T 12. Segmentgrenzen und Inscriptiones tendineae entsprechen einander nicht, außer dem Intercostalnerv T 7 laufen die Nervenstämme in der *Verschiebeschicht* zwischen *M. transversus* und *M. internus.* Noch lateral ihres Eintritts in den Muskel teilen sich die einzelnen Nerven in mehrere Äste (Abb. 5), sie durchbohren das dorsale Blatt der Rectusscheide und strahlen in die Rückfläche des Muskels in der lateralen Hälfte ein. Auch in der Muskulatur verlaufen die Nervenfasern segmental, so daß bei querer Durchtrennung des Muskels – im Gegensatz zur Extremitätenmuskulatur – keine Atrophie des peripheren Muskelanteils eintritt.

Im kaudalen Bereich erfolgt der Nervendurchtritt am Rand oder sogar an der Ventralfläche der Rectusscheide. Ein Teil der Nervenäste versorgt als Rami cutanei perforantes mediales nach Durchtritt durch den Muskel die paramediane Bauchhaut (Lanz).

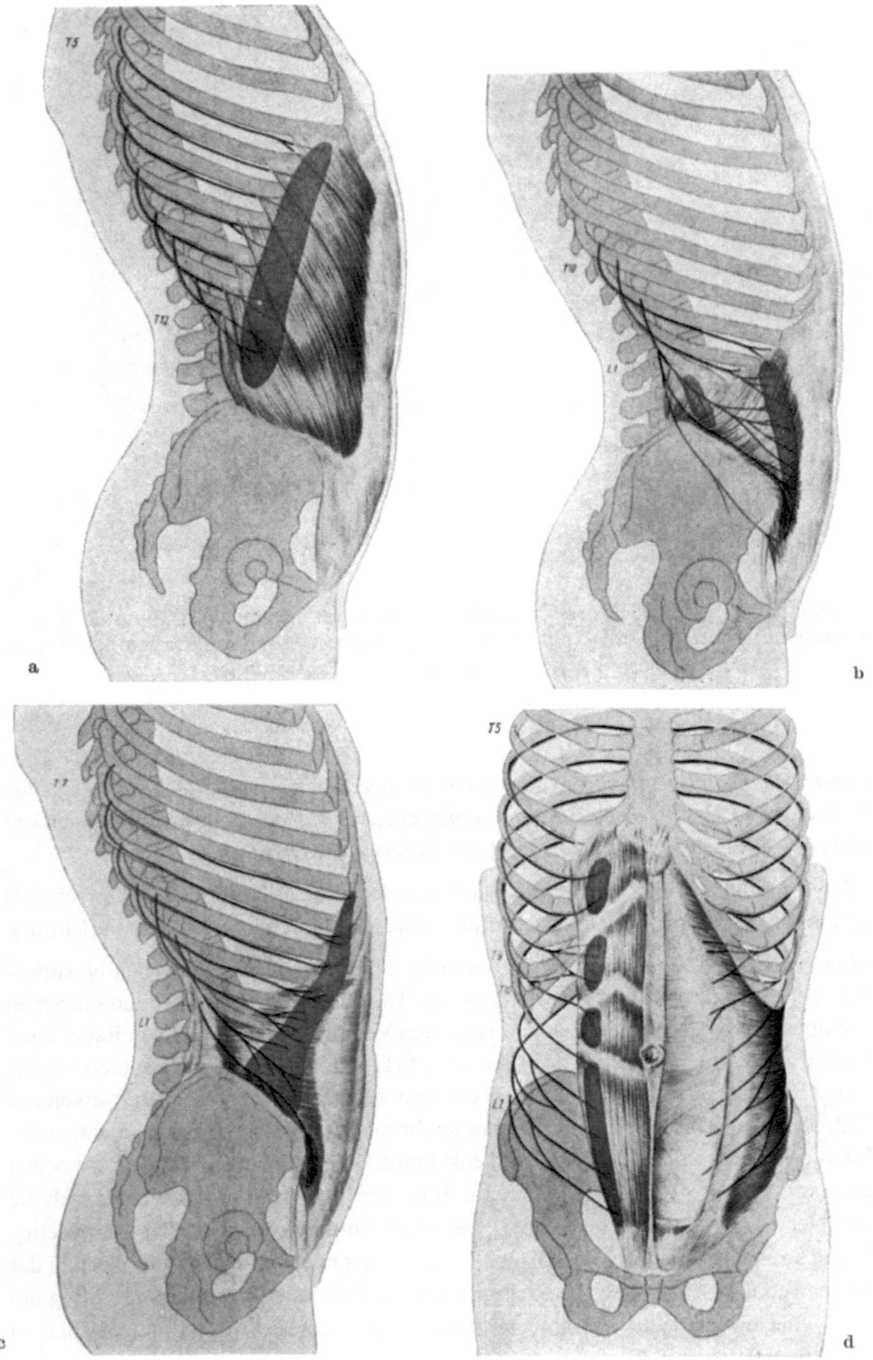

Abb. 4a–d. Innervation der Bauchmuskeln. Segmentnerven = schwarz, Muskeleintrittsfeld = grau. a) Musculus obliquus abdominus externus aus T 5–T 12; b) Musculus obliquus abdominus internus aus T 10–L 1; c) Musculus transversus abdominus aus T 7–L 1; d) Musculus rectus abdominus internus aus T 7–T 12

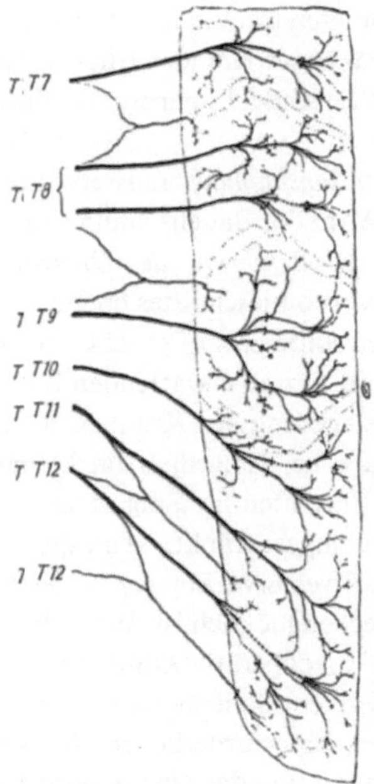

Abb. 5. Intramusculäre Verzweigung und Verkettung der Rectusnerven nach Strauß

Die *Gefäßversorgung* der Bauchdecken – sowohl arteriell und venös wie auch lymphatisch – ist ausgezeichnet und erfolgt von und nach allen Seiten. Die *netzartige* Gefäßanordnung liegt in der Verkettung *segmental* verlaufender *intercostaler* und *lumbaler* Zuflüsse mit der *longitudinalen* Gefäßversorgung aus den *Aa. epigastricae craniales* et caudales begründet. Daher kann die Unterbrechung *einer* arteriellen Strombahn rasch ausgeglichen werden, was auch für den venösen und den Lymphabfluß gilt. Bei der Wahl eines Bauchdeckenschnittes braucht auf die Gefäßversorgung daher im Regelfall nicht Rücksicht genommen zu werden (s. Abb. 2).

C. Praeoperative Maßnahmen

Die *richtige* Anlage eines Bauchschnittes hängt vor allem von der *exakten Diagnose* ab. Bei *geplanten* Operationen lassen sich daher die im ersten Abschnitt aufgestellten Forderungen am ehesten und besten erfüllen. Je *akuter* die Symptome werden, desto mehr muß sich der Operateur bei der Wahl des Hautschnittes auf nicht erkanntes Krankheitsgeschehen einstellen und entsprechend auch bei der Wahl des Schnittes eventuell *Kompromisse* eingehen. Dies gilt besonders auch für alle Arten von Bauchtraumen. Bei Wunden mit teilweiser oder vollständiger Penetrierung der Bauchdecke muß entschieden werden, ob das Abdomen an der Verletzungsstelle unter Excision der Wunde eröffnet oder eine Wundversorgung durchgeführt und die Laparotomie an anderer Stelle vorgenommen werden soll. Dies hängt in erster Linie von der Lage der penetrierenden Verletzung sowie von Art und Ausmaß der vermuteten intraabdominellen Läsion ab. So wird man z. B. bei einer die Bauchdecke von lateral penetrierenden Stichverletzung eine mehr mediane, von der Verletzung etwas entfernt liegende Laparotomie durchführen und den Stichkanal gesondert versorgen.

Neben *Diagnose* und *Operationsplanung* müssen die geeigneten und verfügbaren *Narkosemöglichkeiten* bei der Wahl des Bauchschnittes mit in die Überlegung einbezogen werden. Weiterhin muß auch die *Erfahrung des Operateurs* ihren Niederschlag in der Ausdehnung und Wahl des Laparotomieschnittes finden.

Bei der *Lagerung des Kranken* sollte darauf geachtet werden, daß der Dünndarm – der Schwerkraft folgend – immer von dem zu erwartenden Krankheitsherd wegverlagert wird. Also z. B. Kopftief- und Linkslagerung des Kranken bei Appendektomie, starke Kopftieflagerung nach Trendelenburg bei Eingriffen im kleinen Becken und leichte Hochlagerung des Oberkörpers bei Eingriffen im Epigastrium. Die Beweglichkeit der Operationsgruppe wird am wenigsten eingeschränkt, wenn die Arme des Patienten am Körper angelagert werden, was auch bei *venösem Zugang* in der Ellenbeuge durch Verwendung von verlängerten Infusionsbestecken möglich ist. Weiterhin sollte darauf geachtet werden, daß am Operationstisch schon praeoperativ sämtliche *Haltevorrichtungen* für evtl. notwendige Geräte wie Rochard-Haken, Saugflaschen oder ähnliches angebracht sind. Der Operateur muß sich überzeugen, ob erforderlichenfalls bei dem Patienten ein *Darmrohr* eingelegt, ein *Blasenkatheter* gesetzt und das *Operationsgebiet vorgesäubert* und *rasiert* ist.

Drains oder *Verbände* sind zu entfernen und *Wund-* oder *Drainageöffnungen* mit sterilen Tupfern zu bedecken. Für den Operateur ist es – besonders bei unklarer Diagnose – oft von größtem Vorteil, das Abdomen bei narkotisiertem und entspanntem Patienten nochmals genau zu *palpieren*. Manchmal gewinnt man dadurch neue Befunde und Erkenntnisse bezüglich des durchzuführenden Eingriffes, insbesondere auch bezüglich der Wahl des Laparotomieschnittes.

Sodann *wäscht* ein Assistent das Operationsgebiet in weitem Umfang mit einer Desinfektionslösung enthaltenden *Seifenlösung* gründlich ab, wobei er sterile Handschuhe trägt. Es ist darauf zu achten, daß durch Unterlegen von Zellstoffrollen an der lateralen Auflage des Rumpfes auf dem Op-Tisch und zwischen den Beinen die Bildung von *feuchten Kammern* am Rücken, Gesäß und Genitalbereich, vor allem durch eine Ansammlung von Äther, Alkohol oder eine Desinfektionslösung (Jod, Merfen usw.) und dadurch die Entstehung von Verbrennungen vermieden wird. Uns hat sich die Reihenfolge folgender Lösungen sehr gut bewährt: antiseptische, flüssige *Seife*, dann Trocknen der Haut mit sterilem Tuch, sodann Waschen mit *Äther*, hierauf mit *Alkohol*. Zuletzt wird die Desinfektionslösung aufgetragen, wobei wir wegen der häufigen allergischen Hautreaktionen in den letzten Jahren völlig vom Gebrauch des Jods abgekommen sind. Mittel wie *Merfen*® *o. ä.* sind in ihrer keimtötenden Wirkung heute dem Jod völlig ebenbürtig. Die Haut soll um den geplanten Bauchschnitt großzügig in der beschriebenen Weise vorbereitet werden, allseitig mindestens in einer Ausdehnung von 15–20 cm. Die *Desinfektionslösung* entwickelt ihre größte *Wirksamkeit*, wenn man sie auf der Haut spontan abtrocknen läßt.

Das *Anzeichnen des Hautschnitts* sehen wir als sehr günstig an. Es wird am besten vor dem Abdecken des Operationsgebietes ausgeführt. Heute stehen sehr gute sterilisierbare Farbstifte zur Verfügung. Man kann aber auch die Kirschnersche Farblösung verwenden, auf deren Sterilität zu achten ist (Zusammensetzung: Violett ätherlöslich 20, Benzol 100,0, Benzylharz 10,0). *Vorteilhaft* ist es besonders bei *bogenförmigem* Schnittverlauf, den angezeichneten Hautschnitt durch kurze Querstriche in Abständen von etwa 5 cm zu unterteilen, um sich am Schluß der Operation bei der Hautnaht das Aneinanderfügen der Hautschnittränder zu erleichtern. Das *Anzeichnen* ist dem Ritzen der Haut mit Messer oder Nadel *vorzuziehen*, da bei letzterem doch öfters längere Zeit häßliche Narben zurückbleiben.

Das *Abdecken des Operationsgebietes* führen wir immer mit mindestens 4 Tüchern durch, wobei es zweckmäßig ist, im einzelnen folgendermaßen zu verfahren:

1. werden von dem angezeichneten Schnitt ab die kaudalen Abschnitte des Körpers mit einem großen Tuch abgedeckt, wobei das Tuch vom Bauchschnittende mindestens 1 cm abgerückt sein soll

2. werden die cranialen Abschnitte ebenfalls mit einem großen Tuch abgedeckt, wobei der obere Rand des großen Abdecktuches an dem Kirschner'schen »Operationsgalgen« o. ä. zeltartig mit Klammern befestigt wird

3. und 4. werden die beiden Seiten durch je ein kleineres rechteckiges Tuch abgedeckt.

Die Tücher werden jeweils mit einem 20–30 cm breiten Rand umgeschlagen, die doppelte Lage des Stoffes deckt das umliegende Gewebe besser ab und es bildet sich eine stabilere Kante. Die *Fixierung* der Tücher erfolgt rund um das Operationsfeld am besten durch eine *selbstklebende, durchsichtige Kunststoff-Folie*, die Operationsfeld und umliegende Tücher fest miteinander verbindet, so daß heute meist das Einklemmen von Tuchklemmen in die Haut nicht mehr notwendig ist. Für den Zusammenhalt der *Tücher* untereinander werden Tuchklemmen verwendet. Über den sog. Narkosebügel wird noch ein zweites Abdecktuch geschlagen, da manchmal das obere Abdecktuch bei Manipulationen des Anaesthesisten unsteril werden kann.

Gegenüber dem Operateur wird am oberen Quertuch ein Leinenbeutel zur Aufbewahrung der Sauger befestigt. Es ist sehr zweckmäßig, bei Laparotomien immer einen *Stabsauger und einen weiteren Bienenkorbsauger* aktionsbereit zu haben, letzterer eignet sich gut zum Absaugen größerer Flüssigkeitsmengen aus der Bauchhöhle oder dem Darm, ohne daß sich Gewebe vor die Ansaugöffnung legt. Nun kann die *Instrumentier-Schwester* den Instrumententisch über das Fußende des Patienten nach oben heben, und zwar so weit, daß der Operateur ohne weit ausgreifende Handbewegungen die Instrumente von der Schwester in Empfang nehmen kann. Es hat sich ausgezeichnet bewährt, den freien Raum zwischen der dem Operationsfeld zugekehrten Kante des Instrumententisches und dem oberen Ende des unteren Abdecktuches mit einem weiteren Tuch zu überbrücken, das zunächst mit mehreren Tuchklemmen fest am Instrumententisch befestigt und dann straff zum unteren Abdecktuch hin gespannt und mit Tuchklemmen dort fixiert wird. Seitlich schlägt man das mit überschüssiger Breite ausgestattete Tuch so zusammen, daß sich innerhalb einer straffen Kante beidseits taschenförmige Vertiefungen bilden, die abgleitende Instrumente, Kompressen oder ähnliches abfangen. In diese muldenförmige Tuchanordnung kann man auch zwanglos Präparier- und Stieltupfer sowie die Koagulationssonde ablegen. Es sollen sich jedoch hier keine Instrumente ansammeln. Als Platz für den Operateur bevorzugen wir bis auf wenige Ausnahmen die rechte Seite des Kranken; der erste Assistent steht gegenüber dem Operateur, die Operationsschwester ebenfalls gegenüber und fußwärts. Links des Operateurs steht der zweite Assistent, gegenüber von ihm der dritte Assistent, so notwendig.

D. Grundsätze der Trennung und Wiedervereinigung der Bauchdeckenschichten

I. Die Durchtrennung der einzelnen Schichten der Bauchdecke

Sie wird meist mit dem Skalpell – am besten unter Verwendung von Einmalklingen – durchgeführt.

Bei guter Einstellung eines Hochfrequenzschneidestroms kann die Bauchdecke teilweise auch mit dem elektrischen Messer durchtrennt werden. Die Haut wird mit dem Skalpell eröffnet und dann erst das elektrische Messer verwendet. Besonders die Blutungen im Subcutis-Bereich können durch Verwendung des elektrischen Messers deutlich herabgesetzt werden. Andererseits können die subcutanen Blutungsquellen nach scharfer Durchtrennung bis auf wenige größere Gefäße immer durch kurzzeitige Tamponade gestillt werden. Die Verwendung der einen oder anderen Methode bleibt der Übung und Erfahrung des einzelnen überlassen, sichere Vor- oder Nachteile hat keine von beiden.

Im *Subcutan-* und *Fascienbereich* werden die Wundränder während der Bauchdeckendurchtrennung durch mehrzinkige *scharfe Haken* auseinandergehalten.

Um eine Zerreißung der *Muskulatur* zu vermeiden, wird man in diesen Gewebsschichten dann auf *runde* Haken (z. B. Roux-Haken) übergehen, die man auch nach Eröffnung des *Peritoneum* zunächst verwenden kann. Peritoneum samt Fascie können aber auch sofort mit Mikulicz-Klemmen gefaßt und hochgehoben werden. Hierbei ist – vor allem bei kleinen Wunden wie beim Appendektomiewechselschnitt – darauf zu achten, daß nicht versehentlich Darmanteile mitgefaßt werden.

Auf die *Spaltrichtung der Haut* sollte – wie oben bereits angeführt (s. S. 2) – bei der Schnittführung, wenn möglich, geachtet werden. Die Rücksichtnahme auf die Unauffälligkeit der Narbe muß aber immer den höheren Gesichtspunkten bei der Eröffnung der Bauchhöhle, nämlich der Übersichtlichkeit und der Erweiterungsmöglichkeit des Bauchschnittes und der Festigkeit der Bauchnarbe untergeordnet werden. Bei einigen Formen des Bauchschnittes, wie beim Wechselschnitt, bei den queren Bauchschnitten und beim Pfannenstiel'schen Aponeurosenschnitt ist jedoch eine Beachtung der Spaltrichtung der Bauchhaut fast immer ohne Nachteil möglich.

Bei der *Durchtrennung des Subcutangewebes* kann manchmal ein stark ausgeprägtes subcutanes Bindegewebsblatt zunächst eine Muskelaponeurose vortäuschen. Bei kräftigem Zug an den Wundrändern jedoch lösen sich dann die Bindegewebszüge, die noch zwischen dieser Schicht und der Fascia abdominis superficialis bestehen, spaltförmig.

Es ist vorteilhaft, die Bauchdecken an einer Stelle zu durchtrennen, an der möglichst zahlreiche Schichten übereinander liegen und die Durchtrennung dieser Schichten derart anzuordnen, daß die Nahtstellen und die Narben der einzelnen Schichten nicht unmittelbar übereinander liegen, sondern gegeneinander verlagert sind. Die Verschiebung kann entweder so gewählt werden, daß die Schnittrichtungen der einzelnen Schichten sich kreuzen *(Wechselschnitt)*; dann kommt nur an diesem *einen* Kreuzungspunkt Narbe auf Narbe zu liegen.

Oder die Verschiebung kann dadurch bewirkt werden, daß die einzelnen Schichten in parallelen, aber seitlich gegeneinander verschobenen Linien durchschnitten werden *(Kulissenschnitt)*. Eine ähnliche Sicherung wird erreicht, wenn die Bauchdecken in *einer* Schnittebene durchtrennt, bei der Naht aber einzelne Schichten übereinander gelagert und gedoppelt werden (Bauchfasciendoppelung nach Mayo, siehe auch Bd. VII/2, S. 71).

Die seitlichen Bauchmuskeln und ihre Aponeurosen sollen *nicht quer zu ihrer Zug- und Verlaufsrichtung*, sondern parallel zu ihrer Faserung gespalten werden. Noch besser ist es, ihre Fasern in der Verlaufsrichtung stumpf auseinander zu drängen. Durchtrennt man die Muskulatur oder die Aponeurose quer, so weichen die Stümpfe auseinander; sie sind durch Naht nur schwer wieder zu vereinigen und pflegen beim kräftigen Anspannen der Bauchmuskulatur wieder auseinander zu weichen. Die aufgetretene Lücke wird durch Narbengewebe ausgefüllt, das nur wenig widerstandsfähig ist. Bei der Durchtrennung parallel zum Faserverlauf schließt sich der Spalt dagegen infolge der Elastizität der Muskelfasern selbsttätig, und der Zusammenschluß wird um so fester, je stärker der Muskel sich anspannt. Die größeren *Nerven der Bauchmuskeln*, deren Hauptstämme (s. o.) zwischen dem M. obliquus int. und dem M. transversus verlaufen, dürfen nicht durchtrennt werden. Wie die Muskeln der Gliedmaßen nach Unterbrechung ihrer nervösen Verbindung mit dem Rückenmark schwinden, so atrophieren auch die Bauchmuskeln nach Durchschneidung ihrer Nerven, was entweder zu partiellen Vorwölbungen der Bauchdecke oder zur Bildung von Hernien führt. Die Bauchmuskelnerven haben im großen und ganzen die gleiche Verlaufsrichtung wie die zugehörigen Muskeln, so daß *parallel zu den Muskelfasern* geführte Schnitte am wenigsten Schaden anrichten (Abb. 4).

Die *sorgfältige Blutstillung* stellt eine wichtige Vorbedingung für die glatte Heilung einer Bauchdeckenwunde dar, da postoperative Hämatome die Haltbarkeit der Nähte und die Heilung der Wunde gefährden. Es ist ratsam, die *Blutstillung der Weichteilwunde* durch Unterbinden der angeschnittenen Gefäße möglichst *vor der Eröffnung des Bauchfells* durchzuführen, schon um die Bauchhöhle vor dem Eindringen von Blut zu bewahren und den Zugang zum Bauchinnern nicht durch herumhängende Klemmen, die überdies leicht in die Bauchhöhle fallen können, zu beengen. Es ist zu beachten, daß auch im

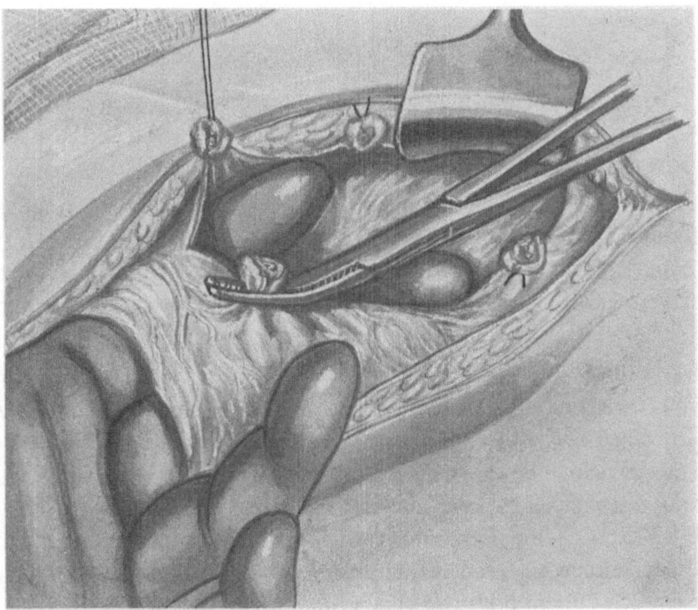

Abb. 6. Medianer Bauchdeckenlängsschnitt. Durchtrennung gefäßreicher Abschnitte des praeperitonealen Fettgewebes zwischen Klemmen

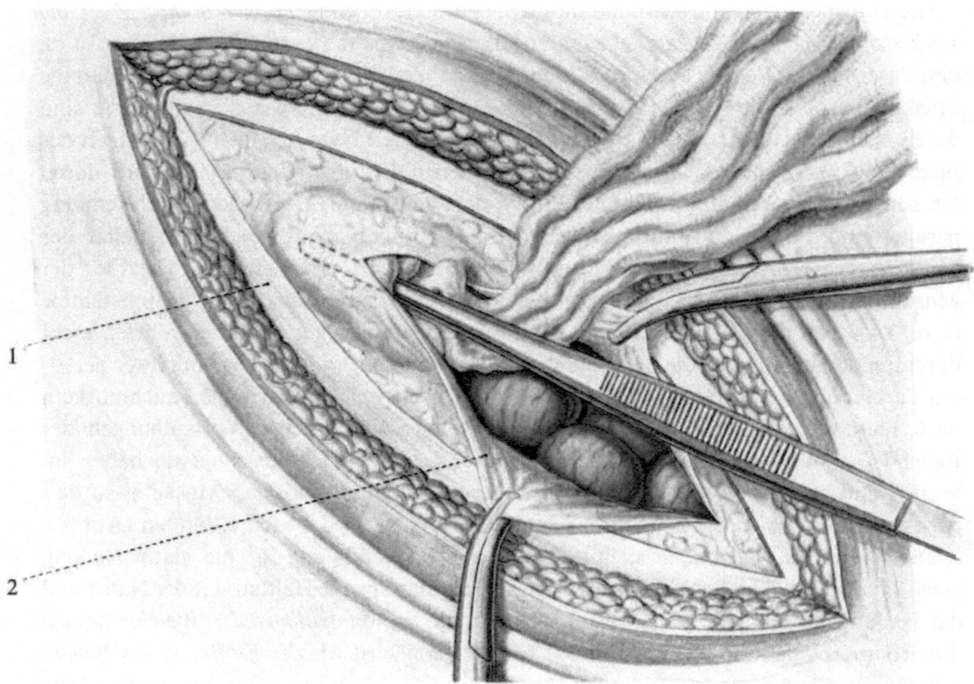

Abb. 7. Eröffnung der Bauchhöhle. Nach Durchtrennung des Peritoneum und nach Fassen seiner Ränder mit Mikulicz-Klemmen wird in die Bauchhöhle eine Rollgaze geschoben, um beim weiteren Einschneiden des Peritoneum eine Verletzung der vorquellenden Dünndarmschlingen sicher zu vermeiden. 1 Peritoneum, 2 Aponeurose

praeperitonealen Fettgewebe bisweilen beträchtliche Blutgefäße den Weg des Vordringens kreuzen (z. B. Aa. epigastricae). Sie werden am besten vorsorglich zwischen zwei Klemmen durchtrennt und versorgt (s. auch Abb. 6).

Quellen beim Eröffnen der Bauchhöhle Eingeweide hervor, so ist es zweckmäßig, durch die erste kleine Öffnung im Peritoneum eine Rollgaze zu schieben, um beim Erweitern der Peritonealöffnung mit der Schere oder dem Messer die Verletzung von Magen oder Darm sicher zu vermeiden (Abb. 7). Durch die heute üblichen Narkoseverfahren mit vollständig möglicher Bauchdeckenentspannung ist nur noch in wenigen Fällen (Ileus usw.) ein erhöhter intraabdomineller Druck vorhanden.

Um den Kontakt zwischen Eingeweiden und Haut und die damit mögliche Keimübertragung zwischen beiden zu vermeiden, hat sich in den letzten Jahren die selbstklebende Operationsfolie ausgezeichnet bewährt, die nach Aufbringen auf die trockene Haut auch bei längeren Operationen die Hautränder zuverlässig abdeckt und die mit dem Hautschnitt durchtrennt wird. Hat sich die Laparotomiewunde nach Inspektion oder manueller Austastung der Bauchhöhle als groß genug erwiesen, um die beabsichtigte Operation sicher und übersichtlich durchführen zu können, werden die Wundränder mit 2 Tüchern umlegt, die 1–2 cm nach innen auf das Peritoneum umgeschlagen werden. Praktischer und vielleicht auch sicherer gegen Verschmutzung der einzelnen Bauchdeckenschichten, insbesondere des gegen Infektionen sehr empfindlichen Unterhautfettgewebes – wenn auch kostspieliger – ist die Verwendung einer die Wundränder abdeckenden Kunststoff-Folie, die zirkulär an einem Kunststoffring befestigt, mit diesem in die Bauchhöhle eingelegt und nach außen umgeschlagen werden kann (Abb. 8). Dann sind weitere Abdeckungen der Wundränder nicht notwendig und es kann im Verlauf der Operation ein beliebiger Modus der Wundrandspreizung verwendet werden.

Zur optimalen Nutzung der Ausdehnung des Bauchschnittes, zur gründlichen Untersuchung und für das unbehinderte operative Arbeiten müssen die *Ränder der Bauchdeckenwunde gehörig auseinandergezogen* werden. Es geschieht dies durch Einsetzen der von den Assistenten bedienten Bauchdeckenhaken. Der abgestufte Zug an diesen Haken entfaltet nicht allein die Bauchwunde in beliebiger Richtung und in beliebiger Form, sondern eine absichtliche Ungleichmäßigkeit des ausgeübten Zuges ermöglicht es auch bis zu einem

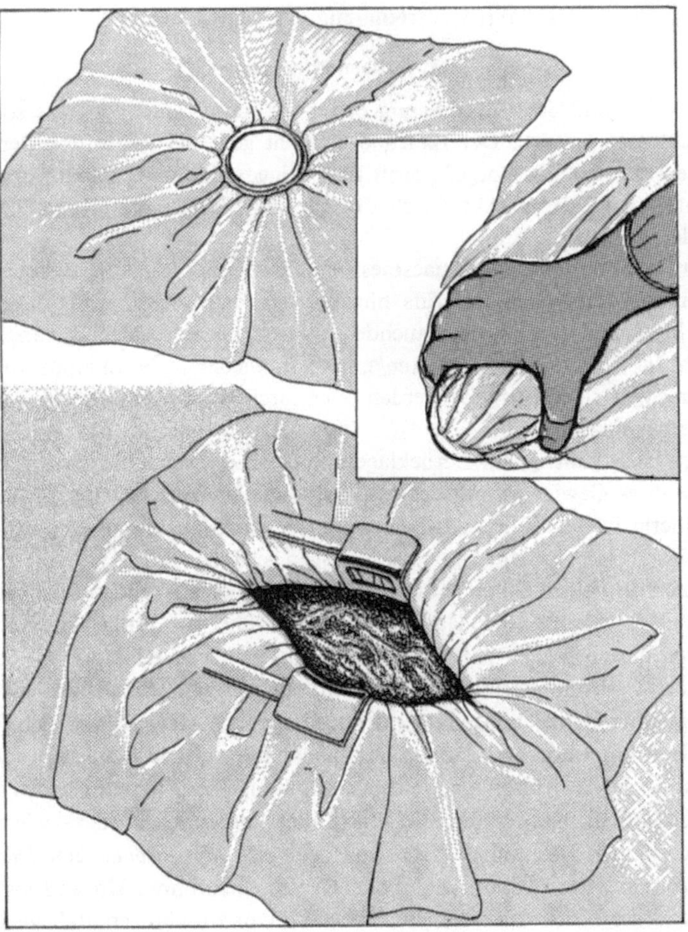

Abb. 8. Kunststoffringeinschlagfolie. Im oberen Bildabschnitt ist die ausgebreitete Folie mit in der Mitte eingearbeitetem Kunststoffring zu sehen. Das Insert zeigt den Handgriff zum Einbringen der Folie in die Laparotomiewunde, das untere Bild die eingelegte Folie, über der die Bauchhaken eingesetzt werden

gewissen Grade, die Bauchöffnung über entferntere Teile des Bauchraumes zu verlagern. Erschweren vorquellende Eingeweide den Einblick oder den Zugang in die Tiefe des Bauchraumes, so werden sie mit *abgewinkelten Bauchdeckenhaken* (Langenbeck-Zenker), mit besonderen Spateln (Kader) oder – nach Einlegen von Bauchtüchern – manuell von einem Assistenten zurückgehalten.

Hat man nicht genügend Assistenz für das Halten vieler Haken, so ist das sich selbsttätig in Spreizstellung haltende Rahmenspekulum – besonders für die Bauchdeckenschnitte in der Mittellinie – sehr empfehlenswert. Zu starke, ständige Spannung kann jedoch zu Durchblutungsstörungen an den Wundrändern führen und so Wundheilungsstörungen Vorschub leisten. Auch läßt sich nach Einsetzen des Spekulums nur mehr das unmittelbar darunterliegende Gebiet gut überblicken. Wird ein selbsthaltendes Spekulum verwendet, so ist meist ein größerer Bauchdeckenschnitt erforderlich, um die gleiche Übersichtlichkeit zu erhalten wie bei Verwendung von Einzelhaken.

II. Wiedervereinigung der Bauchdecken

1. Vorbemerkungen

Die Bauchdecke muß nach Beendigung des intraabdominellen Eingriffs sorgfältig und sicher verschlossen werden. Der Bauchdeckennaht geht die Reposition der absichtlich vorgelagerten oder zufällig vorgefallenen Baucheingeweide unmittelbar voraus. Wesentlich erleichtert wird dieser Akt durch die gänzliche Erschlaffung der Bauchmuskeln mittels moderner Narkosetechnik.

Der Operateur hat daher den Anaesthesisten rechtzeitig auf die bevorstehende Beendigung des intraabdominellen Eingriffs hinzuweisen, damit bei Verwendung von kurzwirkenden Muskelrelaxantien die Bauchdeckenerschlaffung rechtzeitig verstärkt werden kann. Auch die *Lagerung* des Kranken muß nun wieder in Normalposition zurückgebracht oder sogar überkorrigiert werden; hierdurch wird ebenfalls die Spannung der Bauchdecke vermindert.

Schließlich ist es günstig, zur Zurücklagerung der Eingeweide die vordere Bauchwand, die vermöge ihres Gewichtes und des Muskeltonus das Bestreben hat, sich der Wirbelsäule zu nähern, in die Höhe zu heben, wodurch dem Bauchraum eine der Kugelform genäherte Gestalt mit größtem Fassungsvermögen gegeben wird. Zu diesem Zweck heben die Assistenten die beiden Seiten der Bauchwand mit je einem runden Bauchdeckenhaken oder einem Drahthaken (Körte-Haken) allmählich, aber mit großer Kraft in die Höhe. Hierbei fallen die vorgelagerten Eingeweide häufig fast von selbst in das sich öffnende tiefe Loch der Bauchhöhle und man braucht nur wenig nachzuhelfen. Geblähte, mit Flüssigkeit gefüllte Darmschlingen oder der aufgetriebene Magen lassen sich durch kleine Laparotomieöffnungen oft erst dann in die Bauchhöhle zurückverlagern, wenn ihr Inhalt in eine schon in der Bauchhöhle liegende Darmschlinge oder in den Fundus des Magens gedrückt wurde. Sehr zweckmäßig ist es, zur Entleerung von Luft oder – wie beim Ileus – von zurückgestautem Darminhalt aus dem Magen eine *Magensonde*, eine *Duodenalsonde* oder eine *Darmsonde* nach Miller-Abbott oder Cantor einzuführen. Um andringende Eingeweide während der Naht zurückzuhalten und sie davor zu schützen, daß sie angestochen werden oder in eine Verschlußnaht der Bauchdecken geraten, werden sie mit einer fächerförmig ausgebreiteten feuchten Kompresse bedeckt, die aus dem zuletzt geschlossenen Wundwinkel herausgeleitet und mit dem fortschreitenden Verschluß der Bauchwunde etappenweise herausgezogen wird (Abb. 9). Das Abdrängen der Eingeweide kann durch

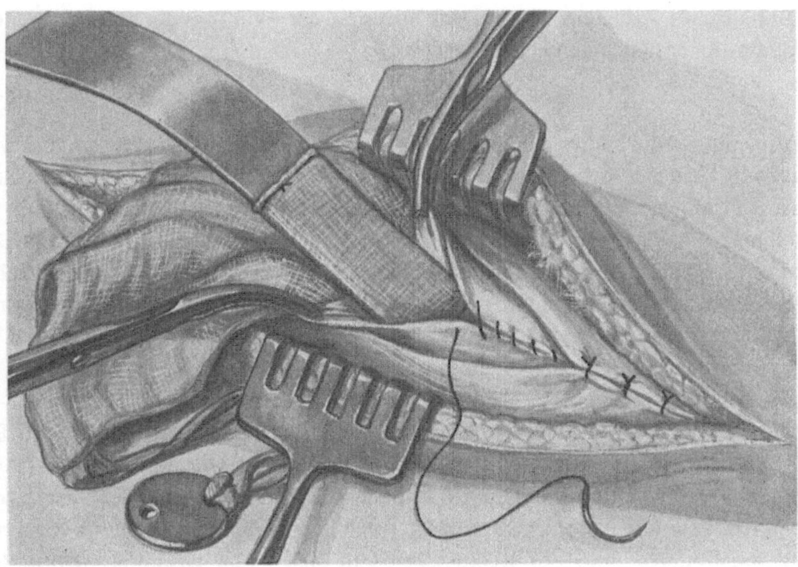

Abb. 9. Bauchdeckennaht. Zur Aufnahme der Eingeweide wird der Bauchraum beim Wundverschluß zunächst durch Zug an den das Peritoneum fassenden Mikulicz-Klemmen entfaltet; ihr Vorquellen gegen die Nahtlinie wird durch einen Spatel und eine feuchte Kompresse verhindert. Die Vereinigung der Bauchdecken erfolgt durch fortlaufende Peritonealnaht und durch Aponeurosenknopfnähte

Einschieben eines Suppenlöffels, später eines kleinen Löffels oder eines Stieltupfers unterstützt werden. Ganz selten einmal kann es bei stark überblähten oder gefüllten Darmschlingen unmöglich werden, den Bauchdeckenverschluß zu bewerkstelligen bzw. es ist eine zu starke Spannung der Nähte zu befürchten. Dann ist es erlaubt, unter strengster Beachtung der Asepsis den stark überblähten Darmteil zu eröffnen und mit entsprechenden Saugern abzusaugen (siehe Kapitel »Ileus«). Vor Beginn des Wundverschlusses sollte man wenn immer möglich versuchen, das große Netz über den Dünndarm auszubreiten und die Darmschlingen so gegen die Wunde abzudecken. Hierdurch wird eine Adhärenz der Darmschlingen an der Peritonealnaht vermieden.

Drains oder – wenn man sie überhaupt verwendet – *Tampons* sollen *grundsätzlich nicht* durch die *genähte Bauchwunde herausgeleitet* werden. Einerseits kann hierdurch eine Infektion der Wunde vermittelt werden, andererseits wird die nach Herausnahme der Drains und Tampons in den Bauchdecken zurückbleibende Öffnung nur per granulationem durch wenig widerstandsfähiges Narbengewebe geschlossen, das in der Folgezeit die Ausbildung eines Narbenbruches begünstigt. (Hinsichtlich der Drainage der Bauchhöhle siehe auch Abschnitt S. 54).

2. Normalverschluß der Bauchdecke

Er besteht in der *Naht jeder einzelnen festen Schicht*. Die sorgfältige Ausführung der Naht ist zur Verhütung eines postoperativen Prolapses oder eines Bauchdeckenbruches von großer Bedeutung. Man sollte daher die Bauchschnitte möglichst so wählen, daß eine übersichtliche Rekonstruktion möglich ist. Dies wird auch durch glatte Schnittführung und atraumatisches Arbeiten, vorsichtiges Spreizen der Wundränder und Verwendung wenig traumatischer Instrumente gefördert.

a) Peritonealnaht

Das Peritoneum sollte immer mit fortlaufender Naht verschlossen werden. Deswegen eignet sich am besten resorbierbares Nahtmaterial, also eine der verschiedenen Chrom-Catgut-Ausführungen oder resorbierbare Kunststoff-Fäden. Die Erfahrung und viele Untersuchungen haben gezeigt, daß die fortlaufende Peritonealnaht weniger häufig zur Bildung von Narbenhernien führt als der Verschluß des Peritoneums mit Einzelnähten, da zwischen den Einzelnähten eine Bruchlücke entstehen kann. Wichtig ist es aber, die fortlaufende Naht in Abständen von 3–4 cm durch Einzelnähte abzusichern. Die Verwendung von atraumatischen Nadeln erweist sich gerade am Peritoneum als sehr günstig. An Stellen, an denen die Naht des Peritoneum erfahrungsgemäß ausreißt – wie dicht oberhalb und unterhalb des Nabels- wird die Fascia transversalis mitgefaßt. Beim *unteren Mittellinienschnitt* hülsen wir nach dem Vorschlag von *Martius* die Muskelbäuche des Rectus aus (Abb. 12) und vernähen das Bauchfell zusammen mit der Fascia transversalis mit fortlaufender resorbierbarer Naht. Auch beim *Rippenbogenrandschnitt* werden Bauchfell und hinteres Blatt der Rectusscheide in *einer Naht* zusammengefaßt. Beim *Wechselschnitt* kann das Peritoneum zusammen mit der Fascia transversalis, M. transversus und M. obliqu. int. mit Knopfnähten verschlossen werden. Man kann aber auch zunächst das Peritoneum mit der Fascia transversalis fortlaufend vernähen und anschließend die Mm. abd. transv. und obliqu. int. und zuletzt die Aponeurose des M. obliqu. ext. mit Einzelnähten vereinigen.

b) Muskel- oder Aponeurosenaht

Muskeln und Aponeurosen werden schichtweise vernäht. Eine Muskelnaht ohne gleichzeitige Naht der umhüllenden Fascie oder Aponeurose ist in den meisten Fällen nicht sinnvoll, da die Nähte nur ganz leicht zusammengezogen werden dürfen, um Nekrosen durch Abschnürungen zu verhindern. Bei querer Durchtrennung der Mm. recti allerdings sollte nicht nur die Fascie, sondern auch die Muskulatur mitgefaßt werden, damit kein Hohlraum zwischen den zwei Blättern der Rectusscheide entsteht. Man kann aber auch die Hohlraumbildung durch Einlegen einer Redon-Saugdrainage für 24–48 Stunden verhüten. Wegen der Spannung, unter welcher die Muskel- und Aponeurosennähte zumeist stehen, wird man der Knopfnaht den Vorrang vor der fortlaufenden Naht geben. Stehen die Schnittränder der Bauchmuskulatur unter sehr großer Spannung, so ist es ratsam, *Klöppelnähte* zu legen, d. h. während des Knüpfens eines Fadens den folgenden Faden durch den ersten Assistenten kreuzen und zusammenziehen, aber nicht schlingen zu lassen, wodurch die Schnittränder einander genähert und die Zugbelastung des zu knüpfenden Fadens vermindert werden.

Unterhaut und Haut. Das Unterhautfettgewebe wird mit Einzelnähten geschlossen, wenn es stärker als 1,5–2 cm ist. Bei nicht ganz sicherer Blutstillung und erheblicher Adipositas legen wir subcutan ein Redon-Drain ein, das entweder durch die Wunde oder durch eine Stichincision entfernt davon herausgeleitet werden kann.

Auf die genaue Adaptation der Haut ist großer Wert zu legen. Einzelhautnähte führen zu einem besseren kosmetischen Ergebnis als eine fortlaufende Naht. In vielen Fällen kann eine bessere Adaptation der Wundränder erreicht werden, wenn statt einfachen Nähten Donati- oder modifizierte Donati-Nähte Anwendung finden (Abb. 10). Durch intracutane

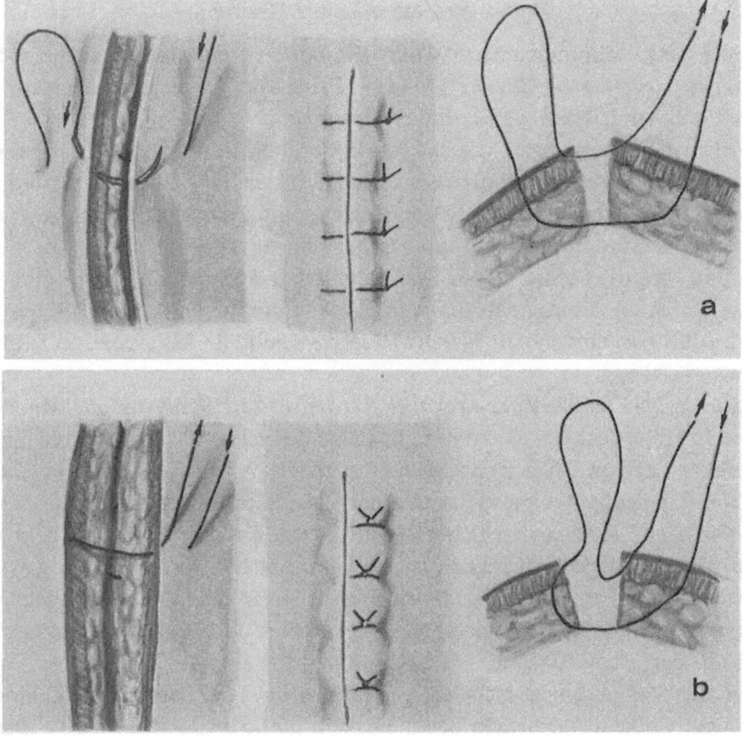

Abb. 10. a) Donati-Naht: Die etwa 1 cm entfernt von den Hauträndern ein- und ausgestochene Nadel wird zur Einstichseite zurückgeführt, indem sie jeweils den obersten Hautrand an der Schnittkante nochmals knapp durchsticht. Dadurch wird eine sehr gute Adaptation erreicht; b) Modifizierte Donati-Naht (Allgöwer): Auf der Einstichseite verläuft die Naht wie in Abb. 10a. Im gegenüberliegenden Hautrand wird die Nadel an der Grenze der Unterhaut-Hautschichten ein- und unmittelbar an der Schnittkante der Haut wieder ausgestochen. Hierdurch bleibt der Hautrand besser durchblutet, auch ist das kosmetische Ergebnis noch günstiger

Naht kann manchmal ein noch besseres kosmetisches Ergebnis erzielt werden. Wichtig ist es, die Fäden möglichst frühzeitig zu entfernen, damit sich die Stichkanäle nicht epithelialisieren können und so zu späterer Narbenbildung Anlaß geben.

Bei früher Entfernung von Hautfäden (2.–6. Tag) kann die Zugbelastung der Hautwunde durch Aufkleben von entsprechenden, steril lieferbaren Heftpflasterstreifen gesichert werden.

E. Einteilung der Schnitte

Je nach ihrem Verlauf zur Körperachse werden die Bauchschnitte in Längs-, Schräg- oder Querschnitte eingeteilt. Für die Behandlung bestimmter Krankheitszustände, die besonders häufig operative Maßnahmen erfordern, haben sich eine Reihe von »typischen« Schnittführungen ausgebildet. Im folgenden werden diese Methoden der Bauchdeckeneröffnung im einzelnen dargestellt, dabei wird nur kurz auf die entsprechenden Indikationen verwiesen, die dann später noch gesondert aufgeführt werden.

I. Die medianen Längsschnitte

Die medianen Längsschnitte gestatten zu allen im mittleren Bauchraum liegenden Organen und Organteilen den besten Zugang (Magen, Pankreas, Colon, Transversum, Dünndarm, Colon pelvinum, weibliche Reproduktionsorgane).

Aber auch bei Erkrankungen, die sich an kleine, eng begrenzte Bezirke halten oder deren Ausgangspunkt vor der Laparotomie nicht sicher diagnostiziert werden konnte, stellt der mediane Längsschnitt den besten Zugang dar. Denn durch seine zentrale Lage und ausgiebige Eröffnungsfähigkeit kann durch ihn auf alle Fälle eine gute Übersicht gewonnen und praktisch jedes Organ der Bauchhöhle erreicht, dargestellt und versorgt werden. Zudem ist die Längslaparotomie in akuten Situationen (schwere Blutung, usw.) sehr rasch ausführbar, ebenso läßt sich der Wundverschluß immer sicher, rasch und übersichtlich bewerkstelligen.

Bei *Unklarheit über die Lage des Krankheitsherdes* wird zunächst nur ein kleiner Mittellinienschnitt in Höhe des vermuteten Krankheitsherdes gelegt und erst nachdem man sich über die exakte Lage und Ausdehnung des Krankheitsherdes Gewißheit verschafft hat, wird der Schnitt in der Mittellinie in der erforderlichen Richtung erweitert.

Zeigt es sich nach Eröffnung der Bauchhöhle, daß der Krankheitsherd von dem Medianschnitt aus nicht genügend zugänglich ist, so kann auf den medianen Längsschnitt an jeder beliebigen Stelle – u. U. auch nach beiden Seiten – ein *Querschnitt* aufgesetzt werden, der nacheinander durch Haut, vorderes Blatt der Rectusscheide, Muskulatur des Rectus, hinteres Blatt der Rectusscheide, Fascia transversalis und Peritoneum geführt wird. Reicht auch dieser Querschnitt nicht aus, so kann er über die Pararectallinie hinaus verlängert werden, wobei die seitlichen Bauchmuskeln tunlichst parallel ihrem Faserverlauf durchtrennt werden (s. auch Querschnitte S. 40ff.).

1. Eröffnung der Bauchhöhle

a) Oberhalb des Nabels

Die Haut wird genau in der Mittellinie gespalten. Sofort nach dem Klaffen der Hautränder wird je ein scharfer Haken in den rechten und linken Wundrand eingesetzt und kräftig nach außen und oben gezogen, so daß das subcutane Fettgewebe von der bindegewebigen Unterlage abgehoben wird. Mit *einem* Schnitt kann dann das Subcutangewebe und die fibröse Platte der Linea alba in der ganzen Ausdehnung des Hautschnittes durchtrennt werden. Durch den kräftigen Zug der seitlich aufwärtsziehenden Haken wird diese fibröse Platte gegen das Messer gedrängt, während das lockere Peritoneum dem Messer ausweicht und so der Gefahr entgeht, gleichzeitig durchtrennt zu werden. Das freigelegte Bauchfell erfassen der Operateur und der Assistent mit je einer anatomischen Pinzette und heben es empor. Sobald es zwischen beiden Pinzetten an einer kleinen Stelle mit dem Messer eröffnet ist, dringt Luft in die Bauchhöhle ein, das Bauchfell hebt sich von den Baucheingeweiden ab und läßt sich schnell in einem Messerzuge weiterspalten. Blutende Gefäße werden gefaßt. Der Schnitt wird durch das Peritoneum in ganzer Länge des Hautschnittes oder im Bedarfsfall durch alle Bauchdeckenschichten einschließlich der Haut auf einmal erweitert.

Man kann nun die Ränder des Bauchfells zum Schutz der Bauchdeckenränder in Abständen von etwa 5 cm mit Mikulicz-Klemmen fassen und an Tüchern befestigen.

Bei Verwendung von Hautklebefolien und selbsthaltendem Rahmenspekulum genügt es aber allermeist, links und rechts je ein Tuch mit kurzem Überstand über die Wundränder in die Bauchhöhle umzuschlagen. Noch praktischer und die Wunde vor nahezu jeder Verunreinigung schützend ist die Verwendung der schon erwähnten Kunststoff-Einschlagfolien (s. auch Abb. 8).

Der mediane Längsschnitt gestattet es, die Bauchhöhle in ganzer Länge vom Schwertfortsatz bis zur Symphyse oder in jedem beliebigen Abschnitt dieser Strecke zu eröffnen. *Fällt der Nabel in den Bereich des Schnittes*, so ist es ratsam, ihn bogenförmig in einer Entfernung von etwa 1 cm zu umschneiden. Der halbkreisförmige Schnitt wird meist nach links gerichtet, um das Ligamentum teres hepatis zu schonen; letzteres kann aber auch ohne weiteres nach Versorgung zwischen Klemmen durchtrennt werden.

In den meisten Fällen ist die *Verwendung eines Rahmenspekulums* von Vorteil, die Bauchdeckenhaken dürfen aber nicht zu streng eingespannt werden, da sonst Wundheilungsstörungen und Infektionen begünstigt werden. Bei lateral liegenden Prozessen kann aber die Übersicht manchmal durch Verwendung von Einzelhaken (z. B. Fritsch-Haken) wesentlich verbessert werden, da sie ein asymmetrisches Verziehen der Wundränder erlauben.

b) Eröffnung unterhalb des Nabels

Im Gegensatz zur breiten fibrösen Platte zwischen Processus xiphoides und Nabel ist die sog. *Linea alba unterhalb des Nabels nur als Septum vorhanden*, so daß man die manchmal

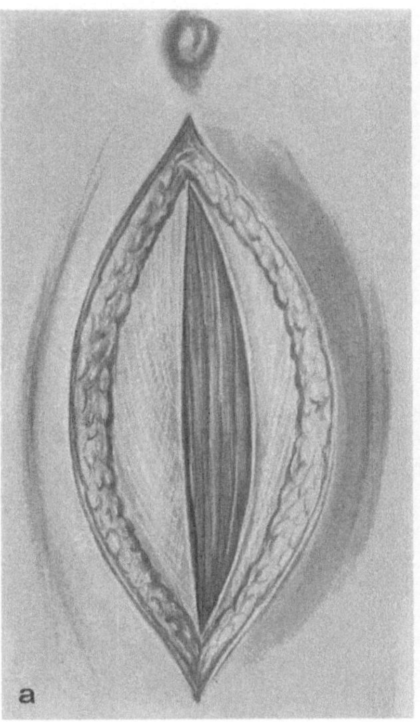

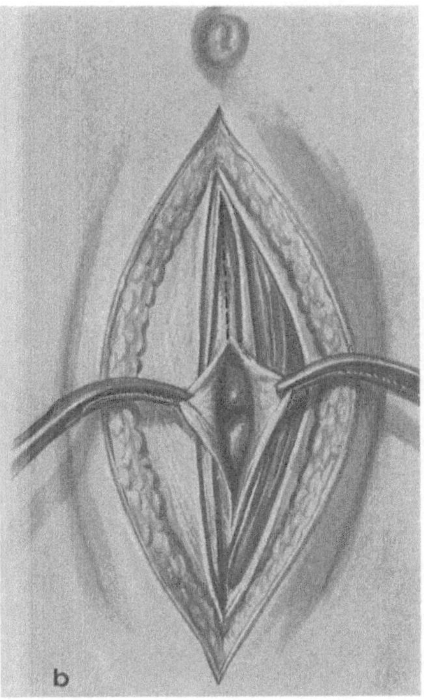

Abb. 11 a u. b. Verschluß des unteren Mittellinienschnittes (nach Martius). a) Bei der Eröffnung der Bauchhöhle durch einen unteren Mittellinienschnitt wird die Rectusscheide der einen Seite planmäßig neben der Mittellinie eröffnet; b) Sodann wird der Rectusmuskel der eröffneten Seite nach lateral gedrängt und das hintere Blatt der Rectusscheide bzw. die Fascia transversalis und das Peritoneum längseröffnet

nur 1–2 mm breite Fascienverdickung entweder gar nicht erkennen und darstellen kann oder man unbewußt nur die Rectusscheide *einer* Seite eröffnet. Wir pflegen daher nach einem Vorschlag von Martius bei dem unteren medianen Längsschnitt (s. S. 14 u. Abb. 11 a, b) *eine* Rectusscheide *planmäßig dicht neben* der Mittellinie zu eröffnen. Anschließend wird der innere Rectusrand dieser Seite aufgesucht und das hintere Blatt der Rectusscheide, die hier bekanntlich nur aus der Fascia transversalis besteht, zusammen mit dem Peritoneum durchtrennt. Nach Beendigung der Operation und vor dem Bauchdeckenverschluß wird auch der mediale Rand des Rectus der anderen Seite »ausgehülst«, d. h. es wird das vordere Blatt der Rectusscheide ebenfalls dicht neben der Mittellinie gespalten (Abb. 12a, b).

2. Verschluß der Bauchhöhle

a) Oberhalb des Nabels

Der *mediane* Längsschnitt wird *unterschiedlich vernäht*, je nachdem ob er *oberhalb* oder *unterhalb* des Nabels liegt. Beim *oberen medianen* Längsschnitt wird nach den auf S. 16 niedergelegten Grundsätzen zuerst das Peritoneum, am Nabel beginnend, durch eine *fortlaufende* Naht mit resorbierbarem Nahtmaterial verschlossen. Da dicht am Nabel das Peritoneum sehr zart ist und der Fascia transversalis verhältnismäßig fest anhaftet, wird diese mit den ersten 2–3 Stichen mitgefaßt. Die Aponeurose der Linea alba wird mit Einzelnähten aus synthetischem resorbierbarem oder nicht-resorbierbarem Naht-

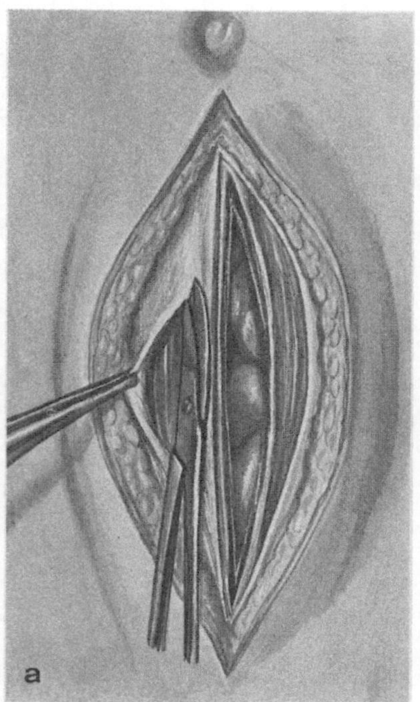

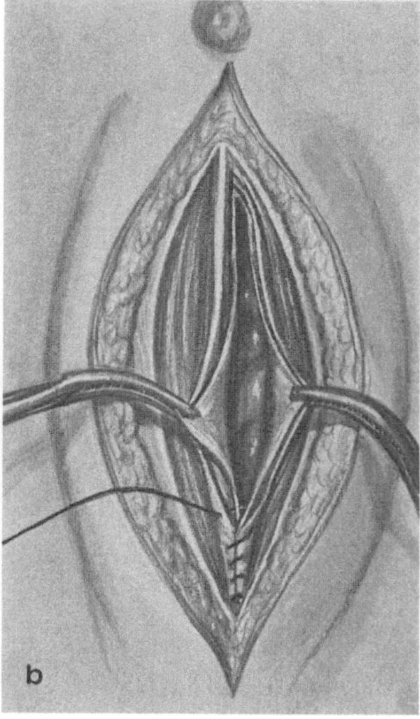

Abb. 12a u. b. Verschluß des unteren Mittellinienschnittes (nach Martius). a) Vor dem schichtweisen Bauchdeckenverschluß wird auch die Rectusscheide der anderen Seite eröffnet (Aushülsen des M. rectus); b) Nach Aushülsen der Recti werden Peritoneum und Fascia transversalis und die an der einen Seite ihr anhaftende Linea alba durch fortlaufende Naht vereinigt

material mit Einzelknopfnähten zusammengefügt. Bei dicker Subcutanschicht ist das Legen von Subcutannähten zur Verhinderung eines Hämatoms oder Seroms zu empfehlen, wobei im Sinne von Reverdin'schen Nähten die Aponeurose etwas mitgefaßt werden kann. Häufig bevorzugen wir bei schwieriger Blutstillung und dickeren Subcutanschichten das subcutane Einlegen von Redon-Drains. Wenn die Wundränder unter sehr starker Spannung stehen, kann die Sicherheit der Naht auch durch Bleiplattennähte bzw. durch Unterstützungsnähte ähnlicher Art verstärkt werden (s. S. 56/57). Catgut oder Chromcatgut verwenden wir für Fasziennähte nicht mehr, da die Gefahr der Narbenhernienbildung dadurch größer wird, die nach medianen Längsschnitten oberhalb des Nabels auch aus anderen Gründen häufiger ist (s. auch S. 4ff.). Wir haben nur noch vereinzelt Narbenbrüche gesehen, nachdem wir für die Linea alba keine Nahtmaterialien aus tierischem Eiweiß mehr verwenden.

Beim Hautverschluß – wir bevorzugen Einzelnähte – ist auf exakte Adaptation der Wundränder zu achten, da sonst störende Unebenheiten in der Narbenbildung entstehen können, die sich nicht mehr zurückbilden (s. Abb. 10).

b) Verschluß unterhalb des Nabels

Wie oben beschrieben, wird bei Beendigung der Operation nach unterer medianer Bauchdeckeneröffnung nach Martius auch der mediale Rand des Rectus der *anderen* Seite ausgehülst, d. h. es wird das Vorderblatt der Rectusscheide dicht neben der Mittel-

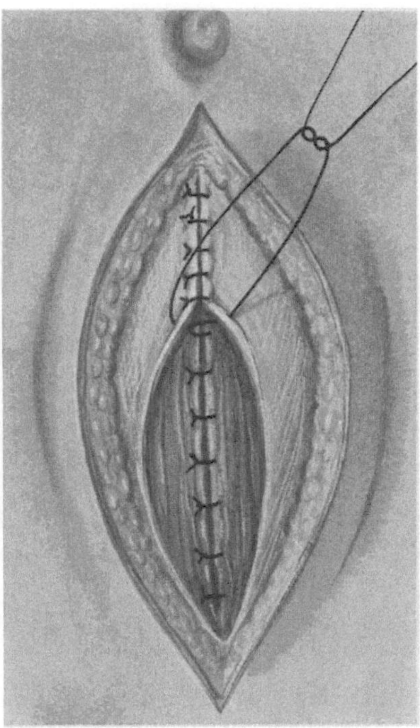

Abb. 13. Verschluß des unteren Mittellinienschnittes (nach Martius). 3. Über der Naht des Peritoneum und des hinteren Blattes der Rectusscheide werden die Mm. recti mit einigen locker angezogenen Einzelnähten adaptiert und die vorderen Blätter der Rectusscheide durch Knopfnähte vereinigt

linie gespalten (s. Abb. 12a, b). Nun wird die Bauchhöhle verschlossen, indem mit fortlaufender Naht das Peritoneum zusammen mit der Fascia transversalis und der an der einen Seite ihr anhaftenden Linea alba vernäht wird. Darüber werden die inneren Ränder der Musculi recti evtl. durch einige sanft angezogene Knopfnähte aneinander gelegt. Es folgt die Vereinigung des vorderen Blattes der Rectusscheide durch Einzelnähte und in üblicher Weise die Subcutan- und Hautnaht, wie bereits oben beschrieben (Abb. 13). Seit wir diese Form der Auslösung der Rectusscheide und des Nahtverschlusses nach Martius ausführen, haben wir Narbenbrüche, auch nach Vereiterung der Wunde, kaum mehr erlebt.

c) Verschluß nach Nabelumschneidung

Bei Umschneidung des Nabels – sei es, um einen größeren Zugang bei *oberer* oder *unterer medianer Laparotomie* zu erhalten, sei es bei medianen *Mittelbauchlaparotomien* – wird stets eine Rectusscheide eröffnet. Zumeist wird der Nabel links umschnitten, wobei das Lig. teres hepatis samt Nabelvene unversehrt bleibt. Aus Gründen der Kosmetik und Wundheilung ist es auch besser, den Hautschnitt nicht durch das Nabelgrübchen zu legen, sondern bogenförmig außerhalb davon. Nach Durchtrennung der Haut und des Subcutangewebes werden dann beide Blätter der Rectusscheide der betroffenen Seite eröffnet. Beim Bauchdeckenverschluß müssen vorderes und hinteres Blatt der Rectusscheide getrennt vernäht werden. Um diesen Verschluß exakt und übersichtlich durch-

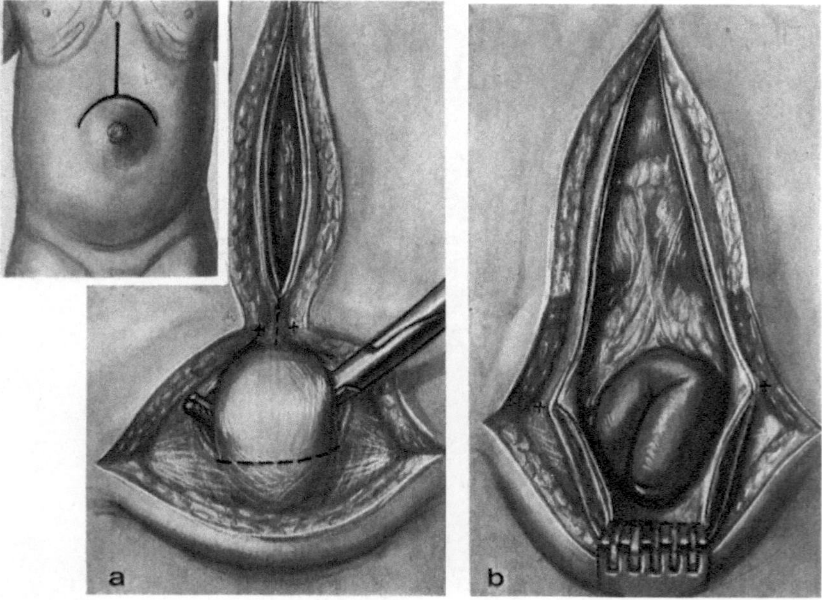

Abb. 14. Medianverschluß bei Nabelbruch. a) Halbkreisförmige Umschneidung des Nabelbruchs in Verlängerung des medianen Hautschnittes (Insert) und subcutane Präparation des Bruchsackes. Der Bruchsack ist zur besseren Darstellung mit einer Overholt-Klemme umfahren. Die gestrichelte Linie zeigt die Eröffnungshöhe des Bruchsackes an, ein fingerkuppengroßer, an der Subcutis fixierter Teil wird belassen; b) Der Bruchsack ist abgetragen und die Linea alba bis zur Bruchpforte eröffnet. Beide Rectusscheiden sind im Bereich des Bruchringes an ihrer medialen Kante längseröffnet

führen zu können, empfiehlt es sich, die Rectusscheide etwa 1 cm seitlich der Linea alba längs zu spalten.

d) *Verschluß bei Nabelbruch*

Kleine Nabelbrüche – etwa bis Kirschgröße – können nach Zurücklagern des Bruchsackinhaltes (fast immer Netz) in die Bauchhöhle meist von innen her durch einige Einzelnähte verschlossen werden. Ein größerer Nabelbruch wird je nach Verlauf des Laparotomieschnittes unterschiedlich versorgt. Immer aber wird nach der Laparotomie zunächst der Bruchsackinhalt in die Bauchhöhle reponiert und erst am Ende der Operation die Bruchpforte verschlossen.

Läßt sich der intraabdominelle Eingriff von einem medianen Längsschnitt *ohne Nabelumschneidung* durchführen, so verlängert man nach Beendigung des Eingriffs in der Bauchhöhle den Hautschnitt wie in Abb. 14a, b dargestellt, entweder halbkreisförmig oberhalb des Nabels oder man umschneidet den Nabel linksseitig, präpariert Haut und Unterhautfettgewebe vom Bruchsackhals ab und durchtrennt die Linea alba zwischen unterem Laparotomieschnittende und Bruchpforte (Abb. 14a, b). Der Bruchsack wird umfahren und die Kuppe zirkulär umschnitten, ohne sie vom Subcutangewebe abzupräparieren, so daß ein etwa fingerkuppengroßer Peritoneallappen unmittelbar subcutan an der Nabelhaut verbleibt. Die Rectusscheide wird links und rechts der Bruchpforte bogenförmig längseröffnet; nach Abtragen des Bruchsackes werden die inneren Umschlagfalten der Rectusscheide zusammen mit dem Peritoneum verschlossen (Abb. 15a, b). Dann

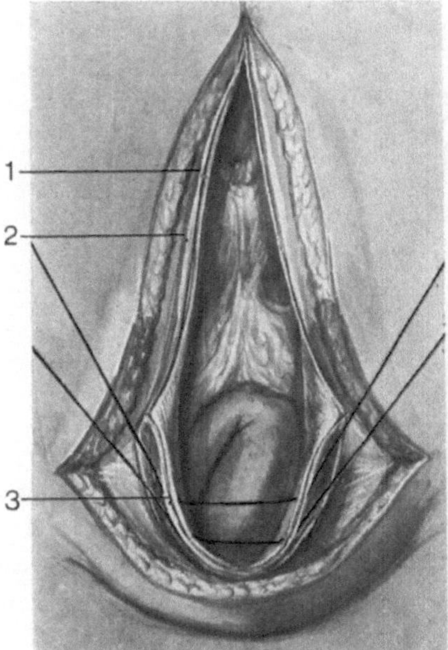

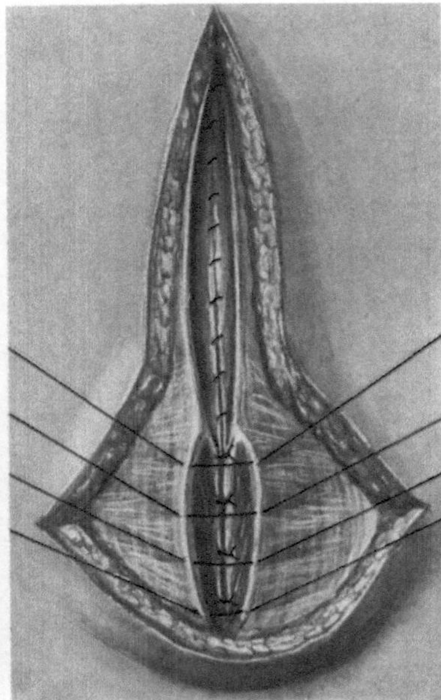

Abb. 15. Verschluß der Bruchpforte bei Nabelhernie. a) Peritoneum und rechtes und linkes hinteres Blatt der Rectusscheide werden verschlossen, was mit Einzelnähten (wie in der Abbildung) oder auch mit fortlaufender Naht durchgeführt werden kann. b) Die vorderen Blätter der Rectusscheide werden mit Einzelknopfnähten verschlossen, desgleichen die Linea alba. Das Peritoneum wird mit fortlaufender Naht versorgt. 1 Peritoneum, 2 Linea alba, 3 Peritoneum und hinteres Blatt der Rectusscheide

folgt evtl. die Muskelnaht wie beim unteren medianen Längsschnitt, die vordere Aponeurosenaht und vor der Hautnaht das Anheften des Nabelgrübchens durch 1–2 versenkte Nähte (s. auch Bd. VII/2, S. 60ff.).

Wird hingegen zwecks *Erweiterung des Schnittes schon bei der Laparotomie der Nabel in allen Schichten umschnitten*, so soll man tunlichst – im Gegensatz zum oben beschriebenen Vorgehen – in der Rectusscheidenschicht so medial bleiben, daß die Schnittlinie den Bruchpfortenring lateral eröffnet (s. Abb. 16). Wird dabei nicht zugleich die Rectusscheide in der Ausdehnung der Bruchpforte eröffnet, dann kann sie in ihrer nun freiliegenden medialen Umschlagsfalte längsgeschlitzt werden. Im weiteren erfolgt die Versorgung der Bruchpforte dann wie oben angegeben, nachdem auch die gegenüberliegende Rectusscheide eröffnet wurde.

e) *Verschluß von Erweiterungsschnitten*

Wurde der Medianschnitt durch *Querschnitte erweitert*, so werden *zuerst* die Seitenschnitte geschlossen, wobei man darauf zu achten hat, daß die Ecken der rechtwinkeligen Bauchdeckenlappen genau aneinander adaptiert werden.

Erst nach Verschluß des Querschnittes wird der Medianschnitt vernäht. Bei dem Verschluß der Seitenschnitte wird die Naht in Etagen bevorzugt. Allerdings lassen sich die quer durchtrennten geraden *Bauchmuskeln* nicht allein nähen, da die Fäden das lockere Gewebe durchschneiden. Man kann außer der Haut einzeln nur die hintere Aponeurose mit dem Bauchfell und die vordere Aponeurose mit der Muskulatur nähen. Die für die

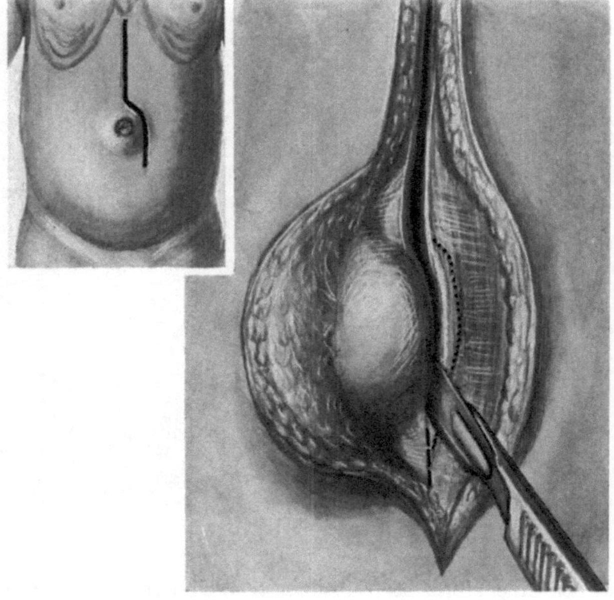

Abb. 16. Laparotomieschnittführung mit Linksumschneidung des Nabels bei Nabelbruch. In der Fascienschicht wird der Bruchring tangential angeschnitten und eröffnet (gestrichelte Linie). Kommt es dabei nicht gleichzeitig zur Eröffnung der linken Rectusscheide, so wird diese zusätzlich eröffnet (punktierte Linie). Weiteres s. Text

Naht der geraden Bauchmuskeln empfohlenen U-Nähte besitzen gegenüber den gewöhnlichen Knopfnähten keinen Vorteil.

Den *großen operationstaktischen Vorteilen* der *medianen Längsschnitte* – schneller Zugang, gute Übersicht, sehr gute Erweiterungsmöglichkeiten, zentrale Lage zu fast allen Baucheingeweiden – steht als *Nachteil* die *erhöhte Gefahr der Wundruptur* und des postoperativen Narbenbruches gegenüber. Durch Verwendung *lateraler Längsschnitte* versucht man, diesen Nachteil auszugleichen.

II. Die lateralen Längsschnitte

Diese Schnitte werden stets so gelegt, daß 2 Fascienblätter getrennt in 2 Schichten vernäht werden, dazwischen liegt als deckendes und dichtendes Polster eine Muskelschicht. Hiermit wird der Nachteil der medianen Längsschnitte vermieden, mit Durchtrennung der Linea alba nur eine Fascienschicht als tragendes Verschlußmaterial verwenden zu können.

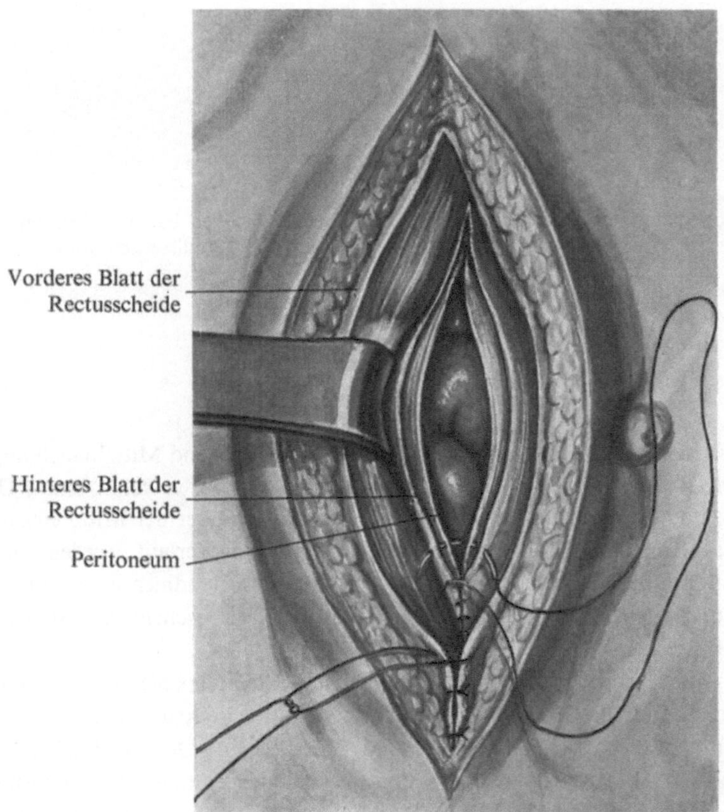

Abb. 17. Paramedianer Kulissenschnitt. Das vordere Blatt der Scheide des rechten M. rectus ist eröffnet, der Muskel nach außen gezogen. Das hintere Blatt der Rectusscheide ist ebenfalls durchtrennt. Beim Verschluß erfolgt fortlaufende Naht des hinteren Blattes der Rectusscheide zusammen mit dem Peritoneum. Darüber legt sich der in sein Lager nach median zurückgleitende M. rectus. Das vordere Blatt der Rectusscheide wird mit Knopfnähten verschlossen

1. Der paramediane Kulissenschnitt (Lennander)

Die Haut, das Subcutangewebe und das vordere Blatt der Rectusscheide werden mindestens 2 cm, besser 3 cm lateral der Linea alba längs durchtrennt. Der etwa 2 cm breite mediale Streifen des vorderen Blattes der Rectusscheide wird von dem Muskel abgelöst, bis der mediale Muskelrand erscheint, wobei im Bereich der Inscriptiones tendineae scharf abgetrennt werden muß. Der mediale Rand des Rectus wird ein Stück von seiner Unterlage abgehoben und mit einem Roux'schen Muskelhaken *kulissenartig* lateralwärts gezogen. Das hierdurch freigelegte hintere Blatt der Rectusscheide und das Bauchfell werden 3 cm lateral von der Linea alba durchtrennt (Abb. 17).

Der Wundverschluß erfolgt in 3 Etagen: Gemeinsame Naht des Bauchfells und des hinteren Blattes der Rectusscheide, Rücklagerung des Muskels, der damit über diese Naht in sein altes Lager zurückkehrt, Naht des vorderen Blattes der Rectusscheide, evtl. Subcutannaht, Hautnaht, (Abb. 18).

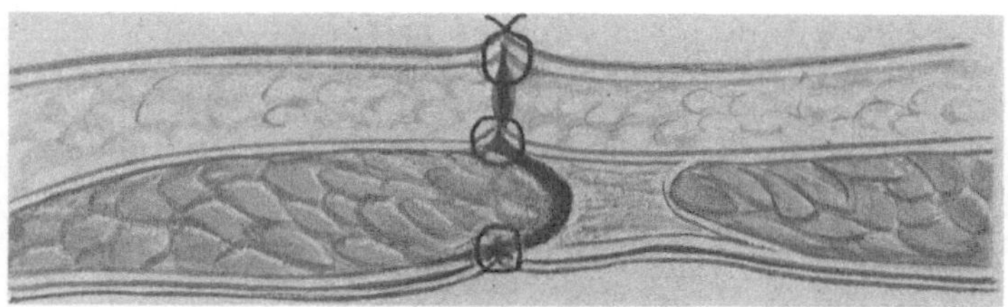

Abb. 18. Schematischer Querschnitt durch die Mitte der vorderen Bauchdecken zur Darstellung des Verlaufes und der Naht des paramedianen Kulissenschnittes

2. Der senkrechte Rectusschnitt

(Vertikaler Transrectalschnitt)

Der senkrechte Rectusschnitt wird hauptsächlich im Ober- und Mittelbauch angewendet, wenngleich er auch ebenso im Unterbauch ausgeführt werden kann. Haut, Unterhautfettgewebe und vorderes Blatt der Rectusscheide werden über der Mitte eines M. rectus in gewünschter Länge durchtrennt. Im gleichen Schnittverlauf werden die Muskelfasern stumpf auseinandergedrängt. Liegt eine Inscriptio tendinea im Schnittverlauf, so wird sie durchtrennt. Dann werden hinteres Blatt der Rectusscheide und Bauchfell längsgespalten (Abb. 19).

Der Schnitt ist schnell ausführbar und kann ohne Schwierigkeiten nach oben und unten verlängert werden. In der Rectusmuskulatur verlaufende Äste der Arteria epigastrica cranialis bzw. caudalis werden gefaßt und unterbunden. Der Nachteil des Schnittes besteht darin, daß einige Nervenäste für die medialen Bündel der Rectusmuskulatur verletzt werden. Wenn der Schnitt aber innerhalb der medialen Hälfte des Rectus verläuft, entsteht hierdurch kein nennenswerter Schaden.

Geschlossen wird der Schnitt wieder in Etagen, zunächst durch fortlaufende Naht des Bauchfells und des hinteren Blattes der Rectusscheide mit resorbierbarem Nahtmaterial, im weiteren durch Einzelknopfnähte des vorderen Blattes der Rectusscheide, schließlich Subcutan- und Hautnähte (Abb. 20).

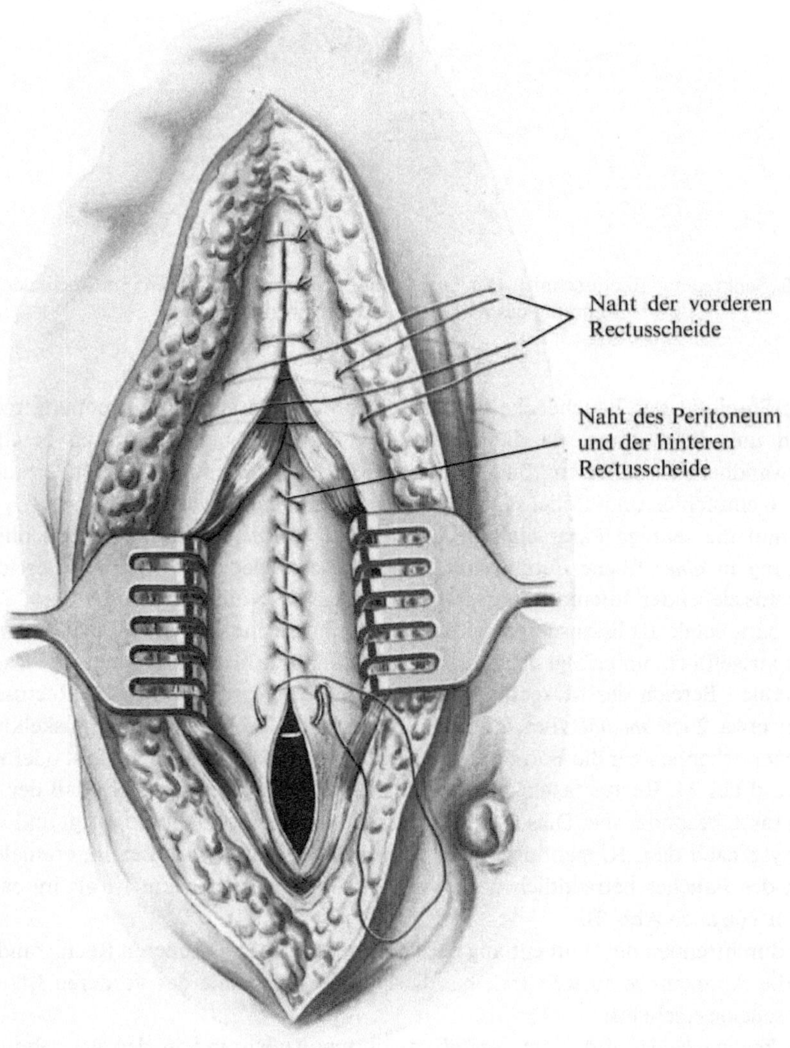

Abb. 19. Senkrechter Rectusschnitt. Der im medianen Drittel angelegte Schnitt spaltet die Rectusfasern in der Längsrichtung. Der Verschluß des Schnittes erfolgt durch fortlaufende Naht des Peritoneum und des hinteren Blattes der Rectusscheide und durch Vernähen des vorderen Blattes der Rectusscheide mit Einzelnähten

3. Der pararectale Kulissenschnitt (Lennander)

Er wird, entgegen weit verbreiteter Auffassung, immer *medial* des lateralen Rectusrandes gelegt. Der Ausdruck *para*rectal ist in diesem Zusammenhang eigentlich irreführend. Gegenüber dem paramedianen Längsschnitt hat der pararectale Kulissenschnitt den großen Nachteil, daß häufige Nerven durchtrennt werden, die den M. rectus versorgen. Wenn auch die Durchtrennung *eines* motorischen Nerven noch keine wesentlichen Folgen

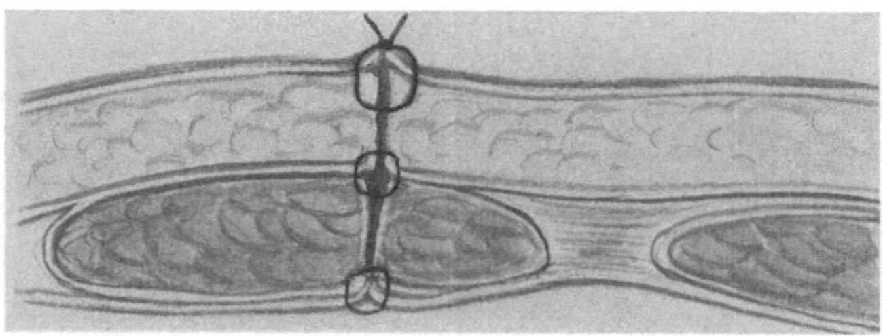

Abb. 20. Senkrechter Rectusschnitt. Der Querschnitt zeigt die Schnittebene mit medialer Durchtrennung des M. rectus und die 3 Nahtschichten

für die Stabilität der Bauchdecke hat, so sollte man sich vor Durchtrennung mehrerer Nerven unbedingt hüten, da dann leicht sehr störende und schwer zu beseitigende Bauchwandhernien auftreten können. Wir führen diesen Schnitt nur in Sonderfällen aus. Nicht zu empfehlen und tunlichst zu vermeiden ist der *»direkte« Pararectalschnitt*, der die Haut und die sehnige Pararectallinie unmittelbar *lateral* der Rectusscheide ohne ihre Eröffnung in *einer* Ebene durchtrennt. Er durchschneidet alle in seinem Bereich zum M. Rectus ziehenden Intercostalnerven und er gibt keine Kulissendeckung.

Der pararectale Kulissenschnitt wird technisch in gleicher Weise wie der Paramedianschnitt ausgeführt, nur erfolgt der Zugang zur Bauchhöhle hier nicht im medialen, sondern im lateralen Bereich des M. rectus. Die Haut und das vordere Blatt der Rectusscheide werden etwa 2 *cm medial* vom *lateralen* Rectusrand durchtrennt. Bei muskelkräftigen Menschen erkennen wir die Form der geraden Bauchmuskeln durch die Haut oder können den Rand des M. Rectus tasten. Andernfalls vergegenwärtige man sich, daß der äußere Rectusrand, besonders bei Diastase der Mm. recti *weit lateral* zu liegen pflegt und von der Symphyse nach dem Rippenbogen stark nach außen läuft, so daß er im cranialen Abschnitt des Bauches beträchtlich weiter von der Mittellinie entfernt ist als im caudalen Abschnitt (s. auch Abb. 2).

Wir durchtrennen die Haut entlang der vermuteten Lage des äußeren Rectusrandes und legen die Aponeurose so weit frei, bis die laterale Grenzlinie des vorderen Blattes der Rectusscheide erscheint.

Die *Rectusscheide* wird 2 cm *medial* von ihrem Außenrand in der Ausdehnung des Hautschnittes *durchtrennt*. Der 2 cm breite laterale Streifen des vorderen Blattes der Rectusscheide wird lateralwärts von dem darunterliegenden *Muskel* abpräpariert, wobei er an den Inscriptiones tendineae scharf abzutrennen ist. Nachdem der laterale Rand des Muskels überall erreicht ist, wird der Muskel von dem hinteren Blatt der Rectusscheide abgelöst, wobei die hier von hinten in den Muskel eintretenden Nervi intercostales und die begleitenden, schräg von cranial außen nach caudal innen ziehenden *Gefäße* zur Ansicht kommen. Die Gefäße werden unterbunden. Die *Nerven* sind nach Möglichkeit zu schonen; sie werden abgelöst und mit einem Nervenhaken oder mit einem Faden nach oben oder nach unten außerhalb des Bereiches des Schnittes gezogen (Abb. 21). Ein derartiges Verziehen der Nerven ist natürlich nur über eine gewisse Strecke möglich. Bei sehr langen Bauchdeckenschnitten müssen 1 oder 2 Nerven geopfert werden, was nicht von erheblicher Bedeutung sein muß. Das auf diese Weise freigelegte *hintere* Blatt der *Rectusscheide*, die *Fascia transversalis* und das Bauchfell werden ebenfalls 2 cm medial vom lateralen Rande der Rectusscheide durchtrennt.

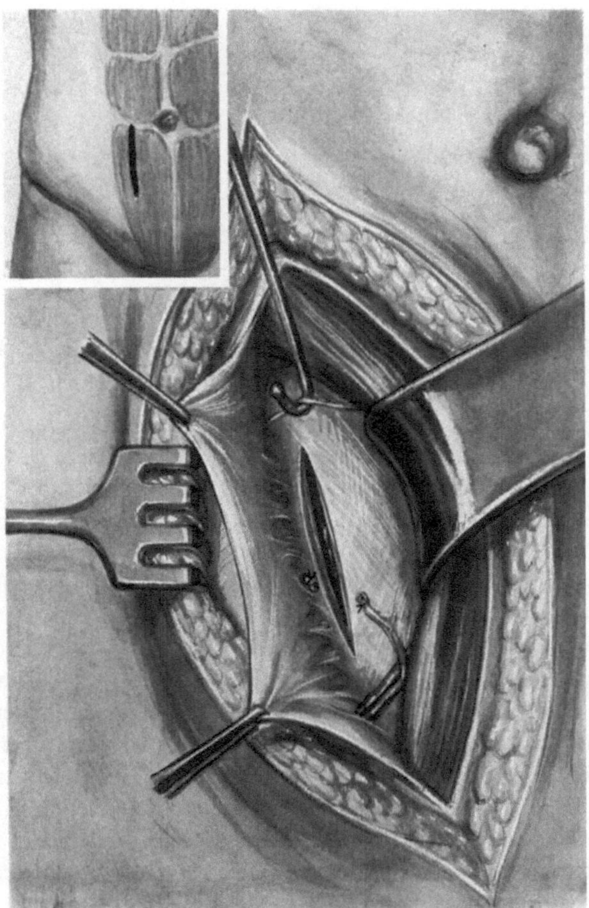

Abb. 21. Pararectaler Kulissenschnitt. Das vordere Blatt der Rectusscheide ist eröffnet, der M. rectus nach innen gezogen. Ein im oberen Wundwinkel abgelöster Intercostalnerv wird mit einem Nervenhäkchen zur Seite gehalten; eine quer verlaufende Arterie ist doppelt unterbunden und durchtrennt. Das hintere Blatt der Rectusscheide ist eingeschnitten. Das Nebenbild zeigt den Verlauf des Hautschnittes medial des lateralen Rectusrandes

Der Verschluß der Wunde wird in 3*schichtiger Naht* angestrebt (Abb. 22). Da jedoch caudal der Linea semicircularis Douglasi das hintere Blatt der Rectusscheide fehlt, schneiden die Fäden gelegentlich die Fascia transversalis und das Peritoneum durch. Dann halte man sich nicht lange auf und lege *durchgreifende* Nähte, die das vordere Blatt der Rectusscheide, den äußersten Rectusrand, die Fascia transversalis und das Peritoneum auf der einen, und die gleichen Schichten mit Ausnahme des Muskels auf der anderen Seite fassen. Hierüber wird das vordere Blatt der Rectusscheide noch einmal gesondert genäht. Es folgt die Hautnaht.

Muß der Schnitt *caudal bis in die Nähe des Schambeines* verlängert werden, so werden die *epigastrischen Gefäße*, die schräg von *caudal-lateral* nach *cranial-medial* auf der Fascia transversalis verlaufen, freigelegt. Sie werden, 1 Arterie und 2 Venen, sorgfältig herauspräpariert, doppelt unterbunden und durchschnitten (Abb. 21).

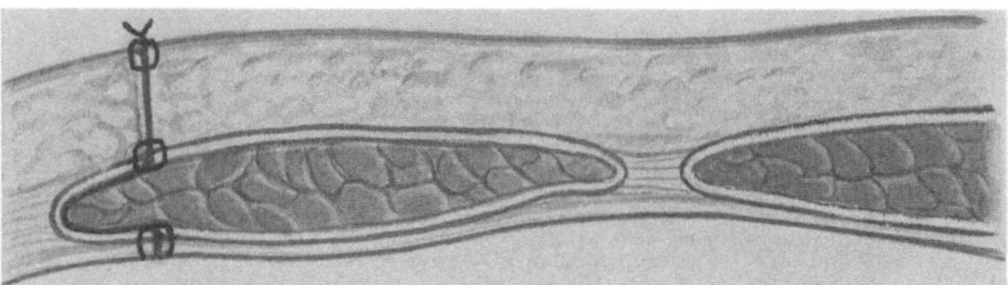

Abb. 22. Schematischer Schnitt durch die Mitte der vorderen Bauchwand zur Darstellung des Verlaufs und der Naht des pararectalen Kulissenschnittes

4. Die Verlängerung des unteren Pararectalschnittes zum mittleren Oberbauchschnitt (nach Struppler)

Im Falle der Notwendigkeit der Erweiterung eines unteren Pararectalschnittes nach dem Oberbauch zu – wie sie am häufigsten gegeben ist, wenn bei einem perforierten Magengeschwür oder bei einer akuten Gallenblasenerkrankung unter der Annahme einer Appendicitis die Bauchhöhle durch einen rechtsseitigen unteren Pararectalschnitt eröffnet wurde – führt die Verlängerung dieses Schnittes im Verlauf des äußeren Rectusrandes erfahrungsgemäß – wie auch oben dargelegt – häufig zu postoperativen Narbenbrüchen, da hierbei mehrere, den M. rectus versorgende Nerven durchtrennt werden. Es ist deshalb zweckmäßig, den Pararectalschnitt nach einem nach Struppler beschriebenen Vorgehen in einen oberen Paramedian- oder auch Mittellinienschnitt zu verlängern. Hierzu biegt der Verlängerungsschnitt, indem er Haut, Unterhautzellgewebe und vorderes Blatt der Rectusscheide durchtrennt, wellenförmig vom oberen Wundwinkel nach medial bis etwa zur Mitte ab und zieht dann in der Linea alba oder lateral von ihr soweit nach cranial, wie dies zur Ausführung der folgenden Operation in der Bauchhöhle notwendig erscheint. Das hintere Blatt der Rectusscheide wird, indem man zuerst den Rectusbauch nach medial, in der späteren Phase aber nach lateral verzieht, im Hautschnittverlauf gespalten (Abb. 23).

Dieser Erweiterungsschnitt vermeidet die Durchtrennung des Rectus und die Verletzung der zum Rectus verlaufenden Nerven. Andernfalls müßte man, um einen postoperativen Narbenbruch mit Sicherheit zu verhüten, den Pararectalschnitt verschließen und die Bauchhöhle durch einen neuen Schnitt (oberen Mittellinienschnitt, Paramedianschnitt, Rippenbogenrandschnitt usw.) eröffnen, was manchmal nicht günstig wäre. *Es ist aber mit Sicherheit am zweckmäßigsten, überhaupt auf paralaterale Pararectalschnitte zu verzichten,* man kann praktisch immer von einem paramedianen Längsschnitt aus dieselben Bauchabschnitte gleich gut übersehen wie beim Pararectalschnitt, wenn man den Paramedianschnitt um einige Zentimeter größer macht oder aber bei gleicher Länge einen vertikalen Transrectalschnitt anlegt.

5. Die kombinierten Längs-Schrägschnitte

a) Der Rippenbogen-Pararectalschnitt

Muß ein Pararectalschnitt *cranial weiter als bis zum Rippenbogen verlängert* werden, so biegt man, sobald man in die Nähe des Rippenbogens gekommen ist, den Schnitt nach medial ab und führt ihn in 1–2 cm Entfernung vom Rippenbogen weiter, u. U. bis an die Basis des Schwertfortsatzes, wobei die Haut, das vordere Blatt der Rectusscheide, der

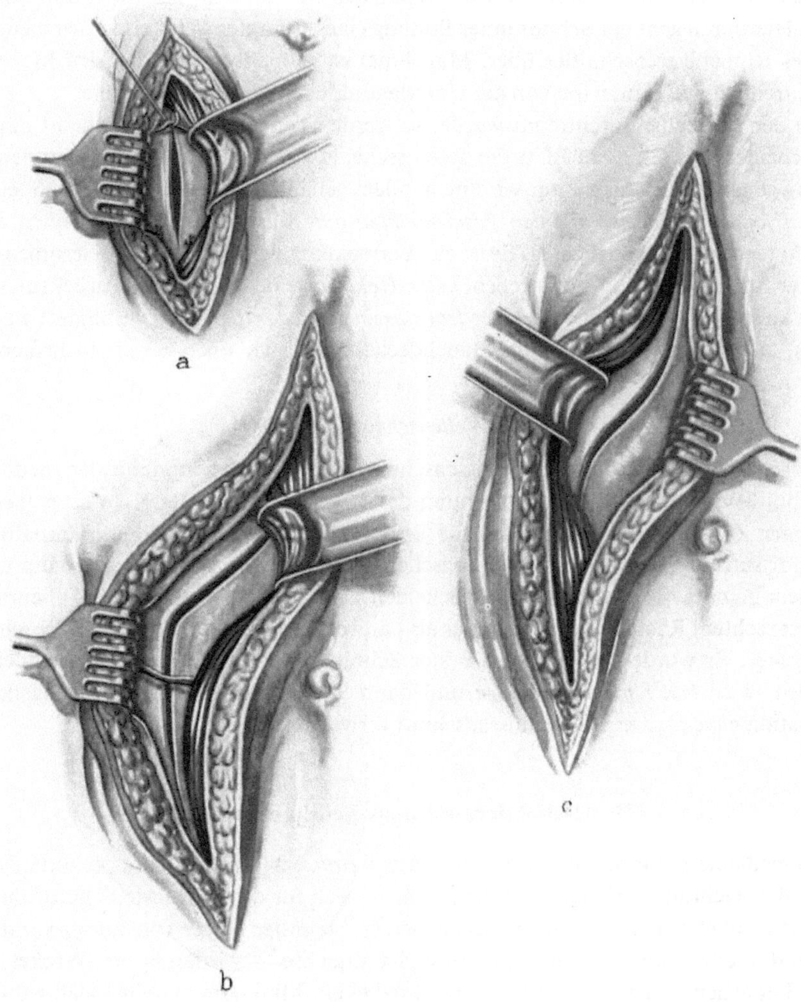

Abb. 23a–c. Verlängerung des unteren Pararectalschnittes zum oberen Paramedianschnitt oder zum mittleren Oberbauchschnitt nach Struppler. Wenn ein Pararectalschnitt bei unvorhergesehenen Verhältnissen in der Bauchhöhle nach dem Oberbauch zu verlängert werden muß, so ist es am schonendsten, zuerst Haut und vorderes Blatt der Rectusscheide wellenförmig nach dem Schwertfortsatz zu verlängern und dann hinteres Blatt der Rectusscheide und Peritoneum unter Schonung des M. rectus und der ihn versorgenden Nerven und Gefäße in der gleichen Richtung zu spalten. a) Pararectalschnitt; b) Haut und vorderes Blatt der Rectusscheide sind in einer Wellenlinie nach dem Schwertfortsatz durchtrennt. Der rechte Rectusbauch ist nach medial verzogen, worauf hinteres Blatt der Rectusscheide und Peritoneum unter Schonung der für den Rectus bestimmten Muskeläste gespalten werden; c) Verziehung des M. rectus im cranialen Teil des Schnittes nach lateral und Spalten des hinteren Blattes der Rectusscheide und des Peritoneum paramedian in der Richtung nach dem Schwertfortsatz

M. rectus selbst und das hintere Blatt der Rectusscheide mit dem Bauchfell durchtrennt werden. Hierdurch geht der Schnitt unter Bildung eines stumpfen Winkels in den medialen Teil eines Rippenbogenschnittes über. Manchmal ist es nicht notwendig, den M. rectus zu durchtrennen, wenn man ihn von der Unterlage ablöst und nach innen zieht.

Wenn der M. rectus durchtrennt wurde, so werden bei der Bauchdeckennaht nur die Rectusscheiden – das hintere Blatt der Rectusscheide zusammen mit dem Peritoneum – sorgfältig genäht. Die Muskulatur wird nicht allein genäht, da die Nähte durchschneiden, *aber man faßt sie teilweise mit den Fasciennähten mit*, was besonders im Bereich einer Inscriptio tendinea gut möglich ist. Es ist zur Vermeidung von Hämatomen, Seromen und wegen der Infektionsgefahr anzustreben, *keine Hohlräume in Fascienlogen* zurückzulassen. Notfalls kann dies durch Einlegen einer *transfascialen Redon-Drainage* verhindert werden (s. S. 55). Der weitere Verschluß der Bauchdecke erfolgt wie oben bereits mehrfach beschrieben.

b) Der Wellenschnitt (Kehr)

Eine Verbindung des pararectalen Kulissenschnittes mit dem supraumbilicalen medianen Längsschnitt unter schräger Durchtrennung des M. rectus bildet der Kehr'sche *Wellenschnitt oder Z-Schnitt.* Er durchtrennt die Bauchdecke in der Mittellinie unterhalb des Schwertfortsatzes bis etwa zur Mitte zwischen letzterem und Nabel, biegt dann unter Durchtrennung des M. rectus und seiner Scheiden schräg nach außen bis zum Außenrande des (meist rechten) Rectus ab und geht hier als pararectaler Kulissenschnitt in wechselnder Länge weiter. Er wurde von Kehr als bester Schnitt für Eingriffe bei Gallensteinleiden empfohlen, wird *heute nur noch selten* und dann in der von Kehr selbst angegebenen Modifikation *ohne* pararectalen Kulissenschnitt verwendet.

III. Mediolaterale Längs-Schrägschnitte

Muß ein medianer Längsschnitt schräg nach lateral bzw. ein lateraler Schrägschnitt median in vertikaler Richtung verlängert werden, so bietet sich für die günstigste Schnittführung ein Achsenwinkel von 120 Grad zwischen beiden Schnitten an. Wenn nötig, kann am Schnittpunkt dann sogar noch eine dritte Schnittachse – wiederum im Winkel von 120 Grad abgehend – gelegt werden. Es wird dabei ein Minimum an Muskulatur durchtrennt, die Durchblutung der Bauchdeckenlappen bleibt ungestört (Allgöwer). Allerdings kann unserer Ansicht nach das kosmetische Ergebnis etwas störend wirken.

Wird *zunächst ein schräger Oberbauchschnitt* gelegt, z. B. bei Eingriffen an der rechten Colonflexur (Allgöwer), so wird die Schnittführung etwa von einem Punkt in der *Mitte zwischen* 12. *Rippe und Spina ilica ant. sup. zur Linea alba* 3–4 *cm unterhalb des Nabels ziehen.* Dabei werden nach Durchtrennung des Haut- und Subcutangewebes und des M. rectus auch noch die Mm. obl. ext. und int., sowie der M. transversus bzw. deren Aponeurosen eingekerbt (Abb. 24). Meist können die zum M. rectus ziehenden Nerven – sie verlaufen zwischen M. obl. int. und M. transversus – dargestellt und geschont werden. In der Medianlinie, evtl. auch paramedian, kann dann auf den Schrägschnitt unterhalb des Nabels ein Längsschnitt aufgesetzt werden, wie auf S. 19 ff. beschrieben.

Der *Verschluß* erfolgt in Etagen, wobei lateral zunächst Bauchfell, Fascia transversalis und M. transversus und obl. internus bzw. deren Aponeurosen zusammengefaßt werden. Nach medial zu werden Peritoneum und hinteres Blatt der Rectusscheide weiter fortlaufend vernäht.

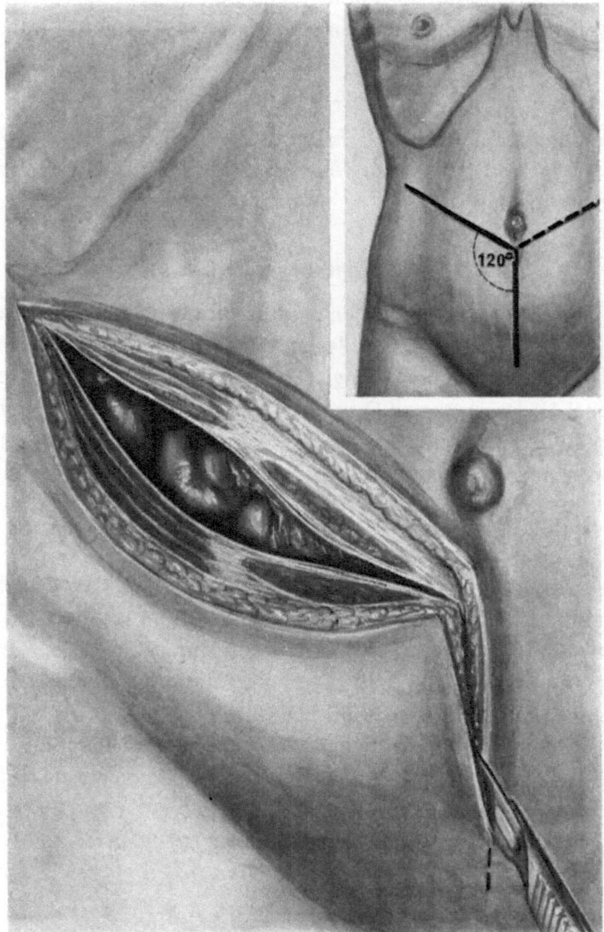

Abb. 24. Schrägschnitt im rechten Oberbauch mit Durchtrennung der schrägen und queren Bauchmuskulatur sowie des rechten M. rectus. Der zusätzliche mediane untere Längsschnitt bildet zusammen mit dem Schrägschnitt in etwa einen Winkel von 120 Grad

Der Faden wird hier entweder zunächst mit einer Haltenaht fixiert, man kann aber auch die mediane Unterbauchlaparotomie in der hinteren Schicht weiter fortlaufend versorgen. Dabei erweist sich der Verschluß nach Martius (s. S. 19/20) als günstig. Die zweite Etage stellt im schrägen Schnittbereich der M. obl. ext. bzw. seine Aponeurose, sowie im weiteren schrägen und dann auch vertikalen Bereich das vordere Blatt der Rectusscheide dar. Es wird mit Einzelknopfnähten verschlossen. Unterhaut und Hautnaht erfolgen wie oben beschrieben.

Muß die Verlängerung nach anfänglicher Unterbauch-Längslaparotomie nach lateral erfolgen (z. B. notwendige Lösung der linken Colonflexur), wird der Erweiterungsschnitt nach Umschneidung des Nabels ebenfalls in einem Winkel von 120 Grad nach lateral gelegt. Auch bei einer Schnittführung bis zum Rippenbogen muß man nur den M. rectus durchtrennen, der in dieser Höhe weit nach lateral reicht. Gelegentlich kann man sogar ohne diese Muskeldurchtrennung auskommen und den Muskel durch Hakenzug seitlich verschieben. Der Verschluß erfolgt wie oben beschrieben in 3 Etagen (Abb. 25).

IV. Schrägschnitte

Schrägschnitte werden am *häufigsten* bei Erkrankungen im *rechten und linken Oberbauch* als *Rippenbogenschnitte* und im *rechten Unterbauch* zur Freilegung des Wurmfortsatzes als *Wechselschnitte* ausgeführt.

1. Die Rippenbogenschnitte

Heute haben nur noch 2 Schnitt-Führungen parallel zum Rippenbogen Bedeutung, welche den knorpeligen Rippenbogen nicht freilegen, nämlich die Rippenbogenschnitte nach Courvoisier bzw. Kocher und nach Singleton. Der Rippenrand-Kulissenschnitt nach Pribram und Usadel-Hautschnitt und Durchtrennung der Mm. recti und obliqu. externus oberhalb des Rippenbogens, der tieferen Bauchdeckenschichten caudal des Rippenbogens – hat keine praktische Bedeutung mehr, ebenso wie die Aufklappung eines Rippenbogens nach Marwedel.

a) Der Rippenbogenschnitt nach Courvoisier

Bei Eingriffen an Organen, die unter oder in der Nähe des Rippenbogens liegen (Cardia, Leber, Gallensystem, Milz), kann die Eröffnung der Bauchhöhle durch den Rippenbogenschnitt vorteilhaft sein. Der Schnitt wird in 1–2 cm Entfernung vom Rippenbogen und mit ihm parallel geführt. (Abb. 26). Dabei kann der Schnitt an der Basis des Schwertfortsatzes oder erst weiter caudal beginnen und kann beliebig weit in die Flanke fortgeführt werden. Reicht der Schnitt bis in die medialen Abschnitte des Bauches, so wird der Ansatz des M. rectus am Rippenbogen mehr oder weniger ausgiebig durchtrennt. Seitlich werden die schrägen Bauchmuskeln teilweise schichtweise durchschnitten, wobei man, so gut es eben möglich ist, die Trennung in Faserrichtung vornimmt.

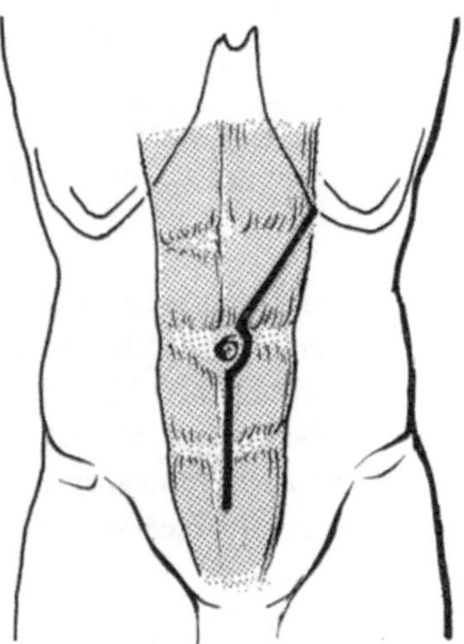

Abb. 25. Schematische Darstellung eines kombinierten Längsschrägschnittes, ausgehend von einem medianen Unterbauch-Längsschnitt, z. B. zur Freilegung der linken Colonflexur. Bei der Verlängerung nach schräg links oben muß meist nur der M. rectus durchtrennt werden. Auch dies kann manchmal durch seitliches Abdrängen des Muskels vermieden werden

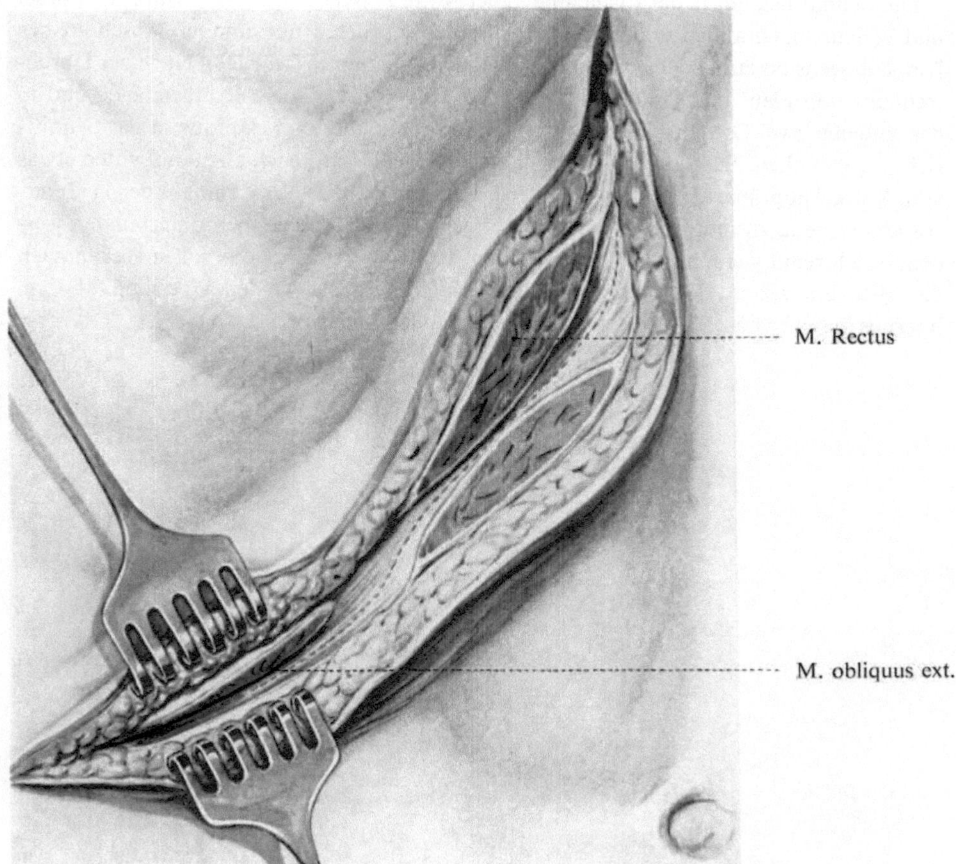

Abb. 26. Der Rippenbogenschnitt (Courvoisier). Der parallel und unterhalb des (rechten) Rippenbogens geführte, am Schwertfortsatz beginnende Schnitt hat die Haut, das vordere Blatt der Rectusscheide, den M. rectus und teilweise den M. obliquus abd. ext. durchtrennt. Hinteres Blatt der Rectusscheide und M. obliquus abd. int. liegen frei

Bei kurzen Schnitten – z. B. bei alleiniger Durchtrennung des M. rectus – kann eine horizontale, nicht dem Rippenbogenrand parallel laufende Schnittführung gewählt werden.

Die Naht des Schnittes erfolgt schichtweise wie in den vorigen Kapiteln beschrieben.

b) Rippenbogenschnitt ohne Durchtrennung des M. rectus (Singleton)

Singleton hat 1940 einen Bauchdeckenschnitt beschrieben, bei dem der Rectusmuskel nicht quer durchtrennt, sondern nach der Mitte verzogen wird und diesen Schnitt linksseitig besonders zur Freilegung der Milz empfohlen. Nach L. Sanders bewährt sich der Schnitt aber auch rechtsseitig bei der Freilegung der Gallenblase, bei Eingriffen wegen perforiertem Magen und Zwölffingerdarmgeschwürs und zur Ramstedt'schen Operation wegen Pylorospasmus.

Der Schnitt beginnt in der Linea alba in der Mitte zwischen Schwertfortsatz und Nabel und verläuft nach außen und caudal entlang dem vorderen und unteren Abschnitt des Rippenbogens bis zum höchsten Punkt des Darmbeinkammes (Abb. 27). Nach der Durchtrennung von Haut und Unterhautfettgewebe werden die vordere Rectusscheide und in den äußeren zwei Dritteln des Schnittes der M. obliqu. abdom. externus in der Schnittrichtung gespalten. Das vordere Blatt der Rectusscheide wird nach oben und unten etwas vom Muskel abpräpariert. Ein im Schnittbereich verlaufender Nerv, zumeist der 11. Intercostalnerv, muß zusammen mit den zugehörigen Gefäßen, die doppelt unterbunden werden, durchtrennt werden. Nun zieht man den Rectus mit einem Roux'schen Haken nach der Mitte und spaltet das hintere Blatt der Rectusscheide, sowie den M. obliqu. abdom. internus in seiner Faserrichtung, den M. transv. abd. und das Peritoneum.

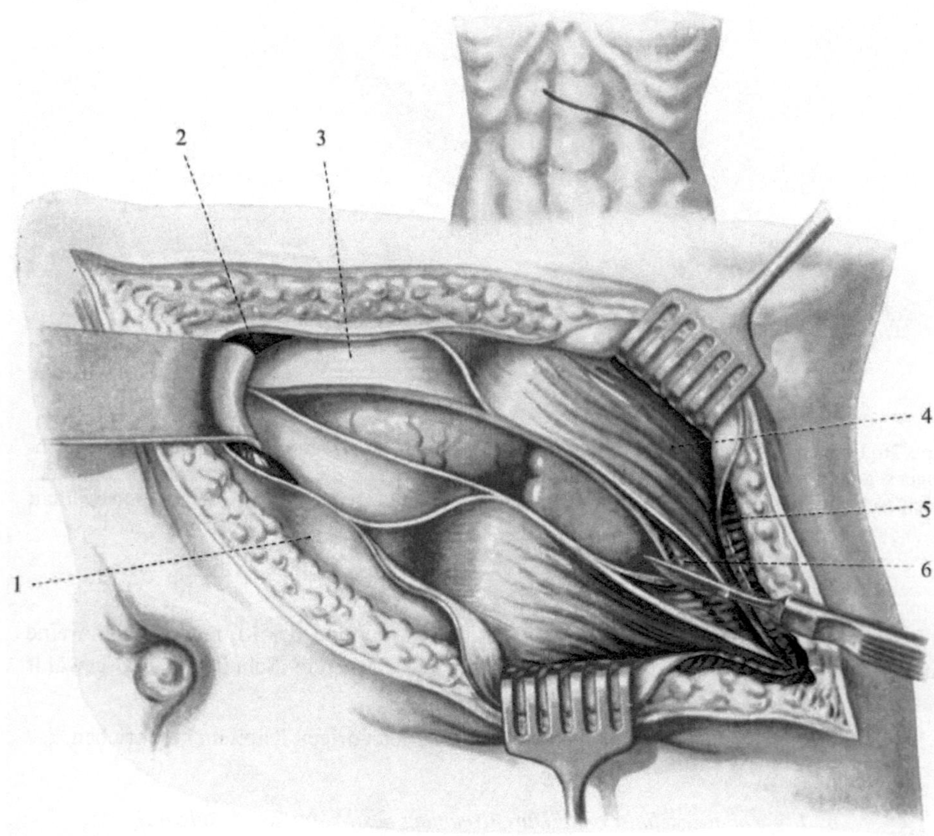

Abb. 27. Schräger Oberbauchschnitt ohne Durchtrennung des M. rectus nach A. O. Singleton. Dieser Schnitt eignet sich zur Freilegung der Milz. Das Nebenbild zeigt den Verlauf des Schnittes. Aus der Hauptabbildung sind die zu durchtrennenden Bauchwandschichten zu erkennen. (Große Milztumoren erfordern die Durchtrennung des linken Rectus). 1 Vord. Blatt d. Rectusscheide, 2 M. rectus, 3 Hint. Blatt d. Rectusscheide, 4. M. obliquus int., 5 M. obliquus ext., 6 M. transversus

Mit dem linken Rippenbogenschnitt nach Singleton können die Organe des linken Hypogastriums, nämlich die große Curvatur des Magens, der Schwanz des Pankreas, die Milz und die linke Colonflexur sehr übersichtlich freigelegt werden.

Der Schnitt kann durch eine fortlaufende Naht des Peritoneum zusammen mit dem hinteren Blatt der Rectusscheide dem M. transv. abd. und dem M. obliqu. abd. internus in der ersten Schicht verschlossen werden. Es kann aber zunächst auch nur das Peritoneum zusammen mit der Fascia transversalis und dem hinteren Blatt der Rectusscheide fortlaufend verschlossen und dann der M. transversus abd. und M. obliqu. internus mit Einzelnähten verschlossen werden. Die vordere Rectusscheide und der M. obliqu. abd. ext. mit Aponeurose werden dann mit Einzelnähten vereinigt.

2. Der laterale Wechselschnitt (Sprengel)

Grundsätzlich ist es in jedem außerhalb des M. rectus liegenden Bereich der Bauchdecke möglich, einen Wechselschnitt auszuführen, er hat jedoch praktische Bedeutung nur im rechten Hypogastrium für Eingriffe am Wurmfortsatz. Es sei aber betont. daß der Wechselschnitt bei größerer Eröffnung rechts auch einen guten Zugang zum Coecum und links zum Colon sigmoideum gewährt.

Der Hautschnitt kann zwar schräg in der Faserrichtung des M. obliqu. abd. ext. geführt werden, wobei wir uns erinnern, daß der Muskel in der regio hypogastrica im spitzen Winkel steil auf das Ligamentum Pouparti zieht. Besser und fast immer vorzuziehen ist aber wegen des kosmetischen Ergebnisses eine *quer* in der Spaltrichtung der Bauchhaut verlaufende Schnittlinie. Sie liegt etwa $^1/_3$ cranial-lateral und $^2/_3$ caudal medial von der Verbindungslinie Spina ilica anterior superior und Nabel und etwa 2–3 QF medial von der Spina (Abb. 28). Die Länge des Hautschnittes richtet sich nach der Ausdehnung des in Angriff zu nehmenden Krankheitsprozesses und nach der Dicke der Bauchdecken.

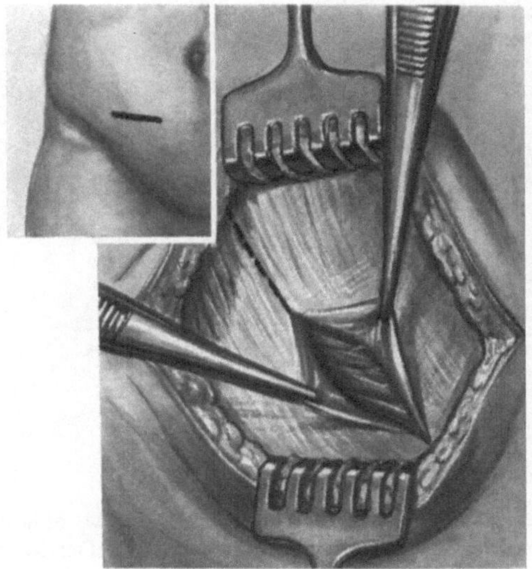

Abb. 28. Lateraler Wechselschnitt. Nach Spaltung der Haut und der Aponeurose des M. obliquus externus in der Faserrichtung des Muskels wird der M. obliquus internus sichtbar. Das Insert zeigt den kosmetisch günstigen, möglichst queren Verlauf des Hautschnittes

Im allgemeinen kann nicht genug davor gewarnt werden, mit der Länge des Hautschnittes zu geizen (cave »Knopflochschnitte«). Der Schnitt soll im allgemeinen nicht unter 6 cm lang sein.

Nach Durchtrennung des Unterhautzellgewebes wird der *Faserverlauf des M. obliqu. abd. ext.* erkennbar (Abb. 28). In der Regel liegt im Bereich des Schnittes der Übergang eines Muskelanteiles in den Aponeurosenteil. Wir schneiden daher, indem wir nunmehr den Muskel in der Ausdehnung des Hautschnittes in seiner Verlaufsrichtung scharf durchtrennen, teilweise durch Muskulatur – wobei einige Gefäße zu versorgen sind – und *größtenteils* durch Aponeurose. Die beiden Seiten des durchtrennten M. obliqu. abd. externus werden mit der Pinzette angehoben (Abb. 28), und von dem darunter erscheinenden M. obliqu. abd. internus teils scharf, meist aber stumpf abpräpariert (Abb. 29a). Es ist wichtig, die Präparation in großer Ausdehnung vorzunehmen, so daß an der Innenseite die *Linea semilunaris Spigeli* erscheint, die der weiteren Ablösung zunächst Halt gebietet. Die Schnittränder des abgelösten Externus werden mit 2 Haken nach den Seiten gezogen, so daß die Wunde breit klafft und die *quer verlaufenden Fasern des M. obliqu. abd. internus* in beträchtlicher Länge freiliegen. Dieser Muskel wird in der Mitte der Längswunde parallel zu seinem Faserverlauf gespalten (Abb. 29b) und zwar in Zusammenhang mit dem annähernd in der gleichen Richtung unter ihm verlaufenden M. transversus. Meist kann diese Muskulatur stumpf auseinandergedrängt werden. Sobald die *Fascia transversalis* in genügender Ausdehnung freiliegt, wird sie mit 2 Pinzetten hochgehoben und in der Richtung des Internus-Transversus-Schlitzes eingeschnitten. Das auf diese Weise freigelegte Peritoneum wird hochgezogen, am besten durch Einsetzen schmaler Roux'schen Haken unter die mediale und laterale Lefze der Fascia transversalis und zwischen 2 Pin-

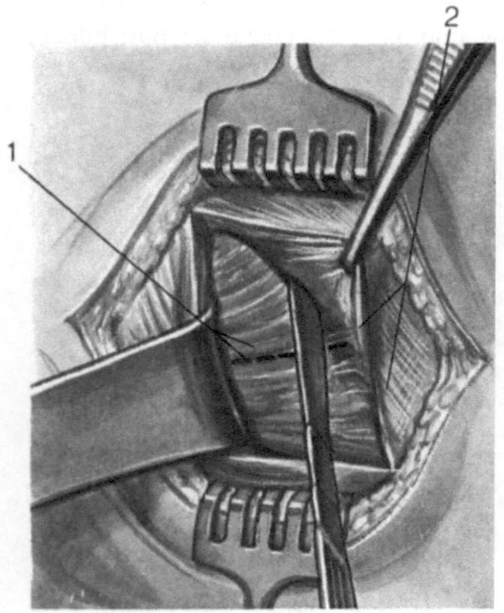

a

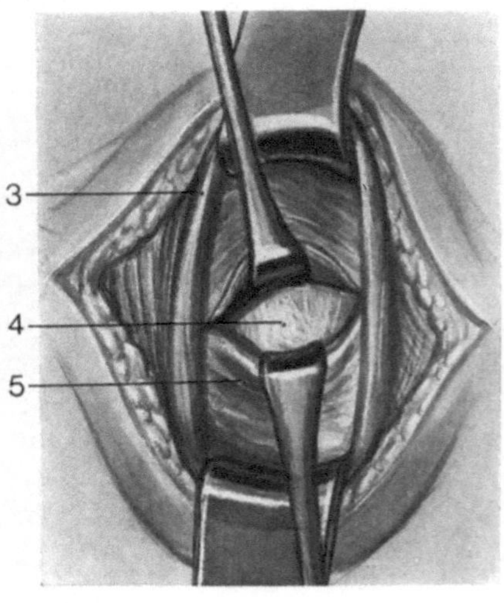

b

Abb. 29 a u. b. Lateraler Wechselschnitt. Die Aponeurose des M. obliquus externus wird vom M. obliquus internus abgelöst, was meist stumpf möglich ist. a) Der M. obliquus internus wird dann zusammen mit Anteilen des M. transversus längsgespalten, am besten stumpf mit Haken; b) Der Verlauf der Spaltrichtung ist durch die gestrichelte Linie s. Abb. 24a angedeutet. Die Fascia transversalis liegt frei und wird ebenfalls quer gespalten. 1 M. obl. int.; 2 Aponeurose des M. obl. ext.; 3 Aponeurose des M. obl. ext.; 4 Fascia transversalis; 5 Mm. obl. ext. und transversus

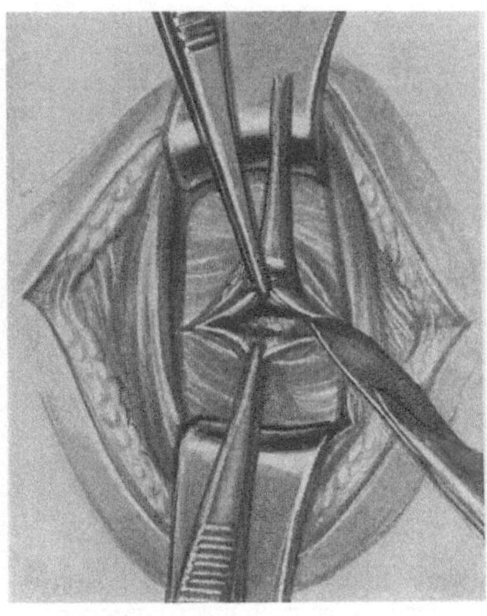

a

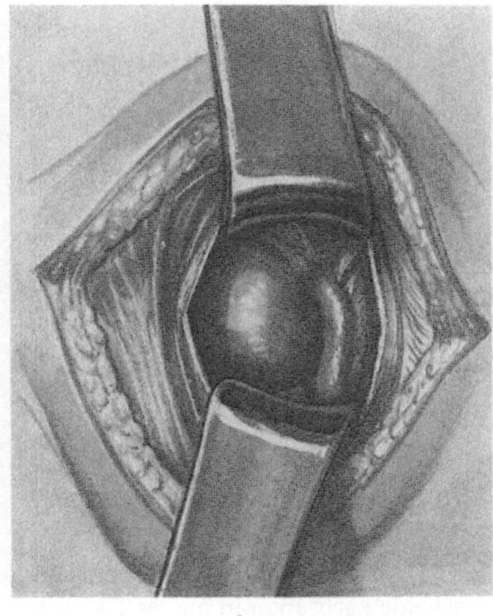

b

Abb. 30 a u. b. Lateraler Wechselschnitt. a) Die Fascia transversalis ist am oberen Wundrand mit einem Häkchen angehoben, das mit 2 Pinzetten gefaßte Peritoneum wird quer eröffnet; b) Sämtliche Schichten der Bauchdecke sind durchtrennt, die Wunde wird durch Roux'sche Haken auseinandergehalten. Coecum und Appendix liegen vor

zetten in Richtung des Hautschnittes durchtrennt (Abb. 30a). In die so entstandene Öffnung werden die zwei Roux'schen Haken gesetzt. Indem sie kräftig auseinander gezogen werden, entsteht durch Dehnung und durch weiteres Auseinanderdrängen der Muskelfasern eine große rechteckige Öffnung (Abb. 30b).

Erweiterung des Schnittes: Reicht die so geschaffene Öffnung nicht aus, kann sie in folgender Weise nach unten und medial erweitert werden: Durch das mediale Blatt der nach etwaiger weiterer Spaltung der Haut freigelegten Aponeurose des M. obliqu. abd. ext. wird ein Querschnitt in Höhe und Richtung der Schnittlinie des M. obliqu. abd. internus gesetzt. Der Schnitt wird zunächst nur ein kleines Stück medialwärts über den lateralen Rectusrand fortgeführt, kann aber im Bedarfsfall bis an die Linea alba, ja bis an den lateralen Rectusrand der anderen Seite verlängert werden. An der Linea semilunaris Spigeli wird die Aponeurose des *M. obliqu. abd. externus*, die hier zum Vorderblatt der Rectusscheide wird, beiderseits nach oben und unten eine Strecke scharf abpräpariert, so daß ein Teil der vorderen Rectusfläche freiliegt. Der Rectus wird von seiner Unterlage abgehoben und mit einem Roux'schen Haken medialwärts gezogen (Abb. 31). Jetzt lassen sich die *Fascia transversalis und das Peritoneum* in der Verlängerung ihres ersten Schnittes weiter einschneiden. Der den M. rectus haltende Roux'sche Haken faßt nun auch das Peritoneum mit.

Genügt diese Öffnung nicht, so wird auch der *M. rectus selbst quer durchtrennt*, der ursprüngliche Schnitt also durch *alle* Schichten der Bauchdecken bis zur Mittellinie verlängert. Im Notfall kann die Durchtrennung der Bauchdecke bis zum *lateralen Rand des jenseitigen* M. rectus, selbst *darüber hinaus* fortgeführt werden (s. auch »Der mediane Querschnitt« S. 39).

Naht des Schnittes: Wir verschließen den Wechselschnitt in 3 *Etagen*, und zwar – abgesehen von der Haut – zumeist nur mit resorbierbarem Nahtmaterial: Die 1. *Etagenreihe*

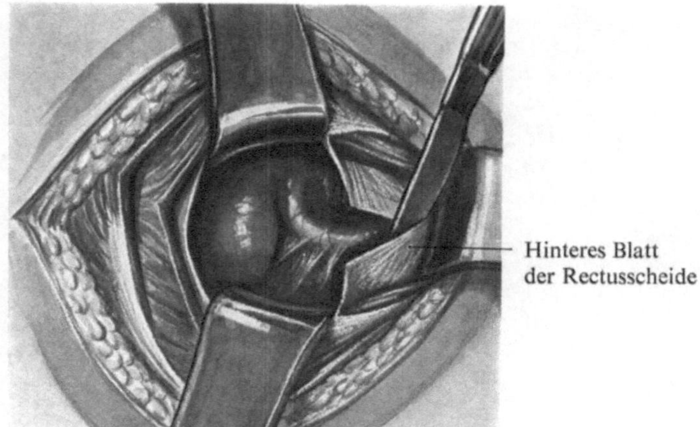

Abb. 31. Erweiterung des lateralen Wechselschnittes. Vorderes und hinteres Blatt der Rectusscheide kerbt man in querer Richtung ein; der Musculus rectus wird nach medial gezogen

faßt Peritoneum, Fascia transversalis, M. transversus abd. und M. obliqu. abd. internus gemeinsam. Zur *bequemen Ausführung der tiefen Naht* wird in die Mitte des äußeren und in die Mitte des inneren Wundrandes des M. obliqu. abd. ext. je ein scharfer Haken eingesetzt (Abb. 32) und die Aponeurosenwunde wird durch Zug an den Haken entfaltet. Die unterste Etagennaht wird mit Knopfnähten vom medialen nach dem lateralen Wundwinkel ausgeführt.

Die 2. *Nahtreihe* vereinigt den M. obliqu. abd. externus, bzw. dessen Aponeurose, die 3. *Nahtreihe* schließt die Haut. Hat man das subcutane Gewebe nicht eigens genäht, so ist zur Verhütung von Seromen exakte Blutstillung notwendig. Da alle Bauchdeckenschichten in ihrer Faserrichtung durchtrennt sind, legen sie sich – selbst wenn der Kranke preßt – fast von selbst gut aneinander. Wenn der Schnitt nach der Bauchmitte zu erweitert wurde, werden das hintere Blatt der Rectusscheide und danach lateral die ihm entsprechende Schicht, nämlich die Fascia transversalis und das Peritoneum, durch eine fortlaufende Naht vereinigt. Als 2. Schicht werden vorderes Blatt der Rectusscheide und die Mm. transversus und obliqu. abd. internus mit Knopfnähten vereinigt. In einer 3. Schicht muß lateral von der Linea semilunaris Spigeli auch die Lücke im M. obliqu. abd. ext. verschlossen werden.

V. Quer- und Bogenschnitte

1. Der mediane Querschnitt (Sprengel, Heussner)

Ausgehend von der Tatsache, daß der längs gerichtete Zug der geraden Bauchmuskeln wesentlich geringer und unwichtiger ist als der quer gerichtete Zug der schrägen Bauchmuskeln, nimmt diese Schnittführung auf die geraden Bauchmuskeln keine Rücksicht, sondern durchtrennt sie quer zu ihrem Faserverlauf. Die Haut wird vom lateralen Rande des einen bis zum lateralen Rande des anderen Rectus durchtrennt und in gleicher Richtung und Ausdehnung werden alle folgenden Schichten scharf durchschnitten: Beiderseits seitlich vorderes Blatt der Rectusscheide, Muskulatur, hinteres Blatt der Rectusscheide und Peritoneum, in der Mitte die Aponeurose der Linea alba mit dem Bauchfell. Reicht der Schnitt nicht aus, so kann er lateral dadurch verlängert werden, daß die

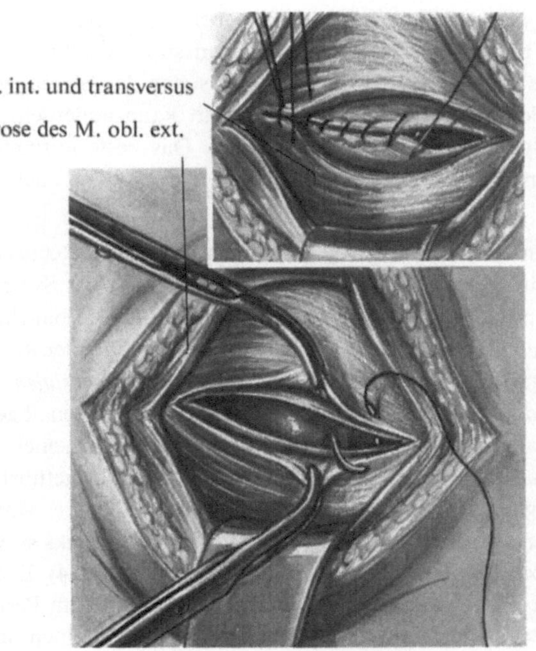

Abb. 32. Naht des lateralen Wechselschnittes. Die Aponeurose des M. obliquus externus wird mit Haken auseinandergehalten. Das Peritoneum, die Fascia transversalis und die Mm. transversus und obliquus internus werden gemeinsam mit Einzelnähten verschlossen. Das Insert zeigt einen modifizierten Verschluß: Fortlaufende Naht des Peritoneum zusammen mit der Fascia transversalis, dann folgt schichtweiser Verschluß der Muskelschichten mit Einzelnähten

schrägen Bauchmuskeln, möglichst in ihrer Verlaufsrichtung, gespalten werden (s. auch Abb. 35).

Die durchtrennten Schichten der Bauchdecken werden nach Möglichkeit einzeln genäht. Doch ist es, da allein durch Muskulatur gelegte Nähte das zarte Gewebe zumeist durchschneiden, notwendig, die Muskeln und das Vorderblatt der Rectusscheide gemeinsam zu fassen, wie schon oben beschrieben.

2. Der mediane Wechselschnitt (Aponeurosenquerschnitt nach Pfannenstiel)

Beim medianen Wechselschnitt wird jedes einzelne der beim Vordringen angetroffenen Gebilde der Bauchwand entweder in seiner Spaltrichtung durchtrennt oder *unverletzt zur Seite* geschoben. Der mediane Wechselschnitt kann in jeder Höhe des Bauches ausgeführt werden, wird aber vorzugsweise von Gynäkologen als Zugang zu den Beckenorganen als sog. »*suprasymphysärer Fascienquerschnitt*« ausgeführt. Die *Vorzüge* dieses Schnittes bestehen darin, daß die Narbe, sofern der Schnitt in der zumeist gut erkennbaren suprasymphysären Bauchdeckenfalte verläuft, später kaum sichtbar ist und Narbenbrüche fast nicht auftreten. Nach Martius verdient zwar dieser Fascienquerschnitt keine ausführliche Bevorzugung vor dem unteren medianen Längsschnitt, seit auch bei diesem durch die grundsätzliche Aushülsung des medialen Rectusrandes postoperative Bauchbrüche mit großer Sicherheit vermieden werden können. Aber seine vermeintlichen Nachteile – Möglichkeit der Taschenbildung und Infektion zwischen Peritoneum, Muskulatur und Fascien,

Zugang nicht so groß wie beim Längsschnitt – können durch exakte Verschlußtechnik vermieden werden oder treffen nicht zu. So sind z. B. beim suprasymphysären Pfannenstielschnitt die Organe des kleinen Beckens, manchmal sogar das Sigma, vorzüglich und übersichtlich darzustellen. Dieser quere Wechselschnitt kann außerdem in jeder Höhe zwischen Nabel und Symphyse durchgeführt werden. Das beste kosmetische Ergebnis zeitigt natürlich der unmittelbar suprasymphysäre Querschnitt (s. auch kosm. Appendektomieschnitt S. 52).

Die Haut und die ganze Breite der vorderen rechten und linken Rectusscheide werden durch einen Querschnitt gespalten, der 2-fingerbreit oberhalb der Symphyse in einem flachen, nach unten konvexen Bogen in der schon erwähnten Unterbauchfalte, der sogenannten *Beckenlinie nach Bumm*, verläuft. Die beiden Schnittränder der Rectusaponeurose werden nach cranial und caudal möglichst ausgiebig von den *geraden Bauchmuskeln*, u. U. auch von den Mm. pyramidales als zusammenhängende Lappen abgelöst (Abb. 33), wobei in der Linea alba eine künstliche scharfe Trennung zwischen einer vorderen abgezogenen und einer hinteren belassenen Aponeurosenplatte herbeigeführt werden muß. Die hierdurch freigelegten geraden Bauchmuskeln, u. U. auch die Mm. pyramidales, werden von der *Fascia transv.* von der Mitte aus nach rechts und links stumpf gelöst und mit abgerundeten Muskelhaken nach beiden Seiten gezogen (Abb. 34). Die sich auf diese Weise breit einstellende Fascia transversalis wird zusammen mit dem Peritoneum in der Mittellinie gespalten. Beim Verschluß der Wunde werden die einzelnen Schichten in der Richtung ihrer Durchtrennung einzeln vernäht.

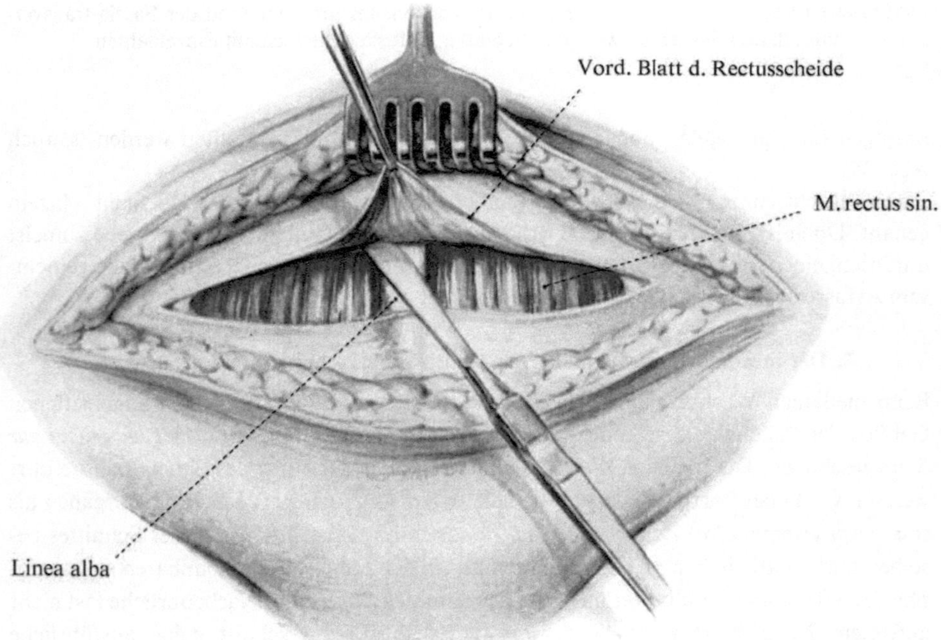

Abb. 33. Medianer suprasymphysärer Wechselschnitt. 1. Das vordere Blatt der Rectusscheide ist oberhalb der Symphyse quer eröffnet; ihr cranialer Abschnitt wird von den beiden Mm. recti und von der Linea alba abgetrennt

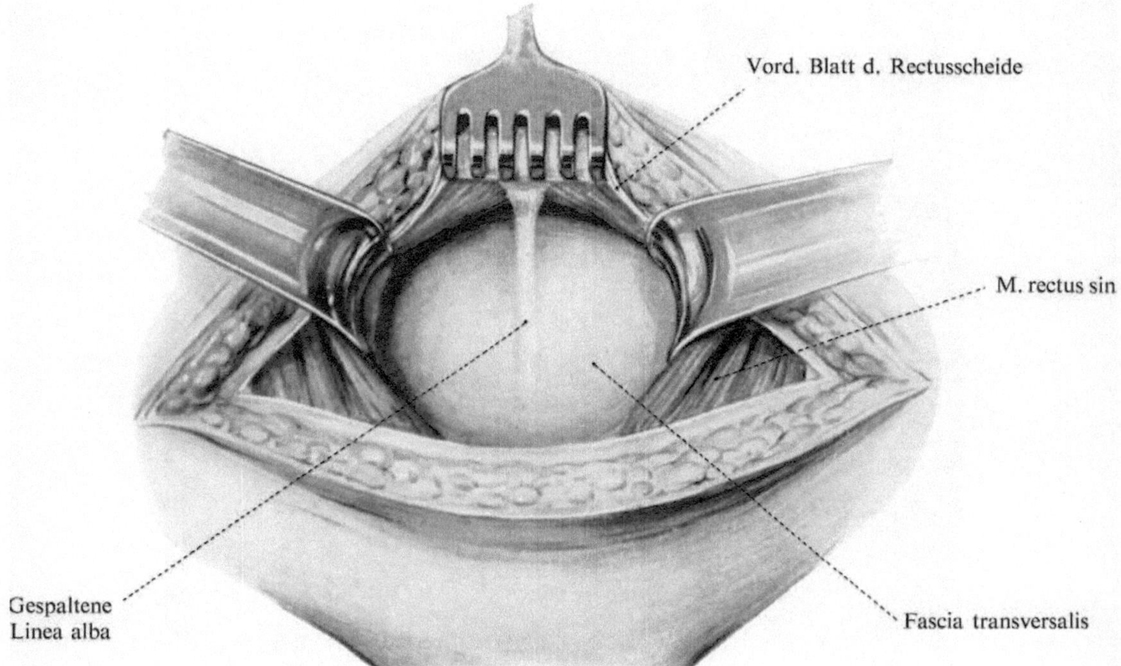

Abb. 34. Medianer suprasymphysärer Wechselschnitt. 2. Cranialer und caudaler Teil des vorderen Blattes der Rectusscheide sind abgetrennt; die beiden Mm. recti werden nach beiden Seiten durch Haken auseinandergezogen. Die Fascia transversalis und die in frontaler Richtung halbierte Linea alba liegen breit frei

VI. Die Bogenschnitte (Drüner, Zander)

Die Bogenschnitte (Abb. 35) vereinigen zweifellos gute Übersicht mit Schonung der Bauchmuskelnerven und mit einer einfachen Erweiterungsmöglichkeit der Schnitte. Ihr einziger Nachteil ist, daß das Anlegen der Schnitte längere Zeit beansprucht. Von den 5 von Drüner angegebenen Bogenschnitten sind nach unseren Erfahrungen 3 Schnitte – der Bogenschnitt in der Mitte des Oberbauches, der in der Mitte des Unterbauches und der etwas oberhalb der Symphyse – für die Bauchchirurgie von Bedeutung. Die Bogenschnitte im Ober- u. Unterbauch werden grundsätzlich gleich ausgeführt, nur verlaufen sie im Oberbauch nach oben konvex, im Unterbauch jedoch nach unten konvex. Nach Durchtrennung der Haut und des Unterhautfettgewebes wird das vordere Blatt der Rectusscheide vom äußeren Rand des rechten Rectus bis zum inneren Rand des linken Rectus ebenfalls bogenförmig gespalten. Nun werden, je nachdem der Zugang zur Bauchhöhle *größer oder kleiner* sein soll oder ob Eingeweide der *rechten oder linken* Seite aufgesucht werden, entweder *beide Mm. recti* quer durchtrennt oder nur der *Rectus der einen Seite*, während der der anderen etwas eingekerbt oder zur Seite gezogen wird. Am äußeren Rand trifft man stets auf einen den M. rectus versorgenden Nerven, der geschont werden soll. Äste der Vasa epigastrica cran. bzw. caud. sind zu unterbinden, wenn sie im Operationsgebiet erscheinen. Die hintere Rectusscheide wird zusammen mit dem Bauchfell in großer

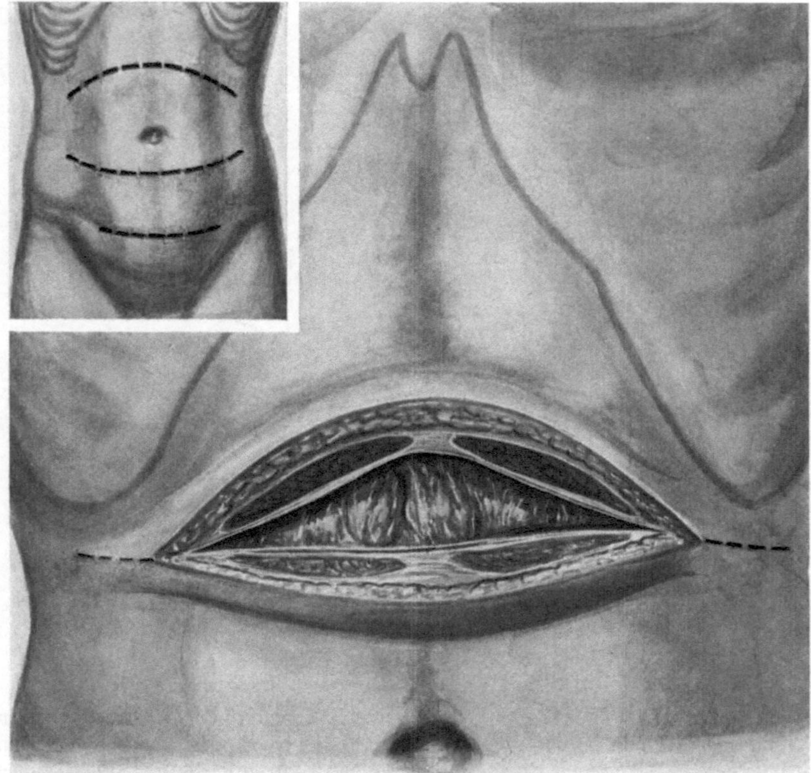

Abb. 35. Bogenschnitte. Das Insert zeigt die Schnittführung bei den drei gebräuchlichsten Bogenschnitten. Im Bild sind die eröffneten Bauchdeckenschichten dargestellt, wobei lediglich die Mm. recti querdurchtrennt sind. Die gestrichelten Linien geben die Verlaufsrichtung bei Schnittverlängerung an

Ausdehnung gespalten. Die Bogenschnitte lassen sich entsprechend der Faserrichtung des M. obliqu. externus einfach nach außen oben verlängern. Der M. obliquus internus wird hierbei *quer* zu seinem Faserverlauf *durchtrennt*, was aber nicht schadet. Das Vernähen der Bogenschnitte wird dadurch erleichtert, daß man zuerst die Linea alba mit einer oder zwei Knopfnähten vereinigt und auch den äußeren Rand der Rectusscheide mit einer Knopfnaht zusammenfügt. Dann werden das hintere Blatt der Rectusscheide zusammen mit dem Bauchfell, bei seitlicher Schnitterweiterung Peritoneum, Fascia transversalis, M. transversus und M. obliquus internus in einer Schicht mit fortlaufenden Nähten und das vordere Blatt der Rectusscheide bzw. der M. obliquus externus in einer zweiten Nahtreihe mit Einzelknopfnähten vereinigt.

Der *obere Bogenschnitt* in seinen verschiedenen Abwandlungen gibt einen ausgezeichneten Überblick bei allen Eingriffen im Oberbauch (Magen, Zwölffingerdarm, Gallenwege, Leber, Pankreas, Milz, Colon transversum). Er ist besonders bei Wiederholungsoperationen am Magen, Zwölffingerdarm und an den Gallenwegen zu empfehlen. Auch eignet sich der hauptsächlich rechts angelegte Oberbauchbogenschnitt für die Eingriffe bei perforiertem Duodenalulcus. Der Bogenschnitt in der *Mitte des Unterbauches* hat sich uns beim Darmverschluß infolge Verwachsungen von Dünndarmschlingen im kleinen Becken, der *linksseitige Unterbauchbogenschnitt* bei der Kontinenzresektion des Rectumcarcinoms nach Finsterer und Goetze und bei Eingriffen am Colon descendens bewährt, wenn er *lateral bis zur mittleren Axillarlinie* geführt wird.

Für die lumbale Sympathektomie eignet sich ein *seitlicher Querschnitt* in Nabelhöhe, der in der Haut und Subcutanschicht von der mittleren Axillarlinie in der Mitte zwischen Spina ilica anterior superior und Rippenbogenrand bis zur Mitte des M. rectus reicht. Die schrägen Bauchmuskeln werden unter Schonung der Nervenäste möglichst in Faserrichtung gespalten, der M. rectus braucht nicht durchtrennt, höchstens die Rectusscheide eingekerbt zu werden.

VII. Abdominothorakale Schnitte

Erkrankungen, die Bauch- und Brusthöhle mit einbeziehen, verlangen häufig die *Eröffnung beider Körperhöhlen während einer Operationssitzung*. Manchmal, wie z. B. bei Leberresektionen, kann die übersichtliche Darstellung des Operationssitus nur bei zusätzlicher Durchtrennung des Rippenbogens und Eröffnung der Pleura erfolgen. Auch ist es z. B. bei Kardiatumoren aus technischen oder Radikalitätsgründen manchmal notwendig, die Anastomose zwischen Oesophagus und distalem Verdauungstrakt intrathorakal auszuführen. Auch bei fixierten Zwerchfellhernien und nach Traumen müssen immer wieder einmal Bauch- und Brusthöhle zusammen eröffnet werden.

Es bieten sich operationstaktisch hier zwei Möglichkeiten an:

a) Vorbereitung des Patienten durch Lagerung, Hautdesinfektion und sterile Abdeckung für einen *kombiniert abdomino-thorakalen Eingriff*.

Dies wird man erwägen, wenn eine möglichst kurze Operationszeit angestrebt werden muß und/oder, wenn man vom kombinierten Schnitt einen besseren Zugang zum Krankheitsherd erwartet.

b) Man eröffnet *beide Körperhöhlen nacheinander*, die Reihenfolge je nach Art und Ausmaß des Grundleidens wählend, z. B. Laparotomie zur Feststellung der Operabilität, dann evtl. Thorakotomie; oder Thorakotomie zur Feststellung der Operabilität und im positiven Falle dann Laparotomie und schließlich wieder intrathorakale Anastomose, wobei die Thorakotomie während des abdominellen Eingriffes nur provisorisch verschlossen wird. Laparotomie und Thorakotomie werden hierbei durch getrennte Schnitte vorgenommen.

Man kann die *einander folgende Eröffnung* von Bauchhöhle und Brusthöhle während einer Operation aber auch so durchführen – dies bevorzugen wir heute – daß man den abdominellen Akt endgültig beendet, bevor man nach Umlagerung des Patienten den thorakalen Eingriff ausführt.

Der Grund, weswegen wir immer mehr von den *kombiniert* abdomino-thorakalen Schnitten abgekommen sind, liegt vor allem in einer gewissen Instabilität des Rippenbogens postoperativ, der zu Schmerzen und damit zu ungenügender Belüftung der Lunge der betroffenen Seite führt. Auch treten Einschränkungen der Zwerchfellbeweglichkeit doch häufiger auf, wenn man sich bei der Schnittführung zur Eröffnung des Zwerchfells nicht streng nach dem Verlauf des Nervus phrenicus richtet und einen Teil seiner Fasern versehentlich durchtrennt. Schließlich kommen gelegentlich Knorpelnekrosen vor und manche Patienten klagen längere Zeit postoperativ über neuralgiforme Schmerzen am Rippenbogen, die schwer zu beeinflussen sind.

Da es aber doch immer wieder notwendig ist, kombinierte Schnitte anzuwenden und sie auch weiterhin von vielen Chirurgen bevorzugt werden, seien nun die zwei wichtigsten im folgenden dargestellt.

1. Der Angelhakenschnitt (Kirschner)

Der Kirschner'sche Angelhakenschnitt (Abb. 36) wird meist linksseitig ausgeführt. Der Kranke liegt mit erhöhtem Kopfende und in halber rechter Seitenlage. Der *Hautschnitt* über Brust und Bauch beginnt an der Grenze des cranialen und mittleren Drittels der Verbindungslinie des Processus xiphoideus mit dem Nabel, geht schräg über den linken Rectus nach dem linken Rippenbogen, den er etwas cranial vom Abschluß des 8. Intercostalraumes durch den Rippenbogen trifft. In Richtung dieses Intercostalraumes wird der Schnitt bis in die Gegend des Rippenwinkels und des unteren Schulterblattwinkels fortgeführt. Der Gesamtschnitt erhält hierdurch die Form eines Angelhakens, dessen langer Teil über dem Brustkorb verläuft, dessen kurzer Teil im Bereich der Bauchwand liegt. Die *Bauchhöhle* wird durch Vertiefen des über dem Bauchraum gelegenen Anteiles des Schnittes *geöffnet*, wobei der linke M. rectus quer durchtrennt wird.

Die Weichteile über dem Brustkorb werden in Ausdehnung des Hautschnittes schichtweise durchtrennt, bis überall die 8. Rippe freiliegt, deren Periost man am besten mit dem elektrischen Messer längsspaltet. Nach Abschieben der caudalen Periost- bzw. Perichondriumlefze mit dem Raspatorium wird in gleicher Weise auch der dorsale Periostmantel abgehoben. Nun kann man durch Längsschlitzung des dorsalen Periostbandes die Brusthöhle im Bett der 8. Rippe eröffnen. Dann unterfährt man den Teil des Rippenbogens mit einem stumpfen Instrument, der den 8. Intercostalraum vorne begrenzt und vom Bauchschnitt trennt, wobei das hier inserierende Zwerchfell *stumpf* vom Rippenbogen abgelöst wird. Nach Unterfahren des knorpeligen Rippenbogenabschnittes durchtrennt man ihn mit der Rippenschere. Um einen breiten Zugang zu gewinnen, kann es vorteilhaft sein, aus der 8. und 9. Rippe paravertebral ein 1 cm langes Rippenstück zu resezieren.

Der 8. Zwischenrippenraum klafft, wenn man den Rippensperrer jetzt weiter öffnet, in überraschender Weise und gestattet einen ausgezeichneten Einblick in die linke Brusthöhle, in den oberen Bauchraum und auf beide Seiten des diese Höhlen trennenden Zwerchfells. Wird das Zwerchfell radiär bis zum Hiatus oesophagius eingeschnitten (Abb. 36), so eröffnet sich ein vorbildlicher Zugang zur Brust- und zur Bauchhöhle, der ein fast unbeschränktes Arbeiten an dem unteren Abschnitt der Speiseröhre, der Kardia und am oberen Abschnitt des Magens gestattet.

Im Bedarfsfall kann der Angelhakenschnitt in seinem kurzen Anteil unter Durchtrennung auch des rechten M. rectus bis zum rechten Rippenbogen verlängert werden, wobei der Zugang zur oberen Bauchhöhle noch erheblich erweitert wird. Vor dem Verschluß der Bauchhöhle ist zur Verhütung von Neuralgien der 8. Intercostalnerv zu resezieren. Wendet man den Schnitt bei kombinierten Brust-Bauch-Verletzungen, wie bei Stich- oder Schußverletzungen an, so wird er bei den oft sehr geschwächten Verletzten niemals sofort in seiner ganzen Ausdehnung angelegt, sondern er wird entweder über dem 7. Zwischenrippenraum oder 2–3 Querfinger unterhalb des Schwertfortsatzes beginnend und nach dem Rippenbogen verlaufend stets nur so weit geführt, wie es unbedingt erforderlich ist.

Der Verschluß der Bauchhöhlenwunde erfolgt in schon beschriebener Weise. Die Thorakotomie wird verschlossen, indem man die kaudale Periostlefze mit U- oder Matratzennähten zusammen mit dem Muskelgewebe des 7. Intercostalraumes faßt und so

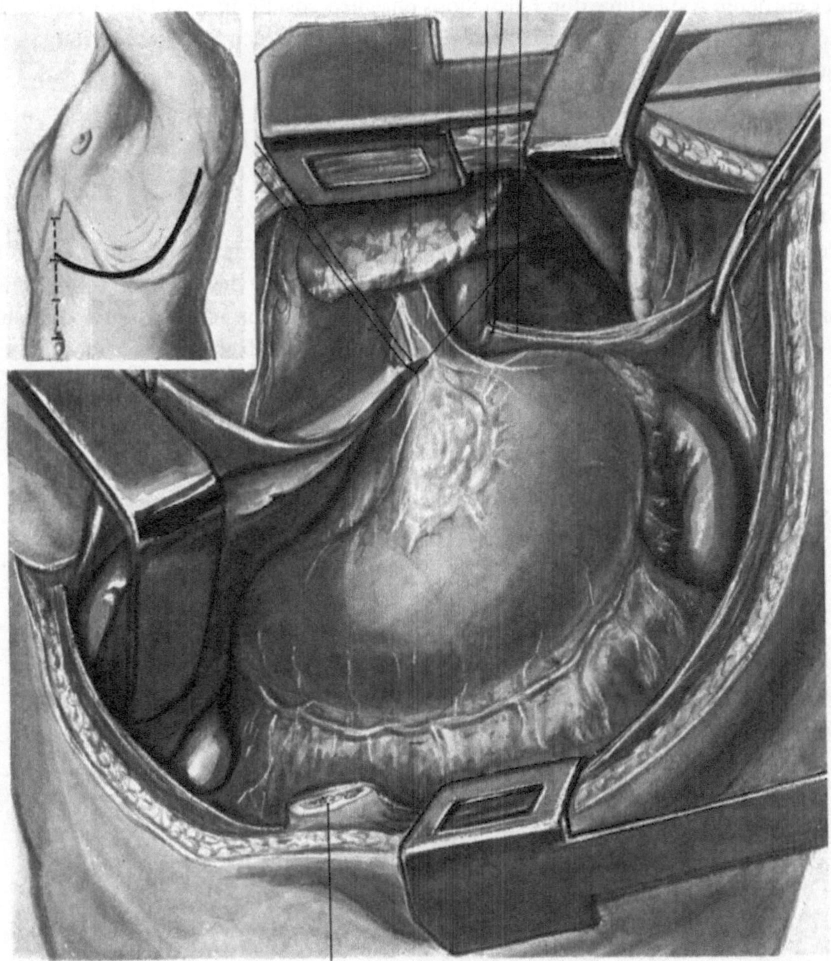

Abb. 36. Der Kirschner'sche Angelhakenschnitt. Die Thorako-Laparotomie: Ein den linken M. rectus durchtrennender, querer Bauchdeckenschnitt ist durch den 7. Intercostalraum bis in die Brusthöhle fortgeführt, wobei der Rippenbogen in der Verlaufsrichtung des Schnittes durchtrennt wurde. Das Zwerchfell ist radiär bis in den Hiatus oesophageus gespalten, so daß ein breiter Zugang zur unteren linken Brusthöhle und zur oberen linken Brusthöhle besteht. Das Insert zeigt den Verlauf des Hautschnittes, der medial von der Linie Xiphoid-Nabel an der Grenze vom oberen zum mittleren Drittel ausgeht

nach außen auf die Vorderseite der 8. Rippe bringt. Um beim Knüpfen der Nähte Spannungen zu vermeiden, ist die Verwendung eines Rippen-Halte-Instruments (Kontraktor) während dieser Phase von Vorteil, das mit seinen Ansätzen im 7. und 9. Zwischenrippenraum eingesetzt wird. Es ist darauf zu achten, daß die Periost-Intercostalnaht luftdicht wird, um bei einem eventuellen Luftleck der Lunge ein Luftemphysem der Brustwandschichten zu vermeiden. Selbstverständlich muß nach Eröffnung der Brusthöhle stets eine Bülau-Drainage angelegt werden, wobei der Drainageschlauch zweckmäßig in der mittleren Axillarlinie durch den Sinus phrenico-costalis in einer Länge von 12–15 cm in den Thoraxraum geführt wird. Der weitere Verschluß der Brustwand erfolgt schichtweise in üblicher Art.

2. Der thorako-abdominale Schrägschnitt (J. P. Heaney und G. H. Humphreys)

Der von Heaney und Humphreys 1948 als Zugangsweg zum *rechten Oberbauch* angegebene thorako-abdominale Schrägschnitt (Abb. 37) ähnelt dem Angelhakenschnitt von Kirschner. Er eignet sich rechts zur übersichtlichen Freilegung des rechten subphrenischen Raumes, des rechten Leberlappens, der Leberpforte mit Pfortader und unterer Hohlvene und der Gallenblase mit Gallenwegen. Links kann er als Zugangsweg zum linken Subphrenium, zur Milz und zur linken Colonflexur benutzt werden.

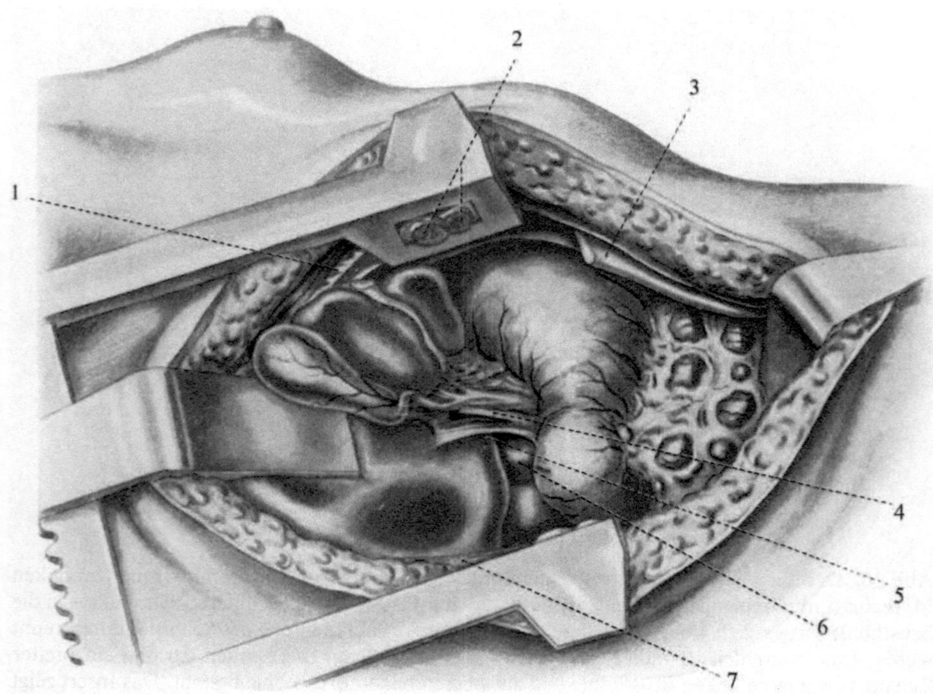

Abb. 37. Rechter thorako-abdominaler Schrägschnitt nach Heaney und Humphreys. Der Hautschnitt verläuft von der vorderen Axillarlinie entlang der rechten 8. Rippe über den Rippenbogen bis etwa 1 Querfinger oberhalb des Nabels. Nach Durchtrennung der Muskulatur wird die 8. Rippe in ihrem knorpeligen Anteil unter Entnahme eines Knorpelkeiles durchtrennt. – Nach Abschieben der Umschlagfalte der Pleura wird das Zwerchfell radiär gespalten. Ein Rippensperrer wird eingesetzt und die Leber wird mit einem breiten Leberhaken nach cranial gekippt. Die Gebilde der Leberpforte und die Vena cava caudalis werden auf diese Weise übersichtlich freigelegt. 1 Durchtrenntes Zwerchfell, 2 Im Bereich d. Knorpels durchtrennte 8. und 9. Rippe, 3 Durchtrenntes Lig. teres hepatis, 4 Vena portae, 5 For. Winslowi, 6 V. cava caud., 7 Durchtrenntes Zwerchfell

Zur Ausführung des Schnittes liegt der Kranke in Rückenlage mit geringer Erhöhung der Brustlendengegend. Auf der Seite des Schnittes werden Schulter und Becken mit Polstern unterstützt. Die geringe Linkslage des Kranken kann durch Kippen des Operationstisches beliebig verändert werden. Der Schnitt verläuft von der mittleren Axillarlinie im 8. oder 9. Zwischenrippenraum bis zur Mittellinie etwa 5 cm oberhalb des Nabels. Der M. obliquus externus wird in seinem Faserverlauf, das vordere Blatt der Rectusscheide quer gespalten. Der Rectusmuskel kann quer durchtrennt werden. Bei schlaffen Bauchdecken genügt aber das Einkerben oder die mediale Verziehung des Muskels. Nun wird oberhalb des Rippenbogens über der 8. oder 9. Rippe die Muskulatur gespalten und die Brusthöhle in der gleichen Weise, wie beim Angelhakenschnitt beschrieben, eröffnet. Unterhalb des Rippenbogens durchtrennt man in der Schnittrichtung die Mm. obliqu. abdominis internus und transversus abdominis und das Peritoneum. Schneidet man jetzt den Rippenbogenrand mit der Rippenschere durch und spaltet das Zwerchfell, so läßt sich die Wunde breit auseinanderziehen. Der rechte Leberlappen wird dann nach oben gedreht, was leichter gelingt, wenn man das Ligamentum teres hepatis durchtrennt. Man gewinnt so einen übersichtlichen Einblick auf die Leberunterfläche mit Gallenblase und Gallenwegen und auf Pfortader und untere Hohlvene bis zum Antrum des Magens und bis zum Duodenum.

VIII. Spezielle Schnittführungen

Indikationen und Technik

Im Lauf der Entwicklung der Bauchchirurgie sind eine Vielzahl von speziellen Schnittführungen und noch mehr Modifikationen angegeben worden, deren Darstellungen im einzelnen nicht möglich und auch nicht sinnvoll sind. In den vorhergehenden Abschnitten wurden schon im *Grundsätzlichen* alle Schnittführungen aufgezeigt und Erweiterungsmöglichkeiten besprochen und dabei betont, daß die Bauchdeckeneröffnung durch jeden Schnitt in jedem Bereich ausgeführt werden kann, wenn Gefäß- und Nervenversorgung nicht unterbrochen werden (s. auch S. 2 ff. Anatomische Vorbemerkungen).

Im folgenden sollen noch einige *zusätzliche Gesichtspunkte* zur *Wahl* und *Technik* der Laparotomie bei einzelnen Indikationen dargestellt werden, die im vorigen noch nicht oder nicht ausführlich genug besprochen wurden.

1. Relaparotomie

Weist eine Bauchdecke schon *eine oder mehrere Narben* auf, so wird man natürlich versuchen, die *Bauchhöhle durch Excision der Narbe* zu eröffnen. Außer kosmetischen Gründen hat dies den Vorteil, daß kein durchblutungsgefährdeter Bauchdeckenbereich zwischen neuem Schnitt und alter Narbe entstehen kann. Auf die operative Technik der Bauchdeckeneröffnung in einem Narbenbereich wird auf S. 60 ff. im einzelnen eingegangen.

Manchmal erlaubt das Eingehen in einer Narbe auch die gleichzeitige Versorgung eines Narbenbruches bzw. die Verfestigung eines weichen Narbenbereiches. Sind mehrere Narbenzüge vorhanden, so wird man den am günstigsten zum aktuellen Krankheitsherd liegenden wählen bzw. diejenige Narbe, welche sich am ehesten wieder sicher verschließen läßt. Allerdings sollte man aus obigen Überlegungen heraus keinen ungünstigen Kompromiß eingehen, wenn der vermutete Krankheitsherd nur durch einen neuen Schnitt sicher und übersichtlich erreicht werden kann. Dann sollte man nicht zögern, den schon bestehenden eine neue Narbe hinzuzufügen.

2. Traumen

Sowohl bei stumpfen, als auch bei perforierenden Bauchverletzungen gehen mehrere Gesichtspunkte in die Überlegungen zur Wahl des Laparotomieschnittes ein: Der Zugang sollte (z. B. wegen bedrohlicher Blutung) *schnell ausführbar* sein, *gute Übersicht* und *günstige Erweiterungsmöglichkeiten* bieten und es sollte notfalls eine sichere Möglichkeit zu einer Colostomie oder Ileostomie gegeben sein. Alle diese Forderungen erfüllt am besten ein *medianer Bauchschnitt*, der je nach Befund zunächst im Epi- oder Hypogastrium angelegt wird. Bei Leber- oder Milzrupturen kann dieser Schnitt gut durch einen rechten oder linken Querschnitt erweitert, auch bei Ausdehnung oder Erkennung eines Prozesses im Unterbauch nach Nabelumschneidung median oder paramedian nach caudal verlängert werden. Der Medianschnitt ist rasch verschließbar und läßt für das Herausleiten eines Darmteiles oder zur Herstellung einer Fistel die lateralen Bauchquadranten frei. Schon bei der *Vorbereitung* eines Kranken mit stumpfem oder perforierendem Bauchtrauma sollte man daher die *Hautdesinfektion* über das *ganze Abdomen* bis zur *hinteren Axillarlinie*, zur *Mamillenhöhe* und zu den *Oberschenkeln ausdehnen*, um dann beim Abdecken die Tücher an den äußeren Grenzen des Abdomens zu befestigen, und so die ganze Bauchdecke für entsprechende Maßnahmen zur Verfügung zu haben.

Bei jeder *Bauchdeckenwunde* muß eine *operative Wundversorgung* mit Ausschneiden der Hautwunde und des Wundkanals erfolgen, bis man sicher ist, ob eine perforierende Verletzung vorliegt oder nicht. *Meist kann nur bei ganz oberflächlichen Wunden auf eine Eröffnung des Abdomens verzichtet werden.* Auch bei dem geringsten Verdacht auf Penetration des Peritoneum muß laparotomiert werden, wobei man nur bei *direkt median gelegener Wunde* diese nach sorgfältiger Ausschneidung *in die* Schnittlinie einbezieht. Ist man sich aufgrund des Verletzungsmodus (Schußwunde, peritoneale oder allgemeine Symptomatik) sicher, daß eine Penetration der Bauchhöhle vorliegt, wird man zunächst laparotomieren und später die lokale Wundversorgung vornehmen. Nach Beendigung des Eingriffs wird vor dem Bauchdeckenverschluß die traumatische Peritonealöffnung von abdominell her mit resorbierbarem Nahtmaterial versorgt, bei kleinen Verletzungen kann der Wundkanal evtl. zur Durchführung einer Drainage verwendet werden. Stark verschmutzte oder zerfetzte Wunden, auch Schußwunden, dürfen nicht primär verschlossen werden. Haut und Subcutanschicht bleiben offen, evtl. werden sogar die obere Muskel- und Fascienschicht nur mit Situationsnähten versorgt, aber Drainagen zur Offenhaltung des Wundkanals gelegt. (Im übrigen gelten die allgemeinen Gesetze der Wundversorgung nach Verletzungen, s. auch Band I/2, S. 212–221).

3. Laparotomie bei bestehendem Enterostoma oder bei Bauchdeckenwunde

a) Enterostoma

Soll das Enterostoma (Colostomie, Ileostomie, Magenfistel) auch nach dem Eingriff bestehen bleiben, sollte der Laparotomieschnitt möglichst weit von der Fistelöffnung entfernt angelegt werden. Einmal läßt sich so die Gefahr der Wundinfektion verringern, zum anderen wird das Stoma und insbesondere die Fixation des betreffenden Eingeweideabschnittes an der Bauchdecke vor Zug oder anderen mechanischen Verletzungen geschützt. Bei der Vorbereitung der Bauchdecke zur Operation wird zunächst das Stoma und dessen Umgebung gesäubert und dann ein mit Desinfektionslösung getränkter Tupfer aufgelegt, während das übrige Operationsfeld desinfiziert wird. Dann wird der feuchte Tupfer durch einen trockenen ersetzt und das Stoma mit einer selbstklebenden Folie zusammen mit der Umgebung bedeckt. Eine 2. Möglichkeit besteht in der Verwendung eines sterilen Colostomie-Klebebeutels zur Abdeckung des Stomas. Wenn möglich, wird dann das so versorgte Stoma mit einem seitlichen Operationstuch abgedeckt und darüber eine selbstklebende Operationshautfolie angebracht. Dadurch ist das Enterostoma mit 2 wasser- und luftdichten Folien gesichert. *Intraabdominell* ist beim Lösen von Verwachsungen besonders darauf zu achten, daß nicht die Verklebungen zwischen Peritoneum und Darmwand im Bereich des Stomas gelöst oder das Darmlumen eröffnet werden.

b) Bauchdeckenwunde, -defekt, -fistel

Wunde: Besteht eine infizierte Laparotomiewunde und muß ein erneuter Eingriff vorgenommen werden, hängt die Wahl der Schnittführung von der Lage und Beschaffenheit der Wunde ab. Sind die tieferen Schichten der Bauchwand sicher verschlossen und ist die Möglichkeit günstig, durch einen entfernt davon zu legenden Schnitt den Krankheitsherd gut zu erreichen, so kann man unter den notwendigen Vorsichtsmaßnahmen einen neuen Schnitt wählen. Sollte aber der Schnitt dicht neben die bestehende Wunde gelegt oder die Gefäßversorgung des dazwischen liegenden Bauchdeckenlappens gefährdet werden, so sollte man nach Säubern, evtl. Ausschneiden der Wunde, die Bauchhöhle im alten Schnitt wieder eröffnen und nach dem Eingriff den Wundverschluß, wie beim postoperativen Darmvorfall beschrieben (S. 59) herbeiführen. Meist wird ohnehin der Krankheitsherd im Bereich der infizierten Laparotomiewunde zu suchen bzw. von ihm aus am raschesten erreichbar sein.

Bauchdeckendefekt: In seltenen Fällen kann bei schwerstkranken Patienten – meist nach mehrfacher Laparotomie mittels verschiedener Schnittführungen – ein Bauchdeckendefekt sich ausbilden, wenn nicht nach den obigen Richtlinien verfahren wurde. Die längere konservative Behandlung eines solchen Zustandes führt nie zu einem guten Ende, möglichst umgehend muß die Kontinuität der Bauchdecke wieder hergestellt werden. Als Fascienersatz kommen heute eigentlich nur noch lyophilisierte Dura oder Kunststoff- bzw. Metallgitternetze infrage, wobei wir ersterem Material den Vorzug geben. Dann muß durch eine Hautverschiebeplastik das Implantat gedeckt werden. Selbstverständlich muß ein solcher Eingriff unter Antibioticaschutz durchgeführt werden, eine prae- und postoperative hypercalorische parenterale Ernährung ist oft für den Erfolg entscheidend.

Fisteln: Bei einer oder mehreren Darmfisteln im Bauchdeckenbereich hat sich uns seit vielen Jahren die Eröffnung der Bauchhöhle *entfernt von den Fisteln* und deren dann folgende *Auslösung* aus der Bauchdecke von *intraabdominell* her bewährt. Die Versorgung der Darmfistel erfolgt wie im Kapitel (S. 59) angegeben, die Bauchdeckenöffnungen werden in der Peritonealschicht von intraabdominell verschlossen, die Fascien-Muskelschicht von außen, ein Hautverschluß erfolgt nicht.

4. Zugang zum Gallengangssystem nach Brücke

1956 hat Brücke einen »ansteigenden Schrägschnitt zwischen Nabel und Rippenrand« angegeben, dessen cutaner Verlauf in etwa der Achse des extrahepatischen Gallengangssystems entspricht. Außer Brücke hat vor allem in letzter Zeit Kapral auf die großen Vorteile dieses Schnittes – kleiner Schnitt bei guter Exposition des Gallengangssystems, besonders gute Darstellung des absteigenden Duodenalbereiches, unbehinderte Erweiterungsmöglichkeiten und geringe Neigung zur Hernienbildung hingewiesen.

Brücke empfiehlt eine Schnittführung vom 8. oder 9. ICR zu einem Punkt 2–5 cm oberhalb des Nabels in der Mittellinie, je nach Körperbau des Patienten. Dabei kann nach Kapral der Schnitt manchmal fast quer zu liegen kommen. Am lateralen Schnittende geht man durch die Externus-Muskulatur bis auf den Rippenbogen ein, ohne das Perichondrium zu verletzen und durchtrennt Externusschicht und vordere Rectusscheide, welche meist nicht bis zur Linea alba eröffnet werden muß. Sehr häufig genügt eine Medialdrängung des M. rectus nach seiner Auslösung. Sodann wird durch Eröffnung der hinteren Rectusscheide die freie Bauchhöhle gewonnen und der Schnitt in Richtung des Hautschnittes nach cranial fortgesetzt. Dabei werden die Mm. obliquus internus abdomin. und transversus bzw. deren Aponeurosen gespalten unter Schonung von Nervenästen. Der Wundverschluß erfolgt in 2 Etagen: Das Peritoneum wird mit der hinteren Rectusscheide und den beiden tiefen Bauchmuskeln zusammen fortlaufend verschlossen. Nach Reposition des M. rectus in sein Lager wird die vordere Rectusscheide und der M. obliqu. externus mit Einzelnähten wieder zusammengefügt.

5. Kosmetische Schnittführung bei Appendektomie

Häufig wird der Chirurg bei Appendicitis-Verdacht von Patientinnen gebeten, einen »kosmetischen« Schnitt zu legen. Gewünscht wird dabei eine möglichst kleine und tief am Unterbauch gelegene Narbe. Diesem Wunsche kann natürlich nicht immer entsprochen werden; ergibt aber die Untersuchung die Wahrscheinlichkeit einer normalen bis tiefen Lage des Wurmfortsatzes nach medial zu oder handelt es sich um eine Operation im Intervall, so kann man den Schnitt tiefer in den Unterbauch legen als üblich. Man sollte aber den Kranken auf die dann bestehende Möglichkeit einer eventuell notwendigen Schnittverlängerung je nach dem Operationsbefund hinweisen.

Einen kosmetischen Schnitt mit später nicht mehr sichtbarer Narbe hat in diesem Zusammenhang Körner angegeben: Man legt den dann etwas größeren Hautschnitt unmittelbar in den Schamhaargrenzbereich, möglichst in eine Hautfalte. Nach Lage und Durchführung der Laparotomie handelt es sich in etwa um einen *rechtsseitigen halben Pfannenstielschnitt*. Die Rectusscheide wird paramedian längseröffnet und der M. Rectus lateral verzogen.

Dann folgt die quere Spaltung der Fascia transveralis und des Peritoneum. Der Schnitt kann nach beiden Seiten verlängert werden. Körner hat über ausgezeichnete Erfahrungen bei 100 Operationen berichtet, wir glauben, daß diese Schnittführung bei entsprechender Indikationsstellung eine erwägenswerte Variante darstellt.

F. Intraoperative Allgemeinmaßnahmen

I. Isolierung eines Krankheitsherdes gegen die übrige Bauchhöhle; Reinigung und Spülung

Nach dem Öffnen der Bauchhöhle ist es eine unserer Hauptaufgaben, jede Verschmutzung der Wunde und des Bauchfells zu verhüten oder die Ausbreitung einer schon vorhandenen, begrenzten Infektion auf bisher gesunde Teile der Bauchhöhle zu verhindern. Derartige Verunreinigungen drohen im wesentlichen von 2 Seiten:

a) Kann bei gewollter oder ungewollter Eröffnung eines Hohlorgans (Magen, Darm, Gallenblase, Harnblase) infektiöser Inhalt austreten und in die freie Bauchhöhle fließen

b) Kann der Eiter eines in der Bauchhöhle vorhandenen *umschriebenen Infektionsherdes* durch die Lösung der ihn abkapselnden Adhäsionen verbreitet werden und hierdurch gesunde Teile der Bauchhöhle infizieren. Daher muß vor jeder Eröffnung von Hohlorganen oder vor der Lösung von Verklebungen, die einen Eiterherd einschließen können, möglichst eine Isolierung dieser Teile gegen die übrige Bauchhöhle und gegen die benachbarten Bauchorgane vorgenommen werden.

Auch heute im Zeitalter der Antibiotica sollte darauf nicht verzichtet werden, da bei Kranken im reduziertem Allgemeinzustand diese Maßnahme lebensrettend sein kann. Auch bilden sich viel weniger Verwachsungen, Abszesse etc., die wiederum zu Komplikationen führen können.

Ein derartiges Abdichten des jeweiligen Operationsgebietes gegen die übrige Bauchhöhle ist aber noch aus einem anderen Grunde notwendig: Die einzelnen Organe der Bauchhöhle, namentlich die Dünndarmschlingen, besitzen einen beträchtlichen Grad an Beweglichkeit und fallen daher beim Atmen, namentlich aber beim Pressen des Kranken, leicht in das Operationsfeld. Wollen wir ruhig und ungestört unter Leitung des Auges in einem bestimmten Abschnitt und an bestimmten Organen der Bauchhöhle arbeiten, so müssen wir diesen Teil gegen die übrige Bauchhöhle absondern.

Das geschieht zunächst durch eine entsprechende Lagerung des Kranken, der so um die Längs- und Querachse gedreht wird, daß die nicht benötigten Eingeweideteile in die Tiefe sinken. Außerdem können Organe, an denen operiert wird, für die Dauer des Eingriffes »extraperitoneal« verlagert werden.

Wenn es ihre Beweglichkeit zuläßt, so suchen wir einzelne Organe *vor die Bauchwunde zu lagern.* Das ist aber nur bei einzelnen, besonders beweglichen Organen möglich. Wir sind daher vornehmlich darauf angewiesen, das jeweilige Arbeitsgebiet mit feuchten Kompressen gegen die Umgebung zu isolieren. Zu diesem temporären »Abstopfen« der Bauchhöhle benutzen wir Tücher, Rollgaze und Rollrandkompressen, die durch Leinenbänder und Metallringe gegen das berüchtigte »Vergessenwerden« in der Bauchhöhle zu schützen sind. Nur *ausnahmsweise* dürfen kleinere Gazestücke oder Tupfer zum Tupfen verwendet werden. Geschieht dies aus zwingenden Gründen einmal, so werden sie dabei mit großen Klemmen gesichert. Ungesicherte Gegenstände werden, namentlich wenn die Beendigung der Laparotomie infolge eines unvorhergesehenen Zwischenfalles drängt, nur allzu leicht in der Eile übersehen. Die Geschichte der in der Bauchhöhle versehentlich zurückgelassenen Fremdkörper ist umfangreich und redet eine eindringliche Sprache der Warnung. Es ist ein geringer Trost und nur ein begrenzter Gewinn, wenn Tupfer oder Kompressen, falls sie Kontrastmull enthalten, nachträglich im Röntgenbild zu sehen sind.

Das Abstopfen der freien Bauchhöhle muß mit peinlicher Gründlichkeit und mit pedantischer Systematik durchgeführt werden. Wir sollen um den Operationsherd einen vollkommen in sich geschlossenen Kompressentrichter bilden, der nur nach ventral gegen den Operateur offen ist. Während die Bauchdecken mit stumpfen Haken auseinander- und emporgezogen und der Krankheitsherd oder die Operationsstelle dargestellt werden, erfaßt man mit einer langen anatomischen Pinzette ein Bauchtuch oder eine Rollgaze an einer Ecke und führt sie unter zartestem Zurückdrängen der unbeteiligten Eingeweide in die Tiefe und fährt so fort, bis um das Operationsgebiet ein vollkommen geschlossener Kompressenwall gebildet ist. Die Einführung der *feuchten* Kompressen muß, ebenso, wie ihre spätere Entfernung mit größter Schonung geschehen, damit die Oberfläche der Eingeweide nicht durch Schaben (»Radieren«) geschädigt wird, wobei Blutungen, Reizungen, Darmlähmungen und Verwachsungen hervorgerufen werden können. Trifft man beim Abstopfen auf feine Spalten, beispielsweise auf den subphrenischen Raum, das Foramen Winslowi usw., so wird der Eingang ebenfalls durch Tücher verlegt.

Die Bauchtücher bleiben im allgemeinen bis zur Beendigung der Operation liegen. Bei einer Verschmutzung der Abstopfkompressen während der Operation werden sie entweder durch neue ersetzt oder, was meist zweckmäßiger ist, mit neuen Kompressen bedeckt.

Intraoperative Spülung der Bauchhöhle. Trotz aller Bemühungen kann manchmal die Ausbreitung infektiösen Materials in die freie Bauchhöhle nicht verhindert werden bzw. ist manchmal die Bauchhöhle bereits vor der Laparotomie, sei es durch Perforation des Verdauungstraktes oder eines Eiterherdes, infiziert. Zunächst wird man dann bemüht sein, allen Eiter- oder Darminhalt möglichst vollständig abzusaugen und abzutupfen. Vor Verschluß der Laparotomiewunde spülen wir in solchen Fällen die kontaminierte Bauchhöhle mit mehreren Litern körperwarmer physiologischer Kochsalzlösung. Ob der Zusatz eines Breitspektrum-Antibioticum die Wirksamkeit dieser Maßnahme erhöht, ist nicht erwiesen. Wir spülen so, daß zunächst die Bauchhöhle bis zu den mit 2 Haken hochgezogenen Wundrändern mit Kochsalzlösung gefüllt wird. Mit einem langen Bienenkorbsauger wird dann zunächst im kleinen Becken, nach erneuter Auffüllung der Bauchhöhle dann z. B. im linken subphrenischen Raum, das nächste Mal im rechten Oberbauch usw. die gesamte Spülflüssigkeit jeweils abgesaugt, bis sie zuletzt klar wird. Liegt eine fibrinöse Peritonitis vor, sollte man die fest der Serosa anhaftenden Fibrinmembranen belassen, da sonst beim Versuch des Ablösens breitflächige, blutende Serosadefekte auftreten, die Ursache von Verklebungen, Bridenbildung und Ileus werden können.

II. Die Drainage der Bauchhöhle

Der Verschluß der Bauchhöhle ohne Drainage nach einer Laparotomie ist ein ideales Verfahren, wenn die Voraussetzungen hierfür gegeben sind, nämlich dauerhafter dichter Verschluß der Hohlorgane der Bauchhöhle, Zuverlässigkeit der Anastomosen, Fehlen einer Infektion usw. Ist man sich dieser Voraussetzungen nicht gewiß, so soll man drainieren, zumal ein entsprechend ausgewähltes und richtig gelegtes Drain nahezu nie schadet, im postoperativen Verlauf keine wesentliche Belastung verursacht und lediglich zusätzlich zur Laparotomienarbe eine kleine Narbe hinterläßt.

Zwingend ist die *Drainage eines Eiterherdes in der Bauchhöhle*, also eines appendicitischen oder interintestinalen Abszesses, eines Douglasabszesses, eines subphrenischen oder subhepatischen Abszesses oder z. B. eines Abszesses in der Bursa omentalis. Bei lokalisierter oder diffuser Peritonitis wird man stets zunächst die Ursache der Eiterung beseitigen, z. B. die Öffnungen in einem Hohlorgan verschließen und dann drainieren. Bei diffuser Peritonits muß man an mehreren Stellen Drains in die Bauchhöhle legen, auch wenn man hiermit nicht allen Eiter abzuleiten vermag.

Trotz der einst unvorstellbaren Wirkung der Antibiotica auf Infektionen ist die Ansicht nicht aufrecht zu halten, bei schwerer Peritonitis oder Verunreinigung der Bauchhöhle eine Drainage zu unterlassen, wenn es gelungen ist, die Infektionsquelle zuverlässig zu verschließen und das Bauchfell vollständig zu reinigen. Ein perforierter Appendix ist für uns stets ein Grund zur Drainage, zumeist auch ein infolge eines Traumas perforierter Darm.

Ob man *sicherheitshalber* drainiert, hängt wesentlich von der Erfahrung des Operateurs ab. *Ich rate in zweifelhaften Fällen zu drainieren.*

Weitere Indikationen zur Drainage der Bauchhöhle werden bei den jeweiligen Operationsverfahren besprochen. Es stehen grundsätzlich 2 Arten von Drain-Material zur Verfügung, von denen wir nur die anführen und bewerten, die wir benützen:

a) *Schlauchdrainagen*, heute meist aus Silicon- oder Latexgummi gefertigt, weisen stabile Wände auf, so daß deren Lumen nicht wesentlich zusammengedrückt werden kann.

b) *Gummilaschen.* Sie bestehen aus dünner Gummifolie und sind ebenfalls schlauchförmig, ihr Lumen hält sich wegen der geringen Wandstärke jedoch nicht selbständig offen (Penrose-Drain). Es gibt weiterhin Gummilaschen aus etwas dickerem Material, die wellpappeähnliches Profil haben und als Schläuche, Platten oder Streifen geliefert werden.

Redon-Drainagen bestehen aus 3–6 mm dicken, festen, durchsichtigen Kunststoffschläuchen, welche vorne in einer Länge von etwa 10 cm zirkulär mit zahlreichen kleinen Öffnungen versehen sind. Sie werden für die *Drainage von Unterhaut- und Fascienschicht* verwendet. Man kann sie auf einen stichelförmigen Führungsspieß aufschieben, der vom Gewebe innen durch die Haut nach außen durchgestoßen wird. Nach Operationsende werden sie an eine Vakuumflasche angeschlossen, die je nach Sekretanfall gewechselt werden muß.

Die Schlauchdrains aus Kunststoff oder Gummi wurden an unserer Klinik durch das Penrose-Drain weitgehend verdrängt. Sie dienen auch zur Drainage abgekapselter Abszesse, wie Douglasabszeß, subphrenischer und subhepatischer oder Bursa-omentalis-Abszeß und von Hohlräumen wie des Subphrenium nach Splenektomie oder des Präsakralraums nach Rektumresektion, besonders wenn *aktiv gesaugt* werden soll. Der Nachteil der Saugung mit einem einlumigen Drain, auch wenn es zusätzliche seitliche Öffnungen hat, besteht darin, daß Gewebe, wie Netz aber auch Darmwand, angesaugt werden und den Abfluß verlegen können. Auch ist die Gefahr einer Druck- und Saugnekrose bei Verwendung von Schlauchdrains aus Kunststoff oder Gummi gegeben. Zudem werden sie durch geronnenes Blut leicht verstopft.

Um eine wirksame Saugdrainage ohne die angeführten Nachteile haben sich Whipple, Brücke u. a. bemüht. Whipple empfiehlt ein *Doppeldrain*, das aus einem weiten, am Ende mit ein- bis zwei seitlichen Löchern versehenen Drain besteht, in dessen Lumen das zur Saugung benützte dünnere Drain mit seitlichen Öffnungen eingebracht ist. Neuerdings werden Doppeldrains zur *Saug-Spüldrainage* empfohlen z. B. zur schnelleren Verödung und primären Heilung einer präsakralen Höhle nach Rektumamputation. Das Doppeldrain besteht aus einem fingerdicken Kunststoff-Drain zum Ableiten und aus einem ihm angelegten dünnen Drain zur Infusion von antiseptischer und antibiotischer Spüllösung.

Das Penrose-Drain ist das von uns am häufigsten verwendete Drain zur Sicherheitsdrainage oder zur Drainage einer lokalen oder diffusen nicht abgekapselten Peritonitis. In Folge seiner Geschmeidigkeit und Glätte reizt es die Serosa kaum, verursacht keine Drucknekrosen, verklebt nicht und läßt sich nahezu schmerzlos entfernen. Diese Gummilaschen werden zwar durch den intraabdominellen Druck zusammengepreßt, leiten aber Flüssigkeit durch ihr spaltförmiges Lumen relativ gut nach außen ab. Diese Dochtwirkung wird noch verstärkt, wenn in das Lumen Mull-Streifen eingebracht werden (Penrose- oder Zigaretten-Drain). Der Gazestreifen sollte zweckmäßig 1 cm vor der Öffnung enden und nicht fasern. Eine seitliche Öffnung, 1–2 cm von der Spitze entfernt, erleichtert vielleicht bei Gummirohr-Drains den Sekretabfluß. Die *Ableitung des Sekrets* kann bei Rohrdrains über einen sterilen Schlauch in ein Gefäß oder einen sterilen Kunststoffbeutel erfolgen, kann aber auch bei geringer Sekretion in einen sterilen Verband abfließen. Letzteres gilt auch für Penrose-Drainagen, welche ebenso wie Rohrdrainagen am besten in einen sterilen Colostomie-Beutel münden.

Technik der Drainage. Grundsätzlich wird ein intraabdominelles Drain immer am Ort der Wahl durch die Bauchdecke geführt und *nie durch die Wunde nach außen* geleitet. Nur bei einer Bauchdeckenwunde, die *nicht verschlossen* wird (z. B. Schnitt für Abszeßeröffnung) kann das Drain durch die Wunde gelegt werden. Man wird das Drain möglichst soweit entfernt von der Laparotomiewunde herausleiten, daß die Drainageflüssigkeit gut in einen Klebebeutel oder Verband abgeleitet werden kann ohne die Heilung der Laparotomiewunde zu gefährden. Ein möglichst kurzer Weg zwischen der Drainageöffnung in der Bauchdecke und dem drainierten intraabdominellen Bereich ist anzustreben. Am Ort der Wahl wird – am besten im Verlauf der Hautspaltlinien – mit dem Skalpell die Haut in einer Ausdehnung von 2–3 cm durchtrennt, die tieferen Schichten der Bauchdecke werden mit der Schere teils scharf, teils stumpf geteilt. Vor Eröffnung des Perito-

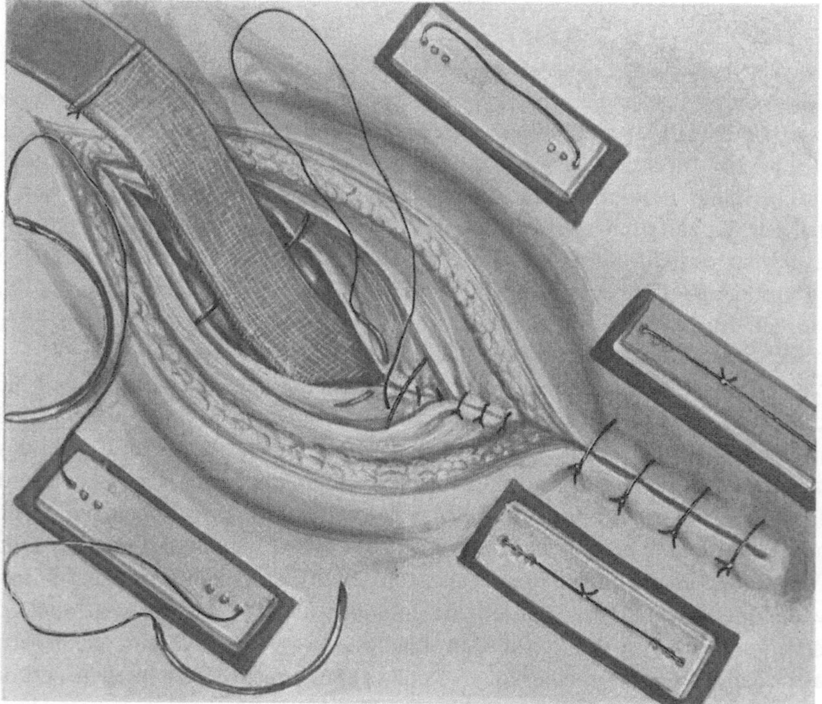

Abb. 38. Verstärkung einer belasteten Bauchdeckennaht durch Unterstützungsnähte. Die Unterstützungsnähte werden durch Haut und Muskulatur geführt. Sie verlaufen außerhalb des Peritoneums. Unterhalb der Unterstützungsnähte wird, wenn irgend möglich, das Peritoneum durch fortlaufende Naht verschlossen. Es folgt dann die Vereinigung der Aponeurosen-Schnittränder durch Einzelknopfnähte. Erst nach vollkommenem Verschluß des Peritoneums und der Bauchdecken, nicht immer der Haut, werden die Unterstützungsnähte geknotet, dabei der Faden aber nicht angespannt, da bei zunehmendem intraabdominellem Druck sonst sehr leicht Drucknekrosen der Haut im Bereich der Kunststoffplatten auftreten können

neum sollte der Operateur mit seiner freien Hand von innen her das Peritoneum gegen die zu tastenden Scherenbranchen spannen und zugleich eine Verletzung der Eingeweide dadurch vermeiden. Durch die Öffnung wird dann von außen eine Kornzange eingeführt, das jeweilige Drain angeklemmt und durch die Bauchdecke nach außen gezogen. Jedes Drain bedarf der *Sicherung*, die entweder durch eine Hautnaht und mehrmalige Ligatur des Fadens um das Drain, Durchstechungsnaht bei Penrose-Drains oder Fixation mit einer sterilen Sicherheitsnadel erreicht wird.

Die Bauchdeckenöffnung sollte immer so groß sein, daß das Drain ohne Mühe durchgezogen werden kann. Es ist besonders wichtig, dies bei Penrose-Drainagen zu beachten. Eine zu enge Bauchdeckenöffnung drückt sonst die weiche Gummilasche so stark ab, daß die Dochtwirkung nicht aufrechterhalten wird. Die bei guter Lage sogar dicken Eiter und Darminhalt nach außen leitende Drainage wird dann nur minimale Flüssigkeitsmengen fördern und eine Verhaltung nicht verhindern.

III. Verstärkung des Wundverschlusses (Bleiplatten- oder Unterstützungsnähte)

Erscheint die Sicherheit des Wundverschlusses gefährdet – dies kann bei starker Adipositas, bei bakterieller Kontamination der Bauchhöhle und -wunde, bei extrem geblähtem Abdomen, bei sehr schwachen Fascienverhältnissen, nach einem post-operativen Darmvorfall und bei Patienten mit vermehrtem postoperativem Hustenreiz der Fall sein (chronische Bronchitis, Pneumonie, Asthma usw.) – so kann man eine Entlastung der Nähte durch sog. Bleiplattennähte oder Unterstützungsnähte (Abb. 38) erreichen:

Vor Beginn des Bauchdeckenverschlusses werden je nach Länge des Schnittes ein oder mehrere Drahtnähte gelegt, die etwa 5 cm lateral der Wunde durch Haut, Fascie und Muskeln bis ventral der Fascia transversalis bzw. des Peritoneum gestochen werden. In dieser Schicht führt man die Nadel bis zum Wundrand vor und dann in den gegenüberliegenden Wundrand ebenfalls in der praeperitonealen Schicht hinein, bis man etwa wieder 5 cm lateral dieses Wundrandes durch alle ventral davon liegenden Schichten nach außen durchsticht. Die Drähte werden zunächst nicht fixiert. Erst nach Wundschluß werden sie durch Bleiplattenwiderlager befestigt. Die Drähte sollen dabei jedoch nicht gespannt werden, da sie nur plötzlich oder allmählich auftretende Mehrspannungen abfangen sollen. Werden sie schon anfangs angespannt, so tritt fast immer eine Drucknekrose der Haut im Bereich der Bleiplatten auf. Sehr wichtig ist bei diesen Verstärkungsnähten die *praeperitoneale* Lage der Nähte dorsal der Muskelfascienschicht.

Kommen die Drähte intraperitoneal zu liegen, so können sie geblähte Darmschlingen durchschneiden oder Gefäße arrodieren. Anstelle von Draht-Bleiplattennähten werden heute auch fertige Sets von Unterstützungsnähten angeboten, die aus zwei rechteckigen gepolsterten Kunststoffplatten bestehen, die durch eine Matratzennaht mittels Polyesterfaden verbunden werden. Die größeren Auflageflächen der Kunststoffplatten sollen gegenüber den Einzelbleiplattennähten die Anfälligkeit der Haut für eine Drucknekrose mindern.

G. Postoperativer Verlauf

I. Ungestörte Wundheilung, allgemeine Therapie

Jede verschlossene Laparotomiewunde wird am Operationsende unter sterilen Kautelen mit einem Verband abgedeckt. Der früher übliche »Mastix-Verband« – Mastixflüssigkeit wird allseitig um die Wunde aufgetragen und die die Wunde bedeckende Mullkompresse durch einen breiteren darübergelegten und am Mastix haftenden Gazestreifen fixiert – ist sicher ein unkomplizierter, für alle Wundgrößen verwendbarer, guter und auch billiger Wundschutz. Sein größter Nachteil ist wohl, daß Mastix sehr häufig und teils auch heftige Hautreaktionen hervorruft; auch muß das sehr stark klebende Mastix bei Verbandabnahme durch Benzin oder Äther von der Haut abgelöst werden. Desgleichen treten leicht klebrige Verschmutzungen bei dem Pflegepersonal, an Wäsche und Instrumenten auf. Heute sind mehrere sehr zweckmäßige und praktische, keine Allergien verursachende, selbstklebende Wundverbände zu erhalten, die steril und in mehreren Größen geliefert und allen Anforderungen gerecht werden.

Luft- und wasserdicht abschließende Verbände sollte man vermeiden, da sich sonst feuchte Kammern im Nahtbereich bilden und die Wundheilung stören können.

Treten *keine Wundbeschwerden* auf (s. S. 59), so braucht man den *ersten Verband* bis zum Ziehen der Fäden *nicht wechseln*. Jede primär vernähte und primär heilende Wunde kann aber nach spätestens 36 Stunden auch ohne Verband belassen werden, sie ist durch die Verklebung der Wundränder vor jedem Eindringen von Krankheitserregern geschützt.

Wir halten einen nur leichten oder keinen Verband nach 2–3 Tagen sogar für günstig, da der Zustand der Wunde dann häufiger kontrolliert werden kann und die Bildung von feuchten Kammern unter dem Verband vermieden wird. Allerdings dringen viele Kranke von sich aus auf eine Wundabdeckung, was man dann nicht abschlagen sollte. Das Entfernen der Hautfäden erfolgt meist in 2 Etappen am 6. oder 7. und am 8. Tag. Man kann die Hälfte der Fäden – z. B. aus kosmetischen Gründen – aber auch jederzeit ab dem 1. postoperativen Tag entfernen, eventuell unter Zugentlastung der Wundränder durch sterile Nahtpflasterstreifen (s. S. 17). Bei Verwendung gefärbten Nahtmaterials kommt das Zurücklassen einer Naht praktisch nicht vor, auch läßt sich dann ein im Stichkanal zurückgebliebener Fadenrest besser erkennen und entfernen.

Als Instrumente zur Hautnahtentfernung bevorzuge man *anatomische Pinzetten* und kleinere, gebogene, spitze Scheren. Das *Entfernen der Nähte* wird auch durch Belassen ca. 1 cm langer Fadenendstücke bei der Hautnaht erleichtert: Der Faden wird an der Knotenseite etwas aus dem Stichkanal gezogen und durchschnitten. Man nehme die Entfernung der Hautfäden immer möglichst schonend vor und sei sich bewußt, daß die Kranken häufig dem Ziehen der Hautfäden ebenso ängstlich entgegensehen wie der vorhergegangenen Operation.

Nach der *Entfernung* der *Hautfäden* ist es nicht notwendig, keimtötende oder antibiotikumhaltige Lösungen, Sprays oder Puder auf die frische Narbe aufzubringen, auch ein weiterer Verband erübrigt sich.

Das Wickeln des Rumpfes mit elastischen Binden oder ähnlichem wird meist von dem Kranken nach größeren Bauchschnitten als sehr wohltuend empfunden, man sei sich aber bewußt, daß diese Maßnahme nicht vor der Ausbildung einer Wundruptur schützen. Die Bandage entlastet die Zugkräfte an den Nähten oder der Narbe nur wenig.

Die *Festigkeit* der Bauchdeckennarbe hängt nicht vom Hautverschluß, sondern von der Reißfestigkeit der Peritoneal- und Fasciennähte ab. Nach 6 Wochen hat eine Wunde ca. 80% ihrer endgültigen Festigkeit erreicht und der Kranke kann sich wieder wie früher belasten. Leichte Gymnastik, Schwimmen, Spazierengehen usw. sind bereits nach 3 Wochen erlaubt.

II. Wundinfektion

Auch nach »aseptischen« Operationen sollte die Operationswunde stets nachgesehen werden, wenn der Kranke Schmerzen im Wundbereich äußert oder wenn eine Temperatur- oder Pulssteigerung auftritt. Eine Wundinfektion ist anzunehmen, wenn eine Rötung der Wundränder, Verhärtung des Unterhautzellgewebes der Wundumgebung, Druckschmerz oder Schwellung sich einstellen. In einem solchen Falle sollten ein bis mehrere Nähte entfernt und – wenn sich keine Besonderheiten zeigen – die Wunde feucht (30%iger Alkohol, physiologische Kochsalzlösung usw.) verbunden werden. Eine blande Infektion des Subcutangewebes klingt damit meist ab. Tritt aber aus dem Stichkanal oder aus der sich spontan öffnenden Hautwunde nach Ziehen zweier Fäden Sekret aus, oder verstärkt auch nur die örtliche Untersuchung der Wunde den Verdacht auf eine Infektion, so schiebt man eine Pinzette an einer Stelle zwischen den Nähten in die Tiefe. Quillt dann Eiter hervor, so ist die Diagnose gesichert. Die Wunde ist in Narkose im Bereich der Infektion zu öffnen und zwar möglichst im ganzen Ausmaß, so daß keine Tasche oder Höhle zurückbleibt. Wenn möglich, sollten aber die Nähte der praeperitonealen Fascienreihen erhalten oder zumindest nur in begrenztem Maße entfernt werden um einen späteren Narbenbruch zu verhüten. Beläßt man bei infizierten Bauchdeckenwunden Taschen-, Höhlen- oder Gangbildungen, evtl. auch unterteilt durch Haut- oder Gewebsbrücken, so besteht nicht nur die Gefahr der weiter fortschreitenden Wundinfektion (evtl. auch zur Bauchhöhle hin), auch die Heilung dauert insgesamt länger und führt häufig zu langen Fisteleiterungen bis alle Fäden abgestoßen oder entfernt sind. Gelingt es nicht, solche Fäden mit dem Fadenfänger zu »fischen«, so wird die Hautnarbe in der Umgebung der Fistel gespalten, der Faden aufgesucht und herausgezogen. Sind alle Fäden entfernt, heilt die Fistelwunde in wenigen Tagen ab. Etwas anderes ist es, wenn nach einer Laparotomie eine mit einem *Hohlorgan* in Verbindung stehende Fistel entsteht, wie es nach einer Appendektomie im akuten Anfall oder nach einer Cholecystektomie oder einer Magenresektion vorkommen kann. Die Beseitigung derartiger Intestinalfisteln ist beschrieben. – Die Behandlung infizierter Wunden erfolgt mit feuchten Verbänden, Entfernen nekrotischen Gewebes, Einlegen von Drainagen etc. Nur selten kann eine sekundär heilende Wunde später wieder vernäht werden.

III. Postoperative Wundruptur (Darmvorfall)

Ohne daß ein Fehler im Verschluß der Bauchdecke vorzuliegen braucht, kann sich eine Bauchdeckenwunde wenige Tage bis Wochen nach der Operation unter dem *Vorfall von Baucheingeweiden* wieder öffnen. Meist ist die Ursache des Nachgebens der Bauchdecken eine Infektion der Wunde. Aber auch Kranke mit Ernährungsstörungen, Eiweißmangel, Tumor- oder Peritonitiskranke, Diabetiker, sehr adipöse Patienten und Kranke mit starkem Husten erleiden gehäuft diese Komplikation, wenn sie auch insgesamt gesehen heute doch eher selten auftritt. Bevorzugt ereignet sich der Vorgang an *medianen Laparotomiewunden*, oft ohne alarmierende Erscheinungen. Man wird in der Regel weniger durch einen Schmerz, als durch das Nässen der Wunde oder durch unter dem Verbande vorquellende Darmschlingen auf das Ereignis aufmerksam. Wird die Eventeration durch einen größeren Verband verdeckt, so können die Schlingen längere Zeit unbemerkt vor den Bauchdecken liegen. Meist findet man nach der Abnahme des Verbandes vor der Wunde einige geblähte, mit einer Fibrinschicht überzogene Dünndarmschlingen oder das Colon transversum, aber auch das vorgewölbte Netz. Die tieferen Bauchdeckenschichten sind häufig in größerem Ausmaß als die Haut geplatzt, so daß sich die Darmschlingen zum Teil oder sogar vollständig noch in einer subcutanen Tasche befinden.

Die erste Sorge ist, einen weiteren Vorfall von Eingeweiden zu verhüten. Der Wundbereich wird steril abgedeckt, wobei man durch kräftiges Wickeln mit einem Tuch oder provisorisch mit einem Pflaster-Verband versucht, einen gleichmäßigen, stetigen Druck auf die Bauchwunde auszuüben. Sobald wie möglich sollte die operative Wundversorgung folgen: Nach Einleitung der Narkose wird die Umgebung der Wunde rasch desinfiziert und abgedeckt. Die Därme werden von groben Schmutzteilen und Fremdkörpern mechanisch oder durch Abspülen mit Kochsalzlösung befreit, sonst aber ohne weitere Desinfektion durch Anheben der Bauchdecken und durch Einstopfen in die Bauchhöhle zurückgelagert.

Wenn ohne zu großen Zeitverlust möglich, sollten die von der Voroperation zurückgebliebenen Nähte aus nicht resorbierbarem Nahtmaterial unter Schonung der Wundrandstrukturen entfernt werden, um spätere langwierige Fisteln zu vermeiden.

Ein schichtweiser Wundverschluß wird nach einem Platzbauch nicht mehr durchgeführt, die Wunde wird mit durchgreifenden Einzelnähten geschlossen, die außer der Haut durch alle Schichten gelegt und bei Spannung der Wundränder eventuell geklöppelt werden. Immer wird man auch mehrere Drahtplatten- oder Unterstützungsnähte (s. S. 57) legen. Nach einer postoperativen Wundruptur wird die Haut nicht oder nur mit ganz wenigen Nähten verschlossen. Mit Verabreichung von Antibiotica sollte, auch wenn keine sichtbare Infektion vorliegt, zur Vermeidung einer Peritonitis schon intraoperativ begonnen werden. Weiterhin ist auf eine positive Stickstoffbilanz (anabole Hormone, hyperkalorische parenterale Ernährung) und rasche Wiederkehr der Darmtätigkeit Wert zu legen. Die Prognose dieses Zwischenfalles ist merkwürdig gut, die Wundheilung ist in den meisten Fällen zufriedenstellend.

IV. Wiedereröffnung der Bauchhöhle

1. Postoperativ

Wird man durch einen *postoperativen* Zwischenfall zur Wiedereröffnung einer Laparotomiewunde genötigt, so wird die Wunde nach üblicher Desinfektion der Haut – auch im Nahtbereich – nach Abdeckung des Operationsfeldes Schicht für Schicht unter Herausnahme möglichst aller Fäden (hier bewährt sich die Verwendung gefärbten Nahtmaterials) geöffnet und auseinandergedrängt, die Wundränder abgedeckt und der Eingriff durchgeführt.

Liegt der Ersteingriff nur wenige Tage zurück, muß der Bereich des Hautschnittes nicht excidiert werden, spätestens nach Ziehen der Fäden aber – also ab dem 6.–8. Tag – empfiehlt sich die Excision der frischen Hautnarbe, wie unten beschrieben. Liegt keine Infektion vor, fand der Eingriff unter streng aseptischen Bedingungen statt und konnten alle Schichten der Bauchdecken bei der Eröffnung einwandfrei erhalten werden, dann kann die Bauchwunde wieder in üblicher Weise schichtweise verschlossen werden. Andernfalls empfiehlt es sich, Peritoneum, Fascien und Muskeln mit durchgreifenden Einzelnähten zu verschließen. Bei einer Infektion verzichten wir meist auch auf einen Hautverschluß, der nur selten nach Säuberung der Wunde nachgeholt werden kann.

2. Spätere Relaparotomie

Wenn Monate oder Jahre nach einer Bauchoperation erneut die Indikation zur Laparotomie gestellt wird, hängt die Wahl des Schnittes von Lage und Befund der Laparotomienarbe und der akuten Diagnose ab (s. auch S. 49 ff.). Entscheidet man sich zur Wiedereröffnung in der alten Narbe, so wird diese im Haut- und Subcutanbereich mit dem Skalpell umschnitten, an beiden Enden mit Kocher-Klemmen gefaßt, hochgehoben und excidiert. Schon in der Subcutanschicht muß man dabei mit der Möglichkeit rechnen, daß aufgrund einer Wundheilungsstörung oder eines technischen Fehlers beim ersten Wundverschluß eine Narbenhernie oder eine Vorwölbung von Baucheingeweiden in der Narbe unerkannt bestehen kann und die Gefahr der Eröffnung eines abdominellen Hohlorgans gegeben ist. Die Darstellung der Bauchdeckenschichten sollte versucht und letztere dann möglichst übersichtlich durchtrennt werden. Dabei ins Blickfeld geratendes altes Nahtmaterial wird sorgfältig entfernt, aber nicht um den Preis der Gewebezerfaserung. Bei schwieriger Präparation bewährt sich die scharfe Eröffnung mit dem Skalpell bei kräftigem Auseinanderziehen und Hochheben der Wundränder durch scharfe Haken oder durch in die Fascienschichten eingesetzte Mikulicz-Klemmen. Ist an einer Stelle die freie Bauchhöhle eröffnet, werden langsam und schrittweise allfällige Verwachsungen stumpf oder scharf, aber immer unter Sicht des Auges durchtrennt. Immer wieder hilft das kräftige Hochziehen der Bauchdecken ganz wesentlich, die Adhäsionen so weit anzuspannen, daß die richtige Schicht zur Durchtrennung dargestellt werden kann. Im Zweifelsfall wird man sich immer an die *peritoneale* Gewebsschicht halten, um Darmverletzungen vorzubeugen. Netzverwachsungen durchtrennt man tunlichst zwischen Klemmen, da sie sonst häufig Anlaß zu Nachblutungen geben.

Treten beim Lösen von Verwachsungen Defekte an der Magen- oder Darmserosa auf, oder wird der Darm eröffnet, so erfolgt sofortige Nahtversorgung. Die an sich schon sehr verletzliche Serosa des Dünn- und Dickdarms, sowie der anderen Baucheingeweide wird durch Serosaverklebungen und Verwachsungen noch fragiler und bedarf besonders sorgfältiger Behandlung. Hierzu eignen sich feuchte Bauchtücher, Rollgaze und Stieltupfer besser als trockene. Dies gilt natürlich auch für vorgelagerte Eingeweideabschnitte, die sorgfältig gegen Austrocknung und Auskühlung zu schützen sind, aber auch vor der Wärmeeinwirkung durch Operationslampen.

Der Verschluß der in einer alten Narbe eröffneten Bauchdecke erfolgt in üblicher Weise, wenn die Bauchdeckenschichten einzeln dargestellt werden konnten; evtl. kann man auch durch weitere Narbenexcision die richtigen Schichten aufsuchen und darstellen. Doch dürfen dadurch nicht zu starke Wundranddefekte entstehen, insbesondere sollte *keine zu weite Umschneidung der Hautnarbe* erfolgen. Gelingt die Darstellung der Schichten nicht, so kann man doch meist eine fortlaufende Peritonealnaht durchführen und die übrige Bauchdecke dann mit durchgreifenden Einzelnähten verschließen, die Haut wird gesondert geschlossen, wobei auf exakte Adaptation der häufig inkongruenten Hautränder Wert zu legen ist. Die Peritonealnaht muß nicht erzwungen werden. Das Bauchfell kann auch in die durchgreifenden Einzelnähte einbezogen werden. Bei unkompliziertem Operationsverlauf wird nur selten eine Sicherung des Wundverschlusses durch Stütznähte oder Bleiplattennähte notwendig werden.

Literatur

Allgöwer, M., Hasse, J., Herzog, B.: Colonresektionen. Chirurg **42,** 1 (1971)

Brücke, v. H. G.: Die Eingriffe am Gallensystem. Wien: Maudrich 1956

Brücke, v., H. G.: Prinzip und Technik des Saugens im Luftstrom. Arch. klin. Chir. **209,** 146 (1958)

Drüner, L.: Studien über die vorderen Bauchwandnerven und über die Bauchschnitte. Bruns. Beitr. klin. Chir. **124,** 583 (1921)

Heaney, J. P., Humphreys II, G. W.: The right thoraco-abdominal approach. Ann. Surg. **128,** 948 (1948)

Hegemann, G.: Allgemeine Operationslehre. Bd I/1, 2. Aufl. Allgem. u. spez. chirurg. Operationslehre. Berlin, Göttingen, Heidelberg: Springer 1958

Kapral, W.: Der schräge Oberbauchschnitt für Eingriffe am Gallensystem. Chir. Praxis **14,** 581 (1970)

Kirschner, M.: Ein neues Verfahren der Oesophagoplastik. Arch. klin. Chir. **114,** 606 (1920)

Körner, W.: Kosmetische Schnittführung bei der Appendektomie. Zbl. Chir. **14,** 2166 (1961)

Lanz, T., v.: Praktische Anatomie der Bauchwand. Langenbecks Arch. klin. Chir. **304,** 249 (1963)

Martius, H.: Die gynäkologischen Operationen und ihre topographisch-anatomischen Grundlagen. Stuttgart: Thieme 1947

Penrose, Ch., B.: Drainage in abdominal surgery. Jama **14,** 264 (1890)

Rieder, W.: Schnittführung bei Operationen an den Gallenwegen unter Berücksichtigung der postoperativen Hernien. Zbl. Chir. **1932,** 583

Struppler, V.: Verlängerung des Pararektalschnittes vom Oberbauch mit Schonung des Rectusnerven. Zbl. Chir. **1942,** 216

Zander, P.: Die Spannungsgesetze der Bauchwand und ihre Beziehungen zu den Schnittverfahren und den Narbenbrüchen. Arch. klin. Chir. **206,** 198 (1944)

Zenker, R.: Die Eingriffe in der Bauchhöhle. Bd. VII/1, 2. Aufl. Allgem. u. spez. chirurg. Operationslehre. Hrsg.: N. Guleke, R. Zenker. Berlin, Göttingen, Heidelberg: Springer 1951

II. Die allgemeinen Eingriffe am Magen-Darm-Kanal

Von R. Zenker, S. v. Bary, München und K. Reichel, Hannover

A. Die allgemeine Technik der Eröffnung und der Durchtrennung des Magen-Darmkanals

Die verschiedenen Operationsverfahren am Magen-Darmkanal bestehen im Grunde immer wieder aus dem Aneinanderreihen einiger, sich im wesentlichen gleichbleibender Einzelmaßnahmen. Es handelt sich stets darum, den Magen-Darm-Kanal an irgendeiner Stelle *zu öffnen*, *zu schließen*, einen Teil des Magen-Darmkanals *zu entfernen*, zwei Abschnitte *miteinander zu verbinden*, oder einen Darmteil *nach außen zu leiten*. Diese Aufgaben werden in jedem Abschnitt des Magen-Darmkanals im wesentlichen mit der gleichen Technik gelöst.

Da der Inhalt des Magen-Darmkanals zumeist mehr oder minder infektiös ist (s. S. 80), eröffnen wir mit der Durchtrennung der Intestinalwand mitten in unserem Operationsgebiet eine Infektionsquelle. Der Inhalt des Magen-Darmkanals ist um so infektiöser, je näher er dem analen Ende des Darmes liegt. Der Mageninhalt ist wegen seines sauren Milieus verhältnismäßig keimarm, der Inhalt des Mastdarms dagegen infolge der in ihm enthaltenen Mischflora schon unter normalen Bedingungen hoch infektiös.

Bei Stauungen und Zersetzungsvorgängen z. B. beim Darmverschluß oder bei jauchig zerfallenen Carcinomen wird die Virulenz der Bakterien erheblich gesteigert. Der *Gefahr der Verschleppung keimhaltigen Magen-Darminhaltes* auf dem Bauchfell und vor allem in die Bauchdeckenwunde begegnet man, indem vor der beabsichtigten Eröffnung – abgesehen von der üblichen bereits geschilderten Abdeckung des Operationsfeldes und des Bauchdeckenschnittes (s. S. 9) – Magen und Darm sowie das große Netz noch einmal besonders sorgfältig mit feuchten Kompressen gegen die Umgebung abgegrenzt werden. Um aber das Austreten von Darminhalt in größerer Menge überhaupt zu verhindern, klemmt man den nach beiden Seiten leer gestrichenen Darm mit zwei federnden, stoffüberzogenen Klemmen ab, ohne jedoch Mesenterialgefäße zu drosseln, oder man saugt den Darminhalt zwischen zwei Haltefäden oder einer Tabaksbeutelnaht mit Hilfe einer Siebsonde (s. Abb. S. 344), oder eines Brücken-Drains ab. Bei übervollem Darm (Ileus) kombiniert man zweckmäßig beide Maßnahmen miteinander, um möglichst jede Verunreinigung des Bauchfells zu verhüten (über die Absaugung des Darms mittels Darmsonden, s. S. 341).

Konnte der Magen-Darmabschnitt *vor* der Eröffnung nicht abgeklemmt und leergesaugt werden, und stört das ständige Ausfließen des Inhalts die Übersicht, wie es z. B. bei der Eröffnung des Duodenums bei Eingriffen an der Vaterschen Papille der Fall sein kann, so wird das Lumen *nach* der Eröffnung mit einem Siebsauger entleert. Ein Abdichten des Darmlumens nach beiden Richtungen durch einen mit einem Faden armierten Gazetampon erübrigt sich.

Über die *Verminderung des Keimgehaltes des Dickdarms* durch schwer resorbierbare Chemotherapeutica und Antibiotica und über die Vorteile und Nachteile dieser Verfahren s. S. 86.

Im allgemeinen vermeide ich das Anlegen selbst von weichen Klemmen. Soll ein Darmabschnitt wegfallen, wie bei der Magen-Darmresektion, dann wird er zwischen hart gefederten oder besonders geriffelten und gezähnelten Klemmen nach Payr, Moynihan, Nakayama, Satinski, Glover u. a., oder mit Hilfe der dreiteiligen de Martellschen Klemme, oder zwischen den Klammerreihen der Nähapparate nach Petz (Abb. 4) bzw. der russisch-amerikanischen Systeme (Abb. 5 u. 6) durchtrennt. Hinsichtlich der Technik im einzelnen sei auf die speziellen Abschnitte verwiesen.

Die *Durchtrennung der Magen-Darmwand* erfolgt entweder mit dem Skalpell, der Schere oder dem elektrischen Messer bzw. einer elektrischen Nadel. Die Verwendung des elektrischen Messers hat den Vorteil, daß sich die Operation nahezu bluttrocken vollzieht. Manche Operateure befürchten eine Beeinträchtigung der Heilung bei Verwendung des elektrischen Messers. Wir haben bei serosaüberzogenen Magen-Darmabschnitten nie Störungen der Heilung von Darmincisionen oder -anastomosen beobachtet, wenn man nur wenig-coagulierende Stromstärken anwendet. Da aber stets eine geringe Nekrose des Schnittrandes entsteht, benütze ich das elektrische Messer nicht an Intestinalabschnitten ohne Serosa, also nicht am Oesophagus und am Rectum.

Die Voraussetzung für eine sichere Verhütung von *Blutungen aus der Magen-Darmwand* ist das klemmenlose Operieren. Im übrigen begegnet man der Gefahr sekundärer Nachblutung am *Magen* möglichst durch vorausgehende Unterbindung oder Umstechung der Schleimhautgefäße (s. S. 236 und Abb. 4a und 4b), am *Darm* durch Fassen der blutenden Gefäße mit kleinen Klemmen (Halsted-Klemmen) und durch Ligieren oder Coagulieren. Eine sorgfältige Blutstillung besonders am Magen ist auch bei Anwendung einer fortlaufenden Schleimhaut- oder Dreischichtennaht erforderlich.

Bei Durchtrennung der Magen-Darmwand ist zu berücksichtigen, daß man bei jedem Nahtverschluß Intestinalwand verbraucht, wodurch das Lumen verengert wird. Zur Vermeidung einer derartigen Verengerung eröffnet man das Intestinum längs und vernäht es quer. Ist der *Längsschnitt am Magen oder Darm* sehr ausgedehnt, so ist eine Quernaht entweder überhaupt nicht durchführbar, oder nur unter Entstehung von seitlichen Bürzeln. Unter solchen Umständen ist es besser, Magen oder Darm in der Längsrichtung einreihig zu verschließen (Abb. 1). Es sei hier bemerkt, daß die *quere Eröffnung des Magens oder von Darmabschnitten* nicht grundsätzlich falsch, gelegentlich sogar vorteilhaft ist, nämlich dann, wenn man auf den zu entfernenden Tumor (zumeist ein mehr oder minder gestieltes Papillom) oder auf einen von außen fühlbaren Fremdkörper (z. B. ein verschlucktes Gebiß oder ein Gallenstein), der sich gegen die Magen- oder Darmwand drängen läßt, schneidet oder wenn man eine Blutung aus einer Anastomose stillen will. Man muß sich nur bewußt sein, daß man den Querschnitt nicht erweitern kann, und daß er am Darm keinen so ausgedehnten Einblick in den zu- und abführenden Darmschenkel gestattet. Sehr günstig ist der Querschnitt – am besten zwischen einer Tabaksbeutelnaht – zum Einführen eines Endoskops, da er das Instrument dicht umschließt und nicht in der Längsrichtung ausreißt. Den Querschnitt vernähe ich nach Möglichkeit einreihig.

Handelt es sich um das *Anlegen eines längeren Schnittes* in einer bestimmten Richtung, z. B. um die Eröffnung des Magens oder des Darmes *zur Herstellung einer Anastomose*, so ist es zweckmäßig, sich die Trennungslinie auf der Serosa mit dem Skalpell oder dem elektrischen Messer zunächst oberflächlich vorzuzeichnen und erst dann die Durchtrennung aller Schichten vorzunehmen, da sich besonders die Darmwand beim Anfassen und Schneiden kontrahiert, wodurch die Schnittlinie dann ungleichmäßig wird. Nachdem die Schnittlinie in einer der geschilderten Weise gekennzeichnet ist, wird das Intestinum in der Mitte dieser Linie zwischen zwei eine Falte aufhebenden chirurgischen Pinzetten in kleiner Ausdehnung eröffnet. In die Öffnung wird eine schmale Isolierrinne geschoben, die die vordere Wand unter dem angezeichneten Strich von der hinteren Wand abhebt. Die Durchtrennung des Intestinums wird auf der Isolierrinne mit dem elektrischen Messer oder mit einem der anderen genannten Instrumente in der vorgezeichneten Richtung vollendet.

Vor einer *queren Kontinuitätstrennung* des Magens oder des Darmes muß man zunächst das Intestinum ausreichend von seinem Mesenterium befreien, was als Skelettierung bezeichnet wird, damit für die spätere Versorgung der Querschnitte in Form der Einstülpung oder der Anastomosierung ausreichend Spielraum zur Verfügung steht. Die Technik der Durchtrennung des Intestinums wird in den speziellen Kapiteln dargestellt.

Hinsichtlich der *Verwendung von Nähapparaten* sei auf Seite 75 verwiesen. Das beste, sauberste und schnellste Verfahren der Durchtrennung eines Intestinums ist das mit dem Petzschen Nähinstrument (Abb. 4, 5, 6) oder mit den modernen russisch-amerikanischen Auto-Suture-Instrumenten, so daß diese Methode für mich das Normalverfahren darstellt. Da die beiden durch die quere Durchtrennung eines Intestinums entstandenen Schnittflächen als keimbeladen zu betrachten sind, werden sie, wenn sie während der weiteren Manipulationen im Operationsgebiet verbleiben – wie z. B. das orale Duodenum mit Antrum bei der Magenresektion oder die beiden Schenkel des Dickdarms bei Colon- und Rectumresektionen– in eine Kompresse eingehüllt oder mit einem Gummicondom überzogen.

Bleibt das durchtrennte Intestinum auf die Dauer im Körper zurück, so muß die Absetzungsstelle, z. B. der Duodenalstumpf, die kleine Kurvatur des Magens oder Dünn- und Dickdarmstümpfe entsprechend versorgt werden, wie das im nächsten Abschnitt beschrieben ist, um die Entstehung von Fisteln oder einer Peritonitis zu verhüten. Die aus den Klammerreihen oder den Klemmen herausragende Schleimhaut besonders im Bereich des Dickdarms – so auch der Appendixstumpf – wird nach allgemeinem Brauch mit Jodtinktur oder einer anderen Desinfektionslösung bestrichen, in dem Bestreben, die Schnittflächen zu entkeimen. Der Nutzen dieser Maßnahme ist nicht erwiesen. Sie erübrigt sich bei Verwendung der Klemme nach de Martell, da nach eingehenden bakteriologischen Untersuchungen die Schnittflächen nach diesem Vorgehen keimfrei sind. Alle Instrumente, die beim Öffnen des Magendarmkanals benutzt werden, gelten als infiziert und werden nach Beendigung dieses infektiösen Aktes sofort durch neue Instrumente ersetzt. Sämtliche an der Operation Beteiligten säubern zu diesem Zeitpunkt ihre Gummihandschuhe in einer Desinfektionslösung (0,2%ige Merfenlösung) oder ziehen sich vollständig um. Währenddessen hat stets eine Person das Operationsgebiet zu überwachen. Sehr zweckmäßig ist es, wenn die Operationsschwester zu dem Zeitpunkt, zu dem das Intestinum eröffnet wird, ein rotes Tuch über den Instrumententisch bis in das Operationsgebiet breitet, auf das sie alle Gegenstände (Instrumente, Kompressen, Nahtmaterial) legt, die voraussichtlich benötigt werden. Das Tuch mit allen darauf befindlichen Gegenständen wird nach Beendigung des infektiösen Operationsaktes entfernt. Achtet die Schwester während dieses »unreinen« Operationsaktes streng darauf, Instrumente, Nahtmaterial und Kompressen, die sie über das vorgesehene Ausmaß hinaus benötigt, nur mit einer sterilen Zange oder Pinzette aus dem streng aseptischen Bereich zu holen, so wird durch die geschilderte Maßnahme einer Keimverschleppung bei offenem Intestinum und der Verunreinigung des Hauptinstrumentariums erfolgreich vorgebeugt.

B. Die allgemeine Technik des Verschlusses von Öffnungen des Magen- und Darmkanals

Mit Rücksicht auf den infektiösen Inhalt des Magendarmkanals und auf die große Empfindlichkeit der Bauchhöhle gegenüber einer *fortgesetzten* Infektion muß jede Öffnung im Magendarmkanal alsbald wieder sorgfältig verschlossen werden. Der geforderte Abschluß kann in der Weise bewerkstelligt werden, daß eine seitliche Öffnung *vernäht*, ein querdurchtrenntes Darmstück *endständig verschlossen*, die Öffnung zweier Darmteile miteinander *anastomosiert* oder eine Magen-Darmöffnung unter Abschluß gegen die freie Bauchhöhle dauernd mit der Oberfläche des Körpers in Gestalt einer *Fistel* (Gastrostomie, Ileostomie, Colostomie) verbunden wird. Die Aufgabe jeder Magendarmnaht ist der baldige organische Abschluß bei sofortiger und dauernder Dichte gegenüber Flüssigkeit und Gasen. Eine sichere Adaptation bei gut erhaltener Durchblutung wird durch sparsame Skelettierung, spannungsfreie Vereinigung, geringe Traumatisierung und subtile Blutstillung erreicht. Auf die *Blutstillung* allein durch die Anastomosennaht soll man sich nicht verlassen; die blutenden Gefäße müssen unterbunden, umstochen oder coaguliert werden. Die Dichte einer Magen-Darmnaht kommt durch eine innerhalb weniger Stunden erfolgte Verklebung der Serosa zustande. In experimentellen Untersuchungen konnte mein Schüler Reichel nach 4 Stunden erst bei einem Darminnendruck von 140 bis 160 mm Hg eine Durchlässigkeit der Nahtreihe feststellen. Für die *Festigkeit* ist die Submucosa (»the skin of sausage«) entscheidend, auf deren Bedeutung als Widerlager der Naht Halsted bereits 1887 hingewiesen hat. Schon nach etwa 10 Tagen ist die Naht so fest wie die intakte Darmwand. Nach Priesching korrelliert die »aktuelle Belastbarkeit« mit dem gewählten Nahtabstand; dagegen hängt die »reperative Leistung« von der Zugstärke ab, wobei sich die Variationen der Zugstärke wesentlich mehr auf die Wundheilung auswirken als die Variationen der Nahtabstände. Ein zu stark angezogener Faden ergibt nur eine hohe *Anfangs*festigkeit, infolge der hierbei erzeugten Anämie ist aber die Heilungstendenz geringer als bei niedriger Zugstärke.

Die Wundränder können invertiert, evertiert und »auf Stoß« adaptiert werden. Die Standardmethode ist die *invertierende* Naht. Sie ermöglicht einen sicheren sero-serösen Kontakt und damit eine für Flüssigkeit und Gase dichte Verklebung innerhalb weniger Stunden. In neuerer Zeit wird wieder die *evertierende* Naht wegen ihrer geringen Stenoseneigung propagiert, sie scheint jedoch häufiger insuffizient zu werden und verursacht stärkere Verwachsungen. Eine gewebliche Kontinuität, d. h. eine nicht deformierende Vereinigung von Serosa mit Serosa, Muscularis mit Muscularis und Mucosa mit Mucosa wird durch die von Gambee 1951 angegebene »*Naht auf Stoß*« erreicht. Der hierdurch erzielte frühzeitige vasculäre Durchbau der Naht bedingt eine hohe Reißfestigkeit bei geringer Stenoseneignung.

Der Faden kann bei jeder Art der Nahttechnik *fortlaufend geführt* oder *einzeln geknotet* werden. Mit der *fortlaufenden Naht* spart man Zeit und Material. Bei gleicher Schlaufenspannung werden die Wundränder in ihrer Gesamtausdehnung adaptiert. Als Nachteile der fortlaufenden Naht kann man anführen, daß das Lumen etwas eingeengt wird, daß bei zweireihiger Magen-Darm-Naht mit fortlaufender Schleimhaut- oder Dreischichtennaht das sich zwischen den beiden Nahtreihen bildende Sekret nicht nach dem Intestinallumen abfließen kann, daß Infektionen möglicherweise fortgeleitet werden und daß die Blutzufuhr leichter gedrosselt wird und so die Gefahr der Wundrandnekrose besteht. Reißt ein Faden an einer Stelle oder geht ein Knoten am Ende auf, so kann die ganze Nahtreihe abgleiten. Jede fortlaufende Naht sollte daher durch Einzelknopfnähte gesichert werden. *Einzelknopfnähte* haben den Vorteil, daß sie Lücken in der Naht freilassen, durch die das Wundsekret nach dem Darmlumen abfließen kann, daß durch den rechtwinklig zum Wundspalt verlaufenden Faden eine Raffung vermieden wird, und daß die Wundränder in ihrer Durchblutung am wenigsten gestört werden und trotzdem ausreichend adaptiert sind. Der Nachteil der Einzelknopfnähte besteht darin, daß sie mehr Zeit in Anspruch nehmen, daß mehr Fremdmaterial versenkt wird, und daß durch das ständige Knüpfen Hände und Instrumente intensiver verschmutzt werden. Im allgemeinen vereinige ich bei schmalen End-zu-End- oder End-zu-Seit-Anastomosen die Serosa-Muscularis-Schichten durch Knopfnähte ebenso die Schleimhaut bzw. Schleimhaut-Muscularis, wenn ich nicht eine einreihige sero-muskuläre Naht vorziehe. Bei etwas breiteren Seit-zu-Seit-Anastomosen führe ich sowohl die sero-muskuläre Naht als auch die innere Naht fortlaufend aus, wobei man die äußere Naht sowohl hinten wie vorne zur Adaptation und Festigung mit 2–3 Knopfnähten sichert. An schwer zugänglichen Stellen kann die genaue Führung der einzelnen Stiche dadurch besonders schwierig werden, daß die zu anastomosierenden Abschnitte des Magen-Darmkanals nach Knüpfen der ersten Naht den weiteren Zugang zu der in der Tiefe gelegten Nahtstelle versperren, wie es nach einer Kardiaresektion bei der Anastomosierung von Oesophagus mit Magen oder aber auch bei der Verbindung von Magen und Duodenum beim Billroth I der Fall sein kann. In derartigen Fällen kann man sich die Ausführung der hinteren Nahtreihe in Form einer *Klöppelnaht* erleichtern: Es werden zunächst sämtliche Fäden durch die Darmwände gelegt, ohne daß die einzelnen Fäden geknüpft werden. Die beiden zueinander gehörigen Fäden jeder Naht werden mit einer Klemme zusammengefaßt und der Reihe nach gestapelt. Erst nachdem sämtliche Fäden der Nahtreihe gelegt sind, werden sie nacheinander geknüpft.

Die Magen-Darmnaht wird nach den durch den Faden erfaßten Wandschichten als *ein- oder mehrschichtige* Naht bezeichnet; so ist die sero-muskuläre Naht zwei- und die durchgreifende Naht dreischichtig. Daneben unterscheidet man je nach den übereinandergelegten Nahtetagen zwischen *ein- oder mehrreihigen* Nähten. Die seromuskuläre Lembert-Naht ist einreihig, durch eine zusätzliche Schleimhaut- bzw. Dreischichtennaht nach Albert wird sie zweireihig. Manche Schulen (v. Eiselsberg, 1897) empfehlen eine dreireihige Naht (Lembert-Naht plus sero-muskuläre Naht plus Schleimhautnaht), was der Vollkommenheit wegen erwähnt werden soll. Die dreireihige Naht hat sich als unnötig und sogar schädlich erwiesen.

Die verschiedenen Nahtverfahren

Es gibt eine große Anzahl von Nahtverfahren, die in geübten Händen ziemlich gleiche Ergebnisse aufweisen. Die Zuverlässigkeit einer Magen-Darmnaht hängt von der Sorgfalt ihrer Ausführung ab. Für den Praktiker genügt zumeist ein Verfahren, das er jedoch vollkommen beherrrschen muß, und das er je nach den Gegebenheiten wandeln und ergänzen kann.

Die *sero-muskuläre Naht* (Lembert-Naht). Am Beginn der stürmischen Entwicklung der Magendarmchirurgie steht die Einführung der die Darmserosa breit adaptierende Nahttechnik durch Lembert (1826). Sie ist die Grundlage jeder Naht zum Verschluß einer Magen-Darmöffnung oder zur Erstellung einer Magen-Darmanastomose. An nicht mit Serosa überzogenen Intestinalorganen (Oesophagus, Rectum, dorsale Abschnitte von Colon ascendens und descendens) besteht sie sinngemäß aus einer muskulären Naht, die hinsichtlich einer fistellosen Heilung nicht so sicher ist, da sie der Verklebungsfähigkeit der Serosa entbehrt, die wenigstens an einem Intestinalschenkel fehlt. Auf besondere Maßnahmen zur Sicherung dieser Naht wird auf S. 293 hingewiesen. Bei der nach Czerny modifizierten Lembert-Naht wird ca. 3 mm vom Wundrand entfernt in die Serosa eingestochen und dicht vor der Schleimhaut ausgestochen. Am anderen Wundrand sticht man dicht vor der Schleimhaut ein und ca. 3 mm weit in der Serosa aus. Man erhält so eine in etwa schichtgerechte Adaptierung der Wundränder (Abb. 1). Diese alleinige einreihige Lembert-Czerny-Naht ohne zusätzliche Schleimhaut- oder Dreischichtennaht genügt nach meinen langjährigen Erfahrungen zum sicheren Verschluß einer Intestinalöffnung und zur Anastomosierung von Intestinalabschnitten. Die Schnittränder der Schleimhaut legen sich auch *ohne* zusätzliche Naht aneinander und verkleben schnell miteinander, wie experimentelle Untersuchungen meines Schülers Reichel gezeigt haben. Wir haben den Eindruck, daß eine solche einreihige Lembert-Czerny-Naht ohne Schleimhautnaht ein weites Lumen hinterläßt und später weniger zur Schrumpfung neigt, was röntgenologisch besonders bei Dickdarmanastomosen nachzuweisen ist. Inwieweit zusätzlich zur seromuskulären Naht eine *Adaptation der Schleimhaut* durch Einzelnähte oder fortlaufende Naht notwendig, sinnvoll, unnötig oder sogar unzweckmäßig ist, wird verschieden beantwortet und ist auch in keiner Weise durch die Erfahrung und durch Experimente entschieden.

Eine besondere Art der sero-muskulären Naht stellt die Halstedsche U-Naht dar (Abb. 2), eine einzelne Doppelnaht, die die Serosaflächen besonders breit aneinander fügt. Wie bei der Lembert-Naht erfaßt man zuerst auf jeder Seite eine Serosa-Muscularis-Falte senkrecht zur Schnittrichtung, dreht dann die Nadel im Halter um 180 Grad und durchsticht nun in der entgegengesetzten Richtung die beiden äußeren Schichten der Magen- oder Darmwand. Die Halsted-U-Naht wird meist als Klöppelnaht gelegt. Nach dem Knoten verlaufen die sichtbaren Teile der Einzelfäden parallel – und nicht wie bei der Lembert-Naht senkrecht – zur Schnittrichtung.

Die zweireihige Naht: Sie wurde von Czerny 1877 empfohlen, um eine Öffnung im Intestinum oder die Verbindung von zwei Intestinalabschnitten besonders sicher zu gestalten. Bei der Czerny-Naht (Abb. 1) wird der im Vorhergehenden angegebenen modifizierten Lembert-Naht (Lembert-Czerny-Naht) eine zusätzliche zweite sero-muskuläre Nahtreihe hinzugefügt. Wir führen die zweireihige Naht zur Anastomosierung im allgemeinen so aus, daß man zuerst eine hintere sero-muskuläre Lembert-Naht legt, nach Eröffnung des Intestinums die Schleimhaut bzw. Schleimhaut-Muscularis-Serosa (Dreischichtennaht) an der hinteren Zirkumferenz durch eine fortlaufende überwendliche Naht (Kürschnernaht) vereinigt, dann die vordere Zirkumferenz der Anastomose mit einer der im folgenden beschriebenen Techniken der Schleimhaut- oder Dreischichtennaht vollendet und darüber wieder eine sero-muskuläre Naht legt.

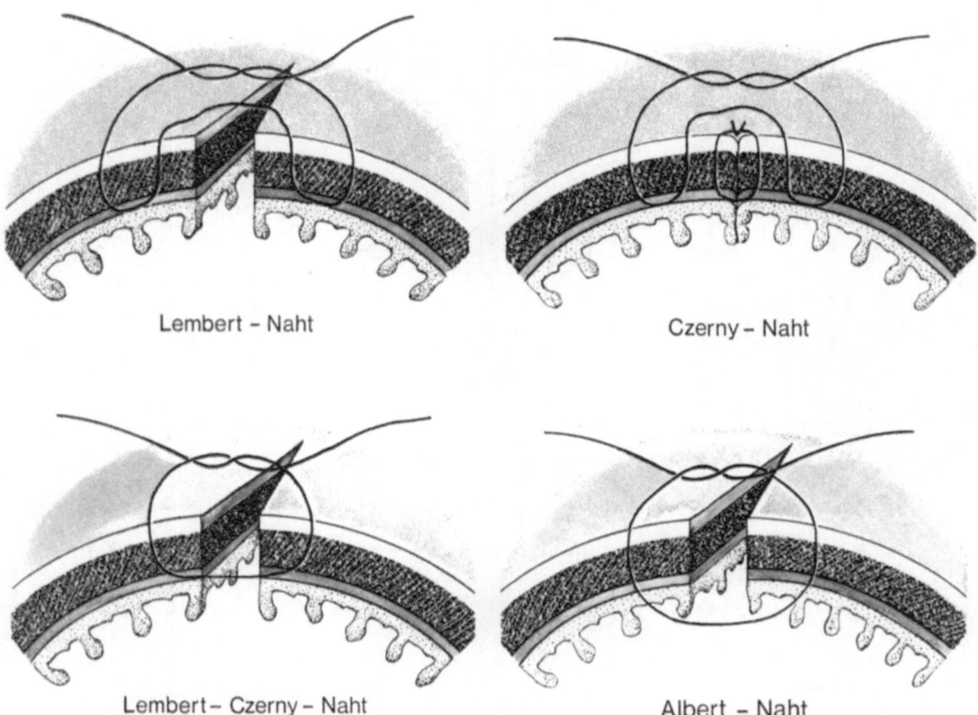

Abb. 1. Die typischen Nahtverfahren zum Verschluß und zur Anastomosierung von Magen-Darm-Abschnitten (I)

Die Dreischichtennaht (Albert-Naht). Die Albertsche Dreischichtennaht (Abb. 1) war ursprünglich als einzige Verschluß- und Anastomosennaht gedacht. Sie stellt eine innere Dreischichtennaht dar. Wird am Magen oder Darm zweireihig anastomosiert, so ist es zweckmäßiger, mit der inneren Naht nicht die drei Schichten Serosa-Muscularis-Schleimhaut zu fassen, wie dies Albert vorschlug, sondern nur die Schleimhaut, wodurch die Anastomose weiter und geschmeidiger bleibt. Eine Verringerung der Dichte und Festigkeit der Anastomose ist dadurch nicht zu befürchten. Die fortlaufende Dreischichten- oder Schleimhautnaht wird in der *hinteren* Zirkumferenz der Anastomose in Form einer *Kürschnernaht* (Abb. 2) gelegt, die eine einfache überwendliche Naht ist. Für die innere Nahtreihe (Schleimhaut- oder Dreischichtennaht) der *vorderen* Anastomosennaht eignet sich die Kürschnernaht nicht, da das Vorquellen der Schleimhautränder schwer zu verhindern ist. Hierfür sind die folgenden Nahtverfahren zweckmäßiger, da bei ihrer richtigen Anwendung die Schnittränder der Schleimhaut bzw. der drei Magen-Darm-Schichten von selbst nach innen gezogen werden.

Die Mikulicz-Naht (Abb. 2). Hierbei wird der Faden zur Erstellung einer inneren Naht (Schleimhaut- oder Dreischichtennaht) zum Zweck des Verschlusses einer Magen-Darm-Öffnung oder Vollendung der vorderen Zirkumferenz einer Anastomose nicht wie bei der Kürschnernaht von außen nach innen auf der einen Seite und von innen nach außen auf der anderen Seite, sondern umgekehrt von innen nach außen und von außen nach innen geführt und innerhalb der Intestinalöffnung angezogen. Beim Abschluß der Nahtreihe muß jedoch bei den letzten Stichen entweder in die Kürschnernaht oder besser

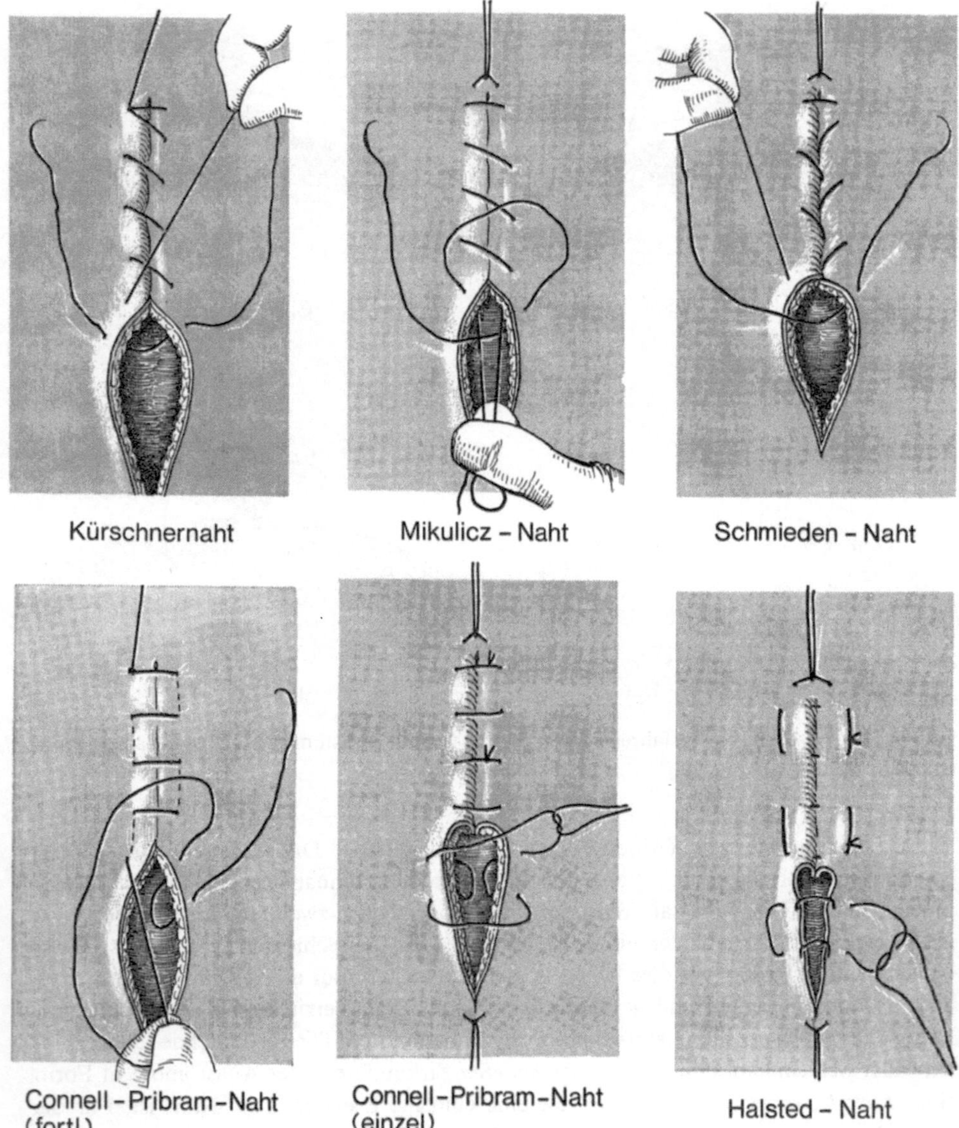

Abb. 2. Die typischen Nahtverfahren zum Verschluß und zur Anastomosierung von Magen-Darm-Abschnitten (II)

in die Connell-Pribram-Naht übergegangen werden, da man den Faden nicht mehr ins Innere ziehen und nicht im Inneren knoten kann.

Die Schmieden-Naht (Abb. 2). Die Fadenführung erfolgt hier an beiden Schnitträndern von innen nach außen. Die Schleimhaut legt sich, wenn man eng und nahe dem Schleimhautrand ein und etwas entfernt vom Schnittrand aussticht, meist ausgezeichnet ins Innere. Hierbei kommt die Schleimhaut immer gegen die Außenseite der Schleimhaut oder gegen die Serosa zu liegen.

Die Connell- oder Pribram-Naht. Die von Connell 1892 zuerst angegebene und von Pribram 1920 wieder aufgenommene Naht hat im anglo-amerikanischen Sprachbereich eine weite Verbreitung. In 3–5 mm Entfernung parallel zum Wundrand wird der Faden auf der einen Seite durch alle Schichten der Darmwand in folgender Reihenfolge geführt: Serosa-Muscularis-Schleimhaut und Schleimhaut-Muscularis-Serosa der einen Seite, Anziehen des Fadens (1), auf der anderen Seite um einige Millimeter versetzt Serosa-Muscularis-Schleimhaut und Schleimhaut-Muscularis-Serosa, Anziehen des Fadens. Bei engen Stichen legen sich die Wundränder gut aneinander. Natürlich kann man mit dieser Nahttechnik auch nur die Schleimhaut oder nur Serosa-Muscularis fassen. Es ist zweckmäßig, die *fortlaufende* Connell-Pribram-Naht so zu beginnen, daß man 3 mm entfernt von der Nahtecke der einen Seite ein- und dicht an ihr aussticht, dann in umgekehrter Richtung auf der anderen Seite sticht und nun knotet. Diese Connell-Pribram-Naht kann man nicht nur fortlaufend ausführen, sondern auch als Einzelmatratzennaht, wobei der Faden parallel zur Wundlinie mit mucosawärts gerichteter Kuppe geführt und auf der anderen Seite in gleicher Höhe ein- und ausgestochen wird (Abb. 2).

Das Nahtmaterial. Neben der Nahttechnik ist das Nahtmaterial Anlaß zu immer wiederkehrenden Kontroversen. So sah Rydygier in der Seide »Anlaß zu Verschwärung«, Billroth im Catgut »stets ein fatales Material«, Gohrbandt wollte den »Seidenzopf« der Chirurgen abschneiden. Grundsätzlich ist möglichst dünnes, atraumatisches Nahtmaterial zu fordern, da es die Intestinalwand sehr schonend behandelt und dadurch entscheidend zur besseren Heilung beiträgt. Für die seromuskuläre Naht benütze ich nach wie vor Zwirn (4/0 oder 3/0 USP bzw. 1,5 oder 2 EPI). Von nichtresorbierbaren synthetischen Fäden haben wir bei intestinalen Nähten keine Vorteile, aber auch keine Nachteile gesehen. Die Schleimhaut- oder Dreischichtennähte führen wir ebenfalls mit atraumatischen, jedoch *resorbierbaren* Fäden aus und zwar mit Chromcatgut (2/0 und 3/0 USP bzw. 3 und 2 EPI) und neuerdings auch mit dem Polyglokolsäurefaden (PGS) (3/0 USP bzw. 2 EPS). Dieses neue resorbierbare synthetische Nahtmaterial entspricht in seiner Zugfestigkeit bis etwa dem 14. Tage dem von Chromcatgut. Der Vorteil des PGS-Fadens besteht darin, daß schließlich kein abgekapselter Fremdkörper zurückbleibt. Im Gegensatz zu Catgut braucht der PGS-Faden wegen seiner Griffigkeit nur zweimal geknotet zu werden.

Über maschinelle Näh- und Anastomosierungsapparate siehe S. 75.

C. Die besondere Technik des Verschlusses einer Magen-Darmöffnung

Jede Darmnahtreihe beginnt grundsätzlich mit je einer die entsprechenden Schichten des Darmes besonders sorgfältig aneinanderlagernden Knopfnaht am Anfang und am Ende der beabsichtigten Nahtlinie. Die Fäden werden lang gelassen und mit Klemmen versehen. Ich nenne sie »Endhaltefäden«. Durch Anspannen dieser Haltefäden wird die Richtung und die Länge der beabsichtigten Nahtlinie angezeigt und die zu vereinigenden Schichten legen sich von vornherein richtig aneinander. Die weitere Naht erfolgt meist in Richtung auf den Operateur als Knopfnahtreihe oder als fortlaufende Naht in der oben angegebenen Technik.

I. Der Verschluß von seitlichen oder endständigen Magen- oder Darmöffnungen

Bei einer seitlichen Intestinalöffnung wird zunächst an jedem der beiden Enden eine Endhaltenaht mit Zwirn gelegt. Während die beiden Endhaltefäden angespannt werden, kann eine fortlaufende oder besser Einzelknopfnahtreihe in der von uns durchgeführten *einreihigen Technik* angelegt werden, wobei die Reihenfolge der Nähte durch ständiges Halbieren der Zwischenräume bestimmt wird, aber auch von der einen Endhaltenaht zur anderen in Abständen von etwa 3 mm erfolgen kann. Bei der *zweireihigen Nahttechnik* wird zunächst an jedem der beiden Enden der zu verschließenden Öffnung mit Catgut oder PGS-Fäden eine Dreischichtenknopfnaht oder eine Schleimhautnaht gelegt. Der vom Operateur weiter entfernte Faden wird, während die beiden Endhaltefäden angespannt werden, zur Herstellung einer fortlaufenden Nahtreihe verwendet und schließlich geknotet. Indem nunmehr auf jeder Seite der so entstandenen Dreischichtennaht oder Schleimhautnaht der Catgut-Endhaltefaden nach innen gezogen wird, wird nach außen von dem Endpunkt auf jeder Seite eine Lembert-Knopfnaht mit Zwirn als Haltenaht angelegt, worauf die Catgut-Haltefäden abgeschnitten werden. Unter Anspannung der beiden Zwirn-Haltefäden wird der zwischen ihnen befindliche Zwischenraum unter Versenken der Dreischichten- oder Schleimhaut-Catgut-Nahtreihe entweder durch eine fortlaufende oder durch eine Knopfnahtreihe geschlossen.

Tabaksbeutel- und Kreuzstichnaht nach bereits fest verschlossenem Lumen haben vorwiegend die Funktion der Feinabdichtung und der Induktion von Verklebungen. Man hüte sich daher, die vorwiegend in der Submucosa verlaufenden Blutgefäße bei den zusätzlichen Dichtungsnähten erneut zu fassen. Andererseits ist darauf zu achten, daß der Faden der sehr flach gestochenen Tabaksbeutelnaht zwischen den einzelnen Stichen nur sehr kurzstreckig aus der Serosa heraustritt, damit hier nach dem Knoten keine außerhalb der Tabaksbeutelnaht gelegenen Kanäle zurückbleiben.

Der *Verschluß einer endständigen Intestinalöffnung* kann in der gleichen Weise erfolgen. Im allgemeinen setzt man aber das Intestinum nicht offen ab, sondern mit Hilfe von quetschenden Klemmen, Nähapparaten oder ausnahmsweise wie bei der Appendix zwischen einer Abschnürung und einer Klemme. Eine Abschnürung oder einen Klammerverschluß kann man unmittelbar versenken, und zwar durch eine sero-seröse *Tabaksbeutelnaht* oder eine *Kreuzstichnaht*, wenn der Erstverschluß nicht zu breit ist, andernfalls durch eine Lembertsche Knopfnahtreihe oder eine fortlaufende Naht.

Neuerdings wird wieder, wie früher beim Appendixstumpf diskutiert, ob eine Übernähung eines mit den modernen Nähapparaten – nicht jedoch mit dem Petz-Apparat – verschlossenen Intestinums notwendig ist. Wie ich es nie als schulmäßig vertretbar angesehen habe, einen Appendixstumpf ohne sorgfältige Übernähung in die Bauchhöhle zu verlagern, so bin ich auch der Ansicht, daß Klammerreihen, gleichgültig mit welchem Apparat sie angelegt werden, übernäht werden müssen. Das schließt nicht aus, daß man *ausnahmsweise* eine solche Übernähung unterläßt, wenn sie schwierig oder nur unter Spannung auszuführen ist, wie dies am Rectum tief im kleinen Becken der Fall sein kann. Dann muß man aber mit einer Stumpfinsuffizienz rechnen und – auch wenn man den Stumpf unter das Peritoneum versenkt hat – entsprechend ausgiebig drainieren, um eine Sekretverhaltung, einer Beckenbodenphlegmone oder einer Peritonitis vorzubeugen.

Quetscht man den Darm mit besonders geriffelten oder gezähnelten Klemmen (Moynihan, Payr, Nakayama, Glover, Satinski u. a.) ab, so sollte man zur sicheren Verhütung von Blutungen aus Schleimhautgefäßen zunächst hinter der Klemme eine fortlaufende

U-förmige Catgutnaht legen. Sie wird nach Entfernen der Klemme entweder angezogen, so daß sich das Darmlumen ziehharmonikaartig zusammenlegt und man die beiden Enden der Naht miteinander verknoten kann, oder man knotet schon den Anfang der Naht und dann ihr Ende, wobei man auch nach Abnehmen der Klemme versucht, das Darmlumen durch Zusammenziehen zu verkleinern. Diese erste, allein der Blutstillung dienende Naht versenkt man je nach der Breite des jetzt verschlossenen Darmlumens entweder durch eine Tabaksbeutel- oder durch eine Kreuzstichnaht oder durch eine fortlaufende Naht oder durch Einzelknopfnähte aus nichtresorbierbarem Nahtmaterial.

Beim *Verschluß* eines Darmquerschnittes, z. B. des Duodenums mit Hilfe einer gebogenen Klemme *nach Moynihan* (Abb.3a) sticht der Operateur die mit einem nichtresorbierbaren Faden versehene atraumatische Nadel auf der einen Seite des Darmes etwas unterhalb der Klemme und parallel zu ihr durch eine Serosa-Muscularisfalte, führt den Faden über die Klemme und sticht in gleicher Weise durch die andere Seite des Darmes, führt den Faden nun wieder über die Klemme zurück auf die erste Seite und näht so fortlaufend weiter bis an das andere Ende des Darmes. Der Faden wird bei dieser fortlaufenden Nahtreihe zunächst nur mäßig angezogen. Während nun ein Assistent die Quetsche gering öffnet und vorsichtig aus der Naht herauszieht (Abb.3b), spannt der Operateur den Anfang und das Ende des Fadens, wodurch die Naht sich ziehharmonika-

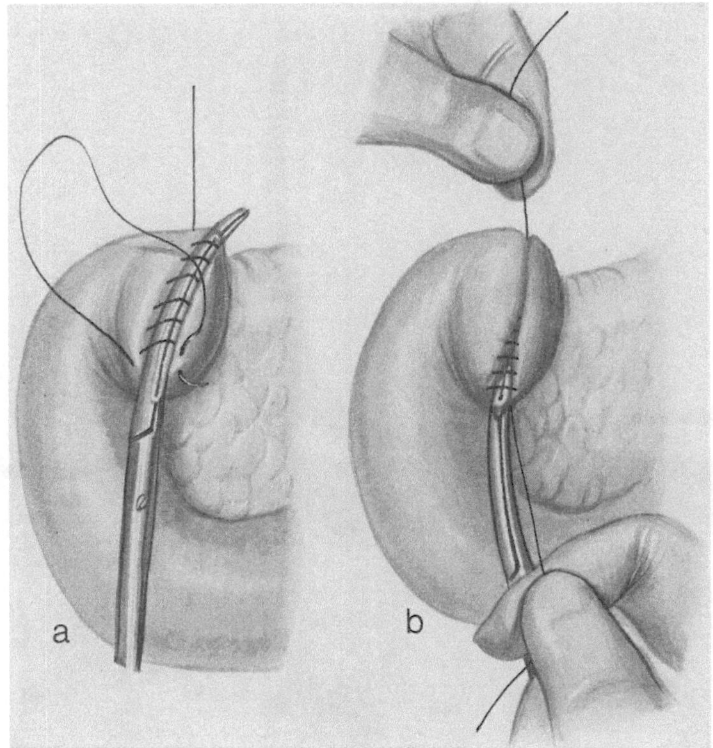

Abb.3. Endständiger Verschluß eines Dünndarmquerschnittes mit Hilfe der Moynihanschen Klemme. Die Klemme wird mit einem fortlaufenden Faden übernäht (a); dann wird die Klemme gespreizt und langsam entfernt, wobei man den fortlaufenden Faden anzieht (b)

artig zusammenzieht und den Querschnitt des Darmes versenkt. Ohne die Enden des Fadens zu knüpfen, legt der Operateur mit dem langen Ende des Fadens über die erste Naht eine zweite Lembert-Naht. Zum Schluß werden die beiden Endfäden miteinander verknüpft. Statt der Moynihanschen Quetsche kann man auch eine schlanke Payrsche Quetsche verwenden, die den Vorteil hat, den Darm stärker als mit der Moynihan-Klemme zu quetschen und dadurch die Schleimhautgefäße sicherer zu verschließen.

Beim endständigen Verschluß der Öffnungen von Darmabschnitten, die wie das Duodenum, das Colon ascendens und descendens und das Rectum nicht allseitig mit Peritoneum bekleidet sind, ergibt sich ein gewisser Unsicherheitsfaktor, da sich nicht

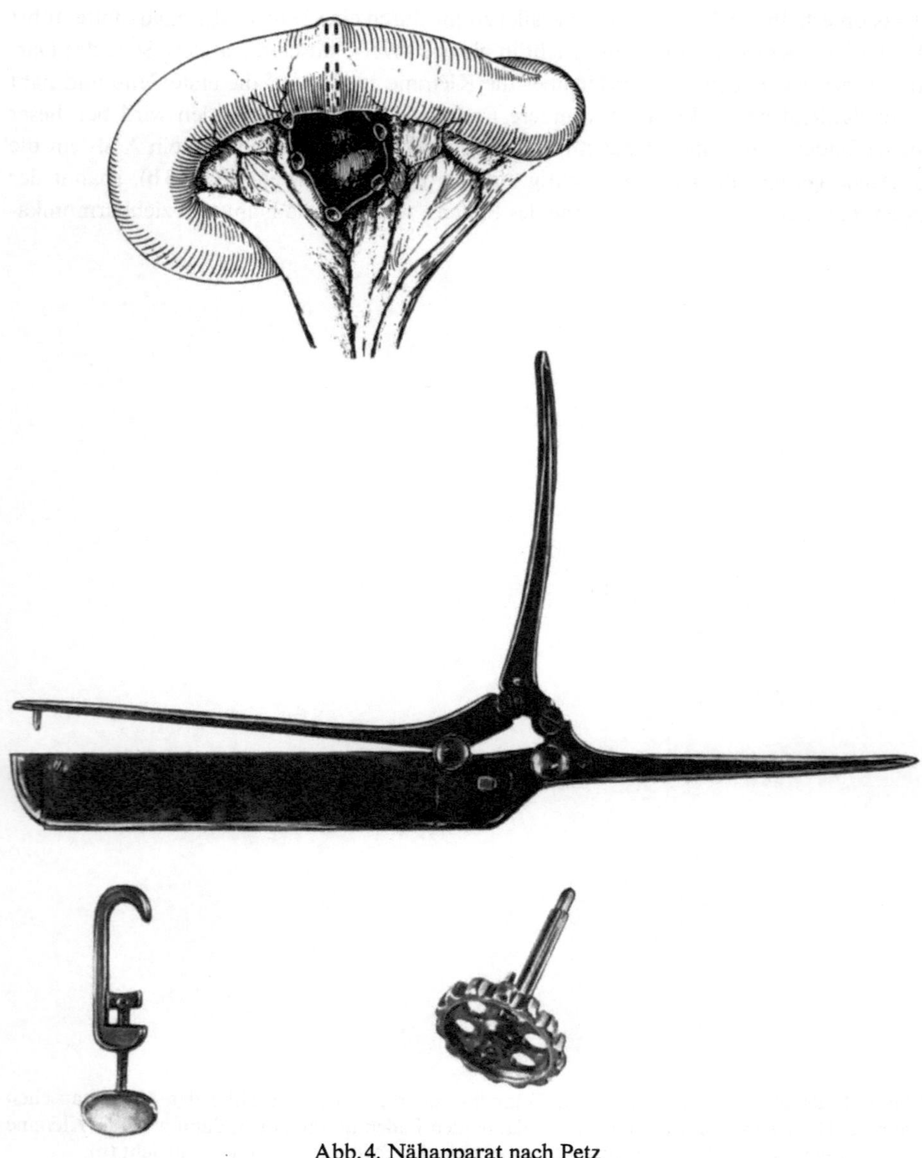

Abb. 4. Nähapparat nach Petz

ohne weiteres überall Serosaflächen aneinander lagern. Man kann ihn ausschalten, indem man das Darmlumen zunächst auf eine der im Vorhergehenden beschriebenen Arten verschließt und dann den nicht peritonealbekleideten Teil des Darmes in der Längsrichtung durch weit ausgreifende sero-muskuläre Nähte faltet und einstülpt. Auf diese Weise können auch nicht allseitig von Peritoneum bekleidete Darmabschnitte zuverlässig verschlossen werden.

Der Nähapparat von Petz (Abb. 4). Wie bereits erwähnt, setzt sich jede Darmnaht aus einer Anzahl untereinander vollständig gleicher Einzelhandlungen zusammen, die an Einförmigkeit von einer selbsttätig arbeitenden Maschine besser und schneller als von Menschenhand geleistet werden könnte. Der Gedanke lag daher nahe und es wurde vielfach zu verwirklichen gesucht, die Naht der Wandung des Magen-Darmkanals einer Nähmaschine zu übertragen. Diese Versuche haben schließlich zu der Konstruktion des vorzüglichen Magen-Darm-Nähapparates von Petz geführt, mit dem sich durch eine doppelte Klammerreihe Magen und Darm schnell und sauber verschließen lassen. Mit dem Apparat wird der Eingeweideteil in der Schnittrichtung gequetscht, wobei die Quetschwirkung durch ein auf die Enden der Branchen aufgesetztes Schloß verstärkt werden kann. Durch Drehung des Rades treten aus einer Vorratskammer metallene Heftklammern derartig aus, daß der gefaßte und gequetschte Intestinalteil durch zwei in einem Abstand von wenigen Millimetern zueinander parallel laufende Klammerreihen verschlossen wird. Nach der Durchtrennung ist *jede* Seite des Intestinums durch eine Klammerreihe verschlossen. Wegen des nicht vollkommenen Verschlusses und der möglichen Wundrandnekrose durch die nicht dosierbare Quetschung muß die Klammerreihe unbedingt übernäht werden.

Die Auto-Suture-Instrumente (TA 90, TA 55 TA 30). Eine weitere Verbesserung des Petzschen Nahtapparates, der zwei parallele Klammernahtreihen setzt, brachten die von dem Institut für Medizinische Technik in Moskau konstruierten und in den USA in Lizenz hergestellten und verbesserten »Auto-Suture-Instrumente« (Abb. 5), die mit fertigen Klammermagazinen von 55 und 90 mm Länge ausgerüstet sind, so daß das umständliche Füllen der Apparate entfällt. Die Klammernahtreihen sind gegeneinander versetzt, d. h. die Klammern stehen in zwei Reihen auf Lücke hintereinander, so daß in keinem Fall Darminhalt oder Blut aus dem durchtrennten Darm austreten kann.

Während mit dem Petzschen Nähapparat mit einem Arbeitsgang zwei Klammernahtreihen gesetzt werden, zwischen denen die Durchtrennung erfolgen kann, müssen die Auto-Suture-Instrumente für diesen Zweck entweder zweimal angesetzt werden oder man legt an den wegfallenden Intestinalabschnitt eine Klemme (»Wegfallklemme«) an. Da die mit Klammern verschlossenen Darmteile nicht zusammengequetscht werden wie beim Petzschen Nähapparat, sondern nur auf eine wählbare Stärke zusammengedrückt werden, gibt es Klammern verschiedener Größe (3,5 und 4,8 mm Länge). Die kürzeren Klammern dienen zum Verschluß von dünnen Geweben, während beim Duodenum, Magen, Dickdarm usw. die längeren Klammern gewählt werden. Bei stark ödematös veränderter Darmwand sind die Klammernahtapparate ungeeignet, da die Klammern leicht durchschneiden.

Bei der Vereinigung von Darmteilen End-zu-End oder End-zu-Seit bzw. Seit-zu-End können der Petzsche Apparat oder die Auto-Suture-Instrumente mit Vorteil verwendet werden, wobei dann die mit Klammern verschlossenen Querschnitte bei der Herstellung der Verbindung durch Anfrischen wegfallen.

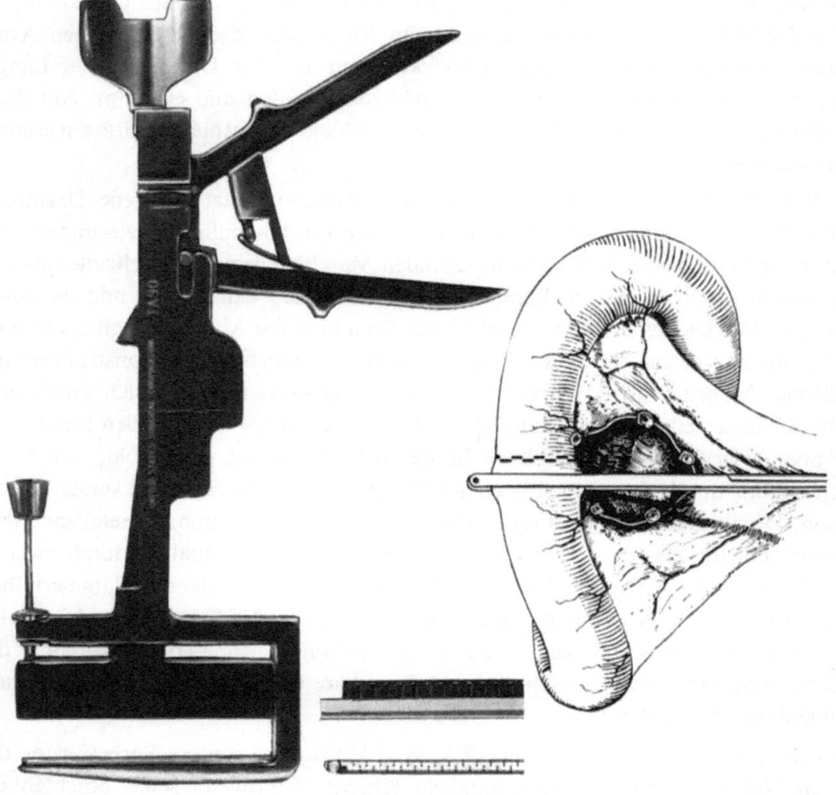

Abb. 5. Auto-Suture-Instrument

II. Die maschinelle Anastomosierung mit dem Nähapparat GIA* (Abb. 6)

Der amerikanische Anastomosenapparat GIA kann für jede Anastomose des Verdauungstraktes, sog. funktionelle End-zu-End-, End-zu-Seit- oder Seit-zu-Seit-Anastomosen, benutzt werden. Zusätzlich kann der Nähapparat GIA zum queren Durchtrennen und Verschluß eines Darmabschnittes dienen. Die Technik der Anwendung variiert nur geringfügig bei den verschiedenen Operationen, sei es eine Resektion nach Billroth oder Anastomosen zwischen Dünndarm und Dünndarm oder Dünndarm und Dickdarm oder Dickdarm und Dickdarm.

Der Arbeitsvorgang ist folgender:

Die zu vereinigenden Darmabschnitte werden mit zwei Haltenähten etwa in der Länge der Anastomose aneinander gefügt. Durch eine Stichincision in beide Lumina werden die beiden Branchen des Instrumentes eingeführt und dann das Instrument geschlossen, so daß die beiden Darmlumina aneinandergeklemmt werden. Nachdem das Instrument geschlossen ist, werden mit einem einzigen Arbeitsgang zwei Klammernahtreihen links und rechts der Anastomose gesetzt und mit einem in den Apparat eingebauten Skalpell zwischen beiden Klammernahtreihen die Anastomose eröffnet. Nach Öffnen des Instru-

* Gastro-Intestinal-Anastomosis

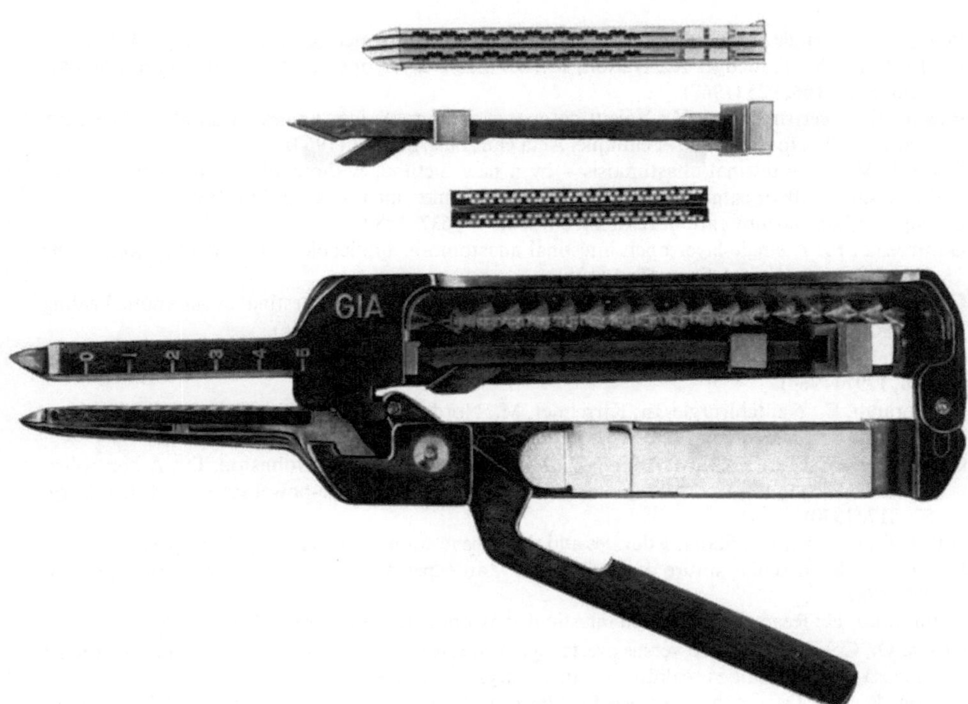

Abb. 6. GIA-Anastomosenapparat

mentes werden die beiden Branchen entfernt und die Stichincisionen durch eine fortlaufende Connell-Naht oder durch sero-muskuläre Einzelknopfnähte verschlossen. Die Klammernahtreihen bringen breite Serosaflächen mit Muscularis und Schleimhaut nach Art einer inneren gestochenen Dreischichtenknopfnaht aneinander, so daß die Anastomose zuverlässig abgedichtet wird.

Bei ausgedehnten Operationen, die mehrere Resektionen und Anastomosierungen erfordern, bedeutet der Einsatz dieses Instrumentes eine erhebliche Zeit- und Arbeitsersparnis. Die Anastomosierungen lassen sich aber nur in gut zugängigem Operationsgebiet durchführen. Bei abdominellen Kardiaresektionen oder tiefen Sigma-Rectum-Anastomosen ist das Instrument nicht zu benutzen. Ein wesentlicher Vorteil der Anwendung dieses Anastomosenapparates besteht darin, daß das Intestinum nur durch eine relativ kleine Stichincision geöffnet wird, wodurch die Gefahr einer Verunreinigung der Bauchhöhle verringert ist. Wir haben das Instrument mit gutem Erfolg bei Braunschen Enteroanastomosen und Hemicolektomien gebraucht (Einzelheiten der Technik siehe bei Ravitch und Streichen sowie Rinecker und Danek).

Literatur

Albert, E.: Zur Kasuistik der Dünndarmresektionen. Wien. med. Presse **22,** 517, 597 (1881)

Barnes, J. P.: The techniques for end-to-end intestinal anastomosis. Surg. Gynec. Obstet. **138,** 433 (1974)

Baumgartl, F., Kremer, K., Schreiber, H. W.: Spezielle Chirurgie für die Praxis. S. 101. Stuttgart: Thieme 1972

Beling, C. A.: Single layer end-to-end intestinal anastomosis. Amer. J. Gastroent. **27,** 374 (1957)

Bronwell, A. W., Rutledge, R., Dalton, M. L.: Single layer open gastrointestinal anastomosis Ann. Surg. **165,** 925 (1967)

Buchin, R., Geertruyden, J. V.: Valeur comparée des sutures intestinales en un plan et en deux plans. Etude experimentale et clinique. Acta chir. belg. **50,** 461 (1960)

Connell, M. E.: Intestinal anastomosis – by a new method, without plates and with but two knots-either silk or catgut sutures may be used. J. Amer. med. Ass. **20,** 150 (1893)

Czerny, V.: Zur Darmresektion. Berl. klin. Wschr. **45,** 637 (1880)

Gambee, L. P.: A single-layer open intestinal anastomosis applicable to the small as well to the large intestine. West. J. Surg. **59,** 1 (1951)

Getzen, I. C., Roe, R. D., Holloway, C. K.: Comparative study of intestinal anastomotic healing in inverted and everted closures. Surg. Gynec. Obstet. **123,** 1219 (1966)

Gill, W., Fraser, J., Carter, D. C., Hill, R.: Everted intestinal anastomosis. Surg. Gynec. Obstet. **128,** 1297 (1969)

Gohrbrandt, E.: Nahtchirurgie. In: Kirschner, M., Nordmann, O. Die Chirurgie, Bd. I. München: Urban & Schwarzenberg 1926

Goligher, J. C., Morris, C., McAdam, W. A. F., DeDombal, F. T., Johnston, D.: A controlled trial of inverting versus everting intestinal suture in clinical large-bowel surgery. Brit. J. Surg. **57,** 817 (1970)

Guthy, E., Brendel, W.: Stapling devices and their use in surgery. Progr. Surg. **7,** 56 (1969)

Halsted, W. S.: Circular suture of the intestine – an experimental study. Amer. J. med. Sci. **94,** 436 (1887)

Hamilton, J. E.: Reappraisal of open intestinal anastomoses. Ann. Surg. **165,** 917 (1967)

Hearn, D., Cohn, I.: Inverted versus everted gastrointestinal anastomoses: The role of the everted mucosa in anastomotic breakdown. Amer. Surg. **36,** 728 (1970)

Herzog, B.: Die Darmnaht. Aktuelle Probleme in der Chirurgie. Bern, Stuttgart, Wien: Huber 1974

Irvin, T. T., Edwards, J. P.: Comparison of single-layer inverting, two-layer inverting, and everting anastomoses in the rabbit colon. Brit. J. Surg. **60,** 453 (1973)

Irvin, T. T., Goligher, J. C., Johnston, D.: A randomized prospective clinical trial of single-layer and two-layer inverting intestinal anastomoses. Brit. J. Surg. **60,** 457 (1973)

Lamis, P. A., Richards, J. T., Chapman, W. W., Rambo, W. M.: Intestinal anastomoses: A reappraisal of the controversy. J. med. Ass. Ga. **57,** 497 (1968)

Lembert, A.: Mémoire sur l'entérroraphie avec la description d'un procédé nouveau pour pratiquer cette opération. Report Gen. d'Anat. Physiol. Path. **2,** 100 (1826)

McAdams, Meikle, A. G., Taylor, J. O.: One layer or two layer colonic anastomoses? Amer. J. Surg. **120,** 546 (1970)

Loeb, M. J.: Comparative strength of inverted, everted, and end-on intestinal anastomoses. Surg. Gynec. Obstet. **125,** 301 (1967)

Marella, M. S., del Campo, A.: Die einschichtige Darmnaht. Zbl. Chir. **18,** 683 (1967)

Mikulicz-Radecki, J. v.: In: Handbuch der praktischen Chirurgie. Bd. III. Stuttgart: Enke 1903

Nockemann, P. F.: Die chirurgische Naht. Stuttgart: Thieme 1968

Olsen, G. B., Letwin, E., Williams, H. T. G.: Clinical experience with the use of a single-layer intestinal anastomosis. Canad. J. Surg. **11,** 97 (1968)

Orr, W. M.: A single-layer intestinal anastomosis. Brit. J. Surg. **56,** 771 (1969)

Pribram, B. O.: Die innere fortlaufende Einstülpungsnaht. Zbl. Chri. **10,** 356 (1910)

Priesching, A.: Einflußfaktoren auf die Reißfestigkeit von Gastrotomien und Enterotomien. Klin. Med. **22,** 202 (1967)

Ravitch, M. M.: Some considerations on the healing of intestinal anastomoses. Surg. Clin. N. Amer. **49,** 627 (1969)

Ravitch, M. M., Streichen, F. M.: The Technics of Staple suturing in the Gastrointestinal Tract. Ann. Surg. **175,** 815 (1972)

Ravitch, M. M., Ong, T. H., Gazzola, L.: A new, precise and rapid technique of intestinal resection and anastomosis with staples. Surg. Gynec. Obstet. **139,** 6 (1974)

Reichel, K., Nagel, R.: Erfahrungen und Komplikationen bei der zwei- und einreihigen Enteroanastomose. Langenbecks Arch. klin. Chir. **323,** 362 (1969)

Rinecker, H., Danek, N.: Maschinelle Naht- und Skeletiermethoden am Gastro-Intestinaltrakt: 2/3 Resektion nach B I und B II. Langenbecks Arch. klin. Chir. **240**, 1 (1975)

Rusca, J. A., Bornside, G. H., Cohn, I.: Everting versus inverting gastrointestinal anastomoses: Bacterial leakage and anastomotic disruption. Ann. Surg. **169**, 727 (1969)

Schloffer, H.: Chirurgische Operationen am Darm. 1. Hälfte: Darmvereinigung. In: Bruns, P. v.: Deutsche Chirurgie. Stuttgart: Enke 1911

Schmieden, V. v.: Zur Technik der Darmnaht; die fortlaufende Einstülpungsnaht bei der Enteroanastomose. Zbl. Chir. **38**, 531 (1911)

Yale, Ch. E., van Gemert, J. V.: Healing of inverted and everted intestinal anastomoses in germfree rats. Surgery **69**, 382 (1971)

Zenker, R.: Die Eingriffe in der Bauchhöhle. In: Allgem. Spez. Chir. Operationslehre, Bd. VII/1, 2. Aufl. Berlin – Göttingen – Heidelberg: Springer 1951

III. Die Anwendung von Chemotherapeutica bei Eingriffen in der Bauchhöhle

Von G. Feifel und H. Metz, München

Obwohl die Infektionsbekämpfung bei Operationen durch moderne Chemotherapeutica revolutioniert wurde, muß ihre Indikation noch immer sehr streng gestellt werden. Nach übereinstimmender Erfahrung birgt die kritiklose Anwendung dieser hochwirksamen Arzneimittel erhebliche Risiken:

Sie führt zur Verschleierung des Krankheitsbildes, zur Selektion resistenter Keime und schließlich zur Suppression der physiologischen Bakterienflora sowie zu toxischen und allergischen Nebenwirkungen (Lunsgaard-Hansen, 1968; Walter et al., 1969). Voraussetzung jeder sinnvollen antibakteriellen Chemotherapie ist die richtige *klinische Diagnose*, ein *exakter Erregernachweis* und ein *zuverlässiges Antibiogramm*. Diese Idealforderung kann aber in der Praxis nicht immer erfüllt werden; deshalb ist die Kenntnis der in der Regel zu erwartenden Bakterienflora und ihrer klinischen Bedeutung von größter Wichtigkeit (Braun et al., 1967).

A. Klinische Bakteriologie des Verdauungstraktes und der Bauchhöhle

I. Residente Keimbesiedelung

Die mikrobielle Besiedelung des Verdauungstraktes erfolgt nach der Geburt und ist auch beim gesunden Erwachsenen erheblichen, meist nahrungsbedingten Schwankungen unterworfen (Gorbach et al., 1967). In Abhängigkeit von der Mundflora findet sich in der Speiseröhre des Gesunden häufig eine Mischflora aus Neisserien, Streptokokken, Staphylokokken und fusiformen Stäbchen. Magen und oberer Dünndarmabschnitt sind physiologischerweise keimarm, aber nicht steril (Bernhardt et al., 1970). In der distalen Dünndarmhälfte steigt die Keimzahl deutlich an, und im terminalen Ileum werden bereits mehrere obligat-anaerobe Keimgruppen angetroffen. Auch die Dickdarmflora zeigt eine große Schwankungsbreite hinsichtlich Zusammensetzung und Keimzahl (Tabelle 1). 1 g Stuhl enthält durchschnittlich 200 Milliarden Keime (Grenzwert 10–600 Milliarden), von denen mit üblichem Kulturverfahren aber nur ein Bruchteil züchtbar ist (Anwachsrate ca. 10‰, Schmidt, 1968).

Die Dickdarmflora besteht zu mehr als 90% aus anaeroben Keimen, vor allem der Bifidus- und Bacteroidesgruppe. Erst in jüngster Zeit wurden Methoden entwickelt, diese Gruppe der Anaerobier besser zu differenzieren. Die klinische Bedeutung z. B. grampositiver anaerober Kokken ist noch nicht geklärt; offenbar handelt es sich um Kommensalen, die aber bei herabgesetzter lokaler und allgemeiner Abwehr Infektionen hervorrufen

Tabelle 1. Überblick über Stuhlbakterien während der verschiedenen Lebensabschnitte (Hoffmann, 1966)

Keimart	Säugling	mittleres Lebensalter	Senium
E. coli	bis 10%	<1%	10%
Enterokokken	bis 5%	<1%	wechselnd
Bifidusbakterien	ca. 85%	ca. 40%	20–70%
Bacteroides	?	ca. 60%	20–70%
Clostridien	fehlen meist	<1%	1– 5%

können. Die Zahl der Infektionen durch anaerobe Keime liegt mit Sicherheit höher als bisher vermutet (Linzenmeier, 1968; Zabransy, 1970). Der früher überbewertete Anteil der Colibakterien schwankt nach neueren Untersuchungen zwischen 1 bis 10 Prozent. Die Restflora – weniger als 0,1% – wird in wechselnder Zusammensetzung aus Staphylokokken, Enterobakterien, Enterokokken, Lactobakterien, Clostridien und Hefen gebildet.

II. Passagere Keimbesiedelung

Hier finden wir Keime, die mit der Nahrung oder über den Nasen-Rachenraum in den Verdauungstrakt gelangen und beim Gesunden eliminiert werden: Staphylococcus aureus, verschiedene aerobe und anaerobe Kokken, Corynebakterien, Aktinomyceten, Hefen, Schimmelpilze, aerobe und anaerobe Sporenbildner, Keime der Proteus-, Pseudomonas- sowie Klebsiella-Aerobacter-Gruppe, Veillonellen u. a.

In der Abdominal-Chirurgie ist zu berücksichtigen, daß mit der Dauer des Krankenhausaufenthaltes die Zahl der Stuhlkeimträger steigt, so daß in der Darmflora des Patienten die sogenannten Hospitalkeime nachweisbar sind, die sich meist durch eine erhöhte Antibioticaresistenz auszeichnen. Es handelt sich vor allem um Staphylococcus aureus haemolyticus und um die seit den 60er Jahren häufig auftretenden sogenannten »*Problemkeime*« aus dem gramnegativen Keimbereich wie Klebsiella-Aerobacter, Proteus, Pseudomonas aeruginosa und neuerdings Serratia marcescens. Beim Schwerkranken kann der Verdauungstrakt zu einem gefährlichen Erregerreservoir und damit zum Ausgangspunkt endogener Infektionen werden.

III. Obligate oder fakultative pathogene Keimbesiedelung

1. Verdauungstrakt

Von größter Bedeutung für die Abdominal-Chirurgie sind Verschiebungen im Spektrum der fakultativ-pathogenen Keime, sei es durch qualitative Änderungen der Normalflora oder durch starke Zunahme von Keimen der passageren Flora. Unter den zahlreichen Faktoren, die die Zusammensetzung der Darmflora des Menschen beeinflussen, stehen die Säuresekretion des Magens und die Darmperistaltik an erster Stelle (Tabaqchali et al., 1970). In Tabelle 2 sind einige Hinweise gegeben, die eine physiologische Dünndarmflora beträchtlich verändern können. Hierbei kommt es zu einer Verschiebung verschiedener Keimbereiche im Dünndarm und als Folge zu Steatorrhoe, Mangel an Vitamin B_{12} und Vitamin D. Die von außen aufgenommenen obligat-pathogenen Darmkeime, insbe-

Tabelle 2. Ursachen einer pathologischen Dünndarmflora nach Tabaqchali u. Booth 1970 (ergänzt u. modifiziert)

A. *Störungen der Magenfunktion* Schleimhautatrophie mit Hyp-Anacidität Postgastrektomie-Syndrom Zustand nach Magenteilresektion, Postvagotomie-Syndrom, Gastroenterostomie, Afferent-Loop-Syndrom	
B. *Stase des Dünndarminhaltes*	
a) *praeoperativ*	Subileus – Ileus Kongenitale Strikturen Dünndarmtuberkulose Enteritis regionalis Colitis, Diverticulose
b) *postoperativ*	Enteroanastomosen Blind-Loop-Syndrom Ausgedehnte Darmresektion Adhäsionen Zustand nach Strahlentherapie
c) *Motilitätsstörungen*	Sklerodermie Arzneimittel
d) *Gallengangsverschluß-Cholangitis*	
C. *Fistelbildung*	gastrocolische Fistel enterocolische Fistel
D. *Antibioticatherapie und Immunsuppression*	

sondere Salmonellen, Shigellen, Enterotoxin-bildende Staphylokokken, Tuberkulosebakterien u. a. sollen hier nur erwähnt werden.

Bei chirurgischen Erkrankungen des Abdomen können zwar keine festen Regeln über Keimspektren aufgestellt werden, nach übereinstimmender Erfahrung lassen sich jedoch folgende bakteriologische Besonderheiten feststellen: Beim *Ulcus duodeni* des jüngeren Kranken finden sich wegen der hohen Acidität des Magensaftes meist nur wenige Streptokokken und Lactobakterien. Absolute Keimzahl und Keimspektrum des Magens nehmen in der Reihenfolge nachstehender Diagnosen zu: Ulcus ventriculi, Stenosen, Gastroenterostomie, atrophische Gastritis, Magencarcinom, Ileus. Vor allem nach chirurgischen Eingriffen am Magen-Darm-Trakt ist eine Verschiebung der ökologischen Verhältnisse zu berücksichtigen. Das sog. Postgastrektomiesyndrom mit Steatorrhoe ist häufig mit einem Überwuchern einer oder mehrerer Keimarten des Darmtraktes verknüpft (Broido et al., 1972). Ob Durchfälle nach Vagotomie durch ein verändertes enterales Keimspektrum bedingt sind, bedarf noch der Klärung.

Die Entwicklung einer bakteriellen Peritonitis nach Ulcusperforation hängt vor allem vom zeitlichen Intervall bis zur operativen Versorgung ab. 6–12 Stunden nach Perforation muß auch bei Jugendlichen mit einer stark vermehrten Mischflora aus gramnegativen und grampositiven Keimen gerechnet werden. In seltenen Fällen kann das blutende peptische Ulcus zum Ausgangspunkt einer gramnegativen Sepsis werden (Ward, 1969). Dabei kann es dann durch die Freisetzung von Lipopolysaccharid aus gramnegativen Stäbchenbakterien zu einer zusätzlichen, schweren Endotoxinämie kommen. Beim *Magencarcinom* wie bei anacider Gastritis ist eine Mischflora aus aeroben und anaeroben Bakterien typisch, wobei Enterokokken, Colibakterien, Lactobakterien und Clostridien aus den unteren Darmabschnitten aufsteigen. Die Gefahr einer intraoperativen bakteriellen Kontamination ist hier und bei allen Eingriffen wegen Darmverschluß besonders groß. Jede *Passagebehinderung* im Darmbereich führt zu einer raschen Bakterienvermehrung und zu einer charakteristischen Mischflora aus aeroben Keimen und Anaerobiern (Bacteroides, Streptokokken und Clostridien).

Die *Appendicitis acuta* wird stets durch eine bakterielle Infektion ausgelöst; spezifische Keimarten wie Bacteroides, Yersinia enterocolitica u. ä. sind jedoch nicht nachzuweisen. Meist handelt es sich um eine typische Mischinfektion.

2. Bakteriologische Befunde außerhalb des Darmbereiches

Bei der *akuten Cholecystitis* lassen sich am häufigsten E. coli und Enterokokken nachweisen. In den letzten Jahren haben jedoch Infektionen mit Proteusarten, Klebsiellen und Anaerobiern zugenommen. Die *Cholangitis* kann dabei durch einen oder mehrere Keime verursacht werden. Manchmal kommen auch Salmonellen als Infektionserreger in Frage. Während die *akute Pankreatitis* abakteriell verläuft, werden ihre eitrigen Komplikationen (Pankreasabszeß) vor allem E. coli zugeschrieben. Häufig gleicht das Erregerspektrum dem bei akuter Gallenblasen- bzw. Gallengangsentzündung (Williams et al., 1968).

Bei offenen Verletzungen, fortgeschrittener phlegmonöser Entzündung, bei ischämisch-gangränöser Schädigung sowie bei Mikroperforationen abdomineller Organe lassen sich im Exsudat der Bauchhöhle Keime nachweisen. Der bakteriologische Befund bei *Peritonitis* entspricht dabei der Standortbesonderheit der jeweiligen Flora, so daß grundsätzlich mit einem breiten Keimspektrum gerechnet werden muß. Gleiches gilt für die Abszeßbildung in der Peritonealhöhle, der nur selten eine Monoinfektion zugrundeliegt (Leberabszeß, subhepatischer und subphrenischer Abszeß, Douglas-Abszeß). Bei Peritonitis im Kleinkindesalter und Schulalter fanden sich jeweils zur Hälfte gramnegative Stäbchen und E. coli (Schütze et al., 1974). In jüngster Zeit häufen sich schwere Infektionen mit dem bisher als apathogen angesehenen B. prodigiosum = Serratia marcescens (S. m.), einem gramnegativen Stäbchen von hoher Resistenz. Peritonealinfektionen mit S. m. wurden z. B. nach Peritonealdialyse beobachtet.

Der foetide Geruch vieler eitriger Entzündungen in der Bauchhöhle wird nicht durch Colibakterien verursacht, wie immer noch fälschlich angenommen wird, sondern durch Anaerobier. Schließlich sei auch auf die Möglichkeit von *Pilzinfektionen* hingewiesen. An der Zunahme von Hefen im Darmtrakt Schwerkranker und durch Antibiotica vorbehandelter Patienten besteht heute kein Zweifel mehr. Von zahlreichen Autoren wird der Darmtrakt sogar als Quelle der haematogenen Pilzausbreitung angesehen (Seelig, 1966). Eine *Candida-Peritonitis* sollte in die differentialdiagnostischen Überlegungen einbezogen werden bei Anastomoseninsuffizienz und schwerer Perforationsperitonitis. Abscesse und Fisteln nach abdominellen Erkrankungen und Operationen erwecken den Verdacht auf Strahlenpilzerkrankung. Die diagnostische Sicherung der *abdominellen Aktinomykose* ist durch bakteriologische und histologische Untersuchungen von Absceßmaterial (Leberabsceß!) und Fisteln möglich (Feifel et al., 1974; Zenker et al., 1954). Die evtl. bereits makroskopisch erkennbaren Drusen können einen ersten Hinweis auf diese Erkrankung geben. Eine ausführliche Literaturübersicht zum Problem der gastrointestinalen Mikroflora geben P. W. Broido et al., 1972.

B. Infektionsprophylaxe

I. Allgemeine Maßnahmen

Der komplikationslose Heilungsverlauf nach Eingriffen in der Bauchhöhle hängt von der Sorgfalt der operativen Technik und der exakten Einhaltung der aseptischen und antiseptischen Regeln ab. Die Zahl der Heilungsstörungen steigt in dem Maße an, wie die Gefahr der Einschleppung von Bakterien wächst, wobei viele Faktoren z. B. auch die Operationsdauer in Betracht kommen (Gierhake, 1970) (Abb. 1). Unter diesem Gesichtspunkt sind zunächst *organisatorische Fragen* der Stationseinteilung und der präoperativen Aufenthaltsdauer zu lösen. Die Tatsache, daß die bakterielle Kontamination den Hauptfaktor aller Heilungsstörungen darstellt, unterstreicht die Bedeutung antiseptischer und aseptischer Maßnahmen. Regelmäßige Überwachung und straffe Handhabung der *Sterilisation* und *Desinfektion* außerhalb und innerhalb des Operationssaales sind deshalb die wichtigsten Voraussetzungen einer wirksamen *Infektionsprophylaxe* (Kanz, 1971). Bakteriologische Umgebungsuntersuchungen können vorhandene potentielle Infektionsquellen (Betten, Matratzen, Wolldecken, Gemeinschaftshandtuch, Katheter, Vernebler, Masken etc.) aufdecken und dann ggf. die vorübergehende Schließung einer Abteilung zum Zweck einer lückenlosen Raum- und Gerätedesinfektion veranlassen (Feifel et al., 1968; Kanz, 1971; Williams et al., 1966). Auch in älteren Spitälern ist das Schleusenprinzip für Personen, Betten und Geräte unbedingt einzuhalten. Selbstdisziplin und regelmäßige Aufklärung und Fortbildung aller Klinikangehörigen sind ein weiteres, noch viel zu wenig geübtes Instrument auf dem Weg zu einer systematischen Keimreduktion (Abb. 2). Bei Eröffnung von Hohlorganen ist die intraoperative Schmierinfektion als häufigste Infektionsursache unbestritten (Gierhake, 1970). Die Abdeckung der Laparotomiewunde mit Plastikfolien, die Auswahl des Nahtmaterials, Vermeidung von Ischämie und Nekrose, exakte Blutstillung und ausreichende Drainage sind hierbei wichtiger als eine antibakterielle Medikation.

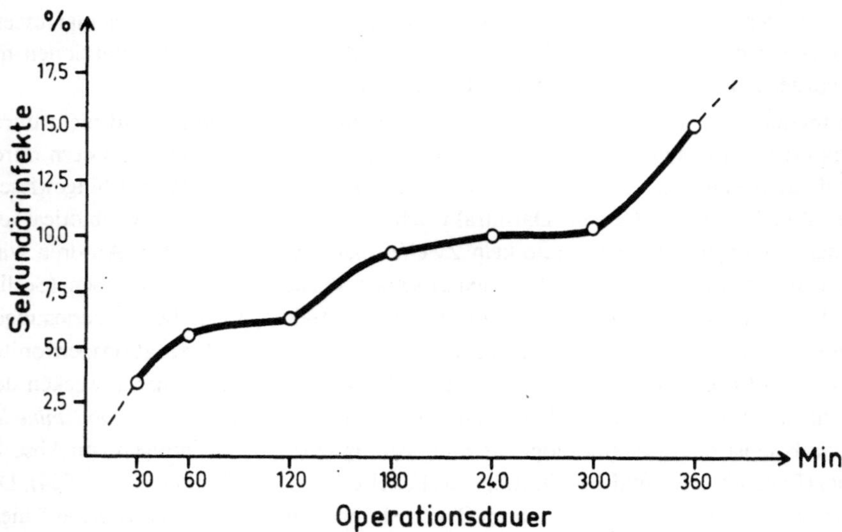

Abb. 1. Einfluß der Operationsdauer auf die prozentuale Häufigkeit postoperativer Wundinfektionen. Nach W. A. Altemeier: Proceedings »Nosocomial Infections« Am Hosp. Assoc., 1971

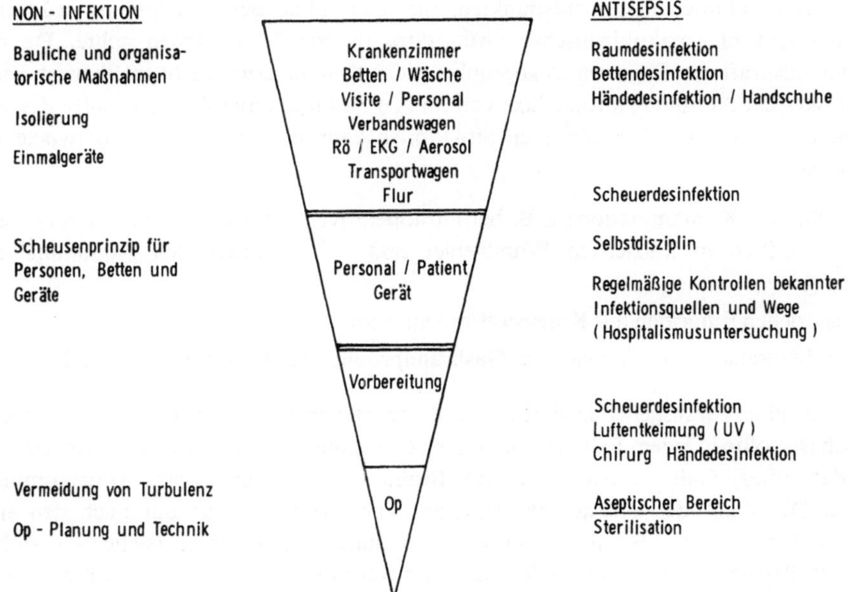

Abb. 2. Das Prinzip der Non-Infektion, Antisepsis und Asepsis als Grundlage einer wirksamen und fortlaufenden Keimreduktion mit dem Ziel der Keimfreiheit in der Operationswunde (Pfeilspitze)

Bei Eingriffen am Verdauungstrakt, insbesondere in der Colonchirurgie, ist die Entleerung des Darminhaltes und eine sorgfältige mechanische Reinigung durch nichts zu ersetzen. Die allgemeinen Maßnahmen der Infektionsprophylaxe müssen heute auch die Bekämpfung der *Hepatitis* einbeziehen. Klinikpersonal und Patienten sind gleichermaßen von dieser folgenschweren Infektion bedroht. Neben der strengen Indikation zur Bluttransfusion ist hierbei vor allem das Prinzip der »Noninfection« ausschlaggebend. Es gelten daher die gleichen Grundsätze der Desinfektion, Sterilisation und Hospitalhygiene wie in Abb. 2 dargestellt.

II. Spezielle antibiotische Infektionsprophylaxe

Nach der Erfahrung der letzten Jahre bringt routinemäßig durchgeführte Antibioticaprophylaxe nicht nur keine Vorteile, sondern sie erhöht noch infolge unerwünschter Keimselektion das Infektionsrisiko (Lunsgaard-Hansen, 1968; Price et al., 1970). Die antibakteriell wirksamen Medikamente erreichen zudem in einer nekrotisch gewordenen Wunde kaum die für die Erreger erforderliche minimale Hemmkonzentration. Mit Sicherheit kann heute festgestellt werden, daß die postoperative Antibioticaprophylaxe zu keiner Verminderung der Wundheilungsstörung führt. Die Indikation zur Antibioticaprophylaxe ist daher heute erheblich eingeschränkt (Price et al., 1970).

Entschließt man sich jedoch zu einer prophylaktischen Antibioticagabe, so ist zu berücksichtigen, daß die Entscheidung über die Infektion innerhalb der ersten Stunden nach Kontamination fällt. Antibiotica sollten deshalb unmittelbar vor und während eines Eingriffs verabreicht werden. Antibiotica, die später gegeben werden, können nur der Ausbreitung einer primären Schädigung entgegenwirken. Von seltenen Ausnahmen abgesehen (z. B. Tbc, Salmonellen), fällt die Entscheidung zur Antibioticaprophylaxe grundsätzlich nach klinischen Gesichtspunkten, die aber unter Berücksichtigung bakteriologischer und pharmakokinetischer Grundsätze durchgeführt werden sollte. Da die Widerstandskraft des Organismus gegenüber einer Keiminvasion nicht meßbar ist, muß der Einsatz der Antibioticaprophylaxe von Fall zu Fall und unter Abwägen aller Risiken neu bestimmt werden. Bei folgenden Situationen kann eine Antibioticaprophylaxe indiziert sein:

1. Bei massiver Kontamination: z. B. bei intraoperativer Perforation von Hohlorganen, bei Eingriffen in infiziertem Wundgebiet und bei perforierenden Abdominalverletzungen.
2. Bei speziellen Eingriffen mit Kunststoffimplantation.
3. Unter besonderen Umständen, z. B. Gasbrandprophylaxe, Tuberkuloseprophylaxe.

Obwohl eine vorausgehende Erreger- und Resistenzbestimmung in der Regel nicht möglich ist, sollte in jedem Fall die Entnahme von ausreichendem Untersuchungsmaterial (Exsudat, Eiter, Galle, Darminhalt) vor Beginn der Antibioticagabe vorgenommen werden. Die Wahl des Chemotherapeuticums kann sich zunächst nur nach den empirischen Erfahrungen über die Flora des Verdauungstraktes richten (siehe III), wobei regionale Besonderheiten und Änderungen im Keimspektrum zu berücksichtigen sind. Bakterícid wirkende Antibiotica mit breitem Wirkungsspektrum, die sowohl die grampositiven als auch die gramnegativen Bakterien irreversibel schädigen, sind zu bevorzugen (Ampicillin, Cephalosporine, Gentamycin u. a.).

Auch die praeoperative Chemoprophylaxe bei Eingriffen am Dickdarm bedarf heute kritischer Einschränkungen; (Poth, 1957; Zenker et al., 1950); sie reduziert lediglich die Darmflora, mindert aber das Operationsrisiko nicht. Es kommt insbesondere zu keiner Entkeimung des Darmes (Knothe et al., 1965). Bei sorgfältiger mechanischer Reinigung des Darmes, atraumatischer Operationstechnik und Schutz der Laparotomiewunde vor Schmierinfektion halten wir die chemotherapeutische Vorbehandlung in der Dickdarmchirurgie für überflüssig. Entschließt man sich jedoch zu ihrer Anwendung, so ist eine bakteriologische Stuhluntersuchung wünschenswert. Empfohlen wird die 3tägige orale Gabe einer Kombination von Neomycin-Bacitracin-Tetracyclin (Judd et al., 1974).

C. Antibioticatherapie abdomineller chirurgischer Infektionen

I. Voraussetzungen

Der Einsatz von Antibiotica im Behandlungsplan sollte sich stets an der Grundregel orientieren:

Die Indikation zur Antibioticatherapie ist dann gegeben, wenn eine Gefährdung des Patienten durch Infektionserreger vorliegt.

Danach können banale Infektionen, Fieber oder Wundheilungsstörungen die antibakterielle Therapie nicht rechtfertigen. Bei jeder bakteriell bedingten Infektion kann nur dann eine sinnvolle und rationelle Chemotherapie durchgeführt werden, wenn die Diagnose klinisch exakt gestellt und mikrobiologisch abgesichert ist. Die ungezielte antibakterielle Therapie ist nicht selten der Beginn einer verhängnisvollen Kette von Komplikationen (Maskierung von Krankheitsbildern mit Zeitverlust, Resistenzentwicklung) (Lunsgaard-Hansen, 1968). Eine effektive Antibioticatherapie hat im Idealfall folgende Voraussetzungen:

1. Nachweis einer klinisch relevanten bakteriellen Infektion.
2. Bakteriologischer Nachweis des Krankheitserregers.
3. Berücksichtigung des Antibiogramms.
4. Kenntnis der speziellen Wirkungsmechanismen (Pharmakokinetik).
5. Kenntnis toxischer und allergischer Reaktionen.
6. Abstimmung der Antibioticatherapie auf die individuelle Situation (Schwangerschaft, Urämie usw.).

Eine erfolgreiche Chemotherapie erfordert deshalb engsten Kontakt zu einem kliniknahen Bakteriologen, der die jeweiligen Besonderheiten der Standortsituation berücksichtigen muß (Fritsche et al., 1972). Vor einer schematischen Antibioticatherapie muß gewarnt werden. Die Wahl des Antibioticums ist in regelmäßigen Abständen zu überprüfen und nach der regionalen Resistenzsituation entsprechend zu treffen (Metz et al., 1973). Im Hinblick auf die rasche Entwicklung antibakterieller Substanzen wird im folgenden auf eine detaillierte Darlegung verzichtet und auf die Spezialliteratur verwiesen (Lunsgaard-Hansen, 1968; Spitzy, 1971; Walter et al., 1969; Williams et al., 1966).

II. Allgemeine Regeln des antibakteriellen Therapieplanes

Bei allen Infektionen im Bauchraum gilt als oberster Grundsatz, jeden Eiterherd operativ anzugehen, da abgekapselte und nekrotische Prozesse meist schlecht durchblutet sind, so daß Medikamente nur ungenügend an den Infektionsherd gelangen. In bedrohlichen Fällen, bei denen ein Bakteriennachweis nicht oder nicht schnell genug möglich ist oder nicht gelingt, muß die Chemotherapie nach den erfahrungsgemäß häufigsten Erregern ausgerichtet werden. In solchen Fällen sind zumindest Sputum oder Bronchialsekret bzw. Blut vor Therapiebeginn zu gewinnen.

Antibakterielle Wirkung

Da das Erregerspektrum bei den chirurgischen Infektionen sehr breit gestreut sein kann und grundsätzlich kein Universalantibioticum zur Verfügung steht, muß hier das optimale Antibioticum für den gerade vorliegenden Erreger eruiert werden (Tabelle 3). Daraus folgt, daß bakteriologische Diagnose und Resistenzbestimmung eine unerläßliche Voraussetzung für eine gezielte und wirtschaftliche Chemotherapie sind. Bei den anzuwendenden Chemotherapeutica ist allgemein zwischen *bactericid* und *bacteriostatisch* wirkenden Mitteln zu unterscheiden (Tabelle 4). Im chirurgischen Bereich sind Bactericida (z. B. Penicilline, Cephalosporine, Gentamycin) als Mittel der Wahl zu betrachten. Gegenüber ihren antibakteriellen Wirkungsbereichen können die Chemotherapeutica in 3 Gruppen eingeteilt werden:

a) in Medikamente mit einem engen Spektrum – vorwiegend wirksam gegenüber grampositiven Kokken (z. B. Penicillin G und V, Oxacillin, Dicloxacillin, Erythromycin, Oleandomycin, Novobiocin, Fusidinsäure und Lincomycin) – Nachteil: verwendbar nur nach vorheriger Testung, sofern die Erreger nicht als allgemein empfindlich bekannt sind.

b) in Medikamente mit breitem Spektrum (z. B. Ampicillin, Cephalosporine, Gentamycin, Tetracycline und Chloramphenicol) – Nachteil: Zerstörung der physiologischen Flora, evtl. Resistenzentwicklung, Superinfektion.

Tabelle 3. Antibakterielle Wirksamkeit verschiedener Chemotherapeutica bei üblicher Dosierung (mittlerer Blut- und Gewebespiegel)

	Erreger pyogener Infekte									spez. Infekte
	Staphylokokken (ohne Penicillinasebildung)	Staphylokokken (mit Penicillinasebildung)	Pneumokokken, ß-häm. Streptokokken, Gonokokken, Meningokokken	Enterokokken	E. coli	Keime der Klebsiella-Enterobacter-Gruppe	Keime der Proteus-Gruppe	Pseudomonas aeruginosa	Keime der Bacteroides-Gruppe	Treponemen, Bazillen und Clostridien
Penicillin G Oralpenicilline	[+++]	0	[+++]	0	0	0	0	0	0	[+++]
Oxacillin Dicloxacillin	++	[+++]	++	0	0	0	0	0	0	++
Carbenicillin	+	0	+	+	+	0	++	[++]		+
Ampicillin	++	0	++	+++	++	0	[++]	0		++
Cephalosporine	[+++]	[+++]	++	+	++	[++]	+/++	0		++
Tetracycline	+++	+/++	++	+	++	+	0	+	++	++
Chloramphenicol	+++	++	+/+++	+/++	++	+	++	0	++	++/+++
Gentamycin	++	++	++	+/++	[+++]	[++]	++	[+++]		++
Sulfanilamide	+/++	0	++	+	+	+	+	++		++
TMP/SMZ	++	0	++/+++	+/++	+/++	+	++	++		++
Neomycin Kanamycin	+++	++	0	0	++	+/++	+	0	+	0
Polymyxin Colistin	0	0	0	0	++	++	0	[+++]	+	0

Zeichenerklärung: ☐ Mittel der Wahl, +++ sehr gut wirksam, ++ gut wirksam, + mäßig bzw. fraglich wirksam, 0 nicht wirksam; bei ++ und + Resistenzbestimmung angezeigt. Kombination TMP/SMZ = Trimethoprim/Sulfamethoxazol.

Tabelle 4. Wirkungsart der wichtigsten Antibiotica

Baktericid	*Bakteriostatisch*
Penicilline	Chloramphenicol
Cephalosporine	Tetracyclin
Aminoglycoside	Erythromycin
(Gentamycin	Oleandomycin
Streptomycin	Novobiocin
Kanamycin	Lincomycin
Neomycin	Nalidixinsäure
Paramomycin)	Fusidinsäure
Polymyxin B	Sulfonamide
Colistin	Tuberculostatica

c) in Medikamente mit Lokalwirkung, vorwiegend wirksam gegenüber gramnegativen Stäbchenbakterien (z. B. Kanamycin, Neomycin, Polymyxin B und Colistin) – Nachteil: nur lokal wirksam, nicht resorbierbar.

Bei der Kombinationstherapie ist nach der Regel von Jawetz und Manten zu beachten, daß nur baktericid wirkende Antibiotica einen synergistischen Effekt bewirken können. Bakteriostatische Präparate miteinander kombiniert können höchstens additiv wirksam sein. Die gleichzeitige Verabreichung baktericider und bakteriostatischer Substanzen soll wegen evtl. antagonistischer Effekte unterbleiben.

Applikation

Die Art der Applikation eines Antibioticums hängt weitgehend vom Krankheitszustand des Patienten ab. Bei schweren Infektionen sollte, sofern das Präparat vertragen wird, grundsätzlich die parenterale Verabreichung gewählt werden, d. h. intramuskulär, intravenös oder die Dauertropfinfusion, da durch die vollständige Resorption bzw. sofortige Aufnahme in die Blutbahn die erforderlich hohen Blut- und Gewebespiegel rasch erreicht werden. Die Dauertropfinfusion hat im Vergleich zur intravenösen Injektion den Vorteil, daß eine hohe gleichmäßige Konzentration über längere Zeit aufrechterhalten wird und die Bakterien dadurch schneller und vollständiger abgetötet werden. Die *lokale Applikation* von Antibiotica ist in der Abdominalchirurgie nicht indiziert. Auch bei eitrigen Wunden ist der Beweis für eine Wirksamkeit lokaler antibakterieller Substanzen bisher nicht erbracht (Gierhake, 1971).

Dosierung

Die Dosierung der Antibiotica richtet sich nach den aus Erfahrung bekannten Blutspiegelwerten. Bei jeder Infektion sollte bei Therapiebeginn im allgemeinen eine höhere Antibioticamenge verabreicht werden, um schnell wirksame therapeutische Blut- und Gewebespiegel zu erzielen. Frühestens 2–3 Tage nach dem eingetretenen Therapieerfolg kann das Präparat abgesetzt werden. Eine ausschleichende Therapie ist nicht angezeigt. Penicilline und Cephalosporine können im allgemeinen in hohen Dosen über längere Zeit verabreicht werden, da ihre therapeutische Breite groß und ihre Toxicität gering ist. Bei allen übrigen Antibiotica sind Beschränkungen am Platz, da nach längerer Verabreichung dosisabhängige Nebenwirkungen auftreten können.

Die Wahl des Antibioticums im Notfall (Bauchwandphlegmone, diffuse Peritonitis, multiple Abscesse, Sepsis, Darmgangrän, septischer Schock) richtet sich nach den erfahrungsgemäß häufigsten Keimen. Beim Krankengut der Abdominalchirurgie handelt es sich meist um gramnegative Sepsisformen. Durch eine Kombination von Gentamycin und Cephalotin (oder Ampicillin) bzw. Carbenicillin in maximaler Dosierung werden die derzeit wichtigsten gramnegativen Keime erfaßt. Die Entnahme von Blut für die kulturelle Erregeranzüchtung ist vor Beginn der Antibioticatherapie gerade in diesen Fällen entscheidend. In der Regel besteht der Hauptfehler der Antibioticatherapie jedoch in einer Unterdosierung. Richtlinien für die Dosierung bei Erwachsenen gibt Tabelle 5.

Tabelle 5. Richtlinien für die Tagesdosierung wichtiger Chemotherapeutica bei Erwachsenen

	Tagesdosis mittlere Dosis	maximale Dosis (evtl. Infusion!)	Einzel-dosierung/Tag ED	Applikationsart
Penicillin G	2–4 Mega IE	10–50 (–100) Mega IE	3–4 ED	i. m., i. v.
Oralpenicilline	1–2 Mega IE	2–5 Mega	3–6 ED	oral
Oxacillin	2–4 g	3–6 (–10) g	4–6 ED	oral, i. m., i. v.
Dicloxacillin				1–2 Std. vor u. 3–4 Std. nach dem Essen
Carbenicillin	–	20–30 g (Ps. aerug.)	3–4 ED	i. m., i. v.
Ampicillin	2–6 g	6–16 g	4–6 ED	oral, i. m., i. v.
Cephalotin	4–8 g	12–16 (–20) g	3–4 ED	i. m., i. v.
Tetracycline	1–1,5 g	1,5–2 g	2–3 ED	oral, i. m., i. v.
Chloramphenicol	2–2,5 g	3 (–4) g 8–10 Tage	3–4 ED	oral, i. m., i. v.
Gentamycin	80–160 mg (1–2 × 80 mg)	240 mg (3 × 80 mg) höchstens 6–8 Tage	2–3 ED	i. m., i. v.

Nebenwirkungen

Verträglichkeit und Toxicität antibiotischer Stoffe werden abgesehen von individuellen Eigentümlichkeiten des Patienten durch den Anwendungsmodus und durch die Um- und Abbauprodukte des Chemotherapeuticums bestimmt. Hier sind allergische und biologische Nebenwirkungen zu unterscheiden, die anfänglich reversibel sind, nach längerer Verabreichung aber zu irreversiblen Schäden führen können. Potentiell toxisch sind die Antibiotica Neomycin, Kanamycin, Polymyxin B sowie Colistin und Gentamycin, die deshalb für eine längere allgemeine Therapie nicht geeignet sind. Allergische Nebenwirkungen sind bei oraler Penicillin- bzw. Cephalosporinanwendung häufiger als bei parenteraler Anwendung. Die Erscheinungsbilder sind vielgestaltig und können vom

Exanthem bis zum anaphylaktischen Schock reichen. Erythromycin und Oleandomycin können nach längerer Verabreichung eine allergische, cholestatische Hepatose auslösen. Auch bei Sulfonamiden sind neben Nierenschädigungen allergische Reaktionen möglich.

Zu den Präparaten mit biologischen Nebenwirkungen gehören vor allem die Tetracycline und das Chloramphenicol. Tetracycline können in der Schwangerschaft durch Ablagerung in der Zahnanlage beim Foeten eine spätere Gelbfärbung der Zähne herbeiführen (Kienitz, 1964). Chloramphenicol sollte bei banalen Infekten nicht angewandt werden, da – wenn auch nur selten – eine Panmyelopathie oder aplastische Anämie (Häufigkeit 1 : 100000) auftreten kann (Leiken et al., 1961).

Streptomycin ist heute nur noch zu Tuberkulosebehandlung zu empfehlen, da dieses Präparat eine starke Ototoxicität aufweist. Das allgemein gut wirksame Gentamycin sollte bei Sepsis schwerer Pyocyaneus- oder Hospitalinfektionen in einer täglichen Dosierung von maximal 160 bis 240 mg nicht länger als 1–2 Wochen verabreicht werden, da bei Überschreitung dieser Dosierung oto- und nephrotoxische Schäden auftreten können.

Mit biologischen Nebenwirkungen ist besonders dann zu rechnen, wenn Schmal- und Breitspektrum-Antibiotica die normale Haut- und Schleimhautflora verdrängen und dabei Pilze oder sonstige resistente Hospitalkeime überwuchern (Staphylokokken, Pseudomonas aeruginosa, Klebsiellen- oder Proteuskeime). Die gelegentlich vorkommende postantibiotische Enterocolitis kann als lebensbedrohliche Erkrankung mit schweren Durchfällen einhergehen (Ecker et al., 1970). Eine Änderung der Chemotherapie sollte in solchen Fällen nur nach vorausgehender bakteriologischer Untersuchung vorgenommen werden. Oft bessern sich solche Krankheitsbilder nach Absetzen der Antibioticatherapie oder durch diätetische Maßnahmen von selbst.

Literatur

Bernhardt, H., Knocke, M.: Die mikrobielle Besiedelung des Magen-Darm-Traktes. Z. Inn. Med. **25**, 896 (1970)

Braun, O. H., Dehnert, J., Gedek, B., Haenel, H., Hoffmann, K., Kienitz, M., Knothe, H., Mayer, J. B., Mossel, D. A. A., Reploh, H., Reuter, G., Seeliger, H. P. R., Werner, H.: Methoden und Ergebnisse der bakteriologischen Stuhluntersuchungen. Z. Bakt. I. Orig. **203**, 518 (1967)

Broido, P. W., Gorbach, S. L., Nyhus, L. M.: Microflora of the gastrointestinal tract and the surgical malabsorption syndroms. Surg. Gynec. Obstet. **135**, 449 (1972)

Cohn, I.: Chemotherapy of the gastrointestinal tract with reference to surgery. p. 625. In: McHardy, G.: Current Gastroenterology. New York: Harper & Brothers 1962

Drasar, B. S., Shiner, M., McLeod, G. M.: I. The bacterial flora of the gastrointestinal tract in healthy and achlorhydric persons. Gut **10**, 812 (1969)

Ecker, J. A., Williams, R. G., McKittrick, J. E., Failing, R. M.: Pseudomembraneous enterocolitis – an unwelcome gastrointestinal complication of antibiotic therapy. Amer. J. Gastroent. **54**, 214 (1970)

Feifel, G., Linke, K., Weisthanner, I., Manz, R.: Infektionsgefährdung chirurgischer Patienten durch gramnegative Keime. Fortschr. Med. **86**, 597 (1968)

Feifel, G., Wiebecke, B., Beyer, J.: Chirurgische Aspekte zur Diagnostik und Therapie der Aktinomykose. Dtsch. med. Wschr. **99**, 1016 (1974)

Fritsche, D., Schulz-Stübner, A.: Die derzeitige Resistenzsituation gegenüber Antibiotika und Chemotherapeutika und deren Entwicklungstendenzen. Dtsch. med. Wschr. **97**, 1963 (1972)

Gierhake, F. W.: Postoperative Wundheilungsstörungen. Berlin, Heidelberg, New York: Springer 1970

Gierhake, F. W.: Antibiotikaanwendung in der septischen Chirurgie. Chirurg **42**, 299 (1971)

Gorbach, S. L., Nahas, L.: I. Effects of diet, age and periodic sampling on members of fecal microorganisms in man. Gastroenterology **53**, 845 (1967)

Hoffmann, K.: Bakterielle Besiedlung des menschlichen Darmes. Heidelberg: Hüthig 1966

Judd, E. S., Dearing, W. H., Washington, J. A.: Amer. Surg. Assoziation Meeting 1974

Kanz, E.: Aseptik in der Chirurgie. München, Berlin, Wien: Urban & Schwarzenberg 1971

Kienitz, M.: Praxis der Antibiotikatherapie im Kindesalter. S. 61. Stuttgart: Thieme 1964

Knothe, H., Wiedemann, B.: Die Wirkung von Ampicillin auf die Darmflora des gesunden Menschen. Zbl. Bakt. I. Abt. Orig. **197**, 234 (1965)

Leiken, S. L., Welch, H., Gwin, G. H.: Clin. Proc. Child Hosp. (Wash.) **17**, 171 (1961)

Linzenmeier, G.: Ein Jahrhundert Anaeroben-Forschung. Münch. med. Wschr. **110**, 2181 (1968)

Lundsgaard-Hansen, P.: Antibiotika in der Chirurgie. Bern, Stuttgart: Huber 1968

Metz, H., Preac-Mursic, V.: Der Wandel des Erregerspektrums des oberbayerischen Raumes im Jahrzehnt 1960–1970. Münch. med. Wschr. **46**, 2062 (1973)

Poth, E. J.: Critical analysis of intestinal antisepsis. Jama **163**, 1317 (1957)

Price, D. J. E., Sleich, J. D.: Control of infection due to klebsiella aerogenes in a neurosurgical unit by withdrawal of all antibiotics. Lancet II, 1213 (1970)

Seelig, M. S.: Über die Bedeutung der Antibiotika bei der Entstehung von Candida-Infektionen. Amer. J. Med. **40**, 887 (1966)

Schmidt, F.: Untersuchungen über die normale Stuhlflora des erwachsenen Menschen. Schweiz. med. Wschr. **98**, 532 (1968)

Schütze, U., Fey, K. H., Hess, G.: Die Peritonitis im Neugeborenen-, Säuglings- und Kindesalter. Münch. med. Wschr. **116**, 1201 (1974)

Spitzy, K. H.: Antimikrobielle Chemotherapie in der Chirurgie. München, Berlin, Wien: Urban & Schwarzenberg 1971

Tabaqchali, S., Booth, C. C.: In: Card, W. I., Creamer, B.: Modern trends in gastroenterology. Vol. 4, p. 143. London: Butterworths 1970

Walter, A. M., Heilmeyer, L.: Antibiotikafibel. Antibiotika und Chemotherapie. Stuttgart: Thieme 1969

Ward, J. D.: Gramnegative septicaemia during hemorrhage from an anastomotic ulcer J. Clin. Path. **22**, 642 (1969)

Weck, A. L., de: Penicillinallergie. Dtsch. med. J. **21**, 1154 (1970)

Williams, L. F., Byrne, J. J.: The role of bacteria in hemorrhagic pancreatitis. Surgery **64**, 967 (1968)

Williams, R. E. O., Blowers, R., Garrod, L. P., Shooter, R. A.: Hospital infection. London: Lloyd-Luke. Med. Books Ltd. 1966

Zabransy, R. J.: Isolation of anaerobic bacteria from clinical specimes. Mayo Clin. Proc. **45**, 256 (1970)

Zenker, R., Groll, F.: Die Anwendung von Chemotherapeutika und Antibiotika bei Eingriffen am Dickdarm und Mastdarm. Chirurg **21**, 661 (1950)

Zenker, R., Rosenthal, A.: Die Strahlenpilzerkrankung (Aktinomykose) In: Bürkle de la Camp, H., Rostock, P.: Handbuch der gesamten Unfallheilkunde. Stuttgart: Enke 1954

IV. Die Eingriffe am Magen und Zwölffingerdarm

Von R. Zenker, S. v. Bary, G. Feifel, R. Oehl, F. Ruëff, F. Spelsberg, München; R. Pichlmayr, Hannover; W. Seidel, Sindelfingen

A. Allgemeine Vorbemerkungen

I. Die Anatomie des Magens und Zwölffingerdarms und die Orientierung in der oberen Bauchhöhle

Die Bauchhöhle läßt sich durch das Quercolon und sein Mesenterium in einen cranialen und in einen caudalen Abschnitt unterteilen. Nach dorsal zu ist das Mesocolon transversum etwa in der Höhe des 2. Lendenwirbelkörpers fixiert, nach ventral zu umhüllt das Peritoneum dieser Mesenterialplatte das Quercolon. Die Anheftungslinie des Mesocolon transversum reicht weiter nach links lateral als das Colon transversum und bildet so das Lig. phrenicocolicum. Eine scheinbar kontinuierliche Fortsetzung erhält das Quercolon mit seinem Mesenterium durch das ehemalige dorsale Mesenterium des Magens, das große Netz. Dieses verklebt mit der Vorderseite des Quercolons und hängt somit als »Fett-Bindegewebsschürze« von der großen Magenkurvatur ausgehend vor dem Quercolon und den Dünndarmschlingen (Abb. 1). Großes Netz und Quercolon unterliegen in ihrem Verlauf größeren Schwankungen. Normalerweise verläuft das Quercolon beim Erwachsenen girlandenartig etwas cranial des Nabels von der rechten zur linken Colonflexur. Die Lage der rechten Colonflexur kann in ihrer Höhe zwischen dem 12. Brust- und 4. Lendenwirbel variieren (typische Stelle L1/L2), die Lage der linken Colonflexur ist konstanter und zwischen dem 10. Brust- und 3. Lendenwirbel aufzufinden (typische Stelle Th12–L1).

Nach Eröffnung der Bauchhöhle ist für das weitere Vorgehen ausschlaggebend, ob wir ein Organ angehen wollen, das cranial von dieser »Scheidewand« im *oberen Bauchraum* oder caudal der »Scheidewand« im *unteren Bauchraum* liegt. Im oberen Bauchraum finden sich Oesophagus abdominalis, Magen, oberes Duodenum, Leber, extrahepatische Gallenwege und Milz. Im unteren Bauchraum trifft man auf unteres Duodenum, Jejunum. Ileum, Coecum, das Colon bis zur Rectumgrenze und auf Beckenorgane.

Will man die Organe im oberen Bauchraum besichtigen, so läßt man die Leber mit einem Langenbeck-Haken nach ventral und oben beiseite halten, das Quercolon wird mit einem Tupfer caudalwärts gedrückt. Man schaut nun auf die Leberunterseite, auf das kleine Netz mit dem Lig. hepatoduodenale und auf die Ventralseite des Magens.

Der *Magen* ist besonders an der Kardia und am Pylorus fixiert. Ansonsten ist er relativ frei beweglich. Die Kardia findet sich in Höhe des 11. Brustwirbels etwas links neben dem Wirbelkörper, der Pylorus rechts paramedian etwa in Höhe des 1. Lendenwirbelkörpers. Von der kleinen Magenkurvatur geht das kleine Netz zum Leberhilus. An diesem ven-

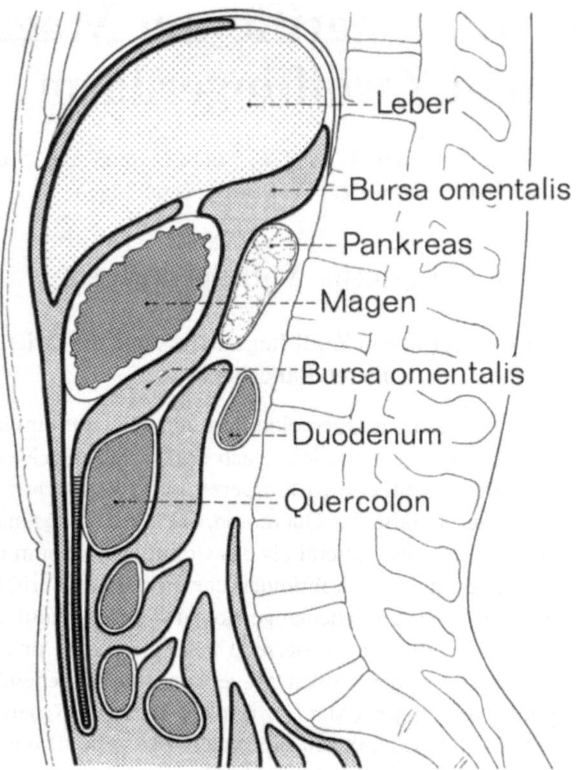

Abb. 1. Sagittalschnitt durch den oberen Bauchraum

tralen Magengekröse (Lig. hepatogastricum) unterscheiden wir die Pars densa, die von der Kardia zum Leberhilus verläuft, und die bis fast zum Pylorus reichende Pars flaccida. An diese schließt sich kontinuierlich das Lig. hepatoduodenale an. Durch den Übertritt des intraperitoneal gelegenen oberen Duodenalabschnittes zur sekundär retroperitonealen Lage der Pars descendens duodeni ist eine relativ gute Fixierung des Pylorus gegeben, die zudem noch durch die Bindegewebszüge des Lig. hepatoduodenale verstärkt wird. Das von der großen Magenkurvatur als großes Netz abgehende dorsale Magengekröse verklebt zunächst mit dem Quercolon. Diese »Mesenterialbrücke« wird als Lig. gastrocolicum bezeichnet. Im weiteren Verlauf hängt es als Bindegewebsschürze vor dem Dünn- und Dickdarm. Das rückläufige Blatt des großen Netzes verklebt mit dem hinläufigen zu einer gemeinsamen Platte und verläuft mit dem oberen Blatt des Mesocolon transversum zum Peritoneum parietale an der hinteren Bauchwand. Da über das dorsale Mesenterium des Magens keine starre Fixierung gegeben ist, kann sich dieser bei Dehnung besonders nach links und unten ausbreiten.

Die Lage des Magens ist abhängig von seinem Füllungs- und Contractionszustand und vom Stand des Zwerchfells. Die *ungefähre normale Lage des leeren Magens* würde folgende Projektionskontur auf die vordere Bauchwand haben: kleine Kurvatur: Verlauf schräg von links oben nach rechts unten durch die Mitte der Regio epigastrica; große Kurvatur: Verlauf zunächst rechts in der Regio hypochondrica dextra in cranio-caudaler Richtung, dann fast parallel zum Unterrand der Regio epigastrica. Bei einer Magenatonie oder bei einer konstitutionellen »Magensenkung« (Ptose) verläuft die Kontur besonders für die große Magenkurvatur wesentlich tiefer, die Magenfixpunkte bleiben davon aber unbetroffen.

Zieht man den Magen caudalwärts und nach rechts und läßt man gleichzeitig den linken Rippenbogen hochhalten, so blickt man auf den *Magenfundus* und auf die Kardia. Zur Darstellung des abdominalen Abschnitts der Speiseröhre muß der linke Leberlappen mit einem Spatel nach oben und rechts gehalten werden. Es kann dabei zweckmäßig sein, das *Lig. triangulare hepatis* zu durchtrennen. Der abdominelle Teil der Speiseröhre wird nach Eröffnung seiner Peritonealumkleidung sichtbar. Das Peritoneum geht nach links kontinuierlich in das Lig. gastrolienale über. Zieht man den Magen kräftig nach rechts, so erscheint an der großen Kurvatur in Fundushöhe die Milz.

Es empfiehlt sich, bei der Besichtigung des oberen Magenabschnittes einen großen Fritsche-Haken in den oberen Wundwinkel des Mittellinienschnittes einzusetzen. Führt man in diesem Gebiet Operationen aus, so ist es zweckmäßig, den Rochard-Haken zu verwenden.

Die Rückseite des Magens, das Lig. gastrocolicum und das kleine Netz bilden die Vorderwand der *Bursa omentalis* (Abb. 1). Die dorsale Begrenzung dieses Raumes wird vom parietalen Peritoneum der hinteren Bauchwand gebildet. Durch das Peritoneum kann man hier das Pankreas, den oberen Pol der linken Niere und die gleichseitige Nebenniere tasten. Das Dach der Bursa omentalis entspricht der Leberunterseite im Bereich des Lobus quadratus und einem Zwerchfellabschnitt in Kardianähe. Der Boden wird vom Mesocolon transversum gebildet.

Zur Bursa omentalis gibt es 5 Zugangswege: 1. Unter dem Lig. hepatoduodenale von rechts durch das Foramen Winslowi; 2. durch das Lig. gastrocolicum; 3. durch das kleine Netz; 4. durch das Mesocolon transversum und 5. zwischen großem Netz und Colon transversum. Die beste Übersicht verschafft der 2. Zugangsweg, also nach querer Durchtrennung des Lig. gastrocolicum zwischen Doppelunterbindungen.

Die Wände der Bursa omentalis sind gegeneinander verschieblich. Physiologische Verklebungen von Pylorus, Antrum und kardianahen Magenabschnitten an die Umgebung *kommen vor.* Bei krankhaften Prozessen (periulceröse oder peripankreatitische Entzündungen, carcinomatöse Infiltrationen) *kommen* Verwachsungen zwischen den Wänden der Bursa omentalis *vor.* Die praktisch wichtigste Verwachsung ist die manchmal untrennbare Verklebung des Mesocolon transversum und der hierin verlaufenden A. colica media mit dem Lig. gastrocolicum oder der Hinterwand des Magens. In einem solchen Fall kann bei der Skelettierung des Magens die A. colica media versehentlich verletzt werden, was die Durchblutung des Quercolons mehr oder minder schwer beeinträchtigt, wenn die Arkaden der A. colica media unterbrochen werden. Zieht man das Antrum nach links und drängt die Leber mit dem Leberspatel nach rechts oben, so kann man den oberen Abschnitt vom *Duodenum* sichtbar machen. Dabei kann es vorteilhaft sein, das Lig. teres hepatis zwischen zwei Unterbindungen zu durchtrennen oder auch das Lig. falciforme hepatis einzuschneiden. Drängt man auch den rechten Leberlappen nach cranial, so kann das Duodenum bis zur Kreuzung mit dem Mesocolon transversum freigelegt werden. Bis auf die intraperitoneale Lage der Pars superior und ascendens duodeni liegt der Hauptteil des Zwölffingerdarms sekundär retroperitoneal und damit der hinteren Bauchwand fest an. Die Grenze zwischen der Pars superior duodeni und dem Pylorus wird zumeist von einer quer verlaufenden Vene, der Pylorusvene von Mayo, angedeutet. Die Pars descendens duodeni verläuft rechts paravertebral abwärts. Auf ihrer Dorsalseite mündet in einem nach rechts konkaven bogenförmigen Verlauf der Ductus choledochus und der Ductus pancreaticus. Die Pars inferior duodeni verläuft horizontal in Höhe von L2/L3 und zieht unter der Radix mesenterii zur Pars ascendens duodeni, die links paravertebral (in Höhe von L2) in die Flexura duodenojejunalis übergeht. Die Pars inferior duodeni wird von der A. und V. mesenterica superior überkreuzt. Diese Überlagerung ist für die Entstehung des arterio-mesenterialen Darmverschlusses von Bedeutung.

Will man das *Lig. hepatoduodenale* und die hierin verlaufenden extrahepatischen Gallengänge besichtigen, so zieht man zunächst die Gallenblase mit einer stumpfen Faßzange oder schonender mit einem stoffumhüllten Haken vor; die Leber wird mit einem Langenbeck-Haken nach cranial und rechts, die Pars superior duodeni mit einem Kaderspatel oder von der Hand des Assistenten nach caudal gehalten. Dadurch ist das Lig. hepatoduodenale gespannt worden. Geht man mit dem Zeigefinger in das Foramen Winslowi ein, so kann man die Inhaltsgebilde des Lig. hepatoduodenale abtasten: caudal den Ductus choledochus, cranial die A. hepatica propria und in der Mitte, etwas dorsal, die V. portae. Bei starker Füllung verlagert sich die V. portae weiter dorsalwärts.

Zum *Pankreas* gelangen wir, wenn wir oberhalb des Magens durch das kleine Netz eingehen. Unterhalb des Magens haben wir die Möglichkeit, durch das Lig. gastrocolicum oder zwischen der Unterseite des großen Netzes und dem Quercolon oder unter Durch-

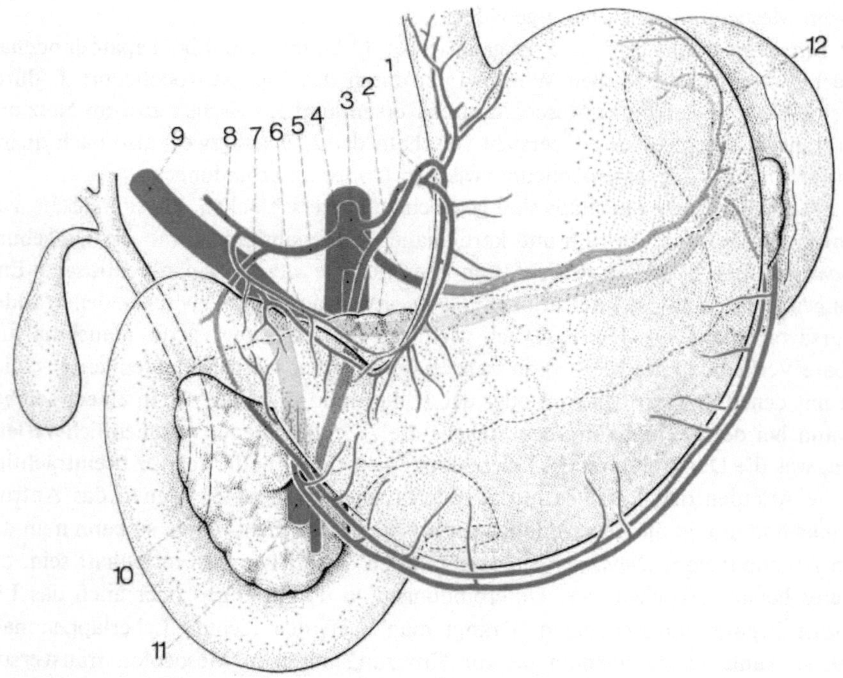

Abb. 2. Topographie des oberen Bauchraums mit den Arterien des Magens und des Duodenum 1 A., V. gastrica sin. 2 A., V. lienalis. 3 A. coeliaca. 4 A. mesenterica sup. 5 A. hepatica comm. 6 A., V. gastrica dextra. 7 A. gastroduodenalis. 8 A. hepatica propria. 9 V. portae. 10 A., V. gastroepiploica dextra. 11 A., V. mesenterica sup. 12 A., V. gastroepiploica sin.

trennung des Mesocolon transversum zum Pankreas vorzudringen. Nach Kocher kann man den Pankreaskopf freilegen, wenn man das Peritoneum neben der Außenkurvatur des Duodenums incidiert und dann das Duodenum und den retroduodenalen Abschnitt des Ductus choledochus vom Pankreaskopf abpräpariert (s. »Die Eingriffe am Pankreas«).

Die *Magenarterien* (Abb. 2) stammen aus der A. coeliaca. Entlang der kleinen Kurvatur verläuft von cranial nach caudal die *A. gastrica sinistra*, die im Antrumbereich mit der von der A. hepatica propria kommenden *A. gastrica dextra* anastomosiert. Längs der großen Magenkurvatur anastomosieren die *A. gastroepiploica sinistra* aus der A. lienalis mit der *A. gastroepiploica dextra* aus der A. gastroduodenalis. Zum Magenfundus auf die Dorsalseite gibt die A. lienalis noch mehrere kurze Magenarterien ab, die *Aa. gastricae breves*. Alle Magenarterien anastomosieren untereinander, so daß auch bei Unterbindung von 2 oder 3 Magenarterien die Blutversorgung gesichert bleibt. Der Gefäßein- und -austritt an der Magenwand findet sich dorsal und ventral je $1/2$ bis 2 cm von den Kurvaturen entfernt. Dies ist z. B. für die subtile Skelettierung der proximalen kleinen Kurvatur im Rahmen der selektiven proximalen Vagotomie von Bedeutung.

Der *Lymphabfluß* des Magens (Abb. 3 u. 4) verläuft parallel zu den Blutgefäßen. Die Lymphe aus dem Bereich der kleinen Kurvatur sammelt sich in den *Lnn. gastrici sinistri* entlang der A. gastrica sinistra. Die *Nodi lymphatici gastrici dextri* begleiten die A. gastroepiploica dextra und haben die große Magenkurvatur als Einzugsgebiet. Entlang der A. lienalis verlaufen die *Lnn. lienales*, zu deren Einzugsbereich auch der Magenfundus gehört. Um den Pylorus liegen Lymphknoten *(Lnn. suprapylorici und Lnn. subpylorici)*. Die Lymphstraßen am Magen anastomosieren untereinander. Von hier fließt die Lymphe zu den präaortalen Lymphknoten in Höhe der A. coeliaca und weiter in die Cisterna chyli.

Die *Nervenversorgung des Magens* erfolgt über die Nn. vagi und über die Nn. splanchnici. Die parasympathischen »Nervenstraßen« (Löweneck) verlaufen entlang der kleinen Kurvatur. Der vordere Vagusstamm versorgt im wesentlichen die Magenvorderwand bis zum Duodenum. In die Pars densa des Omentum minus hinein gibt er Lebernerven ab. Der hintere Vagusstamm gibt nur etwa $1/3$ seiner Fasern zur Dorsalseite des Magens bis zur distalen Antrumgrenze. Die restlichen Fasern gehen als Truncus vagalis coeliacus zum Plexus coeliacus. Eine eingehendere Darstellung des Verlaufs der Nn. vagi und ihrer Äste findet man im Kapitel »Vagotomie« (S. 176 und Abb. 39). Die sympathischen Magennerven aus den Nn. splanchnici sind als Nervengeflechte um die Magenarterien angeordnet. Besonders viele sympathische Magennerven finden sich auf der kleinen Kurvaturseite in Kardiahöhe.

II. Bauchdeckenschnitte für Magenoperationen (s. Kapitel I)

Der Normalschnitt zur Freilegung des Magens ist der *mediane Längsschnitt* (Oberbauch-Mittellinienschnitt) vom Proc. xyphoideus caudalwärts bis zum Nabel oder gelegentlich auch ein Stück über den Nabel hinaus, wobei der Nabel zur Schonung des Lig. teres hepatis links umschnitten wird, wenn nicht besondere Gründe (Zugang zum absteigenden Duodenum) eine Verlängerung des Schnittes rechts vom Nabel erfordern. Aus funktionell-anatomischen Gesichtspunkten, nämlich wegen der Durchtrennung der Verflechtung der Fasern in der Linea alba (Lanz), und da Bauchnarbenbrüche und Bauchdeckendiastase nach dem medianen Oberbauchlängsschnitt früher häufig auftraten, kam dieser Mittellinienschnitt eine Zeitlang in Mißkredit. Die Ursache der Bauchnarbenbrüche war aber nicht so sehr

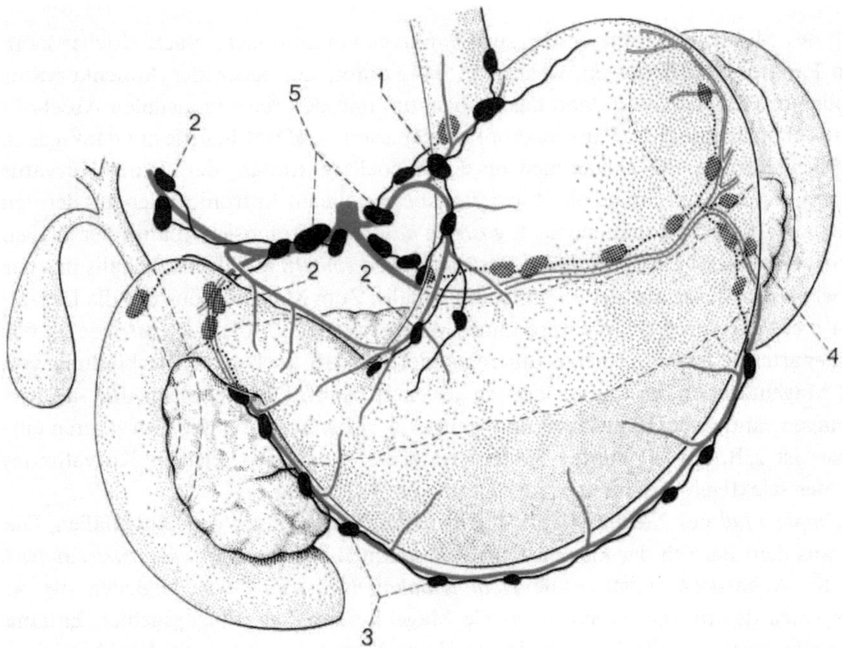

Abb. 3. Die Lymphknoten des Magens. 1 Nodi lymphatici gastrici sinistri, 2 Nodi lymphatici gastrici dextri, Nodi lymphatici pylorici, Nodi lymphatici hepatici, 3 Nodi lymphatici gastroepiploici dextri, 4 Nodi lymphatici gastroepiploici sinistri, 5 Nodi lymphatici coeliaci

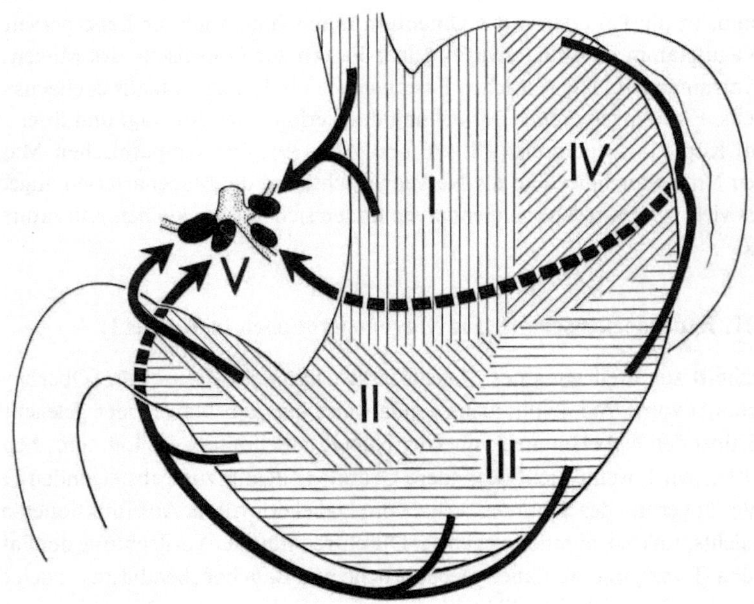

Abb. 4. Die Lymphzonen des Magens (nach Priesching)

der »unphysiologische« Schnitt, sondern die Verwendung von Nahtmaterial wie Catgut, das zu schnell seine mechanische Festigkeit verlor, oder von Zwirn und Seide, die gelegentlich aseptische und infektiöse Entzündungen in der Fascie und damit eine Schwächung der Bauchdeckennarbe hervorriefen. Bei der Verwendung von Kunstfaserfäden sind Narbenbrüche in der Linea alba sehr selten. Für die mechanische Festigkeit der Naht ist jedenfalls in den ersten postoperativen Wochen eine ausreichende Breite des in die Naht einbezogenen Gewebsstreifens, die bds. etwa 1 cm betragen sollte, von ausschlaggebender Bedeutung (W. Seidel, 1974). Wichtig für die Haltbarkeit des chirurgischen Verschlusses sind weiter eine gleichmäßige Stichtechnik und Fadenspannung, Vermeidung ischämischer Nekrosen durch zu festes Knüpfen und die Verwendung nicht zu dicken Nahtmaterials. Der Schnitt kann natürlich auch als *paramedianer Kulissenschnitt* geführt werden. Reicht die Operation am Magen weit unter den linken Rippenbogen, so denke man daran, daß der Mittelschnitt links neben dem Processus xyphoideus bis an den Körper des Brustbeins verlängert werden kann, und daß die Wegnahme des Schwertfortsatzes noch mehr Platz schafft. Seit Verwendung des *Rochard*-Hakens hat sich die Entfernung des Schwertfortsatzes zumeist erübrigt. – Nur ausnahmsweise ist es erforderlich, die Wunde durch einen den linken oder auch den rechten Rectus durchtrennenden, senkrecht aufgesetzten Querschnitt zu erweitern.

Manche Operateure bevorzugen bei Eingriffen am pylorusnahen Magenabschnitt und am Zwölffingerdarm den Rippenrandkulissenschnitt nach Pribram und W. Usadel. Bewährt hat sich für Magen- und Zwölffingerdarmoperationen auch der obere *Bogenschnitt* nach Drüner und Zander.

Für alle Eingriffe am Magen, die in das Gebiet der Kardia und des Fundus reichen, ist der selbsthaltende Bauchdeckenhalter nach Rochard wegen des hierdurch gewährten vorzüglichen Einblicks in das gesamte Hypogastrium unentbehrlich geworden. Diese Vorrichtung erübrigt auch alle Schnitte zum Aufklappen des rechten oder linken Rippenbogens.

Zur *Schmerzausschaltung*: Auch für die Eingriffe am Magen und Zwölffingerdarm hat die Allgemeinbetäubung ohne oder mit Intubation die örtliche Betäubung vollkommen verdrängt. Die zusätzliche Anästhesierung der sympathischen Nervenbahnen zur Ausschaltung störender Reflexe beim Zug an den Mesenterien ist durch die Verwendung von Relaxantien überflüssig geworden. Erwähnt sei hier nur die *Anästhesie der Nn. splanchnici und des Ggl. coeliacum nach Braun* (Abb. 5), die sich in Form der Injektion von 20 bis 50 ccm 70%igem Alkohol zur Bekämpfung heftiger Dauerschmerzen bei inoperablen Magen- oder Pankreascarcinomen als nützlich erweist. Hierzu hält man den rechten Leberlappen mit einem Langenbeck-Haken cranialwärts und zieht den Magen mit einem stoffüberzogenen *Kader-Spatel* stark caudalwärts. Das zarte Lig. hepatogastricum wird an einer gefäßfreien Stelle durchtrennt. Nun erscheint in der Lücke des kleinen Netzes der *Lobus caudatus Spigelii* der Leber, der die großen Gefäße deckt. Er wird mit einem Langenbeck-Haken cranialwärts gehoben. Erst jetzt sind die großen Gefäße, die *V. cava* und die *Aorta* unmittelbar unterhalb ihrer Durchtrittsstelle durch das Zwerchfell deutlich festzustellen. Sticht man nun eine 12 cm lange Hohlnadel rechts neben der Aorta durch das Hinterwandperitoneum, so stößt man sofort auf knöchernen Widerstand, wenn die Nadel richtig liegt. Dabei kann man zur Führung der Nadel den linken Zeigefinger, die Aorta nach links drängend, auf die Mitte der Wirbelsäule setzen. Fließt kein Blut aus der Nadel, so injiziert man zunächst etwa 20 ccm 70%igen Alkohol retroperitoneal, nach einer kurzen Beobachtungszeit weitere 20–50 ccm.

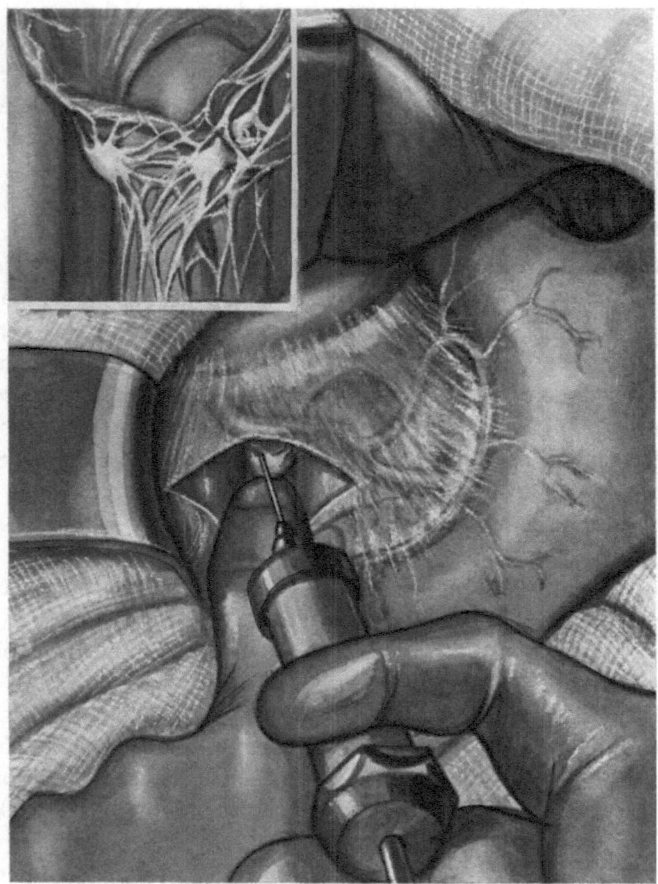

Abb. 5. Anästhesierung der Nn. splanchnici und des Ganglion coeliacum nach Braun. Nach Eröffnung der Bauchhöhle wird das kleine Netz an einer gefäßlosen Stelle durchtrennt, der linke Zeigefinger tastet die Wirbelsäule oberhalb der kleinen Kurvatur des Magens zwischen der Aorta und Vena cava caudalis. Entlang des Fingers wird eine etwa 12 cm lange Hohlnadel auf die Wirbelsäule eingestochen. Zur Anästhesie werden 50 ccm $^{1}/_{2}$%ige Novocainlösung eingespritzt, zur Bekämpfung von Dauerschmerzen 50 ccm 70%iger Alkohol. Die Nebenabbildung zeigt die Nn. splanchnici und das Ganglion coeliacum, das bei Dauerschmerzen auch exstirpiert werden kann

B. Die Eröffnung des Magens (Gastrotomie)

Die Eröffnung des Magens (Abb. 6a) wird vorgenommen zur Besichtigung oder Betastung des Mageninneren, zur Entfernung von Fremdkörpern, zu Probeexcisionen aus Geschwülsten oder Geschwüren bzw. zu ihrer Exstirpation, zur Umstechung blutender Magengefäße, zur Dehnung der Kardia, zur retrograden Sondierung der Speiseröhre sowie zum Durchziehen und Befestigen einer Oesophagusprothese (Tubus nach Souttar-Celestin oder Häring u. a.) oder einer Thermosonde nach Wittrin in oral-caudaler Richtung und zum Anlegen einer Magenfistel.

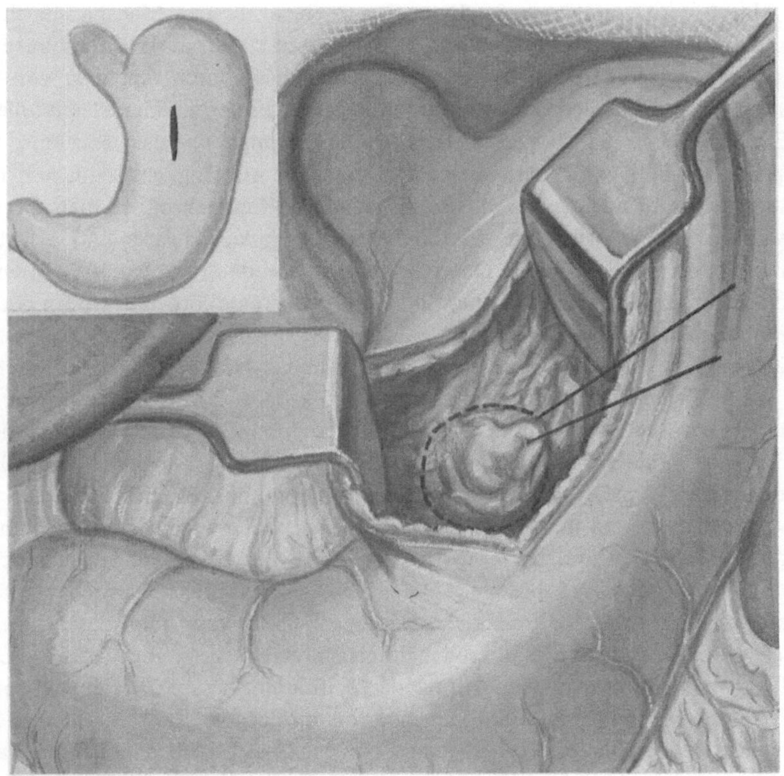

Abb. 6a. Entfernen einer gutartigen Schleimhautgeschwulst an der Hinterwand des Magens. Nebenabbildung: Schnittführung am Magen

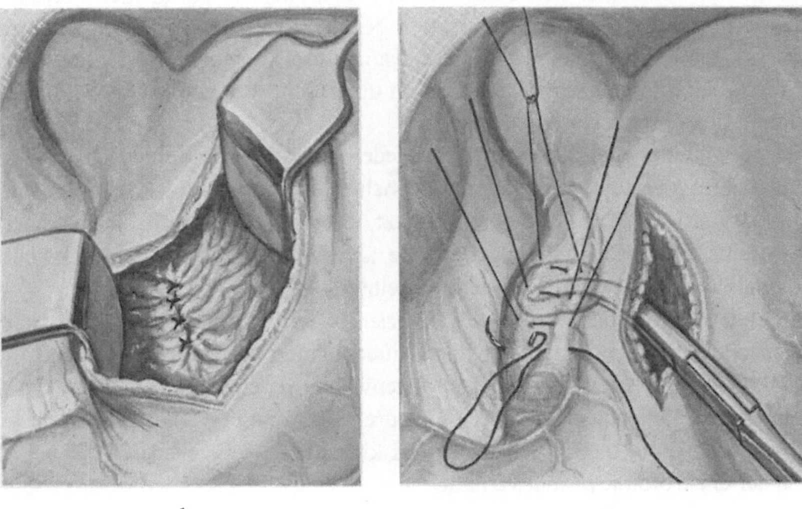

b c

Abb. 6b u. c. Entfernen einer gutartigen Schleimhautgeschwulst an der Hinterwand des Magens. Schleimhautnaht, sero-seröse Nähte an der Hinterwand, wenn die Excision der Geschwulst bis in die Muscularis reichte

Der Magen wird vor Beginn des Eingriffs mit einem dünnen Magenschlauch leergesaugt oder wenn nötig gespült. Die Bauchhöhle eröffnet man durch Mittellinienschnitt. Nach sorgfältiger Abdeckung der Bauchdecken – u.U. durch Annähen von Bauchtüchern an die peritonealen Schnittränder oder durch Einlegen einer Plastikfolie – und nach Einsetzen eines Bauchdeckenhalters (S. 13) legt man auf das Netz eine feuchte Kompresse und läßt vom Assistenten das Quercolon und Lig. gastrocolicum mit der Hand oder einem Kader-Spatel caudal ziehen. Den Magen eröffnet man am zweckmäßigsten in der Längsrichtung, was eine Erweiterung kardiawärts und pyloruswärts am einfachsten ermöglicht. Einen Querschnitt wird man dann wählen, wenn man sicher ist, unmittelbar auf den Krankheitsherd oder auf den Fremdkörper zu stoßen oder wenn man den Oesophagustubus hervorzieht.

Zunächst fixiert man die Magenvorderwand durch 2 Haltefäden. Dann durchtrennt man – am besten mit dem elektrischen Messer – Serosa und Muscularis in einer Länge von etwa 5 cm und stillt sofort alle Blutungen durch Elektrocoagulation der mit feiner Pinzette möglichst isoliert gefaßten Gefäße. Nun hebt man die so freigelegte Schleimhaut mit 2 Pinzetten hoch und schneidet sie an einer kleinen Stelle ein. Durch diese Öffnung saugt man mit einem gebogenen Bienenkorbsauger den Mageninhalt ab, worauf die Magenschleimhaut in der Ausdehnung des bereits angelegten Schnittes durchtrennt wird (Abb. 6a). Blutende Gefäße werden gefaßt und entweder coaguliert oder mit resorbierbarem Nahtmaterial unterbunden. Nun kann man das Mageninnere besichtigen, wobei man sich den Überblick durch Einsetzen schräg abgewinkelter Langenbeck-Haken in die Magenwunde und durch das Einführen eines elektrischen Leuchtstabes sehr erleichtert. Die Hinterwand des Magens kann mit der Hand, die durch einen Schlitz des Lig. gastrocolicum hinter den Magen greift, in das Gesichtsfeld eingestellt und aus der Wunde herausgedrängt werden (Abb. 6b u. c). Nach der Exstirpation eines vermutlich gutartigen Magenschleimhauttumors, wobei der Schnitt zumeist in die Muscularis propria und gelegentlich dicht an die Serosa reicht, sowie nach Umstechung eines blutenden Magengeschwürs muß man sich beim Sitz des Krankheitsherdes an der Magenhinterwand davon überzeugen, ob eine Perforation der Serosa bereits vorliegt oder droht. Ist dies der Fall, dann sichert man die Magenwand durch Lembertsche Nähte. Die excidierte Geschwulst muß umgehend histologisch untersucht werden, um bei Malignität die Radikaloperation anschließen zu können.

Zur Beendigung des Eingriffes werden ausgedehnte Längsschnitte und Querschnitte in der Schnittrichtung verschlossen; kurze Längsschnitte kann man quer verschließen. Dies geschieht, sorgfältige Blutstillung vorausgesetzt, entweder nur durch eine Lembertsche Knopfnahtreihe oder durch eine einstülpende Schleimhautnaht und eine Lembertsche Nahtreihe, also entweder einreihig oder zweireihig.

Mit gleicher Nahttechnik werden *Magenverletzungen* versorgt, wobei die *Hinterwand* des Magens stets einer besonders genauen Untersuchung unterworfen werden muß, da häufig, z.B. bei Schußverletzungen, *beide* Magenwände verletzt sind. Eine Verletzung der Magenhinterwand läßt sich einwandfrei nur durch Eröffnung der Bursa omentalis durch das Lig. gastrocolicum, u. U. auch durch das kleine Netz feststellen. Die Bauchwunde wird nach der Gastrotomie primär vernäht.

1. Die operative Entfernung von Fremdkörpern aus dem Magen

Verschluckte *Fremdkörper* gleiten bei Erwachsenen sowie bei Kindern zumeist ohne Schwierigkeiten durch den Magen-Darm-Kanal, besonders wenn man breiige, schlackenreiche Kost (Kartoffelbrei, Sauerkraut oder Spargel) verabreicht. Natürliche Hindernisse bilden der Pylorus, das Duodenum, die Flexura duodeno-jejunalis und die Bauhinsche Klappe. Zu einer Laparotomie entschließt man sich nur, wenn der Fremdkörper mehrere Tage an einer Stelle im Magen-Darm-Kanal liegenbleibt oder die Magen-Darm-Wand durchspießt, was an dem Auftreten von Schmerzen unter den Zeichen einer umschriebenen Bauchfellentzündung zu erkennen ist. Fremdkörper im Mageninneren versucht man nach Eröffnung der Bauchhöhle bei noch uneröffnetem Magen zunächst zu palpieren, drängt sie u. U. mit der hinter dem Magen geführten Hand gegen die vordere Magenwand, schneidet mit einem kleinen Schnitt auf sie ein und zieht sie mit der Zange heraus.

2. Die unblutige Entfernung von Fremdkörpern aus dem Magen und Duodenum

Die operative Entfernung von Fremdkörpern durch Laparotomie hat eine erhebliche Einschränkung erfahren, seitdem man mit prograden Fiberendoskopen metallische, aber auch nicht-metallische Fremdkörper (Münzen, Knöpfe, Messer, Löffel, Gabeln, Haarnadeln, Gebißteile, abgebrochene Sondenspitzen u. a.) aus dem Magen und auch aus dem Duodenum entfernen kann. Man wird also bei jedem verschluckten Fremdkörper, insofern erwiesen ist, daß er der Größe nach wahrscheinlich nicht durch konservative Maßnahmen (siehe vorherigen Abschnitt) auf natürlichem Wege abgehen wird und im Magen oder Duodenum liegt, die *Entfernung mit einem Gastroskop* versuchen (Jackson, Ch. L., Ottenjann, Classen u. Frühmorgen, Griswold, Haislip u. Gardner, Gelzayd u. Jetly, Maimon u. Milligan, Reikowski u. Thiel). Hierzu benützt man eine Biopsiezange, noch besser eine *Fremdkörperzange mit quergeriffelten Branchen.* Den gefaßten Fremdkörper muß man dann allerdings zusammen mit dem Endoskop aus dem Oesophagus herausziehen, da der Biopsiekanal der Fiberendoskope nur einen Durchmesser von 2,5 mm hat. Entgleitet der Fremdkörper beim Herausziehen der Zange, so kann man die endoskopische Extraktion 1–2mal versuchen, wenn nicht durch die Manipulation eine Blutung aus der Magenschleimhaut verursacht wurde oder die Gefahr einer Perforation des Oesophagus droht. Der Eingriff, den nur ein erfahrener Endoskopiker vornehmen sollte, wird zumeist in starker Sedierung ausgeführt.

Den Magenmagneten nach Grob*, der aus einem *walzenförmigen Magnet* besteht, der an der Spitze einer Magensonde mit Führungsdraht befestigt ist und die Vorteile hat, daß er eine starke Anziehungskraft besitzt, sich aber nicht erwärmt, verwendet man nur noch ausnahmsweise bei Säuglingen und Kleinkindern. Der Magenmagnet wird nach Anästhesierung des Rachens mit 2%iger Pantocainlösung durch die Speiseröhre in den Magen eingeführt und unter Röntgendurchleuchtung in die Nähe des Fremdkörpers gebracht. Hat der Magnet den Fremdkörper angezogen, so wird er langsam entfernt.

C. Die Gastrostomie (Anlegen und Verschluß von Magenfisteln)

Die Technik des Anlegens einer Magenfistel, der früher größere Bedeutung zukam als heute, wurde schon im letzten Jahrhundert von S. Jones (1875), Verneuil (1876), Trendelenburg (1877), von Hacker (1886), Witzel (1891), Kader (1896), Marwedel (1896) u. a. ausgear-

---

* Hersteller: Ing. O. Neuschwander, Kilchberg b. Zürich

beitet. Aus neuerer Zeit wäre die Modifikation der Witzel-Fistel nach R. J. Sanders (1965) zu nennen. Hingewiesen sei auch auf die plastische Form der Gastrostomie aus der Vorderwand des Magens nach Glassman (1939) und die Modifikation nach Gibbon jun. (1956).

Eine Gastrostomie ist angezeigt, wenn die Ernährung durch den Oesophagus verlegt oder stark behindert ist oder wenn eine Oesophago-Bronchialfistel besteht. Die Gastrostomie soll hierbei entweder lebenslänglich oder nur für einen begrenzten Zeitabschnitt bestehen bleiben, bis der Krankheitszustand des Oesophagus beseitigt ist. Zur *Trockenlegung des Magens* bei starkem Erbrechen infolge eines paralytischen Ileus oder bei der postoperativen Magenatonie oder zur vorübergehenden Entlastung des Magens nach Vagotomie (Dragstedt) wird man nur gelegentlich gezwungen sein, eine Magenfistel anzulegen, da eine Dauerabsaugung des Magensaftes mittels einer dünnen Nasensonde für mehrere Tage in einfacher Weise diesen Zustand zumeist behebt.

Für die Sauberhaltung der Umgebung einer Gastrostomie ist es von großer Bedeutung, daß aus der Fistel kein Mageninhalt neben dem Schlauch herausläuft. Dies erreicht man durch die Herstellung eines langen, mit *Serosa ausgekleideten Tunnels*, in dem der das Mageninnere und die Körperoberfläche verbindende Gummischlauch liegt. Die Neigung gereizter Serosaflächen zur Verklebung führt zur Verengung des Kanals, so daß keine Flüssigkeit neben dem Schlauch durchtreten kann.

Die Operation läßt sich auch in *örtlicher Betäubung* der Bauchdecken allein in Verbindung mit Scopolamin-Eucodal-Ephetonin bzw. Scopolamin-Dilaudid-Dämmerschlaf durchführen. Sollte das Ziehen am Magen Schmerzen verursachen, so gibt man zusätzlich 1 ccm eines intravenösen Narkoticums. Der Laparotomieschnitt wird am besten durch die Linea alba geführt.

Nach der Eröffnung der Bauchhöhle faßt man zunächst den Magen mit der Darmfaßzange, entwickelt durch sanften Zug ein möglichst großes, nach dem Fundus gelegenes Stück der Vorderwand und fixiert den Höchstpunkt der Magenvorderwand durch eine doppelt gestochene Naht, die erst später geknotet wird. Ebenso wird in die Nähe des Pylorus in der Längsmitte des Magens ein Haltefaden angelegt. Nun kann man durch Anspannen dieser beiden Fäden eine gerade, in der Längsmitte des Magens verlaufende Falte emporheben und die Bauchhöhle sorgfältig abdecken. Beabsichtigt man eine schlauchlose, *kontinente Gastrostomie* nach Glassman-Gibbon anzulegen, so hebt man die Magenvorderwand mit einer Ellis-Klemme zur Bildung einer Magentasche hoch.

Kirschner hielt es beim Anlegen einer Magenfistel nach Witzel für zweckmäßig, das freie Ende des Schlauches im Mageninneren nicht wie viele Operateure nach dem Pylorus, sondern nach der Kardia zu richten, denn die Lage der Schlauchspitze in der Fundusluftblase verhütet nach dem Einfüllen von Nahrung das Austreten von Flüssigkeit aus dem geöffneten Schlauch. Die Einführung des Speisebreis in den zuführenden Magenabschnitt entspricht den normalen Verhältnissen und die Richtung der Fistel gegen die Kardia erleichtert bei einzelnen Oesophagusstenosen die spätere Behandlung mit einem durch die Speiseröhre und die Fistel geführten Faden. Diese Vorteile, besonders das Nichtausfließen von Mageninhalt bei und nach der Füllung des Magens, wirken sich aber nur aus, wenn der Schlauch die Magenwand im *oberen* Drittel des Magens durchbohrt. Liegt jedoch die Durchtrittsstelle des Schlauches durch die Magenwand im mittleren oder unteren Drittel des Magens, so sickert schon bei mittlerem Füllungszustand des Magens Flüssigkeit aus der Fistel, auch wenn das Kopfende des Schlauches im Magenfundus liegt. Hat das *Kardiacarcinom* schon, wie so häufig, auf *orale Teile des Magens übergegriffen*, so ist es besser, die *Richtung des Schlauches* so zu wählen, daß sein freies Ende *nach dem Pylorus* weist.

Wesentlich vorteilhafter als Magenfisteln unter Verwendung eines für die Dauer eingelegten Schlauches wie die nach *Witzel* oder *Kader* sind kontinente Ernährungsfisteln, die aus der Vorderwand des Magens plastisch gebildet werden. Sie schließen nach außen flüssigkeitsdicht ab. Nur zur Ernährung wird ein Katheter eingeführt, was der Kranke nach einiger Übung selbst vornehmen kann. Unter den verschiedenen Verfahren der kontinenten Gastrostomie hat sich uns die nach *Glassman-Gibbon* jr. (Abb. 9 und 10) sehr bewährt.

1. *Das Anlegen einer Magenfistel nach Witzel* (Abb. 7). Den für die künstliche Ernährung bestimmten Schlauch mit einem äußeren Durchmesser von 8 mm, Innenkaliber von 5 mm und einer Länge von 50 cm – die Länge ist wichtig, um später auch ohne Röntgendurchleuchtung durch Messung stets feststellen zu können, wie weit der Schlauch im Inneren des Körpers liegt – legt man so auf die Magenfalte, daß sein nach der Kardia gerichtetes Ende den hier gelegenen Haltefaden um etwa 8 cm überragt. Das andere Ende des Schlauches ist mit einem Spieß versehen oder durch einen Stopfen verschlossen. Nun

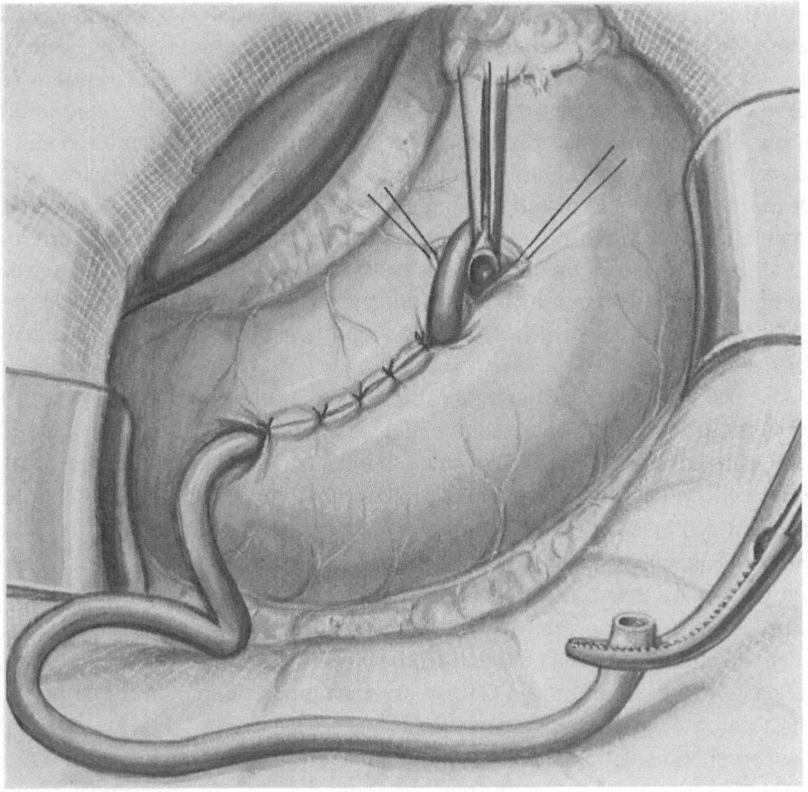

Abb. 7. Anlegen einer Gastrostomie nach Witzel. Nach Vollendung des Kanals durch Vernähen der beiden Serosa-Muscularis-Falten wird das obere Ende des Schlauches durch eine kleine Öffnung in den Magen versenkt, die Magenöffnung wird hierauf durch seromuskuläre Nähte verschlossen

bildet man 2 cm vom Kardiahaltefaden *pyloruswärts* zu beiden Seiten des Schlauches durch Lembertsche Knopfnähte oder durch fortlaufende Naht eine Falte aus Serosa und Muscularis (Abb. 7). Die beiden Einstichstellen müssen so weit voneinander entfernt liegen, daß sich die beiden Falten beim Knüpfen der Naht zu einem Tunnel zusammenlegen, der den Schlauch dicht umschließt. Nachdem man auch noch etwa 4-5 cm nach dem Pylorus zu mit einer zweiten Naht den gleichen Tunnel um den Schlauch gebildet hat, kann man den zwischen den beiden Kanälen gelegenen Teil der Magenvorderwand unter Anspannung der Fäden durch fortlaufende Nahtreihe oder Knopfnähte zu einem vollkommen geschlossenen, den Schlauch innig umklammernden, etwa 6 cm langen Tunnel formen. Dann wird das kardiawärts gelegene Ende des Schlauches nach rückwärts gebogen, so daß man zwischen seiner Austrittsstelle aus dem Serosatunnel und der ersten kardianahen Naht, durch die bereits eine Falte aus der vorderen Magenwand gebildet wurde, mit dem elektrischen Messer die Magenwand incidieren kann. Die Ränder der Schleimhaut des Magens werden mit 3 kleinen Kocherklemmen oder Fäden gefaßt, nach sorgfältiger Stillung der Blutung aus Schleimhautgefäßen versenkt man das freie Ende des Schlauches mittels einer anatomischen Pinzette in den Magen. Anschließend wird die anfangs gelegte kardianahe Doppel-Lembert-Naht angezogen und geknüpft, wodurch die Öffnung des Magens und die Eintrittsstelle des Schlauches gedeckt und versenkt werden. Einige weitere Nähte sichern den Abschluß der Magenöffnung. Schon jetzt kann man etwas Flüssigkeit durch den Schlauch spritzen, um sich von seiner richtigen Lage zu überzeugen. Ist das lange Sondenende durch einen Spieß verschlossen, so läßt sich die Flüssigkeit mit einer die Schlauchwand durchbohrenden Punktionskanüle einspritzen. Nun legt man zur Fixierung des Schlauches für die ersten Tage aus seiner Austrittsstelle aus dem Serosatunnel noch eine Lembert-Naht aus mittelstarkem Catgut oder Dexon, knotet sie und befestigt durch doppelte Umschlingung den Schlauch. Dann bildet man zu beiden Seiten dieser Naht mit je einem langen Faden aus nichtresorbierbarem Nahtmaterial je eine breite Falte aus der Magenwand, läßt die Fäden ungeknotet und befestigt sie provisorisch mit einem besonderen Faden am distalen Ende des Schlauches. Entsprechend ist das Vorgehen, wenn das im Magen liegende Ende des Schlauches nach der Kardia zeigen soll.

Der Schlauch wird niemals durch die Laparotomiewunde aus dem Körper geleitet, sondern stets durch eine besondere Öffnung links oder rechts von der Mittellinie. Hierzu läßt der Operateur die Bauchdeckenwunde mit einer Museuxschen Zange kräftig in die Höhe ziehen, um die Innenseite der benachbarten Bauchwand überblicken zu können, sticht den Spieß etwas außerhalb des Außenrandes des linken Rectus und etwas unterhalb des Rippenbogens durch die Bauchwand von innen nach außen und zieht den Schlauch mit den an ihm befestigten Enden der langen Fäden kräftig nach, bis die Eintrittsstelle des Schlauches in den Magen der Innenseite der Bauchwand dicht anliegt. Die Enden der langen Fäden werden durch die benachbarte Haut der Stichincision von innen nach außen gestochen und über ein Gazestück verknüpft, wodurch das Ende des Witzelkanals fest durch das Peritoneum parietale gezogen wird. Diese Abdichtung kann man vom Bauchraum aus durch einige das parietale und viscerale Peritoneum fassende Knopfnähte vervollständigen. Dann folgt die Bauchdeckennaht. Verwendet man einen Ballonkatheter und füllt man seinen Ballon innerhalb des Magens bzw. des Darmes mit 3–5 ml Flüssigkeit, so kann man die Abdichtung zwischen Fistelkanal und freier Peritonealhöhle durch sanften Zug an diesem Katheter unterstützen. Hierzu bindet man dicht außerhalb des Hautniveaus eine Sicherheitsnadel am Katheter fest und unterpolstert mit eingeschnittenen Kompressen, bis die Darmwand von innen sanft an die Bauchwand gedrückt wird. Das Verfahren eignet sich auch zur Abdichtung eines Refluxes von Magen- oder Darmsaft zwischen Fistelkanal und Katheter und damit zur Prophylaxe von Hauterosionen. Schließlich genügt die leichte Kompression, sofern sie sorgfältig überwacht wird, zur alleinigen Abdichtung des Fistelkanales gegenüber der Peritonealhöhle und vermag dadurch zur Abkürzung des Eingriffes bei schlechtem Allgemeinzustand beizutragen.

Über den Schlauch stülpt man eine Gummimuffe bis dicht an die Haut, an der zwei Sicherheitsnadeln befestigt werden. Nach Unterlegen von Gaze unter die Sicherheitsnadeln und Bedecken der Laparotomiewunde mit Verbandsstoff werden die Sicherheitsnadeln durch einen breiten Elastoplast- oder Pflasterstreifen, der mit einem Schlitz für den Durchtritt des Schlauches versehen ist, auf die Bauchhaut gedrückt.

Sollte die Fistel später den Schlauch einmal nicht mehr fest umschließen, so genügt es meist, für einige Tage ein dünneres Rohr einzulegen, wodurch sie sich schnell verengt.

2. *Das Anlegen einer Magenfistel nach Kader* (Abb. 8). Die einfachste Technik des Anlegens einer Magenfistel unter Verwendung eines Schlauches ist die nach Kader. Die Magenwand wird möglichst nahe am Fundus durch zwei Haltefäden fixiert und dazwischen bis in das Magenlumen incidiert. Nach Absaugen des Mageninhaltes und sorg-

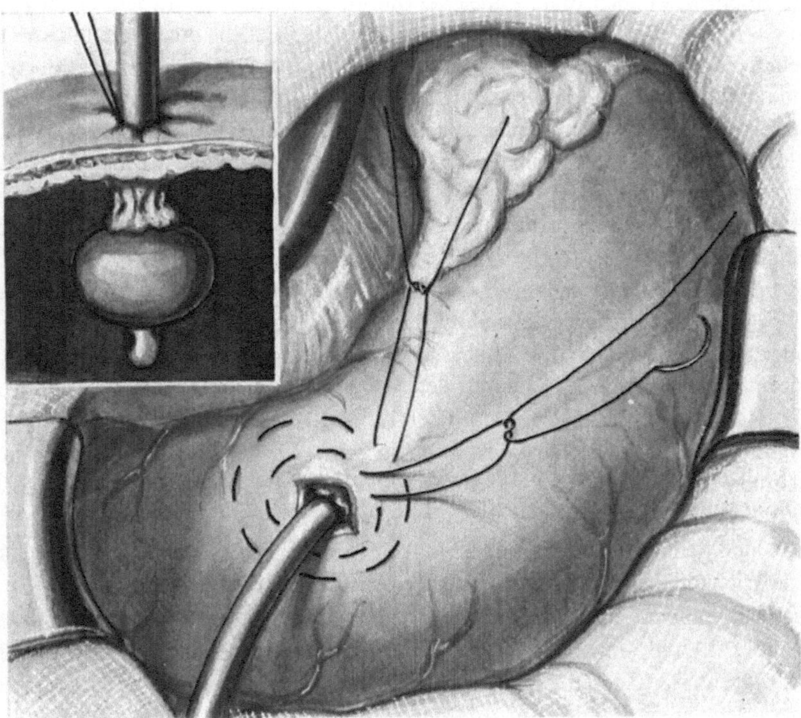

Abb. 8. Anlegen einer Gastrostomie nach Kader. Der an geeigneter Stelle durch die Vorderwand in den Magen geführte Ballon-Katheter wird durch 2 Tabaksbeutelnähte versenkt. Die Nebenabbildung zeigt den geblähten Ballon, der zur Abdichtung bis an die Schleimhaut der vorderen Magenwand zurückgezogen ist

fältiger Stillung auffälliger Blutungen führt man einen Ballonkatheter von entsprechendem Kaliber ein, verkleinert die Incisionswunde durch einige Nähte und bildet nun um den Schlauch mittels Tabaksbeutelnähten einen dicht abschließenden Serosakanal. Die Umgebung der Austrittsstelle des Schlauches aus dem Magen bzw. aus dem Serosakanal wird in der im vorhergehenden beschriebenen Weise am Schlauch und an dem parietalen Peritoneum bzw. der Bauchdecke befestigt.

Das Einfüllen von Nahrung. Mit der Ernährung durch die Magenfistel wartet man, bis die Peristaltik einsetzt und Winde abgehen, was zumeist am 2. p. op. Tag der Fall ist. Füllt man den Magen früher mit Flüssigkeit oder Nahrungsgemischen, so begünstigt man das Zustandekommen einer Magenatonie und von Gärung und Fäulnis.

Endlosdrainage und Bougieren und Coagulieren der Speiseröhre. Man läßt den Kranken einen Faden schlucken, an dessen Ende eine Schrotkugel befestigt ist. Ist die Kugel in den Magen gelangt, was röntgenologisch festgestellt werden kann, so wird der Faden mit einem kleinen stumpfen, durch die Fistel eingeführten Haken gefischt, wobei die Auffüllung des Magens mit Flüssigkeit das Fangen des Fadens erleichtern kann. Das Fischen des Fadens durch die Fistel kann man auch mit Hilfe eines Bildwandlers vornehmen. Führt dieser Weg nicht zum Ziel, so füllt man den Magen mit klarer Flüssigkeit, führt ein Operationscystoskop durch die Fistel ein, ergreift den Faden mit der Cystoskopzange und zieht ihn heraus.

Der aus der Fistel herausgeleitete Faden wird mit dem aus dem Munde heraushängenden Ende zu einem »Faden ohne Ende« verknüpft. Es ist ratsam, alsbald einen zweiten Faden in gleicher Weise oder einfach mit Hilfe des ersten Fadens durchzuleiten, um beim Reißen eines Fadens nicht in Verlegenheit zu kommen. Zur Sondierung und Bougierung ohne Ende befestigt man an dem Faden Oliven oder peitschenförmige Bougies.

Zur palliativen Behandlung tumorbedingter inoperabler Oesophagusstenosen hat Wittrin (1973) die *Coagulation mit einer Thermosonde* (Hersteller: Firma Wisap, 8011 Faistenhaar b. München, Münchner Straße) angegeben. Gelingt es nicht, diese Sonde oral über die Tumorstenose einzuführen, so kann sie mit Hilfe des Fadens ohne Sonde durchgezogen werden.

3. *Das Anlegen einer kontinenten Magenfistel nach Glassman* (1939) *und Gibbon jr.* (1956). Zur Anlage einer Ernährungsfistel über *kurze* Zeit eignet sich die Gastrostomie nach Witzel oder Kader am besten. Soll der Magen aus operationstaktischen oder technischen Gründen unberührt bleiben, empfiehlt sich die y-förmige Jejunostomie nach Maydl (s. S. 347). Handelt es sich dagegen um einen Kranken, dessen Ernährung für lange Zeit bzw. endgültig über eine Fistel erfolgen muß, so geben wir der *kontinenten Gastrostomie* nach Glassman-Gibbon jr. (Abb. 9 u. 10) den Vorzug. Hierbei handelt es sich um eine Lippenfistel, die durch Bildung einer kleinen Magentasche hergestellt wird, wobei der Fistelträger den Schlauch zwischen den Mahlzeiten entfernen kann, ohne befürchten zu müssen, daß sich die Fistelöffnung in der Zwischenzeit verschließt oder verengt.

Technik: Die Bauchhöhle wird durch einen 10 cm langen Transrectalschnitt links subcostal eröffnet. Durch Anheben der Magenvorderwand mit einer Ellis-Klemme bildet man eine Magentasche, deren Länge der Dicke der Bauchdecken entspricht. Die Basis der Magentasche wird durch zwei atraumatische Tabaksbeutelnähte gebildet, die so stark angezogen werden, daß sich die Magenwand berührt, ein Katheter jedoch durchgeschoben werden kann. Das Einnähen der Tasche in die Bauchdecken erfolgt einmal durch Einzelknopfnaht von Peritoneum, dem hinteren Blatt der Rectusscheide und Basis der Magentasche und zum anderen durch Naht des vorderen Blattes der Rectusscheide mit

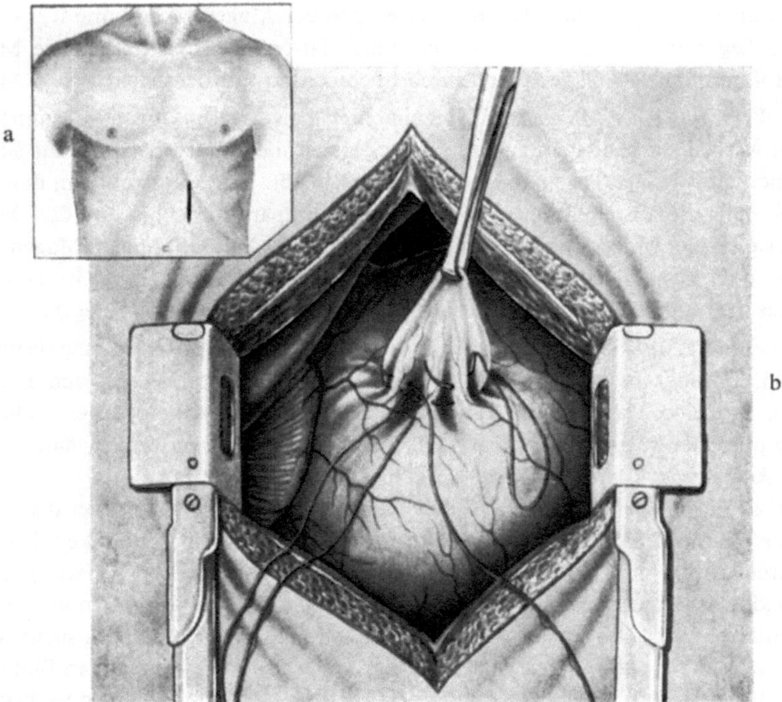

Abb. 9. Kontinente Gastrostomie nach Deucher: a) Subcostale, transrectale Laparotomie links; b) Die zipfelförmig ausgezogene Magenwand wird an der Basis mit zwei Tabaksbeutelnähten im Abstand von 5 mm umstochen und an der Basis eingeengt. Die Magentasche soll der Dicke der Bauchdecken entsprechen. Aus: Allgem. u. spez. chir. Operationslehre Bd. VI/1, 2. Aufl., S. 772 (1967)

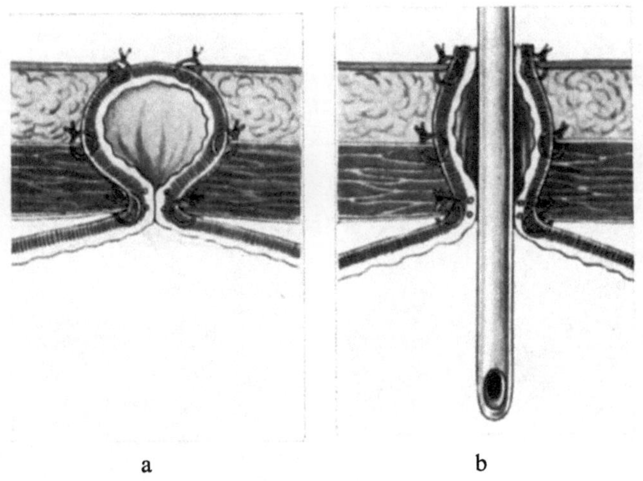

Abb. 10. Kontinente Gastrostomie: a) Die Lippenfistel im Schnitt; b) Die Magentasche wird nach 48 Std. durch kleine Inzision eröffnet. Der Nelatonkatheter wird nur für die Mahlzeit eingeführt, die Haut bleibt durch das Ventil gegen Reflux gesichert. Aus: Allgem. u. spez. chir. Operationslehre Bd. VI/1, 2. Aufl., S. 773 (1967)

dem größten Durchmesser der Tasche. Die Kuppe der Magentasche kommt ins Hautniveau zu liegen und wird durch eine sero-muskulär-cutane Naht fixiert. Die Magentasche eröffnet man 2–3 Tage später durch Stichincision mit dem elektrischen Messer.

4. *Der Verschluß einer Magenfistel.* Soll eine künstlich angelegte Fistel für immer verschlossen werden, so genügt es zumeist, den Schlauch herauszuziehen, worauf sich die Fistel innerhalb weniger Tage häufig spontan verschließt. Tritt dies nicht ein, dann umschneidet man die Fistelöffnung wetzsteinförmig, präpariert sie bis auf den Magen, excidiert sie aus der Magenwand, verschließt die so entstandene Öffnung im Magen durch einreihige oder zweireihige Naht und vernäht die Bauchdecken. Dabei ist es zweckmäßig, das subcutane Fett durch ein Redondrain für 48 Stunden trockenzulegen.

5. *Die cervikale Katheterfistel am Oesophagus.* Eine nasale Magensonde, mag sie noch so dünn sein, belästigt besonders während längerer Zeit (über 5–7 Tage) den Kranken erheblich. Soll eine Magensonde zum Zweck der Zufuhr hochkalorischer Nahrungsgemische über den Magen-Darm-Trakt mehrere Wochen belassen werden, dann ist eine *cervikale Katheterfistel am Oesophagus* vorteilhaft.

Technik: Ein schräger oder querer Schnitt von 4 cm Länge vor oder über dem linken Sternocleidomastoideus zwei Querfinger oberhalb des Jugulum und des linken Schlüsselbeins durchtrennt Haut, Platysma und die oberflächliche und mittlere Halsfascie. Der Sternocleidomastoideus wird nach lateral, der Sternohyoideus mit dem Sternothyreoideus nach medial gezogen (Abb. 11a u. b). Der Omohyoideus braucht zumeist nicht durchtrennt zu werden; er wird nach cranial verlagert. Nach Spaltung des hinteren Blattes der mittleren Halsfascie luxiert man die untere Hälfte der Schilddrüse, hält sie nach medial und dringt nun in der Tiefe medial der Halsgefäße zum Oesophagus vor, dessen Wand

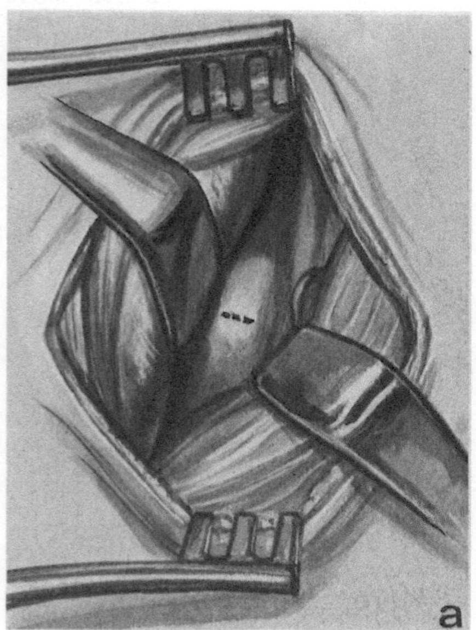

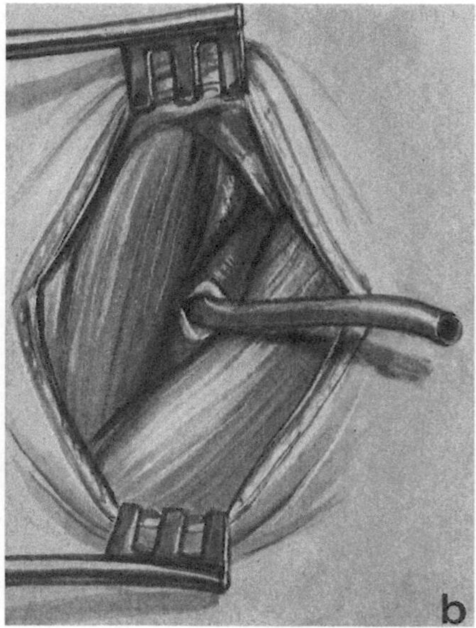

Abb. 11a u. b. Anlegen einer Katheterfistel am Hals-Oesophagus. a) Freilegen des durch das Oesophagoskop vorgewölbten Halsoesophagus; b) Incision des Oesophagus und Einführen einer Magensonde in den Magen

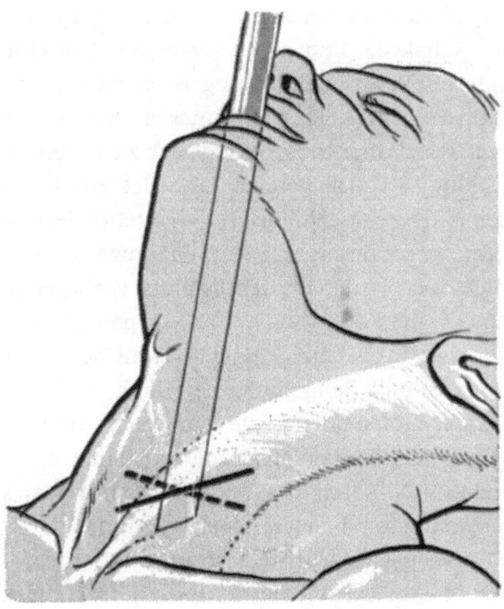

Abb. 12. Anlegen einer Katheterfistel am Hals-Oesophagus. Lage des Oesophagoskops zur Vorwölbung des Oesophagus; Schnittführung

durch die Mündung eines beleuchteten starren Oesophagoskops vorgedrängt wird (Abb. 12). Auf den N. recurrens, der etwas nach vorne liegt und den man sich am besten darstellt, muß besonders geachtet werden. Nach Stichincision der Oesophaguswand mit einem spitzen Messer oder mit der elektrischen Nadel schiebt man einen mitteldicken Magenschlauch durch den Oesophagus in den Magen. Eine Fixierung des Schlauches ist unnötig. Man kann die Muskelkulissen etwas zusammenfügen. Die Haut wird locker um den Schlauch adaptiert. Frühestens nach Ablauf von 8 Tagen, wenn sich um den Schlauch ein Granulationskanal gebildet hat, wird der Schlauch zum ersten Mal gewechselt.

D. Die Behandlung gutartiger Verengungen des Mageneingangs

Verengungen des Mageneingangs können durch Tumoren maligner oder benigner Natur bedingt sein oder durch ein an sich gutartiges Leiden, durch eine Narbe oder durch einen Spasmus bzw. eine Achalasie verursacht werden.

Die operative Behandlung eines Kardiacarcinoms oder eines sich klinisch und röntgenologisch oft gleichenden Leiomyoms oder Neurinoms wird im Kapitel über die Exstirpation der Kardia und des gesamten Magens beschrieben (S. 122 ff.).

Bei gutartigen Stenosen des Mageneingangs handelt es sich zumeist um einen sog. *Kardiospasmus* (Mikulicz), ein Krankheitsbild, das neuerdings bevorzugt als *Achalasie* bezeichnet wird, womit man als Ursache der Entleerungsstörung des Oesophagus nicht einen Spasmus, sondern ein »Nichtöffnen« der Kardia verantwortlich macht. Die alte Bezeichnung Kardiospasmus scheint unberechtigt zu sein, nachdem manometrische Untersuchungen mit modernen Techniken (Vantrappen und Mitarb., 1963; Heitmann und Mitarb., 1969; Affolter, 1969; Siewert, 1972) keine deutliche Erhöhung des Ruhedrucks des gastro-oesophagealen Sphincters erbrachten. Ursachen und Entstehungsmechanismus des Kardiospasmus seu Achalasie sind trotz intensiver Forschung und zahlreicher Deutungsversuche ungeklärt. Für die Behandlung ist es wichtig, den durch Ulceration oder Refluxentzündung an der Kardia und im unteren Oesophagus bedingten Kardiospasmus vom eigentlichen Kardiospasmus (Achalasie) zu unterscheiden, bei dem jede Entzündung und Ulceration im Kardiabereich fehlt. Ist ein Ulcus oder eine Refluxoesophagitis nachgewiesen und ist eine erhöhte HCL-Sekretion festzustellen, so besteht die Behandlung nach dem Versagen konservativer Maßnahmen in der Vagotomie mit Pyloroplastik, u. U. in Kombination mit der Korrektur einer vorliegenden Hiatusgleithernie. Fehlt eine Erhöhung der Acidität des Magensaftes, so genügt zur Heilung der Ulceration und zur Verhütung des Refluxes häufig die Korrektur der Hiatushernie.

Bei der Achalasie kommen als Behandlungsverfahren in Frage: a) die unblutige Dehnung der Kardia (Starck, Gottstein); b) die Kardiomyotomie (abdominale Kardiomyotomie nach Heller-Gottstein, thorakale Kardiomyotomie nach Heller-Sauerbruch-Henschen); c) die künstliche Verbindung des Oesophagus mit dem Magen (abdominale, diaphragmale Oesophagogastrostomie nach Heyrovsky, die thorakale, diaphragmale Oesophagogastrostomie nach Sauerbruch-Henschen-E. K. Frey, die plastische Verkleinerung eines Megaoesophagus bei Achalasie; d) die Resektion des Megaoesophagus mit Oesophagogastrostomie oder mit Interposition von Dünndarm oder Dickdarm.

Bei gutartigen Narbenstenosen im Bereich der Kardia wird die Resektion der Stenose und die Interposition von Dünn- oder Dickdarm (S. 124 ff.) empfohlen. Einfacher und schneller durchzuführen ist allerdings nach Resektion der Stenose die Reanastomosierung zwischen Oesophagus und Magenfundus, unter Umständen End-zu-Seit an der Vorderwand des Magens nach Verschluß der Resektionsöffnung an der Kardia. Zur Verhütung einer Refluxoesophagitis ist der distale Oesophagusabschnitt in diesen Fällen mit einer Magenmanschette im Sinne einer Fundoplikatio nach Nissen und Rossetti zu umgeben. Die Gefahr des Refluxes in die reanastomosierte Speiseröhre bei Erhöhung der Bauchpresse nimmt mit zunehmender Größe des in den Thorax verlagerten Magenanteiles ab und dürfte bei Lage der Anastomose mehr als handbreit oberhalb des Zwerchfelles nur mehr gering sein. Die intraabdominale Drucksteigerung führt dann lediglich zu einem Reflux in den intrathorakalen Magenanteil, der unter dem Einfluß des negativen Thoraxdruckes steht, meist jedoch nicht mehr über die Anastomose in den Oesophagus.

a) Die unblutige Dehnung der Kardia (Starck, Gottstein)

Zur unblutigen Dehnung der Kardia hat man in Deutschland fast ausschließlich das starre, aber trotzdem elastische Spreizinstrument nach Starck (sog. Starcksche Sonde) benützt. Der *Kardiadilatator* nach Starck (Abb. 13) besteht aus dem Handgriff, dem Schaft, dem Spreizkorb mit vier Metallspangen und den Pfadfindern. Durch Zusammendrücken des Handgriffes läßt sich der im geschlossenen Zustand nur 7 mm dicke Spreizkorb bis auf 3 cm Durchmesser erweitern. Die Starcksche Sonde wird nach örtlicher Betäubung des Rachens stets unter Röntgenkontrolle eingeführt. *Vor* der Anästhesie des Rachenringes läßt man den Kranken, der mit einem Alkaloid oder mit einem anderen Sedativum (Valium) vorbereitet ist, ein bis zwei Schluck Bariumbrei trinken. Die Schleimhaut des Rachens und des Pharynx wird mit 2%iger Pantocainlösung bepinselt oder besprengt. Man kann auch die Anästhesie des Rachenringes zuerst vornehmen, muß aber dann das Röntgenkontrastmittel mittels eines Katheters in den Oesophagus einbringen,

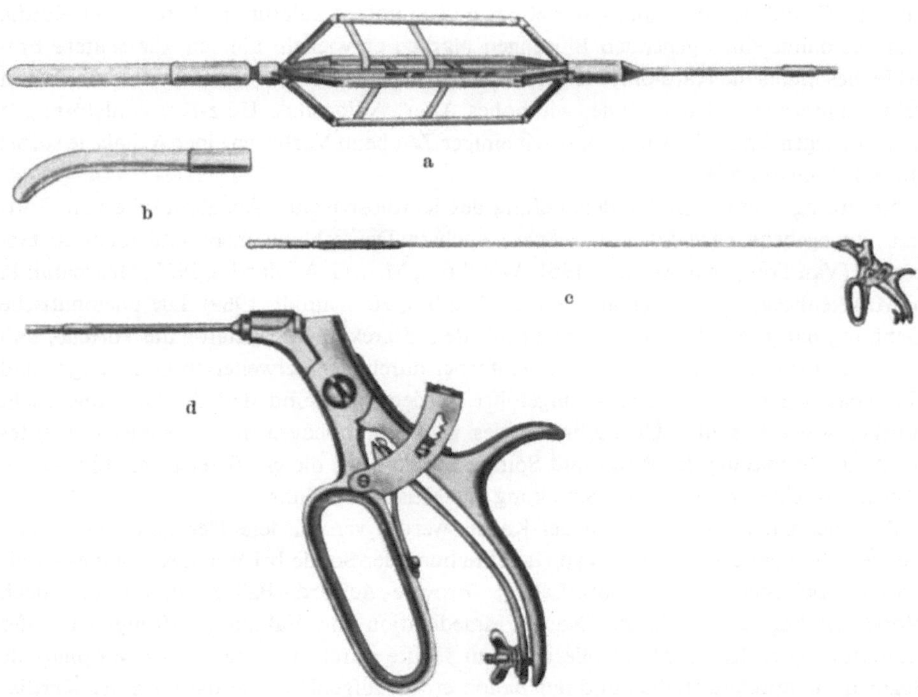

Abb. 13. Kardiodilatator nach Starck. a) Sonde mit offenem Spreizkorb und geradem Pfadfinder; b) Pfadfinder (leicht gekrümmt); c) Sonde mit geschlossenem Spreizkorb; d) Handgriff Aus: Allgem. u. spez. chir. Operationslehre VII/1, 2. Aufl. S. 167 (1951)

da sich der Kranke andernfalls verschluckt und Kontrastmittel in die Trachea gelangt. Dann wird der Dilatator, auf dessen Spitze man einen der Form des Oesophagus und der Krümmung des Kardiateils der Speiseröhre entsprechenden »Pfadfinder« aufgeschraubt hat, in die Speiseröhre eingeführt und vorsichtig bis in die Höhe der Kardia vorgeschoben. Findet man mit den gewöhnlichen »Pfadfindern« nicht den Weg durch die Kardia, so kommt man gelegentlich mit einem mit Quecksilber gefüllten Schlauch als Ansatzstück und mit Versuchen, den Dilatator bei verschiedener Lage des Kranken einzuführen, zum Ziele. Bei richtiger Lage des Spreizkorbs in der Kardia dehnt man mehrmals mit voller Kraft und überzeugt sich durch Röntgendurchleuchtung, daß sich der Spreizkorb in Höhe der Kardia öffnet, was sich auch an dem der Spreizung entgegenwirkenden Widerstand erkennen läßt. Zumeist wird schon durch die Dehnung mit der Starckschen Sonde in einer Sitzung ein voller funktioneller Erfolg erreicht. Befriedigt er nicht, so kann man die Dehnung nach Ablauf von 5–8 Tagen wiederholen. Den Eingriff führt man zweckmäßigerweise zusammen mit einem Röntgenologen durch, der die Lage des Spreizkorbs ständig beobachtet. Erleichtert wird die Röntgenkontrolle durch ein Fernsehgerät.

Die Möglichkeit einer Blutung oder Oesophagusperforation während und nach der Kardiadehnung, die allerdings bei richtiger Technik selten ist, legt die stationäre Aufnahme des Kranken dringend nahe.

Nachuntersuchungen nach Dehnung mit der Starckschen Sonde an meiner Klinik (Rueff) haben nicht die guten Ergebnisse erbracht, wie man sie allgemein angenommen hat. Rezidive sind häufig. Schwerwiegender ist, daß bereits nach einmaliger Sprengung sich auf Grund der Zerreißung der Ring- und Spiralmuskulatur im Bereich der Kardia und der damit einhergehenden Blutungen Narben entwickeln können, die spätere Eingriffe, besonders die Kardiomyotomie, erheblich erschweren oder sogar verhindern. Wenn keine schwerwiegenden Gründe, wie hohes Alter, Adipositas, Herz-Kreislaufstörungen u. a. vorliegen, entschließen wir uns seit einiger Zeit beim Vorliegen einer Achalasie sofort zur Kardiomyotomie.

Neuerdings kommt in der Behandlung des Kardiospasmus (Achalasie) die von Gottstein angegebene *pneumatische Dehnung* auch in Deutschland mehr und mehr in Gebrauch (Van Trappen u. Mitarb., 1961; Wienbeck, M. u. G. A. Martini, 1967; Heitmann, P. u. M. Wienbeck, 1972; Niemann, H., G. Jacob u. H. Schmidt, 1969). Die pneumatische Dehnung hat gegenüber der Dehnung mit dem Starckschen Dilatator die Vorteile, daß der biegsame pneumatische Dilatator einfacher durch einen erweiterten Oesophagus und eine spastisch verengte Kardia eingeführt werden kann, und daß die langsame, nicht brüske, sondern sanfte Überdehnung des gastro-oesophagealen Übergangsabschnittes nicht zur Zerreißung der Ring- und Spiralmuskulatur in diesem Bereich mit Blutungen, sondern zu einer Weitung und Streckung der Muskulatur führt.

Zur pneumatischen Dilatation der Kardia werden verschiedene Dehnungssonden verwendet: die Sonde vom Sippy-Typ (Beschreibung der Sonde bei Wienbeck und Martini; Firma Kleinschmidt, Marburg/Lahn); Browne-McHardy-Ballon modifiziert nach Norris (Pilling & Co., USA). Nach Prämedikation mit Valium (5–10 mg) wird der Dilatator unter Röntgenkontrolle etwa zur Hälfte durch das enge gastrooesophageale Segment hindurchgeschoben und der Ballon etwas aufgebläht, um die Lage der Kardia-Einschnürung in der Mitte des Ballons sichtbar zu machen. Bereitet die Einführung der Sonde infolge eines stark siphonartig dilatierten Oesophagus Schwierigkeiten, dann muß man einen Führungsfaden oder -draht zu Hilfe nehmen (Technik siehe: Wienbeck u. Martini, 1967; Niemann, Jacob u. Schmidt, 1969). Während der anschließenden endgültigen Blähung des Ballons auf 300 mm Hg bzw. etwa 12 psi kann die allmähliche Aufweitung des gastrooesophagealen Segmentes röntgenologisch beobachtet werden. Der Ballon wird im aufgeblähten Zustand 2–3 Minuten belassen. Danach können die Kranken sofort essen. Bei unvollkommenem Erfolg, der auf Grund der Angaben der Kranken über Fortbestehen der Schluckbeschwerden, der Manometrie und der Röntgendurchleuchtung beurteilt wird, kann die pneumatische Dehnung in Abständen von 2–3 Tagen mehrmals wiederholt werden.

Diese pneumatische Dilatation der Kardia soll in einem sehr hohen Prozentsatz zu einem unmittelbaren und auch dauerhaften Erfolg führen, keine Vernarbungen in der Wand des distalen Oesophagus und der Kardia hinterlassen und infolge des Fortbestehens eines gewissen Tonus im Bereich der Kardia keinen Reflux aus dem Magen in den Oesophagus verursachen. Das Verfahren kann auch bei Rezidiven nach Dehnung und sogar nach Kardiomyotomie angewendet werden.

b) Die Spaltung des Kardiaringmuskels von außen (abdominale, extramuköse Kardiomyotomie nach Heller (1913), Gottstein (1909), thorakale extramuköse Kardiomyotomie nach Heller-Sauerbruch-Henschen (1932)

Die vorzüglichen Erfolge der Pyloromyotomie nach Ramstedt beim Pylorospasmus des Säuglings haben Heller (1913) veranlaßt, die entsprechende Operation an der Kardia auszuführen. Schon vor ihm hat Gottstein (1909) dieses Vorgehen beiläufig in Erwägung gezogen, was aber anscheinend Heller nicht bekannt war. Erst durch Heller wurde nach 1913 die Kardiomyotomie allgemein bekannt. Sie kann abdominal oder nach dem Vorschlag von Sauerbruch und Henschen (1932) thorakal durchgeführt werden. Das abdominale Vorgehen ermöglicht nach Durchführung der Muskelspaltung eine bessere Rekonstruktion des Kardiabereichs zur Refluxprophylaxe.

Die abdominale Kardiomyotomie. Der Eingriff wird in umgekehrter Trendelenburgscher Lagerung (Füße tief, Neigung des Tisches etwa 30°), in der die Därme aus dem Operationsbereich in den Unterbauch sinken, oder in Kellingscher Lagerung (überstreckter Oberkörper) durchgeführt. Meist genügt der Bauchschnitt in der Mittellinie unterhalb des Schwertfortsatzes. Eine Erweiterung des Schnittes bis zum Brustbeinkörper erübrigt sich zumeist. Das Aufklappen des Rippenbogens ist nicht erforderlich. Sehr bewährt hat sich das Einsetzen des Rochard-Hakens (S. 99), der die Übersichtlichkeit erheblich verbessert und die Manipulationen an der Kardia und dem Oesophagus entscheidend erleichtert. Die Operation beginnt mit der Mobilisierung des abdominalen Oesophagus und der Kardia durch Querincision des zum Oesophagus verlaufenden Peritonealüberzuges des Zwerchfells und durch stumpfes Auslösen des Oesophagus etwas oberhalb der Kardia, um die man einen Gummizügel schlingt. Nun wird unter Zug an diesem Zügel und wenn erforderlich unter Einsatz eines Kader-Spatels der Oesophagus unter Schonung seiner Gefäße und der Nervi vagi bis oberhalb des Hiatus stumpf herauspräpariert. Dann führt man über der Vorderseite des untersten Teils der Speiseröhre einen bis auf den Anfangsteil des Magens ausgedehnten, ca. 8 cm langen Längsschnitt aus (Abb. 14), der zunächst die Serosa und die *Längsmuskulatur* des Oesophagus durchtrennt und schrittweise durch die *Ring- und Spiralmuskulatur* so lange vorsichtig vertieft wird, bis die an dem Venengeflecht und an einem weißgrauen Schimmer kenntliche Schleimhaut in ganzer Ausdehnung des Schnittes freiliegt. Das Durchtrennen der Oesophagusmuskulatur und das Vordringen bis auf die Schleimhaut wird erleichtert, wenn man vom Anästhesisten in den Oesophagus eine Sengstaken-Blakemore-Sonde mit ihrem Längsballon oder auch Moser-Gummidilatator oder Foley-Katheter über die Kardia hinaus einführen und mäßig stark, nicht prall aufblähen läßt (Zenker, 1951; Wangensteen, 1957; Pemberton und Warodick, 1961; Dortenmann und Gschnitzer, 1962 u. a.). Sobald man die letzten Fasern der Oesophagusringmuskulatur durchtrennt hat, quillt unter dem Druck des Ballons die Schleimhaut hervor. Zur Vermeidung einer Verletzung der Schleimhaut ist es nützlich, wenn man nach Spaltung der Serosa und der oberflächlichen Schicht der Oesophagusmuskulatur die Masse der *Ring- und Spiralmuskulatur* stumpf mit einem langen Overholt oder einer Schere unterminiert und sprengt. Die Verwendung einer Lupenbrille kann nützlich sein. Der durch die Muskulatur der Speiseröhre geführte Schnitt verlangt keine besondere Versorgung. Auch das Aufsteppen eines Netzzipfels ist unnötig.

Heller hat ursprünglich die Ausführung eines zweiten gleichen Schnittes auf der Rückseite der Speiseröhre empfohlen, was schwierig sein kann und theoretisch überflüssig erscheint, da ein an *einer* Stelle gesprengter Schnürring zum Nachgeben einer zweiten Durchtrennung nicht bedarf (Kirschner). Das beweisen u. a. auch die ausgezeichneten Erfolge der Pylorotomie beim Säugling.

Der Eingriff wird mit der Raffung der Hiatusschenkel, mit dem Hochnähen des Magenfundus an den Hiatus, das Zwerchfell und entlang des Oesophagus (sog. Oesophagokardiafundopexie, die auch Lortat-Jakob, Senhg, d'Allainees, Rudler empfehlen) und mit einer Drainage des Oberbauchs durch ein Penrose-Drain, die aber auch unterlassen werden kann, beendet.

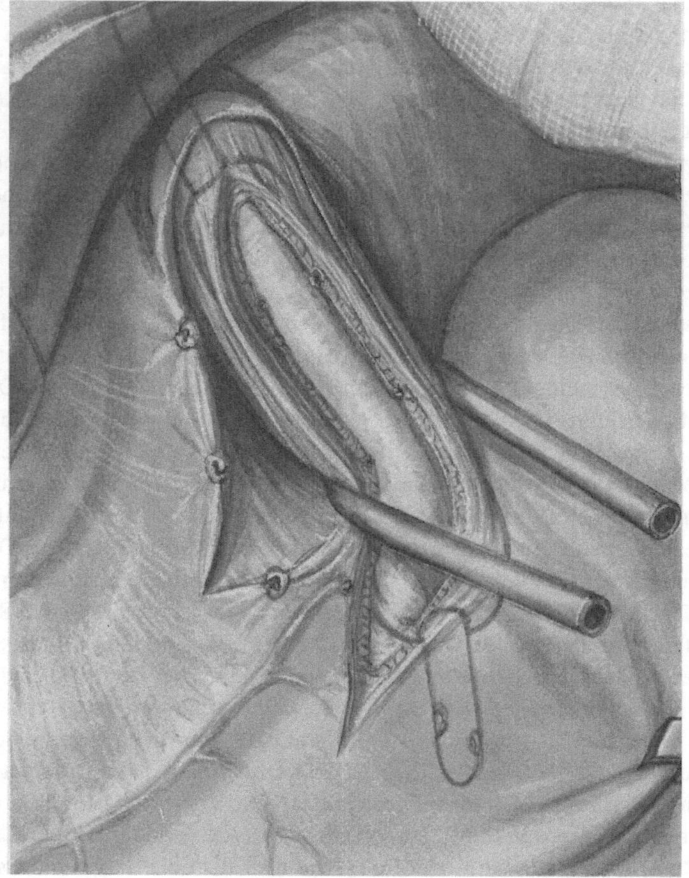

Abb. 14. Abdominale Kardiomyotomie nach Heller-Gottstein. Die Kardia ist umschlungen und der abdominale Abschnitt des Oesophagus etwas freipräpariert. Auf einer schwach geblähten Sengstaken-Ballonsonde wird die Oesophagusmuskulatur vom Hiatus bis in den Magen gespalten und von der Magenschleimhaut vorsichtig geschoben

Komplikationen nach abdominaler Kardiomyotomie. Gefahren der Kardiomyotomie sind: Enstehen eines einseitigen oder doppelseitigen *Pneumothorax* beim Auslösen des Oesophagus, *Blutungen* aus Gefäßen der Oesophagus- und Magenmuskulatur und *Perforation* der Oesophagusschleimhaut. Der einseitige oder doppelseitige *Pneumothorax* ist beim Operieren in Intubationsnarkose keine ernste Gefahr. Während der Raffung der Hiatusschenkel und ein zweites Mal gegen Ende der Bauchdeckennaht bläht der Anästhesist die Lungen. Gleichzeitig saugt man an dem in die Nähe der Kardia gelegten Drain (unter diesen Umständen verwendet man kein Penrose-Drain, sondern ein Kunststoffdrain). Besteht ein ausgedehnter Pneumothorax, so kann man während der Naht der Hiatusschenkel gleichzeitig mit dem Blähen der Lunge Luft aus der Brusthöhle mittels eines dünnen Katheters absaugen. Zeigt die Röntgenaufnahme am Ende der Operation noch Luft in nennenswerter Menge in einer oder in beiden Brusthöhlen, so legt man eine Bülau- bzw. Monaldi-Drainage ein. Kleine Mengen von Luft resorbieren sich in wenigen Tagen.

Blutungen aus der Oesophagus- oder Magenmuskulatur werden durch Kompression oder durch Coagulation und Umstechung gestillt.

Eine *Perforation der Oesophagusschleimhaut* erfordert eine sehr sorgfältige Naht mit atraumatischer Nadel, die nach Möglichkeit zweireihig auszuführen ist. Für die innere Naht genügen Catgut, Dexon oder Vicryl. Für die Naht der Adventitia-Muscularis bevorzuge ich Zwirn, der sehr geschmeidig ist. Die Naht wird zweckmäßig mit einer Falte des Magenfundus abgedeckt, am besten in Form einer Fundoplikatio (Nissen) (»Modifikation der Kardiomyotomie« s. u.). Vernäht man die Perforation und die Incision zweireihig, dann muß man gegenüber der ersten Myotomie unter größter Vorsicht eine zweite hinzufügen, um ein Klaffen der Kardia zu erreichen.

Die thorakale Kardiomyotomie nach Heller, Sauerbruch und Henschen. Die Kardiomyotomie kann nach Sauerbruch und Henschen auch transpleural ausgeführt werden. Hierzu eröffnet man die linke Brusthöhle im Bett der 7. Rippe. Vor der Aorta und dicht über dem Zwerchfell wird die mediastinale Pleura längs gespalten, der Oesophagus mit den beiden Vagi stumpf herauspräpariert und mit einem Gummizügel umschlungen. Dann legt man den Hiatus frei, der bei cranialem Zug an dem Gummizügel deutlich hervortritt. Aus ihm werden der Oesophagus und die Kardia herausgelöst. Gelegentlich ist es hierzu erforderlich, die Hiatusschlinge etwas einzukerben. Nun läßt man den Längsballon der schon in den Oesophagus und den Magen eingeführten Sengstaken-Blakemore-Sonde oder den Moser-Dilatator sanft aufblähen. Auf ihm wird die Incision der Oesophagusmuskulatur bis auf die Schleimhaut in der im vorhergehenden beschriebenen Weise vorgenommen (Abb. 15). Dann verlagert man den Magen unter das Zwerchfell und näht die gedehnten Hiatusschenkel aneinander. Die Brusthöhle wird in typischer Weise drainiert und verschlossen.

Komplikationen wie Blutungen und Schleimhautperforationen begegnet man in der gleichen Weise, wie dies im vorhergehenden und im folgenden Abschnitt beschrieben ist. Um den Magenfundus über eine Perforation zu steppen, muß man zum Hervorziehen des Magens den Hiatus erheblich überdehnen; vor Skelettierung des Fundus wird das Zwerchfell in üblicher Weise marginal gespalten.

Das thorakale Vorgehen habe ich wegen der besonderen Übersichtlichkeit während vieler Jahre bevorzugt. Nach meinen Erfahrungen ist die Gefahr der Entstehung eines Pleuraempyems auch bei Eröffnung des Oesophagus gering. Die Ergebnisse waren sehr gut. Refluxstörungen wurden selten beobachtet, was ich darauf zurückführe, daß ich die Myotomie weitgehend auf den Oesophagus und die Kardia beschränke und nicht auf die Magenvorderwand ausdehne, da ich den Magenfundus im Sinne einer Wiederherstellung des Hisschen Winkels mit einigen Nähten an den Oesophagus hefte und in das Abdomen zurückverlagere und da ich die gedehnte oder incidierte Hiatusmuskulatur sorgfältig rekonstruiere. Seit einigen Jahren gehe ich aber *wieder abdominal* vor, da dies doch einfacher ist und da die abdominale Kardiomyotomie durch die Verwendung des Rochard-Hakens wesentlich erleichtert wurde.

Modifikationen der Kardiomyotomie

Versehentliche Eröffnung des Oesophagus, wie sie sich sowohl bei abdominaler als auch bei thorakaler Kardiomyotomie trotz aller Vorsicht ereignen kann, die Unmöglichkeit, eine *narbige Stenose im Kardiabereich* extramukös zu erweitern, das Bestreben, den durch die Hellersche Kardiomyotomie geschaffenen Spalt in der Oesophagusmuskulatur dauer-

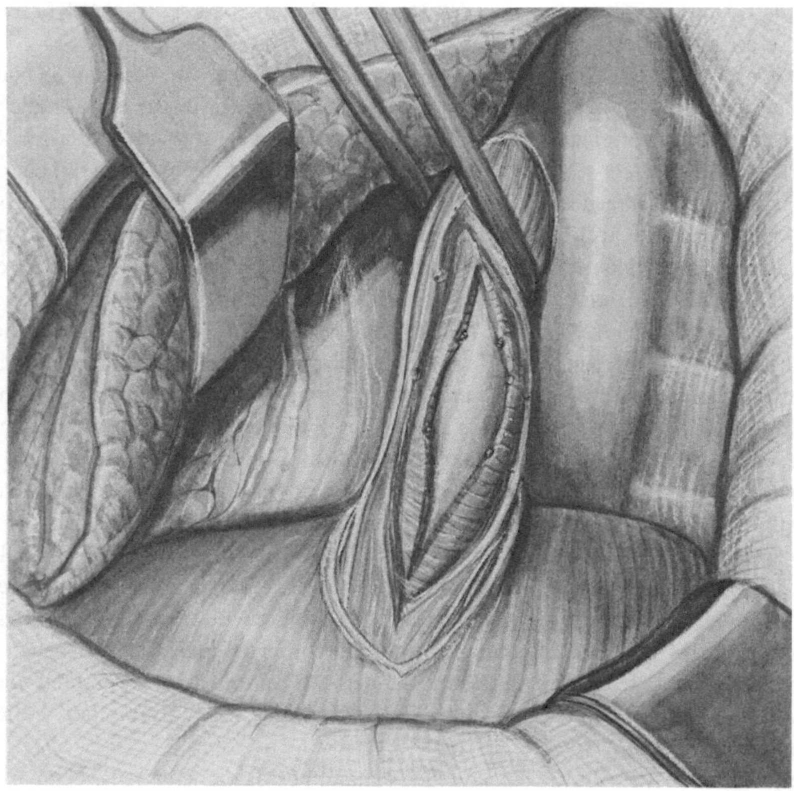

Abb. 15. Thorakale Kardiomyotomie nach Heller-Sauerbruch-Henschen. Nach Eröffnung der linken Brusthöhle und Spalten der mediastinalen Pleura oberhalb des Zwerchfells wird der Oesophagus umschlungen und die Muskulatur des Oesophagus auf einer schwach geblähten Sengstaken-Ballonsonde gespalten und von der Schleimhaut abgeschoben

haft offen zu halten und die *sichere Verhütung einer Refluxoesophagitis* haben zu Modifikationen der Kardiomyotomie veranlaßt, die auf Rudler (1950) und Thal und Hatafuku (1964 und 1965) zurückgehen (Rudler, 1950; Thal und Hatafuku, 1964; Hatafuku, Maki und Thal, 1972; Reismann, 1970; Vossschulte, Faupel und Neubert, 1973). Sie bestehen im wesentlichen in dem Aufsteppen des Magenfundus auf den Kardiomyotomiespalt.

Diese Maßnahme halte ich nicht grundsätzlich für erforderlich, besonders dann nicht, wenn der Muskelspalt breit klafft und wenn durch Verengung des erweiterten Hiatus oesophageus und durch Hochnähen des Magenfundus (Oesophagogastrofundopexie) einem Hochgleiten der Kardia in den Thorax bei abdominalem wie bei thorakalem Vorgehen vorgebeugt wird und wenn damit die Voraussetzungen für eine Stenosierung des gastro-oesophagealen Abschnittes und eines Refluxes aus dem Magen entfallen. Dagegen ist diese Modifikation der Kardiomyotomie unbedingt primär oder sekundär anzuwenden, wenn durch vorausgegangene Erweiterungsversuche eine organische Stenose der Kardia vorliegt und wenn der Oesophagus versehentlich oder planmäßig eröffnet wurde. Die Deckung des Kardiomyotomiespaltes oder des vollkommen gespaltenen Oesophago-Kardia-Bereichs mit einer Falte des Magenfundus kann sowohl abdominal (Rudler,

Reismann) als auch thorakal (Hatafuku, Maki und Thal, Vossschulte und Mitarb.) durchgeführt werden.

Die Technik der Deckung des Kardiomyotomiespaltes durch den Magenfundus

Nach üblicher Kardiomyotomie auf einem geblähten Gummiballon bis auf die Oesophagusschleimhaut und nach möglichster Erweiterung des Spaltes durch Auseinanderdrängen der Schnittränder sowie nach Skelettierung des Magenfundus bildet man durch Fassen des Fundus an der großen Kurvatur eine Falte, die man zunächst mit einer Situationsnaht am cranialen Winkel des Myotomiespaltes fixiert und dann von caudal nach cranial mit Einzelnähten oder durch fortlaufende Naht zunächst an den linken dorsalen und anschließend an den rechten ventralen Spaltrand heftet (Rudler, Reismann). Die Kuppe dieser Fundus-Falte näht man dann noch nahe dem Hiatus an das Zwerchfell. Will man zusätzlich zu der Deckung der Myotomie distal der Kardia eine Ventilklappe bilden, dann wendet man folgende Technik nach Hatafuku, Maki u. Thal an, die auch von Vossschulte, Faupel und Neubert empfohlen wird. Man zieht den spitzen caudalen Winkel der Myotomie mit 2 Nähten, die etwa 2 cm cranial an den Spalträndern angelegt werden, zu einem stumpfen Winkel auseinander und heftet an diese caudale Begrenzung des Muskelspaltes eine Falte aus dem Magenfundus, die in der Mitte 2 cm vom Spaltwinkel, seitlich je 4 cm entfernt ist. Zwischen die 3 geknüpften Situationsnähte legt man noch etwa 4 zusätzliche Knopfnähte. Auf diese Weise wird eine Barriere unterhalb der Kardia gebildet, die angeblich wesentlich zur Verhütung eines Refluxes beiträgt. Hierauf wird, wie im vorhergehenden beschrieben, eine große Falte aus dem Fundus über den Myotomiespalt gesteppt. Die Kuppe dieser Falte fixiert man zusätzlich am cranialen Schnittwinkel und wenn möglich gleichzeitig an der Hiatusmuskulatur und am Zwerchfell, um dann die beiden seitlichen Nahtreihen auszuführen.

Bei *thorakalem Vorgehen* muß man das Zwerchfell marginal durchtrennen, um einen Zugang zum Magenfundus zu gewinnen. Der linke Schenkel der Hiatusmuskulatur wird entweder gespalten (Hatafuku u. Mitarb.) oder man löst den Oesophagus an seiner linken Zirkumferenz von der Hiatusmuskulatur ab, dehnt den Hiatus und spaltet das Zwerchfellperitoneum, um in Verbindung mit der Zwerchfellincision Zugang zum Magenfundus zu gewinnen und die aus dem Fundus gebildete Falte nach cranial zu verlagern. Die Naht der Fundusfalte auf den Kardiomyotomiespalt erfolgt nach der im vorhergehenden beschriebenen Technik. Nach Beendigung der Plastik wird das oesophagokardiale Segment subdiaphragmal verlagert und darüber der Hiatus, an den man den Oesophagus mit einigen Nähten heftet, rekonstruiert und die Lücke im Zwerchfell vernäht.

Läßt sich der oesophago-kardiale Bereich nicht sicher in die Bauchhöhle verlagern, so sollte man zur Verhütung eines Refluxes eine *Fundoplikatio* nach Nissen hinzufügen. Gelingt eine komplette Fundoplikatio nicht, so genügt es, den Oesophagus bis auf ein Fünftel seiner Zirkumferenz mit dem Magenfundus zu umhüllen.

c) Die Verbindung des Magens mit der Speiseröhre (abdominale subdiaphragmale Oesophagogastrostomie nach Heyrovsky, thorakale supradiaphragmale Oesophagogastrostomie nach Sauerbruch, Henschen, E. K. Frey)

Auch beim Vorliegen eines Megaoesophagus sollte man zunächst die Kardiomyotomie versuchen, die gelegentlich eine deutliche Verengung des Oesophagus und ein Wiederingangkommen seiner Peristaltik zur Folge hat. Aber auch ohne Veränderung der Größe des Megaoesophagus kann sich nach der Kardiomyotomie infolge der Erleichterung des Übertritts von Speisen in den Magen das Schlucken und die Dysphagie erheblich bessern.

Wurde bei einem Megaoesophagus die Oesophagusschleimhaut perforiert, ist man zumeist zu einer Oesophago-Gastrostomie gezwungen, wenn man nicht die Deckung des Defektes in der Wand des Oesophagus durch den Magenfundus bevorzugt, was ich empfehle. Ebenso muß man sich zu irgendeiner Form der Oesophago-Gastrostomie entschließen, wenn die Vernarbung der Kardia so hochgradig ist, daß eine Myotomie undurchführbar wird.

1. Die abdominale subdiaphragmale Oesophagogastrostomie (Heyrovsky)

Die technischen Schwierigkeiten dieser Operation werden durch die Verwendung des Rochard-Hakens gemindert, aber auch dadurch, daß der Oesophagus entweder angeboren oder infolge der lange bestehenden Stenose zumeist erheblich erweitert, und daß die Durchtrittsstelle durch das Zwerchfell kardiawärts verlagert ist.

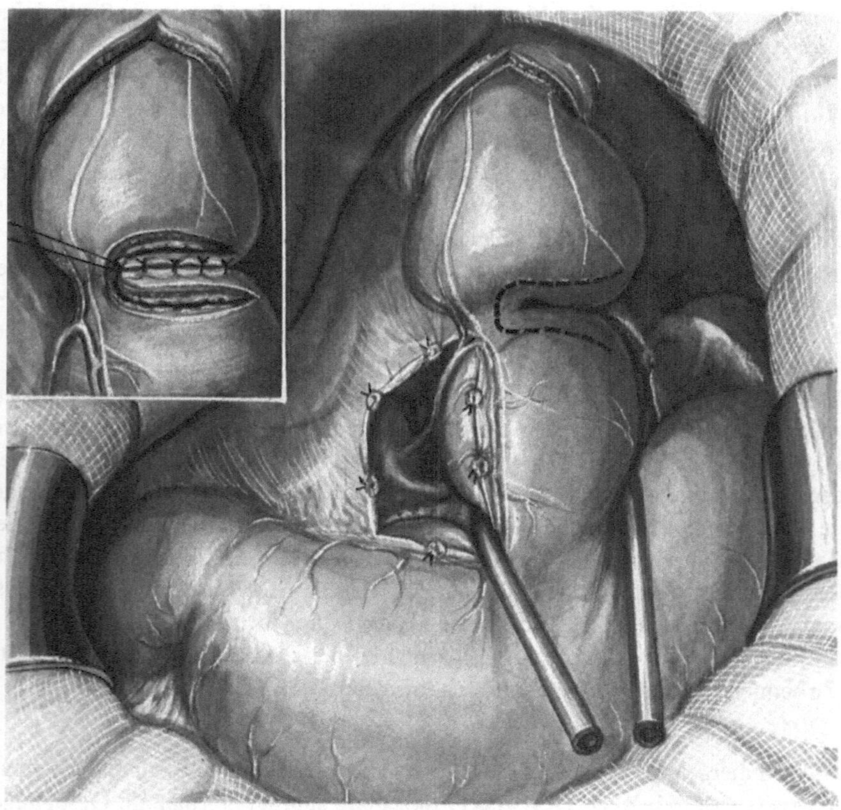

Abb. 16. Oesophago-Gastrostomie nach Heyrovsky. Der erweiterte abdominale Teil des Oesophagus ist aus dem Hiatus herauspräpariert und umschlungen. Die erweiterte Speiseröhre wird mit dem Fundus des Magens durch Lembertsche Knopfnähte vereinigt und dann durch einen hufeisenförmigen Schnitt eröffnet, der den Kardiaringmuskel zwischen zwei Umstechungen durchtrennt. Die Nervi vagi sind zu schonen

Der durch Mittellinienschnitt und Einsetzen eines Rochard-Hakens freigelegte Magen wird unterhalb der Kardia so weit mobilisiert, daß sich die Speiseröhre mit einem Gummischlauch oder einem Gazestreifen umfahren und vorziehen läßt (Abb. 15). Nun löst man die Speiseröhre möglichst weit aus dem Hiatus heraus, ohne jedoch die Blutversorgung zu gefährden. Vorderer und hinterer Vagus sind dabei unbedingt zu schonen. Ist der Oesophagus so weit mobilisiert, daß er sich ohne Spannung der Kuppe des Fundus anlagern läßt, so vereinigt man den erweiterten Oesophagus mit dem Magen in einer Ausdehnung von 3–5 cm durch sorgfältig gelegte Zwirnknopfnähte (Abb.16). Nach Eröffnung von Oesophagus und Magen, wobei der Kardiaring durchtrennt wird, und nach sorgfältiger Blutstillung folgt mit dünnem atraumatischem, resorbierbarem Nahtmaterial die Naht der hinteren Schleimhaut und dann die der vorderen Schleimhaut als Einzelnaht oder fortlaufende Naht. Dabei ist es bei der vorderen Schleimhautnaht nicht entscheidend, ob man die Einzelfäden außen knotet oder ob man eine invertierende Naht ausführt (Abb.16). Die Anastomosierung wird durch eine vordere Zwirn-Knopfnahtreihe beendet. Schließlich näht man den Oesophagus an seiner Durchtrittsstelle durch das Zwerchfell mit einigen die Oesophaguswand oberflächlich fassenden Knopfnähten an den erweiterten Hiatus hinein. Stets wird das Hypogastrium drainiert, um bei einer Anastomoseninsuffizienz das Sekret nach außen abzuleiten.

Zur Verhütung einer peptischen Refluxoesophagitis wird die doppelseitige Vagotomie empfohlen, die durch eine Drainageoperation des Magens in Form einer Pyloroplastik ergänzt werden muß. Erfahrungsgemäß ist aber eine Vagotomie mit Pyloroplastik zur Verhütung einer Refluxoesophagitis allein nicht ausreichend. Es ist deshalb zweckmäßig, wenn irgend möglich, eine Fundoplikatio nach Nissen hinzuzufügen (S. 129, Abb. 20).

2. Die thorakale supradiaphragmale Oesophagogastrostomie (Sauerbruch, Henschen, E. K. Frey)

Die von Sauerbruch empfohlene, von Henschen (1915) zum ersten Mal mit Erfolg ausgeführte und von E. K. Frey ausgestaltete thorakale Oesophagogastrostomie hat den Vorteil der größeren Übersichtlichkeit und besseren Mobilisierung des Oesophagus von der linken Brusthöhle aus. Die linke Brusthöhle eröffnet man im Bett der 7. Rippe. Nach Spalten des Mediastinums löst man den supradiaphragmalen Abschnitt des Oesophagus in einer Ausdehnung von 10 cm ringförmig aus und zieht ihn mit Hilfe eines Gummizügels in das Operationsfeld. Hierauf werden Hiatus und Zwerchfell unter Schonung der Ausläufer des N. phrenicus gespalten. Nun werden Oesophagus, Kardia und cranialer Abschnitt des Magens aus dem Hiatus ausgelöst und in die Brusthöhle verlagert, wobei einige zum Oesophagus ziehende Gefäße in der Zwerchfellzwinge unterbunden und durchtrennt werden müssen und das vom Zwerchfell zum Magen ziehende Peritoneum gespalten werden muß. Die Nervi vagi sind zu schonen. Es folgt dann die Anastomosierung von Oesophagus und Magen in der im vorhergehenden beschriebenen Weise (Abb. 17).

Zur Verhütung einer Refluxoesophagitis fügt man eine Fundoplikatio nach Nissen oberhalb der Anastomose hinzu, wenn dies technisch möglich ist. Andernfalls führt man eine Vagotomie aus, die aber durch eine transabdominale Pyloroplastik ergänzt werden muß.

Wenn irgend möglich, verlagert man die Anastomose und die Fundoplikatio in den Bauchraum, da der positive Druck in der Bauchhöhle ein wichtiger Faktor des Verschlußmechanismus zwischen Oesophagus und Magen ist. Der Eingriff wird mit der Drainage und dem Verschluß der Brusthöhle in üblicher Weise beendet.

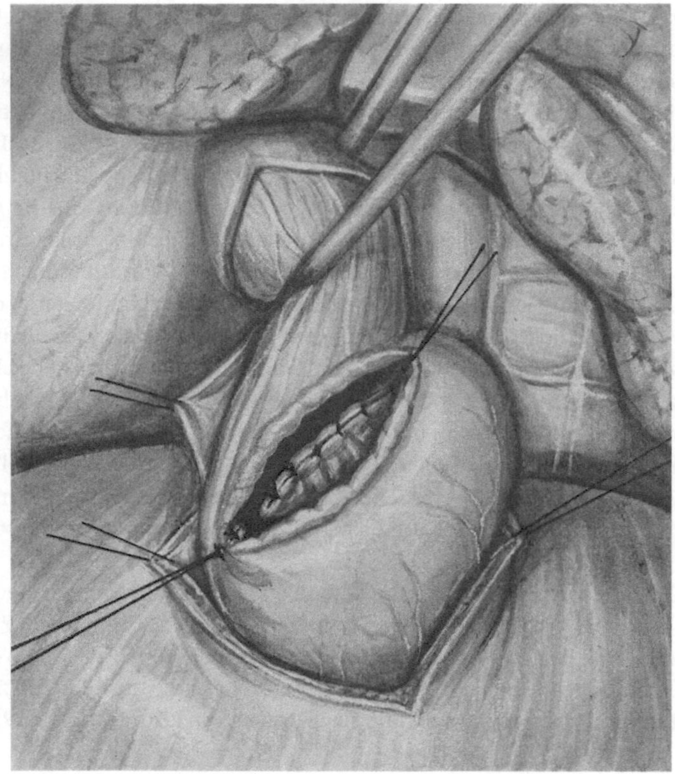

Abb. 17. Thorakale Oesophago-Gastrostomie (Sauerbruch, Henschen, E. K. Frey). Nach Eröffnung der linken Brusthöhle durch einen Schnitt im Bett der 7. Rippe und nach Spalten der mediastinalen Pleura werden Oesophagus und Fundus des Magens aus dem Hiatus herausgelöst. Der erweiterte Oesophagus und der Fundus des Magens werden durch Lembertsche Knopfnähte vereinigt und durch einen hufeisenförmigen Schnitt eröffnet, wobei der Kardiamuskel zwischen 2 Umstechungen durchtrennt wird

d) Die Resektion der Kardia ohne oder mit Zwischenschaltung von Dünndarm oder Dickdarm

1. Die Resektion der Kardia mit direkter Anastomosierung von Oesophagus und Magen

Einfacher als die im vorhergehenden beschriebene Seit-zu-Seit-Anastomosierung von Oesophagus und Magen kann bei *gutartigen Stenosen an der Kardia* gelegentlich die Resektion der Kardia mit Einpflanzung des Oesophagus in den Magen sein, die allerdings ebenfalls häufig eine Refluxoesophagitis zur Folge hat. Der Eingriff kann sowohl ausschließlich abdominal als auch links-thorakal oder abdomino-thorakal ausgeführt werden.

Das abdominale Vorgehen. Die Bauchhöhle wird durch einen oberen Mittellinienschnitt eröffnet und das Hypogastrium mit einem Rochard-Haken übersichtlich eingestellt. Nach Durchtrennung des Lig. hepatis und Zurückkalten des linken Leberlappens mit einem Langenbeck-Haken und nach querem Spalten des vom Zwerchfell zum Magen ziehenden Peritoneums wird der abdominale Abschnitt des Oesophagus mit den beiden Vagi zirkulär ausgelöst und mit einem Gummizügel umfahren. Unter Schonung der auf dem Oesophagus verlaufenden Gefäße legt man die Hiatusschenkel frei und präpariert den Oesophagus aus dem Hiatus heraus, wenn dies zu seiner Streckung erforderlich ist. Dann skelettiert man die Kardia, setzt dicht oberhalb der Stenose am Oesophagus eine gezähnte Klemme nach Satinsky an und unterhalb am Magen eine festfassende gebogene Klemme und reseziert die Stenose. Die Abtrennungsstelle am Magen wird unterhalb der Klemme durch eine fortlaufende U-Naht verschlossen, die durch Lembert-Nähte versenkt wird.

Nun folgt die *Anastomosierung von Oesophagus und Magenfundus.* Ist der Magen trotz seiner Erschlaffung infolge der Durchtrennung der Nn. vagi zu wenig beweglich, um ihn spannungsfrei dem Hiatus zu nähern, so muß man die A. gastrica sin. und die Aa. gast. breves – diese nahe dem Milzhilus – ligieren und durchtrennen sowie die Magenrückwand mobilisieren. Die Anastomosierung zwischen Oesophagus und Magen wird nach der auf S. 293 beschriebenen Technik durchgeführt. Zum Schluß fügt man eine quere Pyloroplastik hinzu.

Um eine Refluxoesophagitis möglichst zu verhüten, kann man der Oesophagogastrostomie eine Fundoplikatio nach Nissen (S. 129, Abb. 20) hinzufügen. Hierzu muß man die Oesophagogastrostomie allerdings an der kleinen Kurvatur des Magens möglichst distal anlegen. Dann kann man mit 3–4 Nähten den Fundus oder den nach der Kardiaresektion entstandenen proximalen Magenabschnitt um die Anastomose und den Oesophagus hüllen. Dabei ist es zur Verhütung einer Einengung des Oesophagus und der Anastomose ratsam, vorübergehend einen dicken Magenschlauch einzulegen, den man nach Vollendung der Fundoplikatio durch einen dünnen Magenschlauch ersetzt. Die Fundoplikatio sichert auch zusätzlich die Anastomose.

Das thorakale Vorgehen. Die Resektion der Kardia mit direkter Anastomosierung von Oesophagus und Magen führt man von der linken Brusthöhle aus nur dann durch, wenn eine außergewöhnliche Komplikation bei der Kardiomyotomie dazu zwingt. Wie bei der thorakalen Kardiomyotomie beschrieben (S. 117), wird die linke Brusthöhle im Bett der 7. Rippe eröffnet, der Oesophagus ausgelöst und der Hiatus freigelegt und erweitert. Dann präpariert man die Kardia frei und trennt sie am besten mit Hilfe eines Nähapparates vom Magen ab. Die Klammern werden übernäht. Nun zieht man den Fundus des durch die Vagotomie erschlafften Magens in die Bauchhöhle und anastomosiert ihn nach der auf S. 293 beschriebenen Technik mit dem Oesophagus.

Auch beim thorakalen Vorgehen kann man zur Verhütung einer Refluxoesophagitis und zur Sicherung der Anastomose eine Fundoplikatio nach Nissen hinzufügen. Da infolge der Vagotomie der Magen seinen Tonus verloren hat, ist es ratsam, in der gleichen Sitzung durch einen rechten Paramedianschnitt oder durch einen oberen Mittellinienschnitt die Bauchhöhle zu eröffnen und eine quere Pyloroplastik hinzuzufügen.

2. Das abdomino-thorakale Vorgehen

Wenn sich beim abdominalen Vorgehen ergibt, daß der Oesophagus für eine Anastomosierung mit dem Magen zu kurz ist, dann führt man die Anastomosierung nach querer Pyloroplastik, Verschluß der Bauchhöhle und Umlagerung des Kranken auf die rechte Seite links thorakal aus (s. oben).

3. Die Resektion der Cardia mit Zwischenschaltung von Dünndarm oder Dickdarm

Direkte Anastomosen zwischen Oesophagus und Magen bei gutartigen Stenosen der Kardia und des unteren Oesophagus sind durch das Krankheitsbild der Refluxoesophagitis belastet, selbst wenn eine totale Vagotomie mit Pyloroplastik hinzugefügt wird. Auch die Fundoplikatio nach Nissen, die im übrigen bei einer direkten Anastomose zwischen Oesophagus und Magen gelegentlich schwierig korrekt auszuführen ist, schützt nicht sicher vor einer Refluxoesophagitis. Wenn daher Zweifel bestehen, daß eine Kardiomyotomie nach Heller möglich ist, was bei narbiger Stenose nach mehrmaliger Sprengung mit der Starckschen Sonde, nach erfolgloser Kardiomyotomie oder nach abgelaufener Entzündung und Ulceration bei Hiatusgleitbruch, aber auch bei erheblichem, zumeist angeborenem Megaoesophagus der Fall ist, so erscheint es zweckmäßig, die Resektion der Kardia und des unteren Oesophagus mit Zwischenschaltung von Dünndarm oder Dickdarm zu planen. Der Eingriff verläuft folgendermaßen: Die Bauchhöhle wird durch einen oberen Mittellinienschnitt vom Proc. xyphoideus bis zum Nabel, den man nach Bedarf links um den Nabel caudal verlängert, eröffnet. Nach Abdecken der Schnittränder setzt man cranial einen Rochard-Haken ein, caudal einen Rippensperrer. Dann legt man in typischer Weise die Kardia mit dem abdominalen Teil des Oesophagus frei und umschlingt ihn mit einem Gummizügel. Zweckmäßigerweise werden schon jetzt die beiden Vagi im Stamm durchtrennt (trunkuläre Vagotomie), da sich am erschlafften Magen die Pyloroplastik – ich bevorzuge die quere Pyloroplastik (S. 132 u. Abb. 24) –, die nun folgt, leichter ausführen läßt.

Nun muß man sich entscheiden, ob man Jejunum oder Dickdarm zur Interposition verwendet. Beide Darmabschnitte sind für eine Überbrückung zwischen Oesophagus und Magen gleichwertig. Bei günstigen Gefäßverhältnissen ist die Technik der Jejuneminterposition einfacher.

Die Präparation einer Jejunumschlinge. Entschließt man sich zur Interposition von Dünndarm (S. S. Yudin, 1944), dann zieht man die oberen Jejunumschlingen hervor und prüft ihre Gefäßversorgung. Teilt sich die A. mesenterica sup. in dünne Einzeläste auf, dann ist der Dünndarm nicht zu gebrauchen (s. auch bei Deucher und Widmer, Op. Lehre VI/1, S. 802 ff. [1967]). Günstige Verhältnisse für eine Dünndarminterposition liegen vor, wenn von dem Hauptstamm der A. mesenterica cranialis wenige dicke Äste zu den Dünndarmschlingen ziehen und kräftige ununterbrochene Randarkaden ausgebildet sind, was man im durchscheinenden Licht (Diaphanoskopie) beurteilen kann.

Glaubt man Dünndarm mit Mesenterium in genügender Länge gewinnen zu können, so fahndet man zunächst nach dem dicht unterhalb der Flexura duodeno-jejunalis aus der A. mesent. cran. entspringenden 1. Ast, der parallel mit dem zuführenden Schenkel der ersten Jejunumschlinge verläuft. Dann sucht man sich – wieder mit Hilfe der Diaphanoskopie – den 2., 3. und 4. Ast der A. mes. cran. auf und prüft die Durchblutung des Darmes durch provisorisches Abklemmen dieser Gefäße und des proximalen Gefäßes mit weichen Bulldog-Klemmen. Erweist sich die Durchblutung als ausreichend, dann unterbindet und durchtrennt man je nach der erforderlichen Länge des Darmes 2 oder 3 dieser Gefäßäste und skelettiert den Darm proximal und distal an den zu seiner Durchtrennung vorgesehenen Stellen. Die Durchtrennung erfolgt am schnellsten und saubersten mit dem Petz-Nähapparat oder mit dem amerikanischen GIA.

Nun eröffnet man die Bursa omentalis durch das Lig. hepatogastricum oder das Lig. gastrocolicum, löst Verwachsungen der Magenhinterwand mit dem dorsalen Peritoneum und zieht die distal gestielte Jejunumschlinge durch einen Schlitz im Mesocolon hinter dem Magen in das Hypogastrium. Dann werden die Dünndarmschenkel End-zu-End vereinigt und die Lücken im Mesostenium und im Mesocolon verschlossen.

Die Anastomosierung des distalen Endes des Jejunuminterponats mit dem Magen an seiner Vorderwand und der thorakale Akt des Durchzugs des Interponats und seine Anastomosierung mit dem Oesophagus erfolgt in der gleichen Weise, wie es im nachfolgenden für das Dickdarm-Interponat beschrieben wird.

Die Präparation des Quercolons. Zunächst wird das große Netz in seiner ganzen Ausdehnung vom Quercolon abgelöst. Dann läßt man das Quercolon hochhalten und orientiert sich im durchscheinenden Licht über den Verlauf der A. colica med., besonders des linken, mittleren und rechten Hauptastes, über ihre Verbindung mit der A. colica dextra und A. ileocolica und mit der A. colica sin. sowie über die zum Darm führenden Gefäßarkaden. Es folgt dann die Umschlingung des Colons in gefäßlosen Bezirken des Mesocolons mit 2 Gummizügeln, und zwar rechts möglichst weit lateral am Übergang in das Colon ascendens und sogar in seinem letzten Drittel und links im linken Drittel des Quercolons, soweit es im Hinblick auf die Gefäßversorgung und die spätere spannungsfreie Anastomosierung der Dickdarmstümpfe zulässig ist. Nun unterbindet und durchtrennt man proximal der Aufzweigungen die Äste der A. colica media, die eine Streckung des Darmes verhindern, ohne jedoch die Durchblutung des Darmes zu gefährden, und setzt das Quercolon mit Hilfe des Petz-Apparates oder eines anderen Nähapparates etwa im Bereich der Umschlingung des Darmes mit den beiden Gummizügeln ab.

Hierauf wendet man sich wieder dem Mageneingang zu und trennt die Kardia vom Magen zwischen zwei fest fassenden, gebogenen oder gewinkelten Klemmen (am besten mit einer Zähnung nach Satinsky) ab. Auch Nähapparate kann man hierzu benutzen.

Die Abtrennungsstelle am Magen muß man entsprechend versorgen (S. 123). Schließlich dehnt man den Hiatus, dringt in das Mediastinum ein und mobilisiert den Oesophagus, wenn dies nicht schon vorher geschehen ist.

Nach Lösen von Verwachsungen und Verklebungen der Magenrückwand und nach Spalten des kleinen Netzes führt man vorsichtig das Quercoloninterponat hinter dem Magen hoch und anastomosiert den abführenden Schenkel des Quercolons mit der Vorderwand des Magens nahe der kleinen Kurvatur. Wenn möglich, interponiert man das Quercolonsegment isoperistaltisch. Sind die Gefäßverhältnisse hierzu ungünstig, dann kann man das Quercolon auch anisoperistaltisch einfügen, ohne daß der Speisentransport gefährdet ist, da im Colon im Gegensatz zum Jejunum nach der Isolierung die Peristaltik erlahmt und die Nahrung nur hydrostatisch weiterbefördert wird. Für die Verbindung von Oesophagus und Magen genügt stets die Länge eines Quercolonsegmentes. Über die Isolierung von Colon ascendens zusammen mit der letzten Ileumschlinge siehe S. 288, Abb. 115.

Nun muß man entscheiden, ob man die Anastomosierung zwischen dem Oesophagus und dem proximalen Schenkel des Quercolons bzw. des Jejunums von der Bauchhöhle durchführen kann oder ob man sie besser supradiaphragmal von der linken Thoraxhöhle aus vornimmt. Entschließt man sich zur subdiaphragmalen Anastomosierung, was nur bei einem genügend weit in das Abdomen reichenden Oesophagus möglich ist, so heftet man das proximale Ende des Interponats mit einigen Nähten hinter dem Oesophagus an das diaphragmale Peritoneum und an die Hiatusschenkel. Dann trägt man die Klammerreihe am Colon bzw. Jejunum und am Oesophagus ab und anastomosiert zunächst die dorsale Zirkumferenz. Hierzu wende ich die einreihige Albertsche Knopfnaht an, wozu ich Zwirn bevorzuge. Die Fäden werden im Lumen geknotet. Die Anastomose umfaßt entweder die ganze Breite des Darmlumens oder nur seinen mittleren Bereich. Hierauf erfolgt die Anastomosierung der vorderen Zirkumferenz von Oesophagus und Colon bzw. Jejunum, wozu ich die Conellsche Knopfnaht (S. 71 u. S. 70 Abb. 2) verwende. Wurde der gesamte Querschnitt des Darmes zur Anastomose verwendet, so verschließt man jetzt die seitliche Öffnung durch einstülpende Nähte ebenfalls nach Technik von Conell. Zum Schluß heftet man die Vorderwand des Interponats an das diaphragmale Peritoneum. In das interponierte Darmsegment wird während der Durchführung der vorderen Anastomosennaht vom Oesophagus aus ein Magenschlauch eingelegt. Wenn es die Durchblutung eines Darmendes erfordert, kann man auch nach endständigem Verschluß des Darms den Oesophagus mit dem zu interponierenden Darmsegment End-zu-Seit anastomosieren.

Hat man sich zur Anastomosierung der linken Brusthöhle entschlossen, so heftet man den proximalen Schenkel des Quercolons bzw. das Jejunum mit zwei bis drei Knopfnähten lose an den Oesophagus, um beim thorakalen Akt das Darmsegment auf einfache Weise in den Thorax verlagern zu können.

Nach ausgiebiger Mobilisierung der Colonflexur, was sehr wichtig für eine spannungslose End-zu-End-Anastomosierung der Colonstümpfe und für den Verschluß der Mesocolonlücke ist, wird der abdominale Akt beendet. Nach Drainage des Hypochondriums mit einem Penrose-Drain und nach schichtweiser Bauchdeckennaht erfolgt die Lagerung des Kranken auf die rechte Seite und die *Eröffnung der linken Brusthöhle* im Bett der 7. Rippe ohne Rippenresektion. In typischer Weise durchtrennt man das Ligamentum pulmonale, hält den mit einem feuchten Tuch bedeckten Unterlappen nach cranial und ventral und spaltet dicht oberhalb des Zwerchfells beginnend die mediastinale Pleura in einer Ausdehnung von 10–15 cm. Dann wird der Oesophagus unter Spannung der rechten Mediastinalpleura stumpf aus seinem Bett herausgelöst und mit einem Gummizügel umschlungen. Nach Erweiterung des Hiatus und – wenn erforderlich – Einkerben des Zwerchfells verlagert man die Kardia und den an sie gehefteten proximalen Schenkel des Darmsegmentes in die Brusthöhle, wobei darauf zu achten ist, daß das Mesenterium des Interponats und die in ihm verlaufenden Gefäße nicht torquiert werden. Hierauf werden Oesophagus und Colon bzw. Jejunum entweder durch einreihige Naht oder durch zweireihige Naht anastomosiert und zwar in einer Höhe, die durch die Veränderung des Oesophagus und die Länge des Interponats bestimmt wird. Das Colon bzw. Jejunum fixiert man mit einigen Nähten an der mediastinalen Pleura, um einem Zug an der Anastomose zu begegnen. Am Schluß wird der Hiatus mit einigen Nähten eingeengt und unter Vermeidung einer Drosselung der Gefäße im Mesenterium des Interponats und der Darmarkaden an das Darmsegment geheftet und die Brusthöhle drainiert und verschlossen.

Gastropexie (Nissen, 1954; Boerema 1955), Oesophagofundopexie (Husfeld, 1952; Lortat-Jakob, 1953), Fundoplikatio (Nissen, 1956), »balanced operation« (Berman, J. K., Berman, E. J., 1959)

Die *Gastropexie*, die Fixierung des Magens an die vordere Bauchwand, hat wieder eine gewisse Bedeutung erlangt, nachdem sie Nissen (1954) – und unabhängig von ihm Boerema (1955) – als Not- oder Zusatzoperation für die Korrektur von Hiatushernien empfohlen hat. Nach Eröffnung der Bauchhöhle durch einen oberen Mittellinienschnitt, den ich bevorzuge, oder durch einen rechten Paramedianschnitt oder einen linken Subcostalschnitt wird die Hiatushernie (Gleithernie, paraoesophageale Hernie) stumpf oder scharf ausgelöst und reponiert. Nur bei sehr schlechtem Allgemeinzustand wird man sich mit einer Gastropexie allein begnügen. Zumeist wird man zusätzlich den Hiatus oesophageus durch Aneinandernähen der Hiatusschenkel nach Harrington (1948) einengen (Hiatoplastik, Abb. 18a) und häufig auch den Fundus des Magens nach Husfeld und Lortat-Jakob am abdominalen Oesophagus und am Zwerchfell fixieren (Oesophagofundopexie (Abb. 18b). Die Gastropexie führt man folgendermaßen aus: Etwa 2 cm lateral von dem linken Rand des oberen Mittellinienschnittes entfernt, dessen Aponeurose der Linea alba zusammen mit dem Peritoneum mit Mikulicz-Klemmen gefaßt wird, durchsticht man mit einer kräftigen Nadel, in die ein Kunstfaserfaden (Stärke 0) eingefädelt wird, Peritoneum und hinteres Blatt der Rectusscheide in einer Breite von mindestens 1 cm in der Höhe von etwa 1 cm distal der Kardia und dann an diesem Punkt und etwas vor der kleinen Kurvatur Serosa und Muscularis des Magens (Abb. 19). In der gleichen Weise legt man noch weitere 3–4 Nähte, die zunächst geklöppelt werden, in Abständen von 1,5 cm bis zur Mitte der kleinen Kurvatur des Magens. Stellt man nach Knüpfen der Fäden und bei entspannter Bauchdecke fest, daß die Kardia noch zu wenig nach caudal und vorne gezogen wurde, was bei langem abdominalem Oesophagus der Fall sein kann, dann wird noch zusätzlich die Kardia an die vordere Bauchwand genäht. Eine Drainage erübrigt sich zumeist. Ein Penrose-Drain entlang der kleinen Kurvatur subhepatisch schadet jedoch nicht.

Ist der abdominale Oesophagus kurz und will man ein Hochgleiten des Magenfundus verhüten, so kann man statt der Oesophagofundopexie die Vorderwand des Magens in der Höhe der Kardia mit 4 Nähten an die vordere Bauchwand heften, wie dies Nissen für die paraoesophageale Hiatushernie empfiehlt, und dann die im vorhergehenden beschriebene Fixation der kleinen Kurvatur an die vordere Bauchwand hinzufügen (Abb. 19).

Die *Oesophagofundopexie* wurde zur Rekonstruktion oder Verstärkung des Hisschen

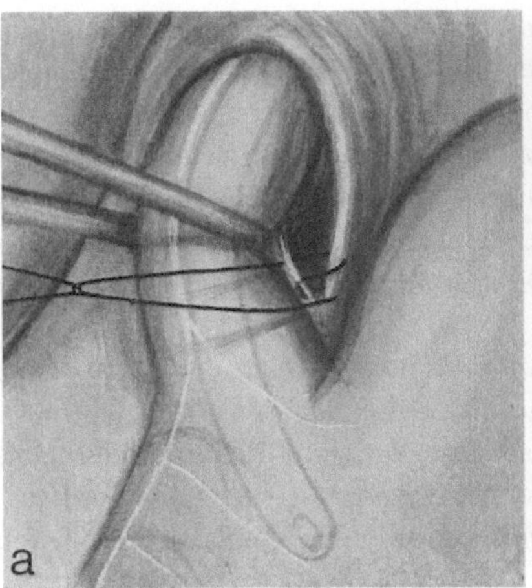

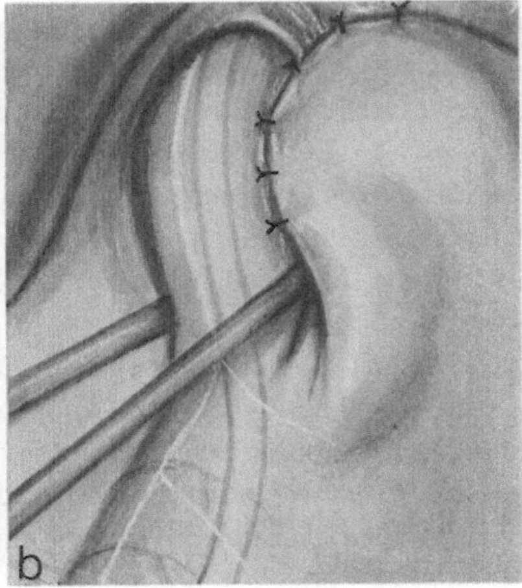

Abb. 18. Raffung des Hiatus oesophageus und Oesophago-Kardio-Fundopexie zur Verhütung einer Refluxoesophagitis. a) Raffung der Schenkel des Hiatus oesophageus nach Mobilisierung des abdominalen Abschnitts des Oesophagus; b) Hochnähen des Fundus an den Oesophagus und an das Zwerchfell

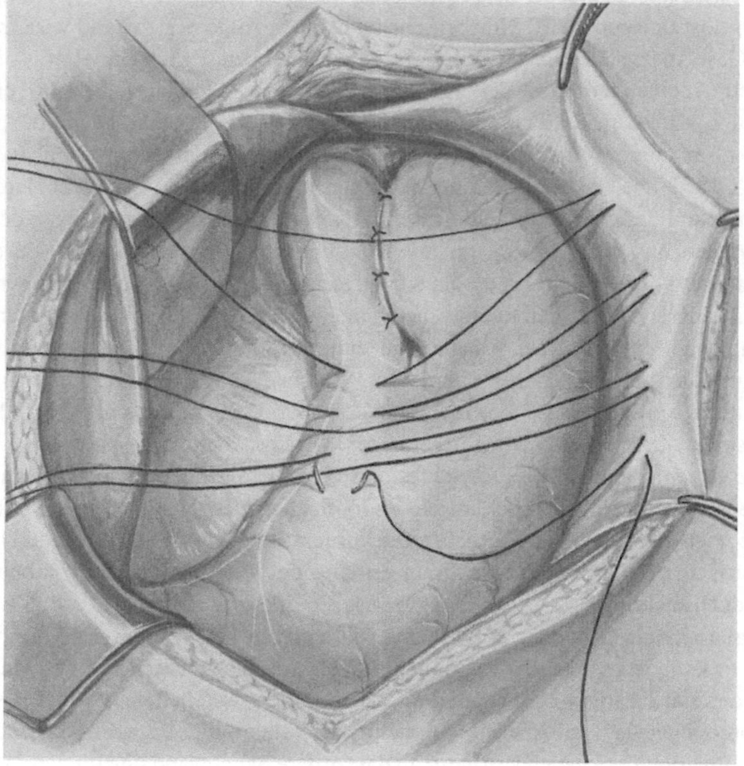

Abb. 19. Anteriore Gastropexie (Boerema, Nissen). Zusätzliche Maßnahme neben Raffung des Hiatus und Fundopexie zur Verhütung einer Refluxoesophagitis

Winkels und zur Verhütung des Hinaufgleitens der Kardia über den Hiatus empfohlen. Auch wenn man dem Hisschen Winkel hinsichtlich der Verhütung einer Kardiainsuffizienz und eines Refluxes keine große Bedeutung mehr beimißt (Borst, H. G. und Earlam, R., 1968), so ist die Oesophagofundopexie zusammen mit der Einengung des Hiatus und der Fixation von Oesophagus und Fundus am Hiatus und am Zwerchfell bei normal langem abdominalem Oesophagus ein empfehlenswertes Verfahren zur Sicherung der Lage der Kardia in der Bauchhöhle. Die *Technik der Oesophagofundopexie* geht aus Abb. 18 hervor.

Die von Nissen 1956 angegebene *Fundoplikatio* zur Beeinflussung der Refluxoesophagitis ist eine Vervollkommnung der Oesophagofundopexie. Sie wird heute nicht nur zur Behandlung der Hiatushernien angewendet, sondern auch zur Refluxverhütung nach Oesophagogastrostomie und nach der Kardiomyotomie von Heller und Gottstein, in diesem Fall auch gleichzeitig zur Deckung einer bei der Myotomie entstandenen Öffnung in der Oesophaguswand.

Die *Technik der Fundoplikatio* nach Nissen und Rossetti: Nach Reposition der Hiatushernie und nach Freilegung und Umschlingung des Oesophagus wird die Kurvatur des Magenfundus, wenn nötig, so weit skelettiert, daß die Fundusvorderwand mit Hilfe von 2 die Serosa und Muscularis querfassenden Haltefäden, die 1,0–1,5 cm distal der

Funduskurvatur gestochen werden, ohne Spannung dorsal um den Oesophagus geschlungen werden kann (Abb. 20a). Dann wird durch Anheben der lateralen Abschnitte des Fundus mit Allis-Klemmen die linke Magenfalte gebildet, so daß sie bequem um den

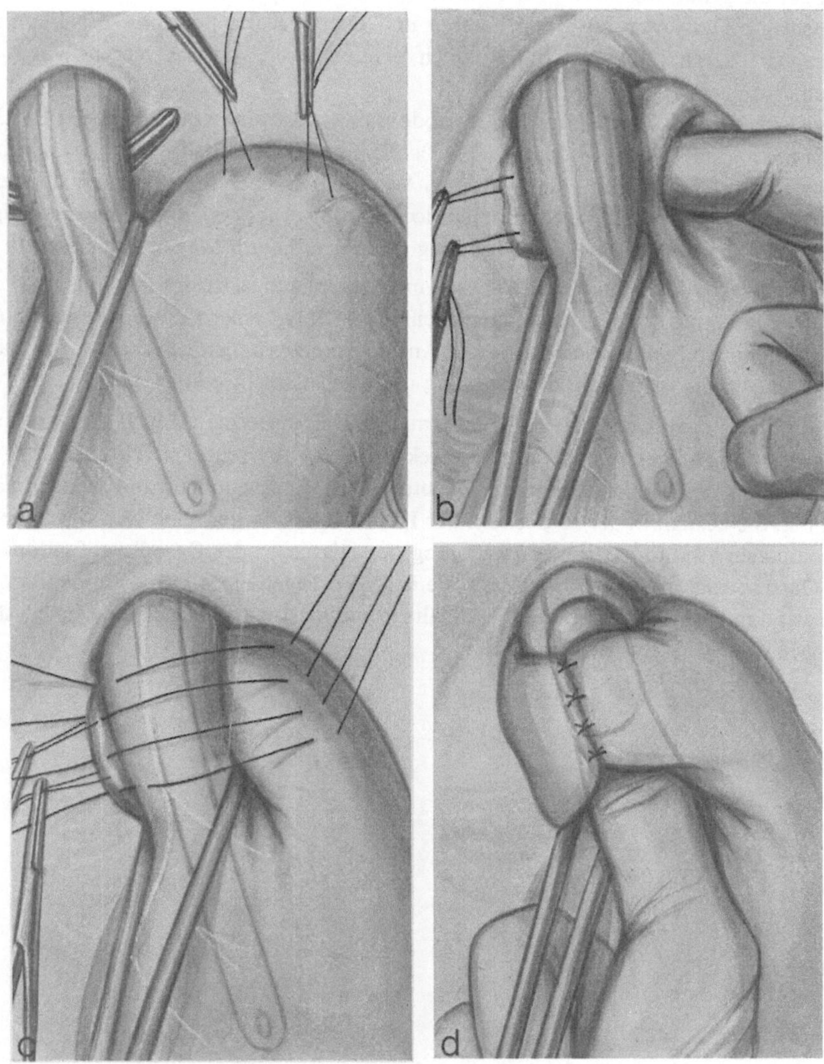

Abb. 20. Fundoplikatio nach R. Nissen (Modifikation nach Rossetti). a) nach Mobilisierung u. Umschlingung des abdominalen Abschnitts des Oesophagus, in den ein dicker Magenschlauch eingeführt wurde, wird der mobilisierte Fundus mit 2 Haltenähten fixiert, die hierauf mit Hilfe einer gebogenen Kornzange hinter dem Oesophagus durchgezogen werden; b) durch sanften Zug an diesen Fäden und mit dem rechten Zeigefinger wird der Fundus hinter dem Oesophagus durchgeschoben; c) Die Magen-Fundusvorderwand-Manschette wird locker und spannungsfrei vor dem Oesophagus vernäht, wobei die unterste Naht die Oesophaguswand faßt, ohne den Vagus zu verletzen; d) nach Vollendung der Magen-Fundusvorderwand-Manschette soll der Zeigefinger bei liegender Magensonde zwischen Fundoplikatio und Oesophagus geführt werden können

Oesophagus gehüllt werden kann (Abb. 20b). Hierauf fügt man rechte und linke Magenfundusfalte mit etwa 2 seromuskulären Nähten zusammen und die caudale und die craniale Naht unter Vermeidung einer Verletzung des vorderen Vagusastes. Zur Sicherung eines genügend weiten Oesophaguslumens legt man einen dicken Magenschlauch ein, der später durch eine dünne Verweilsonde ersetzt wird. Vorher prüft man mit dem Zeigefinger die genügende Weite der Manschette (Abb. 20c, d). Die so entstandene Fundusmanschette kann man an ihrem unteren und oberen Rand noch mit 2 Nähten am Oesophagus fixieren (Abb. 21), ohne jedoch den vorderen Ast des Nervus vagus zu verletzen.

Die gleiche Technik kann man nach der abdominalen Kardiomyotomie wegen Kardiospasmus bzw. Achalasie anwenden (S. 117 ff.). Die Fundusmanschette bedeckt allerdings nicht die ganze Ausdehnung der Myotomie. Wenn ein bei der Myotomie entstandenes Leck im Oesophagus durch die Fundoplikatio gedeckt werden soll, muß man mit einigen Nähten die Manschette cranial am Oesophagus und caudal am Magen abdichten.

Nach Kardiaresektion und Fundektomie mit Oesophagogastrostomie kann man den durch die Vagotomie erschlafften Magen ebenfalls nach Art einer Fundoplikatio um den Oesophagus hüllen, womit gleichzeitig die Anastomose zusätzlich gesichert wird. Dabei ist darauf zu achten, daß die Blutversorgung des Magens nicht gestört wird.

Als »*balanced operation*« haben J. K. Berman und E. J. Berman (1959) die von ihnen angegebene »ausgeglichene« operative Korrektur aller Faktoren einer Hiatushernie mit Hypersekretion und Hyperacidität und eventuell mit Ulcus duodeni und Cholelithiasis bezeichnet. Sie besteht in der Reposition der Hiatushernie, in der selektiven oder selektiven proximalen Vagotomie, in der Einengung des Hiatus, in der Oesophagofundopexie, in der Gastropexie, in der Pyloroplastik, die beim Vorliegen eines Ulcus duodeni an der Vorderwand mit einer Excision des Geschwürs kombiniert wird, und in der Cholecystektomie, wenn eine Cholelithiasis besteht.

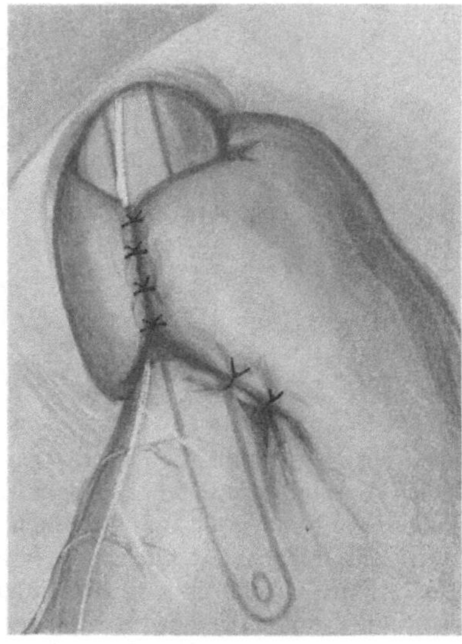

Abb. 21. Fundoplikatio nach R. Nissen (Modifikation nach Rossetti) (Fortsetzung). Die linke untere Begrenzung der Magenmanschette wird mit 2 Nähten an den Oesophagus geheftet

E. Die sog. Drainageoperationen - Die Erweiterung des Magenausgangs. (Pyloroplastik, Pyloromyektomie, Gastroduodenostomie)

Die Eingriffe zur Erweiterung oder Umgehung des Magenausgangs (Pyloroplastik, Pyloromyektomie, Gastroduodenostomie), die neben der Gastroenterostomie die ersten Operationen zur Behandlung einer gutartigen Pylorusstenose oder eines chronischen Ulcus ventriculi oder duodeni darstellten, wurden eine Zeitlang nahezu vollkommen verlassen, da sie die an sie geknüpften Hoffnungen nicht erfüllten und durch die Resektionsverfahren ersetzt wurden. Die genannten Verfahren haben in jüngster Zeit als sog. *Drainageoperationen* in Verbindung mit der Vagotomie, der Fundektomie oder der Oesophagusresektion wieder an Bedeutung gewonnen. Auch wenn neuerdings Bestrebungen im Gang sind, nach selektiver proximaler Vagotomie die Pyloroplastik möglichst zu vermeiden, um Folgeerscheinungen einer Sturzentleerung des Magens wie Dumping-Syndrom, Diarrhoeen und andere Verdauungsstörungen zu verhüten, so werden die Eingriffe zur Erweiterung des Magenausgangs doch zunächst einen Platz im Rahmen der Eingriffe am Magen-Zwölffingerdarm behalten.

1. Die Pyloroplastik (Heineke, 1886; Mikulicz, 1887)

Die klassische Form der Pyloroplastik ist die nach Heineke–Mikulicz. Sie besteht in der Längsdurchtrennung sämtlicher Schichten im Bereich des Pylorusringmuskels und des Antrums in einer Ausdehnung von etwa 3 cm proximal des Pylorus sowie des Duodenums etwa 3 cm distal des Pylorus, wobei sich das Anlegen von 2 Haltefäden am Pylorus bewährt. Blutungen aus der Schleimhaut und der Muskulatur elektrocoaguliert man; die am Pylorus bei der Durchtrennung zumeist zu beiden Seiten spritzenden Gefäße – Äste der A. gastrica dextra und der A. gastroduodenalis – werden gefaßt und unterbunden (Abb. 22). Dann vernäht man die entstandene rautenförmige Öffnung in der vorderen Magen- und Duodenalwand quer entweder zweireihig oder einreihig, wie dies schon Anfang dieses Jahrhunderts A. Bier unter bestimmten Umständen für Darmanastomosen und 1956 Weinberg für die Pyloroplastik empfohlen haben. Entschließt man sich zum zweireihigen Verschluß, so wählt man zur Vermeidung einer Verengung am Pylorus als innere Naht am besten eine isolierte Schleimhautnaht (S. 68) an Stelle einer Albertschen Dreischichtennaht und als äußere Naht eine sero-muskuläre Knopfnaht (S. 68). Bei der einreihigen Verschlußnaht »auf Stoß« (S. 66) vereinigt man durch Knopfnähte Serosa-Muscularis der einen Seite mit Muscularis-Serosa der anderen Seite, wobei man die Schleimhaut nicht mitfaßt.

Bei der Originaltechnik von Heineke–Mikulicz entstehen seitlich Zipfel bzw. Taschen (sog. »Hundeohren«), die nicht nur unschön aussehen, sondern in denen sich auch Speisebrei ansammeln kann. Zur Vermeidung dieser Taschen haben Allgöwer, Burri und Hell (1968) folgendes Verfahren empfohlen:

Zunächst werden Pylorus, Antrum und Duodenum ebenso wie bei dem klassischen Vorgehen nach Heineke-Mikulicz in einer Ausdehnung von insgesamt 6 cm längsgespalten. Hierauf wird beidseits der Pyloruswulst bogenförmig im Bereich der Vorderwand excidiert. Seitlich etwas überstehende Ecken der Serosa-Muscularis von Antrum und Duodenum muß man nach meiner Erfahrung häufig abtragen. Dann entsteht eine Raute mit seitlich stumpfen Ecken (Abb. 23), die man durch eine einreihig quere Naht mit Einzelnähten verschließt. Nach Allgöwer verhütet diese Technik der Pyloroplastik die seitlichen Taschen (»Hundeohren«) und ergibt die größtmögliche Erweiterung des

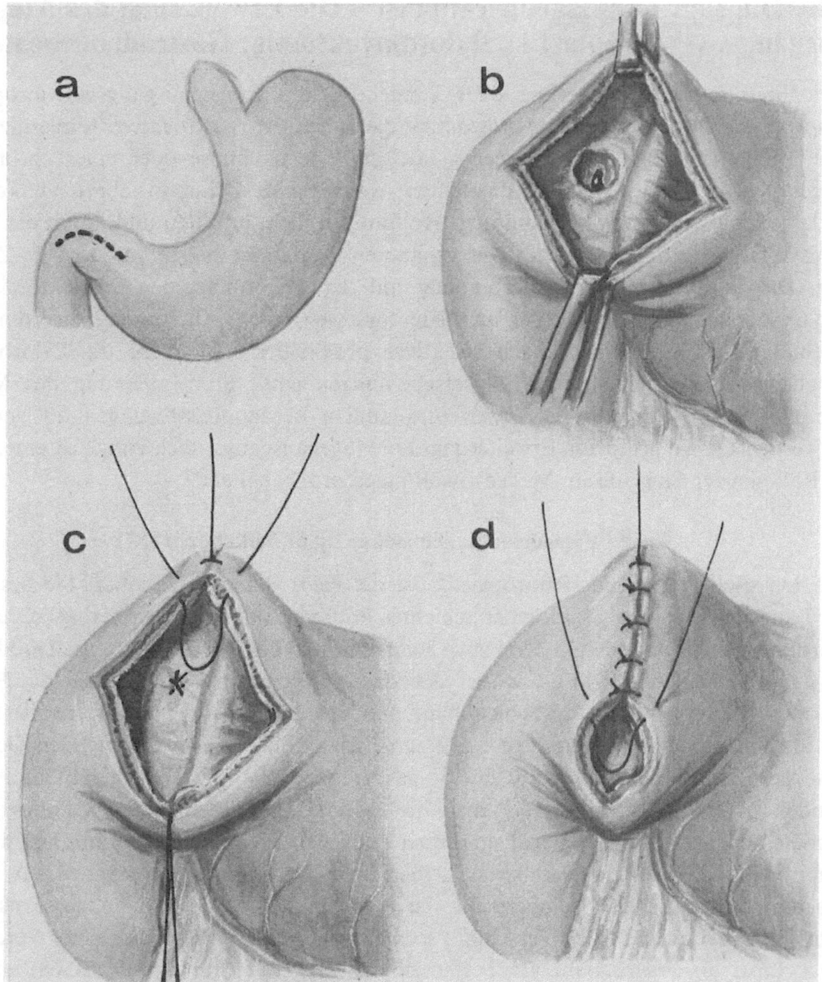

Abb.22. Pyloroplastik nach Heineke-Mikulicz-Weinberg. a) Längsincision von Duodenum-Pylorus-Antrum; b) nach querem Auseinanderziehen der Incision erkennt man das blutende Ulcus distal vom Pylorus; c) das blutende Gefäß im Ulcusgrund ist umstochen; Beginn der queren Vernähung der Incision durch einreihige sero-muskuläre Knopfnähte; d) die einreihige sero-muskuläre Knopfnaht ist nahezu beendet

Pyloruskanals. Ein ähnliches Ergebnis erbringt die Pyloroplastik nach Wangensteen (1958), die in der queren Excision des vorderen Abschnitts des Pylorusringmuskels (s. nachfolgenden Abschnitt) und in der anschließenden Längsexcision von Antrum und Duodenum mit querer Naht besteht.

2. Die quere Pyloroplastik und die extramuköse Excision des Pylorusringmuskels (Pyloromyektomie) (Aust, 1963; Willenegger, 1968)

Um die Nachteile der Pyloroplastik nach Heineke–Mikulicz, die ursprünglich für die benigne Pylorusstenose angegeben wurde, von vornherein zu vermeiden, eignen sich die

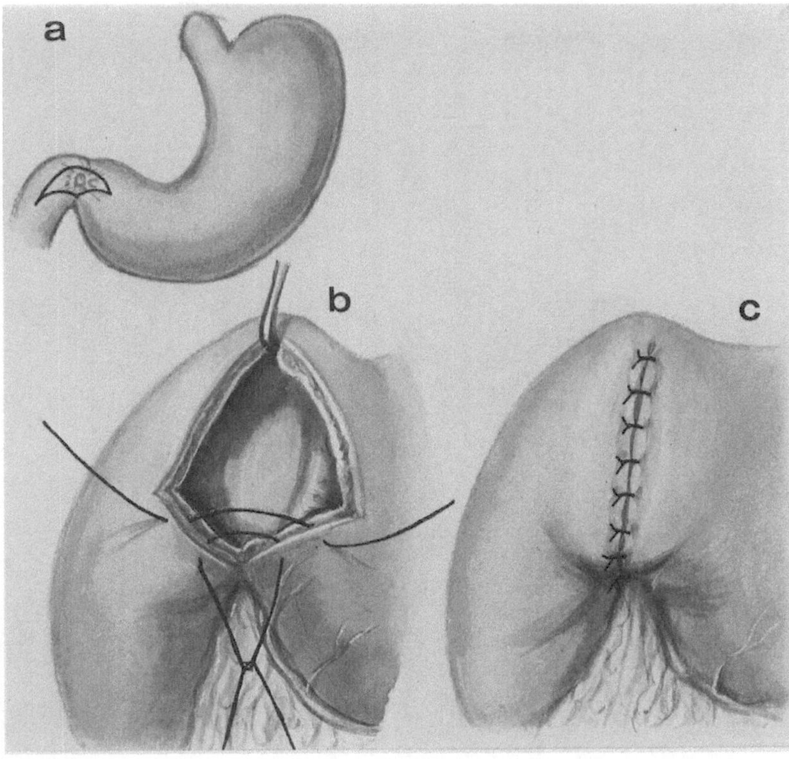

Abb. 23. Pyloroplastik nach Judd-Wangensteen-Aust-Allgöwer (Modifikation der Pyloroplastik nach Heineke-Mikulicz) mit Excision eines Vorderwandulkus. a) wetzsteinförmige Umschneidung des Ulkus mit Durchtrennung des Pylorus; b) quere Vernähung der Incision durch einreihige sero-muskuläre Knopfnähte; c) vollendete Pyloroplastik

quere Pyloroplastik (Abb. 24) (quere Excision der vorderen Abschnitte des Pylorusringmuskels mit darunterliegender Schleimhaut) und unter bestimmten Umständen auch die Excision des vorderen Abschnitts des Pylorusringmuskels unter Schonung der Schleimhaut. Die *quere Pyloroplastik*, die ich zur Beseitigung eines Spasmus des Pylorusringmuskels, aber auch beim Ulcus des Duodenums und des Pyloruskanals *allen anderen Verfahren vorziehe*, beginnt man am besten mit zwei tiefgreifenden Nähten zu beiden Seiten des Pylorus zur Umstechung der zum Pylorus ziehenden Äste der A. gastrica dextra und der A. gastro-duodenalis. Dann excidiert man mit dem elektrischen Messer genau in der Höhe des Pylorus ein queres, 3–5 mm breites, wetzsteinförmiges Segment, das die vordere Zirkumferenz des Pylorusmuskels enthält. Hierbei vertieft man zweckmäßig zunächst den distalen Schnitt bis in das Duodenum. Man kann dann den proximalen Rand des Pylorusringmuskels tasten und den Schnitt dicht an der Grenze zwischen Antrummuskulatur und Pylorusringmuskulatur bis in den Pyloruskanal führen. Nach sorgfältiger Blutstillung und nach Beseitigung des Vorderwandulcus und – wenn erforderlich – nach Umstechung eines blutenden Gefäßes im Ulcusgrund wird die Incision einreihig (S. 66 ff.) vernäht.

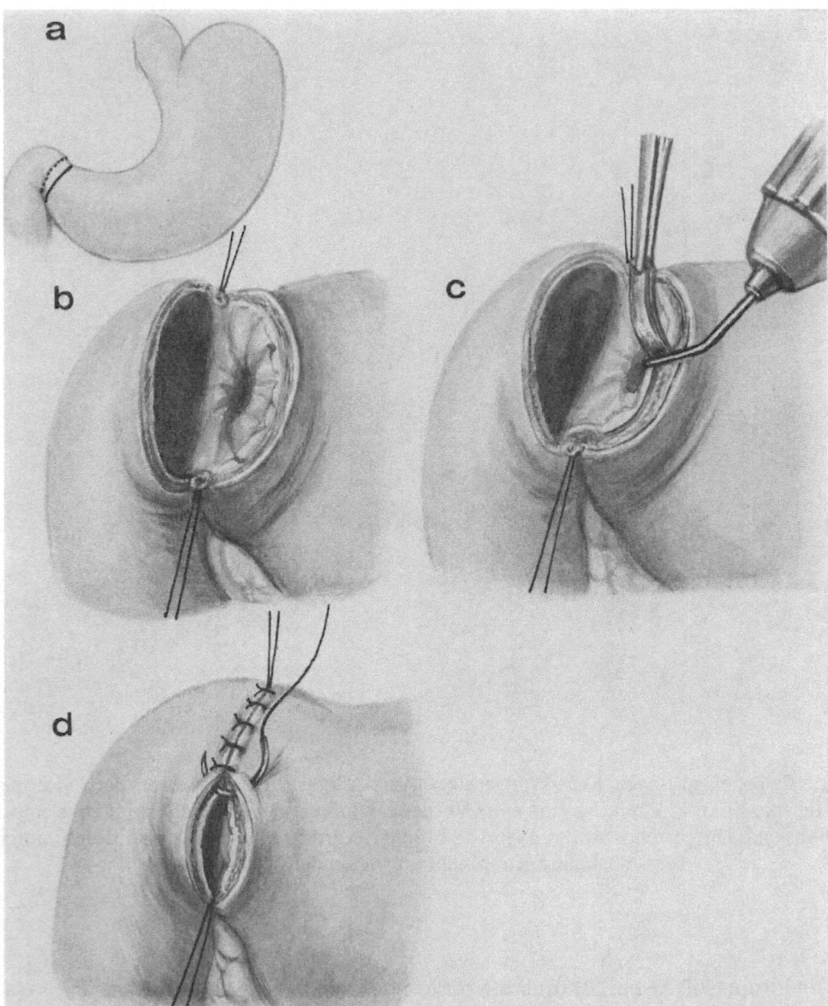

Abb. 24. Quere Pyloroplastik (Aust, 1963; Willenegger, 1968). a) ausgezogene Linie: quere Incision über der anterioren Zirkumferenz des Pylorusringmuskels; punktierte Linie: dorsaler Anteil des Pylorusringmuskels; b) Umstechungsnähte an der kleinen und großen Kurvatur zur Unterbindung der anterioren Äste der Art. gastr. dextra und Art. gastroduodenalis; das Duodenum ist dicht vor dem Pylorusringmuskel eröffnet; c) Excision des ventralen Abschnittes des Pylorusringmuskels; d) quere einreihige sero-muskuläre Verschlußnaht mit Einzelfäden

Erreicht man bei geschrumpftem Pyloruskanal durch die quere Excision des Pylorusringmuskels einschließlich der Serosa-Muscularis und der Mucosa keine genügende Erweiterung des Magenausgangs, so fügt man der queren Incision noch einen Längsschnitt in das Antrum und das Duodenum hinzu und vernäht dann quer, was im Endergebnis der Pyloroplastik in der Modifikation von Wangensteen oder Allgöwer entspricht.

Die extra- oder submuköse Excision des Pylorusringmuskels, in seiner vorderen Zirkumferenz unter möglichster Schonung der ihm anhaftenden Schleimhaut, streben einige Chirurgen (Aust, 1963; Willenegger, 1968; Holle, 1968 u. a.) an, um Magen und Duodenum nicht zu eröffnen. Ich halte dieses Vorgehen für nicht sehr sinnvoll, da der Eingriff länger dauert als die quere Pyloroplastik, da nicht selten die Schleimhaut doch verletzt wird und vor allem weil eine notwendige Besichtigung des Bulbus duodeni und der Magenschleimhaut nicht möglich ist. Technisch geht man genau wie bei der queren Pyloroplastik vor, nur daß man die dem Pylorusringmuskel anhaftende Schleimhaut schont. Dazu faßt man die quere wetzsteinförmige Excision in der Höhe des Pylorus mit 1–2 Ellis- oder Kocherklemmen und präpariert den Pylorusringmuskel mit dem elektrischen Messer oder der Schere von der Schleimhaut ab. Die seromuskulären Schnittränder vereinigt man mit Knopfnähten »auf Stoß«.

3. Gastroduodenostomie (Jaboulay, 1892; Wölfler, 1894; Finney, 1902)

Die *subpylorische Gastroduodenostomie* nach Jaboulay und Wölfler kann man kaum empfehlen, da hierbei der Pylorusringmuskel erhalten bleibt und so zwei Verbindungen zwischen Magen und Duodenum entstehen. Wenn man sich an Stelle einer Pyloroplastik

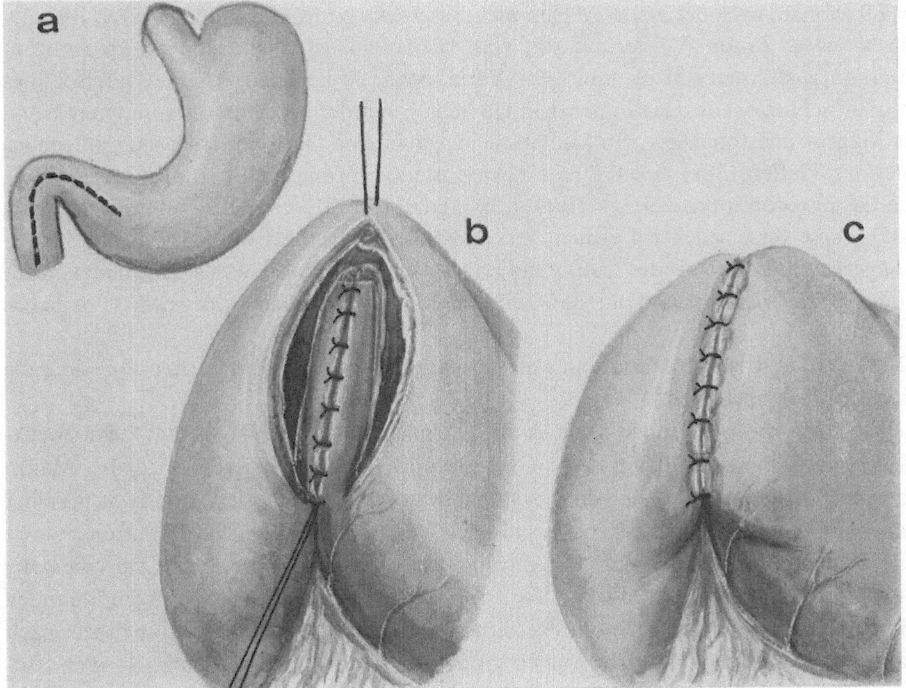

Abb. 25. Gastroduodenostomie nach Finney. a) Schnittführung durch die Vorderwand des Duodenums, den Pylorus und die Vorderwand des Antrums; b) vor der Eröffnung von Duodenum und Antrum und vor der Durchtrennung des Pylorus werden Antrum und Duodenum durch seromuskuläre Knopfnähte vereinigt. Es folgt eine weitere fortlaufende Schleimhautnaht (hier nicht wiedergegeben) beginnend am Pylorus; sie kann als vordere Schleimhautnaht fortgeführt werden; c) vordere sero-muskuläre Verschlußnaht. »Stoß auf Stoß«

oder einer Gastrojejunostomie für eine Gastroduodenostomie entscheidet, dann ist das Vorgehen nach Finney anzuraten.

Die Gastroduodenostomie (Pyloroplastik) nach Finney (Abb. 25): Zunächst mobilisiert man das Duodenum ausgiebig nach Kocher (S. 240). Dann vereinigt man das Antrum an seiner großen Kurvatur auf einer Strecke von 5–6 cm durch möglichst weit dorsal gelegte Knopfnähte mit der Pars descendens duodeni. Wenige Millimeter entfernt von dieser Nahtreihe eröffnet man das Duodenum und den Magen im Bereich des Antrums, worauf diese Eröffnungsschnitte cranial durch den Pylorus geführt und zu einem einheitlichen Schnitt in Form eines ∩ verbunden werden. Nach sorgfältiger Blutstillung werden zuerst die dorsalen Schnittränder, beginnend am Pylorus durch eine fortlaufende Schleimhautnaht, vereinigt, die mit einer im unteren Wundwinkel angelegten Haltenaht verknüpft wird. Der Verschluß des Magen- und Duodenallumens erfolgt durch eine vordere Schleimhautnaht und eine Lembertsche Knopfnaht oder auch nur durch eine einreihige Lembertsche Knopfnahtreihe (S. 66 ff.).

F. Die Gastroenterostomie (Gastrojejunostomie) (Nicoladoni - Wölfler, 1881)

Von der Gastroenterostomie (GE), die in Form der vorderen GE am 28. September 1881, etwa 9 Monate nach der ersten Magenresektion wegen Antrumcarcinoms durch Billroth, sein Assistent Anton Wölfler auf Rat von Nicoladoni bei einem inoperablen Antrumcarcinom ausführte, gibt es zahlreiche Variationen. Je nachdem, ob die Darmschlinge (Jejunumschlinge) vor oder hinter dem Quercolon mit der vorderen oder hinteren Wand des Magens anastomosiert wird, unterscheidet man eine Gastroenterostomia antecolica anterior (Wölfler, 1881), eine GE antecolica posterior (Monastyrsky, 1881; Doyen, 1892), eine GE retrocolica posterior (v. Hacker, 1885) und eine GE retrocolica anterior (Billroth, 1885). Diese verschiedenen Formen der GE können ausgeführt werden:

isoperistaltisch, wenn der zuführende Darmschenkel kardiawärts angeheftet wird, oder *anisoperistaltisch*, wenn der zuführende Darmschenkel pyloruswärts zu liegen kommt.

Von den zahlreichen Variationen der genannten 4 Hauptformen der GE sind die folgenden erwähnenswert:

Die *untere isoperistaltische antecolische GE* nach Lahey (1944) ist eine sehr zweckmäßige Variation der Wölflerschen GE antecolica anterior. Hierbei wird der Magen möglichst nahe der großen Kurvatur mit dem Jejunum anastomosiert, und zwar bei einer Magenatonie infolge Pylorusstenose und nach Vagotomie am tiefsten Punkt oder – wie Maingot empfiehlt – im Bereich des Antrums dicht vor dem Pylorus bzw. am Übergang vom Magencorpus zum Antrum. Zur Verhütung des »Syndroms der zuführenden Schlinge« kann man eine Braunsche Enteroanastomose hinzufügen, die aber nach Maingot bei Verwendung einer kurzen zuführenden Schlinge überflüssig ist, eine Auffassung, der ich mich anschließe.

In der anglo-amerikanischen Chirurgie hat zu Beginn des Jahrhunderts eine Abart der GE retrocolica posterior v. Hacker, die »isoperistaltische retrocolische posteriore (»no-loop«) Gastrojejunostomie« nach W. J. Mayo (1906), Moynihan (1908) und Kocher (1893) Bedeutung erlangt, die auch 1900 Petersen empfohlen hat. Zahlreiche Chirurgen bevorzugen sie als »Drainageoperation« nach Vagotomie.

Die y-förmige GE nach Roux wird fast nur in Verbindung mit einer Magenresektion ausgeführt. Man sollte aber an diese Möglichkeit des Jejunumhochzuges bei der Umgehung großer Magencarcinome, die sich in Richtung Colon, Mesocolon und Netz ausbreiten und inoperabel sind, denken.

Indikationen zur GE. Das Hauptanwendungsgebiet der GE stellt heute die sog. »Drainageoperation« des Magens nach Vagotomie als Alternative zur Pyloroplastik dar, wobei die einen der isoperistaltischen retrocolischen posterioren (»no-loop«) Gastroenterostomie, die anderen der unteren isoperistaltischen antecolischen GE (Lahey) (Abb. 27) den Vorzug geben. Nach Goligher u.a. hat die GE gegenüber der Pyloroplastik als Drainageoperation besonders bei erheblicher und frischer Entzündung im Pylorusbereich den Vorteil, daß weniger Komplikationen wie Nahtinsuffizienz, Fisteln und Stenosen auftreten. Der Vorteil der Pyloroplastik gegenüber einer GE besteht

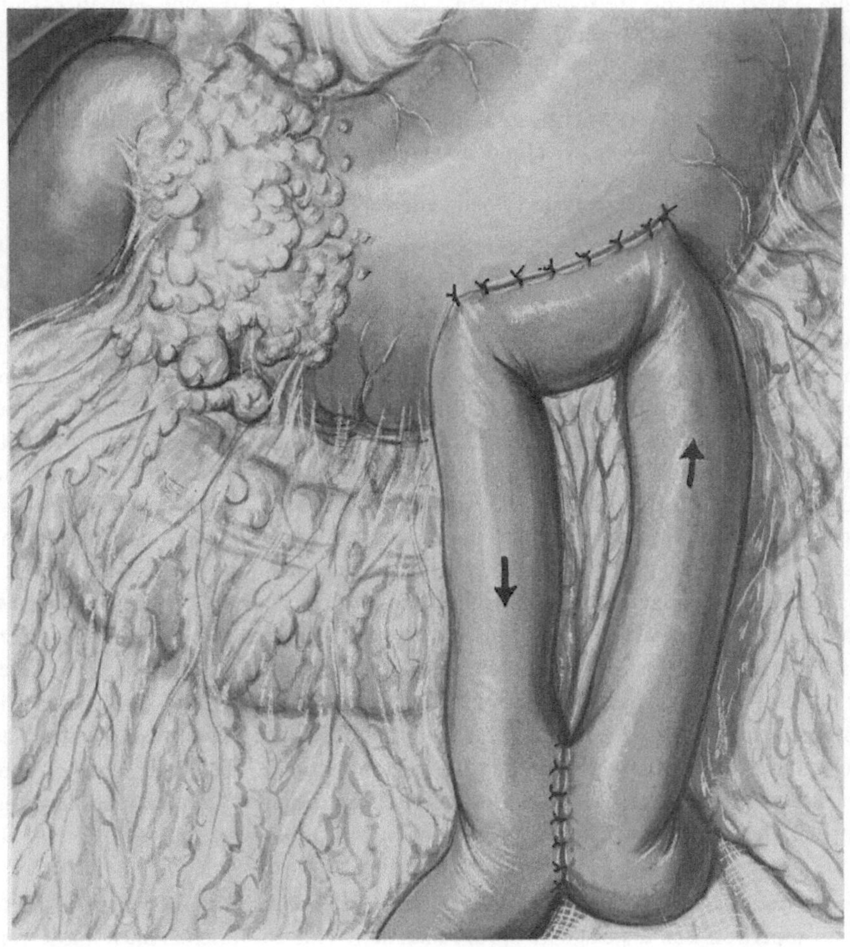

Abb. 26. Gastroenterostomia antecolica anterior (Nicoladoni-Wölfler) mit Braunscher Anastomose bei inoperablem Antrumcarcinom

dagegen vor allem darin, daß man das Ulcus im Duodenum und im Pyloruskanal besichtigen und im Ulcusgrund blutende Gefäße umstechen kann und daß sich eine später als notwendig erweisende Magenresektion leichter ausführen läßt.

Eine gewisse Bedeutung hat die GE in Form der GE antecolica anterior (Wölfler) mit Braunscher Anastomose bei *inoperablem Antrum-Corpus-Carcinom* (Abb. 26), sofern eine Palliativresektion nicht mehr durchführbar ist. Bei carcinomatöser Pylorus- bzw. Antrumstenose in Kombination mit einer tumorösen Peritonealcarzinose kann eine antecolische GE gelegentlich nicht ausführbar sein. Ist ein durch Metastasen verdicktes Netz zu umgehen, so hat sich einige Male die GE retrocolica anterior (Billroth) bewährt, der man stets eine Braunsche Anastomose hinzufügen sollte.

Schließlich ist eine GE bei nicht resezierbarem Carcinom des Pankreaskopfes mit Stenose des Duodenums, das stets mit einer Stenose der Papilla Vateri und des retroduodenalen Gallengangs einhergeht, angezeigt. Die GE wird dann am einfachsten entweder in der klassischen Form nach Wölfler oder in der Modifikation nach Lahey ausgeführt. Selbstverständlich muß man beim Pankreaskopfcarcinom mit Verschluß der Papilla Vateri und des retroduodenalen Gallengangs zur GE eine Hepatico-Jejunostomie am besten mit y-förmiger Enteroanastomose nach Roux hinzufügen.

I. Die Technik der wichtigsten Formen der Gastroenterostomie und der Duodenojejunostomie

1. Die Gastroenterostomia antecolica anterior (Wölfler)

Hat man sich zu dieser Form der GE entschlossen (Abb. 26), so faßt man nach Hochheben von Colon und großem Netz die oberste Jejunumschlinge und heftet sie 40–50 cm entfernt von der Flexura duodenojejunalis und etwas dorsal von der Mitte ihrer Zirkumferenz locker gespannt vor dem Quercolon und dem großen Netz an die Magenvorderwand. Man beginnt etwa 10 cm proximal von der oralen Begrenzung des Antrumcarcinoms möglichst nahe der großen Kurvatur. Etwa 8 cm distal davon fixiert man den distalen Schenkel der Jejunumschlinge an die vordere Magenwand. Nun legt man die hintere Lembert-Naht entweder als Knopfnahtreihe oder als fortlaufende Naht oder kombiniert als Einzelnähte mit fortlaufender Naht. Nach Eröffnung von Magen und Jejunum, wozu ich das elektrische Messer verwende, und nach sorgfältiger Blutstillung führt man in typischer Weise die innere hintere und dann die innere vordere Naht – am besten als fortlaufende Schleimhautnaht – aus, worauf die vordere Lembert-Nahtreihe folgt. Man kann die Anastomose auch einreihig ausführen, muß sich dann aber einer vollkommenen Blutstillung durch Umstechungsnähte der Magenschleimhautgefäße nach v. Haberer oder durch Ligatur der Schleimhautgefäße nach Doberer (S. 236) gewiß sein. Diese Umstechungsnähte bzw. Ligaturen kann man als zusätzliche Sicherung vor einer Nachblutung natürlich auch bei der 2reihigen Anastomosennaht ausführen. Den zuführenden Jejunumschenkel hängt man noch mit 1–2 Einzelnähten cranial am Magen auf (Kappelersche Aufhängenähte). Statt einer isoperistaltischen Anastomose ist auch eine anisoperistaltische möglich, wenn die Verhältnisse dazu zwingen.

Der antecolischen GE mit langer Jejunumschlinge, gleichgültig ob sie isoperistaltisch oder anisoperistaltisch angelegt wird, fügt man stets eine Braunsche Anastomose hinzu (Abb. 26). Zum Schluß zieht man Quercolon und Netz hinter der hochgeführten Dünndarmschlinge nach rechts, so daß die GE etwas links von der Mittellinie zu liegen kommt.

2. Die untere isoperistaltische antecolische Gastroenterostomie (Lahey)

Nach der Originalmethode von Lahey beginnt man mit der Eröffnung der Bursa omentalis durch das Lig. gastrocolicum möglichst pyloruswärts und mit der Skelettierung der großen Kurvatur des Magens in einer Ausdehnung von etwa 10 cm, wobei man den Bereich des Antrums und des Übergangs von Magenkorpus zum Antrum wählt, wenn die GE – die zumeist – als sog. »Drainageoperation« nach Vagotomie gedacht ist. Die Skelettierung der großen Kurvatur ist allerdings nicht unbedingt erforderlich. Nun folgt die isoperistaltische Anastomosierung des Magens mit einer etwa 30 cm langen antecolisch hochgezogenen oberen Jejunumschlinge 1 cm vor dem Ansatz der Gefäße an der großen Kurvatur, wobei man sich der im vorhergehenden dargestellten Technik bedient. Nach Linkszug des Quercolons und des großen Netzes folgt der Verschluß der Bursa omentalis, sofern sie überhaupt eröffnet wurde.

Bei *kurzem* zuführendem Dünndarmschenkel ist eine zusätzliche Braunsche Enteroanastomose nicht erforderlich. Ist der zuführende Schenkel etwas lang geraten, dann kann man ihn zur Verhütung einer retrograden Füllung am Magen hochnähen, oder man fügt caudal vom Quercolon an den Fußpunkten der Jejunumschlinge eine Braunsche Anastomose hinzu. Wenn das Omentum majus voluminös ist, kann man nach Ablösen des Netzes vom Quercolon auf eine Strecke von 6–8 cm die Jejunumschlinge auch *dorsal* des distalen Omentums *vor* dem Quercolon zum Magen führen (Abb. 27). Der zuführende Jejunumschenkel kann dann besonders kurz gewählt werden. Bei dieser Technik nach Lahey ist man nicht gezwungen, die vordere Magenwand zur Anastomosierung zu benutzen. Sollte die hintere Magenwand durchhängen und lassen

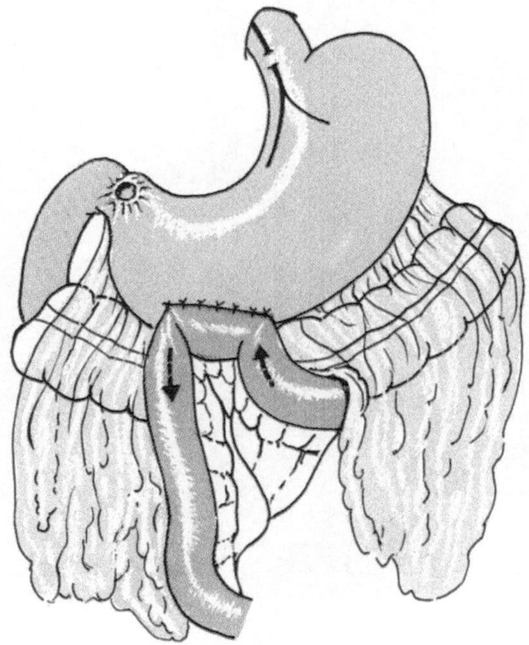

Abb. 27. Untere isoperistaltische antecolische Gastroenterostomie (Lahey) nach Vagotomie bei Duodenalulcus

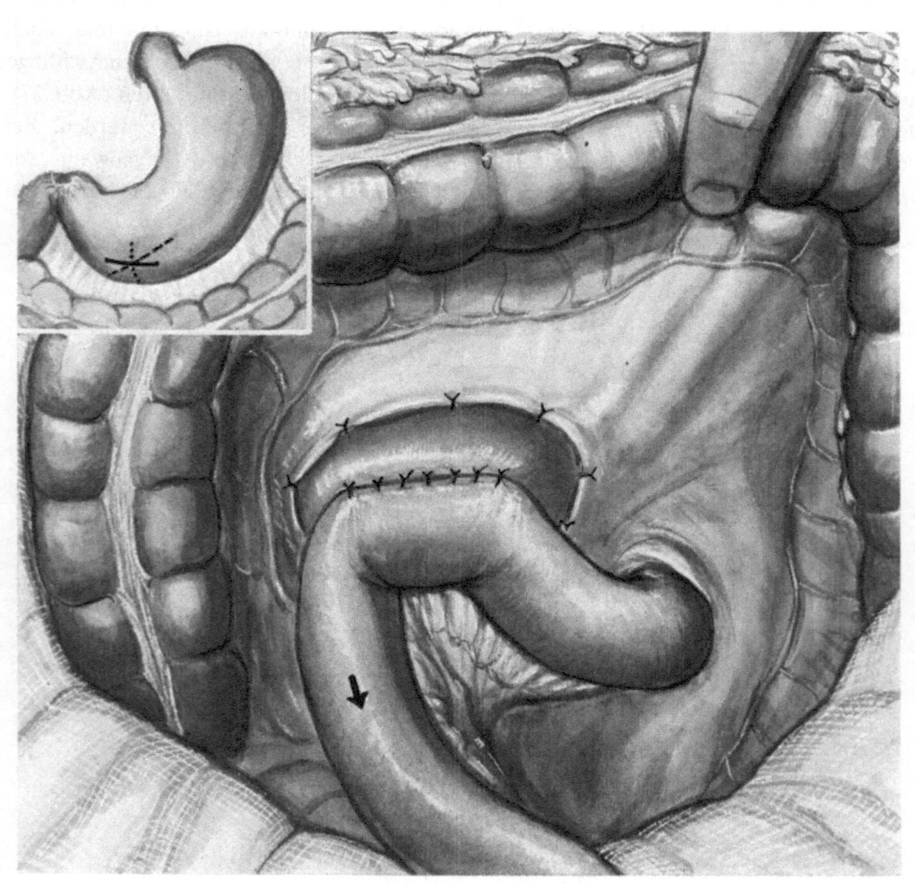

einem Zwirnsfaden und löst erforderlichenfalls Verwachsungen und Verklebungen an der Flexura duodenojejunalis. Dann drängt der Operateur mit der linken Hand oder auch der Assistent den Magen von cranial gegen das Mesocolon (Abb. 28), das in einem gefäßfreien Bezirk zumeist zwischen A. colica media rechts und A. colica sinistra links vorsichtig geschlitzt wird, wobei man in die Bursa omentalis und an die Hinterwand des Magens gelangt. Der Schlitz im Mesocolon wird teils stumpf, teils scharf nach seiner Basis zu und bis nahe an die Randarkaden des Quercolons – ohne sie zu verletzen – auf eine Länge von 6–8 cm erweitert. Wenn nötig, löst man das Mesocolon von der Magenhinterwand, was vor allem distal am Antrum erforderlich ist, während man sich proximal in der zumeist freien Bursa omentalis befindet. Hierauf faßt man die Hinterwand des Magens mit zwei Ellis-Klemmen und zieht sie in den Mesocolonschlitz. Jetzt hat man sich zu entscheiden, wie die Anastomose und damit die Öffnung im Magen verlaufen soll: ob *vertikal* nach Moynihan oder *schräg* nach Mayo oder *horizontal* nach Kocher (Abb. 28). Je nachdem bildet man mit Hilfe der Ellis-Klemmen eine Falte, die senkrecht von der großen zur kleinen Kurvatur des Magens (Moynihan) verläuft oder von distal – also rechts – in der Magenmitte beginnend nach proximal – also links – bis zur großen Kurvatur (Mayo) oder schließlich etwa 1,5–2 cm entfernt von der großen Kurvatur und parallel zu ihr von links nach rechts (Kocher). Wenn irgend möglich, führe ich die horizontale Anastomosierung nach Kocher aus. Je nach der Wahl des Verlaufs der Anastomose heftet man die Magenhinterwand mit einigen Einzelknopfnähten in einer Länge von 6–8 cm und einer Breite von 4–5 cm ovalär in den Mesocolonschlitz. Diesen Akt der Operation kann man auch nach Fertigstellung der GE durchführen.

Nun zieht man die bereits angeschlungene oberste Jejunumschlinge hervor und heftet sie mit einem Abstand von etwa 10 cm von der Flexura duodenojejunalis und von proximal nach distal bei horizontaler Anastomosierung *parallel* zur großen Kurvatur bei vertikaler oder schräger Anastomosierung von der kleinen zur großen Kurvatur, an die Magenhinterwand. Die nur 3–4 cm breite, gut fingerdurchgängige Anastomosierung kann ein- oder zweireihig ausgeführt werden (S. 66ff.). Stets werden die Schleimhautgefäße des Magens nach v. Haberer umstochen oder nach Doberer gefaßt und einzeln unterbunden. Das Herunterschlagen von Netz und Quercolon beendet den Eingriff.

4. Die Duodeno-Jejunostomie

Die Duodeno-Jejunostomie wird beim Erwachsenen selten ausgeführt: Primär bei Unmöglichkeit des sicheren Verschlusses eines Duodenalstumpfes und bei der distalen Duodenalobturation (z.B. sog. arteriomesenterialer Verschluß des Duodenums durch die Arteria mesenterica) in Form der Seit-zu-Seit- oder Seit-zu-End-Anastomosierung des Bulbus duodeni mit einer nach Braun oder besser nach Roux ausgeschalteten Jejunumschlinge (Nissen) (S. 255); sekundär in der gleichen Form zur Versorgung eines insuffizienten Duodenalstumpfs und als Zweiteingriff, wenn der Abfluß des Duodenalinhaltes nach vorangegangener Resektion B II oder einfacher GE durch Metastasen am zuführenden Jejunumschenkel behindert ist. Hinsichtlich dieses Eingriffs im Säuglings- und Kindesalter s. Beitrag Hecker.

Man kann das Jejunum oberhalb oder unterhalb der Papilla Vateri mit dem Duodenum verbinden, also entweder mit dem ersten und zweiten Abschnitt oder dem zweiten und dritten Abschnitt des Duodenums. Im ersten Fall anastomosiert man eine lange obere Jejunumschlinge zumeist antecolisch oder retrocolisch, wenn dies – wie bei mageren Kranken – einfach erscheint, mit dem vom Peritoneum befreiten cranialen Duodenum und fügt eine Braunsche Anastomose hinzu. Man kann aber auch eine y-förmige Anastomose nach Roux ausführen. Hierzu wird die oberste Jejunumschlinge etwa 20 cm entfernt von der Flexura duodenojejunalis umschlungen. Dann sucht man sich im durchfallenden Licht (Diaphanoskopie) eine für die Gefäßversorgung des abführenden Jejunumschenkels möglichst günstige Arkade aus und mobilisiert diesen Darmabschnitt in der für die anatomischen Verhältnisse notwendigen Länge (etwa 30–35 cm). Erst dann durchtrennt man den Darm an der für die Durchblutung der beiden Darmschenkel günstigsten Stelle, wenn möglich 5–10 cm entfernt von der Flex. duodenojejunalis, mit Hilfe des Petzschen oder eines anderen Nähapparates. Es folgt hierauf die Anastomosierung des Duodenums mit dem abführenden Jejunumschenkel Seit-zu-End oder auch Seit-zu-Seit mit endständigem Verschluß des Jejunums; anschließend fügt man den zuführenden Jejunumschenkel 30–35 cm entfernt von der ersten Anastomose y-förmig End-zu-Seit in das abführende Jejunum ein, wozu ich stets die einreihige Anastomosentechnik (S. 66ff.) anwende.

Die Anastomosierung zwischen dem dritten und vierten Abschnitt des Duodenums und dem Jejunum erfolgt zumeist mit kurzer Jejunumschlinge anisoperistaltisch. Hierzu wird nach Hochheben von Colon und Netz das Retroperitoneum und das Mesocolon rechts von der Arteria mesenterica cranialis über dem horizontalen Duodenum gespalten, die anteriore und caudale Wand des distalen Duodenums stumpf aus dem lockeren Retroperitoneum herauspräpariert, evtl. vorsichtig mit Ellis-Klemmen gefaßt und schließlich das Jejunum parallel zum Duodenum angelegt und anastomosiert.

5. Die Braunsche Enteroanastomose

Die von H. Braun (1892) empfohlene Anastomose zwischen dem zu- und abführenden Schenkel einer Gastroenterostomie, zumeist der antecolischen, verhütet einen Circulus vitiosus via noch teilweise offenem Pylorus–zuführendem Dünndarmschenkel–Magen, als auch einen Rückfluß von Galle über die GE in den Magen und eine Rückstauung von Mageninhalt in den zuführenden Jejunumschenkel und in das Duodenum, was im Falle einer Abflußbehinderung als »afferent-loop-syndrome« (S. 310) bezeichnet wird. Man sollte die Braunsche Anastomose einer GE stets hinzufügen, wenn der zuführende Schenkel der Jejunumschlinge – wie z.B. bei der antecolischen GE – lang ist, wenn antecolisch anisoperistaltisch anastomosiert wird und wenn nur die geringste Möglichkeit besteht, daß der Speisebrei in größerer Menge in den zuführenden Darmschenkel gelangen kann, aus dem er ohne Braunsche Anastomose nicht oder nur durch heftige Peristaltik an der GE vorbei in den abführenden Darmschenkel transportiert werden kann. Auch ist sie zusammen mit relativ langer Schlinge zweckmäßig, um einen Gallereflux oder etwa die Andauung einer Oesophagojejunostomie durch Pankreassekret zu verhüten. Eine Enteroanastomose erhöht zwar beim Ulcus duodeni etwas das Risiko eines Anastomosenulcus, was aber im Vergleich zu den vorher genannten Störungen beim Unterlassen einer Enteroanastomose das weitaus geringere Übel ist.

Im Hinblick auf eine glatte Ableitung des Duodenalsekrets und von Speisen, die in den zuführenden Jejunumschenkel gelangt sind, ist es wichtig, daß die beiden Schenkel der Jejunumschlinge am *tiefsten* Punkt des zuführenden Schenkels auf eine Strecke von 6–8 cm aneinandergelagert werden. Die Technik der Anastomosierung ist gleichgültig. Ich bevorzuge wegen der Schnelligkeit der Durchführung die einreihige Naht (S. 66ff.). Man kann auch den GIA-Apparat verwenden (S. 76), was allerdings die Operationsunkosten erhöht und einen sorgfältigen Verschluß der Einführungsöffnung des Instrumentes voraussetzt.

II. Die Beseitigung einer Gastroenterostomie (Degastroenterostomie)

Eine Degastroenterostomie erfolgt bei Fortbestehen eines floriden Ulcus duodeni oder wegen eines Anastomosenulcus (Ulcus pepticum jejuni) zumeist in Verbindung mit einer Resektion ohne oder mit Vagotomie. Die Technik dieses Eingriffs ist auf S. 262ff. beschrieben. Die Notwendigkeit der Beseitigung einer GE allein ergibt sich am häufigsten infolge Gallerückflusses in den Magen. Besteht ein langer zuführender Dünndarmschenkel, so ist zu überlegen, ob es nicht am zweckmäßigsten ist, statt einer Degastroenterostomie eine Braunsche Anastomose hinzuzufügen.

Hat man sich zu einer Degastroenterostomie entschlossen, so richtet sich das Vorgehen nach der Art der Gastroenterostomie. Zunächst wird in jedem Fall die G.E. aus den mehr oder minder ausgiebigen Verwachsungen herauspräpariert und zu- und abführender Schenkel der Jejunumschlinge identifiziert und mit einem Gummizügel angeschlungen. Bei retrocolischer GE muß der Mesocolonschlitz unter Beachtung und Schonung der A. colica media von der Magenrückwand abgelöst werden. Dann excidiert man am besten mit dem elektrischen Messer die Anastomose dicht am Übergang von Magen und Duodenum aus der Magenwand unter sorgfältiger Stillung jeder Blutung durch Coagulation oder durch Fassen größerer Gefäße und nachfolgender Unterbindung. Die Verwendung von Abschlußklemmen am Magen und Dünndarm erübrigt sich. Es folgt der Verschluß des zumeist elliptischen Defektes in der Magenwand durch fortlaufende Schleimhautnaht und Lembert-Nähte. Dann wendet man sich der Jejunumschlinge zu und excidiert mit dem elektrischen Messer die an ihr haftende Magenkrause dicht am Übergang in die Duodenalwand. Den entstehenden Defekt verschließt man quer ein- oder zweireihig.

Besteht zusätzlich zur GE eine Braunsche Anastomose, so kann man auf zweierlei Weise vorgehen. Am einfachsten ist es, die beiden Schenkel der GE-Schlinge dicht *oral* der Braunschen Anastomose mit Hilfe eines Nähapparates abzutragen und die Darmstümpfe einzustülpen. Zweckmäßiger und eleganter ist es jedoch, zu- und abführende Schenkel aboral der Braunschen Anastomose mit einem Nähapparat oder offen abzutrennen und das Jejunum neu End-zu-End zu vereinigen, wozu eine einreihige Naht (S. 69, Abb. 1) ausreicht.

III. Die Excision umschriebener Bezirke der Magenwand (Czerny)

Gutartige oder sog. semimaligne Geschwülste des Magens wie Polypen, Fibrome, Lipome, Leiomyome, Neurinome und versprengte Pankreasinseln können durch Excision allein der Schleimhaut (gestielte Polypen) nach Gastrotomie ohne Mitentfernung der übrigen Schichten der Magenwand oder durch umschriebene Excision aller Magenwandschichten entfernt werden. Wenn irgend möglich, ist das Gewebe sofort histologisch zu untersuchen, vor allem auch auf die Vollständigkeit der Excision im Gesunden. Bei Exstirpation größerer Partien des Magens muß man bei der Schnittführung und nachfolgender Naht darauf achten, daß der Magen in seiner Form und Funktion nicht zu sehr beeinträchtigt wird. Hierzu trägt auch bei, daß man bei einer zweireihigen Verschlußnaht die innere Naht auf die Schleimhaut beschränkt und nicht – wie bei der Albertschen Naht – die drei Magenschichten erfaßt und wenn man Serosa-Muscularis Stoß-auf-Stoß zusammenfügt.

Umfangreichere oder nicht ganz deutlich abgegrenzte, zunächst gutartig erscheinende Geschwülste, vor allem im Antrum und am Übergang vom Antrum zum Corpus, entfernt man am zweckmäßigsten wie ein Carcinom durch eine entsprechende ausgiebige distale Magenresektion mit Wiederherstellung der Kontinuität von Magen und Darm nach B I oder B II.

Das *Ausschneiden eines peptischen Magengeschwürs durch Keilexcision* (Czerny, Abb. 94) oder quere Resektion (Riedel) war in der Epoche der grundsätzlichen Behandlung eines callösen Magengeschwürs durch Resektion des die Magensekretion stimulierenden Antrums zusammen mit einem Streifen von Corpus und Fundus und möglichst auch des Geschwürs verpönt. In jüngster Zeit wird in Verbindung mit der Vagotomie die Indikation dieser beiden Operationsverfahren erneut diskutiert. Ihre Technik wird in dem Abschnitt über die operative Behandlung des Magen- und Zwölffingerdarmgeschwürs beschrieben. Dort wird auch besonders zu der Querresektion des Magens Stellung genommen.

IV. Die operative Behandlung der Divertikel des Magens (Waltman Walters) und des Zwölffingerdarms

1. Operative Behandlung eines Magendivertikels

Die Magendivertikel sind seltene angeborene Fehlbildungen. Eine Abart ist der »Doppelmagen«, der in keiner Verbindung mit dem Magenlumen steht. Die Magendivertikel liegen zumeist an der Rückseite des Magens in der Höhe des Fundus oder an der kleinen Kurvatur dicht unterhalb der Kardia. Die Entstehung von peptischen Geschwüren in den Divertikeln ebenso wie in einem »Doppelmagen« ist nicht selten; sie können gedeckt ausnahmsweise auch frei perforieren. Im Gegensatz zu den Duodenaldivertikeln neigen die Magendivertikel zur Retention von Speisen über längere Zeit und zu hieraus sich ergebenden Komplikationen. Röntgenologisch können breitbasige Divertikel penetrierten Geschwüren ähneln. Eine Gastroskopie klärt zumeist die Diagnose.

Die Entfernung der Magendivertikel bietet keine größeren Schwierigkeiten. Man eröffnet die Bursa omentalis durch das Ligamentum gastrocolicum und gastrolienale, bei Lage des Divertikels nahe der kleinen Kurvatur durch das kleine Netz. Dann wird das Divertikel aus den fast regelmäßig bestehenden Verwachsungen bis an seine Einmündung in den Magen herauspräpariert, wobei man sich zweckmäßig direkt an die Wand des Divertikels hält. Eine versehentliche Eröffnung des Divertikels ist weit weniger folgenschwer als die Verletzung umgebender Organe wie Pankreas, Quercolon, Milz oder von Gefäßen. Da das Divertikel besonders am Divertikelhals aus allen Wandschichten des Magens besteht, durchtrennt man dicht an der Magenwand zunächst Serosa und Muscularis und dann – einige Millimeter entfernt von der Magenwand – die Schleimhaut (Abb. 29). Nach sorgfältiger Blutstillung verschließt man den Defekt in der Magenwand durch eine Schleimhautnaht und eine Lembert-Nahtreihe.

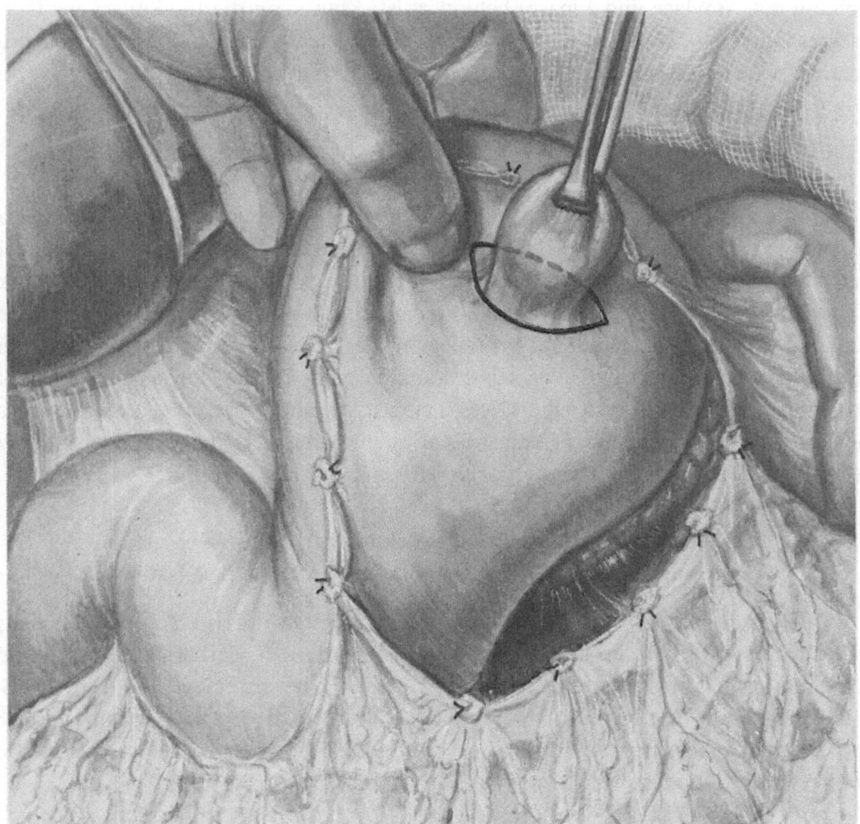

Abb. 29. Resektion eines Magendivertikels nach Waltman Walters. Die Magenhinterwand wird nach umschriebener Skelettierung der großen Kurvatur nach vorne gedreht. Nachdem das Divertikel von der Magenwand gelöst wurde, wird es an der Basis abgetragen. Die Öffnung in der Magenwand wird nach sorgfältiger Blutstillung durch ein- oder zweireihige Naht verschlossen

2. Operative Behandlung der Divertikel des Duodenums *

Die *Duodenaldivertikel*, die zumeist als sog. primäre Divertikel auf einer angeborenen Wandschwäche beruhen, haben ihren Sitz in der überwiegenden Mehrzahl im 2. Abschnitt (Pars descendens) des Duodenums (60%) zumeist medio-dorsal, wesentlich seltener im 3. Abschnitt (30%) (Pars horizontalis) und nur ausnahmsweise im 1. (Pars superior) und 4. (Pars ascendens) Abschnitt. Sie stellen häufig Zufallsbefunde bei Röntgenuntersuchungen von Magen und Duodenum dar. Zu einer Operation sollte man sich nur entschließen, wenn bestehende Beschwerden mit größter Wahrscheinlichkeit auf Stagnationen oder Entzündungen im Divertikel mit oder ohne Steine zurückzuführen sind, wenn eine freie Perforation oder Blutungen auftreten, der Verdacht einer malignen Entartung gegeben ist oder wenn beim Sitz in nächster Nähe der Papilla Vateri der Abfluß von Galle (intermittierender Ikterus) oder von Pankreassaft (intermittierende

* R. Zenker und R. Oehl

Erhöhung der Amylase und Lipase) behindert ist. Man kann die Indikation zur Operation eines Duodenaldivertikels nicht streng genug stellen, da sich der Eingriff gelegentlich wesentlich schwieriger gestaltet, als zunächst vorauszusehen war und da das Divertikel häufig doch nicht die Ursache der Beschwerden ist.

a) Operationsverfahren

Als Eingriffe zur Behandlung eines Duodenaldivertikels werden nur noch in Erwägung gezogen: die Resektion und die Einstülpung des Divertikels sowie die transduodenalen Divertikelplastiken und ausnahmsweise die Umgehung des Divertikels durch Magenresektion nach Billroth II, wenn infolge hochgradiger und derber Verwachsungen des Divertikels und des Duodenums die Freilegung des Divertikels nicht möglich ist, eine Divertikulose besteht oder Gallen- und Pankreasgang in das Divertikel einmünden (Littmann, Reifferscheid) und eine Divertikelplastik nicht in Betracht kommt. Im allgemeinen ist der *Resektion* des herauspräparierten Divertikels mit anschließender zumeist zweireihiger Naht der Vorzug vor der *Einstülpung* des Divertikels zu geben.

b) Technik der Freilegung und Resektion bzw. Einstülpung eines Duodenaldivertikels und der transduodenalen Divertikelplastiken

Die *Eröffnung der Bauchhöhle* erfolgt am zweckmäßigsten durch einen queren, hauptsächlich rechtsseitigen Oberbauchschnitt etwa 2 Querfinger oberhalb des Nabels oder durch einen rechtsseitigen Paramedianschnitt, dessen Mitte in Nabelhöhe liegt. Bei Sitz des Divertikels im 2. Duodenalabschnitt mobilisiert man das Duodenum ausgiebig stumpf nach Kocher, nachdem man das hintere Peritoneum parallel und etwa 1 cm entfernt von der Duodenalwand incidiert hat (Abb. 30).

Hat man Schwierigkeiten beim Auffinden des Divertikels, so injiziert man nach Abklemmung des Magens präpylorisch und der ersten Jejunumschlinge Luft oder physiologische Kochsalzlösung in das Duodenum, wodurch sich das Divertikel aufbläht; man kann das Duodenum auch an seiner vorderen mit Serosa überzogenen Wand eröffnen, um nun das Divertikel von innen auszutasten und nach außen vorzuwölben. Dann faßt man die Kuppe des Divertikels mit ein oder zwei Ellis-Klemmen und präpariert mit Schere und Tupfer den Divertikelhals bis zum Übergang in die Duodenalwand frei. Läßt sich die Muscularis von der Mucosa ablösen, so kann man sie später zur Deckung beim Verschluß der Resektionsöffnung verwenden.

Das Divertikel wird zunächst an seiner Kuppe vorsichtig eröffnet, wodurch eine Verletzung des u.U. einmündenden Gallengangs weitgehend vermieden werden kann (Madden). Dann spaltet man die Divertikelwand nach beiden Seiten (Abb. 31), trägt sie möglichst quer zum Verlauf des Duodenums ab und verschließt die Öffnung im Duodenum durch eine fortlaufende Mikulicz-Naht. Darüber legt man Zwirn-Einzelnähte, die die erste Naht einstülpen oder sie mit der abpräparierten Muscularis überdecken (Abb. 32).

Ausnahmsweise kann man das allseits frei präparierte, nichteröffnete Divertikel auch einstülpen, vom eröffneten Duodenum aus abtragen und die Öffnung von innen nach außen vernähen (Madden). Bei Divertikeln in der Nähe der Papilla Vateri muß man die Papille vom vorsorglich an der Vorderseite eröffneten Duodenum aus identifizieren, was durch intravenöse Injektion von Secretin (1 E/kg Körpergewicht) wesentlich erleichtert wird. Um den Verlauf des Gallengangs festzustellen, wird er von der Papille

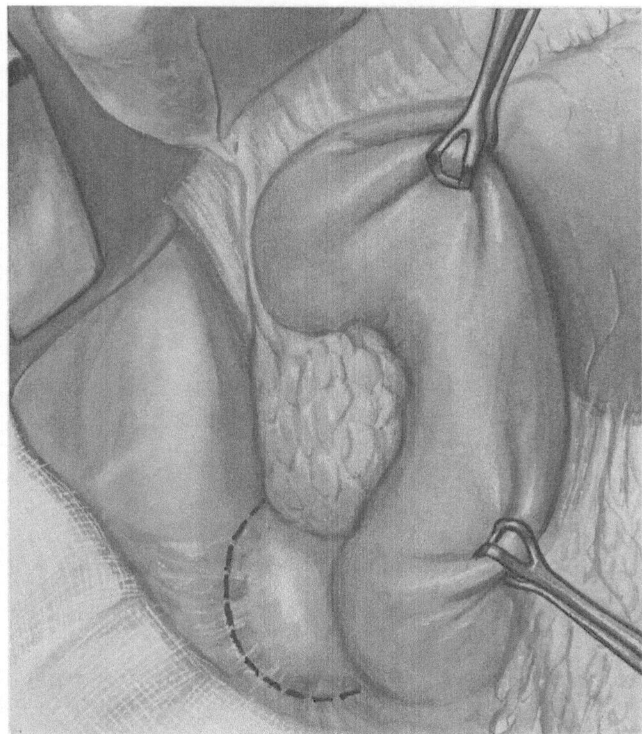

Abb. 30. Resektion eines Divertikels im absteigenden Schenkel des Duodenums. Nach Mobilisation des Duodenums nach Kocher Incision des Retroperitoneums über dem Divertikel

aus oder antegrad von einer Choledochotomie sondiert. Bei liegender Sonde kann das Divertikel nun gefahrloser von außen reseziert werden. Diesem Vorgehen von außen ist allerdings zumeist eine transduodenale Divertikelplastik vorzuziehen. Vor der Sondierung des Pankreasganges wurde früher wegen der Gefahr der Entstehung einer Pankreatitis gewarnt. Die Erfahrungen der letzten Jahre mit der Sondierung und Röntgendarstellung des Pankreasganges intra operationem oder mit Hilfe des Duodenoskops haben aber gelehrt, daß mit weichen Polyvenyl-Kathetern ohne nennenswertes Risiko sondiert werden kann. Schwere Pankreatitiden müssen dagegen gefürchtet werden, wenn man mehr als 1–2 ml Kontrastmittel oder andere Flüssigkeit injiziert, vor allem wenn hierbei Druck angewendet wird.

Wenn papilläre oder juxtapapilläre Divertikel vorliegen und an ihrem Hals stenosiert sind, ist eine *transduodenale Divertikel-Plastik* oder *Papillen-Divertikel-Plastik* (Stiller, 1963; Bodner, 1973) erforderlich. Durch das an der Vorderseite eröffnete Duodenum werden nach Anklemmen des Divertikelringes die topographischen Verhältnisse am Gallen- und Pankreasgang – wie im vorhergehenden beschrieben – geklärt. Folgende Formen papillärer oder juxtapapillärer Divertikel sind zu unterscheiden und entsprechend zu versorgen:

Bei *juxtapapillärem Divertikel* mit normalen Abflußverhältnissen an der Papille, jedoch organischer oder funktioneller Stenose am Divertikelhals, wird dieser durch Längsincision in das Duodenum und in die anliegende Divertikelwand – wenn nötig

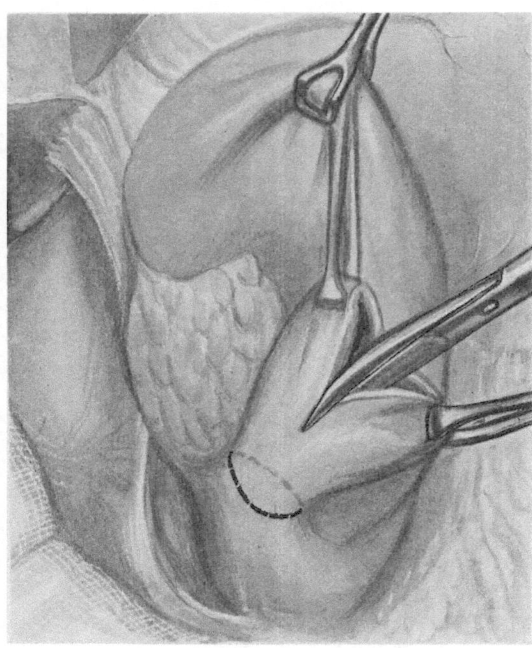

Abb. 31. Resektion eines Divertikels im absteigenden Schenkel des Duodenums. Nach Herauspräparieren des Divertikels und Freilegen des Divertikelhalses. Schrittweise Längsincision des Divertikels

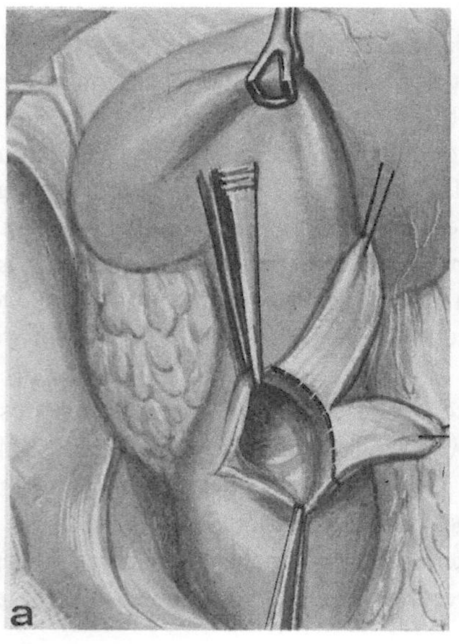

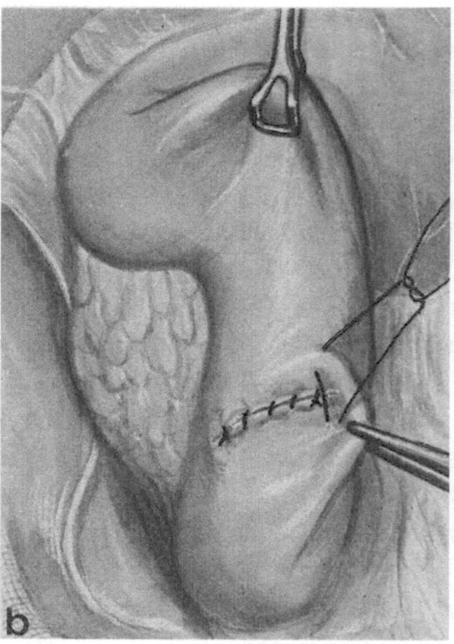

Abb. 32a u. b. Resektion eines Divertikels im absteigenden Schenkel des Duodenums. a) Die durch die Incision des Divertikels gebildeten Lefzen werden schrittweise an der Basis abgetragen; b) quere zweireihige Verschlußnaht des Duodenums

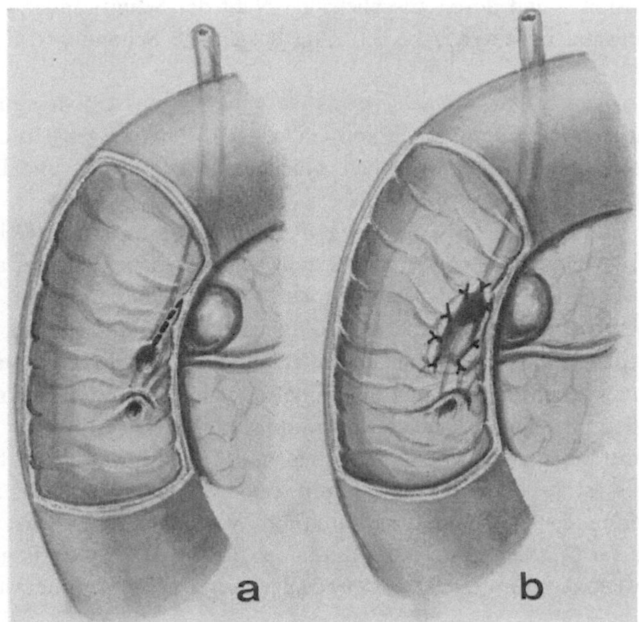

Abb. 33a u. b. Transduodenale Divertikelplastik (Stiller, 1963; Bodner, 1973). Juxta-papilläres Divertikel. a) Spalten der Einmündung und des Halses des Divertikels; b) Naht der Schnittränder von Duodenal- und Divertikelwand

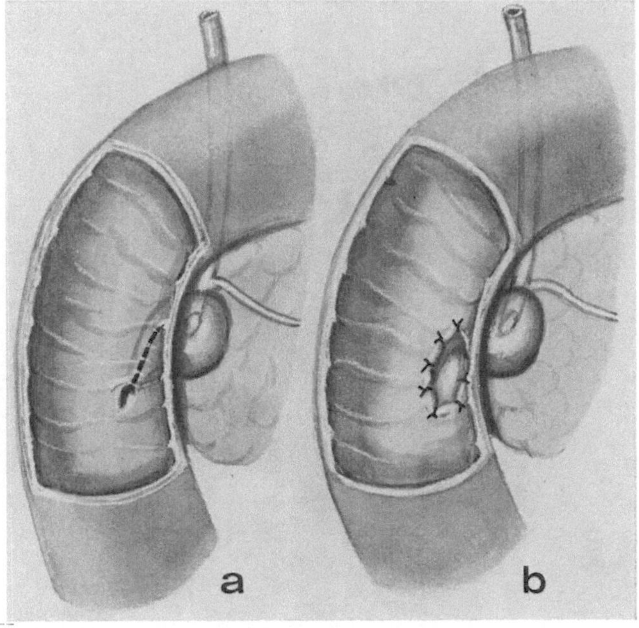

Abb. 34a u. b. Papillendivertikelplastik (Stiller, 1963; Bodner, 1973). Divertikel mit Mündung durch die Papille und mit unbehinderter papillenferner Einmündung von Gallen- und Pankreasgang in das Divertikel. a) Spalten der Papille und des Divertikelhalses; b) Naht der Schnittränder von Duodenal- und Divertikelwand

durch Keilexcision – und durch anschließende Naht der Schnittränder von Duodenal- und Divertikelwand erweitert (Abb. 33). Auf sorgfältige Schonung der Papille ist zu achten.

Besteht ein *Divertikel mit Mündung durch die Papille* in das Duodenum und eine unbehinderte papillenfreie Einmündung von Gallen- und Pankreasgang in das Divertikel, so empfiehlt sich ein ähnliches Vorgehen. Nur werden Duodenum und Divertikel nun von der Papille aus incidiert (Abb. 34).

Liegen die Mündungen von Gallengang, Pankreasgang und Divertikel in das Duodenum nahe beieinander (Abb. 35) und besteht eine Verengung sowohl an der Papille (Gallen- und Pankreasgang) als auch an der Divertikelmündung, so verfährt man folgendermaßen: Man spaltet zunächst auf einer in den Choledochus eingeführten Rinnensonde den Sphinkter ampullae im erforderlichen Ausmaß und vernäht die Schnittränder zwischen Duodenum und Choledochus. Dann schlitzt man die dem Divertikel anliegende hintere Choledochuswand und den Divertikelhals und vereinigt nun die Schnittränder zwischen Choledochus und Divertikelhals. Zur Schonung des Pankreasganges ist es erforderlich, ihn mit einem Polyvenylkatheter zu sondieren. Die Identifizierung der Mündung wird durch die i. v.-Injektion von Sekretin erleichtert. Eine *Drainage des Gallenganges* mit einem dünnen T-Drain (Kehr-Gerling) ist nur dann zweckmäßig, wenn dieser im Lig. hepatoduodenale freigelegt und eröffnet wurde.

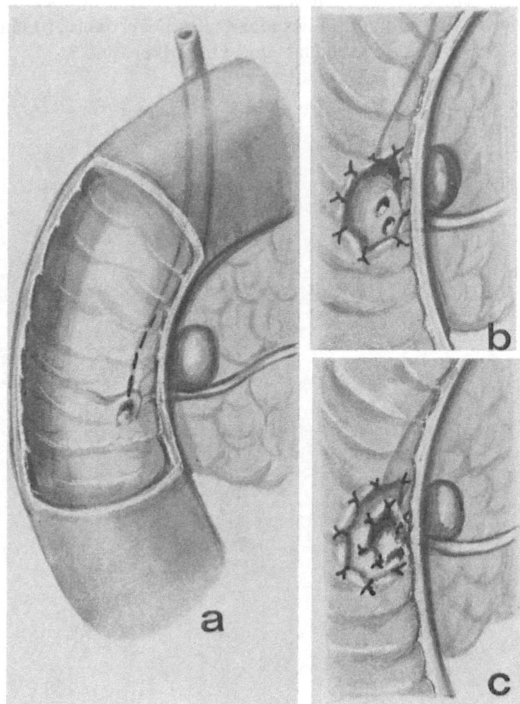

Abb. 35 a–c. Papillendivertikelplastik (Stiller, 1963; Bodner, 1973). a) Gemeinsame Einmündung von Gallengang und Divertikel; b) Naht der Schnittränder von Duodenum und Choledochuswand; c) Schlitzen der Divertikelmündung und Naht der Schnittränder der Choledochuswand und des Divertikelhalses

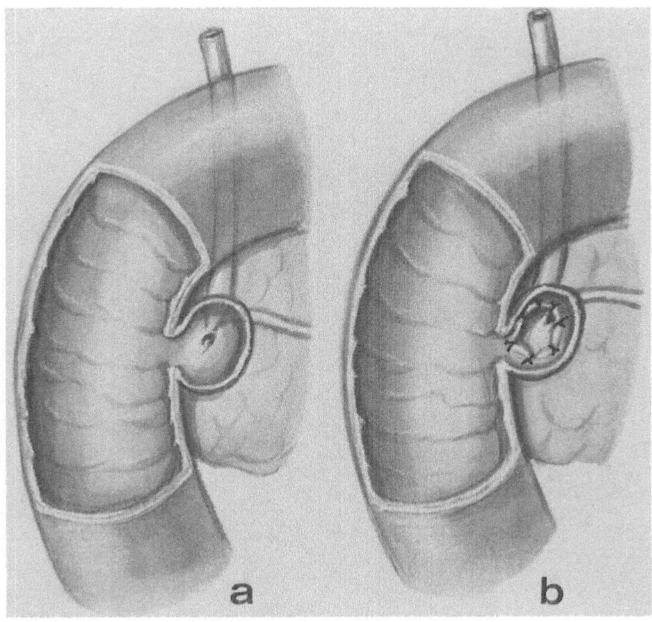

Abb. 36a u. b. Papillendivertikelplastik (Stiller, 1963; Bodner, 1973). a) Einmündung von Choledochus und Pankreasgang in ein Duodenaldivertikel; b) Schlitzen der Einmündung von Gallengang und Pankreasgang in das Divertikel. Naht der Schnittränder

Ist bei Papillendivertikeln die Einmündung des Gallenganges oder des gemeinsamen Gallen-Pankreasganges in das Divertikel stenosiert (Abb. 36), so sollte man auch eine plastische Erweiterung der Stenose vom Duodenum und vom Divertikellumen aus versuchen, bevor man sich zur Exstirpation des Divertikels mit Neueinpflanzung von Gallen- und Pankreasgang in das Duodenum entschließt.

Das alleinige *Einstülpen eines Divertikels,* das nur ausnahmsweise bei kleinen Divertikeln angewendet werden sollte, geschieht entweder durch eine Tabaksbeutelnaht oder durch Einzelnähte.

Divertikel im 4. Abschnitt des Duodenums legt man am besten durch horizontale Incision des Retroperitoneums caudal des Mesocolonansatzes frei (Abb. 37a u. b). Zum Aufsuchen von Divertikeln im 3. Abschnitt muß man gelegentlich die Freilegung nach Kocher mit dem eben beschriebenen caudalen Zugang kombinieren.

Die *Drainage des retroduodenalen Raums* durch ein weiches Penrose-Drain ist zur Sicherheit zweckmäßig.

Postoperativ verabreicht man prophylaktisch Trasylol für etwa 1 Woche.

G. Physiologie und Pathophysiologie der Magensekretion*

Unsere Kenntnisse der physiologischen und pathologischen Magensekretion sind in den letzten Jahrzehnten durch tierexperimentelle Studien und die Entwicklung klinischer Untersuchungsverfahren wie die Analyse der Salzsäureproduktion, der Gastrinbe-

* R. Pichlmayr

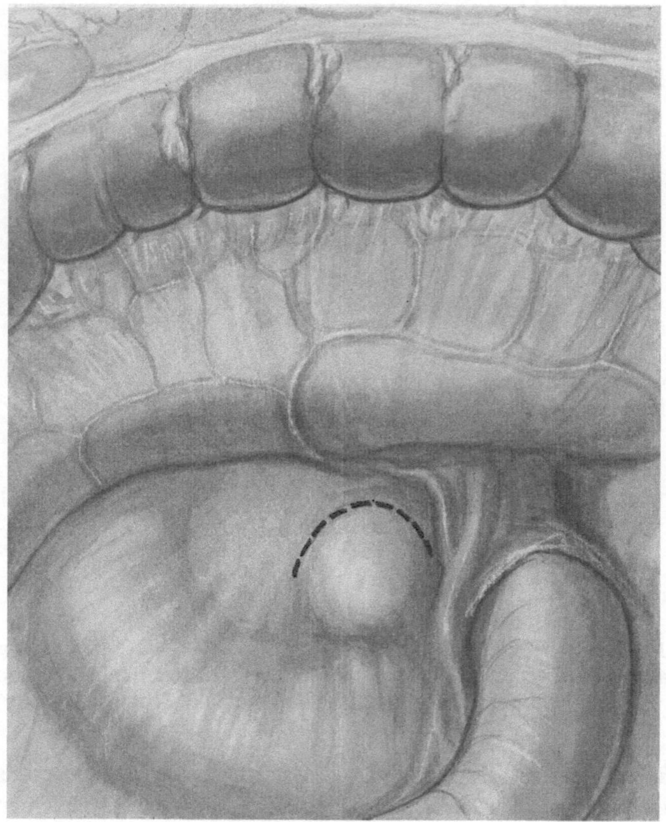

Abb. 37a. Resektion eines Divertikels im aufsteigenden Schenkel des Duodenums 1. Incision des Retroperitoneums und des Mesocolons unter sorgfältiger Schonung der Gefäße

stimmung und die Gastroskopie bereichert worden. Weniger aufgeklärt blieben bisher die Steuerung der Pepsinbildung, das genaue Wechselspiel aller gastrointestinaler Hormone und die exakten pathophysiologischen Vorgänge beim Ulcus ventriculi und Ulcus duodeni. Auch muß festgestellt werden, daß ein Großteil der Erkenntnisse lediglich tierexperimentell – besonders am Hund – erarbeitet wurde und nur mit Wahrscheinlichkeit auf die Verhältnisse am Menschen übertragen werden kann. Diese Unsicherheiten erschweren die Auswahl verschiedener Magenoperationen beim Magen- und Duodenalulcus. Trotzdem ist die Magenchirurgie aus einem vorzugsweise auf Empirie basierenden Stadium der ersten Jahrzehnte unseres Jahrhunderts in eine Phase getreten, in der bisherige Standardverfahren der Resektion sowie die neuen Operationen der Vagotomie physiologisch und pathophysiologisch gewertet werden können, um so einer individuell gezielten Indikationsstellung näherzukommen (Holle; Schreiber u. Mitarb.; Zenker u. Mitarb.).

Diejenigen Erkenntnisse aus der Magenphysiologie, die für eine solche Betrachtungsweise von Operationsverfahren von Bedeutung sind, sollen zunächst dargelegt werden.

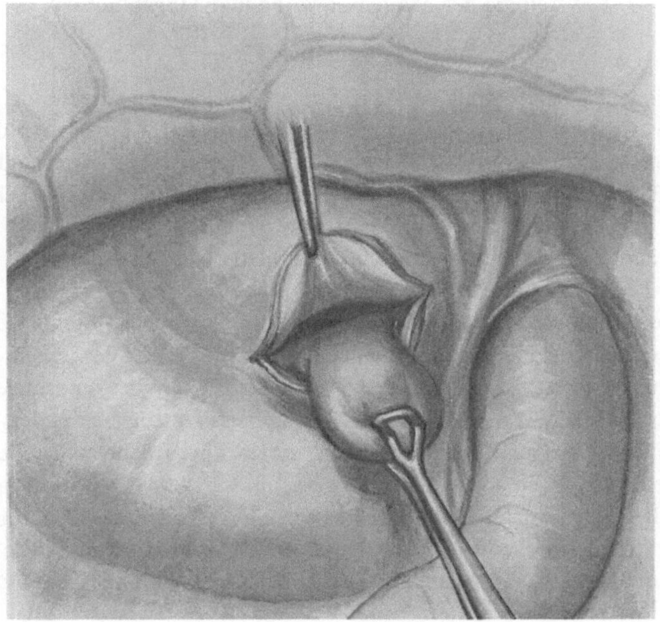

Abb. 37b Resektion eines Divertikels im aufsteigenden Schenkel des Duodenums 2. Nach Herauspräparieren des Divertikels erfolgt Abtragung an der Basis und ein- oder zweireihiger Verschluß der Öffnung im Duodenum. Darüber wird das Retroperitoneum verschlossen

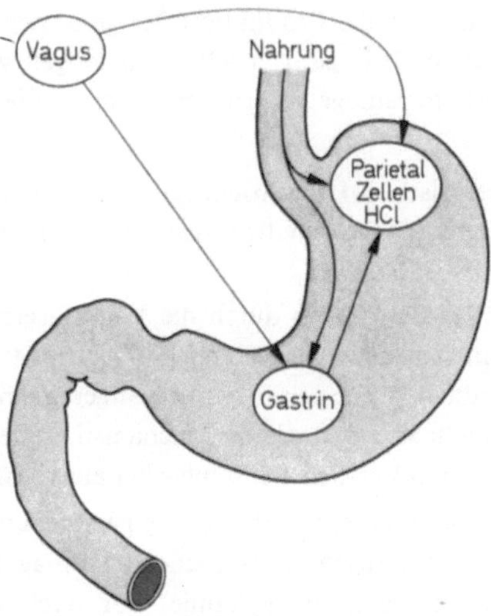

Abb. 38. Wichtigste Stimulationsmechanismen der HCl-Bildung des Magens. Vagale Stimulation bewirkt: a) direkte HCl-Freisetzung b) direkte Gastrin-Freisetzung c) Sensibilisierung der Antrumzellen gegen lokale Reize d) Sensibilisierung der Parietalzellen gegen Gastrin e) Sensibilisierung der Parietalzellen gegen Dehnung. Gastrinfreisetzung durch: a) lokale Reize im Antrum (pH hoch, Dehnung u. a.) b) vagale Stimulation besonders in Kombination mit a). Gastrinfreisetzung bewirkt: HCl-Bildung in Belegzellen (besonders in Kombination mit vagaler Stimulation) Aus: R. Pichlmayr: Langenbecks Arch. klin. Chir. **332,** 187 (1972)

I. Physiologie der Magensekretion und Magenmotorik

1. Sekretion

Bei der funktionellen Betrachtung der Sekretion ergibt sich eine Gliederung des Magens in das Fundus-Corpus- und in das Antrum-Pylorus-Gebiet (Abb. 38). In der Fundus-Corpus-Region werden durch die Beleg-(=Parietal-)zellen Salzsäure und durch die Hauptzellen Pepsine, im Antrum Gastrin gebildet. Die Produktion von Schleimstoffen ist über den ganzen Magen verteilt. Daneben werden Elektrolyte (z. B. Bicarbonat, Natrium, Kalium) und der Intrinsic-Faktor sezerniert (Grossman; Harkins u. Mitarb.; Kay; Segal).

Die für die Chirurgie besonders wichtige Grenze zwischen Fundus-Corpus und Antrum ist sowohl individuell als auch beim einzelnen im Verlauf des Lebens (Harkins u. Mitarb.; Oi u. Mitarb.; Segal) variabel. Während die Grenze »normalerweise« im Angulusbereich zu sehen ist, kann sich der Drüsentyp des Antrums besonders bei Magenerkrankungen an der kleinen Kurvatur bis nahe zur Kardia ausdehnen (Capper u. Mitarb. Elster). Während also die Fundus-Corpus-Region die *Produktionsstätte* von Salzsäure und Pepsin darstellt, ist das Antrum eine besonders wichtige *Regulationsstelle* für die Sekretion und Motorik (Reglermechanismus). Dadurch und als Prädilektionsstelle des Ulcus ventriculi nimmt das Antrum in der chirurgischen Ulcusbehandlung eine zentrale Stellung ein.

Steuerung der Sekretion. Die Salzsäure- und Pepsinproduktion wird angeregt sowohl durch vagale Reize wie durch das Hormon Gastrin, daneben durch lokale Einflüsse und Hormone des oberen Dünndarms. Physiologischerweise müssen diese fördernden Effekte gemeinsam sowie in Korrelation mit zeitlich eng gekoppelten hemmenden Faktoren gesehen werden. Die Salzsäureproduktion wird, da sie am besten untersucht ist, im folgenden repräsentativ für die Produktion der gesamten peptischen Potenz behandelt. Unter physiologischen Bedingungen wird Pepsinogen weitgehend parallel zur Salzsäurebildung produziert. Pepsinogen wird im sauren Milieu (pH 5,4) zu Pepsin aktiviert (Hirschowitz).

Die Stimulation der sekretorischen *Vagusfasern* führt direkt und indirekt auf mehreren Wegen zur Bildung von Salzsäure (Dragstedt; Grossman; Hart; Kay; Noring; Stempien u. Mitarb.):

a) Die direkte Erregung der Belegzellen durch die Vagusfasern kann unmittelbar zur Salzsäureproduktion führen. Auf diesem Mechanismus beruht vor allem die Nüchternsekretion und die durch Anblick von Speisen zentral angeregte Sekretion (Pawlow-Versuche). Es ist jedoch anzunehmen, daß dieser Mechanismus der Salzsäureproduktion beim Menschen im Vergleich zum Versuchstier schwächer ausgeprägt ist (Kay).

b) Wesentlich ist eine über antrale sekretorische Vagusbahnen verlaufende Stimulation der Gastrinbildung in antralen Drüsen. Entsprechend vermag nach Antrumresektion auch ein starker vagaler Stimulus (Hypoglykämie) nur noch wenig Säure trotz Erhaltenseins der direkten Belegzellinnervation zu bilden (Olbe; Stempien u. Mitarb.).

c) Antrale Vagusfasern erhöhen die Empfindlichkeit des Antrums auf lokale Dehnungsreize durch die Nahrung und führen so indirekt zur Erhöhung der Gastrinliberation während der Magenfüllung (Hart).

d) Besonders wichtig scheint auch die vagale Innervation der Belegzellen für ihre Empfindlichkeit gegenüber Gastrin zu sein. So ist nach Parietalzelldenervierung diese

Säureproduktion durch hormonelle Stimulation mit Gastrin oder gastrinähnlichen Substanzen wesentlich verringert (Olbe).

e) Möglicherweise existiert eine potenzierende Wirkung des Vagus auf die lokal durch Dehnungsreize direkt an den Parietalzellen ausgelöste Säureproduktion.

Die Auslösung einer vagalen Stimulation erfolgt einmal auf Grund extragastraler Einflüsse (psychisch, visuell, geschmacklich; Hypoglykämie), zum andern sind hierfür afferente Dehnungs- oder pH-receptive Vagusfasern des Magens verantwortlich (Grossman).

Gastrin wird in den Antrumdrüsen durch vagale Stimulation freigesetzt (Grossman; Hart; Segal). Daneben ist die Gastrinliberation durch mechanische und chemische Reize nach Nahrungsaufnahme und durch Absinken der lokalen Acidität im Antrum ein wichtiger Mechanismus. Eine extragastrale Gastrinbildung ist nur beim Zollinger-Ellison-Syndrom in Pankreastumoren mit Sicherheit bekannt. Wenn eine Gastrinbildung physiologischerweise im Dünndarm oder Pankreas vorkommt, so ist sie zumindest von geringer Bedeutung. Andere Dünndarmhormone wie Sekretin, Cholecystokinin (wohl identisch mit Pankreozymin) und Enterogastron haben im wesentlichen hemmende Wirkung auf die Salzsäureproduktion, wenngleich auch fördernde bzw. wechselnde Effekte beschrieben werden (Grossman). Die Wirkungsweise der beiden wichtigsten Liberatoren der Salzsäure, des Vagus und des Gastrins, können also nicht isoliert gesehen werden; erst der Synergismus gestattet eine optimale Sekretion: Im Antrum ist die vagale Innervation für das volle Wirksamwerden der lokalen gastrininduzierenden Reize wichtig, im Fundus-Corpus-Gebiet sind nervale wie hormonale Basisstimulation für die volle Wirkung des jeweils anderen Erregungsmechanismus entscheidend. Dies bedeutet andererseits für die Chirurgie, daß ein Eingriff in *ein* System auch die Wirksamkeit des jeweils anderen betrifft.

Ein System von *Hemmfaktoren* wirkt zum Schutz vor Selbstverdauung und zur Beendigung der Verdauungsphase den stimulierenden Einflüssen entgegen. Hemmende und stimulierende Faktoren wirken keineswegs nur zeitlich getrennt, sondern überschneiden sich und beeinflussen sich gegenseitig. Der wichtigste Hemmfaktor der Salzsäureproduktion ist die Salzsäure selbst. Bei Anstieg der Acidität im Antrum unter einen pH-Wert von 2,0 wird die weitere Bildung von Gastrin und damit von gastrininduzierter Salzsäure gehemmt (Dragstedt u. Mitarb.; Harkins u. Mitarb.; Hart). Weiter hemmt das Übertreten von saurem Mageninhalt in das Duodenum über hormonale (s. o.) und vagal vermittelte Faktoren die Salzsäureproduktion (Hart).

2. Verdauungsphasen

Der momentane Sekretionszustand des Magens ist jeweils Ausdruck der rasch in Quantität und Qualität wechselnden fördernden und hemmenden Einflüsse. Eine starre Gliederung in zeitlich getrennte Verdauungsphasen ist somit nicht möglich. Jedoch können folgende Hauptcharakteristica des Verdauungsvorganges (Tabelle 1) herausgestellt werden.

Während der Ruhepause (interdigestive Phase) wird normalerweise kaum Salzsäure produziert. Eventuell gebildete Säure wird sofort über die starke Ansäuerung des Antrums eine weitere Gastrinfreisetzung hemmen. Die Verdauungsphase beginnt vor Nahrungsaufnahme mit der cephalen Phase: Direkte vagale Stimulation der Belegzellen und vagal-antrale Gastrinbildung setzen Salzsäure frei. Während der gastralen Phase

Tabelle 1. Hauptcharakteristica der Salzsäureproduktion während verschiedener Verdauungsphasen

Phase	Ursprung der Stimulation	Art der Stimulation	Hauptwirkungsweise
cephale Phase (beginnend)	ZNS	vagal	direkte vagale Belegzellstimulation vagal-antrale Gastrinfreisetzung
gastrale Phase (vollwirkend)	ZNS und Magen	vagal hormonal lokal	vagal-antrale Gastrinfreisetzung lokal-antrale Gastrinfreisetzung lokale Belegzellstimulation
intestinale Phase (weniger wirksam)			
fördernd	Dünndarm ($pH > 4,0$)	hormonal	Gastrinbildung im Dünndarm (?) andere Stoffe (?)
hemmend	Dünndarm	hormonal	durch Sekretin u. a. direkte Hemmung der HCl-Bildung
	($pH < 2,0$)	vagal	?
Ruhephase (interdigestiv)			

kommen zusätzlich zu den vagalen Einflüssen die lokal-antralen (Gastrinbildung) und lokal-gastralen Reize (Stimulation der Belegzellen durch Dehnung) hinzu, woraus sich die gegenseitige Potenzierung zur optimalen Sekretionsleistung während der Hauptphase der Verdauung ergibt. Je nach lokaler Antrumacidität können aber gleichzeitig bzw. intermittierend auch Hemmeffekte auftreten. Die intestinale Phase, deren Faktoren von geringerer Bedeutung sind, läuft weitgehend gleichzeitig mit der gastralen ab und besitzt fördernde und hemmende Wirkungen.

Zur Klärung pathophysiologischer Zustände ist eine möglichst genaue Erfassung der Sekretionsgrößen wünschenswert. Infolge der Überschneidung und Potenzierung von Wirkungen ist es jedoch häufig nicht möglich, Sekretionsstörungen auf *einen* bestimmten Faktor zu beziehen; gewisse Anhaltspunkte lassen sich jedoch gewinnen (s. u.). Zur Bestimmung der sekretorischen Leistung des Magens beschränkt man sich für klinische Belange repräsentativ auf die Bestimmung der Salzsäureproduktion (Tabelle 2).

3. Prüfung der Salzsäuresekretionskapazität

Die Verhältnisse der Salzsäurebildung des Magens können durch Aspiration des Magensaftes mittels Magensonde oder durch direktes Einbringen einer pH-Elektrode bzw. pH-Sonde gemessen werden. Andere Verfahren wie Farbreaktionen im Urin nach Einnahme von Aciditätsindikatoren können bestenfalls orientieren, sind aber für die Funktionsdiagnostik wertlos.

Aspiration von Magensaft und direkte pH-Metrie haben verschiedene Indikationsbereiche. Die Aspiration erlaubt die Beurteilung des Aussehens und der Zusammensetzung des Magensaftes sowie die Bestimmung der pro Zeiteinheit produzierten Gesamtmenge von Salzsäure. Wegen Unvollständigkeit der Aspiration ist mit einer größeren Fehlerbreite zu rechnen, da die Vollständigkeit der Aspiration nie sicher ist, Salzsäure über den Pylorus ablaufen oder durch Gallereflux neutralisiert werden kann. Diese Unsicherheitsfaktoren können durch Berechnung der Verdünnung eines zugesetzten Farbstoffes oder einer radioaktiven Substanz korrigiert werden. Die pH-Metrie mit der pH-Elektrode oder schluckbaren pH-Sonde (Heidelberger Kapsel) hat für spezielle Fragestellungen wie die absolute Erhöhung der Acidität nach Reizung (auch intraoperativ), Dauer eines erzeugten alkalischen Milieus und die Bestimmung der Corpus-Antrum-Grenze (Grassi u. Mitarb.) Bedeutung. Die Gesamtmenge der produzierten Salzsäure läßt sich dabei jedoch höchstens indirekt ermitteln. Für die klinische Routine ist die Magensaftaspiration als Methode vorzuziehen.

Zur Analyse der Magensekretion gehören die Basalsekretion (basic acid output BAO) und die stimulierte Sekretion. Die Basal- oder Ruhesekretion, die beim Mann 5 mval/h und bei der Frau 2 mval/h normalerweise nicht überschreitet, kann am ehesten als Nachtsekretion, näherungsweise aber auch als Nüchternsekretion über 1 Stunde ermittelt werden. Eine Erhöhung kann entweder auf verstärkte cephal-vagale Reizung oder auf erhöhte Gastrinbildung (lokal durch Pylorusstenose oder extragastral beim Zollinger-Ellison-Syndrom) hindeuten.

Die stimulierte Sekretion wird nach hormonaler oder nervaler Reizung gemessen. Die hormonale Stimulation erfolgt heute fast ausschließlich als Fortentwicklung des »augmented histamine test« von Kay mit dem Gastrinanalogum Pentagastrin (Gastrodiagnost^{R}) in einer Dosierung von 6 μg/kg Körpergewicht. Durch Pentagastrin werden alle Belegzellen näherungsweise maximal stimuliert (maximal acid output MAO) (Abernathy; Reichel), so daß die produzierte Säuremenge Ausdruck der Zahl der Belegzellen ist. Die für den Menschen als Norm geltenden etwa 1 Milliarde Belegzellen (Shay) produzieren unter diesem Reiz etwa 20 mval HCl/h. Für die Bildung von 1 mval HCl sind etwa 50 Millionen Belegzellen erforderlich. Eine höhere Säuremenge kann bei gleicher Stimulation nur von einer größeren Zahl von Belegzellen erzeugt werden. Die Zahl der Belegzellen schwankt individuell und kann auch beim einzelnen Individuum zumindest beim Versuchstier durch Dauerreiz ansteigen (Card u. Mitarb.; Crean u. Mitarb.). Umgekehrt ist eine starke Verminderung oder ein Fehlen der stimulierten Säuremenge ein Ausdruck des Verlustes an Belegzellen. Neben dieser über eine Stunde bestimmten maximalen Sekretion kann auch die sogenannte Gipfelsekretion (peak acid output PAO) berechnet werden (Baron; Kay) (Tabelle 2).

Die nervale Reizung erfolgt durch insulinbedingte Hypoglykämie, die einen starken Vagusreiz darstellt (Hollander-Test) (Hollander).

Während die Nüchternacidität bei Fehlen einer Pylorusstenose gewisse Rückschlüsse auf die vagale Innervation erlaubt, spiegeln sich im maximalen Säuretest nach Pentagastrin neben der Belegzellmasse, die den Wert nach oben hin begrenzt, hormonale und vagale Einflüsse wider: So findet sich sowohl nach Antrumresektion wie nach Parietalzelldenervierung eine deutliche Verminderung der Maximalsekretion (Kay). Ein anderes Verfahren, die Bestimmung der Alkalizeit (Nöller), beurteilt vor allem die antrale Funktion: in den Magen eingebrachtes Natriumbicarbonat führt zur Gastrinfreisetzung und damit zur gastrininduzierten Säureproduktion, die in einer bestimmbaren Zeit das Natriumbicarbonat neutralisiert. Dieser Test kann durch die Pentagastrin- oder Insulinstimulation ergänzt, die Acidität dabei mit einer pH-Elektrode bestimmt werden (Hart).

Infolge der mehrfach erwähnten Wechselwirkung nervaler und hormonaler Einflüsse ist jedoch die streng isolierte Betrachtung *eines* Einflusses schwer möglich. Auch werden extragastrale Einwirkungen bei den Tests wenig berücksichtigt. Das Wesentliche der

Tabelle 2. Beurteilung der Säuresekretionskapazität des Magens*

Methode	Ausführung	Bezeichnung	Beurteilung	Normalwerte mval HCl/h (Höchstwerte) Mann	Frau
A. Aspiration mit Magensonde			Art und Menge des Magensaftes, Gesamtmenge HCl		
a) Nüchternsekretion	1 Std	Basalsekretion (BAO)	Vagotonus Entleerung	2–3 (<5)	1–2 (<3)
b) stimulierte Sekretion	**hormonal** Pentagastrin 6 μg/kg Messg. üb. 1 Srd.	»maximale« Säuresekretion (MAO)	Zahl der Belegzellen und deren Empfindlichkeit auf hormonale Reize	<25	<17
	Summe d. beiden höchsten aufeinanderf. 15 Min. HCl-Werte (auf 60 Min. berechnet)	Gipfelsekretion (PAO)	hormonale Reize	20–30 (<45)	15–25 (<30)
	vagal Altinsulin 0,2 E/kg i. v. (Blutzucker < 50 mg%) Messg. üb. 2–3 Std.	Insulintest (Hollandertest)	vagale Innervation des Magens bes. der Belegzellen; Vollständigkeit der Vagotomie	Vagotomie komplett: basal < 2 mval/h stimuliert: Anstieg < 1 mval/h Vagotomie inkomplett: Anstieg 1–5 mval/h Vagotomie unzureichend Anstieg > 5 mval/h (13)	
B. intragastrale pH-Metrie	pH-Sonde, pH-Kapsel Natriumbicarbonat intragastral Kombination mit hormonalen od. vagalen Stimulantien	Alkalizeit	aktuelle Acidität bes. gastrininduzierte HCl-Bildung entsprechend		

* Aus Angaben verschiedener Autoren

Säurebestimmung für die Klinik ist somit die Standardisierung reproduzierbarer Tests unter vergleichbaren Bedingungen, wobei diese unkompliziert und für den Patienten zumutbar sein müssen. Diese Forderung ist für die Bestimmung der Basal- und Maximalsekretion nach Pentagastrin erfüllt (Tabelle 2).

4. Aussagekraft präoperativer Sekretionsuntersuchungen

Die entscheidende Frage ist die Bedeutung der Testergebnisse für Diagnostik, Operationsindikation und Wahl des Operationsverfahrens. Für die *Diagnostik* können nur Extremwerte wie das Fehlen der Säuresekretion nach Pentagastrin (Achlorhydrie) oder Werte über 60 mval HCl/h (Zollinger-Ellison-Syndrom) beweisend sein, während alle übrigen Bereiche bei der individuellen Variabilität der Säurewerte bei Gesunden und Kranken nur Hinweise geben können (Tabelle 3). Auch für die *Operationsindikation* als solche – in Abgrenzung gegen konservative Therapie – ist das Testergebnis nicht entscheidend, wenngleich ein besonders hoher Ausfall etwa bei rezidivierenden Ulcera duodeni weitere Rezidive erwarten läßt und so die Einstellung zur Operation beeinflussen kann. Die Bedeutung der Sekretionsergebnisse für die *Auswahl* des Operationsverfahrens beim Magen- oder Duodenalulcus hängt derzeit von der Einstellung des Operateurs zu den Therapiemöglichkeiten ab: Wird routinemäßig und standardisiert entweder sowohl beim Magen- und Duodenalulcus eine Resektion oder beim Magenulcus stets eine Resektion und beim Duodenalulcus stets eine Vagotomieoperation ohne Variabilität durchgeführt, erübrigt sich strenggenommen eine Bestimmung der Säuresekretion, es sei denn für einen prä- und postoperativen Vergleich. Entscheidend ist sie jedoch dann, wenn individuell je nach der Höhe und Art des Sekretionsverlaufes die Operationsverfahren variiert oder kombiniert werden (Abernathy; Holle; Schreiber u. Mitarb.; Zenker u. Mitarb.). Von mindestens gleicher Bedeutung ist die Funktionsdiagnostik, um aus dem Vergleich zwischen prä- und postoperativen Werten sowie dem Verhalten bei Rezidiv-Ulcera weitere Erkenntnisse über die Bedeutung der verschiedenen Operationsverfahren einerseits und über die eigene Operationstechnik andererseits zu gewinnen.

5. Intra- und postoperative Säurebestimmung

Die *intraoperative* lokale Aciditätsbestimmung einzelner Magenareale ist durch Kongorotprobe oder direkte pH-Messung (Grassi u. Mitarb.) unter gleichzeitiger Säurestimulation durch Pentagastrin möglich und für die Erarbeitung einer exakten selektivproximalen Vagotomie (Parietalzelldenervierung) von Bedeutung. Denn die sichere Unterscheidung von Fundus-Corpus- gegenüber antralen Fasern des Vagus ist wegen der Variabilität der Antrum-Corpus-Grenze anatomisch nicht möglich. Wegen des Aufwandes und der meist unvermeidbaren stärkeren Kontamination der Bauchhöhle mit Magensaft bzw. Spülflüssigkeit ist die klinische Anwendung problematisch.

Postoperativ ist besonders bei durchgeführter Gastro-Jejunostomie die Fehlerbreite der Säurebestimmung noch höher, eine sichere Blockierung der Anastomose mittels Ballonsonde gelingt oft nicht. Somit hat im wesentlichen nur der Nachweis einer noch relativ hohen Säureproduktion Aussagekraft (Tabelle 3). Neben der Bestimmung der basalen und pentagastrinstimulierten Säureproduktion ist vor allem die durch Insulinhypoglykämie hervorgerufene vagale Säuresekretion wichtig. Dieser von Hollander angegebene Test hat mehrfache Veränderungen zur Erhöhung der Aussagekraft erfahren

Tabelle 3. Diagnostische Hinweise aus der Sekretionskapazität des Magens*

	Normalbereich mval HCl/h		→ spricht für
Basalsekretion (BAO)	0–5	< 5	keine Aussage
		> 5 →	Ulcus duodeni
		> 20 →	Zollinger-Ellison-Syndrom
Maximalsekretion (MAO)	<17, <25	<0,25→	Achlorhydrie
			Ulcus bei Achlorhydrie = Ca.
		< 10 →	chron. atroph. Gastritis
		10–25	normal; ebenso möglich bei Ulcus duodeni Ulcus ventriculi Magenca. etc.
		~ 25	hochnormal, → Ulcus duodeni
		> 25 →	Ulcus duodeni
		> 60 →	Zollinger-Ellison-Syndrom
Nach Magenresektion	<15	> 15 →	Anastomosenulcus
		> 25 →	Anastomosenulcus weitgehend sicher

* Aus Angaben verschiedener Autoren

(Grossman; Kay; Roß u. Mitarb.; Welsch u. Mitarb.). Die wichtigste Indikation zu diesem Test ist die Prüfung einer Vagotomie auf Vollständigkeit (Cummins; Grossman; Holle; Kay; Ross u. Mitarb.; Welsch u. Mitarb.). Möglicherweise kann der Hypoglykämietest auch *nach* Vagotomieoperationen durch den Pentagastrintest ersetzt werden; Werte unter 10 mval HCl/Std sprechen für die Vollständigkeit einer selektiv-proximalen Vagotomie.

6. Untersuchungen anderer sekretorischer Leistungen

Für die Klinik haben Bestimmungen anderer sekretorischer Leistungen des Magens gegenüber der Säurebildung geringe Bedeutung. Von der Bestimmung der Pepsine einerseits und der Art und Menge der Schleimstoffe andererseits sind weitere Erkenntnisse zur Pathogenese des Magen- und Duodenalulcus zu erhoffen. Die noch schwierige Gastrinbestimmung ist z.Z. nur für die sichere Diagnose eines Zollinger-Ellison-Syndroms wichtig (Creutzfeld).

7. Magenmotorik

Die sekretorische Leistung ist eng mit der motorischen Funktion des Magens gekoppelt. Zum Komplex Motorik gehören Tonus, Peristaltik, Entleerung und Reservoirfunktion. Verantwortlich für die Motorik ist ein komplexes System aus vagalen und sympathischen Fasern in Zusammenwirken mit dem Plexus myentericus. Im wesentlichen erhöhen vagale Reize den Tonus und die Stärke der Peristaltik (cephale Phase der Motorik); sympathische Reize wirken gegensinnig. Allerdings werden für Vagus und Sympathicus auch konträre Effekte beschrieben (Grollmann; Thomas u. Mitarb.). Hormonell wird die Peristaltik durch Gastrin gefördert, durch Enterogastron gehemmt. Die Füllung des Magens bewirkt eine Vergrößerung des Organs ohne wesentliche Drucksteigerung (Reservoirfunktion) und durch vermehrte Peristaltik die Entleerung. Die Peristaltik ist besonders aktiv im Antrum. Der mit einer Peristaltikwelle jeweils geförderte Anteil des Mageninhalts erreicht nur zu etwa 20 Prozent das Duodenum, sofern der Pylorus geöffnet ist;

der größere Teil entweicht retrograd (Retropulsion), wodurch eine intensive Durchmischung des Mageninhalts bewirkt wird. Gehemmt wird die Entleerung durch Menge und Art (Fett und Säure) des in das Duodenum gelangten Inhaltes. Diese Hemmung läuft über hormonale (Enterogastron) und nervale (Vagusimpulse) Reflexe. Sie geschieht nicht durch reflektorischen Verschluß des Pylorus, sondern durch Verminderung der Peristaltik. Ähnlich den Verhältnissen bei der Sekretion findet auch bei der Motorik ein kontinuierliches Wechselspiel zwischen fördernden und hemmenden Einflüssen statt, wobei wiederum dem Antrum große Bedeutung zukommt.

Für die chirurgischen Belange ist aus dem komplizierten System der Motorik vor allem die Funktion des Nervus vagus wichtig. Bei kompletter Durchtrennung verliert der gesamte Magen stark an Tonus und Peristaltikstärke, da sowohl die zum Fundus-Corpus wie auch die zum Antrum verlaufenden Äste motorische Bahnen führen. Klinisch ist jedoch gerade die Unterbrechung der antralen Äste folgenschwer, da es durch Fortfall der propulsiven Kraft im Antrum zum Bild einer Pylorusstenose kommen kann. Von den Wechselwirkungen Motorik/Sekretion ist vor allem die Verstärkung der Sekretion bei der Magenfüllung bedeutsam: es werden vermehrt Gastrin und damit gastrininduzierte Salzsäure gebildet und die Belegzellen direkt zur Salzsäuresynthese angeregt (s. Theorien der Entstehung von Geschwüren im Magen und Zwölffingerdarm).

Klinisch wird die Magenmotorik ausreichend durch röntgenologische Untersuchung beurteilt; Tonus, Rhythmik und Stärke der Peristaltik sowie Entleerungsfunktion sind damit erkennbar. Darüber hinaus kann die intragastrale Druckmessung zusätzliche wissenschaftlich verwertbare Erkenntnisse bringen (Paul), ebenso wie die Verabreichung spezieller, ggf. radioaktiv markierter Testmahlzeiten.

II. Pathophysiologie der Magensekretion beim Ulcus ventriculi und Ulcus duodeni

Ätiologie und Pathogenese der Entstehung von Ulcerationen im Magen und Duodenum sind letztlich noch unbekannt. An dieser Stelle können die Theorien der Ulcusentstehung (Baron; Bockus; Harkins u. Mitarb.; Wanke) nicht ausführlich wiedergegeben, sondern lediglich die heute bekannten pathophysiologischen Veränderungen der Magenfunktion beim Ulcusleiden besprochen werden. Immer mehr gelangt man zu der Auffassung, daß nicht *eine* Theorie der Ulcusentstehung absolute Gültigkeit hat, sondern daß mehrere Faktoren für das Auftreten einer Ulceration verantwortlich sind. Dabei sind Bedeutung und Kombination der einzelnen Faktoren beim jeweiligen Ulcustyp, aber auch beim einzelnen Ulcusträger unterschiedlich.

Vom pathogenetischen Standpunkt aus und für therapeutische Belange erscheint die Unterteilung der Magen-Duodenalulcera in vier Hauptgruppen gerechtfertigt (Tabelle 4): Ulcus ventriculi, Ulcus duodeni, Anastomosenulcera und die nicht einheitliche Gruppe der akuten Ulcerationen, der Streß- und Cortisonulcera und der diffusen blutenden Gastritis. Dabei zählt das präpylorische Ulcus vom pathogenetischen und therapeutischen Standpunkt aus zum Ulcus duodeni (Dragstedt).

Einheitlich und allgemein gültig ist die peptische Natur jeder Ulceration, d.h. das Überwiegen des peptischen Potentials (HCl, Pepsine) über Schutzfunktionen [Viskosität und chemische Zusammensetzung des Schleims, Neubildungsrate (Eder), ungestörte Durchblutung]. Dabei kann die peptische Potenz absolut oder relativ infolge nachlassender Schutzfunktion zu hoch sein.

Tabelle 4. Pathogenetische Faktoren und pathophysiologische Charakteristica bei Magen- und Duodenalulcus

Ulcusgruppe	**Pathogenetische Faktoren** **Schleimhautschutz** **lokale Schäden**	 **HCl-Pepsin** **Sekretion – Motorik**
Ulcus ventriculi	Mucosa Gastritis exogene Noxen Gallereflux Mucine Verminderung, Veränderung Durchblutung	Norm-Hypoacidität Störung der Magenentleerung (?) Hypomotilität Verlängerte Einwirkungszeit (?)
Ulcus duodeni	unbekannt vermehrter, beschleunigter Übertritt sauren Mageninhaltes (?)	Hyperacidität (nüchtern u. stimuliert) Hypermotilität
Anastomosenulcus	fehlender natürlicher Schutz, schlechte Durchmischung	relativ zu hoch
»Streß«-Ulcus Cortison-Ulcus akute Erosion diffuse blutende Gastritis	Durchblutung Histamin, Serotonin Mucine Cortison Mucosa Störung der Zellregeneration	 meist Normacidität

1. Magenulcus

Auffallend ist die Lokalisation des Magenulcus: es findet sich meist an der kleinen Kurvatur in dem Abschnitt des Magens, der nicht säureproduzierend, dem säureproduzierenden jedoch dicht benachbart ist (Elster; Oi u. Mitarb.). Dies hat auch Gültigkeit, wenn das Ulcus kardianah liegt, in einer Zone also, die normalerweise dem säureproduzierenden Fundus-Corpus-Gebiet angehört. Erklärt wird dieses Phänomen dadurch, daß die Grenze zwischen Fundus-Corpus und Antrum keine starre ist, daß sie sich vielmehr – abgesehen von individuellen Schwankungen – im Laufe des Lebens und besonders im Rahmen einer Gastritis nach cranial – also kardiawärts – verschieben kann. Parallel mit dieser Verkleinerung des Fundus-Corpus-Gebiets geht der Verlust an Parietalzellen, womit die maximale Säuresekretion des Magens abnimmt. Je höher ein Ulcus lokalisiert ist, desto geringer ist im Durchschnitt die Säurebildungskapazität. Über die Funktion und Eigenschaften der vikariierend neugebildeten Drüsen vom antralen Typ ist wenig bekannt. Jedenfalls stellt die an »normaler« Stelle lokalisierte oder kardiawärts verschobene *Übergangszone* der beiden Zelltypen den Prädilektionsort für die Entstehung eines Ulcus ventriculi dar.

Weiter haben histologische Untersuchungen von ulcustragenden Magenresektionspräparaten eine erhebliche Dickenzunahme der Wand des Magenausgangs, vor allem der Muskulatur, mit degenerativen Zellveränderungen an Muskulatur und Nervengewebe ergeben (Liebermann-Meffert). Dies ist zugleich Hinweis auf eine Dysfunktion der Magenentleerung. Diese beiden pathologisch-anatomischen Beobachtungen sind für die Pathophysiologie der Sekretionsverhältnisse beim Ulcus ventriculi wichtig.

Säuresekretion. Bei Patienten mit Magenulcus besteht meist eine Norm- oder Hypoacidität, sowohl die Basal- wie die Maximalsekretion betreffend. Vielfach wird jedoch eine verlängerte Einwirkungszeit des peptischen Verdauungssaftes angenommen. Dies gilt besonders für die Kombination eines älteren, narbig abgeheilten Ulcus duodeni mit einem Magenulcus (Dragstedt-Typ): Die Pylorusstenose führt zu längerer Verweildauer der Speisen im Magen, diese zu verlängerter Gastrinfreisetzung und damit länger anhaltender Salzsäurebildung und -einwirkung. Auch durch eine beim Magenulcus zu beobachtende Hypotonie und Hypomotilität sowie durch die erwähnten Veränderungen der Magenmuskulatur läßt sich ein solcher Mechanismus erklären. Beim Ulcus ventriculi ist somit bei Norm- oder Hypoacidität im wesentlichen mit dem Typ der antralen gastrininduzierten Säureproduktion zu rechnen.

Gastritis. Eine verminderte Säureproduktion kann durch Verschiebung der Grenzen zwischen Fundus-Corpus und Antrum kardiawärts erklärt werden. Bekanntlich ist ein Ulcus ventriculi häufig mit einer Gastritis vergesellschaftet, wobei vor allem eine Gastritis (Umbaugastritis) im Antrumbereich ein pathogenetischer Faktor bei der Ulcusentstehung sein dürfte (Stadelmann u. Mitarb.). Für das Entstehen der Gastritis wird u. a. ein Rückfluß von Galle in den Magen verantwortlich gemacht (Plessis), der beim Magenulcusträger gehäuft zu beobachten ist (Capper). Dieser Reflux kann durch morphologische oder funktionelle Veränderungen des Canalis digestorius bedingt sein. Er kann weiterhin die Viscosität und damit Schutzfunktion des Magenschleims vermindern.

Andere Faktoren. Weitere lokale Faktoren bei der Ulcusentstehung können in der besonderen Anordnung der Muskulatur der kleinen Kurvatur mit vermehrter kinetischer Spannung (Oi u. Mitarb.) und in lokalisierten Gefäßprozessen gesehen werden. Außerdem können eine schlechtere Durchmischung des Speisebreis sowie zahlreiche exogene Noxen zur Ulcusgenese beitragen. Diese Schäden werden teils über eine Gastritis (Nikotin), teils über verminderte Regenerationsfähigkeit von Zellen (Aspirin, Cortisol) oder über veränderte Schleimbildung (Cortisol) wirksam.

Wichtig für chirurgische Belange sind die Sekretionsverhältnisse (Norm- oder Hypoacidität, verlängerte Einwirkung), der gestörte Entleerungsmechanismus (Stase, Reflux) und die lokalen Faktoren (Übergangs- oder Umbauzone).

2. Ulcus duodeni

Wesentlich einheitlicher, wenngleich ebenfalls nicht voll geklärt, ist die Pathogenese des Ulcus duodeni. Hier, wie auch beim Ulcus praepyloricum, steht die absolute Erhöhung der Säuresekretion zumindest im Vordergrund. Über lokale Faktoren, die eine geringere Resistenz gegenüber peptischen Einflüssen erklären könnten, ist nichts bekannt. Sie werden diskutiert (Kay), da die Säurewerte beim Ulcus duodeni zwar meist, aber nicht immer erhöht sind. Eine vermehrte Motilität und Entleerung der Säure in das Duodenum kann möglicherweise als Erklärung dienen.

Der Typ der *Säuresekretion* und der Motilität beim Ulcus duodeni entspricht dem eines vermehrten Vagotonus: vor allem die hohe Nacht- bzw. Nüchternsekretion deutet bei fehlender Magenausgangsstenose auf cephalvagalen Ursprung hin. Im allgemeinen sind sowohl Basis- wie Maximalsekretion erhöht. Letzteres spricht für eine Vermehrung der Parietalzellen (Card u. Mitarb.). Ob diese erhöhte Zellzahl anlagemäßig fixiert oder infolge einer anhaltenden vagalen Überstimulation erworben ist (Crean u. Mitarb.), scheint noch nicht eindeutig geklärt. Auffallend ist ein großes säurebildendes Fundus-Corpus- und kleines antrales Gebiet beim Ulcus duodeni (Capper).

Selbstverständlich handelt es sich bei der Einteilung in die beiden Haupttypen der Säurebildung (Magenulcus – gastrininduziert und Duodenalulcus – vagalinduziert) um einen vereinfachenden Schematismus, der mehr grundsätzliche als individuelle Berechtigung hat.

Die *Motilität* beim Ulcus duodeni ist insgesamt gesteigert, wobei vor allem eine initial verstärkte Entleerung auffallend ist. Später kann es sogar zu längerer Verweildauer der Nahrung im Magen kommen (Grollmann).

3. Anastomosenulcus – Ulcus pepticum jejuni

Stets besteht beim Anastomosenulcus eine relativ zu hohe peptische Aktivität für die Jejunalschleimhaut, die normalerweise nicht oder kaum mit saurem Mageninhalt in Berührung kommt. Dabei kann die zu hohe peptische Aktivität verschiedene Ursachen haben: Ausführung einer Gastroenterostomie ohne Resektion oder Vagotomie, zu großer Magenrest eventuell mit Verbleiben von Antrumschleimhaut an der kleinen Kurvatur, unvollständige Vagotomie, Antrumrest am Pylorusstumpf bei Billroth II-Resektion oder schließlich Zollinger-Ellison-Syndrom. Die Lokalisation des Ulcus ist stets unmittelbar der Magenschleimhaut benachbart. Sie ist besonders häufig, wenn eine alleinige Gastroenterostomie in oder nahe dem Fundus-Corpus-Gebiet angelegt wurde und zwar im abführenden Schenkel (Holle; Oi u. Mitarb.).

Erfahrungsgemäß tritt ein Anastomosenulcus nach Billroth II-Resektion nur auf, wenn die maximale Säuresekretion über 15 mval HCl/h liegt. Bei Werten über 25 mval HCl/h ist selbst bei fehlendem röntgenologischem Nachweis ein Anastomosenulcus anzunehmen (Cummins; Dragstedt). Ähnliche Verhältnisse dürften beim Rezidiv eines Duodenalulcus nach Vagotomie vorliegen. Ein Rezidiv eines durch Vagotomieoperation behandelten Magenulcus hat dagegen andere Ursachen, unter denen besonders eine mangelhafte Entleerungsfähigkeit des Magens stehen dürfte.

4. Akute Ulceration, Streß-Ulcus, Cortison-Ulcus, diffuse blutende Gastritis

Bei dieser sehr uneinheitlichen Gruppe kommen unzureichend aufgeklärte pathogenetische Mechanismen in Frage. Die Stärke der Säureproduktion wird bei den einzelnen Ulcustypen unterschiedlich angegeben (Lorenz u. Mitarb.). Im allgemeinen überwiegen lokal schädigende Faktoren wie Herabsetzung der Schleimproduktion (Cortison), Durchblutungsstörung (Schock, Serotonin, Histamin) und Verringerung der Zellregeneration (Eder; Feifel; Lorenz u. Mitarb.; Stadelmann u. Mitarb.). Entsprechend hoch ist die Rezidivblutung nach Vagotomieoperationen und auch nach Resektionen beim Streßulcus (Kirtley u. Mitarb.; Kunzman; Lorenz u. Mitarb.).

III. Pathophysiologische Veränderungen nach Magenoperation

Sowohl nach Magenresektionen als auch nach Vagotomieoperationen stellen sich erhebliche pathophysiologische Veränderungen ein. Erwünscht sind im allgemeinen die Veränderungen der Säuresekretion und möglicherweise die der Motorik; unerwünscht solche einer gestörten Aufspaltung von Nahrung, Resorption und Schleimhautveränderungen.

Sowohl Eingriffe am Fundus-Corpus-Gebiet wie solche am Antrum-Pylorus-Bereich lassen wesentliche Folgen auf die Salzsäureproduktion und ihre Regulation erwarten. Grob vereinfachend könnte man sagen, daß (distale) Resektionen ihren Angriffspunkt im Antrum, Vagusoperationen im Fundus-Corpus-Gebiet haben, wobei jedoch stets die Wechselwirkung beider Bereiche und ihrer Steuerungsvorgänge gesehen werden müssen.

1. Säuresekretion nach Vagotomie

Vagotomieoperationen führen im Durchschnitt zu einer 60%igen Verminderung der Säuresekretionskapazität (Tabelle 5). Bei einer großen Variabilität läßt diese Richtzahl jedoch keine sicheren präoperativen Rückschlüsse für den Einzelfall zu. Qualitativ fällt die cephale Phase der Verdauung, also die Säurebildung durch direkte Belegzellstimulation weg; diese ist beim Menschen normalerweise nicht von großer Bedeutung, möglicherweise aber beim Ulcus duodeni. Die Hauptwirkungsweise einer Vagotomie dürfte aber in der Herabsetzung der Empfindlichkeit der Belegzellen gegenüber Gastrin infolge Denervierung der Belegzellen liegen. Dies geht daraus hervor, daß offensichtlich kein wesentlicher Unterschied in der Reduktion der Sekretionsleistung zwischen selektiv-proximaler und selektiver Vagotomie besteht. Es ist also nach Denervierung der Belegzellen für den Grad der Säureproduktion nicht entscheidend, ob die vagal-antrale Stimulation – normalerweise ein besonders bedeutsamer Faktor – erhalten ist oder nicht. Andererseits bewirkt nach alleiniger Antrumresektion, also bei Erhaltensein der Belegzellmasse und -innervierung, ein starker Gastrinreiz keineswegs mehr präoperative Säurewerte (Olbe). Diese Befunde weisen darauf hin, daß eine Vagotomie nicht nur die cephal direkte oder – bei selektivem oder trunkulärem Vorgehen durch Denervierung des Antrums – die gastrininduzierte Säureproduktion unterbindet und dabei die gastrale Phase der Säurebildung intakt läßt, sondern daß auch diese wegen der Verminderung der Parietalzellempfindlichkeit erheblich beeinträchtigt wird.

Tabelle 5. Reduktion der Salzsäuresekretionskapazität (MAO nach Pentagastrin) nach verschiedenen Operationen*

	Vagotomie	Antrumresektion	partielle distale Magenresektion	Vagotomie und Antrumresektion
Reduktion der MAO um	60–70%	65%	65% (je nach Resektionsgr.)	85–90%

* Durchschnittliche Werte aus Angaben verschiedener Autoren

2. Säuresekretion nach Resektion

Die Reduktion der Salzsäureproduktion durch distale Magenresektionen hängt von deren Ausmaß ab (Tabelle 5). Die als Mindestgröße durchzuführende Antrumresektion schwächt die maximale Sekretionsleistung um durchschnittlich 65% ab, durch zusätzliche Entfernung von belegzelltragender Corpusschleimhaut kann sie weiter reduziert werden (Tabelle 5). Auch hier lassen sich erhebliche individuelle Schwankungen finden. Für eine Antrumresektion ist nochmals darauf hinzuweisen, daß das Antrum beim Duodenalulcus relativ klein, bei Gastritis und hochsitzendem Ulcus ventriculi infolge der kardiawärts verschobenen Grenze sehr groß sein kann. Die Größe des Antrums geht jedoch kaum mit der Stärke der Gastrinbildung einher. Die Antrumresektion bewirkt zwar hauptsächlich die Unterbrechung der antralen (vagal-antral und direkt-antral) gastrinstimulierten Säurebildung, also der antralen Verdauungsphase; aber auch die Ruhesekretion und die cephale Phase der Verdauung werden wesentlich reduziert, da vagal-antrale Stimulation und Grundstimulation der Belegzellen durch Gastrin fortfallen.

Somit ist zwar der Hauptangriffspunkt einer Vagotomie die cephale, der einer Resektion die antrale Phase der Verdauung; jedoch ist dieser Unterschied der Wirkungsweise beider Verfahren nur graduell, nicht absolut.

Den stärksten Einfluß auf die Säurebildungskapazität haben erwartungsgemäß Kombinationen zwischen Vagotomie und Antrumresektion. Beide wesentlichen Stimulationsmechanismen der Säurebildung sind damit fortgefallen. Da der Effekt so stark ist, kann letztlich eine inkomplette Vagotomie oder eine nur partielle Antrumresektion in Kauf genommen werden. Eine totale Gastrektomie mit dem Ziel der völligen Beseitigung jeglicher Salzsäureproduktion wird beim Zollinger-Ellison-Syndrom heute gefordert, gleichgültig ob ein gastrinproduzierender Tumor gefunden und vollständig entfernt wird oder nicht.

3. Motorik

Operativ bedingte Störungen der Motorik des Magens können durch Veränderungen des Magenausgangs und der sensorischen und motorischen Innervation bedingt sein. Die Verminderung der Gastrinproduktion ist klinisch für die Motorik von untergeordneter Bedeutung. Pyloroplastik, Gastroduodenostomie (B I) oder Gastroenterostomie (allein oder bei B II) können Geschwindigkeit und Art der Magenentleerung beeinflussen: eine Pyloroplastik führt nicht zwangsläufig zur beschleunigten Magenentleerung (Capper), es sei denn durch Beseitigung einer Stenose. Sie wirkt jedoch der Entleerungsverzögerung infolge Vagotomie entgegen (Clarke u. Mitarb.). Bei erhaltener Antruminnervation bleibt die Entleerung auch nach Pyloroplastik weitgehend geordnet (Holle; Schreiber u. Mitarb.), d. h. sie erfolgt wellenförmig und ermöglicht eine Retropulsion und damit Durchmischung des Mageninhaltes. Sind duodenale und antrale Vagusfasern erhalten, erfolgt die Entleerung koordiniert entsprechend den oben erwähnten hormonalen und nervalen Vorgängen. Unkoordiniert und meist erheblich beschleunigt ist die Magenentleerung nach Antrektomie und besonders nach Billroth II-Resektion.

Tonus und Peristaltik des Magens werden vor allem durch Vagotomieoperationen vermindert. Über die Zeitdauer, in der diese Störungen gravierend sind, liegen unterschiedliche Angaben vor: Weitgehende Restitution innerhalb weniger Monate werden ebenso wie Veränderungen über mindestens ein Jahr gesehen (Capper; Clarke u. Mitarb.; Holle; Kilby u. Mitarb.; Schreiber u. Mitarb.).

Die Reduktion der Reservoirfunktion des Magens bei Resektionen ist klinisch im allgemeinen nur bei hochgradigem (subtotalem) Resektionsausmaß von Bedeutung.

4. Andere Störungen nach Magenoperationen

Es ist letztlich überraschend, daß der größte Teil der Patienten nach Magenoperationen die schwerwiegenden Eingriffe in die peptische Potenz des Magens und damit des oberen Verdauungstraktes weitgehend folgenlos toleriert (Rueff). Dies gilt jedoch nicht für den kleinen Teil der Patienten, die z. T. erhebliche, sehr unterschiedliche Beschwerden aufweisen. Die einzelnen Faktoren sollen hier kurz besprochen werden, sofern sie nicht operationstechnisch, sondern durch Veränderungen der Physiologie der Magensekretion erklärt sind.

Die Hauptgefahr nach *Vagotomie*operationen ist das Auftreten starker und kaum beeinflußbarer Durchfälle. Die Häufigkeit dieser Komplikation, die sehr unterschiedlich angegeben wird (Bockus; Harkins u. Mitarb.), ist wohl nach selektiven Verfahren seltener, fehlt jedoch auch dann nicht völlig (Goligher; Schreiber u. Mitarb.). Pathogenetisch kommt bei trunkulären Verfahren das Überwiegen des Sympathicotonus auf die Darmmotilität in Betracht. Weiter sind bei nicht selektiven Verfahren Auswirkungen am Pankreas und an der Leber zu berücksichtigen. Die Sekretion beider Organe wird durch den Fortfall der vagalen Innervation negativ beeinflußt. Klinisch bedeutsam ist dabei hauptsächlich eine erhöhte Quote von Gallensteinbildungen (Bouchier). Eine atrophische Gastritis oder erhöhte Frequenz von Magencarcinomen wurde bisher – bei noch ungenügender Beobachtungsdauer – nach Vagotomie nicht beobachtet.

Nach *Resektions*verfahren kann die Gewichtskontrolle ein pauschales Urteil über die Verdauungs- und Resorptionsgrößen darstellen. Wiederum findet sich beim größten Teil der Patienten ein Konstantbleiben oder Ansteigen, bei etwa 20% ist jedoch eine Untergewichtigkeit festzustellen (Henning; Ottenjann). Die Ursache hierfür liegt entweder in chirurgisch-technischen Störungen (z.B. Afferent-Loop-Syndrome) oder in einer digestiven oder absorptiven Insuffizienz wie z. B. Störungen der Fett- und Eiweißresorption. Einzelheiten sind in Tabelle 6 dargestellt.

Die Pathogenese des Dumping-Syndroms, dessen Häufigkeit sehr unterschiedlich angegeben wird (Bockus; Harkins u. Mitarb.; Henning u. Mitarb.; Ottenjann; Schreiber), ist so weit geklärt, daß zwei Hauptfaktoren eine Rolle spielen: Unmittelbar nach der Nahrungsaufnahme erscheinende Beschwerden sind durch die abrupte Dehnung der abführenden Dünndarmschlinge erklärt; eine wesentliche Rolle spielt hierbei der osmotische Reiz hyperosmolarer Ingesta, der durch rasche Bindung von Flüssigkeit im Darm zur Hypovolämie führt. Die besonders nach kohlenhydratreichen Mahlzeiten und rascher Dünndarmresorption stark ansteigende Insulinausschüttung führt mit einer nachfolgenden Hypoglykämie zu den Spätsymptomen. Durch eine Umwandlungsoperation in einen Billroth I-Typ werden meist beide pathogenetische Faktoren ausgeschaltet oder gemildert.

Magenresektionen vom Typ Billroth II sind bei genügend langer Beobachtungsdauer von mehr als 10 Jahren in mehr als 50% von atrophischer Gastritis und gehäuft von Magenstumpfcarcinomen gefolgt. Dies gilt zumindest für die Behandlung eines Ulcus ventriculi durch eine Billroth II-Resektion, wobei in 13,2% später ein Carcinom beobachtet wurde, dagegen nur in 6,6% nach Billroth I-Resektionen (Griesser). Bei jüngeren Menschen ist demnach für eine Resektionsbehandlung des Ulcus ventriculi das Billroth I-Verfahren unbedingt vorzuziehen.

IV. Mögliche Folgerungen aus Pathophysiologie und Pathogenese des Magen-Duodenalulcus für die Wahl des Operationsverfahrens

Verbindliche Richtlinien für die Auswahl der verschiedenen Operationsmöglichkeiten beim Magen- und beim Duodenalulcus können heute noch nicht gegeben werden. (Die operative Behandlung der anderen Ulcusgruppen bleibt hier unberücksichtigt.) Es

Tabelle 6. Mögliche Störungen der Ernährung und Resorption nach Magenresektion*

Milchunverträglichkeit		Lactasemangel
Untergewicht	20%	ungenügende Nahrungszufuhr aus Angst oder falscher diätetischer Beschränkung; digestive oder absorptive Insuffizienz
Dumping-Frühsyndrom	10–15%	Hypovolämie u. a. (jejunales hyperosmolares Syndr.
Dumping-Spätsyndrom	1–5%	reaktive Hypoglykämie (Hyperinsulinismus) nach postcibaler Hyperglykämie)
Steatorrhoe	50% (Definition: 7 g Fett im Stuhl, jedoch nur wesentlich größere Fettausscheidung ist klinisch signifikant)	1. sekretorische Pankreasinsuffizienz 2. bilio-pankreo-cibale Asynchronie 3. beschleunigte Dünndarmpassage 4. abnorme bakterielle Besiedelung der zuführenden Schlinge
gestörte Eiweißverdauung	10% (Definition: 2,5 g fäkale Stickstoffausscheidung)	digestive Insuffizienz
Eisenmangelanämie	11–40%	Duodenum als Hauptresorptionsfläche ausgeschaltet
Calcium- und	10%	1. Duodenum als Hauptresorptionsfläche ausgeschaltet
Vit. D-Mangel	10%	2. Vermeidung von Milch wegen Unverträglichkeit 3. gestörte Fettverdauung; Bildung von Ca-Fettseifen, die die Ca-Resorption beeinträchtigen
B_{12}-Hypovitaminose Folsäurenmangel	1%	sehr selten, da 1% des normalerweise gebildeten Intrinsic Faktors genügt

* Aus Angaben verschiedener Autoren

muß heute anerkannt werden, daß sowohl für das Magenulcus wie für das Duodenalulcus resezierende und nichtresezierende Verfahren prinzipiell geeignete Behandlungsmethoden sind. Eine ausführliche Diskussion der Vor- und Nachteile der einzelnen Methoden folgt in den entsprechenden Kapiteln; ebenso wird auf Zitate der umfangreichen Literatur verzichtet. Nur die wichtigsten Argumente, die gleichzeitig Richtlinien für das eigene Vorgehen sein können, seien angeführt.

Das entscheidende Argument gegen Resektionsverfahren und für nichtresezierende (Vagotomie) Operationen ist die Operationsletalität, die nach Resektionen in nicht komplizierten Fällen bei 2 bis 3%, bei komplizierten um 7% liegt (Harkins u. Mitarb.; Rueff; Schreiber u. Mitarb.), während für Vagotomieoperationen bislang eine Höhe von unter oder um 1% angegeben wird (Goligher; Harkins u. Mitarb.; Schreiber u. Mitarb.). Weiter wird die Quote der Morbidität nach Resektionsverfahren meist höher eingeschätzt.

Das wesentliche Argument für die Resektionsbehandlung ist die größere Sicherheit in bezug auf die Verhütung eines Rezidivulcus.

Neben diesen Hauptargumenten besteht das Ziel, das Operationsverfahren nach der Pathogenese der Erkrankung auszurichten. Hierzu wird von den meisten Autoren eine Unterteilung in Ulcus duodeni und Ulcus ventriculi für wichtig gehalten.

Wird beim *Ulcus duodeni* die wichtigste pathogenetische Störung in einer vorwiegend cephal ausgelösten Hypersekretion gesehen, so ist eine Vagotomieoperation (möglichst stets selektiv-proximal) dieser Pathogenese am besten angemessen. Daß eine Vagotomie nicht nur die cephal ausgelöste Säuresekretion unterbindet, und daß auch eine Resektion diesen Säureanteil wesentlich reduziert, wurde oben ausgeführt. Weiter ist beim Duodenalulcus hervorzuheben, daß das Ulcus nicht reseziert werden muß, und daß die Resektionsbehandlung eines penetrierenden Ulcus häufig mit Schwierigkeiten der Duodenalstumpfversorgung bzw. der Gastroduodenostomie verbunden ist. Somit überwiegen die Argumente für ein *Vagotomieverfahren.*

Beim *Ulcus ventriculi* ist eine Anpassung der Operationsform an die komplexe und zumeist im Einzelfall weitgehend ungeklärte Pathogenese schwierig. Hauptsächlich werden zwei Forderungen erhoben: Entfernung des Ulcus und Reduktion des peptischen Potentials, selbst wenn dieses normal oder sogar vermindert ist. Daneben ist auch die Änderung (Beschleunigung) der Magenentleerung ein Gesichtspunkt.

Die Entfernung des Ulcus geschieht unter dem Gesichtspunkt der möglichen Malignität, der besonders bedeutsam ist, wenn vorher nicht gastroskopisch untersucht wurde. Weiter wird damit lokalen Faktoren der Ulcusentstehung Rechnung getragen. Werden Störungen des Antrums wie Gastritis der Antrumschleimhaut, Umbau von Corpus-Fundus-Drüsen in antrale Drüsen, Prädilektion der Ulcusentstehung unmittelbar angrenzend an die Fundus-Corpus-Region, muskuläre Dysfunktionen und anderes in den Vordergrund der Pathogenese gestellt, so kann eine Antrumresektion (naturgemäß unter Einschluß der Ulcusgegend) als angemessen angesehen werden. Mit dieser Antrumresektion ist gleichzeitig eine ausreichende Säurereduktion verbunden. Für die typische distale Resektion spricht weiter, daß eine lokale Ulcusexcision oder eine Segmentresektion mit operationstechnischen Schwierigkeiten und stärkeren postoperativen Formveränderungen des Magens verbunden sein kann. Auch eine Vagotomie mit Ulcusexcision kann als effektives Verfahren bezeichnet werden. Bei erhaltener Reservoirfunktion wird hierbei die besondere Empfindlichkeit der erhaltenen Antrumschleimhaut gegenüber einer erneuten Ulceration durch die Säurereduktion ausgeglichen. Legt man aber pathogenetisch eine verlängerte antral bedingte Säureproduktion und eine durch Hypotonie oder muskuläre Dysfunktion bedingte Einwirkungszeit zugrunde, so ist die Vagotomie dieser Pathogenese nicht adäquat. Die Erhaltung antraler Äste im Sinne einer selektiv proximalen Vagotomie kann bei lokaler Ulcusexcision schwieriger oder unsicher sein.

Wenn die Operationsletalität als übergeordnetes Argument gegen die Resektionsbehandlung betrachtet wird, so darf vielleicht angenommen werden, daß sie für die Resektionsbehandlung des Ulcus ventriculi (ausgeschlossen Ulcus duodeni) in derselben Größenordnung gehalten werden kann wie die der Vagotomie (keine ulcusbedingten Probleme bei der Duodenalpräparation und -stumpfversorgung). Hierbei ist meist ohne Schwierigkeiten die funktionell und in bezug auf die Carcinomentstehung im Magenstumpf günstigere Billroth I-Anastomosierung durchführbar. Unter diesen Voraussetzungen überwiegen bei der operativen Behandlung des Ulcus ventriculi die Argumente für ein *Resektionsverfahren.*

H. Erwägungen und Entscheidungen über Resektion, Vagotomie und Vagotomie + Resektion beim Magen- und Zwölffingerdarmgeschwür

Trotz gewisser Wandlungen in der Auffassung der Pathogenese des Magen- und Zwölffingerdarmgeschwürs ist die zentrale Bedeutung des sauren Magensaftes für die Entwicklung der Geschwüre unbestritten, so daß es berechtigt ist, von peptischen Geschwüren zu sprechen. Unter der Einwirkung des sauren Magensaftes entstehen nach den Untersuchungen von Büchner (1928–1950), Hamperl (1932), Thelen (1938) u.a. zunächst *oberflächliche Schleimhautnekrosen*, die in pathologisch-anatomische Veränderungen im Sinne einer *akuten erosiven Gastritis und Duodenitis* [Nauwerk (1895), Störk (1922), Moskowicz (1922), Konjetzny (1923), Puhl (1926)] übergehen können und als Vor- und Frühstadien der ausgebildeten akuten und chronischen Geschwüre anzusehen sind. Eine wesentliche Rolle besonders bei den Geschwüren des Duodenums und der Pylorusregion spielt die *Leersekretion* des Magens, auf die in klinischen Untersuchungen vor allem Henning (1933) aufmerksam gemacht und die Dragstedt (1943) zum Ausgangspunkt seiner Theorie über die Entstehung peptischer Geschwüre gemacht hat. Daß normacider Magensaft an nichtgeschädigter Schleimhaut des Magens und Darmes – auch des Oesophagus – Nekrosen, Erosionen und Geschwüre bis zur Perforation verursachen kann, ist durch die Beobachtungen von Puhl (1932), Peukert (1941), Kolouch (1945) und besonders durch die eindrucksvollen Experimente von Wangensteen, Minneapolis (1940–1942) und von Remé (1950) erwiesen. Mit Zukschwerdt ist darüber hinaus als »das Wesentliche der Geschwürsentwicklung ein Ineinandergreifen einer Sekretions- und Motilitätsstörung des Magens« aufzufassen, die nervöser, chemischer und mechanischer Natur sein kann. Gustav von Bergmann entwickelte seit 1913, von der Konstitution des Ulcuskranken ausgehend, die Vorstellung vom »spasmogenen und neurogenen Ulcus pepticum«, das sich auf Grund endogener und exogener Störungen des vegetativen Nervensystems bildet.

Die moderne Psychologie und Psychoanalyse hat zahlreiche Argumente für die ursächliche Beteiligung psychosomatischer Vorgänge beim chronischen Duodenalulcus erarbeitet. Dragstedt hat 1943 sehr klar unterschieden zwischen den durch erhöhten Vagotonus – also vorwiegend nerval – bedingten Änderungen der Sekretion und Motilität des Magens, die *Geschwüre des Duodenums und* – wie wir heute wissen – *der Pylorusregion* zur Folge haben, und der durch eine Stase der Magenentleerung mit Antrumdistension ausgelösten hormonell bedingten Sekretionsstörung, die häufiger zur Entstehung von *Magengeschwüren* führt. Vieles über weitere wichtige Faktoren wie Zellregeneration, verminderte und qualitativ mangelhafte Magenschleimbildung u. a., die zusätzlich zur Sekretions- und Motilitätsstörung des Magens für die Geschwürsbildung verantwortlich sind, ist noch nicht restlos geklärt. Auch haben neue klinische und experimentelle Erkenntnisse über das Streßulcus (Selye, Menguy, M. Eder u. Mitarb., M. Linder, Feifel u. a.) unsere Auffassungen über die kausale Genese der peptischen Geschwüre wesentlich erweitert und die große Bedeutung pathologischer Reaktionen an den Gefäßen für die formale Genese der Erosionen und Geschwüre erwiesen. Für die Entscheidung zur Wahl der verschiedenen Eingriffe bei chronischem Magen-Zwölffingerdarm-Geschwür ist aber die Auffassung von Dragstedt richtungsweisend geblieben.

Hat man früher sowohl für das Magengeschwür als auch für das Duodenalgeschwür *das gleiche Operationsprinzip*, wenn auch mit geringen Abwandlungen, angewendet, nämlich die *Verminderung der Magensaftbildung* durch *Beseitigung des Antrums*, dessen Schleimhaut die chemische Phase der Magensekretion auslöst, und zusätzlich durch die *Verkleinerung des Fundusgebietes*, dessen Drüsen den verdauungswirksamen enzym- und säurehaltigen Magensaft liefern, also die $^{2}/_{3}$-Resektion des Magens (Finsterer, 1918), so unterscheidet man heute zwischen dem Vorgehen beim Magengeschwür mit subacidem oder normacidem Magensaft und dem bei Geschwüren des Duodenums und der Pylorusregion mit häufig hyperacidem Magensaft. Beim nichtkomplizierten *Magengeschwür* stehen aus den im vorhergehenden dargelegten Gründen Eingriffe am Vagus nach meiner Auffassung nicht im Vordergrund (s. auch Kay u. a.). Die Resektion des Antrums (über die Ausdehnung des Antrums und ihre Bestimmung S. 224 und Abb. 77), möglichst unter Mitentfernung des Geschwürs mit anschließender Anastomosierung möglichst nach Billroth I oder auch nach Billroth II, erscheint mir am sinnvollsten. Die Querresektion nach Riedel und Payr ohne oder mit Vagotomie und Pyloroplastik halte ich für einen verstümmelnden Eingriff, der in keiner Weise die Pathogenese des Magengeschwürs berücksichtigt. Nur bei unmittelbar am Pylorus gelegenen Magengeschwüren, die durch eine Pylorektomie excidiert werden können, scheint mir die Indikation zur Vagotomie u. Pyloroplastik bzw. zirkulären oder auch nur vorderen Pylorektomie gerechtfertigt.

Die *Mitresektion des Geschwürs* ist, wenn irgendwie ausführbar, anzustreben, um der Entwicklung eines lokalen Rezidivs oder eines Ulcuscarcinoms vorzubeugen oder um ein solches »in situ« zu beseitigen. Sitzt das Geschwür an der Kardia oder im abdominalen Teil des Oesophagus, so führe ich die *Palliativresektion* nach Kelling–Madlener (Resektion des Antrums und eines Teils des Corpus unter Belassen des Geschwürs) (S. 261), aus, unter Umständen kombiniert mit einer selektiven Vagotomie, um die Sekretion von Fundusdrüsen einzuschränken, also eine sog. A.-V.-Resektion (Antrum-Vagus-Resektion). Die Fundektomie vermeide ich unter solchen Bedingungen, da das Operationsrisiko wesentlich größer ist und sich sehr häufig im Anschluß an diesen Eingriff eine Refluxoesophagitis entwickelt.

Bei dem *Duodenalgeschwür* habe ich unter dem Einfluß der Arbeiten von Holle (seit 1964) über die Vagotomie und auf Grund von Magensaftstudien an meiner Klinik von Feifel und Mitarb. (1972) das frühere Vorgehen geändert. Wie bereits dargelegt, wird das Duodenalulcus wahrscheinlich wesentlich durch die vagal-stimulierte Magensekretion verursacht und unterhalten. Wir führen deshalb beim konservativ ungenügend zu beherrschenden Duodenalulcus die selektive bzw. selektiv-proximale Vagotomie in Kombination mit einer Pyloroplastik zumeist der vorderen Pylorektomie aus, nur ausnahmsweise in Verbindung mit einer Gastroduodenostomie oder einer Gastroenterostomie. Wenn die Vagotomie in Verbindung mit einer Pyloroplastik auch der klassischen Resektion hinsichtlich Verhütung von Rezidiven und Vermeidung von Nebenerscheinungen wie Dumping-Syndrom und Verdauungsbeschwerden anscheinend nicht überlegen ist, so besteht doch der unbestrittene Vorzug der Vagotomie in dem *äußerst geringen Operationsrisiko.* Möglicherweise ist die Entwicklung des Carcinoms im vagotomierten Magen nicht so häufig wie im resezierten Magen. Beim Duodenalulcus mit sehr hohen Säurewerten (Basalsekretion über 6 mval/h und maximale Pentagastrin-stimulierte Säuresekretion über 40 mval/h) ist nach unseren Richtlinien der individuellen Magenchirurgie (Zenker, aber auch Harkins) die Vagotomie in Kombination mit einer Antrektomie, zweckmäßig nach B I anastomosiert, das sicherste Verfahren zur Verhütung eines Rezidivulcus. Sofern jedoch das Operationsrisiko durch Alter, Begleiterkrankungen oder dergleichen irgendwie erhöht sein könnte, entscheide ich mich zumeist für den eindeutig weniger belastenden Eingriff der Vagotomie und Pyloroplastik, vgl. Kap. Vagotomie, S. 175.

Bezüglich der Notwendigkeit einer *Drainageoperation nach Vagotomie* siehe Kap. Drainageoperation, S. 131 und Kap. Vagotomie, S. 175. Die trunkuläre Vagotomie erfordert immer, die selektive jedenfalls bei Verziehungen des Pylorus eine zusätzliche drainierende Maßnahme. Bei der selektiven proximalen Vagotomie kann man sie unterlassen, sofern keine hochgradige Stenosierung besteht und man hinreichend sicher ist, den antralen Vagus geschont zu haben. Wie schon auf S. 137 dargelegt wurde, bevorzuge ich die Pyloroplastik bzw. ausnahmsweise die Gastroduodenostomie vor der Gastroenterostomie. Zu welcher Form der Pyloroplastik man sich entscheidet, hängt ab von den Veränderungen am Pylorus und am Bulbus duodeni. Zumeist genügt die Resektion der vorderen Zirkumferenz des Pylorusringmuskels (quere Pyloroplastik, vordere Pylorektomie) (S. 133). Bei Schrumpfung des Bulbus duodeni oder bei Vorliegen einer Stenose des Pylorus ist die Pyloroplastik nach Heineke-Mikulicz in der Modifikation nach Wangensteen (S. 133) oder Allgöwer (S. 134) vorzuziehen. Die Gastroduodenostomie bzw. Pyloroplastik nach Finney bei Pylorusstenose steht in Konkurrenz mit der präpylorischen hinteren GE, die schnell durchführbar und angeblich noch risikoärmer als die Gastroduodenostomie bzw. Pyloroplastik nach Finney ist.

Bestehen Geschwüre in der Pylorusregion oder gleichzeitige Geschwüre im Duodenum und im Magen jeweils mit hohen Säurewerten, so hat man nach A. W. Kay die Wahl zwischen einer selektiven Vagotomie mit Pyloroplastik oder einer A-V-Resektion. Bei der Kombination von Duodenal- und Magengeschwür bevorzuge ich die A-V-Resektion unter Mitentfernung des Magengeschwürs.

Wenn auch die klassische sog. $^2/_3$-Resektion des Magens im Rahmen der operativen Behandlung der peptischen Magen-Duodenalgeschwüre, besonders des Ulcus duodeni, erheblich zurückgedrängt wurde, so gebührt ihr darin doch noch ein Platz. Hier muß eine Begriffsbestimmung der »$^2/_3$-Resektion« gegeben werden. Sie besteht in der Entfernung des Antrum einschl. des Pylorusringmuskels und zusätzlich eines mehr oder minder großen distalen Teils von Corpus und Fundus ventriculi. Am wichtigsten bei einer $^2/_3$-Resektion im Hinblick auf die Verminderung der Säureproduktion ist die Entfernung des gesamten Antrums, also der Bildungsstätte des Gastrins. Da eine individuelle Bestimmung der Ausdehnung des Antrums, das nach den Untersuchungen von Ruding und Hirdes an der kleinen Kurvatur dicht unterhalb der Kardia beginnen kann und gelegentlich etwas in das Duodenum reicht, vor und besonders während der Operation nicht ganz einfach durchführbar ist (S. 224) und gewöhnlich nicht erfolgt, so muß man sich praktisch bei der Resektion des Antrums nach der maximalen Ausdehnung richten, wenn man sicher sein will, die Antrumdrüsen *vollständig* beseitigt zu haben. Die Corpus-Antrum-Grenze verläuft schräg über den Magen, wobei kleinkurvaturseits etwa 50%, großkurvaturseits etwa 20% des distalen Magenantrums Drüsen enthalten. Beim Ulcus duodeni und bei jüngeren Patienten kann diese Grenze dichter am Pylorus liegen, bei älteren verschiebt sie sich in Richtung Kardia. Die vollständige Antrumresektion ist nur möglich, wenn man die kleine Kurvatur bis zum absteigenden Ast der A. gastrica sin. skelettiert und sie bis nahe an die Kardia reseziert, was nur mit der Technik der schlauch- oder treppenförmigen Resektion (S. 230ff.) gelingt. Legt man den Resektionsschnitt am Magen von der großen zur kleinen Kurvatur quer oder etwas schräg cardiawärts, wie dies bei der Resektionstechnik nach Polya-Reichel geschieht, wobei der ganze Querschnitt des Magens mit dem Jejunum anastomosiert wird, so bleibt häufig ein mehr oder minder großer Antrumrest an der kleinen Kurvatur nahe der Kardia zurück. Dies bedingt eine Minderung der Drosselung der humoralen Säurelocker.

Hat man das Antrum *vollständig* entfernt, so ist die Resektion von Fundus-Corpus-Abschnitten entlang der großen Kurvatur bei mäßiger Magensaftsekretion (BS 2 bis 4 mval/h, StS 20–30 mval/h) von untergeordneter Bedeutung, nicht dagegen bei hoher Basis- und stimulierter Sekretion. Unter solchen Umständen scheint es mir heute nicht mehr sinnvoll zu sein, größere Abschnitte von Fundus und Corpus zu resezieren, um die Bildungsstätte des sauren Magensaftes zu reduzieren, sondern es ist zweckmäßiger und einfacher, der Antrektomie eine Vagotomie, am besten in ihrer selektiven Form, hinzuzufügen.

Zusammenfassend sei gesagt, wenn auch die $^2/_3$-Resektion in der operativen Behandlung des peptischen Magen-Duodenalgeschwürs noch gerechtfertigt ist, vor allem bei benigner Pylorusstenose mit Erweiterung des Magens, so ersetze ich sie zumeist durch die Antrum-Vagus-Resektion (A-V-Resektion).

Das Vorgehen bei Ulcuskomplikationen (Blutung, Perforation). Auch hierbei ist wieder zwischen Komplikationen beim Magengeschwür an typischer Stelle und denen beim Geschwür des Duodenums und der Pylorusregion zu unterscheiden. Außerdem muß man berücksichtigen, ob es sich um Komplikationen – vor allem Blutungen – aus im weiteren Sinne streßbedingten Erosionen oder Geschwüren handelt. Die Eingriffe beim blutenden Magen-Duodenalgeschwür werden auf S. 261 beschrieben.

Die sog. *Magenperforation* ist fast immer eine Perforation eines Geschwürs im Bulbus duodeni oder im Pyloruskanal. Auch wenn eine Hyperacidität vorher nicht nachgewiesen wurde, kann man sie voraussetzen, sofern beim Patienten eine längere Ulcusanamnese oder »Magenbeschwerden« zu erfragen sind. In diesem Falle liegt mit großer Wahrscheinlichkeit ein akutes Rezidiv einer chronischen Ulcuserkrankung vor, die pathogenetisch und hinsichtlich der therapeutischen Konsequenzen vom akuten Streß- oder Medikamentenulcus zu trennen ist. Intraoperativ können ein callöser Ulcusrand und ältere Narben und Verwachsungen häufig schon makroskopisch die Diagnose des exacerbierten Ulcusrezidivs sichern.

Die *Übernähung eines perforierten Geschwürs* im Duodenum bzw. Pyloruskanal ist der einfachste Eingriff mit der geringsten Letalität, der aber in weniger als der Hälfte der Fälle zur endgültigen Heilung des Geschwürs führt. Die Beschränkung auf die alleinige Ulcusübernähung ist bei schlechtem Allgemeinzustand des Patienten und bei massiver Peritonitis geboten. Darüber hinaus entspricht sie sehr wahrscheinlich beim Streß- und Medikamentenulcus in Kombination mit der Ausschaltung der ursächlichen Noxe einer kausalen Therapie.

Bei bekannter oder wahrscheinlicher Ulcusanamnese sollte man jedoch statt der Übernähung die Excision des Geschwürs in Kombination mit einer Pyloroplastik und Vagotomie ausführen, wobei man der Vagotomietechnik den Vorzug geben wird, die man am besten beherrscht und die den Eingriff am wenigsten kompliziert. Bei Erfahrung in der Durchführung einer Vagotomie dauert eine selektive Vagotomie nicht länger als eine trunkuläre. Zudem ist durch eine selektive Vagotomie mit größerer Sicherheit eine vollständige Durchtrennung der gastralen Vagusfasern zu erzielen. Einzelheiten siehe im Kap. Vagotomie, S. 175.

Die *Resektion beim perforierten Ulcus des Duodenums und des Pyloruskanals* erachte ich unter besonderen Umständen (unsichere Deckung der Perforation bei hochgradigem Narbenbulbus, multiple Blutungen bei disseminierten Streßulcerationen) für gerechtfertigt, ferner bei gutem Allgemeinzustand des Patienten und kurzem Intervall zwischen Perforation und Operation in der Hand von guten Operateuren, die eine Resektion ebenso sicher wie eine Vagotomie durchzuführen vermögen.

Bei der *Perforation eines Magengeschwürs* an typischer Stelle in der proximalen Hälfte der kleinen Kurvatur ist die Keilexcision nach Czerny der Übernähung vorzuziehen, da sie ebenso einfach und dazu sicherer ist und da ein bei der Operation nicht erkennbares Mikrocarcinom oder Carcinoma in situ mitentfernt wird. Handelt es sich um ein perforiertes Ulcuscarcinom oder um ein Carcinom sui generis, so reseziert man natürlich.

Über die *Maßnahmen zur Behandlung der Peritonitis infolge sog. Magenperforation* s. S. 256 und 388. Als örtliche Maßnahme genügen zumeist das Absaugen des ausgeflossenen Magen-Duodenalinhaltes und das Austupfen des Oberbauchs. Eine Spülung des Oberbauchs wird man nur nach Perforation eines jauchig zerfallenen Magencarcinoms vornehmen. Bei perforiertem Magen-Duodenumgeschwür spüle ich niemals. Eine Drainage der Bauchhöhle ist empfehlenswert.

Liegt die Perforation weniger als 6 Stunden zurück und besteht keine erhebliche Oberbauchperitonitis, dann ist die Verabreichung von Antibiotica nicht unbedingt erforderlich. Sie ist dagegen bei länger bestehender Peritonitis ratsam.

Entscheidungen über das Vorgehen beim postoperativen Ulcusrezidiv. Rezidivulcera treten in der überwiegenden Mehrzahl nach Eingriffen wegen Duodenal-Pylorusgeschwüren und nur ausnahmsweise nach Resektion eines typischen Magengeschwürs auf.

Alle *Entscheidungen über die Wahl des Eingriffs beim Ulcusrezidiv* hängen ab von der Art der vorausgegangenen Operation, von der röntgenologisch-gastroskopisch und bei der Operation festzustellenden Größe, Penetration und Blutungsneigung des Geschwürs, von den Magensaftwerten und von der Größe des Magenrestes.

Zunächst muß man durch anamnestische Erhebungen und Voruntersuchungen und während der Operation durch Fahnden nach Tumoren im Pankreas, in seiner Umgebung, aber auch in der Leber das Vorliegen eines Zollinger-Ellison-Syndroms ausschließen. Nach vorausgegangener B II-Resektion sucht man nach einem Antrumrest im Bereich des Antrum-Duodenalstumpfes.

Die *Grundlage jeder Rezidivoperation am Magen* ist die *Vagotomie*, am besten in ihrer selektiven Form. Nach vorausgegangener Vagotomie und positivem Insulintest überprüft man die anatomische und – wenn möglich – auch funktionelle Vollständigkeit der früher durchgeführten Vagotomie. Bei kleinen marginalen Geschwüren und mäßig erhöhter Acidität des Magensaftes kann man sich mit der Vagotomie oder Revagotomie begnügen. Bei größeren, penetrierten, u.U. carcinomverdächtigen und zur Blutung neigenden Geschwüren und bei hohen Säurewerten wird man sich zu einer Nachresektion entschließen. Dabei muß man besonders auf die Entfernung der kleinen Kurvatur achten, da an ihr kardiawärts bei der ersten Resektion zumeist Antrumreste zurückgelassen wurden. Häufig wird man gezwungen sein, einen B I in einen B II umzuwandeln, sofern anamnestisch nicht über Dumping-Beschwerden geklagt wird. Handelt es sich um ein Rezidivgeschwür nach B II, so bevorzuge ich, gleichgültig ob eine retrocolische oder antecolische Anastomose vorlag – die Reanastomosierung des zu- und abführenden Jejunumschenkels und die antecolische Anastomosierung des nachresezierten Magenrestes mit der ersten Jejunumschlinge ohne Braunsche Enteroanastomose. Man kann aber auch eine antecolische Magen-Jejunum-Anastomose nach der Technik von Roux anlegen. Hinsichtlich Einzelheiten der Technik s. S. 262ff.

I. Die Vagotomie*

Historisches

Wegen tabischer Krisen hatten Exner und Schwarzmann (1912) als erste die klinische Anwendung einer Vagotomie empfohlen. Sie durchtrennten subdiaphragmal am Oesophagus die Vagusstämme, erkannten bereits, daß es postoperativ zur Stase des Magens kam und empfahlen Drainageoperationen. Bis 1920 hatte Bircher die Vagotomie bei 20 Patienten mit Magenulcus oder chronischen Magenbeschwerden angewandt. Im gleichen Jahr berichtete Stirlin über erste selektive Vagotomien des Magens wegen peptischer Ulcerationen: an der Kardia hatte er die Magenwand bis auf die Mucosa zirkulär umschnitten.

Eingehende anatomische Studien legte Latarjet (1922) vor. Bei tabischen Krisen und beim peptischen Ulcus schonte er im Rahmen einer selektiven Vagotomie die Leberäste des vorderen Vagus, durchtrennte allerdings an der A. gastrica dextra zusätzlich den Pylorusast. Die selektive hintere Vagotomie bereitete ihm wegen seines ungünstigen retrogastralen Zugangs von großkurvaturseits Schwierigkeiten. Auch er legte zusätzlich eine GE an. Eine andere Form der vegetativen Denervierung versuchte Schiassi (1925), indem er den Pylorusbereich und das proximale Duodenum zirkulär skelettierte. Ähnliche Vorstellungen entwickelte im gleichen Jahr McCrea, schlug jedoch die gezielte Präparation und Durchtrennung der vegetativen Nerven vor.

Eine enorme Verbreitung erlangte das fast vergessene Prinzip der Vagotomie durch Dragstedt, der wichtige pathophysiologische (erhöhter Vagustonus) und klinische (niedrige Letalität) Argumente anzuführen wußte. Er propagierte seit 1943 die transabdominale trunkuläre Vagotomie dicht oberhalb des Diaphragmas und eine zusätzliche GE zur Behandlung des Duodenalulcus. Weinberg (1947) empfahl anstelle der hinteren GE die Pyloroplastik nach Heineke-Mikulicz, legte gegenüber der Originalmethode jedoch großen Wert auf einreihige Nahttechnik, um die erneute Einengung des plastisch erweiterten Pyloruskanals durch Wulst- und Narbenbildung zu verhindern. Den häufigen Rezidiven versuchten Moore et al. (1946) durch transthorakale Denervierung des gesamten thorakalen Oesophagus zu begegnen. Ein direkter transthorakaler Zugang zur Erreichung dieses Zieles wurde von Chamberlin u. Winship (1947) erprobt.

Die abdominale trunkuläre Vagotomie fand in der Folge wegen des geringen Operationsrisikos und der leichten Durchführbarkeit rasch zahlreiche Anhänger, obgleich Franksson bereits 1948 erneut auf die Möglichkeit der selektiven Vagotomie des Magens aufmerksam gemacht hatte. Im gleichen Jahr empfahl Jackson wenigstens die Schonung des coeliacalen Astes des hinteren Vagus, während er den vorderen Truncus vollständig durchtrennte, um auch den Pylorusbereich sicher vagal zu denervieren. Erst durch Burge et al. (1961), Griffith (1962) u. a. wurde schließlich die Diskussion um die Rechtfertigung der vagalen Denervierung des gesamten Abdominalraumes im Rahmen der trunkulären Vagotomie in den Mittelpunkt gerückt und eine selektiv gastrale vagale Denervierung mit Nachdruck propagiert. Bezüglich der verschiedenen Methoden s. S. 190ff.

Mit Rücksicht auf die im Gefolge der Vagotomie auftretenden Entleerungsstörungen des Magens versuchte Ferguson (1960), die vagale Innervation des Antrums zu schonen und die Säureproduktion durch Resektion des belegzelltragenden Magenkorpus auszu-

* W. Seidel

schalten. Von ähnlichen Bemühungen im Rahmen einer Fundektomie des Magens ausgehend und fußend auf Hundeversuchen von Griffith und Harkins (1957) mit einer proximalen »partial gastric vagotomy«, entwickelte Holle seit 1964 die selektive proximale Vagotomie. Die Methode wurde von Johnston (1970), Grassi (1971), Nadjafi (1972) u. a. übernommen bzw. modifiziert. Trotz verbesserter Antrum- und Pylorusmotorik infolge Erhaltung der vagalen Antruminnervation glaubt Holle (1972) allerdings, selbst in günstig gelagerten Fällen nicht auf die zusätzliche Drainageoperation verzichten zu können. Tompkin, Burge u. a. konnten in klinischen Serien jedoch zeigen, daß jedenfalls beim Duodenalulcus ohne Pyloruseinengung die Unterlassung einer Drainageoperation weder bei der selektiven noch bei der selektiv-proximalen Vagotomie in den ersten postoperativen Jahren zu vermehrten Rezidiven oder Komplikationen führt.

Anatomie aus chirurgischer Sicht

Über den Nervus vagus erfolgt die parasympathische Versorgung aller Oberbauchorgane einschließlich des Dünndarms und des Dickdarms bis etwa zur Flexura coli lienalis (Cannon-Böhmscher Punkt, Abb. 39). Funktionell kommt beim Menschen der vagalen

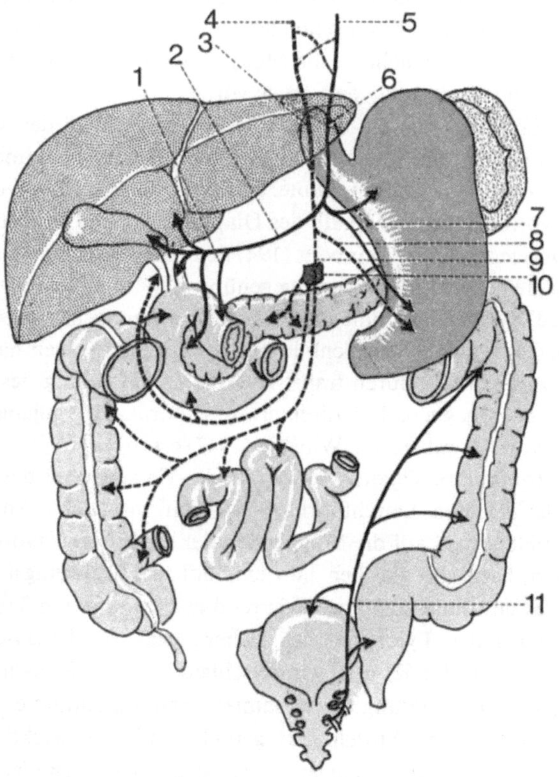

Abb. 39. Parasympathische Versorgung der Abdominalorgane. Schematische Darstellung, nicht alle Einzelheiten der Nervenversorgung konnten berücksichtigt werden. Wichtigstes abdominales Erfolgsorgan des Vagus ist der Magen, obwohl vagale Einflüsse zu allen Oberbauchorganen und am Darm bis zum Quercolon reichen. In Anlehnung an Griffith (1962). 1 R. pyloricus, 2 R. hepaticus, 3 dorsaler Vagus, 4 re. Vagus, 5 li. Vagus, 6 ventraler Vagus, 7 Rr. gastrales ant., 8 Rr. gastrales post., 9 R. coeliacus, 10 Ganglion coeliacum, 11 Nn. pelvici

Innervation des Magens bei weitem die größte Bedeutung zu, indem die beiden wichtigsten Aufgaben dieses Organes, nämlich die Reservoirfunktion mit proportionierter Entleerung in den resorbierenden Darm und die Vorverdauung (insbesondere Spaltung der Eiweiße durch Säure und Proteasen) tonisierend und regulierend beeinflußt werden (Einzelheiten s. Kap. Physiologie, S. 151 ff.).

I. Nervus vagus

Durch die Rotation des Magens und des unteren Oesophagus in der Fötalperiode um 90% wandert der li. Stamm des Vagus caudal des Lungenhilus auf die Vorderseite, der re. auf die Hinterseite des Oesophagus. Da es gleichzeitig in einer Plexusbildung um den Oesophagus herum zu einer partiellen Überkreuzung der Fasern kommt (vorne meist vom re. zum li. Vagus, hinten vom li. zum re., Jackson (1948), scheint es gerechtfertigt, unterhalb des Zwerchfelles die Seitenbezeichnung aufzugeben und nur noch von einem vorderen (ventralen) und hinteren (dorsalen) Vagus zu sprechen (Griffith, 1962).

Am unteren Oesophagus neigen beide Vagusstämme zu sehr variablen Verzweigungen. Der vordere ist nur in 72–81% der untersuchten Fälle wenigstens vorübergehend als definierter einzelner Trunkus ausgebildet, der hintere in 82–94% (s. Abb. 40 u. Tab. 7).

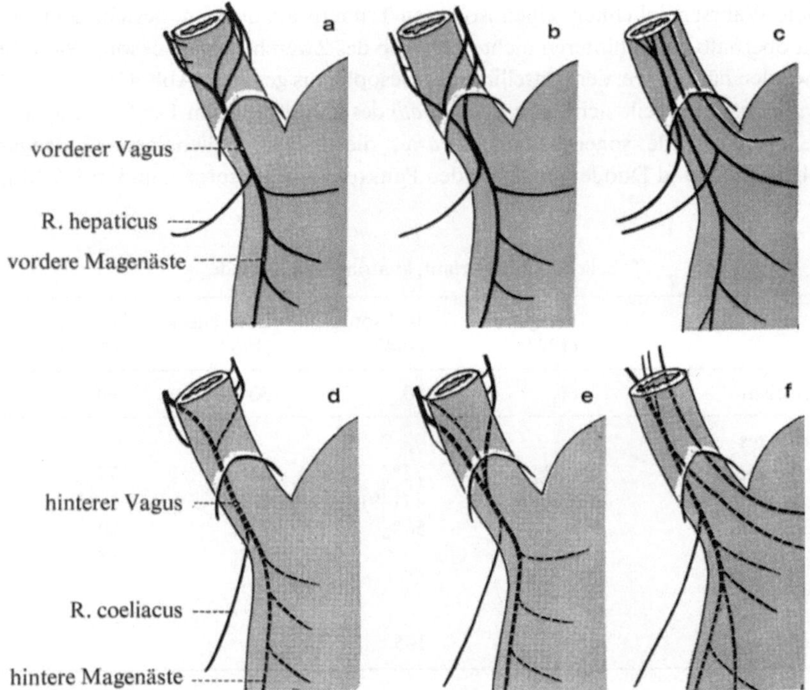

Abb. 40. Wichtigste Variationen der Vagusaufzweigung im Bereich des Hiatus oesophagi. In Anlehnung an Griffith (1967). a) *Vorderer Vagus* bereits oberhalb des Zwerchfelles ein einzelner Stamm; b) Vorderer Vagus vereinigt sich unterhalb des Zwerchfelles zu einem gemeinsamen Trunkus; c) Vorderer Vagus in mehreren Ästen (häufigste Form). Ganz li. isolierte gastroterminale Fasern; d) *Hinterer Vagus* oberhalb des Zwerchfelles bereits als gemeinsamer Stamm (häufigste Form); e) Hinterer Vagus vereinigt sich erst unterhalb des Zwerchfelles zu einem gemeinsamen Stamm; f) Hinterer Vagus mit isolierten gastroterminalen Fasern, die immer li. liegen

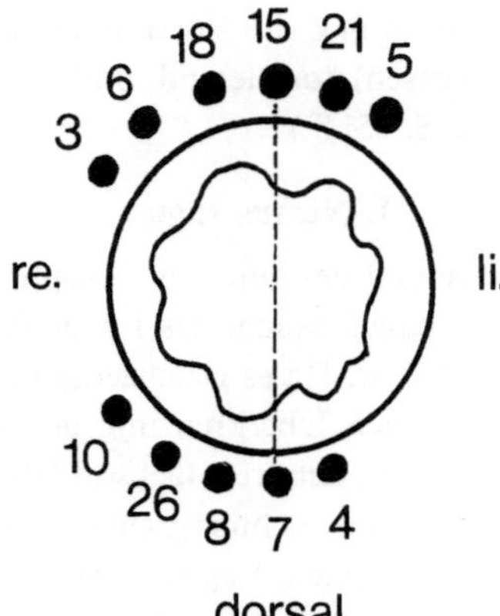

Abb. 41. Verteilung der Hauptstämme des Vagus um einen Querschnitt des Oesophagus in Höhe des Zwerchfelles, Häufigkeitszahlen nach Untersuchungen von Jackson (1949)

Die größte Wahrscheinlichkeit, einen isolierten Trunkus anzutreffen, besteht beim vorderen dicht oberhalb, beim hinteren dicht unterhalb des Zwerchfelles (Jackson, 1948). Beide Trunci werden häufiger re. der Mittellinie des Oesophagus gesehen (Abb. 41).

Der *vordere* Vagus teilt sich 2–6 cm *unterhalb* des Zwerchfelles in 1–5 fast rechtwinklig nach re. abzweigende sogenannte *Leberäste*, die Leber, Gallenblase, Gallengänge, Pylorusbereich (!) und Duodenum sowie den Pankreaskopf versorgen, und in 1–9 Magen-

Tabelle 7. Vagusverlauf, anatomische Befunde

Autor	Dragstedt (1947)	Jackson (1948)	Loeweneck (1967)	Nadjafi (1972)
Anzahl Leichen	60	50	50	60
Ventraler Vagus				
einzelner Trunkus	87%	72%	62%	74%
Magenäste		4 (1–9)	1–4	5–12
sog. N. Latarjet		56%	64%	60%
isolierter Antrumast			36%	18%
Pylorusfasern von Antrumnerven			14%	20%
Leberäste		1–5		
Dorsaler Vagus				
einzelner Trunkus	93%	94%	84%	82%
Magenäste		6 (1–15)	3–9	4–10
sog. N. Latarjet		38%	30%	
isolierter Antrumast			26%	
Pylorusfasern von Antrumästen		keine	26%	20%

äste (Abb. 42). An der Aufzweigungsstelle kann ein plexusartiges Nervengeflecht (vorderer Magenplexus) präpariert werden. Die Lokalisation desselben ist re. vorne im Kardiabereich verhältnismäßig konstant. Isolierte gastroterminale Fasern (Abb. 40c) müssen allerdings keine Verbindung mit dem Plexus haben und verlaufen weiter li.

Die meisten Magennerven des vorderen Vagus erreichen das Zielorgan von der kleinen Kurvatur aus. Die Variabilität des Faserverlaufes nimmt hier wieder erheblich zu. In etwa der Hälfte der Fälle wird ein typischer »Nerf anterieur principal de la petite courbure« (Latarjet, 1922) gefunden, der die kleine Kurvatur li. im Abstand von $^1/_2$–$1^1/_2$ cm begleitet. Er gibt in wechselnder Zahl und Kombination Äste zum Magen ab, kann allerdings in 14–18% der Fälle lediglich das Antrum versorgen. In diesem Bereiche wird seine Aufzweigung als »Krähenfuß« bezeichnet. Isolierte Magenäste können sich bereits oberhalb des Zwerchfells (Abb. 40) vom Hauptstamm des vorderen (li.) Vagus abtrennen und erreichen dann das Zielorgan in der Regel li. vom Hauptstamm. Kleine Fundusnerven können den Oesophagus im Bereich des Hisschen Winkels li.-seitlich begleiten, ohne allerdings die unmittelbare räumliche Beziehung zur Kardia aufzugeben.

Intramurale Nervenfasern werden am Oesophagus in größerer Zahl gefunden (Loeweneck). Sie entgehen der Durchtrennung im Rahmen der üblichen Skelettierung unter Belassung der Muscularis propria, sofern sie bei Anspannung des Oesophagus nicht als feste Stränge tastbar werden. Da diese relativ zarten intramuralen Fasern für das Auftreten von Rezidiven von Bedeutung sein können, erscheint es zweckmäßig, wenigstens die in die Oesophagusmuskulatur eintauchenden Nerven trotz der Gefahr einer Motilitätsstörung im distalen Oesophagus und Kardiabereich zu durchtrennen.

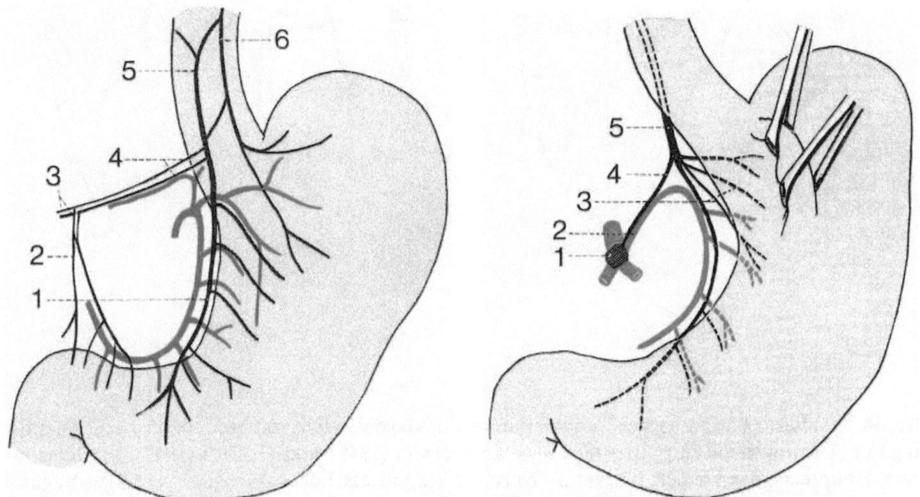

Abb. 42. *Ventraler* Vagus im Bereich des Magens, häufigster Verlauf. Dargestellt ist ein besonders kräftiger Corpus-Antrumast (in Anlehnung an Loeweneck, 1972). 1 Corpus-Antrumast, 2 Pylorusast, 3 Äste zur Leber u. Gallenblase, 4 R. hepaticus, 5 ventraler Vagus, 6 Vorderer Vagus, Nebenast

Abb. 43. *Dorsaler* Vagus im Magenbereich, schematische Darstellung des häufigsten Verlaufes mit gemeinsamem Stamm im Kardiabereich. Da der Nerv meistens hinter der kleinen Kurvatur des Magens verläuft, muß diese beiseite gedrängt und etwas nach vorne rotiert werden. In Anlehnung an Jackson (1949). 1 Ganglion coeliacum, 2 A. gastrica sin., 3 Magenäste, 4 Ramus coeliacus, 5 Dorsaler Vagus

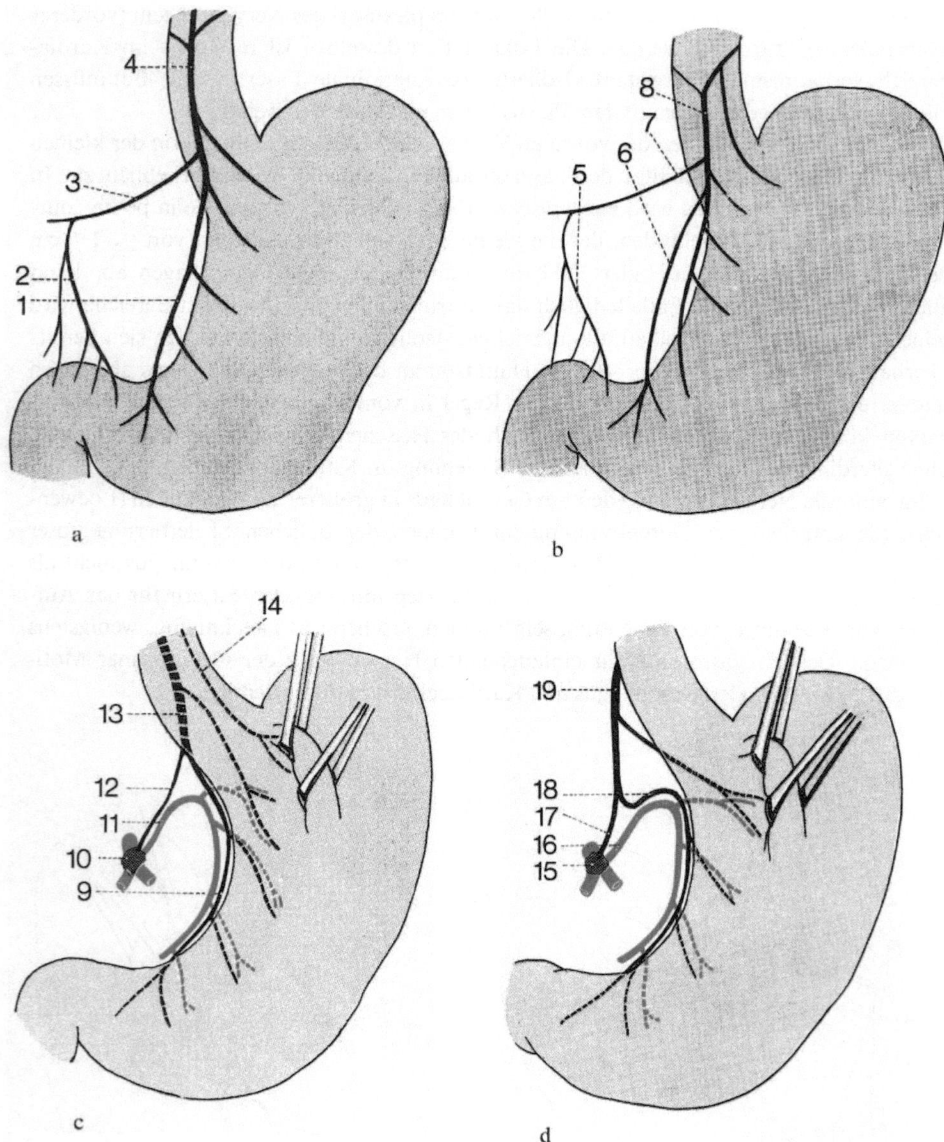

Abb. 44. Häufigste Varianten des Vagusverlaufes im Magenbereich mit besonderer Berücksichtigung der Antrumversorgung. In Anlehnung an Jackson (1949) und Griffith (1967). a) Gemeinsamer Hauptnerv der kleinen Kurvatur (Nervus Latarjet) als Fortsetzung des ventralen Vagus; b) Isolierter ventraler Antrumast. Anstelle des Hauptastes am Corpus können zahlreiche einzelne Nerven gefunden werden. Akzessorischer gastroterminaler Ast zum Fundus; c) Dorsaler Vagus: verhältnismäßig hoher Abgang eines gemeinsamen Corpus-Antrumastes (Nervus Latarjet). Noch früher abgehende gastroterminale Äste, isolierter Fundusnerv; d) Später Abgang des Magen-Antrumastes aus dem Hauptstamm des dorsalen Vagus. Der Ramus gastricus begleitet die A. gastrica sinistra im Bereiche ihrer Haarnadelkurve. 1 Corpus-Antrum-Ast, 2 Pylorusast, 3 R. hepaticus, 4 ventraler Vagus, 5 Pylorusast, 6 isolierter Antrumast, 7 R. hepaticus, 8 ventraler Vagus, 9 Corpus-Antrumast, 10 Ganglion coeliacum, 11 A. gastrica sin., 12 R. coeliacus, 13 dorsaler Vagus, 14 isolierter gastroterminaler Ast, 15 Ganglion coeliacum, 16 A. gastr. sin., 17 R. coeliacus, 18 R. gastricus, 19 dorsaler Vagus

Die meisten Vagusfasern treten nach Aufteilung in feine Äste zusammen mit den beiden Gefäßarkaden in die Magenwand ein, so daß die Nervendurchtrennung direkt an der Magenwand praktisch nur im Rahmen einer vollständigen Skelettierung möglich ist.

Die *Leberäste* des vorderen (ventralen) Trunkus ziehen vom distalen Oesophagus nahezu rechtwinklig zum Leberhilus (Abb. 42 u. 43). Das kleine Netz ist in diesem cranialen Bereich (eigentlich Ligamentum oesophago-hepaticum) verhältnismäßig derb. Die untere horizontale Begrenzung dieses festen Teiles (Pars densa) wie auch die untere Begrenzung des Vagusfaserverlaufes wird häufig durch einen meist sehr zarten Ast der A. gastrica sinistra gebildet, der zur li. Leber zieht, aber in sehr seltenen Fällen den ganzen li. Leberlappen versorgen kann. Distal von dieser Begrenzung werden in der Pars flaccida des kleinen Netzes, die weitgehend fett- und gefäßfrei ist, keine Leberäste des vorderen Vagus mehr angetroffen.

Vor Erreichen des Leberhilus biegen aus den Leberästen einige Vagusfasern nach caudal ab, um in den *Pylorusbereich* einzustrahlen. Von hier bestehen in einzelnen Fällen Anastomosen zu den antralen Magenästen (Loeweneck). Andererseits versorgen die Pylorusfasern entlang der A. gastrica dextra auch eine kurze Strecke des präpylorischen Magens mit wahrscheinlich vorwiegend motorischen efferenten Fasern. Um das avasculäre Zentrum der Pars flaccida des kleinen Netzes bildet sich somit in wenigstens 14–20% der Fälle ein anatomisch präparierbarer Ring aus Vagusverzweigungen, deren mögliche funktionelle Bedeutung noch nicht belegt ist. Bei den gegenwärtigen Methoden der selektiven Vagotomie werden diese extragastralen Vagusverzweigungen im Antrum-Pylorus-Bereich meistens geschont.

Der *hintere* (dorsale) Vagus verläuft unterhalb des Zwerchfells in dem lockeren Bindegewebe zwischen Oesophagus und Aorta (Abb. 45). Der recht kräftige Stamm kann festere mechanische Beziehungen zur Aorta besitzen und daher bei der Umschlingung und Freipräparation des distalen Oesophagus an der Aorta hängenbleiben. Es besteht dann nach Vorziehen des Oesophagus der Eindruck eines weit dorsalen Verlaufes des Nerventrunkus. Sein Auffinden kann dem Ungeübten Schwierigkeiten bereiten (Abb. 53).

Die Abzweigung der *Magenfasern* von den weiterführenden übrigen Eingeweideästen des dorsalen Vagus *(Ramus coeliacus)* vollzieht sich meist in der Höhe der Kardia. Aus einer anastomosenreichen Verzweigungszone (hinterer Magenplexus) entspringen zahlreiche (1–16, Jackson, 1948) Magenfasern, die von re. hinten zusammen mit der hinteren Gefäßarkade der A. gastrica sinistra in die ganze Hinterseite der kleinen Kurvatur des Magens einstrahlen und bis 2,5 cm an den Pylorus heranreichen. Ein deutlich definierter hinterer Hauptast der kleinen Kurvatur (Latarjet) ist in 30–45% der Fälle herauszupräparieren (Jackson, Loeweneck). Eine isolierte Versorgung des Antrums durch einen an der kleinen Kurvatur anastomosenfrei entlangziehenden Ast wurde in 26% der Fälle (Loeweneck, 1967) gefunden (s. Tab. 7).

Von den dorsalen Magenästen des Vagus können immer Verbindungen zum Pankreas (3–4, Loeweneck) präpariert werden. Sie werden bei allen Vagotomieformen mit Ausnahme der selektiv-proximalen Vagotomie mit Skelettierung hart am Magen zerstört. Über ihre Funktion bzw. die Folgen ihrer Durchtrennung ist beim Menschen nichts bekannt.

In 26% verlaufen Fasern der hinteren Magenäste bis zum Pylorus, selten ziehen einige Fasern sogar dorthin durch das kleine Netz (6%, Loeweneck). Auch Leberäste des dorsalen Vagus wurden beschrieben (Jackson, 1948, Nadjafi, 1972).

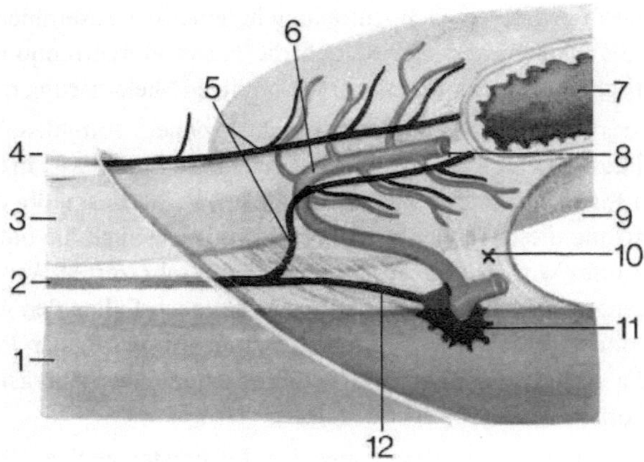

Abb. 45. Schematischer Sagittalschnitt durch den Kardiabereich zur Darstellung des Verlaufes des dorsalen Vagus und der A. gastrica sinistra im Mesogastrium dorsale. Der freie Rand des letzteren kann weit bis in die Bursa omentalis hinabreichen. Der Hauptstamm des hinteren Vagus kann besonders nach Zug am Magen relativ noch dichter an der Aorta liegen und bei einer Umschlingung des Oesophagus ausgelassen werden. Der Abstand zwischen Ramus coeliacus und A. gastrica sinistra ist aus schematischen Gründen zu groß gezeichnet, der Nerv tritt kurz vor dem Tripus Halleri ganz dicht an die Arterie heran und ist häufig von dem sie begleitenden sympathischen Nervengeflecht nicht zu trennen. 1 Aorta, 2 dorsaler Vagus, 3 Oesophagus, 4 ventraler Vagus, 5 Magenäste, 6 A. gastrica sin., 7 Magen, 8 kleine Kurvatur, 9 Bursa omentalis, 10 Mesogastrium dorsale, 11 Ganglion coeliacum, 12 R. coeliacus

Terminale Magenäste des hinteren Vagus, die sich vom Trunkus bereits oberhalb des Zwerchfells gelöst haben, werden verhältnismäßig selten angetroffen. Sie liegen immer li. vom Hauptstamm. Im Rahmen der Vagotomie können sie besonders leicht übersehen werden, wenn man sie in die Umschlingung des Oesophagus nicht mit einbezieht oder wenn der Oesophagus gar nicht angeschlungen wird.

Im Gegensatz zu der sehr variablen Verzweigung der Magenäste ist der Verlauf der übrigen Fasern des hinteren Vagus, die vorwiegend das Pankreas und den Darm versorgen, konstant. Der sehr kräftige *Ramus coeliacus* tritt kurz unterhalb der Kardia kleinkurvaturseitig an die *A. gastrica sinistra* heran (Abb. 44). Sie beschreibt hier nach Abgabe des oben erwähnten Leberastes und der Kardiaäste eine Haarnadelkurve nach caudal, um die kleine Kurvatur zu versorgen. Der Ramus coeliacus begleitet die proximale A. gastrica sinistra entgegen der Blutstromrichtung auf deren cranialer dorsaler Seite. In seinem Verlauf können in seltenen Fällen noch Magenäste abgegeben werden, die mit der A. gastrica sinistra rückläufig zum Magen ziehen (Abb. 44). Verbindungen mit dem sympathischen Nervengeflecht der A. gastrica sinistra werden angetroffen. Der Nervus vagus verliert sich schließlich im Plexus coeliacus.

Mit erheblichen Variationen muß gerechnet werden. Nadjafi fand einen gemeinsamen vorderen und hinteren Trunkus und einmal einen zunächst ventralen Verlauf des hinteren Vagus (Jackson beschreibt Äste zur Leber aus dem hinteren Trunkus, die auch Nadjafi gesehen hat). Anastomosen mit adrenergen Fasern wurden immer wieder vermutet, wie der Vagus andererseits von Sympathicusfasern aus dem Cervicalbereich begleitet wird (Loeweneck). Das Vorhandensein zahlreicher Aufzweigungen könnte insbesondere für die Regeneration nach Vagotomien erhebliche Bedeutung besitzen. Andererseits sei darauf hingewiesen, daß nur etwa $^{1}/_{10}$ der im Vagus verlaufenden Fasern überhaupt efferente Funktionen hat (Murray).

II. Anatomie des Kardiabereiches

Der mit Eingriffen im Kardiabereich nicht vertraute Chirurg rufe sich insbesondere die Ausdehnung der Bursa omentalis und den räumlichen Verlauf der kleinkurvaturseitigen Magengefäße nochmals ins Gedächtnis zurück: während der distale Oesophagus retroperitoneal liegt und nur beim Hageren auch auf seiner li., der Milz bzw. dem Magenfundus zugekehrten Seite von parietalem Peritoneum überdeckt ist, liegt der Magen intraperitoneal. Er besitzt im proximalen Bereich als Verbindung zur hinteren Abdominalwand ein kurzes »*Mesogastrium dorsale*«. Durch die embryonale Rotation und Linksverlagerung zieht diese breite Bindegewebsschicht von median (vor der Aorta) hinten nach vorne li. und wird durch Zug am Magen im Rahmen der Exposition des Kardiabereiches noch vermehrt in eine derartig schräge Verlaufsrichtung gebracht. Das Ligament beherbergt den Stamm der A. gastrica sinistra und den Ramus coeliacus des Nervus vagus (Abb. 46). Ferner findet sich hier gewöhnlich mehr li. caudal die relativ kräftige V. gastrica sinistra.

Die *Bursa omentalis* liegt nicht nur li. von diesem Mesogastrium dorsale, sondern sie besitzt auch re. davon einen nach cranial reichenden Recessus, wird also gewissermaßen durch das die A. gastrica sinistra begleitende Gewebe von cranial her in eine größere li. und eine kleinere re. Bucht unterteilt (Abb. 46). Ein Persistieren des gesamten Mesogastrium dorsale und folglich eine Unterteilung der Bursa omentalis in 2 vollständig getrennte Einzelhöhlen der Bursa omentalis wurde von uns beobachtet. Entzündliche Obliterationen der Bursa omentalis betreffen häufig nur ihren linken, retrogastralen Anteil.

Die *Vorderwand* der eigentlichen (li.) Bursa omentalis wird durch den Magen und das Ligamentum gastrocolicum, die des re. Recessus im cranialen Teil durch die sehr dünne, häufig praktisch avasculäre Pars flaccida des kleinen Netzes (Ligamentum hepatogastricum) gebildet. Diese geht caudal in das kleinkurvaturseitige, die Gefäßarkaden und Nerven enthaltende Begleitgewebe des Magens über (einen Rest des ventralen Mesogastrium dorsale, der keine Verbindung mehr mit der hinteren Abdominalwand hat) sowie in das Ligamentum hepatoduodenale, hinter dem die Bursa omentalis schließlich als Foramen Winslowii mit der freien Bauchhöhle kommuniziert.

Bei der *Umschlingung* des Oesophagus z. B. bei der trunkulären Vagotomie wird man folglich diesen aus dem Retroperitonealgewebe herauslösen, ohne die Recessus der Bursa omentalis zu berühren (A–D in Abb. 46b). Bei der Umschlingung des Kardiabereiches im Rahmen der selektiven Vagotomie werden dagegen die Rami hepatici ausgeschlossen. Links neben dem distalen Oesophagus im Hisschen Winkel wird die Bursa omentalis nicht eröffnet, die Kardia nach cranial der A. gastrica sinistra und des Ligamentum mesogastrium dorsale unterfahren, dann jedoch das Peritoneum zum re. Recessus der Bursa omentalis eröffnet und schließlich unter Durchstoßen der hauchdünnen Blätter der Pars flaccida des kleinen Netzes die Umschlingung in schräger Richtung nach rechts unten vollendet (A–B–C in Abb. 46b).

Zur Umschlingung des Magens wird man großkurvaturseits das Ligamentum gastrocolicum und kleinkurvaturseits die Pars flaccida des kleinen Netzes durchtrennen, den Zügel also caudal der A. gastrica sinistra und des Mesogastrium dorsale durch die Bursa omentalis hindurchführen (F–E in Abb. 46b).

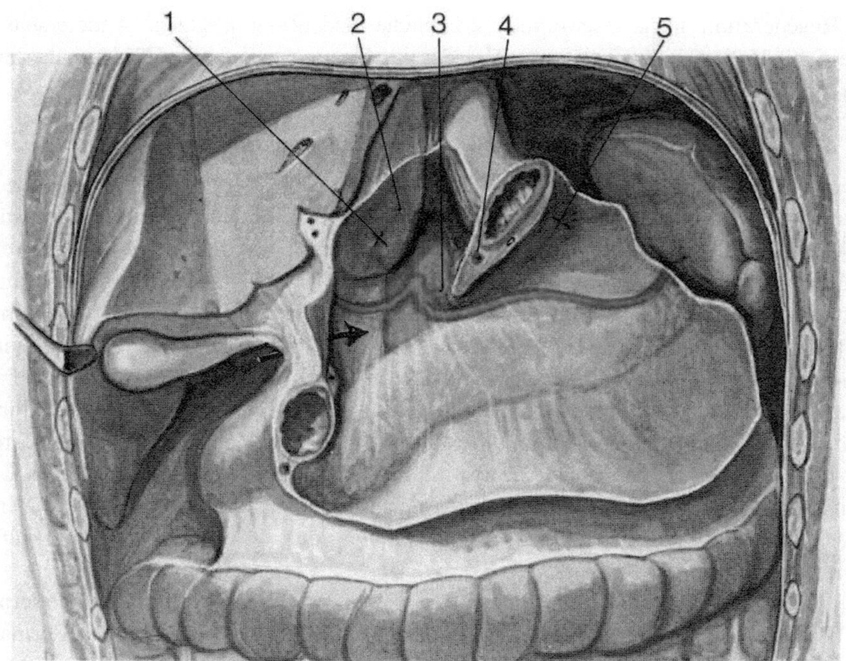

Abb. 46 a. Zur Anatomie der Kardia: Ausbreitung der Bursa omentalis und Verlauf des Mesogastrium dorsale. a) Halbschematisches Relief der Hinterwand der Bursa omentalis nach Entfernung des Magens. Durch die Verankerung der Kardia und das wechselnd lange Mesogastrium dorsale wird die Bursa omentalis im cranialen Bereich in einen rechten und einen linken Recessus unterteilt. Im Mesogastrium dorsale treten A. gastrica sinistra und Begleitvene an den Magen heran. Pfeil im Foramen Winslowi. (In Anlehnung an Corning) 1 Lobus caudatus d. Leber, 2 re. oberer Recessus d. Bursa omentalis, 3 A. gastrica sin., 4 Mesogastrium dorsale, 5 li. oberer Recessus Umschlingungen; extraperitoneal, intraperitoneal Durchtrennung des Peritoneums. Durchtrennung einer Peritonealduplikatur (Lig. gastrohepaticum od. gastrocolicum)

Bei manchen Formen der Vagotomie (z. B. Methode nach Burge oder Tanner sowie alle Wege der selektiv-proximalen Vagotomie, vgl. S. 212–216) wird das Mesogastrium dorsale von der kleinen Kurvatur des Magens abpräpariert, wobei die Pars flaccida des kleinen Netzes oft mit zerstört wird (Burge, Tanner). Hierbei beachte man, daß die Arkade der A. gastrica sinistra und dextra je eine Reihe von vorderen und hinteren Gefäßen abgibt, die zusammen mit Venen und Nerven 1–2 cm von der kleinen Kurvatur entfernt in die Muscularis propria der Magenwand eintreten.

Operativ-technische Grundregeln aller Vagotomiemethoden

I. Zugang

In Rückenlage wird ein oberer *Medianschnitt* möglichst weit nach cranial geführt. Ein großer Proc. xyphoides kann reseziert werden. Nach caudal kann der Schnitt paraumbilical re. notfalls verlängert werden. Ein rechter Paramedianschnitt bringt besonders bei breiter Thoraxappertur und tiefem Thorax Vorteile. Die Leber kann dann weiter nach re. abgedrängt werden, der Operateur kann die li. Hand besser einführen, die Durchführung einer Drainageoperation ist einfacher.

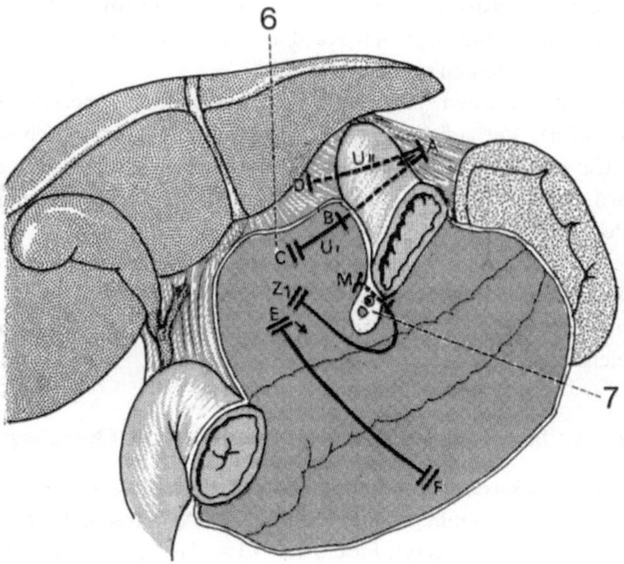

Abb. 46 b. Schematische Darstellung des Kardiabereiches, verschiedene Wege der Umschlingung des Oesophagus, der Magengefäße und des Magens. Punktiert ist der extraperitoneale Weg der Umschlingung, durchgezogen derjenige innerhalb der Bursa omentalis. A-B-C: übliche Umschlingung des distalen Oesophagus und der Kardia. Während die Durchtrennung der sehr zarten Gewebe des kleinen Netzes (C) sehr leicht stumpf gelingt, ist bei B die Umschlagsfalte des Peritoneums durch kräftige Aufhängebänder der Kardia verstärkt. A-D: proximale Umschlingung des Oesophagus z. B. zur trunkulären Vagotomie. Bei D festes Gewebe der Pars densa des Ligamentum oesophago-hepaticum. Z.I: Umschlingung der A. gastrica sinistra und der großen kleinkurvaturseitigen Magenvagusstämme bei der Technik nach Burge: M. zentrale Incision an der Vorderseite des kleinkurvaturseitigen Magenrandes, von der aus alle drei Umschlingungen nach Burge vorgenommen werden. E–F: Umschlingung des Magens an der Corpus-Antrum-Grenze. 6 re. oberer Recessus d. Bursa omentalis, 7 Mesogastrium dors. m. A. gastr. sin.

Selbsthaltende Bauchdeckensperrer erleichtern ein subtiles Vorgehen und eine übersichtliche Präparation wesentlich. Den besten Zugang zur Kardia ermöglicht die Konstruktion nach Rochard oder Behrens, die jedoch meist eine Zugrichtungsänderung für die Pyloroplastik erfordert. Wir benutzen zusätzlich Rahmenspecula.

Die *Leber* wird mit einem möglichst breiten, langen umwickelten Haken nach re. oben unter das Zwerchfell abgedrängt. Eine Mobilisierung des li. Leberlappens ist bei kleinem Organ nicht nötig, bei erheblicher Vergrößerung ohne Vorteil.

Die *Milz* wird zum Schutz vor versehentlicher Verletzung mit einem feuchten Tuch abgedeckt. Dem störenden Hochsteigen von Därmen kann man durch umgekehrte Trendelenburgsche Lagerung (Füße tief) sowie durch Abdecken mit feuchten Tüchern zu begegnen suchen.

Das kleine Netz und die Kardiaregion werden durch *Zug am Magen* nach li. unten ausgebreitet. Der Gebrauch von Ellisklemmen oder Magenfaßzangen ist wegen der Traumatisierung der Magenschleimhaut auf ein Mindestmaß zu beschränken. Bei normalen anatomischen Verhältnissen genügen Stieltupfer oder Kaderspatel. Diese können allerdings nach li. abrutschen und bei mangelnder Sorgfalt Einrisse am Milzhilus verursachen. Die Lage dieser Instrumente ist daher häufig zu kontrollieren, der baldige Ersatz ihrer Funktion durch Gummizügel um Kardia und Magen ist anzustreben, die li. vom Patienten stehenden Assistenten sind zu ermahnen.

Vor Beginn der eigentlichen Vagotomie ist das Abdomen, speziell die Ulcusregion, zu explorieren und der Verlauf des Eingriffes zu planen. Grundsätzlich sollte mit Rücksicht auf die Verhütung von subphrenischen Abscessen die Vagotomie vor einer Eröffnung des Magen-Darm-Traktes beendet und dann das traumatisierte Kardiagebiet mit feuchten Tüchern abgedeckt werden.

Ist eine Antrektomie geplant, kann die vorherige Skelettierung der großen Kurvatur den Zug am Magen zur Darstellung des Kardiabereiches sowie dem Anfänger die anatomische Orientierung (Verlauf der proximalen A. gastrica sinistra, Ausdehnung der Bursa omentalis) erleichtern.

II. Auffinden des Vagus und Skelettierung des Oesophagus

Alle Verfahren der selektiven Vagotomie müssen die Magenfasern des vorderen Vagus im Bereiche des distalen Oesophagus durchtrennen. In Anbetracht der engen Verbindung dieser Nervenfasern mit der äußeren Fascie der Muscularis propria ist eine Skelettierung des Oesophagus bis auf die Muskelschicht nicht zu umgehen. Wegen der Gefahr eines intramuralen Verlaufs von Vagusfasern über längere Strecken muß diese Skelettierung sogar mehrere cm breit in Längsrichtung des Oesophagus ausgeführt werden.

Es ist möglich, nahezu alle *vorderen Vagusfasern* in einem Arbeitsgang vom Oesophagusstumpf abzuheben. Hierzu ist es jedoch notwendig, daß man einen kräftigen Zug am Magen bzw. Oesophagusbereich des Hisschen Winkels nach distal ausübt, so daß sich diese Vagusfasern straff anspannen. Mit einer Klemme kann man sodann dicht hinter diesen Fasern unter ständiger palpatorischer Kontrolle des Vordringens der Klemmenspitze die Separierung vornehmen und die abgehobenen Vagusäste schließlich mit einem Bändchen umfahren (Abb. 52). Bei unzureichender Erfahrung begnüge man sich zunächst mit dem Aufsuchen der größten Vagusäste. Nach Beiseiteziehen oder Durchtrennung derselben können weitere Fasern wesentlich besser angespannt und aufgefunden werden.

Sollen bei den Verfahren nach Burge oder Holle die Vagusäste, die zu erhalten sind, keinem Zug ausgesetzt werden, so ist die zu durchtrennende Schicht leichter zu definieren, wenn man entsprechend einem Hinweis von Griffith (1962) wenigstens einen kräftigen Magenast *distal* mit einem kleinen Klemmchen anhebt und anspannt. Hierdurch kann die nervenführende Schicht erkannt und präpariert werden. Grundsätzlich ist der palpatorische Nachweis der zugfesten und wenig dehnungsfähigen Nervenfasern jedoch die beste und sicherste Methode, diese makroskopisch von Muskelfasern und Bindegewebe zu unterscheiden. Die Skelettierung wird in einer schräg von re. unten nach li. oben zwerchfellnahe geführten Linie vorgenommen (Abb. 67 u. 68).

Das Isolieren des *hinteren (dorsalen) truncus* N. vagi ist bei den skelettierenden Methoden nur auf eine kurze Strecke notwendig, die längerstreckige Identifizierung zur Vermeidung versehentlicher Verletzungen jedoch zweckmäßig. Das Auffinden dieses Nervs bereitet meist geringe technische Schwierigkeiten, da er in 82–94% solitär und recht kräftig ist und weniger enge Beziehungen zum Oesophagus aufweist. Nach Zug am Magen nach distal ist er hinter dem Oesophagus als drehrunder, derber Strang zwischen Daumen und Zeigefinger leicht zu tasten. Zur sicheren Identifizierung verfolge man die getastete

Struktur nach distal. Etwas nach re. gewendet zieht der Ramus coeliacus als feste Schlinge in Kardiahöhe scharf nach hinten zum Ganglion coeliacum vor der Aorta (Abb. 53). Zur Präparation des hinteren Vagus s. Abb. 56 bzw. Abb. 71 und 72. Man achte auf akzessorische Nervenstränge li. des Trunkus.

Die *Suche nach Restfasern* am bereits skelettierten distalen Oesophagus ist Bestandteil sämtlicher Operationsverfahren. Wir empfehlen hierzu, den Oesophagus zwischen Daumen und 2. und 3. Finger der li. Hand in Längsrichtung zu strecken und nach festen, sich wie dünne Zwirnsfäden anspannenden Restfasern zu tasten (Abb. 49). Spannung eines Gummizügels, der direkt an der Kardia liegt, nach distal kann die Maßnahme erleichtern. An der Vorderwand werden restliche Nervenfasern auch durch longitudinale Impression in die angespannte Oesophagusmuskulatur sichtbar. Verdächtige Stränge werden zwischen Daumen und Zeigefinger oder mit der Fingerspitze stumpf von der Oesophaguswand abgedrängt und sodann mit einer Klemme oder dem Nervenhäkchen unterfahren (Abb. 49). Der mobilisierte Oesophagus kann für diese Maßnahme beliebig rotiert werden. Eine Perforation des Oesophagus kann bei diesem Vorgehen sicher vermieden werden. An die Möglichkeit der selektiven intravitalen Anfärbung der Vagusfasern mit Leukomethylenblau (Lee) sei erinnert (S. 224).

Die Zerstörung der Muscularis propria des Oesophagus im Rahmen einer allzu subtilen Suche nach intramuralen Restfasern ist zu vermeiden. Sie kann wahrscheinlich postoperative Motilitätsstörungen im Kardiabereich vermehren, zumal man ohnehin nach Vagotomien mit einer Tonusminderung im untersten Oesophagusteil rechnen muß.

III. Traumatisierung, Durchtrennung und Ligatur der Vagusfasern

Die Identifizierung aller Vagusfasern ist nur bei hageren Patienten durch Präparation unter Sicht ohne Schwierigkeiten möglich. Bei Adipösen mache man sich die hohe Zugfestigkeit und die geringe Elastizität dieser Nerven zunutze. Durch Anspannen des vermutlich nervenhaltigen Gewebes – gewöhnlich nach vorheriger Umschlingung oder durch Zug am Magen – werden jedenfalls alle größeren Äste des Vagus gut palpabel.

Vor *Zug* an den erhaltenden Vagusfasern ist immer wieder gewarnt worden, um die Funktion dieser Nerven nicht zu schädigen. Rackley (1970) hat u. E. mit Recht darauf hingewiesen, daß man einen derartig regenerationsfreudigen Nerv wie den Vagus wohl kaum durch mäßig starke Längsspannung dauerhaft schädigen kann. Da es sich um markarme Nervenfasern handelt, ist wohl auch der Vergleich mit der Empfindlichkeit des Nervus recurrens (Griffith) kaum gerechtfertigt. Wir haben selbst, obgleich wir immer einigermaßen kräftig an diesen Nervensträngen ziehen, keinen Anhalt für auch nur vorübergehende, klinisch faßbare Schädigungen finden können.

Den *hinteren Vagus* kann man wegen der dichten anatomischen Beziehungen zum Oesophagus und zur Kardia ohne wenigstens vorsichtigen Zug zur Seite ohnehin nicht isolieren. Besonders bewährt haben sich 5 mm breite Stoffbändchen (grüne Nabelbändchen) oder Nervenhäkchen.

Zusätzlich zur Durchtrennung und Ligatur der Nervenfasern sollte bei der *trunkulären* Vagotomie immer eine 3–5 cm lange Strecke der Nerven reseziert werden, um einer Regeneration vorzubeugen. Bei der *selektiven* Vagotomie ist dies aus anatomischen Gründen selten möglich. Da der Vagus nach Murray bis zu 3 cm weite Defekte während der Regeneration überbrücken kann und schon 1% der entsprechenden Vagusfasern eine gewisse Säuresekretion, 10% eine fast normale Funktion ermöglichen können, scheint die *Prophylaxe von Regeneraten* jedoch besonders wichtig.

Während Schreiber die *Ligatur* der durchtrennten Nervenendigungen wegen der Gefahr von Neurinombildungen ablehnt, wird diese von den meisten Autoren gerade zur Verhütung von Aussprossungen dringend angeraten (nichtresorbierbarer Faden!). Auch wir ligieren immer mit dünnem Zwirn. Werden im Rahmen der selektiven Vagotomie die zu erhaltenden Nervenstrukturen langstreckig freipräpariert, so können diese schließlich durch Verlagerung nach re. und cranial in einen größeren Abstand vom Magen gebracht werden. Bei den skelettierenden Maßnahmen ist dies nicht möglich. Hier wird die Deckung der skelettierten Magenwandanteile mit Serosa zur Verhütung des Wiedereinsprossens von Vagusfasern in die Magenwand empfohlen (Amdrup, Grassi, Griffith, 1962; Nadjafi; vgl. Abb. 75 u. S. 212).

IV. Rekonstruktion des Hisschen Winkels

Eine vollständige vagale Denervierung des (proximalen) Magens ist ohne sorgfältiges Aufsuchen auch kleiner isolierter Vagusfasern am distalen Oesophagus nicht möglich. Dies läuft auf eine Skelettierung der prägastralen 2–4 cm des Oesophagus heraus, dessen intraabdominale Lage nachweislich erhebliche Bedeutung für die Suffizienz des Kardiaverschlusses hat. Obgleich bei den meisten beschriebenen Präparationen die Verankerungen des Kardiabereiches nicht vollständig zerstört werden, scheint es doch gerechtfertigt, einer postoperativen Hiatushernie und somit einem gastrooesophagealen Reflux vorzubeugen (Griffith u. a.).

Zu diesem Zweck wird der Zügel am Oesophagus nochmals angespannt oder – falls er sich zum exakten Herabziehen des Kardiabereiches nicht eignet – durch eine weiche, umwickelte, ganz zart zu schließende Satinskiklemme ersetzt. Nachdem so der Hissche Winkel dargestellt ist, wird mit wenigen, ganz locker geknoteten Zwirneinzelknopfnähten eine *Fundooesophagopexie* in ein oder zwei Reihen durchgeführt (Abb. 59). Die nach cranial letzte Naht faßt auch das Zwerchfell und kann medial durch eine lockere Fixierung des Oesophagus an den re. Rand des Hiatus oesophagi ergänzt werden.

V. Drainagemaßnahmen

Jede trunkuläre Vagotomie ist mit einer sogenannten Drainageoperation zu kombinieren. Im Falle der selektiven gastralen Vagusdurchtrennungen ist eine »Drainage« nicht unbedingt notwendig (Burge, Tomkin u. a.) und jedenfalls zweckmäßig als Normalisierung einer schon primär (funktionell, Vernarbung) gestörten Pylorusfunktion (Dragstedt) zu verstehen. Die ergriffene Maßnahme (Pyloroplastik, Pylorektomie, GE) sollte wegen der prinzipiell erhaltenen Pylorusmotorik entsprechend schonend und sparsam eine portionierte Entleerung verbessern helfen bzw. lediglich die Verhütung einer prolongierten Distension (Gastrinausschüttung, verlängerte peptische Einwirkung des Magensaftes) anstreben. Einzelheiten s. Kap. »Drainageoperation« auf S. 131.

Die von Weinberg (1964) empfohlene Modifikation der Heineke-Mikulicz-Pyloroplastik mit einreihiger Naht ist u. E. die Methode der Wahl. Entsprechend einer Anregung von Holt u. a. (1965) bemühen wir uns, die Mucosa mit der Naht etwas mitzufassen oder mit 3 Chromcat-Einzelknopfnähten locker zu adaptieren, da sie die Tendenz zur Retraktion hat. Übermäßige Granulationen oder Vernarbungen und damit Stenosierungen können so vielleicht verhindert werden. Bei starken Verwachsungen im Duodenalbereich und speziell bei frischen ausgedehnten Entzündungen, die an ödematöser Schwellung und am Auftreten von disseminierten, punktförmigen Blutungen wenige Minuten nach vorsichtiger Berührung eher als an der Gefäßinjektion zu erkennen sind, empfiehlt sich die sogenannte Dragstedt-Operation: Kombination der trunkulären transabdominalen Vagotomie mit retrocolischer hinterer fingerdurchgängiger (nur 2 cm langer) und pylorusnaher (4–6 cm) GE mit möglichst kurzer, zuführender Schlinge. Man kann so das Auftreten technischer Schwierigkeiten oder eine Beeinträchtigung der Wundheilung vermeiden.

Trotz dieser Maßnahmen sowie ferner im Rahmen von Hämatombildungen und Abscedierungen im Oberbauch muß mit einer *postoperativen Magenatonie* gerechnet werden. Es ist daher zweckmäßig, eine *transnasale Magensonde* (z. B. Levin Tube Nr. 15) postoperativ so lange zu belassen, bis eine ausreichende Magenentleerung sicher ist. Diese Magensonde wird bereits zu Beginn der Operation eingeführt, um die Identifizierung des distalen Oesophagus zu erleichtern. Die Sonde soll möglichst weich sein und zahlreiche Öffnungen im Magenlumen aufweisen. Bei der Suche nach intramuralen Vagusfasern am Oesophagus erleichtert sie das Abschätzen der Wanddicke des Oesophagus und das Auffinden etwaiger Perforationen.

Der Zeitpunkt der Entfernung der Magensonde ist individuell zu bestimmen. Wenn eine sicher durchgängige Sonde weniger als 200–300 ml in 24 Stunden fördert, kann mit ausreichender Peristaltik und Entleerung des Magens gerechnet werden. Nach komplikationsfreier Vagotomie wird die transnasale Magensonde somit am 1. oder 2. postoperativen Tage gezogen werden können. Ist eine regelmäßige sorgfältige Überwachung des Oberbauchbefundes der Patienten (Abwehrspannung, Blähung) durch erfahrene Ärzte gewährleistet, wird man die Sonde außer nach Noteingriffen (längere Peritonitisgefahr; Barnes, 1967; Harrington, 1972) noch früher entfernen oder überhaupt entbehren können. Dies ist insbesondere bei alten Leuten, deren Belüftung der Lungen und deren allgemeine Mobilisierung durch die Sonde behindert sein könnte, und an deren Schleimhäuten es eher zu Druckulcerationen kommt, anzustreben. Einzelheiten der postoperativen Behandlung siehe Seite 227 u. 228

VI. Intraoperative Komplikationen

1. Oesophagusperforation

Bei unvorsichtigem Umfahren des Oesophagus sowie bei übermäßig radikalem Aufsuchen von Restfasern können – speziell beim Vorliegen von Verwachsungen – Perforationen des Oesophagus entstehen. Beste Prophylaxe sind vorsichtige Präparation und eine Sonde im Oesophagus. Gerade der weniger Erfahrene sorge für möglichst geräumigen Zugang und gute Sicht, auch um die Verletzungen sofort erkennen zu können. Sie werden mit atraumatischer Zwirneinzelknopfnaht möglichst in querer Richtung einreihig vernäht, um Einengungen zu verhüten.

Das Einbeziehen von Muscularis und Schleimhaut unter Schonung der gegenseitigen Innenwand ist am sichersten zu erreichen, wenn zuerst alle notwendigen Fäden gestochen und dann erst geknotet werden (Klöppeln). Bei unsicherem Verschluß mache man von der Möglichkeit einer zusätzlichen Deckung der Perforationsstelle im Sinne einer lockeren Fundoplikatio (Nissen-Rossetti) Gebrauch.

2. Milzverletzungen

Als Folge von Unachtsamkeit oder grober, unkontrollierter Gewaltanwendung kann es zu Milzverletzungen kommen. In der Regel handelt es sich um relativ begrenzte Kapseleinrisse im Hilusbereich der Milz. Sie dürften häufig durch Ausreißen von Adhäsionen zwischen großkurvaturseitigem Fettgewebe und Milzkapsel entstehen. Prophylaktisch empfiehlt sich somit die *Inspektion des Milzhilus zu Beginn des Eingriffes* und die Durchtrennung gefährdender Verwachsungsstränge nach Anspannen des Magens. Durch relativ hohes Umfahren des Oesophagus vermeide man das Ausreißen der obersten Vasa brevia des Magens, deren hilusnahe Blutung eine Milzruptur vortäuschen kann. Durch umgekehrte Trendelenburgsche Lagerung und leichte *Linksdrehung* des Patienten ist die Notwendigkeit zu ständigem Beiseitehalten des Fettgewebes gerade bei Adipösen einzuschränken. Von einer direkten Traumatisierung der Milz schützen ein feuchtes Tuch und möglichstes Vermeiden langer Haken.

Eine zweizeitige Milzruptur durch subkapsuläre Blutung beobachteten wir in einem Falle von vollständiger Adhärenz zwischen Milzperipherie und Zwerchfell bzw. Bauchwand. Um den hierfür wahrscheinlich verantwortlichen Scherkräften an der Milz vorbeugen zu können, ist das Erkennen derartiger Organfixierungen und entsprechende vorsichtige Handhabung von Zug und Haken anzuraten.

Bei geringen Blutungen besonders aus kleinen Kapseleinrissen am Milzhilus kann zunächst unter *leichter Kompression* abgewartet werden. Hierzu werden ein oder mehrere feuchte Tücher zwischen *Milzperipherie* und Zwerchfell eingebracht, so daß sich Verklebungen im Hilusbereich bilden können. Beim Entfernen der Tücher gegen Ende des Gesamteingriffes bemühe man sich, diese Verklebungen nicht zu zerstören. Im postoperativen Verlauf ist sorgfältige Überwachung von Blutdruck und Puls unerläßlich. Bei starker Traumatisierung ist eine *Splenektomie* notwendig (s. d. entsprechende Kapitel).

Spezielles operatives Vorgehen

I. Begriffsbestimmung

Aufgrund der anatomischen Ausdehnung der Denervierung haben drei verschiedene Formen der Vagotomie klinische Bedeutung erlangt (Abb. 47):

a) die *trunkuläre* Vagotomie stellt praktisch eine vagale Denervierung der gesamten Oberbauchorgane dar (vgl. auch Abb. 39). Sie kann in Höhe des Zwerchfelles sowohl von abdominal als auch von thorakal durchgeführt werden. An wesentlichen pathophysiologischen Folgen sind – abgesehen von einer Reduktion der basalen und maximalen Sekretionskapazität des Magens – eine erhebliche Tonusverminderung und Entleerungsstörung des Magens, eine Tonusverminderung der Gallenblase und eine vermehrte Neigung zu anfallsweisen, schwer beherrschbaren Diarrhoeen zu nennen (s. Kap. Physiologie). Das Verfahren scheint heute nur noch in Notfällen, bei sehr starken Verwachsungen und gewissen Reoperationen Berechtigung zu haben. Die trunkuläre Vagotomie führt mit großer Regelmäßigkeit für längere Zeit zu schweren Entleerungsverzögerungen des Magens und ist daher immer mit einer Drainageoperation zu kombinieren.

b) Unter *selektiver* Vagotomie wird die Durchtrennung der zum Magen ziehenden Vagusfasern im Bereich der Kardia und der kleinen Kurvatur verstanden. Allerdings werden über den Ramus hepaticus des vorderen Vagus und wahrscheinlich auch über den Ramus coeliacus des hinteren Vagus verlaufende afferente und efferente Fasern für den ganzen Pylorusbereich im weiteren Sinne in dieser Operation *nicht* mit einbezogen. Wie die bisherige klinische Erfahrung zeigt, kann hierdurch offenbar eine ausreichende Magenentleerung gewährleistet werden (Tompkin). Auf eine Drainageoperation kann daher wahrscheinlich verzichtet werden, sofern keine Einengung im Pylorusbereich und kein Verdacht auf eine sonstige Funktionsstörung des Entleerungsmechanismus des Magens vorliegt (Burge, Tompkin). Andererseits wurden hierdurch definitorische Verwirrungen ausgelöst, indem z. B. Burge und Frohn (1969) meinten, man könne wegen der intakten Innervation des präpylorischen Bereiches bei dieser Art der Vagotomie auch von einer selektiven proximalen Vagotomie sprechen.

Jedenfalls ist seit Griffith (1962) immer wieder bewiesen worden, daß mit den Methoden der selektiven Vagotomie in vergleichsweise hohem Prozentsatz eine vollständige Unterbrechung der sekretorischen Vagusfasern (Insulinnegativität) zu erreichen ist. Wegen der Notwendigkeit einer besonders sorgfältigen Operationstechnik und wegen der relativen Konstanz des Nervenfaserverlaufes in der Nähe des Zielorganes Magen ist die Wahrscheinlichkeit groß, alle Fasern aufzufinden (Griffith, 1969). Vereinzelte kleine Pankreasäste des hinteren Vagus, die direkt von den Magenästen abzweigen, werden mit unterbrochen.

Wir werden die zahlreichen angegebenen Operationsmethoden der selektiven Vagotomie im folgenden in 3 Gruppen einteilen und technische Varianten, soweit sie bedeutungsvoll erscheinen, erwähnen:

1. Bei der *Präparation der zu erhaltenden Nerven* werden die Magenfasern direkt nach dem Abgang vom Ramus hepaticus bzw. Ramus coeliacus durchtrennt, soweit sie nicht isoliert am distalen Oesophagus aufgefunden werden (Abb. 47a). Weder die Durchblutung noch die sympathische Versorgung des Magens wird auf diese Weise beeinträchtigt. Andererseits bleibt ein extragastrisches Geflecht von nach proximal unterbrochenen parasympathischen Nervenfasern am Magen erhalten, das evtl. einer Regeneration gewisser Vagusfunktionen (Motorik?) Vorschub leisten könnte. Nachteilige Folgen für den sekretionsmindernden Operationseffekt wurden bislang nicht wahrscheinlich gemacht.

2. Bei der *Durchtrennung aller nervenführenden Gewebe in unmittelbarer Magennähe* im Bereiche der kleinen Kurvatur und der Kardia werden die Arterien und die sympathische Versorgung in diesem Bereiche zusätzlich unterbrochen (Abb. 47b). Ob und wieweit sich aus dieser Skelettierung hart an der Muscularis propria des Magens funktionelle Konsequenzen ergeben, bleibt noch zu prüfen. Auch etwaige Folgen der kleinkurvaturseitigen Skelettierung für den Magen selbst sind noch in gezielten Vergleichsstudien zu untersuchen (z. B. Kaskadenbildung).

3. Bei der *selektiven proximalen Vagotomie* (auch »highly selective«) wird eine Beschränkung der vagalen Denervierung auf die belegzelltragenden Magenwandanteile, also auf Fundus und Corpus ventriculi angestrebt. Dennoch scheint die Bezeichnung »Parietalzellvagotomie« zu anspruchsvoll, da einerseits die intramuralen Plexus erhalten bleiben und da andererseits die Grenze zwischen Antrum und Parietalzellbereich, die ohnehin variabel und unscharf ist, während der Operation nicht exakt bestimmt werden kann. Die gezielte Denervierung kann nur im Rahmen einer sorgfältigen Präparation hart an der Magenwand entlang der kleinen Kurvatur und um den Oesophagus hinreichend exakt dosiert werden (Abb. 47c).

Auch mit der selektiv-proximalen Vagotomie kann in einem verhältnismäßig hohen Prozentsatz jedenfalls zunächst Insulinnegativität erreicht werden. Über eine gute Antrummotilität direkt postoperativ, die durch Schonung der Antruminnervation und unter

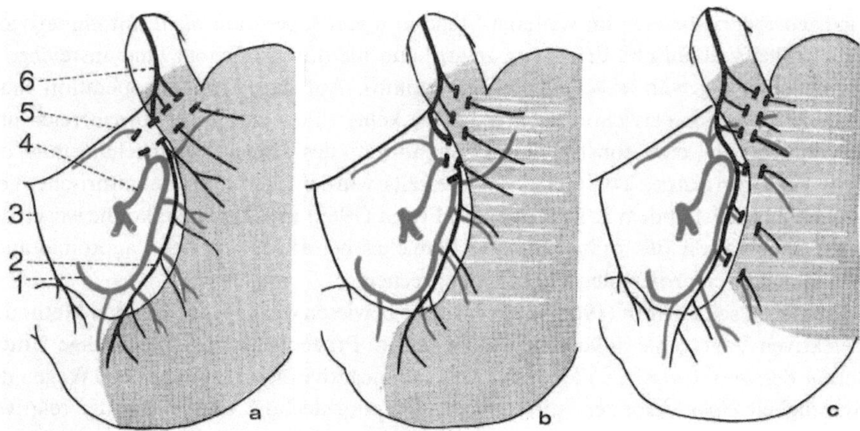

Abb. 47. Schematische Darstellung der drei verschiedenen *Methoden der selektiven Vagotomie* am Beispiel des ventralen Vagus. Punktiert: vagal denervierter Bereich. Zusätzliche Längsschraffur: Beeinträchtigung der sympathischen Nervenversorgung zusammen mit der arteriellen Gefäßunterbrechung. a) Selektive Vagotomie unter Herauspräparation der zu erhaltenden Nerven: A. gastrica sinistra und der Sympathicus bleiben erhalten. b) Selektive Vagotomie unter magenwandnaher Skelettierung: A. gastrica sinistra und der kleinkurvaturseitige Nervus sympathicus werden durchtrennt, der Leberast der A. gastrica sinistra bleibt erhalten. c) Selektiv-proximale Vagotomie durch Gefäß- und Nervendurchtrennung im Corpus- und Fundusbereich im Rahmen einer subtilen Skelettierung der kleinen Kurvatur. Der Kardiabereich und der distale Oesophagus müssen bei allen drei Methoden in gleicher Weise bis auf die Muscularis propria von Gefäßen und Nerven entblößt werden. 1 A. gastrica dextra, 2 Corpus-Antrum-Ast, 3 Pylorusast, 4 A. gastrica sin. 5 R. hepaticus, 6 ventraler Vagus

Vernachlässigung der vagalen Gastrinliberierung angestrebt wird (s. Kap. Physiologie), wird von den meisten Autoren berichtet. Bezüglich der Notwendigkeit einer zusätzlichen Drainageoperation bestehen Kontroversen (Burge, 1972; Holle, 1972), über die erst nach langjähriger Erfahrung und randomisierten Studien endgültig befunden werden kann. Gleiches gilt für sonstige Vor- und Nachteile gegenüber anderen Verfahren der Vagotomie.

II. Trunkuläre Vagotomie

1. Indikation

Obgleich die trunkuläre Vagotomie eine vollständige vagale Innervierung aller Oberbauchorgane und des Darmes bis etwa zur Mitte des Colon transversum bewirkt, sind die extragastralen Auswirkungen gering. Aufgrund der kontrollierten, randomisierten Studien von Kennedy et al. sowie Kronborg u. a. (1970) sowie ausgedehnter retrospektiver Studien (Barnes und Cox, 1969; Frohn u. a., 1968; Inberg, 1970) muß aber angenommen werden, daß schwere, Wohlbefinden und Arbeitsfähigkeit ernstlich beeinträchtigende Diarrhoeen nach trunkulärer Vagotomie 2–3 mal so häufig auftreten wie nach selektiv gastraler Durchtrennung der Vagusfasern. Weitere gelegentliche oder geringfügige Folgen der vollständigen abdominalen Vagotomie (Zusammenstellungen s. b. Williams und Cox, 1969) spielen gegenwärtig für die chirurgische Indikationsstellung keine wesentliche Rolle.

Da man dem Patienten das postoperative Risiko einer schweren iatrogenen Diarrhoe nicht unnötig zumuten wird, ist die trunkuläre Vagotomie auf diejenigen Fälle zu beschränken, in denen eine selektive Vagotomie nicht durchführbar und auch andere Formen der Ulcusbehandlung nicht vertretbar sind. In Frage kommen im wesentlichen Patienten im schlechten Allgemeinzustand und mit ungünstigen anatomischen Verhältnissen im Kardiabereich: schwere Verwachsungen, Induration nach ausgeprägten Ulcerationen und Penetrationen, hochgradige Vascularisation bei portaler Hypertension, evtl. sehr schlechter Kreislauf bei starker Ulcusblutung.

2. Verfahrenswahl

Die Durchtrennung und Resektion der beiden Hauptstämme des Nervus vagus kann sowohl auf abdominalem als auch thorakalem Wege durchgeführt werden. Besonders geeignet für beide Methoden ist der Vagusverlauf am direkt supradiaphragmalen Oesophagus, wo der intrathorakale Plexus in verhältnismäßig wenige Hauptstämme einmündet (s. Anatomie). Der hintere Vagus ist etwas weiter distal und insgesamt häufiger als einzelner Stamm anzutreffen als der vordere. Wegen des größeren Abstandes zum Zielorgan (Griffith) muß sehr sorgfältig nach aberrierenden Fasern im angrenzenden lockeren Bindegewebe gefahndet werden. Die trunkuläre Vagotomie ist somit schneller durchführbar als die selektiv-gastrale, für die komplette Nervendurchtrennung ist aber keineswegs geringeres technisches Können ausreichend.

Das *abdominale* ist dem thorakalen Vorgehen grundsätzlich vorzuziehen, da gleichzeitig eine Inspektion des übrigen Abdominalraumes, speziell des Ulcusbereiches, möglich ist, und da nur abdominal eine Drainageoperation ohne Schwierigkeiten angeschlossen werden kann. Auf die unbedingte Notwendigkeit der Drainage wurde bereits hingewiesen.

Die äußerst seltene Indikation zur *thorakalen* trunkulären Vagotomie ergibt sich somit unter folgenden Voraussetzungen:

a) Mit Rücksicht auf die Störungen der Magenentleerung, die die trunkuläre Vagotomie bedingt, ist ein transthorakales Vorgehen nur bei *Reoperationen* zweckmäßig, wenn bereits im Rahmen des Ersteingriffes für eine ausreichende Magenentleerung durch plastische Erweiterung, Resektion oder Umgehung des Pylorus gesorgt worden ist, da man sonst das Zwerchfell breit spalten müßte, um die Drainageoperation noch anfügen zu können.

b) Die noch erhaltene Funktion des Nervus vagus ist *vor* derartigen Reoperationen durch den *Insulintest* zu sichern.

c) Wegen der extragastralen Folgen der trunkulären Vagotomie erfährt die Indikation zu diesem Eingriff bei all den Patienten eine weitere Einschränkung, bei denen die transabdominale Reexploration keine besonderen Risiken, aber die Möglichkeit der selektiven Vagotomie zusätzlich zur Inspektion des Ulcusbereiches bietet.

d) Bei der Indikationsstellung zum transthorakalen Eingriff beachte man schließlich neben dem pulmonologischen und dem Allgemeinzustand auch die Hinweise auf eine evtl. abgelaufene basale Pleuritis (Röntgen, Anamnese), durch deren Folgen der transthorakale Zugang technisch schwieriger als die abdominale Reoperation werden kann.

3. Abdominale trunkuläre Vagotomie (Dragstedt und Owens, 1943)

Zugang wie oben S. 184 beschrieben. Die Spitze eines breiten, die Leber nach vorn oben und etwas nach rechts drängenden Hakens sollte das Organ überragen und gezielt das Peritoneum ventral des Hiatus oesophagi ausbreiten und gleichzeitig etwas anspannen. Der Verlauf des distalen Oesophagus ist mit Hilfe einer transnasalen Magensonde palpa-

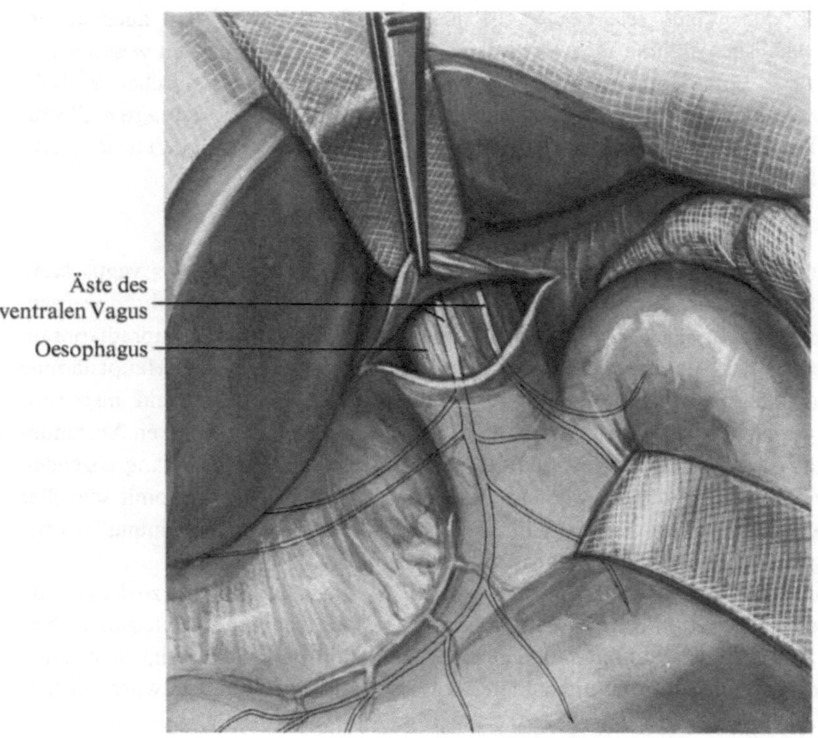

Abb. 48. Abdominale trunkuläre Vagotomie I: Querincision des Peritoneums über dem Oesophagus dicht an der Umschlagsfalte zum Zwerchfell. Die li. Leber wird hierzu mit einem umwickelten Haken hinter das Sternum gedrängt. Zug am Magen nach distal am besten mit einem breiten, umwickelten Spatel. Abdeckung der Milz mit einem feuchten Tuch, nachdem etwaige Verwachsungen, die bei einem derartigen Zug zu Kapselzerreißungen der Milz führen könnten, vorsorglich durchtrennt sind

torisch zu identifizieren, falls die Verhältnisse beim adipösen oder voroperierten Patienten unübersichtlich sind. Das Peritoneum wird über dem distalen Oesophagus in Zwerchfellnähe (wenige mm vor der peritonealen Umschlagsfalte) quer auf eine Länge von 4–5 cm incidiert (Abb. 48). Nach links ist diese Incision 1–2 cm über die li. Grenze des Oesophagus hinauszuführen. Hier wird das lockere Bindegewebe anschließend mit der Schere in Längsrichtung des Oesophagus leicht gespreizt. Mit dem II. und III. Finger der re. Hand wird der Oesophagus unter vorsichtiger stumpfer Präparation umfahren, wobei der Daumen der re. Hand von der re. Hinterseite des Oesophagus aus die Finger leitet und insbesondere ständig die Lage des Oesophagus kontrolliert. Die Umfahrung sollte möglichst viel perioesophageales Bindegewebe, in dem aberrierende Nervenfasern verlaufen können, einbeziehen. Zu diesem Zweck wird sie nach li. ausladen und dorsal dicht vor der gut palpablen Aorta vorbeiführen (I in Abb. 52). Präpariert man von der peritonealen Umschlagsfalte an der Oesophagusvorderwand schräg nach cranial hinten in den supradiaphragmalen Raum, so können die prä- und paraaortalen Zwerchfellschenkel nicht stören. Bei vorsichtiger Präparation können sogar wesentliche Teile der intra- und subhiatalen Oesophagusverankerung geschont werden. Sind die Spitzen des II. und III. Fingers der re. Hand nach

Umfahren des Oesophagus re. von demselben wieder durch die Querincision des Peritoneums herausgeführt, so können sie sogleich einen Gummizügel greifen und hinter dem Oesophagus hindurchziehen. Dieser umfaßt außer dem Oesophagus sämtliche Vagusfasern, sofern die Umschlingung großzügig genug durchgeführt wurde. Einige cm des *supra*diaphragmalen Oesophagus können durch den etwas aufgedehnten Hiatus oesophagi hindurch stumpf mobilisiert werden.

Durchtrennen des vorderen Vagus: Der auf der Vorderseite des distalen Oesophagus verlaufende ventrale Vagusstamm bzw. seine verschiedenen Äste können insbesondere nach leichtem Anspannen des Oesophaguszügels gut getastet, mit den Fingern angehoben und mit einer gebogenen Klemme unterfahren und angeschlungen werden (Abb. 49b). Der oder die Vagusstämme werden nun unter vorsichtiger stumpfer Präparation mit Stieltupfern oder dem palpierenden Finger etwa 5 cm weit nach proximal, also durch den Hiatus oesophagi des Zwerchfells hindurch, ins untere Mediastinum verfolgt. Hierbei ist auf abgehende Fasern zu achten, insbesondere auf solche, die in das umgrenzende Gewebe ziehen und evtl. der primären Umschlingung entgangen waren. Möglichst weit cranial und distal werden Klemmen angesetzt und mit dünnem, nicht resorbierbarem Nahtmaterial ligiert (Abb. 49b). Resektion des dazwischen liegenden Nervengewebes.

Durchtrennen des hinteren Vagus. Unter leichter Anspannung des Gummizügels um den Oesophagus wird der meist re. hinter dem Oesophagus verlaufende dorsale Vagusstamm (vgl. Abb. 41) gut palpierbar. Er wird nach re. hinter dem Oesophagus hervorgedrängt (Abb. 49c u. 56), angeschlungen und ebenfalls möglichst zart, aber weit nach proximal freipräpariert, ligiert und reseziert.

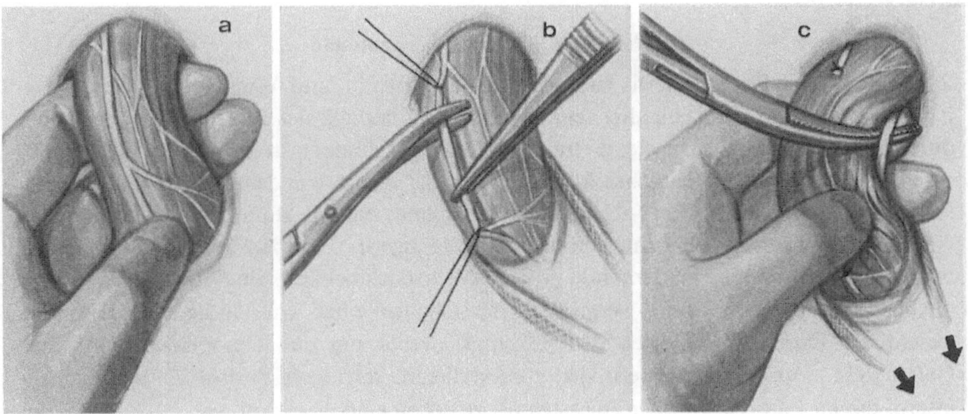

Abb. 49a–c. Abdominale trunkuläre Vagotomie II: a) der abdominale Oesophagus wird zusammen mit den ihn begleitenden Vagusfasern durch stumpfe Präparation mit dem zweiten und dritten Finger umfahren. Der distale mediastinale Bereich des Oesophagus und seines Begleitgewebes kann sodann in den Abdominalraum heruntergezogen werden. Umschlingung mit Gummizügel; b) Die vorderen Nerven werden vorwiegend unter Sicht, teilweise aber auch durch Palpation identifiziert, präpariert, mit nichtresorbierbarem Faden ligiert und auf eine Strecke von etwa 3 cm reseziert. Bei der vorsichtigen Präparation beachte man aberrierende Nervenfasern; c) Vorluxieren des hinteren Vagus truncus mit dem palpierenden Finger unter gleichzeitigem Zug am Oesophaguszügel (Pfeile). Isolierung der Nerven durch gebogene Klemme der Nervenhäkchen. Suche nach zusätzlichen feinen Nerven erst nach Resektion der großen Hauptstämme. In Anlehnung an Dragstedt (1943)

Nach der Vagotomie der Hauptstämme sind der Oesophagus und das ihn begleitende Bindegewebe nach zusätzlichen Vagusfasern abzusuchen. Man halte sich hierbei verhältnismäßig weit distal, um nicht durch Zerstörung zu vieler Vagusfasern des Oesophagus eine Motilitätsstörung desselben hervorzurufen (Einzelheiten der Technik siehe S. 186). Lag präoperativ eine Hiatushernie vor, so ist ihre Korrektur anzufügen (S. 188). Gewöhnlich werden die Aufhängevorrichtungen von Magen und distalem Oesophagus bei der trunkulären Vagotomie nicht so stark beeinträchtigt, daß das postoperative Auftreten einer Hiatushernie befürchtet werden müßte. Die Notwendigkeit einer *Drainageoperation* nach trunkulärer Vagotomie ist oben begründet worden (S. 188 u. 192). Einzelheiten der Technik siehe Kapitel Drainageoperationen S. 188.

4. Modifikationen der abdominalen trunkulären Vagotomie

Der Vorschlag von Dragstedt und Owens (1943), die Leber unter Durchtrennung des Ligamentum triangulare und evtl. des Ligamentum hepaticum sinistrum zu mobilisieren, ist von vielen Autoren wiederholt worden. Uns scheint diese Mobilisation keine Vorteile zu bringen, da eine kleine Leber kein Hindernis darstellt, während sich eine stark vergrößerte li. Leber auch nach dieser Mobilisation kaum beiseitedrängen, insbesondere nicht wegklappen läßt. Man zerstört aber wesentliche Lymphwege der li. Leber (Loeweneck).

Moore et al. eröffneten zusätzlich das Zwerchfell, um breiten Zugang zum Mediastinum zu erhalten und die Vagusfasern bis hinauf zum Lungenhilus vollständig resezieren zu können. Durch die zusätzliche Traumatisierung konnte die Vollständigkeit der Vagotomie nicht nachweislich verbessert werden.

5. Thorakale, trunkuläre Vagotomie

Zugang im 8. oder 9. ICR li. laterodorsal (Chamberlin und Winship, 1947). Längsincision der Pleura mediastinalis, beginnend direkt oberhalb des Zwerchfelles über dem durch eine präoperativ eingelegte transnasale Magensonde tastbaren Oesophagus auf eine Länge von 5–6 cm. Seitliches Abpräparieren der Pleura von dem lockeren, darunterliegenden Bindegewebe für 1–2 cm nach vorn und hinten, stumpfes Umfahren des Oesophagus mit den vorsichtig palpierenden Fingern. Großzügiges Mitfassen von reichlich Bindegewebe, in dem mit großer Wahrscheinlichkeit die Vagusfasern oesophagusnahe zu finden sind, vergrößert die Chance einer vollständigen Vagotomie wesentlich. Durch Anschlingen des ganzen Gewebes um den Oesophagus wird die Gefahr, schon umfahrene Fasern später zu verlieren, verringert. Aufsuchen der Vagusfasern, die im Fett meist besser zu tasten als zu sehen sind.

Der li. Vagus findet sich supradiaphragmal schon an der Vorderseite des Oesophagus, der re. an dessen Dorsalseite. Beide sind dicht supradiaphragmal mit der größten Wahrscheinlichkeit als isolierter Truncus anzutreffen (S. 183).

Vorsichtige, stumpfe Freipräparation der mit Bändchen angeschlungenen Vagusstämme nach proximal und distal, wobei auf hinzutretende oder abführende zusätzliche Fasern zu achten ist (Abb. 50). Resektion eines 5 cm langen Nervenanteiles nach proximaler und distaler Ligatur mit nichtresorbierbarem Nahtmaterial. Die Erweiterung des Hiatus des Zwerchfelles ist hierzu nicht notwendig. Es sei ausdrücklich darauf hingewiesen, daß durchaus nicht alle Vagusfasern supradiaphragmal dicht am

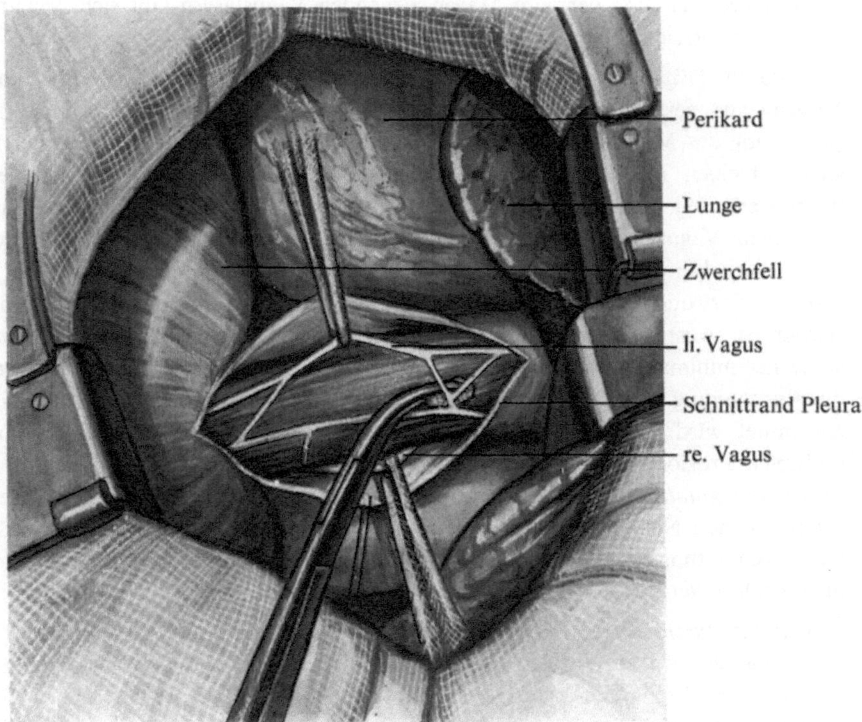

Abb. 50. Thorakale trunkuläre Vagotomie: Längsincision der Pleura über dem Oesophagus, stumpfe Freipräparation und Anschlingen sowohl des re. wie des li. Vagusstammes, vorsichtige Präparation zur Darstellung von Querverbindungen. Alle präparierten Nerven werden auf eine möglichst lange Strecke zwischen nichtresorbierbaren Ligaturen reseziert

Oesophagus verlaufen, und daß durch die Präparation die ursprünglichen Lagebeziehungen rasch verändert werden. Auf die Präparation des perioesophagealen Bindegewebes ist somit Sorgfalt zu wenden. Lockerer Verschluß der Pleura, Einlegen einer intraperitonealen Drainage für 1–3 Tage, schichtweiser Thoraxverschluß. Weitere Einzelheiten s. im Kapitel Thorakotomie.

III. Selektive Vagotomie

1. Verfahrenswahl

Alle Methoden der selektiven Vagotomie des Magens haben gemeinsam, daß mit dem Leberast des vorderen Vagus und dem Ramus coeliacus des hinteren Vagus die *Innervation des Pylorusbereiches erhalten* bleibt. Seit Latarjet (1922) hat nur wieder Grassi (1970) eine Durchtrennung des vorderen Pylorusastes durchgeführt und versucht, hierdurch in gewissen, durch intraoperative pH-Messung ermittelten Sonderfällen doch noch eine vollständige Unterdrückung der durch intraoperative Histamingabe induzierten Säuresekretion zu erreichen.

Die Durchtrennung der zum Magen ziehenden Vagusfasern läßt sich prinzipiell auf zwei Wegen erreichen (vgl. oben S. 193):

a) durch *Präparation derjenigen Vagusäste, die erhalten werden sollen*, kann der Magenvagus gezielt durchtrennt werden. Durchblutung und sympathische Nervenversorgung des Magens bleiben ungestört. Der Magen wird nicht traumatisiert. Extragastral bleiben die magennahen Aufzweigungen des parasympathischen Nervengeflechtes erhalten. Ein Wiedereinwachsen von Nervenfasern kann durch Abdrängen des erhaltenen Vagusanteiles wahrscheinlich vermieden werden. Die Methode wird als *Routinevorgehen* empfohlen, da sie das Ziel der Durchtrennung von gastralen Vagusfasern isoliert und konsequent anstrebt und andererseits leicht erlernbar und standardisierbar ist. Ausreichenden Zugang durch selbsthaltende Specula vorausgesetzt, stellt sie ferner minimale Anforderungen an die Qualität der Assistenz, der im wesentlichen die Anspannung von Zügeln und das Öffnen von Klemmen im Rahmen der Ligaturen zugemutet wird. Erfolgt die selektive Vagotomie wegen akuter Magenblutung aus multiplen Erosionen, ist die Verminderung der Blutfülle der submukösen Plexus auch über eine *Ligatur der A. gastrica sinistra* anzustreben. Ob die Erhaltung der begleitenden sympathischen Nervenplexus, deren Reizung im Tierexperiment ebenfalls die Schleimhautdurchblutung vermindert, in dieser Situation von Vorteil ist, muß beim Menschen noch geklärt werden.

b) Unter *Durchtrennung allen Gewebes, das erfahrungsgemäß Magenvagusfasern enthält*, in Kardianähe und am distalen Oesophagus läßt sich das Ziel einer selektiven gastralen Vagotomie ebenfalls erreichen. Hierbei werden Gefäße und sympathische Nervenversorgung der proximalen kleinen Kurvatur mit durchtrennt (Abb. 47). Als Vorteil dieser Methode wird hervorgehoben, daß die extragastralen Vagusfasern nicht oder kaum berührt und daher nicht traumatisiert werden. Allerdings sind gewisse Vorsichtsmaßregeln und subtiles Arbeiten notwendig, um zu verhüten, daß die Rami hepatici und Teile des Ramus coeliacus bei magennahem Verlauf nicht versehentlich in Ligaturen mitgefaßt oder gar mit durchtrennt werden.

Bei allen Methoden der selektiven Vagotomie, die skelettierend in Magennähe arbeiten, bleibt der Ast der A. gastrica sinistra, der zur Leber zieht (Ramus hepaticus arteriae gastricae sinistrae) erhalten. In seltenen Fällen, in denen diese Arterie sehr stark ist, so daß vermutet werden muß, daß ein größeres Leberareal von ihr versorgt wird, und insbesondere dann, wenn der Nachweis einer A. hepatica propria am Ligamentum hepatoduodenale nicht gelingt, kann die Schonung dieser Arterie mit den skelettierenden Methoden am einfachsten bewerkstelligt werden.

Bei stärkeren Verwachsungen und Verschwielungen im Kardiabereich dürfte ein skelettierendes Vorgehen besonders in der Modifikation von Tanner gelegentlich Vorteile bieten, sofern ausreichende Chancen bestehen, die Grenze zwischen subseröser, die Gefäßnervenbündel enthaltender Schicht und der Muscularis propria des Magens erkennen zu können. Bei uns hat sich allerdings gerade auch bei Reoperationen und sonstigen Verwachsungen die »Selektive Vagotomie durch Nervenpräparation« regelmäßig bewährt. Erfahrungsgemäß ist es auch in Verschwielungen gut möglich, die Nervenstränge palpatorisch zu identifizieren. Die Perforationsgefahr ist dann gering. Andernfalls entschließe man sich zur transabdominalen supradiaphragmalen trunkulären Vagotomie (S. 187). Bezüglich weiterer Erwägungen zur Verfahrenswahl siehe die Diskussion über die Modifikation in den Kapiteln S. 206 u. 212.

2. Selektive Vagotomie durch Nervenpräparation

Zugang wie auf S. 184 beschrieben. Nach Exploration des Abdomens wird der Bereich der Kardia und des kleinen Netzes ausgespannt, indem der die li. Leber umfassende Haken das Zwerchfell nach oben zieht, während der Magen durch einen Stieltupfer oder Kaderspatel nach li. unten gedrängt wird.

a) Aufsuchen der Leberäste des vorderen (ventralen) N. vagus

Re. von der kleinen Kurvatur des Magens spannt sich die meist gefäß- und fettfreie Pars flaccida des kleinen Netzes aus. In der cranial davon gelegenen, wenige cm breiten Pars densa (eigentlich Ligamentum oesophagohepaticum) ziehen von der Kardia zur Leber hin die Leberäste des vorderen Vagus. Sie sind meist von einem feineren Gefäß (Leberast der A. gastrica sinistra) begleitet. Auch bei sehr adipösen Patienten, bei denen die dünnen Vagusfasern nicht zu sehen sind, kann diese feste craniale Fortsetzung des sehr zarten Ligamentum gastrohepaticum immer lokalisiert werden. Um die in ihr verlaufenden Leberäste anzuschlingen, wird zunächst die Pars flaccida des kleinen Netzes an einer gefäßfreien Stelle mit einer langen Klemme (Overholt) durchstoßen. Hierdurch

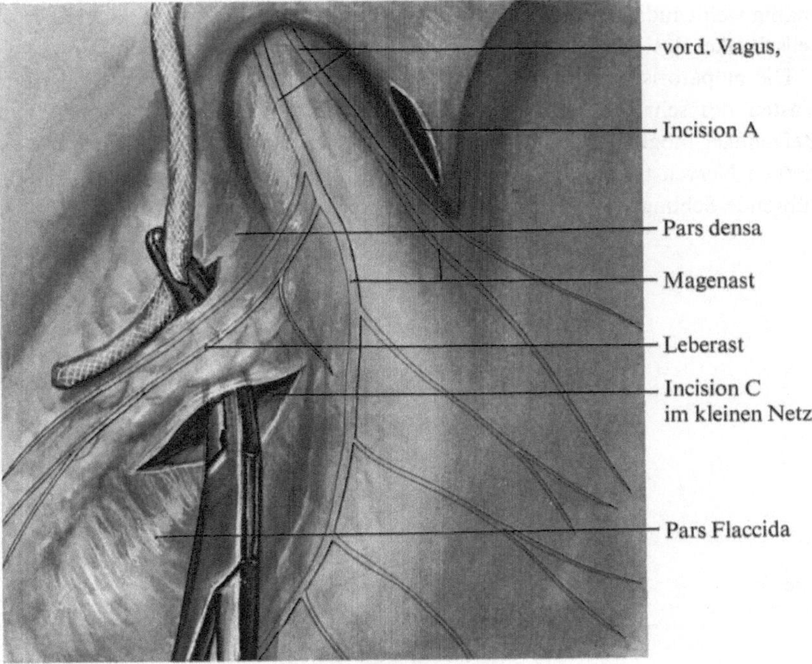

Abb. 51. Selektive Vagotomie durch Nervenpräparation I: Anschlingen der Leberäste des vorderen Vagus, wobei von einer Incision (C) in der leicht zerreißlichen Pars flaccida des kleinen Netzes ausgegangen wird. Die querverlaufenden, meist von einer feinen Arterie begleiteten Leberäste des vorderen Vagus sind im unteren Rand der Pars densa des kleinen Netzes (Ligamentum oesophagohepaticum) am unbeschädigten Situs immer gut zu erkennen. Li. neben dem distalen Oesophagus wird das Peritoneum längs incidiert (A), um von hier den Oesophagus stumpf umfahren zu können

wird die Bursa omentalis eröffnet (vgl. anatomische Bemerkungen, S. 183). Nach cranial wird nun ein 1–2 cm breiter Streifen der Pars densa, in der die Leberäste des Vagus verlaufen, unter erneuter Durchstoßung des kleinen Netzes von hinten her (Pars densa bzw. Ligamentum hepatooesophagicum) aufgeladen und mit einem grünen Bändchen angeschlungen (Abb. 51). Alle wesentlichen Fasern des Leberastes sind hiermit regelmäßig erfaßt. Weiter cranial verlaufende Nervenäste können unberücksichtigt bleiben. In sehr seltenen Fällen kann der ebenfalls umschlungene Leberast der A. gastrica sinistra so stark sein, daß man durch Darstellung der A. hepatica propria entscheiden muß, ob er später zusammen mit den Vagusfasern durchtrennt werden kann.

b) Umschlingen des Oesophagus dicht an der Kardia

Der Magen wird weiterhin im Kardiabereich ausgebreitet. Im Hisschen Winkel zwischen Oesophagus und Magenfundus wird 1 cm li. neben dem Oesophagus, bei sehr mageren Patienten li. neben der Umschlagsfalte des Oesophagusperitoneums auf die hintere Abdominalwand das Peritoneum mit der Schere eröffnet (Abb. 51). Von dieser etwa 2–3 cm langen Incision aus wird der durch eine transnasale Magensonde markierte Oesophagusstumpf mit dem II. und III. Finger der re. Hand umfahren. Der Daumen der re. Hand kontrolliert das Vorgehen auf der re. und hinteren Seite des Oesophagus. Es ist wichtig, daß diese Umschlingung möglichst weit nach li. ausladend und weit nach hinten geführt wird, also direkt vor der gut zu palpierenden Aorta vorbei und verhältnismäßig weit caudal, um sicher den hinteren Vagus und seine Äste, nicht aber die Zwerchfellschenkel des Hiatus oesophagi, die hier auslaufen, mitzufassen (I in Abb. 52).

Die palpatorische Identifizierung des hinteren Vagus ist in dieser Phase einmal durch Tasten des sehr derben, reichlich streichholzdicken Stranges zwischen Daumen und Zeigefinger möglich. Sodann kann man den meist re. hinter der Kardia getasteten, sehr derben Nervenstrang nach distal verfolgen: man kommt an eine sehr feste, nach dorsal führende Schlinge, die durch den Ramus coeliacus gebildet wird (Abb. 53).

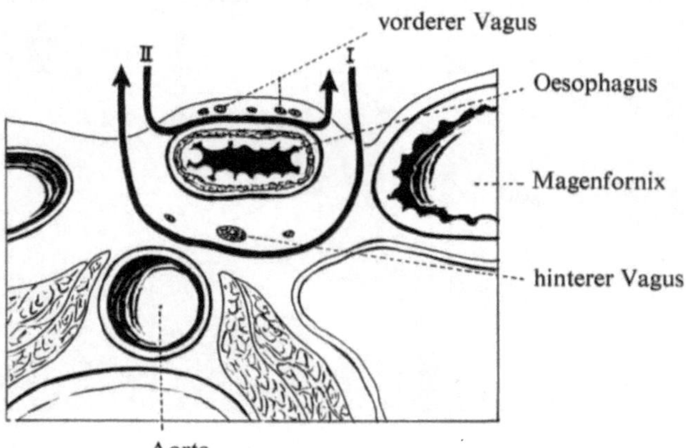

Abb. 52. Schematischer Querschnitt durch den Bereich des distalen, abdominalen Oesophagus. Wege der Umschlingung bei der selektiven Vagotomie: I) Umschlingung von Oesophagus und allen Vagusfasern: Eingehen am Hisschen Winkel und weit ausladendes Umfahren aller den Oesophagus begleitenden Gewebe. Man halte sich insbesondere dicht an der Aorta, um alle Äste des hinteren Vagus mitzufassen. II) Abpräparation der präoesophagealen subserösen Schicht, in der der ventrale Vagus mit seinen Ästen verläuft (vgl. Abb. 54)

Die beiden präparierenden Finger der re. Hand werden nun zweckmäßig durch die bereits unter a) in der Pars flaccida des kleinen Netzes geschaffene Öffnung, also caudal des Leberastes des vorderen Vagus durch das Ligamentum gastrohepaticum herausgeführt. In dieser Position fassen sie mit Hilfe des re. Daumens einen Gummizügel, der sodann von re. nach li. hinter dem Oesophagus durchgezogen wird und in der Folge die Kardia nach distal zieht (Abb. 53 u. 54). Dieser Zügel enthält außer dem Oesophagus die Magenäste des vorderen Vagus und den gesamten Stamm des hinteren Vagus.

c) Aufsuchen der Äste des vorderen (ventralen) Vagus vor dem Oesophagus

Am Gummizügel um die Kardia wird kräftig nach li. unten, am Leberast des vorderen Vagus nach re. unten gezogen. Etwa 2 cm cranial der Kardia und proximal des Abganges der Leberäste werden die sich als harte Stränge anspannenden Vagusäste mit der li. Hand palpiert, mit den tastenden Fingern zusammen mit dem Peritoneum etwas vom Oesophagus abgehoben und mit dem Overholt unterfahren (Abb. 54). Man geht hierzu zweckmäßig mit den Fingern re. paraoesophageal in der cranialen der beiden zuvor geschaffenen Peritonealincisionen ein (Abb. 51) und benutzt für das Einführen der Klemme die li. paraoesophageal für die Kardiaumschlingung geschaffene Peritonealincision. Bei fortlaufender palpatorischer Kontrolle des Verlaufes der Fasern und des Instrumentes ist eine Verletzung des Oesophagus dann nicht zu befürchten, wenn hinreichend *fest an den Zügeln gezogen* wird und man sich dicht an den harten Nervensträngen hält. Anschlingen mit einem grünen Bändchen. Nachkontrolle unter Zug an allen drei Zügeln, um auch weiter li. liegende Nervenstränge evtl. noch nachträglich in die Umschlingung

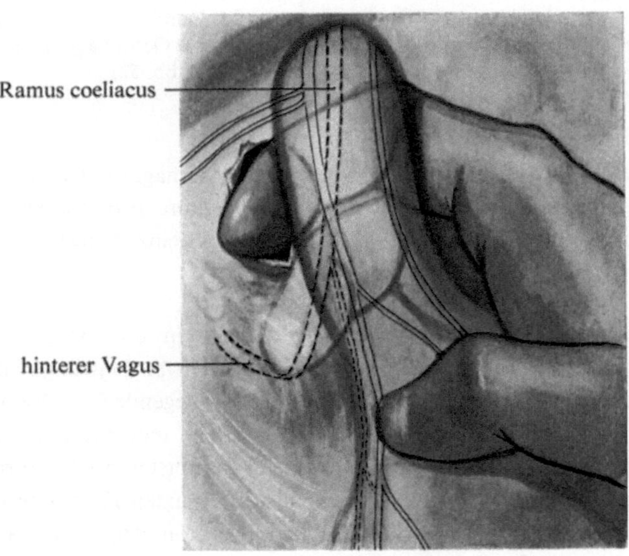

Abb. 53. Selektive Vagotomie durch Nervenpräparation II: zusammen mit dem Oesophagus werden möglichst alle Fasern des hinteren Vagus erfaßt. Der dorsale Vagus ist als etwa stricknadeldicker derber Strang zwischen Daumen und Zeigefinger hinter dem Oesophagus zu tasten. Identifiziert wird er an der durch den Ramus coeliacus gebildeten, nach hinten re. ziehenden Schlinge. Diese findet man, wenn man mit dem III. Finger den vermuteten Vagus nach distal verfolgt

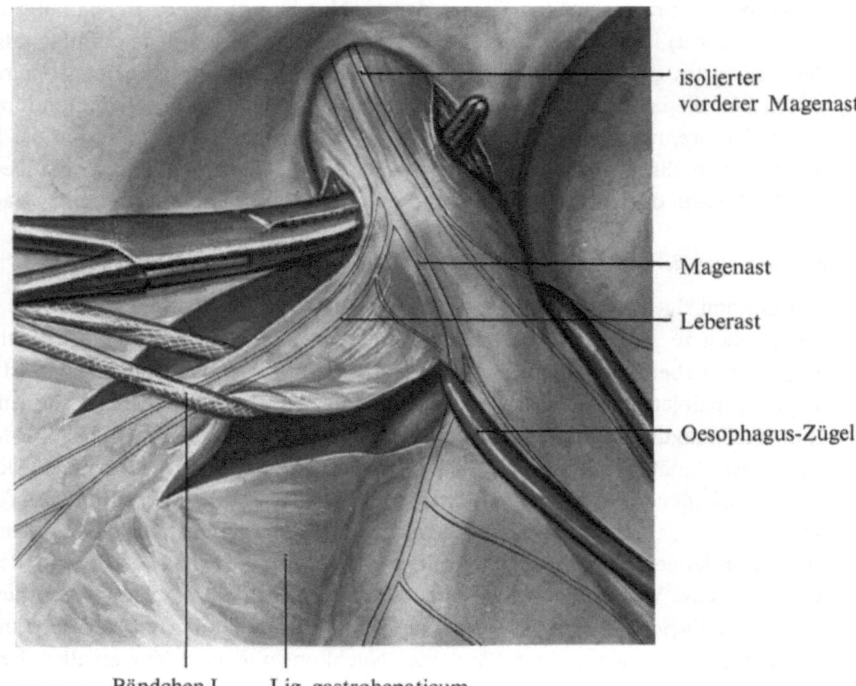

Abb. 54. Selektive Vagotomie durch Nervenpräparation III: Zug am Oesophaguszügel nach li. unten, Zug am Ramus hepaticus mittels Bändchen I nach re. Hierdurch spannen sich wenigstens die wichtigsten Anteile des ventralen Vagus vor dem Oesophagus an. Durch vorsichtige Präparation können sie zusammen mit der ganzen vorderen Peritonealplatte vom Oesophagus abgehoben und angeschlungen werden (Bändchen II) (vgl. II in Abb. 52)

einzubeziehen. Dem Anfänger sei zur Vermeidung einer Oesophagusverletzung empfohlen, grundsätzlich zunächst nur den kräftigsten Vagusstamm anzuschlingen und weitere Nerven dann einzeln aufzusuchen und in die Umschlingung einzubringen.

d) *Durchtrennung der Magenäste des vorderen Vagus*

Anspannen der bis jetzt angeschlungenen Strukturen: Hauptstamm des vorderen Vagus nach cranial, Leberast nach re., Kardia nach li. unten. Mit dem li. Zeigefinger unterminiert man sodann caudalwärts die ganze vor dem Oesophagus liegende Gewebsschicht, die die sich anspannenden Magenäste des vorderen Vagus enthält, indem man re. hinter dem angeschlungenen vorderen Leberast oder hinter dem Hauptstamm des vorderen Vagus beginnt. Die Schicht wird von der nach hinten abgedrängten Kardia separiert (Abb. 55). Es entsteht ein 2–3 cm breites Gewebsband, das von dem angespannten Leberast des Vagus gewissermaßen in die vordere Magenwand und den Bereich der kleinen Kurvatur einstrahlt und alle Äste des vorderen Magenvagus enthält. Dieser Gewebsstreifen, der auch beim Adipösen immer mit Sicherheit zu präparieren ist, wird nun in 2–4 Portionen zwischen langen gebogenen Klemmen, von denen man sich eine Auswahl mit verschiedener Krümmung und verschiedener Länge für diese Operation bereithalte, durchtrennt. Man beginnt zweckmäßig von re. unten, wobei der li. Finger

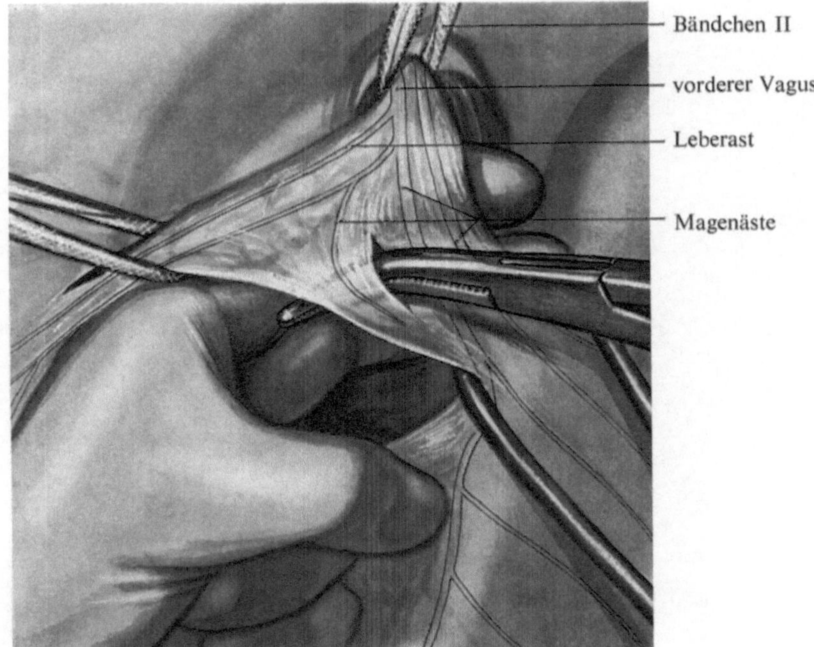

Abb. 55. Selektive Vagotomie durch Nervenpräparation IV: unter Anspannung aller Zügel wurde die Gewebsplatte, die die zum Magen ziehenden vorderen Vagusfasern enthält, mit dem Finger stumpf vom Oesophagus abgehoben. Sie kann nun schrittweise zwischen Ligaturen durchtrennt werden, bis die Leberäste des vorderen Vagus alleine übrig bleiben

der li. Hand hinter dem zu schonenden Teil des vorderen Vagus bleibt und dessen Verlauf kontrolliert. Durch zartes Vorgehen kann man auch beim Adipösen störende Blutungen vermeiden. Verlagerung des nun völlig isolierten Leberastes des vorderen Vagus nach re. cranial.

e) Aufsuchen des hinteren (dorsalen) Vagus

Die Kardia wird mittels des Gummizügels kräftig nach li. unten gezogen. Mit den Fingern der li. Hand kann man nun den Hauptstamm des re. Vagus, der vorher zusammen mit dem Oesophagus durch den Gummizügel angeschlungen war, als derben Strang hinter dem Oesophagus tasten und nach re. herüberdrängen (Abb. 56). Umfahren mit einem Overholt und Anschlingen mit einem Bändchen. Die Gewebslücke zwischen dem nach re. gezogenen hinteren Vagus und dem Oesophagus wird nach caudal stumpf erweitert, bis es möglich ist, den re. Schenkel des Kardiazügels hindurchzugeben. Nun zieht der Gummidrain lediglich den Oesophagus nach li. unten, während der hintere Vagus durch das Bändchen nach re. gezogen werden kann (Abb. 56 u. 57).

f) Durchtrennen der Magenfasern des hinteren Vagus

Der Oesophagus wird nach li. unten gezogen, der Stamm des hinteren Vagus nach re. Unterhalb dieses Zügels kann man mit dem II. *und* III. Finger der li. Hand den weiteren Verlauf des Ramus coeliacus tasten (Abb. 57): er verläuft bogenförmig nach re. hinten

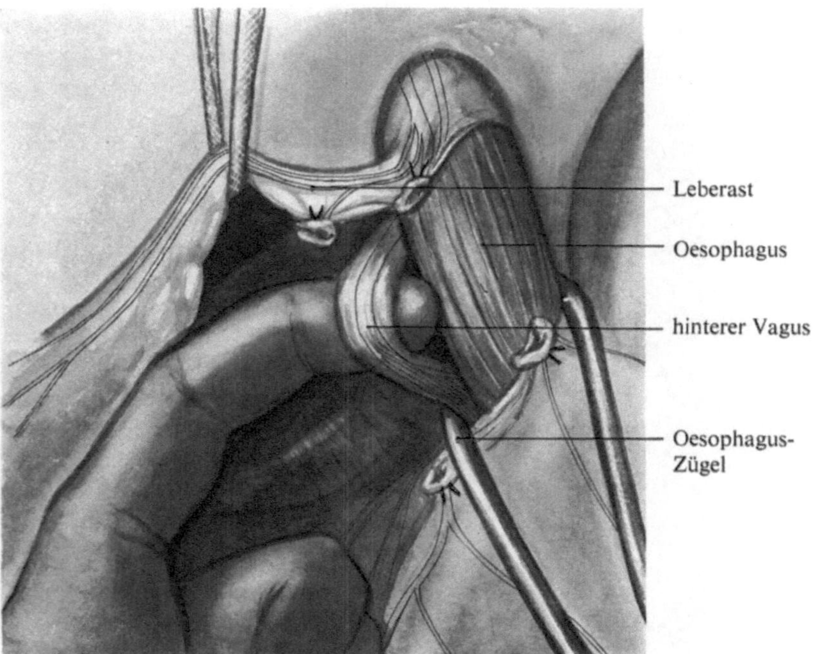

Abb. 56. Selektive Vagotomie durch Nervenpräparation V: die Magenäste des vorderen Vagus sind durchtrennt, der Leberast wird nach cranial abgeschoben, eines der Bändchen entfernt. Der hintere Vagus wird durch Zug am Oesophaguszügel angespannt und leichter palpierbar. Er wird zusammen mit begleitendem Bindegewebe nach re. gedrängt, mit dem Overholt umfahren und mit einem Bändchen III angeschlungen

zum vor der Aorta gelegenen Plexus coeliacus. Das Tasten dieser Schlinge, die zu erhalten ist, ist von äußerster Bedeutung. Unter kräftigem Zug am Hauptstamm des hinteren Vagus nach re. spannt sich, von ihm ausgehend und nach li. zur kleinen Kurvatur des Magens hinziehend, eine Gewebsplatte an, in der die Magennerven des hinteren Vagus beim Mageren zu sehen, beim Adipösen zu tasten sind. Diese Gewebsplatte wird vom cranialen Rande her, der durch das zwischen hinterem Vagus und Oesophagus geschaffene Loch gebildet wird, parallel zum Verlauf des Ramus Oecoeliacus schrittweise nach caudal zwischen feinen Klemmen durchtrennt und ligiert (Abb. 57). Durch stete Anspannung der Zügel kann der Verlauf der zu erhaltenden Nerven regelmäßig kontrolliert und das Einbeziehen in Ligaturen vermieden werden.

Bereits beim dritten bis vierten Schritt, also nach etwa 1–1½ cm, erreicht man die A. gastrica sinistra. Sie sollte zuvor bereits caudal neben dem Ramus coeliacus des hinteren Vagus palpiert werden, damit ihre überraschend weit nach cranial li. reichende Haarnadelkurve nicht verletzt wird. Die Arterie wird durch vorsichtige Präparation an ihrer oberen Vorderseite auf eine kurze Strecke freigelegt. Alle Gewebsstränge zwischen ihr und dem Ramus coeliacus des hinteren Vagus sind für weitere 2–3 cm in Richtung auf die A. coeliaca zu durchtrennen (Abb. 58). Incision des Peritoneums parallel zum Ramus coeliacus erleichtert die teils stumpfe Präparation der Verbindungen zwischen Nerv und Arterie. Durch wechselweisen Zug am Vagus und am Magen kann man

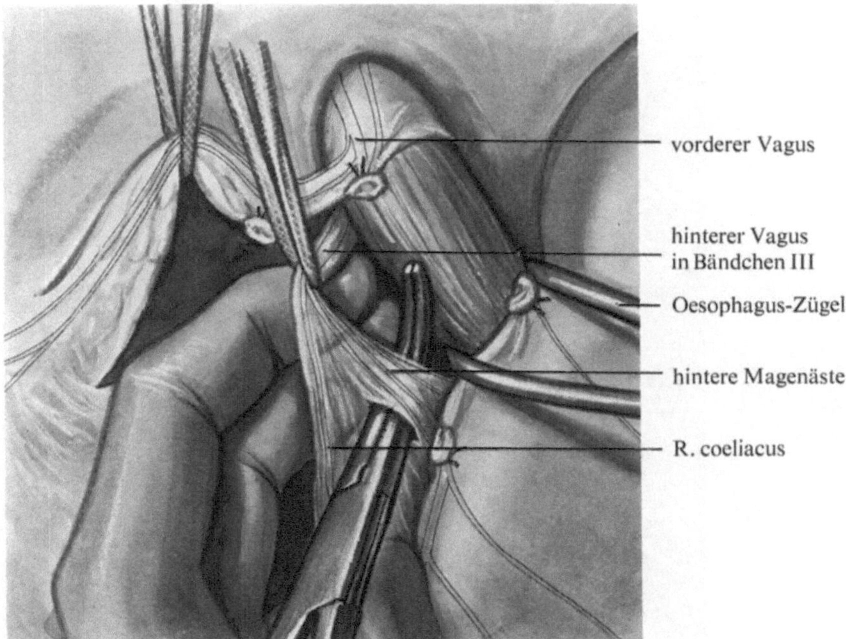

Abb. 57. Selektive Vagotomie durch Nervenpräparation VI: der hintere Vagus wurde aus der Umschlingung durch den Oesophaguszügel freigegeben. Er wird am Bändchen III nach re. gezogen. Mit dem II. und III. Finger der li. Hand tastet man den in die Tiefe ziehenden Ramus coeliacus des hinteren Vagus, der geschont werden muß. Zwischen ihm und dem Magen spannt sich eine Gewebsplatte an, die die vom dorsalen Vagus zum Magen ziehenden Fasern enthält und in kleinen Schritten zwischen nicht resorbierbaren Ligaturen durchtrennt werden kann

schließlich erkennen, daß alle Vagusfasern des Magens durchtrennt sind. Die direkt die Arterie begleitenden und sie in einem Plexus umscheidenden Nervenfasern gehören in aller Regel nicht dem Vagus, sondern dem Sympathicus an. Die Arterie kann wahlweise geschont oder (bei schweren Blutungen) durchtrennt werden. Eine Gewebsdurchtrennung caudal der Arterie ist nicht notwendig, da sich hier keine sekretorischen Magenfasern des Vagus mehr befinden.

g) Aufsuchen akzessorischer, zum Magen ziehender Vagusäste

Durch kräftigen Zug am Oesophaguszügel können nunmehr auch Vagusfasern entlang des Oesophagus getastet werden, die sich vorher, als die viel kräftigeren Hauptstämme des Vagus noch nicht durchtrennt waren, nicht genügend anspannten und sich daher der Palpation entzogen (zur Technik s. S. 186).

h) Rekonstruktion des Hisschen Winkels s. Abb. 59 und S. 188

Eine Drainageoperation halten wir entsprechend der von Wastell u. a. (1968) veröffentlichten Befunde für notwendig und führen sie entsprechend der auf S. 188 u. S. 192 besprochenen Prinzipien für angezeigt. Technik s. Kap. »Drainageoperation«.

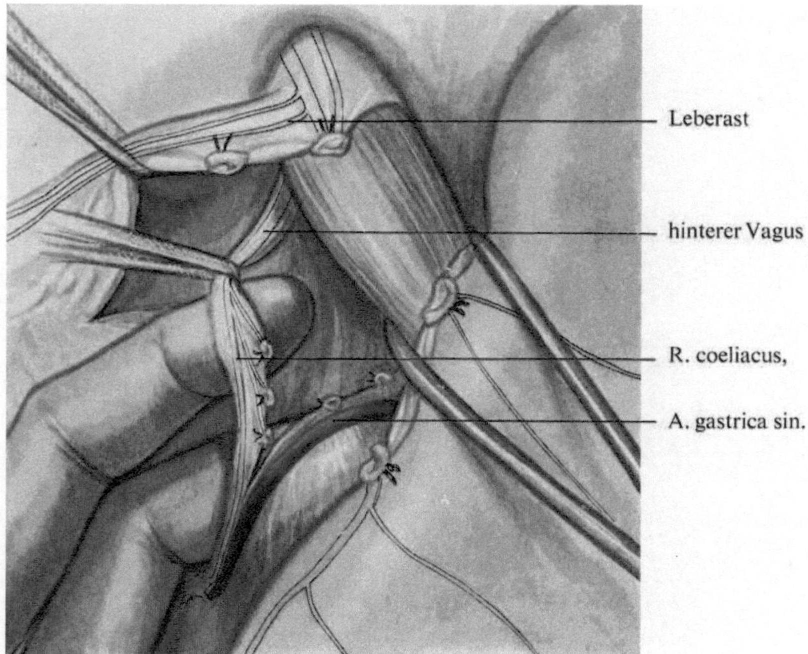

Abb. 58. Selektive Vagotomie durch Nervenpräparation VII: bei der schrittweisen Isolierung des Ramus coeliacus des dorsalen Vagus gelangt man unter Durchtrennung der zum Magen ziehenden Nervenäste bald an die rechtsseitig durch Palpation zu identifizierende und an ihrer oberen Seite freizulegende A. gastrica sinistra. Von ihr wird der Ramus coeliacus in Richtung Ganglion coeliacum noch auf eine Strecke von 1–2 cm abpräpariert. Eine sympathische Denervierung der A. gastrica sinistra kann wahlweise vorgenommen werden. Das Gefäß selbst wird nur bei akuter Magenblutung ligiert

3. Modifikationen der isolierten Nervendurchtrennung

Franksson empfahl bereits 1948 wie auch Schreiber 1967 den Beginn der Präparation des vorderen Vagus mit Aufsuchen seiner Äste am Oesophagus nach Umschlingen desselben. Wir meinen, wie offenbar auch Saegesser (1966), daß das Auffinden der Leberäste am völlig unberührten Situs besonders einfach ist. Der Beginn der Präparation mit den Leberästen des vorderen Vagus empfiehlt sich auch wegen der besonders konstanten anatomischen Lage dieser Gebilde.

Die Durchtrennung der Magenäste des vorderen Vagus kann sowohl in caudo-cranialer wie in cranio-caudaler Richtung durchgeführt werden. Da die vollständige Isolierung und Präparation der einzelnen Nervenäste an dieser Stelle zeitraubend ist, empfehlen wir die Mitdurchtrennung des begleitenden Bindegewebes. Da sich in diesem immer kleinere Gefäße befinden, und da wir das Wiederaussprossen von Vagusfasern mehr fürchten als eine evtl. Neurombildung, empfehlen wir im Gegensatz zu Schreiber die grundsätzliche und sorgfältige Ligatur mit dünnem, nicht resorbierbarem Nahtmaterial.

Kraft et al. (1962) empfahlen für den vorderen Vagus auch bei der nervenpräparierenden Methodik eine schräge Skelettierung vor dem Oesophagus, ähnlich wie sie unten für die Methode von Tanner (1966) beschrieben werden wird (Abb. 67). Hierdurch kann

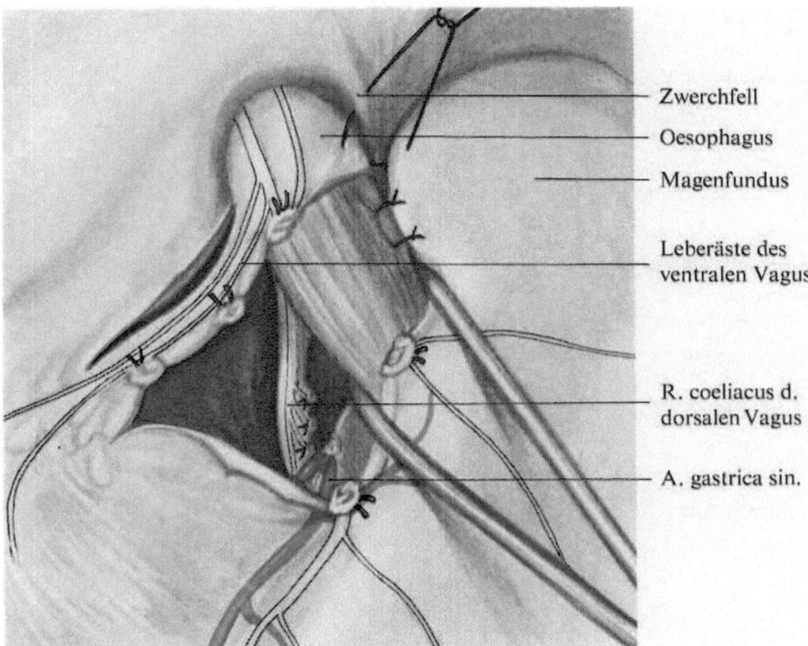

Abb. 59. Selektive Vagotomie durch Nervenpräparation VIII: Oesophagofundopexie zur Prophylaxe einer Hiatusgleithernie. Die letzte Naht faßt außer Magenfundus und Oesophagus auch das Zwerchfell. Sollte der Hissche Winkel mit Hilfe des Oesophaguszügels nicht exakt eingestellt werden können, muß der Zügel durch eine weiche Darmklemme ersetzt werden

ein Zug an den zu schonenden Vagusfasern vermieden werden, ohne daß wesentliche Gefäße oder sympathische Nerven durchtrennt werden. Das Verfahren stellt etwas größere Ansprüche an Zeit und Geschicklichkeit des Chirurgen. Bezüglich der zugbedingten Traumatisierung der Vagusfasern s. oben S. 187.

Im Zusammenhang mit der Herauspräparation des Ramus coeliacus des hinteren Vagus kann die A. gastrica sinistra schließlich gezielt durchtrennt werden (Smith und Farris, 1963). Nach unserer Erfahrung kann die Häufigkeit inkompletter Vagotomien durch diese Maßnahme nicht beeinflußt werden. Der in seltenen Fällen (1–2%) erst sehr distal aus dem Ramus coeliacus abzweigende letzte Magenast des Vagus (vgl. Abb. 44d, Jackson, 1948; Nadjafi, 1972) dürfte bei der oben beschriebenen Technik durchtrennt werden. Im übrigen ist bei einem derartigen Verlauf wahrscheinlich, daß dieser Vagusast entsprechend den für die selektive proximale Vagotomie (vgl. S. 222) entwickelten Vorstellungen als Antrumast einzustufen ist und als solcher keine Parietalzellen sekretorisch versorgt.

4. Selektive Vagotomie durch Skelettierung (Burge)

Zugang wie oben S. 184 beschrieben. Burge und Frohn (1969) empfehlen den re. Paramedianschnitt ohne Resektion des Proc. xyphoides.

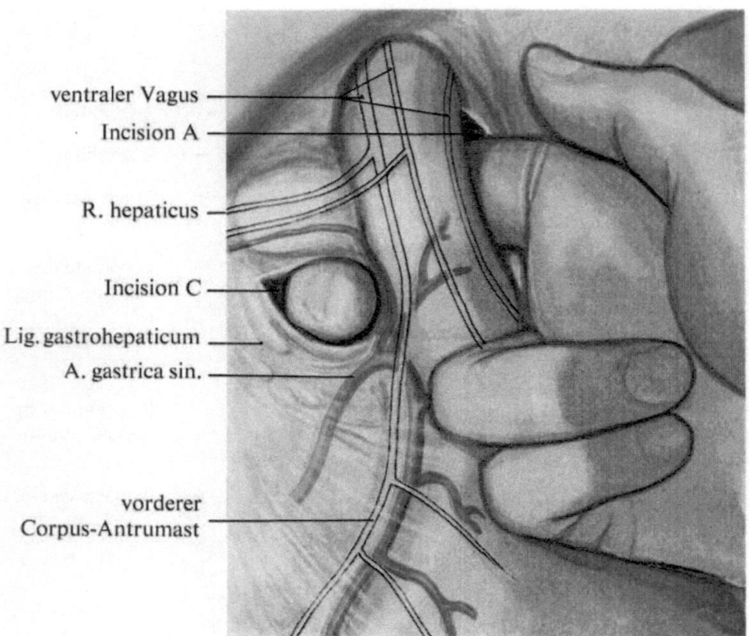

Abb. 60. Selektive Vagotomie nach Burge I: Umfahren des Kardiabereiches von einer Incision A am Hisschen Winkel aus unter Eröffnung der Bursa omentalis (vgl. Abb. 46b) und der Pars flaccida des kleinen Netzes am Punkte C. Man achte darauf, daß der hintere Vagus mitgefaßt wird (vgl. Abb. 52)

a) Mobilisierung der Kardia

2 cm lange Längsincision des Peritoneums parallel zum Oesophagus, 1 cm li. desselben im Hisschen Winkel (Öffnung A in Abb. 46b u. 51). Vorsichtiges Spreizen des Bindegewebes mit den Branchen der Schere. Der Zeigefinger der re. Hand umfährt von dieser Stelle aus die Kardia dorsalwärts in schräg-caudaler Richtung (A–B in Abb. 46b). Die Finger umfahren nach Möglichkeit das ganze perioesophageale, nervenhaltige Bindegewebe bis hin zur Aorta (vgl. I in Abb. 52), eröffnen den re. Recessus der Bursa omentalis und durchdringen schließlich das Ligamentum hepatogastricum (kleines Netz) im avasculären Bereich (B u. C in Abb. 46b). Diese hintere Mobilisierung der Kardia ist zweckmäßig, um bei den weiteren Schritten der Präparation von hinten cranial her das präparative Vorgehen palpatorisch kontrollieren zu können.

b) Umschlingung der kleinkurvaturseitigen Magenarkade (Z I)

Der Magen wird möglichst mit Stieltupfer oder Kaderspatel, notfalls auch mit Magenfaßzange nach li. weggedrängt. Eingehen mit dem Zeigefinger der li. Hand durch das bereits zerstörte, sehr zarte Ligamentum hepatogastricum in die re. Hälfte der Bursa omentalis. Verhältnismäßig weit caudal, also etwa in Magenmitte, gelangt der Zeigefinger hinter die Magenhinterwand. Einen Bogen entgegen dem Uhrzeigersinn beschreibend tastet man sich zum kleinkurvaturseitigen, re. Magenrand in Höhe der Kardia. Der auf der Magenvorderwand liegende li. Daumen unterstützt die Palpation.

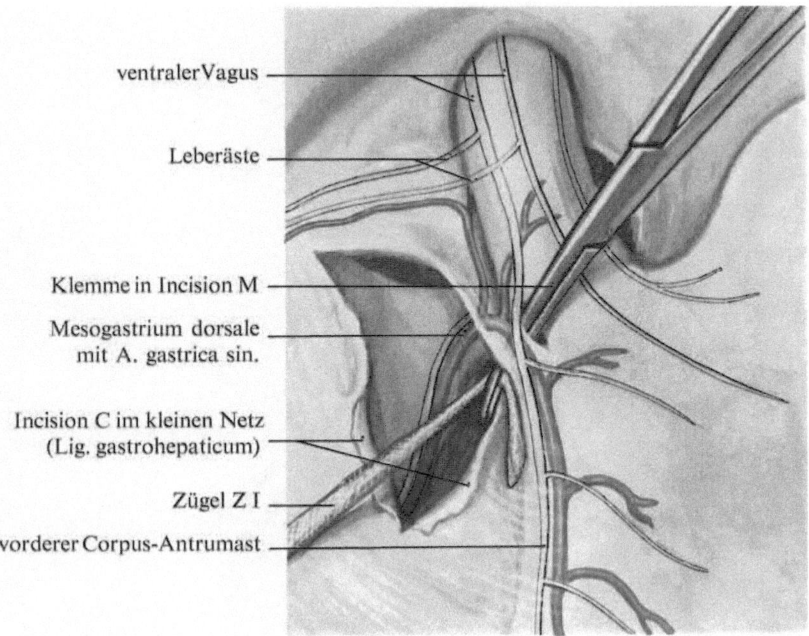

Abb. 61. Selektive Vagotomie nach Burge II: Incision M des Peritoneums re. neben der Kardia distal der Kardia-Arkade der A. gastrica sinistra. Umfahren des Mesogastrium dorsale von caudal. Die in dieser Umschlingung Z I liegenden Strukturen (A. gastrica sinistra, Corpus-Antrumnerv des ventralen und dorsalen Vagus, Sympathicusanteile, Venen) werden später durchtrennt

Dicht cranial oder caudal des ersten von kleinkurvaturseits zum Magen ziehenden Arkadengefäßes wird das Peritoneum über dem Magenrand incidiert. Mit einer Klemme geht man hart am Magenrand vorbei auf den Zeigefinger ein (Abb. 61). Die gebogene Klemme wird auf dem durch den li. Zeigefinger gewählten Weg herausgeführt (vgl. auch Umschlingung M nach Z I in Abb. 46 b), faßt einen Gummizügel und führt ihn hinter dem umschlungenen Gewebe hindurch. Dieser Zügel umfaßt nun außer der Arkade der A. gastrica sinistra die meisten Magenäste des hinteren und des vorderen Vagus.

c) Umschlingung des Ramus coeliacus des hinteren Vagus (Z II)

Zug am Magen nach li. und am Zügel Z I nach caudal. Mit einer großen gebogenen Klemme geht man erneut in das magenwandnahe, in Kardiahöhe geschaffene Loch M (Abb. 62) ein. Die Lage der Klemmenspitze wird durch den Zeigefinger der li. Hand kontrolliert. Dieser befindet sich entgegen der in Abb. 63 gezeigten Lage der re. Hand hinter der Kardia, wurde also von kleinkurvaturseits her hinter die Kardia geführt. Die Klemmenspitze bewegt sich zweckmäßig zunächst hinter der Kardia auf den Hisschen Winkel zu und beschreibt dann einen Bogen entgegen dem Uhrzeigersinn. Der Zeigefinger der li. Hand sorgt dafür, daß die Klemmenspitze hinter dem dorsalen Vagus, also dicht vor der Aorta passiert, und führt sie an der obersten Umschlagsfalte des Peritoneums des re. Recessus der Bursa omentalis und durch das Loch im kleinen Netz (C)

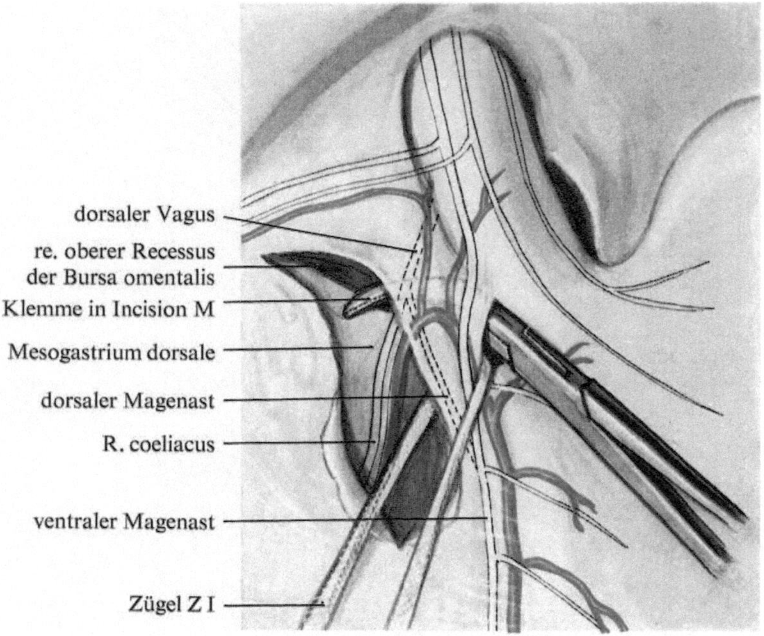

Abb.62. Selektive Vagotomie nach Burge III: Umschlingung Z II des Hauptstammes des dorsalen Vagus, der in diesem Bereich mit Rücksicht auf den Ramus coeliacus erhalten werden muß. Endphase der im Text beschriebenen, von der mittleren Incision M ausgehenden Umschlingungsbewegung.

heraus. Ein Zügel wird gefaßt und in umgekehrter Richtung durchgezogen (Z II in Abb. 63). In diesem Zügel Z II befinden sich u. a. diejenigen Strukturen, die zu schonen sind und deshalb zur Seite gezogen werden sollen, insbesondere der Ramus coeliacus des hinteren Vagus, ferner natürlich die meisten Magenfasern des hinteren Vagus und zahlreiche Magenfasern des vorderen Vagus sowie der ascendierende Ast der A. gastrica sinistra.

d) Umschlingung der Kardia

Die re. Hand wird vom Hisschen Winkel aus hinter die Kardia geführt, wie schon unter a) und in Abb. 60 beschrieben. Man achte darauf, möglichst weit ausladend alle accessorischen hinteren magenterminalen Vagusäste bis dicht vor die Aorta mitzufassen (vgl. I in Abb. 52). Anspannen des Zügels Z II. Unter Mitfassen aller in diesem Zügel Z II nicht einbezogenen Strukturen sucht der Zeigefinger der re. Hand das am re. Rand der Kardia geschaffene Loch M auf. Eine große gebogene Klemme wird erneut in dieses Loch eingeführt (Abb. 63). Unter Kontrolle des Zeigefingers der re. Hand passiert die Klemme hinter der Kardia und den restlichen Vagusfasern des hinteren Vagus (soweit solche vorhanden sind), um am Hisschen Winkel herauszukommen. Durchziehen eines dritten Zügels Z III (Abb. 64 u. 65). Dieser Zügel umfaßt außer der Kardia die gastroterminalen Fasern des vorderen und hinteren Vagus.

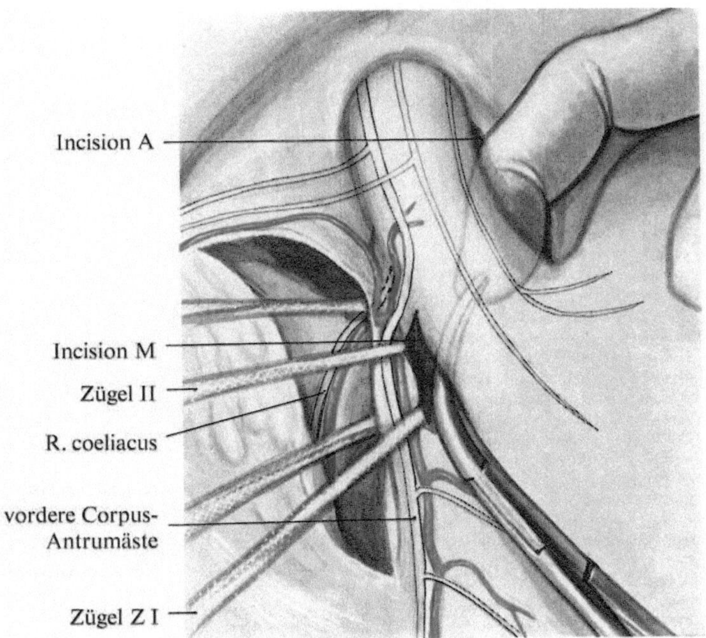

Abb. 63. Selektive Vagotomie nach Burge IV: Umschlingung Z III um die Kardia. In dem Zügel finden sich auch Fasern des ventralen Vagus und evtl. li. aberrierende gastroterminale Nerven des dorsalen Vagus. Diese Vagusfasern werden im Rahmen der Kardiapräparation am Schluß gesondert aufgesucht und durchtrennt

e) Durchtrennung des kleinkurvaturseitigen vorderen und hinteren Magenvagus sowie der A. gastrica sinistra

Zug am Kardiazügel Z III nach li. und am Zügel Z II nach re. Das vom Zügel Z I umfahrene Gewebe muß durchtrennt werden: Vorgehen in der gestrichelten Linie C–M der Abb. 64 in möglichst kleinen Schritten, um besonders beim Adipösen nicht unnötige Blutungen zu setzen. Man halte sich caudal, um den Ramus coeliacus des hinteren Vagus nicht zu treffen. Ligatur mit nichtresorbierbarem Nahtmaterial.

f) Durchtrennung der gastroterminalen Fasern des vorderen und hinteren Vagus im Kardiabereich

Zug am Zügel Z III nach li., Z II nach re. und Durchtrennung der nervenführenden Gewebsschicht vor dem Oesophagus entlang der Linie M–A der Abb. 64. Man halte sich in kleinen Schritten in einer pyloruswärts konvexen Linie in genügender Entfernung vom Verlauf der Rami hepatici des vorderen Vagus (vgl. auch Abb. 67 und 69). Die Gewebsdurchtrennung wird am li. Rand des Oesophagus bis zum Zwerchfell weitergeführt. Einzelheiten der Technik s. S. 186.

g) Suche nach Restfasern

Der Oesophagus wird besonders auch in seiner hinteren Zirkumferenz nach zusätzlichen Fasern abgesucht entsprechend der oben auf S. 186 dargelegten Technik. Burge emp-

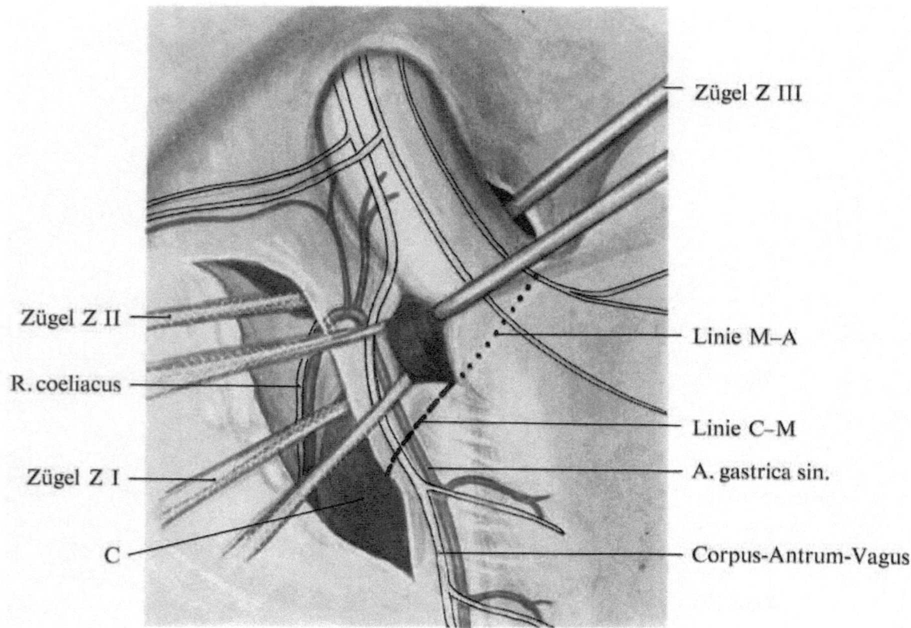

Abb. 64. Selektive Vagotomie nach Burge V: die im Zügel Z I enthaltenen Strukturen werden entlang der Linie C-M durchtrennt (Arkade der A. gastrica sinistra, Corpus-Antrumast des vorderen und hinteren Vagus, sympathische Fasern, Venen). Die Durchtrennung kann in mehreren Schritten vorgenommen werden. Anschließend Incision des Peritoneums über der Kardia entlang der Linie M-A, möglichst unter gleichzeitiger Durchtrennung der ventralen, durch Zug leichter zu identifizierenden Vagusfasern zwischen nichtresorbierbaren Ligaturen

fiehlt vor und hinter diesem Schritt die Anwendung seines Testapparates, der unten auf S. 224 beschrieben ist.

h) Rekonstruktion des Hisschen Winkels und Drainagemaßnahmen: s. oben S. 188.

5. Modifikationen der skelettierenden selektiven Vagotomie

Die im Vorhergehenden beschriebene Methode von Burge wurde von ihm und Coautoren ursprünglich in geringfügigen Modifikationen angegeben. Für den Geübten ergibt sich in geeigneten Fällen eine gewisse Beschleunigung des Vorgehens, wenn man den in Abb. 64 als Z III beschriebenen Kardiazügel gleich im ersten Schritt anlegt. Hierzu wird zunächst die Kardia umfahren, wie oben S. 207 beschrieben und in Abb. 60 gezeichnet. Der palpierende Finger wird hinter der Kardia sodann etwas zurückgezogen. Unter Mithilfe des an der Vorderwand der Kardia gelegenen re. Daumens wird der re. Rand der Kardia bestimmt. Incision (M in Abb. 61) des Peritoneums direkt oder auch caudal der obersten zur Kardia ziehenden vorderen Magenarkadengefäße und stumpfes Freipräparieren des Magenrandes, zweckmäßig durch Spreizen mit einer gebogenen Klemme. Unter palpatorischer Kontrolle durch den hinter der Kardia liegenden re. Zeigefinger wird die Klemme hinter der Kardia zum Hisschen Winkel durchgeführt,

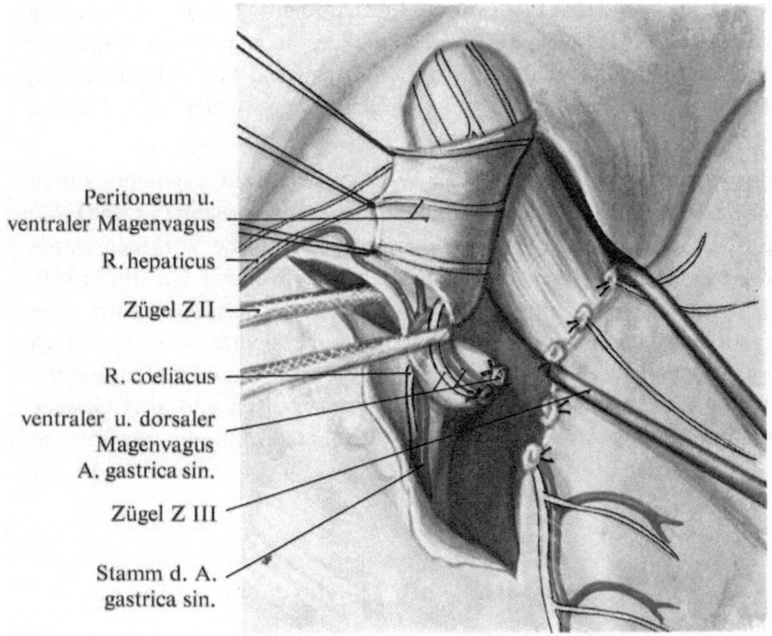

Abb. 65. Selektive Vagotomie nach Burge VI: die A. gastrica sinistra und beide Corpus-Antrumnerven des Vagus sind durchtrennt, das Peritoneum ist über der Kardia incidiert. Es wird vom distalen abdominalen Oesophagus abpräpariert und hochgehalten. Man schone die Leberäste des vorderen Vagus. Anschließend Durchtrennung restlicher Vagusfasern an der hinteren Zirkumferenz des distalen Oesophagus

wie in Abb. 63 angedeutet. Es ist zweckmäßig, in diese Umschlingung nicht den Hauptstamm des hinteren Vagus einzubeziehen, da er später mit dem Zügel Z II nach re. gezogen werden soll. Der hinter der Kardia liegende Zeigefinger muß also in der Lage sein, unter Mitwirkung des III. Fingers den hinteren Vagustruncus zu identifizieren und vom Oesophagus stumpf und blind zu separieren. Hierbei besteht die Gefahr der Perforation des Oesophagus.

Die von Burge u. Mitarb. seit 1960 in gewissen Variationen, 1969 in der oben beschriebenen Form angegebene Methode wurde von vielen Autoren in bestimmten Einzelheiten modifiziert. Kleinere Varianten betreffen das technische Originalverfahren. So empfiehlt Schreiber (1967), in die Umschlingung Z III sowohl den hinteren Vagus als auch die Leberäste des vorderen Vagus mit einzubeziehen. Dagegen legt er bei der Umschlingung Z I keinen großen Wert auf Vollständigkeit der Erfassung aller zu durchtrennenden Strukturen. Die Umschlingung wird hierdurch einfacher, muß dann jedoch durch eine sorgfältige Skelettierung der Hinterwand der Kardia ergänzt werden.

Mit nur einem Zügel um den Oesophagus kommt Griffith (1969) bei der *Skelettierung von proximal nach distal* aus, ein ähnliches Verfahren beschreibt Allgöwer (1966): nach Umschlingung am Oesophagus wird zunächst der vordere Vagus palpatorisch identifiziert. Durch eine schräge Incision vom Hisschen Winkel bis zum proximalen Drittel der kleinen Kurvatur skelettiert man sodann den Magen bis zur Muscularis propria.

Die absteigende Arkade der A. gastrica sinistra wird durchtrennt. Sodann Skelettierung der Magenhinterwand in Kardiahöhe. Die Verletzung der nichtgastralen Vagusäste wird dadurch vermieden, daß man sich dicht an die Magenwand hält. Identifizierung und Weghalten der Vagusäste ist dadurch nicht unbedingt notwendig. Zur Technik siehe Hinweise S. 187.

Ein technisch in gewisser Hinsicht umgekehrter Weg der selektiven Vagotomie durch *Skelettierung von distal nach proximal* hat aufgrund der Beschreibung von Tanner (1966) große Verbreitung gefunden. Das vom Prinzip her besonders einfache Vorgehen wurde in fast gleicher Weise ebenfalls veröffentlicht von Amdrup (1967) und Griffith (1969). Die Autoren beginnen mit der Durchtrennung der Arkade der A. gastrica sinistra etwa an der Grenze zwischen proximalem und mittlerem Drittel der kleinen Kurvatur. Nach Eröffnung der Bursa omentalis im Bereich der Pars flaccida wird etwa in Magenmitte im re. Winkel auf die kleinkurvaturseitige Magenwand eingegangen und alles Gewebe zwischen Ligaturen durchtrennt (Abb. 66). Grassi (1970) empfiehlt, die Ligatur am

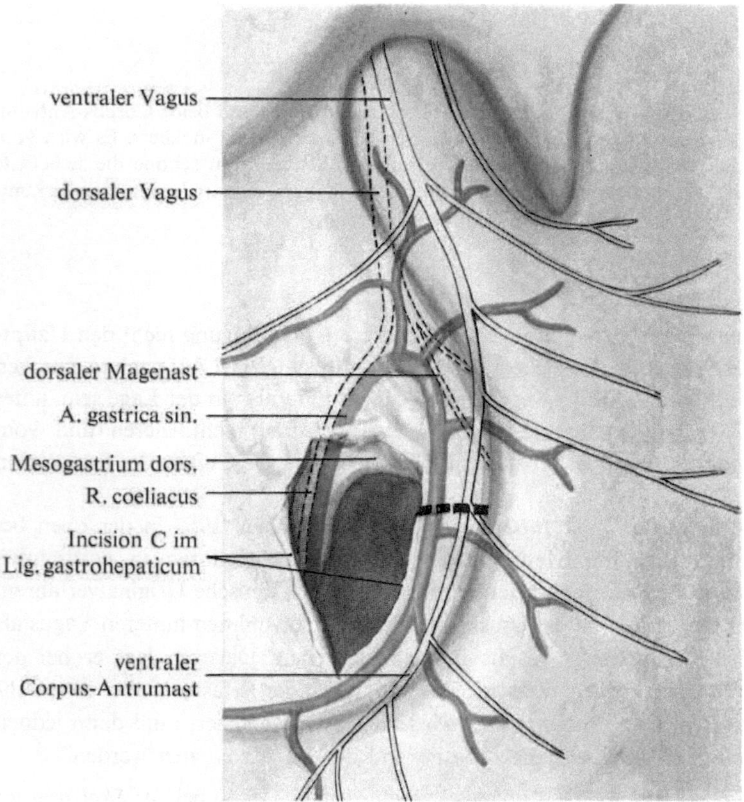

Abb. 66. Selektive Vagotomie nach Tanner I: Durchtrennung der Arkade der A. gastrica sinistra und allen Begleitgewebes einschließlich ventralem und dorsalem Corpus-Antrumnerv des Vagus kleinkurvaturseits am Übergang vom proximalen zum mittleren Magendrittel, evtl. in mehreren Schritten

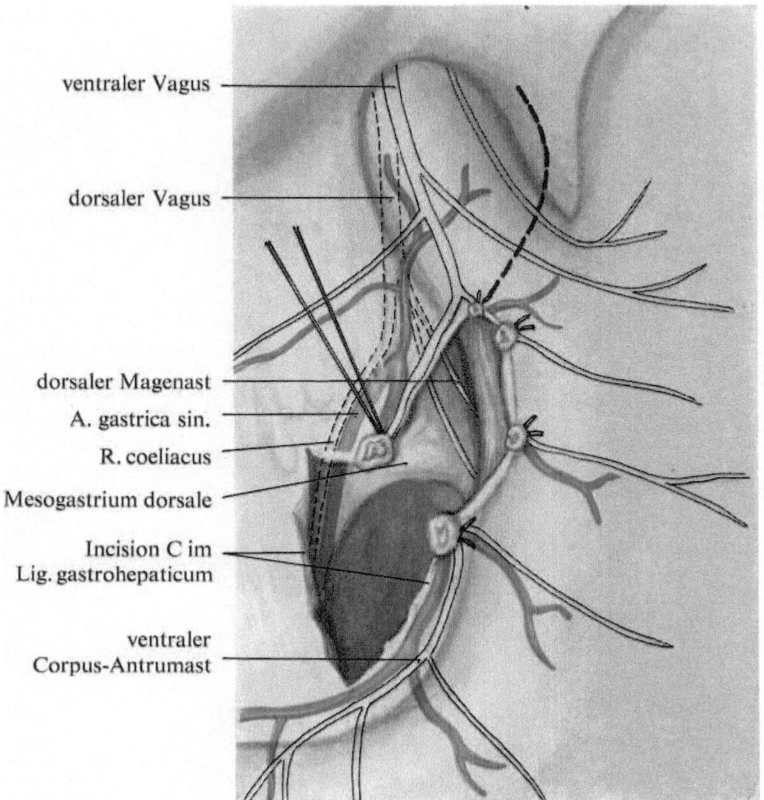

Abb. 67. Selektive Vagotomie nach Tanner II: nach Incision im Ligamentum gastrohepaticum (kleines Netz) und nach Durchtrennung des kleinkurvaturseitigen Arkadengewebes ist die Bursa omentalis in ihrer rechten Hälfte eröffnet. Der Magen kann nun entsprechend der Linie E-F (Abb. 8b) umschlungen und nach distal gezogen werden. Magenwandnahe Durchtrennung der vorderen, subperitonealen Gefäßnervenschicht über die Kardia hinweg nach proximal zum Hisschen Winkel und weiter li. am Oesophagusrand entlang (gestrichelt). Im Gewebe des Mesogastrium dorsale sind Anteile des hinteren Corpus-Antrumvagus durch stumpfe Freipräparation dargestellt

Stamm der A. gastrica sinistra (proximal-cranial) zu belassen, um das Gewebe des Mesogastrium dorsale während der Präparation vom Magen wegziehen zu können.

Nachdem die Magenwand kleinkurvaturseitig erreicht ist, wird von hier aus nach proximal skelettiert. Bei den ersten Schritten können vordere und hintere Gefäß-Nervenschicht des kleinen Netzes gemeinsam gefaßt werden. Sodann konzentriert man sich auf die vordere Schicht, indem man im Bogen schräg zum Hisschen Winkel skelettierend die Muscularis propria des Magenfundus freilegt (Abb. 67). Auf der li. Seite (!) des Oesophagus wird noch ein Stück nach cranial weiter das Gewebe durchtrennt. Sodann luxiert man die kleine Kurvatur mit Ellisklemmen nach vorne li., wodurch die hintere Gefäßnervenschicht besser erkennbar wird. Auch sie wird bogenförmig in Richtung auf den Hisschen Winkel von der Muscularis propria der Magenhinterwand abgetrennt (Abb. 68). Beide Schichten präpariert man nach proximal cranial auch vom distalen

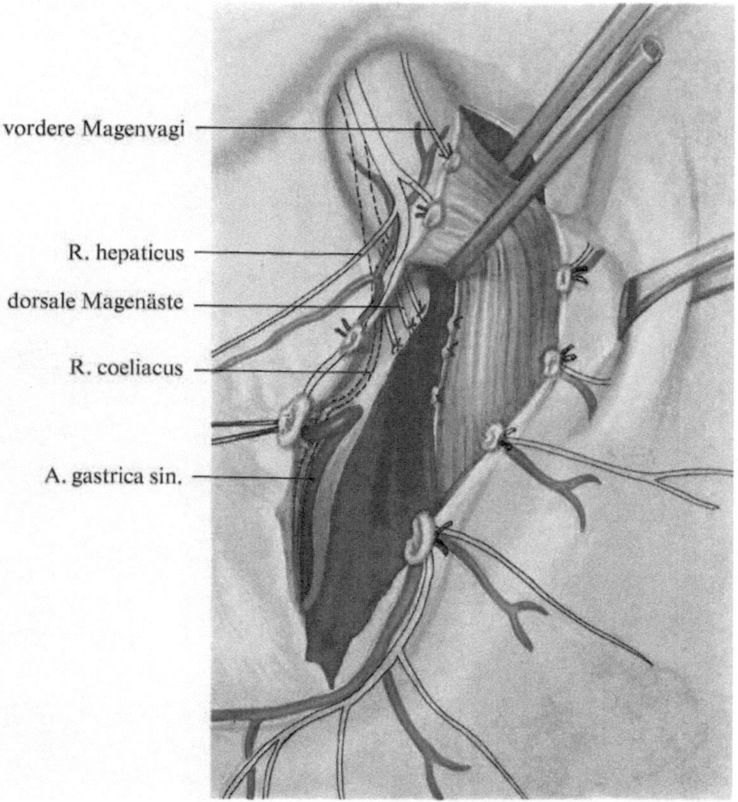

Abb. 68. Selektive Vagotomie nach Tanner III: die Durchtrennung der vorderen Gefäßnervenschicht im Magen-Oesophagusbereich ist vollendet. Die skelettierte kleine Kurvatur des proximalen Magens ist möglichst weit vorrotiert, so daß Anteile der Hinterwand und die hintere Gefäßnervenschicht sichtbar werden. Die hintere Schicht wird ebenfalls durchtrennt, wobei man sich möglichst weit li. hält, um eine Beschädigung des Ramus coeliacus zu vermeiden. Dies kann unterstützt werden durch Zug an der am Stumpf der A. gastrica sinistra belassenen Ligatur und evtl. durch Nervenhäkchen

Oesophagus ab unter Vermeidung von Traumatisierungen der Nervenstrukturen, die sich in dieser Gewebsschicht befinden (vorne Leberäste, hinten Ramus coeliacus).

Nachdem sichergestellt ist, daß keine größeren Äste mehr vom Begleitgewebe des Oesophagus zum Magen ziehen können, Suche nach Restfasern (vgl. S. 186). Abschließend wird an der kleinen Kurvatur des Magens die vordere Serosaschicht mit der hinteren durch Zwirneinzelknopfnähte vereinigt, um hier das Einwachsen von aussprossenden Vagusfasern von proximal her zu verhindern (Abb. 75).

Die Methode von Tanner eignet sich besonders für Reoperationen mit erheblichen Gewebsverdickungen und Vernarbungen im Kardiabereich, bei denen der Verlauf der Nervenfasern nicht identifiziert werden kann, da dies beim Tannerschen Vorgehen ohnehin nicht notwendig ist. Die Methode erfordert andererseits eine gute Exposition und eine gewisse präparatorische Erfahrung, um Blutungen und eine zu starke Traumatisierung der Muscularis von Magen und Oesophagus zu vermeiden.

IV. Selektiv-proximale Vagotomie (S. p. V.)

1. Zur Verfahrenswahl

Bei der selektiv-proximalen Vagotomie (Holle, 1964)* werden die zur Fundus-Corpus-Grenze ziehenden Vagusfasern, welche vorwiegend die Säuresekretion induzieren, so komplett wie möglich entfernt. Die antralen Fasern, welche vorwiegend die motorischen Reflexe zum Antrum-Pylorus-Bereich vermitteln, sowie die entsprechenden efferenten Bahnen werden geschont. Der Effekt wird durch superselektive, bis in die Seromuscularis hineinreichende Präparation der gesamten Kardia-Fundus-Corpus-Region erreicht. Die Skelettierung der kleinen Kurvatur im klassischen Sinne mit Massenligatur wird wegen der Gefahr der Traumatisierung des Magens einerseits und der zu erhaltenden

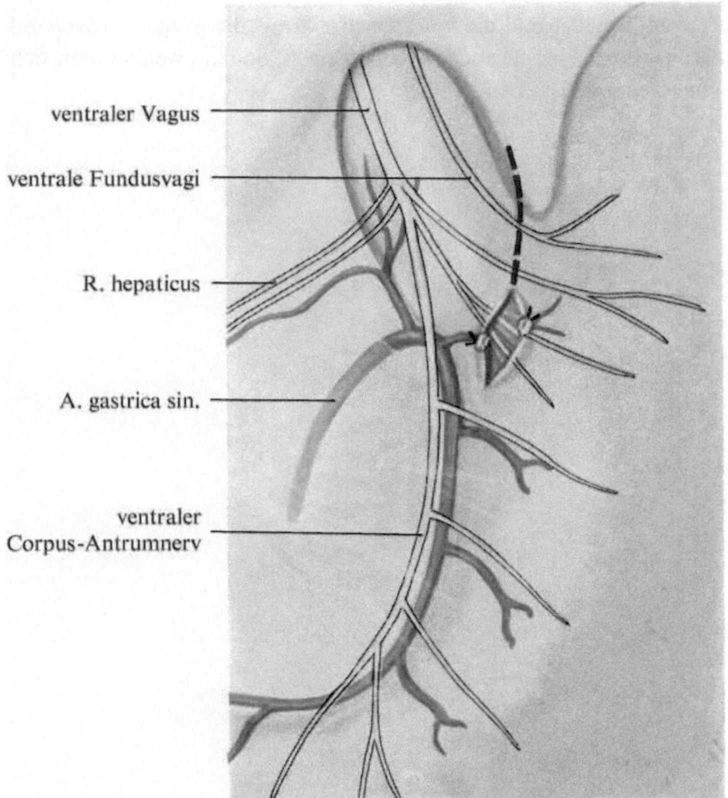

Abb. 69. Selektive proximale Vagotomie nach Holle I: Beginn der Präparation mit Durchtrennung der ersten gut definierten Arkadengefäße dicht an ihrer Eintrittsstelle in den subkardialen Bereich der Magenvorderwand. Incision des Peritoneums entlang der gestrichelten Linie zum Hisschen Winkel und li. entlang dem Oesophagus. Stumpfe Freipräparation der Fasern des vorderen Vagus, die möglichst einzeln aufgesucht, freipräpariert und zwischen Ligaturen mit nichtresorbierbarem Nahtmaterial durchtrennt werden

* Herrn Prof. Dr. Holle bin ich für die Demonstration seiner Operationsmethode und für die freundliche Korrektur des Manuskripts zu großem Dank verpflichtet.

Nervenfasern andererseits für zu grob und daher ungeeignet erachtet. Die Grenze der Präparation wird durch den meist gut erkennbaren sogenannten »Grenzast« markiert, der am Übergang vom Corpus zum Antrum aufgefunden werden kann.

2. Operatives Vorgehen

Zugang wie oben S. 184 beschrieben. Hier ist vor allem auf die Notwendigkeit eines selbsthaltenden Bauchdeckensperrers hinzuweisen, um vollkommenen Einblick ins Subphrenium zu sichern.

a) Beginn der Präparation in Höhe der kardianahen, ersten A. gastrica ventral, welche von der A. gastricia sinistra kommend an die Magenvorderwand herantritt. Die Arterie wird zwischen zwei Ligaturen durchtrennt und das angrenzende Peritoneum schräg incidiert. Dadurch wird Zugang zum Truncus nervi vagi antralis in Kardiahöhe geschaffen (Abb. 69). Die Öffnung wird nach caudal und cranial soweit vergrößert, bis der Truncus ventralis nervi vagi freiliegt und die von ihm direkt auf die Magenvorderwand ziehenden Rami gastrici ventrales klar erkannt werden können. Sodann wendet man sich nach li. cranial-proximal bis zum Hisschen Winkel.

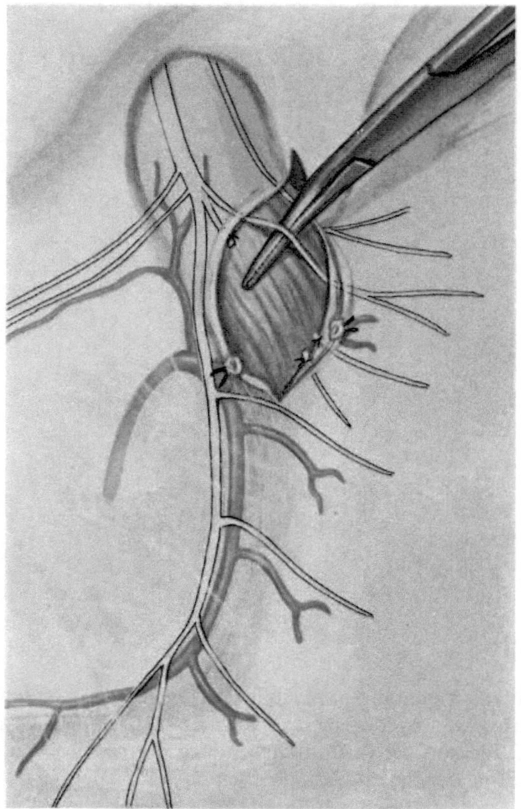

Abb. 70. Selektive proximale Vagotomie nach Holle II: die Durchtrennung der vorderen Gefäßnervenschicht im Kardiabereich und am Oesophagus ist weitgehend vollendet. Die Muscularis propria des Kardiabereiches liegt frei

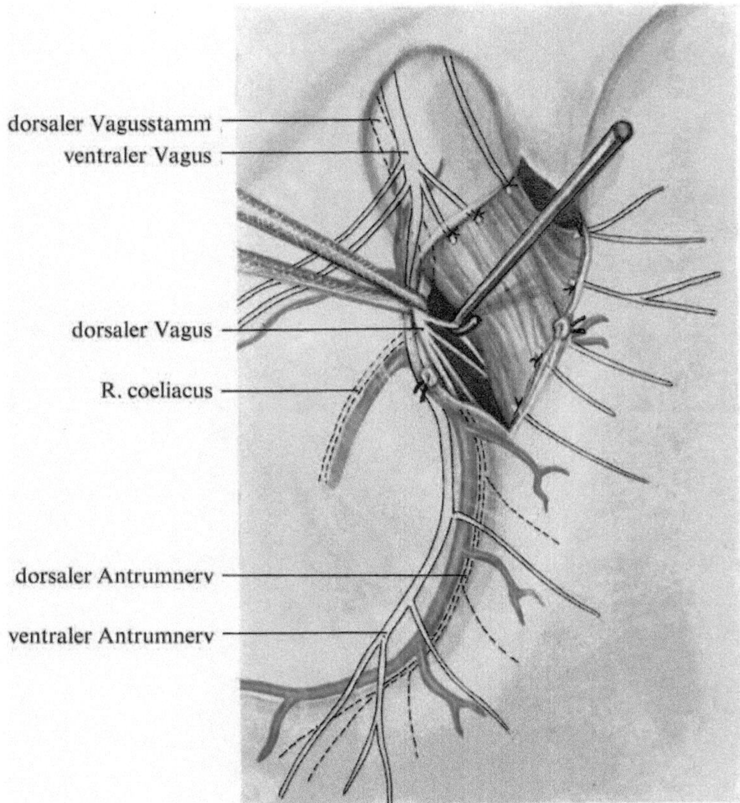

Abb. 71. Selektive proximale Vagotomie nach Holle III: kleinkurvaturseits ist nach Präparation einer tieferen Ebene der vorderen Gefäßnervenschicht schließlich unter vorsichtiger stumpfer Präparation der Weg zum dorsalen Vagus frei geworden. Der Oesophagus muß hierzu etwas beiseitegehalten und nach li. rotiert werden. Der Hauptstamm des dorsalen Vagus wird vorsichtig freipräpariert und mit einem Bändchen angeschlungen. Er wird zur Seite gehalten, sich anspannende Fundus- und Corpusnerven des hinteren Vagus werden herauspräpariert und zwischen Ligaturen durchtrennt

Eine entscheidende Grundlage des Konzeptes von Holle ist die Beobachtung, daß die vagalen Nervenfasern streng genommen in 4 Schichten – 2 vorderen und 2 hinteren jeweils vor und hinter den Gefäßen – angeordnet sind und daß sie superselektiv aufgesucht werden müssen, um den zahlreichen Variationen gerecht werden zu können und versehentliche Durchtrennungen zu schonender Äste zu vermeiden. Dies gelingt am besten durch Anspannen erkennbarer Nervenfasern mit einem Nervenhäkchen oder einer zarten Klemme und zarte, teils stumpfe, teils scharfe Präparation (Abb. 70). Die Nerven werden unter höchst sorgfältiger Präparation bis in die Seromuscularis hinein verfolgt und dort so wandnahe wie möglich mit feinsten Einzel-Seidenligaturen versorgt. Alle Massenligaturen werden vermieden, weil sie zuviel vagales Gewebe zurücklassen können.
b) Nach Einzelversorgung der beiden ventralen Schichten und nach Befreiung des Hisschen Winkels von allem dort anhaftenden Gewebe wendet man sich dem Truncus

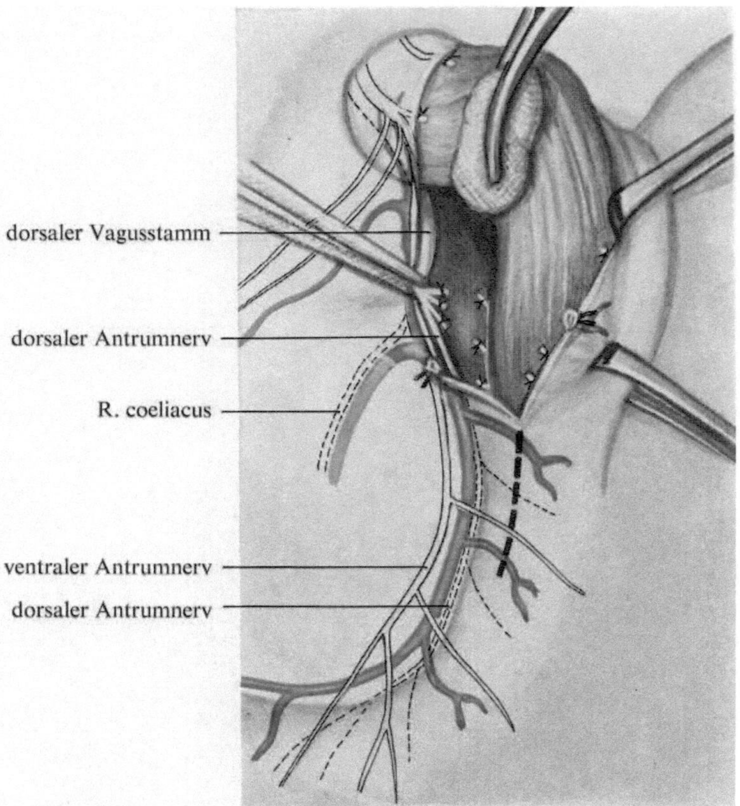

Abb. 72. Selektive proximale Vagotomie nach Holle IV: unter weiterer Rotation des Kardiabereiches nach li. vorne wurden die zum Fundus und Corpus ziehenden Fasern des dorsalen Vagusstammes unter sorgfältiger Schonung der Antrumnerven ligiert und durchtrennt. Suche nach zusätzlichen, gastroterminalen Vagusfasern li. hinter dem abdominalen Oesophagus. Nach Beendigung der Präparation der Kardia wird entlang der gestrichelten Linie nach distal die Denervierung des Magencorpus fortgesetzt. Jeweils sorgfältige Incision des bedeckenden Peritoneums und sodann Aufsuchen der Nerven und Gefäße in einzelnen Schichten und isolierte Durchtrennung zwischen Ligaturen. Man halte sich in allen Schichten möglichst weit li., um die Antrumnerven zu schonen

dorsalis nervi vagi zu. Man findet ihn relativ leicht, wenn man das Pankreas nach caudal abdrängt und den intraabdominalen Oesophagus nach li. zieht. Der meist kräftige Hauptstamm spannt sich dadurch an. Bei unblutigem selektiven Vorgehen wird er vor der Aorta sichtbar und kann angehakt werden (Abb. 71). Seine Isolierung über eine längere Strecke ist zu vermeiden. Durch ventrales Anheben der Kardia spannen sich die vom hinteren Vagus als 3. und 4. Schicht an die Fundushinterwand ziehenden Rami gastrici dorsales an. Sie werden selektiv aufgesucht und in kleinen Portionen in sicherem Abstand vom Hauptnerv, andererseits dicht an der Magenwand ligiert und durchtrennt analog dem Vorgehen in Schicht I und II (Abb. 71).

Besondere Aufmerksamkeit ist den dorsalen Ästen zum Antrum zu widmen. Der dorsale antrale Hauptast verläuft distal der Kardia fast stets gemeinsam mit der A.

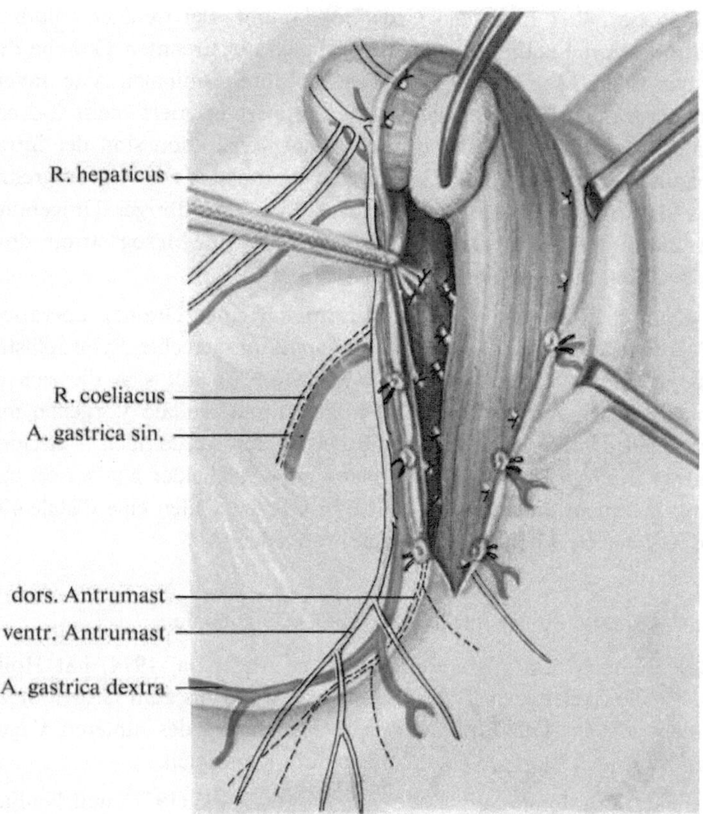

Abb. 73. Selektive proximale Vagotomie nach Holle V: unter Schonung der vagalen Antruminnervation ist der Fundus und Magencorpus vagal denerviert. Da in den präparierten Schichten dicht an der Magenwand Nerven und Gefäße nicht eindeutig voneinander getrennt werden können, müssen letztere ebenfalls unterbrochen werden. Hintere Arkadengefäße nicht gezeichnet

gastrica sinistra an deren oberer Rückseite. Ligaturen der Arterie können den Nerv leicht verletzen und sind daher zu unterlassen. Sobald die ersten 2–3 Schritte der Präparation am dorsalen Blattansatz ausgeführt sind und durch magenwandnahe Durchtrennung des Mesogastrium dorsale die li. Seite der Bursa omentalis eröffnet ist, kann der Fundus mit Hilfe einer Ellisklemme oder mit einem kurzen Langenbeckhaken angehoben und die weitere Präparation erleichtert werden (Abb. 72).

c) In diesem Stadium der Präparation empfiehlt Holle die Färbung des freigemachten Kardia-Fundus-Bezirkes mit Leukomethylenblau nach Lee (s. S. 224). Stehengelassenes Nervengewebe wird so radikal wie möglich excidiert. Auch evtl. am Oesophagus, am Hiatus oder präaortal stehengebliebene Fasern können dadurch erkannt werden.

d) Nach vollendeter Präparation im Kardia-Fundus-Corpus-Bereich folgt die Nervenpräparation in Richtung Grenzbereich zum sogenannten ventralen und dorsalen »Crowfoot«. Der vordere Grenzast läßt sich so gut wie immer zuverlässig auffinden. Der hintere Grenzast kann ausgemacht werden, wenn die Präparation der dorsalen Schichten um so subtiler fortgesetzt wird, je näher man dem Crowfoot kommt. Bei weniger adipösen Patienten lassen sich die Nervi Latarjet in dem vom Magen abgetrennten Gewebe des kleinen Netzes stets darstellen. Man vergewissere sich, daß ihre terminalen Äste unverletzt in das Antrum einstrahlen. Der dorsale Nervus Latarjet inseriert meist 2–3 cm höher als der ventrale. Bei ordnungsgemäß abgeschlossener Operation sind der intraabdominelle Oesophagus, die Kardia, Magenfundus und -corpus bis zur Antrumgrenze vollständig von allen ihren Verbindungen mit kleinem Netz und übriger Umgebung befreit. Im vorderen und hinteren Blatt des kleinen Netzes bzw. im Mesogastrium dorsale verlaufen die nachweisbar intakten Latarjet-Nerven (Abb. 73).

e) Holle hält die Kombination dieser Vagotomieform mit einer Drainageoperation für obligatorisch. Er verwendet dazu eine form- und funktionsgerechte Pyloroplastik (vgl. Kap. Drainageoperation). Nach Ansicht von Holle (1973) läßt sich die sichere Erhaltung der Antrumnerven nur durch das geschilderte cranio-caudale Vorgehen mit einiger Sicherheit erreichen. Die Verletzung des dorsalen Nerven werde nach bisherigen Erfahrungen kompensiert. Die Zerstörung des vorderen oder gar beider Nerven sei mit der Belassung des Antrums nicht vereinbar. Es müsse in solchen Fällen eine distale 40–50%-Resektion, modifiziert nach B I oder B II, ausgeführt werden.

3. Modifikationen der selektiv-proximalen Vagotomie

In einer späteren Beschreibung seiner Methode (Holle u. Anderson, 1974) hat Holle vorgeschlagen, zunächst die Skelettierung der Magenvorderwand bis zum Crowfoot zu komplettieren, ehe man sich der Durchtrennung der Magenfasern des hinteren Vagus zuwendet. Auch dies wird jedoch in cranio-caudaler Richtung empfohlen.

Die selektive proximale Vagotomie von Holle wurde von Grassi (1971) und Nadjafi (1972) dadurch zu vereinfachen versucht, daß sie am noch unveränderten Situs zunächst die Corpus-Antrum-Grenze zu identifizieren suchen und die Skelettierung sodann an diesem distalsten Punkte beginnen. Zunächst wird in der vorderen Gefäßschicht, dann in der hinteren, von distal nach proximal fortschreitend, präpariert (Abb. 74). Das Gewebe des kleinen Netzes kann hierbei nach Eröffnung der Bursa omentalis im Bereich der Pars flaccida durch Zug nach links ausgespannt werden (Goligher 1974). Dieses Vorgehen ist für den in Eingriffen an der Kardia weniger Geübten wesentlich einfacher. Es sei jedoch auf die Gefahr hingewiesen, gerade beim Adipösen wichtige Nervenfasern zu verletzen, ehe durch grenzferne Präparation die anatomischen Verhältnisse geklärt wurden (s. oben bei Holle).

Die Autoren empfehlen ferner, abschließend die beiden Serosablätter über der freigelegten Muscularis der kleinen Magenkurvatur mit zarten Zwirneinzelknopfnähten wieder zu vereinigen (Abb. 75). Verwachsungen, insbesondere aber Rezidive durch Einsprossen der Vagusfasern sollen hierdurch verhindert werden. Holle lehnt diese Nähte ab, da durch dieses Zusammenziehen der eigentlich zu kurzen Serosafläche (beginnend dicht unterhalb der Kardia) Kaskaden des Magens gebildet werden könnten.

Johnston (1970) empfiehlt bei etwa gleicher Skelettierungstechnik wie Grassi (1971), zunächst sowohl den vorderen als auch den hinteren Nervus Latarjet (Hauptnerv der kleinen Kurvatur) in seinem Verlauf zu identifizieren. Im Falle des dorsalen Nerves ist hierfür die weitgehende Skelettierung der großen Kurvatur und die Luxierung des Magens nach re. notwendig. Demgegenüber schlägt Goligher (1974) vor, zunächst die

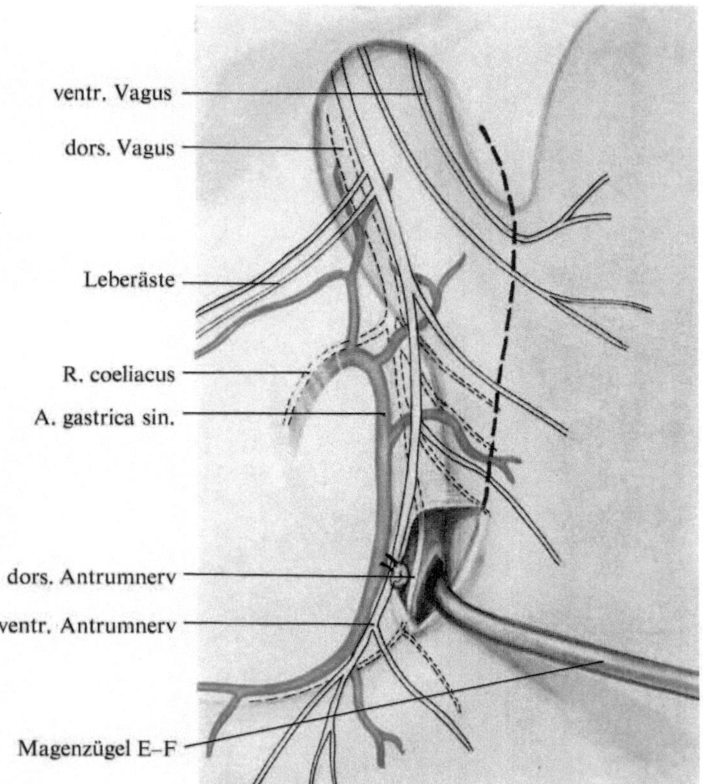

Abb. 74. Selektive proximale Vagotomie nach Grassi I: Beginn der Präparation an der vermutlichen Corpus-Antrum-Grenze. Vordere und hintere Gefäßnervenschicht werden zunächst magennahe kleinkurvaturseits durchtrennt, so daß man in die Bursa omentalis gelangt und einen Gummizügel um den Magen herumführen kann (E-F in Abb. 46b). Unter Zug an dieser Umschlingung werden die kleinkurvaturseitigen Strukturen ausgebreitet. Präparation entlang der gestrichelten Linie über den Hisschen Winkel bis an die li. Seite des abdominalen Ösophagus zunächst auf der Vorderwand. Die kleine Kurvatur wird dann unter sehr magenwandnaher Präparation der Muscularis propria freigelegt und auch die hintere Gefäßnervenschicht etwa 1–2 cm li. von der kleinen Kurvatur durchtrennt. Die ventrale und dorsale Antruminnervation bleibt ähnlich wie bei der Präparation nach Holle (Abb. 71–73) erhalten und weitgehend unberührt. Der Kardiabereich und der distale Ösophagus werden zuletzt freipräpariert

Vagusstämme wie bei der trunkulären Vagotomie am Oesophagus aufzusuchen und zu umschlingen.

Von Schreiber (1967) ist empfohlen worden, die beiden wichtigsten Verfahren der *selektiven* Vagotomie (vgl. S. 199 u. 207) für eine Nervenpräparation im Sinne der selektiven *proximalen* Vagotomie zu verwenden. Hierzu müssen im Verlaufe der oben beschriebenen Präparationen die antralen Nervenstämme gesondert identifiziert und erhalten werden. Loeweneck (1969) kam in seinen anatomischen Studien zu dem Schluß, daß der Verzweigungsmodus der Vagusfasern nur in 14% der Fälle für ein derartiges Vorgehen geeignet sei. Da die Bestimmung des jeweiligen Verzweigungstypes im indi-

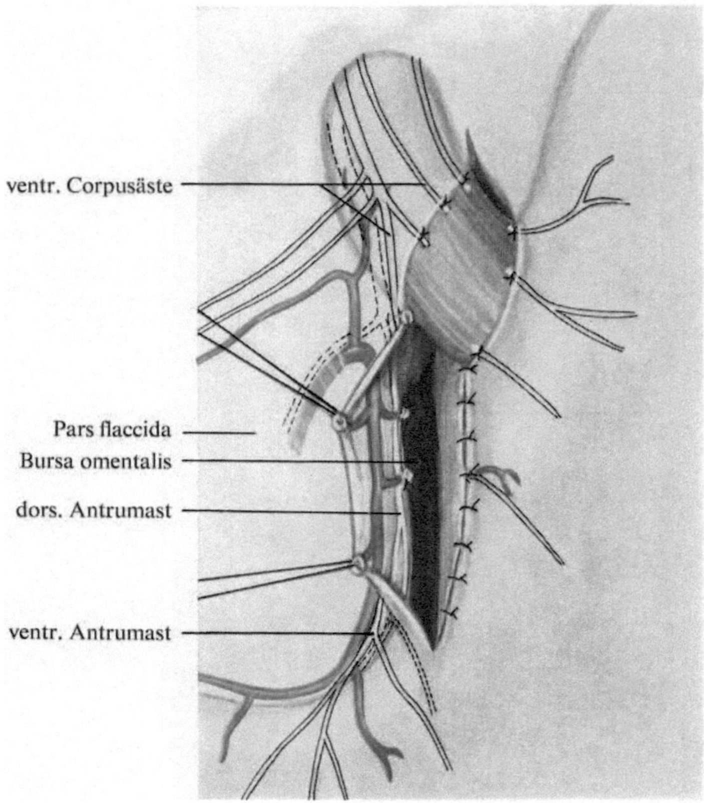

Abb. 75. Selektive proximale Vagotomie nach Grassi II: nach Beendigung der Vagotomie wird die bis zur Muscularis propria skelettierte kleine Kurvatur des Magens wieder serosiert, indem vordere und hintere Peritonealschicht mit Zwirneinzelknopfnähten bis hinauf zur Kardia vereinigt werden

viduellen Fall und besonders bei Adipösen nicht intraoperativ möglich ist, scheint die selektive proximale Vagotomie tatsächlich nur als magenwandnahe, bis in die Seromuscularis eindringende Präparation im Sinne von Holle durchführbar.

Kontrollen des Vagotomieerfolges

I. Intraoperative Kontrollen

1. Vitalfärbung der Nerven (Lee, 1969)

Zur intraoperativen Kontrolle des Vagotomieerfolges wurde zuerst von Lee (1969) versucht, Methoden der Vitalfärbung anzuwenden. Leukomethylenblau erwies sich als besonders geeignet. Der Farbstoff wird durch 7,02%ige Ascorbinsäure als 0,4%ige Lösung in seiner Leukoform gehalten und durch 1,68%ige Natriumbicarbonat-Zugabe auf ein pH von 4,0 eingestellt (Panatone®). In Gegenwart von Sauerstoff, auch

Luftsauerstoff, nimmt er innerhalb von wenigen Sekunden eine intensiv blaue Färbung an. Im Vitalzustand wird der in die Gewebe eingedrungene Farbstoff auch innerhalb deren Strukturen oxydiert. Spült man überschüssige blaue Farbe wieder weg, bleibt die Blaufärbung der Gewebsstrukturen erhalten. Die sauren Mucopolysaccharide der Nervenstrukturen scheinen für einen derartigen färberischen Nachweis besonders geeignet (Hoj und Wolff, 1971).

Nach erfolgter Präparation und jedenfalls nach Durchtrennung der kräftigeren Nervenstränge wird der Farbstoff direkt nach Eröffnung der käuflich erhältlichen Ampulle mittels eines Stieltupfers auf die zu untersuchenden Strukturen aufgetragen. Es tritt sofort eine generelle Blaufärbung ein. Durch einen weiteren, mit Kochsalzlösung getränkten Tupfer wird Überschußfarbe wieder abgewischt. Nervenfasern imponieren nun in der Regel durch tiefe Blaufärbung. Es wird empfohlen, alle blaugefärbten Strukturen noch zu resezieren. Sie sollten zur ständigen Selbstkontrolle der Methode histologisch aufgearbeitet werden.

Nachuntersuchungen haben eine gewisse Selektivität der Färbemethode bestätigt. Maurer u. Mitarb. (1972) fanden jedoch in etwa 35% der Fälle falsch-positive und in 8% falsch-negative Färbeergebnisse. Schlechtere Erfahrungen machten Frimer u. Mitarb. (1970).

2. Motilitätsprüfung nach Vagusstimulation (Burge u. Vane, 1958)

Das Vorhandensein restlicher Vagusfasern nach durchgeführter Vagotomie kann ferner nachgewiesen werden, indem man proximal den Vagus reizt und distal Tonusänderungen in der Magenwand registriert. Das Verfahren setzt voraus, daß die versehentlich zurückgelassenen Nerven noch leitfähig sind, und daß motorische und sekretorische Fasern gemeinsam verlaufen, und daß schließlich die Reizelektrode so angelegt wurde, daß auch übersehene aberrierende Fasern von ihr erfaßt werden können. Das Auffinden der durch den Test nachgewiesenen Nervenfasern muß durch die konventionellen Methoden erfolgen.

Der Test ist von Burge mehrfach ausführlich beschrieben worden. Es wird vorgeschlagen, bereits vor Vollendung der Vagotomie, also solange, wie noch leitungsfähige Fasern mit Sicherheit vorhanden sind, das prinzipielle Funktionieren der Testapparatur zu prüfen.

Der Magen wird zunächst an der Corpus-Antrum-Grenze mit einer weichen Darmklemme geschlossen. Sodann wird über einen transnasal oder transoral eingelegten, mit einem länglichen Ballon bewährten Druckmeßschlauch die Kardia obturiert, indem auch der Ballon dieses Schlauches aufgeblasen wird. Gegendruck für einen zuverlässigen Verschluß bietet von außen die aus zwei Halbringen bestehende Elektrode. Sie ist an eine Klemme montiert, um besser appliziert werden zu können, und sollte dicht subdiaphragmal am Oesophagus dergestalt angelegt werden, daß keine direkte Reizung der Magenwand auftreten kann (Abb. 76). Durch den Magenschlauch wird nun Luft in den Magen eingebracht, bis ein Druck von ungefähr 6 cm Wassersäule erreicht ist. Die Durchgängigkeit des Systems ist an den atemsynchronen Schwankungen der Druckwerte zu erkennen.

Unter vollständiger Apnoe und Relaxierung wird für eine Minute mit einem Impulsgeber der Nerv stimuliert. Eine Kontroll-Lampe am Gerät zeigt durch Flackern dessen

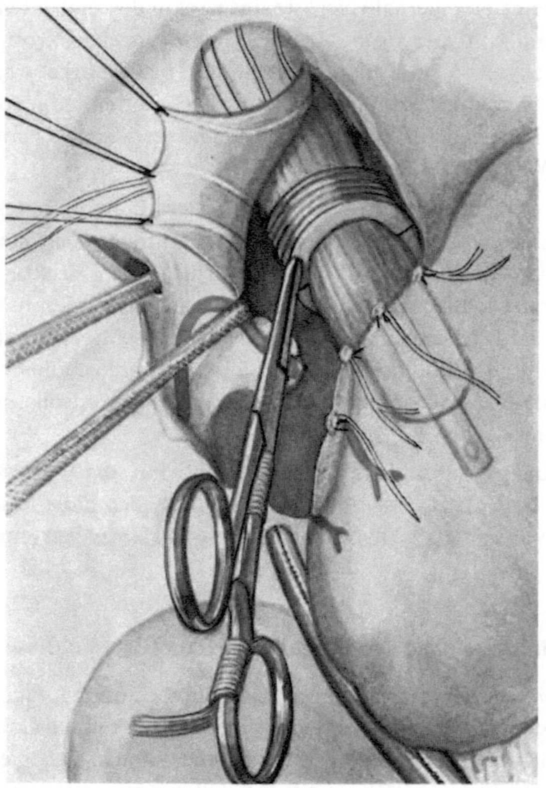

Abb. 76. Überprüfung der Vollständigkeit der Vagotomie nach Burge: nach vollendeter Skelettierung des Oesophagus und der Kardia wird der Magen an der Antrumgrenze mit einer weichen Klemme verschlossen. Transorales Einführen eines Ballonkatheters, mit dem die Kardia verschlossen und sodann der proximale Magen mit Luft gefüllt werden können. Durch diesen transnasalen Ballonkatheter werden sodann intragastrale Druckänderungen registriert, die nach Reizung verbliebener Vagusfasern am Oesophagus durch die hier angelegte Elektrodenklemme hervorgerufen werden können

korrekte Arbeitsweise an. Schon ein Druckanstieg um etwa 2 mm Wassersäule (!) zeigt einen kleinen zurückgebliebenen Vagusnerv an. Entsprechend sensible Anzeigevorrichtungen sind also Voraussetzung.

Die Methode erfordert zusätzlichen Zeitaufwand. Sie erzieht durch sofortige Kontrolle zu sorgfältigem Arbeiten.

3. Sekretionsprüfung mit pH-Elektrode (Grassi, 1971)

Der direkte Nachweis einer noch erhaltenen sekretorischen Vagusfunktion kann mit Hilfe einer Glaselektrode, die direkt an die Schleimhaut gebracht wird, intraoperativ geführt werden. Voraussetzung für diesen Test wären außer erhaltener Leitfähigkeit der vielleicht durch die Präparation nur geringfügig geschädigten Nerven eine zuverlässige Stimulierung des Vagus und eine entsprechende Reaktion der Belegzellen unter Narkosebedingungen sowie die Vermeidung einer extravagalen Säurestimulation.

Grassi benutzte eine Glaselektrode von 2,5 mm Durchmesser und 28 mm Länge sowie eine Calomel-Referenzelektrode in der Mundschleimhaut. Vor Einleitung der Anästhesie wurden Antihistaminica gegeben, während der Operation wurden makromolekulare Substanzen nicht appliziert, um keine Histaminausschüttung auszulösen.

Die Glaselektrode wird durch eine kleine Gastrotomie in den Magen eingebracht. Hier kann ein pH zwischen 0,8 und 1,9 registriert werden. Der Magen wird sodann ausgetupft mit Tampons, die abwechselnd trocken, mit destilliertem Wasser angefeuchtet und wieder trocken sind. Das pH muß nun zwischen 6 und 7 liegen und in diesem Bereich für längere Zeit bleiben, da es während der Narkose keine Basalsekretion gibt.

Auf Injektion von Histamin (!) in maximaler Dosierung komme es bei kompletter Vagotomie nurmehr zu einem Abfall des pH auf 5,5 bis 7, während das pH bei erhaltener vagaler Innervation auf den erwarteten Wert zwischen 1 und 1,9 abfalle. Die Magenwand muß sehr sorgfältig nach kleineren Arealen mit erhaltener vagaler Innervation abgesucht werden. Die Sonde wird hierzu nach einem festgelegten Plan über die Magenwand geführt, wobei man berücksichtigen muß, daß innervierte Areale unter Umständen nur 1,5 cm Durchmesser haben können.

Die Methode erfordert ebenfalls einen gewissen Mehraufwand an Zeit. Die Verläßlichkeit der Stimulation mit Histamin oder anderer Stimulationsmöglichkeiten muß noch geprüft werden.

II. Postoperative Sekretionstestung

Die Kontrolle des Vagotomieerfolges mit Hilfe eines postoperativen Insulintestes sei besonders dem Anfänger in den ersten 20 Fällen dringend angeraten. Hierbei ist zu berücksichtigen, daß bei direkt postoperativer Kontrolle am Ende der stationären Behandlung offenbar noch eine Reihe von Fällen, in denen Vagusfasern zwar geschädigt, aber nicht durchtrennt waren, falsch-negative Ergebnisse liefern. Erst die Testung 6 Monate nach der Operation wird heute als verläßlich angesehen.

Der Insulintest (s. oben S. 159) empfiehlt sich insbesondere bei allen Ulcusrezidiven. Diese müssen durchaus nicht immer durch eine inkomplette Vagotomie bedingt sein (Seidel, 1973). Durch den Test kann man sich somit die erfolglose Suche nach zurückgelassenen Vagusfasern bei der Reoperation in einigen Fällen ersparen.

Nachbehandlung

Auf die gelegentliche Notwendigkeit einer Dekompression des frisch vagotomierten Magens mit Hilfe einer transnasalen Magensonde wurde oben bereits eingegangen (vgl. S. 188). Bei weichem, nicht distendiertem Abdomen kann man nach einfacher Vagotomie am 3., nach zusätzlicher Resektion am 4. postoperativen Tag mit der peroralen Ernährung beginnen.

Man empfehle dem Patienten häufige, kleine Mahlzeiten und die Vermeidung von blähenden Speisen sowie kohlensäurehaltigen Getränken wenigstens in den ersten beiden postoperativen Wochen. Man kläre ihn über die operationsbedingt etwas verlangsamte Magenmotorik, aber auch über die Rückbildung dieser Veränderung innerhalb weniger Monate auf.

In den ersten 4–6 postoperativen Monaten empfehlen wir die regelmäßige Gabe von Paspertin®, und spätestens bei der Nachuntersuchung nach einem halben Jahr raten wir dem Patienten dringend, diätetische Einschränkungen im Selbstversuch abzubauen.

Die Vermeidung ulcusfördernder Noxen ist nicht nur bei Klinikentlassung, sondern nochmals anläßlich der Nachuntersuchung eingehend durchzusprechen (Rauchen, ulcerogene Drogen, allgemeine Lebensführung).

J. Geschichte, Nomenklatur und Kritik der Magenresektionsverfahren*

Die erste erfolgreiche Magenresektion wegen eines Magencarcinoms wurde am 29. Jan. 1881 von Billroth in Wien ausgeführt, am 21. Nov. 1881 ist Rydygier in Culm eine Magenresektion wegen eines peptischen, in das Pankreas penetrierten Magengeschwürs geglückt. Wie wenig Verständnis für einen solchen großen Eingriff bei einer gutartigen Erkrankung die Chirurgen der damaligen Zeit für den Vorschlag von Rydygier aufbrachten, davon zeugt die Bemerkung der Schriftleitung des Zentralblattes für Chirurgie: »Hoffentlich auch die letzte«!

Billroth hat bei seiner ersten Magenresektion das caudale Drittel des Magenquerschnitts mit dem Duodenum anastomosiert und die cranialen Zweidrittel an der kleinen Kurvatur verschlossen. Diese Resektion mit direkter Anastomosierung von Magen und Duodenum wird als Billroth I (B I) bezeichnet. Kocher empfahl 1890, den nach der Resektion zurückbleibenden Magenquerschnitt vollkommen zu verschließen und die Rückwand des Magens mit dem Duodenum zu vereinigen. Diese Form der Anastomose ebenso wie die Einpflanzung des Duodenums in die Magenvorderwand (Kutscha-Lissberg, 1925) werden kaum angewendet. Nicht bewährt hat sich der von W. J. Mayo (1923), Goetze (1920) u.a. zur Verhütung einer Sturzentleerung gemachte Vorschlag, die Caudalen, an der großen Kurvatur gelegenen Zweidrittel des Magenquerschnitts zu verschließen und das craniale, an der kleinen Kurvatur gelegene Drittel des Magens mit dem Duodenum zu vereinigen, da so ein Magenblindsack entsteht, der sich schlecht entleert, was eine Gärung der Speisen zur Folge hat und beim Zurückbleiben von Antrumschleimhaut zur Gastrinbildung anregt. Die von Schoemaker 1911 angegebene,

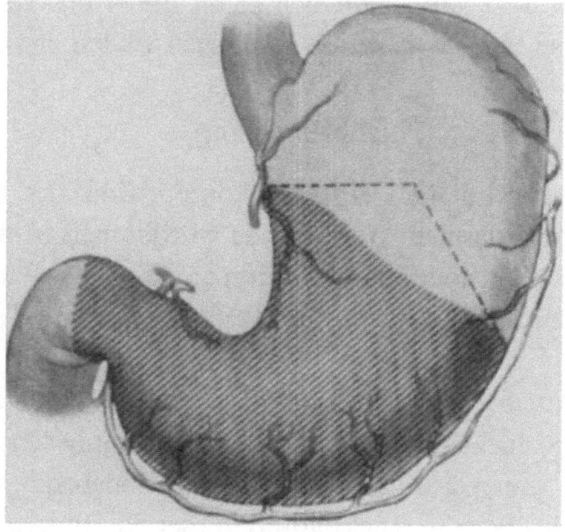

Abb. 77. Größte Ausdehnung der Antrumdrüsen (nach Ruding und Hirdes). Aus: Zenker, R., Rüeff, F., Becker, H. M., Thurmayr, R. (1964)

* Unter Mitarbeit von S. von Bary

später von Finsterer (1913), Schmieden (1921), Kirschner (1932) und v. Haberer (1933) in Modifikationen empfohlene schlauch- und treppenförmige Resektion, bei der die kleine Kurvatur des Magens auf eine wesentlich größere Strecke als die große Kurvatur entfernt wird, hat heute wieder an Bedeutung gewonnen, nachdem man durch die Untersuchung von Ruding u. Hirdes (1963) (Abb. 77) weiß, daß das Antrum an der kleinen Kurvatur sehr nahe an die Kardia heranreichen kann. Die Forderung nach ausgiebiger Resektion der kleinen Kurvatur gilt natürlich auch bei Anastomosierung nach B II. – Die Raffung des Magenquerschnitts durch sero-muskuläre Nähte nach v. Haberer (1920) zur Erzielung einer End-zu-End-Anastomose von Magen und Duodenum wird nicht mehr angewendet, da sie häufig Entleerungsstörungen des Magens unmittelbar nach dem Eingriff und spätere Stenosen verursacht. Dagegen ist die termino-laterale Anastomose nach v. Haberer (1922) gelegentlich sehr nützlich, da sie noch eine direkte Vereinigung von Magen und Duodenum ermöglicht, wenn dies End-zu-End nicht gelingt und zu riskant erscheint. Erwähnenswert ist noch die Modifikation von Horsley (1926), wobei die Vorderwand des Duodenums zur Erweiterung des Lumens in der Mitte incidiert wird.

Von den *indirekten* Methoden zur Anastomosierung nach B I seien erwähnt die Zwischenschaltung eines gestielten Jejunumsegmentes zwischen Magen und Duodenum nach Biebl (1947), Henley (1952) und Longmire jr. (1952), die Interposition eines Quercolonsegmentes nach Moroney (1951) und die Umwandlungsoperationen eines B II in einen B I.

Die Anastomosierung des Restmagens mit dem Jejunum nach einer Magenresektion, die als Billroth II (B II) bezeichnet wird – gleichgültig welche Modifikation man anwendet – hat Billroth 1885, durch die Gastroenterostomie von Wölfler 1881 beim inoperablen stenosierenden Magencarcinom angeregt, ausgeführt. Billroth hat den Magenquerschnitt verschlossen und die Vorderwand des Magens mit der obersten vor dem Quercolon hochgezogenen Jejunumschlinge Seit-zu-Seit anastomosiert, wobei er bei späteren Operationen die Darmschlinge anscheinend sowohl mit dem zuführenden Schenkel an die kleine Kurvatur und dem abführenden Schenkel an die große Kurvatur des Magens als auch umgekehrt anlegte. Krönlein hat dann 1888 die antecolische Anastomosierung des gesamten Querschnitts des Magens mit dem Jejunum empfohlen, die er zunächst ohne und später mit einer Braunschen Enteroanastomose ausführte. Die gleiche Anastomosierung aber retrocolisch und ohne Braunsche Enteroanastomose haben Reichel 1908 und Polya 1911 angegeben.

Die Frage, ob bei *antecolischer* Gastroenterostomie nach Magenresektion eine Braunsche Enteroanastomose erforderlich ist oder nicht, wird verschieden beurteilt. Guleke, Nissen, Krauss u.a. fügten der antecolischen G.E. stets eine Enteroanastomose hinzu. Nach subtotaler Magenresektion – wie beim Magen-Corpus-Carcinom – die zur Anastomosierung – gleichgültig, ob mit dem ganzen Magenquerschnitt oder mit einem Teil – eine *lange* Dünndarmschlinge verlangt, führe ich stets eine Braunsche Enteroanastomose aus, da sie die Gefahr der retrograden Füllung der zuführenden Schlinge und der Stauung in ihr sicher verhütet. Bei Verwendung einer *kurzen* Jejunumschlinge und bei partieller caudaler Anastomosierung ist – eine entsprechende Technik vorausgesetzt – eine Enteroanastomose nicht notwendig, wie V. Hoffmann an einer großen Serie von Magenresektionen von 1922 bis 1965 gezeigt hat. Diese antecolische partielle Gastroenterostomie mit kurzer Dünndarmschlinge ohne Braunsche Anastomose, von deren Einfachheit und Sicherheit sich mein Schüler Heberer als Nachfolger von V. Hoffmann in Köln überzeugen konnte, habe auch ich an Stelle der retrocolischen Anastomosierung übernommen.

Hofmeister (1896) und Finsterer (1914) haben statt der Anastomosierung des ganzen Querschnitts des Magens mit dem Jejunum nach Reichel-Polya die partielle untere Anastomosierung empfohlen. Finsterer kam auf diese partielle Anastomose, weil er zur möglichst weitgehenden Drosselung der Magensekretion die Entfernung der kleinen Kurvatur bis nahe an die Kardia forderte, was einen äußerst breiten Magenquerschnitt hinterläßt. Diese Anastomosierung nach Hofmeister-Finsterer antecolisch mit der Technik nach Schoemaker wende auch ich an.

Goetze (1920); W. J. Mayo (1923) und Balfour (1924) haben die Anastomosierung mit dem *cranialen* Drittel des Magenquerschnitts empfohlen. Aus den im vorhergehenden unter »Billroth I« angeführten Gründen ist diese Modifikation abzulehnen.

Zu erwähnen ist noch die y-förmige Anastomose nach Roux, die von ihm 1893 in der retrocolischen Form und 1901 in der antecolischen angegeben wurde. Nach primären Resektionen wegen eines Ulcus, besonders eines Duodenalulcus, ist die y-förmige Anastomose abzulehnen, da sie ebenso wie eine zusätzliche Braunsche Anastomose die Rezidivquote erhöht. Bei Nachresektionen kann sie unter bestimmten Umständen (S. 266ff) nützlich sein. Da Rezidivoperationen meist mit einer Vagotomie einhergehen, ist eine Anregung der Magensekretion durch den distal der Gastroenterostomie in den Darm geleiteten Duodenalsaft ausgeschlossen. Nach einer ausgedehnten Magenresektion wegen Carcinom kann die Rouxsche Anastomose zweckmäßig sein.

K. Die Technik der Kontinuitätsresektionen des Magens beim Magen-Zwölffingerdarmgeschwür und bei benignen Magengeschwülsten

Im folgenden soll die technische Durchführung der distalen Magenresektion mit Anastomosierung nach Billroth I (1881) und Billroth II (1885) und ihrer Modifikationen beschrieben werden.

Die allgemeine Technik der distalen Magenresektion

Jede Resektion, sowohl die nach B I als auch die nach B II, beginnt mit der autoptischen Feststellung und Überprüfung des krankhaften Befundes am Magen sowie am Oesophagus und am Duodenum, der durch den Krankheitsherd verursachten oder mit ihm im Zusammenhang stehenden Komplikationen, vor allem im Oberbauch, und der von der Krankheit unabhängigen Befunde wie Hiatushernie, Gallengangs- und Leberveränderungen, Lageanomalien des Darmes und Geschwülste besonders des Dickdarms, um nur einige zu nennen. Hierauf legt man den allgemeinen Operationsplan fest.

Hat man sich zur Resektion endgültig entschlossen, so folgt zuerst die *Skelettierung des Magens*. Hierzu sucht man möglichst durch einen gefäßlosen Bezirk des Lig. gastrocolicum etwa zwischen cranialem Zweidrittel und caudalem Drittel der großen Kurvatur des Magens stumpf oder nach Unterbindung und Durchtrennung einiger Gefäße in die Bursa omentalis einzudringen. Ist sie teilweise obliteriert, was im Bereich des Antrums auch normalerweise vorkommt, so gelingt es zumeist durch Präparation nach cranial entlang der Hinterwand des Magens die Bursa zu eröffnen (Abb. 78). Nun unterfährt man entweder den Magen mit den Fingern der re. Hand oder mit einer gebogenen Kornzange, führt sie pyloruswärts durch das zarte kleine Netz und zieht einen Gummischlauch durch, mit dem man den Magen cranial- und caudalwärts anspannen kann, oder man faßt nahe der großen Kurvatur Vorder- und Hinterwand des Antrums mit einer Faßzange. Hierdurch erleichtert man sich die Präparation besonders an der Magenhinterwand.

Nun drängt man pyloruswärts das Mesocolon stumpf vom Magen ab und faßt, durchtrennt und unterbindet die Gefäße im Lig. gastrocolicum bis zum Pylorus. Um Unterbindungen zu sparen, hält man sich zunächst etwas entfernt von den Gefäßarkaden an der großen Kurvatur und nähert sich erst kurz oral vom Pylorus der Magen- und Duodenalwand. Bei Vorliegen von oft oberflächlich sehr diskreten Verwachsungen orientiere man sich sehr sorgfältig über die Lage des gelegentlich eng an das Antrum und den Pylorusbereich herangezogene Mesocolon mit der A. colica media. Im Bereich des Pylorus und des Anfangsteils des Duodenums kann man ein ventrales und dorsales Blatt des Lig. gastro- bzw. duodenocolicum unterscheiden. Das ventrale Blatt enthält Gefäße der A. gastroepiploica dextra, das dorsale Blatt Äste der A. gastroduodenalis, die unterbunden und durchtrennt werden. Verwachsungsstränge vom Duodenum zum Pankreas durchtrennt man gleichzeitig, wodurch die duodenale Hinterwand vom Pankreaskopf gelöst wird. Der Hauptast der A. gastroduodenalis ist sorgfältig zu schonen. Hierauf wendet man sich an der kleinen Kurvatur den Gefäßen im Lig.

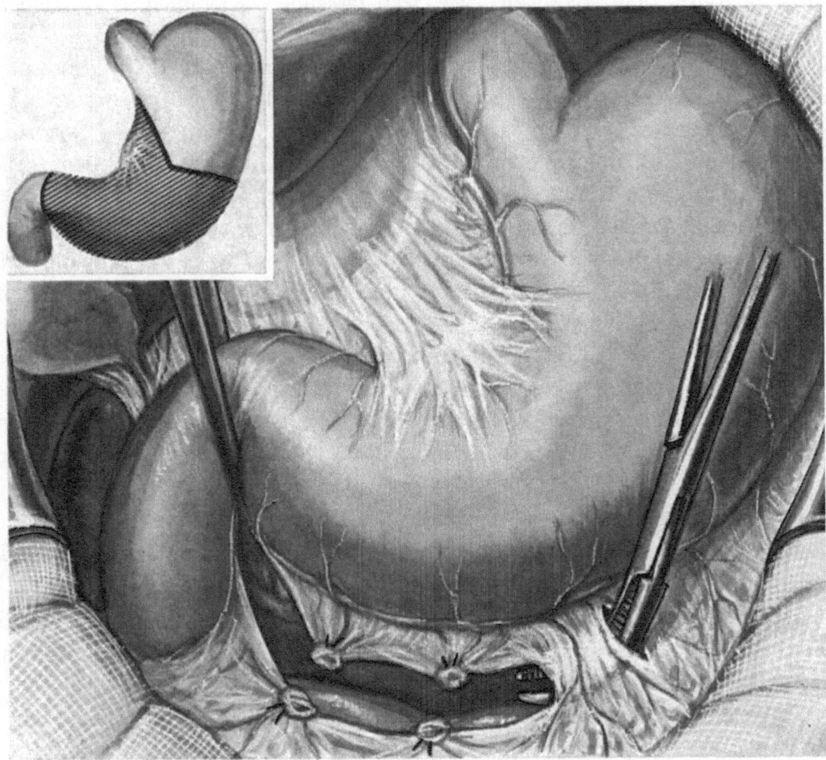

Abb. 78. Distale Magenresektion nach Billroth-Schoemaker (wegen callösem Ulcus an der kleinen Kurvatur). 1. Skelettierung der großen Kurvatur. Nebenabbildung: Resektionsverlauf am Magenkörper, an der kleinen Kurvatur und im Bulbus duodeni

hepatogastricum und an der Grenze zum Lig. hepatoduodenale zu, einem Bezirk, den man am besten darstellt, indem man den Magen an dem Gummizügel nach caudal und links zieht. Nach Durchtrennung einiger meist zarter Gefäße, die zum Antrum verlaufen, trifft man an der cranialen Begrenzung des Lig. hepatoduodenale ein oder zwei größere Äste der A. gastrica dextra, die gabelförmig zur Vorder- und Rückseite des Pylorus und des Duodenums ziehen. Sie werden unterfahren, gefaßt, durchtrennt und unterbunden. Hat man auf diese Weise den Pylorus und den Anfangsteil des Duodenums besonders auf der Rückseite genügend isoliert, so spaltet man – wenn dies nicht schon früher geschehen ist – eine dünne Gewebsschicht über der Vorderfläche des Duodenums, die man später zur zusätzlichen Deckung der Anastomose zwischen Magen und Duodenum beim B I oder des Duodenalstumpfes beim B II gebrauchen kann.

I. Schwierigkeiten bei der Freilegung von Pylorus und Duodenum

Diese Freilegung von Pylorus und Duodenum gelingt beim Magengeschwür oder Magencarcinom sowie beim Fehlen von Verwachsungen im Lig. gastroduodenale zumeist mühelos; sie kann aber beim Ulcus im Duodenum und am Pylorus erhebliche Schwierigkeiten bereiten, besonders wenn dieses Gebiet infolge Penetration des Geschwürs in das Lig. hepatoduodenale und in den Pankreaskopf oder nach vorangegangenen Eingriffen (Übernähung eines perforierten Geschwürs, Pyloroplastik) schwielig ummauert ist. Unter solchen Umständen trennt man am besten zwischen den beiden Klammerreihen des Petz-Apparates oder zwischen zwei fest fassenden Klemmen (Payr-Quetsche, Klemmen mit tiefer Längsriffelung nach Nakayama oder mit Zähnung nach Satinski), die man dicht cranial vom Pylorus oder auch im Antrum ansetzt, den Magen vom Pylorus bzw. Duodenum. Dann spaltet man die Schwiele über der Vorderwand des Duodenums, löst sie ab und präpariert unter kräftigem Zug an dem provisorischen Duodenalverschluß die Hinterwand des Pylorus und des Duodenums mit dem Skalpell oder dem elektrischen Messer vom Pankreas ab. Seitlich einstrahlende Gefäße und Gewebsstränge werden umfahren, durchtrennt und unterbunden. Gelangt man in dieser Gegend an den Rand des penetrierten Geschwürs, so ist es zweckmäßig, seinen callösen Rand von der Duodenalwand abzutrennen, wobei man natürlich das Duodenum eröffnet und den Geschwürsgrund im Pankreas bzw. im Lig. hepatoduodenale zurückläßt. Ein ausnahmsweise den Geschwürsgrund durchziehendes oder in ihn eingebrochenes Gefäß umsticht man zuverlässig. Aboral vom distalen Geschwürsrand trifft man dann stets auf normale, nicht von Serosa überzogene Duodenalhinterwand, die man vorsichtig, in einem Spalt von zartem Bindegewebe vordringend, vom Pankreaskopf abpräpariert.

Ausnahmsweise – nämlich bei unüberwindlich erscheinender Verschwielung des Pylorus und des Anfangsteils des Duodenums – kann man das Duodenum auch *distal* der Penetration des Ulcus in den Pankreaskopf oder in das Lig. hepatoduodenale von seinem unteren oder oberen Rand her stumpf aus dem Retroperitoneum herauslösen und mit einem dünnen Gummizügel umfahren, um von hier aus die Präparation nach proximal fortzusetzen (sog. Straußsches Manöver).

Diese übliche Präparation von cranial nach caudal kann man natürlich auch von vornherein planmäßig bei zu erwartenden Schwierigkeiten am Pylorus und am Duodenum wählen, indem man den Magen sofort nach dem Eröffnen der Bursa omentalis zwischen den Klammerreihen des Petzapparates oder zwischen zwei kräftigen Klemmen durchtrennt.

Zum jetzigen Zeitpunkt sollte man sich bereits überlegen, ob man nach B I oder BII reseziert. Eine letzte Entscheidung braucht man allerdings noch nicht zu treffen. Zu einer Anastomose nach B I entschließe ich mich zumeist nur, wenn der Bulbus duodeni leicht zu mobilisieren war und seine vordere und seitliche Wand möglichst von Serosa überzogen und durch Veränderungen nicht geschwächt ist, also im wesentlichen beim typischen Magenulcus und bei gutartigen Magenerkrankungen sowie ausnahmsweise bei einem kleinen Magencarcinom älterer Kranker. Voraussetzung für einen Billroth I ist ein entsprechend großer Restmagen vor allem an der großen Kurvatur, es sei denn, daß man zwischen Magen und Duodenum Darm interponiert (S. 240ff). Den B I führe ich beim Ulcus duodeni nur selten aus und dann zumeist in der Form der terminolateralen Anastomosierung nach v. Haberer.

Hat man sich für eine Anastomosierung nach B II entschlossen, so folgt zumeist bereits jetzt der *Duodenalverschluß*, dessen Technik auf Seite 247ff. beschrieben ist. Man kann das Duodenum endgültig auch später verschließen. Nun folgt die *Skelettierung der kleinen und großen Kurvatur des Magens* in cranialer Richtung. Ihre Ausdehnung hängt davon ab, ob man nur eine Antrumresektion bzw. Hemigastrektomie oder eine Zweidrittelresektion bzw. noch umfangreichere Resektion ausführen will. Soll nur das Antrum als der Ort der Geschwürsbildung entfernt werden, so muß man sich bewußt sein, daß die craniale Begrenzung des Antrums an der kleinen Kurvatur bis in das Ausbreitungsgebiet der A. gastrica sinistra und an der großen Kurvatur bis etwa zum Übergang der A. gastroepiploica dextra in die A. gastroepiploica sinistra reichen kann.

Man muß sich mit der Skelettierung, also auch bei der Antrektomie, an diese Grenzen halten, wenn man alle gastrinbildenden Zellen sicher beseitigen will, es sei denn, daß man während des Eingriffs eine der Methoden zur Bestimmung des Antrums anwendet (S. 244 u. Abb. 77).

Zur *Skelettierung der kleinen Kurvatur* (Abb. 79) zieht man den Magen, über dessen distale Schnittfläche eine kleine Kompresse gestülpt wurde, kräftig nach caudal, so daß sich die Gewebsplatte, in der die A. gastrica sinistra und ihre Äste verlaufen, anspannt. Am besten tastet man den absteigenden Ast der A. gastrica sinistra und faßt ihn zusammen mit dem ihn umhüllenden Gewebsstrang mit einer gebogenen Klemme (Overholt), durchtrennt ihn und bindet die Arterienstümpfe mit starken Fäden ab. Die distale Abbindung läßt man zweckmäßiger Weise lang oder ersetzt sie durch einen Overholt, da durch Zug an dem Arterienstumpf die Äste der A. sinistra deutlicher zu erkennen sind, die nun schrittweise cranialwärts fortschreitend in ihren gabelförmigen Aufzweigungen zur Vorder- und Hinterwand des Magens gefaßt, durchtrennt und unterbunden werden. Je nach der Lage des Geschwürs oder des Krankheitsherdes muß man an der kleinen Kurvatur gelegentlich bis zur Kardia vordringen.

Die *Skelettierung an der großen Kurvatur* braucht man bei der Antrektomie nur bis zu ihrer Mitte, bei der Zweidrittelresektion bis zum Übergang des cranialen Drittels in das mittlere Drittel fortzusetzen. Dabei berücksichtige man, daß zur Anastomosierung ein bis zwei Zentimeter der Magenwand an der großen Kurvatur benötigt werden. Nach der anfänglichen Massenunterbindung des Lig. gastrocolicum nähert man sich jetzt mit der Skelettierung der Magenwand und faßt, durchtrennt und unterbindet die Gefäße einzeln.

Die *Resektion des distalen Magenabschnitts* (Antrektomie, Hemigastrektomie, Zweidrittelresektion).

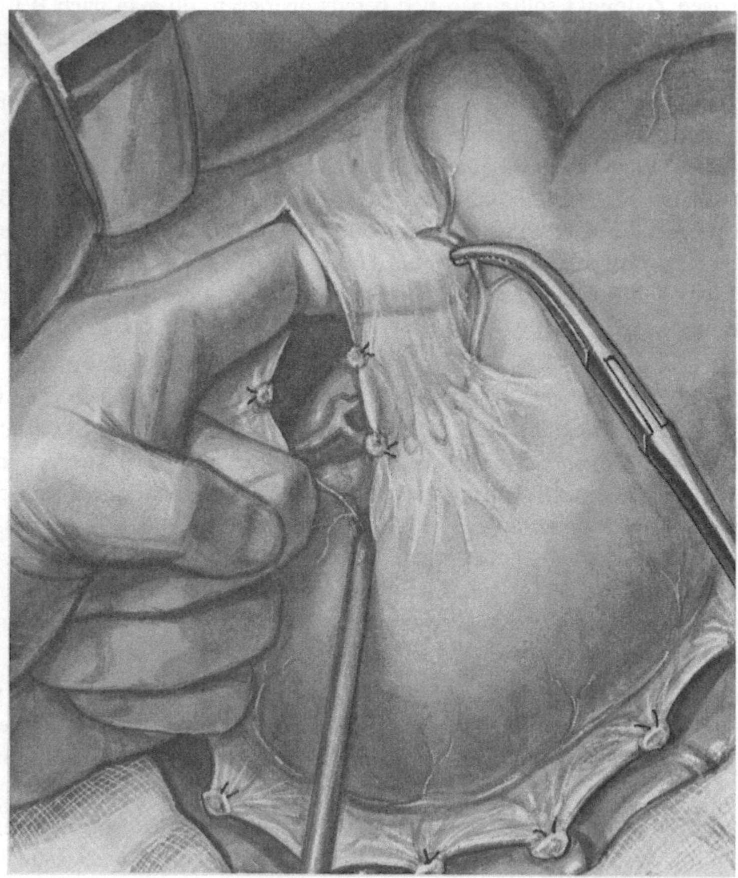

Abb. 79. Distale Magenresektion nach Billroth-Schoemaker (wegen callösem Ulcus an der kleinen Kurvatur). 2. Skelettierung der kleinen Kurvatur mit Unterbindung und Durchtrennung der A. gastrica sinistra

Bei der nun folgenden Absetzung des distalen Magenabschnitts richte ich mich nach der Technik von Schoemaker (1911), gleichgültig, ob ein benigner oder maligner Prozeß vorliegt und ob man sich zu einer Anastomosierung nach B I oder B II entschließt. Die *Schoemaker-Technik* erlaubt die Entfernung der kleinen Kurvatur bis zur Kardia – also wichtiger Antrumbezirke –, wenn dies erforderlich ist, ohne daß später Schwierigkeiten bei der Anastomosierung zu erwarten wären. Sie ist die einfachste Form der treppen- oder schlauchförmigen Resektion (Abb. 80a).

Hierzu spannt man die große Kurvatur des Magens an, indem man sie etwa 2 cm distal von der letzten Gefäßarkade mit einer Kocher- oder Mikulicz-Klemme faßt. Dann schließt man den Magen 1 cm entfernt von der erwähnten Gefäßarkade mit einer Payr-Quetsche oder mit Hilfe des Petz-Apparates oder eines anderen Klammer-Nähapparates auf eine Strecke von etwa 6 cm von der großen Kurvatur quer oder etwas schräg nach der kleinen Kurvatur ab, wobei man sich vergewissert, daß von dem Anästhesisten der Magenschlauch zurückgezogen wurde. Hat man etwas distal eine zweite

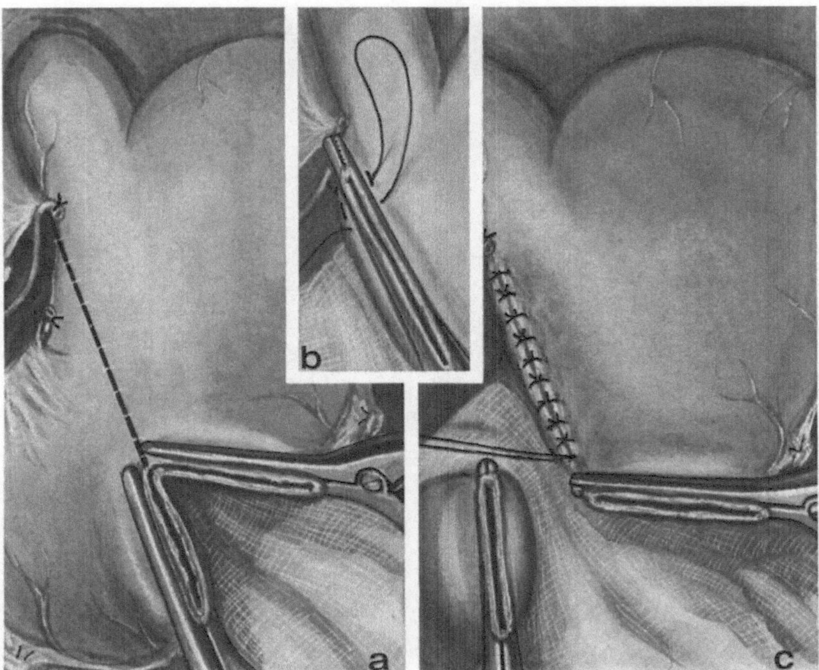

Abb. 80a–c. Distale Magenresektion nach Billroth-Schoemaker (wegen callösem Ulcus an der kleinen Kurvatur). 3. a) von der großen Kurvatur aus wurden Vorder- und Hinterwand des Magens mit zwei Payr-Quetschen gefaßt und wenige Millimeter von der proximalen Klemme in der Richtung auf die kleine Kurvatur durchtrennt; b) eine zweite größere Payr-Quetsche verläuft schräg zur kleinen Kurvatur in der Richtung auf die Kardia; nach Abtrennen des distalen Magenabschnittes blutstillende Rückstich-U-Naht hinter der Quetsche; c) die fortlaufende Naht an der kleinen Kurvatur wird durch Lembert-Nähte versenkt

kräftige Klemme parallel angelegt – bei Verwendung des Petzschen Nähapparates erübrigt sich dies –, so durchtrennt man den Magen dicht an der proximalen Klemme oder dem Nähapparat bzw. zwischen den Klammern des Petz-Apparates (Abb. 80a u. b). Zur abschließenden Resektion der kleinen Kurvatur legt man parallel zu ihr und bis zur proximalen Skelettierung reichend eine etwa 12 cm lange, gerade oder gebogene Payr-Quetsche oder eine andere fest fassende Klemme oder den Petz-Apparat oder das große Modell des amerikanischen Klammernähapparates an, schließt den distalen Magenabschnitt mit einer Klemme ab, um das Ausfließen von Mageninhalt zu verhüten, und trennt die kleine Kurvatur dicht an der proximalen Klemme oder zwischen den Klammerreihen des Petzapparates ab.

Es folgt nun die *Versorgung der kleinen Kurvatur*, was je nach der Art ihres provisorischen Verschlusses verschieden geschieht. Hat man eine Klemme angelegt, so untersticht man sie mit einer fortlaufenden, rückstechenden Matratzennaht aus resorbierbarem Nahtmaterial. Blutet es nach Abnahme der Klemme an einigen Stellen, so fügt man Umstechungen hinzu. Die Verschlußnaht wird durch einige seromuskuläre Situationsnähte und durch eine fortlaufende Naht versenkt (Abb. 80c). Natürlich kann man auch nur Einzelnähte legen. Hierbei beginnt man cranial mit einer Dreistichnaht

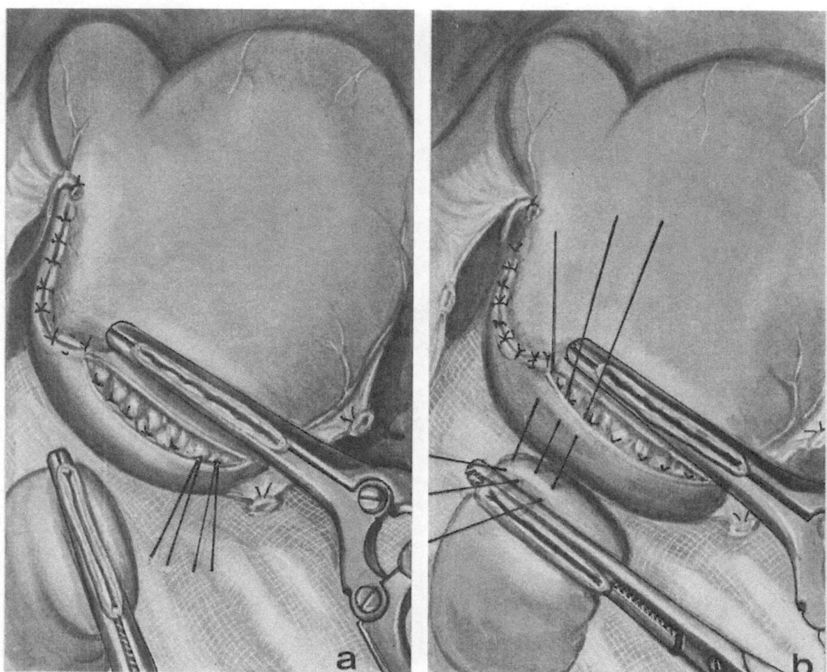

Abb. 81a u. b. Distale Magenresektion nach Billroth I-Schoemaker (wegen callösem Ulcus an der kleinen Kurvatur). a) 3 mm proximal der Payr-Quetsche werden Serosa und Muscularis der Hinterwand des Magens gespalten und die Gefäße in der Magenschleimhaut nach v. Haberer umstochen; b) Die ersten Fäden der hinteren Lembert-Naht sind gelegt

(Abb. 80), die das craniale Ende der Verschlußnaht sicher einstülpt und näht nach distal weiter, wobei der fortlaufende Faden jeweils mit den einzelnen Situationsnähten verknüpft wird. Der letzte Faden nahe der Magenabschlußklemme oder der Klammerreihe wird lang gelassen.

Hat man den Petzschen Nähapparat verwendet, so muß man meist einige Blutungsstellen zwischen den Klammerreihen umstechen. Im übrigen wird dieser Klammerverschluß, wie im vorhergehenden beschrieben, versenkt. Hat man den amerikanischen Klammernähapparat verwendet, so ist die Versenkung der Klammern durch eine Lembertsche Nahtreihe angeblich nicht erforderlich. Aus Gründen der Sicherheit stülpe ich aber auch diese Klammerreihe bisher grundsätzlich ein.

II. Maßnahmen zur Verhütung von Nachblutungen aus Schleimhautgefäßen

Den Schlußstein zur Vorbereitung der Anastomosierung sowohl nach B I als auch nach B II bildet die *Spaltung von Serosa und Muscularis des Magens* bis auf die Schleimhaut zuerst dorsal, dann ventral 3–5 mm cranial der Abschlußklemme oder der Klammerreihe mit anschließender Umstechung der Schleimhautgefäße nach v. Haberer (Abb. 81a) oder Unterbindung der Schleimhautgefäße nach Doberer. Diese Umstechungsnähte bzw. Unterbindungen erachte ich für die sichere Verhütung von Nachblutungen für sehr wichtig, auch wenn man zweireihig näht. Die Technik der Umstechung der Schleimhautgefäße mit resorbierbarem Nahtmaterial geht aus Abb. 81 hervor. Die Ligierung der Schleimhautgefäße kann man an der Magenvorderwand auch so vornehmen, daß man nach Spalten von Serosa und Muscularis die Schleimhaut dicht an der großen Kurvatur incidiert, sie schrittweise cranial abklemmt und incidiert und dann die Gefäßschleimhautbürzel unterbindet, wie dies Doberer vorgeschlagen hat. Sowohl mit der Technik nach v. Haberer als auch nach Doberer erzielt man zusätzlich zur sicheren Blutstillung eine nützliche Raffung der Schleimhaut.

Zum jetzigen Zeitpunkt entscheidet man sich endgültig über die Anastomosierung nach B I oder B II. Lassen sich Magenrest und Duodenalstumpf spannungslos aneinanderlegen – u. U. nach ausgiebiger Mobilisation des Duodenums nach Kocher (S. 240) –, und sind alle im vorhergehenden angeführten Voraussetzungen für eine sichere Anastomosierung mit dem Duodenum gegeben, so hat der B I gewisse Vorzüge vor dem B II hinsichtlich der Verwertung der Nahrung. Andererseits muß man sich bewußt sein, daß die Technik des B I schwieriger ist als die des B II. Operateure mit geringerer Erfahrung in der Magenchirurgie begehen keinen Fehler, wenn sie weitgehend grundsätzlich die Anastomosierung B II ausführen. Chirurgen wie Enderlen, Schmieden, Kirschner, V. Hoffmann, Finsterer u. a. haben nahezu ausschließlich nach B II operiert.

L. Die Anastomosierung von Magen und Duodenum nach Billroth I

I. Die Anastomosierung End-zu-End (Abb. 82a u. b)

Die Anastomosierung nach B I beginnt mit zwei sero-muskulären Einzelknopfnähten an den Kurvaturen. Sie werden zunächst nicht geknotet und sind als Orientierungspunkte gedacht, dienen jedoch später, nach Fertigstellung der hinteren Nahtreihe, als Ausgangs- und Endpunkt der Vorderwandnaht. Aus diesem Grunde ist zweckmäßig darauf zu achten, daß der Knoten beider Nähte später außen liegt. Die hintere Nahtreihe nach Lembert wird sodann in der Klöppeltechnik mit dünnen Zwirneinzelknopfnähten durchgeführt. Diese Einzelnähte steche ich am Magen von der Schnittlinie aus zwischen Mucosa und Muscularis ein und fasse mit der an der Serosa austretenden Nadel einen Seromuscularisstreifen von gut 3 mm Breite. Am noch nicht eröffneten Duodenum faßt die Naht Serosa und Muscularis in gleicher Breite. Ein leichter Zug am Pylorusbereich nach rechts vorne spannt die hintere Duodenalwand an und trägt zur Übersichtlichkeit bei. Man kann aber auch vor dem Legen der hinteren Nahtreihe das Duodenum dicht an der Payr-Quetsche oder den Verschlußklemmen an der Hinterwand eröffnen. Die Einzelnähte werden dann nach Art einer »Stoß-auf-Stoß-Naht« gestochen. Nach dem Knüpfen und Abschneiden der Fäden bis auf die beiden Eckfäden an den Kurvaturen incidiert man zunächst die Schleimhaut der Magenhinterwand dicht an den Umstechungsnähten, saugt den Magen mit einem Siebsauger aus und durchtrennt schließlich auch die Schleimhaut der Magenvorderwand, womit der provisorische Verschluß des Restmagens wegfällt. Sodann wird zunächst die *Hinterwand des Duodenums* 2 mm von der Knopfreihe entfernt durchtrennt. Es ist wichtig, die *Vorderwand des Duodenums* gesondert und von vorne zu zerschneiden, da sonst leicht zu viel Gewebe verlorengeht und die anzuschließende Vorderwandnaht unter Spannung gerät. Die Anastomose kann man *einreihig* oder *zweireihig* ausführen. Ich bevorzuge die *ein-*

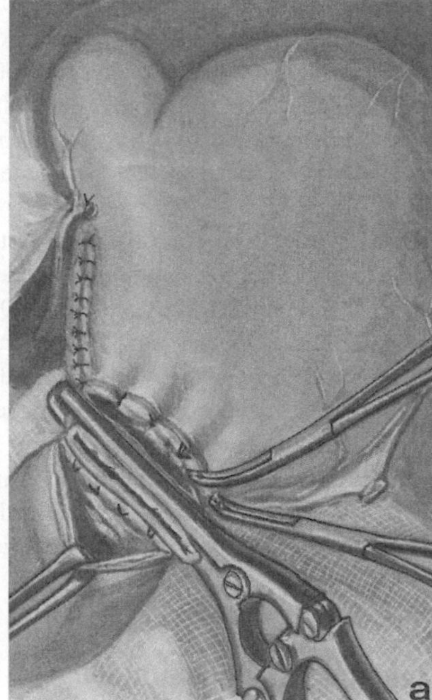

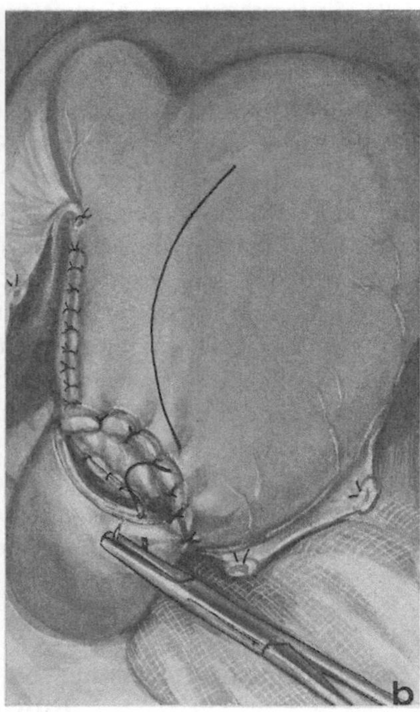

Abb. 82a u. b. Distale Magenresektion nach Billroth I-Schoemaker (wegen callösem Ulcus an der kleinen Kurvatur). a) 3 mm proximal der Payr-Quetsche werden Serosa und Muscularis der Hinterwand des Magens gespalten und die Gefäße in der Magenschleimhaut nach v. Haberer umstochen; b) Gleiches Vorgehen an der Magenvorderwand, dann folgt die vordere Lembert-Naht mit Einzelnähten

reihige Anastomosierung. Klaffen Schleimhaut von Magen und Duodenum an der hinteren Zirkumferenz, so adaptiere ich sie durch 3 bis 4 Knopfnähte aus feinstem resorbierbarem Nahtmaterial. Dann folgt die vordere Lembert-Naht mit Einzelnähten, die ich am Magen 3–5 mm vom Schnittrand entfernt einsteche und im Schnittrand außerhalb der Schleimhaut aussteche und sie dann durch die Duodenalwand in der gleichen Art nur in umgekehrter Richtung führe. Dabei beginne ich etwa in der Mitte zwischen beiden Eckfäden, lege die folgenden Nähte jeweils von den Ecken, d.h. den beiden Kurvaturen nach der Mitte zu und knote sowohl den mittleren als auch die übrigen Fäden sofort. Diese vordere Nahtreihe kann man mit der abpräparierten Serosaduplikatur oder mit einem Netzzipfel locker zusätzlich decken.

Um die Spannung an der Anastomose zwischen Magen und Duodenum zu vermindern, empfiehlt Nakayama kleine und große Kurvatur und Rückwand des Magens mit 4–6 Nähten an den Serosaüberzug des Pankreaskopfes nahe der Basis des Duodenums zu heften. Diese Technik hat auch Nachteile. Wenn die Serosa des Pankreas nicht verdickt ist, können die Nähte das Pankreasparenchym verletzen, was eine umschriebene Pankreatitis zur Folge haben kann. Die Naht bildet gelegentlich auch eine Barriere, die die Entleerung des Magens behindert. Aus diesem Grund vermeide ich nach Möglichkeit diese Nakayama-Naht. Statt dessen kann man eine gewisse Entlastung der am stärksten belasteten großen Kurvatur erreichen, wenn man hier mit einer

Einzelknopfnaht den Ansatz des restlichen Ligamentum gastrocolicum an das entsprechende Gewebe, das nahe der Anastomose am Duodenum inseriert, heranzieht. Wenn die Anastomose zwischen Magen und Duodenum voraussichtlich nur unter Spannung möglich ist, verzichte ich auf den B I und führe den B II aus oder interponiere ausnahmsweise ein Jejunumsegment nach Biebl und Seo.

Auch eine Erweiterung des Duodenums durch eine 1–1,5-cm-Incision seiner Vorderwand entlang der caudalen Begrenzung kann ich nicht empfehlen, da ein solches Vorgehen zu häufig Störungen der Heilung der Anastomose zur Folge hat.

II. Die Anastomosierung von Magen und Duodenum termino-lateral nach v. Haberer (1922). Die Anastomosierung von Magen und Duodenum unter Zwischenschaltung einer Dünndarmschlinge nach Biebl (1947)

Wenn die Anastomosierung End-zu-End nach B I wegen Brüchigkeit der Duodenalwand oder Enge des Duodenums in seinem ersten Abschnitt oder wegen Unmöglichkeit, das Duodenum vom Pankreas in genügender Ausdehnung abzupräparieren, zu riskant oder unmöglich ist, dann kann man eine Passage durch das Duodenum noch erzielen, indem man das Duodenum endständig verschließt und den Magen End-zu-Seit nach v. Haberer direkt oder nach Biebl indirekt mittels Interposition eines Jejunumsegmentes mit dem absteigenden Duodenum vereinigt.

1. Das Vorgehen nach v. Haberer (Abb. 83)

Hierzu muß man nach dem Duodenalverschluß den 2. und 3. Abschnitt des Duodenums ausgiebig nach Kocher mobilisieren. Dann heftet man mit je einer Lembert-Naht die kleine Kurvatur des Restmagens etwa 2 cm distal vom Duodenalstumpf und die große Kurvatur 6 cm distal von der cranialen Ecknaht möglichst dicht am Pankreaskopf an die

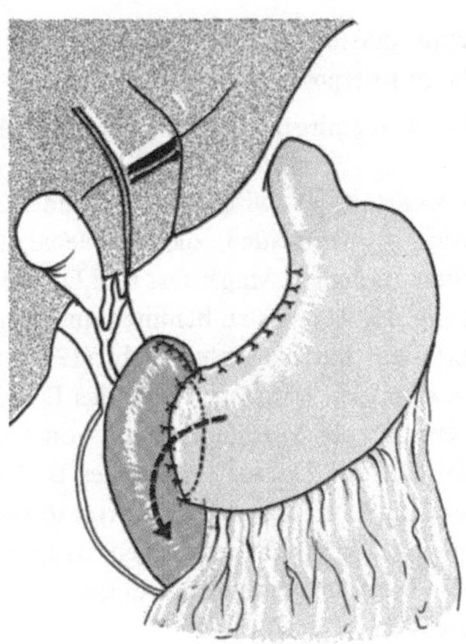

Abb. 83. Anastomosierung des Magens termino-lateral distal vom Duodenalstumpf nach v. Haberer

Vorderwand des Duodenums und vollendet die hintere, seromuskuläre Naht durch Knopfnähte. Hierauf vervollständigt man nach Eröffnung von Magen und Duodenum die Anastomose entweder durch eine einreihige oder zweireihige Naht, wobei ich letztere hier bevorzuge, da sie die Spannung vermindert, die Schleimhaut adaptiert und da eine Verengung der Anastomose durch eine innere Naht nicht zu befürchten ist.

2. Das Vorgehen nach Biebl

Hinsichtlich der *indirekten termino-lateralen Anastomosierung mit Zwischenschaltung einer Dünndarmschlinge* siehe Seite 241.

3. Die Mobilisierung des Duodenums nach Kocher

Zur Erzielung einer spannungsfreien Naht an der Anastomose zwischen Magen und Duodenum ist es gelegentlich notwendig, das descendierende Duodenum zu mobilisieren. Das Duodenum liegt von der Mitte seines 1. Abschnittes an bis nahe an die Flexura duodenojejunalis retroperitoneal. Über die 2. Hälfte seines ersten Abschnittes sowie über seinen 2. und 3. Abschnitt spannt sich mehr oder minder straff das dorsale Peritoneum. Die den zweiten und dritten Abschnitt des Duodenums versorgenden Gefäße strahlen von medial, von den Aa. gastrica dextra, gastroduodenalis und pankreaticoduodenalis kommend, ein. Man kann also lateral das dorsale Peritoneum spalten, ohne Gefäße zu durchtrennen, um im Retroperitoneum das Duodenum (zusammen mit dem dorsal verlaufenden Choledochus) stumpf aus dem lockeren Bindegewebe zu lösen. So dringt man bis zur Rückfläche des Pankreaskopfes vor. Caudal spaltet man Peritoneum und Bindegewebsstränge zwischen der unteren Flexur des Duodenums sowie dem Beginn seines 3. Abschnittes und dem Colon transversum. Auf diese Weise lassen sich Pars superior und descendens duodeni erheblich nach medial und cranial verlagern. Dorsal liegen dann die V. cava caudalis und der rechte Ureter frei.

4. Die indirekte Anastomosierung von Magen und Duodenum durch Interposition einer Darmschlinge

(Dünndarm nach Biebl, 1947; Longmire jr., 1952; Henley 1952; Dickdarm nach Moroney 1951).

Um Spannungen an der Anastomose zwischen Magen und Duodenum besonders bei ausgedehnter Magenresektion zu vermeiden, die Duodenalpassage der Speisen auch bei großem Abstand zwischen cranialem Magenrest und Duodenum zu erzwingen, aber auch um eine Sturzentleerung des Magens zu hemmen und damit ein Postgastrektomie-Syndrom (S. 300ff.) zu verhüten, hat als erster Biebl (1947) empfohlen, ein 8–10 cm langes Jejunumsegment zwischen den Magenrest und das Duodenum zu interponieren. Henley (1952) hat ohne Kenntnis der Veröffentlichung von Biebl den gleichen Eingriff vorgeschlagen und hat außerdem die Umwandlung eines B II in einen B I durch Anastomosierung des abführenden Schenkels der B II-Anastomose mit dem Duodenum angegeben (S. 303). Longmire jr. (1952) hat empfohlen, nach Exstirpation des gesamten karzinomatösen Magens ein 20 bis 30 cm langes Jejunumsegment zwischen Oesophagus und Duodenum einzuschalten.

Die Interposition eines Dickdarmsegmentes wurde von Moroney (1951) u.a. zur Behandlung des Dumping-Syndroms, aber auch zum Ersatz des carcinomatösen Magens als besonders zweckmäßig erachtet.

Zumeist wird das Dünndarminterponat *isoperistaltisch* eingesetzt. Von einer *anisoperistaltischen Zwischenschaltung von Dünndarm* rate ich ab, da die im Dünndarmsegment häufig erhaltene und dann oral gerichtete Peristaltik die Entleerung des Magens erheblich stören und auch eine Refluxoesophagitis verursachen kann.

Ein *Dickdarminterponat* – zumeist aus dem Quercolon – kann man zwischen Magen und Duodenum dagegen unbedenklich anisoperistaltisch einschalten, da im Dickdarmsegment Peristaltik erloschen ist. Das Dickdarmsegment muß man zum Ausgleich eines Dumping-Syndroms möglichst kurz (8–10 cm) bemessen. Verwendet man *Dickdarm als Ersatz des gesamten Magens*, dann interponiert man ihn zweckmäßig *isoperistaltisch*.

5. Die Technik der Zwischenschaltung von Dünndarm

Nach dem provisorischen Verschluß des Duodenalstumpfes mit einer Klemme oder durch eine Klammerreihe und nach der Versorgung der resezierten kleinen Kurvatur des Magens sowie nach der Umstechung der Schleimhautgefäße des Magenstumpfes nach v. Haberer schlägt man das große Netz und das Quercolon nach oben, sucht sich eine der ersten Jejunumschlingen mit günstiger Gefäßversorgung, die man im durchscheinenden Licht (Diaphanoskopie) prüft, aus und umschlingt das Dünndarmsegment dicht an seinem Mesenterialansatz mit zwei Zwirnsfäden im Abstand von 8–10 cm. Unter sorgfältiger Schonung des Hauptgefäßes dieses Jejunumsegmentes isoliert man es durch Unterbindung und Durchtrennung der Kollateralen und trennt es vom zu- und abführenden Dünndarmabschnitt am besten mit Hilfe eines Klammerapparates – ich bevorzuge hier wegen der Einfachheit den Original-Petz-Apparat – ab. Nun wird das Jejunumsegment durch einen Schlitz im Mesocolon – je nach dem Verlauf der A. colica media links oder rechts von ihr – nach cranial verlagert und durch ein- oder zweireihige Naht zunächst mit dem Magen und dann mit dem Duodenum anastomosiert (Abb. 99b). Die Anastomose mit dem Duodenum kann End-zu-End oder End-zu-Seit (terminolateral nach v. Haberer) erfolgen (Abb. 83). Der Verschluß des Mesocolonschlitzes bis auf die Durchtrittsstelle des Interponatstiels und die Anastomosierung der beiden Dünndarmschenkel End-zu-End, die man am einfachsten und völlig zuverlässig einreihig ausführen kann, beenden den Eingriff.

6. Die Technik der Zwischenschaltung eines Dickdarmsegmentes

Hierzu verwendet man am besten Quercolon, das an der A. col. media gestielt wird (Abb. 116). Dient das Quercolon-Interponat zur Beseitigung eines Dumping-Syndroms, so wird es *anisoperistaltisch* eingesetzt. Soll das Quercolon nach Totalexstirpation des Magens den Oesophagus mit dem Duodenum verbinden, so ist eine isoperistaltische Zwischenschaltung günstiger.

Bei anisoperistaltischer Interposition zwischen Magenstumpf und Duodenum wird nach Ablösen des großen Netzes vom Dickdarm ein Quercolonsegment 8–10 cm isoliert, das aboral von der A. colica media etwas länger als oral von ihr bemessen wird. Benötigt man – wie zum Ersatz des gesamten Magens – ein langes Quercolonsegment (12–18 cm) und interponiert man es isoperistaltisch, dann muß der zuführende Schenkel länger als der abführende sein. Die Technik der Isolierung eines Quercolonsegmentes ist auf S. 287 beschrieben. Die Anastomosierung mit dem Magen bzw. Oesophagus einerseits und dem Duodenum andererseits geschieht nach der üblichen Technik.

7. Zur Drainage nach Magenresektion

Der kritische Punkt hinsichtlich der möglichen Entwicklung einer Nahtinsuffizienz nach einer Magenresektion ist beim B I die Anastomose zwischen Magen und Duodenum, beim B II der Duodenalstumpf. Ist man seiner Naht- bzw. Verschlußtechnik sicher und sind die anastomosierten Abschnitte bzw. der Duodenalstumpf gut durchblutet und unversehrt, dann erübrigt sich eine Drainage. Andernfalls drainiert man subhepatisch, wozu ich ein weiches *Penrose*-Drain (Zigarettendrain) verwende. Da ich von dieser Art der Drainage niemals einen Schaden, sondern nur Nutzen gesehen habe, mache ich von ihr großzügig Gebrauch. Im übrigen verweise ich auf das Kapitel über die Drainage der Bauchhöhle auf S. 54.

M. Die Anastomosierung von Magen und Jejunum nach Billroth II

Die Anastomosierung von Magen und Jejunum nach Billroth II nach einer Magenresektion war früher für viele namhafte Chirurgen wie Enderlen, Finsterer, V. Hoffmann, Kirschner, Konjetzny, Schmieden u. a. vor allem wegen der Einfachheit und Sicherheit der Technik, aber auch wegen der Seltenheit von Rezidivgeschwüren nach Billroth II und weil nennenswerte Unterschiede in dem Befinden der Operierten im Vergleich zu nach B I-Operierten nicht beobachtet wurden, das bevorzugte Verfahren zur Wiederherstellung der Verbindung zwischen Magen und Darm. Die Umgehung der Duodenalpassage durch eine Anastomosierung nach B II vermindert zwar, wie wir heute wissen, in gewissem Umfang die Ausnutzung der Nahrungsstoffe, vor allem von Fett und Eiweiß infolge verminderter Pankreasstimulierung und verursacht besonders bei Frauen etwas häufiger postprandiale Mißempfindungen. Die Nachteile des B II sind aber nicht so schwerwiegend und häufig, wie dies vielfach dargestellt wird.

Der Anastomosierung nach Billroth II geht die Resektion des Magens voraus, wie sie allgemein von S. 230 bis 237 und mit besonderen Hinweisen beim Magencarcinom von S. 269 bis S. 274 dargestellt ist. Ich führe sie stets in Form der treppen- oder schlauchförmigen Resektion nach der Technik von Schoemaker aus, die auf einfache Weise ermöglicht, die kleine Kurvatur, an der das Antrum häufig bis nahe an die Kardia reicht, ausgiebig zu resezieren unter gleichzeitiger Erhaltung von Magen an der großen Kurvatur zur Anastomosierung.

In früherer Zeit stand beim Billroth II zur Diskussion, ob man *antecolisch* mit genügend langer Jejunumschlinge und dann mit zusätzlicher Braunscher Enteroanastomose (Abb. 84e) oder *retrocolisch* mit kurzer Schlinge anastomosiert (Abb. 84c). Es kann nicht bestritten werden, daß das *antecolische* Verfahren technisch einfacher und mit weniger postoperativen Komplikationen behaftet ist. Beim peptischen Ulcus, besonders beim Ulcus duodeni, stellt sich aber nach antecolischer Anastomosierung mit Braunscher Enteroanastomose ebenso wie nach y-förmiger Anastomosierung nach Roux (Abb. 84f) häufiger ein Ulcusrezidiv ein. Einen Ausweg bildet die *antecolische Anastomosierung mit kurzer Schlinge* (Abb. 84a), die ursprünglich Billroth (1885) angegeben hat und die in Deutschland besonders von V. Hoffmann empfohlen wurde. Bei richtiger Technik (S. 243 ff.) ist weder ein »Afferent-Loop-Syndrome«, noch eine Einengung des Quercolons zu befürchten. Ich gebe dieser Form der B II-Anastomosierung nach Resektion wegen Ulcus ventriculi oder duodeni den Vorzug, wenn ich nicht – wie beim Ulcus ventriculi meist, beim Ulcus duodeni ausnahmsweise – nach B I anastomosiere.

Zu erörtern ist beim B II noch die *Führung der Jejunumschlinge* sowohl bei antecolischer als auch retrocolischer Anastomosierung. Die meisten Chirurgen – wie auch ich – legen den *zuführenden* Schenkel der Jejunumschlinge an die kleine Kurvatur und den *abführenden* Schenkel an die große Kurvatur (Abb. 84a). Heftet man die zuführende Schlinge noch auf eine Strecke von 2–3 cm an die kleine Magenkurvatur, so wird dem Übertritt größerer Mengen Speisebrei in die zuführende Schlinge vorgebeugt.

Manche Chirurgen bevorzugen die Anastomosierung mit Führung der Jejunumschlinge von der großen Kurvatur zur kleinen Kurvatur des Magens, da der Speisebrei hauptsächlich entlang der kleinen Kurvatur transportiert wird und so direkt in den abführenden Schenkel des Dünndarms gelangen könne (Abb. 84b u. d). Um zu gewährleisten, daß bei dieser Anastomosentechnik die abführende Schlinge gleichzeitig (beim sitzenden Patienten) an der tiefsten Stelle den Magen verläßt, muß darauf geachtet werden, daß die Absetzung des distalen Magens großkurvaturseitig wenigstens im rechten Winkel, besser noch im stumpfen Winkel erfolgt. Zur Verhütung des Speisebreiübertrittes in die zuführende Schlinge muß man sie bei dieser Schlingenführung großkurvaturseitig mit einigen Nähten aufhängen.

I. Die Technik der Anastomosierung nach B II

1. Die antecolische Anastomosierung mit kurzer Jejunumschlinge

Nach Skelettierung des Magens und Resektion nach Schoemaker einschließlich der Übernähung der Klammer- oder Nahtreihe an der kleinen Kurvatur (S. 230ff.) und nach zirkulärer Incision von Serosa und Muscularis etwa 3 mm proximal der Abschlußklemme oder der Klammerreihe sowie nach Umstechung der Gefäße an der Magenschleimhaut nach V. Haberer (S. 236ff.) wird die erste Jejunumschlinge mit einem Zwirnsfaden umschlungen, ihr zuführender Schenkel an der Flexura duodenojejunalis etwas mobilisiert, vor dem großen Netz und dem Quercolon hochgeführt und mit ihrem zuführenden Schenkel etwa 20 cm entfernt von der Flexura duodenojejunalis an die neugebildete kleine Kurvatur des Magens, mit ihrem abführenden Schenkel an die große Kurvatur geheftet (Abb. 84a). Dann legt man die hintere Lembert-Nahtreihe bei *einreihiger* Anastomosierungstechnik mit Zwirnknopfnähten. Bei *zweireihiger* Technik kann man auch fortlaufend nähen. Nach Abtrennen des provisorischen Magenschlusses, wonach gelegentlich noch blutende Schleimhautgefäße gefaßt und unterbunden werden müssen, nach Absaugen des Magens und nach Eröffnung des Jejunums etwa 3 mm entfernt von der hinteren Lembert-Naht mit sorgfältiger Stillung von Schleimhautblutungen ist es bei *einreihiger* Nahttechnik zweckmäßig, die hinteren Schnittränder der Schleimhaut von Magen und Duodenum, die immer etwas klaffen, da die hintere sero-muskuläre Naht nicht »auf Stoß« genäht wurde, mit 4–6 Catgut-Knopfnähten zu adaptieren. Dann folgt bei einreihiger Nahttechnik sogleich die *vordere* Lembert-Naht durch Knopfnähte aus Zwirn. Bei *zweireihiger* Technik werden die Schleimhaut- bzw. Dreischichtennaht und anschließend die vordere Lembert-Naht so gelegt, wie sie auf S. 66ff. in ihren Einzelheiten beschrieben sind. Für die Schleimhaut- bzw. Dreischichtennaht legt man zunächst je eine Knopfnaht aus Chromcatgut an die kleine und große Kurvatur. Dann beginnt man die Innennaht, indem man zwei möglichst atraumatische Chromcatgutfäden mit ihrem Ende dicht nebeneinander in der Mitte der hinteren Zirkumferenz der Anastomose knotet. Nun wird die fortlaufende Naht mit dem einen Faden nach der kleinen, mit dem anderen Faden nach der großen Kurvatur geführt und dort mit der Catguteinzelnaht verknotet. Es folgt jetzt die vordere Schleimhaut- oder Dreischichtennaht nach der Technik von Mikulicz, Schmieden oder Connell-Pribram (S. 67–71), die bis zur Mitte der Nahtreihe je zur Hälfte von der kleinen und von der großen Kurvatur geführt wird. Diese Technik hat den Vorteil, daß der Endknoten nicht an der kleinen Kurvatur oder großen Kurvatur zu liegen kommt. Die vordere Innennaht wird schließlich durch eine fortlaufende Lembert-Naht oder durch Einzelknopfnähte versenkt (S. 68). Zuletzt wird die zuführende Schlinge entlang der kleinen Kurvatur mit 2–3 Knopfnähten hochgenäht. Schließlich zieht man Quercolon und großes Netz hinter der Dünndarmschlinge nach rechts bzw. die Magen-Darm-Anastomose nach links, so daß diese etwas links von der Flexura duodenojejunalis zu liegen kommt.

Die *antecolische Anastomosierung* von Magen und Jejunum *isoperistaltisch*, also mit Führung der Jejunumschlinge von der großen zur kleinen Kurvatur des Magens (Abb. 84 b), entspricht der im vorhergehenden beschriebenen Technik, nur daß man den zuführenden Schenkel an die große Kurvatur, den abführenden Schenkel an die kleine Kurvatur näht und den zuführenden Schenkel an der großen Kurvatur hochnäht. Bei dieser Anastomosierung hat man darauf zu achten, daß die Anastomose horizontal und nicht nahezu vertikal, wie bei der anisoperistaltischen Anastomosierung verläuft, da hierdurch eine retrograde Füllung des zuführenden Schenkels sicherer vermieden wird.

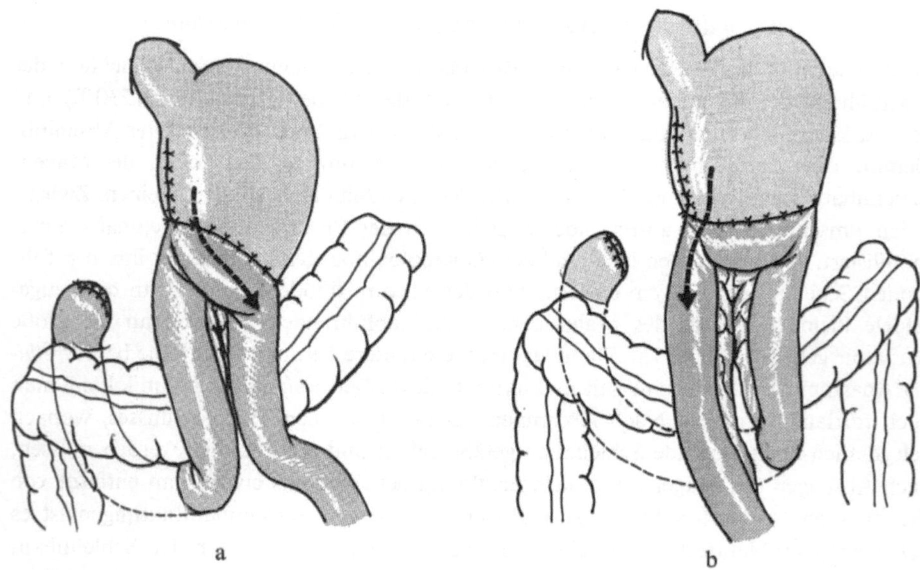

Abb. 84 a–f. Die Hauptmöglichkeiten der Anastomosierung von Magen und Jejunum nach Billroth II. a) Antecolische GE mit kurzer Schlinge und mit dem zuführenden Schenkel des Jejunums an der kleinen Kurvatur und dem abführenden Schenkel an der großen Kurvatur; b) antecolische GE mit kurzer Schlinge und mit zuführendem Schenkel des Jejunums an der großen Kurvatur und dem abführenden Schenkel an der kleinen Kurvatur; c) retrocolische GE mit kurzer Schlinge und mit dem zuführenden Schenkel an der kleinen Kurvatur und dem abführenden Schenkel an der großen Kurvatur; d) retrocolische GE mit kurzer Schlinge und mit dem zuführenden Schenkel an der großen Kurvatur und dem abführenden Schenkel an der kleinen Kurvatur; e) antecolische GE mit langer Schlinge und Braunscher Anastomose; f) antecolische GE mit y-förmiger Anastomose nach Roux

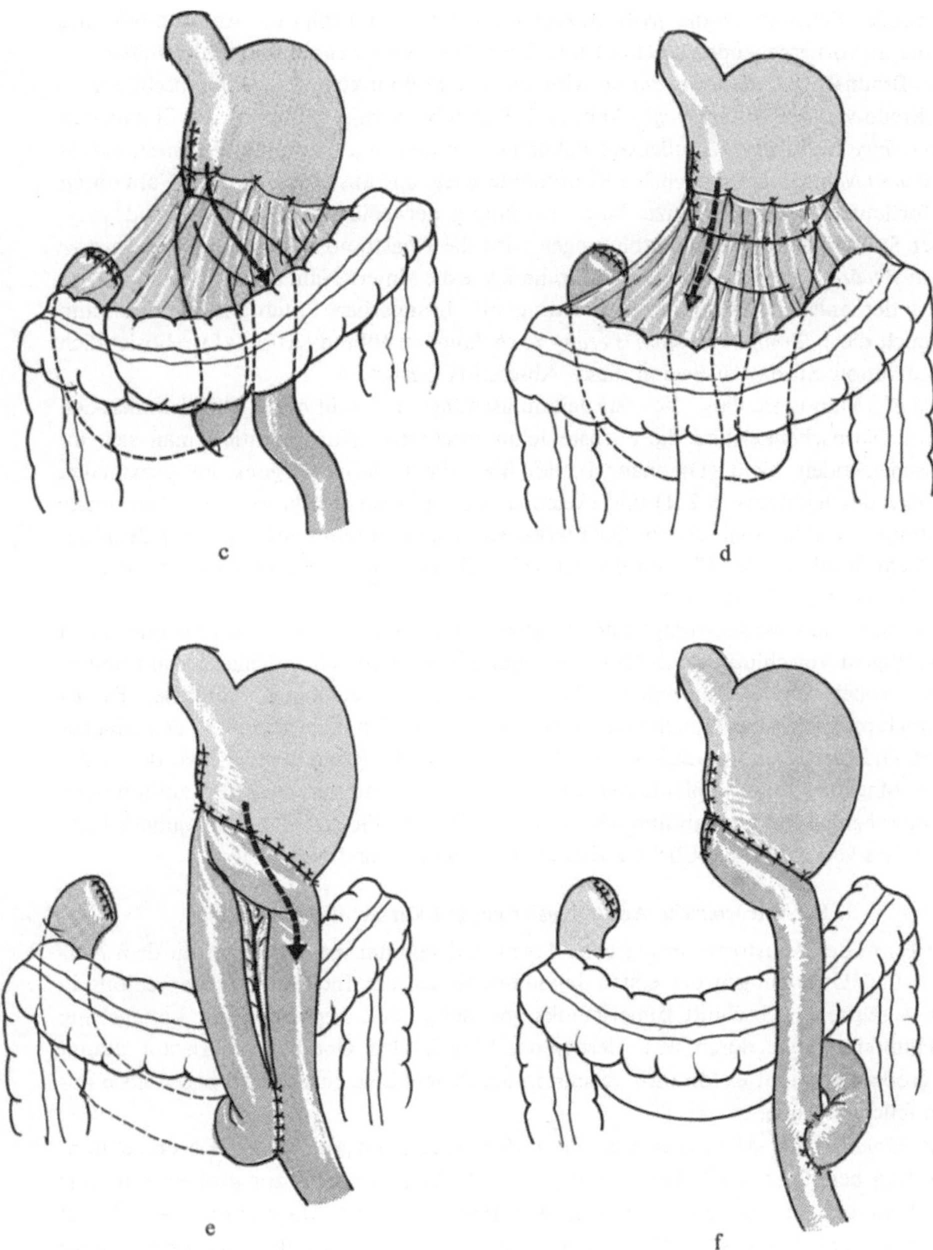

2. Die antecolische Anastomosierung mit langer Jejunumschlinge und Braunscher Entero-anastomosierung und die y-förmige Anastomosierung nach Roux

Diese Technik wende ich beim Ulcus ventriculi und duodeni nur bei Rezidiveingriffen an, beim Magencarcinom dagegen nahezu regelmäßig.

Das Jejunum wird in einem Abstand von 50–60 cm von der Flexura duodenojejunalis umschlungen und mit seinem *zuführenden* Schenkel an die *kleine Kurvatur* und mit seinem abführenden Schenkel an die *große Kurvatur* geheftet. Dann folgt die Anastomosierung nach der im vorhergehenden beschriebenen Technik entweder *einreihig* oder *zweireihig*.

Die Braunsche *Enteroanastomose* wird an den Fußpunkten der Jejunumschlinge in einer Breite von 4–6 cm angelegt (Abb. 84e). Dabei bevorzuge ich wegen der Einfachheit die *einreihige Nahttechnik*. Außer den Ecknähten werden zum Anpassen der *hinteren seromuskulären Naht* zunächst noch 2–3 Knopfnähte gelegt und anschließend diese Naht durch eine fortlaufende Naht ergänzt. Nach Eröffnung der beiden Darmlumina und sorgfältiger Stillung der Schleimhautblutungen wird die Anastomosierung durch die *vordere sero-muskuläre Naht* nach der gleichen Technik wie die hintere Naht abgeschlossen.

Statt der antecolischen Anastomosierung mit Braunscher Enteroanastomose kann man auch die *y-förmige Anastomosierung nach Roux* ausführen (Abb. 84f). Hinsichtlich der Indikation gilt das zu Beginn dieses Abschnitts Gesagte.

Technik: Man umschlingt die erste Jejunumschlinge und faßt mit 2 Ellisklemmen den distalen Darmschenkel und die nächste Jejunumschlinge. Nun orientiert man sich im durchscheinenden Licht (Diaphanoskopie) über die Gefäßversorgung im proximalen Abschnitt des Jejunums (S. 241) und skelettiert ihn auf eine Strecke von 10–12 cm unter Erhaltung der ihn ernährenden Gefäßarkaden. Dann durchtrennt man das Jejunum etwa 6 cm distal vor der Flexura duodenojejunalis zwischen 2 Klemmen oder zwischen den Klammern des Petzapparates.

Man kann nun Magenstumpf und distalen Jejunumschenkel End-zu-End oder nach endständigem Verschluß des abführenden Jejunums End-zu-Seit miteinander anastomosieren, wobei ich die einreihige Nahttechnik der zweireihigen vorziehe. Es ist aber auch möglich – wenn auch aus verschiedenen Gründen nicht ratsam –, den Magenstumpf endständig zu verschließen und das abführende Jejunum in die vordere oder hintere Magenwand zu implantieren. Zum Schluß anastomosiert man den zuführenden Jejunumschenkel mit dem abführenden etwas caudal der Flexura duodenojejunalis End-zu-Seit und verschließt die Lücke zwischen Mesostenium und Mesocolon.

3. Die retrocolische Anastomosierung mit kurzer Jejunumschlinge

Diese Form der Anastomosierung von Magen und Jejunum beginnt man mit dem Aufsuchen und Umschlingen der ersten Jejunumschlinge, der Incision des Mesocolons in einem gefäßfreien Abschnitt zumeist links von der A. col. media und der Verlagerung der Jejunumschlinge durch den Mesocolonschlitz in den Oberbauch. Hierauf drängt man großes Netz und Colon transversum in die Bauchhöhle zurück und bedeckt sie mit einem feuchten Tuch.

Das *Einnähen des Magens in den Mesocolonschlitz* kann sich wesentlich erleichtern, wenn man bereits seinen linken Schnittrand von der kleinen bis zur großen Kurvatur etwa 2 cm cranial von der geplanten Anastomose an die Magenhinterwand heftet (Abb. 85). Nach Legen eines Gazestreifens, mit dem man später die Anastomose unter das Mesocolon verlagert, auf die Mesocolonanheftung führt man die hintere Lembert-Naht aus, für die ich bei *einreihiger* Technik Knopfnähte bevorzuge, bei *zweireihiger* Technik eine fortlaufende Naht, kombiniert mit Knopfnähten zur Adaptierung. Auf die Versorgung der Blutgefäße der Magenschleimhaut nach v. Haberer und Doberer sei hingewiesen (S. 236). Ist sie noch nicht erfolgt, so wird sie jetzt in Form der Umstechungsnähte nach v. Haberer oder nach der Technik von Doberer (S. 237) nachgeholt. Dann trägt man den provisorischen Verschluß des Magenstumpfes ab, saugt den Magen aus, eröffnet das Jejunum und vervollkommnet die Anastomose entweder *einreihig* durch eine

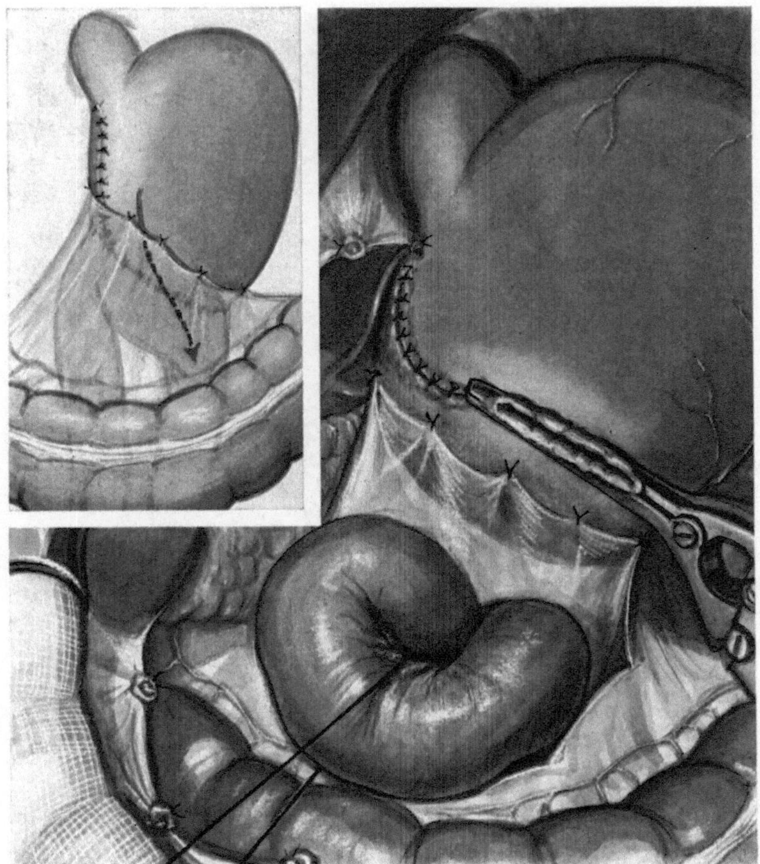

Abb. 85. Retrocolische Anastomosierung mit kurzer Jejunumschlinge nach Resektion B II – Schoemaker. Der li. Schnittrand des Mesocolonschlitzes ist an die Hinterwand des Magens geheftet; die oberste Jejunumschlinge ist retrocolisch hochgezogen. Nebenabb.: Vollendung der Anastomose und Anheften des re. Randes des Mesocolonschlitzes an die vordere Magenwand

vordere Lembert-Naht oder *zweireihig* durch eine hintere und eine vordere Schleimhautnaht und eine vordere Lembert-Naht (Abb. 86). Dann wird die Anastomose mit Hilfe des Gazestreifens und der langbelassenen Eckfäden unter das Mesocolon verlagert und der rechte Rand des Mesocolonschlitzes an der Vorderwand des Magens fixiert (Abb. 85).

Das Anlegen der Jejunumschlinge isoperistaltisch – also mit dem zuführenden Schenkel an der großen Kurvatur und dem abführenden Schenkel an der kleinen Kurvatur – ist bei retrocolischer Anastomosierung (Abb. 84c) nicht üblich, da es schwierig, sogar kaum möglich ist, die Anastomose caudal vom Mesocolon horizontal mit der kleinen Kurvatur am tiefsten Punkt zu lagern.

II. Die Versorgung des Duodenalstumpfes

Bei der Resektion nach Billroth II spielt der sichere Verschluß des Duodenalstumpfes für den postoperativen Verlauf eine große Rolle. Er ist bei unverändertem und ent-

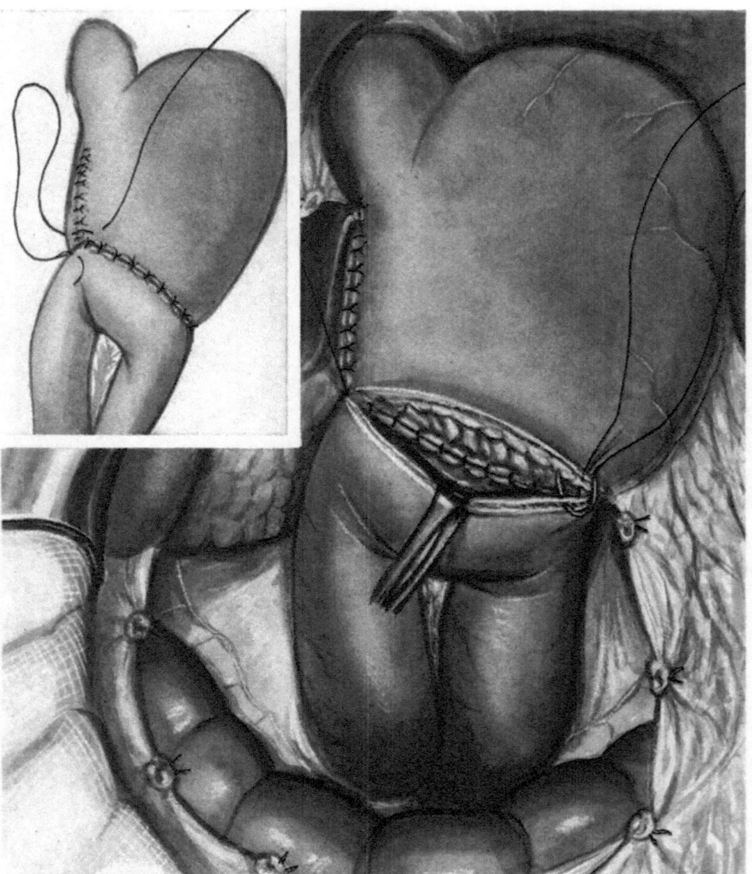

Abb. 86. Retrocolische Anastomosierung mit kurzer Jejunumschlinge nach Resektion B II – Schoemaker. Die hintere Anastomosennaht ist vollendet. Beginn der vorderen Anastomosennaht mit fortlaufender Schleimhautnaht. Nebenabb.: Anastomose vollendet. Hochnähen des zuführenden Schenkels der Jejunumschlinge an die kleine Kurvatur

sprechend langem postpylorischem Duodenum (Bulbus duodeni) wie beim Magenulcus und Magencarcinom, mit jeder Technik leicht und zuverlässig möglich. Unter diesen Verhältnissen ist es aber vor allem beim Magenulcus zweckmäßiger, sich für den B I zu entschließen. Schwierigkeiten in der Versorgung des Duodenalstumpfes treten auf, wenn der Bulbus duodeni geschrumpft und verschwielt ist, wenn er keinen freien mit Serosa überzogenen postpylorischen Abschnitt besitzt, wenn er stenosiert ist und wenn postpylorische Geschwüre in das Pankreas oder an der kleinen Kurvatur penetriert sind. Die große Zahl von Verfahren, die zum Verschluß des Duodenalstumpfes angegeben wurde, weist schon darauf hin, daß es kein Verfahren gibt, das sich für jeden Fall eignet. Mit einer der im folgenden beschriebenen Technik gelingt es aber zumeist, das Duodenum weitgehend sicher zu verschließen.

Auf einfachste Weise kann man das *Duodenum* mit einem Seiden- oder Zwirnsfaden *umschnüren* und den Stumpf mit einer *Tabaksbeutelnaht* versenken, wobei der Magen mit einer kräftigen Klemme verschlossen wird. Finsterer hat diesen Duodenalverschluß in allen Fällen von Magengeschwüren und Magenearcinomen sowie in etwa der Hälfte der Fälle von Duodenalgeschwüren angewendet, weshalb er hier erwähnt sei. Nach Finsterer ist es wichtig, das Duodenum 1 cm distal vom Pylorus zu umschnüren, hierauf 1 cm distal der Ligatur die Tabaksbeutelnaht zu legen und dann das Duodenum $^1/_2$ cm proximal der Ligatur abzuklemmen und dicht an der Klemme zu durchtrennen. Nach Versenken des Stumpfes durch die Tabaksbeutelnaht werden darüber noch zwei Lembert-Nähte gelegt. Die erste Knopfnaht faßt die Serosa muscularis des Duodenums an seinem unteren Rand nahe dem Pankreas, dann die serosafreie Hinterwand und schließlich den oberen Rand des Duodenums, der der kleinen Kurvatur entspricht. Nach dem Knöpfen der Naht liegt Serosa an Serosa. Mit der 2. Naht wird das Duodenum zuerst cranial vom Tabaksbeutelknoten, dann lateral und schließlich caudal von ihm – also V-förmig – gefaßt und über dem Knoten zusammengezogen. Zuletzt vernäht man das durchtrennte Lig. gastrocolicum mit dem Lig. hepatoduodenale, wobei man die Vorderwand des Duodenums mitfaßt. Finsterer hielt diese Art des Duodenalverschlusses für unbedingt zuverlässig. Erfahrungsgemäß erlebt man aber gelegentlich ein Abgleiten des Umschnürungsfadens. Auch ist die Umschnürung bei schwielig und ulcerös verändertem Bulbus duodeni nicht möglich. Ich wende sie niemals an. Das von Finsterer angegebene Legen der Lembert-Naht ist sehr zweckmäßig und gilt für die Versenkung jedes Duodenalverschlusses.

Sehr zuverlässig und einfach ist die Versorgung des Duodenums unter Verwendung der Payrschen *Quetsche*, die sich auch bei kurzem Duodenalstumpf verwenden läßt. Die Quetsche kann bis zu $^1/_2$ cm oral vom fixierten Abschnitt des Duodenums angesetzt werden. Nach Verschluß des Magens mit einer festen Klemme durchtrennt man das Duodenum unmittelbar oral der Payrschen Quetsche. Nachdem man den Magenstumpf in eine kleine Kompresse eingehüllt hat, wird das Duodenum dicht aboral von der Quetsche durch eine fortlaufende, an der kleinen Kurvatur beginnende und an ihr durch einen Knoten verankerte Matratzennaht abgesteppt (Abb. 87a). Nach einmaligem Schlingen des Fadens an der großen Kurvatur wird die Quetsche abgenommen. Durch entsprechenden Zug an dem geschlungenen Fadenende faltet sich die gequetschte Duodenalschleimhaut ziehharmonikaartig (Abb. 87b). Nun werden die Fadenenden nochmals miteinander und schließlich mit dem freien Faden an der kleinen Kurvatur verknotet. Der auf diese Weise gebildete Duodenalstumpf, der nur etwas dicker ist als ein Appendixstumpf, wird durch Tabaksbeutelnähte (Abb. 87c) oder durch Dreischichtennähte nach Guleke (Abb. 88) eingestülpt.

Der *Petz-Nähapparat* ist bei beweglichem Duodenum einfach und schnell zu handhaben. Sein Hauptvorzug ist der sichere, gleichzeitig doppelreihige Verschluß des Duodenums, so daß man es zwischen den Klammerreihen durchtrennen kann. Nachteilig ist, daß durch das Zusammenpressen des Darmes der Duodenalstumpf verbreitert wird, was seine Einstülpung wegen der starren Petz-Klammern selbst bei normaler Duodenalwand erschwert, bei Stenosierung oder ulceröser Veränderung unmöglich macht. Ich verwende *am Duodenum* den Petz-*Nähapparat nur zum provisorischen Verschluß*, wenn eine direkte oder indirekte B I-Anastomosierung geplant ist.

Sehr eignet sich dagegen auch zum endgültigen Verschluß des Duodenums der amerikanische Nähapparat oder der GIA (S. 76) mit den dünnen, gegeneinander versetzten Klammern, die man angeblich ohne das Risiko einer Insuffizienz nicht zu versenken braucht, was ich allerdings nur ausnahmsweise wagen würde. Der Nachteil besonders des GIA ist der erhebliche Preis der Klammerpatronen.

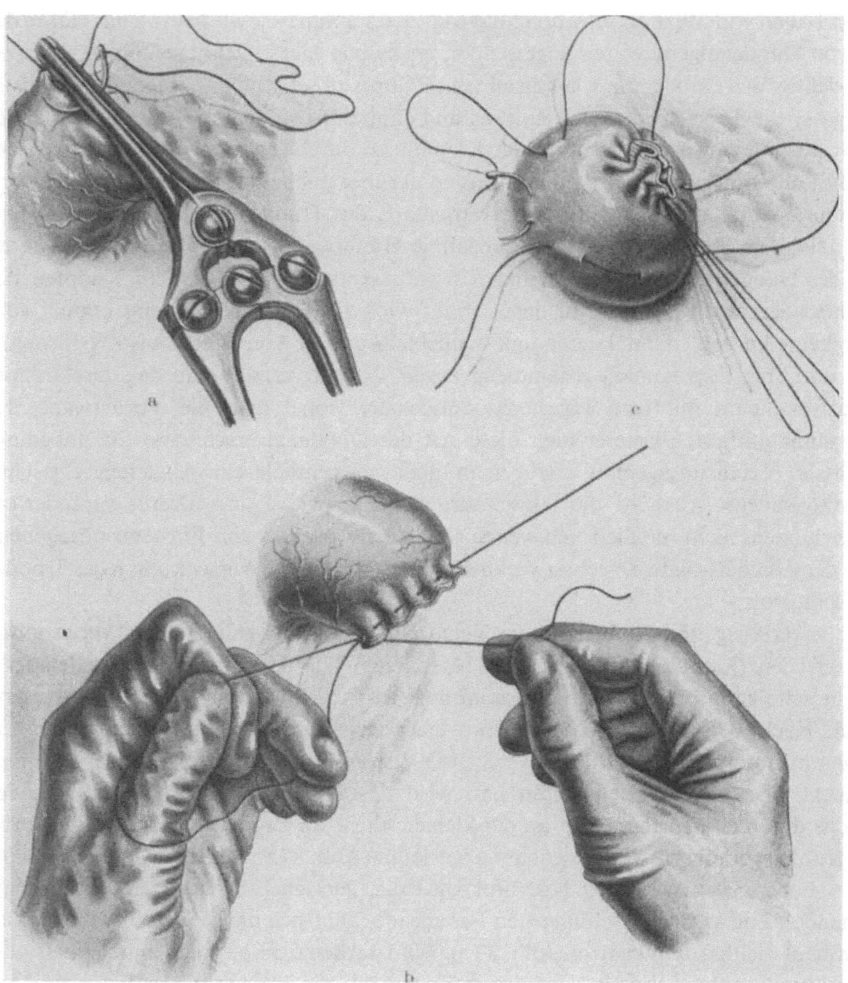

Abb. 87a–c. Verschluß des Duodenalstumpfes mit der Darmquetsche nach Payr. a) Die Darmquetsche ist am Duodenalstumpf angelegt; der Magen ist dicht an der Klemme abgetrennt. Die fortlaufende U-Naht beginnt an der kleinen Kurvatur und durchsticht die Duodenalwand aboral von der Klemme; b) nach Entfernen der Darmquetsche wird der fortlaufende Faden einmal geschlungen und zusammengezogen, wobei sich die Wand des Duodenalstumpfes in Falten legt; c) Zustand nach Verschluß des Duodenalstumpfes. Die erste Tabaksbeutelnaht ist gelegt

Einzelne Operateure bevorzugen die Durchtrennung und den Verschluß des Duodenums mit Hilfe der Moynihanschen Quetsche. Diese Technik ist auf S. 73 beschrieben und in den Abb. 3a u. b wiedergegeben.

Besondere Schwierigkeiten bei der Versorgung des Duodenalstumpfes ergeben sich dann, wenn der Bulbus duodeni von Schwielen ummauert ist, wenn ein callöses, das Darmlumen einengendes oder verlegendes Geschwür dicht hinter dem Pylorus sitzt oder wenn ein Geschwür in den Pankreaskopf oder in das Lig. hepatoduodenale penetriert ist. In diesen Fällen kann man das Duodenum nur offen durchtrennen und ver-

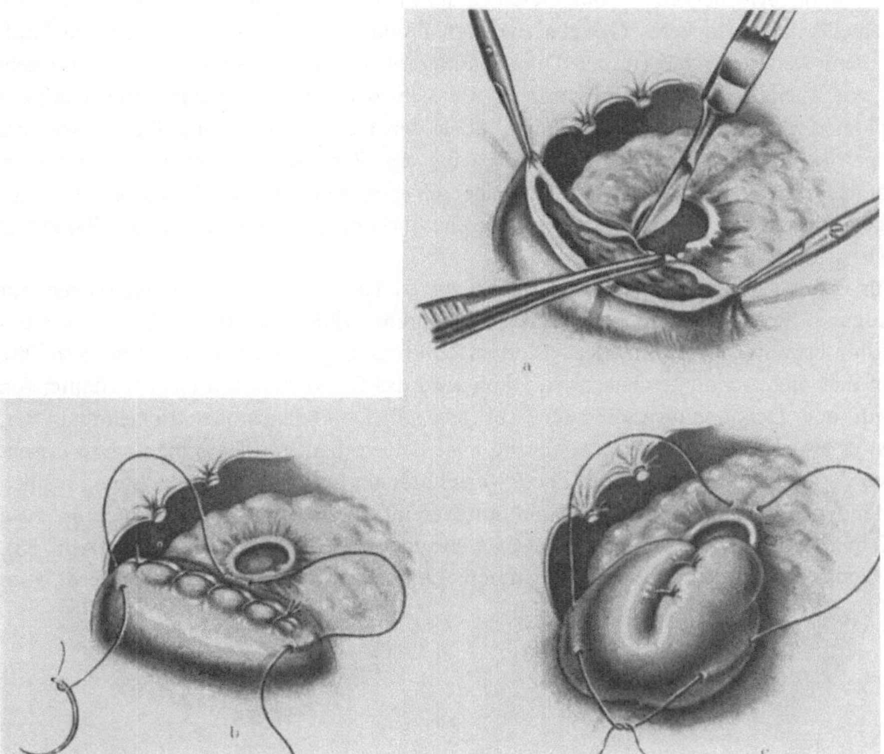

Abb. 88a–c. Verschluß des Duodenalstumpfes nach Guleke. a) Das Duodenum ist in der Höhe des in das Pankreas penetrierenden Geschwürs eröffnet; die hintere Duodenalwand wird aboral vom Geschwürsgrund vom Pankreas etwas abpräpariert; b) der Duodenalstumpf ist durch eine erste Nahtreihe verschlossen, die nur Serosa und Muscularis, jedoch nicht die Schleimhaut faßt; die erste einstülpende Dreistichnaht ist gelegt; c) nach dem Verknoten der ersten Dreistichnaht entsteht eine Längsrinne in der Vorderwand des Duodenums, deren Falten mit zwei Knopfnähten aneinandergefügt werden; die zweite Dreistichnaht deckt den Duodenalverschluß und den Ulcusgrund

schließen. Für die Sicherheit der Versorgung des Duodenalstumpfes ist es von ausschlaggebender Bedeutung, die *Vorderwand des Duodenums* so weit zu lösen, daß sie *ohne Spannung* über die erste Verschlußnaht des Duodenums gelegt werden kann.

Zuerst präpariert man das zumeist schleierartig, gelegentlich schwielige Bindegewebe ab, das sich über die Vorderwand des Duodenums anspannt. Dann wendet man sich, an den Kanten des Duodenums beginnend, der Duodenalhinterwand zu. Zumeist bricht man hierbei in das Geschwür ein und eröffnet auf diese Weise das Duodenum. Um das Ausfließen von Magensaft zu verhindern, wird sofort oder besser schon vorbeugend der Magenausgang mit einer kräftigen Klemme verschlossen und das Duodenum ausgesaugt. Hierauf durchtrennt man die Vorderwand des Duodenums und hüllt den Magenstumpf in eine Kompresse. Man kann aber auch von vorneherein bei zu erwartenden Schwierigkeiten am Bulbus duodeni den skelettierten Magen dicht oral vom Pylorus mit 2 kräftigen Klemmen fassen und durchtrennen und nun unter Anspannen der distalen Klemme die Hinterwand des Duodenums schrittweise vom Pankreaskopf abpräparieren und – wenn erforderlich – vom Geschwürsrand abtrennen. Man gelangt distal vom Geschwür in ein lockeres Gewebe zwischen Duodenalhinterwand und Pankreaskopf. Mit dem weiteren Ablösen der Duodenalhinterwand muß man sehr vorsichtig sein und vor allem derbere Gewebsstränge, die sich zwischen Duodenum und Pankreas anspannen, nicht voreilig durchtrennen, da sie den Ductus Santorini enthalten können, der gelegentlich der einzige Ausführungsgang des Pankreas sein kann. Seine Unterbindung und Durchtrennung hat stets eine schwere, zumeist tödliche Pankreatitis zur Folge. Hinsichtlich Maßnahmen bei versehentlichem Durchtrennen eines Pankreasganges s. Eingriffe am Pankreas.

Für den *Verschluß des eröffneten Duodenums* stehen verschiedene Möglichkeiten zur Verfügung. Stets muß man zunächst einen mehrere Millimeter breiten Saum der Duodenalhinterwand aboral vom Ulcusgrund im Pankreas zu gewinnen suchen (Abb. 89 u. 90), wenn dies nicht schon geschehen ist. Dann wird das Duodenum mit einer fortlaufenden Catgut- oder Dexonnaht verschlossen (Abb. 89 u. 90). Quillt die Duodenalschleimhaut vor, so ist es zweckmäßig, die Duodenalwand *ohne* Schleimhaut mit Einzelnähten zu fassen, da sie sich dann besser einstülpt. Diese Verschlußnaht deckt man mit der stets reichlich vorhandenen *vorderen* Duodenalwand mit vereinfachten Tabaksbeutelnähten in zwei Schichten. Hierfür hat sich die *Dreischichtennaht nach Guleke* sehr bewährt (Abb. 88). Mit dem ersten Stich faßt man die untere Duodenalkante etwa 5 mm entfernt vom

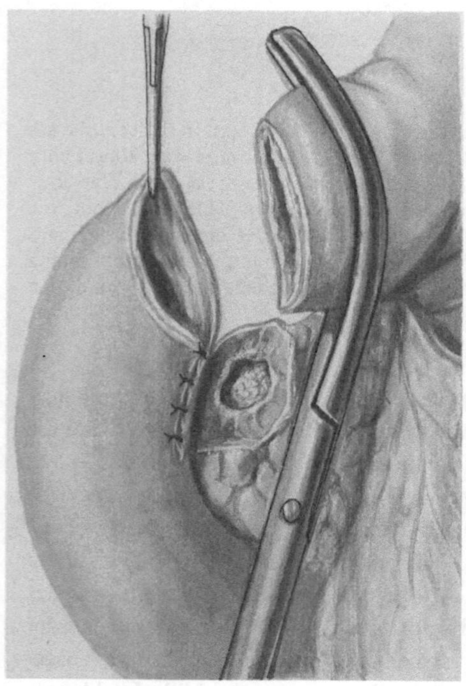

Abb. 89

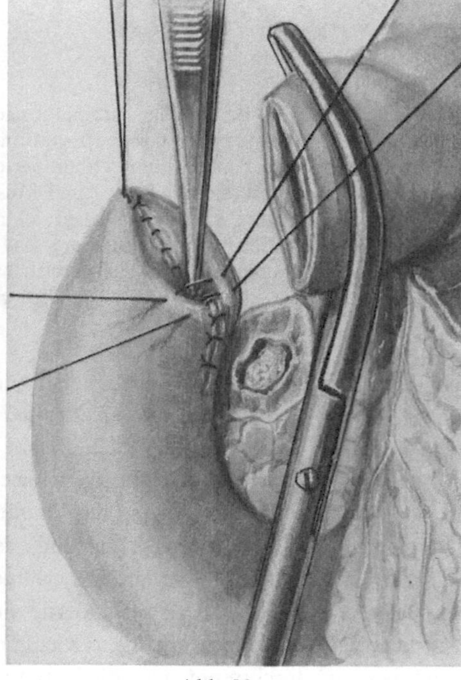

Abb. 90

Abb. 89. Duodenalverschluß nach E. Gohrbandt. Nach Ablösen des Duodenums vom Ulcusgrund und aboral vom Pankreaskopf verschließt man die Öffnung im Duodenum durch sero-seröse Nähte.
Abb. 90. Duodenalverschluß nach E. Gohrbandt. Die erste Nahtreihe wird durch eine zweite und wenn möglich durch eine dritte Nahtreihe eingestülpt

Ende der ersten Verschlußnaht, mit dem zweiten Stich die Hinterwand des Duodenums dicht am aboralen Ulcusrand und mit dem dritten Stich die obere Duodenalkante etwa 5 mm entfernt von dem Beginn der ersten Verschlußnaht (Abb. 88a). Entsteht nach dem Knoten der ersten Dreischichtennaht eine Längsrinne der Duodenalvorderwand, so werden die sie bildenden Falten mit 2 Knopfnähten aneinandergefügt (Abb. 88b). Darüber legt man eine zweite Dreischichtennaht, die unter nochmaliger Sicherung des Duodenalverschlusses den *oralen* Ulcusgrund faßt (Abb. 88c) und gleichzeitig den Ulcusgrund deckt.

E. Gohrbandt (Abb. 89 u. 90) empfiehlt beim penetrierenden Ulcus mit starker Schrumpfung und Verschwielung der Pars horizontalis sup. folgendes Vorgehen: nachdem der Bulbus duodeni unter möglichster Schonung des serösen Überzuges an der Vorderwand befreit ist, wird das zumeist an der Hinterwand des Duodenums sitzende, in das Pankreas

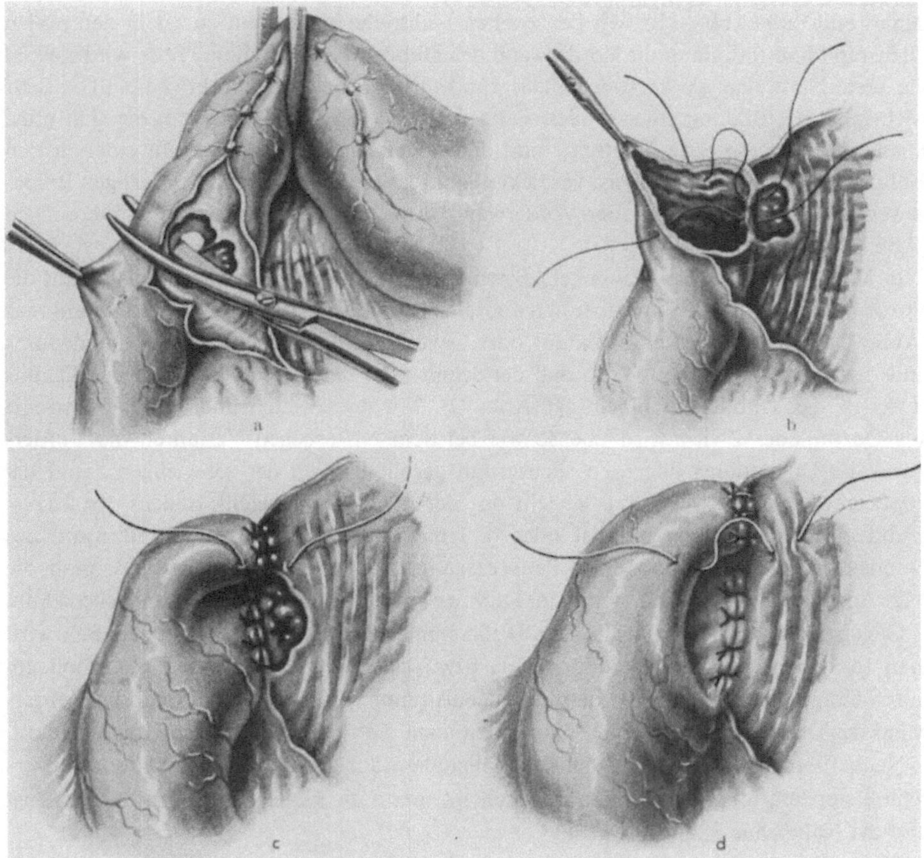

Abb. 91a–d. Verschluß des Duodenums nach R. Nissen. a) Die Vorderwand des Duodenums wird in der Höhe des in das Pankreas penetrierenden Geschwürs durchtrennt; b) mit der ersten Nahtreihe aus Catgutknopfnähten vereinigt man den aboralen Rand des Geschwürgrundes mit der vorderen Duodenalwand; c) die zweite Nahtreihe faßt den oralen Rand des Geschwürgrundes und die Vorderwand des Duodenums; d) eine dritte Nahtreihe vereinigt die verdickte Pankreaskapsel mit den schleierartigen Gewebsschichten der Vorderwand des Duodenums

penetrierte Ulcus eröffnet, wobei die Duodenalwand dicht am Ulcuskrater abgetrennt wird. Auch aboral vom Ulcus wird das Duodenum abgelöst. Hierdurch streckt sich die Pars horizontalis des Duodenums zumeist erheblich. Nun wird die seitliche und vordere Duodenalwand in der Richtung nach dem Pylorus zu durchtrennt. Man erhält auf diese Weise einen ovalären Querschnitt des Duodenums. Dieser wird durch sero-muskuläre Knopfnähte, mit denen man an der dem Pankreas zugekehrten Seite beginnt, verschlossen. Über die erste Nahtreihe wird eine zweite, und wenn möglich auch eine dritte Nahtreihe mit Zwirn gelegt. Den so gebildeten Duodenalstumpf kann man noch durch Zusammenraffen der Stümpfe des kleinen Netzes mit denen des Lig. gastrocolicum decken, wobei gleichzeitig der Ulcusgrund peritonealisiert wird.

Nissen eröffnet nach ausgiebiger Mobilisierung der Vorderwand des Duodenums durch Lösung schleierartiger Verwachsungen des Ulcus unter Zurücklassung des Ulcusgrundes und durchtrennt die Vorderwand des Duodenums etwa in der Höhe des Geschwürs (Abb. 91a). Verschlossen wird das Duodenum, indem die erste Nahtreihe mit Catgut- oder Dexonknopfnähten den aboralen Rand des Ulcus und die vordere Duodenalwand faßt (Abb. 91b). Mit der zweiten Nahtreihe sticht man zuerst in den oralen Ulcusrand und faßt dann die Vorderwand des Duodenums. Auf diese Weise wird sowohl die erste Nahtreihe als auch der Ulcusgrund mit Peritoneum bedeckt (Abb. 91c). Sehr wichtig ist die Bildung einer großen Falte der vorderen Duodenalwand, die sich ohne Spannung über die erste Nahtreihe und den Ulcusgrund rollen läßt. Mit einer dritten Nahtreihe kann man die zumeist verdickte Pankreaskapsel mit den schleierartigen Bindegewebszügen, die sich über der Vorderwand des Duodenums ausspannen, vereinigen (Abb. 91d).

In ähnlicher Weise wie Nissen geht Bsteh vor. Er rollt durch eine dreireihige Naht die Vorderwand des Duodenums über den aboralen Schnittrand, das Ulcus und das Pankreas (Abb. 92). Die erste Reihe aus Catgut oder Dexon faßt die Vorderwand des Duodenums und den aboralen Ulcusrand, so daß der Schnittrand der Vorderwand des Duodenums etwas in das Duodenum hineinragt (Abb. 92). Mit der zweiten und dritten Nahtreihe aus Dexon oder Zwirn wird ebenso wie bei dem Nissenschen Verfahren die Vorderwand des Duodenums über den Ulcusgrund gerollt und an der schwieligen Pankreaskopfkapsel befestigt (Abb. 92). Besteht nur der geringste Verdacht, daß in den Ulcusgrund ein Pankreasgang mündet oder daß man beim Ablösen der Hinterwand des Duodenums vom Pankreas einen Pankreasgang verletzt hat, dann unterläßt man die Naht am *aboralen* Ulcusrand, damit das Pankreassekret frei in das Duodenum fließen kann.

Gleichgültig welchen Verschluß des Duodenums man gewählt hat, in jedem Fall wird man zusätzlich das Lig. hepatoduodenale bzw. -gastricum mit dem Lig. gastrocolicum durch einige Knopfnähte über dem Duodenalstumpf vernähen, wobei man die Vorderwand des Duodenums und unter Umständen auch die verdickte Pankreaskapsel mitfaßt.

Nach Flörcken kann man auch die Gallenblase auf einen unsicheren Duodenalverschluß steppen, was aber nur ratsam erscheint, wenn die Gallenblasenwand verdickt ist und die Naht ohne Spannung gelingt.

Einige Operateure erachten es bei schwierigem Duodenalverschluß für sehr wichtig, eine Sonde durch den Magen in den zuführenden Schenkel der GE, u. U. bis in das Duodenum zu legen. Ich selbst habe diese komplizierte Maßnahme nie angewendet, sondern vorgezogen, eine Braunsche Enteroanastomose anzulegen, die den gleichen Zweck erfüllt, den Kranken aber nicht wie eine doppelte Nasensonde belästigt.

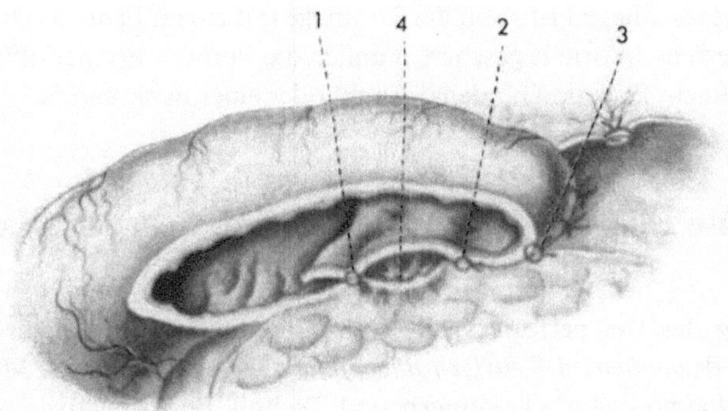

Abb.92. Duodenalverschluß nach Bsteh. Nach Abtragen des Magens wird die Vorderwand des Duodenums durch eine dreireihige Naht über den oralen Schnittrand der Hinterwand des Duodenums, über das Ulcus und über das Pankreas gerollt. 1 Nahtreihe mit Catgut am aboralen Ulcusrand, 2 Nahtreihe mit Zwirn am oralen Ulcusgrund, 3 Nahtreihe mit Zwirn an der schwieligen Pankreaskapsel, 4 Geschwürsgrund im Pankreas. Aus: Allgem. u. spez. chir. Operationslehre. Bd. VII/1, 2. Aufl., S. 222 (1951)

Ist es unmöglich, infolge ausgedehnter und tiefer Perforation eines Duodenalgeschwürs in das Pankreas und wegen erheblicher Entzündung der Umgebung das Duodenum ohne zusätzliche Schädigung zu mobilisieren und zu verschließen, so bieten sich zwei Lösungen an:

a) Die *Anastomosierung der Duodenalöffnung mit einer hochgezogenen Jejunumschlinge* (Nissen). Die Jejunumschlinge benutzt man gleichzeitig zur Anastomosierung mit dem Magen; ihre Fußpunkte versieht man mit einer Enteroanastomose nach Braun oder Roux. Dieses Vorgehen eignet sich auch bei Verletzungen eines Pankreasganges.

b) Die *Katheter-Duodenostomie* mit Netzmanschette nach Neumann (S. 260 und Abb. 95), die wieder von C. E. Welch (1946) und Priestley und Butler (1951) empfohlen wurde. Nach Welch führt man einen 24-Charrière-Katheter mit endständiger und seitlicher Öffnung etwa 6 cm tief in das Duodenum und verschließt wenn irgendmöglich den Duodenalstumpf durch eine Tabaksbeutelnaht. Den Katheter befestigt man am besten mit einer feinen Catgutnaht am Duodenalstumpf, damit er zunächst nicht herausgleiten kann. Mit Vorteil kann man auch einen Foley-Katheter verwenden. Der Katheter wird vom Duodenalstumpf bis zu seinem Durchtritt durch die Bauchdecken mit einer Netzmanschette umhüllt (Abb. 95). Diese Katheter-Duodenostomie kann man bei unsicherem Duodenalstumpfverschluß auch derart anlegen, indem man durch eine Stichincision in der Vorderwand des Duodenums, die durch eine Tabaksbeutelnaht gesichert wird, einen Katheter einführt, der mit einer Netzmanschette umhüllt wird. Die Saugung erfolgt durch hydrostatischen Sog (Bülau) und nicht mit Hilfe einer Pumpe. Nach 2–3 Wochen kann der Katheter entfernt werden. Es ist zweckmäßig, sich vorher durch Instillation von Gastrografin vor dem Bildschirm zu vergewissern, daß das Kontrastmittel aus dem Duodenum aboral in den Dünndarm abfließt.

Drainage des Duodenalverschlusses

Jeden Duodenalverschluß drainiere ich sicherheitshalber für 4–6 Tage mit einem Penrose-Drain, es sei denn, daß das Duodenum durch zwei ausschließlich die Serosa fassende Tabaksbeutelnähte spannungslos verschlossen werden konnte und eine Verletzung des Pankreas auszuschließen ist. Von der Drainage mit einem Penrose-Drain habe ich nie Nachteile, sondern nur Vorteile gesehen, nämlich die Verhütung einer diffusen Peritonitis, ausgehend von einem Leck im Duodenalstumpf oder einer Pankreatitis.

N. Die Eingriffe beim frei durchgebrochenen Magen-Duodenalgeschwür

Die Behandlung des frei perforierten Magen- und Duodenalgeschwürs gehört mit in das Kapitel der *Behandlung der eitrigen Bauchfellentzündung*, die auf S. 388ff. beschrieben ist. Differentialdiagnose, Entscheidungen und Technik des operativen Vorgehens beim perforierten peptischen Geschwür müssen aber in diesem Abschnitt dargestellt werden. Über die Anwendung von Chemotherapeutica und Antibiotica s. S. 86ff.

Die Unterscheidung eines frei perforierten Magen-Duodenalgeschwürs von einem gedeckt perforierten oder penetrierten Geschwür ist auch mit Hilfe einer Röntgenkontrastdurchleuchtung oder der Gastroskopie nicht immer sicher möglich. Im Zweifelsfall sollte man sich zur Laparotomie entschließen. Handelt es sich um eine *gedeckte Geschwürsperforation*, so entscheidet man sich hinsichtlich des Operationsverfahrens nach den auf S. 258ff. gegebenen Richtlinien. Liegt eine *freie* Geschwürsperforation vor, so hat man die Wahl zwischen der einfachen Übernähung (Abb. 93a), notfalls der Deckung mit einem Netzzipfel, der Excision des perforierten Geschwürs mit Pyloroplastik (Abb. 93b), der Kombination dieser Maßnahme mit einer trunkulären oder selektiven – ausnahmsweise auch proximal selektiven – Vagotomie oder einer Resektion ohne oder mit Vagotomie. Die Kombination von Übernähung und Gastroenterostomie ohne Vagotomie führt man wegen der Häufigkeit nachfolgender peptischer Geschwüre an der GE heute nicht mehr aus.

Ein perforiertes peptisches Geschwür liegt zumeist im Bulbus duodeni oder in der Pylorusregion und nur selten an der kleinen Kurvatur oder an der Hinterwand des Magens. Die Acidität des Magensaftes ist häufig hoch. Das perforierte Magen-Duodenalgeschwür gehört also oft zu der Gruppe von peptischen Geschwüren, die vagal bedingt sind und bei denen man im nichtakuten Stadium oder bei sog. gedeckter Perforation die Vagotomie und Pyloroplastik oder die Vagotomie und Gastroenterostomie oder die Vagotomie und A.-V.-Resektion ausführen würde. Zu den einzelnen oben angegebenen Operationsverfahren beim frei perforierten peptischen Geschwür wäre also folgendes zu bemerken:

Die *Übernähung eines perforierten peptischen Geschwürs* ist zwar das Verfahren mit der geringsten Letalität; sie ist jedoch gelegentlich technisch nicht ganz einfach, verursacht nicht selten eine Pylorusstenose verschiedenen Grades und führt nur in etwa einem Drittel der Fälle zu einer Heilung der Geschwürskrankheit. Man wird eine alleinige Übernähung also vorwiegend bei akutem Ulcus und fortgeschrittener Peritonitis, im hohen Alter und bei sehr schlechtem Allgemeinzustand wählen. Eine sichere Übernähung erreicht man, indem man mit weit ausgreifenden Lembert-Nähten durch quere Faltung der Magen- und Duodenalwand die Geschwürsperforation überdeckt (Abb. 93a). Sind die Geschwürsränder sehr derb und schneiden die Lembert-Nähte durch, so kann man einen Netzzipfel auf die Perforation steppen (Abb. 93b).

Die *Excision des perforierten Geschwürs* durch eine vordere quere Pylorektomie oder eine andere Form der Pyloroplastik (S. 131ff., Abb. 23) hat kein wesentlich höheres

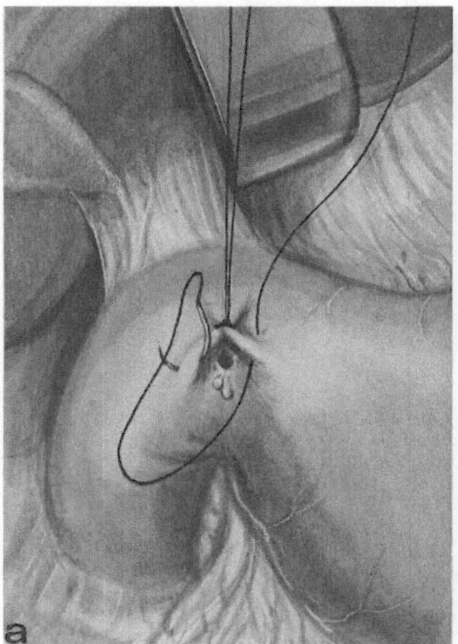

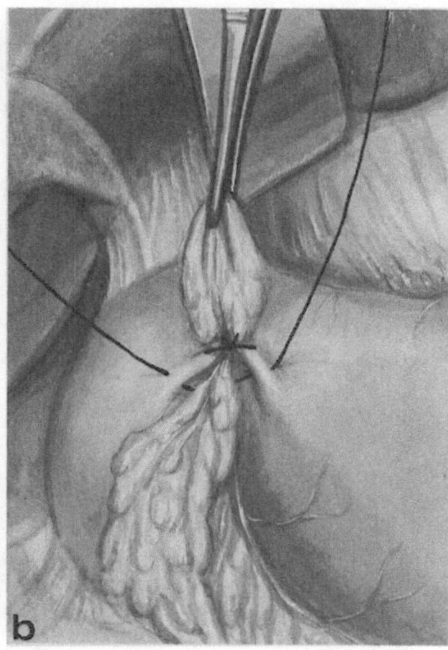

Abb. 93 a u. b. Übernähung eines durchgebrochenen Magen-Duodenalgeschwürs. a) Die Perforationsöffnung distal vom Pylorus wird durch weitausgreifende Lembert-Nähte, die in der Längsrichtung des Magens gelegt werden, geschlossen; b) Verwendung eines Netzzipfels zum Verschluß eines perforierten Duodenalgeschwürs

Risiko als die einfache Übernähung, verhütet aber die Stenosierung des Magenausgangs. Ich ziehe sie deshalb der Übernähung vor.

Die *Excision des perforierten Geschwürs* sollte man *mit einer Vagotomie kombinieren*, (Abb. 96) wenn die Peritonitis nicht zu fortgeschritten ist und wenn der Allgemeinzustand die Verlängerung des Eingriffs erlaubt. Der Vorteil dieses Vorgehens besteht darin, daß der Kranke von seiner Geschwürskrankheit zumeist dauernd befreit ist, sofern er bereits eine chronische Ulcuskrankheit entwickelt hatte. Die Entscheidung hinsichtlich trunkulärer, selektiver oder selektiv-proximaler Vagotomie hängt ab von der Beherrschung der Technik der Vagotomie und vom Grad der Gefährdung durch Peritonitis als auch vom Allgemeinzustand.

In den meisten Fällen führe ich die selektive Vagotomie aus oder ich unterbreche die zum Magenfundus ziehenden Vagusfasern unter Schonung des Ramus hepaticus des vorderen Vagus durch Skelettierung des Magens unterhalb der Kardia zirkulär und seiner kleinen Kurvatur im cranialen Viertel. Dieses Vorgehen beansprucht bei einiger Übung nicht mehr Zeit als die trunkuläre Vagotomie, die die Nachteile hat, daß auch die Vagusfasern zur Antrummuskulatur unterbrochen werden und daß die Durchtrennung der zum Magenfundus ziehenden Vagusäste nicht so sicher vollständig gelingt.

Die *Resektion beim perforierten peptischen Geschwür*, (Abb. 96) die von zahlreichen Chirurgen unter günstigen Bedingungen – Perforation innerhalb der ersten 6 Stunden, geringe Oberbauchperitonitis, körperliche Rüstigkeit, guter Allgemeinzustand – bevorzugt wird, habe ich bei *perforiertem Ulcus duodeni* wegen des höheren Risikos nur selten ausgeführt. Sie kann in der Epoche der Vagotomie beim perforierten Duodenalulcus nicht mehr empfohlen werden. An ihre Stelle ist die Excision des Ulcus duodeni seu pylori mit

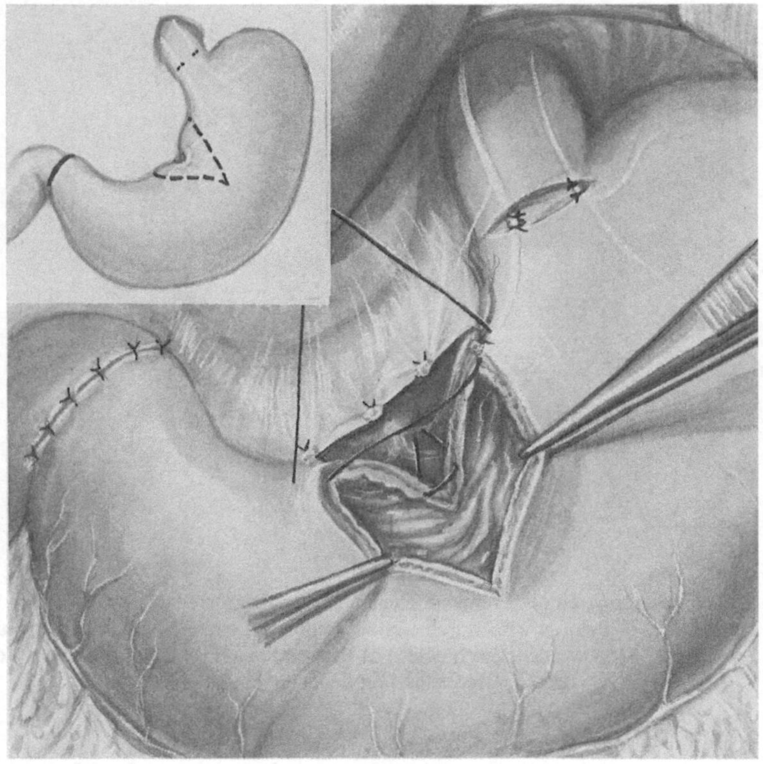

Abb. 94. Keilexcision eines callösen Ulcus an der kleinen Kurvatur (Czerny) kombiniert mit selektiver Vagotomie und querer Pyloroplastik

Pyloroplastik und selektiver Vagotomie (s. o.) getreten. Beim seltenen *perforierten Magengeschwür* an der kleinen Kurvatur ist die *Keilexcision* nach Czerny (Abb. 94) das einfachste Verfahren. Wenn die Dignität nicht sicher entschieden werden kann, ist die Resektion in der klassischen Form oder die Antrektomie unter Mitexcision des Geschwürs weit im Gesunden anzuraten.

Die Technik der Eingriffe beim perforierten peptischen Geschwür

Wie bei jedem akuten abdominellen Krankheitszustand wird beim perforierten peptischen Geschwür auch bei noch nicht gesicherter Diagnose – also möglichst früh – eine dünne Sonde durch die Nase in den Magen eingeführt und der Mageninhalt abgesaugt. Das Abdomen eröffnet man dann am besten durch den einfachsten Schnitt, nämlich den oberen Mittellinienschnitt. Erkennt man die Perforation sofort im Bereich des Bulbus duodeni oder in der pylorischen oder präpylorischen Region, so wird sie mit dem Finger oder einem Präpariertupfer provisorisch verschlossen oder man saugt den ausfließenden Magen-Duodenalsaft ab. Dann reinigt man den Oberbauch grob durch Absaugen und Austupfen. Ist die Perforationsöffnung an typischer Stelle oder entlang der kleinen Kurvatur des Magens ausnahmsweise nicht zu finden, so kann sie nur an der *Hinterwand* des Magens liegen. Um sie zu erkennen, eröffnet man die Bursa omentalis durch

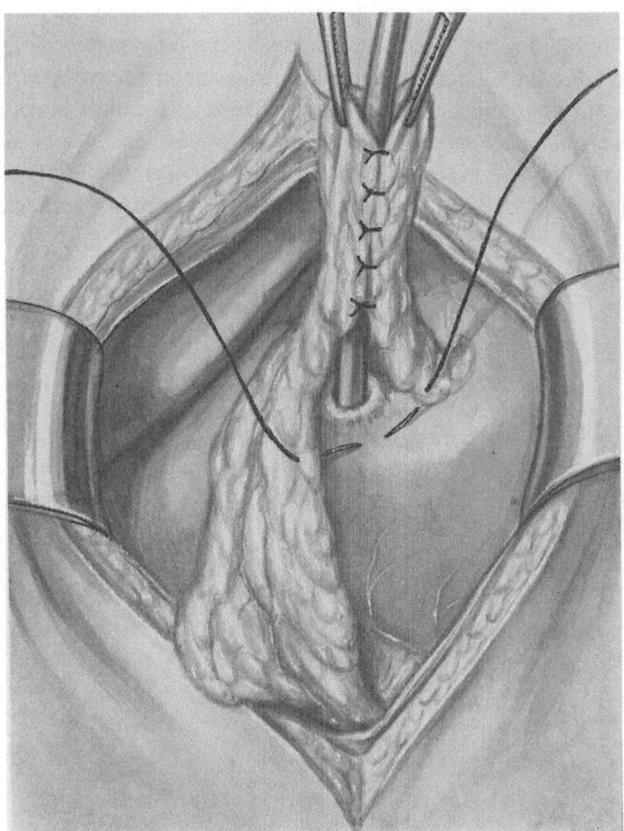

Abb. 95. Behandlung eines durchgebrochenen Duodenalgeschwürs durch Drainage und Netzmanschette nach Neumann. Als Notmaßnahme wird durch ein perforiertes callöses Duodenalgeschwür, das auf gewöhnliche Weise nicht verschlossen werden kann, ein Drain eingelegt, das mit einer Netzmanschette umhüllt wird, die einerseits am Magen-Duodenum, andererseits am Bauchwandperitoneum mit Nähten befestigt wird. Das Drain wird durch eine Stichincision entfernt von der Bauchdeckenincision herausgeleitet

das Lig. hepatogastricum und wenn nötig durch das Lig. gastrocolicum. Die Perforation liegt dann entweder dicht oberhalb des Pylorus oder etwas dorsal der kleinen Kurvatur.

Entschließt man sich aus den bereits dargelegten Gründen zur *Übernähung* (Abb. 93), so verschließt man die Perforation durch längsgelegte Lembert-Nähte (Abb. 93), die die Magen- bzw. Duodenalwand oral und aboral vom Geschwürswall breit fassen müssen, damit sie beim Knoten nicht durchschneiden und damit sich die Magen-Duodenalwand in einer breiten Falte über die Perforation zusammenfügt. Auch kann es zweckmäßig sein, den dünnen, gelegentlich durch die Entzündung etwas verdickten Peritonealüberzug vom Duodenum abzulösen und das Duodenum nach Kocher etwas zu mobilisieren.

Gelingt auf diese Weise der sichere Verschluß nicht, so gibt es mehrere Möglichkeiten:

Sehr einfach ist das *Aufsteppen eines gestielten* – notfalls freien – *Netzzipfels* nach Braun und Graham auf die Perforation, dessen Technik aus Abb. 93 zu ersehen ist.

Das Einlegen eines Drains durch die Perforation in den Magen oder das Duodenum unter allseitiger Umhüllung mit Netz, sog. Neumannsche *Netzmanschette* (Abb. 95), und unter Herausleiten durch die Bauchdecken wird nur ausnahmsweise angewendet. Besteht eine große, nicht auf gewöhnliche Weise verschließbare Perforation, so ist es besser, die *Perforationsöffnung mit einer durch Enteroanastomose oder nach* Roux *ausgeschalteten Jejunumschlinge zu anastomosieren*, wie dies auch Nissen empfiehlt. Dieses Vorgehen ist besonders zu empfehlen, wenn ein perforiertes Magencarcinom vorliegt, das aus ört-

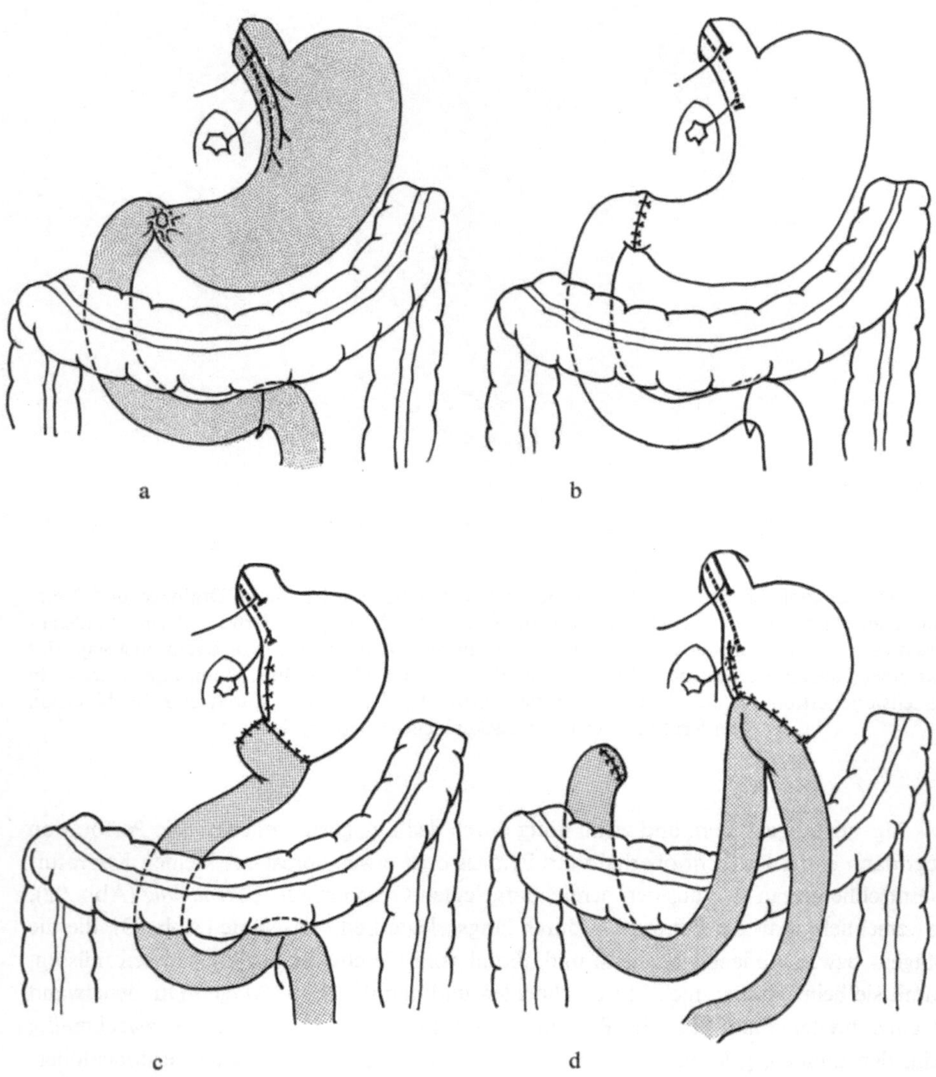

Abb. 96a–d. Möglichkeiten von Vagotomie mit Drainageoperationen bzw. Antrumresektionen bei Duodenalgeschwür. a) Ausgangssituation; b) Selektive Vagotomie mit Pyloroplastik; c) Selektive Vagotomie, Antrumresektion, Anastomosierung nach Billroth I-v. Haberer (terminolaterale Gastroduodenostomie); d) Selektive Vagotomie, Antrektomie, Anastomosierung nach Billroth II antecolisch mit kurzer Jejunumschlinge

lichen oder allgemeinen Gründen nicht resezierbar ist. Selbstverständlich muß man zusätzlich ausgiebig drainieren.

Zur *Excision des Geschwürs* sowohl im Duodenum und in der Pylorusregion als auch am Corpus ventriculi benütze ich das elektrische Messer. Die Excision im Bereich des Duodenums und des Pylorus wird mit einer Excision der vorderen Hälfte des Pylorusringmuskels mit anschließender querer einreihiger Magen-Duodenum-Anastomose, also einer Pyloroplastik (S. 131ff.), kombiniert. Wenn irgend möglich, füge ich der Geschwürsexcision mit Pyloroplastik eine selektive oder trunkuläre Vagotomie hinzu (S. 197ff. und 192ff.).

Die Bauchhöhle kann man ohne Drainage verschließen, wenn der Peritonealraum sorgfältig ausgetupft worden ist. Die Spülung mit warmer Kochsalz- oder Ringerlösung ist nur bei sehr hochgradiger Verschmutzung angezeigt. Ich lege jedoch regelmäßig ein Penrose-Drain in die Nähe des Pylorus und leite es rechts durch die Bauchdecken heraus. Bei Verdacht auf Infektion der Peritonealhöhle (Hypacidität, Tumorperforation) kann die Vorbereitung einer Peritonealdialyse, die sofort postoperativ stündlich durchzuführen ist, durch Einlegen eines entsprechenden Spezialkatheters in den Douglas lebensrettend sein (S. 392).

O. Die Eingriffe beim blutenden Magen-Duodenalgeschwür

Bei massiver Blutung aus einem chronischen callösen Magengeschwür an der kleinen Kurvatur oder der Hinterwand des Magens bevorzuge ich die typische Magenresektion mit Anastomosierung möglichst nach B I oder aber nach B II. Bei älteren Kranken und in gefährdetem Zustand kann man sich auf die Keilexcision des Geschwürs nach Czerny (Abb. 94) beschränken, die wesentliche Vorzüge vor der zumeist unsicheren Umstechung des blutenden Gefäßes im Geschwürsgrund hat, zumal man auch hierbei den Magen eröffnen muß. Eine Vagotomie erübrigt sich.

Bei einem blutenden Geschwür der Kardia und des abdominalen Oesophagus, das nur durch eine Fundektomie beseitigt werden könnte, wird das blutende Gefäß von einer Gastrotomie aus oder auch von außen umstochen. Zusätzlich werden Kardia und abdominaler Oesophagus skelettiert und eine Vagotomie (selektiv proximal, selektiv oder trunkulär) und eine Pyloroplastik (in Form der vorderen Pylorektomie) hinzugefügt. Auch eine Palliativresektion nach Kelling-Madlener (distale $^2/_3$-Resektion des Magens) ist bei gutem Allgemeinzustand berechtigt, wobei man die kleine Kurvatur bis über die Kardia hinaus skelettiert und das Gefäß im Ulcusgrund von außen oder innen umsticht.

Bei Blutungen aus Magenerosionen (streßbedingte Blutung), die z. B. bei Kranken der Intensivpflege auftreten, hat sich uns die Gastroskopie als Richtpunkt für das einzuschlagende Vorgehen bewährt. Handelt es sich um einen oder wenige isolierte Erosionen, verbunden mit einer Hypersekretion, so ist die Vagotomie notfalls auch in trunkulärer Form mit Umstechung der Blutungsquelle und Pyloroplastik das sinnvollste und schonendste Verfahren. Liegt jedoch eine diffuse Schädigung der Magenschleimhaut mit ausgedehnten Hämorrhagien vor, so ist nur von einer radikalen Beseitigung der Blutungsherde (notfalls durch subtotale oder totale Gastrektomie) ein Erfolg zu erwarten. – Auf die Prophylaxe streßbedingter Magenerosionen und auf die Behandlung streßbedingter Magenblutungen mit hohen Vitamin-A-Dosen sei hingewiesen.

Bei *Blutungen aus einem Geschwür im Duodenum oder in der Pylorusregion*, dessen genaue Lage vor der Operation durch Gastroskopie oder Röntgendurchleuchtung oder während des Eingriffs durch Inspektion und Palpation gesichert wurde, stellt die Eröffnung des Duodenums im Bereich des Bulbus durch quere Excision des Pylorus (Abb. 24) – was ich bevorzuge – oder durch Längsincision der Vorderwand des Duodenums und des Pylorus im Sinne des ersten Aktes der Pyloroplastik nach Heineke-Mikulicz (Abb. 22) und die kreuz- oder V-förmige Umstechung des blutenden Gefäßes im Ulcusgrund mit anschließender Vagotomie – zumeist trunkulär oder selektiv – das einfachste Vorgehen dar. Die Umstechung des Gefäßes allein genügt nicht, da infolge der fortbestehenden Nüchternsekretion die Umstechungsnaht und der bereits gebildete Gefäßthrombus nach wenigen Tagen aufgelöst werden.

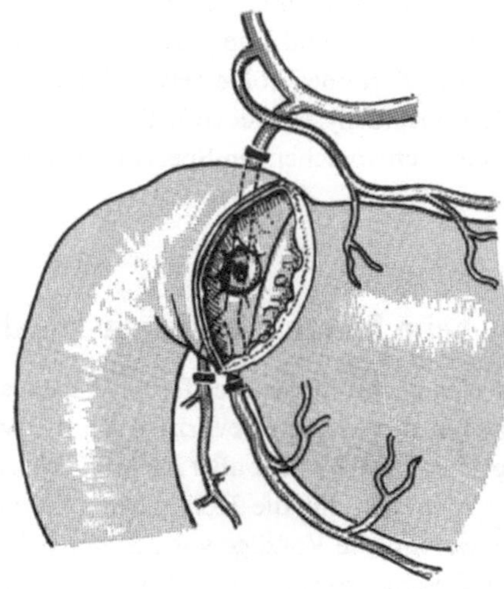

Abb. 97. Stillung einer Blutung aus einem großen penetrierenden Ulcus duodeni durch Unterbindung der A. gastroduodenalis, pancreaticoduod. cran. und gastroepiploica dextra. (Die obligate Umstechung des blutenden Gefäßes im Ulcusgrund ist weggelassen) n. M. Saeger

Liegt ein tiefgreifendes, in das Pankreas penetrierendes Geschwür vor, so daß eine dauerhafte Blutstillung durch eine Umstechung allein nicht gewährleistet erscheint, dann präpariert man sich die A. gastroduodenalis an der kleinen und großen Kurvatur, u. U. auch die A. gastrica dextra frei und umsticht sie (Abb. 97). Ein Alternativverfahren besonders bei blutenden präpylorischen Geschwüren im Antrumbereich ist die A-V-Resektion (Antrum-Vagus-Resektion), die jedoch ein höheres Risiko einschließt.

P. Die Eingriffe beim postoperativen peptischen Geschwür

Die allgemeinen Erwägungen hinsichtlich der Planung des Vorgehens beim postoperativen peptischen Geschwür wurden auf S. 170ff. dargelegt. Die Technik einer Reoperation richtet sich nach der Art des vorausgegangenen Eingriffs und dem Sitz, der Ausdehnung und der Beschaffenheit des Rezidivgeschwürs unter Berücksichtigung der Ergebnisse röntgenologischer, gastroskopischer und sekretorischer Voruntersuchungen. Während man das Ulcus pepticum postoperativum früher am häufigsten nach einer

Gastroenterostomie, (Abb. 98) die wegen eines perforierten Duodenalgeschwürs oder einer Pylorusstenose angelegt wurde, beobachtete, findet sich heute ein Ulcusrezidiv – wenn auch wesentlich seltener als früher – zumeist nach einer Vagotomie mit Pyloroplastik oder GE bzw. Gastroduodenostomie oder auch nach einer Magenresektion ohne Vagotomie. Wie schon erwähnt wurde, aber hier nochmals hervorgehoben wird, sollte man sich mit einer *alleinigen Vagotomie oder Revagotomie* nur begnügen, wenn es sich um ein oberflächliches Geschwür im Duodenum oder an der Anastomose von Magen mit Duodenum bzw. mit Jejunum handelt und wenn nur eine mäßig erhöhte Acidität des Magensaftes ermittelt wurde. Im Zweifelsfall und bei günstigem Allgemeinzustand ist die Kombination von Vagotomie oder Revagotomie mit Resektion bzw. Nachresektion zu bevorzugen. Die einfachsten Verhältnisse für eine Nachresektion, die in einer Entfernung des *gesamten* Antrums und in einer Vagotomie (A-V-Resektion) (S. 170ff u. S. 233) zu bestehen hat, liegen nach einer vorausgegangenen Übernähung eines perforierten Geschwürs oder nach einer einfachen Excision eines perforierten Geschwürs in der Vorderwand des Duodenums oder der Pylorusregion mit Pyloroplastik vor. Hierbei beginnt man zweckmäßig mit der Umschlingung der Kardia zum Zwecke der Vagotomie. Ein selektives Vorgehen, das die Schonung der A. gastrica sinistra erlaubt, ist in diesen Fällen zweckmäßig. Bei sehr hochgradigen Verwachsungen kann die trunkuläre Vagotomie notwendig werden (S. 192ff). Hierauf vervollständigt man die Skelettierung an der kleinen Kurvatur bis zum Pylorus und fügt die Skelettierung der großen Kurvatur etwa von der Mitte oder dem Beginn des distalen Drittels ebenfalls bis zum Pylorus hinzu. Das Herauspräparieren des Anfangsteils des Duodenums kann infolge der Penetration des Geschwürs und der vorausgegangenen Pyloroplastik Schwierigkeiten bereiten. Nach Abtrennen des Magens vom Duodenum

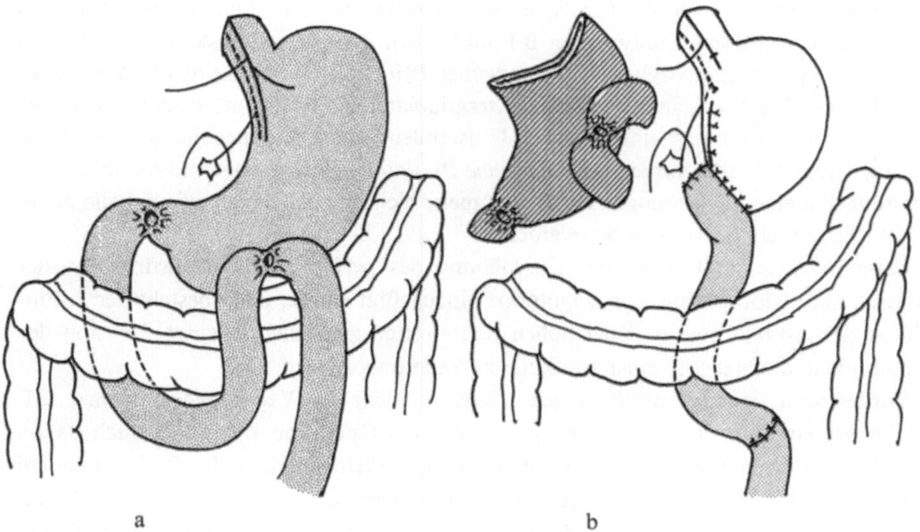

Abb. 98 a u. b. Eingriffe bei Ulcus pepticum jejuni nach GE. a) Ausgangssituation; b) Hemigastrektomie unter Mitentfernung der GE-Schlinge, selektive Vagotomie, Anastomose nach Billroth I-v. Haberer (terminolaterale Gastroduodenostomie), End-zu-End-Anastomose der Jejunumschenkel

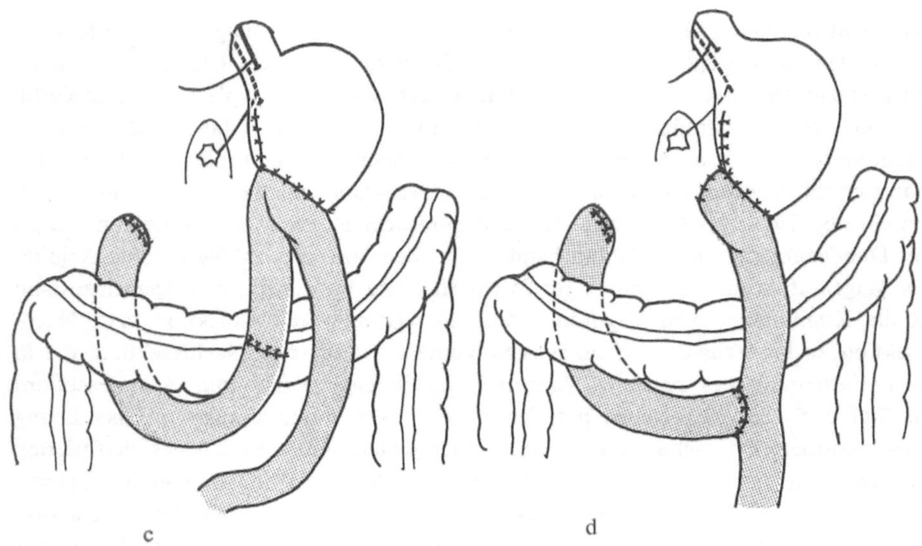

Abb. 98c u. d. Eingriffe bei Ulcus pepticum jejuni nach GE. c) Hemigastrektomie unter Mitentfernung der GE, selektive Vagotomie, Anastomosierung nach Billroth II, antecolisch mit kurzer Jejunumschlinge, End-zu-End-Anastomose der Jejunumschenkel; d) Hemigastrektomie unter Mitentfernung der GE, selektive Vagotomie, Anastomosierung von Magen und Jejunum nach Billroth II-Roux, y-förmige Einpflanzung des zuführenden Jejunumschenkels in den abführenden

und nach stufenförmiger Resektion des distalen Magenabschnittes (S. 230) hat man sich hinsichtlich der Anastomosierung des Magens mit dem Duodenum oder dem Jejunum zu entscheiden. Ein typischer B I mit End-zu-End-Anastomosierung von Magen und Duodenum gelingt nach vorausgegangener Pyloroplastik häufig nicht. Wenn man einen B I erzwingen will, dann in Form der terminolateralen Anastomose nach v. Haberer (Abb. 98b). Ich bevorzuge unter solchen Umständen jedoch die antecolische Anastomosierung nach B II mit kurzer Schlinge *ohne* Braunsche Enteroanastomose (Abb. 98c), zumal nach meinen Erfahrungen der B II zumeist nicht die Nachteile aufweist, die heute gelegentlich so sehr hervorgehoben werden.

Wenn beim ersten Eingriff die Übernähung des perforierten Geschwürs bzw. der Excision und Pyloroplastik eine Vagotomie hinzugefügt wurde, dann besteht der 2. Eingriff in der Antrektomie und bei hohen Säurewerten zusätzlich in einer Revision der Vagotomie und zumeist in einer trunkulären Vagotomie.

Wurde beim ersten Eingriff wegen Ulcus duodeni die Vagotomie mit einer GE kombiniert, so hängt das Vorgehen bei der zweiten Operation wesentlich auch davon ab, ob das Duodenalgeschwür ohne nennenswerte Deformierung des Bulbus duodeni vernarbt ist und das Ulcus pepticum jejuni dominiert oder ob schwere Veränderungen am Pylorus und im Bulbus duodeni vorliegen. Im Erstfall kann man nach der Revagotomie und der Resektion des Antrums mit der ihm anhaftenden Jejunumschlinge nach B I anastomosieren, im zweiten Fall muß man einen B II ausführen. Revagotomie und Skelettierung des Magens erfolgen wie im vorhergehenden dargestellt. Wenn nicht bereits zu Beginn des Eingriffs geschehen, werden jetzt zu- und abführende Schenkel

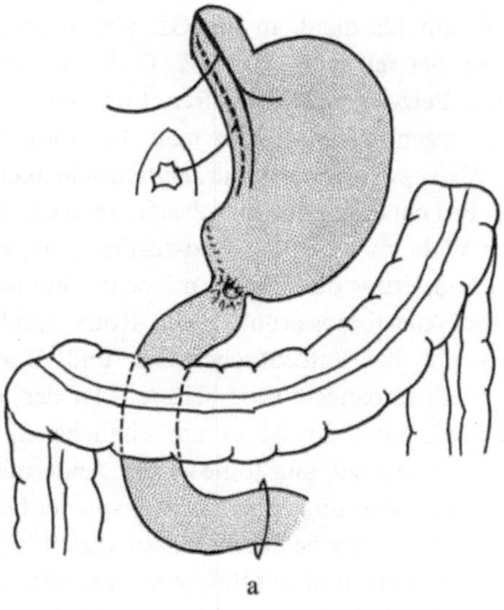

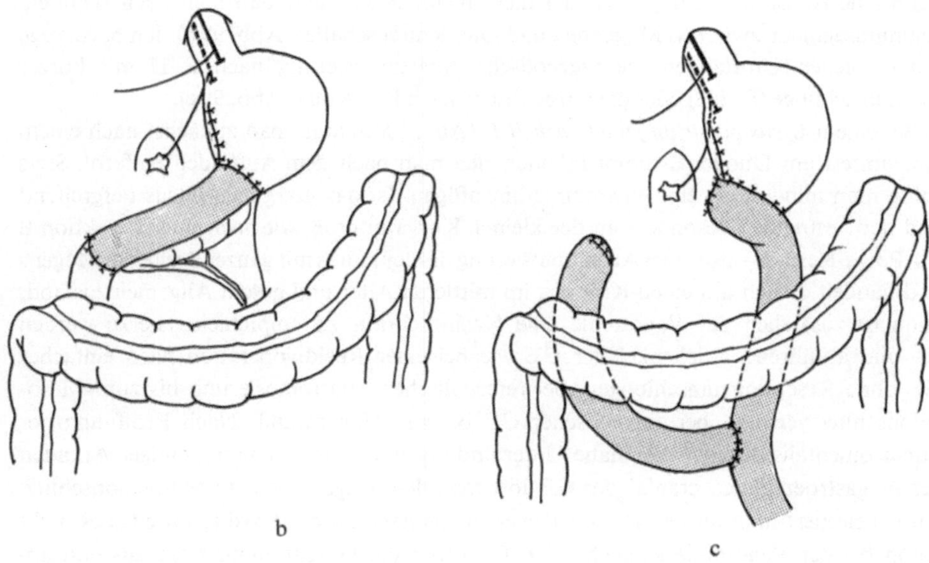

Abb. 99a–c. Eingriffe bei Ulcusrezidiv an der Anastomose zwischen Magen und Duodenum nach Magenresektion Billroth I. a) Ausgangssituation; b) Selektive Vagotomie, Nachresektion am Magen, Interposition eines Jejunumsegmentes zwischen Magen und Duodenum nach Biebl-Longmire jr.; c) Selektive Vagotomie, Nachresektion Anastomosierung von Magen und Jejunum nach Billroth II – Roux

der zur GE benutzten Jejunumschlinge mit 2 Gummizügeln umschlungen und vom Quercolon und dem Mesocolon bis dicht an die GE abpräpariert, was bei antecolischer GE leichter gelingt als bei retrocolischer GE. Dicht unterhalb der GE werden die Jejunumschenkel mit dem Petz-Apparat durchtrennt und dann die typische treppenförmige Resektion (S. 230) vorgenommen. Wählt man die Anastomosierung nach B I oder B I – v. Haberer (Abb. 98 b) –, so muß man die Jejunumschenkel End-zu-End anastomosieren. Hat man sich zum B II entschlossen, den ich stets antecolisch mit kurzer Schlinge ausführe, dann hat man die Wahl zwischen der End-zu-End-Anastomosierung der Jejunumschenkel und der Anastomosierung des Magens mit dem Jejunum etwas distal von der Enteroanastomose oder der Anastomosierung nach Roux (Abb. 98 d). Trifft man auf ein Ulcus pepticum jejuni bei antecolischcr GE und Braunscher Enteroanastomose, dann kann man die Enteroanastomose belassen. Ist der abführende Schenkel der Jejunumschlinge genügend lang, so ist es am einfachsten, den Magenrest mit ihm End-zu-End oder End-zu-Seit zu anastomosieren. Andernfalls führt man eine typische Magen-Jejunum-Anastomosierung zumeist distal von der belassenen Braunschen Anastomose aus. Günstigere anatomische Verhältnisse erzielt man allerdings, wenn man die Enteroanastomose reseziert und anschließend entweder die Jejunumschenkel miteinander vereinigt und in typischer Weise Magen und Jejunum antecolisch anastomosiert oder eine Anastomosierung nach Roux ausführt.

Liegt ein *Rezidiv nach B I* (Abb. 99 a) mit hoher Acidität des Magensaftes vor, so kombiniert man die möglichst selektive Vagotomie mit einer Nachresektion. Zumeist gelingt dann eine Anastomosierung nach B I nicht mehr, es sei denn, daß man nach Biebl ein Jejunumsegment zwischen Magenrest und Duodenum schaltet (Abb. 99 b). Ich bevorzuge unter solchen Umständen die antecolische Anastomosierung nach B II mit kurzer Jejunumschlinge (S. 243) oder die retrocolische nach B II-Roux (Abb. 99 c).

Bei einem *Ulcus pepticum jejuni nach B II* (Abb. 100 a) muß man zunächst nach einem Antrumrest am Duodenalstumpf fahnden, den man nach dem Auffinden entfernt. Stets sollte man mindestens eine Vagotomie hinzufügen. Ist das marginale Ulcus tiefgreifend und der Restmagen besonders an der kleinen Kurvatur groß, wie nach einer Resektion B II – Polya-Reichel – also einer Anastomosierung des Jejunums mit ganzer Breite des Magens und handelt es sich um einen Kranken im mittleren Alter und gutem Allgemeinzustand, dann ist zusätzlich zur Vagotomie eine Nachresektion zu empfehlen. Hierzu werden zu- und abführender Schenkel der GE wie bei einer Rezidivoperation nach einfacher GE ohne Resektion umschlungen, bei retrocolischer Anastomosierung bis zum Mesocolonschlitz verfolgt, bei antecolischer GE bis zur Magenwand. Nach Eröffnung der Bursa omentalis durch magennahe Unterbindung und Durchtrennung einiger Arkaden der A. gastroepiploica cranial der GE löst man den Magen aus dem Mesocolonschlitz. Nun skelettiert man an der kleinen Kurvatur bis nahe an die Kardia, soweit dies nicht schon bei der Vagotomie geschehen ist. Es folgen die Durchtrennung der zu- und abführenden Schenkel der Jejunumschlinge und die treppenförmige Nachresektion des Magens mit Übernähung der Klammern oder des Nahtverschlusses der kleinen Kurvatur. Nun kann man wählen zwischen End-zu-End-Anastomosierung von zu- und abführendem Schenkel der Jejunumschlinge mit anschließender Magen-Jejunum-Anastomose, wobei ich das antecolische Vorgehen bevorzuge (Abb. 100 b u. c), oder der Anastomosierung nach Roux (Abb. 99 c). Ist der zuführende Schenkel der GE sehr kurz, so daß er an der Flexura duodenojejunalis durchtrennt werden muß, so kann man sich die Anastomosierung des zuführenden Schenkels der Jejunumschlinge mit dem abführenden

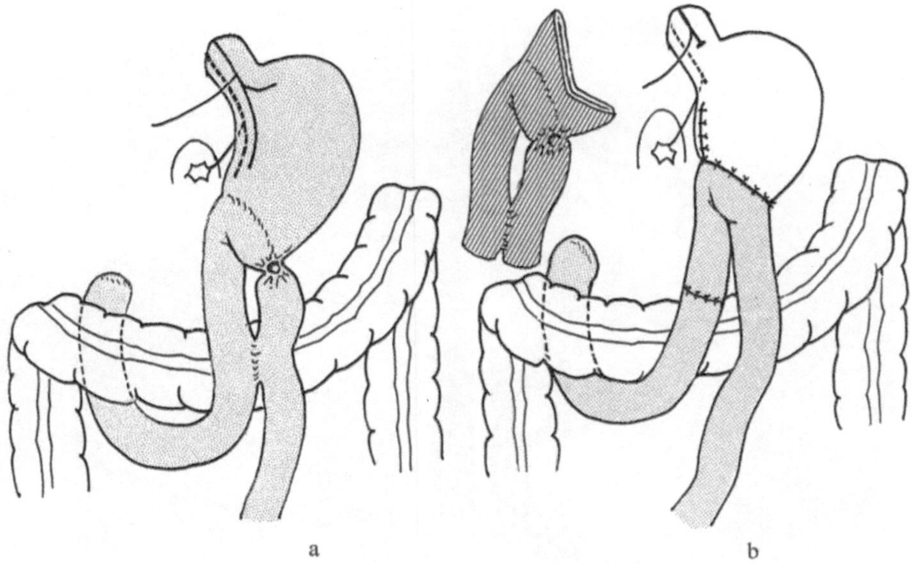

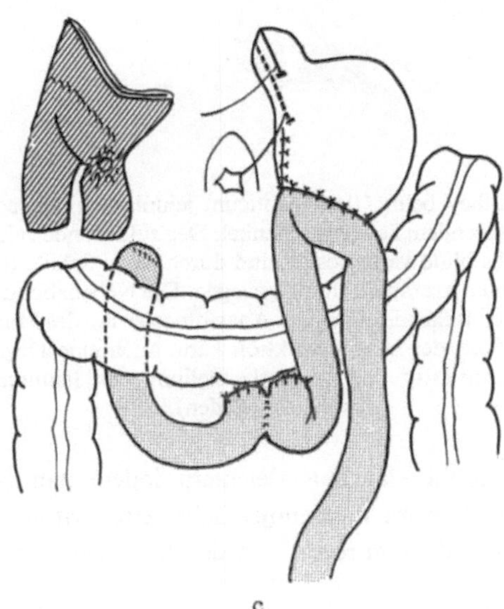

Abb. 100a–c. Eingriffe bei Ulcus pepticum jejuni nach Magenresektion Billroth II mit antecolischer Anastomosierung und Braunscher Anastomose. a) Ausgangssituation; b) Selektive Vagotomie, Nachresektion unter Mitentfernung der GE und der Braunschen Anastomose. Reanastomosierung der Jejunumschenkel und antecolische Anastomosierung mit kurzer Jejunumschlinge nach Billroth II; c) Selektive Vagotomie, Nachresektion, Belassen der Braunschen Anastomose und Blindverschluß der zu- und abführenden Schenkel der GE, antecolische Anastomosierung nach Billroth II mit kurzer Jejunumschlinge

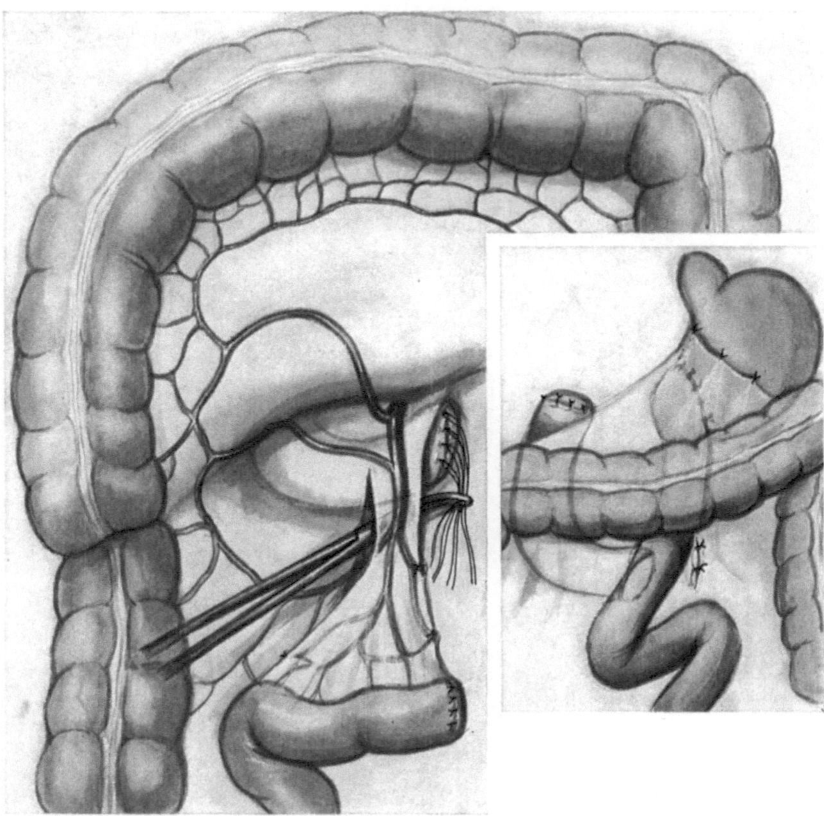

Abb.101. Vorgehen nach Lahey beim Ulcus pepticum jejuni nach retrocolischer Gastroenterostomie und bei kurzem zuführendem Jejunumschenkel. Der zuführende Jejunumschenkel wird an der Flexura duodenojejunalis blind verschlossen und durch einen Schlitz im Mesenterium dorsal und rechts von der A. mesenterica cranialis durchgezogen. Die Nebenabbildung zeigt den Zustand nach Magenresektion, retrocolischer End-zu-Seit-Anastomosierung des Magens mit dem Jejunum nach Billroth II – Roux. (Statt der Magenresektion kann auch eine Degastroenterostomie mit selektiver Vagotomie, Pyloroplastik und Wiederherstellung der Jejunumpassage nach Lahey ausgeführt werden)

Schenkel oder die y-förmige Einpflanzung erleichtern, indem man nach Lahey das Ende des Duodenums bzw. die Flexura duodenojejunalis retroperitoneal freipräpariert und durch einen Schlitz im Mesostenium rechts von der A. mesenterica cranialis durchzieht (Abb. 101).

Bei retrocolischer GE ohne oder mit vorausgegangener Vagotomie oder Resektion kann ein Ulcus pepticum jejuni in das Colon transversum perforieren (Abb. 102a), was an rezidivierenden heftigsten Durchfällen zu erkennen ist und durch eine sorgfältige Röntgendurchleuchtung des Magens mit dünnem Kontrastbrei oder einer Colonkontrastfüllung nachgewiesen werden kann. Hierbei ist es zumeist nicht erforderlich, ein Segment des Quercolons zu resezieren, sondern es genügt, die Perforation im Colon unter Schonung der Gefäße im Mesocolon von der Gastroenterostomie abzupräparieren, den derben Geschwürswall zu excidieren und die Öffnung zweireihig oder einreihig zu verschließen (Abb. 102b).

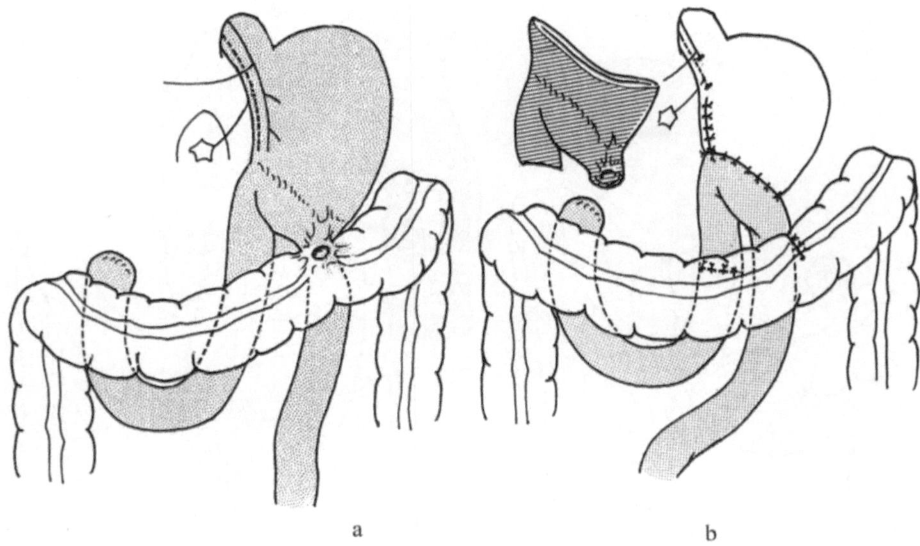

Abb. 102a u. b. Eingriffe bei Ulcus pepticum jejuni nach Magenresektion Billroth II und retrocolischer Anastomosierung und Perforation des Ulcus pepticum in das Quercolon: a) Ausgangssituation; b) Selektive Vagotomie, Nachresektion und Excision des Ulcus aus dem Quercolon. Verschluß der Lücke im Quercolon, Anastomosierung der durch die Resektion der GE entstandenen Jejunumschenkel. Anastomosierung von Magen und Jejunum nach Billroth II entweder retrocolisch oder antecolisch jeweils mit kurzer Schlinge

Bei Rezidivgeschwüren, besonders wenn sie multipel auftreten, mit hoher Basal- und stimulierter Sekretion und mit Ausscheidung von Uropepsin muß man, wie schon erwähnt (S. 166 u. 281), an das Vorliegen von Zollinger-Ellison-Tumoren denken und nach ihnen fahnden. Die Exstirpation der Zollinger-Ellison-Tumoren ohne oder mit Resektion des Pankreaskörpers und -schwanzes allein stoppt zumeist nicht die Hypersekretion des Magens und verhütet nicht das Fortbestehen und die Neuentwicklung von Magenulcera. Es wird deshalb heute für notwendig erachtet, den Magen *vollständig* zu exstirpieren. Auch bei *malignen* Zollinger-Ellison-Tumoren soll man eine Gastrektomie ausführen, da diese Maßnahme eine Rückbildung der Tumoren und eine Hemmung ihres Wachstums über viele Jahre zur Folge haben kann (Abb. 103a u. b).

Q. Die Besonderheiten der Eingriffe beim Magencarcinom

I. Allgemeine Vorbemerkungen

Beim *Magencarcinom* ist wie bei allen anderen wesentlich selteneren bösartigen Geschwülsten des Magens (Sarkome, maligne entartete gutartige Geschwülste, Lymphogranulomatose u. a.) ein *möglichst radikales Vorgehen* anzustreben. Um dies zu erreichen, sind verschiedene Voraussetzungen erforderlich.

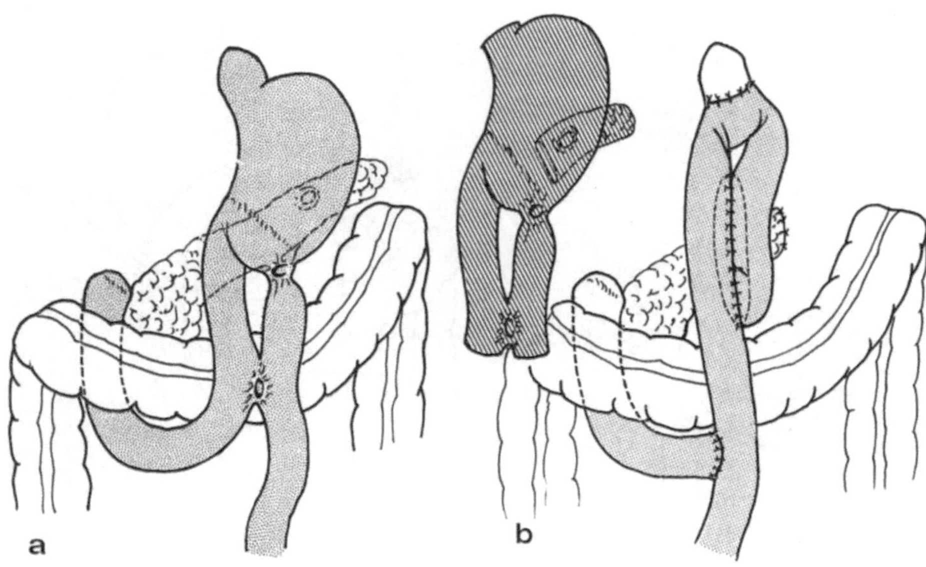

Abb. 103 a u. b. Zollinger-Ellison-Syndrom. Mehrfache Rezidivgeschwüre nach Magenresektion Billroth II bei Adenom im Pankreas. a) Ausgangssituation; b) Gastrektomie unter Mitentfernung der Braunschen Anastomose und Resektion des Pankreasschwanzes mit dem Adenom. Anastomosierung von Oesophagus und Jejunum End-zu-Seit, Bildung eines Ersatzmagens aus der Jejunumschlinge und y-förmige Einpflanzung des zuführenden Jejunumschenkels in den abführenden nach Roux

1. Die Diagnose Magencarcinom muß so früh wie irgend möglich gestellt werden. Hierfür ist es notwendig, bei jeder, zunächst noch so harmlos erscheinenden Magenerkrankung, die zumeist ohne oder mit Röntgenuntersuchung als Gastritis abgetan wird, vor allem bei Kranken über 40 Jahre zu gastroskopieren und Probeexcisionen und Abstriche zur histologischen bzw. cytologischen Untersuchung zu entnehmen. Haben doch die Erfahrungen in Japan (Hayashida und Kiodokoro u. a.) gezeigt, daß nur durch Gastroskopie, Probeexcision und Cytologie eine Früherkennung des Magencarcinoms und damit eine radikale Operation und eine Dauerheilung in einem hohen Prozentsatz zu erzielen ist.

2. Wenn irgend möglich sollte man präoperativ die Ausdehnung des Carcinoms in der Magenwand durch Röntgenuntersuchung und Gastroskopie mit Probeexcision bestimmen. Auf diese Weise kann man mit größerer Sicherheit als während der Operation durch Besichtigen und Betasten die Resektionsgrenzen im Gesunden festlegen.

3. Die proximale Resektionslinie muß beim umschriebenen oder exophytisch wachsenden Carcinom mindestens 5 cm vom oberen, histologisch oder palpatorisch festgestellten Geschwulstrand entfernt verlaufen, beim diffus infiltrierenden Carcinom 10 cm, was in letzterem Fall immer eine Mitentfernung der Kardia bedeutet, sei es in Form einer proximalen Resektion oder einer Gastrektomie. Aber auch beim umschrieben wachsenden Carcinom sollte man an der kleinen Kurvatur grundsätzlich möglichst nahe an der Kardia durchtrennen.

4. Die vollständige Entfernung der regionären Lymphknotengruppen ist äußerst wichtig. Nach Möglichkeit sollten vor allem die vergrößerten tumorfernen Lymphknoten,

besonders die am Tripus Halleri während der Operation histologisch untersucht werden. Erweisen sie sich mikroskopisch als carcinomatös verändert oder sind sie ohne histologische Untersuchung makroskopisch verdächtig, so sind sie möglichst mitzuentfernen. Wie Schreiber (1964, 1966, 1972) und Priesching (1971, 1973) jeweils an einem großen Krankengut gezeigt haben, sind für die Überlebensrate in der Zukunft neben der *Erfassung von Frühfällen* und der *Senkung der Operationsletalität* die *Resektionsquote* und das *Ausmaß der Radikalität* von *großer Bedeutung*. Der von Priesching (1973) empfohlenen Erweiterung des Eingriffs zur Gastrektomie nicht nur nach dem Sitz des Carcinoms, sondern auch nach der Lymphknotenlokalisation kann ich allerdings nicht uneingeschränkt zustimmen. Die Gastrektomie ist – mag der Operateur noch so erfahren und geübt sein – mit einem wesentlich größeren Risiko behaftet als eine Resektion und außerdem fühlen sich die meisten Operierten nach einer Resektion wohler als nach einer Gastrektomie. Man muß in jedem Fall das einzugehende Risiko des Eingriffs nach dem vorliegenden Befund und dem Gesamtzustand des Kranken abschätzen. Damit soll nicht dem unradikalen Operieren beim Magencarcinom das Wort geredet werden. Natürlich wird man sich immer wieder zu umfangreichen Eingriffen am Magen, sei es nun in Form der distalen oder proximalen Resektion oder der Gastrektomie unter Mitnahme von Pankreasanteilen und der Milz, im Interesse der Kranken, vor allem auch im Hinblick auf die Beseitigung von Schmerzzuständen gezwungen sehen. Bei ausgedehnter Metastasierung in den Lymphknoten, die die Lebensaussichten erheblich mindern, wird einem Kranken durch eine Gastrektomie mit einer unmittelbaren Letalität von 30% und mehr zumeist weniger genützt als durch eine Resektion mit einer Letalität von 10–15%.

II. Die typischen Eingriffe beim Magencarcinom

1. Die distale Magenresektion beim Antrumcarcinom

a) Das Vorgehen von distal nach proximal

Die distale Magenresektion beim Antrumcarcinom, das auch als aborales Magencarcinom bezeichnet wird, kann man von distal – also vom Pylorus-Duodenum nach proximal – was ich bevorzuge – oder von proximal nach distal ausführen. Nahezu grundsätzlich wird zunächst das große Netz nach Emporheben durch einen Assistenten vom Lig. duodenocolicum bis zum Lig. splenocolicum unter Benutzung der Schere oder des elektrischen Messers vom Quercolon abpräpariert (Abb. 104). Auf diese Weise eröffnet man die Bursa omentalis, so daß man die Ausdehnung des Carcinoms an der Hinterwand des Magens und seine Beziehungen zum Pankreas und zur Milz sowie das Vorliegen von Lymphknotenmetastasen feststellen kann. Verwachsungen der Hinterwand des Magens im Bereich des Antrums, wie sie physiologisch sind, löst man, falls erforderlich, mit dem elektrischen Messer. Ist die Geschwulst in das Pankreas infiltriert, so muß man sich entscheiden zwischen einer einfachen Excision, die nie radikal ist oder einer Pankreaskopfresektion in Form einer Pankreato-Duodenektomie, zu der man sich nur entschließen soll, wenn der Allgemeinzustand gut ist und wenn dadurch eine Radikalität einigermaßen gewährleistet werden kann. Ist dies nicht der Fall, so muß man sich auf eine Ausschälung des Tumors aus dem Pankreas und damit auf einen unradikalen Palliativeingriff beschränken.

Hat man sich von der Durchführbarkeit einer distalen Resektion überzeugt, so wird an der großen Kurvatur in der Nähe des Pylorus die A. gastroepiploica dextra nahe ihres

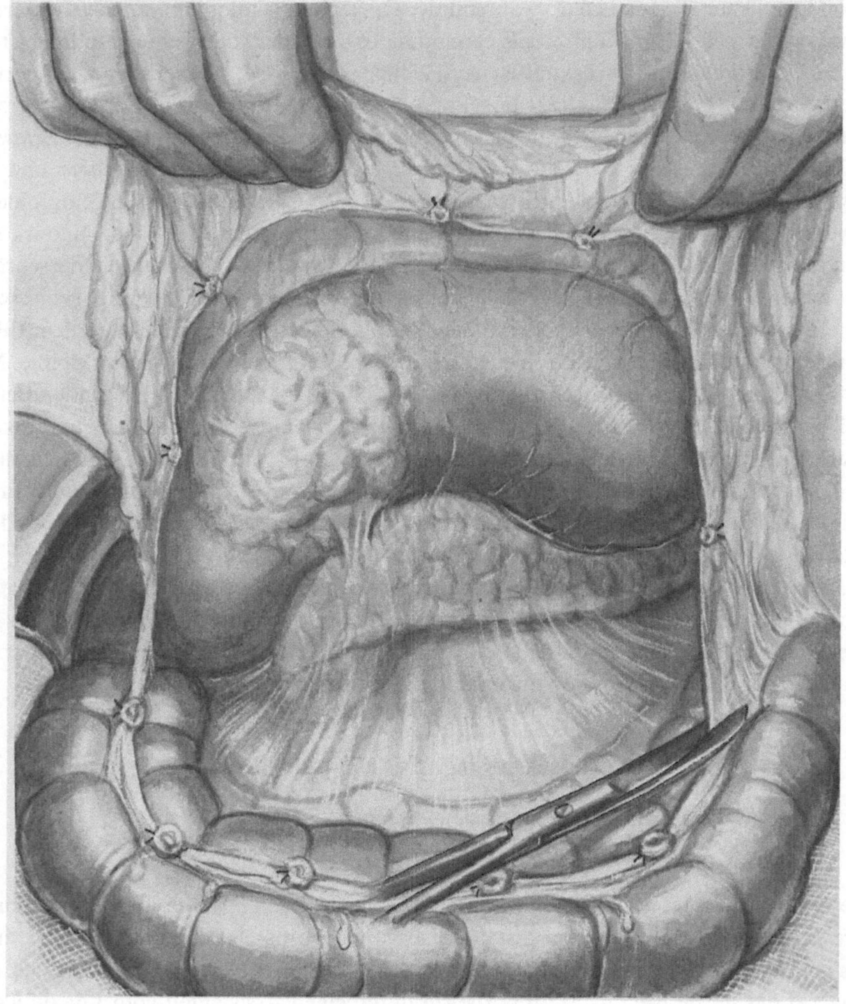

Abb.104. Ablösen des großen Netzes vom Quercolon. (Erster Akt der Radikaloperation eines Magencarcinoms)

Ursprungs aus der A. gastroduodenalis, wenn erforderlich auch diese Arterie, unterbunden und durchtrennt. Anschließend sucht man an der kleinen Kurvatur die A. gastrica dextra auf und unterbindet und durchtrennt sie. Nun kann man die Rückwand des Bulbus duodeni im wesentlichen stumpf vom Pankreaskopf ablösen. Einige kleinere Äste, die von der A. gastroduodenalis zum Duodenum verlaufen, werden versorgt. Es folgt nun die Durchtrennung im Duodenum und je nach der Entscheidung zum B I oder B II der vorläufige oder endgültige Verschluß des Duodenums (S. 247ff). Nachdem der Antrumstumpf mit einer kleinen Kompresse umhüllt wurde, wendet man sich der A. gastrica sin. zu, die zentral von den sie begleitenden Lymphknoten isoliert, doppelt unterbunden, wenn erforderlich umstochen und durchtrennt wird. Die Unterbindung erfolgt zumeist nahe des Truncus coeliacus. Beabsichtigt man eine postoperative intraarterielle Cytostatica-Therapie (S. 299), so muß man die A. gastrica sin. 2,5–3 cm peripher ihres Ursprungs versorgen, um am Ende der Resektion in den Gefäßstumpf einen Katheter einführen und einbinden zu können. Schließlich skelettiert man die kleine Kurvatur bis nahe an die Kardia dicht an der Magenwand, um genügend Platz zum Absetzen des Magens zu haben.

Tastet man in diesem Bereich im Omentum minus Lymphknoten, so werden sie auf jeden Fall so ausgedehnt wie möglich entfernt. Nach einem mir sehr zweckmäßig erscheinenden Vorschlag von R. Pichlmayr kann man die Radikalität des Operierens entlang der kleinen Kurvatur dadurch erhöhen, daß man nach Durchtrennung im Duodenum die A. hepatica communis distal beginnend freilegt und die gesamten sie begleitenden Lymphknoten entfernt. So gelangt man zwangsläufig auf den Truncus coeliacus und kann die A. gastrica sinistra ebenfalls mit den sie umgebenden Lymphknoten absetzen.

Nun trägt man an der großen Kurvatur etwa am Übergang von ihrem cranialen zum mittleren Drittel – stets aber mindestens 5 cm vom cranialen Geschwulstrand entfernt – das große Netz vom Magen ab und unterbindet und durchtrennt noch ein oder zwei Gefäßarkaden der A. gastroepiploica sin. Dann löst man – soweit dies noch nicht geschehen ist – die Verwachsungen an der Hinterwand des Magens.

Gleichgültig ob man später eine Anastomose nach B I oder B II ausführt, setzt man jetzt Payr-Quetschen an und trennt den distalen Magenabschnitt ab, wie dies auf S. 230 ff. beschrieben und in den Abb. 80 dargestellt ist. Hierzu kann man auch den Original-Petz-Nähapparat oder die hinsichtlich der Blutstillung wesentlich sichereren modernen amerikanischen Klammer-Nähapparate (S. 76) verwenden. Es folgt nun die Übernähung der Verschlußnaht oder Klammerreihe an der kleinen Kurvatur und die Anastomosierung nach B I oder B II. Zum B I entschließe ich mich nur ausnahmsweise bei älteren Kranken mit kleinen distal gelegenen Geschwülsten, bei denen der Eingriff schnell beendet werden soll, und beim Fehlen jeglicher Spannung zwischen Magenstumpf und Duodenum. Die Mobilisierung des Duodenums nach Kocher (S. 240) ist hierzu Voraussetzung. Zumeist führe ich jedoch die Billroth-II-Anastomosierung aus. Hierfür bevorzuge ich die antecolische Anastomosierung mit kurzer Schlinge *ohne* Braunsche Anastomose (S. 243), die von allen Anastomosierungsverfahren am schnellsten durchführbar ist. Natürlich kann man auch die antecolische Anastomosierung mit langer Schlinge und Braunscher Anastomose (S. 245) oder die retrocolische Anastomosierung (S. 246) wählen.

b) Das Vorgehen von proximal nach distal (Abb. 105)

In den Fällen, in denen das Antrumcarcinom mit dem Pankreas derb verwachsen oder in das Pankreas infiltriert ist, empfiehlt sich die Resektion von proximal nach distal. Das Ablösen des großen Netzes erfolgt in der im vorhergehenden Abschnitt beschriebenen Weise. Man durchtrennt es sogleich an der großen Kurvatur zwischen seinem proximalen und mittleren Drittel und bereitet die große Kurvatur für das Absetzen des distalen Magens vor. Hierauf folgen die Versorgung der A. gastrica sin. und die Skelettierung der kleinen Kurvatur bis nahe an die Kardia sowie das Abtrennen des distalen Magens mit Payr-Quetsche oder Klammerapparat, wie dies im vorhergehenden beschrieben wurde. Das Antrum wird in ein Tuch oder in einen Gummi- oder Plastiksack eingehüllt und nach Unterbindung und Durchtrennung der A. gastroepiploica dextra bzw. gastroduodenalis und der A. gastrica dextra und nach Ablösung vom Pankreas im Duodenum

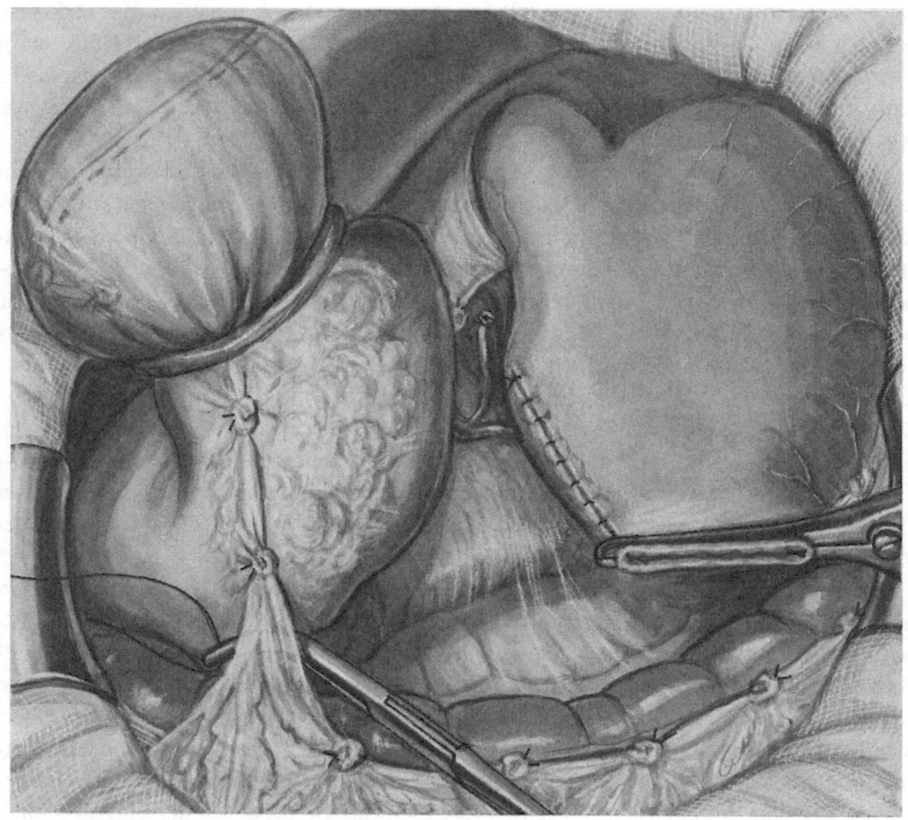

Abb.105. Distale Magenresektion wegen Antrumcarcinom von proximal nach distal

abgesetzt. Ist das Antrum mit dem Pankreas derb verwachsen oder in das Pankreas infiltriert, so wird es entweder mit dem elektrischen Messer abgetragen oder man muß eine Pankreato-Duodenektomie ausführen. Die Anastomosierung nach B I oder B II folgt den im vorhergehenden Abschnitt gegebenen Richtlinien.

2. Die proximale Magenresektion bei hohem (kardianahem) Sitz des Carcinoms

Dieser Eingriff wird zumeist von proximal nach distal ausgeführt im Sinne des von Holle für das kardianahe Geschwür angegebenen Fundektomie (Abb. 107 u. 108). Zum übersichtlichen Operieren an der Kardia ist der Rochard-Haken nahezu unentbehrlich.

Man beginnt die Operation mit der Abtrennung des Omentum majus (Abb. 104), dem Durchtrennen des Lig. triangulare, der Umschneidung der Umschlagfalte des Peritoneums cranial der Kardia und dem Auslösen und Umschlingen der Pars abdominalis des Oesophagus, die mit einem Gummizügel umschlungen wird. Es folgen die Abtrennung des kleines Netzes dicht an der Leber, die Revision und Entfernung der Lymphknoten entlang der A. hepatica und die Darstellung des Truncus coeliacus mit dem ihn umgebenden Lymph- und Bindegewebe und die Unterbindung und Durchtrennung der A. gastrica

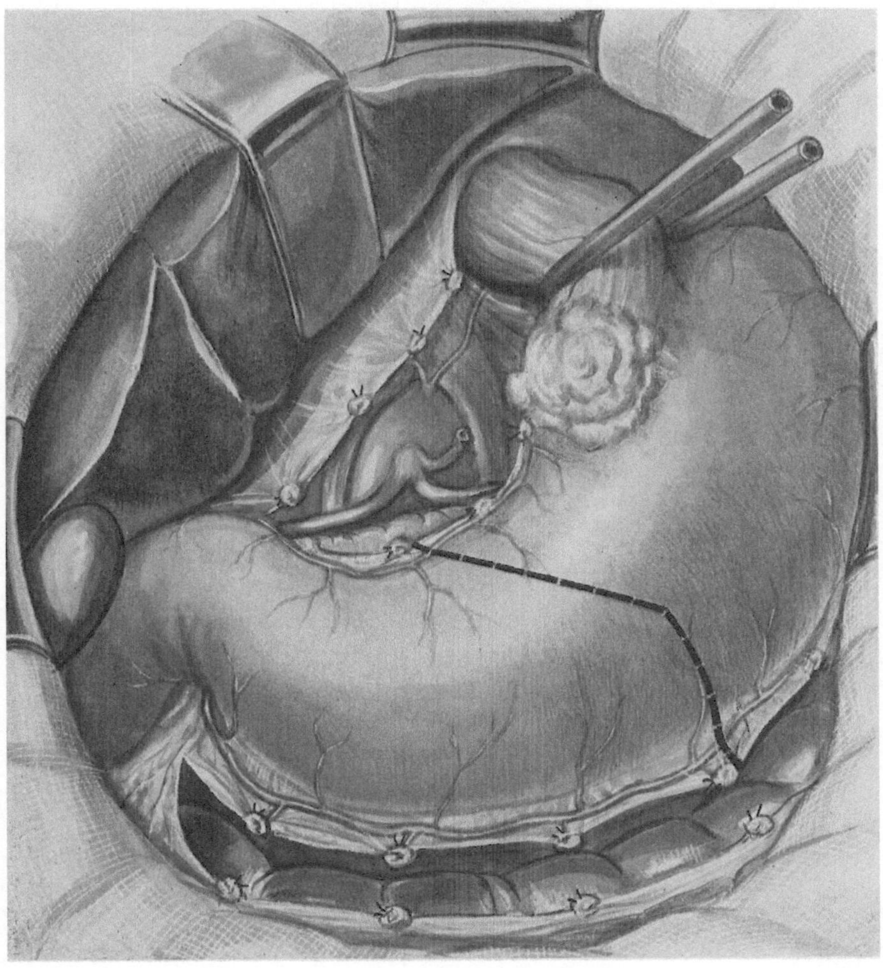

Abb. 106. Kardianahes Carcinom. Abtrennung des großen und kleinen Netzes, Umschneidung der Umschlagfalte des Peritoneums cranial der Kardia und Umschlingung der Pars abdominalis des Oesophagus mit einem Gummizügel. Die A. gastrica sin. ist durchtrennt und unterbunden

sin. (Abb. 106). Nun wird der Oesophagus zwischen zwei Klemmen oder zwei Klammerreihen durchtrennt, der Fundus vom Diaphragma abgetrennt und Verwachsungen der Magenhinterwand mit dem dorsalen Peritoneum gelöst. Zumeist ist schon der Radikalität wegen eine Mitentfernung der Milz zweckmäßig. Hierzu klappt man den Magenfundus nach unten, wobei es der besseren Übersicht wegen zweckmäßig sein kann, die Aa. gastricae breves zu unterbinden und zu durchtrennen, und sucht sich lateral vom Pankreasschwanz die Vasa lienalia auf. Wie im Kapitel »Milz« beschrieben ist, kann es zur Verhütung von Blutungen vorteilhaft sein, die ventral gelegene A. lienalis am oberen Rand des Pankreas in ihrem Stamm freizupräparieren, zu umschlingen und eventuell zu drosseln, um dann ihre Aufzweigungen im Milzhilus isoliert oder zusammen mit den Venen zu versorgen.

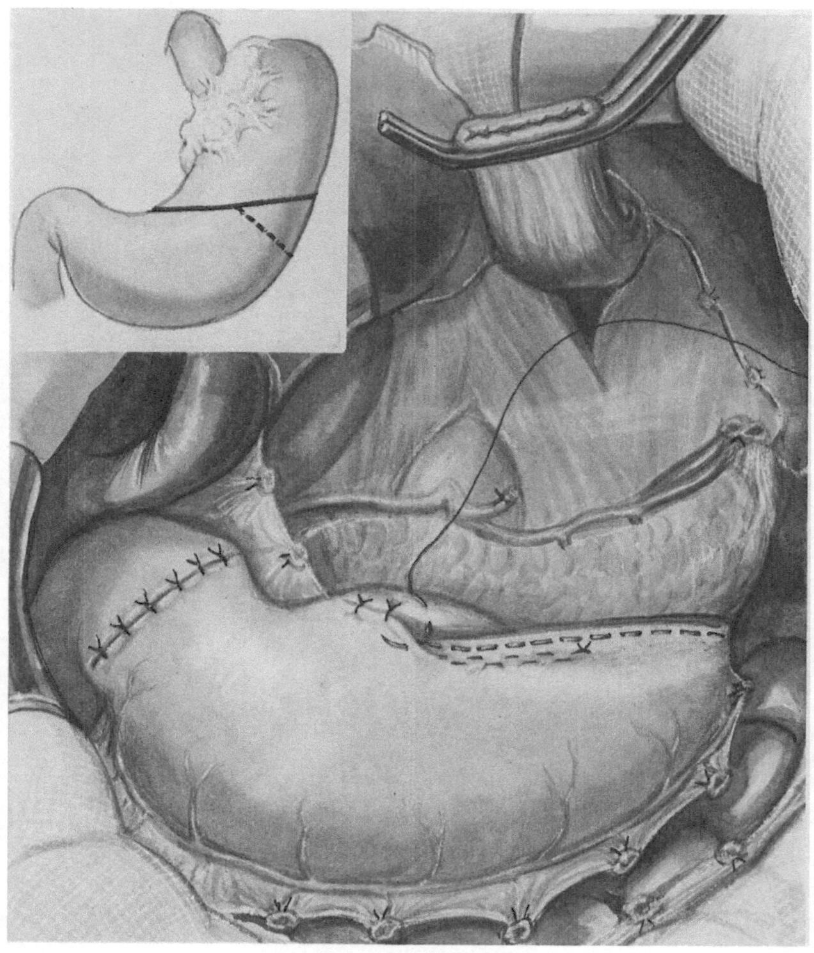

Abb.107. Abdominale proximale Magen-Kardia-Resektion (Fundektomie nach Holle). Der Magen wurde nach entsprechender Skelettierung im abdominalen Oesophagus durchtrennt und entsprechend dem in der Nebenabbildung angegebenen Bereich mit einem Nähapparat abgesetzt. Die quere Pyloroplastik ist vollendet. Nach Übernähung der Klammern – was bei Verwendung des amerikanischen Nähapparates nicht erforderlich ist – erfolgt die Anastomosierung zwischen Oesophagus und distalem Magenrest

Nun legt man mit Payr-Klemmen oder mittels eines Nähapparates an der großen und kleinen Kurvatur die Resektionsgrenzen fest und trägt den Magenfundus ab. Nach Übernähen der Verschlußreihe an der kleinen Kurvatur und nach Mobilisierung des Duodenums nach Kocher werden Oesophagus und distaler Magenstumpf anastomosiert (Abb. 108 a. u. b.). Wenn nicht bereits vorher geschehen, führt man jetzt eine quere Pyloroplastik aus (S. 132), die ich zur postoperativen Entlastung des Magens für erforderlich halte, wenn auch manche Operateure ohne sie auskommen und nach einer Pyloroplastik vielleicht etwas häufiger ein Dumping-Syndrom auftritt. Zum Schluß werden das linke Subphrenium und die Gegend des Pankreasschwanzes mit je einem Penrose-Drain drainiert.

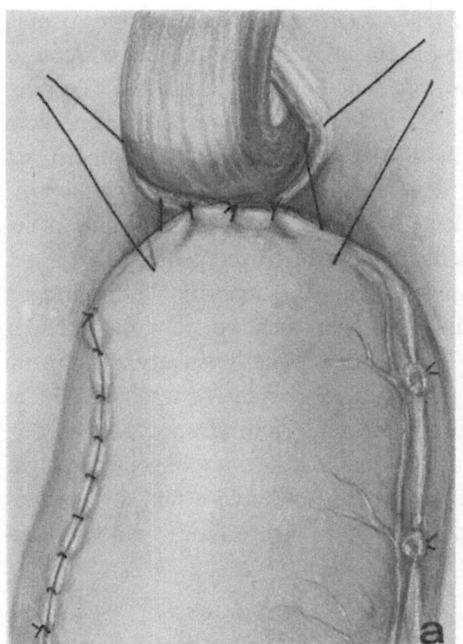

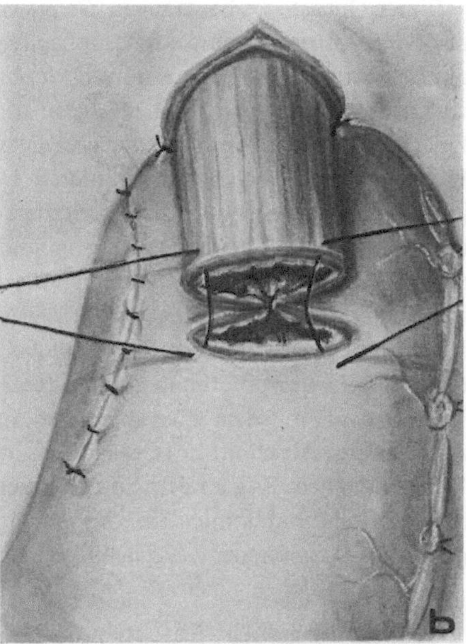

Abb. 108a u. b. Abdominale proximale Magen-Kardia-Resektion (Fundektomie nach Holle). a) Der distale Magenrest wird am Hiatus fixiert; b) der Oesophagus wird mit der vorderen Magenwand durch einreihige Naht anastomosiert. Dabei kann man auch entgegen der Darstellung in der Abbildung alle Schichten von Oesophagus und Magen mit der Naht fassen

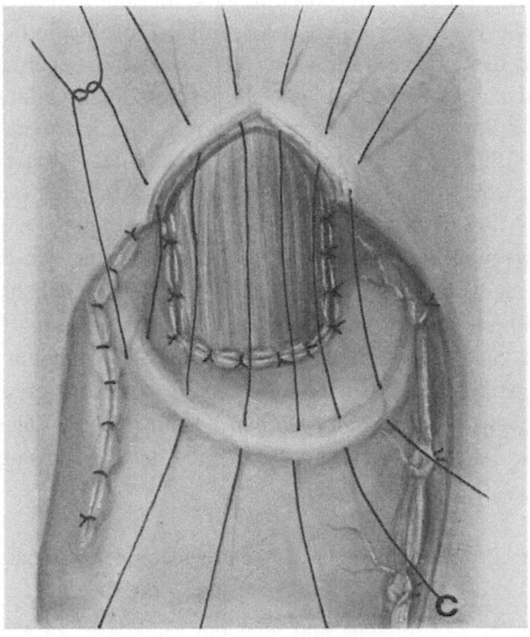

Abb. 109. Eine Falte der vorderen Magenwand wird über die Anastomose gestülpt und an den vorderen Rand des Hiatus geheftet

Einige Operateure bevorzugen die *proximale Magenresektion von distal nach proximal*, also vom Antrum nach dem Oesophagus. Hierbei sucht man sich die A. hep. communis auf, entfernt die sie umgebenden Lymphknoten mit dem Fettgewebe bis zum Truncus coeliacus und unterbindet die A. gastr. sinistra. Nach Ablösen des großen Netzes vom Quercolon durchtrennt man an geeigneter Stelle an der großen Kurvatur, zumeist am Übergang vom oberen zum mittleren Drittel des Magens die Arkaden zwischen A. gastrica ep. dextra und sinistra, skelettiert die kleine Kurvatur am Übergang vom mittleren zum distalen Drittel des Magens und verschließt und durchtrennt den Magen mit einem Petz-Apparat oder einem anderen Nähapparat. Nun löst man die Verbindungen des zu entfernenden proximalen Magens zur Milz, wenn man nicht vorzieht, die Milz der Radikalität wegen mitzuentfernen, wobei man die A. u. V. lienalis isoliert, distal vom Pankreasschwanz unterbindet und durchtrennt. Hat man bestehende Verwachsungen des Magenfundus mit dem Zwerchfell versorgt und durchtrennt, dann gelangt man an den abdominalen Abschnitt des Oesophagus, den man aus dem Hiatus oesophageus aushülst. Unter caudalem Zug an dem zu entfernenden Operationspräparat wird nun die Anastomose zwischen abdominalem Oesophagus und distalem Magenrest oder einem interponierten Darmsegment durchgeführt (s. u.).

III. Die zusätzliche Resektion distaler Abschnitte vom Pankreas zusammen mit der Milz (partielle Pankreatosplenektomie)

Ist der Tumor in den Pankreasschwanz oder -körper infiltriert oder finden sich entlang der A. lienalis Lymphknotenpakete, dann muß man diese Abschnitte des Pankreas mitentfernen. Hierzu unterbindet und durchtrennt man zunächst die Arteria lienalis am Oberrand des Pankreas, möglichst dicht am Truncus coeliacus. Ausgehend von der hierdurch im Retroperitoneum geschaffenen Öffnung kann man nun in der Regel den Pankreaskörper umfahren. Hierbei ist durch gleichzeitiges Eingehen in den Retroperitonealraum am Unterrand des Pankreas die V. lienalis zusammen mit ihren Ästen sorgfältig zu schonen. Sie kann in der Regel stumpf nach hinten vom Pankreas abgeschoben werden. Den distalen Teil des Pankreas klemmt man nun mit einer kräftigen Klemme zur Verhütung zusätzlicher Blutungen ab, durchtrennt sodann den Pankreaskörper mit dem elektrischen Messer, wobei man durch keilförmige Schnittführung nach proximal etwas Parenchym aus der Mitte des Organes entfernt, um die Adaptation der Ränder bei der späteren Übernähung zu erleichtern. Durch Hochziehen des distalen Pankreasteiles kann nun die V. lienalis soweit verfolgt werden, bis die nach Möglichkeit zu schonende Einmündung der V. mesenterica caudalis dargestellt ist. Dann wird auch die V. lienalis milzwärts doppelt ligiert und durchtrennt. Nun kann der Pankreasschwanz zusammen mit der Milz stumpf aus dem Retroperitonealraum ausgelöst werden. Die Verbindungen mit dem Colon werden zwischen Klemmen bzw. Ligaturen durchtrennt. Die Schnittfläche des Pankreaskopfes muß am Ende der Operation gesondert drainiert werden.

1. Die Zwischenschaltung von Jejunum oder Colon zwischen Oesophagus und Antrum

Ist die Distanz zwischen Oesophagus und distalem Magenrest zu groß, um selbst nach ausgiebiger Mobilisierung des Duodenums spannungsfrei zu anastomosieren, dann schaltet man zwischen Oesophagus und Antrum ein Jejunum- oder Quercolonsegment ein.

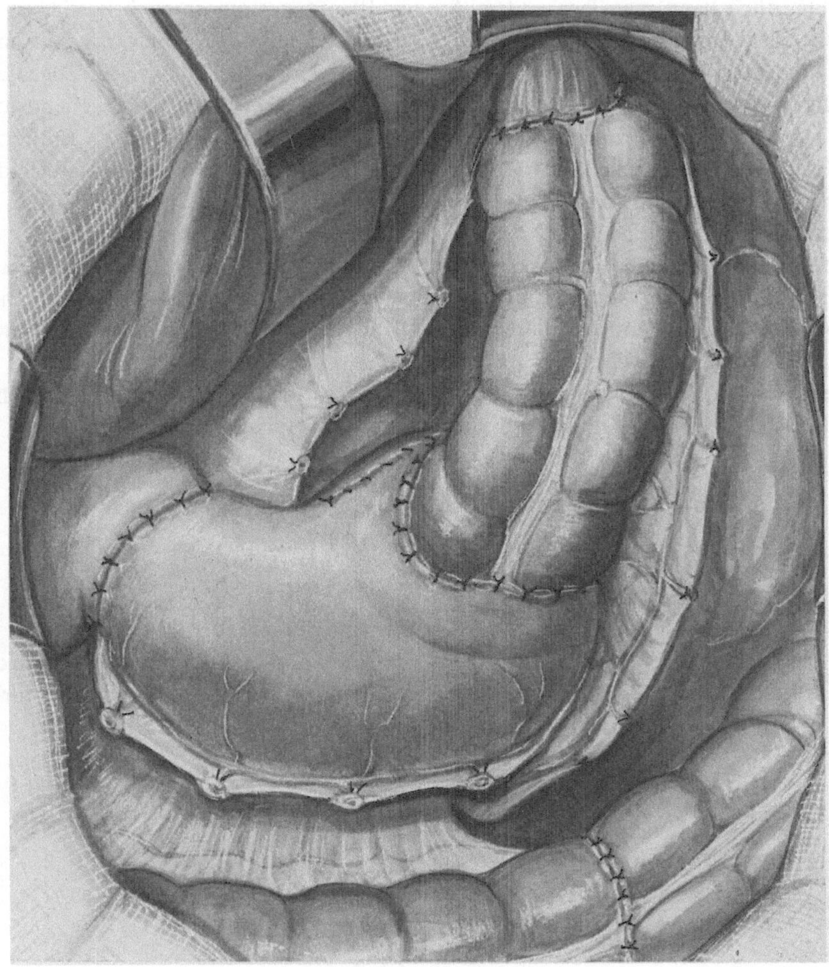

Abb. 110. Quercolon-Interposition zwischen Oesophagus und Antrum mit querer Pyloroplastik nach Fundektomie (abdominales Vorgehen)

Ich bevorzuge die Interposition eines Jejunumsegmentes. Die Technik ist auf S. 286ff. beschrieben. Stets ist eine Pyloroplastik am besten in Form der vorderen Pylorektomie (S. 132 u. Abb. 24) hinzuzufügen.

2. Proximale Magenresektion mit Oesophagojejunostomie und Antrostomie nach Nakayama oder Anastomosierung des Antrums mit dem zuführenden Schenkel der Jejunumschlinge nach Nissen

Ist der distale Magenrest (Antrum und Pylorus) zu klein, um mit dem Oesophagus anastomosiert werden zu können, dann empfiehlt Nakayama die Anastomosierung des Oesophagus mit einer oberen Jejunumschlinge, die zusätzliche Enteroanastomose in Form einer Beta-Anastomose und die Antrostomie mittels eines Katheters. Die Anastomosierung von Oesophagus und Jejunum mit Beta-Anastomose ist auf S. 289ff. beschrieben. Natürlich kann man jede andere Art der Enteroanastomose auch ausführen und ebenso einen Ersatzmagen bilden (S. 283ff). Zum Schluß wird durch das Antrum in das Duodenum ein Katheter eingelegt, der, wenn erforderlich, mit Netz abgedichtet und durch die Bauchdecken herausgeleitet wird. Diese Katheter-Antrum-Duodenostomie dient zur frühzeitigen Ernährung kachektischer Kranker. Sie soll sich nach Entfernung des Drains von selbst schließen, was ich allerdings nicht bestätigen kann, so daß ich diese Art der Langzeiternährungsfistel wieder verlassen habe (über Langzeiternährung mit hochcalorischen Gemischen durch eine collare Katheteroesophagostomie s. S. 110).

Einen kleinen Antrumstumpf kann man nach dem Vorschlag von Nissen in den zuführenden Schenkel der Oesophagojejunostomie pflanzen (Abb. 111), was hinsichtlich der postoperativen Ausnutzung vorteilhaft sein soll, auch wenn die Speisen nicht das Antrum und das Duodenum passieren.

Diesen beiden Verfahren ziehe ich allerdings die im vorhergehenden Kapital beschriebene Einschaltung eines Jejunumsegmentes zwischen Oesophagus und Antrum vor.

IV. Die totale Gastrektomie (Schlatter, 1897) ohne oder mit partieller Pankreatosplenektomie

1. Allgemeine Vorbemerkungen

Eine Gastrektomie ist erforderlich, wenn ein Scirrhus des gesamten Magens vorliegt und wenn der Tumor die Magenmitte (Corpus ventriculi) umfaßt oder sie von distal oder proximal ergriffen hat. Im Hinblick auf eine möglichst weitgehende Radikalität fordert

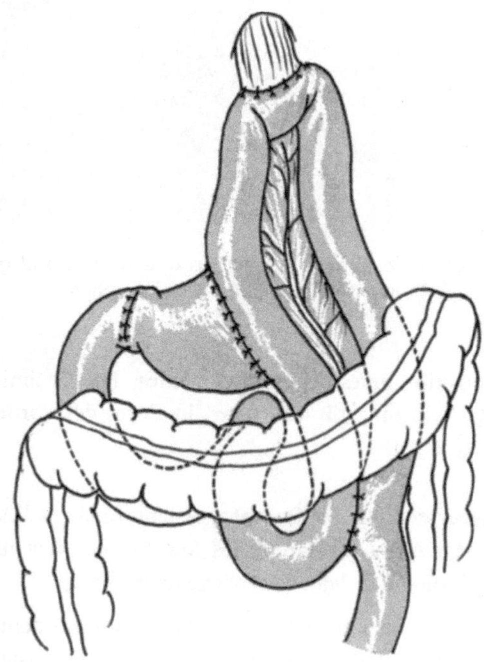

Abb.111. Zustand nach proximaler Magenresektion mit Hochzug einer Jejunumschlinge, Anastomosierung mit dem Oesophagus und mit dem Antrumstumpf; quere Pyloroplastik und Braunsche Anastomose (nach Nissen)

Priesching (1971, 1973) eine Gastrektomie ohne oder mit partieller Pankreatosplenektomie auch unter folgenden Verhältnissen:

Beim *distalen* Magencarcinom einfache Gastrektomie, wenn die Lymphknoten im Bereich der A. gastrica sin. (Zone I) (Abb. 4) befallen sind; Gastrektomie + partielle Pankreatosplenektomie, wenn die Lymphknoten um den Truncus coeliacus (Zone V) (Abb. 4) nachweislich carcinomatös verändert sind.

Beim *proximalem* Magencarcinom Gastrektomie mit partieller Pankreatosplenektomie, wenn die Lymphknoten um die A. gastroepiploica dextra (Zone III) und um den Truncus coeliacus (Zone V) (Abb. 4) befallen sind.

Diese Operationstaktik, die, wie Priesching am Krankengut der I. Chirurgischen Universitätsklinik in Wien nachweisen konnte, die Radikalität erhöht, ist nur möglich, wenn man während des Eingriffs histologische Untersuchungen schnell ausführen kann, es sei denn, daß man sich in der Diagnostik der Malignität der Lymphknoten auf ihre härtere Beschaffenheit und auf die mit bloßem Auge oder mit einer Lupe festzustellende Benignität oder Malignität verläßt.

Die Entscheidung hinsichtlich einer Erweiterung der distalen und proximalen Resektion zur Gastrektomie ohne oder mit Pankreatosplenektomie muß man natürlich auch vom Allgemeinzustand des Kranken abhängig machen.

Außer dem ausgedehnten oder besonders lokalisierten Carcinom des Magens erfordern auch die isolierte Polyposis des Magens, umfangreiche Neurinome des Magens und das Zollinger-Ellison-Syndrom die Totalexstirpation des Magens. Beim Zollinger-Ellison-Syndrom wird man zusätzlich zur Gastrektomie einen nichtmetastasierenden Tumor im Pankreas entfernen, zumeist durch partielle Pankreasresektion. *Aber auch bei malignen und metastasierenden Zollinger-Ellison-Tumoren* hat die Gastrektomie einen eindeutig günstigen Einfluß auf die Überlebenszeit des Kranken und auf die Rückbildung der Tumoren wahrscheinlich infolge eines »gastric-feedback«-Mechanismus, wie P. S. Fox et al. an 243 Fällen zeigen konnten (1974).

2. Die Technik der Gastrektomie

Zumeist wird man die Gastrektomie von proximal nach distal ausführen, da die Schwierigkeiten des Eingriffs im proximalen Magenabschnitt am größten sind und von ihrem Grad die Durchführbarkeit einer Gastrektomie abhängt. Distal wird man mit dem Eingriff beginnen, wenn man, wie bei distalem Sitz der Geschwulst, zunächst nicht voraussehen kann, ob eine Gastrektomie erforderlich ist oder wenn man die Ausdehnung des Tumors in Richtung Pankreas nicht eindeutig abzuschätzen vermag. Unter solchen Umständen kann man die Operation zunächst distal beginnen und später von proximal aus vollenden.

Das Vorgehen von proximal nach distal. Es entspricht zunächst der proximalen Magenresektion (S. 274–S. 278). Hat man sich nicht nur zur Mitentfernung der Milz, sondern auch zur partiellen Pankreasresektion entschlossen, so kann man bereits jetzt das Pankreas nach Versorgung der A. und V. lienalis durchtrennen und auslösen. Der besseren Übersicht wegen ist es allerdings zweckmäßig, zuerst die A. gastrica dextra und gastroepiploica dextra bzw. gastroduodenalis zu versorgen, und das große Netz – wenn nicht bereits geschehen – vom Colon abzupräparieren. Schließlich wird das Duodenum durchtrennt.

3. Das Vorgehen von distal nach proximal

Die Gastrektomie von distal bzw. kombiniert von distal und von proximal braucht nicht besonders beschrieben zu werden. Sie ergibt sich aus den vorhergehenden Abschnitten.

4. Das abdomino-thorakale Vorgehen zur proximalen Resektion eines Kardiacarcinoms oder zur Exstirpation des gesamten Magens. Das abdomino-thorakale Vorgehen mit Eröffnung der linken Brusthöhle

Reicht ein Carcinom der oberen Magenhälfte oder des gesamten Magens bis zur Kardia oder hat es sogar den abdominalen Abschnitt des Oesophagus infiltriert, so ist es bei Einhalten eines Sicherheitsabstandes vom Tumor oft nicht möglich, den Oesophagus mit distalem Magenrest bzw. mit Dünndarm oder Dickdarm von der Bauchhöhle aus zu anastomosieren. Man muß dann die Anastomose im linken oder rechten Thorax ausführen. Hierbei bin ich von Schnitten, die das Abdomen und den Thorax gleichzeitig eröffnen, abgekommen, da durch die hierfür erforderliche Durchtrennung des Rippenbogens die postoperative Atmung erheblicher beeinträchtigt wird als durch getrennte abdominale und thorakale Schnitte. Außerdem stellt die Lagerung des Kranken für eine abdomino-thorakale bzw. thorako-abdominale Schnittführung immer einen Kompromiß hinsichtlich des Operierens in der Bauchhöhle und in der Brusthöhle dar.

Bei jedem auch von vornherein geplanten abdomino-thorakalen Vorgehen – sei es nun bei einer proximalen Magenresektion oder einer Gastrektomie – wird der Eingriff von der Bauchhöhle aus so begonnen und durchgeführt, wie dies auf S. 269ff. und S. 278ff. beschrieben ist. Vor der Drainage und dem Verschluß der Bauchhöhle erweitert man den Hiatus durch Dehnung oder durch zusätzliche Incision der Hiatusschenkel und heftet auf irgendeine Weise bei einer proximalen Resektion die craniale Durchtrennung des distalen Magenrestes, bei einer Gastrektomie das Jejunum bzw. das Colon an den Oesophagusstumpf, um später vom Thorax aus den zu anastomosierenden Magen-Darm-Abschnitt leichter aufzufinden und in die Brusthöhle zu verlagern.

Zur Durchführung der Anastomose im Brustraum eröffnet man zumeist den linken Thorax im Bett der 7. Rippe. Nur wenn durch eine vorausgegangene Pleuritis der linke Pleuraspalt fest verlötet ist, geht man in den rechten Thorax durch das Bett der 7. (auch 6. oder 8.) Rippe ein. Hierzu wird der Kranke in rechte bzw. linke Seitenlage gebracht, völlig neu gewaschen und abgedeckt.

Nach Eröffnung der Brusthöhle und nach Abdecken und Einsetzen eines Sperrers und nach Durchtrennung des Ligamentum pulmonale verlagert man den Lungenunterlappen nach ventral und cranial, spaltet die Pleura mediastinalis über dem unteren Drittel des Oesophagus und erweitert den Hiatus u. U. durch Spaltung des Zwerchfells, wobei der N. phrenicus und seine Ausläufer zu schonen sind. Nun kann man zumeist mühelos den distalen Magenrest bzw. Dünndarm oder Dickdarm in die Bauchhöhle ziehen. Sehr darauf zu achten ist, daß die Blutversorgung des Magen- oder Darmabschnitts nicht gestört wird und daß bei der Verlagerung dieser Gebilde keine Torsion zustande kommt.

Die *Anastomosierung von Oesophagus mit dem distalen Magenrest bzw. Dünndarm oder Dickdarm* geschieht auf folgende Weise: Die Anastomose zwischen Oesophagus und distalem Magenstumpf bzw. Jejunum oder Dickdarm muß mindestens 5 cm cranial vom oberen Rand des Tumors zu liegen kommen. Es ist im Hinblick auf die Radikalität der Geschwulstentfernung ratsam, so hoch wie möglich am Oesophagus zu anastomosieren und Lymphknoten um den Oesophagus zu beseitigen. Dabei ist darauf zu achten, daß der dorsal und etwas links vom Oesophagus verlaufende Ductus thoracicus nicht verletzt wird. Wird er bewußt oder versehentlich durchtrennt, dann muß er proximal und distal unterbunden werden. Kollaterale Lymphbahnen leiten die Lymphe der Bauchorgane in den cranialen Abschnitt des Ductus thoracicus, so daß ein Chylothorax sich zumeist nicht entwickelt.

Zur Sicherung der Anastomosierung von Oesophagus mit dem Magen bzw. mit Dünndarm oder Dickdarm sind die verschiedensten Techniken angegeben worden. Die *Hauptvoraussetzungen für eine fistellose Heilung der Anastomose* sind spannungsfreie Naht und gute Durchblutung des Magens bzw. des Darmes und des Oesophagus. Über die Technik der Anastomosierung von Oesophagus mit Magen bzw. Dünndarm oder Dickdarm s. S. 274ff. u. S. 286–288 u. 293.

5. Das abdomino-thorakale Vorgehen mit Eröffnung der rechten Brusthöhle (Abb. 112)

Die Freilegung des unteren Drittels des Oesophagus gelingt leichter von der linken Brusthöhle, die des mittleren und oberen Drittels des Oesophagus leichter von der rechten Brusthöhle aus. So wird man die abdomino-thorakale Magenresektion mit Eröffnung der rechten Brusthöhle nach I. Lewis und J. E. Mac Manus nur ausführen, wenn man infolge carcinomatöser oder entzündlicher Veränderungen des unteren Drittels des Oesophagus gezwungen ist, den mittleren oder cranialen Abschnitt des Oesophagus mit dem Magen bzw. Darm zu anastomosieren oder wenn der linke Pleurasplalt verlötet ist.

Der abdominale Akt entspricht dem auf S. 274ff. geschilderten Vorgehen. Der Hiatus wird von der Bauchhöhle aus gedehnt, wenn erforderlich, sein rechter Schenkel incidiert. Nach Drainage und Verschluß der Bauchhöhle wird der Kranke auf die linke Seite gelagert und die rechte Brusthöhle im Bett der 7. Rippe oder auch der 6. oder 8. Rippe eröffnet. Das Lig. pulmonale wird durchtrennt, die kollabierte Lunge nach medial und cranial gehalten und die mediastinale Pleura bis zum Hiatus gespalten. Nun kann man nach Auslösen des unteren Drittels des Oesophagus sein distales Ende mit dem an ihn gehefteten distalen Magenrest bzw. dem Jejunum oder Dickdarm aus der Bauchhöhle in die rechte Brusthöhle verlagern. Hierbei ist darauf zu achten, daß die den Magen bzw. Darm ernährenden Gefäße nicht beschädigt werden und daß sich diese Organe nicht torquieren. Die Anastomosierung zwischen Oesophagus und Magen bzw. Darm erfolgt dann mit der auf S. 274ff. geschilderten Technik, worauf die Brusthöhle in üblicher Weise drainiert und verschlossen wird.

V. Die Wiederherstellung der Kontinuität der Verdauungswege nach Gastrektomie

1. Allgemeine Vorbemerkungen

Das Befinden der Kranken nach einer erfolgreichen Gastrektomie hängt wesentlich von der Art der Wiederherstellung der Kontinuität des Verdauungsweges ab. Neben der Sicherheit der Durchführung einer Rekonstruktion des Speiseweges, deren Grad das Frühergebnis einer Gastrektomie hinsichtlich Vermeidung postoperativer Letalität und Komplikationen wesentlich bestimmt, sind operative Maßnahmen erforderlich, die die Reservoirfunktion des Magens möglichst ersetzen, da eine schnelle Passage durch den Dünndarm postprandiale Symptome (Dumping-Syndrom) und unzureichende Ernährung

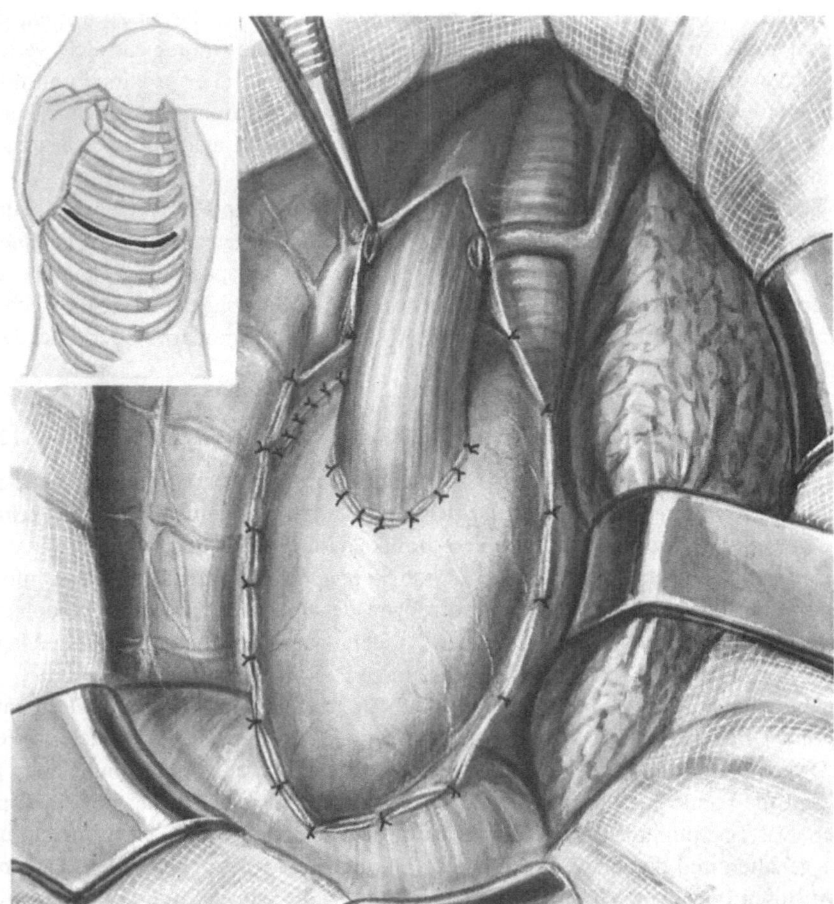

Abb. 112. Abdomino-thorakale Magen-Kardiaresektion mit Eröffnung der rechten Brusthöhle nach Lewis und MacManus. Nach Eröffnung der rechten Brusthöhle im Bett der 6. oder 7. Rippe wird die Pleura mediastinalis hinter der rechten Lunge gespalten. Der Magen wird durch den erweiterten Hiatus oesophageus in die rechte Brusthöhle verlagert und unter Verwendung eines Nähapparates am Übergang vom Corpus in das Antrum des Magens abgesetzt. Hierauf wird der Oesophagus mit der Vorderwand des Magens anastomosiert. Aufhängen des Magens an der mediastinalen Pleura und Einnähen in den erweiterten Hiatus, der gerafft wird

verursacht, und einen Reflux von Galle und Pankreassaft in den Oesophagus und die hierdurch entstehende alkalische Refluxoesophagitis verhütet.

Zum Ausgleich der durch eine Gastrektomie bedingten irreversiblen Ausfälle der chemischen Funktionen des Magens verabreicht man Medikamente wie Salzsäure-Pepsin, Pankreasfermente und Vitamin B_{12}.

Hinsichtlich der physiologischen Aktivierung der Pankreasfermente und ihrer frühzeitigen Vermengung sowie die der Galle mit dem Speisebrei wäre die *Erhaltung der Duodenalpassage* zu fordern. Die Erfahrung hat aber gezeigt, daß die Duodenalpassage für den gesamten Zustand des Kranken nach einer Gastrektomie nicht ausschlaggebend ist, so daß ihre Erhaltung bei der Rekonstruktion des Verdauungstraktes *keine unbedingte Notwendigkeit* darstellt, wenn sie auch sehr erwünscht ist.

Von den zahlreichen Rekonstruktionsverfahren nach Gastrektomie werden nur die beschrieben, die weitere Verbreitung gefunden haben und sich bei mir bewährten. Da die meisten Chirurgen nicht allzu häufig Gelegenheit haben, derartige Eingriffe durchzuführen, so ist es ratsam, sich ein Verfahren anzueignen, das man dann technisch auch gut beherrscht, zumal die im folgenden dargestellten Operationen sich hinsichtlich der Endergebnisse nicht nennenswert unterscheiden.

2. Die Oesophago-Duodenostomie

Von der *direkten Anastomosierung des Oesophagus mit dem Duodenum* sehe ich ab, da auch nach ausgiebiger Mobilisierung des Duodenums die Anastomose zumeist doch unter Spannung steht und da sich nach dieser Form der Anastomosierung Dumping-Syndrom und Refluxoesophagitis häufiger und oft auch schwerer einstellen als nach anderen Rekonstruktionsverfahren.

Im wesentlichen hat man sich zu entscheiden zwischen der Interposition eines Jejunum- oder Quercolonsegmentes zwischen Oesophagus und Duodenum oder der Anastomosierung des Oesophagus mit einer hochgezogenen Jejunumschlinge in einer der verschiedenen Formen.

3. Die Interposition von Jejunum oder Colon zwischen Oesophagus und Duodenum

Die Isolierung einer gestielten Jejunumschlinge oder des Quercolons oder des Colon ascendens zur Interposition zwischen Oesophagus und Duodenum ist auf S. 286ff. beschrieben.

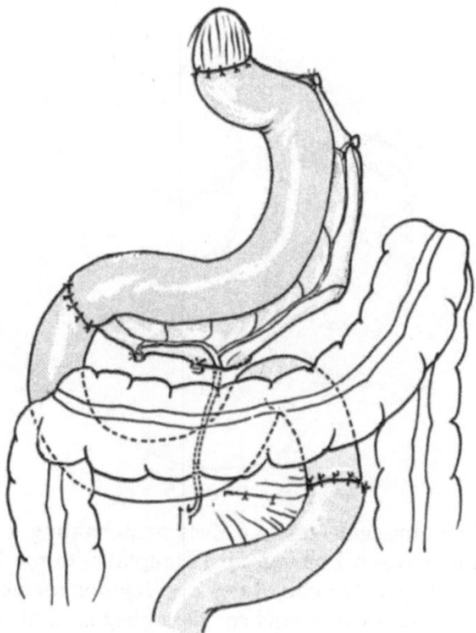

Abb.113. Zustand nach Gastrektomie und Zwischenschaltung einer oberen Jejunumschlinge zwischen Oesophagus und Duodenum nach Longmire jr.

4. Die Interposition eines Jejunumsegmentes

Die Mehrzahl der Operateure wählt nach Seo (1935), Sacharow (1948) und Longmire jr. (1952) eine Jejunumschlinge, die bei normalem Tonus mindestens 15 cm lang sein soll. Sie wird durch einen Schlitz im Mesocolon nach cranial verlagert und *isoperistaltisch* End-zu-End mit dem Oesophagus und mit dem Duodenum anastomosiert (Abb. 113). Erscheint diese Form der Anastomosierung besonders hinsichtlich der Blutversorgung des proximalen Endes des Jejunumsegmentes und des Duodenalstumpfes ungünstig, so verschließt man das Jejunum proximal und den Duodenalstumpf und anastomosiert den Oesophagus mit dem Jejunum End-zu-Seit sowie das distale Ende des Jejunumsegmentes mit dem Duodenum, das hierzu nach Kocher mobilisiert wird, End-zu-Seit (Abb. 114).

Wählt man das Jejunuminterponat besonders lang (über 25 cm), dann entsteht eine Art Ersatzmagen. Möglicherweise besser – wenn auch komplizierter und nicht unbedingt erforderlich – ist die Bildung eines Reservoirs aus der ziehharmonikaartigen Seit-zu-Seit-Anastomosierung einer Jejunumschlinge nach Soupault (1953) oder von zwei Jejunumschlingen nach Hays (1952). Zuletzt verschließt man den Mesocolonschlitz unter peinlicher Schonung der Gefäße des Mesosteniumsegmentes und anastomosiert unterhalb des Mesocolons die beiden Jejunumschenkel. In das Hypochondrium und

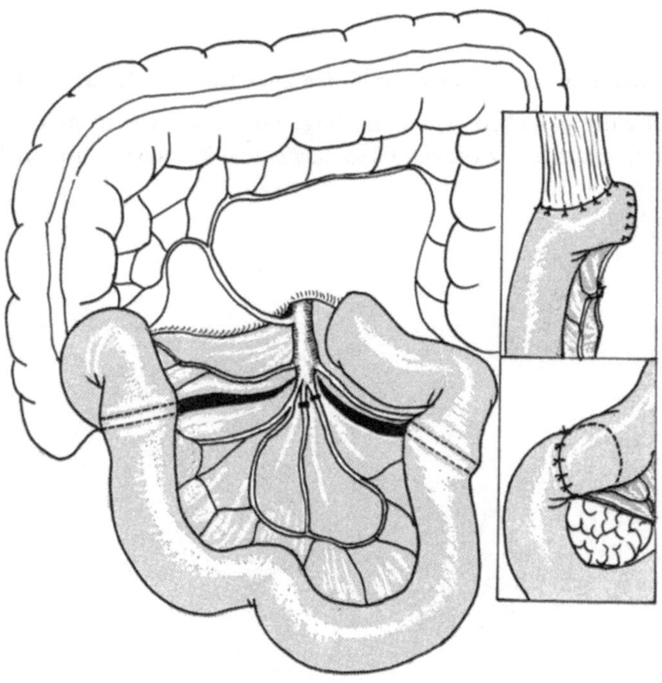

Abb.114. Bildung eines Jejunumsegmentes zur Zwischenschaltung zwischen Oesophagus und Duodenum nach Gastrektomie (nach Longmire jr.) Hauptabbildung: Unterbindung von Dünndarmarterien unter Erhaltung der Durchblutung des Jejunumsegmentes. Nebenabbildungen: Oben: Anastomosierung End-zu-Seit zwischen Oesophagus und dem blindverschlossenen Jejunumsegment. Unten: Anastomosierung End-zu-Seit zwischen Jejunum und dem blindverschlossenen Duodenum. (Die Anastomosierung zwischen Oesophagus und Jejunum bzw. zwischen Jejunum u. Duodenum kann auch End-zu-End erfolgen)

in die Gegend der Anastomose des Jejunums mit dem Duodenum werden Penrose-Drains gelegt. – Ist der abdominale Oesophagus kurz oder erscheint es zweckmäßig, im Hinblick auf eine möglichst weitgehende Radikalität den Oesophagus im Thorax zu durchtrennen, so wird – wie auf S. 282 beschrieben – der Hiatus gedehnt und das proximale Ende des Jejunumsegmentes provisorisch an den Oesophagusstumpf geheftet. Die endgültige Anastomosierung von Oesophagus und Jejunum erfolgt dann in der auf S. 293 beschriebenen Weise.

5. Die Interposition eines Colonsegmentes

Hinsichtlich der Reservoirfunktion ist das Colon dem Jejunum überlegen. Die Technik der Interposition eines Colonsegmentes zwischen Oesophagus und Duodenum ist jedoch schwieriger.

Zur Wahl des Colonsegmentes. Benötigt man ein längeres Coloninterponat, wie dies der Fall ist, wenn das Magencarcinom den abdominalen Oesophagus infiltriert hat und man gezwungen ist, möglichst oral im Thorax Oesophagus und Colon zu anastomosieren, und legt man auf ein isoperistaltisches Coloninterponat Wert, so wird man das Colon ascendens mit der letzten Ileumschlinge isolieren (Abb. 115). Ein langes isoperistaltisches Quercolonsegment ist nicht immer sicher zu gewinnen. Nach allgemeiner Ansicht ist es aber bei Verwendung von Coloninterponaten weitgehend gleichgültig, ob man sie iso- oder anisoperistaltisch zwischenschaltet. Wenn ich zum Magenersatz Colon verwende, so benütze ich zumeist Quercolon und interponiere es je nach dem Gefäßverlauf iso- oder anisoperistaltisch (Abb. 116 und Abb. 117).

Das gestielte Quercolonsegment kann man End-zu-End mit dem Oesophagus und nach totaler Gastrektomie End-zu-End mit dem Duodenum und ebenso nach proximaler Magenresektion mit dem Antrum anastomosieren (Abb. 118). Es sind aber auch End-zu-Seit- bzw. Seit-zu-Seit-Anastomosen statthaft, wenn die Verhältnisse hierfür günstig erscheinen.

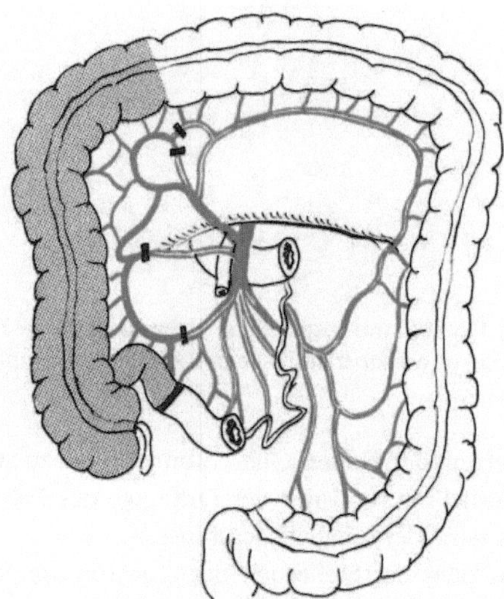

Abb. 115. Gewinnung eines Ileo-Colon ascendens-Transplantats. Erhaltung des rechten Astes der A. colica media zur isoperistaltischen Zwischenschaltung

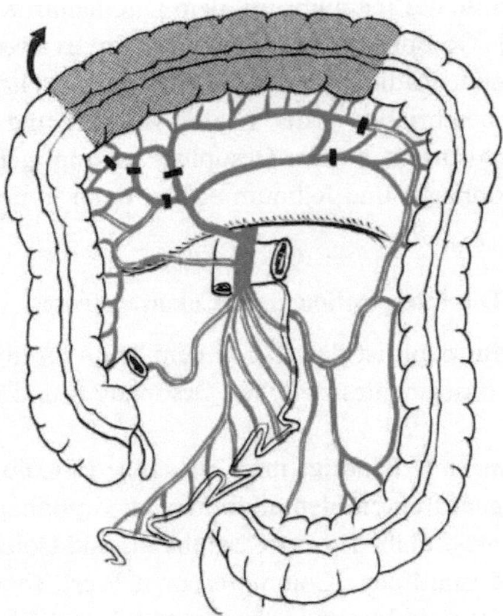

Abb.116. Gewinnung eines gestielten Quercolontransplantats. Erhaltung der Arkaden der A. colica media zur isoperistaltischen Zwischenschaltung

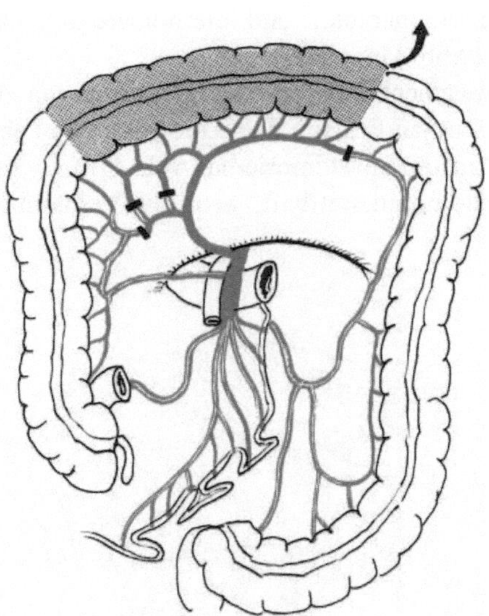

Abb.117. Gewinnung eines Quercolontransplantats. Erhaltung des rechten Astes der A. colica media zur anisoperistaltischen Zwischenschaltung

Mit der Reanastomosierung der beiden Quercolonreste, wozu stets eine Mobilisierung der Colonflexuren erforderlich ist, und mit der Drainage des Hypochondriums und des Bereichs des Duodenums wird der Eingriff beschlossen.

Müssen der Radikalität oder der Sicherheit der Anastomose wegen Oesophagus und Colon thorakal anastomosiert werden, dann geht man so vor, wie dies auf S. 282 bei der Interposition von Jejunum beschrieben wurde.

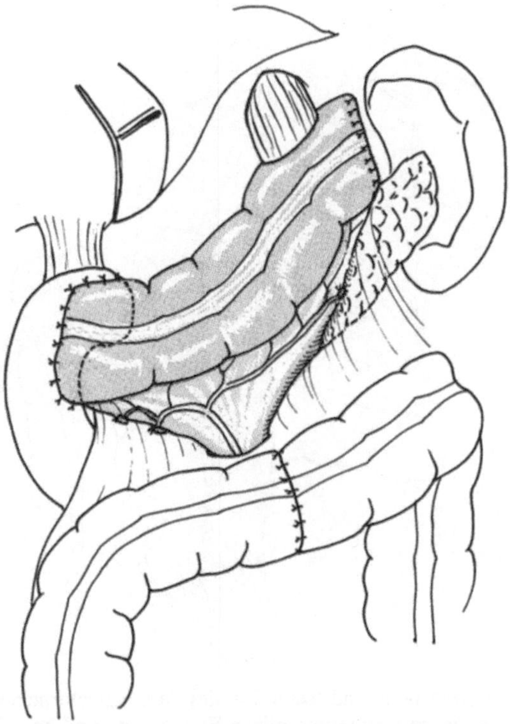

Abb. 118. Zwischenschalten eines Quercolonsegmentes zwischen Oesophagus und Duodenum nach Gastrektomie

6. Die Anastomosierung von Oesophagus und Jejunum nach totaler Gastrektomie unter Umgehung des Duodenums und die Bildung eines Ersatzmagens aus dem Jejunum. Die Anastomosierung des Oesophagus mit dem Jejunum mit Enteroanastomose nach Braun oder Nakayama oder Roux

Über die beste Form der *Oesophagojejunostomie* herrscht noch keine übereinstimmende Meinung. Am einfachsten ist der antecolische oder auch retrocolische Hochzug der 2. oder 3. Jejunumschlinge mit Braunscher Anastomose an den Fußpunkten der Schlinge (Abb. 119). Hinsichtlich der termino-lateralen Anastomosierung des Oesophagus mit dem Jejunum scheint es nicht von ausschlaggebender Bedeutung zu sein, ob man die Jejunumschlinge zum Oesophagus quer oder längs, von rechts nach links oder umgekehrt oder den zuführenden Schenkel dorsal und den abführenden Schenkel ventral oder umgekehrt lagert. Bei noch so ausgeklügelter Führung der Darmschlinge erlebt man – wie spätere Röntgenkontrollen zeigen – nicht selten die Füllung des zuführenden Schenkels, was durch die Braunsche Anastomose oder eine andere Art der Enteroanastomose, sofern sie am *tiefsten* Punkt angelegt werden, ausgeglichen wird. Die Enteroanastomose muß mindestens 30 cm distal von der Oesophagojejunostomie liegen.

Um einen Reflux von Duodenalsaft in den Oesophagus sicherer zu verhüten als mit der Braunschen Seit-zu-Seit-Anastomose, empfiehlt Nakayama an ihrer Stelle eine *Beta-Anastomose* (Abb. 120). Nach Nakayama wird etwa 60 cm entfernt von der Flexura duodenojejunalis – ich begnüge mich mit 40–45 cm – das Jejunum zumeist am Scheitel

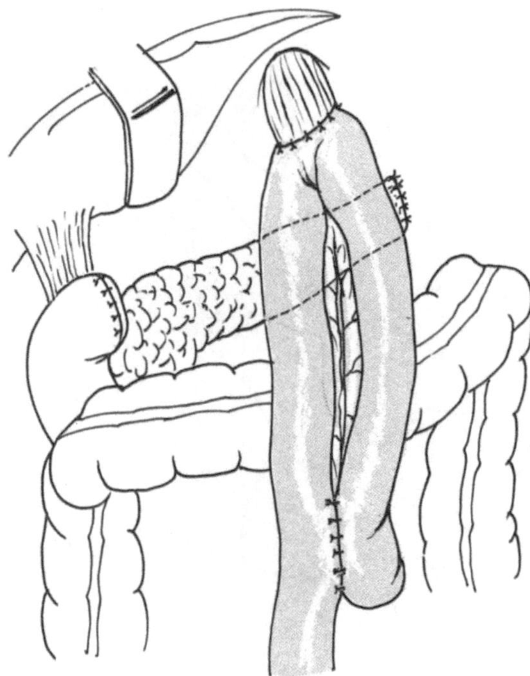

Abb.119. Zustand nach Gastrektomie und Resektion des Pankreasschwanzes. Anastomosierung von Oesophagus mit einer langen Jejunumschlinge End-zu-Seit und möglichst weit aboraler Enteroanastomose nach Braun. (Die Jejunumschlinge kann auch retrocolisch hochgeführt werden)

der 2. oder 3. Jejunumschlinge hochgezogen und mit dem Oesophagusstumpf terminolateral anastomosiert. Diese Oesophago-Jejuno-Anastomose kann man auch *nach* der Beta-Anastomosierung ausführen. Ich beginne mit ihr, um die Beta-Anastomose besser am tiefsten Punkt plazieren zu können. Nakayama bevorzugt den retrocolischen Hochzug der Jejunumschlinge, um Verwachsungen zwischen der Beta-Anastomose sowohl mit der vorderen Bauchwand als mit dem Colon transversum zu verhüten. Nach Nakayama faßt man 25–30 cm distal der Flexura duodenojejunalis – ich wähle den tiefsten Punkt, der sich nach Anastomosierung von Oesophagus und Jejunum anbietet – das Jejunum in einem Ausmaß von $^2/_3$ seines Umfangs quer mit 2 längsgeriffelten Duodenalklemmen (Abb. 120) und incidiert es. Die so entstandenen beiden Querschnitte hält man horizontal und anastomosiert sie, nachdem die Jejunumschenkel mit 2–3 Knopfnähten aneinandergefügt wurden, mit einem entsprechenden Abschnitt des abführenden Jejunumschenkels (Abb. 121), der längs incidiert wird. So entsteht eine betaförmige Verbindung (Abb. 121). Zum Schluß wird oberhalb oder in Höhe der Beta-Anastomose die Jejunumschlinge in den Mesocolonschlitz eingenäht.

Auch die *Anastomosierung einer distal von der Flex. duodenojejunalis durchtrennten und gestreckten Jejunumschlinge mit dem Oesophagus mit y-förmiger Anastomose nach Roux* verhindert den Reflux von Duodenalsaft anscheinend sicherer als die Braunsche Enteroanastomose. Einschränkend muß ich allerdings sagen, daß viele Operateure die Braunsche Enteroanastomose zu hoch, d. h. zu nahe der Oesophagojejunostomie anlegen. Zur Ausführung einer Oesophagojejunostomie mit Roux-Anastomose umschlingt

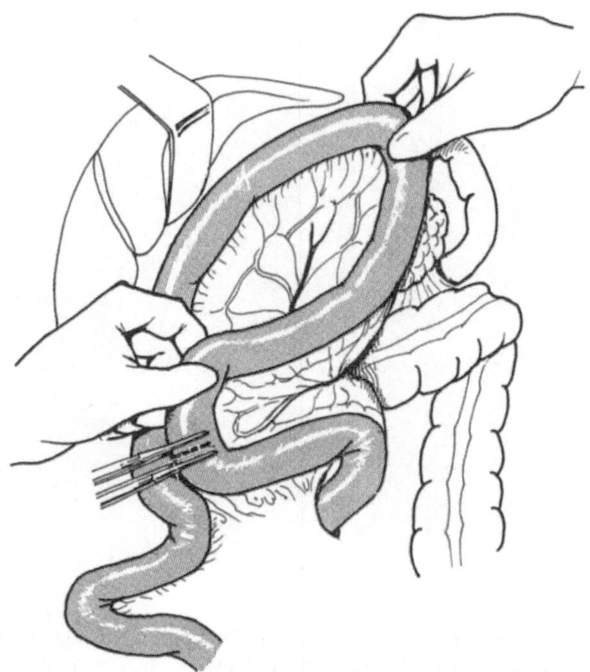

Abb.120. Bildung einer β-Anastomose nach Nakayama zwischen zu- und abführendem Schenkel einer Jejunumschlinge, die nach Gastrektomie mit dem Oesophagus anastomosiert wird. Zwischen 2 geriffelten Darmklemmen, die etwa 10 cm von der Flexura duodenojejunalis den zuführenden Jejunumschenkel in einer Zirkumferenz von $^{2}/_{3}$ querfassen, wird das Jejunum durchtrennt

man die oberste Jejunumschlinge mit einem dünnen Gummizügel oder Zwirnsfaden und legt im durchscheinenden Licht die günstigste Skelettierung für einen etwa 40 cm langen distalen Jejunumschenkel fest (Abb.). Erst nach der Skelettierung durchtrennt man das Jejunum möglichst nahe der Flex. duodenojejunalis am besten mit einem Klammer-Nähapparat. Den abführenden Jejunumschenkel führt man nun je nach den vorliegenden Verhältnissen ante- oder retrocolisch zum Oesophagusstumpf, mit dem er nach der auf S. 293 beschriebenen Technik entweder termino-terminal oder termino-lateral anastomosiert wird.

Zum Schluß pflanzt man den zuführenden Jejunumschenkel möglichst distal termino-lateral in den abführenden Jejunumschenkel und verschließt die Lücke zwischen der hochgezogenen Dünndarmschlinge und dem Quercolon bzw. dem Mesocolon, bei retrocolischem Hochzug den Mesocolonschlitz.

7. Die Bildung eines Ersatzmagens (Reservoir) aus einer Jejunumschlinge

Allgemeine Vorbemerkungen

Das häufige Auftreten eines Dumping-Syndroms und einer mangelhaften Ernährung nach Gastrektomie hat zu zahlreichen Vorschlägen für die Bildung eines Ersatzmagens – eines Reservoirs aus einer Jejunumschlinge – veranlaßt. Alle Verfahren zur Bildung eines Ersatzmagens zu beschreiben, ist zwecklos und verwirrend. Es sollen deshalb nur einige bewährte Verfahren dargestellt werden.

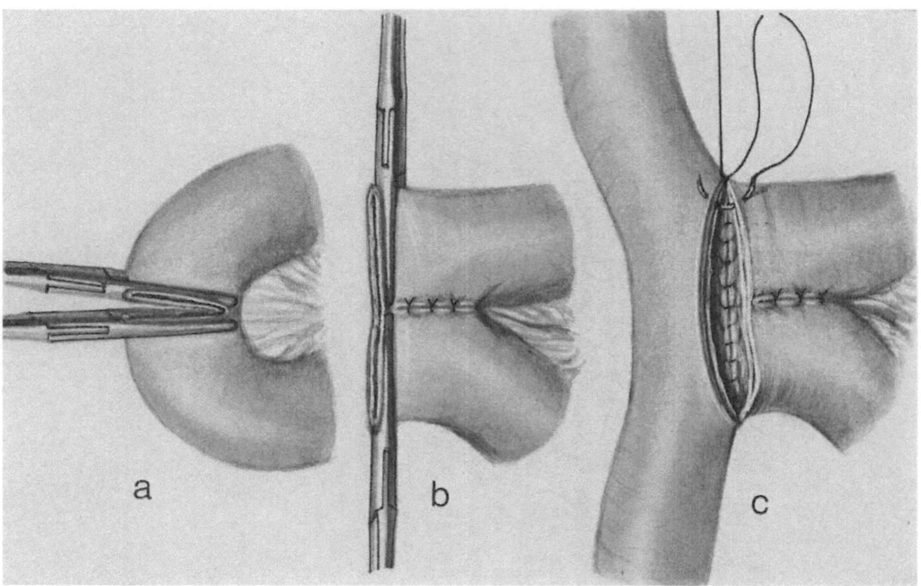

Abb.121 a–c. Bildung einer β-Anastomose nach Nakayama (Fortsetzung). a) nach querem Fassen der zuführenden Jejunumschlinge wird das Jejunum bis auf $^1/_3$ seiner mesenteriumnahen Zirkumferenz gespalten; b) nach Auseinanderhalten der Klemmen heftet man die beiden Jejunumschenkel mit etwa 3 seromuskulären Nähten doppelflintenförmig aneinander; c) nach Abtragen der gequetschten Darmstümpfe und sorgfältiger Blutstillung werden die doppelflintenförmig aneinandergelagerten zuführenden Jejunumschenkel mit dem abführenden Schenkel der Jejunumschlinge End-zu-Seit anastomosiert, was durch ein- oder zweireihige Naht erfolgen kann

8. Die Bildung eines Reservoirs aus einer Jejunumschlinge nach Hunt (1952), Limo-Basto (1956) und Rodino (1952) – Lawrence (1962)

Wie im vorhergehenden Abschnitt über die Oesophago-Jejunostomie mit y-förmiger Anastomose nach Roux beschrieben wurde, wird zunächst ein mindestens 45 cm langer distaler Jejunumschenkel unter Diaphanoskopie so skelettiert, daß seine Durchblutung sicher erhalten bleibt (Abb. 122). Nach Durchtrennung des Jejunums etwas distal der Flex. duodenojejunalis am besten mit einem Klammer-Nähapparat kann man den distalen Stumpf durch Einstülpung blind verschließen. Man kann ihn aber auch zunächst belassen, um ihn später termino-lateral mit dem abführenden Jejunumschenkel zu anastomosieren. Hierauf bildet man aus dem abführenden Jejunumschenkel eine etwa 15 cm lange Schlinge, die latero-lateral (ziehharmonikaartig) anastomosiert wird. Hat man das Jejunum nicht blind verschlossen, so wird sein Ende jetzt termino-lateral mit dem Jejunum vereinigt. Hierauf anastomosiert man in der üblichen Weise den Oesophagusstumpf mit der Kuppe des so gebildeten Jejunumreservoirs und pflanzt den proximalen Jejunumschenkel möglichst distal y-förmig in das abführende Jejunum (Abb. 124).

Man kann dieses Verfahren der Bildung eines Ersatzmagens auch vereinfachen, indem man eine genügend lange (mindestens 30 cm) Jejunumschlinge hochführt, sie mit dem Oesophagus termino-lateral anastomosiert, anschließend die beiden Schenkel der Jejunumschlinge latero-lateral auf eine Strecke von etwa 15 cm verbindet »Pantaloon«-Anastomose nach Hoffmann (1922), Engel (1945), Steinberg (1949) und zuletzt möglichst

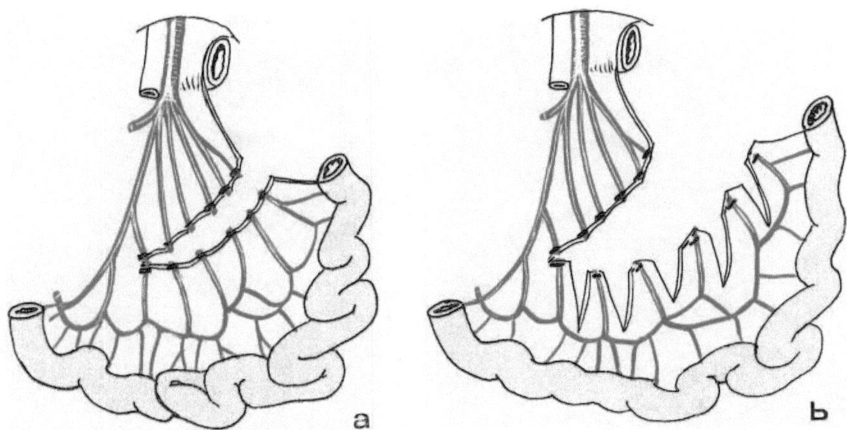

Abb.122. Gewinnung eines Dünndarmsegmentes zur Interposition (man kann das Jejunum auch etwas weiter distal von der Flexura duodenojejunalis durchtrennen). a) Unterbindung der Äste der A. mesenterica superior; b) Verlängerung des Mesenterium durch radiäre Incision

distal eine Braunsche Fußpunktanastomose hinzufügt. Statt der Braunschen Fußpunktanastomose kann man die zuführende Jejunumschlinge etwas distal der Flex. duodenojejunalis durchtrennen, den abführenden Schenkel einstülpen und den zuführenden Jejunumschenkel möglichst distal y-förmig nach Roux in das abführende Jejunum implantieren. Man muß hierbei darauf achten, daß das endständig eingestülpte Jejunum nach der »Pantaloon«-Anastomose keinen Blindsack bildet. Ist dieses endständige Jejunumstück zu lang, so ist es besser, es zusätzlich End-zu-Seit in das Jejunum zu implantieren oder es zu kürzen.

9. Die Technik der Anastomosennaht zwischen Oesophagus und distalem Magenrest bzw. Dünndarm und Dickdarm

a) Die einreihige Anastomosennaht

Eine Reihe Chirurgen (Waterstone, Johnson, Borst u. a.) haben gute Erfahrungen mit der einreihigen Anastomosennaht. Hierzu wird nach Abtrennen der Verschlußnaht oder -klammern am Oesophagus bzw. am Magen oder Darm und nach sorgfältiger Blutstillung an der Schleimhaut besonders des Magens zunächst eine hintere Klöppelnaht beginnend mit den Eckfäden gelegt. Als Nahttechnik wird empfohlen, am Magen bzw. Darm von innen nach außen und am Oesophagus von außen nach innen zu stechen und zwar Muscularis-Serosa am Magen bzw. Darm und Adventitia-Muscularis am Oesophagus, ohne die Schleimhaut zu fassen (Abb. 123 u. 125). Die Fäden werden innen geknotet. Nun schiebt man in den Magen bzw. Darm den schon vorher in den Oesophagus gelegten dünnen Magenschlauch. Dann führt man die vordere Anastomosennaht aus, wobei man ebenfalls ohne Mitfassen der Schleimhaut von außen nach innen am Oesophagus und von innen nach außen am Magen bzw. Darm sticht und außen knotet. Für diese vordere Naht kann man auch die Technik nach Connell-Pribram (S. 70 und Abb. 2) anwenden. Zuletzt wird zur Entlastung der Anastomosennaht der Magen bzw. Darm mit einigen Nähten bei abdominaler Anastomosierung an den Hiatus und das diaphragmale Peritoneum, bei thorakaler Anastomosierung an die mediastinale Pleura und Fascia endothoracica geheftet.

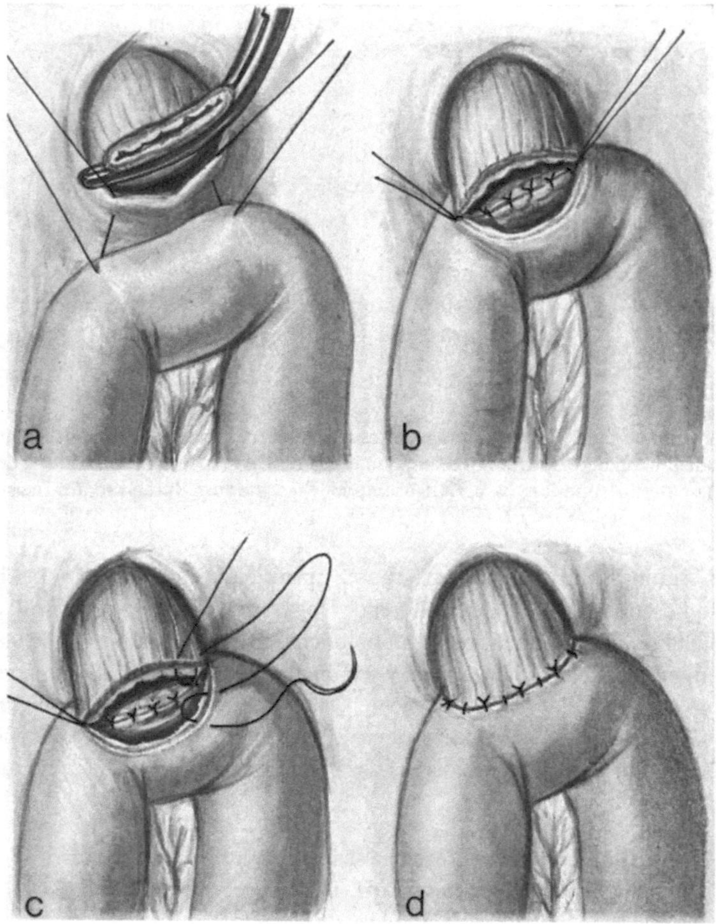

Abb. 123 a–d. Anastomosierung von Oesophagus und Jejunum End-zu-Seit nach Gastrektomie. a) die Jejunumschlinge wird mit einigen Nähten an den Hiatus oesophageus geheftet; b) nach Eröffnung des Jejunums und Abtragen des gequetschten Oesophagusabschnittes einreihige hintere Anastomosennaht; c) vordere Anastomosennaht nach der Technik Connell-Pribram (bei dieser Naht kann man auch die Schleimhaut dicht am Schnittrand mitfassen); d) Vollendung der vorderen Anastomosennaht nach der Technik von Connell-Pribram

b) Die Umhüllung der Anastomose

Bei der im vorhergehenden beschriebenen einfachen Technik habe ich stets ein unsicheres Gefühl. Ich strebe deshalb an, die Oesophago-Gastro- bzw. -Jejuno- oder Colostomie zu umhüllen. Hierzu wird bei einer termino-terminalen Anastomose die Hinterwand des Magens bzw. des Darmes, bei einer termino-lateralen Anastomose die Kuppe des Magens bzw. des Darmes, beim abdominalen Vorgehen mit 3–4 Nähten an die Hiatusmuskulatur und an das sie überziehende peritoneale Peritoneum, bei der Anastomosierung im Thorax mit zwei U-Nähten an die mediastinale Pleura geheftet. Hierauf führt man mit der im vorhergehenden beschriebenen Technik die einreihige Anastomose zwischen Oesophagus und Vorderwand des Magens bzw. des Darmes aus. Zum Schluß wird eine

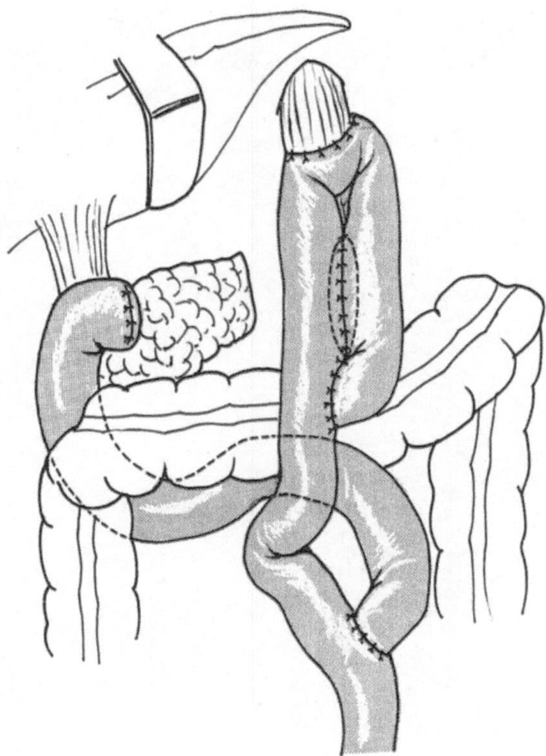

Abb.124. Zustand nach Gastrektomie und partieller Pankreasresektion. Anastomosierung von Oesophagus und einer hochgezogenen Jejunumschlinge, aus der ein Ersatzmagen gebildet wurde, sowie y-förmige Anastomosierung des zuführenden Jejunumschenkels mit dem abführenden nach Roux

Falte der Vorderwand des Magens bzw. des Darmes über die Anastomose gestülpt und bei abdominaler Anastomosierung an das Peritoneum des Diaphragmas, bei thorakaler Anastomosierung an den Rand der mediastinalen Pleura geheftet (Abb. 125). Auf diese Weise erzielt man sowohl eine Entlastung als auch eine Sicherung der Anastomose. Man achte jedoch darauf, hierdurch die Anastomose nicht zu verengen (s. auch Siewert und Peiper, 1973).

Bei thorakalem Vorgehen wird der Eingriff mit der Einengung des erweiterten Hiatus und der Naht des gespaltenen Zwerchfells, dem Fixieren des Magens bzw. Darms an den Hiatus und der Drainage der Brusthöhle beendet.

10. Erweiterungen der verschiedenen Formen der Magenresektion bzw. der Gastrektomie

Bei der Beschreibung der typischen Technik der Eingriffe beim Magencarcinom wurde schon auf die Indikation zur Mitentfernung der Milz und zur Teilresektion des Pankreas hingewiesen.

Paraaortale Lymphknotenausräumung. Erstrecken sich vergrößerte Lymphknoten paraaortal-cranial über die linke Nierenvene hinaus bis zum Hiatus aorticus, so können sie bei positivem histologischem Befund zusammen mit dem sie umgebenden Binde-

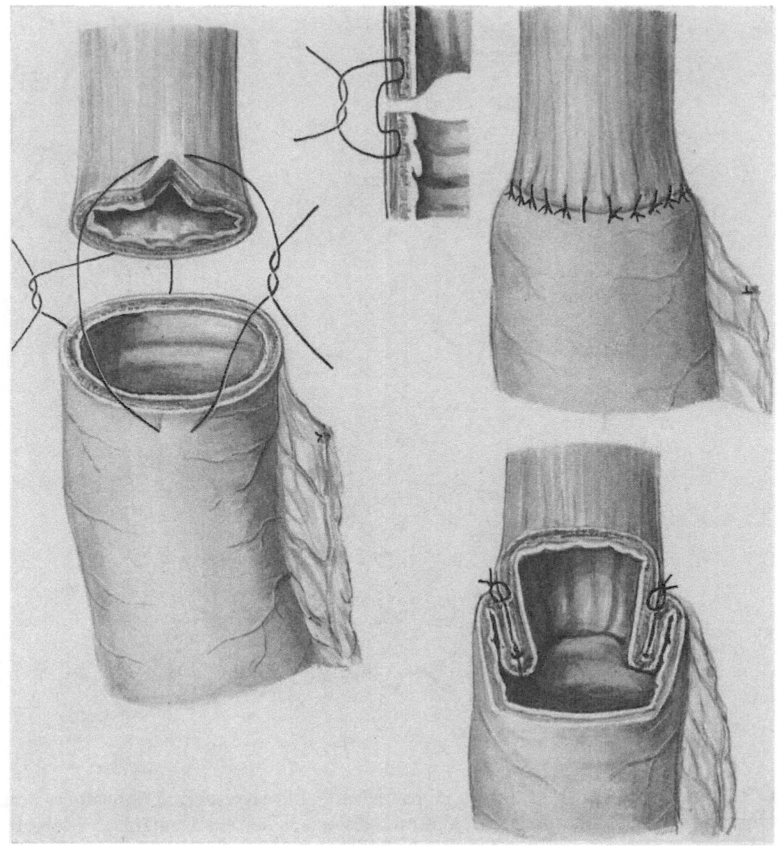

Abb. 125: End-zu-End-Anastomosierung des Oesophagus mit dem Jejunum. Die einreihige Lembert-Naht wird zur Sicherung der Anastomose teleskopartig mit dem Jejunum umhüllt

gewebe und u. U. unter Mitentfernung der linken Nebenniere exstirpiert werden, sofern die Lymphknotenpakete nicht derb mit der Aorta verwachsen sind.

Bei der *Penetration eines Magencarcinoms in das Mesocolon oder das Quercolon* werden diese Gebilde so ausgiebig wie möglich mitreseziert. Zur spannungsfreien End-zu-End-Anastomosierung ist die Mobilisierung mindestens der tumornahen Colonflexur, zumeist jedoch beider Flexuren erforderlich.

Bei der *Penetration des Magencarcinoms in die Leber* hängt das Vorgehen davon ab, in welchem Ausmaß die Leber ergriffen ist. Bei oberflächlicher Infiltration führt man eine *Randresektion* der Leber aus, indem man nach Umstechen des Leberrandes den Tumor möglichst weit im Gesunden mit dem elektrischen Messer umschneidet. Auf eine sorgfältige Blutstillung und Versorgung der durchtrennten intrahepatischen Gallengänge ist zu achten. – Bei ausgedehnter Tumorinfiltration der Leber muß man sich zu einer *typischen Resektion des linken Leberlappens* (s. »Die Eingriffe an der Leber«) entschließen oder sich auf eine bewußt unradikale Tumorresektion beschränken, wenn der Allgemeinzustand des Kranken zu schlecht und das Risiko einer typischen Leberresektion zu groß ist.

Penetration des Magencarcinoms in das Pankreas s. S. 278 und S. 280ff.

Bei *Penetration des Magencarcinoms in das Zwerchfell* wird das Diaphragma im Gesunden exzidiert und die Lücke im Zwerchfell unter Blähen der Lunge und Absaugen der Luft aus dem Thorax einreihig oder durch Doppelung verschlossen.

11. Das Vorgehen beim Magenstumpfcarcinom und beim Rezidiv nach Magenresektion wegen Magencarcinom

Das Carcinom des Magens ist nach Magenresektion wegen eines Magen-Duodenalgeschwürs häufiger als bei nichtreseziertem Magen. Penetration in die Umgebung und Lymphknotenmetastasierung sind zumeist ausgedehnter als beim spontanen Magencarcinom. Oft sind beim Zustand nach Resektion und B II, sei es nun, daß es sich um ein Magenstumpfcarcinom nach Ulcusresektion oder nach Carcinomresektion handelt, neben den Lymphknoten in den Abflußzonen I und V auch die Lymphknoten im Mesenterium der Jejunumschlingen betroffen.

Die Operationstechnik beim Stumpfcarcinom nach B I entspricht der beim Carcinom des mittleren Magenabschnittes. Nicht selten ist eine Gastrektomie erforderlich, um einigermaßen radikal zu operieren. – Bei einem Stumpfcarcinom nach B II ist man nahezu immer zu einer Gastrektomie gezwungen, es sei denn, daß der Restmagen sehr groß und die Infiltration in die Umgebung sowie die Lymphknotenmetastasierung nicht zu umfangreich sind. Hinsichtlich der Anastomosierung nach Gastrektomie zwischen Oesophagus und Duodenum bzw. Jejunum oder Colon unter Bildung eines Ersatzmagens s. S. 280ff u. S. 283ff.

VI. Palliative Eingriffe beim Magencarcinom

Die Entscheidung zu den einzelnen palliativen Eingriffen hängt ab vom Sitz des Magencarcinoms und von der Ausdehnung seiner Metastasierung. Wenn irgend möglich, soll man eine *palliative Resektion* anstreben, da sie zumeist im Ergebnis und hinsichtlich der Überlebenszeit jedem anderen palliativen Eingriff überlegen zu sein scheint.

Man hüte sich jedoch vor Verletzungen der Aorta, der A. hepatica und der A. mesenterica cranialis besonders dort, wo deren Wände bereits von Tumor infiltriert sein könnten.

Auf die Gastroenterostomie beim nichtresezierbaren Antrumcarcinom wurde schon auf S. 136 hingewiesen. Man wird sie meist als Gastroenterostomia antecolica anterior mit Braunscher Enteroanastomose (S. 137, Abb. 26) ausführen. – Beim inoperablen Kardiacarcinom kann man gelegentlich eine Oesophagojejunostomie am besten mit y-förmiger Enteroanastomose nach Roux erwägen, wenn man nicht vorzieht, eine Endoprothese einzuführen. Hinsichtlich der Skelettierung der Jejunumschlinge zur Oesophagojejunostomie s. S. 286. Wenn irgend möglich wird man die Anastomosierung zwischen Oesophagus und Jejunum vom Abdomen aus durchführen, um den Kranken nicht durch eine zusätzliche linksseitige Thorakotomie zu belasten. Ist dies nicht möglich, dann eröffnet man nach Skelettierung des Jejunums vom Abdomen aus und nach Anlegen einer Enteroanastomose nach Braun oder Roux die linke Brusthöhle im Bett der 7. Rippe. Zum Hochziehen der Jejunumschlinge benötigt man nur eine kleine Zwerchfellincision.

Im allgemeinen gelingt jedoch beim stenosierenden hochsitzenden Magencarcinom eine Oesophagojejunostomie nicht, dann hat man zwischen einer *Endoprothese* und einer *Ernährungsfistel* (Gastrostomie, Jejunostomie) zu wählen. Ich bevorzuge die Endoprothese. Um bei der durch ein Kardiacarcinom bedingten schrägen Lage der eingeführten Prothese eine Perforation proximal im Oesophagus und distal im Magen zu verhüten, muß man einen Tubus verwenden, dessen proximales Ende tulpenförmig ist, der sich formen läßt und dessen distales Ende fixiert werden kann.

Diesen Forderungen entspricht sowohl der *Celestin*-Tubus aus Latex als auch der *Häring*-Tubus. Beide Tubi werden mit Hilfe eines Pilotbougie, das blind oder besser mit Hilfe eines Oesophaguskops durch die Tumorstenose geleitet wird, vom Operateur, der die Laparotomiewunde sorgfältig mit Tüchern oder einer Kunststoffolie abgedeckt hat, von einer kleinen Incision in Magenmitte aus in den Magen gezogen, bis der Trichter des Tubus dem cranialen Rand des Kardiacarcinoms aufsitzt. Die Lage des Trichters kann

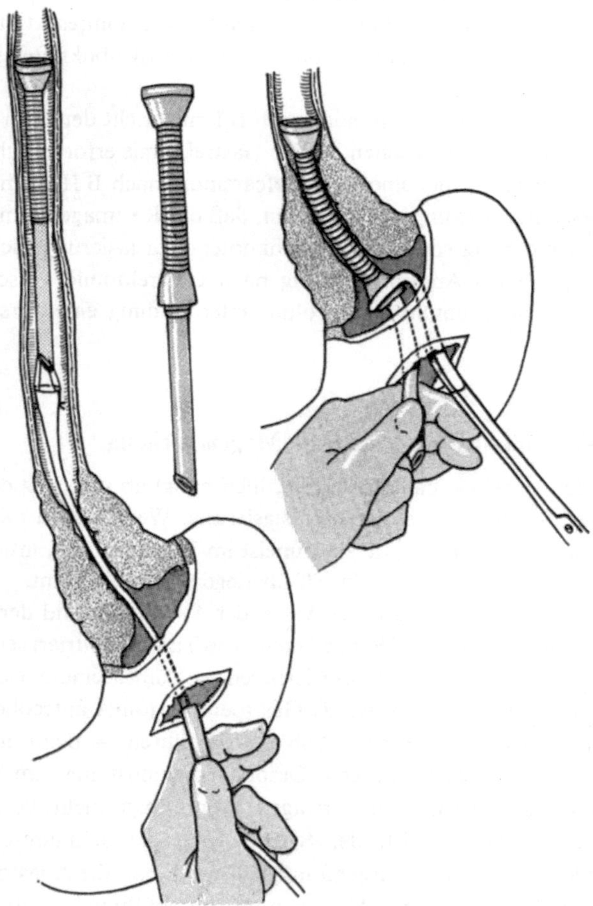

Abb.126. Einführung einer Oesophagus-Endoprothese nach Häring in ein inoperables stenosierendes Kardiacarcinom. Die Endoprothese wird von oral mittels einer Leitsonde durch den Oesophagus und die Tumorstenose gezogen, bis der Trichter der Endoprothese dem oberen Ende der Stenose aufsitzt. Dann wird vom Magen aus über die Prothese eine Gummimuffe gestülpt, die dem unteren Rand der Tumorstenose anliegen soll, so daß die Endoprothese von unten her fixiert wird

man oesophagoskopisch kontrollieren, was aber nicht unbedingt erforderlich ist. Den *Celestin*-Tubus verankert man mit einer Mersilen-U-Naht etwas hinter oder vor der kleinen Kurvatur an der Magenwand. Der Knoten wird mit einer Tabaksbeutelnaht peritonealisiert. Zur Fixierung des *Häring*-Tubus wird eine Muffe über das distale Ende des Tubus gestülpt und mit Hilfe einer gebogenen Klemme bis zum caudalen Rand des Tumors geschoben (Abb. 126). Das Ende der Tubi wird mit einer kräftigen Schere jeweils so schräg gekürzt, daß die ovale Tubusöffnung nach dem Magenlumen gerichtet ist. Die Incision in der Magenwand wird ein- oder zweireihig verschlossen. Es ist ratsam, eine quere Pyloroplastik hinzuzufügen, um eine schnelle Entleerung des Magens zu gewährleisten und einen Reflux von Speisen und Magensaft durch den Tubus in den Oesophagus zu verhüten. Vor dem Bauchdeckenverschluß wird die Bauchhöhle mit einem Penrose-Drain drainiert.

Als *Ernährungsfistel* beim inoperablen proximalen Magencarcinom wird man die Gastrostomie nach Kader (S. 107) wegen ihrer Einfachheit wählen, beim totalen Scirrhus des Magens die Jejunostomie mit Anastomosierung der Fußpunkte einer möglichst langen Dünndarmschlinge (S. 346).

Bei heftigen durch Tumorinfiltration und Lymphknotenmetastasierung verursachten *abdominellen Schmerzzuständen*, die stets in den Rücken ausstrahlen, bewährt sich die Injektion von 70%igem Alkohol in das Ganglion coeliacum (Abb. 5) oder die Exstirpation dieses Ganglions mit der Umgebung, was allerdings zumeist Schwierigkeiten bereitet und oft nicht möglich ist.

1. Zum Problem der zusätzlichen Chemotherapie nach Eingriffen wegen Magencarcinom

Seit der Entwicklung von Cytostatica ist man bestrebt, durch ihre Verabreichung die Ergebnisse der chirurgischen Behandlung des Magencarcinoms zu verbessern. Nach eigenen Erfahrungen und denen anderer Autoren beeinflußt die allgemeine Applikation der bis heute vorliegenden Cytostatica auch in verschiedenen Kombinationen die Heilungsergebnisse beim Magencarcinom nicht eindeutig. Infolge der Beeinträchtigung des Allgemeinbefindens und der Abwehrkräfte durch das Cytostaticum und infolge der Verzögerung der Rekonvaleszenz verschlechtern sich die unmittelbaren und die Langzeit-Ergebnisse. Neuerdings wird die *intraarterielle und intraperitoneale Chemotherapie* diskutiert (Watkins, E. jr. u. Mitarb., Yamada, E. u. Mitarb., Ariel, J. M. u. Mitarb., Priesching A. u. Mitarb.), ohne daß jedoch überzeugende Beweise der Wirkung erbracht wurden.

2. Technik der intraarteriellen Chemotherapie (nach Priesching)

In die A. gastrica sin., deren Stumpf etwa 2,5 cm lang gelassen werden sollte, oder in die A. gastroduodenalis wird ein Kunststoffkatheter von 2,0–2,5 mm Außendurchmesser durch doppelte Umstechung unverschieblich fixiert. Die Katheterlage kann intraoperativ am einfachsten durch Farbstoffinjektion und postoperativ angiographisch kontrolliert werden. An den nach außen geleiteten Katheter wird sofort eine Infusion angeschlossen. Mit der *Chemotherapie* wird begonnen, sobald es der postoperative Verlauf zuläßt (zwischen 1. und 8. postoperativem Tag). Bis dahin werden 1000 ml Ringerlösung mit 10000 E Heparin/24 Std infundiert. Danach injiziert man kontinuierlich das Chemotherapeutikum. Priesching (1973) empfiehlt z. B.: Pro die 10–15 mg Fluoro-Uracil/kg Körpergewicht und 15–30 mg Proresid/kg in 1000 ml 6%iger Dextrose mit 10000 E

Heparin sowie ein- oder zweimal pro Tag 0,2 mg Trenimon als Injektion durch den Schlauch während 3 Minuten. Diese Medikation gilt nur als ein gegenwärtiger Vorschlag, da sich die Empfehlungen von Cytostatica und ihre Kombinationen häufig und schnell ändern.

3. Technik der intraperitonealen Chemotherapie (nach Priesching)

Da alkylierende Substanzen in Wirkform (Thiotepa, Trenimon) intraperitonealen Tumorzellen in eiweißfreier Lösung in Konzentrationen angeboten werden können, die um mehrere Zehnerpotenzen höher liegen als bei intravenöser Gabe der gleichen Dosis, sind die Voraussetzungen für hohe eventuell letale Konzentrationen in der Tumorzelle ungewöhnlich günstig. Wenn sich auch durch Resorption und Albuminbindung die Situation rasch ungünstiger gestaltet, so sind doch nach $\frac{1}{2}$ Stunde die intraperitonealen Thiotepa-Konzentrationen etwa 30mal so hoch wie nach intravenöser Gabe. 1,0–1,2 mg Trenimon kann man ohne Schaden intraperitoneal in Ringerlösung applizieren. Man kann sich allerdings davon keine Beeinflussung der intraperitonealen Metastasen erwarten, sondern nur eine Vitalitätsminderung oder Abtötung der durch die Operation auf dem Peritoneum in der Bauchhöhle verbreiteten Carcinomzellen.

R. Eingriffe bei Störungen und Komplikationen nach Operationen am Magen und Zwölffingerdarm*

I. Umwandlungsoperationen beim Postgastrektomie-Syndrom

Nach den verschiedensten Operationen im Gastrointestinaltrakt – am häufigsten nach Eingriffen am Magen und Duodenum – können durch eine Störung des Zusammenspiels der Verdauungsorgane postcibale Beschwerden auftreten. Diese unerwünschten Folgen nach Operationen am Magen und Duodenum, neben denen noch andere postoperative Komplikationen zu erwähnen sind, werden unter dem Begriff *Postgastrektomie-Syndrom* zusammengefaßt, das im einzelnen folgende Syndrome beinhaltet:

1. das Dumping-Syndrom, wobei das Früh-Dumping-Syndrom vom Spät-Dumping-Syndrom unterschieden wird;
2. das Syndrom des zu kleinen Magens (the small gastric pouch syndrome);
3. das Syndrom der zuführenden Schlinge (afferent-loop-syndrome);
4. Störungen der abführenden Schlinge (efferent-loop-obstruction);
5. das Postvagotomie-Diarrhoe-Syndrom;
6. die postoperative Jejunitis;
7. Resorptionsstörungen nach Magenoperationen (Malabsorptionssyndrom, Anämie).

Die Pathophysiologie des P.-G.-S., deren Kenntnis für die Verhütung und Behandlung dieses Beschwerdenkomplexes wichtig ist, kann nicht ausführlich dargestellt werden. Es sei auf die Darlegungen von Holle und seinen Mitarbeitern Hart und Heymann in F. Holle »Spezielle Magenchirurgie«, Springer-Verlag 1968, verwiesen. Nur einige wichtige Einzelheiten seien angeführt.

* R. Zenker, F. Ruëff, F. Spelsberg

1. Das Dumping-Syndrom

Die Symptome des Früh-Dumping-Syndroms, die als bekannt vorausgesetzt werden, stellen sich stets nach einer Mahlzeit innerhalb 1 Stunde ein. Sie sind durch kardiovaskuläre und gastrointestinale Alterationen bedingt. Der Grad der Beschwerden und die Häufigkeit des Auftretens des Früh-Dumping-Syndroms steigern sich in der Reihenfolge der nachfolgend angeführten Magenoperationen und sind individuell verschieden:

1. nicht-resezierende Eingriffe (Vagotomie) mit Pyloroplastik oder GE
2. proximale Magenresektion (Fundektomie)
3. distale Magenresektion – B I
4. distale Magenresektion – B II
5. Gastrektomie mit indirekter Wiederherstellung der Duodenalpassage
6. Gastrektomie mit direkter Oesophagoduodenostomie
7. Gastrektomie mit Oesophagojejunostomie

Nach distaler Resektion-B II wegen eines Duodenalulcus stellt sich häufiger ein Dumping-Syndrom ein als wegen eines Carcinoms. Bei Frauen entwickelt sich anscheinend häufiger ein Dumping-Syndrom als bei Männern.

Als *Hauptursache des Früh-Dumping-Syndroms* wird die Passageänderung des Speisebreis im Bereich des Magen/Darms infolge Verlust, Umgehung oder Störung der normalen Pylorusfunktion, also die *diskontinuierliche Magenentleerung* angesehen. Wahrscheinlich spielt auch die *rasche Magenentleerung* nach Magenoperationen, wonach das Syndrom seinen Namen hat, eine Rolle, auch wenn sie keine conditio sine qua non für das Zustandekommen des Früh-Dumping-Syndroms ist und Sturzentleerungen nach Gastrektomien auch ohne Dumping-Beschwerden beobachtet werden. Die *Distension des Jejunums* durch rasche Füllung unter Umgehung des Duodenums mit voluminösem Mageninhalt und Transsudation bzw. Sekretion großer Flüssigkeitsmengen durch die Darmschleimhaut in das Darmlumen scheint pathogenetisch auch von Bedeutung zu sein. Die im Pfortaderblut nachgewiesene Serotoninausschüttung vermag die vorwiegend kardiovaskulären Regulationsstörungen am besten zu erklären.

Die *Behandlung des Früh-Dumping-Syndroms* nach Eingriffen am Magen/Duodenum besteht, wenn diätetische, medikamentöse und psychotherapeutische Maßnahmen versagen, in *Umwandlungsoperationen*, die das Ziel haben, nach Möglichkeit die Duodenalpassage wiederherzustellen, den Restmagen zu vergrößern, die Entleerung des Restmagens zu normalisieren und überschüssige Mengen an Magensekret und seine Hyperacidität zu vermindern. Im folgenden werden *Hinweise auf Taktik und Technik der Umwandlungsoperationen, ausgehend von den vorausgegangenen Eingriffen*, gegeben.

Taktik und Technik der Umwandlungsoperationen beim Früh-Dumping-Syndrom

Beim *Dumping-Syndrom nach Vagotomie mit GE* (Abb. 127a) genügt es, die GE zu beseitigen (sog. Degastroenterostomie) (S. 143) (Abb. 127b), wenn röntgenologisch und u. U. auch durch Gastro-Duodenoskopie sichergestellt ist, daß der Pyloruskanal durchgängig ist und keine Magenatonie als Folge einer kompletten Vagotomie besteht. Liegt eine Pylorusstenose vor, dann kann man sie nach einer Degastroenterostomie durch eine mäßig breite Pyloroplastik oder durch eine Gastroduodenostomie nach Finney erweitern (Abb. 25). Man kann aber auch wie beim *Dumping-Syndrom nach Vagotomie mit Pyloroplastik* das Antrum mit der GE resezieren und nach B I anastomosieren (Abb. 127c),

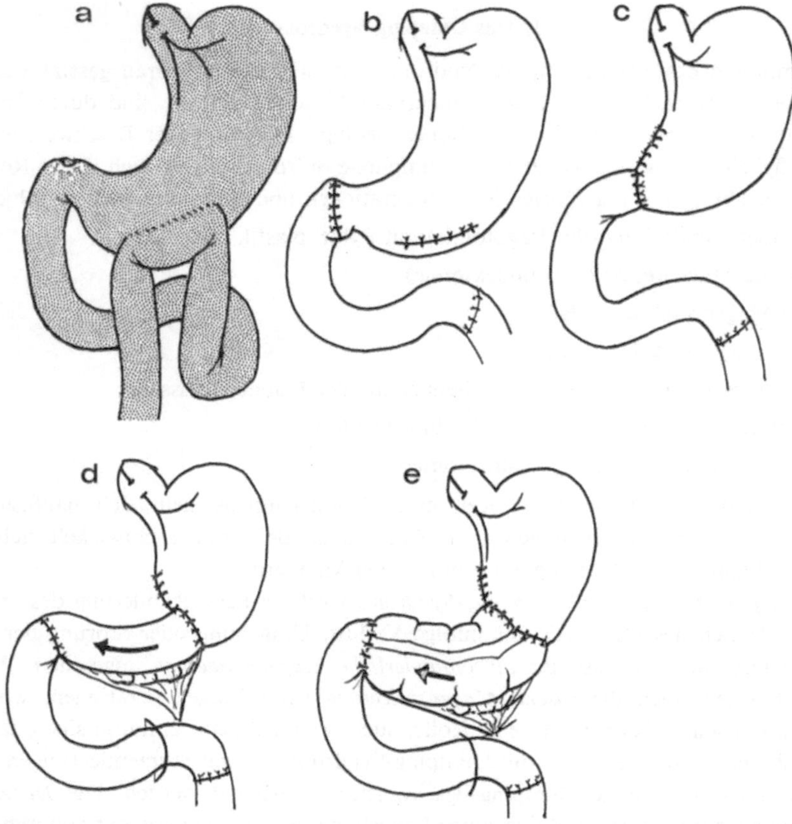

Abb. 127a–e. Dumping-Syndrom nach Vagotomie mit GE wegen Duodenalulcus a) Situationsschema; b) Degastroenterostomie mit Excision des Duodenalulcus und Pyloroplastik; c) Antrektomie unter Mitentfernung der GE und Anastomosierung Billroth I; d) Antrektomie unter Mitentfernung der GE und Zwischenschaltung eines Dünndarmsegmentes nach Biebl, Longmire jr.; e) Antrektomie unter Mitentfernung der GE und Zwischenschalten eines Quercolonsegmentes nach Moroney, Watkins, Wittenstein

besonders wenn die Magensaftanalyse eine Erhöhung der Basalsekretion ergibt. Die Technik dieses Eingriffs entspricht mit gewissen Abwandlungen der auf S. 262ff. beschriebenen. Liegt auch ein positiver Insulintest vor, dann sollte man versuchen, die Vagotomie zu komplettieren.

Sicherer im Erfolg, allerdings auch risikoreicher, ist die Interposition eines Jejunumsegmentes nach Biebl (1947) (Abb. 127d) oder eines Colonsegmentes nach Moroney (1951) und Watkins u. Wittenstein (1955) (Abb. 127e).

Das Dumping-Syndrom nach proximaler Magenresektion (Fundektomie) (Abb. 128a), das ebenfalls selten ist, kann nur durch eine Interposition von Dünndarm (Abb. 128b) oder Dickdarm (Abb. 128c) zwischen Antrum und Duodenum nach totaler Pylorektomie gebessert werden.

Beim *Dumping-Syndrom nach distaler Magenresektion*-B I (Abb. 129a) ist die Beseitigung der direkten Anastomose zwischen Magen und Duodenum mit Interposition von Dünndarm (Abb. 129b) oder auch von Dickdarm (Abb. 129c) ohne oder mit zusätzlicher Vagotomie je nach dem Ergebnis der Magensaftanalyse zu empfehlen (S. 262ff.).

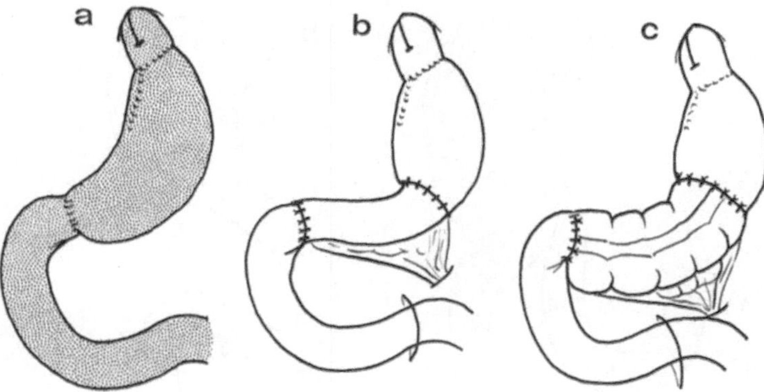

Abb. 128a–c. Dumping-Syndrom nach proximaler Magenresektion (Fundektomie). a) Situationsbild; b) Excision des Pylorus und Interposition eines Jejunumsegmentes nach Biebl, Longmire jr.; c) Antrektomie und Interposition eines Quercolonsegmentes nach Moroney, Watkins, Wittenstein

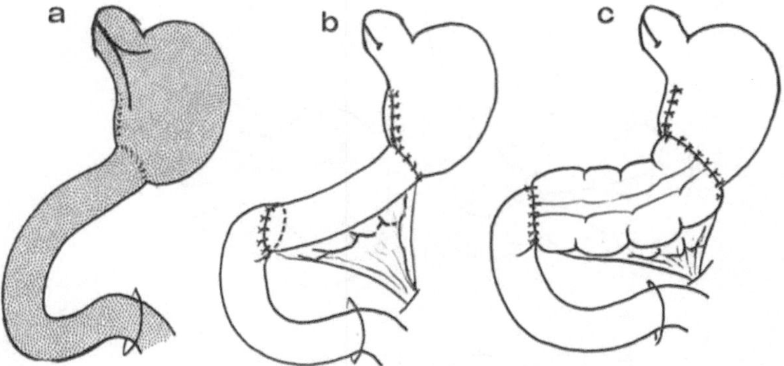

Abb. 129a–c. Dumping-Syndrom nach distaler Magenresektion – B I. a) Situationsschema; b) Vagotomie und Interposition eines Dünndarmsegmentes zwischen Magenrest und Duodenum nach Biebl, Longmire jr.; c) Vagotomie und Interposition eines Quercolonsegmentes nach Moroney, Watkins, Wittenstein

Beim *Dumping-Syndrom nach distaler Magenresektion*-B II hat man zwischen verschiedenen Alternativen die Wahl, die sich danach entscheidet, ob eine Enteroanastomose nach Braun oder Roux vorliegt oder nicht, ob eine Vagotomie ausgeführt wurde oder nicht, wie groß der Magenrest ist, wie die GE angelegt wurde und in welchem Ausmaß der Magenrest noch sezerniert.

Bei einem *Zustand nach Resektion* – B II *ohne Enteroanastomose* (Abb. 130a) ist am einfachsten die Resektion der GE mit Anastomose des proximalen Magenrestes mit dem Duodenum nach B I und Reanastomosierung der Jejunumschenkel (Bohmansson, 1926; Perman, 1929) (Abb. 130b). Dieses Vorgehen ist zumeist nur bei sehr großem proximalem Magenrest, wie er selten vorliegt, erfolgreich. Bei kleinem Magenrest ist es zweckmäßiger, nach Henley (1952) und Soupault und Bucaille (1955) den zuführenden Schenkel der GE an der kleinen Kurvatur des Magenrestes zu durchtrennen, magenwärts blind zu verschließen und den etwa 15 cm distal vom Magen durchtrennten abführenden Jejunumschenkel mit dem Duodenum End-zu-End oder einfacher End-zu-

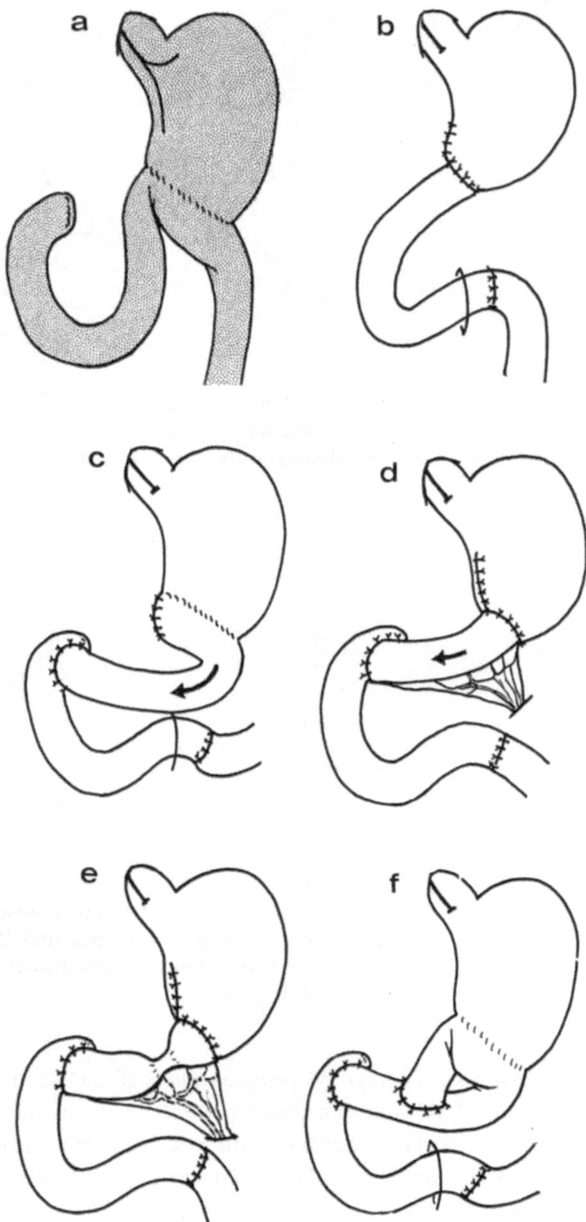

Abb.130a–h. Dumping-Syndrom nach distaler Magenresektion – B II ohne Enteroanastomosen. a) Situationsschema; b) Vagotomie und Umwandlung von B II in B I nach Bohmansson, Perman c) Vagotomie und Umwandlung des B II in B I nach Henley, Soupault, Bucaille; d) Resektion der GE, Vagotomie und Interposition eines Jejunumsegmentes zwischen Magen und Duodenum nach Biebl, Longmire jr; e) Resektion der GE. Vagotomie. Interposition eines Dünndarmsegmentes und Einengung des Segmentes dicht am Magen nach Grassi; f) Umwandlung des B II in B I nach Henley mit Einpflanzen des zuführenden Schenkels der GE in den abführenden Schenkel; g) Anisoperistaltische Zwischenschaltung oder Umpflanzung eines Jejunumsegmentes in den abführenden Schenkel der GE nach Christeas mit Vagotomie; h) Anisoperistaltische Zwischenschaltung oder Umpflanzung eines Jejunumsegmentes in die zweite Jejunumschlinge nach Madding

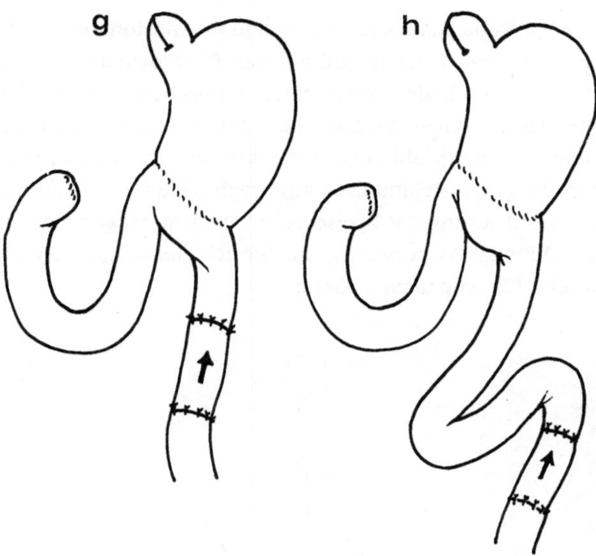

Seit zu anastomosieren (Abb. 130c). In gleicher Sitzung sollte man je nach Magensaftanalyse eine Vagotomie hinzufügen (Hedenstedt, 1959; Henley, 1961), wenn dies bei der Erstoperation nicht bereits geschehen ist.

Entsteht bei der Umpflanzung des abführenden Jejunumschenkels in das Duodenum am Abgang aus dem Magen ein derartiger Knick, daß die Entleerung des Magens *erheblich* gestört ist – eine geringe Behinderung kann sogar günstig sein –, dann muß man, wie dies Nagel u. Farris (1968) vorschlagen, auch den abführenden Jejunumschenkel vom Magen abtrennen oder von vorneherein die gesamte GE resezieren und ein Jejunumsegment zwischen Magen und Duodenum interponieren (Abb. 130d). Farris pflanzt das Jejunum in die Magenvorderwand nahe der kleinen Kurvatur, wodurch an der großen Kurvatur des Restmagens ein Reservoir entsteht, wie nach der Resektion – B I oder B II mit Anastomosierung des cranialen, an der kleinen Kurvatur gelegenen Drittels des Magenquerschnitts mit dem Duodenum oder dem Jejunum nach Goetze oder nach Mayo. Dieses Reservoir hat sich nicht bewährt, da in ihm infolge der nach einer Magenresektion, aber auch nach einer Vagotomie entstehenden Magenatonie stets Speisen mehr oder minder stagnieren.

Nicht empfehlen kann ich auch die Resektion der GE mit Zwischenschaltung des abführenden Jejunumschenkels zwischen Magen und Duodenum und künstlicher Verengung des Dünndarmsegmentes etwas distal von der Anastomose mit dem Magen nach Grassi (1969) (Abb. 130e). Dann ist es schon zweckmäßiger, das abführende Jejunumsegment möglichst lang zu wählen, isoperistaltisch nach Henley zu interponieren und den zuführenden Schenkel in den abführenden zu implantieren (Abb. 130f) oder aus dem zu- und abführenden Schenkel der GE eine »Pantaloon-Anastomose« zu bilden (S. 292), dabei aber den abführenden Schenkel, der etwas länger als der zuführende sein muß, mit dem Duodenum – also isoperistaltisch – zu anastomosieren.

Gewarnt sei vor einer Anastomosierung des *zuführenden* Schenkels der GE mit dem Duodenum unter Kürzung des abführenden Schenkels – also einer anisoperistaltischen Anastomosierung – (Umwandlungsoperation nach Benefini, Gibelli und Sabbioni (1960), da es hierbei nahezu immer zu Stauungen und Gallerückfluß kommt. Das gleiche gilt für die anisoperistaltische »Pantaloon«-Anastomose nach Poth (1957), wobei der zuführende Schenkel der ursprünglichen Gastroenterostomie mit dem Duodenum verbunden wird. Auch den Wert einer *anisoperistaltischen Zwischenschaltung* eines Jejunumsegmentes zwischen Magen und oberster Jejunumschlinge nach Jordan u. Willms (1961) oder in den abführenden Schenkel der GE nach Christeas u. a. (1960) (Abb. 130g) oder in die zweite Jejunumschlinge nach Madding (1966) (Abb. 130h), was eine Verzögerung der Entleerung des Speisebreies aus dem Magen bzw. des Transportes im Anfangsteil des Dünndarms bezweckt, erachte ich hinsichtlich einer Besserung der Dumping-Beschwerden für sehr unzuverlässig.

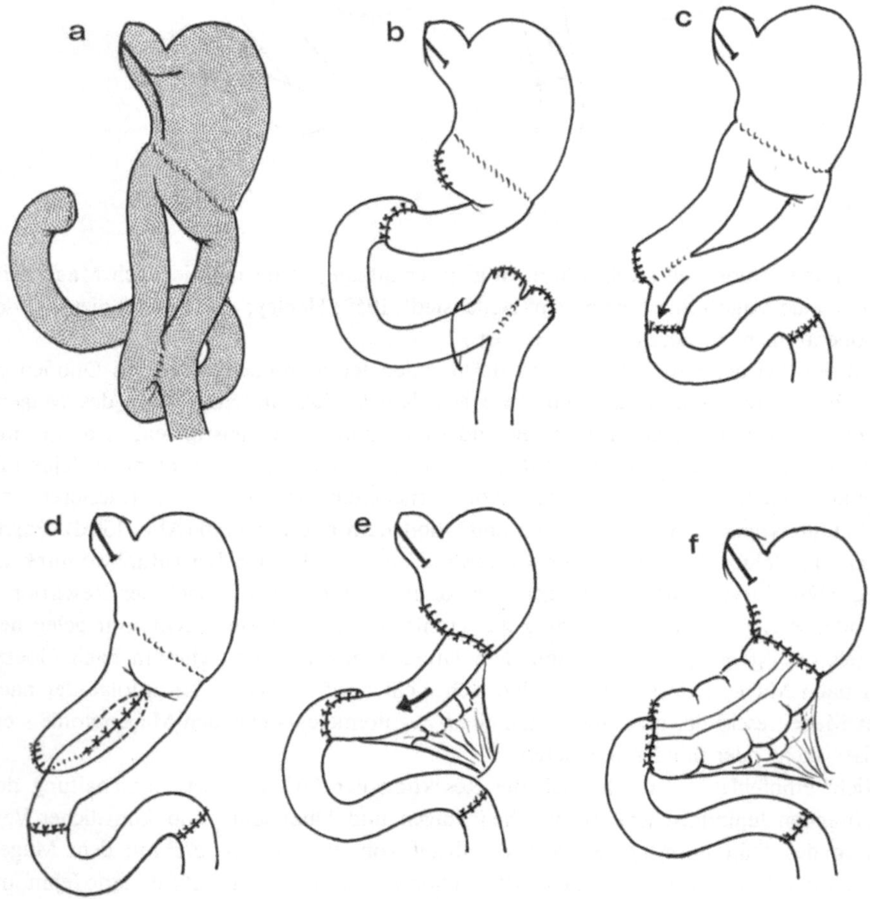

Abb. 131 a–f. Zustand nach Magenresektion – B II mit Braunscher Enteroanastomose. a) Situationsbild; b) Umwandlungsoperation nach Henley-Soupault mit Durchtrennung des abführenden Schenkels der GE proximal der Braunschen Anastomose + Vagotomie; c) Umwandlungsoperation nach Henley-Soupault mit Durchtrennung der beiden Schenkel der GE distal der Braunschen Anastomose und Anastomosierung des abführenden Schenkels mit dem Duodenum + Vagotomie; d) Umwandlungsoperation wie bei c und Bildung eines Ersatzmagens durch Erweiterung der Braunschen Anastomose nach oral + Vagotomie; e) Resektion der GE und der Braunschen Anastomose und Interposition eines Jejunumsegmentes nach Biebl, Longmire jr. + Vagotomie; f) Resektion der GE und der Braunschen Anastomose und Interposition eines Quercolonsegmentes nach Moroney, Watkins, Wittenstein + Vagotomie

Bei einem *Zustand nach Resektion* – B II *mit* Braunscher *Enteroanastomose* (Abb. 131 a) ist die Umwandlungsoperation nach Henley-Soupault das beste Verfahren. Ob man dabei die Schenkel der am Magen haftenden Dünndarmschlinge oral von der Braunschen Anastomose durchtrennt und den zuführenden Schenkel bis zum Magen reseziert (Abb. 131 b) oder ob man unter Belassen der Braunschen Anastomose an der Jejunumschlinge aboral den Dünndarm durchtrennt (Abb. 131 c), hängt davon ab, wieweit die Braunsche Anastomose vom Magenstumpf entfernt liegt und ob der Magenrest groß oder klein ist. Bei Belassen der Braunschen Anastomose an der Jejunumschlinge – was ich bevorzuge – kann man einen Ersatzmagen bilden (Abb. 131 d), indem man die Braunsche Anastomose noch oral erweitert.

Eine Resektion der GE zusammen mit der Braunschen Anastomose und eine Dünndarm- oder Dickdarminterposition (Abb. 131 e u. f) sind nur sehr selten erforderlich, nämlich beim Auftreten technischer Schwierigkeiten bei der Präparation wie bei schweren entzündlichen Verwachsungen um die GE und die Braunsche Anastomose.

Besteht ein *Zustand nach Resektion* – B II *mit y-Anastomose nach* Roux (Abb. 132 a), dann operiert man nach Henley-Soupault, wobei entweder die y-Anastomose reseziert wird (Abb. 132 b), was zwar zwei Anastomosierungen erfordert, aber das beste Vorgehen ist, oder der vom Magenstumpf kommende Jejunumschenkel wird von der y-Anastomose abgetrennt und sein distales Ende verschlossen (Abb. 132 c).

Liegt nach totaler Gastrektomie eine *Oesophagojejunostomie mit* Braunscher *Anastomose* (Abb. 133 a) vor und ist sie breit durchgängig, so sollte man sie belassen, den zuführenden Schenkel des Jejunums dicht vor der Braunschen Anastomose und den abführenden Schenkel etwas distal von ihr durchtrennen und ihn nach Henley und Soupault mit dem Duodenum anastomosieren (Abb. 133 b). Aus der am Oesophagus hängenden Dünndarmschlinge kann man durch Erweiterung der Braunschen Enteroanastomose nach proximal einen Ersatzmagen bilden (Abb. 133c). Zu- und abführendes Jejunum muß man wieder miteinander anastomosieren. Man kann aber auch die anastomosierte Jejunumschlinge resezieren, wobei man je nach der Länge der ursprünglich verwendeten Darmschlinge die Braunsche Enteroanastomose mitentfernt oder sie beläßt oder auch

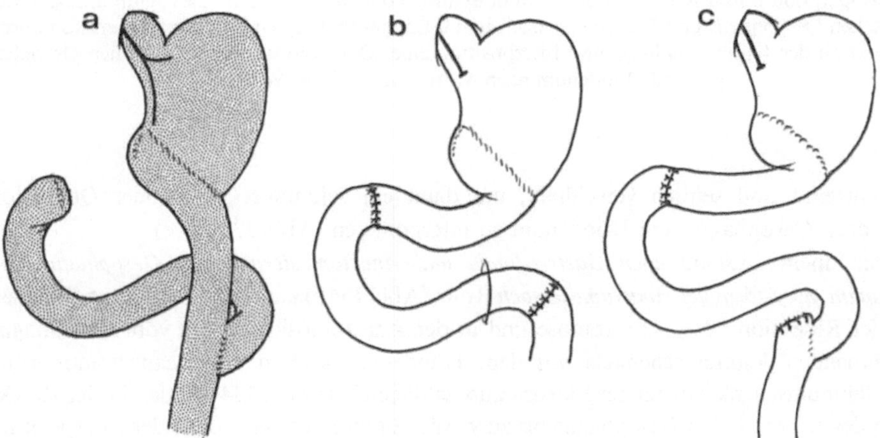

Abb. 132a–c. Zustand nach Magenresektion – B II mit y-Anastomose nach Roux. a) Situationsbild; b) Umwandlungsoperation nach Henley-Soupault unter Resektion der y-Anastomose; c) Umwandlungsoperation nach Henley-Soupault unter Belassen der y-Anastomose

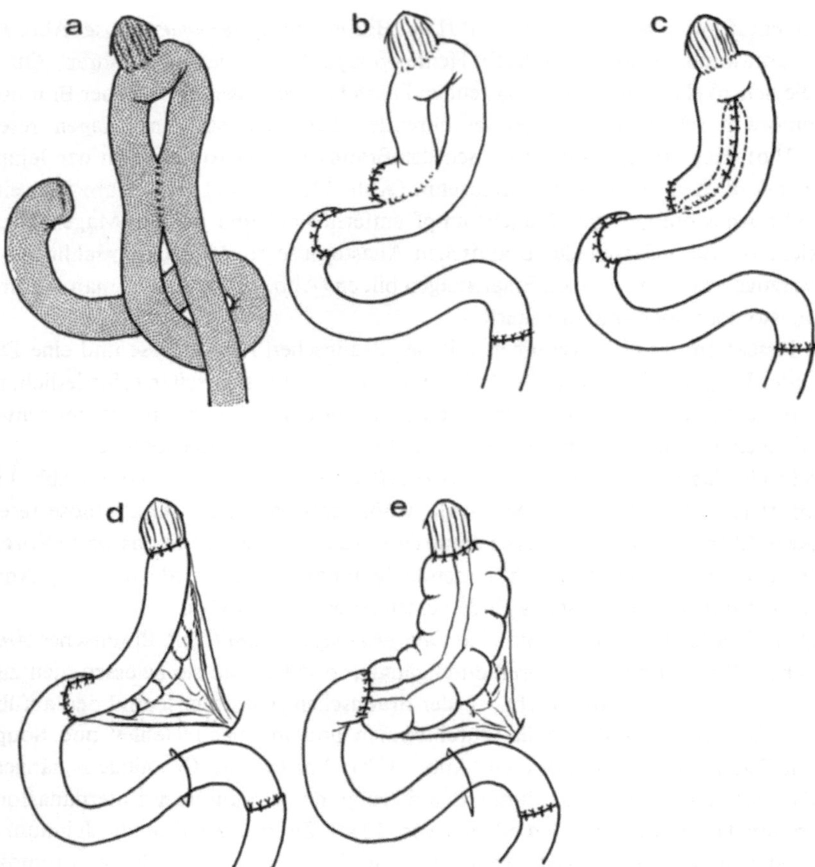

Abb. 133 a–e. Zustand nach Gastrektomie und Oesophago-Jejunostomie mit Braunscher Anastomose. a) Situationsbild; b) Umwandlungsoperation nach Henley-Soupault; c) Umwandlungsoperation nach Henley-Soupault mit Bildung eines Ersatzmagens aus der Jejunumschlinge; d) Umwandlungsoperation durch Resektion der Jejunumschlinge und Interposition eines Jejunumsegmentes zwischen Oesophagus und Duodenum nach Biebl, Longmire jr; e) Umwandlungsoperation durch Resektion der Jejunumschlinge und Interposition eines Quercolonsegmentes zwischen Oesophagus und Duodenum nach Moroney, Watkins, Wittenstein

durchtrennt und seitlich verschließt, um dann ein Jejunumsegment oder Quercolon zwischen Oesophagus und Duodenum zu interponieren (Abb. 133 d u. e).

Bei einem *Zustand nach Gastrektomie und Anastomosierung von Oesophagus und Jejunum mit y-förmiger Anastomose nach* Roux (Abb. 134 a) kann eine Korrektur bestehen in der Resektion der y-Anastomose und in der Anastomosierung des vom Oesophagus kommenden Jejunumschenkels mit dem Duodenum und in der Reanastomosierung der Jejunumschenkel distal der Flexura duodenojejunalis (Abb. 134 b) oder in der Resektion des Jejunum vom Oesophagus bis zu y-Anastomose und nachfolgender Interposition von Quercolon (Abb. 134 c).

Bei einem Zustand nach Gastrektomie und *direkter Anastomosierung von Oesophagus und Duodenum* hat man zwischen der Interposition von Dünndarm und Quercolon zu

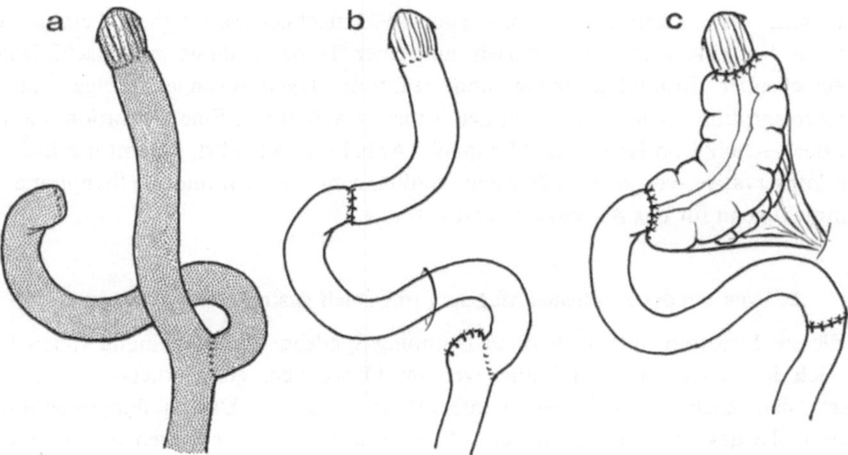

Abb. 134 a–c. Zustand nach Gastrektomie und Anastomosierung von Oesophagus und Jejunum mit y-förmiger Anastomose nach Roux. a) Situationsschema; b) Abtrennen des Jejunumschenkels distal der y-Anastomose und Implantation in das Duodenum; c) Resektion des Jejunumschenkels und Implantation eines Dickdarmsegmentes zwischen Oesophagus und Duodenum nach Moroney, Watkins, Wittenstein

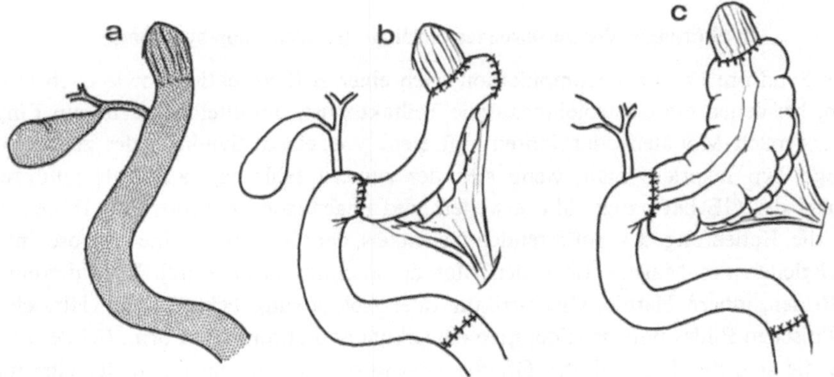

Abb. 135 a–c. Zustand nach Gastrektomie und direkter Anastomosierung von Oesophagus und Duodenum. a) Situationsschema; b) Interposition eines Jejunumsegmentes zwischen Oesophagus und Duodenum nach Biebl, Longmire jr; c) Interposition eines Quercolonsegmentes zwischen Oesophagus und Duodenum nach Moroney, Watkins, Wittenstein

wählen (Abb. 135 b u. c), wobei der Quercoloninterposition wegen der größeren Sicherheit des Erfolges der Vorzug zu geben ist, wenn auch die Technik schwieriger ist.

Die *Technik der angeführten Umwandlungsoperationen* braucht nicht im einzelnen beschrieben zu werden. Sie ergibt sich aus den allgemeinen Regeln für die Technik von Magenoperationen und besonders aus den Darstellungen der Interpositionsoperationen (S. 285 ff.).

Das *Spät-Dumping-Syndrom*, das auch postalimentäres oder hypoglykämisches Spätsyndrom genannt wird, tritt 1–3 Std. nach dem Essen auf. Es gleicht in seiner Symptomatik dem Früh-Dumping-Syndrom, jedoch fehlen die gastrointestinalen Erscheinungen. Wie Lapp und Dibold schon 1933 nachgewiesen haben, beruht dieses Syndrom bei einem Magenoperierten auf einer Hyperglykämie mit nachfolgender überschießender Insulinfreisetzung und reaktiver Hypoglykämie infolge massiver Glucoseresorption im Jejunum nach der Nahrungsaufnahme. Eine Operation, die man nach der Technik von Henley und Soupault (Abb. 131 c) ausführt, kommt nur in Frage, wenn konservative, vor allem diätetische Maßnahmen versagen und die Symptome sehr beeinträchtigend für das Allgemeinbefinden sind.

2. Syndrom des zu kleinen Magens (»the small gastric pouch syndrome«)

Bei diesem Syndrom, das auch ohne Dumping-Syndrom in Erscheinung treten kann und sich in Völlegefühl und Unbehagen im Oberbauch, gelegentlichen Durchfällen äußert, sind nach Versagen der konservativen Therapie Umwandlungsoperationen indiziert, die das Magenreservoir vergrößern. Das sicherste Verfahren ist die Wiederherstellung der Duodenalpassage durch Zwischenschalten eines Quercolonsegmentes zwischen Magenrest und Duodenum nach Moroney (1955). Mit einem geringeren Risiko, jedoch auch mit etwas geringeren Aussichten auf einen Erfolg kann man beim Vorliegen eines B II ohne und mit Enteroanastomose eine der im vorhergehenden erwähnten Umwandlungsoperationen (S. 303 und Abb. 130 u. 131) ausführen.

3. Störungen der zuführenden Schlinge (afferent-loop-syndrome)

Dieses Syndrom kann als Komplikation nach einer B II-Resektion sowie nach Operationen, bei denen die Gastrojejunostomie Teilfaktor ist, unmittelbar nach dem Eingriff oder erst nach Monaten oder Jahren auftreten. Von einem Syndrom der zuführenden Schlinge Typ I spricht man, wenn sich der zumeist fehlerhaft angelegte zuführende Schenkel der GE bevorzugt füllt, erweitert und ungenügend entleert. Typ II liegt vor, wenn die Entleerung des zuführenden Schenkels der GE durch eine Stenose infolge Zurückgleiten des Magens über den Mesocolonschlitz sowie durch Torquierung der GE, Briden, innere Hernie, Ulcusstriktur oder Abknickung behindert ist. Hinsichtlich des klinischen Bildes unterscheidet man eine akute und chronische Form. Bei der *akuten Form,* die sich durch ein akutes Oberbauchsyndrom kennzeichnet und der eine maximale Überdehnung des zuführenden Schenkels der GE zugrunde liegt, die häufig sogar mit einer Zirkulationsstörung des Jejunumschenkels und gelegentlich mit einer Perforation und Peritonitis kombiniert ist, muß sofort relaparotomiert werden. Liegt keine Zirkulationsstörung und Peritonitis vor, so ist das Anlegen einer Braunschen Enteroanastomose das einfachste und beste Verfahren. Bei einer Zirkulationsstörung des zuführenden Schenkels der GE muß man versuchen, die Strangulation des Mesosteniums zu lösen. Gelingt dies nicht, oder ist der Darm perforiert, so ist die Resektion des in seiner Durchblutung gestörten zuführenden Jejunumschenkels erforderlich. Wenn möglich, stülpt man nach der Resektion, die am schnellsten mit dem Petz-Apparat oder einem anderen Nähapparat durchgeführt wird, den magennahen Stumpf ein und anastomosiert den zuführenden Schenkel mit dem abführenden Schenkel des Jejunums nach Roux.

Bei der *chronischen Form des Typ I* ist die Braunsche Enteroanastomose die Operation der Wahl. Man kann sie durch eine Vagotomie ergänzen, wenn der Magensaft reichlich freie Salzsäure enthält.

Bei der *chronischen Form des Typ II* richtet sich die Korrekturoperation nach der Art und Ursache der Stenosierung der zuführenden Schlinge. Ist sie bedingt durch *Zurückgleiten des Magens und der GE über den Mesocolonschlitz*, wobei häufig auch der abführende Schenkel der GE eingeengt ist, dann löst man die Nähte zwischen Restmagen und Mesocolonschlitz und näht das Mesocolon entweder erneut etwas mehr oral an den Magen oder, wenn dies wegen der Kürze und Unbeweglichkeit des Magens bzw. des Mesocolons nicht möglich ist, fixiert man es locker, aber doch so dicht, daß keine Darmschlinge nach oben gleiten kann, an den zu- und abführenden Schenkel der Jejunumschlinge und an dem Mesostenium. Zur Sicherheit kann man eine Braunsche Enteroanastomose hinzufügen, die unbedingt erforderlich ist, wenn der zuführende Schenkel erheblich erweitert ist.

Bei *Torquierung der GE*, *Abknickung des zuführenden Schenkels* und *Briden* ist der einfachste Eingriff die Braunsche Anastomose, sofern keine Zirkulationsstörung besteht.

Bei einer *Ulcusstriktur* an der Verbindung des Magens mit dem zuführenden Jejunumschenkel wird man zumeist eine Nachresektion und Vagotomie mit Reanastomosierung nach B I oder nach B II mit Roux-Anastomose vornehmen. Aber auch die Vagotomie mit Braunscher Anastomose oder Durchtrennung der zuführenden Schlinge dicht am Magen und seine Einpflanzung in den abführenden Jejunumschenkel nach Roux ist möglich.

4. Störungen der abführenden Schlinge (efferent-loop-obstruction)

Die Hauptursache der Einengung oder des Verschlusses des abführenden Schenkels der Jejunumschlinge im Bereich der Gastroenterostomie ist das Zurückgleiten des Magens über den Mesocolonschlitz nach Resektion mit retrocolischer GE. Die Korrektur dieser postoperativen Komplikation, die mit einer Einengung des zuführenden Jejunumschenkels verbunden sein kann, ist im vorhergehenden Abschnitt beschrieben (S. 310).

Weiterhin kann der abführende Schenkel einer GE eingeengt werden durch die *Einklemmung einer Dünndarmschlinge*, die in vier Formen möglich ist.

1. Nach Magenresektion und *antecolischer Anastomosierung*, selten mit kurzer, häufiger mit langer Jejunumschlinge und Braunscher Enteroanastomose oder nach alleiniger antecolischer Gastroenterostomie mit Braunscher Anastomose kann sich eine Dünndarmschlinge sowohl von rechts als auch von links zwischen Colon transversum und Mesocolon einerseits und der zur Anastomose verwendeten antecolisch gelagerten Jejunumschlinge andererseits zwängen (Abb. 136).

2. Bei der gleichen antecolischen Anastomosierung mit Braunscher Anastomose kann sich hinter ihr eine Dünndarmschlinge von caudal nach cranial zwischen zu- und abführenden Schenkel des Dünndarms und das Dünndarmmesenterium hochschieben und einklemmen (Abb. 137).

3. Bei einer *retrocolischen* Gastroenterostomie sowohl mit oder ohne Magenresektion kann sich Dünndarm in der Lücke einklemmen, die vorn und unten durch die Anastomose und den zuführenden Jejunumschenkel, hinten durch die Bauchwand und oben durch das Mesocolon transversum begrenzt wird (Abb. 138).

4. Bei ungenügender Anheftung des Mesocolonschlitzes an den Magen können Darmschlingen zwischen den Nähten aus dem Bauchraum unterhalb des Quercolons in den oberhalb des Colons durchtreten.

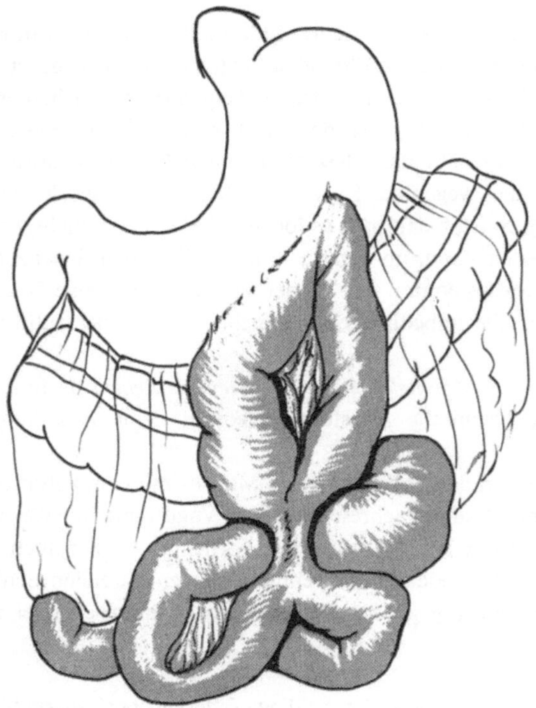

Abb. 136. Innere Einklemmung nach antecolischer vorderer Gastroenterostomie. Eine orale Dünndarmschlinge hat sich zwischen Colon transversum und Mesocolon einerseits und zwischen der zur Gastroenterostomie verwendeten Jejunumschlinge andererseits hinter der Braunschen Anastomose eingeklemmt

Stets klagt der Kranke früher oder später nach der Operation – gelegentlich nach Jahren – über Schmerzen im Oberbauch, für die anfangs kein Grund zu finden ist. Sehr bald wird die Magenentleerung reflektorisch oder durch Kompression des abführenden Schenkels der GE oder auch durch Abknickung des eingeklemmten Darmes gestört. Häufig bestehen peritonitische Erscheinungen infolge Strangulation des Darmes. Bei der Wiedereröffnung der Bauchhöhle, zu der man sich unter dem Bild eines hochsitzenden Ileus nach entsprechender röntgenologischer und gastroskopischer Abklärung möglichst bald entschließen sollte, findet man dann außer Exsudat in der Bauchhöhle erhebliche entzündliche Verklebungen im Gebiet der Magen-Darm-Anastomose. Die Verhältnisse an der Gastroenterostomie sind unter möglichster Schonung zu klären. Hierbei ist jedes Zerren an der durch Zirkulationsstörung und Entzündung erheblich geschädigten Darmwand zu vermeiden. Erst nach genauer Besichtigung der Verhältnisse läßt sich das Vorgehen festlegen: Eine Lösung der eingeklemmten Darmschlingen sollte beim Fehlen von Verwachsungen nur gewagt werden, wenn das Darmmesenterium nicht stranguliert ist; häufig kann nur die Resektion des ganzen Dünndarmkonvolutes Hoffnung auf Heilung bieten. Hat es sich um eine retrocolische Gastroenterostomie gehandelt, so verschließt man die Bruchpforte, indem man die zuführende Schlinge an das Mesocolon näht. Bei antecolischer Gastroenterostomie fixiert man das bereits zusammengeraffte große Netz an den beiden Jejunumschenkeln.

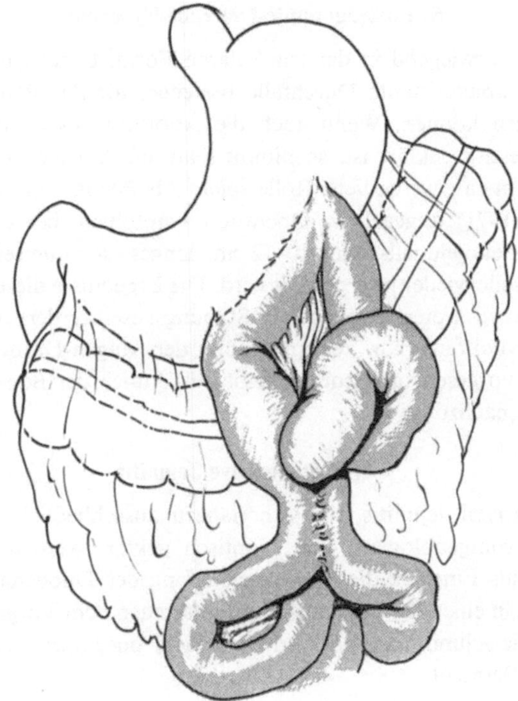

Abb. 137. Innere Einklemmung nach anteolischer vorderer Gastroenterostomie. Eine Jejunumschlinge hat sich hinter der Braunschen Anastomose zwischen zu- und abführendem Schenkel des Dünndarms und dem Dünndarmmesenterium eingeklemmt

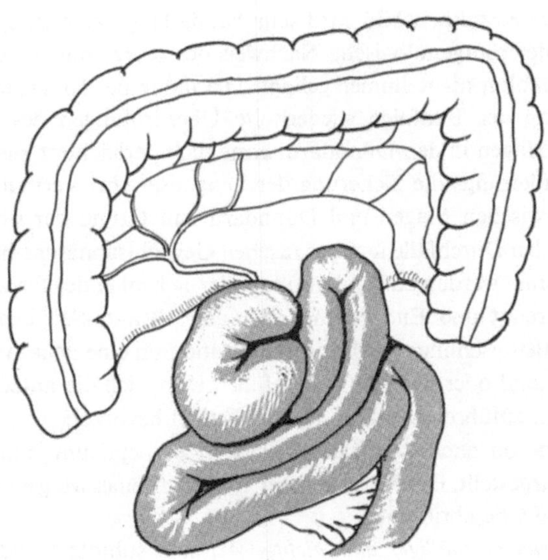

Abb. 138. Innere Einklemmung nach retrocolischer hinterer Gastroenterostomie. Eine Dünndarmschlinge hat sich in die Lücke, die vorn und unten durch die Anastomose und den zuführenden Jejunumschenkel und oben durch das Mesocolon transversum begrenzt ist, eingeklemmt

5. Postvagotomie-Diarrhoe-Syndrom

Nach Vagotomie, vorwiegend in der trunkulären Form, bleiben in einem kleinen Prozentsatz (1%) therapieresistente Durchfälle bestehen, die das Befinden des Operierten sehr beeinträchtigen können. Wenn auch die Ätiologie des Postvagotomie-Diarrhoe-Syndroms nicht restlos geklärt ist, so nimmt man an, daß die überstürzte Passage im obersten Dünndarm eine wesentliche Rolle spielt. Als Behandlung wird die von Sawyers und Herrington (1971) angegebene Operation empfohlen, bei der 50–100 cm distal der Flexura duodenojejunalis ein 10–12 cm langes Jejunumsegment *an*isoperistaltisch an gleicher Stelle wieder interponiert wird. Die Ergebnisse dieses Eingriffs sind nicht einheitlich gut. Auch treten gelegentlich Stauungsbeschwerden auf. Auch der Wert einer Dünndarm-Myotomie zur Verlangsamung der Magen-Darm-Passage, wie er von Blömer u. Mitarb. vorgeschlagen wurde, bleibt hinsichtlich der Besserung von Diarrhoebeschwerden noch nachzuweisen.

6. Postoperative Jejunitis

Bei der postoperativen Jejunitis, die sich nahezu ausschließlich nach Resektion-B II einstellt und die röntgenologisch und bioptisch geklärt werden kann, kommen bei Therapieresistenz als Eingriffe die Wiederherstellung der Duodenalpassage durch Umwandlung des B II in einen B I oder ausnahmsweise nach dem Vorgehen von Henley und Soupault, durch die Jejunuminterposition nach Biebl oder durch die Coloninterposition nach Moroney in Betracht.

7. Resorptionsstörungen nach Magenoperationen (Malabsorptionssyndrom, Anämie)

Die *schwersten Formen der Resorptionsstörung nach Magenoperationen* treten auf infolge versehentlicher Anastomosierung des Magens mit einer distalen Dünndarmschlinge (Ileum) oder nach Perforation eines Ulcus pepticum jejuni oder eines Magencarcinoms in das Quercolon. Das Krankheitsbild wird sehr häufig lange Zeit, gelegentlich bis zum Exitus verkannt, da der röntgenologische Nachweis des Kurzschlusses zwischen Magen und Ileum bzw. Quercolon nicht immer gelingt. Die moderne Röntgendurchleuchtung, die durch Speicherung der Bildfolge wiederholte Überprüfungen des Kontrastmitteltransportes aus dem Magen in den Dünndarm ermöglicht, erleichtert zusammen mit der Gastroskopie heute allerdings die Sicherung der Diagnose sehr. Vermuten läßt sich ein solcher Kurzschluß zwischen Magen und Dünndarm auf Grund der stets auftretenden schweren rezidivierenden Durchfälle und der raschen Gewichtsabnahme bis zur Kachexie.

Bei der Relaparotomie werden zu- und abführender Schenkel der fehlanastomosierten Ileumschlinge durchtrennt und End-zu-End oder auch Seit-zu-Seit anastomosiert, die am Magen haftende Ileumschlinge wird abgetrennt und nun eine neue Anastomosierung nach B I – termino-lateral oder nach B II ausgeführt, wobei ich die antecolische Anastomosierung mit kurzem zuführendem Dünndarmschenkel bevorzuge.

Die Korrekturoperation nach Perforation eines Ulcus pepticum jejuni in das Quercolon ist auf S. 268 dargestellt. Das Vorgehen bei Einbruch eines Magencarcinoms in das Quercolon ist auf S. 296 beschrieben.

Für *Resorptionsstörungen mäßiger und leichter Art* sind subtotale und totale Magenresektionen und eine fehlende Duodenalpassage wesentlich verantwortlich. Eingriffe zur Besserung dieser Störungen haben deshalb in der Wiederherstellung der Duodenalpassage und, falls erforderlich, in der Vergrößerung des Magenreservoirs oder nach Gastrektomie in der Bildung eines Ersatzmagens zu bestehen. Auf die Darlegungen im Kapitel »Dumping-Syndrom« auf S. 301 und Abb. 130, 131, 132 sowie S. 307 und Abb. 133, 134 sei verwiesen.

Eine *postoperative Anämie* entsteht außer durch eine chronische hämorrhagische Gastritis im Restmagen durch *Resorptionsstörungen von Eisen und Vitamin B_{12}* nach subtotaler und totaler Magenresektion. Obwohl das Nahrungseisen vorwiegend im Duodenum und im oberen Jejunum resorbiert wird, wird man sich zu einer Umwandlungsoperation mit dem Ziel der Wiederherstellung der Duodenalpassage nur ausnahmsweise veranlaßt sehen, da die Eisenmangelanämie konservativ erfolgreich behandelt werden kann. Die hyperchrome megalocytäre Anämie kann mit Vitamin B_{12} parenteral und mit Folsäure kompensiert werden.

II. Eingriffe bei Komplikationen nach Operationen am Magen und Zwölffingerdarm

Unmittelbar nach einer Magen-Zwölffingerdarmoperation oder im späteren Verlauf können Komplikationen auftreten, die u. U. eine Reintervention notwendig machen. Die häufigsten Frühkomplikationen nach Magenresektionen sind:

Insuffizienz des Duodenalstumpfes nach Billroth II; Insuffizienz der Magen-Darm-Anastomose; Pankreatitis, Pankreasnekrose, Pankreasfistel; flüchtiger postoperativer Ikterus, Verschluß des Choledochus; intraperitoneale und intragastrale Nachblutungen; ischämische Nekrose des Magenstumpfes; Entleerungsstörungen von Magen und Darm; Peritonitis; Adhäsionsileus; Fasciendehiszenz. An Spätkomplikationen bzw. Nachkrankheiten sind zu nennen: Ulcusrezidiv nach Vagotomie und Pyloroplastik; Anastomosenulcus nach: B II, B I, GE; hämorrhagische Gastritis nach B I, B II; Carcinom im Magenstumpf.

1. Frühkomplikationen

Die Insuffizienz des Duodenalstumpfes

Den Folgen einer Insuffizienz des Duodenalstumpfes, nämlich zunächst einer umschriebenen Peritonitis, die sich gewöhnlich nach dem 4. postoperativen Tag in Temperatur- und Pulsanstieg und in Spontan- und Druckschmerz im rechten Oberbauch bemerkbar macht, mit Zeichen einer Pankreatitis – vor allem Erhöhung der Amylase – einhergehen kann und sich unbehandelt zu einer diffusen Peritonitis ausbreitet und einen subhepatischen und subphrenischen Absceß verursachen kann, begegnet man vorbeugend vor allem bei unsicherem Stumpfverschluß durch eine Drainage, evtl. durch eine Braunsche Enteroanastomose, durch Verzicht auf Mitentfernung tiefsitzender Ulcera oder durch die atypische Stumpfversorgung nach Nissen oder Bsteh (S. 254 u. 255, Abb. 91 u. 92) oder bei nicht ausreichender Vorderwand des Duodenums mit einer Anastomosierung des Duodenalstumpfes mit der abführenden Schlinge. Wurde nicht drainiert oder stellen sich trotz einer Drainage Zeichen einer Peritonitis ein, dann muß das Gebiet des Duodenalstumpfes unverzüglich freigelegt und ausgiebig drainiert werden. Hierzu eröffne ich zumeist die Laparatomiewunde und lege Saugdrains (s. auch S. 388) in den subhepatischen Bereich, die rechts trans- oder pararectal herausgeleitet werden. Man kann aber auch den Duodenalstumpf durch Erweiterung der Incisionswunde für die nach der Resektion eingelegte Drainage oder durch einen Pararectalschnitt freilegen und drainieren oder durch die Öffnung im Duodenalstumpf ein Drain in das Duodenum einführen (Katheter-Duodenostomie nach C. L. Welch). Versuche, die Öffnung im Duodenalstumpf bei der Frühinsuffizienz direkt oder durch Aufsteppen von Netz oder Gallenblase zu verschließen, führen meist nicht zu dem gewünschten Erfolg, so daß ich sie nahezu immer zunächst unterlasse. Die häufig hohen Sekretverluste, täglich mehr als 1 Liter, führen zu pathologischen Stoffwechselveränderungen. Der abgesaugte Duodenalsaft kann über einen in das Jejunum vorgeschobenen Magenschlauch wieder zugeführt werden. Stets ist eine ausreichend bilanzierte Elektrolyt-Flüssigkeits- und Calorienzufuhr parenteral vorzunehmen sowie die Verabreichung von Antibiotica bei Erregernachweis entsprechend dem Antibiogramm. Bei Nachweis einer gleichzeitigen Pankreatitis erfolgt deren Behandlung nach den allgemein angegebenen Richtlinien (Nulldiät, Magenschlauch, Trasylol usw.). Haben sich bereits subphrenisch oder an anderer Stelle der Bauchhöhle Abscesse gebildet, so werden sie eröffnet und drainiert. Für die Spätinsuffizienz des Duodenalstumpfes in der 2. postoperativen Woche ist die Drainagebehandlung eingreifenderen Verfahren vorzuziehen.

Fisteln nach Insuffizienz des Duodenalstumpfes schließen sich häufig spontan, wenn man nur genügend lange wartet, auch noch nach Monaten. Vor einer Relaparotomie sollte man versuchen, durch kontinuierlich periodische Absaugung des Magensaftes mit einer entsprechenden Pumpe die Duodenalsekretion zu vermindern, wodurch der Spontanverschluß der Fistel begünstigt wird. Auch kann der Magenschlauch in den zuführenden Schenkel der GE geleitet und der Duodenalsaft abgesaugt werden. Bei Mißerfolg der konservativen Maßnahmen muß man zur Beseitigung der *chronischen Duodenalfistel* relaparotomieren, den Duodenalstumpf herauspräparieren und versuchen, das Leck durch Naht mit Einstülpen des Stumpfes zu verschließen. Man kann aber auch den Duodenalstumpf mit einer y-förmig nach Roux oder durch Braunsche Enteroanastomose ausgeschalteten Jejunumschlinge anastomosieren. Stets wird das Operationsgebiet mit Penrose-Drains drainiert.

Die Insuffizienz der Magen-Darm-Anastomose

Der Verdacht auf eine Insuffizienz der Magen-Darm-Anastomose läßt sich häufig durch eine Röntgendurchleuchtung mit einem oral verabreichten wasserlöslichem Kontrastmittel (z. B. Gastrographin) sichern. Die Anastomoseninsuffizienz kann Folge einer fehlerhaften Nahttechnik, einer zu hohen Unterbindung der A. gastrica sinistra (bekannte Endarterienfunktion) oder einer umstechungsbedingten Wandischämie sein. Bekannt ist die minorseitig der Anastomose gelegene sog. »Jammerecke«. Wird die Insuffizienz in den ersten 24–48 Stunden bemerkt, so sollte man wegen der Gefahr einer subphrenischen Absceßbildung oder einer diffusen Peritonitis relaparotomieren und das Leck in der Anastomose verschließen. Macht sich eine Insuffizienz später durch Entleerung von Magensaft, Speichel oder getrunkener Flüssigkeit bemerkbar, ohne daß stärkere peritonitische Symptome bestehen, dann kann man zunächst unter Absaugen des Magensaftes abwarten, da sich Fisteln in der Anastomose häufig spontan schließen. Bei fortbestehenden größeren Fisteln muß man relaparotomieren und das Leck in der Anastomose oder in der Verschlußnaht des Magens an der kleinen Kurvatur übernähen, was zumeist zuverlässig gelingt. Auch hier drainiert man vorsichtshalber durch innere und äußere Dauerabsaugung.

Postoperative Pankreatitis, Pankreasnekrose, Pankreasfistel

Leichte Formen der Pankreatitis sind nach Resektion eines in das Pankreas penetrierten Duodenalulcus nicht selten. Durch die routinemäßige postoperative Bestimmung der Alpha-Amylase und Lipase, vor allem im 24-Stunden-Urin, erkennen wir sie heute häufiger. Sie klingen unter konservativer Behandlung schnell und ohne Folgen ab.

Schwere Formen der Pankreatitis beruhen auf einer Unterbindung eines Pankreasausführungsganges oder auf einer größeren Läsion im Pankreaskopf oder -schwanzbereich. Gelegentlich ist die Pankreatitis – wie bereits erwähnt – mit einer Duodenalstumpfinsuffizienz kombiniert (S. 315). Unter solchen Umständen kann eine Relaparotomie angezeigt sein. Je nach den anzutreffenden Verhältnissen wird man die Unterbindung des Pankreasganges lösen und die Pankreasfistel oder -cyste in eine nach Roux ausgeschaltete Darmschlinge implantieren. Betrifft die Entzündung hauptsächlich den Pankreaskopf und den Pankreaskörper und -schwanz, oder liegt eine Pankreasnekrose vor, dann spaltet man das Retroperitoneum, um dem entzündlichen Ödem im Retroperitonealraum Abfluß zu verschaffen, räumt das nekrotische Gewebe aus und drainiert. Das schwere Krankheitsbild erfordert eine Intensivpflegebehandlung mit gezielter konservativer Pankreatitistherapie (s. »Die Eingriffe am Pankreas«).

Postoperativer Ikterus, primärer und sekundärer Verschluß des Choledochus

Verschluß oder Einengung des Choledochus, die sich postoperativ durch Ikterus und die blutchemischen Zeichen eines extrahepatischen Verschlusses (erhöhte alkalische Phosphatase usw.) kennzeichnen, beruhen auf einer versehentlichen Umstechung oder Durchtrennung des Choledochus oder auf einer Tamponade der Papilla Vateri infolge zu ausgiebiger Einstülpung des Duodenalstumpfes. Im letzteren Fall liegt zumeist auch eine Erhöhung der Amylase vor. Eine Hämolyse durch Bluttransfusionen ist zunächst auszuschließen. Der postoperative Ikterus mit Peritonitis legt den Verdacht auf Nahtinsuffizienz mit Gallenresorption nahe und verlangt die sofortige Revision des Bauchraumes mit Drainage. Geht der Ikterus in ein Leberkoma über, ist eine vorausgegangene Unterbindung der A. hepatica propria naheliegend. Kann man einen Verschlußikterus mit großer Sicherheit annehmen, evtl. gesichert durch transhepatische Cholangiographie, so soll man mit der Relaparotomie nicht zu lange (2–3 Wochen) warten. Zum Auffinden des Choledochusverschlusses ist es erforderlich, den Choledochus vor allem neben und hinter dem Duodenum freizulegen, um die Umschnürung oder Durchtrennung darzustellen und den Schaden zu reparieren (Lösung der Umschnürung und Überprüfung der Durchgängigkeit des Choledochus; End-zu-End-Naht des Choledochus; Choledochojejunostomie). Ist die Papilla Vateri eingeengt, so legt man sie durch Eröffnung des Duodenums frei und klärt die Art der Stenosierung. Komprimiert der Duodenalstumpf die Papille, so wird er von innen gekürzt. Eine Verschlußnaht der Papille wird gelöst. Wurde die Papille abgetrennt, dann wird sie entweder in das Duodenum reimplantiert oder man legt eine Choledochoduodenostomie an und anastomosiert den Pankreaskörper nach Abtrennen des Pankreasschwanzes mit einer y-förmig ausgeschalteten Jejunumschlinge. Liegt eine Notsituation mit schlechtem Allgemeinzustand und erhöhten Operationsrisikofaktoren vor, sollte man sich bei der Reintervention auf eine Umgehungsanastomose mit ausgeschalteter Jejunumschlinge beschränken.

Durch entzündliche Vernarbungen im Bereich des retroduodenalen Choledochus bzw. im Bereich des Lig. hepatoduodenale und durch Schrumpfungsprozesse als Folge von Pankreatitis und Duodenalstumpfinsuffizienz kann es sekundär zur Verlegung der extrahepatischen Gallenwege oder durch eine Cholangitis zum Ikterus im späteren postoperativen Verlauf, auch noch nach Wochen und Monaten, kommen. Ist eine Indikation zur Reintervention gegeben, ist das Verfahren der Wahl eine Umgehungsanastomose mit einer ausgeschalteten Jejunumschlinge nach Roux.

Die postoperative Nachblutung

Nachblutungen nach Eingriffen am Magen, besonders nach Resektionen, können entweder in die Bauchhöhle oder in den Magen-Darm-Kanal erfolgen. Nachblutungen in die Bauchhöhle sind gekennzeichnet durch Pulsbeschleunigung, Sinken von Blutdruck und Hämoglobin ohne Hämatemesis und Melaena und häufig auch durch Bauchdeckenspannung und Druckschmerz sowie Leukocytose infolge peritonealer Reizung. Nachblutungen in den Magen und Darm können sich durch mehr oder minder massives Bluterbrechen mit Blutstuhl äußern, zusätzlich zu Blutdruckabfall und Anämie. In beiden Fällen soll man je nach der Heftigkeit einer Nachblutung nicht lange mit konservativen Maßnahmen einschließlich der Kühlung des Magens nach Wangensteen Zeit versäumen, vor allem beim drohenden und bestehenden hämorrhagischen Schock, der in kürzester Zeit bedrohliche Ausmaße annehmen kann, sondern relaparotomieren. Eine eingelegte Drainage oder der Magenschlauch können durch Koagel verstopft sein, nicht bekannte und nicht meßbare Mengen an Blut können im Darm liegen. Deshalb kann die Blutungsintensität nur durch geeignetere Kriterien wie Hb- und HK-Werte, Blutdruck, Pulsfrequenz und zentralen Venendruck in Verbindung mit den klinischen Zeichen des Schocks geschätzt werden. Durch Bestimmung der Gerinnungsfaktoren ist ein allgemeines Blutungsübel, z. B. eine Verbrauchskoagulopathie auszuschließen. Gelegentlich kann man auch endoskopieren (Laparoskopie, Gastro-Duodenoskopie), um die Blutungsquelle zu lokalisieren und um gezielt vorzugehen. Allerdings soll man mit diesen Maßnahmen, die den meist schwerschockierten Kranken belasten, nicht wertvolle Zeit versäumen. Man ist bei der Operation stets erstaunt, welche Massen von Blut sich im Abdomen oder Magen befinden.

Intraperitoneale Nachblutungen

Blutungen in die freie Bauchhöhle beruhen stets auf aufgegangenen Knoten oder abgeglittenen Unterbindungen, besonders wenn sie als Massenunterbindungen vorgenommen wurden, oder auf einer Verletzung der Milz und ihrer Gefäße. Hieraus ergeben sich die zu treffenden Maßnahmen: Umstechung des blutenden Gefäßes bzw. Entfernung der Milz, wenn nicht ausnahmsweise eine Naht des Milzparenchyms oder die Unterbindung eines isolierten Gefäßes am Milzhilus möglich ist.

Muß bei Pankreasverletzungen oder nach Pankreasoperationen eine Andauung von großen Gefäßen durch das Pankreassekret angenommen werden, so können Blutungsrezidive nur durch sorgfältige Einscheidung der Pankreasfistel in eine Roux-Schlinge oder mit partieller Pankreasresektion verhütet werden.

Intragastrale-enterale Blutungen

Blutungen in den Magen und Darm stammen vorwiegend aus der Magen-Darm-Anastomose, gelegentlich aus einem zurückgelassenen Ulcus, einem Streßulcus oder diffus aus der Magenschleimhaut. Man incidiert die vordere Magenwand 3–4 cm cranial von der Anastomose und parallel zu ihr (Abb. 139) – bei einer retrocolischen Anastomose ist es zweckmäßig, die vorderen Nähte der Mesocolonnaht zu lösen –, saugt oder löffelt das Blut aus dem Magen und dem Darm und sucht nach der Blutungsquelle in der Anastomose. Die Fundus-Kardia-Region kann auch von einer Längsincision am Magen aus revidiert werden. Findet man ein arteriell spritzendes oder venös blutendes Gefäß, so wird es gefaßt und umstochen. Blutet es diffus aus der Anastomose oder steht die

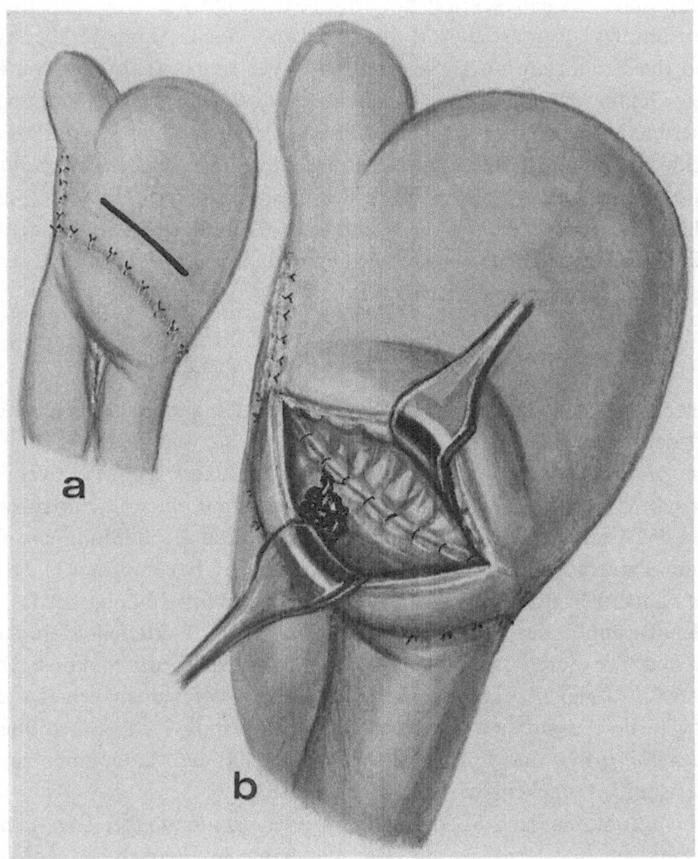

Abb. 139 a u. b. Stillung einer postoperativen Blutung aus einer GE nach Magenresektion. a) Schnitt in der vorderen Magenwand 5 cm oberhalb der Anastomose; b) das blutende Gefäß wird umstochen

Blutung, so umsäumt man die Anastomose mit einer fortlaufenden Schleimhaut- oder Dreischichtennaht aus resorbierbarem Nahtmaterial. – Liegt ein Geschwür an der kleinen Kurvatur oder der Hinterwand des Magens vor, aus dem es blutet, so umsticht man den Gefäßstumpf, wenn man sicher ist, daß es sich nicht um ein carcinomatöses Ulcus handelt. Außerdem fügt man eine *Vagotomie* hinzu, die die Gefahr einer erneuten Ulceration mit Blutung mindert. Sie ist auch die erste Maßnahme bei diffuser Schleimhautblutung. Ist ein Carcinom nachgewiesen, dann muß man eine radikale Nachoperation ausführen, die zumeist in einer Fundektomie besteht. Bei einer Nachblutung aus einem Duodenalgeschwür, wobei zumeist eine Vagotomie mit Pyloroplastik oder GE vorausgegangen ist – eine Nachblutung aus einem Duodenalgeschwür nach einer Resektion zur Ausschaltung habe ich nie beobachtet –, dann wird das Geschwür entweder excidiert oder der Gefäßstumpf umstochen und gleichzeitig die A. gastroduodenalis zu beiden Seiten des Pylorus und Bulbus duodeni freipräpariert und unterbunden (Abb. 97).

Ischämische Nekrose des Magenstumpfes

Die hohe subtotale Magenresektion mit Milzexstirpation kann bei Devascularisierung des Magenstumpfes, wenn die von rechts kommenden Magengefäße unterbunden wurden und die Ernährung über die Ri. oesophagei und Aa. phrenic. caud. sowie die submukösen Gefäße des Oesophagus nicht mehr ausreicht, zur ischämischen Nekrose des skelettierten Magenstumpfes führen. Bestehen während der Operation Zweifel an der guten Durchblutung, ist eine totale Gastrektomie anzuschließen. Liegt eine Infektion bei nekrotischem Magenstumpf vor, muß der Oesophagus am Hals nach außen abgeleitet werden, das Abdomen drainiert und eine Dünndarmernährungsfistel angelegt werden. Die Oesophagus-Darmpassage wird erst zu einem späteren Zeitpunkt nach Abklingen der Infektion wiederhergestellt.

Entleerungsstörungen von Magen und Darm

Die Art einer Entleerungsstörung nach Eingriffen am Magen ist weitgehend abhängig von der Art der vorangegangenen Operation.

Eine reine *Magenatonie* beobachtet man nach trunkulärer und selektiver Vagotomie, aber auch nach Magenresektion oder in Kombination mit einer Darmparalyse auf dem Boden einer Peritonitis oder peritonealen Reizung. Die Behandlung der Frühatonie besteht in der Dauerabsaugung des Magens und in der Bekämpfung einer manifesten oder sich anbahnenden Peritonitis durch Drainage eines Entzündungsherdes, ausgehend vom Duodenalstumpf oder von einer Anastomose, der bakteriellen Infektion durch Antibiotica und der durch Beeinflussung einer Pankreatitis durch konservative Maßnahmen. Der Ausgleich einer Elektrolytstörung, vor allem eines erniedrigten Kaliums sowie die Ausnutzung aller anderen Bilanzierungs- und Substituierungsmöglichkeiten des Elektrolyt- und Flüssigkeitshaushaltes und die Maßnahmen zur Anregung der Darmperistaltik verstehen sich von selbst.

Bei einer Magenatonie nach Magenresektion oder nach einfacher Gastroenterostomie muß man stets an eine Verengerung oder Verlegung im Bereich der Anastomose, an einen Circulus vitiosus, an ein »afferent-loop-syndrome« oder an eine »efferent-loop-obstruction« und an eine Einklemmung einer Dünndarmschlinge denken, vor allem wenn die Passagestörung auch noch in der zweiten postoperativen Woche unverändert besteht. Die Diagnose kann durch eine Röntgen-Kontrast-Durchleuchtung und auch durch eine Gastroskopie weitgehend gesichert werden (siehe die Darlegungen in dem vorangegangenen Abschnitt).

Besteht eine Verengung der Pyloroplastik oder der Anastomose von Magen und Duodenum nach B I, so ist es am einfachsten, eine GE hinzuzufügen. Wesentlich eingreifender ist eine Erweiterung der Pyloroplastik, eine Nachresektion mit Anastomosierung nach B I, dann am besten in Form einer termino-lateralen Anastomose nach v. Haberer (S. 239) oder nach B II, wobei ich die antecolische Form mit kurzer Schlinge (S. 243) bevorzuge.

Ursachen und Behandlung einer Behinderung der Magenentleerung nach B II wurden auf S. 311 dargestellt.

Liegt ein Circulus vitiosus nach Gastroenterostomie vor, so besteht die einfachste Maßnahme in dem Anlegen einer Braunschen Enteroanastomose.

Die Behandlung einer *Peritonitis* nach Eingriffen am Magen und Zwölffingerdarm besteht, wie im vorhergehenden mehrfach schon im einzelnen dargelegt wurde, vor allem im Verschluß oder Abdichten der Infektionsquelle und in der ausgiebigen Drainage. Hinsichtlich der Allgemeinbehandlung, besonders auch der Verabreichung von Antibiotica s. S. 80ff. und 86ff. Wird eine Peritonitis rechtzeitig erkannt und werden sofort intensive Behandlungsmaßnahmen eingeleitet, so kann der früher so häufige tödliche Ausgang zumeist verhütet werden. Indikationen und Behandlung eines *Adhäsionsileus* nach Eingriffen am Magen und Zwölffingerdarm sind auf S. 373ff. beschrieben.

Hinsichtlich einer *Fasciendehiszenz* (Frühdehiszenz der Bauchdeckenwunde, »Platzbauch«) s. S. 59ff.

2. Spätkomplikationen

Siehe hinsichtlich Maßnahmen bei Ulcusrezidiv nach Vagotomie und Pyloroplastik bzw. GE S. 262ff., bei Anastomosenulcus nach GE und nach Magenresektion B I und B II S. 266ff., bei hämorrhagischer Gastritis nach B I und B II S. 261ff. und bei Carcinom im Magenstumpf S. 297ff.

Literatur

I. Monographien, Handbücher, Lehrbücher

Baumgartl, F., Kremer, K., Schreiber, H. W.: Spezielle Chirurgie für die Praxis. Bd. 2, T. 1. Stuttgart: Thieme, 1969

Boller, R.: Der operierte Magen. Wien: Urban & Schwarzenberg 1947

Brandt, G., Kunz, H., Nissen, R.: Intra- und postoperative Zwischenfälle Bd. 2. Stuttgart: Thieme 1965

Bsteh, O.: Die Geschwürskrankheit des Magens und ihre chirurgischen Probleme. 2. Aufl. Wien, Düsseldorf: Maudrich 1952

Demling, L.: Der kranke Magen. München, Berlin, Wien: Urban & Schwarzenberg 1970

Gütgemann, A., Schreiber, H. W.: Das Magen- und Kardia-Karzinom. Stuttgart: Enke 1964

Hafferl, A., Thiel, W.: Lehrbuch der topographischen Anatomie. 3. Aufl. Berlin, Heidelberg, New York: Springer 1969

Harkins, H. N., Nyhus, L. M.: Surgery of the stomach and duodenum. 2. ed. London: Churchill 1969

Holle, F.: Spezielle Magenchirurgie. Berlin, Heidelberg, New York: Springer 1968

Kleinschmidt, O.: Operative Chirurgie. 3. Aufl. Berlin, Göttingen, Heidelberg: Springer 1948

Maingot, R.: Abdominal operations, 4 ed. New York: Appleton Century Craft 1961

Nakayama, K.: Atlas of gastrointestinal surgery. Philadelphia: Lippincott 1969

Netter, F. H.: The ciba collection of medical illustrations Vol. 3, P. 1. New York, N. Y.: Ciba 1959

Ottenjann, R.: Der operierte Magen und seine Folgezustände. Stuttgart: Thieme 1973

Priesching, A.: Geschwülste des Magens. In: Zenker, R., Deucher, F., Schink, W.: Chirurgie der Gegenwart. Bd. 2., Beitr. 2. München, Berlin, Wien: Urban & Schwarzenberg 1973

Remine, W., Priestley, J., Berkson, J.: Cancer of the stomach. Philadelphia, London: Saunders 1964

Rossetti, M.: Die operierte Speiseröhre. Stuttgart: Thieme 1963

Saegesser, M., Amgwerd, R., Hammer, B.: Der Magenkrebs. Bern, Stuttgart, Wien: Huber 1972

Williams, J. A., Cox, A. G.: After vagotomie. London: Butterworths 1969

Zenker, R.: Die Eingriffe in der Bauchhöhle. Bd. VII/1, 2. Aufl. Allgem. u. spez. chir. Operationslehre. Hrsg.: N. Guleke, R. Zenker. Berlin, Göttingen, Heidelberg: Springer 1951

Zenker, R., Ruëff, F., Becker, H. M., Thurmayr, R.: Langenbecks Arch. klin. Chir. Bd. 308, S. 356. Sitzungsbericht d. 81. Tgg. d. Deutschen Ges. f. Chirurgie vom 1.–4. IV. 1964. Berlin, Göttingen, Heidelberg, New York: Springer 1964

Zollinger, R. M., Cuther, E. C.: Atlas of surgical operations. 3. ed. Vol. 2. New York: Mac Millan 1967

II. Physiologie und Pathophysiologie der Magensekretion »Die Eingriffe am Magen und Zwölffingerdarm«

Abernathy, R. J.: Pentagastrin as a stimulant of maximal gastric acid response in man. Lancet **1**, 291 (1967)

Baron, J. H.: Discussion on the physiological and clinical assessment of gastric function. Proc. roy. Soc. Med. **55**, 74 (1962)

Bockus, H. L.: Gastroenterology, 2. ed., Vol. I. Philadelphia & London: Saunders 1964

Bouchier, I. A. D.: The vagus, the bile, and gallstones. GUT **11**, 799 (1970)

Burge, H.: Vagotomy. London: Arnold 1964

Capper, W. M., Butler, T. J., Buckler, K.G., Hallett, C. P.: Variation in size of the gastric antrum: Measurement of alkaline area associated with ulceration and pyloric stenosis. Ann. Surg. **163**, 281 (1966)

Capper, W. M.: Factors in the pathogenesis of gastric ulcer. Ann. roy. Coll. Surg. Engl. **40**, 21 (1967)

Card, E.; Marks I. M.: The relationship between the acid output of the stomach following maximal stimulation and the parietal cell mass. Clin. Sci. **19**, 147, 1960

Clarke, R. J., McFarland, J. B., Williams, J. A.: Gastric stasis and gastric ulcer after selective vagotomy without a drainage procedure. Brit. med. J. **1**, 538 (1972)

Crean, G. P., Marshall, M. W., Rumsey, R. D.: Parietal cell hyperplasia induced by the administration of pentagastrin to rats. Gastroenterology **57**, 147 (1969)

Creutzfeld, W.: Origin, chemistry, physiology and pathophysiology of the gastrointestinal hormones. Stuttgart, New York: Schattauer 1970

Cummins, A. J.: Gastric analysis. Methods and interpretation. In: Ch. M. Thompson, D. Berkowitz, E. Polish: The stomach. New York, London: Grune & Stratton 1967, p. 189

Demling, L.: Die Physiologie des Magens. In: L. Demling: Der kranke Magen. S. 57. München, Berlin, Wien: Urban & Schwarzenberg 1970

Demling, L.: Klinische Gastroenterologie, Bd. 1. Stuttgart: Thieme 1973

Dragstedt, L. R.: The pathogenesis of gastric and duodenal ulcers. Ann. N. Y. Acad. Sci. **99** 190 (1962)

Dragstedt, L. R., Owens, F. M.: Supradiaphragmatic section of the vagus nerves in the treatment of duodenal ulcer. Proc. Soc. exp. Biol. Med. **53**, 152 (1943)

Eder, M.: Die Bedeutung des »turn over« von Epithelersatz und -differenzierung für die Orthologie und Pathologie der Dünndarmfunktion. Verh. dtsch. Ges. Path. **53**, 45 (1969)

Elster, K.: Pathologisch-anatomisches Bild der Magenkrankheiten. In: L. Demling: Der kranke Magen, S. 13 München, Berlin, Wien: Urban & Schwarzenberg 1970

Feifel, G.: Experimentelle Untersuchungen zur Pathogenese akuter Ulcera. München, Med. Hab.-Schr. 1971

Feifel, G., Lorenz, W., Heimann, A., Wörsching, I.: Bestimmung der basalen und maximal stimulierten Magensaftsekretion: Kritische Untersuchungen zur Durchführung, Auswertung und Beurteilung von Magensekretionstesten. Klin. Wschr. **50**, 413 (1972)

Goligher, J. C.: Five to eight-year results of truncal vagotomy and pyloroplasty for duodenal ulcer. Brit. med. J. **1**, 7 (1972)

Grassi, I., Orecchia, C., Cantarelli, J., Fiyoli, E., Sbuelz, B.: Risultati e considerationi sullo studio della secrezione gastrica nella malattia ulcerosa in fase operatoria. Chirurg. Gastroenterol. **3**, 4 (1969)

Griesser, G.: Die Häufigkeit des Carzinoms im operierten Geschwürsmagen. In: F. Holle: Spezielle Magenchirurgie. Berlin, Heidelberg, New York: Springer 1968, S. 770

Grollmann, A.: The functional pathology of disease. New York: McGraw Hill 1963

Grossman, M. I.: Neural and hormonal stimulation of gastric secretion of acid. In: Visscher, M. B., Hastings, A. B., Pappenheimer, J. R., Rahn H.: Handbook of physiology, Vol. 2, Sect. 6. Washington, D. C.: Amer. Physiol. Soc. **1968**, p. 835

Grossman, M. I.: Effect of gastrin, cholecystokinin and secretin on gastric and pancreatic secretion: A Theory of interaction of hormones. In: W. Creutzfeldt: Origin, physiology and pathophysiology of gastrointestinal hormones, Stuttgart, New York: Schattauer 1970, S. 129

Harkins, H. N., Nyhus, L. M.: Surgery of the stomach and duodenum. Boston: Little Brown 1969

Hart, W.: Physiologie und Pathophysiologie des Magens. In: F. Holle: Spezielle Magenchirurgie. S. 37. Berlin, Heidelberg, New York: Springer 1968

Helwing, E., Heymann, H., Wenzel, R.: Die Grundlagen der Magensaftanalyse und ihre Bedeutung für die Ulkuschirurgie. Med. Welt (Berl.) **22,** 1957 (1971)

Henning, N., Berg, G., Wüst, H., Zeitler, G.: Störungen nach Magenresektion. Dtsch. med. Wschr. **91,** 843 (1966)

Hirschowitz, B. I.: Secretion of pepsinogen. In: Visscher, M. B., Hastings, A. B., Pappenheimer, J. R., Rahn, H.: Handbook of Physiology, Vol. 2, Sect. 6. p. 889. Washington, D. C.: Amer. Physiol. Soc. 1967

Hollander, F.: The insulin test for the presence of intact nerve fibers after vagal operations for peptic ulcer. Gastroenterology **7,** 607 (1946)

Holle, F.: Spezielle Magenchirurgie. Berlin, Heidelberg, New York: Springer 1968

Holle, F.: Form- und funktionsgerechte Chirurgie des Gastro-Duodenalulcus. Erg. Chir. **54,** (1970)

Kay, A. W.: Effect of large doses of histamin on gastric secretion of HCl-an augmented histamin test. Brit. med. J. **2,** 77 (1953)

Kay, A. W.: An evaluation of acid secretion tests. Gastroenterology **53,** 834 (1967)

Kay, A. W.: The physiology of duodenal ulcer with special emphasis on gastric acid secretion. In: H. Bürkle de la Camp, F. Linder und M. Trede: American College of Surgeons, Deutsche Gesellschaft für Chirurgie, Joint Meeting Munich 1968, p. 168. Berlin, Heidelberg, New York: Springer 1969

Kilby, J. O., Griffith, C. A.: The relationship of gastric transection and vagotomy to gastric emptying. Surgery **69,** 633 (1971)

Kirtley, J. A., Scott, H. W., Sawyers, J. L., Graves, H. A., Lawler, M. R.: The surgical management of stress ulcers. Ann. Surg. **169,** 801 (1969)

Kunzman, J.: Management of bleeding stress ulcers. Amer. J. Surg. **119,** 637 (1970)

Liebermann-Meffert, D., Allgöwer, M.: Untersuchungen am normalen und am krankhaft veränderten Magenausgang beim Magengeschwür. Langenbecks Arch. klin. Chir., Suppl. Chir. For. 257 (1972)

Lorenz, W., Feifel, G.: Neue Gesichtspunkte zur Pathogenese des Streß- und Steroidulcus. Dtsch. med. Wschr. **95,** 1848 (1970)

Nöller, H. G.: Ergebnisse der Magenfunktionermittlung mit der Endoradiokapsel – Heidelberger Kapsel –, einem neuen Hilfsmittel der Magendiagnostik. Fortschr. Med. **80,** 351 (1962)

Noring, O.: Studies on the cephalic phase of gastric secretion in normal subjects and ulcer patients. Gastroenterology **18,** 413 (1951)

Nyhus, L. M.: Gastric ulcer. In: H. N. Harkins and L. M. Nyhus: Surgery of the stomach and duodenum., p. 203 Boston: Little, Brown 1969

Nyhus, L. M., Chapman, N. D., Vito, R. V. de, Harkins, H. N.: The control of gastrin release. Gastroenterology **39,** 582 (1960)

Oi, M., Oshida, K., Sugimura, S.: The location of gastric ulcer. Gastroenterology, **36** 45 (1959)

Oi, M., Miho, O., Endo, M., Ohmura, T.: Relation of the gastric mucosal boundary between fundic gland and pyloric gland areas to the development of anastomotic ulcers. Ann. Surg. **163,** 35 (1968)

Olbe, L.: Significance of vagal release of gastrin during the nervous phase of gastric secretion in dogs. Gastroenterology **44,** 463 (1963)

Ottenjann, R.: Die Physiologie der Magensekretion und ihre klinische Bedeutung. Münch. med. Wschr. **109,** 2063 (1967)

Ottenjann, R.: Spezielle Untersuchungsmethoden. In: L. Demling: Der kranke Magen. S. 64. München, Berlin, Wien: Urban & Schwarzenberg 1970

Ottenjann, R.: Sekretionsanalysen des Magens. In: Demling, L.: Klinische Gastroenterologie. Bd. 1. S. 173. Stuttgart: Thieme 1973

Ottenjann, R.: Der operierte Magen und seine Folgezustände. In: L. Demling: Klinische Gastroenterologie. Bd. 1. S. 263. Stuttgart: Thieme 1973

Ottenjann, R.: Stadelmann, O.: Endoskopische Biopsie gastroenteraler Anastomosen. S. 333. In: Gregor, O.: Riedl, O.: Modern gastroenterology. Stuttgart: Schattauer 1969

Paul, F.: Quantitative Untersuchungen motorischer Phänomene des proximalen und distalen Magen-Darm-Trakts mittels elektromagnetischer Simultanregistrierungen. Hannover, Med. Hab.-Schr. 1973

Pichlmayr, R.: Magen- und Duodenalulcus. Pathophysiologie und Funktionsdiagnostik. Langenbecks Arch. klin. Chir. **332,** 187 (1972)

Plessis, D. J. du: Pathogenesis of gastric ulceration. Lancet **1,** 978 (1965)

Reichel, K.: Untersuchungen an Mensch und Tier zur Hemmung der Magensekretion. Hannover, Med. Hab.-Schr. 1970

Ross, B., Kay, A. W.: The insulin test after vagotomy. Gastroenterology **46,** 379, 1964

Rueff, F. L.: Hat die klassische $^2/_3$-Resektion des Magens beim Ulcus heute noch ihre Berechtigung? Langenbecks Arch. klin. Chir. 319, 278 (1967)

Schmidt, H. A., Martini, G. A.: Internistische Behandlung von Patienten nach partieller und totaler Magenresektion. Chirurg **43,** 558 (1972)

Schreiber, H. W.: Magen incl. Ulcus duodeni. In: F. Baumgartl, K. Kremer; H. W. Schreiber: Spezielle Chirurgie für die Praxis. Bd. 2, T. 1. Stuttgart: Thieme 1969, S. 1.

Schreiber, H. W., Ackeren, H. van, Rehner, M.: Zur Vagotomie: Definition, Indikationsstellung, Technik und Ergebnisse. Chirurg **43,** 174 (1972)

Schütz, H. B., Reizenstein, P.: Radiovitamin B_{12} as a dilution indicator in gastrointestinal research. Amer. J. Dig. Dis. **30,** 904 (1963)

Segal, H. L.: Physiology of gastric secretion. Amer. J. Gastroent. **44,** 423 (1965)

Seifert, E., Dittrich, H., Erd, W.: Gastrobioptische Untersuchungen am Resektionsmagen. Med. Welt **17,** 38 (1966)

Shay, H.: Emotional stress and parietal cell mass. Amer. J. Dig. Dis. **26,** 846 (1959)

Spiro, H. M.: Clinical gastroenterology. London: Collier-MacMillan 1970

Stadelmann, O., Miederer, S. E., Zimmermann, K. G., Frost, H.: Aktuelle Probleme der Pathogenese und Therapie des Magen-Duodenal-Ulkus. Fortschr. Med. **90,** 123 (1972)

Stempien, St. J., Lee, E. R., Dagradi, A. E.: The role of distal gastrectomy, with and without vagotomy, in the control of cephalic secretion and peptic ulcer disease. Surgery **71,** 110 (1972)

Thomas, J. E., Baldwin, M. V.: Pathways and mechanisms of regulation of gastric motility. In: Visscher, M. B., Hastings, A. B., Pappenheimer, J. R., Rahn, H.: Handbook of physiology, Vol. 4, Sect. 6., p. 1937. Washington, D. C.: Amer. Physiol. Soc. 1968

Wanke, M.: Magen. In: W. Doerr, F. Seifert, E. Uehlinger: Spezielle pathologische Anatomie. Bd. 2, T. 1, S. 380. Berlin, Heidelberg, New York: Springer 1971

Wastell, C.: Malabsorptive states after gastrointestinal surgery. Brit. med. J. **2,** 661 (1968)

Welsch, K. H., Holle, F., Bauer, H.: Klinische Untersuchungen der Magensekretion nach selektiver proximaler Vagotomie. Langenbecks Arch. klin. Chir., Suppl. Chir. For. **227** (1972)

Williams, J. A., Cox, A. G.: After vagotomy. London: Butterworths 1969

Winkelmann, E. I.: Gastric analysis, p. 73. In: Ch. H. Brown: Diagnostic procedures in gastroenterology, St. Louis: Mosby 1967

Zenker, R., Reichel, K., Lorenz, W., Haendle, H., Feifel, G.: Zur Wahl der operativen Eingriffe bei unkomplizierten Magen- und Zwölffingerdarmgeschwüren. Chirurg **39,** 488 (1968)

III. Einzelarbeiten zu »Die Eingriffe am Magen und Zwölffingerdarm«

Allgöwer, M. Burri, C., Hell, K.: Zur Technik der Pyloroplastik. Chirurg. 11, 39. 505 (1968)

Amgwerd, R., Hammer, B.: Der Magenkrebs. Bern, Stuttgart, Wien: Huber 1972

Austen, W. G., Baue, A. E.: Catheter duodenostomy for the difficult duodenum Ann. Surg. **160,** 781 (1964)

Bary, S. v.: Zur Geschichte der Pylorusresektion. Chirurg **44,** 460 (1973)

Bauer, K. H.: Magenstraße und Magenulkus. Bruns' Beitr. klin. Chir. **135,** 223 (1902)

Berndt, H.: Operative Behandlung des Ulcus duodeni: Magenresektion oder Vagotomie. Dtsch. Gesundheitswes. 24, 1105 (1969)

Biebl, M.: »Interpositions-Billroth I« mittels ausgeschalteter Dünndarmschlinge, ein neues ptotisches Anastomosierungsverfahren bei Magenresektion mit Gültigkeit für Ulcus. Zbl. Chir. **72,** 1568 (1947)

Boeckl, O.: Signifikante Faktoren für die Prognose des Magencarcinoms. Langenbecks Arch. klin. Chir. **302,** 653 (1963)

Bsteh, O.: Technik der Resektion tiefsitzender Duodenalulcera. Langenbecks Arch. klin. Chir. **175,** 114 (1933)

Bünte, H.: Frühkomplikationen nach Magenresektion und Gastrektomie. Langenbecks Arch. klin. Chir. **29,** 1054 (1971)

Cameron, A. J., Hoffmann, H. N.: Zollinger-Ellison Syndrome. Clinical features and long-term follow-up. Mayo Clin. Proc. 49, 44 (1974)

Clairmont, P.: Über die Mobilisierung des Duodenum von links her. Langenbecks Arch. klin. Chir. **110,** 104 (1918)

Deucher, F.: Die chirurgische Behandlung der Divertikel des Magendarmtraktes. Helv. chir. Acta **24,** 435 (1957)

Enderlen, E., Zukschwerdt, L.: Die Erregung der Magensaftsekretion nach Resektion des Antrum-Pylorusanteils des Magens. Zbl. Chir. **58,** 290 (1931)

Enderlen, E., Freudenberg, E., Redwitz, E. v.: Experimentelle Untersuchungen über Veränderungen der Verdauung nach Operationen an Magen und Darm. Klin. Wschr. **2,** 210 (1923)

Enderlen, E., Zukschwerdt, L.: Die chirurgische Behandlung des peptischen Geschwürs. Chirurg **5,** 849 (1933)

Faust, H., Schultheis, H. R., Stalder, G., Fahrländer, H.: Die Reintervention nach operierter gastroduodenaler Ulcuskrankheit. Chirurg **44,** 1 (1973)

Feifel, G., Hoffmann, D., Kemkes, B., Pichlmaier, H.: Die Bedeutung des röntgenologischen und endoskopischen Befundes für die Operationsplanung und die Prognose beim Magenkarzinom. Röntgen-Berichte **2,** 389 (1973)

Feifel, G., Lorenz, W., Heimann, A., Wörsching, I:. Bestimmung der basalen und maximal stimulierten Magensaftsekretion: Kritische Untersuchungen zur Durchführung, Auswertung und Beurteilung von Magensekretionstesten. Klin. Wschr. **50,** 413 (1972)

Finney, J. M. T.: A new method of pyloroplasty. Bull. Johns Hopkins Hosp. 13, 155 (1902)

Finsterer, H.: Über die Bedeutung der Magenresektion beim Ulcus duodeni. Zbl. Chir. **45,** 954 (1918)

Fox, P. S., Hoffmann, J. W., Decosse, J. J., Wilson, S. D.: The influence of total gastrectomy on survival in malignant Zollinger–Ellison tumors. Ann. Surg. **180** (1974) **528**

Frey, E. K.: Die cardioplastische Ösophago-Gastrostomie. Zbl. Chir. **65,** 2 (1938)

Gall, G.: Duodenalinsuffizienz nach B-II-Resektion. Verhütung und Behandlung durch Rouxsche Dünndarmschlinge. Bruns' Beitr. klin. Chir. **216,** 23 (1968)

Gohrbrandt, E.: Zur Technik des Duodenalverschlusses. Zbl. Chir, **60** 1815 (1933)

Grassi, G., Valentini, G., Fivoli, E.: Esophagoplasty using segments of the digestive tract. Chir. Gastroent. **7,** 319 (1973)

Grill, W., Widok, K.: Zur Technik des Duodenalstumpfverschlusses. Chirurg **33,** 232 (1962)

Gütgemann, A.: Umgehungs-Anastomose beim inoperablen Ösophagus- und Kardiakarzinom. Dtsch. med. Wschr. **77,** 497 (1952)

Haberer, H. v.: Die Bedeutung des Pylorus für das Zustandekommen des postoperativen Jejunalulcus. Langenbecks Arch. klin. Chir. **117,** 50 (1921)

Hanloser, P., Akovbiantz, A., Bachmann, O.: Indikation zur frühzeitigen Relaparatomie. Helv. chir. Acta **36,** 92 (1969)

Hausamen, T. U., Fritsch, W.-P.: Die Entwicklung einer physiologischen Methode für die Ulkus-Chirurgie. Dtsch. med. Wschr. **97,** 1072 (1972)

Hauser, G.: Die peptischen Schädigungen des Magens, des Duodenum und der Speiseröhre und das peptische postoperative Jejunalgeschwür. In: Handbuch der speziellen pathologischen Anatomie und Histologie. Bd. 4, T. 1. Berlin: Springer 1926.

Hayashida, R., Kiodokoro, T.: End results of early gastric carcinoma, advance abstracts, 4th World Congress of Gastroenterology. p. 279. Copenphagen 1970

Heberer, G., Stücker, F. J.: Intra- und postoperative Zwischenfälle am Magen und Duodenum und die Ergebnisse der Korrektureingriffe. Langenbecks Arch. klin. Chir. **320,** 269 (1968)

Hegemann, G.: Chirurgische und eitrige Komplikationen nach Eingriffen an den Bauchorganen. Langenbecks Arch. klin. Chir. **329,** 1068 (1971)

Hegemann, G., Schaudig, H.: Ergebnisse bei der Behandlung des Magenkrebses. Dtsch. med. Wschr. **91,** 336 (1966)

Henning, N., Berg, G., Wüst, H., Zeitler, G.: Störungen nach Magenresektion. Dtsch. med. Wschr. **91,** 843 (1966)

Henschen, C.: Transpleurale Ösophagus-Gastroanastomose. Langenbecks Arch. klin. Chir. **186,** 20 (1936)

Heymann, H., Balser, D., Büchner, W., Hart, W., Holle, F., Klempa, I., Lick, R., Welsch, K.-H.: Methodik und Klinik der form- und funktionsgerechten Operationen des Gastro-Duodenalulkus. Dtsch. med. Wschr. **93,** 754 (1968)

Heyrovsky, H.: Diagnostik und Therapie der chirurgischen Erkrankungen der Speiseröhre. Wien. med. Wschr. **77,** 1649 (1927)

Holle, F.: Pathophysiologische Gesichtspunkte in der chirurgischen Verfahrenswahl bei Gastroduodenalulcus. Verh. dtsch. Ges. inn. Med. **75,** 267 (1969)

Holle, F.: Form- und funktionsgerechte Chirurgie des Gastro-Duodenalulcus. Erg. Chir. Orthop. **54,** 1 (1970)

Holle, F.: Die Entwicklung einer physiologischen Methode für die Ulkus-Chirurgie. Dtsch. med. Wschr. **97,** 779 (1972)

Holle, F., Hart, W.: Form- und funktionsgerechte Operation – Ein Grundsatz moderner Ulcuschirurgie. Langenbecks Arch. klin. Chir. **309,** 205 (1965)

Holle, F., Heinrich, G.: Zur Indikation und Technik der subdiaphragmatischen Fundektomie. Chirurg **26,** 164 (1955)

Hollender, L. F.: Gastrectomie totale: J. Méd. Strasbourg **3,** 975 (1972)

Hollender, L. F., Otteni, F.: Technique de la vagotomie supra-sélective J. Chir. (Paris) **106,** 379 (1973)

Jaboulay, M.: De la gastro-duodénostomie. Arch. Prov. Chir. **1,** 551 (1892)

Kaiser, Ch., Zanoni, G., Eglin, R. E.: Klinische Spätkontrolle 11–20 Jahre nach Magenresektion Billroth I wegen Gastroduodenalulzera. Teil 1. Helv. chir. Acta **41,** 125 (1974)

Kirschner, M.: Meine Technik der Resektion beim chronischen Magen-Duodenalgeschwür. Teil 1.: Vorbemerkungen und Technik der gewöhnlichen Resektion. Chirurg **4,** 372 (1932)

Kirschner, M.: Ein neues Verfahren der Ösophagoplastik. Langenbecks Arch. klin. Chir. **114,** 606 (1920)

Kleinschmidt, K.: Zur Geschichte des Billroth II. Chirurg **1,** 631 (1928/29)

Knöfler, H.: Verdauungsmöglichkeiten der Jejunumschlinge in der Magenchirurgie. Chirurg. **33,** 506 (1962)

Knöfler, H.: Magenersatz durch Dünndarmschlinge. Chirurg **33,** 465 (1962)

Konjetzny, E.: Der Magenkrebs. Stuttgart: Enke 1938

Konjetzny, E., Bürger, M.: Die Nahrungsausnutzung nach Totalexstirpation des Magens. Zbl. Chir. **56,** 1154 (1929)

Kraemer, H. J., Sebening, F.: Gastrogene Duplikaturen: Transdiaphragmale Perforation eines Doppelmagens mit schwerer Lungenblutung. Bruns' Beitr. klin. Chir. **210,** 183 (1965)

Largiader, F., Säuberli, H.: Die totale Gastrektomie. Bruns' Beitr. klin. Chir. **219,** 601 (1972)

Lawrence, W.: Reservoir construction after total gastrectomy. Ann Surg. **155,** 191 (1962)

Lortat-Jacob, J.-L., Robert, F.: Les malpositions cardio-tubérositaires. Arch. Mal. Appar. dig. **42,** 750 (1952)

Macmanus, J. B.: Combined left abdominal and right thoracic approach to resection of esophageal neoplasms. Surgery, **24,** 9 (1948)

Madlener, M.: Über Pylorektomie bei pylorusfernem Magengeschwür. Zbl. Chir. **50,** 1313 (1923)

Meier, A. L., Cassani, S.: Die Drainage bei abdominalchirurgischen Eingriffen. Helv. chir. Acta **41,** 175 (1974)

Meyer, Ch., Otteni, F., Oberling, F., Hollender, L. F.: Reflections on the gastric localisation of Hodgkin's disease. Chir. Gastroent. **7,** 460 (1973)

Nakayama, K.: Radical operations for carcinoma of the esophagus and cardiac end of the stomach. J. int. Coll. Surg. **21,** 51 (1954)

Nakayama, K.: New reconstructive method after excision of lower esophagus and cardiac portion of stomach - beta anastomosis combined with antrostomy. Surgery **54,** 281 (1963)

Nissen, R.: Die Resektion des tiefsitzenden Duodenalgeschwürs. Zbl. Chir. **60,** 483 (1933)

Nissen, R.: Eingriffe am Magen und Duodenum. In: Brandt, G., Kunz, H., Nissen, R.: Intra- und postoperative Zwischenfälle. 2. Aufl. Bd. 2. S. 60. Stuttgart: Thieme 1971

Peters, H., Schubert, H. J., Reifferscheid, M.: Das Carcinom im Restmagen nach Resektion wegen gutartiger Befunde. Langenbecks Arch. klin. Chir. **336,** 219 (1974)

Pichlmayr, R.: Magen- und Duodenalulcus (Pathophysiologie und Funktionsdiagnostik) Langenbecks Arch. klin. Chir. **332,** 187 (1972)

Reifferscheid, M.: Die Ulkuskrankheit als chirurgisches Problem. Langenbecks Arch. klin. Chir. **332,** 179 (1972)

Remé, H.: Neuere chirurgische Experimente zum Problem des peptischen Geschwürs. Langenbecks Arch. klin. Chir. **267,** 357 (1951)

Roux, C.: De la gastroentérostomie. Etude basée sur les opérations pratiquées du 21 juin 1888 au 1er Septembre 1896. Rev. Gynèc. **67,** 122 (1897)

Säuberli, H., Largarder, F.: Die totale Gastrektomie. Bruns' Beitr. klin. Chir. **220,** 35 (1973)

Schmidt, H. A., Martini, G. A.: Internistische Behandlung von Patienten nach partieller und totaler Magenresektion. Chirurg **43,** 558 (1972)

Schoemaker, J.: Über die Technik ausgedehnter Magenresektionen. Langenbecks Arch. klin. Chir. **94,** 541 (1911)

Schreiber, H. W.: Radikalität und pathophysiologische Gesichtspunkte bei der Resektion des Magencarcinoms. Langenbecks Arch. klin. Chir. **314,** 213 (1966)

Schreiber, H. W., Ackeren, H. van, Rehner, M.: Chirurgische Behandlung bösartiger Geschwulstkrankheiten des Magens. Chirurg **43,** 551 (1972)

Schreiber, H. W., Bartsch, W. M., Siedeck, M.: Serumeiweiß und Prognose beim Carcinom und Sarkom des Magens. Langenbecks Arch. klin. Chir. **307,** 355 (1964)

Schwaiger, M., Lessen, H. van: Grundsätzliches zur Therapie des Magenkarzinoms. Münch. med. Wschr. **108,** 297 (1966)

Schwemmle, K.: Ergebnisse mit der Rouxschen Y-Anastomose. Münch. med. Wschr. **115,** 354 (1973)

Schwemmle, K., Wopfner, F.: Die zweizeitige Darmresektion beim Ileus mit ausgedehnter Dünndarmschädigung. Chirurg **44,** 24 (1973)

Scott, H. W., Weidner, M. G.: Total gastrectomy with Roux-en-Y-esophagojejunostomy in treatment of gastric cancer. Ann. Surg. **143,** 682 (1956)

Siewert, J. R., Schulz, E., Cassau, E.: Die Frühlaparotomie. Chirurg **41,** 76 (1970)

Siewert, J. R., Peiper, H.-J.; Die Oesophago-Jejunoplicatio, Eine Anastomosentechnik zur Refluxverhütung. Chirurg **44,** 115 (1973)

Spath, F., Kraft-Kinz, J.: Zur Problematik der Oesophagogastrostomie. Langenbecks Arch. klin. Chir. **313,** 343 (1965)

Stelzner, F.: Der Ersatz der Speiseröhre durch das linke Colon. Breitner, Op.-Lehre II, Ergänzung München, Berlin, Wien: Urban & Schwarzenberg 1970

Stücker, F. J., Larena, A., Hoffmann, K., Zumtobel, V.: Frühe und späte Reintervention nach Resektion wegen Gastro-Duodenal-Ulcus. Chirurg **44,** 7 (1973)

Tanner, N. C.: Selection of the operation for duodenal ulcer. Gut **10,** 170 (1969)

Thal, A. P., Hatafuku, T., Kurtzman, R.: A new method for reconstruction of the esophagogastric junction. Surg. Gynec. Obstet. **120,** 1225 (1965)

Ungeheuer, E.: Die konventionelle Resektionsbehandlung. Langenbecks Arch. klin. Chir. **332,** 197 (1972)

Walters, W.: Diverticula of the stomach. J. Amer. med. Ass. **131,** 954 (1946)

Wangensteen, O. H., Leven, N. L.: Gastric resection for esophagitis and stricture of acid-peptid origin. Surg. Gynec. Obstet. **88,** 560 (1949)

Wiedhopf, O.: Die Bedeutung des Pylorusringmuskels bei der Operation der Säuglinge. Dtsch. Z. Chir. **257,** 445 (1943)

Zenker, R., Borst, H. G.: Die Chirurgie der Ösophagus- und Kardiacarcinome. Langenbecks Arch. klin. Chir. **313,** 321 (1965)

Zenker, R., Reichel, K., Lorenz, W., Haendle, H., Feifel, G.: Zur Wahl der operativen Eingriffe bei unkomplizierten Magen- und Zwölffingerdarmgeschwüren. Chirurg **39,** 488 (1968)

Zenker, R., Ruëff, F., Becker, H. M., Thurmayr, R.: Chirurgie des peptischen Geschwürs von Magen, Duodenum und Anastomose. Langenbecks Arch. klin. Chir. **308,** 335 (1964)

III. Einzelarbeiten zu besonderen Problemen der Technik »Die Eingriffe am Magen und Zwölffingerdarm«

1. Kardiospasmus (Achalasie)

Affolter, H., Voegelin, R.: Erfahrungen mit der pneumatischen Kardiadilatation bei der Achalasie. Schweiz. med. Wschr. **99,** 547 (1969)

Alnor, P. C.: Die Achalasie. Langenbecks Arch. klin. Chir. **322,** 352 (1968)
Berchthold, R.: Über den Kardiospasmus und seine Behandlung. Ergebn. Chir. Orthop. **40,** 333 (1956)
Ellis, F. H., Olsen, A. M.: Achalasia of the esophagus. Philadelphia: Saunders 1969
Gschnitzer, F., Griesser, G.: Die Kardiomyotomie nach Heller in der Behandlung des sogenannten Kardiospasmus. Chir. Praxis **7,** 27 (1963)
Hatafuku, T., Maki, T., Thal, A. P.: Fundic patch operation in the treatment of advanced achalasia of the esophagus. Surg. Gynec. Obstet. **134,** 617 (1972)
Heitmann, P., Wienbeck, M.: The immediate effect of successful pneumatic dilatation on esophageal function in achalasia. Scand. J. Gastroent. **7,** 197 (1972)
Heller, E.: Extramuköse Cardiaplastik beim chronischen Cardiospasmus mit Dilatation des Oesophagus. Mitt. Grenzgeb. Med. Chir. **27,** 141 (1914)
Menguy, R.: Management of achalasia by transabdominal cardiomyotomy and fundoplication. Surg. Gynec. Obstet. **133,** 482 (1971)
Niemann, H., Jakob, G., Schmidt, H.: Diagnostik und konservative Therapie der Achalasie (sogenannter Kardiospasmus). Bruns' Beitr. klin. Chir. **217,** 498 (1969)
Olsen, A. M., Harrington, St. W., Moersch, H. J., Andersen, H.: The treatment of cardiospasm: Analysis of a twelve year experience. J. Thorax. Surg. **22,** 164 (1951)
Rapant, V.: Zur chirurgischen Behandlung der Speiseröhrenstenosen infolge der Refluxösophagitis. Bruns' Beitr. klin. Chir. **219,** 610 (1972)
Rapant, V., Kralik, J.: Die Problematik der Therapie der Achalasie der Speiseröhre. Bruns' Beitr. klin. Chir. **218,** 12 (1970)
Reismann, B.: Verhütung des gastro-ösophagealen Refluxes nach Hellerscher Kardiomyotomie durch die Bildung eines Funduskissens. Chirurg **45,** 252 (1974)
Reismann, B., Engelhardt, H. G.: Ein Beitrag zur therapieresistenten Achalasie des Ösophagus. Chirurg **41,** 259 (1970)
Rudler, J. C.: Pour l'opération de Heller (oesophago-cardio-myotomie extra muqueuse). Helv. chir. Acta **27,** 411 (1960)
Rudler, J. C.: Diskussion zu Lortat-Jacot, J. L.: Inconvémients de l'oesophago-gastrostomie dans les èchecs de l'operation de Heller. Arch. Mal. Appar. dig. **39,** 524 (1950)
Starck, H.: Diagnose und Behandlung der spasmogenen Speiseröhrenerweiterung. Zbl. Chir. **51,** 1380 (1924)
Steichen, F. M., Heller, E., Ravitch, M. M.: Achalasia of the esophagus. Surgery **47,** 846 (1960)
Stelzner, F.: Der Verschluß der terminalen Speiseröhre. Dtsch. med. Wschr. **93,** 1675 (1968)
Thal, A. P., Hatafuku, T., Kurtzman, R.: A new method for reconstruction of the esophagogastric junction. Surg. Gynec. Obstet. **120,** 1225 (1965)
Vantrappen, G., Hellamans, J., Deloof, W., Valembois, P., Vandenbroucke, J.: Treatment of achalasia with pneumatic dilatations. Gut **12,** 268 (1971).
Vossschulte, K., Faupel, L., Neubert, Ch.: Operative Korrektur unbefriedigender Behandlungsergebnisse beim fortgeschrittenen Kardiospasmus mit Megaösophagus. Dtsch. med. Wschr. **98,** 1419 (1973)
Wienbeck, M., Heitmann, P.: Die pneumatische Dilatation zur Behandlung der Achalasie der Speiseröhre. Dtsch. med. Wschr. 98, 814 (1973)
Zaaijer, J. H.: Cardiospasm in the aged. Ann. Surg. **77,** 615 (1923)

2. Gastropexie, Ösophagofundopexie, Fundoplikatio und »balance-operations«

Boerema, I., Germs, R.: Gastropexie anterior geniculata wegen Hiatusbruch des Zwerchfells. Zbl. Chir. **80,** 1585 (1955)
Borst, H. G., Earlam, R.: Physiologie und Pathophysiologie der Kardia und des unteren Ösophagus. Langenbecks Arch. klin. Chir. **322,** 340 (1968)
Lortat-Jacob, J. L., Robert, F.: Les malpositions cardiotubérositaires. Arch. Mal. Appar. dig. **42,** 750 (1953)
Lortat-Jacob, J. L., Maillard, S. N., Fekete, F.: La prévention du reflux après resection oesophagogastrique par un procedé d'anastomose continente. Mém. Acad. Chir. **13,** 1157 (1959)
Nissen, R.: Operation am Ösophagus. S. 111. Stuttgart: Thieme 1954.
Nissen, R.: Eine einfache Operation zur Beeinflussung der Refluxösophagitis. Schweiz. med. Wschr. **86,** 590 (1956)

Nissen, R.: Die Gastropexie als alleiniger Eingriff bei Hiatushernien. Dtsch. med. Wschr. **81,** 185 (1956)

Nissen, R., Rossetti, M.: Die Behandlung von Hiatushernien und Refluxösophagitis mit Gastropexie und Fundoplikatio. Stuttgart: Thieme 1959

Peiper, H.-J., Siewert, J. R., Frommhold, W., Wienbeck, M., Rossetti, M.: Hiatusbruch, Sphincterinsuffizienz, Refluxösophagitis, Langenbecks Arch. klin. Chir. **337,** 83 (1974)

Rossetti, M.: Zur Technik der Fundoplikatio. Akt. Chir. **3,** 235 (1968)

Rossetti, M., Hell, K., Allgöwer, M.: Surgical therapy of reflux-esophagitis. Chirurg. Gastroenterol. **5,** 5 (1971)

Rossetti, M., Huben, R. v., Allgöwer, M.: Endobrachyösophagus und erworbener Brachyösophagus. Helv. chir. Acta **41,** 109 (1974)

Yasargil, E. C.: Zur Vermeidung operativ-technischer Fehler bei der Fundoplicatio. Chirurg **44,** 303 (1973)

3. Die unblutige Entfernung von Fremdkörpern aus dem Magen und Duodenum

Classen, M., Frühmorgen, P.: Operative endoscopy in the gastrointestinal tract endoscopic treatment of foreign bodies. Acta Hepato-Gastroenterol. **19,** 124 (1972)

Editorial: Foreign affairs. Gastrointest. Endosc. **18,** 181 (1972)

Gelzayd, E. A., Jetly, K.: Fiberendoscopy: removal of a retained sewing needle from the stomach. Gastrointest. Endosc. **18,** 161 (1972)

Griswold, T. C., Haislip, C. E., Gardner, R. J.: Removal of an intragastric foreign body using the flexible fiberoptic esophagoscope. Gastrointest Endosc. **19,** 194 (1973)

Jackson, Ch. Ch. L.: Bronchoesophagology. Philadelphia: Saunders 1951

Maimon, H. N., Milligan, F. D.: Removal of a foreign body from the stomach. Gastrointest. Endosc. **18,** 163 (1972)

Ottenjann, R.: Gastroscopic extraction of a foreign body. Endoscopy **3,** 193 (1970)

Reikowski, H., Thiel, H.: Entfernung eines Fremdkörpers aus dem Magen mit einem Fiberglasendoskop. Gastroent. **10,** 411 (1972)

Rösch, W., Classen, M.: Fiberendoskopische Entfernung von Fremdkörpern aus dem Verdauungstrakt. Leber, Magen, Darm **3,** 169 (1973)

4. Duodenaldivertikel

Ackerman, W.: Diverticula and variations of the duodenum. Ann. Surg. **117,** 403 (1953)

Deucher, F.: Die chirurgische Behandlung der Divertikel des Magen-Darmtrakts. Helv. chir. Acta **24,** 435 (1957).

Heiss, W. H.: Zur Klinik und Therapie der Duodenaldivertikel. Münch. med. Wschr. **105,** 902 (1963)

Köle, W., Müller, V.: Zur Klinik und operativen Therapie des Duodenaldivertikels, insbesondere bei intrapankreatischer Lokalisation. Zbl. Chir. **92,** 441 (1967)

Kümmerle, F.: Die Chirurgie der duodeno-pankreatischen Region (Divertikel und Tumoren). Langenbecks Arch. klin. Chir. **313,** 218 (1965)

Littmann, I.: Bauchchirurgie. Stuttgart, New York: Schattauer 1969

Madden, J. L.: Atlas of technics in surgery. 2. ed. Vol. 1.. New York: Appleton-Century-Crofts 1964

Nüseck, H. J., Habuloser, P., Fumagelli, J., Jenny, S., Deghle, P.: Endoskopische retrograde Cholangiographie: Methode der Wahl zur Diagnose der Choledochuszyste. Dtsch. med. Wschr. **98,** 2069 (1973)

Oehl, R., Spelsberg, F.: Zur Klinik der Duodenaldivertikel. Hippokrates **44,** 64 (1973)

Reifferscheid, M.: Darmchirurgie. Stuttgart: Thieme 1962

Sailer, R., Kuipers, G.: Duodenaldivertikel. Zbl. Chir. **93,** 1137 (1968)

McSherry, Ch. K., Glenn, F.: Biliary tract obstruction and duodenal diverticula. Surg. Gynec. Obstet. **130,** 829 (1970)

Stiller, H.: Probleme bei der Behandlung von Galleabflußstörungen im distalen Gangapparat und an der Papille. Langenbecks Arch. klin. Chir. **303,** 41 (1963)

Stiller, H.: Die transduodenale Divertikelplastik zur Behandlung von Duodenaldivertikeln im Papillenbereich. Gastroenterologia. Suppl. **107,** 178 (1967)

5. Vagotomie

Aeberhard, P., Pedrinis, E.: Selektive proximale Vagotomie und Antrumgrenze. Helv. chir. Acta **41,** 139–141 (1974)

Amdrup, E., Clemmesen, T., Andreassen, J.: Selective gastric vagotomy technic and primary results. Amer. J. Dis. Child. **12,** 351 (1967)

Barnes, A. D., Williams, J. A.: Stomach drainage after vagotomy and pyloroplasty. Amer. J. Surg. **113,** 494 (1967)

Clark, C. G., Wyllie, J. H., Harris, J., Whittaker, M. G.: Proximal gastric vagotomy. Bull. Soc. int. Chir. **32,** 551 (1973)

Burge, H.: Vagotomy. London: Arnold 1964

Burge, H., Frohn, M. J. N.: The technique of bilateral selective vagotomy with the electrical stimulation test. Brit. J. Surg. **56,** 452 (1969)

Dragstedt, L. R., Owens, F. M.: Supra-diaphragmatic section of the vagus nerves in treatment of duodenal ulcus. Proc. Soc. exp. Biol. (N. Y.) **53,** 151 (1943)

Dragstedt, L. R., Fournier, H. J., Woodward, E. R., Tovee, E. B. Harper, P. V.: Transabdominal gastric vagotomy. Surg. Gynec. Obstet. **85,** 461 (1947)

Eckmann, L.: Zur Wahl der Vagotomievariante beim Ulcus duodeni. Helv. Chir. Acta **41,** 143 (1974)

Exner, A., Schwarzmann, E.: Tabische Krisen. Ulcus ventriculi und Vagus. Wien. klin. Wschr. **25,** 1405 (1912)

Franksson, C.: Selective abdominal vagotomy. Acta chir. scand. **96,** 409 (1948)

Frohn, M. J. N., Desai, S., Burge, H.: Bilateral selective vagotomy in prevention of postvagotomy diarrhoea. Brit. med. J. **1,** 481 (1968)

Goligher, J. C.: A technique for highly selective (parietal cell or proximal gastric) vagotomy for duodenal ulcer. Brit. J. Surg. **61,** 337 (1974)

Grassi, G.: Vagotomie supersélective et test de sécrétion par opération. Bull. Soc. int. Chir. **32,** 546 (1973)

Grassi, G.: My experience of selective vagotomy in the treatment of ulcer disease. Acta chir. scand. **136,** 423 (1970)

Grassi, I.: The Technique of proximal selective Vagotomy. Chir. Gastroent. **5,** 399 (1971)

Griffith, C. A.: Selective gastric vagotomy. West. J. Surg. **70,** 107, 175 (1962)

Griffith, Ch. A.: Selective Vagotomy. Kongreßbericht Dtsch. Ges. f. Chir. Berlin, Heidelberg, New York: Springer 1969

Griffith, C. A.: Selectiv gastric vagotomy. In: N. Harkins u. L. N. Nyhus: Surgery of the stomach and duodenum, 2. ed. p. 605. Boston: Little, Brown 1969

Hedenstedt, S.: Treatment of chronic duodenal and gastric ulcer, acute bleeding and perforation with selective proximal vagotomy (SPV). Bull. Soc. int. Chir. **32,** 549 (1973)

Hell, K., Schumann, L., Schultheiss, H. R., Allgöwer, M.: Vagotomie und Pyloroplastik in der Behandlung der gastroduodenalen Ulkuskomplikation. Dtsch. med. Wschr. **88,** 1104 (1963)

Herrington, J. L.: Additional experience with elimination of routine nasogastric suction following gastric operations. Surgery **71,** 132 (1972)

Hoj, L., Wolff, L. S.: Experimental investigations on the applicability of leucomethylene blue in vagotomy. Acta chir. scand. **138,** 589 (1972)

Holle, F.: New method for the surgical treatment of gastroduodenal ulceration. In: H. N. Harkins; L. M. Nyhus: Surgery of the stomach and duodenum, 2. ed. p. 629. Boston: Little, Brown 1969

Holle, F.: Form- und funktionsgerechte Chirurgie des Gastro-Duodenalulcus. Ergebn. Chir. Orthop. **54,** 1 (1970)

Holle, F.: Die Entwicklung einer physiologischen Methode für die Ulcuschirurgie. Dtsch. med. Wschr. **97,** 779 (1972)

Holle, F.: Die kombinierten Operationsverfahren beim Gastroduodenalulkus. Langenbecks Arch. klin. Chir. **332,** 213 (1972)

Holle, F., Anderson, S.: Vagotomy – Latest advances. Berlin, Heidelberg, New York: Springer 1974

Hollender, L. F., Otteni, F.: La vagotomie super-sélective. Chirurgie **99,** 446 (1973)

Holt, R. L., Lythgoe J. P.: The treatment of chronic duodenal ulcer by vagotomy and anterior pylorectomy. Brit. J. Surg. **52,** 27 (1965)

Inberg, M. V.: Selective gastric vagotomy. Anatomical, experimental and clinical observations. Int. Surg. **54,** 323 (1970)

Jackson, R. G.: Anatomic study of the vagus nerves. With a technic of transabdominal selective gastric vagus resection. Arch. Surg. **57,** 333 (1948)

Jackson, R. G.: Anatomy of the vagus nerves in the region of the lower esophagus and the stomach. Anat. Rec. **103,** 1 (1949)

Jensen, H. E., Amdrup, E., Stand, L.: One hundred patients five years after selective gastric vagotomy and drainage. Bull. Soc. int. Chir. **32,** 548 (1973)

Johnston, D., Wilkinson, A. R.: Highly selective vagotomy without a drainage procedure in the treatment of duodenal ulcer. Brit. J. Surg. **57,** 289 (1970)

Kraft, R. O., Fry, W., Ranson, H. K.: Selective gastric vagotomy. Arch. Surg. **85,** 687 (1962)

Kronborg, O., Malmström, J., Christiansen, P. M.: A comparison between the results of truncal and selective vagotomy in patients with duodenal ulcer. Scand. J. Gastroent. **5,** 519 (1970)

Lagrot, F., Perrotin, J.: Vagotomie contre gastrectomie. J. Chir. (Paris) **101,** 331 (1971)

Lartarjet, M. A.: Résection des nerfs de l'estomac. Technique opératoire. Resultats cliniques. Bull. Acad. nat. Méd. (Paris) **87,** 681 (1922)

Lee, M.: A selective stain to detect the vagus nerve in the operation of vagotomy. Brit. J. Surg. **56,** 10 (1969)

Lick, R. F., Klein, H. D., Schulze, H.: Früh- und Spätreinterventionen nach Vagotomien. Chirurg **44,** 15 (1973)

Loeweneck, H., Lüdinghausen, M. v., Mempel, W.: N. vagus und cholinergisches System am Magen des Menschen. 1. Die vagale Mageninnervation. Neue anatomische Erkenntnisse für die selektive Vagotomie. Münch. med. Wschr. **109,** 1754 (1967)

Maurer, W., Laissue, J., Miller, G., Berchtold, R.: Peroperative Vitalfärbung der Vagusfasern. Dtsch. med. Wschr. **97,** 776 (1972)

Murray, J. G.: Regeneration of the vagus. In: Williams, J. A., Cox, A. G.: After vagotomy. p. 77 London: Butterworth 1969

Nadjafi, A.: Die Schichtvagotomie unter Umgehung des Omentum minus auf Grund anatomischer Untersuchungen. 1. Der Verlauf der Nervi vagi und seiner Variationen. Chir. Praxis **16,** 45 (1972)

Nadjafi, A.: Die Schichtvagotomie unter Umgehung des Omentum minus auf Grund anatomischer Untersuchungen. 2. Die Technik der Schichtvagotomie. Chir. Praxis **16,** 221 (1972)

Nissen, R.: Bedeutet die Vagotomie als Behandlungsmethode des Magen- und Zwölffingerdarmgeschwürs einen Fortschritt gegenüber den Resektionsmethoden? Med. Welt **1,** 63 (1950)

Nöthiger, F., Ghazal, R., Deucher, F., Fehr, H.: 5–10 Jahre nach trunkulärer Vagotomie und Antrektomie – Zwischenresultat bei 111 nachuntersuchten Patienten. Helv. chir. Acta 131 (1974)

Papadimitrion, Th., Oekonomides, M.; Karamanolis, S.: Our experience of vagotomy (Results of 321 cases). Digestiva Surgery 1972

Ruckley, C. V., Falconer, C. W. A., Small, W. P., Smith, A. N.: Selective vagotomy: A review of the anatomy and technique in 100 patients. Brit. J. Surg. **57,** 245 (1970)

Saegesser, M.: Der Ulcusmagen. Bern, Stuttgart: Huber 1966

Schreiber, H. W.: Vagotomie ohne Drainage-Operation. Langenbecks Arch. klin. Chir. **332,** 205 (1972)

Schreiber, H. W.; Ackeren, H. van: Beidseitige selektive gastrale Vagotomie und Pyloromyoplastik. Indikationsstellung, Technik und operative Störungen. Dtsch. med. Wschr. **92,** 430 (1967)

Schreiber, H. W., Ackeren, H. van, Rehner, M.: Zur Vagotomie: Definition, Indikationsstellung, Technik und Ergebnisse. Chirurg **42,** 174 (1972)

Schumann, L., Schultheiss, H. R., Hell, K., Allgöwer, M.: Vagotomie und Pyloroplastik in der Behandlung des perforierten Gastroduodenalulkus. Retrospektive Studie der Jahre 1968–1970 Schweiz. med. Wschr. **102,** 1552 (1972)

Seidel, W., Troidl, H., Lorenz, W., Rohde, H., Richter, H., Drews, H., Hamelmann, H.: Eine prospektive, kontrollierte Studie zur selektiven Vagotomie beim chronischen Duodenalulcus: Frühergebnisse mit einer standardisierten Operationsauswahl und Operationstechnik. Klin. Wschr. **51,** 477 (1973)

Smith, G. K., Farris, J. M.: Reappraisal of the long-term effects of selective vagotomy. Amer. J. Surg. **117,** 222 (1969)

Tanner, N. C.: A technique of selective vagotomy. Brit. J. Surg. **53,** 185 (1966)
Tompkin, A. M. B.: Selective vagotomy. Brit. J. Surg. **56,** 845 (1969)
Tompkins, R. K., Kraft, A. R., Zimmermann, E., Lichtenstein, J. E., Zollinger, R. M.: Clinical and biochemical evidence of increased gallstone formation after complete vagotomy. Surgery **71,** 196 (1972)
Wastell, C.: Longterm clinical and metabolic effects of vagotomy with gastrojejunostomy or pyloroplasty. – Ann. Roy. Coll. Surg. (England) **45,** 193 (1969)
Williams, J. A.: The current use of vagotomy in the treatment of peptic ulceration. In: Williams, J. A., Cox, A. G.: After vagotomy: London: Butterworth 1969
Zenker, R., Reichel, K., Ruëff, F.: Indikation zur klassischen Resektion und Vagotomie beim peptischen Ulcus. Langenbecks Arch. klin. Chir. **320,** 223 (1968)

6. Endoprothesen bei inoperablen Kardiakarzinomen

Berg, C. D., Jackson, B. A., Nansen, E. M., Robinson, C. L. N.: Palliative intubation of the esophagus for malignant disease. Surg. Gynec. Obstet. **116,** 705 (1963)
Celestin, L. R.: Permanent intubation in inoperable cancer of the esophagus and cardia. Ann. roy. Coll. Surg. (England) **25,** 165 (1959)
Clauss, D., Baudisch, J.: Der Wert der Endoprothesen bei der palliativen Behandlung inoperabler Ösophagus- und Kardiakarzinome. Zbl. Chir. **96,** 602 (1971)
Grewe, H. E., Bircks, W.: Palliativbehandlung durch Endoprothese beim inoperablen Ösophagus-Kardia-Karzinom. Thoraxchirurgie **11,** 328 (1963/64)
Grewe, H. E., Kremer, K.: Zur Problematik palliativer Eingriffe beim Magenkarzinom. Zbl. Chir. **85,** 1845 (1960)
Gütgemann, A.: Umgehungsanastomose beim inoperablen Ösophagus-Kardiakarzinom. Dtsch. Med. Wschr. **77,** 497 (1952)
Häring, R.: Eine neue Ösophagusendoprothese als Palliativmaßnahme beim inoperablen Ösophagus- und Kardiacarcinom. Chirurg **35,** 549 (1964)
Hegemann, G., Geldmacher, F.: Zur Diagnostik, Indikation und Behandlung des Ösophaguskarzinoms. Zbl. Chir. **87,** 621 (1962)
Imre, J.: Plastic tube prosthesis for the surgical treatment of perforations in esophageal strictures. Ann. Thorac. Surg. **15,** 275 (1973)
Moschinski, D., Sailer, R.: Ist die Endoprothese bei inoperablen Stenosen des oberen Gastrointestinaltraktes empfehlenswert? Bruns' Beitr. klin. Chir. **218,** 126 (1970)
O'Connor, T., Watson, R., Lepley, D., Weisel, W.: Esophageal prothesis for palliative intubation. Arch. Surg. **87,** 275 (1963)
Peiper, H. J., Seiferth, J.: Zur Bewertung endoösophagealer Tuben als Palliativmaßnahme bei stenosierenden Ösophagus- und Kardiakarzinomen. Bruns' Beitr. klin. Chir. **216,** 391 (1968)
Schwetz, F., Zängl, A.: Intubation inoperabler maligner Ösophagusstenosen nach Celestin: Wien. klin. Wschr. **38,** 674 (1965)
Souttar, H. S.: A method of intubating the oesophagus for malignant stricture. Brit. med. J., **1,** 782 (1924)
Sperling, E., Vogel, J.: Die palliative Behandlung inoperabler Ösophagus- und Kardiakarzinome durch Endoprothesen. Zbl. Chir. **90,** 2393 (1965)
Zängl, A., Wrabetz, A.: Ergebnisse und Kritik der Intubationsverfahren bei inoperablen Karzinomen des Ösophagus-Kardiabereiches. Wien. klin. Wschr. **83,** 800 (1971)

7. »Die Eingriffe bei Störungen und Komplikationen nach Operationen am Magen und Zwölffingerdarm«

Abbott, W. E., Krieger, H., Levey, S., Bradshaw, J.: The etiology and management of the dumping syndrome following a gastroenterostomy or subtotal gastrectomy. Gastroenterology **39,** 12 (1960)
Adson, M. A., Akwari, O. E.: Management of gastrointestinal dysfunction after gastric surgery. Surg. Clin. N. Amer. **51,** 915 (1971)
Almersjö, O.: Influence of a small stoma on late results after Billroth II resection. Gastroenterologica **102,** 173 (1964)

Amdrup, E.: Surgical treatment of postgastrectomy symptoms. Acta chir. scand. **120,** 151 (1960/61)

Andrews, E. W.: Dumping stomach and other results of gastrojejunostomy: Operative cure by disconnecting the old stoma. P. 883. Philadelphia: Saunders 1920

Bartelheimer, H., Maurer, H. J., Schreiber, H. W., Müller-Wieland, K.: Magenoperation und Magenoperierter. S. 181. Berlin: de Gruyter 1969

Benefini, E., Gibelli, G. A., Sabbioni, D.: Conversione de Billroth II in Billroth I mediante trapianto dell'inguinale afferente al duodeno in un caso di dumping syndrome precoce grave. Chir. ital. **12,** 69 (1960)

Berk, J. L., Pecic, J., Shields, E., Natwick, R.: The role of multiple arterio-venous anastomoses in the pathogenesis of the dumping-syndrome. Surg. Gynec. Obstet. **119,** 817 (1964)

Biebl, M.: »Interpositions-Billroth I« mittels ausgeschalteter Dünndarmschlinge, ein neues plastisches Anastomosierungsverfahren bei der Magenresektion mit Gültigkeit für das Ulcus. Zbl. Chir. **72,** 1568 (1947)

Blomstedt, B., Dahlgren, S.: The afferent loop syndrome. Acta chir. scand. **120,** 347 (1960/61)

Bohmansson, G.: Die chirurgische Behandlung von Gastroduodenalgeschwüren mit besonderer Berücksichtigung der Operationsanatomie und der postoperativen Operationsphysiologie nebst einem Beitrag zur Frage der chirurgischen Behandlung akuter Ulkusblutungen. Acta chir. scand. 60, Suppl. 8 (1926)

Bohmansson, G.: On the technique of partial gastrectomy (Billroth I). Acta chir. scand. **75,** 221 (1934)

Bohmansson, G.: Prophylaxis and therapy in late postgastrectomy. complications. Acta med. scand. Suppl. **246,** 37 (1950)

Borgström, S. G.: The efferent loop dumping syndrome and its relation to intestinal absorption as studied by an intubation technique. Acta chir. scand. Suppl. **265,** 1 (1960)

Braun, H.: Über Gastro-Enterostomie und gleichzeitig ausgeführte Entero-Anastomose. Arch. Klin. Chir. **45,** 361 (1892)

Buchwald, H.: Dumping syndrome and its treatment. Amer. J. Surg. **116,** 81 (1968)

Christiansen, P. M., Køsters: Pantaloon anastomosis for dumping and similar symptoms following partial gastric resection. Acta chir. scand. **127,** 379 (1964)

Dahlgren, S.: The afferent loop syndrom. Acta chir. scand. Suppl. **327,** 1 (1964)

Fisher, J. A., Taylor, W., Cannonn, J. A.: Dumping syndrome; correlation between experimental production and clinical incidence. Surg. Gynec. Obstet. **100,** 559 (1955)

Friesen, S. R., Rieger, E.: A study of the role of the pylorus in the prevention of the dumping syndrome. Ann. Surg. **151,** 517 (1960)

Gall, F.: Spätkomplikationen in der Magenchirurgie. Langenbecks Arch. klin. Chir. **322,** 171 (1968)

Grassi, G.: Terpia chirurgica delle sindromi post-cibali e nutrizionali dapo gastrectomia. Roma: E. M. E. S. Ezizioni Mediche E. Scientifiche 1969

Hart, W., Holle, F., Heymann, H.: Glukosetoleranz nach Billroth I und II und ihre Beziehung zum Dumping-Syndrom. Langenbecks Arch. klin. Chir. **302,** 106 (1963)

Heberer, G., Stücker, F. J., Larena, A., Fuchs, K., Kallenberg, A.: Intra- und postoperative Zwischenfälle bei Operationen an Magen und Duodenum und die Ergebnisse der Korrektureingriffe. Langenbecks Arch. klin. Chir. **320,** 269 (1968)

Hedenstedt, S.: Gastrectomy with jejunal replacement. Acta chir. scand. **117,** 295 (1959)

Hedenstedt, S., Heikenskiöld, F.: Secondary jejunal transposition for severe dumping syndrome following Billroth I partial gastrectomy. Acta chir. scand. **121,** 262 (1961)

Henley, F. A.: The surgical correction of postgastrectomy syndromes. Bull. Soc. int. Chir. **20,** 53 (1961)

Herrington, J. L.: Remedial operations for severe postgastrectomy symptoms: Emphasis on an antiperistaltic (reversed) jejunal segment interpolated between the gastric remnant and duodenum and role of vagotomy. Ann. Surg. **162,** 789 (1965)

Herrington, J. L.: Remedial operations for postgastrectomy syndromes. Curr. Probl. Surg. **4,** 1 (1970)

Holle, F.: Neuere Erkenntnisse in der Magenchirurgie. Münch. med. Wschr. **34,** 1593 (1961)

Holle, F., Hart, W., Parchwitz, H., Zimmermann, F.: Die Behandlung des schweren Dumpingsyndroms durch Umwandlungsoperation. Med. Klin. **53,** 625 (1963)

Holle, F.: Funktionsuntersuchungen nach Kardia-Ösophagus-Resektion zur Frage der postoperativen Resorptionsstörungen und Refluxösophagitis. Thoraxchir. Vask. Chir. **11**, 91 (1963/64)

Holle, F., Bauer, H., Holle, G., Konz, B., Lissner, J., Wünsch, E.: Clinical results of selective proximal vagotomy in gastro-duodenal ulcer. Langenbecks Arch. klin. Chir. **330**, 197 (1972)

Holle, F.: Form- und funktionsgerechte Chirurgie des Gastroduodenal-Ulkus. Ergebn. Chir. Orthop. **54**, 1 (1970)

Jordan, G. L.: Surgical management of postgastrectomy problems. Arch. Surg. **102**, 251 (1971)

Lapp, F. W., Dibold, H.: Blutzuckerablauf in seiner Beziehung zum resezierten Magen. Klin. Wschr. **12**, 547 (1933)

Larena, A., Fuchs, K., Laufenberg, E.: Beurteilung und Behandlung der hämorrhagischen Gastritis im Resektionsmagen. Bruns' Beitr. klin. Chir. **217**, 589 (1969)

Madding, G. F., Kennely, P. A., McLaughlin, R. T.: Clinical use of antiperistaltic bowel segments. Ann. Surg. **161**, 601 (1965)

Mix, C. L.: Dumping stomach following gastrojejunostomy. Surg. Clin. N. Amer. **2**, 617 (1922)

Moroney, J.: Colonic replacement of the stomach. Lancet **1**, 993 (1951)

Nagel, C. B., Farris, J. M.: Clinical experiences with corrective surgery for the dumping syndrome. Amer. J. Surg. **116**, 229 (1968)

Ottenjan, R.: Voruntersuchungen und Indikation zu Späteingriffen am operierten Magen. Med. Klin. **67**, 475 (1972)

Peiper, H.-J.: Intra- und postoperative Komplikationen in der Magenchirurgie. Langenbecks Arch. klin. Chir. **332**, 157 (1968)

Poth, E. J.: A function substitution pouch for the stomach. Arch. Surg. **83**, 58 (1961)

Poth, E. J.: Surgical correction of severe dumping and postgastrectomy malnutrition: A therapeutic and diagnostic test. Ann. Surg. **160**, 488 (1964)

Poth, E. J., Smith, L. B.: Digestion and absorption following gastrectomy using reversed jejunal segments: Follow-up of 50 cases. Ann. Surg. **163**, 957 (1966)

Rattenhuber, U., Spelsberg, F.: Das chronische Afferent-Loop-Syndrom. Münch. med. Wschr. **117**, 803 (1975)

Roux, C.: L'oesophago-jejuno-gastrostomose, nouvelle operation pour rétrecissement infrachissable de l'oesophage. Sem. Méd. (Paris) **27**, 37 (1907)

Ruëff, F.: Zur Nachbehandlung des operierten Magens. Münch. med. Wschr. **103**, 1603 (1961)

Sawyers, J. L., Herrington, J. L.: Antiperistaltic jejunal segments for control of the dumping syndrome and postvagotomy diarrhea. Surgery **69**, 263 (1971)

Silver, D., Porter, J. M., Acinapura, A. J., McGregor, F. H.: The pathogenesis and management of the dumping syndrome. Mong. Surg. Sc. **3**, 365 (1966)

Soupault, R., Bucaille, M.: Correction de certaines gastrectomies anse resultats defectuese par la transposition de l'anse efferente an duodenum. Arch. Mal. Appar. dig. **44**, 129 (1955)

Spelsberg, F.: Klinische und experimentelle Untersuchungen zur Pathophysiologie des Oesophagusersatzes durch Darm unter besonderer Berücksichtigung des Dumping-Syndroms. München, Med. Hab.-Schr. 1972

Schreiber, H. W., Ackeren, H. van, Rehner, M.: Späteingriffe am operierten Magen. Bruns' Beitr. klin. Chir. **220**, 133 (1973)

Stahlgren, L. H.: The mechanism and surgical treatment of the dumping syndrome. p. 460. In: Gregor, O., O. Riedl: Modern gastroenterology. Stuttgart, New York: Schattauer 1969

Stücker, F. J., Larena, A. Hoffmann, K., Zumtobel, V.: Frühe und späte Reinterventionen nach Resektion wegen Gastro-Duodenal-Ulcus. Chirurg **44**, 7 (1973)

Watkins, D. H., Wittenstein, G.: Subtotal gastric resection with colon substitution. Arch. Surg. **70**, 843 (1955)

Willms, R. K., Angel, R. T., Jordan, G. L.: Effect of a reversed jejunal segment upon gastric emptying, nutrition and plasma volume following subtotal gastrectomy. Surg. Forum **12**, 317 (1961)

Willms, R. K., Jordan, G. L.: Reversed jejunal segment, effect on gastric emptying and nutrition following subtotal gastrectomy in use dogs. J. Amer. med. Ass. **178**, 1008 (1961)

Woodward, E. R., Hastings, N.: Surgical treatment of the postgastrectomy dumping syndrome. Surg. Gynec. Obstet. **111**, 429 (1960)

Zenker, R., Ruëff, F.: Das Dumping-Syndrom und seine chirurgische Therapie. Med. Klin. **60**, 886 (1955)

8. Die Gastrostomie

Deucher, F., Widmer, A.: Speiseröhre. In: Guleke, N., Zenker, R.: Allgemeine und spezielle chirurgische Operationslehre. 2. Aufl., Bd. 6, T. 1. S. 715. Berlin, Heidelberg, New York: Springer 1967

Gibbon, J. H., Nealon T. F., Greco, V. F.: A modification of Glassman's gastrostomy with results in 18 patients. Ann. Surg. **143**, 838 (1956)

Glassman, J. H.: A new aseptic double valved tubo-gastrostomy Surg. Gynec. Obstetr. **68**, 789 (1939)

Hedenstedt, S.: Der operierte Magen. In: Zenker, R., Deucher, F., Schink, W.: Chirurgie der Gegenwart, Bd. 2, Beitr. 13. S. 1. München, Berlin, Wien: Urban & Schwarzenberg 1973

Kader, B.: Zur Technik der Gastrostomie Zbl. Chir. **23**, 665 (1896)

Maydl, K.: Über Jejunostomie. Mitt. Grenzgeb. Med. Chir. **3**, 532 (1898)

Siewert, J. R., Rossetti, M.: Refluxkrankheit der Speiseröhre und Hiatushernien. In: Zenker, R., Deucher, F., Schink, W.: Chirurgie der Gegenwart, Bd. 2, Beitr. 10. S. 1. München, Berlin, Wien: Urban & Schwarzenberg 1973

Witzel, O.: Zur Technik der Magenfistelanlegung. Zbl. Chir. **18**, 601 (1891)

V. Die Eingriffe am Dünndarm und die Appendektomie einschließlich der Eingriffe bei freier eitriger Bauchfellentzündung und bei Bauchfellabscessen

Von R. Zenker, F. Spelsberg, A. Schaudig, S. v. Bary, München
W. Seidel, Sindelfingen, B. Husemann, Erlangen

A. Allgemeine Vorbemerkungen

Anatomie und Physiologie des Dünndarms werden als bekannt vorausgesetzt und finden nur insoweit Erwähnung, als sie für das chirurgische Vorgehen von besonderer Bedeutung sind.

Der Dünndarm reicht – chirurgisch-anatomisch betrachtet – von der Flexura duodenojejunalis bis zur Valvula ileocoecalis bzw. bis zum Coecum. Sein Mesenterium (auch Mesostenium genannt) ist mit der Radix mesenterii an der hinteren Bauchwand in einer vom 2. Lendenwirbel zur rechten Articulatio sacro-iliaca verlaufenden Linie festgeheftet. Es enthält die Gefäßverzweigungen der Arteria mesenterica superior (cranialis), die in der oberen Bauchhöhle aus der Aorta entspringt, hinter dem Pankreas und vor dem unteren horizontalen Duodenalschenkel in die untere Bauchhöhle und in die Radix mesenterii zieht (Abb. 1). Die Gefäßarkaden des Dünndarms haben den Charakter von funktionellen Endarterien. Sie treten an den Dünndarm nicht im Bereich einer schmalen Linie heran, sondern umfassen ihn gabelförmig, was bei der Abtrennung des Mesenterium vom Darm zu beachten ist. Das venöse Blut des Dünndarms fließt in die Vena mesenterica superior (cranialis) und weiter über die Pfortader in die Leber. Der Lymphabfluß geht durch das Mesenterium über die regionalen Lymphknoten und mündet in die Cisterna chyli. Die Länge des Dünndarms ist am Lebenden nicht genau bestimmbar, da sie vom Muskeltonus abhängig ist. Sie wird vom Treitzschen Band bis zur Bauhinschen Klappe beim Mann auf 7,4 m, bei der Frau auf 6,7 m geschätzt, von denen die cranialen $^{2}/_{5}$ dem Jejunum und die caudalen $^{3}/_{5}$ dem Ileum zuzurechnen sind. Ausmessungen im Röntgenbild ergeben eine Länge von nur 2,5–3 m.

Der Dünndarm ist ringförmig mit Serosa bedeckt, was eine schnelle und sichere Verklebung intestinaler Anastomosen begünstigt. Gegenüber operativen Reizen ist die Dünndarmwand schmerzunempfindlich, sofern nicht am Mesenterium gezerrt wird.

Der Dünndarm ist nach Hochschlagen des Netzes (Omentum majus) evtl. zusammen mit dem Quercolon, dem es anhaftet, chirurgisch gut zugänglich, da er in ganzer Länge

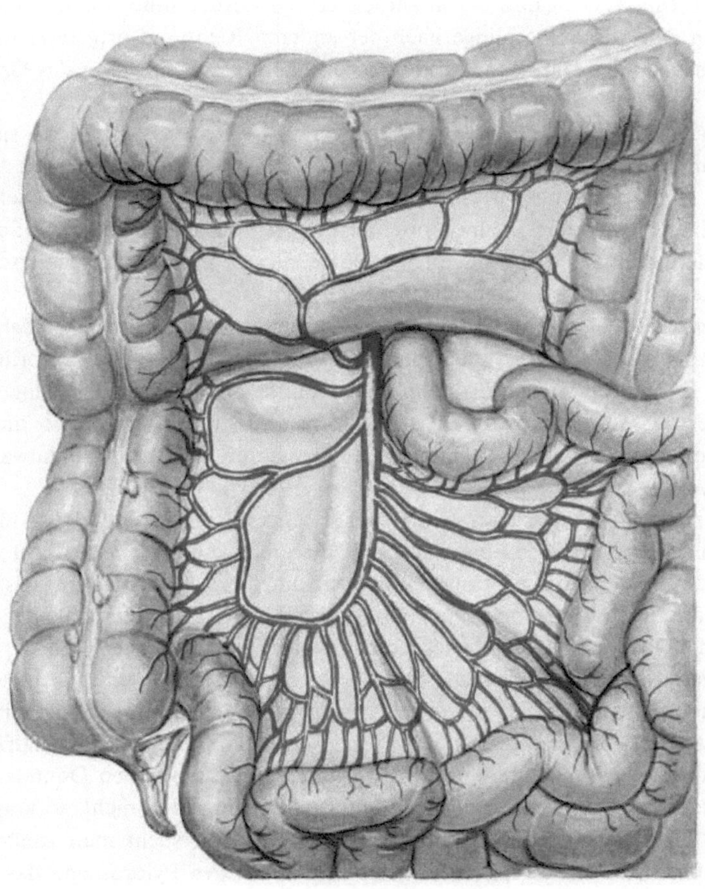

Abb. 1. Gefäßverzweigungen der Art. mesenterica superior (cranialis)

frei an seinem Mesenterium hängt. Zwischen Jejunum und Ileum gibt es keine scharfe Grenze, die man bei einer Operation unterscheiden könnte. Allgemein kann man sagen, daß sich das Jejunum vorwiegend im linken Bereich der Bauchhöhle, das Ileum mehr im rechten unteren Quadranten sowie im Becken befindet. Im Anfangsteil des Jejunums sind die Arkaden der Mesenterialgefäße größer und schärfer abgesetzt, während sie im unteren Dünndarm schmäler, irregulärer und mehr von einer Fettschicht überdeckt sind. Für das Aufsuchen und Erkennen eines bestimmten Abschnittes des Dünndarms ist folgendes wichtig: ein sicheres Merkmal über die Höhe einer willkürlich herausgegriffenen Dünndarmschlinge gibt es nicht. Wir können auch nicht ohne weiteres erkennen, welches die orale und welches die aborale Seite einer Dünndarmschlinge ist. Es bleibt zu dieser Feststellung nichts anderes übrig, als den Darm nach einer Seite weiter zu verfolgen, bis man entweder an die Flexura duodeno-jejunalis oder an das Coecum gelangt. Bei einem derartigen Verfolgen muß die Ausgangsschlinge von einem Assistenten fixiert oder durch eine federnde Darmklemme auch hinsichtlich der Richtung des Absuchens gekennzeichnet werden, damit, falls zunächst nach der falschen Seite gesucht wurde, am Ende nicht noch einmal der ganze Darm zurückverfolgt werden muß, sondern das Absuchen gleich von der Ausgangsschlinge nach der anderen Richtung fortgesetzt werden kann. Beim Absuchen des Darmes wird immer nur eine kurze Schlinge in das Operationsfeld gezogen.

Die *Flexura duodeno-jejunalis* und die oberste *Dünndarmschlinge* lassen sich bei freier Bauchhöhle leicht in der Weise finden, daß die Hand des Operateurs an der caudalen Seite des straff gespannten Mesocolon transversum links neben die Wirbelsäule gleitet und die hier austretende Dünndarmschlinge ergreift. Zumeist kann die Schlinge auch ohne weiteres für das Auge eingestellt werden. Sie ist – außer am Treitzschen Band – daran erkenntlich, daß sie sich nach einer Seite hin nicht entwickeln läßt.

Das *Coecum*, die *Appendix* und damit gleichzeitig das *Ende des Dünndarms* und den *Anfang des Colon ascendens* findet man, falls sie nicht ohne weiteres vorliegen, indem man den Dünndarm so weit als möglich nach links oben drängt und denjenigen Anteil erfaßt, der am weitesten rechts unten liegt. Versagt dieser Versuch, so muß man den Dünndarm in der erhofften Richtung oder das Colon ascendens caudalwärts bis zum Coecum verfolgen.

Es kann nicht nachdrücklich genug darauf hingewiesen werden, daß Aufsuchen und Einstellen eines bestimmten Eingeweideteiles dadurch wesentlich vereinfacht werden, daß durch eine entsprechende Lagerung des Kranken und durch Einregulierung des Operationstisches der in Frage kommende Bauchhöhlenabschnitt den höchsten Punkt der Bauchhöhle bildet und die Lendenwirbelsäule des Kranken lordotisch abgebogen wird.

Erschwert wird die Orientierung in der unteren Bauchhöhle und die Unterscheidung des Dünndarms vom Dickdarm bei Überblähung der Dünndarmschlingen im Ileus und bei diffusen Verwachsungen. Beim Vorliegen eines Trommelbauches empfiehlt es sich deshalb, die zumeist hochgradig mit Flüssigkeit und Luft gefüllten Dünndarmschlingen präoperativ durch eine Darmsonde zu entlasten. Gelingt dies nicht, so kann die intraoperative Darmabsaugung notwendig werden. Hierzu versucht man zunächst, die im Magen zumeist aufgerollt liegende Darmsonde durch den Pylorus und das Duodenum in den Dünndarm zu manipulieren. Scheitert dieses Vorhaben oder ist das Absaugen des Dünndarminhaltes durch die dünne Darmsonde im Hinblick auf das weitere operative Vorgehen zu wenig effektiv, dann muß man halb geschlossen absaugen (Technik s. S. 343). Bei mechanischem Ileus ist die zuführende Schlinge gefüllt und die abführende kollabiert.

Die Unterscheidung des Dünndarms vom Dickdarm auf Grund des Fehlens von Taenien, Haustrien und Appendices epiploicae, die den Dickdarm charakterisieren, kann bei stark aufgetriebenen und hypertrophischen Darmschlingen zunächst Schwierigkeiten bereiten. Man muß sich dann an die Kennzeichen der einzelnen Dickdarmabschnitte halten. Für den Querdarm ist das angewachsene Netz charakteristisch, für das Colon ascendens und descendens das Fehlen eines Mesenteriums, für das Sigmoid seine Lage.

Die Funktion des Dünndarms, die durch eine Reihe komplexer Mechanismen in den Verdauungsprozeß integriert ist, liegt in dem geregelten Transport des Speisebreis, in der Vermischung mit Enzymen, in der Absonderung von enzymatischen Darmsekreten und Hormonen, in der Resorption der aufgespaltenen Nahrungsbestandteile sowie in dem Austausch von Wasser und Elektrolyten.

Bauchdeckenschnitte für Dünndarmoperationen. Zur Eröffnung der Bauchhöhle für Dünndarmoperationen wegen Ileus, regionärer Geschwülste, Divertikel, Entzündungen oder Zirkulationsstörungen des Dünndarms wählt man am zweckmäßigsten den unteren Mittellinienschnitt, der nicht ganz bis zur Symphyse reicht und links um den Nabel in das distale Drittel der Linie alba verläuft. Ebenso vorteilhaft sind der rechte oder der linke Paramedianschnitt in gleicher Ausdehnung. Diese Bauchdeckenschnitte lassen sich bei Bedarf nach cranial und caudal verlängern, aber auch ohne allzu großen Schaden quer oder schräg erweitern, indem man den Rectusmuskel der einen Seite durchtrennt. Nur ausnahmsweise wird man sich zu einem bogenförmigen Unterbauchschnitt (Abb.35 S. 44) mit der Konvexität caudal und etwa 5–8 cm unterhalb des Nabels entschließen.

B. Indikationen zu Eingriffen am Dünndarm

Die häufigste Indikation zu einem Eingriff am Dünndarm bei Erwachsenen bedingt der *Ileus* – verursacht durch Briden, Verwachsungen, Invagination, Fremdkörper, Carcinommetastasen –, weiterhin auf den Dünndarm beschränkte Enteritis regionalis (Morbus Crohn), die Notwendigkeit einer Ernährungsfistel (Jejunostomie) oder einer Entlastungsfistel (Ileostomie). Seltenere Indikationen sind das Meckelsche Divertikel, Verletzungen und schwere Diarrhoe, Geschwülste des Dünndarms oder seines Mesenteriums. Arterielle und venöse Zirkulationsstörungen des Dünndarms scheinen zunehmend häufiger frühzeitig erkannt zu werden. Besonderes Interesse verdient noch das »Syndrom der blinden Schlinge«. Seltene Dünndarmerkrankungen, die gelegentlich eine Laparotomie erfordern, sind: Malassimilation (Malabsorption und Maldigestion), unspezifische und spezifische Geschwüre, Enteritis phlegmonosa (Darmgangrän), Lymphogranulomatose (Morbus Hodgkin) und andere granulomatöse Erkrankungen, tropische Amöbenruhr.

In neuerer Zeit wurden Dünndarmresektionen und -anastomosen zur Behandlung hochgradiger Formen von *Fettsucht* empfohlen (Payne J. H. u. Mitarb., Scott H. W. jr. u. Mitarb., Wills C. E. jr. u. a.) (s. S. 365ff.).

Ferner werden Dünndarmausschaltungen und -verlagerungen für den Oesophagus-, Magen-, Harnleiter- und Blasenersatz sowie zur Ableitung von Cysten und von Galle vorgenommen (s. entsprechendes Kapitel).

C. Die Eingriffe am Dünndarm

I. Die Eröffnung und die künstliche Entleerung des Dünndarms

1. Eröffnung und Verschluß des Dünndarms

Bei der Enterotomie wird das Darmlumen vorübergehend entweder zu diagnostischen oder therapeutischen Zwecken eröffnet. Nach Besichtigung und Palpation des Darmes von außen kann die Indikation zur Enterotomie gegeben sein zur Ergänzung der klinischen Diagnostik, zur Entnahme von Fremdkörpern, zur endo-enteralen Entfernung von gutartigen Geschwülsten oder zur einmaligen künstlichen Entleerung. Die Enterotomie soll wegen der Gefahr einer Nahtinsuffizienz nie in einem wandgeschädigten Bereich erfolgen.

Zur *Technik der Eröffnung des Dünndarms* sei folgendes bemerkt: Nachdem die in Frage kommende Darmschlinge nach Möglichkeit vor die Bauchwunde gelagert und durch feuchte Kompressen gegen die Umgebung abgegrenzt ist, wird die für die Eröffnung bestimmte Stelle nach dem Leerstreichen durch eine federnde Darmklemme längs oder besser durch zwei federnde Darmklemmen quer gegen den übrigen Darm abgeriegelt. Zumeist eröffnet man den Darm in querer Richtung, da der Querschnitt, auch wenn er den ganzen Umfang des Darmes einnimmt, ohne nennenswerte Einengung des Darmlumens verschlossen werden kann. Jeder längere Schnitt zur Eröffnung einer Darmschlinge und jeder Schnitt, mit dessen Verlängerung zu rechnen ist, wird in der Längsrichtung und zwar gegenüber dem Mesenterialansatz geführt, da er sich in dieser Richtung beliebig vergrößern läßt. Zunächst werden zwei Haltefäden – bei querer Eröffnung oral und aboral, bei Längseröffnung seitlich – angebracht, um die Darmschlinge zu fixieren. Für die Durchtrennung der Darmwand benutzt man zur Verhütung störender Blutungen am besten das elektrische Messer – es sei denn, daß gasförmiger Inhalt zu erwarten ist (Explosionsgefahr) –, andernfalls ein gewöhnliches Skalpell. Handelt es sich um die Entfernung eines tastbaren Fremdkörpers, so wird er gegen die Darmwand gepreßt, die gespannte Darmwand wird in der Richtung auf den Fremdkörper eingeschnitten und dieser durch eine möglichst kleine Öffnung herausgezogen. Darmpolypen werden angeklemmt, hochgezogen und an der Basis im Gesunden mit einer gebogenen Klemme (Overholt) gefaßt und abgetragen. Der Stumpf wird umstochen. Ist ein größerer Defekt in der Schleimhaut entstanden und reicht der Defekt in die Muscularis bis zur Serosa, so werden vom Darmlumen aus zunächst Mucosa und Submucosa möglichst quer durch Einzelnähte oder durch eine fortlaufende Naht zusammengefügt. Anschließend sichert man diese Naht von außen durch eine sero-muskuläre Naht. Ein von vornherein erkennbarer krankhaft veränderter Wandabschnitt wird nach Anbringen der seitlichen Haltefäden im Gesunden excidiert, wobei die Schnittlinie etwa $^1/_2$ cm vom makroskopisch veränderten Gebiet entfernt verlaufen soll.

Zur *intraoperativen Enteroskopie*, die gelegentlich zum Auffinden und Lokalisieren von Blutungsquellen und Tumoren des Dünndarms sehr nützlich sein kann, wenn sie vor dem Eingriff mittels Röntgendurchleuchtung und während der Laparotomie nicht gefunden werden konnten, legt man an einer leergestrichenen Darmschlinge eine dicht gestochene Tabaksbeutelnaht an, in deren Mitte der Darm durch eine Stichincision eröffnet wird. Hierauf führt man das Enteroskop in das Darmlumen ein und schiebt es vor. Das Ausfließen von Darminhalt wird durch Anziehen der Tabaksbeutelnaht verhindert.

Der *Verschluß einer Darmöffnung* erfolgt mit der auf S. 71 ff. angegebenen üblichen Technik. Im allgemeinen genügt nach sorgfältiger Stillung von Blutungen aus den Schnitträndern eine *einreihige* sero-muskuläre Naht (Lembert-Naht), die zumeist mit Einzelnähten ausgeführt wird. Man kann eine operativ gebildete Öffnung im Dünndarm aber auch zweireihig verschließen. Zur Verhütung einer Verengung des Darmlumens ist es ratsam, als innere Naht statt der Albertschen Dreischichtennaht eine einschichtige Schleimhautnaht anzuwenden, die ich mit der Mikulicz-Technik ausführe. Diese Naht wird durch eine sero-muskuläre Lembert-Naht gedeckt. Kleine operativ oder traumatisch gesetzte Darmwunden verschließt man einreihig mit sero-muskulären Lembert-Nähten.

2. Die Entleerung des Dünndarms durch transnasale Darmsondierung oder durch eine Darmincision

Die künstliche Entleerung des Dünndarms kann entweder *geschlossen* auf dem Weg über Nase, Mund, Speiseröhre, Magen und Zwölffingerdarm erfolgen (transnasale oder perorale Darmsondierung) oder *offen* durch eine Dünndarmincision. Das *geschlossene* Absaugen des bei einem Ileus angestauten, oft mehrere Liter betragenden Dünndarminhaltes *mit einer Darmsonde* hat große Vorteile: die Entlastung des Darmes bereits vor Beginn der Ileusoperation, was eine Verbesserung der örtlichen Zirkulation in der Bauchhöhle, aber auch der gesamten Kreislaufsituation zur Folge hat und die Laparotomie wesentlich erleichtert, weiterhin die Möglichkeit, auch postoperativ sich neubildende Flüssigkeit und Gase kontinuierlich zu beseitigen, was den Organismus vor der Resorption von Darmtoxinen schützt, und die Vermeidung der Verunreinigung des Bauchfells. Gelingt es nicht, eine Darmsonde innerhalb kurzer Zeit (6–8 Stunden) durch den Pylorus in das Duodenum und in den Dünndarm zu bringen, so zögere man – besonders beim geringsten Verdacht auf Strangulationsileus – nicht mit der Laparotomie. Von der eröffneten Bauchhöhle aus läßt sich die im Magen liegende Darmsonde oft in den Dünndarm leiten. Die Darmsonde dient dann zusätzlich zur postoperativen Drainage des Darmes und vollständigen intraoperativen Entleerung. Wenn man bereits die Bauchhöhle eröffnet hat, dann ist es zumeist zweckmäßiger, den geblähten und mit Flüssigkeit gefüllten Dünndarm vor oder nach Beseitigung des den Darmverschluß verursachenden Hindernisses *offen* durch eine Enterostomie zu entleeren.

a) Die transnasale Darmsondierung (Miller-Abbott, Harris, Cantor, Baker) *

Durch die transnasale Darmsondierung kann der Circulus vitiosus des Ileus Sekretstau–Wandüberdehnung–Darmparalyse durchbrochen werden. Ohne Eröffnung des Darmes wird der fäkulent-toxische Darminhalt abgesaugt, die Überdehnung der Darmwand vermindert und dadurch eine bessere Durchblutung und Tonisierung des Darmes erreicht. Der von Miller-Abbott (1934) angegebene Doppelrohrschlauch wurde unter anderem von Harris (1944), Cantor (1946) und Wangensteen (1962) modifiziert. Indikation, Technik und Komplikationen der Darmsondierung werden im folgenden anhand der Miller-Abbott-Sonde besprochen. Es handelt sich hierbei um eine 3,10 m lange Gummisonde (Abb. 2), deren Lumen durch eine Gummischeidewand in 2 verschieden weite Kanäle geteilt ist. Während der weite Kanal in einem mit Öffnungen versehenen Metallknopf an der Spitze der Sonde endet und auf einer Strecke von etwa 15 cm von dem Sondenende entfernt seitliche Öffnungen besitzt, die zum Absaugen von flüssigem Darminhalt dienen, mündet der schmale Gang des Sondenlumens proximal dieses Metallknopfes in einen dünnen Gummiballon, der mit 30 ccm Luft prall aufgeblasen werden kann und bei der Weiterbeförderung als Pilot dient.

Die *Indikation* zur Darmsondierung ist vor allem beim *paralytischen* Ileus gegeben. Beim *mechanischen* Ileus kann die Darmsondierung in Verbindung mit einer Laparotomie ausgeführt werden; sie erleichtert die Operation durch Beseitigung der erheblichen Darmblähung und begünstigt den postoperativen Verlauf. Eine besondere Indikation stellt die *präventive, innere Darmschienung* mittels langer Sonden dar. Sie bewährt sich vor allem als Alternative zur Nobleschen Operation bei chronischem Verwachsungsileus.

Technik der Sondeneinführung: Die Darmsondierung stellt hohe Anforderungen an Arzt und Patient. Sie gelingt nur, wenn sie mit Geduld und Sorgfalt ausgeführt wird und der in seinem Allgemeinzustand meist reduzierte Patient zur Kooperation willig oder fähig ist. Voraussetzung für das Weitergleiten einer *präoperativ* eingeführten langen Darmsonde über Magen, Pylorus ins Duodenum ist eine gewisse Restperistaltik. Diese kann durch die intravenöse Injektion von Metoclopramid (Paspertin®) angeregt werden. Vor Einführung der Sonde wird diese auf Durchgängigkeit und der Ballon auf Dichtigkeit geprüft. Der mit Paraffin oder Glycerin gleitend gemachte Schlauch wird transnasal – evtl. nach vorheriger Sprühanästhesie des Rachens – möglichst in aufrechter Körperhaltung des Patienten eingeführt. Durch Trinkenlassen von etwas Tee läßt sich die

* S. v. Bary

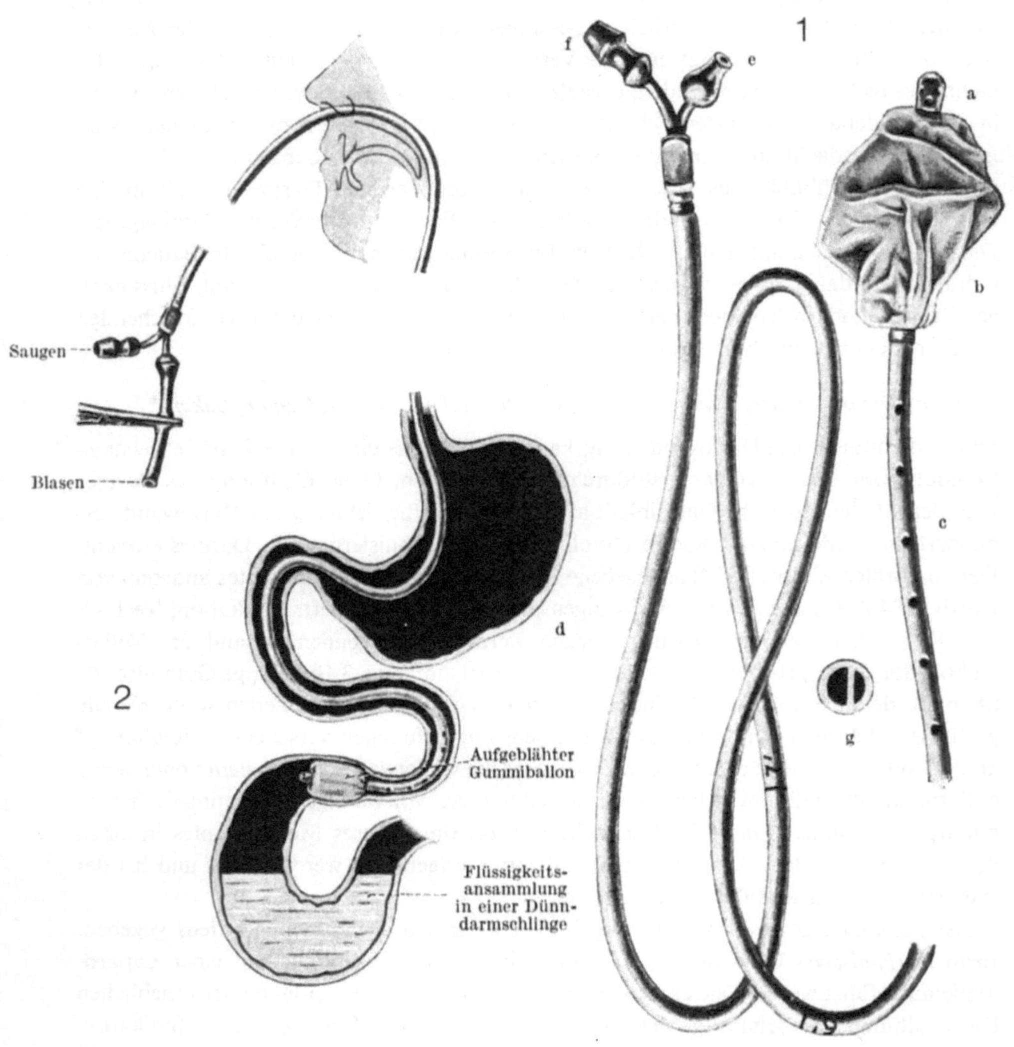

Abb. 2 a–g. Darmsondierung mit der Miller-Abbott-Sonde. 1. Darmsonde nach Miller-Abbott. – a) Sondenspitze mit durchlochtem Metallknopf zum Absaugen des Darminhaltes *vor* dem Gummiballon; b) Gummiballon, in den der Kanal zum Einblasen von Luft mit 4 Öffnungen mündet; c) Öffnungen in der Sonde zum Absaugen des Darminhaltes *hinter* dem Gummiballon; d) die 3,10 m lange Gummisonde mit Markierungen; e) Conus zum Einblasen der Luft; f) Conus zum Absaugen des Darminhaltes; g) Querschnitt der Sonde. Das Lumen der Sonde ist durch eine elastische Scheidewand in einen weiten Kanal, der zu der Sondenspitze und zu den Sondenöffnungen hinter dem Gummiballon führt, und in einen schmalen Kanal, der in den Gummiballon führt, geteilt. 2. Zustand nach Einführung der Darmsonde durch die Nase und den Magen in den Dünndarm. Der Gummiballon ist aufgeblasen. Er wird von der Darmperistaltik erfaßt, wodurch die Sonde vorwärts getrieben wird. Oral von der Sondenspitze ist der Darminhalt abgesaugt

Epiglottis leicht passieren. Nachdem die Sonde bis zur 60-cm-Marke vorgeschoben ist, wird der Mageninhalt vollkommen abgesaugt. Neben der Aspiration von Sekret ist die Lage der Sonde im Magen durch Insufflation von 10 ccm Luft auskultatorisch zu kontrollieren. Das weitere Vorgehen sollte unter Röntgenkontrolle erfolgen. Während der Kranke sich in rechter Seitenlage befindet, wird der mit 3–5 ccm Quecksilber (oder auch Wasser) gefüllte Ballon durch vorsichtiges Vor- und Zurückziehen pyloruswärts geschoben, wobei ein Hochgleiten an der großen Kurvatur und Knotenbildung durch »zu lange Leine« vermieden werden. Meist gelingt es, die Sonde noch unter Röntgenkontrolle ins Duodenum vorzuschieben. Exakte Lagekontrolle ist durch einen Gastrografinschluck möglich. Gelingt die Pyloruspassage nicht, so wird der Patient für ca. 1–2 Stunden auf die rechte Seite gelagert. Befindet sich die Sondenspitze in der Pars descendens des Duodenums, so wird der Patient nach links umgelagert. Die weitere Darmpassage erfolgt jetzt meist ohne Schwierigkeiten. Die Sonde wird mit einer ca. 20–30 cm »langen Leine« fixiert und alle 2 Stunden für ca. 10 cm vorgeschoben.

Bei der *intraoperativen Darmsondierung* wird die Sonde nach Beseitigung der Ileusursache möglichst bimanuell durch den Pylorus und das Duodenum befördert und unter intermittierender Absaugung vorgeschoben – bei der präventiven Darmschienung meist bis zur Ileocoecalklappe.

Gefahren der Darmsondierung: Hier ist an erster Stelle die Maskierung eines Strangulationsileus (Volvulus, Bridenileus, Invagination, Darmeinklemmung) zu nennen. Versuche einer konservativen Behandlung derartiger Ileusformen verzögern die Frühoperation, so daß Darmgangrän und ausgedehnte Resektionen die Folge sein können, wo kleinere, aber rechtzeitige Eingriffe wie z. B. Lösen einer Bride ausgereicht hätten. Seltenere Komplikationen sind bei unsachgemäßer Anwendung Perforationen mit dem Metallknopf, Knotenbildungen der im Magen aufgerollten Sonde, Ödeme und Ulcerationen des Intestinaltrakts und Invagination von Darmabschnitten bei zu schnellem Entfernen der Sonde. Die Ruptur des Ballons und das dadurch bedingte Abfließen von metallischem Quecksilber in den Dünn- oder Dickdarm sind ungefährlich.

Um Aspiration zu vermeiden, muß bei erneut eintretendem Sekretstau der Magen mit einer zusätzlichen kurzen Sonde dekomprimiert werden, da Flüssigkeit und Gase nur an der im Dünndarm befindlichen Spitze abgesaugt werden können.

Pflege und Entfernung: Die langen Darmsonden müssen regelmäßig mit Kochsalz gespült werden. Als Saugung genügt der negative hydrostatische Druck eines mit Wasser gefüllten Gefäßes, jedoch kann man den Sog auch durch eine Pumpe erhöhen. Die Entfernung der Sonde soll nur schrittweise erfolgen, wobei durch Abklemmen und wiederholte Röntgenkontrolle eine Normalisierung des Abdominalbefundes gesichert wird.

Die langen Darmsonden sind demnach bei richtiger Anwendung ein äußerst wertvolles Rüstzeug in der Darmchirurgie, das aus der konservativen und operativen Behandlung von Darmerkrankungen nicht mehr wegzudenken ist.

b) Die Entleerung des Dünndarms von einem Darmschnitt

Der Vorteil der Entleerung des Dünndarms von einem Darmschnitt besteht darin, daß der Darminhalt schnell und zumeist vollständiger als mit einer Darmsonde beseitigt wird. Als Nachteil der offenen Darmentleerung ist die Gefahr der Verunreinigung der Bauchhöhle und der Bauchdeckenwunde zu nennen. Deshalb gilt bei jeder Laparotomie, die eine Eröffnung besonders des gestauten Darmes erwarten läßt, die Hauptsorge einer sorgfältigen Sicherung der Bauchdeckenwunde vor Verschmutzung (s. S. 13) und einer Abgrenzung der zu eröffnenden Darmschlinge gegen die freie Bauchhöhle mit feuchten Bauchtüchern. Hier sei auch auf die von der Operationsschwester einzuhaltenden Maßnahmen während eines unsterilen Aktes bei einer Laparotomie besonders hingewiesen (s. S. 52). Bei jeder Ileusoperation mit Eröffnung des Darmes sind die Folgen einer Infektion der Bauchdeckenwunde heute größer als der des Bauchfells, da eine diffuse Peritonitis durch massive Dosierung von Antibiotica und durch eine entsprechende Infusionstherapie zumeist verhütet werden kann, dagegen nicht eine Eiterung der Bauchdeckenwunde.

Bevor man einen gefüllten Dünndarm eröffnet, wird die hierfür ausgewählte Darmschlinge auf eine Strecke von etwa 20 cm leergestrichen und nach beiden Seiten mit einer weichen Darmklemme abgeschlossen (Abb. 3). Dann legt man in der Mitte dieser Darmschlinge eine dichtgestochene Tabaksbeutelnaht mit einem Durchmesser von etwa 1,5 cm, in dessen Mitte die Darmwand mit 2 gezähnten Halstedklemmen gefaßt und hierauf mit dem elektrischen Messer incidiert wird. Das abgeriegelte Darmlumen saugt man zunächst mit einem gewöhnlichen dünnen Glasrohr vollständig leer. Hierauf erweitert man die Darmincision, damit ein *Darmsauger* (gebogener *Bienenkorbsauger*) oder das biegsame *Bienenkorbdrain* nach Brücke (jeweils das große Format) eingeführt werden können (Abb. 4). Die durch ein dünnes Gummirohr gezogenen Fadenenden der Tabaksbeutelnaht strammt man an, so daß die in der Tabaksbeutelnaht gefaßte Darmwand das Saugdrain dicht umschließt. Zusätzlich kann man den Darm mit dem Darmsauger noch mit einem durch eine Mesenteriumlücke gelegten und sanft angespannten Gummi (Ventilgummi) abdichten. Die Darmincision soll stets der höchste Punkt im Operationsgebiet sein, um das Herausfließen von Darminhalt zusätzlich zu verhüten. Hierzu ist es auch zweckmäßig, wenn der Operateur den Einführungsbereich des Darmsaugers mit einer

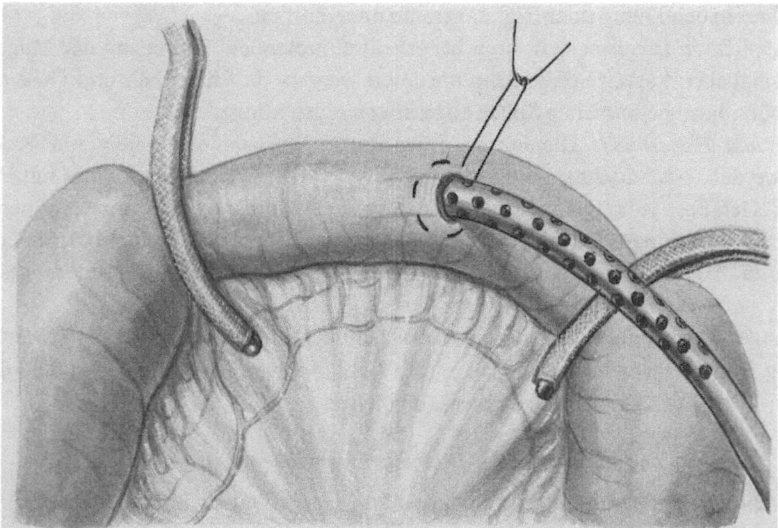

Abb. 3. Entleerung des Dünndarms von einem Darmschnitt. 1. Abriegeln der weitgehend leergestrichenen Darmschlinge durch zwei weiche Darmklemmen, Anlegen einer Tabaksbeutelnaht, Incision und Einführen eines Bienenkorbsaugers

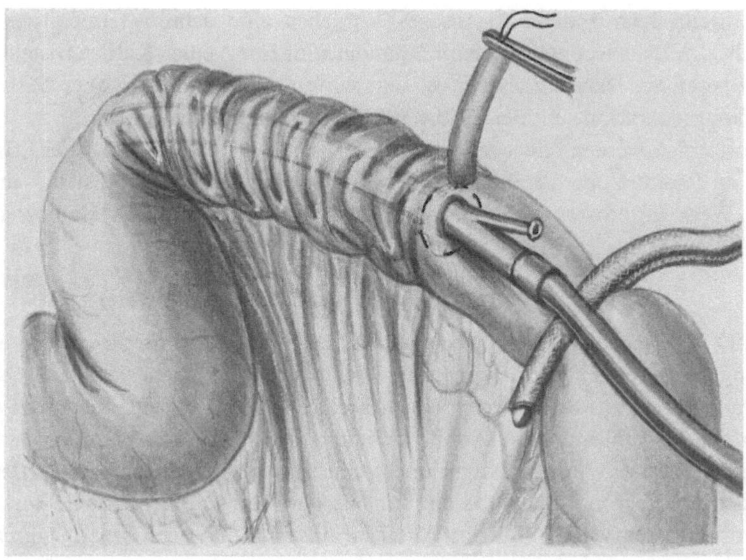

Abb. 4. Entleerung des Dünndarms von einem Darmschnitt. 2. Die Tabaksbeutelnaht ist fest angezogen, die proximale Darmklemme wurde entfernt, der gestaute Darminhalt wird abgesaugt, wobei der Darm nach und nach über den Sauger gestülpt wird

feuchten Bauchkompresse umhüllt und mit seiner linken Hand während des Absaugens komprimiert. Nun wird der Darmsauger zuerst in oraler Richtung bis zur abschließenden Darmklemme und nach deren Entfernung immer weiter oral geschoben, wobei ein Assistent den Kopf des Saugers lenkt und Darmschlinge für Darmschlinge auf den Sauger legt. Der Operateur reguliert durch Betätigung eines Nebenluftventils den Sog im Darmlumen und verhindert so das störende Ansaugen der Darmwand. Ist der orale Dünndarm zur Flexura duodeno-jejunalis oder bis zu einer weitgehend leeren Jejunumschlinge entleert, dann wird der Darmsauger langsam bis zur Tabaksbeutelnaht zurückgezogen, und die Absaugung erfolgt nun in der gleichen Weise aboral bis zum Verschluß des Dünndarms oder bis zur Valvula Bauhini. Nach Entfernen des Darmsaugers verschließt man die Darmincision durch Knüpfen der Tabaksbeutelnaht, die man durch einige längs zum Darm gestochene Lembert-Nähte versenkt. Verschmutzungen in der Umgebung der eröffneten Darmschlinge beseitigt man sorgfältig mit feuchten Bauchkompressen oder Stieltupfern.

II. Das Anlegen einer Dünndarmfistel (Enterostomie) und ihre Beseitigung

1. Allgemeines

Die Enterostomie dient dazu, das Darminnere mit der Außenwelt zu verbinden, entweder um Nahrung in den Darm einzuführen oder Darminhalt nach außen zu entleeren. Man legt sie an zur Nahrungsaufnahme an einer möglichst hohen Darmschlinge, am besten am oberen Jejunum (Jejunostomie), zur Kotentleerung an einem möglichst tiefen Darmabschnitt, beim Dünndarm zumeist am Ileum (Ileostomie) nahe dem Coecum. Enterostomien sind entweder als temporärer oder als permanenter Zustand geplant. Sie sind dann indiziert, wenn kein anderes klassisches Vorgehen eine definitive operative Therapie ermöglicht. Im Ileus ist eine Fistel am Dünndarm in Form einer Katheterfistel (s. S. 348) zur postoperativen Darmentlastung oft sehr wirkungsvoll; sie kann aber auch nur eine Verzweiflungsoperation zum Beispiel bei diffuser Bauchfellcarcinose sein.

Enterostomien werden entweder als *Katheterfistel* – wie nahezu stets bei Ernährungsfisteln – am Jejunum oder als direkte *Lippenfistel* – wie häufig bei Kotfisteln – im Ileum – angelegt. Wenn Enterostomien ihren Zweck erfüllt haben, werden sie verschlossen.

2. Das Anlegen einer Ernährungsfistel (Jejunostomie)

Die Zufuhr der Nahrung durch eine Jejunostomie ist dann erforderlich, wenn eine orale Ernährung sowie eine Gastroenterostomie nicht mehr möglich sind, z. B. bei einem ausgedehnten, nicht resezierbaren Magencarcinom. Eine sogenannte *prophylaktische* Jejunostomie zur Entlastung der Anastomose und zur frühzeitigen Nahrungszufuhr nach totaler Gastrektomie mit Oesophagojejunostomie ist nur selten angebracht. Unter solchen Umständen ist die von Nakayama empfohlene Katheter-Duodenostomie bzw. -Antrostomie vorteilhafter (s. S. 279). Beim Vorliegen eines Kardia- oder Oesophaguscarcinoms verdient eine Ernährungs-Jejunostomie vor der Gastrostomie nur dann den Vorzug, wenn vorübergehend eine Nahrungszufuhr durch eine Fistel erforderlich ist, der Magen selbst aber später für eine Speiseröhrenplastik benutzt und daher durch die Fistel in seiner Form und Beweglichkeit nicht beeinträchtigt werden soll.

Mit Rücksicht auf eine ausgiebige Auswertung der eingeführten Nahrungsmittel ist für eine Ernährungsfistel eine möglichst hohe und gesund erscheinende Darmschlinge zu wählen. Um beim Vorliegen einer GE ein Zurückfließen des Speisebreies nach dem Duodenum und dem Magen möglichst zu verhindern, muß man von der GE bzw. der Braunschen Enteroanastomose eine Entfernung von mindestens 30 cm einhalten.

Wenn sich die Jejunostomie an eine andere Bauchoperation oder an eine Probelaparotomie anschließt, so wird die Hauptoperation zunächst durchgeführt, und die Jejunostomie folgt dann als letzter Akt des Gesamteingriffes. Bildet sie jedoch einen selbständigen planmäßigen Eingriff, so eröffnet man die Bauchhöhle durch einen medianen Längsschnitt, der einige Zentimeter cranial des Nabels beginnt, links am Nabel vorbeizieht und einige Zentimeter caudal des Nabels endet. Die Länge des Schnittes beträgt etwa 8 cm und richtet sich im einzelnen nach der Zugänglichkeit der obersten Dünndarmschlinge. Man kann auch einen linken Paramedianschnitt wählen.

Nach Eröffnung der Bauchhöhle drängt man das Colon transversum mit dem Omentum majus magenwärts. Die rechte Hand des Operateurs gleitet entlang des Mesocolons zur Flexura duodeno-jejunalis und holt sich die oberste Jejunumschlinge hervor. Nachdem eine etwa 30 cm von der Flexura duodeno-jejunalis entfernte Darmschlinge leergestrichen wurde, folgt das sorgfältige Abstopfen des Operationsfeldes mit Bauchtüchern. Die Enterostomie wird zumeist nach Kader und nicht nach Witzel angelegt. Die Technik entspricht dem analogen Vorgehen am Magen (s. S. 107). Auf dem höchsten Punkt der ausgewählten Jejunumschlinge wird am antimesenterialen Rand eine Tabaksbeutelnaht mit einem Durchmesser von ungefähr 1,5 cm gelegt; in das durch eine zentrale Stichincision eröffnete Darmlumen führt man aboral einen Nelaton- oder Pezzerkatheter oder besser einen Ballonkatheter ein, den man nach Knüpfen der Tabaksbeutelnaht etwas aufbläht. Um die Durchtrittsstelle des Katheters in die Darmwand sicher abzudichten, faltet man quer zum Darm beidseits dicht neben dem Katheter die Darmwand noch durch je zwei einzelne Lembert-Nähte oder durch je 1 Halsted-Naht, wodurch die Tabaksbeutelnaht versenkt wird. Hierauf sticht man durch die Falten zwei möglichst verschiedenfarbige lange Fäden, die *nicht* geknotet werden, sondern gestreckt durch einen Umschlingungsfaden am Katheter befestigt werden. Der Ernährungskatheter wird 3–4 Querfinger unterhalb des Rippenbogens paramedian durch eine gesonderte Stichincision nach außen geführt. Die Enden beider verschiedenfarbiger Fäden knotet man entweder nur über Gazetupfer oder man sticht sie bei größerer Incision mit einer Hautnadel in den beiden Winkeln der Incision durch Unterhautfettgewebe und Haut und knotet sie dann über einem Gazetupfer. Auf diese Weise legt sich der zur Enterostomie verwendete Dünndarmabschnitt dem Peritoneum parietale dicht an. Diese Abdichtungsfäden können nach etwa zwei Wochen durchtrennt und – da sie am Darm nicht geknotet sind – leicht entfernt werden.

Durch die als Ernährungsfistel gedachte Jejunostomie kann sich unter Umständen Duodenalsaft entleeren, was allerdings bei Verwendung eines Ballonkatheters selten ist. Will man dies sicher verhüten und soll die Fistel länger bestehen bleiben, so ist es ratsam, eine latero-laterale Anastomose zwischen der oralen und der aboralen Dünndarmschlinge hinzuzufügen.

Jejunostomie nach Maydl (Abb. 5). Ist eine endgültige Jejunostomie z. B. bei einem umfangreichen inoperablen Magencarcinom vorgesehen zum Zweck einer intensiven Nahrungszufuhr unter gleichzeitiger zuverlässiger Ableitung der Verdauungssäfte von der Jejunostomie, dann läßt sich dies mit der Technik nach Maydl erzielen. Hierzu wird eine obere Jejunumschlinge etwa 50 cm aboral der Flexura duodeno-jejunalis nach Verschluß mit einem Nähapparat quer durchtrennt, der zuführende Dünndarmschenkel 10–20 cm

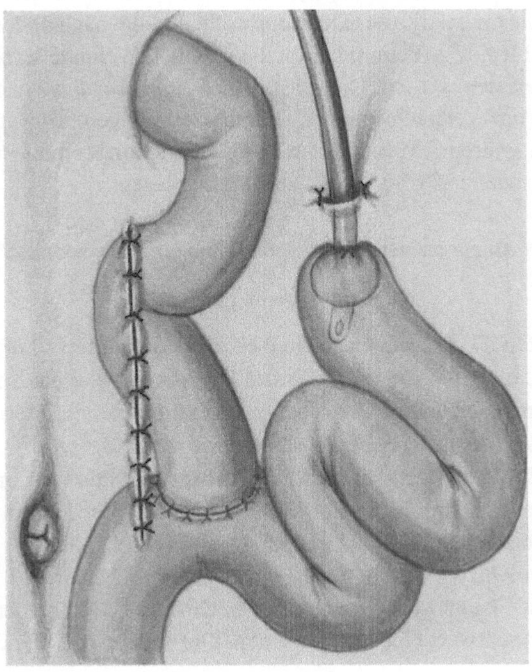

Abb. 5. Jejunostomie nach Maydl

unterhalb der Durchtrennungsstelle y-förmig in den Dünndarm eingepflanzt und eine Jejunostomie angelegt. In den abführenden Dünndarmschenkel wird ein Ballonkatheter zur Nahrungszufuhr vorgeschoben.

Die Ernährung durch die Jejunostomie. Flüssigkeits- und Nahrungszufuhr ist eine der wesentlichsten Aufgaben nach Anlegen einer Jejunostomie. Man muß sie deshalb sorgfältig überwachen und dem subjektiven Befinden des Kranken anpassen. Die Nahrung sollte in den ersten postoperativen Tagen kontinuierlich über einen Dauertropf zugeführt werden, um dann allmählich auf eine schubweise Nahrungszufuhr mit Hilfe eines Trichters oder einer größeren Spritze überzugehen. Steigerung der Nahrungsmenge und Häufigkeit der Nahrungszufuhr erfordern ein bedachtsames Vorgehen, da sonst Völlegefühl im Leib, Druckgefühl in der Herzgegend und Schmerzen infolge Spasmen des Dünndarms auftreten können. Hierbei ist das subjektive Empfinden des Kranken der beste Wegweiser.

Zunächst verwendet man zweckmäßig fertige Sondennahrungen, die man später individuell gestalten kann. Hinsichtlich Zusammensetzung der Sondennahrung wird auf die Lehrbücher der inneren Medizin und der Diätetik verwiesen. Zu jeder Nahrungsportion kann man kurz vor der Verabreichung Pankreasfermentpräparate und Vitamine geben.

3. Das Anlegen einer Katheterenterostomie am Dünndarm

Im allgemeinen ist es nach Absaugen des infolge eines Ileus gestauten Dünndarminhaltes durch eine Enterostomie nicht erforderlich, eine Katheterenterostomie anzulegen, um den Darm während einiger Tage zu entlasten. Nach Deucher kann eine solche temporäre Enterostomie, wobei eine lange, weiche, mit zahlreichen Löchern versehene Sonde von einer oberen Jejunumschlinge aus bis zur letzten Ileumschlinge eingeführt und durch die Bauchdecken im linken Oberbauch herausgeleitet wird (Abb. 6), zur Dekompression und Schienung des Dünndarms bei diffuser Dünndarmschädigung, nach abdominaler Dekortikation und bei verschlepptem Ileus sehr nützlich sein. Die Sonde kann in besonderen Fällen wochenlang belassen werden. Diese *temporäre Darmschienung* nach Deucher kann eine ziehharmonikaartige Verwachsung der Dünndarmschlingen bewirken, wie sie Noble mit seiner Operation erstrebt. Man kann diese Katheterenterostomie notfalls an jeder Stelle des Dünndarms auch in Form des Witzelkanals anlegen.

4. Das Anlegen einer Kotfistel am Dünndarm (Ileostomie)*

a) Allgemeines

Schwere, den gesamten Dickdarm einschließlich des Mastdarms umfassende Erkrankungen wie die Colitis ulcerosa, die Polyposis des Dickdarms oder die Enteritis regionalis (Morbus Crohn) können eine temporäre – bei Exstirpation des gesamten Dickdarms eine permanente – *Dünndarm-Kotfistel oder Ileostomie* erfordern. Sie wird im rechten Unterbauch so angelegt, daß der Darm bürzelförmig über die Haut hervorragt, damit der Dünndarminhalt ohne Verschmutzung und Beeinträchtigung der Haut in einen Auffangbeutel – entweder Klebebeutel oder Pelottenbeutel – abfließen kann.

Diese *nicht-kontinente Ileostomie* hat für die Kranken große Nachteile:

Der Dünndarminhalt kann weder durch Diät noch durch Medikamente über längere Zeit oder dauernd nennenswert eingedickt werden. Der wässerige Dünndarminhalt fließt

* A. Schaudig

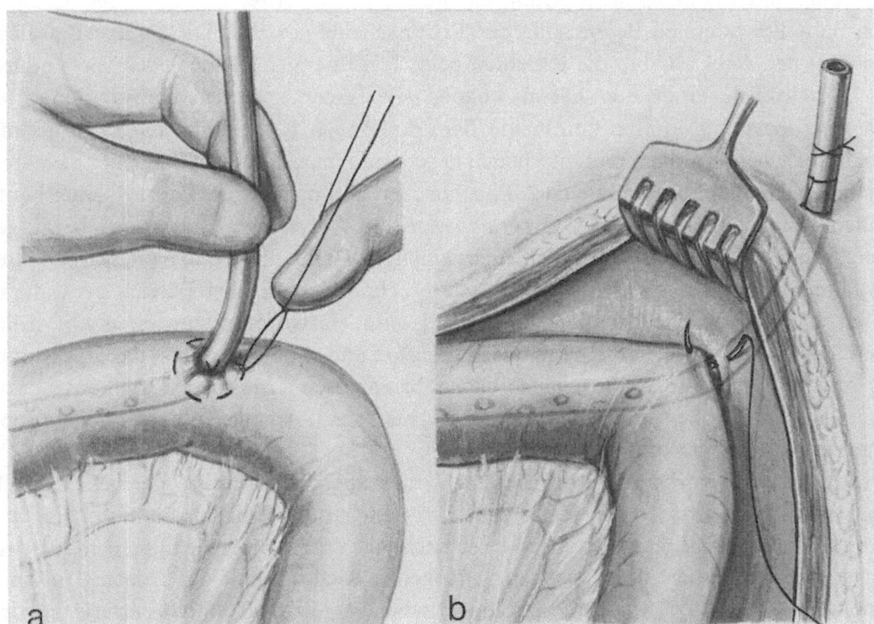

Abb. 6 a u. b. Katheterenterostomie am Dünndarm (nach Deucher). a) Nach Anlegen einer Tabaksbeutelnaht wird ein mit mehreren seitlichen Öffnungen versehener Katheter zur kontinuierlichen Entleerung und zur Schienung des Darms eingeführt; b) Die Darmwand wird zur sicheren Abdichtung der Incision mit einigen Stichen an das Bauchwandperitoneum geheftet

entsprechend der kontinuierlichen Dünndarmperistaltik ohne wesentliche Unterbrechung aus dem Ileostoma ab. Auch wird die Haut – selbst nach ideal angelegter Ileostomie und bei sorgfältigster Pflege der Umgebung des Ileostoma – mehr oder minder stark und häufig gereizt. Schließlich behindert der nie über längere Zeit leere Kotbeutel den Ileostomieträger im täglichen Leben (Beruf, Sport, Sexualverkehr, Kleidung u. a. mehr) sehr und belastet ihn psychisch.

Daher stellt die *kontinente Ileostomie nach Kock* (1969), wobei intraabdominal aus dem distalen Ileum ein Reservoir mit gas- und flüssigkeitsdichtem Auslaß (Ileostoma) geschaffen wird, für den Ileostomieträger – auch nach Erfahrungen am eigenen Krankengut (A. Schaudig, S. v. Bary, H. Nakano) – einen sehr großen Gewinn dar.

b) Die einfache Ileostomie

Eine Ileostomie kann angelegt werden ohne Resektion des Dickdarms – was allerdings heute nur ausnahmsweise geschieht –, meist aber im Zusammenhang mit einer *Colektomie.* Wird die *Ileostomie* als *selbständiger Eingriff* ohne Colektomie als sogenannte *präliminare* Ileostomie doch ausgeführt, so ist dies in *doppelläufiger* oder *einläufiger* Form möglich, von denen jede Vor- und Nachteile besitzt. Bei einer doppelläufigen Ileostomie und bei getrenntem Herausleiten eines oralen und eines aboralen Ileostoma kann der aborale Darm gespült und intraluminär medikamentös behandelt werden. Die Nachteile bei einer späteren Kolektomie und für die Versorgung des Ileostoma sind offensichtlich. Die einläufige Ileostomie, die wir bevorzugen, stört bei einer späteren Colektomie kaum.

Als *Lage des Ileostoma* wird häufig ein Bezirk in der *Höhe der Taille* rechts pararectal nahe der lateralen Begrenzung der Rectusscheide gewählt. Diese Lage des Ileostoma hat den *Nachteil*, daß die Patienten beim Tragen enger Kleider oder Verwendung von Gürteln Schwierigkeiten haben können. Bei einer späteren Umwandlung der einfachen Ileostomie in eine kontinente Ileostomie nach Kock sollte die Hautöffnung aus kosmetischen Gründen im Unterbauch liegen, und man müßte bei Lage des primären Ileostoma in Taillenhöhe dann eine 2. Bauchdeckenöffnung anlegen. Es wird daher heute das Ileum immer häufiger *etwa 3–5 cm unterhalb des Nabels pararectal rechts* herausgeleitet (Abb. 7). Wichtig ist es dabei auch, einen in Handtellergröße von Narben und Hautfalten freien, aus möglichst fester, glatter Haut bestehenden Bereich zu wählen, der für die Klebefläche der Ileostomiebeutel gute Haftvoraussetzungen ergibt. Eine störende Appendektomienarbe kann durch Excision und Einbeziehung in das Hautstoma ausgeschaltet werden. Bei Hängebauch oder sehr adipösem Unterbauch muß das Stoma allerdings etwas höher und *lateraler* – weil hier meist weniger Subcutanfettgewebe vorhanden ist – gelegt werden.

Die *Bauchhöhle eröffnet* man durch einen Unterbauchmittelschnitt oder besser durch einen etwas über den Nabel reichenden linksseitigen Unterbauch-*Paramedianschnitt* (s. Abb. 7). Dann sucht man die unterste Ileumschlinge auf, schlingt sie mit einem Zwirnsfaden an und skelettiert ihren distalen Schenkel in Richtung auf das Coecum in einer Ausdehnung von 2–3 cm, wobei die Arkade zwischen der letzten Dünndarmarterie und der Coecumarterie unterbunden und durchtrennt werden muß. Hierauf durchtrennt man den Darm am besten mit Hilfe eines Nähapparates und stülpt den distalen Ileumschenkel mit einigen Serosanähten ein. Der eingestülpte Darmbürzel kann ohne Nachteil durch die Bauhinsche Klappe in das Coecum ragen. Die einstülpenden Nähte sollten ziemlich in der Ebene der Coecumwand liegen. Um das terminale Ileum pararectal herausleiten zu können, muß man sein Mesostenium unter Schonung sowohl der Dünndarmgefäße als auch der Coecum- und Colonascendens-Gefäße in genügender Ausdehnung skelettieren, um es von der hinteren Bauchwand abzulösen. Nun faßt man den rechten Fascienrand der Bauchwunde mit Mikuliczklemmen sowie die Haut mit

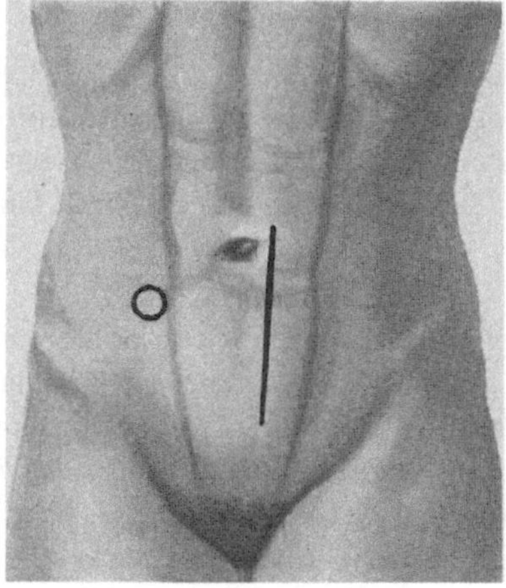

Abb. 7. Lage des permanenten einläufigen Ileostoma: 3–5 cm unterhalb des Nabels am lateralen Rand des rechten M. rectus

einem großen Museux, strafft beide durch Zug nach links und schneidet die etwas hochgehobene Bauchdecke in dem vorher markierten Hautbezirk kreisförmig in einem Durchmesser von 1–1,5 cm ein. Der Hautdiskus und das Unterhautfettgewebe werden entfernt, das vordere Blatt der Rectusscheide wird entweder ebenfalls kreisförmig excidiert oder kreuzförmig gespalten. Den lateralen Rand des M. rectus verlagert man etwas nach medial oder man drängt die lateralen Fasern des Muskels auseinander und durchtrennt dann das hintere Blatt der Rectusscheide und das Peritoneum. Dann dehnt man die Öffnung und verlagert das Ileum in einer Länge von 6–8 cm nach außen. Bevor dies erfolgt, kann man die Mesenterialwurzel an der Basis des Ileumschenkels durch eine Ziehharmonika- oder Raffnaht über das Colon ascendens hinweg dem lateralen Rand der Peritoneallücke nähern, ähnlich wie dies für das Anlegen eines Anus praeter sigmoideus beschrieben wird. Zumeist ist ohne vorherige Colektomie dieses Vorgehen zur Verhütung einer lateralen Darmeinklemmung aber nicht erforderlich. Ist das Colon ascendens *nicht mehr vorhanden, muß* die laterale Lücke *unbedingt verschlossen* werden.

Das Anlegen einer Ileostomie im Anschluß an eine Colektomie unterscheidet sich nicht von der im vorhergehenden beschriebenen Technik. Stets ist jedoch, wie schon gesagt, eine laterale Raffnaht des Peritoneums von der Bauchdeckenincision zum Dünndarmmesenterium zur Verhütung einer Darmeinklemmung und eine gute Befestigung des ileostomienahen Dünndarmmesenteriums an die Bauchinnenwand erforderlich.

Das *Einnähen des Ileumstumpfes* erfolgt nach Verschluß der Laparotomiewunde: Die Serosa-Muscularis-Schicht der Dünndarmwand wird zirkulär mit 6–8 Einzelnähten – wir bevorzugen resorbierbare Kunststoff-Fäden – an der vorderen Fascienschicht fixiert, wobei wegen der besseren Übersicht tunlichst zunächst alle Nähte gelegt und dann erst geknotet werden (Abb. 8a u. b). Sodann wird, wie Abb. 9a u. b zeigen, das Ileum umgestülpt und die Schnittfläche des Darmes mukokutan zirkulär eingenäht. Dabei hat sich eine Stichführung von der Haut zum Darm eingeführt, die aber nicht obligat ist. Abschließend wird die Ileostomie sofort mit einem Ileostomieklebebeutel versorgt (Abb. 10).

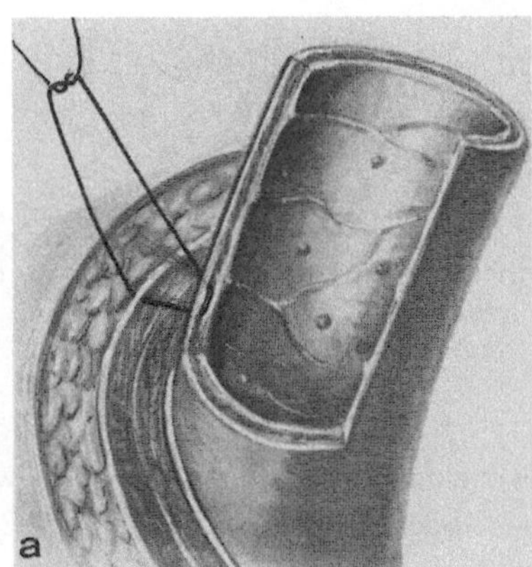

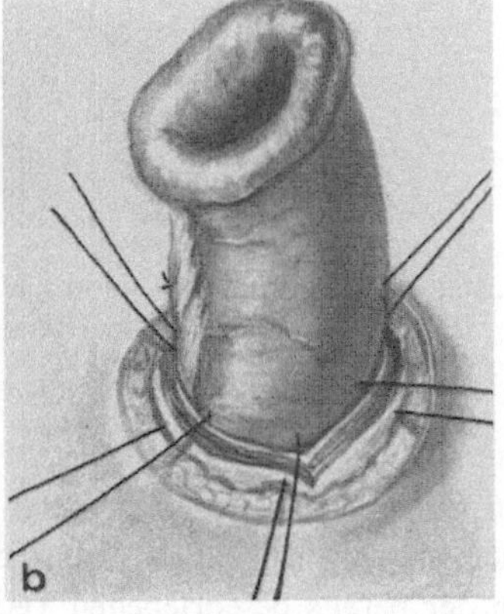

Abb. 8a u. b. Anheftung des Ileumstumpfes in der kreisförmigen Bauchdeckenöffnung. a) Die Dünndarmwand wird nur in der Serosa-Muscularis-Schicht gefaßt und an der vorderen Fascienschicht (Externus-Aponeurose bzw. Rectusscheide) mit 6–8 Einzelnähten fixiert; b) Der Ileumstumpf wird mit 6–8 Einzelnähten zirkulär an der vorderen Fascienschicht – wie in a) dargestellt – fixiert, das Knüpfen der Fäden erfolgt am besten erst nach Legen aller Nähte

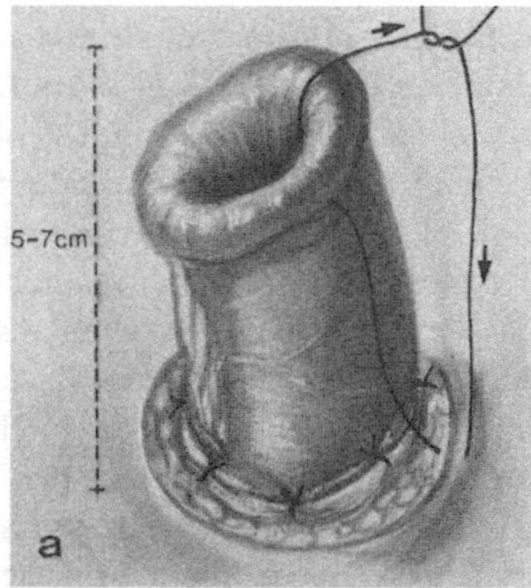

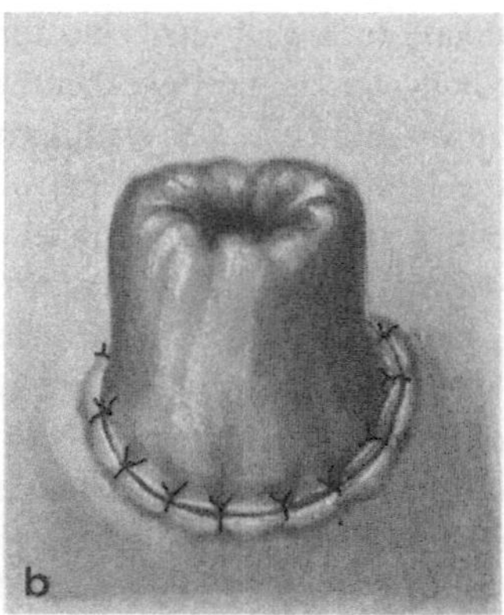

Abb. 9 a) Der Schnittrand des die Haut 5–7 cm überragenden Ileumstumpfes wird mit Einzelnähten gefaßt, die zuerst durch den Hautrand der kreisförmigen Bauchdeckenöffnung gestochen werden; b) Die Nähte werden sofort geknüpft. Der Ileumstumpf wird dadurch allmählich zirkulär umgestülpt und ragt schließlich als 2–3 cm langer, gedoppelter Darmwandzylinder über das Hautniveau vor

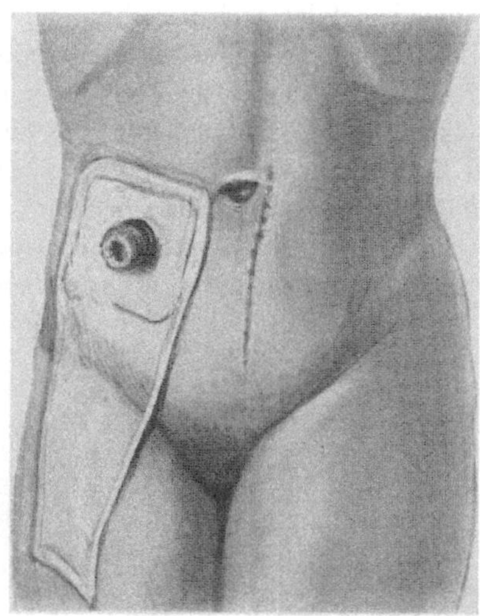

Abb. 10. Endständige Ileostomie: Zustand nach Abheilung der Laparotomiewunde; das die Haut 2–3 cm überragende Ileostoma ist mit einem Klebebeutel versorgt

Will man *beide Ileumschenkel getrennt* voneinander nach außen leiten, so wird der distale Schenkel pararectal etwas mehr caudal oder noch besser am McBurneyschen Punkt nach der bereits beschriebenen Technik, jedoch nur auf eine Länge von 2–3 cm vor die Bauchdecken gelagert.

Legt man eine *doppelläufige Ileostomie* an, dann wählt man eine möglichst bewegliche distale Ileumschlinge und leitet sie so durch die Bauchdecken, daß der orale Schenkel caudal und der aborale Schenkel cranial zu liegen kommt. Der Darm wird quer im abführenden Schenkel der Ileumschlinge etwas distal von ihrem Scheitel eröffnet, mit einem Glasstab o. ä. in gleicher Weise wie bei einem doppelläufigen Dickdarm-Anus praeter versehen (s. Die Eingriffe am Dickdarm, Mastdarm und Anus), und, wie im vorhergehenden beschrieben, mit der Haut vernäht.

c) Die kontinente Ileostomie nach Kock

Die Herstellung einer kontinenten Ileostomie mit intraabdominalem Reservoir aus dem Ileum erfolgt *zumeist* durch einen zweiten Eingriff in Form der *Umwandlung einer einfachen Ileostomie.* Im unmittelbaren Anschluß an eine Proktocolektomie oder Colektomie wird man ein Dünndarmreservoir nur dann bilden, wenn die hierdurch bedingte zusätzliche Verlängerung der Operation (etwa 2 Stunden) den Kranken voraussichtlich nicht zu sehr belastet, keine akute Phase einer Colitis ulcerosa vorliegt und der Patient längere Zeit kein Cortison-Präparat erhalten hat.

Bei dem Eingriff steht der *Operateur auf der linken Seite des Patienten.* Im folgenden wird der Operationsverlauf von dieser Position des Operateurs beschrieben: Nach Eröffnung der Bauchhöhle in der alten Narbe, nach Lösung der häufig vorliegenden Verwachsungen mit der vorderen Bauchwand und nach sorgfältigem Abdecken der Bauchdeckenwunde, am besten mit einer Einschlagfolie (s. S. 13), sucht man den zur Ileostomie

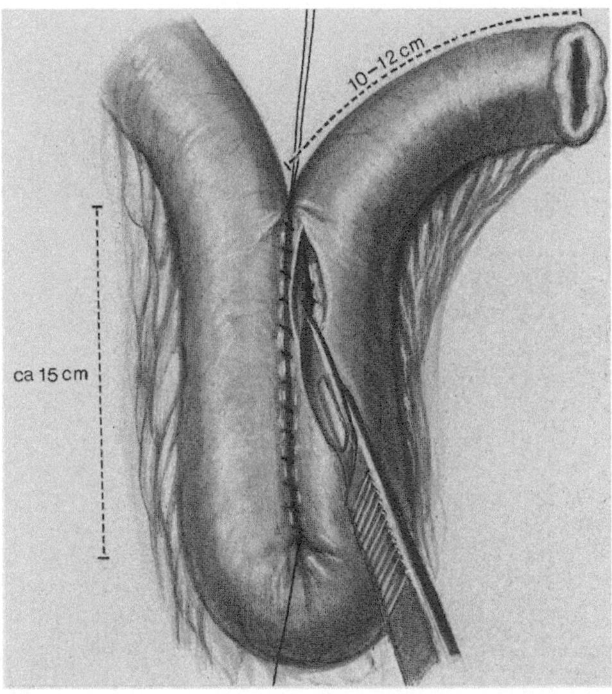

Abb. 11. Kontinente Ileostomie nach Kock. – 1. Etwa 35–40 cm des terminalen Dünndarms werden zur Bildung des Reservoirs (2mal 12–15 cm) und des Auslaßventils (10–12 cm) benötigt. Der freie Rand des U-förmig aneinander gelegten Dünndarms wird in 12–15 cm Länge durch fortlaufende Serosanaht vereinigt. Dann wird der zu- und abführende Schenkel unmittelbar entlang der Naht eröffnet

verwendeten Schenkel der letzten Ileumschlinge auf. Dann umschneidet man von außen das Ileostoma und löst es unter Schonung der Serosa zirkulär aus der Bauchwand heraus. Nun werden die beiden untersten Ileumschlingen, die gewöhnlich miteinander verklebt sind, freipräpariert. Für die *Bildung des Drosselventils* und des *Auslaßstutzens* muß man 10–12 cm *des terminalen Ileum* reservieren. Die anschließende Dünndarmschlinge wird in einer Länge von 30 cm an ihrem freien Rand durch eine Chromcatgut-Serosanaht (atraumatisch Stärke 000) *U-förmig* so aneinandergefügt, daß beide Schenkel 15 cm lang sind, der Fußpunkt der U-förmigen Schlinge deutet cranialwärts, der terminale Ileumstumpf liegt nach rechts (Abb. 11). Hierauf eröffnet man den Dünndarm unmittelbar neben und entlang der Serosanaht, wobei der zuführende Darmschenkel 3 cm länger als der abführende geschlitzt wird (Abb. 12). Hierdurch erreicht man, daß die Einmündung in das Reservoir etwas entfernt vom Auslaß liegt. Es folgt jetzt die Vereinigung der hinteren Schleimhaut-Muskelränder mit fortlaufender Chromcatgutnaht (Abb. 12).

Zur *Bildung des Drosselventils* am Auslaß des Darmreservoirs werden 6 cm des dem geschlitzten abführenden Schenkel folgenden *distalen Ileum* mit dem Finger und mit Hilfe von Babcock-Klemmen so *invaginiert*, daß eine 2,5–3 cm lange, nippelförmige Einstülpung nach innen entsteht (Abb. 13a). Diese im folgenden als *Nippel* oder *Drosselventil bezeichnete Dünndarminvagination* wird außen durch etwa 5 zirkuläre sero-muskuläre Nähte und innen durch 8–10 durchgreifende Nähte fixiert (Abb. 13b). Um bei den

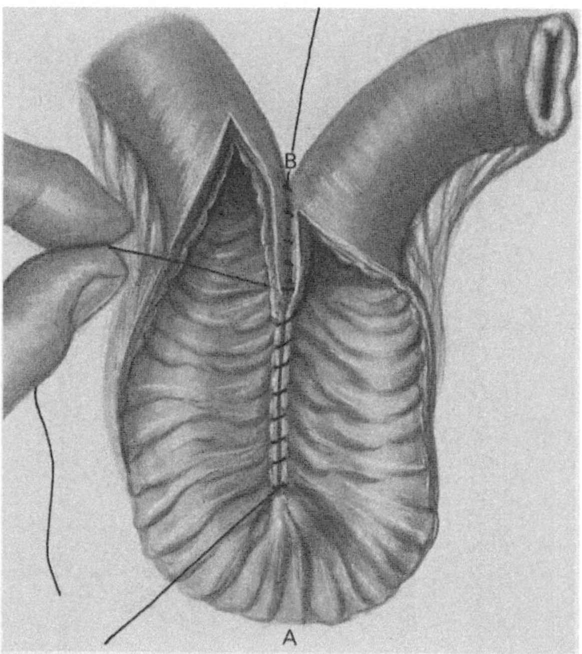

Abb. 12. Kontinente Ileostomie nach Kock. – 2. Die U-förmig vernähte terminale Ileumschlinge ist entlang der Naht vollständig eröffnet, wobei die zuführende Schlinge etwa 3 cm länger eröffnet wird als die abführende, um Ein- und Auslaßöffnung voneinander zu trennen. Sodann folgt die fortlaufende Schleimhautnaht

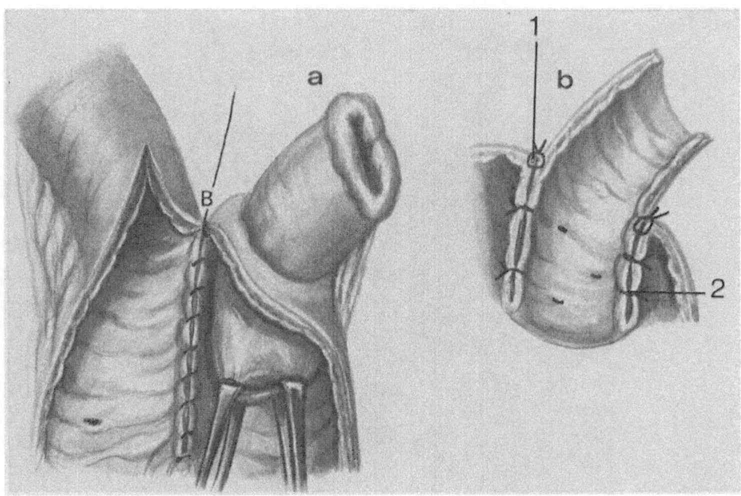

Abb. 13a u. b Kontinente Ileostomie nach Kock. – 3. Bildung des Drosselventils. a) Der 10–12 cm lange Ileumstumpf wird soweit invaginiert, bis eine mindestens 3 cm lange Einstülpung zustande gekommen ist; b) Durch 8–10 durchgreifende und 4–6 seromuskuläre Nähte wird sichergestellt, daß diese Einstülpung (Nippel) sich nicht mehr lösen kann. 1 seromuskuläre Nähte, 2 durchgreifende Nähte

8–10 im Nippelbereich innen zu legenden Nähten das Lumen nicht zu verschließen, ist es günstig, während dieser Zeit durch das Ventil ein Metall- oder Glasrohr zu legen. Kock empfiehlt die Verwendung von Zwirn für diese Nähte, um eine stärkere Bindegewebsreaktion und Narbenbildung hervorzurufen, damit die Verklebung der eingestülpten Serosaflächen absolut sicher und dauerhaft wird, da von dem Vorhandensein des Nippels die Funktionsfähigkeit des Drosselventils abhängt. Kock coaguliert darüber hinaus aus dem gleichen Grunde noch die einzustülpenden Serosaflächen punktförmig.

Es folgt jetzt die *Bildung des Reservoirs*, indem die U-förmig aneinandergenähte und geschlitzte Darmschlinge so hochgeklappt wird, daß der Fußpunkt A an den Punkt B, d. h. an den distalen Endpunkt der Nahtreihe zwischen zu- und abführender Schlinge geheftet wird (s. Abb. 12, 13 u. 14). Die Schnittränder werden im weiteren durch eine fortlaufende innere und äußere Chromcatgutnaht aneinandergefügt (Abb. 14). Das fertige Reservoir wird dann zu seinem Mesostenium hin eingestülpt, so daß seine bisherige Rückseite nach ventral, der zuführende Schenkel nach links cranial und der Auslaßschenkel nach rechts cranial zu liegen kommen (Abb. 15). Nun *prüft man die Dichtigkeit* der Nahtreihen des Reservoirs und vor allem des Drosselventils, indem man nach Abklemmen des zuführenden Darmschenkels einen Katheter durch den Auslaßstutzen in das Reservoir einführt und den Darmbeutel mit 30–50 ccm Luft füllt. Nach raschem Herausziehen des Katheters muß das Drosselventil so vollkommen abdichten, daß weder Luft noch Flüssigkeit aus dem Reservoir entweichen.

Schließlich wird der Auslaßstutzen des Dünndarmreservoirs durch den von der ausgelösten Ileostomie her bestehenden Bauchdeckenkanal – wenn letzterer sich eignet – im rechten Unterbauch nach außen gezogen oder es wird ein neuer Tunnel gebildet, der *schräg* durch den *rechten M. rectus von innen unten medial nach außen oben lateral* verläuft

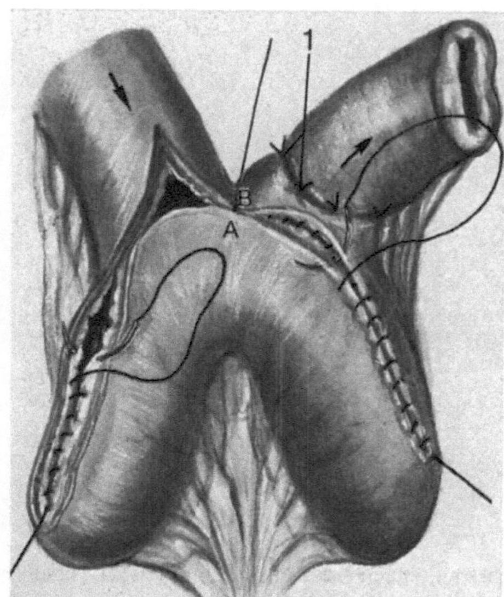

Abb. 14. Kontinente Ileostomie nach Kock. – 4. Verschluß des Reservoirs. Die eröffnete U-förmige Ileumschlinge wird so hochgeschlagen, daß Punkt A an Punkt B zu liegen kommt. Es folgt der Verschluß der Schnittränder durch zweireihige fortlaufende Naht. 1 seromuskuläre Nähte

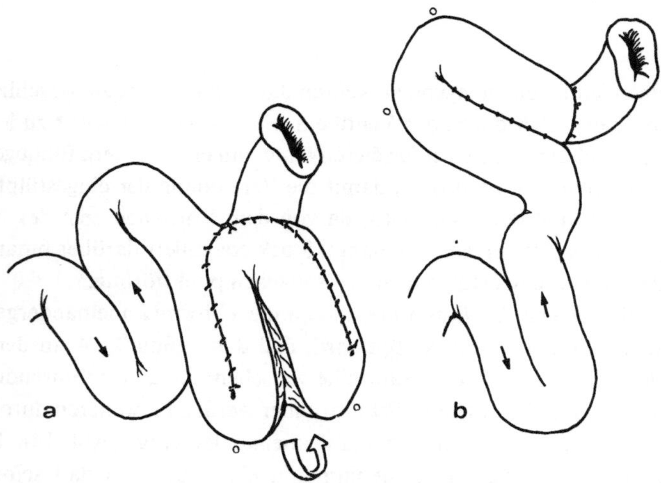

Abb. 15a u. b. Kontinente Ileostomie nach Kock. – 5. Umstülpung des Reservoirs. Der Pfeil und die Markierungsringe zeigen die Richtung an, in welcher das Reservoir ein- und umgestülpt wird. a) Durch Fingerdruck auf das breitflächig vorliegende Mesostenium (s. auch Abb. 14) wird dieses eingestülpt, die U-förmige Nahtreihe (s. auch Abb. 14) verschwindet; b) Nach vollständiger Umstülpung erscheint die seromuskuläre Nahtreihe, welche am Operationsbeginn die beiden Ileumschenkel vereinigt hat (s. auch Abb. 11)

und dessen Hautöffnung *möglichst klein* sein und *tief liegen* soll (Abb. 16). Das Stoma dieses Dünndarmauslasses wird mit der *Hautincision flach im Hautniveau* vernäht und außerdem das *Reservoir des Dünndarms innen zirkulär* um den *Auslaßstutzen am Peritoneum der vorderen Bauchwand fixiert* und die *laterale Lücke zwischen seitlicher Bauchwand und*

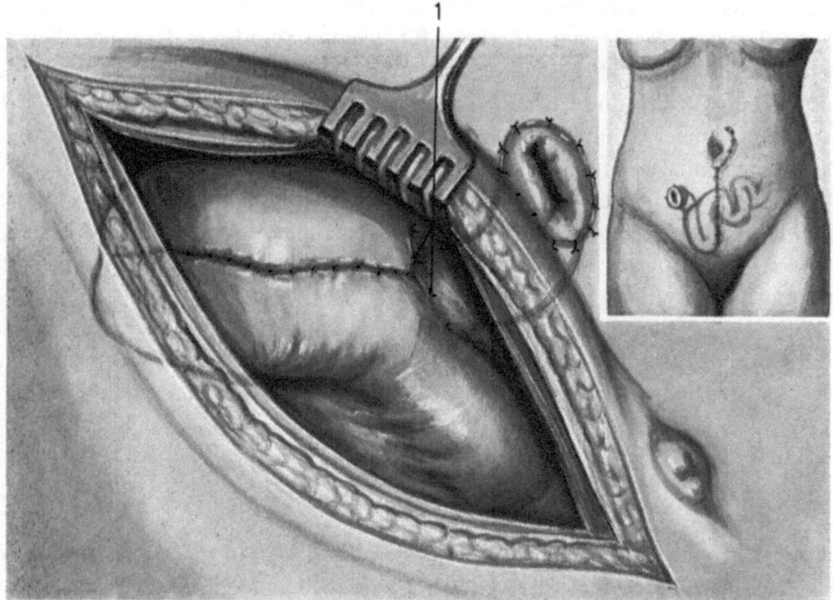

Abb. 16. Kontinente Ileostomie nach Kock. – 6. Intraabdominelle Lage des Reservoirs. Das Ileostoma ist flach in die Haut eingenäht, das Reservoir durch zirkuläre seromuskuläre Nähte um den Auslaßstutzen am Peritoneum befestigt. Die Abb. zeigt den Situs am Ende der Operation vom Operateur aus gesehen, während das Insert die Lage des Reservoirs, in a.-p.-Projektion wiedergibt. 1 Fixierungsnähte des Auslaßstutzens am Peritoneum

Darmreservoir verschlossen. Schließlich führt man durch das Ileostoma einen weichen Plastikkatheter* ein, dessen Spitze am tiefsten Punkt des Reservoirs liegen muß, was durch Palpation überprüft wird. Der Katheter wird in dieser Lage mit einer *Naht an der Haut fixiert*, um sicher zu sein, daß er während der ersten 8 Tage nach der Operation nicht herausgleitet.

Nach Operationsende wird der Katheter am besten durch einen großlumigen Schlauch unter Wasser in ein Gefäß abgeleitet. In den ersten 24 Stunden postoperativ entleert sich – bei fehlender Peristaltik – manchmal nur sehr wenig blutig-seröse Flüssigkeit (50–100 ml). Wenn keine Sekretion nach außen in den ersten 24 Stunden erfolgt, ist es zweckmäßig, durch vorsichtige Spülung mit physiologischer Kochsalzlösung (50 ml) die Durchgängigkeit des Drains und die Dichtigkeit des Reservoirs zu prüfen, die beide gegeben sind, wenn etwa $^2/_3$ der eingeführten Spülflüssigkeit sich wieder entleeren lassen. Diese eventuell öfters zu wiederholende Spülung reinigt das Reservoir zugleich von Blut und Koageln und regt die Darmperistaltik an. Am 2. Tag fließt nach unserer Erfahrung meist schon Dünndarminhalt ab (200–500 ml) und ab dem 3. postoperativen Tag beträgt die Sekretion meist 500–1000 ml. Die Kranken erhalten bei guten Drainageverhältnissen – die ständig zu kontrollieren sind – ab dem 3. Tag oral Flüssigkeit und ab dem 4. bis 5. Tag Suppe und breiige Speisen.

---

* Herstellende Firma: Medena/Schweden (Vertretung Firma Krauth, 2 Hamburg 70, Wandsbeker Königstr. 27–29).

Ab dem 8. Tag wird der bisher nicht entfernte Schlauch stundenweise abgeklemmt, ab dem 10.–12. Tag wird der Ileostomiekatheter für jeweils 3 Stunden entfernt und dann zur Reservoirentleerung sowie nachts wieder eingeführt. Ab dem 14. Tag erfolgt die Entleerung noch 4–5 mal täglich und nach 3 Wochen meist noch 3–4 mal. Die Patienten lernen sehr rasch den Katheter zu manipulieren, was am besten im Sitzen durchgeführt wird. Ein dem Harndrang ähnliches Druckgefühl im rechten Unterbauch zeigt an, daß das Reservoir vollgefüllt ist. Die Patienten sollen angehalten werden, eher öfter als zu selten zu entleeren, um chronischen Rückstauungen in den Dünndarm vorzubeugen. Das Fassungsvermögen des Reservoirs beträgt nach $^1/_2$–1 Jahr zwischen 400 und 600 ml. Das Reservoir sollte wöchentlich gespült werden.

Bei richtiger Operationstechnik in der Hand des Erfahrenen wird durch diese Reservoirbildung aus dem terminalen Ileum nach Kock eine für Gas und Flüssigkeit kontinente Ileostomie erzielt, die nur durch eine Gazekompresse bedeckt zu werden braucht.

5. Die Beseitigung von Dünndarmfisteln

a) Allgemeines

Dünndarmfisteln, die nach Art einer Kader- oder Witzel-Fistel angelegt wurden, schließen sich nach Entfernung des Schlauches innerhalb von 2–3 Wochen zumeist von selbst. Man braucht die Fistel unter Abdecken der umgebenden Haut mit entsprechenden Pasten oder Sprays nur mit Mull zu bedecken und mit Heftpflasterstreifen etwas zusammenzuziehen. Etwa prolabierende Granulationen werden verätzt oder mit der Schere bzw. der Diathermie-Nadel abgetragen. Auch Fisteln, die nach einem Eingriff am Dünndarm entstanden sind, heilen häufig spontan, wenn ihnen nicht eine Crohnsche Krankheit, eine Colitis ulcerosa, eine Aktinomykose, eine Tuberkulose oder eine Bauchfellcarcinose zugrunde liegt.

Als konservative Behandlung bei hartnäckigen intestinalen, aber auch gastrointestinalen Fisteln hat sich die *totale parenterale hochcalorische Ernährung* in Verbindung mit der kontinuierlichen Absaugung bei hohen Dünndarmfisteln über eine pernasale Darmsonde bewährt. Bei tiefen Dünndarmfisteln genügt die sogenannte »Astronautenkost«, die man aber wegen des unangenehmen Geschmacks doch häufig über eine dünne pernasale Sonde zuführen muß. In etwa einem Drittel der Fälle veröden die Fisteln unter diesen Maßnahmen. Aber auch wenn sie sich nicht vollkommen verschließen, erzielt man mit dieser Therapie eine entscheidende Verbesserung der Gewebsverhältnisse in der Umgebung der Fisteln (Reinigung der Granulationen, Rückbildung des Ödems und Verkleinerung der Bauchdeckenwunde), so daß der folgende Eingriff zur Beseitigung der Fistel erleichtert wird.

Die über einem zentralen Venenkatheter (Subclavia- oder Jugularis-externa-Katheter) infundierten hochcalorischen Lösungen bestehen aus einer Basislösung von Glucose und Protein, der die wichtigsten Elektrolyte (Natrium, Kalium, Phosphor, Calcium) und die Schlüsselvitamine zugesetzt werden. Von manchen Autoren wird auch die zusätzliche Verabreichung von blutverträglichen Fettemulsionen empfohlen. Die intravenöse Calorienzufuhr muß einen Überschuß von 50% anbieten. Hinsichtlich Einzelheiten der Infusionstechnik und der Zusammensetzung der hochcalorischen Infusionslösung siehe die Fachliteratur.

Schließt sich eine Fistel unter konservativer Behandlung nicht innerhalb von 1–3 Monaten, so muß sie operativ beseitigt werden, es sei denn, man vermutet, daß die Fistel

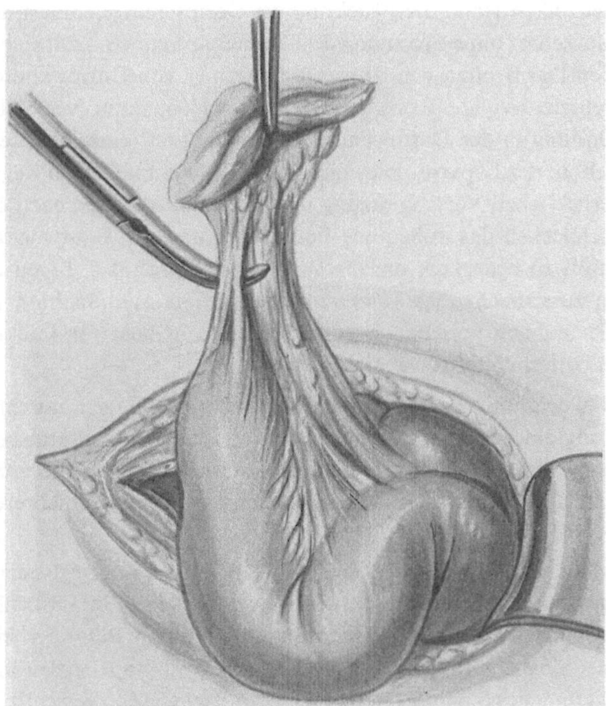

Abb. 17. Beseitigung einer Dünndarmfistel

durch Nähte unterhalten wird, die man häufig durch mehrmaliges Eingehen mit einem Fadenfänger schließlich doch beseitigen kann. Der Eingriff zur operativen Beseitigung einer Darmfistel und zur Wiederherstellung der Darmpassage ist bei operativ angelegten und spontan entstandenen Dünndarmfisteln verschieden.

b) Das Vorgehen bei operativ angelegten Dünndarmfisteln

Wurde eine Dünndarmfistel – sei es eine Jejunostomie in Form einer Katheterfistel oder eine Ileostomie – angelegt, dann kann man damit rechnen, daß zumeist keine allzu ausgedehnten und derben Verwachsungen in der Umgebung der Fistel bestehen. Unter diesen Bedingungen gehe ich nahezu immer im Bereich der Fistel ein, vorausgesetzt, daß die Haut um die Fistel nicht maceriert ist. Die bei Katheterfisteln zumeist kleine Fistelöffnung wird wetzsteinförmig umschnitten und der Schnitt nach Fassen der Haut und des Anfangsteils der Fistel mit einem Muzeux (Abb. 17) in der Subcutis keilförmig von außen nach innen bis auf die Abdominalfascie geführt, wobei man entlang dem derben Gewebe des Fistelganges vordringt. Nun incidiert man die äußere Abdominalfascie möglichst schmal wetzsteinförmig, um genügend Gewebe zum Bauchdeckenverschluß zu erhalten. Hierauf läßt sich der Fistelkanal häufig ohne Mühe aus den tieferen Schichten der Bauchdecke teils scharf mit der Schere, teils stumpf bis zum Peritoneum herauslösen. Der schwierigste Akt ist das Abpräparieren des inneren Endes des Fistelkanals und der fisteltragenden Dünndarmschlinge vom parietalen Peritoneum. Der Schlüssel hierzu ist, an einer Stelle in die freie Bauchhöhle zu gelangen. Dann kann man mit dem Zeigefinger wechselweise der rechten und der linken Hand die Fistel und die Darmschlinge zumeist umfahren und sie vom Peritoneum scharf ohne Eröffnung des Darmes abtrennen. Läßt sich die Einmündung der Fistel in den Darm ohne nennenswerte Opferung von Darmwand durch eine längs- oder quergerichtete ovuläre Excision herausschneiden, dann verschließt man die so entstandene Öffnung in der Darmwand *quer* einreihig mit einzelnen Lembert-Nähten. – Was den Verschluß der Laparotomiewunde betrifft, so empfehle ich wegen der stets mehr oder minder erheblichen Verschmutzung des Operationsgebietes nach der schichtweisen Naht der Bauchdecken das subcutane Fettgewebe und die Hautwunde offen zu lassen und mit Sofratüll zu bedecken, um die Wundränder nach 4–5 Tagen durch Naht oder Pflasterstreifen zusammenzufügen (»verzögerte primäre Wundnaht«). Dieses Vorgehen verhütet die Entstehung von Bauchdeckenabszessen in dem für Infektionen besonders empfänglichen Unterhautfettgewebe.

Sind um die Jejuno- oder Ileostomie Dünndarmschlingen miteinander zu einem unlösbaren Konglomerattumor verwachsen oder ist die Dünndarmschlinge, in die die Fistel mündet, so verändert, daß die einfache Excision der Fistelmündung und die Naht der Darmwunde nicht möglich ist, dann muß man eine oder mehrere Darmschlingen resezieren (s. S. 361).

Wurde eine Ileostomie von vorneherein als *Lippenfistel* angelegt oder hat sie sich aus einer ursprünglichen Katheterfistel entwickelt, so geht man in ähnlicher Weise wie bei der Beseitigung einer Katheterfistel vor. Man hat nur einige Besonderheiten zu beachten: Nach Umschneidung der Lippenfistel etwa 2 mm vom Haut-Schleimhautrand entfernt und nach Vertiefung des Schnittes in das Unterhautzellgewebe verschließt man die Fistelöffnung durch eine fortlaufende Naht oder durch Einzelnähte, nachdem man zum Aufsaugen flüssigen Darminhaltes in den Darm einen Gazestreifen geschoben hat. Nun hat man zu berücksichtigen, daß nicht wie bei einer Katheterfistel ein derber Fistelkanal die Bauchdecke durchsetzt, sondern ein Stück Dünndarm, sei es eine doppelläufige Dünndarmschlinge oder ein einläufiger Dünndarmschenkel. Man muß also diesen Dünndarmabschnitt vorsichtig aus den Bauchwandschichten herauspräparieren. Zumeist läßt sich die Darmschlinge aber leicht vom parietalen Peritoneum abpräparieren, wenn sie beim Anlegen nicht am Peritoneum durch Nähte fixiert wurde. Zur Wiederherstellung der Darmkontinuität ist es nahezu immer erforderlich, die Dünndarmschlinge, an der die Lippenfistel angelegt wurde, zu resezieren. – Die Lücke in der Bauchdecke wird in der vorher beschriebenen Weise in Form der »verzögerten primären Naht« von Haut und Unterhautfettgewebe verschlossen.

c) Das Vorgehen bei spontan entstandenen Dünndarmfisteln

Bei spontan entstandenen Dünndarmfisteln eröffne ich die Bauchhöhle nicht im Bereich der Fistel, sondern entfernt von ihr durch einen gesonderten Bauchdeckenschnitt, von dem aus man zumeist ohne Schwierigkeiten in die freie Bauchhöhle gelangt und entlang dem parietalen Peritoneum die Fistel und den sie häufig umgebenden Konglomerattumor von der Bauchwand ablösen kann. Das weitere Vorgehen, nämlich die einfache Excision der Fistelmündung und der Verschluß der Darmöffnung oder Darmresektion, richtet sich nach den gegebenen Verhältnissen. Dann umschneidet man von der Bauchhöhle aus die innere Fistelöffnung und verschließt mit einigen Nähten die entstandene Lücke im Peritoneum parietale. Aus Gründen der Asepsis umschneidet man erst nach dem Verschluß der Bauchhöhle die äußere Fistelöffnung und excidiert den in der Bauchdecke verlaufenden Fistelkanal. Zur Verhütung eines Subcutanabscesses werden wieder nur Muskulatur und Aponeurosen der Bauchdecke vernäht und der Wundspalt im Unterhautfettgewebe für 4–5 Tage mit Salbengaze ausgelegt.

III. Die Resektion, Umleitung oder Vorlagerung einer oder mehrerer Dünndarmschlingen

1. Toleranzgrenze bei Dünndarmresektionen

Die Folgeerscheinungen einer Dünndarmresektion hängen zwar im wesentlichen von der Länge des resezierten Dünndarms ab, sind aber individuell je nach dem Alter des Kranken, seiner Grundkrankheit und Stoffwechsellage sowie der Nachbehandlung unterschiedlich. Auch ist es von Bedeutung, welche Abschnitte des Dünndarms wegfallen. So wirkt sich der Verlust von Jejunum auf Verdauung und Stoffwechsel weniger ungünstig aus als der des Ileums (Einzelheiten und Literatur siehe bei Kümmerle, 1963 und bei Meck, Overbeck und Mitarb., 1968).

Der Umfang einer Dünndarmresektion ist sowohl intraoperativ als auch postoperativ röntgenologisch nur annähernd zu bestimmen; man gibt ihn im allgemeinen in geschätzten Prozenten an. Bis zu 20% Dünndarmverlust werden ohne Ernährungsstörung toleriert. Von einer mittelgradigen Resektion spricht man bei Entfernung bis zu 50%, von ausgedehnter zwischen 50 u. 80% und von radikaler, wenn mehr als 80% des Dünndarms entfernt wurden. 20 cm Restdünndarm ermöglichen bei entsprechender äußerst sorgfältiger Nachsorge ein Überleben. Bei vitaler Indikation gibt es also keine absolute Kontraindikation für die Ausdehnung der Resektion, weil die Grundkrankheit das Resektionsmaß vorschreibt, wenn man auch – ohne Gefährdung des unmittelbar postoperativen Zustandes des Operierten – so sparsam wie irgend möglich resezieren sollte. Spezielle Hinweise für die Nachbehandlung, die nur in engster Zusammenarbeit mit einem Internisten durchgeführt werden kann, sollen hier nicht gegeben werden, es sei nur darauf hingewiesen, daß in der frühen postoperativen Phase bei mittelgradigen bis radikalen Dünndarmresektionen eine ständige intensive Überwachung u. Substitution des Flüssigkeits-, Elektrolyt- und Eiweißhaushaltes erforderlich ist und daß jeder Operierte auch später einer besonderen diätetischen Überwachung bedarf, die häufige aufwendige Stoffwechseluntersuchungen erfordert.

2. Technik der Dünndarmresektion

a) Allgemeines

Bei einer planmäßigen Operation oder auch einer Notoperation am Dünndarm bestimmen Grundkrankheit, Klinik, Komplikationen und bereits eingetretene anatomische Veränderungen in der Bauchhöhle das taktische und technische operative Vorgehen.

Hinsichtlich der Eröffnung der Bauchhöhle siehe S. 338. Die Überprüfung der Verhältnisse in der Bauchhöhle erstreckt sich auf die Art, Lokalisation und Ausdehnung der Dünndarmerkrankung. Ist die Entscheidung im Sinne der Resektion gefallen, so ist zu klären, ob die einzeitige Resektion der kranken Darmschlinge oder des veränderten Dünndarmabschnittes möglich ist, was die Regel darstellt, oder ob eine zwei- oder mehrzeitige Resektion vorteilhafter oder sogar notwendig ist.

Gut- und bösartige Dünndarmerkrankungen erfordern ein unterschiedliches taktisches Vorgehen. Bei gutartigen Veränderungen wird eine sparsame Resektion von Darm und

Mesenterium, bei bösartigen Tumoren eine kurativ radikale Operation angestrebt. Ob eine gut- oder bösartige Erkrankung vorliegt, ist nach Möglichkeit intraoperativ durch eine histologische Schnellschnittuntersuchung von Gewebe aus der Geschwulst oder aus regionalen Lymphknoten zu klären. Ergibt die histologische Schnelluntersuchung eines umschrieben resezierten Dünndarmabschnittes überraschend eine bösartige Erkrankung, so kann evtl. die notwendige Nachresektion sofort vorgenommen werden.

Eine Darmresektion besteht erstens aus dem eigentlichen *Resektionsakt*, der sich aus der Abtrennung des Mesenteriums einer Darmschlinge oder eines Darmabschnittes und aus der beidseitigen queren oder schrägen Durchtrennung des Darmes zusammensetzt, und zweitens aus der *Wiederherstellung der Darmwegsamkeit* durch Anastomosierung der beiden durch die Resektion entstandenen Darmstümpfe mit Verschluß der Lücke im Mesenterium. Beim einzeitigen Vorgehen werden die beiden Operationsakte in einer Sitzung ausgeführt, bei dem seltenen mehrzeitigen Vorgehen in zwei oder mehr Sitzungen.

Zunächst legt man die beiden Durchtrennungsstellen des Darmes fest, indem man in diesem Bereich den Mesenterialansatz dicht am Darm zwischen zwei Gefäßarkaden mit einer Klemme oder einer Schere durchstößt und den Darm mit einem dünnen Gummidrain als Haltezügel umschlingt (Abb. 18). Das freie Mesenterium wird zwischen Klemmen oder Unterbindungen schrittweise durchtrennt. Hierbei ist zu beachten, daß die in die Darmwand eintretenden Arterien funktionelle Endarterien sind, daß das proximale Jejunum nur eine Arkade besitzt und daß der Stamm der Arteria und Vena mesenterica cranialis unbedingt erhalten bleiben muß.

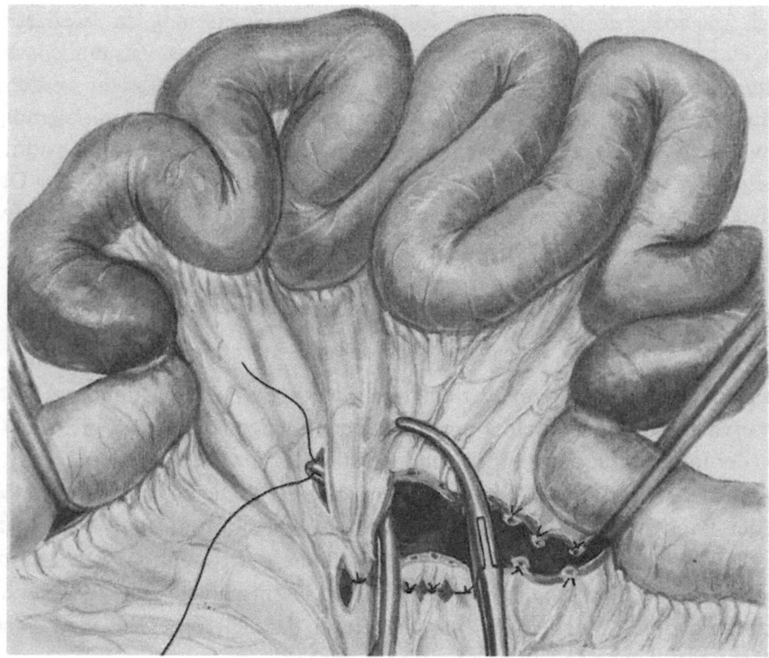

Abb. 18. Resektion eines größeren Dünndarmabschnittes. Technik der Unterbindung der Mesenterialgefäße und Durchtrennung des Mesenteriums

Handelt es sich um eine gutartige Darmerkrankung, die den Darm nur auf einer kurzen Strecke ergriffen hat, so unterbindet man die Gefäße im ganzen Bereich des zu resezierenden Darmes dicht am Übergang des Mesenteriums zum Darm. Eine Ausnahme bildet die Enteritis regionalis, bei der – ebenso wie bei malignen Dünndarmprozessen – unter Ausdehnung der Resektionsgrenze auf eine Sicherheitszone von 20–60 cm oral und aboral die Mitnahme der zugehörigen Darmwurzel bis zum Stamm der Arteria mesenterica cranialis erforderlich ist. Hierbei wird das Mesenterium bogen- oder keilförmig skelettiert. Bei malignen Dünndarmprozessen müssen perivasculäre Lymphknoten so umfassend wie möglich mitentfernt werden. Die bogen- oder keilförmige Mesenterialskelettierung zwischen den beiden Haltezügeln hat neben der Radikalität einer Resektion noch den Vorteil, daß die Unterbindungsstrecke bei ausgedehnten Resektionen erheblich kürzer wird als bei Unterbindung und Durchtrennung der Gefäße nahe des Mesenterialansatzes am Darm. Bei jeder Skelettierung eines zur Resektion bestimmten Dünndarmabschnittes ist die Erhaltung der Gefäße und damit der Durchblutung der zur Anastomosierung vorgesehenen Dünndarmbereiche wichtig. Zur Darstellung des Verlaufs der Gefäße im Mesenterium kann die Diaphanoskopie sehr nützlich sein. Die Skelettierung kann man sich besonders bei korpulenten Patienten erleichtern, indem man die Resektionsgrenzen des Mesenteriums durch Incision der vorderen und hinteren Peritonealplatte festlegt, worauf zum erkrankten Darmabschnitt ziehende Gefäße einzeln und selektiv, d. h. ohne mesenteriales Fettgewebe gefaßt und dann durchtrennt und unterbunden werden. Versorgt man die Gefäße nicht selektiv, sondern durch Einschluß von mesenterialem Fett, dann besteht vor allem bei Adipositas die Neigung zum Zurückschlüpfen des durchtrennten Gefäßes, wodurch unangenehme Blutungen auftreten können. Die einzelnen Abbindungsstrecken dürfen deshalb nicht breit sein und die Unterbindungsfäden müssen fest angezogen und geknotet werden. Um bei übermäßiger Adipositas das Abgleiten einer Gefäßligatur sicher zu verhüten, kann man auf der Seite des im Körper zurückbleibenden Mesenteriums eine Mesenterialbrücke bestehen lassen.

b) Die einzeitige Resektion einer Dünndarmschlinge oder eines Dünndarmabschnittes

Die einzeitige Resektion ist am Dünndarm das Normalverfahren. Nach der im vorhergehenden in allen Einzelheiten beschriebenen Skelettierung des Dünndarmmesenteriums hat man sich zu entscheiden, ob man die Darmenden End-zu-End vereinigt, was am Dünndarm allgemein bevorzugt wird, oder ob man beide oder ein Darmlumen verschließt und die Darmschenkel Seit-zu-Seit oder End-zu-Seit anastomosiert. Die End-zu-End-Anastomosierung setzt Erfahrung in der Skelettierung des Darmes voraus. Voraussetzung für die Verhütung einer Insuffizienz der Anastomose ist eine gute Durchblutung der Darmenden. Da der dem Mesenterium gegenüber gelegene Darmabschnitt an der Durchtrennungsstelle stets etwas schlechter durchblutet ist als der mesenteriumnahe, ist es zweckmäßig, den Darm mit Hilfe eines Nähapparates oder spezieller Klemmen nicht quer, sondern etwas schräg nach außen zu verschließen bzw. bei völlig offener Anastomosierung zu durchtrennen. Man erhält so bei der End-zu-End-Vereinigung keine runde, sondern eine ovaläre und dazu weitere Anastomose. Bei der Seit-zu-Seit- und End-zu-Seit-Anastomosierung muß man darauf achten, daß die verschlossenen Darmschenkel nicht zu lang sind, damit keine Blindsäcke entstehen. Die Technik der Darmanastomosierung ist auf S. 66 ff. beschrieben. Man kann sie auch mit den modernen Nähapparaten ausführen, was schneller geht, aber erheblich teurer ist. Ob man einreihig oder mehrreihig näht, ist nicht von ausschlaggebender Bedeutung. Beim Dünndarm bevorzuge ich für die End-zu-End-Anastomose oder End-zu-Seit-Anastomose die einreihige Technik mit invertierenden Lembert-Nähten, bei Seit-zu-Seit-Anastomosen die zweireihige Technik. Eine evertierende Anastomosennaht kann ich nicht empfehlen. Jede Dünndarmresektion wird nach der Darmanastomosierung mit dem Verschluß des Schlitzes im Mesenterium beendet, den man mit Einzelnähten oder mit einer fortlaufenden Naht oder kombiniert ausführen kann. Dabei muß man darauf achten, daß keine Gefäße angestochen werden und daß keine Lücken zurückbleiben.

c) Die zweizeitige Resektion einer Dünndarmschlinge oder eines Dünndarmabschnittes

Auf Grund der Fortschritte der Vor- und Nachbehandlung operierter Patienten sowie der verfeinerten Operations- und Narkosetechnik ist die Notwendigkeit zu mehrzeitigem Vorgehen bei der Resektion einer Dünndarmschlinge oder eines Dünndarmabschnittes äußerst selten gegeben. Man sollte sich aber an die Möglichkeit einer mehrzeitigen Dünndarmresektion bei Kranken in äußerst schlechtem Ernährungszustand und bei ausgedehnter Infarzierung des Darmes und schwerer diffuser Peritonitis erinnern. Als Eingriffe kommen *Umleitungsoperationen* oder das *Vorlagerungsverfahren von v. Mikulicz* in Betracht.

d) Umleitungsoperationen am Dünndarm

Umleitungsoperationen am Dünndarm sind außer wegen eines äußerst schlechten Allgemeinzustandes des Kranken indiziert, wenn man durch eine Ableitung des Dünndarminhaltes die Rückbildung und damit die bessere Operabilität eines Entzündungsherdes oder einer Geschwulst im Dünndarm oder Dünndarm-Coecumbereich erwarten kann, aber auch wenn wegen ausgedehnter Metastasierung eine Resektion unzweckmäßig erscheint.

Die Umgehungsanastomose wird entweder zwischen dem zu- und abführenden Schenkel einer krankhaft veränderten Dünndarmschlinge oder zwischen einer Dünndarmschlinge und dem Dickdarm, zumeist dem Quercolon angelegt. Sie kann in Form einer seitlichen Darmverbindung anisoperistaltisch oder isoperistaltisch oder als End-zu-Seit-Anastomose ausgeführt werden, wodurch die Passage zu dem erkrankten Darmabschnitt vollständig unterbrochen wird. Technik der Anastomosierung ist auf S. 66ff beschrieben. Wenn die Darmausschaltung nur der erste Akt einer mehrzeitigen Darmresektion ist, muß sie so vorgenommen werden, daß die Resektion des kranken Darmabschnittes später jederzeit nachgeholt werden kann.

e) Die Vorlagerung einer Dünndarmschlinge oder eines Dünndarmabschnittes nach v. Mikulicz

Die Vorlagerung eines erkrankten Darmabschnittes vor die Bauchwand als erster Akt einer Resektion hat v. Mikulicz 1902 für Carcinome des beweglichen Sigmoids und Quercolons angegeben, um die um die Jahrhundertwende sehr hohe Letalität einer primären Dickdarmresektion zu senken. Sie ist am Dünndarm dann angezeigt, wenn ein desolater Zustand des Kranken eine Dünndarmresektion in einer Sitzung verbietet und vor allem wenn ein erkrankter Darmabschnitt wegen Gangrän infolge Mesenterialgefäßverschluß und wegen drohender oder schon ausgeprägter Peritonitis nicht in der Bauchhöhle belassen werden kann. Die Vorlagerung ist nur für den mittleren und distalen Dünndarmbereich zu empfehlen. Wird nur eine Dünndarmschlinge vorgelagert, so werden zu- und abführende Schenkel im gesunden, gut durchbluteten Bereich höchstens mit 1–2 Knopfnähten vereinigt. Das Annähen der Dünndarmschlinge am Peritoneum oder an der Haut erübrigt sich. Will man ein Zurückgleiten der Darmschlinge verhüten, so vernäht man das Peritoneum der Bauchdecken in einer kleinen Lücke, die man im Mesenterium der vorgelagerten Dünndarmschlinge bildet.

Ist ein größerer Abschnitt des Dünndarms gangränös, so skelettiert man diesen Bereich und lagert ihn nach Vereinigung des gesund erscheinenden zu- und abführenden Darmschenkels vor die Bauchwand. Man kann aber auch das Dünndarmkonvolut nach Verschluß des zu- und abführenden Schenkels, was am besten mit einem Nähapparat geschieht, abtragen und die blind verschlossenen Darmschenkel durch die Bauchdecke leiten. Wenn der Abstand der beiden Darmschenkel zu groß ist, werden sie getrennt herausgeführt.

Der nach Abtragen des vorgelagerten Darmes oder nach Eröffnung der provisorisch verschlossenen Darmstümpfe entstandene Kunstafter wird später zweckmäßig intraabdominal unter Wiederherstellung der Darmpassage beseitigt.

f) Das Vorgehen beim sogenannten Blindsack-Syndrom

Liegt nach einer Seit-zu-Seit- oder End-zu-Seit-Anastomose des Dünndarms ein sogenanntes Blindsacksyndrom vor, das der operativen Beseitigung bedarf, so wird die Anastomose vollständig reseziert, worauf die Dünndarmschenkel möglichst End-zu-End wieder vereinigt werden.

IV. Dünndarmausschaltung bei hochgradiger Fettsucht*

1. Allgemein

Zur Bekämpfung der Adipositas – heute ein vorrangiges Problem der prophylaktischen Medizin – stehen diätetische, medikamentöse (Anoretica), psychologische und chirurgische Behandlungsmöglichkeiten zur Verfügung. Ausgehend von der erheblichen Verminderung der Ausnutzung der Nahrungsstoffe und der damit verbundenen hochgradigen Abmagerung nach falscher Anastomosierung des Magens mit dem Ileum bzw. von Jejunum und Ileum und nach ausgedehnten Dünndarmresektionen empfahl Payne (1956) erstmals, die durch einen Kurzschluß im Dünndarm bedingte Malabsorption als Therapie bei hochgradiger Fettsucht einzusetzen. Der vor allem bei Extremformen der Fettsucht geringe Dauererfolg der konservativen Therapie, die allerdings häufig nicht konsequent genug und unter Berücksichtigung neuester psychologischer Erkenntnisse angewendet wird, hat der sog. Dünndarmausschaltungsoperation in den letzten Jahren immer mehr Bedeutung verliehen.

2. Prinzip

Die Malabsorption aus dem Dünndarm führt zu einem Hungerzustand, der den Patienten zwingt, seine Fettdepots zu mobilisieren. Auf diese Weise kommt es zur Gewichtsabnahme. Die Grundidee der Dünndarmausschaltung bei Fettsucht beruht auf 3 Überlegungen: 1. Verkleinerung der resorbierenden Oberfläche im Dünndarm, 2. Beschleunigung der Darmpassage, 3. überwiegende Ausschaltung von Kohlehydrat- und Fettresorption.

---

* B. Husemann

3. Indikation - Kontraindikation

Die *Indikation zur Dünndarmausschaltungsoperation* ist gegeben, wenn ein Übergewicht von 100% des Normalgewichts besteht und die Fettsucht durch konservative Maßnahmen, die stets vorauszugehen haben, nicht dauerhaft beeinflußt werden kann. Die Berechnung des Übergewichts kann nach der Broca-Regel erfolgen, die besagt, daß ein Patient soviel Kilogramm wiegen soll, wieviel in Zentimeter seine Körpergröße einen Meter übersteigt. Eine bessere Korrelation zwischen Körpergröße, Gewicht und Konstitutionstyp bietet der Index nach Quetelet:

$$\frac{W \times 1\,000}{H^2}$$

(W=Gewicht in kg, H^2=Größe in cm^2, 1 000=Korrekturfaktor).

Bei geringerem Übergewicht kann man operieren, sofern sekundäre Störungen wie eine Hypertriglyceridämie Typ IV oder eine familiäre Hypercholesterinämie Typ II nach Fredrickson vorliegen. Die Entscheidung zur Operation erleichtern sekundäre Veränderungen wie eine Kohlehydratintoleranz mit Hyperinsulinismus, die sich beim adipösen Patienten als Diabetes mellitus klinisch darstellt, sowie familiäre, soziale und auch sexuelle Probleme.

Wesentliche *Kontraindikation zur Dünndarmausschaltung* ist eine endokrine Ursache der Adipositas, insbesondere ein Morbus Cushing oder ein Myxödem. Auch reine Freßlust ohne Willen zur Gewichtsreduktion, Fehlen von Einsicht und Mitarbeit schließen die Durchführung dieses Eingriffs aus. Patienten unter 18 Jahren, d. h. vor Abschluß der Pubertät, und solche über 50 Jahren sollten nur aus besonderen Gründen operiert werden. Bei bestehender Schwangerschaft ist eine Dünndarmausschaltungsoperation zu unterlassen. Eine während der Zeit der Dünndarmausschaltung aufgetretene Schwangerschaft zwingt jedoch nicht zur Wiederherstellung der normalen Dünndarmpassage, da eine Störung des Schwangerschaftsablaufs nicht zu befürchten ist.

4. Operationstechnik

Die ursprünglich von Payne empfohlene Jejuno-Coecostomie wird wegen der Vielzahl an möglichen Komplikationen, insbesondere wegen des Eiweiß- und Elektrolytverlustes, heute nicht mehr angewendet. Im allgemeinen werden zur Zeit 20–60 cm Jejunum mit den letzten 20–30 cm Ileum in der Vorstellung anastomosiert, daß zwei Dünndarmabschnitte mit unterschiedlichen resorptiven Qualitäten im Bypass sind. Die letzte Ileumschlinge ist wegen der Rückresorption der Gallensäuren und der Resorption von Vitamin B_{12} besonders wichtig. Auch der Steuerung der Entleerung des Dünndarms über die Valvula Bauhini messen wir wesentliche Bedeutung bei. Die Ausschaltung des mittleren Dünndarms verhindert die Resorption von Fetten und Cholesterin. Eiweiß und Elektrolyte können in noch ausreichendem Maß resorbiert werden.

Eine Modifizierung der Bypasslänge entsprechend dem Übergewicht scheint möglich, ist jedoch noch nicht ausreichend erprobt. Wir anastomosieren 20–25 cm Jejunum mit den letzten 20–25 cm Ileum. In keinem Fall sollten weniger als 2% der gesamten Ileumlänge im Bypass sein. Wir empfehlen eine Verlängerung des Ileumabschnittes auf eine Länge bis zu 100 cm, sofern der Patient ein Übergewicht bis zu 100% aufweist. Hat der Patient mehr als 200% Übergewicht, so darf der gesamte im Bypass belassene Darm nicht länger als 40 cm sein, da sonst keine ausreichende Gewichtsabnahme gewährleistet ist. Eine besondere präoperative Vorbereitung erfolgt nicht. Auf die Sterilisierung des Darms mit Antibiotica oder schwer resorbierbaren Sulfonamiden kann wegen der nur in den seltensten Fällen vorhandenen Besiedelung mit pathogenen Keimen im Dünndarm verzichtet werden. Entscheidend ist eine gute Asepsis. Wir halten das Abdecken der Wunde mit einem Plastikring für wichtig und wechseln die Operationsinstrumente vor dem Verschluß der Bauchdecken.

Als *Zugangsweg* kann der Mittelschnitt im Mittelbauch verwendet werden. Er ist für die spätere kosmetische Korrektur der entspeicherten Bauchdecken günstig. Ein besserer Zugang ist jedoch bei einer queren Schnittführung im Unter- oder Oberbauch gegeben, da in diesem Fall gleichzeitig ein Teil der oft bestehenden Fettschürze mitreseziert werden kann (Scott). Wegen der großen Wundfläche und des stets hochgradig ausgebildeten subcutanen Fettgewebes legen wir Redon-Drains ein.

Zuerst wird die unterste Ileumschlinge dargestellt und die Stelle der Anastomosierung – 20–100 cm oral der Bauhinschen Klappe – markiert. Dann sucht man die oberste Jejunumschlinge auf, durchtrennt sie mit dem Petzschen Nähapparat 20 cm aboral des Treitzschen Bandes und stülpt den Stumpf des aboralen Jejunumschenkels ein. Der orale Jejunumschenkel wird an der markierten Stelle mit dem Ileum End-zu-Seit anastomosiert (Abb. 19), wozu wir eine einreihige sero-muskuläre Naht mit Einzelfäden bevorzugen. Um einen Reflux in den ausgeschalteten Dünndarm zu verhüten, wird das Jejunum mit

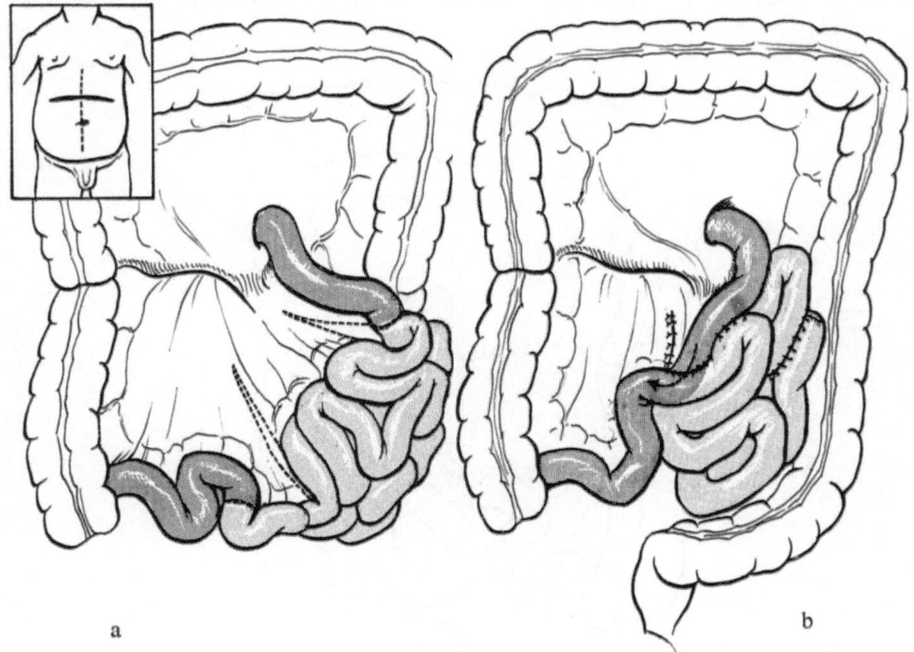

Abb. 19a u. b. Technik der Dünndarmausschaltung. 1. a) Die oberste Jejunumschlinge wird an der zu durchtrennenden Stelle – im allgemeinen 20 cm aboral des Treitzschen Bandes – sparsam skelettiert; b) Die Anastomosierung erfolgt im unteren Ileum End-zu-Seit. Zur Vermeidung eines Refluxes wird der zuführende Jejunumschenkel an den zuführenden Ileumschenkel geheftet. Das blinde Ende des Jejunums wird im Sinne einer Sandwich-Plastik gedoppelt, um eine Invagination zu vermeiden

ovalärem Querschnitt schräg mit dem Ileum anastomosiert, so daß der Speisenbrei kontinuierlich in die abführende Ileumschlinge fließen kann, und die zuführende Ileumschlinge an das Jejunum genäht.

Da sich mitunter das blinde Ende des Jejunums invaginiert, ist die Doppelung bzw. Fixierung des blinden Schenkels des aboralen Jejunums an die nächste Schlinge im Sinne einer Sandwich-Plastik empfehlenswert.

Man kann auch Jejunum und Ileum End-zu-End anastomosieren und das orale Ileumende in das aufsteigende Colon, Quercolon oder Sigma drainieren (Buchwald). Dies verlangt jedoch eine zweite Anastomose, die zwar den Reflux in die zuführende Schlinge und damit eine eventuell größere resorbierende Oberfläche verhindert, aber zusätzliche Komplikationsmöglichkeiten bietet. Auch ist die Anastomosierung des unteren Ileums in einen Colonabschnitt bei einer späteren Wiederherstellung der ursprünglichen Darmverhältnisse ungünstig (Abb. 20).

Stets wird eine *Leberstanzbiopsie* bei der Operation vorgenommen, um eine evtl. Fettleber bzw. den Grad einer möglichen Fibrose der Leber histologisch fixieren zu können.

5. Komplikationen

Wesentliche chirurgische Komplikation ist die auch von Buchwald beschriebene *falsche Anastomosierung* in Form einer in sich geschlossenen Darmschlinge ohne Passage. Diese Komplikation muß frühzeitig erkannt werden, da sie sonst einen letalen Ausgang verursacht. Einen *Darmverschluß* durch Briden oder einen Volvulus im ausgeschalteten

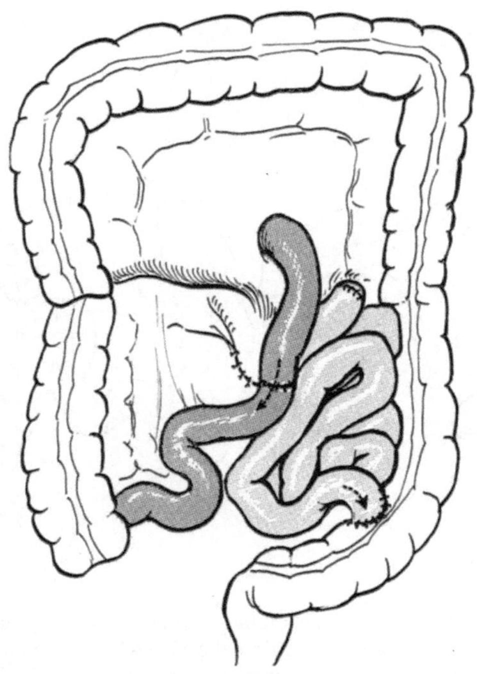

Abb. 20. Technik der Dünndarmausschaltung. 2. Bei einer End-zu-End-Anastomosierung muß das aborale Ende des ausgeschalteten Dünndarms in einen Colonabschnitt drainiert werden

Dünndarm kann man nur sehr schwer erkennen, da wegen des geringen Darminhaltes in diesen Darmabschnitten die Röntgenübersichtsaufnahme des Abdomens keine Darmspiegel aufweist. Man ist weitgehend auf den klinischen Befund mit Druckschmerz, Erbrechen und Leukocytose angewiesen.

Die wesentlichen *Stoffwechselkomplikationen* resultieren aus dem Malabsorptionssyndrom. Sie müssen labormedizinisch überwacht und entsprechend substituiert werden. Im allgemeinen genügt die orale Substituierung. Sollte sie jedoch nicht ausreichen, kann man den oberen Jejunumschenkel als Jejunostoma antegrad in die Bauchdecke einnähen und von hier aus die fehlenden Substanzen gezielt zuführen. Durch die dann vorhandene Passage durch den gesamten Dünndarm ist in jedem Fall eine ausreichende Resorption gewährleistet. Wir wenden diese Methode jedoch nicht als Routinemethode, sondern nur bei nichtbilanzierbaren Elektrolytverlusten an.

10–15% der operierten Kranken klagen über Übelkeit, Meteorismus und Flatulenz, Beschwerden, die durch die schnelle Passage bedingt sind. Anale Komplikationen, wie Fissuren und Hämorrhoiden, sind Folge der häufigen Stuhlentleerung und können symptomatisch behandelt werden.

Ein Haarausfall wird mitunter zum therapeutischen Problem, besonders bei Frauen. Wir haben gute Erfahrung mit der Verordnung von Panthenol-Säure (Bepanthen, 3–6 Tbl. pro Tag) gemacht. Komplizierter ist die Behandlung der Störung der Potenz, die durch den niedrigen Cholesterinspiegel und die damit verbundene Verminderung der Testosteronbildung bedingt ist.

Die postoperative Klinikletalität des Eingriffes ist gering. In unserem Krankengut von 140 Patienten beträgt sie 0%, bei anderen Autoren bis zu 3%. Sie beruht auf eintretenden *Lungenembolien*, *Stoffwechselentgleisungen* und vor allem einer möglichen *Fettleber*, die Folge der Mobilisation der Fettdepots ist. Zwar gelangen aus dem Dünndarm die Chylomicronen nicht mehr in die Leber, jedoch werden die freien Fettsäuren aus dem Fettgewebe mobilisiert und zur Leber transportiert, wo sie wegen des Fehlens von Kohlehydraten nicht abgebaut werden. Bei besonders übergewichtigen Patienten und bei allen Patienten mit Hypertriglyceridämie Typ IV ist die Gefahr der Entwicklung einer Fettleber sehr groß. Die gleiche Fettleber entsteht jedoch auch bei effektiver konservativer Gewichtsabnahme, ist somit Folge des Hungerzustandes und nicht eine spezifische Komplikation der Dünndarmausschaltung. Eine *fehlende Gewichtsabnahme* kann durch einen zu langen Bypass, eine rasche Vermehrung der resorbierenden Oberfläche durch Zottenhyperplasie und durch eine reine Ernährung mit Monosacchariden, wie z. B. Zucker und Schokolade, bedingt sein. Die Klärung erfolgt durch eine Röntgenuntersuchung der Magen-Darm-Passage, insbesondere der Passagezeit, und durch eine sorgfältige Anamnese.

6. Postoperative Maßnahmen und spätere Betreuung

Der Erfolg der Operation hängt von der konsequenten postoperativen Betreuung ab. Die auf Grund der Adipositas in den ersten 24 Stunden nach der Operation mögliche *Ateminsuffizienz* kann zur assistierten Beatmung zwingen. Meist beobachtet man zu diesem Zeitpunkt eine *respiratorische Acidose*, die mit Natriumbicarbonat gepuffert werden kann.

Als *Langzeitstörungen* treten durch die profuse Diarrhoe massive Elektrolytverluste, insbesondere Kalium- und Calciummangel, auf. Eine ständige Kontrolle und Substitution ist erforderlich, selbst wenn die Serumwerte normal sind. Im allgemeinen genügen 40 mval Kalium pro Tag und eine eiweiß- und vitaminreiche Ernährung (1 Tbl. Kalinor-Brause oder 3mal 2 Tbl. Kalium duriles). Sollten mehr als 6–8 Stühle pro Tag auftreten, ist eine Steuerung der Häufigkeit der Stuhlentleerung zu empfehlen (Reasec, 1- bis 3mal 2 Tbl. pro Tag). Die metabolische Acidose mit Senkung der Alkalireserve kann mit Acetolyt beherrscht werden.

In Abständen von 3 Monaten empfehlen wir eine stationäre klinische Kontrolluntersuchung, wobei man auch sämtliche weiteren Stoffwechselparameter, insbesondere orale Glucosebelastung, Fettresorption und Vitaminresorption untersuchen kann.

Da zur Zeit die *Langzeitfolgen der Dünndarmausschaltung* noch nicht exakt geklärt sind, ist die Wiedereinschaltung der ausgeschalteten Schlingen nach Erreichen des Normalgewichtes zu empfehlen. Die Problematik liegt darin, daß der Patient zwar durch den kurzen Bypass an Gewicht abnimmt, aber es schwierig ist, eine solche Bypasslänge einzustellen, daß er bei seinen normalen Eßgewohnheiten nicht mehr zunimmt. Wegen der überwiegenden Resorption von Kohlehydraten und zum größten Teil auch der Fette im oberen Dünndarm resezieren wir das Jejunum und anastomosieren zwischen der obersten Jejunumschlinge und dem mittleren Dünndarm, etwa dem Beginn des Ileums.

V. Die Beseitigung eines Meckelschen Divertikels

Das Meckelsche Divertikel ist ein Rest des Ductus omphalo-entericus, das im Ileum 30–150 cm von der Valvula Bauhini entfernt liegt. In seine Schleimhaut können Magen-, Duodenal- oder Dickdarmschleimhaut sowie Pankreasinseln eingelagert sein. In dem mehr oder minder weiten Meckelschen Divertikel können Entzündungsprozesse ablaufen, die eine Appendicitis vortäuschen, oder das Divertikel kann Invaginationserscheinungen verursachen. Dann ist die Beseitigung des Meckelschen Divertikels notwendig. Auch wird man ein solches Divertikel abtragen, wenn es anläßlich einer Laparotomie gefunden wird, wenn es groß ist und wenn der zusätzliche Eingriff voraussichtlich nicht schadet. Gibt es eine Laparotomie wegen Verdachts auf eine Appendicitis, einem unauffällig erscheinenden Wurmfortsatz, dann sollte man nach einem Meckelschen Divertikel fahnden. Hierbei ist es häufig erforderlich, den Bauchdeckenschnitt zu erweitern, um die Ileumschlingen schonend hervorziehen zu können. Das Hervorzerren von Darmschlingen durch einen engen Wechselschnitt verursacht häufig Briden und nicht selten später einen Ileus.

Die Beseitigung eines Meckelschen Divertikels besteht entweder in der Resektion allein des Divertikels oder – nur ausnahmsweise – in der Resektion der das Divertikel tragenden Dünndarmschlinge. *Zur Resektion des Divertikels* wird es an seiner Kuppe mit einer Ellis-Klemme gefaßt, an seiner Basis quer zum Darm abgeklemmt und zwischen einer zweiten distalen Klemme abgetrennt. Darmwärts von der ersten Klemme wird eine fortlaufende U-Naht gelegt, die man nach Abnehmen der Klemme durch Lembert-Nähte versenkt. Man kann auch eine Doyen-Naht legen.

Das Meckelsche Divertikel kann aber auch nach Anbringen von 2 Haltefäden offen abgesetzt werden. Der Verschluß des Darmwanddefektes entspricht dann dem einer Enterotomie (s. S. 72). Bei jeder Operationsmethode ist sorgfältigst auf die Vermeidung jeder Verengung des Dünndarmlumens zu achten. Läßt sich eine derartige Verengung nicht verhüten, wird die das Divertikel tragende Dünndarmschlinge reseziert und die Darmpassage durch Enteroanastomose wiederhergestellt.

Die *Resektion der das Divertikel tragenden Darmschlinge* wird von vorneherein nur dann angestrebt, wenn eine Schädigung des Darmes im Divertikelbereich, eine Stenose vor oder nach Abtragung des Divertikels oder ein Carcinom oder Sarkom des Divertikels vorliegt. Die Technik entspricht der auf S. 361 beschriebenen.

VI. Versorgung von Verletzungen des Dünndarms und seines Mesenteriums

Stumpfe und penetrierende Bauchtraumen, verschluckte Fremdkörper und iatrogene Verletzungen besonders bei einer Relaparotomie und beim Lösen von Verwachsungen können zu Läsionen des Dünndarms und des Mesenteriums führen. Wird bei eröffneter Bauchhöhle eine Darmläsion – sei sie traumatisch oder iatrogen – festgestellt, so wird sie möglichst sofort versorgt, um der Gefahr eines späteren Übersehens, einer Verschmutzung der Bauchhöhle und eines weiteren Einreißens der Darmwand vorzubeugen.

Abgesehen von kleinsten Einrissen der Dünndarmserosa muß grundsätzlich jeder Serosa- bzw. Serosa-Muscularisriß durch Einzelknopfnähte (Lembert-, Halsted-Nähte) versorgt werden, die als Quernähte am wenigsten die Darmlichtung einengen. Große flächenhafte Verletzungen der Tunica serosa können durch Aufsteppen einer benachbarten Darmschlinge (Wichmann 1934) gedeckt werden. Wenn alle Wandschichten des Darmes durchtrennt sind, das Darmlumen also eröffnet ist, erfolgt der Verschluß wie bei einer operativen Enterotomie durch ein- oder zweireihige Naht. Liegen ausgedehnte oder viele nebeneinanderliegende durchgehende Wanddefekte vor, ist eine Resektion oft die beste Lösung.

Einrisse des visceralen Peritonealblattes des Mesenteriums werden mit der gleichen Technik versorgt wie die der Dünndarmserosa, wobei besondere Vorsicht auf eine zusätzliche Verletzung der Gefäße bei der Naht notwendig ist, was durch knappes Fassen der Wundlefzen gelingt.

Bei totalem Einriß des Mesenteriums werden die Peritonealblätter von dorsal und ventral genäht und kleine verletzte Gefäße mit feinen Klemmen gefaßt und ligiert. Blutungen aus größeren Gefäßen versucht man zunächst durch Kompression mit warmen feuchten Bauchtüchern zu stillen. Gelingt dies nicht, glättet man die Schnittränder der Gefäßstümpfe und näht sie. Werden größere Gefäße unterbunden, muß bis zu 30 Minuten gewartet werden, ob ein ausreichender Kollateralkreislauf vorhanden ist. Ist dies nicht der Fall, dann muß der dem Versorgungsgebiet des Gefäßes zugehörige Darmabschnitt reseziert werden. Die Durchblutung eines Darmabschnittes kann man auch mit Hilfe der Diaphanoskopie überprüfen.

VII. Eingriffe an Arterien und Venen des Dünndarms

1. Allgemeines

Arterielle und venöse Durchblutungsstörungen im Mesenterialgebiet können die Blutzirkulation der Darmwand beeinträchtigen. Sie sind embolie- oder thrombosebedingt und können je nach Ausbildung eines Kollateralkreislaufs symptomlos bzw. subklinisch verlaufen oder auch eine vollständige Infarzierung des Darmes zur Folge haben. Die Darmwandnekrose kann einen Ileus und eine Peritonitis verursachen. Für den Darm beträgt die Toleranzgrenze nach vollständigem Gefäßverschluß höchstens 2–3 Stunden.

Führt die Obliteration der A. od. V. mesenterica cran. zu einem akuten abdominellen Krankheitsbild, ist die frühzeitige operative Behandlung von entscheidender

Bedeutung und im Zweifelsfall eine Probelaparotomie indiziert. Nach Eröffnung der Bauchhöhle über einen Medianschnitt sieht man neben dem hämorrhagischen Exsudat infarzierte Darmschlingen. Zunächst muß festgestellt werden, welche Form des Gefäßverschlusses vorliegt und in welchem Zustand sich der von der Infarzierung betroffene Darmabschnitt befindet.

Nach Hochschlagen des Netzes mit dem Quercolon tastet man an der Vorderfläche des unteren Duodenalabschnittes rechts neben der Flexura duodenojejunalis die A. und V. mesenterica cranialis, notfalls spaltet man das Peritoneum und präpariert die Gefäße aus dem Fettgewebe heraus. Die Höhe des Gefäßverschlusses und die Frage, ob eine arterielle oder venöse Obliteration vorliegt, kann so geklärt werden.

Wird eine irreversible Darmnekrose festgestellt, muß der destruierte Darmabschnitt einschließlich zugehörigem Mesenterium reseziert und die Darmkontinuität durch End-zu-End- oder Seit-zu-Seit-Anastomosierung der Darmstümpfe wiederhergestellt werden.

2. Mesenterialarterienthrombose und -embolie

Den akuten Verschlüssen der Mesenterialarterien liegt vorwiegend eine Thromboembolie, weniger häufig eine akute arterielle Thrombose und seltener eine Ischämie durch Aneurysmen der Aorta abdominalis oder Mesenterialarterien sowie traumatische Schädigungen, Gefäßkompressionen durch Tumoren oder Strangulation zugrunde. Ebenfalls relativ selten ist der komplette akute Verschluß des Truncus coeliacus, der eine Nekrose der Oberbauchorgane zur Folge haben kann.

Erscheint bei einem akuten kompletten embolischen Gefäßverschluß der Darm erholungsfähig, ist die Arteriotomie mit Beseitigung des Hindernisses in der Blutbahn vorzunehmen. Die A. mesenterica superior wird bis zu ihrer Ursprungsstelle an der Aorta freigelegt, wobei der Pankreaskörper mit einem Haken in cranialer Richtung gezogen werden muß. Distal und proximal vom Embolus wird die Arterie mit Gefäßklemmen oder einem Bändchen verschlossen und über dem Embolus eröffnet. Dann wird nach der Embolektomie die Blutstrombahn zuerst proximal freigegeben, um weitere sekundär entstandene Thromben auszuspülen. Die Blutbahn kann ferner mit einem Fogarty-Katheter in beiden Richtungen gesäubert werden. Durch direkte Naht mit atraumatischen Fäden oder durch Aufsteppen eines Venen-Patch wird die Öffnung der Arterie wieder verschlossen. Die Weite der A. mesenterica superior läßt eine Embolektomie bis zu den Abgängen der Aa. jejunales sinnvoll erscheinen. Gelingt die Embolektomie nicht, kann immer noch bei beginnendem Brand oder bei Gangrän der befallene Darmabschnitt reseziert werden.

Bei einem kompletten Gefäßverschluß mit teilweiser oder sogar vollständiger Kompensation über primäre Anastomosen oder bei chronisch inkompletten Verschlüssen kann bei ausreichender Kollateralzirkulation der Gefäße die Erkrankung klinisch stumm verlaufen. Treten Störungen (Angina abdominalis, Malabsorptionssyndrom, Gefäßgeräusche im Abdomen) trotz bestehendem Umgehungskreislauf und bei Gefäßstenosen auf, so gewinnen durch die Angiographie unterschiedliche gefäßchirurgische Behandlungsmethoden zunehmend an Bedeutung. In der Gefäßchirurgie fanden bisher Anwendung: Gefäßdesobliterationen, Neuimplantationen der A. mesenterica superior distal in die Aorta, Einpflanzung der A. lienalis in die distale A. mesenterica superior, poststenotische latero-laterale aortomesenteriale Anastomosen, Umgehungsanastomosen als autologer oder alloplastischer Bypass, radikuläre Resektion des stenotischen Gefäßsegmentes mit Ersatz durch termino-terminalen Bypass.

3. Mesenterialvenenthrombose

Liegt der Verdacht einer Mesenterialvenenthrombose vor, ist die Anzeige zur explorativen Laparotomie großzügig zu stellen. Venöse Durchblutungsstörungen im Mesenterialgebiet als Folge einer Mesenterialvenenthrombose sind intra operationem erkennbar an dem cyanotisch bis schwarz verfärbten, prall ödematösen Darm, der je nach Dauer und Ausdehnung der Erkrankung übergeht in irreversible Darmgangrän mit Durchwanderungs- und Perforationsperitonitis. Da das Aussehen des Darmes eine Unterscheidung arterieller und venöser Durchblutungsstörungen im weiteren Verlauf der Erkrankung nicht zuläßt, ist die Pulsation der Mesenterialarterien zu prüfen. Im Idealfall läßt sich eine Phlebotomie mit Ausräumung des Thrombus in der Vena mesenterica superior durchführen. Die Thrombektomie kann intraoperativ mit einem Ballonkatheter vorgenommen werden. Ist keine Erholungsfähigkeit des Darmes feststellbar oder liegt eine bereits entstandene Gangrän vor, kann nur die rechtzeitige Resektion des betroffenen Dünndarmabschnittes, gegebenenfalls auch bis zum fast totalen Dünndarmverlust (s. S. 361) mit anschließender Heparinisierung den letalen Ausgang verhindern. Wenn der ganze Dünndarm in den Gefäßprozeß eingeschlossen ist, muß der Eingriff als Probelaparotomie beendet und eine konservative Thrombolysetherapie eingeleitet werden. In jedem Fall sollten gerinnungshemmende Medikamente verabreicht werden.

VIII. Die Entfernung von Geschwülsten des Mesenteriums des Dünndarms

Primäre Erkrankungen des Mesenteriums, die der chirurgischen Intervention bedürfen, sind relativ selten. Es handelt sich um entzündliche cystische und blastomatöse Krankheiten. Operative Taktik und Technik haben das Ziel der vollständigen Entfernung solider oder cystischer Tumoren, vor allem im Hinblick auf die Verhütung möglicher Rezidive. Gelingt die totale Exstirpation der Tumoren nicht, ohne die Gefäßversorgung des Darmes zu gefährden, muß der in seiner Durchblutung gestörte Darmabschnitt einschließlich des befallenen Mesenteriums reseziert werden. Liegen größere Cysten in der Darmwurzel vor, bei deren Entfernung die zentralen Vasa mesenterica craniales gefährdet sind, genügt zumeist die breite Eröffnung der Cyste durch Abtragen ihrer Kuppe, wenn möglich mit zusätzlichem Ausschälen der Innenauskleidung der Cyste. Eine Cysto-Enterostomie ähnlich wie bei Pankreascysten kann als Notmaßnahme ebenfalls vorgenommen werden.

D. Pathophysiologie, Eingriffe und Maßnahmen bei Dünndarmileus

I. Ursachen und Pathophysiologie des Dünndarmileus*

1. Definition

Als *Ileus* bezeichnet man schwere Störungen der peristaltischen Beförderung des Darminhaltes. Beeinträchtigungen zusätzlicher Organsysteme führen zur *Ileuskrankheit* und zum irreversiblen Schock.

Die pathogenetische Unterscheidung zwischen *mechanischem* und *funktionellem* Darmverschluß hat sich als klinisch zweckmäßig erwiesen. Für den klinischen Verlauf ist

* W. Seidel

bedeutungsvoll, ob es sich um einen *kompletten* oder *inkompletten*, bzw. um einen *akuten* oder *chronischen* (Subileus) Darmverschluß handelt. Ein primärer *Gefäßverschluß* oder eine sekundäre Beeinträchtigung der Blutversorgung verschlechtern die Prognose erheblich. Die mechanisch bedingte Kombination von Darm- und Gefäßverschluß wird als *Strangulation* bezeichnet.

Entzündungserscheinungen (Peritonitis) können Ursache oder Folge von Ileuserscheinungen sein. Sie können auch parallel infolge einer gemeinsamen Ursache auftreten und das Krankheitsbild und den Verlauf in vielfacher Weise modifizieren.

2. Kausale Mechanismen

a) Mechanische Ursachen

Die komplette mechanische Darmverlegung erfordert grundsätzlich und bei Gefäßbeteiligung schnellstmögliche chirurgische Intervention. Der Versuch einer Einteilung in Okklusion bzw. Kompression als einen von außen angreifenden Verschlußmechanismus einerseits und die Obturation durch intraluminale Sperrmechanismen andererseits führt im Falle der Tumoren zu Überschneidungen und hat keine pathophysiologischen oder klinischen Konsequenzen.

Adhäsionen, *Briden* und *Strikturen* sind für 30% aller mechanischen Ileusfälle verantwortlich. Im Erwachsenenalter spielt der tumorbedingte Darmverschluß die größte Rolle. Typisches Beispiel einer Darmobturation im engeren Sinne ist die Verlegung des Darmlumens durch *Fremdkörper* wie Gallensteine, Ascaridenknäuel, Nahrungsmittelreste und verschluckte Fremdkörper.

Durch *Gefäßbeteiligung* steigt das mittlere Letalitätsrisiko des mechanischen Ileus trotz chirurgischer Behandlung von etwa 10% auf etwa 30% an. Die Bedeutung des Zeitfaktors wird durch die Faustregel, daß das Letalitätsrisiko stündlich um 1% ansteigt, illustriert (Kümmerle).

Incarcerierte Hernien verschiedenster Lokalisation stellen eine besonders häufige Ursache des Dünndarmileus mit Gefäßbeteiligung dar. Der *Volvulus*, der am häufigsten das Sigmoid betrifft, kommt am Dünndarm in Kombination mit Briden auch bei Erwachsenen und in seiner Sonderform als *Malrotation* im Neugeborenen- und Säuglingsalter vor.

Zur *Invagination*, bei der ein zeitliches Aufeinanderfolgen von Obturation und Gefäßverschluß angenommen wird, können beim Erwachsenen ein Meckelsches Divertikel, Tumoren, speziell Polypen beim Peutz-Jeghers-Syndrom und vermehrte Beweglichkeit von Darmschlingen an Anastomosen führen. Die Invagination von Ileum in das Coecum, aber auch von Colon in Colon kann durch einen Kontrasteinlauf diagnostiziert u. evtl. (im Säuglingsalter leichter als bei Erwachsenen) reponiert werden. Die venöse Stauung im invaginierten Darmteil verursacht Hämorrhagien, deren Nachweis als Spätsymptom zu werten ist.

b) Funktioneller (paralytischer) Ileus

Vom chirurgischen Standpunkt ist die Unterscheidung zwischen paralytischen Ileusformen, deren Grundkrankheit einer chirurgischen Intervention bedarf (Peritonitis, insbes. intraperitoneale Abszesse, intraperitoneale Blutungen usw.), gegenüber solchen Erkrankungen, bei denen die Darmwegsamkeitsstörung konservativ behoben werden kann, von praktischer Bedeutung. Im letzteren Falle ist jedoch immer auch die Notwendigkeit der intraoperativen Absaugung des Darminhaltes gegenüber einer peroralen Darmentlastung zu erwägen.

Eine *reflektorische Hemmung* der Darmmotorik durch *Erhöhung des Sympathico-Tonus*, die unter Beteiligung von Diencephalon, Hypophyse und Nebenniere zustande kommt, wird als wichtiger Mechanismus für die posttraumatische und postoperative Darmlähmung diskutiert. Auch bei lokaler und generalisierter *Peritonitis* sowie *postoperativ* wird vermutet, daß der Sympathicus direkt über den Auerbachschen Plexus auf die Darmmotorik einwirkt oder durch Katecholaminausschüttung zu Zirkulationsstörungen der Darmwand führt.

Postoperative Elektrolytstörungen und solche bei Urämie und diabetischer Acidose führen zu Darmparalysen. Metabolische Vorgänge, die die *Acetylcholinbildung* oder die *Acetylcholinwirkung* an der neuromuskulären Endplatte beeinträchtigen, rufen Darmlähmungen hervor und können dann häufig durch Acetylcholingabe oder durch Prostigmin behoben werden. Ein ausreichender Plasma-Kaliumspiegel ist für die Acetylcholinbildung, Vitamin B für die Cholinesterasewirkung notwendig. Eiweißmangel ist für eine normale Darmfunktion nicht nur wegen der Ödembildung im Interstitium hinderlich.

c) Ileus durch Blutzirkulationsstörungen

Arterielle Blutzirkulationsstörungen können *primär* (Embolien, obliterierende Gefäßerkrankungen, Thrombosen) einen Ileus verursachen oder ihn *sekundär* verschlimmern (Strangulation, Invagination, Volvulus, maximale Distension). *Embolien* betreffen die spitzwinklig aus der Aorta abgehende A. mesenterica superior 9mal häufiger als die A. mesenterica inferior. Bei völliger Unterbrechung des arteriellen Zuflusses kommt es innerhalb von 2–4 Stunden zur totalen Nekrose der Darmwand. Der relativ hohe portale Druck führt meistens zur retrograden hämorrhagischen Infarzierung und damit zur typischen tiefdunkelblauen bis schwarzen Färbung.

Der *venöse Gefäßverschluß* größerer Mesenterialgebiete wird vom Gesamtorganismus wesentlich schlechter toleriert als der arterielle. Bereits innerhalb der ersten Stunde kann der erhebliche Blutverlust in dem präthrombotischen Gefäßbereich eine Schocksymptomatik auslösen. Der häufig 1 Liter und mehr betragende blutig tingierte Plasmaaustritt kann durch Peritonealpunktion nachgewiesen werden. Ursache der Thrombosen können Gefäßerkrankungen u. Gerinnungsstörungen, intraperitoneale Abszesse, Hämatome und Tumoren sowie Traumen und abdominale Operationen (Splenektomie) sein.

Auch eine *Strangulation* führt gewöhnlich zunächst zu einer venösen Blutstauung. Blut- und Plasmaverlust sind wegen der Begrenzung auf kürzere Darmabschnitte geringer, die Schädigung der Darmwand erreicht jedoch wegen Kombination von Hämorrhagie und arterieller Hypoxie rasch bedrohliche Dimensionen.

Maximale Distension des Darmes behindert ebenfalls zunächst den venösen Abfluß. Die Wirkung ist am Dünndarm jedoch weniger ausgeprägt als am Colon.

Unter den *klinischen Zeichen* einer akuten oder kompletten Zirkulationsstörung des Darmes steht der Ischämieschmerz im Vordergrund. Er entsteht meist plötzlich und hat keinen kolikartigen Charakter. Bei gleichzeitiger mechanischer Komponente füllt er die Intervalle zwischen den kolikartigen Schmerzattacken aus.

Die *Prognose* des gefäßbedingten Ileus hängt von der Ausdehnung und Dauer der Zirkulationsstörungen ab. Bei Irreversibilität der Darmwandschädigung steigt die Letalität auf das 10fache derjenigen bei anderen Ileusoperationen und erreicht bei Verschluß der mesenterialen Hauptäste 90%.

d) Kombination kausaler Ursachen beim Ileus

Die häufigste Kombination verschiedener Ursachen findet sich bei der Strangulation: gleichzeitig mechanischer Verschluß und Gefäßbeteiligung. Auch mechanische und paralytische Ileusursachen kommen oft gemeinsam vor und können sich gegenseitig ablösen. Sofern ein mechanischer Ileus nicht rechtzeitig behoben wird, geht er gewöhnlich in eine paralytische Darmlähmung über. Andererseits beobachtet man beim Gallensteinileus eine spastische Kontraktion der Darmmuskulatur.

Umgekehrt kann der paralytische Ileus durch einen mechanischen kompliziert werden, wenn z. B. prallgefüllte Darmschlingen infolge postoperativer Atonie abknicken. Auch bei lokaler Peritonitis durch Abscesse kann es zunächst zu einer paralytischen Distension mit nachfolgender mechanischer Kompression oder Abknickung kommen.

3. Therapeutisch wichtige Einzelmechanismen der Ileuspathophysiologie

a) Störungen der Darmmotilität

Eine *Steigerung der Darmmotilität* kann als *vegetativer* Reflex über Diencephalon und Hypophysennebennierensystem, als Gegenregulation auf eine primäre sympathicotone Darm-Dilatation oder nach plötzlicher Okklusion auftreten. Bei *Füllung des Darmes* ist eine Peristaltikvermehrung in Relation zur Füllungsgeschwindigkeit und damit Dehnung der Darmwand in gewissen Grenzen physiologisch. Die vermehrte Peristaltik des prästenotischen Darmes bei mechanischem Ileus wird als Grenzfall dieser wahrscheinlich über den Auerbachschen Plexus vermittelten Reflexe angesehen. Prostigmin vermag diese Reaktion zu steigern oder zu reaktivieren (z. B. bei Erlahmen beim Übergang in einen paralytischen Ileus), mit Buscopan® oder Baralgin® kann sie gehemmt werden (Dämpfung der kolikartigen Schmerzen). Das in den argentaffinen Zellen der Darmmucosa enthaltene *Serotonin* (5-Hydroxytryptamin) regt ebenfalls die Peristaltik an.

Eine *gesteigerte Peristaltik* kann bei dünnen Bauchdecken sichtbar sein. Unter einer »Darmsteifung« versteht man eine periodisch nachweisbare, lokal begrenzte Resistenz mit Tympanie, die durch Kontraktion einer Wandhypertrophie bei chronischem zumeist mechanischem Ileus zustande kommt. Mit einer vermehrten Abwehrspannung der Bauchdecken ist die Hyperperistaltik per se nicht verbunden. Auskultatorisch nachweisbare *Darmgeräusche* sind offenbar wesentlich vom gleichzeitigen Vorhandensein von Luft und Flüssigkeit abhängig, so daß von einem Fehlen der Darmgeräusche nicht unbedingt auf ein Fehlen der Peristaltik geschlossen werden kann. Der *klingende* Charakter bei Ileus kommt durch vermehrte Wandspannung infolge Dilatation der Därme zustande.

Da für die *Verminderung der Darmmotorik* sympathicotone Reflexe verantwortlich gemacht und Katecholaminerhöhungen im Blut nachgewiesen worden sind, empfiehlt sich therapeutisch der Versuch der Anwendung von Alphareceptorenblockern (Chlorpromazin). Auch die direkte Sympathicusblockade ist empfohlen worden.

Der peristaltikanregende Effekt von Acetylcholin bzw. Prostigmin ist bekannt. Eine wichtige Voraussetzung für diese Wirkung ist ein normaler Wasser- und Elektrolythaushalt. Hieraus leitet sich die prophylaktische Gabe von Kalium (150 bis 200 mval pro Tag) und Natrium sowie von Aldosteronantagonisten (Aldaktone) ab.

Von großer Bedeutung für therapeutische Überlegungen ist die Tatsache, daß eine unphysiologische *Dehnung der Darmwand* den Verlust der Kontraktionsfähigkeit der Darmmuskulatur zur Folge hat. Die Dekompression z. B. mit Hilfe langer transnasaler

Sonden oder auch durch direkte intraoperative Absaugung ergibt sich besonders aus diesem Zusammenhang. Die klinische Erfahrung, daß der Ballon einer Miller-Abbott-Sonde auch vom »paralytischen« Darm weitertransportiert werden kann, wird mit der lokalen Erholung der Peristaltik nach Dekompression durch die Sonde erklärt.

Lokalisierte Darmatonien, z. B. in der Nachbarschaft von Abscessen, können wie ein mechanisches Hindernis wirken und eine Hyperperistaltik der vorgeschalteten Darmabschnitte hervorrufen. Andererseits ist das Abfließen von dünnflüssigem Dickdarminhalt auch bei vollständiger Paralyse allein infolge des erhöhten intraabdominalen Druckes möglich. Eine Proktitis wegen Douglasabsceß kann sogar bei generalisiertem Ileus an Diarrhoe erinnernde Stühle unterhalten. Im übrigen ist eine Förderung durch die transnasale Magensonde von mehr als 200 ml pro Tag und speziell die Förderung von Dünndarminhalt (gelblich, breiartig, »Miserere«) ein sehr wichtiges Indiz für die Behinderung des Transportes des Darminhaltes im Dünndarm, die Stuhl- und Windverhaltung entsprechend im Colon- und Sigmabereich.

b) Störungen der Schleimhautfunktion

Die etwa 6 bis 8 Liter Flüssigkeit betragende *Resorptionsleistung* der Darmschleimhaut in 24 Stunden wird in erster Linie durch *Störungen der Blutzirkulation* beeinträchtigt. Sie treffen zunächst die aktiven Resorptionsleistungen, später die Schleimhautregeneration. Unter anderem ist wiederum die Dehnung der Darmwand durch erhöhten intraluminalen Druck von großer Bedeutung, indem sie durch Kompression der Kapillaren der Schleimhautzotten die passiven Diffusionsmechanismen behindert, schließlich auch zur Einengung der Venen führt. Die Minderung der Resorptionsleistung betrifft nicht nur Wasser, Elektrolyte und Nahrungsmittel, sondern auch *Gas*. Neben Ischämie und venöser Stauung ist hier eine Verlängerung der Diffusionsstrecke durch intramuköses Ödem ein wichtiger pathogenetischer Faktor.

Therapeutisch sollte man versuchen, die Mikrozirkulation z. B. durch Gabe von Rheomakrodex oder Mannitol zu verbessern. Durch Aldactone werden nicht nur Ödeme ausgeschwemmt, sondern es wird direkt einer häufig gleichzeitig bestehenden Aldosteronwirkung (Ausschüttung durch Streß) entgegengewirkt. So wird die Natrium- und Flüssigkeitsresorption verbessert. Zur Vergrößerung des Diffusionsgefälles für Darmgase wurde eine Erhöhung des Sauerstoffpartialdrucks im Blut (u. U. sogar unter hyperbaren Bedingungen) empfohlen, die auch die Bekämpfung einer Anaerobierinfektion unterstützen würde.

Eine gleichzeitige Verminderung der *Sekretionsleistung* der Darmmucosa verhütet zwar eine zu schnelle Verminderung des Darminhaltes. Durch Beeinträchtigung des Funktionsstoffwechsels der Mucosazellen kommt es jedoch auch zu einer im einzelnen noch unbekannten *Minderung der Abwehrkräfte* gegenüber der Darmflora, ferner zum passiven Verlust von Flüssigkeit, Elektrolyten und besonders von Eiweiß.

Die Kombination von Resorptions- und Sekretionsstörungen erklärt die erhebliche Variationsbreite der ileusbedingten *Bilanzstörungen*. So wird ein hoher (proximaler) mechanischer Verschluß durch den Verlust von Magensaft und den Ausfall der Resorptionskapazität des gesamten distalen Darmabschnittes gekennzeichnet sein, während beim weit aboral liegenden Darmverschluß zunächst die Folgen des Flüssigkeits-, Elektrolyt- und Eiweiß-Verlustes in den Darm und bei der Mesenterialvenenthrombose der große Plasmaverlust (Schockgefahr) im Vordergrund stehen.

Die Beurteilung der *Serumwerte* des Patienten vermag nur einen Anhalt für die Bilanzstörungen und damit für therapeutische Notwendigkeiten zu geben, und dies auch nur, sofern man die meist gleichzeitig vorhandene Eindickung des Blutes (Hb, Hk) mitberücksichtigt. Die *intracellulären* Veränderungen speziell in den erkrankten Darmabschnitten, aber auch im übrigen Organismus (Myokard z. B.) können daraus allenfalls erahnt werden.

Ein *Flüssigkeitsverlust* von mehreren Litern liegt praktisch immer vor, er ist nicht nur durch die 2–4 Liter Wasser, die im Darmlumen sequestiert werden, bedingt, sondern auch durch erhebliche Mengen Ödemflüssigkeit und eine negative Bilanz der Ein- und Ausfuhr in den vorausgegangenen Tagen (Flüssigkeitskarenz, Erbrechen). Ein teilweiser Ausgleich dieser Verluste ist selbst bei großer Dringlichkeit einer Operation sofort anzustreben. Unter Kontrolle des zentralen Venendrucks ist die Flüssigkeitszufuhr präoperativ wenigstens bis zum Ansprechen, möglichst zur Normalisierung der Kreislaufgrößen fortzusetzen.

Beim Ausgleich der praktisch immer vorhandenen *Natriumverluste* denke man daran, daß 6 bis 8 Stunden nach einer Strangulation, früher noch bei ausgedehnten Gefäßverschlüssen, eine *metabolische Acidose* vorliegt. Auch ein *Kaliumdefizit* besteht fast immer und kann insbesondere den intracellulären Raum betreffen. Die Substitution ist also auch bei normalen oder nur leicht verminderten Serumkaliumwerten notwendig, sollte jedoch erst begonnen werden, wenn durch Messung der stündlichen Urinmengen oder durch hohen osmotischen Druck im Urin gegenüber dem Serumwert eine ausreichende Nierenfunktion nachgewiesen ist. Man bedenke die überaus große Gefahr einer zu raschen Kaliumapplikation (Herzstillstand), wie andererseits die Gefahr der Aufhebung der Blutliquorschranke für Relaxantien, die besonders in der Kombination Kaliummangel und Acidose beobachtet wird.

Bei jedem länger bestehenden Ileus, speziell bei venöser Stauung, maskiert die Exsiccose eine erhebliche *negative Eiweißbilanz*. Sie resultiert aus Eiweißverlusten in den Ileusdarm bei fehlender Zufuhr einerseits und einem erheblichen Katabolismus andererseits. Die Substitution von Calorien und Aminosäuren ist ebenso wichtig wie diejenige von Eiweiß.

c) Distension des Ileusdarmes

Wangensteen und seine Schule haben die Distension des Ileusdarmes in den Mittelpunkt des pathophysiologischen Geschehens beim Ileus gerückt. Zunahme des flüssigen und gasförmigen Darminhaltes infolge der Störungen der Motilität, Sekretion und Resorption sowie durch zusätzliche Vermehrung der Darmgase durch Luftschlucken und Fäulnisvorgänge bringt eine Reihe von Kausalketten in Gang, deren Durchbrechung durch Darmentlastung eine direkte lebensrettende Bedeutung erlangt.

Die *Durchblutung* der Darmwand wird bei intraluminaler Drucksteigerung vorwiegend in der Schleimhaut behindert (s. o.). Therapeutisch ist neben der Dekompression die Verminderung der Blutviscosität und des Sludge-Phänomens durch Plasma und Plasmaersatzmittel (Rheomacrodex) sehr wirkungsvoll.

Ausgeprägte Darmdistension kann zur Erhöhung des *intraabdominalen Druckes* und dann zu Zwerchfellhochstand und Ateminsuffizienz führen, was Hypostasen und Pneumonien begünstigt. Rückwirkungen der Hypoxie und Hyperkapnie auf den durch Hypovolämie und Intoxikation ohnehin schockgefährdeten Kreislauf sind offensichtlich, Acidoseneigung und Darmwandischämie werden gesteigert.

d) Darmflora und Toxine beim Ileus

Der Ileusdarm begünstigt besonders wegen seines hohen Eiweißgehaltes die rasche Vermehrung besonders der pathogenen Bakterien im Stasebereich bzw. proximal einer Stenose.

Bei Darmwanddistension oder bei Beeinträchtigung der Blutzirkulation wird die Abwehrkraft der Darmwand gegenüber den Keimen und ihren Toxinen erheblich geschwächt. Die *Penetration von Keimen* führt nur gelegentlich zur bakteriellen Peritonitis mit entsprechend klinischen Zeichen. Dagegen spielt die *Permeation von Toxinen* beim Ileus eine außerordentlich große Rolle (Endotoxinschock).

Endotoxin führt lokal an der Darmschleimhaut zu Zellschädigungen und hämorrhagischen Nekrosen, nach Resorption hebt es die Autoregulation der Durchblutung auf, und zwar wahrscheinlich indirekt über die Aktivierung und Freisetzung von biogenen Aminen. Die Neutralisation des Endotoxins ist bis heute nicht möglich. Prophylaktisch wirkt außer der Darmentkeimung (perorale Antibiotica bei Subileus) die Behebung der Ileusursache, ferner die Verbesserung der Darmwanddurchblutung, was mit der Beseitigung der Darmdistension durch Absaugen gleichbedeutend ist. Auch die sofortige *Spülung der Peritonealhöhle* im Rahmen der Ileusoperation vermag wahrscheinlich wesentliche Mengen der hochtoxischen Substanzen zu entfernen.

e) Ischämie der Darmwand

Die Ischämietoleranz der Darmwand liegt im Falle einer vollständigen Unterbrechung des arteriellen Zuflusses bei etwa 2 Stunden. Sie ist bei venöser Stauung durch die zusätzliche ödembedingte Schädigung der Zellen geringer. Eine Hypoxie führt zunächst infolge anaerober Glykolyse zur metabolischen *Acidose*. Diese bedingt u. a. eine verminderte Ansprechbarkeit des Gefäßsystems auf Katecholamine und damit eine Hypotonie und Eröffnung der präcapillären Sphincteren, wodurch es zu einer vermehrten *Ödembildung* und zum *Kaliumverlust* aus den Zellen kommt.

Therapeutisch ist somit neben der Verbesserung der Sauerstoffzufuhr und der Mikrozirkulation auf Ausschwemmung von Ödemen Wert zu legen. Die Kombination von Plasmaexpandern (Rheomacrodex plus Sorbit) in Kombination mit Aldaktone hat sich bewährt, während sich natürlich eine Natriumrestriktion bei der meist negativen Natriumbilanz beim Ileus verbietet.

Ein massiver hypoxischer Zellschaden führt zu kurzfristigem *Fermentanstieg* (erhöhte Phosphatase und Ribonuclease) *im peripheren Blut*, sofern noch ein Minimalkreislauf erhalten bleibt. Ischämische Nekrosen der Darmwand stellen *eine Perforationsgefahr* dar, so daß der Verdacht auf Gefäßbeteiligung – wie bereits erwähnt – die sofortige operative Revision erfordert.

4. Zusammenwirkende pathophysiologische Mechanismen beim Ileus

Die pathophysiologischen Mechanismen beim Ileus haben nicht nur im einzelnen, sondern besonders auch in Kombination und gegenseitiger Beeinflussung eine ausgesprochene Tendenz, den letalen Ausgang zu beschleunigen. Hierbei ist von entscheidender Bedeutung, daß nach relativ kurzer *lokaler Phase* sehr schnell auch der Gesamtorganismus im Sinne einer *Ileuserkrankung* schwer geschädigt wird. Es lassen sich einige Hauptwege der Entwicklung des pathophysiologischen Geschehens vom mechanischen oder funktionellen Verschluß des Darmes zum Endstadium der Ileuskrankheit aufzeigen:

1. Die Unterbrechung der Darmpassage führt durch Beeinträchtigung der Resorption und Sekretion zu *Bilanzstörungen* (Exsiccose, Elektrolytverlust mit Verschiebung des Säurebasenhaushaltes, Katabolismus). Es resultieren *Kreislaufinsuffizienz* und Kräfteverfall.
2. Der mechanische oder funktionelle Darmverschluß bedingt eine Darmdistension, die allein oder in Kombination mit lokalen Zirkulationsstörungen die Darmwand schädigt. Nekrose oder *Perforation* können direkt den letalen Ausgang besiegeln.
3. Infolge *Stase des Darminhaltes* vermehren sich schnell Bakterien und deren *Toxine*, deren Resorption einen Endotoxinschock auslöst.

Das *klinische Bild* des Ileus ist zunächst durch die Ursachen der Erkrankung bestimmt. Erst nach wechselnd langem Verlauf kommt es zur klassischen Ileussymptomatik: aufgetriebenes Abdomen, Stenoseperistaltik oder fehlende Peristaltik, evtl. Schmerzhaftigkeit und Abwehrspannung infolge Peritonitis, Stuhl- und Windverhaltung, Miserere. Hinzu treten die Symptome der allgemeinen Ileuserkrankung: Exsiccose, Acidose, Kreislaufinsuffizienz. Beim Säugling und im Alter muß die geringe Regulationsbreite dieser Systeme zu einer enormen Erhöhung des Risikos führen.

Weitere Organsysteme können einbezogen sein. Die *Lungenfunktion* kann direkt mechanisch durch Zwerchfellhochstand sowie durch eine Verlängerung der Diffusionsstrecke im Rahmen einer generellen Ödemneigung behindert werden. Die metabolische Acidose stellt erhöhte Anforderungen an die Kompensationsfähigkeit des Organs. Man denke frühzeitig an ausreichende Sauerstoffzufuhr und Beatmung.

Das *Herz* wird durch Hypoxie und Kreislaufinsuffizienz belastet und geschädigt. Ein kardiomyodepressorischer Faktor aus dem Ileusdarm wurde beschrieben. Von den Störungen des Elektrolyt- und Säurebasenhaushaltes wird besonders der Kaliummangel gefährlich. Neben der Behebung der Ursachen (Volumen- und Kaliumsubstitution, Ausgleich des Säurebasenhaushaltes, Sauerstoffgabe) ist eine vorsichtige Digitalisierung immer angezeigt.

In der *Niere* kann durch vermehrte Aldosteronausscheidung die Natrium- und Wasserresorption im distalen Tubulus wesentlich beeinträchtigt sein. Hypovolämie, Kreislaufstörungen und direkte Toxineinwirkung verschlechtern ihre Funktionsfähigkeit zusätzlich. Bei ohnehin vermehrtem Katabolismus kommt es häufig sehr schnell zu einem erheblichen Anstieg des Rest-N, der als prognostisch ungünstiges Zeichen gewertet werden kann. Eine stündliche Kontrolle der Urinausscheidung und des osmotischen Druckes ist angezeigt, die ausreichende Zufuhr von Flüssigkeit und Elektrolyten ist auch aus diesem Grunde sorgfältig zu bilanzieren.

Die *Nebennierenrinde* wird durch Hypovolämie und Kreislaufinsuffizienz aktiviert. Ob eine Substitution von Corticoiden, die im Tierversuch eine Lebensverlängerung bewirken, angezeigt ist, muß erwogen werden.

II. Eingriffe und Maßnahmen bei mechanischem Dünndarmileus

Vor jeder Operation wegen eines Ileus ist es entscheidend wichtig, über die *Form des Darmverschlusses*, ob *funktionell* oder *mechanisch*, akut, subakut oder chronisch, und beim Vorliegen eines mechanischen Darmverschlusses über *Sitz und Art des Hindernisses* soweit wie möglich Klarheit zu gewinnen. Indikation und Eingriffe beim *Dickdarmileus* sind im Kapitel »Die Eingriffe am Dickdarm, Mastdarm und Anus« dargelegt. Die Behandlung des *postoperativen paralytischen Ileus* ist eine Domäne konservativer Maßnahmen, die zu bestehen haben im Ausgleich von Störungen im Flüssigkeits- und Elektrolythaushalt – besonders auch des Kaliums –, in der Verabreichung von tonisierenden und peristaltikanregenden Medikamenten (Bepanthen, Prostigmin, Aldactone, 10% NaCl i.v., Rheomacrodex-Sorbit 20%), in der Anwendung von Klistier und Darmrohr sowie in der Entleerung des Magens mit einer Magensonde und des Dünndarms mit einer Darmsonde (s. S. 340).

Bei jedem *akuten oder subakuten mechanischen Dünndarmileus* sind Leisten- und Schenkelregion auf eingeklemmte oder irreponible Brüche abzutasten. Weitere Hauptursachen dieser Form des Dünndarmileus sind Strangulation und Volvulus des Dünndarms, zumeist bedingt durch eine Bride, ein Meckelsches Divertikel, umschriebene Verwachsungen von Dünndarmschlingen untereinander oder mit dem parietalen Peritoneum besonders im kleinen Becken, Carcinomknoten, intraabdominale Einklemmung von Dünndarmschlingen am häufigsten als Hernia ileocoecalis und als Treitzsche Hernie im Recessus duodeno-jejunalis, Obturation in Dünndarmabschnitten durch Gallensteine, Ascariden, Fremdkörper und intraluminäre Geschwülste, Kompression von Dünndarmschlingen durch Geschwülste des Mesenteriums und Peritoneums, der Ovarien und des Uterus, und Invagination von Dünndarm in Dünndarm oder von Dünndarm in Coecum. Die Ursachen des *chronischen, rezidivierenden mechanischen Ileus* sind flächenhafte Verwachsungen der Dünndarmschlingen untereinander und mit dem parietalen Peritoneum und die Peritonealcarcinose.

Vor jeder Laparotomie wegen Dünndarmileus sind eine Magensonde, ein Blasenkatheter und ein Darmrohr einzulegen. Ob vorsorglich zusätzlich eine Darmsonde einzuführen ist, wird nach der Situation entschieden. Zumeist lege ich beim Dünndarmileus von vorneherein eine Darmsonde ein, die man dann von der Bauchhöhle aus in das Duodenum und in den Dünndarm schieben kann. (s. S. 343). Manchmal gelingt es, die Darmsonde bis zum Coecum zu bringen. Sie kann dann zum kontinuierlichen Absaugen des Darminhalts und zur Schienung des Darmes im Sinne des Prinzips der Nobleschen Operation einige Tage liegen bleiben.

Bevorzugte *Bauchschnitte beim Dünndarmileus* sind der Mittellinienschnitt oder der linksseitige Paramedianschnitt, mit denen man in der Höhe und unterhalb des Nabels beginnt und die man entsprechend den Verhältnissen nach unten und oben, wenn erforderlich ausnahmsweise auch seitlich, erweitern kann. Den rechtsseitigen Paramedianschnitt wird man nur anwenden, wenn das den Ileus bedingende Hindernis im rechten Unterbauch zu vermuten ist. Handelt es sich um eine Relaparotomie, so kann man die angeführten Schnitte wählen, auch wenn sie bei früheren Eingriffen den Zugangsweg gebildet haben, sogar wenn man Eiterungen oder infizierte Fadengranulome vermutet. Von Anfang an soll der Schnitt nie zu klein, sondern stets groß genug sein, um wenigstens mittelgroße Bauchhaken einsetzen zu können und um mit der Hand bequem in die Bauchhöhle zu gelangen.

Es folgt nun das vorsichtige *Austasten der Bauchhöhle*, das von dem Wissen um vorausgegangene Baucherkrankungen und -operationen und von den bei Eröffnung der Bauchhöhle getroffenen Feststellungen geleitet wird. Ist der Dünndarm bis zum Bersten gefüllt und kann er mit einer Darmsonde nicht oder nicht genügend entleert werden, so zögere man nicht mit dem Absaugen des Darminhaltes von einer Darmincision aus (s. S. 343).

Liegt eine *Strangulation des Dünndarms durch eine Bride* vor, dann wird sie möglichst unter Sicht durchtrennt, wobei es zur Verhütung einer Verletzung des Darms und des Mesenteriums ratsam sein kann, den Bindegewebsstrang mit einer *Overholt*-Klemme oder

Kocher-Rinne zu unterfahren. Die Fußpunkte der Bride werden anschließend abgetragen und besonders die Ansatzstelle am Darm peritonealisiert, d. h. mit 2–3 Lembert-Nähten gedeckt. Besteht ein *Volvulus* einer Dünndarmschlinge, dann wird er durch Rückdrehen des torquierten Darmes beseitigt. Häufig liegt einem Dünndarmvolvulus eine Bride zugrunde, die beseitigt werden muß.

Nach Beseitigung einer Strangulation oder eines Volvulus ist zu prüfen, ob der Darm genügend durchblutet ist und sich nach Beeinträchtigung seiner Zirkulation ausreichend erholt. Umschriebene Schädigungen der Darmwand, sogar eine zirkuläre irreparable Quetschung kann man übernähen. Ist eine Dünndarmschlinge oder ein größerer Dünndarmabschnitt in der Zirkulation hochgradig gestört, nekrotisch oder gangränös, so muß er reseziert werden. Nur im Notfall wird er vor die Bauchdecken gelagert.

Umschriebene Verwachsungen von Dünndarmschlingen oder mit dem parietalen Peritoneum, die zu einem akuten Ileus führen, löst man vorsichtig mit Messer oder Schere, was im Douglasschen Raum Schwierigkeiten bereiten kann. Um in der Tiefe des kleinen Beckens Wiederverwachsungen zu verhüten, versuche man das Netz so tief wie möglich um die Dünndarmschlingen zu schlagen. Gelingt dies nicht, ist das Douglas-Peritoneum zerstört und blutet es aus der Wundfläche, so kann man den Beckenboden mit freiem Netz bedecken, das die Blutung stillt und einen gewissen Schutz gegen erneute Verwachsungen des Dünndarms im Douglas bietet.

Bei einem durch *Carcinomknoten verursachten Dünndarmileus* hat man zumeist nur die Wahl zwischen der Resektion einer Dünndarmschlinge oder eines Dünndarmabschnittes und einer Umgehungsanastomose.

Intraabdominelle Einklemmungen von Dünndarmschlingen beseitigt man durch vorsichtige Incision der inneren Bruchpforte. Sind die Darmschlingen untereinander verklebt oder verwachsen, so werden sie gelöst; Zirkulationsstörungen behandelt man in der im vorhergehenden beschriebenen Weise.

Liegt ein *Obturationsileus* im Dünndarm vor, dann entfernt man die Ursachen (Gallensteine, Ascariden, Fremdkörper) nach Incision der Darmwand. Ist der Darm stark gefüllt, so wird er nach Leerstreichen auf eine gewisse Strecke mit einer weichen Klemme quer verschlossen. Dünndarmgeschwülste, die eine Obturation des Darmes verursachen, werden entweder exstirpiert (Papillome) oder es wird bei Malignität der Dünndarmabschnitt mit Mesenterium und Lymphknoten reseziert.

Bei einem *Ileus durch Kompression des Dünndarms von außen* muß man entweder die zumeist übergroßen Tumoren (Ovarialcysten und -geschwülste, Myome) exstirpieren oder Mesenterialtumoren ausschälen oder – wie dies zumeist erforderlich ist – zusammen mit den adhärenten Dünndarmschlingen resezieren.

Eine *Invagination von Dünndarm in Dünndarm* beruht häufig auf einem wenn auch nur kleinen und flachen Polypen. Auch nach Desinvagination genügt die Abtragung des Polypen zur Verhütung einer erneuten Invagination zumeist nicht. Auch ist die Darmwand oft erheblich verdickt und entzündlich verändert. Hier bietet sich eine Dünndarmresektion mit End-zu-End-Anastomose als das beste Verfahren an. – Die Maßnahmen und Eingriffe bei der häufigsten Invaginationsform, der *Ileo-coecal-Invagination*, sind im Kapitel »Die Eingriffe in der Bauchhöhle im Säuglings- und Kindesalter« eingehend dargestellt. Beim Erwachsenen ist das Invaginat in den Dickdarm, dessen Kuppe bis in das Sigmoid und Rectum reichen kann, kaum jemals durch einen Röntgenkontrasteinlauf zu reponieren. Bei eröffneter Bauchhöhle darf ein Versuch der *Desinvagination* nicht durch Zug an dem Invaginat erfolgen, sondern nur durch *Druck* auf die Kuppe des invaginierten Darms und durch Überstreifen des invaginierenden Dickdarmabschnitts, zumeist des Colon ascendens von proximal nach distal (Hudsensonscher Handgriff).

Verhindert oder erschwert ein Dauerkrampf der Darmmuskulatur die Desinvagination, so hat es sich bewährt, nach dem Vorschlag von v. Redwitz, die Invaginationsscheide mit steriler Tinctura opii simplex zu betupfen, um eine Erschlaffung der Darmmuskulatur herbeizuführen. Zu diesem Zweck wird ein Tupfer von 0,05 g Gewicht mit steriler Opiumtinktur getränkt, von der der Tupfer etwa 0,012 g aufsaugt. Beim Bestreichen des Darms kommt eine Menge von etwa 0,006 bis 0,01 Opium zur Wirkung. Nach Erschlaffung des Darmes und vollzogener Desinvagination muß man den Rest der Opiumtinktur mit feuchten und abschließend mit trockenen Tupfern von der Darmserosa abwischen.

Ist die Desinvagination geglückt, so verhindert man eine erneute Einstülpung durch doppelflintenförmige Befestigung der letzten Ileumschlinge an dem Colon ascendens. Besteht zusätzlich ein Coecum mobile, so heftet man es zusammen mit dem Anfangsteil des Colon ascendens an die hintere und seitliche Bauchwand.

Gelingt die Desinvagination nicht, so hat man zwischen der rechtsseitigen Hemicolektomie und der Resektion des Invaginats vom Darmlumen aus nach M. Grob (Abb. 21) zu wählen, ein Verfahren, das sehr schonend und wirksam ist und das man deshalb bei gefährdeten Kranken auch im Erwachsenenalter bevorzugen wird.

III. Eingriffe bei rezidivierendem Ileus

1. Prophylaxe von Ileusrezidiven

Es gibt bisher noch kein Verfahren, um mit Sicherheit postoperative Verwachsungen der Dünndarmschlingen und damit die Entstehung eines Ileus zu verhüten und Ileusrezidive zu verhindern. Allerdings kennt man eine Reihe von Faktoren, deren Beachtung bei der ersten Operation zur Verminderung der Entstehung von Verwachsungen in der Bauch-

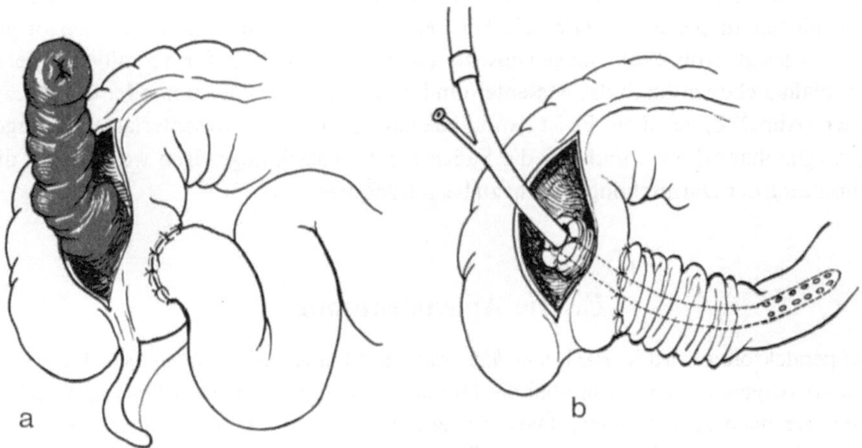

Abb. 21a u. b. Operation bei irreponibler Darminvagination nach M. Grob. a) Fixation des Ileums an das Coecum durch seromuskuläre Knopfnähte; Incision des Coecums und Luxation des Dünndarminvaginats; b) nach Abtragen des Invaginats sorgfältige Blutstillung, Naht der Schnittränder der beiden Ileumzylinder und Absaugen des gestauten Dünndarminhaltes

höhle beitragen. Zunächst ist ein sog. *atraumatisches Operieren* zu fordern, worunter man versteht, daß die Darmschlingen vor der Austrocknung ihrer Oberfläche durch Auflegen warmer – nicht heißer – feuchter Bauchtücher geschützt werden, daß Blutungen zu vermeiden und, wenn sie sich ereignen, schonend durch Kompression oder Coagulation oder Abbinden der Gefäße mit dünnsten Fäden zu stillen sind und daß Risse in der Serosa zu vernähen sind. Bei einer Verunreinigung des Bauchfells trägt die Verabreichung von Antibiotica zur schnellen Vernichtung der Bakterien und damit zur Verhütung und Bekämpfung einer Peritonitis und zur Verminderung von Adhäsionen zwischen den Darmschlingen bei. Die intraabdominale Anwendung von Dextranen, Kallikreininhibitoren und anderen Stoffen (Dosis!) wird empfohlen, ihre Wirkung hinsichtlich der Prophylaxe von Adhäsionen noch diskutiert. Bei rezidivierendem Dünndarm-Ileus ist die Durchführung einer Dünndarmplication nach Noble oder Childs zu erwägen.

2. Die Operation nach Noble

Der Dünndarm wird zunächst in ganzer Länge von seinen Verwachsungen befreit. Dann werden die Darmschlingen am Coecum beginnend U-förmig bzw. ziehharmonikaartig nebeneinander und senkrecht zur Mesenterialwurzel gelegt (Abb. 22a), wobei die unterste Ileumschlinge von der Valvula Bauhini an wegen der Gefahr eines späteren Abknickens nach cranial zeigen muß und am Coecum und Colon ascendens fixiert wird. Die jeweils 15–20 cm langen Darmschenkel werden durch seromuskuläre Einzelknopfnähte nahe ihrem Ansatz an der Mesenterialwurzel miteinander verbunden (Abb. 22b) bis 15 cm unterhalb des Treitzschen Bandes. An ihren Krümmungsscheiteln dürfen die Darmschlingen nicht fixiert werden; außerdem ist darauf zu achten, daß keine inneren Bruchpforten entstehen.

3. Die Operation nach Childs

Diese Operation stellt eine Modifikation der Nobleschen Plication dar. Da sie schnell ausführbar und ebenso sicher ist wie die Noblesche Operation, stellt sie heute die Methode der Wahl dar. Nach Lösung sämtlicher Verwachsungen des Dünndarms werden die Darmschlingen in gleicher Weise wie bei der Nobleschen Operation mäanderförmig aneinandergelegt (Abb. 23a). Die gewünschte Lage wird durch 3 U-förmig mit einer geraden Spezialnadel quer durch das Mesenterium hindurchgezogene Dexon- oder Chromcatgutfäden (Abb. 23b) gehalten. Es ist darauf zu achten, daß keine Mesenterialgefäße angestochen (Diaphanoskopie) und daß die Fäden nicht zu stark angezogen werden, um die Durchblutung der Darmschlingen nicht zu beeinträchtigen.

E. Die Appendektomie

Die Appendektomie wird in *Beckenhochlagerung* und halber *linker Seitenlage* (Lexersche Lagerung) vorgenommen, da hierbei die Dünndarmschlingen aus dem Operationsgebiet der Schwere nach zurücksinken. Diese Lagerung gilt auch für den Eingriff im akuten Stadium, da ein Abfließen infektiösen Exsudats nach gesunden Abschnitten der geschlossenen Bauchhöhle nicht zu befürchten ist.

Zur *Freilegung des Wurmfortsatzes* kommen drei Schnitte im rechten Unterbauch in Frage: Der *laterale Wechselschnitt* (S. 37), der *pararectale Kulissenschnitt* (S. 27) und

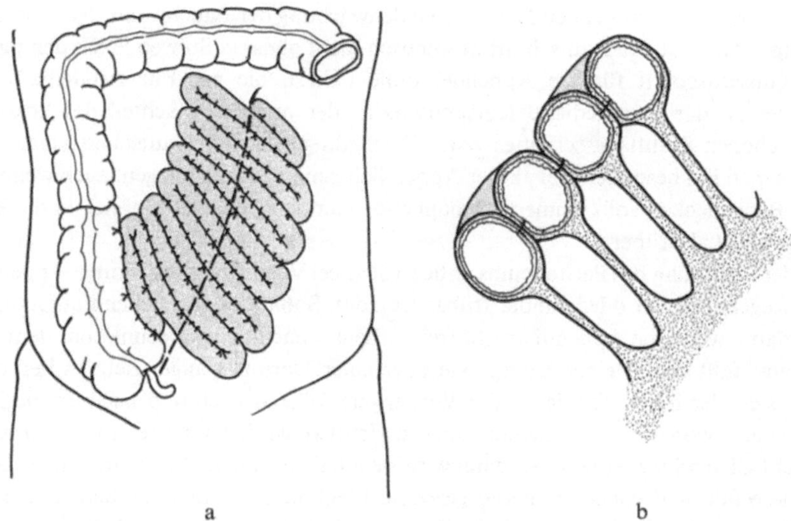

Abb. 22 a u. b. Die Operation nach Noble. a) Die Dünndarmschlingen werden ziehharmonikaartig nebeneinander und senkrecht zur Mesenterialwurzel gelagert b) und durch seromuskuläre Einzelknopfnähte nahe ihrem Ansatz am Mesenterium verbunden

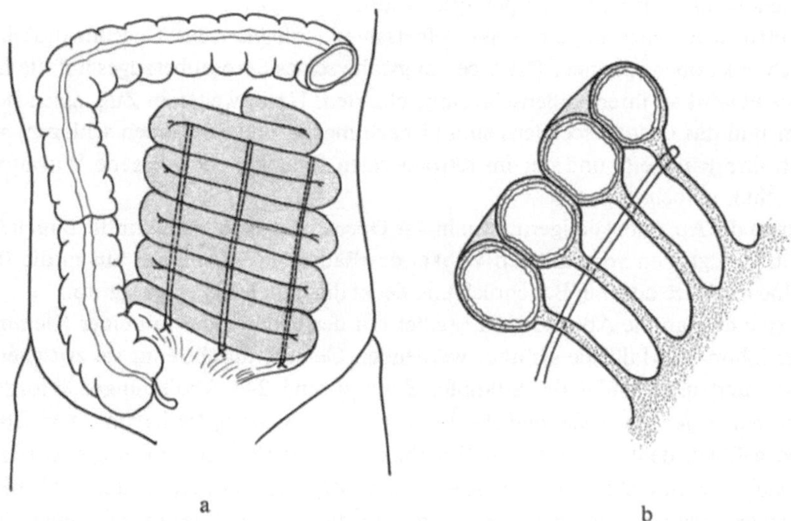

Abb. 23 a u. b. Die Operation nach Childs. a) Mäanderförmige Aneinanderlagerung der Dünndarmschlingen b) die durch 3 das Mesenterium U-förmig durchstechende Fäden in der gewünschten Lage gehalten werden

der *paramediane Kulissenschnitt* (S. 26). Der Wechselschnitt ist schonend und deshalb bei einwandfreier Diagnose zu bevorzugen; er läßt sich auch nach medial und lateral erweitern. Den Hautschnitt kann man quer in oder unter die Bikini-Falte legen (s. »Kosmetische Schnittführung bei Appendektomie« S. 52). Der pararectale Kulissenschnitt läßt sich zwar nach oben wie nach unten verlängern, was bei retrocoecal gelegener und nach oben geschlagener Appendix vorteilhaft sein kann, hat aber bei Verletzungen der den M.

rectus abdominis versorgenden Nerven eine Schwächung der Bauchwand (Rectusdiastase) zur Folge. Auch ist der Hautschnitt kosmetisch nicht günstig. So wende ich den pararectalen Kulissenschnitt für die Appendektomie nahezu nie an. Für zweifelhafte Fälle geeigneter ist der paramediane Kulissenschnitt, der nur den Nachteil des kosmetisch wenig schönen Hautlängsschnittes hat. Gleichgültig welchen Hautschnitt man wählt, so sollte man ihn besonders bei akuter Appendicitis nie zu klein anlegen, auch wenn heute die die Bauchdecken vollkommen entspannende Narkose besseren Einblick in die Bauchhöhle gewährt als früher.

Bei der Eröffnung des Peritoneums entleert sich bei Vorliegen einer akuten Appendicitis in der Regel ein mehr oder minder trübes Exsudat. Sobald es ausreichend ausgetupft ist, sucht man – wenn die Appendix nicht frei vorliegt – nach dem Coecum oder dem Colon ascendens, faßt es mit einer Kompresse oder einer Darmfaßzange, zieht es hervor und hantelt sich der freien Taenia an der Vorderseite folgend nach und nach an die Kuppe des Coecum, wonach die Appendix zumeist sichtbar wird. Ist sie relativ frei beweglich und nicht allzu schwer entzündet, dann wird sie möglichst an der Spitze mit einer Kocher-Klemme gefaßt und vorsichtig hervorgezogen. Liegt die Appendix von Serosa überzogen der Rückwand des Coecums an, so spaltet man die Serosa und entwickelt die Appendix mit Hilfe von »Kletterligaturen« nach und nach. Besondere Vorsicht ist bei gangränös-eitriger Appendicitis geboten. Die so veränderte, häufig gekrümmte starre Appendix läßt sich am leichtesten hervorholen, indem man noch etwas mehr am Coecum zieht und die Appendix mit dem rechten Zeigefinger luxiert.

Bei retroperitonealer Lage des Wurmfortsatzes muß man das Coecum mobilisieren und nach links oben spannen. Die Übergangsfalte seines Serosaüberzuges auf die hintere Bauchwand wird an ihrer Außenseite eingeschnitten. Unter weiterem Zug lassen sich das Coecum und das Colon ascendens stumpf nach medial und nach oben schlagen, so daß ihr Bett, ihre Rückseite und der im retrocoecalen Bindegewebe gelegene Wurmfortsatz zur Ansicht kommen.

Hat man die Appendix einigermaßen in das Operationsgebiet oder vor die Bauchdecken gebracht, so legt man vom unteren Winkel des Bauchdeckenschnittes aus in die Bauchhöhle eine Rollgaze oder ein Bauchtuch und deckt die Bauchdeckenwunde ab.

Nun spannt man die Appendix an, spaltet mit der Schere oder mit einer Klemme das Mesenteriolum und faßt die sichtbar werdenden Gefäße, durchtrennt sie zwischen zwei Klemmen und unterbindet die Stümpfe. Zumeist sind 2–4 Abbindungen erforderlich. Die *Abtragung der Appendix und die Versorgung ihres Stumpfes* haben zu vielen Vorschlägen geführt, deren Zahl zu der Wichtigkeit dieses Problems im umgekehrten Verhältnis steht. Je einfacher um so besser ist das Vorgehen: Die Appendix wird mit oder ohne vorhergehendes Quetschen hart an ihrem Übergang ins Coecum mit einem Zwirnsfaden fest umschnürt (Abb. 24). Nun legt man entweder eine Tabaksbeutelnaht oder eine Z-Naht, oder man bildet mit 2 einzelnen Lembert-Nähten zu beiden Seiten der Basis der Appendix Falten aus der Coecumwand. Dann klemmt man die Appendix etwas peripher von der Basisunterbindung ab und durchtrennt sie etwas distal. Den Appendixstumpf, den man mit desinfizierender Flüssigkeit betupfen kann, versenkt man durch Knoten der Tabaksbeutelnaht oder der Z-Naht oder durch zwei oder drei zusätzliche Lembert-Nähte, wobei der Assistent den Appendixstumpf mit einer anatomischen Pinzette zurückdrückt. Die Gefäßstümpfe des Mesenteriolums kann man mit einigen Knopfnähten peritonealisieren. Nach Entfernen der Bauchtücher und Zurückverlagern des Coecums tupft man die Bauchhöhle nochmals aus.

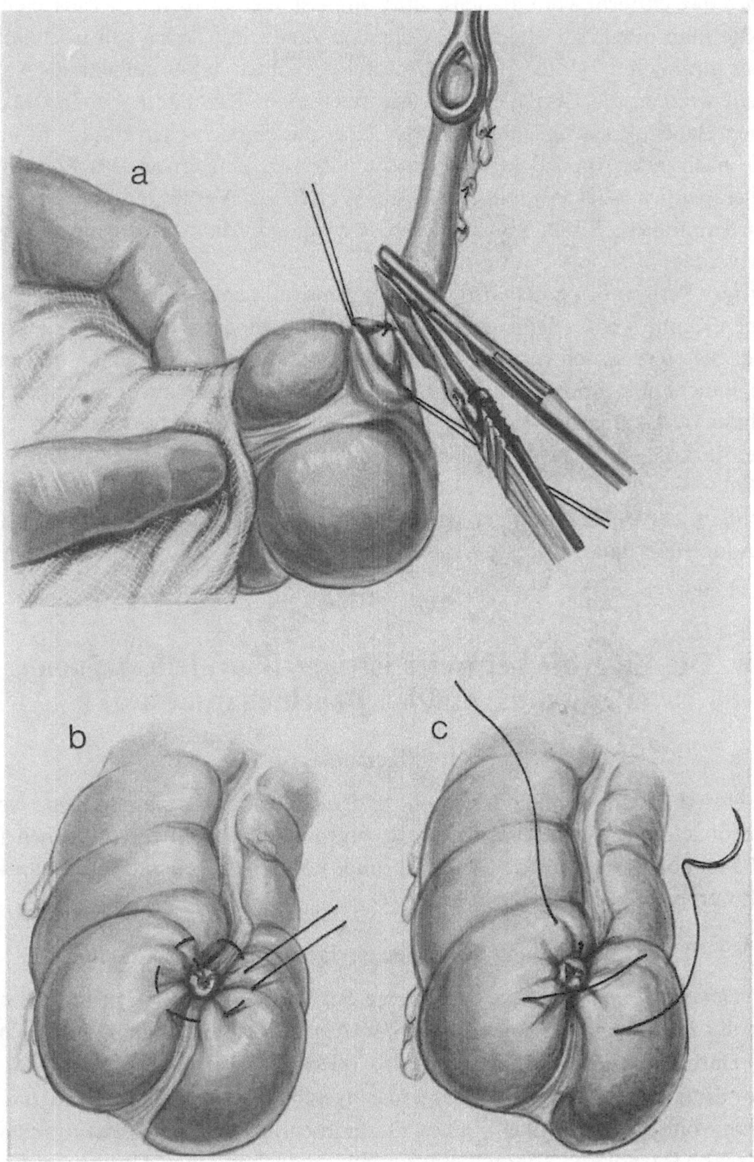

Abb. 24a–c. Die Appendektomie. Die skelettierte Appendix ist an ihrer Basis abgebunden und etwas peripher hiervon abgeklemmt. Nach Anlegen von 2 seromuskulären Haltenähten wird die Appendix abgetragen. Das Versenken des Appendixstumpfes kann durch a) Einzelknopfnähte, b) durch eine Tabaksbeutelnaht c) oder durch eine Z-Naht erfolgen

Der *primäre Bauchdeckenverschluß* ist nach einer Appendektomie die Regel. Drainage, Offenhalten der Haut- und Unterhautfettwunde (»verzögerter primärer Wundverschluß«) und Verabreichung von Antibiotica müssen durch besondere Umstände begründet sein. So sollte man bei bereits vorliegender perforierter Appendix und bei Eintreten einer Perforation während der Appendektomie stets drainieren, wozu ich ein Penrose-Drain bevorzuge, das entfernt vom Bauchschnitt zumeist medial davon herausgeleitet wird. Auch sollte man möglichst Haut- und Subcutanwunde mit Sofra-Tüll offenhalten oder wenigstens drainieren. Unter diesen Umständen sollten auch unbedingt Antibiotica verabreicht werden, die zwar nicht das Auftreten eines Bauchdeckenabscesses bei vollkommenem Bauchdeckenverschluß verhüten, aber das Fortschreiten einer Peritonitis.

Gerade nach einer Appendektomie wird von Zeit zu Zeit erneut das Einbringen von Chemotherapeutica oder Antibiotica in die Wunde zur Verhütung von Bauchdeckenabscessen empfohlen. Bisher konnte der Nutzen dieser Maßnahmen niemals zwingend erwiesen werden.

Bei *eitriger* Peritonitis *ohne* Perforation der Appendix enthält das Exsudat zwar keine pathogenen Keime – es sei denn, daß Mikroperforationen der Appendix vorliegen –, man sollte aber bei einer so schweren Peritonitis doch Antibiotica verwenden und möglichst auch die Bauchhöhle drainieren. Hat man Haut- und Subcutanwunde vorsichtshalber offen gehalten, so kann man sie nach 4–5 Tagen in kurzer Narkose nähen oder ebenso gut ohne Narkose mit Pflasterstreifen zusammenziehen (»verzögerter primärer Wundverschluß«).

Hinsichtlich der Behandlung der von einer Appendicitis ausgehenden eitrigen Bauchfellentzündung und Bauchabscesse s. das folgende Kapitel.

F. Die Eingriffe bei freier eitriger Bauchfellentzündung (Peritonitis) und bei Bauchfellabscessen

I. Allgemeines

Die freie eitrige Bauchfellentzündung und die Bauchfellabscesse werden heute wesentlich seltener beobachtet als früher, da die ihnen zugrunde liegenden entzündlichen Prozesse in der Bauchhöhle rechtzeitiger erkannt und kombiniert operativ und antibiotisch behandelt werden.

II. Die Behandlung der freien eitrigen Bauchfellentzündung

Jede mehr *lokalisierte oder diffuse freie eitrige Bauchfellentzündung* (Peritonitis) erfordert entweder die *Beseitigung des Infektionsherdes* (Appendektomie, Adnektomie, Cholecystektomie, Darmresektion bei Darmgangrän) oder den *Verschluß der Infektionsquelle* bei Perforation eines Magen-Zwölffingerdarmgeschwürs, von Streßulcera am Magen und Darm, von Darmdivertikeln, eines Darmabschnittes infolge Bauchtrauma, durch Fremdkörper (Harnblase, Uterus), im Verlauf endoskopischer Untersuchungen oder einer Peritonealdialyse oder, wenn dies nicht möglich und ratsam ist – wie z. B. oft bei akuter Pankreatitis –, die ausgiebige Drainage.

Mit diesen ersten und dringlichsten chirurgischen Maßnahmen gehen einher: die Beseitigung des Exsudates und die Reinigung der Bauchhöhle, die Drainage des Entzündungsherdes und der Bauchhöhle, die evtl. Dauerspülung der Bauchhöhle, die Entleerung oder Entlastung von Magen und Dünndarm entweder nur mit einer Magensonde oder mit einer Darmsonde nach Miller-Abbott, Cantor oder Harris (s. S.341), und schließlich die Allgemeinbehandlung in Form der Zufuhr von Flüssigkeit, Elektrolyten, Kohlenhydraten, Eiweiß und evtl. Blut und in der massiven Verabreichung von Antibiotica (s. S. 86) evtl. von Proteinaseninhibitoren.

Art und Umfang der Beseitigung des peritonitischen Exsudats und der Reinigung der Bauchhöhle hängen davon ab, ob eine lokalisierte oder diffuse Peritonitis vorliegt und ob in größerem Ausmaß Speisen, Dünndarminhalt oder Kot in die Bauchhöhle gelangt sind. Entschließt man sich zur Spülung bestimmter Bezirke der Bauchhöhle (Hypogastrium, Subphrenium, Douglas) oder der gesamten Bauchhöhle, was heute mit antiseptischen, antibiotischen und chemotherapeutischen Lösungen wieder modern geworden ist, so hüte man sich vor der Verschleppung infektiösen Materials in nicht oder wenig infizierte Bezirke der Bauchhöhle. Ich bevorzuge im allgemeinen vor der Spülung die gründliche Säuberung verunreinigter Abschnitte der Bauchhöhle mit nassen Bauchtüchern und anschließende ausgiebige Drainage, wofür ich zumeist Penrose-Drains und ausnahmsweise – wie bei der Pankreatitis – Whipple-Drains verwende. Über die Indikation und Technik der kontinuierlichen *Spülung der Bauchhöhle* s. S. 392.

Für den *Verschluß der Bauchhöhle* bei schwerer lokalisierter oder diffuser Peritonitis empfehle ich, nach schichtweiser Bauchdeckennaht – wenn erforderlich unter Verwendung von Drahtplattennähten – die Haut- und Subkutanwunde mit Sofra-Tüll für 4–5 Tage offenzuhalten, da hierdurch die eine Heilung erheblich verlängernden Bauchdeckenabscesse und -phlegmonen verhütet werden. Rafft man dagegen nach 4–5 Tagen Haut und Unterhautfettgewebe mit Heftpflasterstreifen zusammen (»verzögerte primäre Wundnaht«), dann ist die Wundheilung kaum verzögert und man erzielt zumeist kosmetisch schöne Narben.

Durch die *Anwendung von Antibiotica* in hoher Dosierung und in einer Auswahl, die auf die vermutlichen Keime möglichst optimal wirksam ist (s. S. 88), *zusammen mit einer Infusionstherapie* hat die diffuse Peritonitis heute ihre Schrecken weitgehend verloren.

III. Die Behandlung der Bauchfellabscesse

Bauchfellabscesse (Douglasabscesse, subphrenische oder subhepatische Abscesse, appendicitische Abscesse, Abscesse in der Bursa omentalis und andere interintestinale Abscesse) sind gegen die freie Bauchhöhle zumeist vollständig abgegrenzte Bauchfelleiterungen, die durch eine Temperaturerhöhung, durch Vermehrung der Leukocyten und durch klinische und röntgenologische Untersuchungen erkennbar und lokalisierbar sind. Entsprechend dem Grundsatz „ubi pus, ibi evacua" werden die Bauchfellabscesse entsprechend ihrer Lage unter möglichster Vermeidung der Eröffnung der freien Bauchhöhle oder der Brusthöhle eröffnet und drainiert. Antibiotica verabreicht man am besten bereits vor dem Eingriff, spätestens während der Operation. Nahezu ausnahmslos werden die Eingriffe in Narkose ausgeführt.

Einen *Douglasabsceß* eröffnet man bei der Frau vom hinteren Scheidengewölbe, beim Mann vom Rectum.

Der *Weg durch die Scheide* (Abb. 25). In Steinschnittlage und nach Einlegen eines Katheters in die Harnblase stellt man sich mit Scheidenspecula die Portio uteri ein, die mit einer Kugelzange gefaßt und vorgezogen wird. Dann punktiert man mit einer langen, dicken, kurz geschliffenen Kanüle die höchste Vorwölbung der hinteren Scheide. Gewinnt man Eiter, dann schiebt man entlang der Kanüle am besten eine Rinnenschere vor, stößt sie durch die Wand des Abscesses und spreizt sie. Durch die nun geschaffene Öffnung führt man ein Drain, das man am Scheidenausgang mit Heftpflaster befestigt. Das Drain wird nach 2–4 Tagen entfernt, wenn es sich nicht schon vorher herausgeschoben hat.

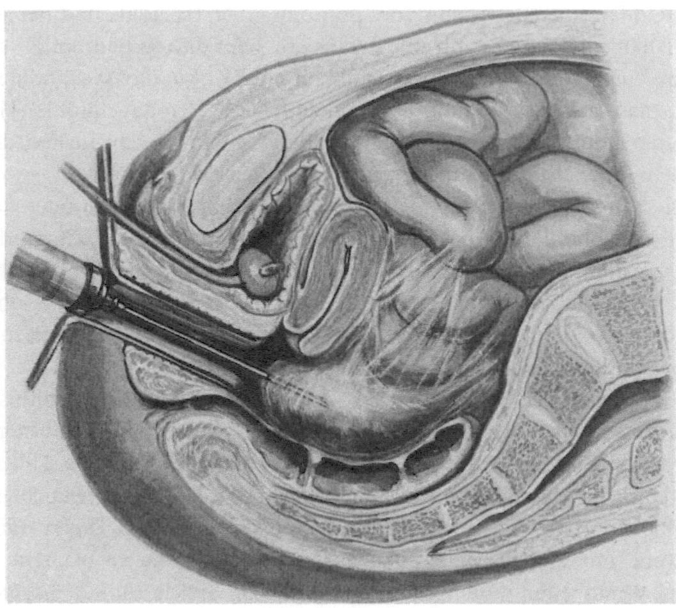

Abb. 25. Eröffnung eines Douglasabscesses durch die Scheide. Nach Entleerung der Harnblase wird das hintere Scheidengewölbe mit einem Speculum eingestellt und der Absceß zunächst punktiert (s. Text)

Der Weg durch den Mastdarm (Abb. 26). In entsprechender Weise wird die Eröffnung eines Douglasabscesses durch den Mastdarm vorgenommen. Eine Dehnung des Afterschließmuskels ist nicht erforderlich, da infolge der kollateralentzündlichen, ödematösen Auflockerung des Beckenbodens der Schließmuskelapparat des Rectums etwas erschlafft ist. Mit einem Mastdarmspeculum stellt man sich die Vorwölbung der vorderen Rectumwand oberhalb der Prostata ein, punktiert sie entweder sofort mit einer langen, dicken, kurz geschliffenen Kanüle oder faßt sie zunächst mit einer Kugelzange. Dann schiebt man entlang der Kanüle am besten eine Rinnenschere vor, stößt ihre Spitze durch die vordere Mastdarmwand und spreizt die Schere, worauf sich stets Eiter im Schwall entleert. Durch die geschaffene Öffnung führt man ein genügend langes, nicht zu dickes Drain ein, das man mit Heftpflaster oder mit einer Naht außerhalb des Afters befestigt. Es wird nach 2–4 Tagen entfernt.

Ein *örtlicher appendicitischer Absceß* wird vom höchsten Punkt der zumeist sichtbaren und fühlbaren Vorwölbung der Bauchdecke oder bei seiner Lage in der Beckenschaufel oberhalb des Beckenkammes eröffnet. Der Schnitt braucht nicht zu groß zu sein. Die Bauchwandschichten werden unter Schonung der zum M. rectus abd. ziehenden Nerven und möglichst in der Spaltrichtung der schrägen Bauchmuskulatur durchtrennt. Hat man den Absceß unter dem parietalen Peritoneum oder bei lateraler Lage hinter der tiefen Bauchdeckenfascie geortet, dann genügen eine kleine Incision und das Einlegen eines Gummi- oder Kunststoff-Drains oder eines Penrose-Drains. Nach der Appendix wird nicht gesucht.

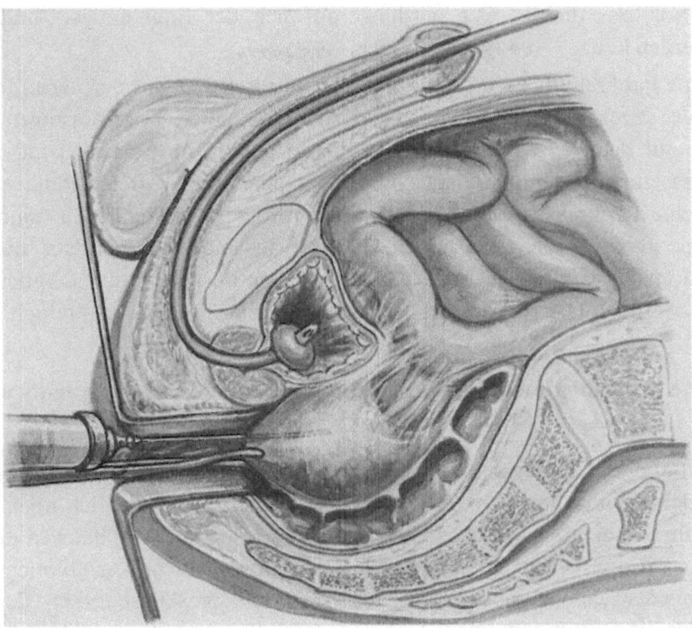

Abb. 26. Eröffnung eines Douglasabscesses durch den Mastdarm. Nach Entleerung der Harnblase stellt man sich mit Mastdarmspateln die Vorwölbung ein und punktiert sie (s. Text)

Schwieriger ist das Auffinden und die Freilegung zwischen den Darmschlingen liegender Abscesse (interintestinale Abscesse). Auch hierbei sucht man einen Zugang durch die Bauchdecken möglichst über dem Absceß. Eröffnet man dabei die freie Bauchhöhle, so hat dies unter Antibioticaschutz nicht die Entstehung einer diffusen Peritonitis zur Folge. Man sucht dann von der Bauchhöhle aus den Absceß zu lokalisieren und eröffnet ihn möglichst außerhalb der freien Bauchhöhle von einer Incision, die entfernt von der Laparotomie liegt. Gelingt dies nicht, so muß man ausnahmsweise die Drainage durch die freie Bauchhöhle leiten.

Für *subphrenische und subhepatische Abscesse* gilt heute als Standardverfahren die *Eröffnung von vorn* durch einen rechts- oder linksseitigen Rippenbogenrandschnitt. Trifft man nicht unmittelbar auf den Absceß oder auf die Verklebungen mit dem Zwerchfell oder mit dem Quercolon und Mesocolon, sondern gelangt man zunächst in die freie Bauchhöhle, dann deckt man sie mit feuchten Bauchtüchern ab und fahndet nach dem Absceß, den man unter dem Schutz von Antibiotica ohne weiteres auch bei freier Bauchhöhle eröffnen und drainieren kann. Man muß nur für eine zuverlässige Ableitung des Eiters sorgen.

Nur die *seltenen hinten gelegenen subphrenischen Abscesse* eröffnet man von *hinten* auf lumbalem Weg. Im Verlauf des unteren Randes der 12. Rippe durchtrennt man Haut, Unterhautfettgewebe, die dorsalen Ansätze der schrägen Bauchmuskulatur und die Fascia retrorenalis, drängt mit einem Stieltupfer die Niere nach ventral und führt eine Kornzange entlang der Innenseite der unteren Rippen nach der Unterfläche des Zwerchfells. Größere hintere subphrenische Abscesse wölben das hintere Blatt des parietalen

Bauchfells vor, das durchstoßen wird, worauf sich der Eiter entleert und die Höhle drainiert werden kann.

Durch eine Pankreatitis verursachte *Abscesse in der Bursa omentalis* eröffnet man nach Laparotomie durch Mittellinienschnitt oder durch queren bogenförmigen Schnitt im Oberbauch auf dem Weg durch das Lig. gastrocolicum mit anschließender Drainage. In der Bursa trifft man zumeist auf einen mehr oder minder freien Pankreassequester. Versuche, eine Pankreasfistel durch Naht oder Clips zu verschließen, sind zu unterlassen, da sie immer erfolglos verlaufen. Schließt sich eine Pankreasfistel nicht spontan nach 3–6 Monaten, so muß sie freigelegt und in eine ausgeschaltete Dünndarmschlinge implantiert werden. Hierbei ist eine Sicherheitsdrainage selbstverständlich.

IV. Die kontinuierliche Spül-Saug-Drainage bei diffuser Peritonitis und bei Peritonealabscessen

Der Ansicht einiger Chirurgen, daß die Letalität der postoperativen Peritonitis auch bei optimaler Behandlung noch immer sehr hoch (70–85%) sei, kann ich mich auf Grund meiner Erfahrung nicht anschließen. Wie bereits dargelegt (S.389), hat sich die Prognose der diffusen Peritonitis seit der Anwendung von Breitspektrum-Antibiotica u. anderer Maßnahmen entscheidend gebessert, vorausgesetzt, daß der Ausgangsherd der Peritonitis beseitigt oder die Öffnung in einem Hohlorgan der Bauchhöhle verschlossen wurde und daß die Bauchhöhle ausgiebig drainiert wird. Der Anwendungsbereich einer kontinuierlichen Spül-Saug-Drainage der Bauchhöhle erscheint mir also begrenzt zu sein.

Eine Indikation zur Spül-Drainage der Bauchhöhle besteht bei Infektion der Bauchhöhle im Verlauf einer Peritonealdialyse wegen chronischer Niereninsuffizienz, bei schwerer diffuser Peritonitis anderer Genese und gelegentlich auch bei großen lokalisierten Peritonealabscessen. Stets sind jedoch die übrigen bereits erwähnten Faktoren der Bekämpfung einer Peritonitis zu beachten.

Technik der Spül-Saug-Drainage. Nach Eröffnung der Bauchhöhle zumeist durch einen Mittellinienschnitt, den man am einfachsten nach oben und unten erweitern kann, werden Abstriche und Proben zur bakteriologischen Untersuchung entnommen. Dann wird die Bauchhöhle zunächst mit 1–2 Liter Kochsalzlösung, der Antibiotica zugesetzt werden, gespült und nach einer Magen-, Darm- oder Gallenblasen-Perforation gefahndet. Besteht eine diffuse Peritonitis, dann wird je ein 16er-Redondrain oder ein entsprechendes Drain aus dem Diathoc-Set, durch das die Spülflüssigkeit infundiert wird, in den beiden oberen Quadranten des Abdomens in das rechte und linke Hypogastrium eingelegt und mit einer Hautnaht fixiert. Die etwas dickeren, weitlumigeren, mit mehreren Löchern versehenen Abflußkatheter werden durch Stichincisionen im Unterbauch beidseits in die Bauchhöhle eingeführt und entweder lateral entlang des Colon ascendens und descendens oder in den Douglas plaziert. Bei einem abgekapselten Peritonealabsceß wird nur *ein* Einflußdrain cranial und ein Abflußdrain caudal durch die Bauchdecken in die Absceßhöhle gelegt. Die Laparotomiewunde verschließt man zweckmäßig unter Verwendung von Bleiplattennähten, wobei Unterhautfettgewebe und Haut offen gelassen werden.

Die Spülflüssigkeit, bestehend aus physiologischer Kochsalz- oder Ringerlösung mit Zusatz von Antibiotica und evtl. Streptokinase (Mühe und Mit.) läßt man in einer Menge von 1–2 Litern pro 8 Stunden einfließen. Den Abflußkatheter kann man an eine einfache Heberdrainage oder an eine Saugpumpe anschließen.

Literatur

Abbott, W. A.: The use of Miller-Abbot tube in the diagnosis and treatment of disorders of the gastro-intestinal tract. New Engl. J. Med. **226**, 641 (1941)

Baumgartl, F., Kremer, K., Schreiber, H. W.: Spezielle Chirurgie für die Praxis, Bd. 2, T. 2. Stuttgart: Thieme 1972

Berg, G., Frenzer, W.: Verdauungs- und Resorptionsstörungen nach Ausschaltung größerer Abschnitte des Dünndarms. Dtsch. med. Wschr. **80**, 1799 (1955)

Brücke, H.: Über Prinzip und Technik des Saugens in der Chirurgie. Chirurg **26**, 387 (1955)

Cantor, M. O.: Intestinal intubation. Springfield/Ill.: Thomas 1949

Childs, W. A., Phillips, R. B.: Experience with intestinal plication and a proposed modification. Ann. Surg. **152**, 258 (1960)

Cooper, Ph.: The craft of surgery. 2. Ed., Vol 2. Boston: Little Brown 1971

Deucher, F., Oesch, J.: Postoperativer Frühileus: Prophylaxe u. Relaparotomie. Chirurg **45**, 195 (1974)

Diebold, O., Junghanns, H., Zukschwerdt, L.: Klinische Chirurgie für die Praxis Bd. 3. Stuttgart: Thieme 1962

Drube, H. C., Klein, U. E.: Die internistische Behandlung der Resorptionsstörungen nach Dünndarmresektion. Internist **7**, 268 (1966)

Dunphy, J. E., Way, L. W.: Current surgical diagnosis and treatment. Los Altos Calif.: Lange Med. Publ. 1973

Grewe, H. E., Kremer, K.: Chirurgische Operationen. Bd. 2. Stuttgart: Thieme 1964

Grob, M.: Resektion eines Invaginats nach Coekotomie. S. 375. Lehrbuch der Kinderchirurgie von M. Grob, M. Stockmann, M. Betten. Stuttgart: Thieme 1957

Heberer, G., Rau, G., Schoop, W.: Angiologie. Stuttgart: Thieme 1974

Higgins, G. A.: Orr's operations of general surgery, 4. Ed. Philadelphia, London, Toronto: Saunders 1968

Hoffmann K., Mestrovic, N.: Enteritis regionalis (Morbus Crohn). In: Heberer, G., Hegemann, G.: Indikation zur Operation S. 275. Berlin, Heidelberg, New York: Springer 1974

Hollender, L. F., Meyer, Chr., Klein, A.: Operative Technik beim mechanischen Dünndarm-Ileus. Fortschr. Med. Nr. 3, 92. Jg. 95 (1974)

Hollender, L. F., Otteni, Fr., Blanchot, Ph., Meyer, Ch., Dufour, A.: Pour ou contre l'entérotomie de vidange dans les occlusions intestinales aigués? Chirurgie **98**, 162 (1972)

Käufer, C., Hiller, O.: Die frühzeitige Relaparotomie. Bruns Beitr. klin. Chir. **20**, 151 (1973)

Kern E.: Zur Chirurgie des postoperativen Ileus. Chirurg **41**, 130 (1970)

Kock, N. G.: Construction of a continent Ileostomy. Schweiz. med. Wschr. **101**, 729 (1971)

Kock, N. G.: Continent Ileostomy. Progr. Surg. (Basel), **12**, 180 (1973)

Kümmerle, F.: Die chirurgischen Erkrankungen des Dünndarms (Neue Dtsch. Chir. 70). Stuttgart: Enke 1963

Kümmerle, F., Bruenner, H.: Der postoperative Ileus. Gynäkologe **1**, 16 (1968/69)

Kunc, C. H.: Die Relaparotomie. Langenbecks Arch. klin. Chir. **301**, 223 (1962)

Littmann, J.: Bauchchirurgie. Stuttgart, New York: Schattauer

Madden, J. L.: J. L. Madden's atlas of technics in surgery. 2. Ed., Vol. 1. New York: Appleton-century-crofts 1964

Maydl, K.: Über eine neue Methode zur Ausführung einer Jejunostomie und Gastroenterostomie. Wien. med. Wschr. **42**, 697, 785 (1892)

McBurney, C.: The incision made in the abdominal wall in case of appendicitis with a description of a new method of operating. Ann. Surg. **20**, 38 (1894)

Meckel, J. F.: Über die Divertikel am Darmkanal. Arch. Physiol. **9**, 421 (1809)

Meyer, A.: Neue Gesichtspunkte zur Biochemie, Klinik und Therapie der Peritonitis. Langenbecks Arch. klin. Chir. (Kongreßb.) **313**, 182 (1965)

Müller, W.: Über die Mesenterialligatur nach Childs. Helvetia chir. Acta **36**, 25 (1969)

Noble, T. B.: Evoluation of plication in the treatment of peritonitis and its aftermath of intestinal obstruction. J. int. Coll. Surg. **31**, 286 (1959)

Otteni, F., Klein, A., Hollender, L. F.: Les invaginations intestinales de l'adulte (A propos de 19 observations personnelles) Ann. Chir. **26**, 617 (1972)

Overbeck, W., Beck, K., Helms, M., Hallauer, W.: Zur Problematik der subtotalen Dünndarmresektion. Bull. Soc. int. Chir. **27**, 373 (1968)
Payne, J. H., De Wind, L. T.: Surgical treatment of obesity. Amer. J. Surg. **118**, 141 (1969)
Pichlmayr, R., Wiegrefe, K., Coburg, A. J.: Indikationsprobleme der Appendicitis. Langenbecks Arch. klin. Chir. **334**, 859 (1973)
Pichlmayr, R., Ziegler, H.: Die Relaparotomie bei Infektionen. Chirurg **45**, 208 (1974)
Price, J.: Surgical intervention in cases of general peritonitis. Proc. Philad. County Med. Soc. **26**, 192 (1905)
Reifferscheid, M., Helbig, D., Koslowski, L., Pichlmayr, R., Ungeheuer, E.: Rundgespräch zum Thema Appendicitis. Langenbecks Arch. klin. Chir. **334**, 871 (1973)
Schaudig, A., Kock, N., v. Bary, S., Nakano, H.: Die kontinente Ileostomie nach Kock. Münch. med. Wschr. **115**, 290 (1973)
Scott, H. W., Sandstead, H. H., Brill, A. B., Burko, H., Younger, R. K.: Experience with a new technic of intestinal bypass in the treatment of morbid obesity. Ann. Surg. **174**, 560 (1971)
Spelsberg, F., Schmidtler, F.: Die Problematik und Klinik der primären Dünndarmmalignome. Münch. med. Wschr. **117**, 771 (1975)
Spelsberg, F., Salzmann, G., Kuntz, R.: Seltene Komplikation bei der operativen Darmschienung mit der Miller-Abbott-Sonde. Chirurg **46** (1975)
Wachsmuth, W.: Pathophysiologie und Klinik des Ileus. Langenbecks Archiv (Kongreßband) **308**, 143 (1964)
Wachsmuth, W.: Peritonitis. Langenbecks Archiv (Kongreßband) **313**, 146 (1965)
Wangensteen O. H.: Einige Überlegungen zur Behandlung des Darmverschlusses. Langenbecks Archiv (Kongreßband) **308**, 167 (1964)
Wichmann, S. E.: Über die Peritonisierung von Wundflächen am Dünndarm (Peritonisatio intestini tenius). Arch. klin. Chir. **179**, 589 (1934)
Zenker, R.: Die Eingriffe in der Bauchhöhle. Bd. VII/1, 2. Aufl. Allgem. u. spez. chir. Operationslehre. Hrsg. N. Guleke, R. Zenker. Berlin, Göttingen, Heidelberg: Springer 1951

»Vollständige parenterale Ernährung«

Dudrick, St. J., Ruberg, R. L.: Principles and practice of parenteral nutrition Gastroenterology **61**, 901 (1971)
Dudrick, St. J., Mac Fadyen, B. V., Buren, C. T. van, Ruberg, R. L., Maynard, A. T.: Parenteral hyperalimentation, metabolic problems and solutions. Ann. Surg. **176**, 259 (1972)
Sanderson, J., Deitel, M.: Intravenous hyperalimentation without sepsis. Surg. Gynec. Obstet. **136**, 577 (1973)
Jekat, F.: Parenterale Ernährung des klinischen Patienten. Infusionstherapie **2**, 106–116 (1973/74)
Way, Ch. W. van, Meng, H. C., Sandstead, H. H.: An assessment of the role of parenteral alimentation in the management of surgical patients. Ann. Surg. **177**, 103 (1973)
Wretlind, A.: Vollständige parenterale Ernährung. Infusionstherapie **2**, 88 (1973/74)

»Dünndarmausschaltung bei extremer Fettsucht«

Bondar G. F., Pisesky, W.: Complications of small intestinal short-circuiting for obesity. Arch. Surg. **94**, 707 (1966)
Buchwald, H., Varco, R. L.: Ileal bypass in lowering high cholesteron levels. Surg. Forum **15**, 289 (1964)
Buchwald, H., Schwartz, M., Varco, R. L.: Surgical treatment of obesity. Advanc. Surg. **7**, 235 (1974)
Drenick, E. J., Simmons, F., Murphy, J. F.: Effect on Hepatic Morphology of treatment of Obesity by Fasting, Reducing Diets and Small-Bowel-Bypass. New Engl. J. Med., **282**, 829 (1970)
El-Khodary, A., Ball, M., Canary, J.: Insulin secretion and body composition in obesity. Metabolism **21**, 641 (1972)
Fredrickson, D. S.: Die Klassifikation und Behandlung der Hyperlipidämien. In: Berg, G.: Hyperlipidämien. Stuttgart: Thieme 1971

Grönquvist L.: The body weight course and vitamin B_{12} absorption after transposition of the jejunum and ileum in the rat. Acta chir. scand. **138,** 83 (1972)

Husemann, B.: Dünndarmausschaltung zur Therapie der extremen Adipositas. Dtsch. med. Wschr. **98,** 2343 (1973)

Lewis, L. A., Turnball, R. B., Page, I. H.: Effects of jejunocolic shunt on obesity serum lipoproteins, lipids, elektrolytes. Arch. Intern. Med. **117,** 4 (1966)

Payne, J. H., de Wind, L. T., Commons, R.: Metabolic observations in patients with jejunocolic shunts. Amer. J. Surg. **106,** 273 (1963)

Payne, J. H., de Wind, L. T.: Surgical Treatment of Obesity. Amer. J. Surg. **118,** 141 (1969)

Salmon, P. A.: Treatment of massive obesity by intestinal bypass-experiments and experience. Bull. Soc. int. Chir. **3,** 206 (1972)

Schwartz, M. Z., Varco, R. L., Buchwald, H.: Preoperative preparation, operative technique, and postoperative care of patients undergoing jejunoileal bypass for massive exogenous obesity. J. surg. Res. **14,** 147 (1973)

Scott, H. W., Law, D. H., Sandstead, H. H., Lancier, V. C., Younger, R. K.: Jejunoileal shunt in surgical treatment of morbid obesity. Ann. Surg. **171,** 770 (1970)

Shibata, H., Mackenzie, J., Huanh, Sh.: Morphologic Changes of the Liver Following Small Intestinal Bypass for Obesity. Arch. Surg. **103,** 229 (1971)

VI. Die Eingriffe an Dickdarm, Mastdarm und Anus

Von H. Pichlmaier, Köln

A. Anatomische Grundlagen

Der Dickdarm (Colon) umgibt rahmenförmig das Dünndarmkonvolut. Er wird unterteilt in Caecum, Colon ascendens, Colon transversum, Colon descendens, Colon sigmoideum und Rectum. Das Colon transversum und sein Gekröse, das Mesocolon transversum bilden die Grenze zwischen oberer und unterer Bauchhöhle. Um sich die untere Bauchhöhle und ihren Inhalt, vornehmlich also den Dünndarm, zugänglich zu machen, ist das Colon transversum mit dem Netz in die Höhe zu schlagen. Der dem Caecum adhärente Processus vermiformis (Appendix vermicularis) gehört dem Dickdarm an. Seine Erkrankungen werden gesondert behandelt, da sie, abgesehen von ihrer klinischen Häufigkeit, eine Einheit darstellen. *Drei anatomische Merkmale* kennzeichnen das Colon: Tänien, Haustren und Appendices epiploicae. Sie sind das Unterscheidungsmerkmal gegenüber dem Dünndarm. Dagegen ist der unter normalen Bedingungen meist größere Durchmesser des Dickdarmes kein verläßliches Zeichen, da auch der Dünndarm beispielsweise vor einer Stenose armdick werden kann.

Das Caecum, welches mit dem Processus vermiformis blind endet (Blinddarm), besitzt in den meisten Fällen einen vollständigen Peritonealüberzug. In etwa 5% der Fälle trifft dies nicht zu und das Caecum liegt unmittelbar der Fascie des Musc. iliacus auf. Die quergestellte Valvula ileocaecalis (Bauhini) trennt einerseits den Dünndarm vom Dickdarm, andererseits bildet sie die Grenze zwischen Caecum und Colon ascendens. Durch ihren taschenförmigen, zum Colon hin konkaven Bau verhindert sie normalerweise den Rückstrom von Darminhalt in den Dünndarm. Störungen ihrer Funktion können zu Koterbrechen (Miserere) führen. Meist etwas medial befindet sich am Caecum unterhalb der Ileocaecalklappe der Wurmfortsatz. In fast allen Fällen leitet die freie Tänie (Taenia libera) auf die Basis der Appendix hin, deren verschiedene Lokalisationsmöglichkeiten an anderer Stelle beschrieben sind (s. S. 386).

Das *Colon ascendens* reicht von der Einmündung des Ileums bis zur hepatischen Flexur. Es ist beidseits und vorne von Peritoneum überzogen und liegt mit seiner dorsalen Fläche der hinteren Bauchwand an. Dünndarm, Netz und rechte Niere mit Ureter sind seine Nachbarn.

Nur das *Colon transversum* und *sigmoideum* besitzen ein freies Mesenterium, während die übrigen Dickdarmabschnitte an der hinteren Bauchwand in der Regel flächenhaft befestigt und somit nur wenig verschieblich sind. Entsprechend dem Übergang von einem sekundär retroperitonealen (s. S. 386) Organ in ein intraperitoneales, tritt der *Querdarm in seinem rechtsseitigen Teil in enge nachbarliche Beziehungen zum* Duodenum, was bei der Entfernung des Colon transversum berücksichtigt werden muß. In nächster Nachbarschaft und nur durch Bindegewebe getrennt, liegt der Pankreaskopf. Weniger eng sind die Verbindungen nach ventral zur Leber, Gallenblase und vorderen Bauchwand. In seinem linken Anteil steigt das Quercolon nach oben bis in die Milzgegend, um hier in einem scharfen Knick nach caudal abzubiegen (Flexura coli lienalis). Eine verstärkte Peritonealduplikatur besorgt hier als phrenicocolisches Ligament die Aufhängung dieser spitzwinkligen Dickdarmflexur. In unmittelbarer Nähe liegen Milz und linke Niere. Das große Netz, das vom Magen herabhängt und entwicklungsgeschichtlich aus 4 Blättern besteht (s. S. 336), ist meist mit dem Querdarm nur zart verwachsen und kann in der Regel von ihm mit wenigen Scherenschlägen weitgehend unblutig abgetrennt werden.

Das *Colon descendens* ist in seinem Lumen enger als die bisherigen Dickdarmabschnitte und liegt, analog dem Colon ascendens, secundär retroperitoneal. Es verläuft nach abwärts und leicht medial und geht am medialen Rand des Musc. psoas major in das Colon sigmoideum über. Dieser Dickdarmabschnitt ist allseits von Peritoneum umgeben und besitzt ein eigenes, kurzes Mesosigmoideum. Durch postfetale, laterale Adhäsionen ist dieser Gekröseanteil nicht ohne weiteres ersichtlich. Er stellt sich erst dar, wenn, beispielsweise bei Anlegen eines Anus praeter naturalis sigmoideus, die lateralen Verwachsungen gelöst werden. Das Colon descendens liegt der laterodorsalen Bauchwand und ihren Gebilden unmittelbar auf. Nach ventral und medial ist es dem Dünndarm und dem großen Netz benachbart.

Das Colon sigmoideum geht ohne scharfe Grenze in den Mastdarm über, der im After seinen Abschluß findet (Abb. 4). Es leitet seinen Namen von der sigmaförmigen Anheftungslinie seines Gekröses (Mesosigma) an der rückwärtigen Bauchwand (Fossa intersigmoidea) her. Seine Länge und seine Beweglichkeit variieren sehr. Durch das am Sigmaanfang und -ende sehr kurze Mesosigma ist dieser Colonabschnitt an seinen Endpunkten weitgehend fixiert, während sein mittlerer Teil beweglich ist. Das Colon sigmoideum steht topographisch zu den Organen des Beckens in enger Beziehung.

Streng anatomisch geht das Sigma dort in das *Rectum* über, wo es sein Meso verliert. Diese Grenze ist nicht scharf und liegt etwa in Höhe des 3. Sacralwirbels. Entgegen dieser Definition bezeichnet man in der Praxis den Darm vielfach bereits vom Promontorium ab als Rectum und das zwischen 1. und 3. Kreuzbeinwirbel gelegene freie Mesenterium als »Mesorectum«, was den chirurgischen Bedürfnissen besser entspricht. Dieser Abschnitt wird rectosigmoidaler Übergang genannt.

Von chirurgischer Bedeutung sind die weitgehend konstanten Krümmungen des Mastdarmes. In horizontaler Ebene sind es drei von oben nach unten eine Links-, eine Rechts- und wieder eine Linkskurve. Vom Darmlumen aus imponieren diese Biegungen auf ihrer Konkavseite als Falten, deren mittlere von Kohlrausch beschrieben wurde.

Im angelsächsischen Schrifttum werden sie als obere, mittlere und untere Houstonsche Klappe bezeichnet. In sagittaler Ebene paßt sich das Rectum zunächst in einer ventralkonkaven Krümmung der Kreuzbeinwölbung an (Flexura sacralis), um dann am Vorderrand der Levatorplatte als Analkanal, früher pars analis recti, nach caudal und dorsal umzubiegen (Flexura perinealis).

Bauchfell. Die Bauchfellbedeckung des Mastdarmes reicht vorne und seitlich weiter analwärts als dorsal. Erst dicht oberhalb der Höhe des Blasenbodens, beim Erwachsenen 6–8 cm oberhalb der Anocutanlinie verläßt das Peritoneum auch die vordere und seitliche Mastdarmwand und es begibt sich cranial abbiegend beim Mann auf die Blase (Abb. 1), bei der Frau auf die Gebärmutter (Abb. 2). Diese winkelige Abbiegung heißt excavatio rectovesicalis bzw. rectouterina. In der Klinik ist hierfür der Ausdruck »Douglasscher

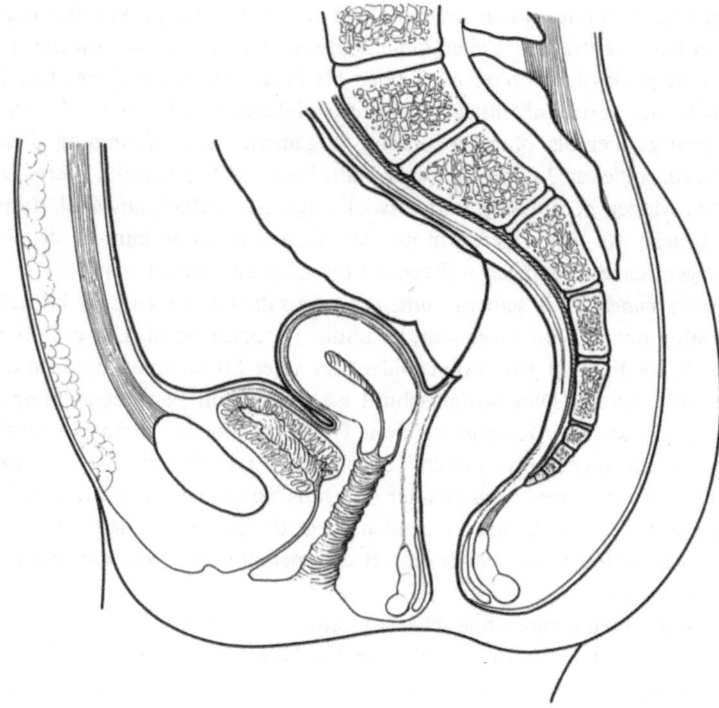

Abb. 1. Schematischer Querschnitt durch das weibliche Becken

Raum« gebräuchlich. Distal davon ist das Rectum allseits von dem Bindegewebe des kleinen Beckens umgeben.

Dickdarmmuskulatur. Die Dickdarmmuskulatur besteht aus einem zirkulären inneren und einem longitudinalen äußeren Anteil. Letzterer ist gebündelt und bildet die Tänien. Erst im Bereich des rectosigmoidalen Überganges entsteht allmählich eine zusammenhängende Längsmuskelschicht, die in Höhe des Analkanals fascienähnlichen Charakter annimmt und einzelne externe Sphincteranteile trennt. Außerdem spaltet sich in Höhe des anorectalen Ringes ein doppelter longitudinaler Muskelfaserzug nach ventral ab und strahlt als Musculus bulbospongiosus (rectourethralis) in den membranösen Teil der Harnröhre ein. Ein weiterer Faserzug ist als Musculus corrugator ani in der perianalen Haut verankert, hat jedoch die während der Fetalzeit noch nachweisliche Fähigkeit zur Kontraktion verloren (Fowler). Die Ringmuskulatur, die durch intermittierende Kontraktion und Erschlaffung die Haustrierung des Dickdarmes hervorruft, ist analwärts zum Sphincter ani internus ausgebildet. Als glatte Muskulatur unterliegt sie den Impulsen der autonomen Nerven.

Der Musculus sphincter ani externus besteht aus drei Anteilen, dem subcutanen, superficialen, und profunden Sphincter, wobei der mittlere, superficiale Teil besonders kräftig ist und durch seine Verankerung im anococcygealen und perinealen Fascienkörper elliptische Form hat. Als quergestreifter Muskel wird der Musculus sphincter ani externus willkürlich innerviert.

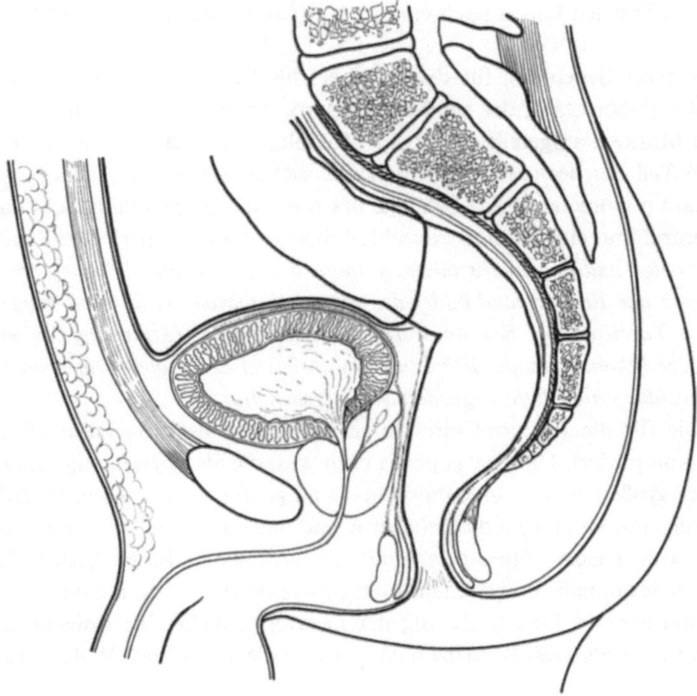

Abb. 2. Schematischer Durchschnitt durch das männliche Becken

Der bisher als Teil des Rectums beschriebene *Analkanal* stellt schon entwicklungsgeschichtlich eine eigene Einheit dar. Wegen seines speziellen anatomischen Baus und seiner komplizierten Funktion sind zahlreiche Erkrankungsmöglichkeiten gegeben, deren Erkennung und Behandlung gründliche anatomische Kenntnisse voraussetzen. Der Analkanal stellt das Verschlußorgan des Darmes dar. Die Grenze ist die Linea dentata (sinuosa, pectinea) mit ihren Morgagnischen Taschen oder Krypten, den Überresten der fetalen Proctodäalmembran. Hier beginnt nach oral die hochrote Rectalschleimhaut. Sie trennt anatomisch den Analkanal vom Rectum. Für den Chirurgen liegt die Grenze an der Linea anorectalis. Diese Linie entspricht höhenmäßig dem für die rectale Verschlußfunktion entscheidend wichtigen anorectalen Ring, dem gemeinsamen fascialen Ansatz der Levator-Sphinctermuskulatur. Die Integrität dieses nur schmalen (1–1,5 cm breiten) Muskel-Fascienringes gewährleistet die Kontinenz. Die untere Grenze des Analkanals ist der Übergang der Analhaut in die Außenhaut, die Linea anocutanea. Die Analhaut ist dünn und von Plattenepithel überzogen. Da sie am Unterrand des Musculus sphincter ani internus festgewachsen ist, bildet sie eine palpable Impression (intersphinctäre Impression), die Grenze zwischen Musculus sphincter ani internus und externus subcutaneus (von Hilton als angeblich sichtbare »weiße Linie« beschrieben). Dies ist dorsal der Prädilektionsort der Analfissur. Oral reicht die Analhaut bis an die Linea dentata und geht hier in Mucosa über, die zunächst aus mehrschichtigem kubischen Epithel besteht (Übergangsepithel), dann einschichtig wird und schließlich an der anorectalen Linie in das einschichtige Cylinderepithel des Rectums mündet. Die seitlichen Anheftungen der

*Morgagni*schen Taschen bilden nach cranial 5–10 Columnae rectales oder Morgagnische Falten.

Von besonderer Bedeutung für den Analverschluß ist der Musculus sphincter recti oder Musculus puborectalis, der zur Muskelgruppe des Musculus levator ani gehört. In vier einzelne Muskeln aufgeteilt, bildet der Musculus levator ani mit seinen Fascien den rückwärtigen Teil des Beckenbodens (Musculus ischiococcygicus, ileococcygicus, pubococcygicus und puborectalis). Die Schlinge des Musculus puborectalis zieht das Anorectum nach ventral und erzeugt einen verschlußbildenden Knick (perineale Rectumflexur). *Die bindegewebige und muskuläre Faservereinigung des Musculus levator und der oberen Sphincteren mit der Rectumwand bildet den digital tastbaren anorectalen Ring (Milligan, Morgan), das Fascienskelet des Anus. Die chirurgische Durchtrennung dieser Struktur führt zu völliger Inkontinenz, die Erhaltung gewährleistet den groben Darmverschluß selbst bei Durchschneidung aller tieferliegenden Schließmuskelfasern.*

Fascien. Die für die Rectum-Chirurgie so wichtigen Fascienverhältnisse im kleinen Becken sind kompliziert. Die Fascia pelvis parietalis, die als Fortsetzung und als unterer Blindsack der großen Fascia endoabdominalis aufgefaßt werden kann (Waldeyer), bedeckt mit ihren Abkömmlingen die knöcherne und muskuläre Beckenwand (Fascia pelvis parietalis externa, Fascia obturatoria) und den muskulären Beckenboden (Fascia diaphragmatis pelvis cranialis und caudalis oder Fascia pelvis parietalis externa und interna als innerer und äußerer Fascienüberzug der Levatormuskeln). Sie bedeckt, untrennbar mit dem Periost verlötet, das Kreuzbein und wird in diesem Bereich Waldeyersche Fascie

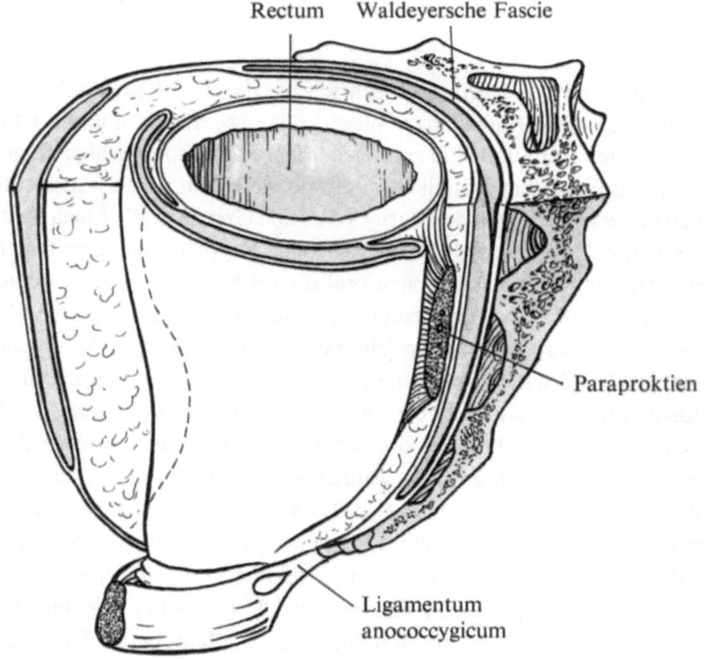

Abb. 3. Die Fascienverhältnisse im Bereich der Rectumampulle und des Analkanals nach Stelzner. Darstellung der Paraproktien

genannt. Die innere Beckenfascie (Fascia pelvis parietalis interna) geht außerdem als Fascia pelvis visceralis auf den großen Teil der Beckeneingeweide über. Zwischen Rectumvorderwand und den ventral benachbarten Organen, Blase, Prostata und Samendrüsen beim Mann, Uterus und Vagina bei der Frau, verdichten sich die gegenüberliegenden Blätter zur sogenannten Denovillierschen Fascie, die schließlich zum bindegewebigen Diaphragma urogenitale (perinealer Fascienkörper Stelzners) Anschluß findet. Die visceralen Fascien umschließen die Eingeweide nicht zirkulär. Seitlich treten in frontal gestellten Fettbindegewebsplatten Nerven und Gefäße an sie heran (Gefäßnervenleitplatten [Pernkopf]) und bedingen »Fascienumschläge« vom visceralen zum parietalen Blatt. In cranio-caudaler Sicht erscheinen diese Gefäßnervenleitplatten des Rectums dreieckig mit Basis zur seitlichen Beckenwand. Sie werden als laterale Rectumligamente oder Paraproktien bezeichnet und sind der bevorzugte Sitz entzündlicher, infiltrativ tumoröser oder metastatischer Prozesse. Bei chirurgischer Entfernung des Rectums sind sie scharf zu durchtrennen.

Da der von der Innenfläche des Beckens nach dem After ziehende Musculus levator ani schräg von außen cranial nach innen caudal verläuft, also beidseitig analwärts konvergiert, bekommt auf jeder Seite der cranial von ihm gelegene Bindegewebsraum, das Spatium pelvis subperitoneale, auf dem Frontalschnitt die Gestalt eines Dreiecks mit caudal gerichteter Spitze. Ihm entspricht caudal vom Levator ani ein ebenfalls dreieckiger, außen von dem Os ischii bzw. von dem an dieser Stelle das Becken auskleidenden Musculus obturator internus und seiner Fascie begrenzter Raum, das Spatium pelvis subcutaneum oder die Fossa ischiorectalis. Im Spatium pelvis subperitoneale finden sich Äste der Arteria rectalis caudalis, perirectale Venengeflechte und cranial dicht unter dem Bauchfell Bläschendrüsen, Samenleiter und Harnleiter. In der Fossa ischiorectalis laufen Äste der Arteria und Vena analis.

Der *Harnleiter* findet sich dicht unter dem Peritoneum seitlich vom Mastdarm. Er zieht von der Linea terminalis kommend (links durch die Fossa intersigmoidea), wo er, subperitoneal gelegen, die Vasa ilica communia überkreuzt.

Der Ureter liegt hier, wo der Darm noch ein freies Mesenterium besitzt, weit lateral von ihm und begibt sich dann, schräg nach vorn und medial absteigend innerhalb des kleinen Beckens auf dessen ventrale Seite, um unterhalb der Douglas-Falte, wo das Rectum allseitig von Bindegewebe umschlossen ist, vor ihm schräg abwärts nach der Blase mit dem Ureter der anderen Seite zu konvergieren. Unmittelbar vor seiner Einmündung in die Blase kreuzt er beim Mann den Ductus deferens, außen von ihm liegend.

Die Gefäße: Der Dickdarm bezieht seine Gefäßversorgung über ein Verbundsystem der Arteria mesenterica cranialis und caudalis. Die Randarkade ist im Bereich des Colon descendens als arterielle Anastomose zwischen beiden Arterien ausgebildet. Unter bestimmten pathologischen Bedingungen kann dieser Verbindung Bedeutung zukommen. Auch macht man sie sich zunutze, um entsprechend lange Colonabschnitte zum Speiseröhrenersatz mit ausreichender Durchblutung zu gewinnen.

Die Arteria mesenterica cranialis, die als unpaarer Ast aus der Aorta in Pankreashöhe entspringt und unter dem Pankreas, oberhalb des unteren Duodenalknies nach ventral gelangt, versorgt nach Abgabe der Arteria pancreaticoduodenalis inferior den gesamten Dünndarm. Für die Versorgung des Dickdarmes sind wichtig die Arteria ileocolica, Arteria colica dextra, die Arteria colica media, während die Arteria colica sinistra bereits aus der Arteria mesenterica caudalis stammt. Entsprechend den Arterien verlaufen in der Regel die Venen, die zusammen mit den Venen des Dünndarms schließlich die Vena

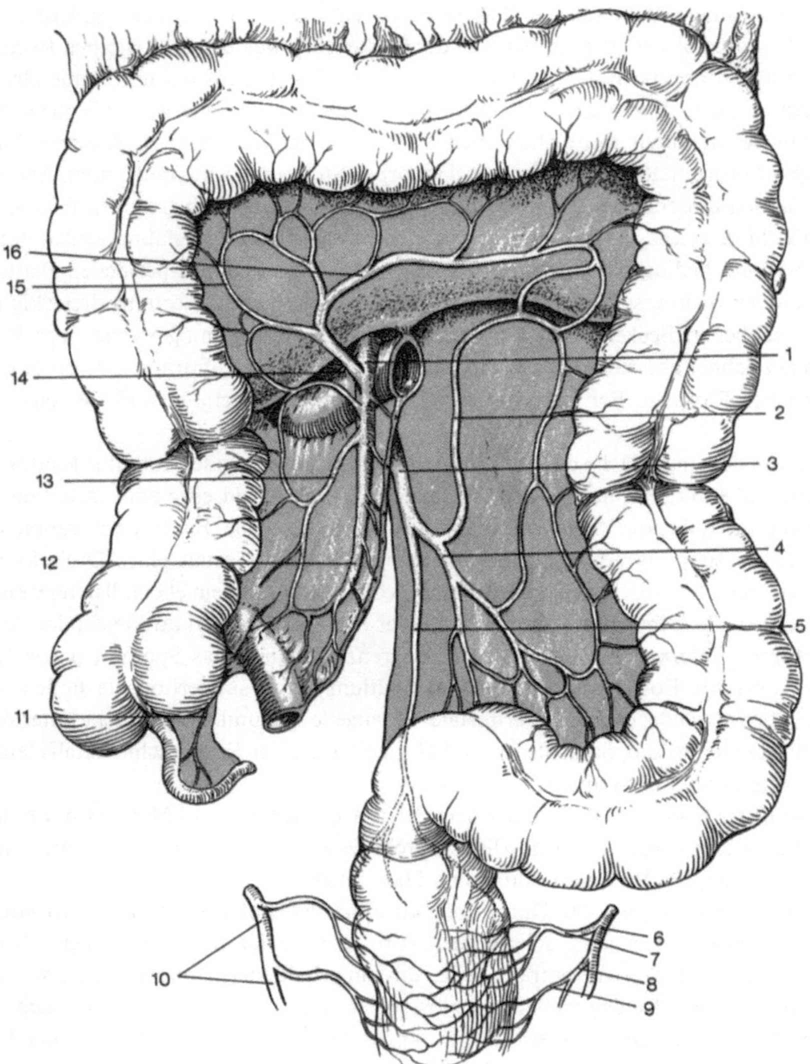

Abb. 4. Die Arterien des Dickdarmes, Rectums und Anus. 1 A. mesenterica cran., 2 A. colica sin., 3 A. mesenterica caud., 4 A. sigmoidea, 5 A. rectalis cran., 6 A. ilica int., 7 A. rectalis caud., 8 A. pudenda int., 9 A. analis, 10 A. ilica int., 11 A. appendicularis, 12 Hauptstamm der A. mesenterica cran., 13 A. ileocolica, 14 A. pancreaticoduod. caud., 15 A. colica dextra, 16 A. colica media

mesenterica cranialis bilden. Das Colon sigmoideum und der obere Teil des Rectums beziehen ihre Gefäße aus der Arteria mesenterica caudalis, einem unpaaren Ast der Aorta. Sie verzweigt sich als Arteria colica sinistra, sigmoidea und rectalis cranialis. Die Arteria rectalis cranialis tritt dort, wo der Mastdarm an seiner Hinterfläche wandständig wird, im rückwärtigen Bindegewebe dicht an ihn heran, teilt sich paarig und umgreift ihn mit asymmetrischen, nach vorne und analwärts strebenden Verzweigungen. Die Äste dieses Gefäßes versorgen die Schleimhaut des Mastdarmes bis zum After und seine Muscularis bis in das Sphinctergebiet. Ihre Ausläufer anastomosieren nicht mit den räumlich angeschlossenen Zweigen der Arteria rectalis caudalis und der Arteria analis, die paarig von beiden Seiten an das untere Ende des Mastdarmes treten und die Sphinctermuskulatur und den Enddarm umspinnen. Die Arteriae rectales caudales stammen aus den Arteriae ilicae internae, die Arteriae anales aus den Arteriae pudendales internae.

Der größte Teil des Mastdarmes ist daher in seiner Ernährung auf die unpaare Arteria rectalis cranialis angewiesen. Sie besitzt durch die Arkaden der Arteria sigmoidea Anastomosen mit dem oberen Stromgebiet der Arteria mesenterica caudalis. Die letzte Anastomose wird durch die Arteria sigmoidea ima gebildet. Wird der Hauptstamm der Arteria rectalis cranialis oberhalb des Abganges der Arteria sigmoidea ima unterbunden, so bekommt die Arteria rectalis cranialis durch Vermittlung dieser Arkade noch weiterhin hinreichend Blut; wird der Stamm der Arteria rectalis cranialis jedoch unterhalb der Gabelung unterbunden, so ist die Ernährung des aboralen Darmes abgeschnitten, und er verfällt der Nekrose. Die Gabelungsstelle, an der die Arteria sigmoidea ima von der Arteria rectalis cranialis abgeht, heißt »der kritische Punkt« (Sudeck). Es soll jedoch bereits an dieser Stelle darauf hingewiesen werden, daß der »kritische Punkt« Sudecks für die meisten heute gebräuchlichen Mastdarmoperationen nicht mehr die überragende Rolle wie früher spielt, weil in der Regel der Darm aus Gründen der Radikalität oberhalb des Versorgungsbereiches der Arteria rectalis cranialis durchtrennt wird, also im Bereich der Arteria sigmoidea. Hingegen sind, wie aus der Gefäßanatomie hervorgeht, bei den Resektionsverfahren, die stets eine erhebliche Streckung des Colon sigmoideum durch Aufspaltung des Mesosigma erforderlich machen, zunächst mehrere »kritische Punkte« zu berücksichtigen. »Kritische Punkte« sind, allgemein ausgedrückt, immer die Gefäßgabelungen, bei denen im Falle darmnaher Unterbindung die Blutversorgung aboraler Darmabschnitte über die Randarkaden nicht mehr gewährleistet ist. Auf Einzelheiten beim praktischen Vorgehen hat besonders auch Goetze hingewiesen. An der Vorderseite des Kreuzbeines liegt als unmittelbare Fortsetzung der Aorta die unpaare Aorta caudalis (Arteria sacralis media). Sie hat mit der Ernährung des Darmes nichts zu tun. Weitgehend parallel den Arterien verlaufen die Venen (Venae rectales craniales und caudales, Venae anales). Sie gehören im oralen Bereich dem Einstromgebiet der Pfortader, im mittleren und unteren dem der Vena cava caudalis an.

Hier ist die Möglichkeit der Anastomosierung zwischen Pfortader und Vena cava caudalis gegeben.

Die im untersten Rectum und Analkanal submukös gelegenen inneren und äußeren Hämorrhoidalvenenplexus dienen der Abdichtung des Darmverschlusses. Der obere Plexus erhält zusätzlich arteriellen Zustrom aus der Arteria rectalis cranialis, die über drei asymmetrische Äste für die säulenartige Anordnung der Hämorrhoidalgeflechte bei 3, 7 und 11 Uhr verantwortlich gemacht wird (Abb. 88). Stelzner spricht von einem corpus cavernosum recti. Die moderne Hämorrhoidalbehandlung macht sich diese Befunde nutzbar.

Der *Lymphabstrom* von Rectum und Anus ist ähnlich der Gefäßversorgung in drei Abschnitte gegliedert; so strömt die Lymphe aus dem Bereich des Analkanales zu den Lymphonodi inguinales ab, während das Abflußgebiet bereits der Schleimhaut des Afterringes und des unteren Ampullenbereiches von inneren iliacalen Lymphknoten drainiert wird. Der obere Ampullenbereich und das gesamte Sigma werden von Lymphgefäßen versorgt, die entlang der Vasa rectalia cranialia verlaufen. Über die Ausbreitung der Mastdarmcarcinome auf dem Lymphweg s. S. 458.

Die Funktion der Schließmuskeln des Anus und ihre nervöse Versorgung

Das Sphincterorgan setzt sich aus den verschiedenen Anteilen der Muskulatur, der Fascien, der Gefäße und der Schleimhaut des untersten Rectums und Analkanals zusammen, deren funktionelles Zusammenwirken unwillkürlich Kontinenz und willkürlich Defaekation ermöglicht (Parks). Voraussetzung dafür, daß Kontraktion und Erschlaffung der Sphinctermuskulatur sich den Erfordernissen anpassen können, ist die normale Sensibilität des untersten Darmabschnittes. Das sogenannte »Stuhlgefühl« läßt über die Perception der Ampullenfüllung hinaus eine weitgehende Differenzierung des Darminhaltes in gasförmig, flüssig und fest zu. Ein komplizierter Muskelapparat beantwortet die verschiedenen Impulse, die aus der Verwertung dieser Afferenzen erfolgen in Form von teils willkürlicher, teils unwillkürlicher Kontraktion oder Erschlaffung.

Der innere, weißlich aussehende Musculus sphincter ani internus unterliegt dem Willen nicht. Er befindet sich in einem Dauerkontraktionszustand und erschlafft bei Defäkation. Dagegen ist die äußere Schließmuskelgruppe (Musculus sphincter ani externus und Musculus puborectalis) in Ruhe wenig oder nicht kontrahiert.

Über Cerebrospinalnerven wird sie gesteuert, wobei nicht alle kontraktionsauslösenden Reize bis ins Bewußtsein dringen. Die vegetative Innervation des letzten Darmabschnittes erfolgt vom Ganglion pelvinum (Plexus pelvicus) aus. Dieses Ganglion liegt beiderseits des Mastdarmes flach der seitlichen Beckenwand an, ungefähr dort, wo die Paraproktien breitbasig ansetzen. Symphathische Fasern erhält das Ganglion von hinten oben über die aus dem Ganglion mesentericum caudale stammenden Nervi hypogastrici. Außerdem ziehen zum Ganglion pelvinum noch feine Nervenfasern aus den beiden sacralen Grenzsträngen. Seine parasympatische Versorgung erfolgt über die Nervi pelvici aus den spinalen Wurzeln I, II, III und IV des Plexus pudendalis.

Aus dem Ganglion pelvinum kommen die Nervi rectales, die fächerförmig in verschiedenen Höhen in die Wand der Ampulla recti einstrahlen und in den Auerbachschen Plexus myentericus übergehen. Nach der Auffassung von Goetze, die sich auf umfassende klinische Beobachtungen nach Mastdarmresektionen gründet, erfolgt die nervöse Versorgung des Musculus sphincter ani internus durch Nervenfasern, die von dem Netzwerk des Auerbachschen Plexus in der Mastdarmwand zum Musculus sphincter ani internus verlaufen. Außer dem Mastdarm versorgt das Ganglion pelvinum durch die Nervi cystici die Harnblase, durch die Nervi deferentiales auch die Bläschendrüsen, und durch die Nervi prostatici die Prostata. Aus dem Plexus sacralis stammen auch feine Nervenfasern, die über das Ganglion pelvinum nach oben ziehen und mit der Arteria mesenterica caudalis die von ihnen parasympathisch versorgten Dickdarmabschnitte erreichen.

Die zum Ganglion pelvinum ziehenden Nervenfasern liegen außerhalb der Fascia pelvis parietalis, die vom Ganglion kommenden gelangen innerhalb von Bindegewebsplatten, überzogen von der Fascia pelvis parietalis, die hier in die Fascia pelvis visceralis übergeht (Gefäßnerven-Leitplatte) an die von ihnen versorgten Beckenorgane. Es ist für die Rectumamputation wichtig, diese Verhältnisse zu kennen. Wenn man nämlich beim Auslösen des Rectums aus der Kreuzbeinhöhle vor der Fascia pelvis parietalis (Waldeyer) bleibt, wozu man diese Fascie beim perinealen Akt über der Steißbeinspitze quer incidieren muß, ist eine Verletzung der zuführenden Nervenäste des Ganglion pelvinum unwahrscheinlich. Man wird diese, besonders aber die efferenten Äste des Ganglions durchtrennen, wenn man die lateralen Rectumligamente weit seitlich abträgt, wie es bei ausgedehntem Carcinom einmal notwendig werden kann. Außerhalb der Fascia pelvis parietalis verlaufen auch die die spinalen, gleichnamigen Muskeln innervierenden Nervi coccygici und levatorii, letztere cranial auf den Musculi levatores und bedeckt von der Fascia diaphragmatis pelvis cranialis. Unterhalb der Levatorplatte befinden sich in dem Canalis fasciae obturatoriae (Alcock) die ebenfalls spinalen Nervi pudendales, die den Musculus sphincter ani externus nervös versorgen. Nach Ottaviani sollen die Nervi pudendales ein feines Nervengeflecht im Sphincter externus bilden, das mit dem nervösen Plexus im Sphincter ani internus durch feine Fasern verbunden sein soll. Die Schmerzbahnen vom Mastdarm, sowie von der Harnblase, der Prostata, respektive der Gebärmutter verlaufen nach Richter zum größten Teil in den parasympathischen Nervi pelvici. Die Durchtrennung der Nervi pelvici verursacht aber nicht nur eine Analgesie dieser Beckenorgane, sondern auch eine Störung der Entleerung der Harnblase (Retentio urinae). Eine zusätzliche Durchschneidung der sympathischen Nervi hypogastrici beseitigt diese Störung (Goetze, Richter, Thiermann).

Aus der Tatsache, daß nach Resektion der Nervi pelvici zusammen mit den Nervi hypogastrici keine Schädigung der Blasen- und Mastdarmschließmuskeln und keine Störung der Harn- und Stuhlentleerung, sowie der Funktionen des weiblichen Genitales (Menstruation, Schwangerschaft, Geburt und Wochenbett) beobachtet wird (Thiermann, 1949), schließt Goetze, daß das Ganglion pelvinum ein selbständiges Nervensystem darstellt, dessen Erhaltung zugleich mit der seiner afferenten und efferenten Nervenfasern für eine ungestörte Funktion der Beckenorgane genügt. Mit dieser Auffassung Goetzes steht nicht in Widerspruch, daß sich bei Männern nach der Resektion der Nervi pelvici und hypogastrici eine Impotenz einstellen kann. Von großem aktuellem Interesse ist eine Zusammenstellung von Untersuchungen und Befunden durch Stelzner, wonach die intramuralen Hemmneurone des Auerbachschen Plexus, die in direkter Verbindung mit intramuralen, dehnungsempfindlichen Neuronen des Meisnerschen Plexus stehen, für die Relaxation des Darmes aboral einer Kontraktionswelle verantwortlich sind und auf diese Weise den Transport des Darminhaltes ermöglichen. Eine derartige intramurale Innervation besitzt der distale Sphincter ani internus nicht und Stelzner vergleicht seinen physiologischen Status mit dem krankhaften Zustand des »engen Segments« bei Morbus Hirschsprung. Die Funktion des glatten M. sphincter internus werde von extramuralen Nervenfasern gesteuert und bestehe in einer Kontraktion. Möglicherweise erfolge die Relaxation des Sphincters durch eine Kontraktionshemmung bei Defaekation ähnlich der aboralen Darmrelaxation bei propulsiver peristaltischer Kontraktion. Damit stünde einer kurzfristigen Entleerungserschlaffung des M. sphincter ani internus ein tonischer Dauerverschluß des Analkanals normalerweise gegenüber.

B. Das Anlegen einer Dickdarmfistel und eines künstlichen Afters

Als Dickdarm- oder Kotfistel (Abb. 5) bezeichnen wir eine Verbindung des Dickdarmes nach außen bei erhaltener Darmpassage, im Gegensatz zu einem künstlichen After, der ebenfalls eine Verbindung nach außen darstellt, bei der die Darmpassage jedoch völlig unterbrochen ist. Der funktionelle Unterschied zwischen einer Kotfistel und einem Anus praeter naturalis besteht darin, daß die Kotfistel für den Darm ein seitliches Auslaßventil bildet, so daß ein Teil des Inhaltes nach wie vor in den aboralen Abschnitt des Darmes gelangen kann. Beim Anus praeter naturalis wird dagegen der gesamte Stuhlgang zwangsläufig aus dem künstlichen After entleert, sein Eindringen in den aboralen Darmschenkel

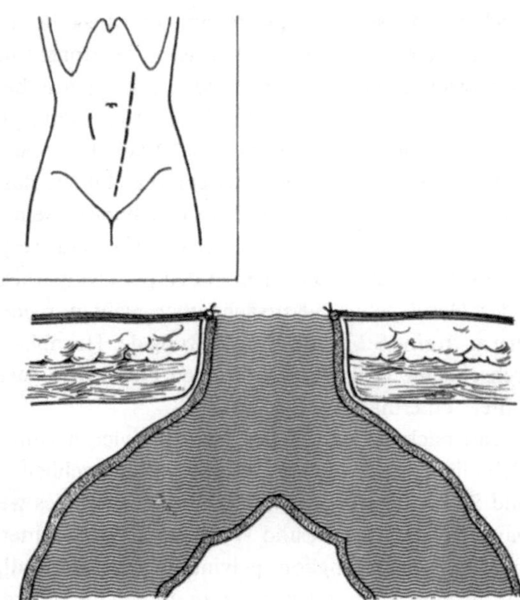

Abb. 5. Schematische Darstellung der Kotfistel: Die Darmwand wird seitlich mucocutan in die Haut eingenäht, die Bauchwandlücke ist durch Peritoneum abgedeckt. Insert: Schnittführung zum Anlegen der Caecalfistel bei paramedianer Laparotomie links

ist normalerweise nicht möglich. Anatomisch gesehen wird bei Anlegen eines Kunstafters der Darm in seiner Kontinuität unterbrochen und der gesamte Querschnitt, mindestens der zuführenden Schlinge, oft auch beider Schlingen, in eine Öffnung des Bauches eingepflanzt. Dagegen eröffnet man bei Anlegen einer Darmfistel den im Zusammenhang bleibenden Darm nur seitlich. Die Fistel zur Ableitung des gasförmigen oder festen Darminhaltes wird nur für begrenzte Zeit angelegt. Aus diesem Grund muß bereits beim Anlegen der Fistel auf den späteren Verschluß Rücksicht genommen werden. Der Anus praeter naturalis kann auf Zeit oder auf Dauer geschaffen werden. Im ersteren Fall wird man ihn in der Regel doppelläufig vorsehen, in letzterem aber, wenn möglich, einläufig anlegen.

Aus der Funktion ergibt sich die Indikation für den jeweiligen Eingriff. Die Kotfistel als Entlastungsventil verhindert eine Überblähung des aboral gelegenen Dickdarmabschnittes. Man kann sie zum Schutz einer tiefen rectalen Anastomose vorsehen. Von Turnbull wird sie – an mehreren Stellen des Dickdarms angelegt – zur Entlastung des toxischen Megacolons angegeben. In all den Fällen, in denen für begrenzte Zeit oder auf Dauer die Dickdarmpassage unterbrochen werden soll, ist an entsprechender Stelle ein Anus praeter naturalis vorzusehen. Wir bevorzugen eine derartige totale Stuhlableitung zum Schutz tiefer rectaler Anastomosen und legen in solchen Fällen einen Anus praeter naturalis am Colon transversum an. Auch kann es notwendig sein, eine völlige Stuhlableitung vor der chirurgischen Behandlung pelvi-rectaler Fisteln durchzuführen. Selten ist dies auch vor Rekonstruktion des Anorectalrings bei Inkontinenz erforderlich. Die Kotfistel wird zumeist am Caecum, der Anus praeter naturalis als zeitweiliger Darmausgang häufig in der rechten Hälfte des Quercolons angelegt. Grundsätzlich geben wir in der

Mehrzahl der Fälle dem Anus praeter naturalis den Vorzug und glauben, daß dem geringen Nachteil einer etwas schwierigeren Rückverlagerung der Vorteil einer völligen Stillegung des distalen Darmanteiles gegenübersteht.

Im einzelnen richtet sich die Wahl der Fistelstelle am Darm nach dem Sitz der Erkrankung. Da ein wasserdichter Abschluß des Fistelkanals gegen die Bauchhöhle eine unerläßliche Bedingung ist, kommen für das Anlegen von Fisteln in der Regel nur die wenigen Stellen des Darmkanales in Betracht, die sich infolge ihrer Beweglichkeit der vorderen oder seitlichen Bauchwand ohne Schwierigkeit anlagern lassen, also das Colon sigmoides, das Colon transversum oder das Caecum. Dagegen sind in der Regel das Colon descendens und ascendens für eine seitliche Kotfistel schlecht brauchbar. In die Entscheidung, wo eine Kotfistel oder ein Anus praeter anzulegen sind, sollten auch Überlegungen der gesamten Operationsplanung miteingehen. So sollten Kotfistel oder künstlicher After möglichst weit ab vom eingeplanten Laparotomieschnitt angelegt werden, wobei die Laparotomie gleichzeitig oder zu einem späteren Zeitpunkt erfolgen kann. Bei weit entfernter Colostomie läßt sich durch Verwendung entsprechender Klebefolien die Sauberkeit der Laparotomie in hohem Maße gewährleisten. Soll der Krankheitsherd später beispielsweise durch einen linksseitigen Paramedianschnitt angegangen werden, so ist das Caecum vor dem Colon transversum bei der Fistelbildung auch dann zu bevorzugen, wenn der Krankheitsherd am Colon sigmoides liegt.

In den meisten Fällen läßt sich der Sitz des Hindernisses im Dickdarm präoperativ feststellen. Ist aber bei einem Ileus eine genaue Lokalisation des Krankheitsherdes zunächst nicht möglich, so sollte man die Anlage der Stuhlableitung mit einer Probelaparotomie verbinden und die Diagnose erzwingen. Die Fistel oder der Anus praeter naturalis werden dann oberhalb des Hindernisses an günstiger Stelle angelegt. Bei völlig ungeklärtem Ileuszustand wird der Schnitt zur Probelaparotomie zweckmäßigerweise links oder rechts paramedian im Mittelbauch geführt, um nach Stellung der Diagnose im Bedarfsfall die Incision nach oben und unten beliebig verlängern zu können.

Zur Sigmoideostomie wird die Bauchhöhle durch einen linksseitigen Paramedianschnitt, selten auch durch einen Wechselschnitt auf der linken Seite, zur Colostomie im Bereich des Colon transversum durch einen 6–7 cm langen Längs- oder Querschnitt knapp oberhalb des Nabels unter Durchtrennung des M. rectus abdominis der rechten Seite, zur Caecostomie durch einen Paramedianschnitt rechts oder einen Wechselschnitt auf dieser Seite, zur Ileostomie ebenfalls durch einen Paramedianschnitt im rechten Unterbauch eröffnet.

Der künstliche After bleibt als Dauerzustand bestehen, wenn der Darm bis zum After beseitigt werden muß oder wenn der Enddarm mit dem zuführenden Schenkel nicht wieder durch eine Anastomose verbunden werden kann, so bei Sigma-Rectumresektion ohne Wiederherstellung der Darmkontinuität. In gleicher Weise ist eine Rückverlagerung nicht möglich, wenn zur Ausschaltung eines unheilbar kranken Darmabschnittes dieser Darmanteil nicht durch eine Enteroanastomose umgangen werden kann. Dies mag bei radikal nicht mehr operablen Carcinomen des untersten Dickdarms der Fall sein. Ein künstlicher Dauerafter im Bereich des Dünndarmes (Ileostomie) kommt nach Colektomie und Proktocolektomie in Betracht. Die Problematik dieser Form der Kontinuitätsunterbrechung des Darmes liegt in dem Verlust von Körpersäften und Nahrungsstoffen und in dem Kontakt des enzymatisch sehr aktiven Dünndarminhaltes mit der umgebenden Haut. Die Möglichkeiten, diese Probleme hinreichend unter Kontrolle zu bekommen, sind in den entsprechenden Kapiteln (s. S. 412) dargestellt.

I. Das Anlegen einer Kotfistel

Die Darmoberfläche wird in ringförmiger Ausdehnung in eine Öffnung der Bauchdecken eingenäht und die Verbindung des Darminneren mit der Außenwelt unmittelbar hergestellt. Dabei muß vor Eröffnung des Darmes die Laparotomiewunde verschlossen sein. Das Peritoneum der Öffnung, die für den Durchtritt des Darmes bestimmt ist, wird zur Abdeckung des Muskel- und Subcutanraumes an die unterste Schicht der Außenhaut hochgenäht. Durch diese Öffnung wird der zur Fistelbildung vorgesehene Darm (meistens Caecum) vorgezogen und unter sorgfältiger Saugung längs eröffnet. Eine weiche Darmklemme vom unteren Wundpol oder einer eigenen kleinen Incision unterhalb davon eingeführt, erlaubt es, auch bei bestehendem Ileus die Eröffnung des Dickdarmes ohne nennenswerte Kotverschmutzung durchzuführen und zunächst unter sauberen Verhältnissen die mucocutane Vereinigung der Schichten vorzunehmen. Erst wenn diese erfolgt ist, wird die weiche Klemme abgenommen und die kleine Incisionsstelle durch 1 Naht verschlossen. Während man früher mit der Eröffnung einer eingenähten Darmschlinge nach Möglichkeit einige Tage wartete, in der Vorstellung, daß das Peritoneum parietale und viscerale dann fest verklebt seien, die Schnittränder des Peritoneums mit dem Hautrand verwachsen wären und sich die Wunde mit Granulationen bedeckt habe, hat es sich herausgestellt, daß das unmittelbare Einnähen der Darmöffnung in die Außenhaut nur äußerst selten zu Infektionen der Umgebung führt, daß aber der zugrundeliegende Ileus auf diese Weise sofort wirksam behandelt werden kann. Sehr bewährt hat es sich, unmittelbar nach Beendigung des operativen Eingriffes einen Plastikklebebeutel so auf die Darmöffnung zu setzen, daß das exakt ausgeschnittene Stoma die Darmöffnung freiläßt, die umgebende Haut jedoch abdeckt. Auf diese Weise läßt sich einfach und sofort die größtmögliche Sauberkeit im Operationsgebiet erzielen. Das Ergebnis dieses Eingriffes ist eine sogenannte Lippenfistel. Nicht immer kann man auf diese Weise der Neigung einer Kotfistel begegnen, sich vorzeitig zu verengen und zu schließen. Es kann notwendig werden, die Öffnung über einige Zeit zu bougieren.

II. Die selbstheilende Caecalröhrenfistel (Stelzner)

Sinn dieses Eingriffes ist es, eine Druckentlastung des Colons zu erreichen und auf solche Weise distale Dickdarmanastomosen zu schützen, andererseits eine Nachoperation zum Verschluß eines präliminaren Anus praeter naturalis oder einer Caecallippenfistel zu vermeiden, da sich die zwischenzeitlich angelegte Caecostomieöffnung spontan verschließt. Von Stelzner wurde ein Verfahren angegeben, das in dieser Weise wirkt. Seine Technik wird folgendermaßen beschrieben: An der Stelle, an der das Caecum gut der Bauchwand im rechten Unterbauch angelagert werden kann, wird eine 2,5 cm lange Hautincision durchgeführt, die Fascie kreuzförmig durchtrennt, die Muskulatur stumpf auseinander gedrängt und das Bauchfell wiederum kreuzförmig incidiert. Die Vorbereitungen am Caecum selbst werden durch die eigentliche große Laparotomiewunde hindurch vorgenommen. Technisches Hilfsmittel ist ein 17 cm langes Kunststoffrohr, das 12 mm lichte Weite aufweist und in einer Entfernung von 6 cm von der inneren Öffnung vorsichtig eingekerbt wird, so daß das Lumen des Rohres geschlossen bleibt. An der der Bauchincision korrespondierenden Stelle des Caecumkopfes wird dieser mit Pinzetten hochgehalten und elektrisch eröffnet. Das Kunststoffrohr wird 6 cm in das Lumen vorgeschoben und die Caecumwand in Höhe der Kerbe des Rohres durch einen dicken Faden zirkulär eingebunden. Unter wechselweisem Verschluß des hervorragenden Anteils des Plastikrohres wird dieses durch die kleine Bauchdeckenincision geschoben, wodurch das Caecum im Bereich der Zirkulärverknotung dem Peritoneum genähert werden kann. Der seitliche Raum zwischen Caecum und lateralem Bauchfell wird verschlossen. Einzelknopfnähte fixieren nun von innen her das Caecum, dessen Lumen nicht angestochen werden darf, mit dem Peritoneum am Rande der Caecostomieöffnung. Zuletzt wird das Kunststoffrohr mit einer kräftigen Naht an der Haut festgebunden. Erst nach Beendigung des Eingriffes und Verschluß der Laparotomiewunde wird die außen angelegte Klemme abgenommen und damit die Passage durch das Kunststoffrohr freigegeben. Ein sofort aufgeklebter Plastikbeutel verhindert eine Verschmutzung des Kranken. Nach ungefähr 2 Wochen wird das nunmehr nur noch leicht fixierte Rohr nach Entfernung des Hauthaltefadens herausgezogen und die resultierende granulierende Caecalfistel verschließt sich nach den Erfahrungen Stelzners innerhalb der folgenden 8 Tage. Dieser Verschluß ist dadurch gewährleistet, daß keine Epithelbedeckung des Fistelkanals eintritt, vielmehr ein Granulationsgewebsgang entsteht. Von derartigen Fistelgängen des Dickdarms ist bekannt, daß sie in der Regel rasch und folgenlos ausheilen.

III. Das Anlegen eines künstlichen Ausganges an einer kurz vorgelagerten Schlinge (Maydl)

Das Anlegen eines künstlichen Afters nach dem Maydlschen Verfahren ist relativ einfach und stellt die am meisten verbreitete Methode der Bildung eines doppelläufigen Anus praeter naturalis dar. Nachdem man heute die Rückverlagerung einer solchen Darmöffnung durch Spornquetschen nicht mehr durchführt, sondern die chirurgische Wiederherstellung der Darmkontinuität anstrebt, sind Maßnahmen, die auf eine derartige, einige Monate später durchzuführende Quetschtechnik Rücksicht nehmen, nicht mehr erforderlich. Damit genügt es, den zu- und abführenden Darmschenkel mit einigen wenigen Nähten zu beiden Seiten des Mesenteriums aneinander zu heften. Nun kann man nach der Originalbeschreibung von Maydl die Darmschlinge etwas unterhalb des sie hervorziehenden Zügels ringförmig mit dem Schnittrand des Peritoneum parietale vereinigen und das zweite Fadenende dieser Naht dazu benützen, um den Schnittrand des Bauchfells mit dem Hautschnittrand zu vernähen. Es hat sich jedoch gezeigt, daß Nähte, die die Darmwand fassen, unter Umständen zur Fistelbildung Veranlassung geben, weshalb vielfach darauf verzichtet wird, die Darmwand selbst unterhalb der vorgesehenen Öffnung zu fixieren. Diese vereinfachte Technik ist auf S. 479 in ihren Einzelheiten dargestellt. Entsprechend dieser Technik wird ein künstlicher After nach dem Vorlagerungsverfahren auch an anderen Stellen des Darmes, im besonderen am Colon transversum angelegt. Vom Querdarm muß man vorher das Netz im Bereich der herausgeleiteten Schlinge ablösen und caudal verlagern (s. Abb. 61), auch empfiehlt es sich, gelegentlich ein Stück des Ligamentum gastrocolicum zu durchtrennen. Die dadurch ermöglichte größere Beweglichkeit des Quercolons ist sowohl für die Bildung als auch für den späteren Verschluß des Anus praeter naturalis günstig. Ist die Entleerung aus dem künstlichen After anfangs nicht ausreichend, so legt man einen Katheter, ein Darmrohr oder einen Magenschlauch in den zuführenden Schenkel und verabfolgt Klysmen. Die Durchgängigkeit des zuführenden Schenkels im Bereich der Bauchdecken ist im Zweifelsfall durch Eingehen mit dem behandschuhten Finger zu überprüfen.

Von historischem Interesse ist die sogenannte zweizeitige Darmresektion, wobei die kranke Darmschlinge zunächst im geschlossenen Zustand vor die Bauchdecke gelagert wird (Vorlagerungsverfahren von Mikulicz), um bei einer nachfolgenden Sitzung eröffnet zu werden, dabei wird der Tumor entfernt. In seltenen Notfällen kann man sich auch heute noch dieses Verfahrens ausnahmsweise erinnern.

IV. Das Anlegen eines künstlichen Afters mit Durchtrennung des Darmes

Eine weitere Art des Anlegens eines künstlichen Afters besteht in dem endständigen Herausleiten der zuführenden Schlinge des an einer Stelle quer durchtrennten Darmes. Dies kann sowohl als selbständige Operation als auch in Verbindung mit einer Dickdarmresektion oder Amputation vorgenommen werden. Hier wird lediglich das Anlegen eines endständigen Anus praeter als selbständige Operation geschildert, die nur dann in Frage kommt, wenn der analwärts gelegene Darm für eine Enteroanastomose nicht brauchbar ist. Die Herstellung eines endständigen Afters kann an jeder Stelle des Darmes erfolgen. Also auch im Bereich des Colon ascendens oder descendens, da sich auch diese Darmabschnitte ohne Gefahr für ihre Ernährung soweit beweglich machen lassen, daß sie endständig durch die vordere Bauchwand herausgeleitet werden können. Zumeist jedoch legt man einen endständigen After am Colon sigmoideum an, wie es hier beschrieben werden soll.

Von einem kleineren Paramedianschnitt links oder rechts aus wird die Bauchhöhle revidiert und das Sigma mobilisiert. Dies gelingt meist durch Lösen der postfetalen Verklebungen. Die Durchtrennung des Dickdarms erfolgt mit einem Klammerapparat, der beide Seiten des Darmes verschließt. Den aboralen Schenkel stülpt man durch invertierende Lembert-Nähte ein. Der orale Sigmaanteil wird durch eine eigene kreisrunde Öffnung von 2–3 cm Durchmesser nach außen geleitet, die etwa in der Mitte einer gedachten Verbindungslinie zwischen Nabel und Spina ilica ventralis links zu liegen kommt. Das Subcutangewebe wird im Bereich der Hautincision entfernt, die Fascie kreuzweise incidiert und die darunter gelegene Muskulatur in Ausdehnung der Incision durchtrennt. Die darunter gelegene Fascia transversalis einschließlich des Peritoneum viscerale schneidet man in gleicher Weise kreuzförmig ein und näht die Peritonealränder an die Haut hoch. Zieht man nun die Bauchdeckenbrücke zwischen beiden Laparotomiewunden mit einem von der großen nach der kleinen Wunde eingesetzten Langenbeck- oder Körte-Haken kräftig empor, so kann man mit einer durch die kleine Wunde eingeführten Kornzange die lang gelassenen Fäden des oralen Darmanteils fassen und diese durch die Wunde nach außen ziehen. Nachdem man sich davon überzeugt hat, daß der herausgeleitete Darm nicht um seine Längsachse gedreht ist, wird die zwischen dem Mesenterium des Darmes und der seitlichen Bauchwand entstandene Öffnung durch Aneinandernähen der beiden Peritonealblätter verschlossen, um einer Dünndarmeinklemmung in diesem Bereich vorzubeugen. Gut bewährt hat sich zu diesem Zweck eine Tabaksbeutelnaht. Cranial und caudal kann eine Appendix epiploica zur Sicherung des Haltes in die Bauchwand eingeknotet werden. Damit ist der zum Anus praeter bestimmte Darmschenkel in der kleinen Bauchdeckenwunde ohne Annähen der eigentlichen Darmwand fixiert, so daß der Darmstumpf mehrere Zentimeter über die Hautoberfläche emporragt. Danach wird die Hauptlaparotomiewunde verschlossen. Zuletzt eröffnet man den vorgezogenen Darm, indem man die Klammerreihe elektrisch reseziert und die Darmwand mucocutan mit ca. 8 resorbierbaren Fäden an die Bauchwand näht. Das Aufkleben eines in seiner Öffnung passend ausgeschnittenen Colostomie-Beutels beendet den Eingriff.

V. Die kontinente Colostomie durch Magnetverschluß (Feustel)

Viel Aufmerksamkeit hat in jüngster Zeit eine Entwicklung von Feustel erregt, bei der versucht wird, durch einen Magnetverschluß die endständige Colostomie zu verschließen.

Das Prinzip beruht auf der Verwendung eines in die Bauchhaut eingenähten in Pallacos eingegossenen Magnetringes, wobei ein zugehöriger magnetischer Deckel zum Verschluß dient. Als magnetisches Material wird Samarium-Kobalt (Sm Co 5) verwendet, das eine

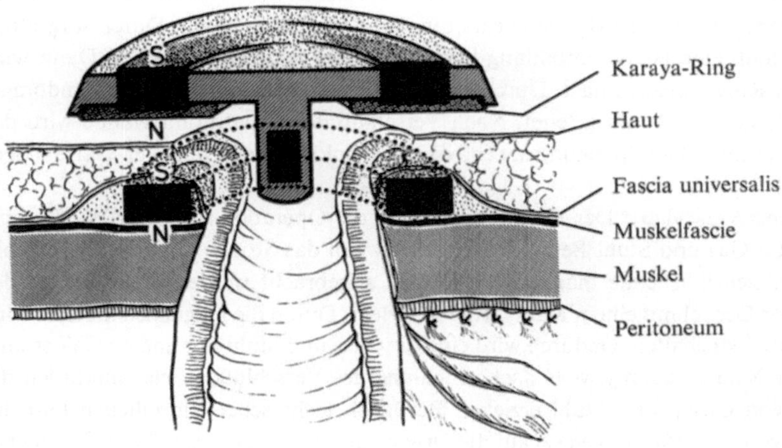

Abb. 5a. Querschnitt durch den Operationssitus

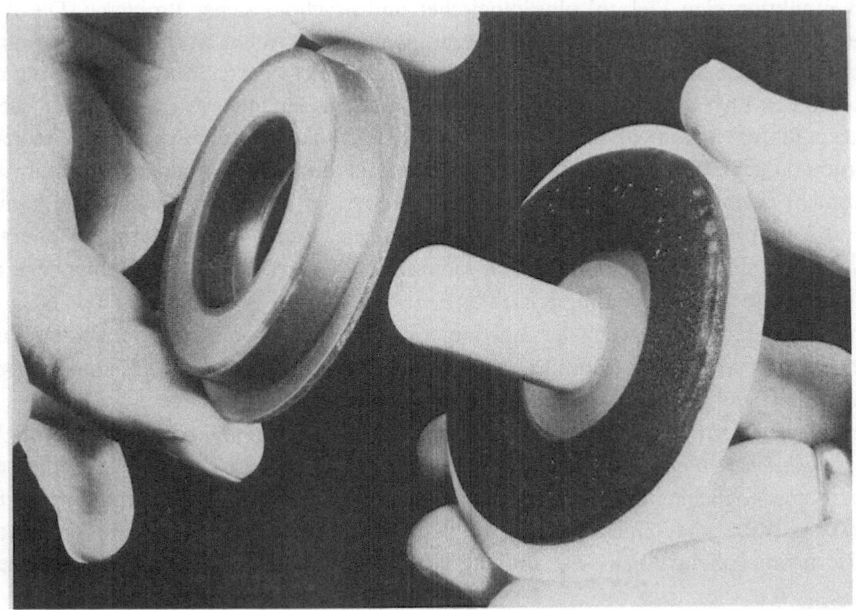

Abb. 5b. Kontinenter Colostomieverschluß durch das Aufsetzen des magnetischen Deckels

große magnetische Kraft aufweist. Die gegenseitige Anziehungskraft der beiden Magnetsysteme wird durch das Einbringen eines Magnetes in den Mittelstöpsel des Deckels verstärkt (Abb. 5a u. b).

Operationstechnik: Im linken Mittelbauch wird noch vor Durchtrennung des Dickdarmes ein Loch im Durchmesser von 2,5–3 cm aus der Bauchwand ausgeschnitten. Es wird dann ein gassterilisierter, mit Pallacos beschichteter Magnetring, der zu Beginn der Operation in eine antibiotische Lösung gelegt wurde, mit dem Südpol nach außen zwischen Muskelfascie und Fascia superficialis mit einem synthetischen resorbierbaren Nahtmaterial eingenäht. Der Magnetring muß exakt in den Weichteilen liegen. Durch sorgfältige Blutstillung muß eine Hämatombildung in der Ringloge vermieden werden. Dann wird durch diesen Ringmagneten nach Durchtrennung des Dickdarmes der orale kondomgeschützte Colonstumpf herausgeleitet. Nach Verschluß der Laparotomiewunde wird das Colon gekürzt und ohne Spannung als endständige Colostomie in üblicher Weise mucocutan fixiert.

Magnetischer Verschluß:* Der Kranke muß nach der Operation für 4 bis 6 Wochen zur Ableitung von Gas und Stuhl Beutel tragen. Erst wenn das Stoma völlig reizlos verheilt ist, kann der verschließende magnetische Deckel angebracht werden. Zum Schutz der Haut wird der Deckel mit einem Karayaring unterlegt. Durch die magnetische Kraft wird der Verschluß festgehalten. Dadurch wird eine für Gase und Stuhl kontinente Colostomie erreicht. Der Kranke kann jeweils nach Abnahme des Verschlußdeckels willkürlich die Entleerung von Gasen und Stuhl erzielen. Bezüglich technischer Einzelheiten und der bisher vorliegenden Erfahrungen sei auf die Originalarbeit von H. Feustel und G. Hennig verwiesen.

VI. Die Pflege des Anus praeter**

Colostomie und Ileostomie verursachen infolge des Verlustes der natürlichen Schließmuskelfunktion eine Vielzahl physiologischer und psychologischer Probleme. Die Aufgabe des Chirurgen darf sich nicht nur beschränken auf die technisch einwandfreie Anlage des Anus praeter und auf die Verordnung von Kotbeutel oder Pelotten. Der Erfolg der Operation ist unvollständig, wenn es nicht gelingt, den Patienten in ein normales Leben zurückzuführen. Schon vor der Operation muß der Kranke taktvoll über die neue Lebenssituation aufgeklärt werden. Besonders das Gespräch mit einem in seiner Lebensführung nicht mehr beeinträchtigten Schicksalsgefährten oder der Hinweis auf zufriedene Patienten mit Anus praeter kann die Folgen des psychischen Traumas vermindern. Postoperativ können Arzt und Pflegepersonal durch sachgemäße Unterweisung zur Stomapflege die kritische Phase der Gewöhnung erleichtern.

Aus dem breiten Spektrum der individuell variierenden Probleme betreffen den Anus praeter Träger vor allem Verschluß und Abdichtung des Stomas, Maßnahmen gegen Geruchbelästigung und Verhütung und Behandlung von Hautreizungen.

Entscheidend für eine schnelle familiäre und soziale Wiedereingliederung ist der *dichte* und *geruchsichere Verschluß* des Stomas. Prinzipiell sollten dem Patienten stets mehrere Versorgungsmöglichkeiten des Anus praeter bekannt sein. Zur Abdichtung eignen sich Pelotten und Klebebeutel. Die Pelotte, durch einen Gurt befestigt oder in eine Art Mieder zur Hernienprophylaxe bzw. -behandlung eingebaut, wurde in den letzten Jahren mehr

---

* Herstellerfirma: Firma Magnet-Service GmbH, Gauting bei München

** S. v. Bary

und mehr von dem Klebebeutel verdrängt. Bei den Beuteln ist trotz höherer Kosten grundsätzlich auf geruchdichtes Material zu achten. Der Wechsel auf stets trockener und fettfreier Haut läßt sich einfach, schnell und sauber vornehmen. Bei stärkeren Hautreizungen, wie sie vor allem beim Ileostoma mit ständiger Entleerung eines dünnflüssigen, verdauungsaktiven Sekrets auftreten, empfiehlt sich die Verwendung von Ausstreifbeuteln (mit oder ohne Gürtel) oder von »Stomahesive-Pflaster« als Basisklebefläche. Die Beutel können für mehrere Tage belassen werden und vermindern so die mechanische Irritierung durch häufigen Beutelwechsel (unter kontinente Ileostomie s. S. 353). Beim Sigmaanus mit schubweiser Entleerung eines weniger reizenden, eingedickten Stuhls können zur stundenweisen geruchdichten Abdeckung des Anus praeter flache Stomapflaster aufgeklebt werden, wodurch auch der Besuch von Badeanstalten, Sauna u.a.m. ermöglicht wird. Im Beutel beigefügte geruchresorbierende Stoffe, wie Aktivkohle oder spezielle Deodorants, geben zusätzliche Sicherheit.

Unter den Komplikationen steht die Irritation der das Stoma umgebenden Haut im Vordergrund. Sie reicht von der einfachen Rötung bis zur Maceration. Die beste Prophylaxe ist die sorgfältige *Hautpflege;* folgendes Vorgehen hat sich bewährt:

1. Schonende Enthaarung der Haut im Klebebereich
2. Reinigung mit warmem Wasser und milder Seife
3. Entfernen von Klebe- und Salbenresten mit Wundbenzin
4. Gerbung der nicht-entzündeten Haut mit Benzoetinktur
5. Bei bestehender Reizung Abdecken des Stomarandes mit Zinklebertransalbe oder sog. Barrièrecreme
6. Schutz der irritierten Haut durch Karaya-Puder oder -ringe (Karaya ist ein hygroskopisches, selbstklebendes Harzprodukt, das abdichtend und heilend zugleich wirkt. Neben Puder und Paste eignen sich vor allem Karaya-Ringe, die als Flansch um das Stoma gelegt werden).

Die in den Vereinigten Staaten, Großbritannien und Skandinavien geübte, in Deutschland besonders von H.J. Denecke empfohlene *Darmspülung*, durch die – am Morgen vorgenommen – der gesamte Dickdarm einmal am Tag vollständig entleert und gereinigt wird, hat sich bei uns als Routinemaßnahme nicht durchgesetzt. Die bei unsachgemäßer Handhabung bestehende Perforationsgefahr des Darmes und der unverhältnismäßige Zeitaufwand machen die Irrigation vor allem für ältere Patienten ungeeignet. Für manuell geschickte Patienten kann die Spülung bei Verwendung weicher Darmrohre empfohlen werden. Eine morgendliche Darmentleerung und damit eine relative Stuhlkontinenz im Verlauf des weiteren Tages kann willkürlich durch ein frühmorgens eingenommenes heißes Getränk herbeigeführt werden. Vor Reisen oder wichtigen Terminen sind stopfende Mittel empfehlenswert, von denen sich vor allem Reasec® bewährt hat.

Um möglichst bald einen befriedigenden Zustand zu erreichen, muß der anfänglich unregelmäßig sich entleerende und oft dünne Stuhl diätetisch und medikamentös reguliert werden. Je weiter distal der Anus lokalisiert ist, um so physiologischer ist durch nahezu normale Stuhleindickung die Verdauung – der Anus ist »trocken«. Beim Sigmaafter kommt es etwa nach einem halben Jahr zur regelmäßig ein- oder zweimaligen Entleerung am Tage. Entscheidend ist eine sinnvolle *Ernährung*, für die unter Berücksichtigung individueller Verträglichkeit und stoffwechselbedingter Einschränkungen (Gicht, Diabetes) folgende Richtlinien gelten: bei regelmäßiger, nicht überreichlicher Nahrungsaufnahme soll die Grunddiät aus leicht verdaulichem Eiweiß (mageres Fleisch, Fisch), gekochtem leichten Gemüse (Karotten, Spinat) und Kartoffeln und Reis bestehen. Die tägliche Flüssigkeitszufuhr soll $1^1/_2$ Liter nicht übersteigen. Fette und scharf gewürzte sowie stuhltreibende und blähende Speisen müssen vermieden werden, insbesondere Kohlgemüse, Hülsenfrüchte, frisches Brot und Kernobst. Mit Ausnahme von Rotwein sollte anfangs auf Alkoholika verzichtet werden. Bei sich normalisierender Verdauung kann die Diät dann durch Nahrungsmittel erweitert werden, deren Wirkung auf die Darmtätigkeit genau beobachtet werden muß. Bei chronischer Obstipation sollte zunächst eine Stuhlregulierung mit milden natürlichen Laxantien wie Gemüse, eingeweichtem Trockenobst, rohem Obst, Kräutertee u.a. versucht werden.

Das Beschwerdebild und die Bewältigung der aus einem Anus praeter resultierenden Probleme hängen von Alter, Psyche, Intelligenz und Grundkrankheit des Betroffenen und von der Einstellung der nächsten Umgebung ab. Neben der Beratung durch Arzt, Schwester und Bandagist hinsichtlich Anschaffung und Handhabung von Auffangbeuteln oder -pelotten und neben entsprechend abgefaßten Broschüren kann die nach angloamerikanischem Vorbild gegründete Vereinigung von Ileostomie- und Colostomie-Trägern, die deutsche ILCO, dem Anus praeter-Träger neue Erkenntnisse und Erfahrungen vermitteln.

C. Die Eingriffe bei Komplikationen nach Anlegen eines Anus praeter naturalis

I. Maßnahmen bei Nekrose des vorgelagerten Darmabschnittes

Das Absterben eines als Anus praeter naturalis verwendeten Darmabschnittes kommt zustande, wenn seine Gefäßversorgung durch unnötige oder zu umfangreiche Skelettierung oder durch Abklemmen des Mesenteriums gestört wurde. Greift die Nekrose auf den intraabdominellen Darmabschnitt über, so entwickelt sich eine tödliche Peritonitis, wenn diese Komplikation nicht rechtzeitig erkannt und behandelt wird. Beim Vorliegen einer Darmnekrose bestehen 2 Möglichkeiten des Handelns: Wenn sicher zu entscheiden ist, daß die Nekrose nur den vor die Haut gelagerten Teil des Darmes erfaßt, wird man sich abwartend verhalten. Ein solches Handeln ist dann gerechtfertigt, wenn man annehmen kann, daß die Darmserosa mit dem Bauchwandperitoneum fest verklebt ist. Bestehen jedoch die geringsten Zeichen einer Peritonitis, so ist es ratsam, die Darmschlinge oder den Darmschenkel vorsichtig aus der Bauchwand herauszulösen und soweit hervorzuziehen, daß sicher durchblutete Darmabschnitte mit dem parietalen Bauchfell und der Haut vernäht werden können. Gelingt dies nicht, so muß relaparotomiert werden. Der durchblutungsgefährdete Darmabschnitt wird reseziert und proximal davon als Anus praeter naturalis nach entsprechender Mobilisation aus der ursprünglichen Anus praeter-Öffnung hervorgezogen und erneut in der beschriebenen Weise fixiert.

II. Maßnahmen beim Zurücksinken des Anus praeter naturalis

Das Zurücksinken eines Anus praeter naturalis unter das Niveau der Haut oder sogar in die Bauchhöhle, kann verschiedene Ursachen haben: Die vorgelagerte Darmschlinge war zu kurz oder zu wenig gelöst, der die Darmschlinge tragende Gummischlauch oder Glasstab wurde zu früh entfernt und war damit keine hinreichende Stütze für den Darm, bis dessen Verklebung in der Bauchwandöffnung erfolgen konnte. Schließlich kann ein Glasstab örtlich zur Nekrose führen und durchschneiden, wenn die Anus praeter Schlinge unter Spannung vorgezogen wurde. Dann wandelt sich der künstliche After zumeist in eine Darmfistel und verengert sich allmählich. Wirkt sich dieser Umstand auf den Heilungsverlauf oder spätere operative Maßnahmen ungünstig aus, so muß man die Darmfistel wieder in einen Darmafter umgestalten.

Gelegentlich gelingt dies auf einfache Weise dadurch, daß man extraperitoneal unter dem Darm einen starren Gummischlauch oder einen Glasstab durchzieht, wodurch der Darm wieder über das Niveau der Haut gehoben wird. Man kann auch den Darm in seinem mittleren Abschnitt aus der Bauchwand auslösen und dann Peritoneum, Bauchmuskulatur und Haut hinter dem Darm in einer Lücke im Mesenterium vernähen, so daß ein breiter Damm zwischen zuführendem und abführendem Darmschenkel entsteht. Nicht selten muß man sich aber doch entschließen, den zurückgesunkenen After vollständig aus den Bauchdecken herauszupräparieren und die Darmschenkel erneut in die Bauchwand einzunähen. Dies erfordert in der Regel die Relaparotomie.

III. Schleimhautvorfall und Darmvorfall

Als Schleimhautvorfall bezeichnen wir eine Vorwölbung der Schleimhaut. Die übrigen Schichten der Darmwand bleiben fixiert. Im Gegensatz dazu besteht beim Darmvorfall eine Ausstülpung der gesamten Darmwand.

Während man den Schleimhautvorfall elektrochirurgisch abtragen kann ohne dadurch ein Risiko für den Patienten einzugehen, ist es bei einem Darmvorfall notwendig, den Anus praeter neu zu gestalten. Bei einem derartigen Allschichtenvorfall muß man unter sorgfältiger Präparation des ernährenden Gefäßstieles diesen durchtrennen und versorgen und nach Art einer von Mikuliczschen Prolapsoperation sämtliche vorgefallenen Schichten durchtrennen. Den äußeren Darmanteil reseziert man zweckmäßigerweise bis zur ursprünglichen mucocutanen Verbindung. Anschließend wird das nunmehr im Niveau liegende Darmende erneut mucocutan eingenäht. Häufig ist die Ursache eines solchen Vorfalls die nicht genügende Fixation des den vorgelagerten Abschnitt ernährenden Mesenteriums mit dem seitlichen Bauchwandperitoneum und es ist empfehlenswert, diese Fixation nachzuvollziehen, wozu gelegentlich eine Laparotomie erforderlich ist. In jedem Fall sollte man in den cranialen und caudalen Wundpol je eine Appendix epiploica einknoten und auf diese Weise eine sichere Befestigung des Dickdarms in der Bauchwand herbeiführen.

IV. Eingriffe zur Beseitigung einer Stenose des künstlichen Ausgangs

Eine störende Verengung der Afteröffnung läßt sich vielfach durch stumpfe Dehnungsbehandlung erfolgreich korrigieren. Gegebenenfalls muß man jedoch eine operative Korrektur durchführen. Dann umschneidet man den Anus praeter 1–2 mm außerhalb der mucocutanen Verklebungslinie in der umgebenden Haut und präpariert das Darmrohr bis zum Peritoneum frei. Anschließend wird der Narbenring, der häufig im Bereich des Subcutangewebes unter der oberflächlichen Fascie liegt, entsprechend reseziert, wobei es vielfach empfehlenswert ist, den Darm um den Anteil dieses Narbenringes zu kürzen und die Darmöffnung nach entsprechender Mobilisation erneut mit allen Schichten in die Außenhaut einzunähen.

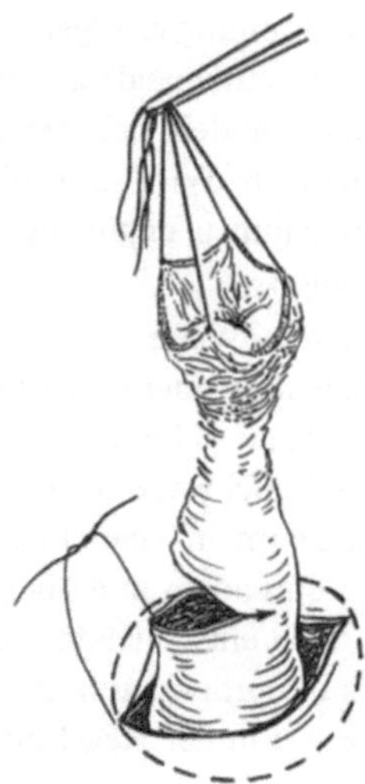

Abb. 6. Excision der stenosierten Anus praeter-Öffnung, Mobilisation des Darmes. Resektion des stenotischen Bereiches und erneute mucocutane Einnähung nach Excision des verengten Hautbereiches

D. Die Beseitigung einer Dickdarmfistel und eines künstlichen Afters

Die Voraussetzung für den Verschluß einer spontan entstandenen oder temporär angelegten Dickdarmfistel bzw. für die Rückverlegung eines Anus praeter naturalis ist die freie Passage des distal der Fistel bzw. des Anus praeter gelegenen Darmabschnittes und die Möglichkeit, den Darminhalt ungehindert durch den Enddarm frei entleeren zu können. Sind diese Vorbedingungen nicht restlos erfüllt, so muß die freie Kotpassage entweder vor oder gleichzeitig mit dem Verschluß der Fistel wiederhergestellt werden. Der Verschluß der Fistel selbst kann entweder nach entsprechender Freipräparation extraperitoneal oder intraperitoneal durch Resektion des fisteltragenden Dickdarmabschnittes mit End-zu-End-Anastomose erfolgen. In gleicher Weise kann auch ein Anus praeter extraperitoneal verschlossen werden. Häufig ist es erforderlich um Stenosen zu vermeiden, den Bereich des Anus praeter zu resezieren und den Dickdarm intraperitoneal End-zu-End wieder zu vereinigen. Dieser sicheren Form der Rückverlagerung geben wir in der Regel den Vorzug.

I. Die Beseitigung einer Röhrenfistel des Darmes

Fisteln, die mit der Außenwelt durch einen langen Granulationsgang in Verbindung stehen, heilen in der Regel von selbst. Man sollte den Bereich, aus dem gelegentlich etwas Darminhalt sickert, mit Benzoe-Tinktur oder Zinkpaste pflegen und die Haut mit Heftpflasterstreifen über der Fistel zusammenziehen. Prolabierende Granulationen können mit der Schere oder der Diathermieschlinge abgetragen werden. Ein typisches Beispiel dieser spontanen Fistelheilung stellt nach Herausnahme des Schlauches die Caecalröhrenfistel nach Stelzner dar.

Kommt es, aus welchen Gründen auch immer, nicht zur spontanen Fistelheilung, so ist die operative Revision angezeigt. Hierbei wird der ganze Fistelkanal von der Haut bis zur

Einmündung in den Darm dargestellt und excidiert (Abb. 7). Die im Darm und an den Bauchdecken entstandenen Lücken werden verschlossen.

Die Darstellung des Fistelkanales kann man sich während der Operation durch Füllung mit Methylenblaulösung oder durch Einführen einer Sonde erleichtern. In der Regel macht jedoch die Verfolgung des Fistelganges von außen wenig Schwierigkeiten, da er sich von dem umgebenden Gewebe durch seine Härte und narbige Beschaffenheit abhebt. Zuerst umschneidet man die Haut der Fistelöffnung wetzsteinförmig und präpariert sie aus der Umgebung aus. Die Fistelöffnung kann vernäht oder abgebunden werden um eine Verunreinigung des Operationsfeldes durch Austreten von Inhalt zu verhüten. Die durch Umschneiden gesetzte wetzsteinförmige Öffnung wird nun allseits vertieft. Unter Einsetzen von scharfen Haken wird die eine und die andere Seite der Wunde zurückpräpariert, bis die oberste unter der Haut liegende Bauchdeckenschicht im gesunden Bereich freiliegt. Diese oberste Schicht durchtrennt man in Schnittrichtung ebenfalls wetzsteinförmig und präpariert die Ränder der Bauchwand bis zum Peritoneum vor. Die geschilderte sorgfältige anatomische Darstellung der einzelnen Bauchdeckenschichten verfolgt den Zweck, die in vielen Fällen mit der Fistel verbundene Bauchdeckenhernie zu beseitigen oder der nachträglichen Bildung einer solchen Hernie vorzubeugen.

Ist das Peritoneum erreicht, so faßt man die Fistel und die an ihr haftenden Teile der Bauchdecken mit einer Muzeuxschen Zange und hebt sie empor. Das Peritoneum zieht man hierbei zeltartig aus und in der Regel wird eine freie Stelle der Peritonealhöhle kenntlich. Schneidet man an dieser Stelle das Bauchfell ein, so kommt ein mehr oder weniger großer Konglomerattumor zur Ansicht, der aus Darm, Netz, Peritoneum parietale und anderen in der Nähe gelegenen Baucheingeweiden zusammengesetzt sein kann und in den der Fistelgang mündet (Abb. 8). Das Peritoneum parietale wird ringförmig um diesen Konglomerattumor eingeschnitten, wobei Adhäsions- und Netzstränge nach Unter-

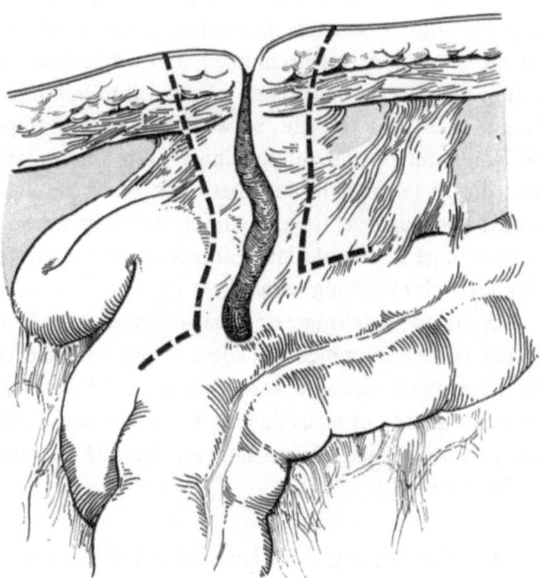

Abb. 7. Schematische Darstellung einer Darmfistel. Die Schnittführung zur Excision ist angemerkt

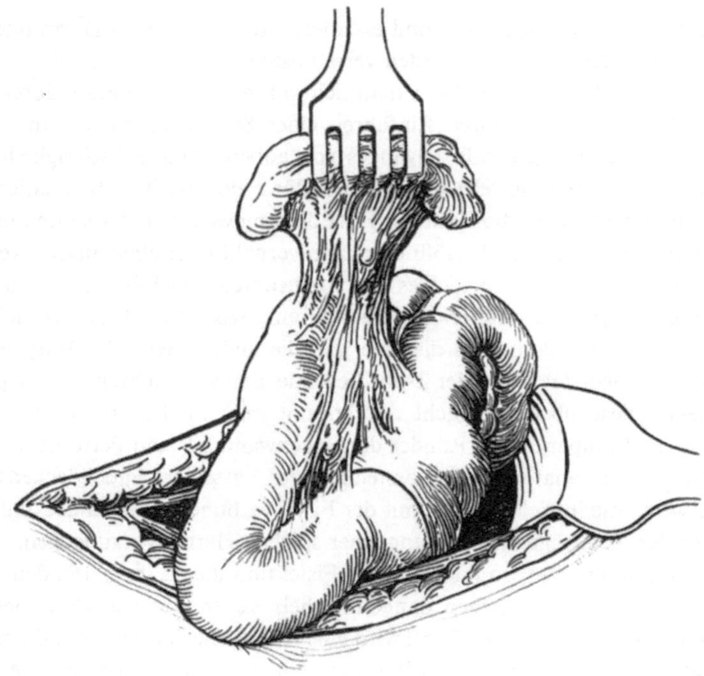

Abb. 8. Nach Lösen des Fistelkanales im Bereich der Bauchwand stellt sich ein entzündlicher Konglomerattumor dar. Der Fistelgang wird bis zu seiner Einmündung in den Dickdarm dargestellt

bindung durchtrennt werden. Schließlich lassen sich Fistelgang und Konglomerattumor an der Muzeux-Zange frei aus der Bauchdeckenwunde herausheben. Aus diesem Konglomerattumor werden die einzelnen Darmschlingen und schließlich der Fistelgang nach sorgfältiger Abdeckung der Umgebung bis zu seiner Einmündungsstelle in den Darm herauspräpariert. Ist die Mündung erreicht, so wird sie wie eine Appendix abgebunden, abgetragen und die Abbindungsstelle durch einige Serosamuscularisnähte zuverlässig verschlossen. Mündet die Fistel breit in den Darm, so ist es besser, den Übergang der Fistel in den Darm quer zur Darmrichtung zu umschneiden und die Darmöffnung durch einige invertierende einreihige seromuskuläre Einzelknopfnähte zu verschließen. Ist der Darm im Bereich der Fisteleinmündung verengt, so entschließt man sich zweckmäßigerweise zur Resektion des kleinen fisteltragenden Darmsegmentes mit anschließender End-zu-End-Vereinigung der beiden Stümpfe. Auf diese Weise wird die Darmpassage sicher wiederhergestellt. Von vornherein ist eine Resektion des die Fistel tragenden Darmteiles dann angezeigt, wenn der Darm in ausgedehnte Verwachsungen einbezogen ist, deren Lösung kaum gelingt, während sich die zu- und abführende Schlinge des Darmpakets leicht auffinden und freilegen läßt.

II. Die Beseitigung einer Lippenfistel des Darmes

Eine Lippenfistel, das heißt eine Fistel bei der entweder überall oder an begrenzter Stelle eine unmittelbare Verbindung zwischen dem Epithel der Haut und der Schleimhaut des

Darmes vorhanden ist, kann niemals ohne operativen Eingriff heilen. Bei einer Lippenfistel liegt der Darm der Bauchwand in der Regel unmittelbar ohne Zwischenschaltung eines Kanals an, so daß zum Erreichen der Darmoberfläche eine Eröffnung der freien Bauchhöhle nicht immer erforderlich ist. Die Lippenfistel wird wetzsteinförmig umschnitten, so daß an der Fistel ein 1–2 mm breiter Hautrand verbleibt. Der lanzettförmige Schnitt läßt sich im Bedarfsfall durch Schnitte an den Spitzen erweitern. Der Schnitt wird durch die einzelnen Bauchdeckenschichten in der vorher geschilderten Weise vertieft bis die Oberfläche des Darmes überall erreicht ist. Nun schließt man die Fistelöffnung in der Richtung, in der sie sich am besten zusammenfalten läßt, das ist zumeist in querer Richtung (Abb. 9), durch Einzelknopfnähte, wobei die Haut nach innen geschlagen wird und die Knopfnähte an den die Fistelöffnung umsäumenden Hautrand einen festen Widerhalt finden, so daß sich die Fäden ohne das Gewebe durchzuschneiden fest anziehen lassen. Diese erste Verschlußnaht genügt in der Regel. Im Zweifelsfall kann man sie aber auch durch eine zweite Lembertsche Nahtreihe verstärken. Bereitet dieser Verschluß Schwierigkeiten, so sollte man sich rasch zur Eröffnung der Bauchhöhle entschließen und den fisteltragenden Darmanteil herauspräparieren. Dann gelingt es in der Regel leicht, genügend Darmwand zu mobilisieren und die Fistel sicher zum Verschluß zu bringen. Anschließend wird die Bauchdeckenwunde schichtweise vereinigt. Gelegentlich ist an einzelnen Stellen eine weitere Präparation erforderlich. Macht ausnahmeweise die schichtweise Vereinigung wegen Materialmangel Schwierigkeit, so werden die Bauchdecken unter Einschluß der Haut mit einigen Drahtplattennähten zusammengezogen, die 10 bis 12 Tage liegen bleiben. Diese Drahtnähte müssen unter die Fascien zu liegen kommen, dürfen das Peritoneum jedoch nicht untergreifen, da sonst Schädigungen der Darmwand möglich sind. Primäre Wundheilung ist im allgemeinen die Regel, aber auch wenn sie ausbleibt, und selbst wenn in den nächsten Tagen etwas Eiter austritt, pflegt die Wunde in den meisten Fällen nach einiger Zeit vollständig zu heilen. Ist die äußere Öffnung einer seitlichen Darmfistel sehr groß, so kann ihr Verschluß in der geschilderten Weise durch

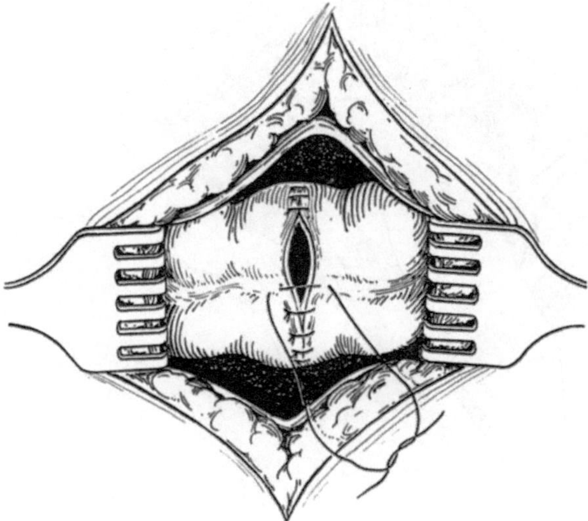

Abb. 9. Verschluß einer Lippenfistel des Dickdarmes. Einreihiger invertierender querer Nahtverschluß der Vorderwand

einfache Naht mißlingen. In derartigen Fällen stehen die für den Verschluß eines künstlichen Afters im folgenden beschriebenen Verfahren zur Verfügung.

III. Die Beseitigung eines künstlichen Afters

Der Verschluß einer künstlichen Afteröffnung kann analog zu den Verfahren des Verschlusses einer Lippenfistel durch Naht des Darmes ohne Eröffnung der Peritonealhöhle erfolgen. Häufiger ist es erforderlich, den Bereich des Anus praeter zu resezieren und die Kontinuität durch End-zu-End Anastomose des Dickdarms wiederherzustellen. In allen Zweifelsfällen sollte man sich zu der letztgenannten Möglichkeit entschließen, die bei geeigneter Technik die höchste Erfolgsaussicht bietet. Damit ergeben sich für die Praxis 2 Möglichkeiten zur Beseitigung eines Kunstafters:

1. Die Beseitigung eines Kunstafters, der anatomisch einer Darmfistel, funktionell einem künstlichen After entspricht durch Excision und Naht.
2. Die Beseitigung eines Kunstafters durch Anlegen eines den After auslösenden Bauchschnittes durch Resektion und End-zu-End-Anastomosierung.

Zu 1: Die Beseitigung eines Kunstafters nach Art einer Darmfistel hat zur Voraussetzung, daß der den doppelläufigen Anus praeter tragende Glas- oder Gummistab einige Zeit, mindestens aber 1 Woche vor der beabsichtigten Rückverlegung entfernt wurde. Dann ist in einer Reihe von Fällen die Hinterwand des Darmes soweit zurückgesunken, daß es genügt, nach entsprechender Mobilisierung die Vorderwand freizupräparieren und quer invertierend zu verschließen, ohne daß eine Stenose entsteht. In solchen Fällen gelingt der Verschluß des Kunstafters häufig extraperitoneal.

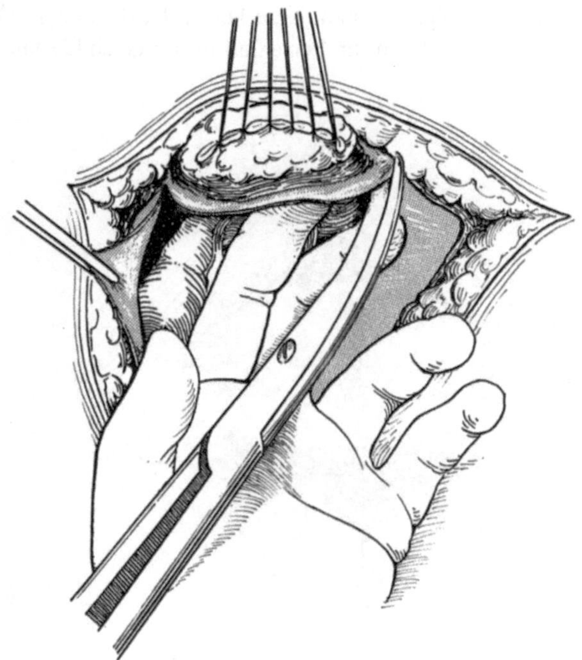

Abb. 10. Peritoneale Auslösung eines doppelläufigen Anus praeter naturalis

Zu 2: Sicherer und deshalb in der Mehrzahl der Fälle empfehlenswerter ist es, die Anus praeter Öffnung wenige Millimeter in der Außenhaut zu umschneiden und herauszupräparieren. Die einzelnen Schichten der Bauchwand werden teils stumpf, teils scharf von dem durchtretenden Dickdarm abgelöst. Schließlich erreicht man das Peritoneum, das incidiert wird. Von dieser Öffnung aus kann man mit dem Finger den vorgelagerten Darm umfahren und die Auslösung vervollständigen (Abb. 10). Erst wenn der Darm zirkulär ausgelöst ist und vorgezogen werden kann, wird möglichst knapp am Anus praeter proximal und distal die Darmwand von allen eintretenden Gefäßen und dem Mesenterialgewebe befreit. Dies ist in einer Ausdehnung von etwa 5–8 mm erforderlich. Dann erfolgt die knappe Resektion des Anus praeter-Bereiches (Abb. 11). Zuletzt wird die Kontinuität durch End-zu-End-Anastomose mit einreihiger invertierender mehrschichtiger Naht in typischer Weise (s. S. 427) wiederhergestellt, das Peritoneum verschlossen und die Bauchwand in Schichten adaptiert.

E. Die Ausschaltung von Dickdarmabschnitten

Ist bei Erkrankungen, meist beim Vorliegen eines Carcinoms des Dickdarmes, eine Radikaloperation auch in mehreren Sitzungen nicht möglich, so muß man sich darauf beschränken, den Darminhalt vom Krankheitsherd ab- bzw. umzuleiten. Hierzu stehen die Ileotransversostomie in ihren verschiedenen Formen, die Caecosigmoidostomie und die Transversosigmoidostomie zur Verfügung. Grundsätzlich können diese Umgehungsverbindungen in 3 Arten durchgeführt werden.

1. Die anisoperistaltische Verbindung Seit-zu-Seit.
2. Die isoperistaltische Verbindung Seit-zu-Seit mit Durchtrennung des kurzgeschlossenen Dickdarmanteils unmittelbar aboral der Verbindung.

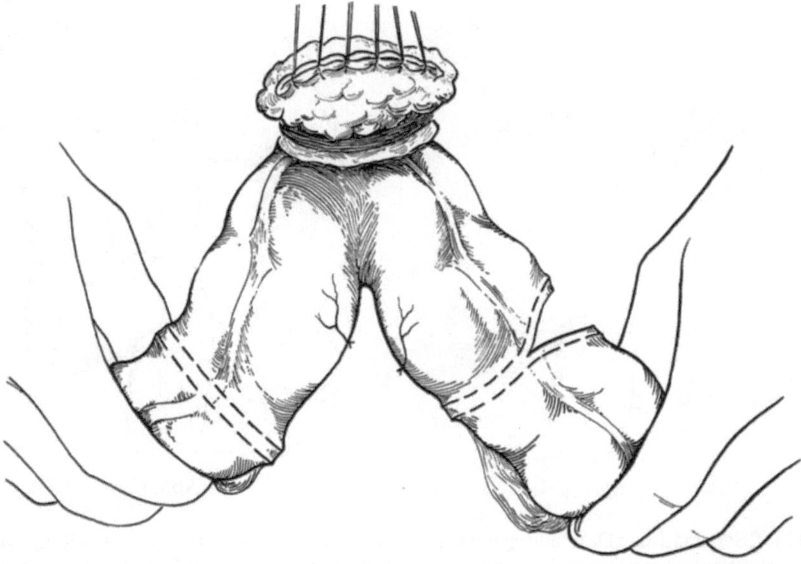

Abb. 11. Beseitigung eines doppelläufigen Anus praeter naturalis durch Resektion und End-zu-End-Anastomose

3. Die Anastomose End-zu-Seit ebenfalls mit Durchtrennung des kurzgeschlossenen Dickdarmabschnitts.

Praktische Bedeutung haben heute fast nur noch die anisoperistaltischen Seit-zu-Seit-Anastomosen ohne Durchtrennung. Eine zweizeitige Operation mit innerer Anastomose, die dann in erster Sitzung angelegt würde, kommt praktisch nicht mehr in Betracht.

Die einzelnen Formen von Kurzschließung von Dickdarmanteilen sind in Abbildung 12a–f schematisch dargestellt. Ihre technische Durchführung ist grundsätzlich gleich (Abb. 13): Die spannungslos parallel gelagerten Darmteile werden mit zwei sero-muskulären Eckfäden verbunden. Dabei werden die Dickdarmabschnitte so aneinander genäht, daß die Seit-zu-Seit-Verbindung im Bereich einer Tänie erfolgen kann, da hier die Darm-

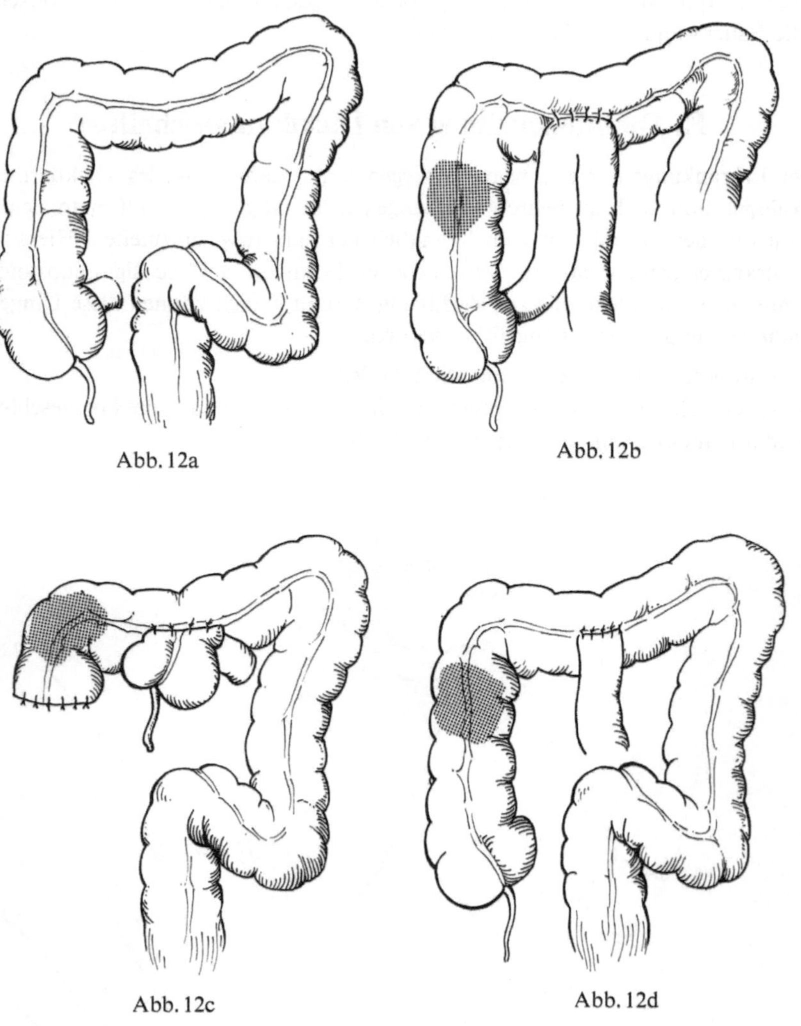

Abb. 12a–f. Schematische Darstellung der verschiedenen Möglichkeiten der Ausschaltung von Dickdarmabschnitten. a) Ausgangssituation; b) anisoperistaltische Seit-zu-Seit-Ileotransversostomie; c) Caecotransversostomie; d) End-zu-Seit-Ileotransversostomie; e) anisoperistaltische Seit-zu-Seit-Transversosigmoideostomie; f) End-zu-Seit-Transversosigmoideostomie

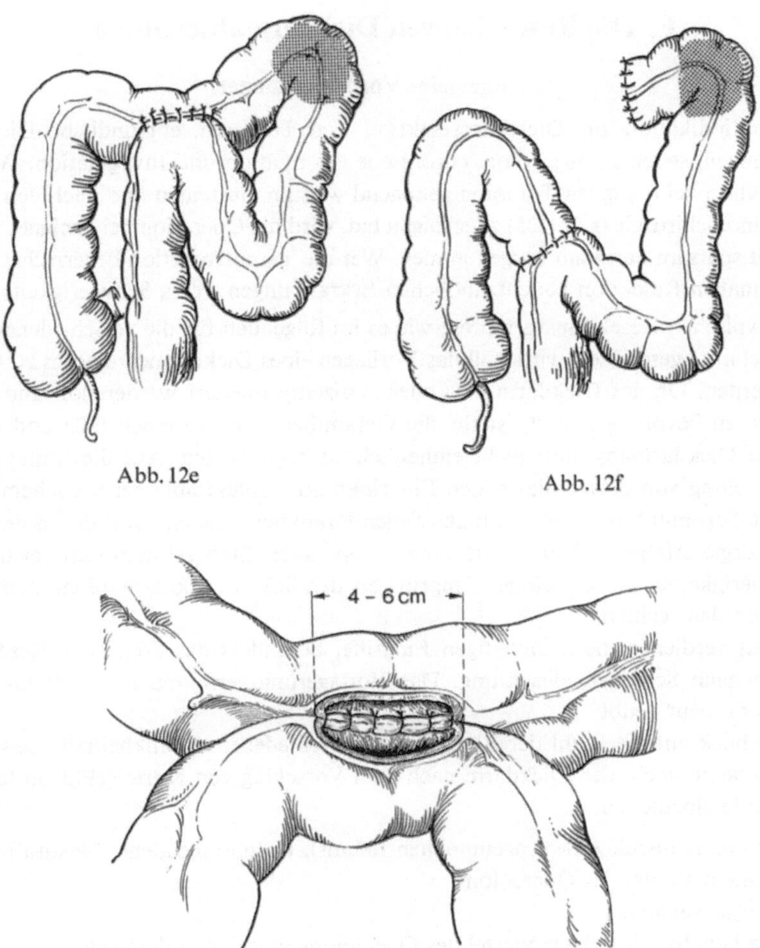

Abb. 13. Technik der Seit-zu-Seit-Verbindung zwischen zwei Dickdarmabschnitten: Die seromuskuläre Hinterwandnaht ist gelegt (im Bild nicht erkennbar), darüber befinden sich einige adaptierende Schleimhautnähte. Der Darm ist im Bereich der Tänien eröffnet. Die Nahtreihe der Vorderwand kann zweischichtig, einreihig, leicht invertierend angelegt werden

wand am kräftigsten für die Nahtverankerung ist. Nun werden sero-muskuläre Einzelnähte im Abstand von $1^1/_2$–2 mm voneinander gelegt. Nach Legen dieser Nahtreihe auf eine Strecke von etwa 4–6 cm wird mit dem Skalpell in der Mitte der angenäherten Tänien des einen und des anderen Darmteils bis auf die Mucosa, die danach vorquillt, incidiert. Ist das Colon gasgebläht, so wird auch die Mucosa mit dem Skalpell eröffnet. Nach Entblähung des Darmes wird in der Gesamtausdehnung über der Hohlsonde eröffnet. Nach Absaugen des Darmes, der vor der Eröffnung mit Kompressen zur Bauchhöhle hin abgestopft worden war, werden zur Approximation der Schleimhaut 3–5 Allschichtennähte angelegt und anschließend die Vorderwand einreihig genäht: Dies kann auf Stoß, oder, wie wir glauben, besser invertierend mit dem gleichen Stichabstand durch Einzelknopfnähte erfolgen.

F. Die Resektion von Dickdarmabschnitten

I. Allgemeine Vorbemerkungen

Die Hauptindikation zur Dickdarmresektion sind Tumoren, entzündliche Dickdarmerkrankungen, seltener Megacolon, chronische Obstipation und Invagination. Während die Resektion bei malignen Tumoren genügend weit im Gesunden und nach den Regeln der Carcinomchirurgie (s. S. 425) zu erfolgen hat, wird die Operation bei benigner Grundkrankheit sparsam darmnah vorgenommen. Wer die Tumorresektion beherrscht, hat mit der darmnahen Resektion bei entzündlichen Erkrankungen wenig Schwierigkeiten.

Dem typischen Resektionsverfahren, wie es im folgenden für die verschiedenen Dickdarmabschnitte geschildert wird, soll das Vorliegen eines Dickdarmcarcinoms zu Grunde gelegt werden. Ob am Dickdarm ein- oder zweizeitig operiert werden soll und welche Verfahren zu bevorzugen sind, ist für die Gesamtheit der Krankheitsfälle und für den jeweiligen Dickdarmabschnitt nicht einheitlich zu beantworten. Auf die sinnvolle zeitliche Staffelung von darmentlastenden Eingriffen und Colektomie bei toxischem Megacolon hat Turnbull hingewiesen. Im ileusfreien Krankheitszustand wird der in der Dickdarmchirurgie erfahrene Chirurg oft einzeitig operieren. Stets sei man sich bewußt, daß die Schwierigkeiten des einzeitigen Eingriffs an den linken Dickdarmabschnitten größer sind, als an den rechten.

Im Ileus verdienen die mehrzeitigen Eingriffe, besonders das dreizeitige Resektionsverfahren nach Schloffer, Beachtung. Das Vorlagerungsverfahren nach Mikulicz wird heute kaum mehr geübt.

Im Hinblick auf die Wahl der Eingriffe bei verschiedenem Krankheitssitz bewährt es sich auch heute noch, den Dickdarm nach dem Vorschlag von Körte (1913) in folgende 4 Abschnitte einzuteilen:

1. Caecum (einschließlich des caecumnahen Ileums), Colon ascendens, Flexura hepatica mit rechtem Viertel des Quercolons.
2. Colon transversum.
3. Flexura lienalis mit linkem Viertel des Quercolons und Colon descendens.
4. Colon sigmoideum, einschließlich des oberen und unteren Fußpunktes der Sigmoidschlinge.

Die Gefäßversorgung (s. S. 403) des ersten Abschnittes entstammt den Endausläufern des Hauptstammes der A. mesenterica cranialis, der A. ileocolica und der A. colica dextra, diejenige des zweiten Abschnittes der A. colica media, des dritten der A. colica sinistra, der vierte Abschnitt wird über die Aa. sigmoideae und die A. rectalis cranialis aus der A. mesenterica inferior versorgt. Die Kenntnis der Hauptgefäße der einzelnen Dickdarmabschnitte, entlang denen auch die wichtigsten Lymphbahnen verlaufen, ist für ein sicheres und unblutiges Operieren und zur Erzielung gut ernährter Anastomosen und Darmstümpfe wichtig. Nur ausnahmsweise (fortgeschrittene Arteriosklerose etc.) reicht die Durchblutung nicht aus, auch wenn die Randarkaden sorgfältig geschont werden und der Einstrom über die A. mesenterica cranialis oder caudalis erhalten ist. Aus Gründen mangelhafter Durchblutung empfielt es sich nicht, bei ausgedehnten Descendens-Sigmaresektionen ein distales Sigmadrittel zu erhalten, um leichter anastomosieren zu können, die A. mesenterica caudalis aber zu opfern, um hinreichende Radikalität zu erreichen. In diesen Fällen ist es sicherer, die Anastomose mit dem über die Vasa rectalia caudalia ausreichend versorgten Rectum durchzuführen, oder, wenn vertretbar, die Gefäßligaturen eine Ebene weiter peripher (Aa. sigmoideae) anzulegen und die cranialen Rectalgefäße zu erhalten (Abb. 14). Die Erfahrungen der Dickdarmchirurgie der letzten Jahrzehnte haben gelehrt, welche Verfahren sich für die einzelnen Dickdarmabschnitte besonders eignen. Sie sollen im folgenden dargestellt werden.

Die technischen Grundlagen

1. Die klassischen Formen der Colonteilresektionen kommen für sehr verschiedene Erkrankungen gleichermaßen zur Anwendung. Die Technik unterscheidet sich, je nachdem, ob es sich um die Behandlung einer benignen oder malignen Erkrankung handelt: Im ersteren Fall beginnt der Eingriff mit der Dickdarm-Mobilisation, die danach vorzunehmenden Gefäßunterbrechungen erfolgen, oft erleichtert durch Diaphanoskopie, darmwandnah, kurz proximal der Randarkaden. Im Gegensatz dazu gelten bei der Tumorresektion andere Regeln: Ausgehend von unserem derzeitigen Wissen über die Krebszellverbreitung (hämatogen, lymphogen, peritoneal, intraluminal) werden nach dem »Prinzip des Nichtberührens der malignen Geschwulst« (sog. No-touch-isolation-Technik von Turnbull) nacheinander die venösen, lymphatischen und arteriellen Gefäße möglichst

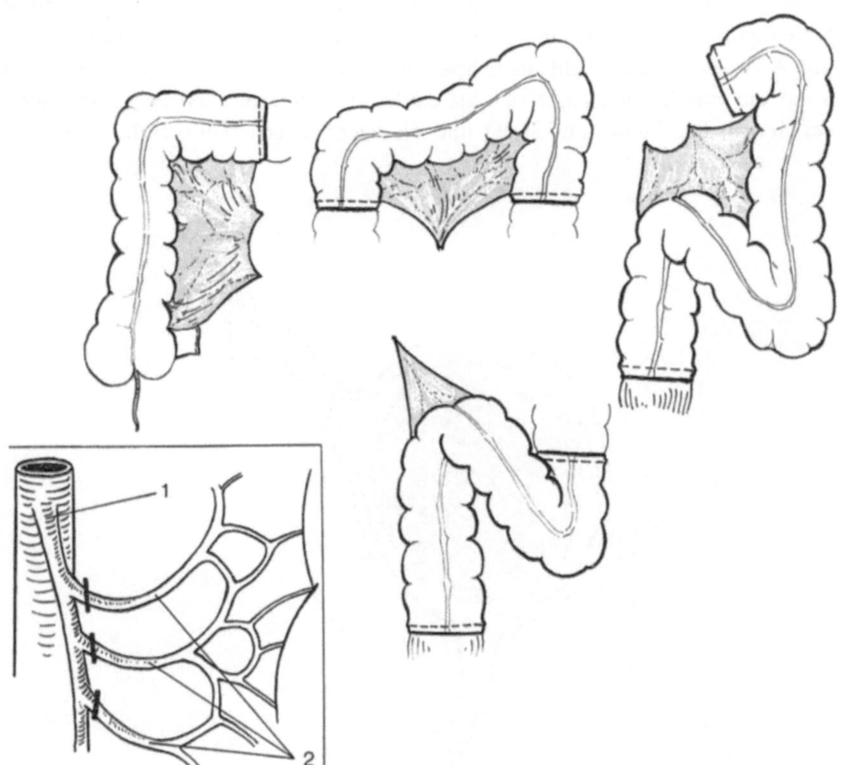

Abb. 14. Die verschiedenen Formen der Dickdarmresektion: Hemicolektomie rechts, Querdarmresektion, Hemicolektomie links, Sigmaresektion. Insert: Die Aufzweigung der Arteria mesenterica inferior, Schonung der Arteria rectalis cranialis bei typischer Sigmaresektion. Bei der Standardhemicolektomie links wegen Carcinom wird im Gegensatz zu dieser Darstellung der Stamm der Arteria mesenterica inferior unmittelbar distal des Abgangs aus der Aorta unterbrochen. 1 A. mesenterica inferior, 2 Aa. sigmoideae

zentral und tumorfern unterbrochen, das Darmlumen hinreichend weit distal und proximal des krankhaften Prozesses durch Ligatur verschlossen, schließlich der tumortragende Bezirk unter möglichst schonender Manipulation mobilisiert und mit einer Kompresse, getränkt in cytostatisch-antiseptischer Flüssigkeit (z.B. Chlorpactin XCB 0,5%ig Fa. Guardian Chemical Corp.), umhüllt. Die Ränder der Laparotomiewunde werden zweckmäßigerweise mit wasserdichter Plastikfolie abgedeckt. Im distalen Anal-, Rectum- und Sigmabereich hat sich die intraoperative transanale Darmspülung mit cytostatisch wirkender, äquilibrierter Lösung (z.B. Chlorpactin XCB 0,5%ig) bestens bewährt.

2. Die darmwandnahe Präparation der zu anastomosierenden Enden muß sehr subtil erfolgen. Sie darf in achsialer Richtung nur 5–6 mm weit reichen, um die Durchblutung nicht zu gefährden. Sie muß besonders im Bereich der Appendices epiploicae Rücksicht auf den Gefäßverlauf nehmen, auch ist gegebenenfalls mit dem Vorhandensein von Divertikeln zu rechnen. Diese entwickeln sich bekanntlich im Bereich der Muskellücken, die den entsprechenden Gefäßen den Durchtritt gestatten, in die Appendices epiploicae hinein (Abb. 15; 16). Hier kann bei der Abtragung störender Appendices epiploicae in Unkenntnis dieser Zusammenhänge irrtümlicherweise und unbemerkt das Darmlumen eröffnet oder die Durchblutung der Darmwand empfindlich gestört werden.

3. Eine einwandfreie Nahttechnik ist die Voraussetzung für den Operationserfolg. Die Nahtvereinigung muß dicht sein, die Darmenden müssen hinreichend durchblutet werden, die Anastomose darf nicht unter Spannung erfolgen. Von 3 sich anbietenden Techniken hat die evertierende Naht sich als eindeutig unterlegen erwiesen (Gardner, Hargreaves, Irvin). Die Naht »auf Stoß« und die leicht invertierende Naht führen zu ver-

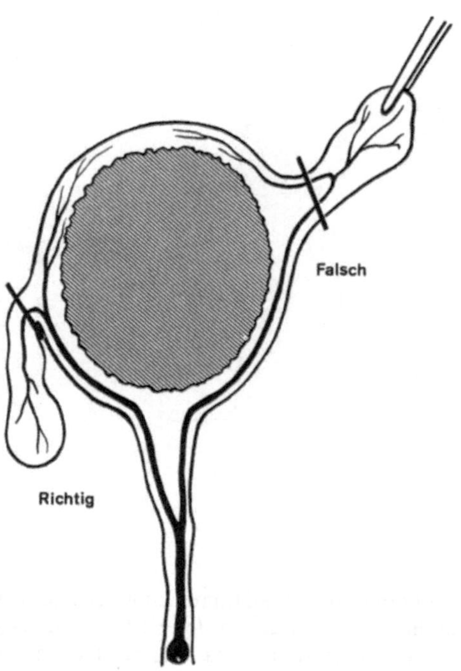

Abb. 15. Zieht man bei Skelettierung der Darmwand die Appendix epiploica hoch, so kann es zu einer Verletzung des die Darmwand umgreifenden arteriellen Gefäßes kommen

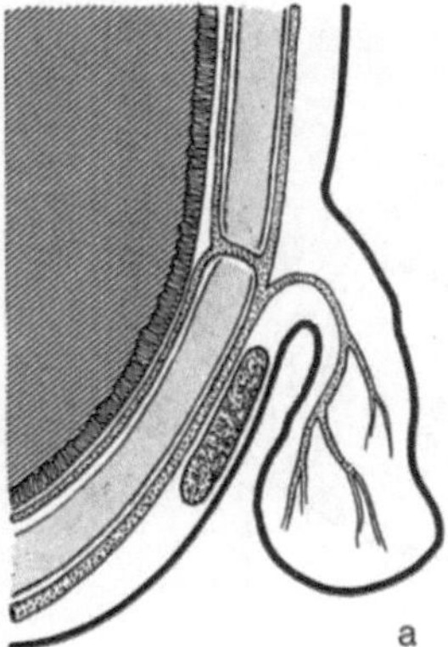

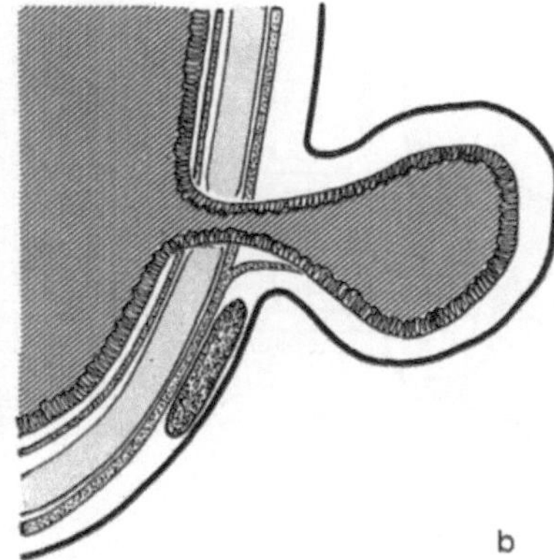

Abb. 16. a) Schematische Darstellung des Gefäßverlaufes im Bereich einer Appendix epiploica (s. Text); b) Durch die Gefäßlücke des Muskelmantels kann sich unter entsprechenden Voraussetzungen (s. Text) die Schleimhaut in eine Appendix epiploica vorwölben und so ein Divertikel bilden

gleichbar guten Resultaten. Man kann eine oder mehrere Reihen von Nähten legen, wobei letztere Methode nicht sicherer ist, was die Insuffizienzrate betrifft, wohl aber eher zu postoperativen Stenosen Anlaß gibt. Seit vielen Jahren wird an der Zenkerschen Klinik die einreihige, mehrschichtige, leicht invertierende Naht mit atraumatischen Fäden bevorzugt (Abb. 17). Lediglich die Schleimhaut der Hinterwand wird zusätzlich mit 3–5 Nähten adaptiert.

4. Die bestgeeignete Darmverbindung ist die End-zu-End-Anastomose. Lumendifferenzen können immer ausgeglichen werden, wobei entsprechende Techniken bei den betreffenden Resektionen beschrieben werden. Die End-zu-Endverbindung ist die naturgemäße Vereinigung, sie vermeidet Blindsackbildungen mit entsprechenden Spätfolgen (chron. Entzündung, Anämie, Fehlverdauung u.ä. [= blind-loop-syndrome]). Wir verwenden in Übereinstimmung mit vielen anderen im Dickdarmbereich fast ausschließlich diese Form der Anastomose, wobei die Stenosen bei einwandfreier Technik ein äußerst seltenes Ereignis darstellen.

II. Die Hemicolektomie rechts

Bei allen Erkrankungen des Caecums einschließlich des unteren Ileums, des Colon ascendens und der Flexura hepatica sollte man Teilresektionen wie zum Beispiel Caecumresektionen unterlassen und grundsätzlich die Resektion der rechten Hälfte des Dickdarms mit Durchtrennung des Darmes in der letzten Ileumschlinge und am Übergang vom rechten zum mittleren Drittel des Quercolons ausführen (rechtsseitige Hemicolektomie).

Die einzeitige Resektion bildet das Verfahren der Wahl, sowohl im ileusfreien Zustand als auch bei Darmverschluß. Im letzteren Fall können die Ausgangsbedingungen deutlich verbessert werden, wenn der gestaute Dünndarminhalt mit Hilfe langer Darmsonden prä- oder intraoperativ abgesaugt wird. Ein vollständiger Darmverschluß bei schlechtem Allgemeinzustand des Kranken erfordert ausnahmeweise ein Operieren in zwei Sitzungen, wobei je nach Sitz und Ausdehnung der Geschwulst verschieden vorgegangen werden

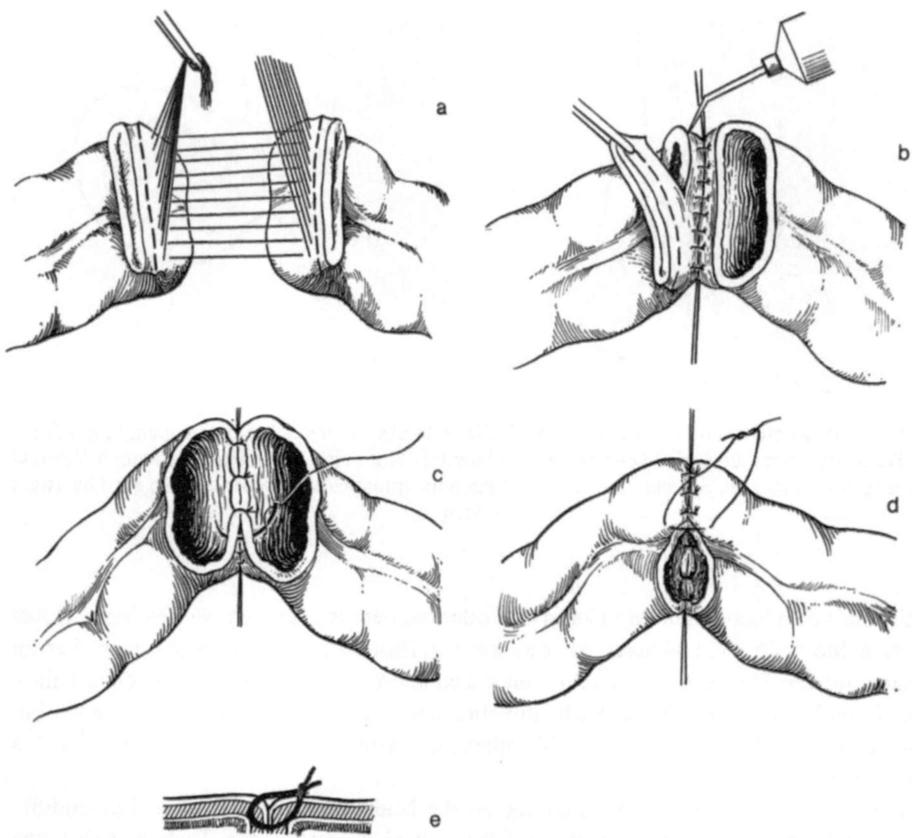

Abb. 17a–e. Die Technik der End-zu-End-Anastomosierung des Dickdarmes. a) Zweischichtige (seromuskuläre), einreihige Hinterwandnaht: die Fadenenden werden geklöppelt bis alle Nähte der Hinterwand gestochen sind; b) Nach Annäherung der Stümpfe und Knoten der einzelnen Fäden wird das Darmlumen eröffnet; c) Einige Schleimhautnähte adaptieren die Hinterwand; d) Seromuskuläre, leicht invertierende, einreihige Vorderwandnaht; e) Schematischer Schnitt durch die nahtvereinigte Darmwand: Seromuskuläre, eben leicht invertierende Naht, ohne Durchstechen der Schleimhaut

kann. Bei Caecumcarcinom wird in der ersten Sitzung eine Ileotransversostomie Seit-zu-Seit anisoperistaltisch ohne Durchtrennung des Dünndarmes oder Seit-zu-Seit isoperistaltisch oder End-zu-Seit mit Durchtrennung des Dünndarmes angelegt. Den Dünndarm entleert man vor oder während der Operation zweckmäßigerweise mit einer langen Darmsonde. Eine Ileostomie ist wegen des hierdurch verursachten Flüssigkeitsverlustes möglichst zu vermeiden. In zweiter Sitzung werden dann das Caecum, das Colon ascendens und die Flexura hepatica exstirpiert.

Diese Technik ist jedoch nur in den seltensten Einzelfällen angezeigt, da bei den heutigen Möglichkeiten der Allgemeintherapie, der Anästhesie und der operativen Technik eine klassische Hemicolektomie beinahe gleich schnell und ebenso sicher durchzuführen ist:

In geringer Beckenhochlagerung mit Neigung des Operationstisches nach links wird die Bauchhöhle durch einen rechtsseitigen Paramedianschnitt eröffnet.

Nach vorsichtiger Überprüfung der Diagnose und der Operabilität, wobei die Geschwulst so wenig wie möglich betastet werden soll, wird die Bauchhöhle nach Metastasen abgesucht. Lebermetastasen sind kein Grund gegen eine Resektion. Dagegen können eine Peritonealcarcinose, ein bereits infiltratives Wachstum in das Duodenum und die hintere Bauchwand, eine ausgedehnte Metastasierung in die Mesenterialwurzel und das Pankreas die Resektion sinnlos oder technisch unmöglich werden lassen.

Ist die Geschwulst operabel, so beginnt der Eingriff mit der Ligatur der Darmlumina 5–10 cm proximal und distal der Geschwulst. Als nächstes müssen die Gefäße selektiv unterbunden werden: Man spaltet das Peritoneum rechts 2 cm neben der Mesenterialwurzel in cranio-caudaler Richtung über ca. 5 cm Länge. Hierzu wird der Querdarm nach ventral-cranial gezogen (Abb. 18) und die Mesenterialwurzel nach links gehalten. Unter sehr vorsichtiger stumpfer Präparation des darunterliegenden Fettes stellen sich die Vasa mesenterica cranialia dar, wobei die leicht verletzliche Vene auf der Seite des Colon ascendens gelegen ist. Nach sorgfältiger Gefäßdarstellung und sicherer Identifizierung werden die Vasa ileocolica und colica dextra an ihrem Ursprung bzw. ihrer Einmündung zwischen Ligaturen durchtrennt. Die A. colica media, von der je nach Tumorsitz oft der linke Ast erhalten werden kann, verfolgt man unter Lichtbenutzung (Diaphanoskopie) bis zu ihrem Ursprung aus der A. mesenterica cranialis, um ihren rechten Ast dann an geeigneter Stelle zu durchtrennen. Dieses Gefäß zeichnet sich durch große Verlaufsvariabilität aus und kann als gemeinsamer Stamm mit der A. colica dextra oder sinistra ausgebildet sein. Die V. colica media, die im wesentlichen dem Arterienverlauf folgt, wird dargestellt, bis sie unter und hinter dem Pankreaskopf oder -körper verschwindet und gegebenenfalls dort durchtrennt. Bei proximaler Gefäßverzweigung ist es ratsam, die linken Anteile der Vasa colica media zu erhalten.

Erst jetzt, nach vollständiger Devaskularisation des Tumorgebietes, kann im 3. Schritt der Operation die Tumormobilisation vorgenommen werden: Lateral des Colon ascendens und parallel zu ihm wird das Peritoneum schrittweise durchtrennt. Über große Strecken kann dies elektrisch erfolgen, dagegen muß man bei Auslösung der rechten Flexur zwischen Klemmen durchtrennen und ligieren, da hier andernfalls häufig stärkere Blutungen entstehen. Das große Netz wird, zumindest im Bereich des zu resezierenden Quercolonanteils, mitentfernt. Nun erfolgen im 4. Akt des Eingriffes die Mobilisation des Colon ascendens, die Identifizierung des rechten Ureters und des darunter liegenden Duodenalknies (Abb. 19). Der nächstfolgende 5. Schritt besteht in der Bestimmung der Resektionsgrenzen, im Regelfall am Ileum 4–5 cm vor der Ileocaecalklappe und an der Grenze des rechten zum mittleren Colon transversum-Drittel. Von hier aus wird das Peritoneum oberhalb und – soweit zugänglich – unterhalb mit dem Skalpell bis zu den vorab zentral durchgeführten Gefäßligaturstellen durchschnitten. Vorsichtig schiebt man mit Tupfern das Fettgewebe zwischen den Mesenterialblättern auseinander, so daß die Gefäße, im wesentlichen die Randarkaden sichtbar werden. Man durchtrennt sie zwischen Klemmen und versorgt die Stümpfe. Auf diese Weise sind nur wenige gezielte Ligaturen notwendig, die Operationszeit ist kurz, es entsteht nur wenig Gewebe, das später der Nekrose verfällt, und der Eingriff kann äußerst unblutig mit einem durchschnittlichen Verlust von 200–500 ml durchgeführt werden. Außerdem ist die Mesenterialdurchtrennung unter fortgesetzter Ligatur der Schnittränder auch deshalb weniger günstig, weil durch die Unterbindung eine Raffung des Schnittrandes eintritt, die gelegentlich die rekonstruktiven Möglichkeiten einengt. Wenn schließlich die Resektionsstellen präpariert sind, wobei mesenteriumfreie Bereiche von jeweils $1–1^1/_2$ cm genügen

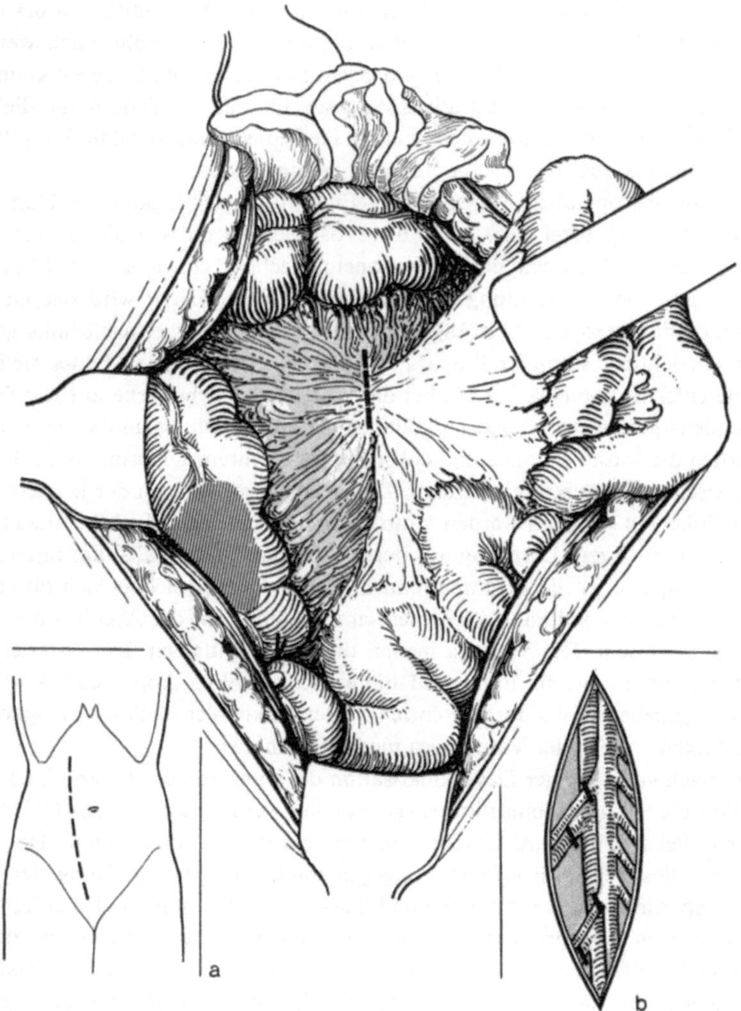

Abb. 18a u. b. Hemicolektomie rechts: Nach Eröffnung der Bauchhöhle und Ligatur des Dickdarms proximal und distal der Geschwulst sind das Mesenterium nach links und der Querdarm mit dem Netz nach oben gedrängt. Durch einen etwa 5 cm langen Schnitt 2 cm neben der Mesenterialwurzel werden die Gefäßabgänge zum rechten Dickdarm aufgesucht: s. Insert b). Insert a): Schnittführung zur Hemicolektomie rechts: Paramediane Ober-Mittel-Unterbauchlaparotomie rechts

(cave Devascularisation!), kann der Darm zwischen Klemmen, schneller, aber kostspieliger, unter Verwendung von Klammern (Petz) – oder Klammerschneidgeräten (GIA-Gerät) durchtrennt werden und der tumortragende Darmabschnitt wird entnommen (Ravitch).

Der 6. Operationsschritt ist der Wiederherstellung der Kontinuität durch End-zu-End-Ileotransversostomie gewidmet. Dabei ist die End-zu-End-Verbindung praktisch immer möglich. Sie sollte auch im Regelfall durchgeführt werden. Hat man die Lumina mit Klammerreihen verschlossen, so ist die Handhabung leicht: Ein mesenterialer und anti-

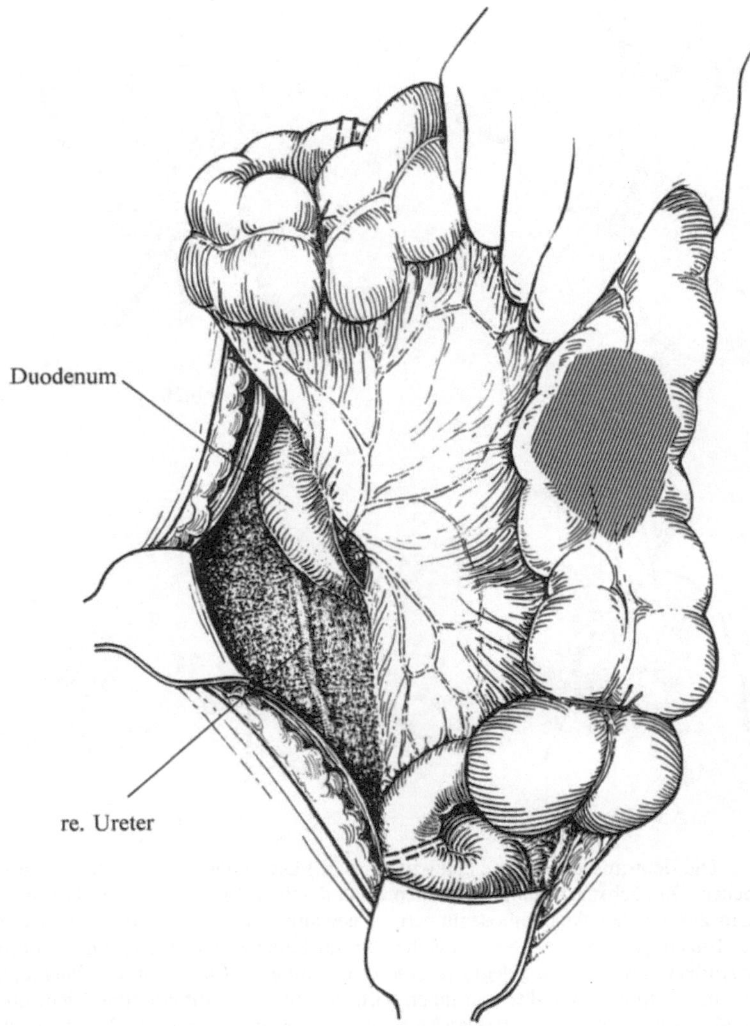

Abb. 19. Zustand nach Auslösen des Colon ascendens: Man sieht in der Tiefe das descendierende Duodenum, unterhalb davon den rechten Ureter

mesenterialer Haltefaden an jeder Seite approximieren die Darmenden, wobei der antimesenteriale Faden hinter dem Darm durchgezogen wird. Dadurch wird der Darm um 180° gedreht und die Hinterwand zur Vorderwand gemacht. Man erleichtert sich die Naht, in dem man durch zweimalige, technisch leichter durchzuführende »Vorderwandnaht« die ganze Zirkumferenz vereinigt (Abb. 20). Bis auf wenige (3–5) Schleimhautadaptationsnähte der Hinterwand wird einreihig-zweischichtig (Serosa-Muscularis) gestochen. Atraumatisches Zwirnsmaterial oder Mersilene werden am häufigsten benutzt, doch verdient unseres Erachtens resorbierbares synthetisches Material an atraumatischer Nadel den Vorzug. Lumendifferenzen zwischen Dünn- und Dickdarm lassen sich leicht ausgleichen, wenn man einen Teil der Stiche am Dünndarm in querer, am Dickdarm in

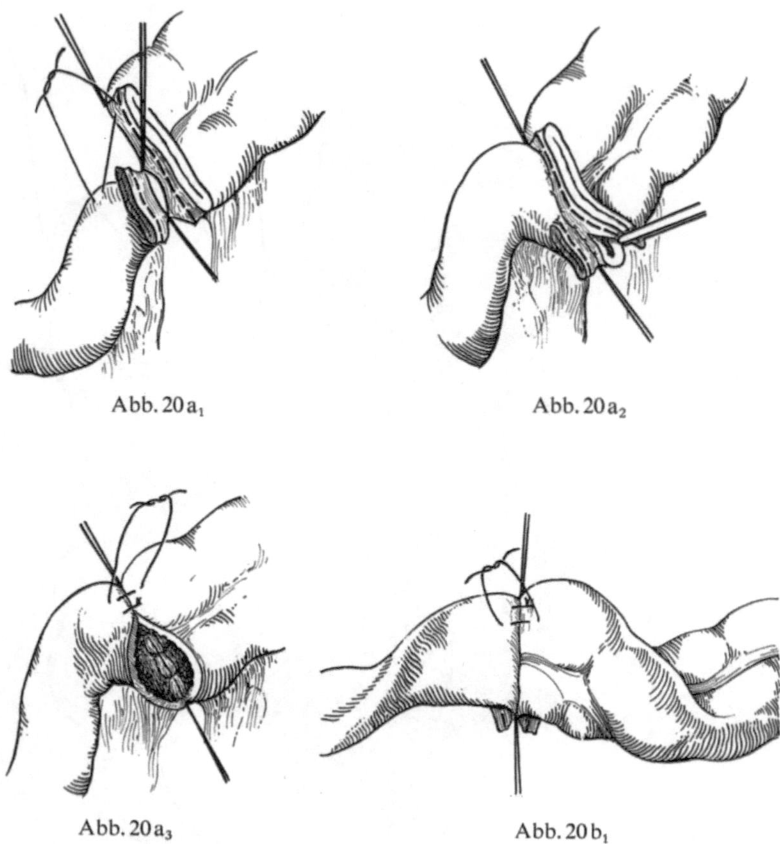

Abb. 20a–c. Die Ileotransversostomie (End-zu-End). a_1) Die ersten 3 Fäden der Hinterwandnaht sind gestochen: Zunächst ist das Ileum entsprechend seiner Breite mit dem Transversum verbunden. Um zusätzliches Anastomosenlumen zu gewinnen, wird am Ileum ein Eckfaden antimesenterial 1–2 cm proximal der Schnittfläche seromuskulär gestochen; a_2) Die seromuskulären Fäden der Hinterwandnaht sind gelegt; a_3) Nach Eröffnung der Lumina und Schleimhautadaptation durch einige Hinterwandnähte von innen wird die vordere Naht einreihig leicht invertierend gelegt; b_1) Man kann sich die Hinterwandnaht erleichtern, indem man die Darmenden um 180° dreht; b_2) Die Hinterwandnaht ist fertiggestellt; b_3) Nach Rückdrehen des Darmes und Eröffnung der Lumina werden einige adaptierende Hinterwandschleimhautnähte gelegt und anschließend die Vorderwand durch invertierende einreihige Einzelknopfnaht verschlossen; c) Eine Adaptation der ungleichen Lumina läßt sich auch erreichen, wenn man am großlumigen Darmstumpf quer, am kleinlumigen dagegen längs sticht

Längsrichtung anlegt (Abb. 20–23). Eine zweite Möglichkeit besteht darin, den engeren Darm antimesenterial 2–3 cm längs einzuschneiden, bis das Lumen dem des weiteren Darmrandes entspricht. Ist die in solcher Weise als Vorderwandnaht angelegte Hinterwandvereinigung fertiggestellt, wird der Darm in die Normallage zurückgedreht und elektrisch eröffnet. Ist der Dickdarm gasgebläht, sollte man dieses durch Scherenschlag entweichen lassen und erst danach elektrisch weiter schneiden (cave Gasexplosion). Auch wird verschiedentlich (s. Allgöwer) nach elektrischer Eröffnung durch die Hitzeentwicklung eine lokale Heilungsstörung befürchtet, so daß von verschiedenen Chirurgen der

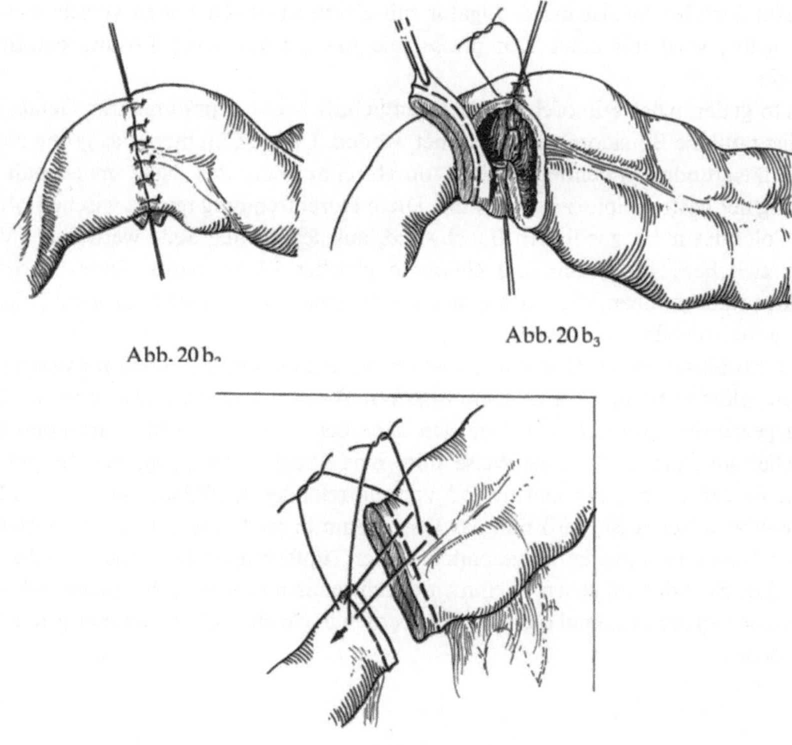

Abb. 20b₂ Abb. 20 b₃

Abb. 20c

Schere oder dem Skalpell zur Durchtrennung des Darmes der Vorzug gegeben wird. Nach Adaptation der Hinterwandschleimhaut, wird die Vorderwand gleichermaßen invertierend vereinigt, wobei Lumendifferenzen in gleicher Weise, wie bei der Hinterwand ausgeglichen werden. Im Abstand von 2 mm subtil gestochen und nicht zu streng geknotet, sollte diese Naht dicht sein. Knappe Skelettierung bei erhaltener Randarkadendurchblutung und Spannungslosigkeit garantieren in hohem Maße eine sichere Anastomose. Zuletzt wird die Mesenteriallücke durch adaptierende Einzelnähte möglichst beidseits geschlossen und peritonealisiert, dagegen bleibt die Auslösungsfläche des Colon ascendens im Regelfall unversorgt. Eine Drainage des Wundgebietes kann bei sorgfältiger Blutstillung und einwandfreier Anastomose unterbleiben.

III. Die Resektion des Quercolons

Allgemein wird heute die einzeitige Resektion durchgeführt, gegebenenfalls unter dem Schutz einer Caecalfistel (siehe dort). Auch dieser Routineeingriff ist in seinen einzelnen Etappen standardisiert:

1. Die Eröffnung der Bauchhöhle erfolgt zweckmäßigerweise von einem Querschnitt im Oberbauch aus (s. S. 40ff), doch auch entsprechende Längsschnitte geben gute Übersicht.

2. Nach Eröffnung wird die Diagnose überprüft (möglichst geringes Betasten und Bewegen des Tumors), die Operabilität festgestellt und das Darmlumen 5–10 cm proximal

und distal der Geschwulst durch Ligatur mit einem kräftigen Faden verschlossen. Der Tumor selbst wird mit einer Kompresse, die mit cytostatischer Lösung getränkt ist, abgedeckt.

3. Es folgt der in der Tumorchirurgie wesentliche Schritt der präliminaren Gefäßligatur: Zunächst muß die Bursa omentalis eröffnet werden. Da bei Carcinom das große Netz aus Radikalitätsgründen mitentfernt wird, durchtrennt man das Netz magennah unter Schonung der gastroepiploischen Gefäße. Diese Durchtrennung reicht zwischen Milz und linker Colonflexur bis zur linken Bauchwand, auf der rechten Seite werden die Verbindungen zwischen Duodenum und Colon in gleicher Weise gelöst. Dann werden der Querdarm hochgehoben, die Vasa colica media unter Durchleuchtung identifiziert und zentral unterbrochen.

4. Die Mobilisation des Querdarmes ist im Normalfall einfach, doch müssen auch die Flexuren gelöst werden, um eine spannungsfreie Anastomose nach ausreichender Resektion zu gewährleisten (Abb. 21). Von den nahe den Flexuren zu bestimmenden Resektionsstellen aus, die in üblicher Weise über eine Strecke von $^1/_2$ cm weit freipräpariert werden, so daß allseits die Darmwand von eintretenden Gefäßen, von Fett und Fettbindegewebe getrennt ist, wird nun das Peritoneum in Richtung auf die Unterbindungsstelle der Vasa colica media hin gespalten. Unter Tupferpräparation stellt sich die Randarkade dar. Sie wird zwischen Klemmen durchtrennt und ligiert. Mögliche, inkonstant vorhandene Gefäße proximal dieser Ebene werden in gleicher Weise sichtbar gemacht und unterbrochen.

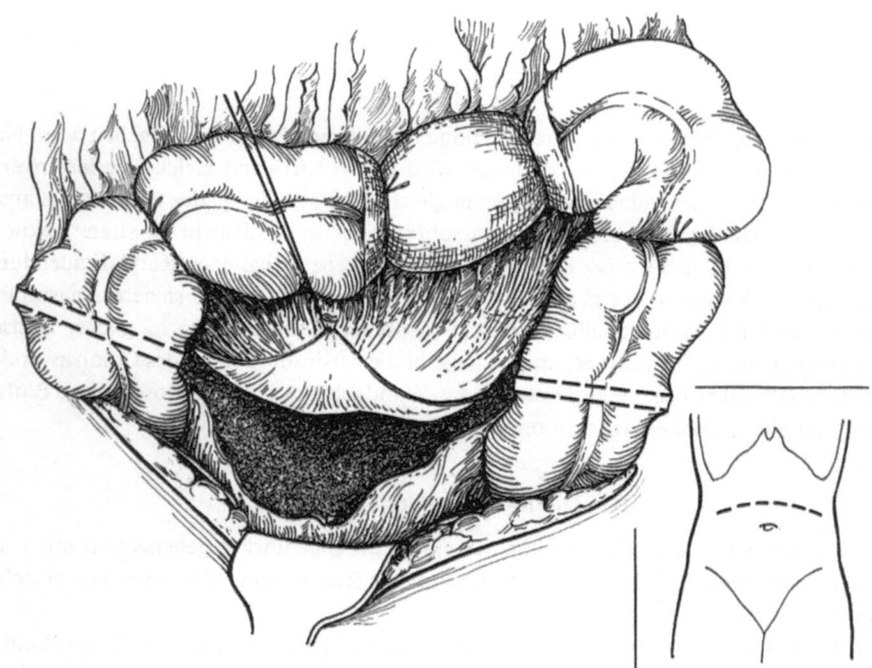

Abb. 21. Die Resektion des Querdarms: Die Arteria colica media ist unterbunden, der tumortragende Anteil des Dickdarms proximal und distal abgeknotet, die Klammerreihen sind gelegt. Insert: Schnittführung der queren Oberbauchlaparotomie zur Querdarmresektion

5. Nachdem nun der zu resezierende Darmanteil von seinen geweblichen Fixationen allseits befreit ist, kann der Darm an vorgesehener Stelle zwischen Klemmen durchtrennt, oder – einfacher – mit einem Klammerschneidgerät in einem wenige Sekunden dauernden Arbeitsgang verschlossen und durchschnitten werden. Hat man den Darm zwischen den Klammerreihen abgesetzt, so kann man ihn zur Anastomosierung verwenden: Indem man den antimesenterialen Haltefaden in der Mesenteriallücke hinter dem mesenterialen Faden durchzieht und beide Fäden manuell spannt, bietet sich die Hinterwand als »Vorderwand«. Es ist sehr leicht, dann eine seromuskuläre Nahtreihe mit atraumatischem Faden der Stärke 2–0 zu legen. Ein zuerst gestochener Mittelfaden halbiert die zu vereinigende Strecke und läßt sie leichter spannen. Der Fadenabstand beträgt etwa 2 mm. Ist die Hinterwand in dieser Weise vereinigt, wendet man den Darm durch Zurücknahme des durchgezogenen Fadens in seine normale Lage. Nach elektrischer Eröffnung (cave Gasexplosion!) der Lumina unter entsprechender Abstopfung und Saugung, wird die Schleimhaut der Hinterwand mit 3–5 Stichen von innen her adaptiert. Es folgt die einreihige, zweischichte (Serosa, Muscularis), eben leicht invertierende Vorderwandnaht. Zuletzt vereinigt man die Mesocolonränder.

Eine derartige Querdarmresektion kann mit einer Magenresektion bei infiltrativ wachsendem Magencarcinom (siehe dort) verbunden sein, auch können gelegentlich die Milzexstirpation und eine Pankreasteilresektion erforderlich werden. Das Querdarmcarcinom selbst erreicht durch Einbruch in die venösen Zusammenflüsse der Pfortader und die Mesenterialwurzel verhältnismäßig bald Inoperabilität. Die hämatogene Metastasierung in die Leber muß dagegen die Resektion nicht ausschließen.

IV. Die Hemicolektomie links und die erweiterte Hemicolektomie links

Die linksseitige Hemicolektomie umfaßt das linke Quercolondrittel, das gesamte Colon descendens und das Sigma. Üblicherweise wird nach Lösen der linken Flexur das distale Colon transversum zur Wiederherstellung der Kontinuität mit dem oberen Rectum, bzw. dem rectosigmoidalen Übergangssegment verbunden. Die Operation wird in normaler Rückenlage oder – wie wir glauben einfacher – in Steinschnittlagerung durchgeführt, wobei der Operateur zunächst rechts, zur Herstellung der Anastomose dann links, die Operationsschwester über dem Kopf des Patienten rechts steht. Vorteil dieser Lagerung ist es, daß das Sigmarectum intraoperativ cytostatisch und antiseptisch gespült werden kann, und daß die gelegentlich sich ergebende Notwendigkeit der Mitentfernung des Rectums abdomino-perineal kein Umlagern erfordert. Auch läßt sich die rectale Verbindung in dieser Position leichter anlegen, da der Beckenboden nach cranial sinkt, wenn man für diesen Operationsakt den Tisch kopfwärts kippt. Es ist allerdings zweckmäßig, die Mobilisation des Darmes zunächst von der rechten Seite des Patienten zu beginnen, da es von hieraus einfacher ist, die Milzflexur zu lösen.

Als Bauchschnitt ist die linke paramediane Ober-Mittel-Unterbauchincision vom Rippenbogen bis zur Symphyse gut geeignet. Während bei gutartigen Leiden die Lösung der Milzflexur und des Colon descendens den Beginn der Präparation bilden, folgt die Carcinomoperation den Gesetzen der Tumorchirurgie:

1. Nach Eröffnung der Bauchhöhle und Lösen eventueller Verwachsungen wird die Operabilität beurteilt, wobei prinzipiell das gleiche gilt, wie bei anderen Dickdarmcarcinomen (s. S. 429).

2. Nun werden Ligaturen am distalen Colon transversum und am proximalen Colon sigmoideum zum Verschluß des Lumens gelegt.

3. Es folgt die Gefäßunterbrechung, wobei die A. mesenterica inferior am Ursprung aus der Aorta, die V. mesenterica inferior in gleicher Höhe ligiert und durchtrennt werden. Zur Darstellung der Gefäße wird das Peritoneum 1 cm unterhalb des unteren Duodenalknies längs incidiert, wobei dieser ca. 5 cm lange Schnitt auf der Aorta verläuft. Da bei dieser hohen Gefäßligatur auch die A. rectalis cranialis unterbrochen wird, sollte aus Sicherheitsgründen die Anastomose nicht höher als am recto-sigmoidalen Übergang angelegt werden, weil der distale Darmbereich nur bis hierher sicher über die A. rectalis caudalis ernährt wird. Ist es vorgesehen, mehr distales Sigma zu belassen, dann sollte man auch die A. rectalis cranialis schonen und die Ligaturen am Ursprung der Sigmoidalgefäße plazieren. Zweifellos ist dies hinsichtlich der Radikalität ein Kompromiß. Als weiteres wichtiges Gefäß muß nun die A. colica media mit ihren korrespondierenden Venen dargestellt werden. Hierzu ist es erforderlich die Bursa omentalis milznahe zu eröffnen. Dann gelingt es meist mühelos, die Colica media Gefäße unter Diaphanoskopie zu identifizieren und ihren zum linken Colon transversum führenden Anteil zentral zu unterbrechen. Man sollte auch die Gefäßarkade in diesem Bereich darstellen und erst unter Sicht durchtrennen. Außerdem ist die inkonstante A. colica sinistra aufzusuchen.

4. Es folgt die Mobilisation des Darmes. Sie beginnt mit Durchtrennung der postfetalen Verwachsungen im Sigmabereich, dann wird das Colon descendens lateral gelöst. Man sieht die peritoneale Verklebungslinie in der Regel deutlich. In dieser Linie wird das Gewebe mit der Schere durchschnitten und das Colon mit Tupfern stumpf abgeschoben. Nach cranial präparierend gelangt man zur Milzflexur. Indem man – nun besser rechts des Kranken stehend – mit der linken Hand das distale Quercolon und das mobilisierte Colon descendens doppelflintenförmig faßt, spannen sich die Fixationen der Milzflexur an (Abb. 22). Sie werden zwischen Klemmen gefaßt und durchschnitten. Oft sind die Verbindungen zur Milz kurz, und man muß sehr sorgfältig vorgehen, um eine Verletzung der Milz zu vermeiden, die dann immer eine aufgezwungene, in ihren Folgen unerwünschte Splenektomie nach sich zieht. Kurz vorher wurde die Bursa omentalis unter Schonung der gastroepiploischen Gefäße eröffnet. Während der Mobilisation wird, sobald dies möglich ist, der Tumor mit einer cytostatisch befeuchteten Kompresse bedeckt. Bei weiterem Lösen des sekundär retroperitoneal fixierten Darmes muß der linke Ureter identifiziert werden, um ihn sicher schonen zu können. Schließlich spaltet man das große Netz entsprechend dem Anteil des zu resezierenden Querdarmsegments. Das Mesocolon des Dickdarms wird nun von den vorgesehenen Resektionsstellen des Darmes zu den zentralen Gefäßligaturstellen unter Versorgung von Arkadengefäßen durchtrennt.

5. Dann werden die Resektionslinien am Darm vorbereitet. Besondere Sorgfalt ist auf die Rückwand des Rectums zu verwenden, da hier nicht serosierte Muscularis klar dargestellt werden muß, aber nicht verletzt werden darf.

6. Inzwischen hat ein Assistent unter Fingerführung des Operateurs ein Darmrohr in das Sigma peranal hochgeschoben, über das die cytostatisch-antiseptische Darmspülung vorgenommen wird (1000 ml Chlorpactinlösung 0,5%ig in NaCl).

7. Nach Entleerung der Spüllösung wird der Darm an vorbereiteter Stelle proximal und distal mit Klammerreihen verschlossen und durchtrennt. Die Anastomosierung erfolgt in der auf S. 428 beschriebenen Technik einreihig.

8. Wichtig ist es, die Mesenterialschnittränder zu vereinigen, um einem postoperativen mechanischen Ileus vorzubeugen. In vielen Fällen empfiehlt es sich, eine weiche Ziel-

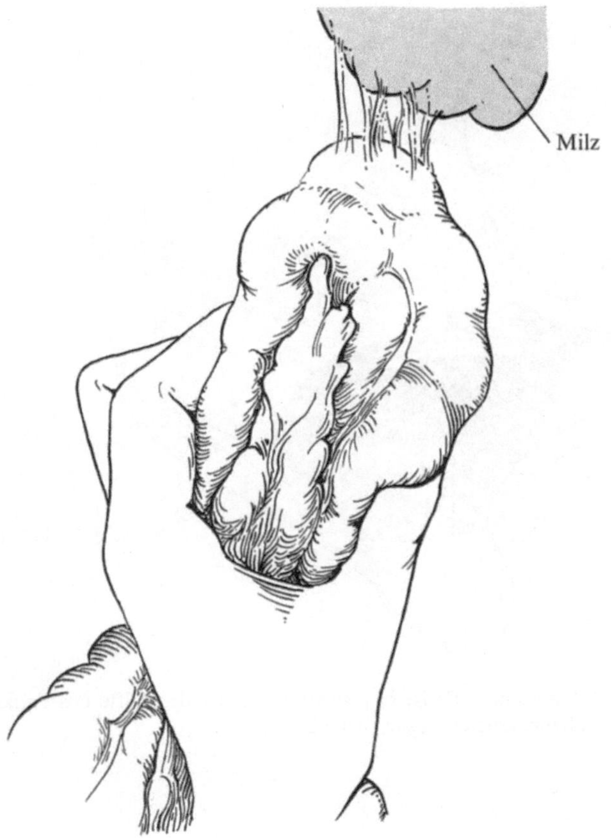

Abb. 22. Das Lösen der Milzflexur: Man umgreift den Querdarm und das mobilisierte Colon descendens mit der linken Hand und spannt auf diese Weise die gewebliche Anheftung der lienalen Colonflexur an, um sie zwischen Klemmen zu durchtrennen

drainage in die Nähe der Anastomose zu legen. Direktkontakt ist zu vermeiden. Im Regelfall kann auf das Anlegen einer entlastenden Colostomie oder einer Caecalfistel verzichtet werden.

Die erweiterte Hemicolektomie links schließt die Resektion der Milz, gegebenenfalls eines Teiles des Pankreas mit ein. In einem solchen Fall wird der Pankreaskörper 1–1$^1/_2$ cm lateral der darunterliegenden V. mesenterica inferior, die dargestellt werden muß, unterfahren. Die A. lienalis läßt sich am Oberrand der Bauchspeicheldrüse darstellen und präliminar unterbinden (Abb. 23). Der Tripus Halleri muß dabei identifiziert und geschont werden. Dann quetschen wir das Pankreasparenchym mit der von Nakayama angegebenen oder einer analogen Parenchymklemme. Der Ductus pancreaticus wird, wenn möglich, selektiv unterbunden, das Pankreasgewebe in der Quetschfurche mit einem dicken (Nr. 1) resorbierbaren Faden ligiert und so durchtrennt, daß ein 2–3 mm breiter distaler Gewebsrest das Abgleiten des Fadens sicher verhindert (Abb. 24). Eine weitergehende Versorgung des Pankreas halten wir für nicht erforderlich. Leicht läßt sich nun der abgetrennte Colonteil zusammen mit der distalen Pankreashälfte und der Milz en bloc entfernen, eine Zieldrainage in die Gegend des Pankreasschnittrandes ist ratsam.

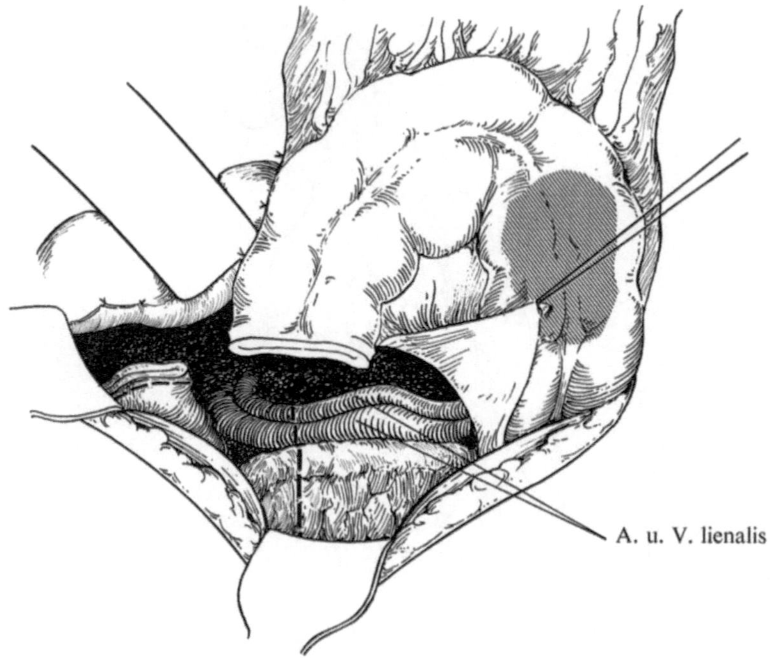

Abb. 23. Erweiterte Hemicolektomie links: Es ist beabsichtigt, die distale Hälfte des Pankreas mitzuresezieren (gestrichelte Linie)

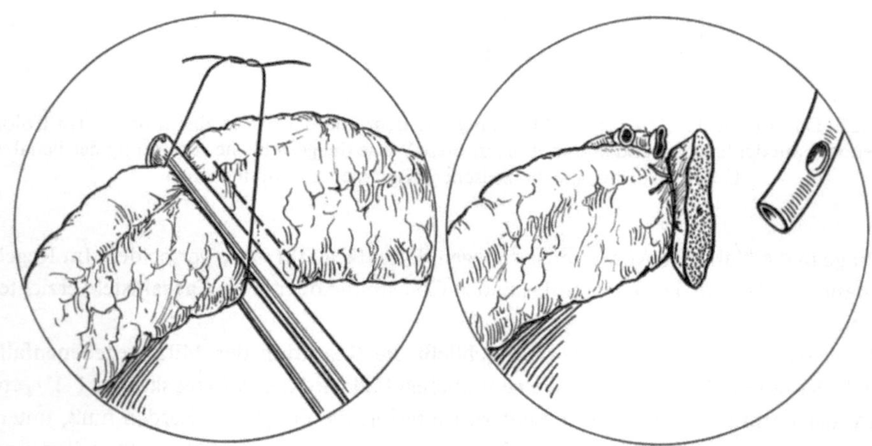

Abb. 24. Nach Ligatur der Arteria und Vena lienalis wird das Pankreas mit einer entsprechenden Parenchymklemme gequetscht (hier Pankreasklemme nach Nakayama) und abgebunden. Die Abtragungsstelle des Pankreas wird durch eine Zieldrainage versorgt

V. Die Sigmaresektion

Auch bei diesem Dickdarmeingriff ist die links paramediane Längsincision in Mittel- und Unterbauch empfehlenswert. Die Operation wird in normaler Rückenlage oder, nach unserer Ansicht einfacher, in Steinschnittlage und Trendelenburgposition durchgeführt.

Die einzeitige Sigmaresektion ist das Verfahren der Wahl. In den Fällen in denen erhebliche entzündliche Veränderungen vorliegen, oder ein Subileus oder Ileus bestanden hat, ist die Resektion unter gleichzeitigem Schutz eines Anus praeter naturalis am Colon transversum zu empfehlen. Die von Schloffer angegebene dreizeitige Resektion ist heute nur mehr ausnahmsweise indiziert. Ist es nach Sigmaresektion nicht möglich, die Darmschenkel völlig spannungslos zu vereinigen, so empfiehlt sich die Mobilisation der linken Colonflexur und des Colon descendens, welch letzteres dann nach caudal verlagert werden kann (Finsterer, Bacon). Dagegen ist die Interposition einer Dünndarmschlinge nicht zu empfehlen, da dieser Eingriff aufwendig ist und kein besseres Resultat hinterläßt, als es die End-zu-End Anastomose nach Mobilisation der Milzflexur gewährleistet.

Die operative Technik der einzeitigen Sigmaresektion entspricht weitgehend der Beschreibung bei der linksseitigen Hemicolektomie: Nach Überprüfung von Sitz und Ausdehnung der krankhaften Veränderungen am Sigma wird die Sigmaschlinge durch Lösung der angeborenen Verwachsungen mit dem linken parietalen Peritoneum der Beckenschaufel mobilisiert. Handelt es sich um ein kleines Carcinom, so muß selbstverständlich die Operation mit Darstellung und Durchtrennung der Gefäße, in diesem Fall der Vasa sigmoidea, beginnen. Von hier aus wird dann das Mesenterium durchtrennt und stumpf das darunter liegende Fettbindegewebe präpariert, um zur Randarkade zu gelangen, die selektiv zwischen Klemmen durchtrennt wird. Bei Mobilisation des Sigmamesenteriums ist der linke Ureter darzustellen, um ihn sicher schonen zu können. Nachdem die Darmschenkel entsprechend skelettiert, mit Klammerreihen verschlossen und durchtrennt sind, führt man die End-zu-End-Vereinigung der Darmschenkel in gleicher Weise aus, wie sie bei der Resektion des Quercolons oder bei der Hemicolektomie links beschrieben ist. Einzelheiten der auch hier durchzuführenden Rectumspülung und der Nahttechnik sind der Beschreibung auf S. 496ff. zu entnehmen. Es empfiehlt sich auch bei der Sigmaresektion, eine weiche Zieldrainage in die Nähe der Anastomose einzulegen.

G. Die Entfernung des gesamten Dickdarms

Abgesehen vom Vorliegen multipler Tumoren stellen Colektomie und Proktocolektomie klassische chirurgische Eingriffe zur Behandlung bestimmter Colitiden (Colitis ulcerosa, Ileocolitis Crohn ect.) und der familiären Polyposis des Dickdarms dar. Die selteneren Colektomien bei Malignomen lassen sich als Kombination von Rechts- und Linkshemicolektomie in der beschriebenen Weise sehen. Da die Gesichtspunkte der Carcinomchirurgie in der Regel keine Anwendung zu finden brauchen, ist das Vorgehen von anderen Überlegungen bestimmt. Anderenfalls gilt das bei den Hemicolektomien und bei der Rectumamputation gesagte.

I. Die Colektomie

Kann das Rectum belassen werden, so ist eine normale Rückenlagerung ausreichend. Der Eingriff setzt eine große Incision voraus. Wir führen ihn von einem Paramedianschnitt (meist links) aus, der vom Rippenbogen bis zur Symphyse reicht. Ohne Rücksicht auf die Gefäßversorgung wird zunächst das große Netz hochgehoben und der Querdarm elektrisch gelöst. Da es sich hier um Verklebungen handelt, ist nur gelegentlich mit kleinen Gefäßen zu rechnen, so daß die Ablösung über große Strecken ohne Ligaturen erfolgen kann (Abb. 25). Anschließend werden das Colon ascendens und descendens in gleicher

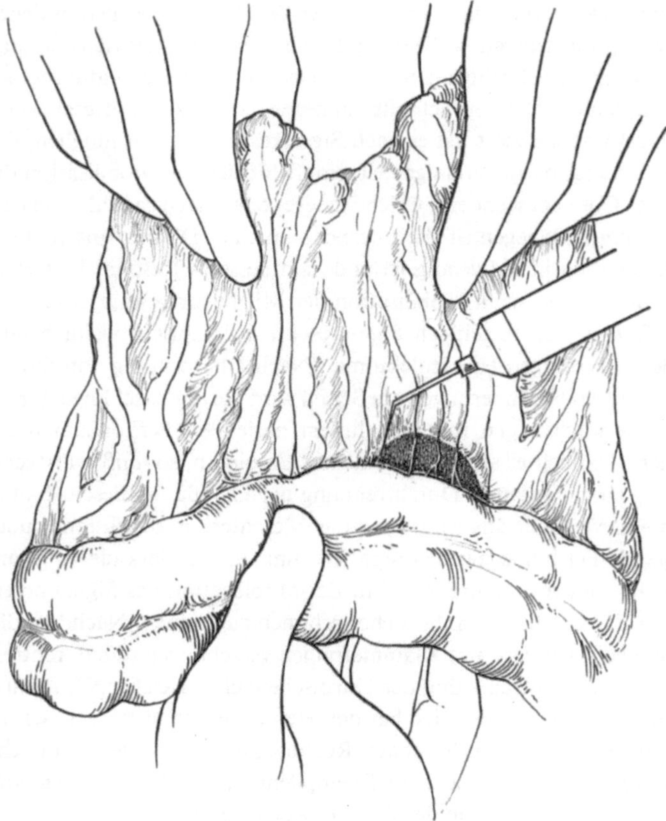

Abb. 25. Ablösen der Verklebungen des großen Netzes am Colon transversum zu Beginn der Colektomie

Weise wie in den betreffenden Hemicolektomiekapiteln beschrieben, von ihren lateralen Verklebungen befreit. Beide Ureteren sind hierbei aus Sicherheitsgründen zu identifizieren. Sehr leicht ist es bei dieser Technik, die Gefäße (Vasa ileocolica, colica dextra, colica media, colica sinistra und sigmoidea) unter Durchleuchtung zu erkennen. Sie werden proximal der Randarkaden zwischen Ligaturen durchtrennt. Zuletzt werden die Resektionsgrenzen bestimmt. Distal liegt die Durchtrennungsebene am recto-sigmoidalen Übergang. Proximal kann sie im Bereich des Ileums (2–4 cm vor der Bauhinschen Klappe) oder unter Erhaltung des Caecalpoles am untersten Colon ascendens lokalisiert sein. Nach Präparation der Durchtrennungsstellen werden Klammerreihen angelegt und der Darm elektrisch abgesetzt. Ohne weitere Ligaturen können die restlichen Mesenterialverbindungen nun mit dem Skalpell durchschnitten werden. Kleine Blutungen werden elektrisch coaguliert.

Unterschiedlich ist nun das weitere Vorgehen:

1. Die einzeitige Colektomie mit terminaler Ileostomie

Bei diesem Eingriff wird der Rectumstumpf blind verschlossen. Das terminale Ileum wird als permanentes Ileostoma ausgebildet. Es ist empfehlenswert, bereits vor der Operation die bestgeeignete Stelle für das Ileostoma am stehenden Patienten zu markieren. Der günstigste Platz ist etwa 3–5 cm rechts des Nabels und gelegentlich etwas unterhalb davon. An dieser Stelle wird die Haut mit einer Kocherklemme gefaßt und hochgezogen. Bei tangentialer Skalpellführung läßt sich so eine kreisrunde Öffnung schaffen (s. Abb. S. 474). Ist es schon zu Beginn der Operation sicher, daß eine terminale Ileostomie angelegt werden soll, so beginnt man am besten mit der Ileostomieöffnung. Die einzelnen Fascienmuskelschichten lassen sich so am sichersten in streng senkrechter Richtung durchtrennen. Ist die Laparotomie vorhergegangen, so muß man, um annähernd ähnliche Verhältnisse zu erreichen, die Fascie und das Peritoneum mit Klemmen fassen und unter eine den normalen Verhältnissen entsprechende Spannung versetzen. Nach runder Hautexcision in einem Durchmesser von 2 cm wird ein ebensogroßer Fettgewebscylinder elektrochirurgisch entnommen. Die darunterliegende Fascie incidiert man kreuzförmig mit dem Skalpell. Nach querer elektrischer Durchtrennung der Muskulatur wird die letzte Fascienbauchfellschicht kreuzförmig eingeschnitten. Die sich bei dieser Schnittführung bildenden Peritonealecken werden mit Klemmen gefaßt und an die Haut hoch genäht. Auf diese Weise können der Muskelschnittrand, vor allem aber der subcutane Fettgewebsraum abgedeckt werden (s. Abb. 50).

Entgegen der Technik der Colostomie muß das Ileostoma prominent gestaltet und in dieser Position sicher fixiert werden. Ileumöffnungen im Hautniveau führen zu schwerwiegenden Macerationen der Haut und können nach kurzer Zeit kaum mehr pflegerisch versorgt werden. Sie sind eine Qual für den Patienten. Deshalb muß der Dünndarm umgestülpt 2–3 cm das Hautniveau überragen. Nur so kann eine geeignete Pelotte fixiert und der schädigende Kontakt des Darminhalts mit der Haut verhindert werden.

Als Alternative stellt sich heute die Möglichkeit, eine kontinente Ileostomie mit Ileum-Reservoir (Kock) anzulegen, die bei entsprechender Indikation gute Ergebnisse liefert. Sie ist auf S. 353 beschrieben.

Die Technik: Das durch eine Klammerreihe verschlossene Ileumende wird auf eine Strecke von 2–2$^1/_2$ cm von allen Gefäßen befreit. Dann wird es durch die Bauchwandöffnung gezogen. 6–7 cm soll das Ileum die Haut überragen. Die freipräparierten 2–2$^1/_2$ cm werden später umgeschlagen. Zunächst aber wird der Darm in dieser Position gehalten, indem sein Mesenterium mit dem Peritoneum der Innenseite der Ileostomieöffnung durch 2 oder 3 Nahtstiche fixiert wird. Der Raum zwischen Mesoileum und lateralem Peritoneum wird mit Einzelnähten oder einer Tabaksbeutelnaht verödet, um der Entstehung eines mechanischen Ileus durch Dünndarmeinklemmung vorzubeugen. Zwischenzeitlich wird die Laparotomiewunde verschlossen. Zuletzt eröffnet man das vorluxierte Ileum. 8 Nahtstiche erfassen die Haut, die Ileumserosa im Hautniveau und den eröffneten Darmrand in allen Schichten, fixieren das Stoma und evertieren die Schleimhaut. Es resultiert ein allseits von Schleimhaut bedecktes, wenige Zentimeter hervorragendes Ileostoma, das im Stehen und Liegen mit einem passenden Ileostomiebeutel sicher versorgt werden kann, ohne daß Hautläsionen entstehen (Ileostoma prominens) (Abb. 26).

2. Die einzeitige Colektomie mit Ileo-Rectostomie

Nach der Colektomie läßt sich die Kontinuität des Darmes durch Ileo-Rectostomie herstellen. Auch hierbei streben wir die End-zu-End Verbindungen an, wobei Lumendifferenzen in der Weise ausgeglichen werden, daß man einen Teil der Stiche am Dünndarm quer, am Dickdarm längs anlegt (s. Abb. S. 432) oder den Dünndarm antimesenterial 1–3 cm

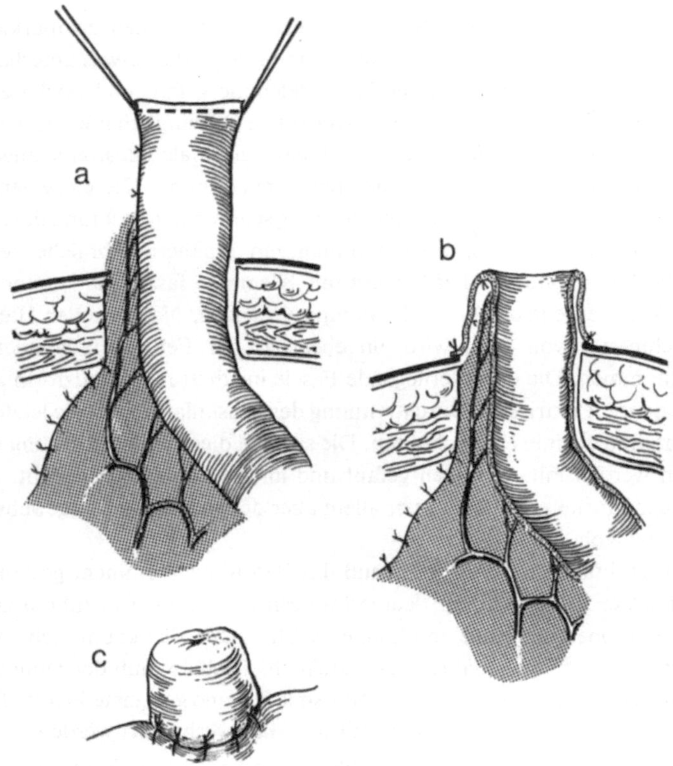

Abb. 26. a) Das zur Ileostomie vorgesehene, auf einer Strecke von etwa $2^1/_2$ cm devascularisierte Ileum wird durch die Öffnung in der Bauchwand gezogen; b) Durch Fixation des Mesoileums wird der Dünndarm in seiner Position gehalten; c) Das devascularisierte Ende wird durch mucocutane Naht mit der Haut verbunden und der Darm auf diese Weise umgestülpt

längsincidiert. Im übrigen folgt die Anastomosierungstechnik der bei linksseitiger Hemicolektomie beschriebenen.

3. Die einzeitige Colektomie mit Caeco-Rectostomie

Auch diese Form der Kontinuitätswiederherstellung ist möglich, wobei die Lumina besser aufeinander passen und der erhaltenen Ileocaecalklappe eine günstige Funktion zugeschrieben wird. Zu beachten ist, daß der Ileocaecalabschnitt entgegen dem Uhrzeigersinn gedreht werden muß, um die günstigste, achsengerechte Position zu erreichen (Abb. 27). Die Technik der Verbindung ist die bei der typischen Dickdarm-Rectumanastomose.

4. Die zweizeitige Colektomie mit Ileo-Rectostomie

Verbindungen zwischen Ileum und Rectum können auch zu einem späteren Zeitpunkt, unter Umständen nach Jahren, durchgeführt werden, wenn beispielsweise eine Proktitis, Rest einer Proktocolitis, ausgeheilt ist. Man eröffnet die Bauchhöhle über dem alten Schnitt, präpariert die letzte Dünndarmschlinge im Bereich des Ileostoma und bereitet sie, oft unter Opferung der letzten Ileumzentimeter, für die Anastomose vor. Dann wird nach

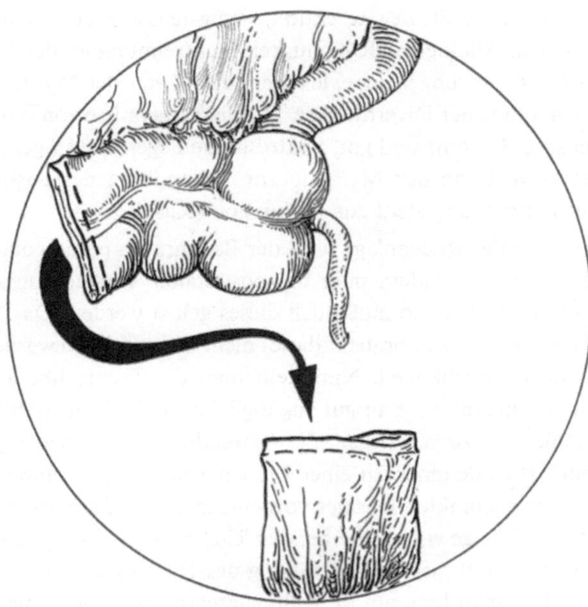

Abb. 27. Zur Durchführung der Caecorectostomie muß das Ileocaecumgebiet entgegen dem Uhrzeigersinn gedreht werden, um eine Überdehnung des Darmes zu vermeiden

Incision des Beckenbodenperitoneums der Rectumstumpf aufgesucht und dargestellt. Die Verbindung selbst erfolgt in der beschriebenen Weise durch einreihig-mehrschichtige 2–0 Einzelknopfnaht.

II. Die Proktocolektomie

Dieser Eingriff unterscheidet sich von der Colektomie in soweit, als auch das Rectum mit entfernt wird. Aus diesem Grund wird, wie bei der Rectumamputation, in Steinschnittlagerung und Kopftieflage (Trendelenburgposition) operiert. Als Zugang empfiehlt sich die paramediane Laparotomie rechts oder links, vom Rippenbogen bis zur Symphyse. Das Vorgehen in der Bauchhöhle entspricht der für die Colektomie geschilderten Technik. Es schließt sich nach Mobilisation des gesamten Colons die synchrone, abdominoperineale Rectumamputation (s. S. 484) an. Der Dickdarm und das Rectum werden zuletzt über die perineale Incision entnommen. Der Verschluß des Beckenbodens und die Versorgung der perinealen Wundhöhle ist auf S. 470, 474 beschrieben. Zuletzt ist zu entscheiden, ob eine terminale Ileostomie oder schon in erster Sitzung eine kontinente Ileostomie mit Reservoirbildung (Kock) angelegt werden soll. Wir bevorzugen zunächst das erstgenannte Verfahren (s. S. 441), und schließen im geeigneten Fall die Reservoirbildung nach Kock $^1/_2$–1 Jahr später an (s. S. 353).

H. Die Myotomie am Dickdarm (Reilly)

Die Vorstellung, daß Divertikel in der Regel an typischer Stelle (Lücken im Muskelmantel für die durchtretenden Gefäße) bei langdauernder (höheres Alter des Betroffenen) Druckerhöhung (chron. Obstipation, Endstrecke des Dickdarms) entstehen, ließ nach Verfahren suchen, die mehr als die Eingriffe der Resektion, wenigstens eine der Entstehungsursachen zu beseitigen versuchen. Analog der Ringmuskeldurchtrennung an der Kardia oder dem Pylorus bei spastischen Störungen, entwickelte Reilly 1966 die Myotomie des unteren Dickdarms zur Behandlung der Divertikulose. Die Frühergebnisse von Reilly, Akovbiantz, Dick, Daniel, Jackson, Ranson, sind gut, Spätresultate liegen erst in geringerem Umfang vor (Smith). Die Anwendung der Methode zur Behandlung des engen Segments bei Hirschsprungscher Erkrankung steht zur Diskussion (Kasai).

Die Technik: In normaler Rückenlage wird der Bauchraum paramedian links eröffnet. Das Sigma wird mobilisiert, indem man die postfetalen Verwachsungen löst. Ist das Colon descendens mitbetroffen, so muß auch dieses gelöst werden. Da Divertikel naturgemäß das Rectum nicht befallen, braucht dieses nicht dargestellt zu werden. Das Beckenbodenperitoneum bleibt geschlossen. Nun stellt man die Taenia libera des erkrankten Dickdarmteils ein und incidiert sie an gut zugänglicher Stelle längs (Abb. 28). Eine Verletzung der Schleimhaut ist zu vermeiden, die Anwendung von Lupenvergrößerung kann dabei hilfreich sein. Ist es dennoch zu einer Lumeneröffnung gekommen, so sollte man u. U. die Resektion des erkrankten Darmes vornehmen und auf die ursprünglich geplante Myotomie verzichten. Eine gewisse Hilfe bei der Ringmuskelspaltung, die alle Fasern bis zur Submucosa erfassen muß, ist die Luftfüllung des Darmes über ein präoperativ eingelegtes Darmrohr. Hat man langsam in Millimeteretappen die gesamte Strecke des befallenen Darmabschnittes myotomiert und die dabei entstehende Blutung durch Kompression gestillt, ist der Eingriff beendet. Nachdem man sich nocheinmal von der Unversehrtheit des Schleimhautmantels überzeugt hat, kann die Bauchhöhle ohne Drainage verschlossen werden.

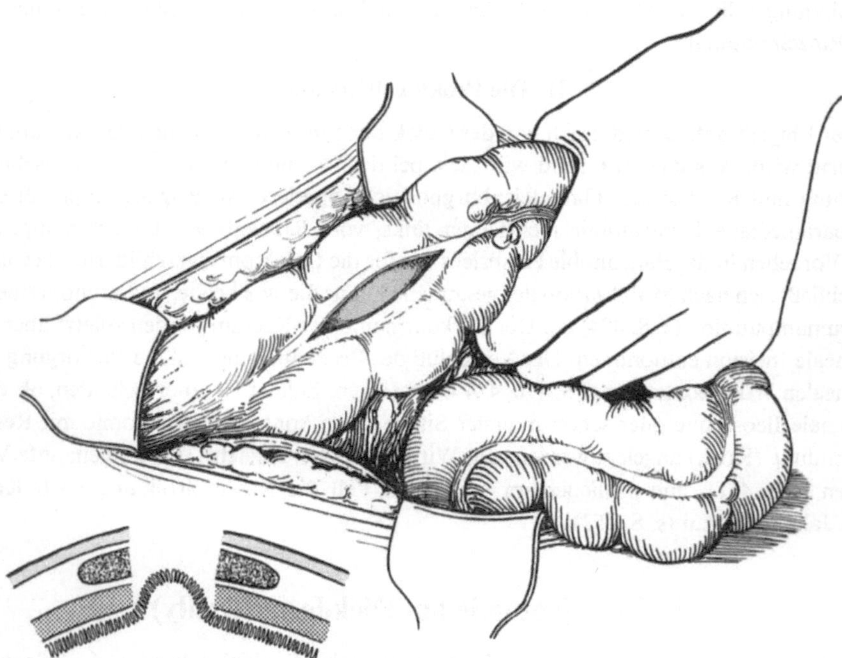

Abb. 28. Bei der Dickdarmmyotomie werden sämtliche Wandschichten im Bereich einer Tänie bis zur Mucosa durchtrennt. Insert: Die Situation nach Myotomie im Querschnitt

I. Die Behandlung der chronischen konstitutionellen Obstipation. Das Caecum mobile

Ihrem Wesen nach ist die chronische Stuhlverstopfung nichts anderes als ein im Bereich des Dickdarmes lokalisierter chronischer Subileus, der auf einer Atonie oder auf einem Spasmus des Dickdarmes beruht. Die Erfahrung lehrt, daß sich dieses Leiden, wenn es allen konservativen Bemühungen trotzt, bei operativem Vorgehen nur durch eine ausgedehnte Resektion des hauptsächlich schuldigen Dickdarmanteiles oder des gesamten Dickdarmes von der Bauhinschen Klappe bis zum absteigenden Schenkel des Sigmoids etwa 15 cm oberhalb des Afters beheben läßt. Enteroanastomosen oder kleine Resektionen verfehlen ihren Zweck. Als alternatives Verfahren für die spastische Obstipation bietet sich die Reillysche Dickdarmmyotomie an (s. S. 443), doch bestehen noch keine Erfahrungen mit dieser Methode.

Vor der Operation wird durch Röntgenuntersuchung festgestellt, welche Stelle des Dickdarmes die hauptsächliche Verzögerung der Kotpassage verschuldet. Diese Stelle ist bei der Resektion mitzuentfernen. Auch kann im Bereich des Analkanals die Ursache

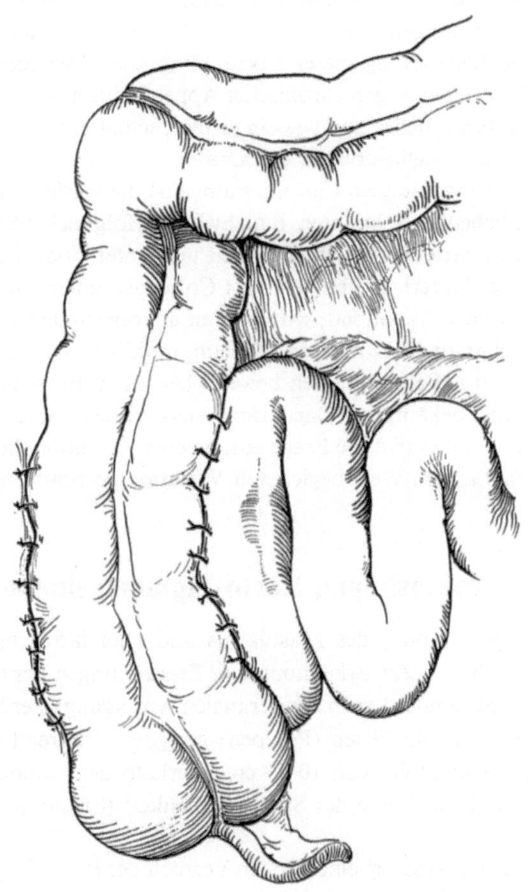

Abb. 29. Das Caecum mobile wird an der lateralen Bauchwand fixiert. Evtl. kann, wie nach einer Ileocaecalinvagination, der Dickdarm zusätzlich an den Dünndarm fixiert werden

einer chronischen Verstopfung liegen, die dann dort (z.B. durch Sphincterotomie) und nicht durch Dickdarmresektion behandelt werden muß. Im wesentlichen lassen sich bei der chronischen Obstipation ein Ascendenstyp und ein Descendenstyp unterscheiden, dem vielleicht noch ein Sigmoidtyp hinzugefügt werden darf.

Beim Ascendenstyp reseziert man das Caecum, das Colon ascendens und die rechte Hälfte des Colon transversum und stellt eine Verbindung der untersten Ileumschlinge, mit dem linken Colon transversum her (rechtsseitige Hemicolektomie s. S. 427).

Beim Descendenstyp wird eine Strecke von der linken Hälfte des Colon transversum bis zum Colon sigmoideum weggenommen und der rechte Colonstumpf mit dem rectosigmoidalen Übergang verbunden. Beim Sigma elongatum verfährt man in schweren Fällen in gleicher Weise, wobei außer der linken Hälfte des Colon transversum und dem Colon descendens auch das Colon sigmoideum möglichst ausgiebig entfernt wird. Nur in leichteren Fällen genügt die einfache Sigmaresektion.

Nur ausnahmsweise wird man sich dazu entschließen den gesamten Dickdarm von der Valvula Bauhini bis zum rectosigmoidalen Übergang zu resezieren um einer hartnäckigen Obstipation zu begegnen.

Das Caecum mobile. Bei den von einem Caecum mobile ausgehenden Beschwerden treten häufig die Erscheinungen der chronischen Obstipation in den Vordergrund und erfordern alsdann die Behandlung dieser Erkrankung vom Ascendenstyp. Gelegentlich findet man aber auch bei einer wegen chronischer Appendicitis ausgeführten Operation ein ungewöhnlich großes, bewegliches und wie ein großer, schlaffer Sack in das kleine Becken hängendes Caecum, das möglicherweise die Ursache der von den Kranken geklagten Beschwerden ist. Bei geringgradigem Caecum mobile ist die Raffung und Befestigung des Caecums an der seitlichen und hinteren Bauchwand erfolgreich (Abb. 29). Zu diesem Zweck spaltet man das parietale Bauchfell außen und unten vom Colon ascendens und Caecum, löst es von der Unterlage und verlagert Colon ascendens und Caecum in das so geschaffene retroperitoneale Wundbett, wo sie, vom abpräparierten Peritoneum bedeckt, befestigt werden. Hochgradige Formen des Caecum mobile lassen sich durch die Resektion des erweiterten und außergewöhnlich beweglichen Caecum in der Form der rechtsseitigen Hemicolektomie bekämpfen. Der Krankheitswert des Caecum mobile ist jedoch zunehmend umstritten, und es tritt die Frage auf, ob eine Resektion dieser von möglicherweise wenig pathogenetischem Wert begleiteten Variation gerechtfertigt ist.

J. Anoskopie, Proktoskopie, Recto-Sigmoidoskopie, Coloskopie

Die Darstellung des Analkanals, des Mastdarms und Dickdarms mittels eines Darmspiegels (Strauss) ist nicht nur zur Erkennung von Erkrankungen der unteren Dickdarmabschnitte unentbehrlich, sondern auch zur peranalen Abtragung oder Elektrocoagulation von kleinen, gutartigen Geschwülsten (Polypen) geeignet. Während die rectoskopische Untersuchung bis zu einer Höhe von 10–13 cm oberhalb des Afterschließmuskels sehr einfach ist, fordert die Rectoskopie des Sigmoidschenkels (Sigmoidoskopie) Kenntnisse und Übung.

Vorbereitung: Es ist zweckmäßig, einen ersten Versuch der Rectoskopie am unvorbereiteten Darm zu machen. Eine vorhergehende Spontanentleerung ist wünschenswert. Normalerweise ist das Rectum leer; nach der Darmentleerung sollte auch der sigmoidale Kotspeicher frei von Stuhl sein. Unter pathologischen Bedingungen ist dies vielfach nicht der Fall und schon daraus lassen sich Rückschlüsse ziehen. Auch sind die Stuhlbeschaffenheit und das eventuelle Vorkommen von Beimengungen (Schleim, Blut) für die Diagnosestellung wichtig. Wir nutzen diese Möglichkeiten zu wenig, wenn wir vor der Untersuchung abführen oder Einläufe geben. Stellt sich dagegen bei der ersten Spiegelung heraus, daß der Darm unsauber ist, so empfiehlt sich die Anwendung rasch wirkender salinischer Klysmen in Plastik-Einmalbehältern. Sehr rasch folgt in der Regel die Entleerung und bereits 15 oder 20 Minuten später kann man bei meist guten Verhältnissen rectoskopieren.

Lagerung: Zweckmäßigerweise wird die Rectoskopie in Knie-Ellenbogenlage vorgenommen, da sich in dieser Stellung das Sigmoid streckt. Bei kachektischen oder ängstlichen Kranken wählt man die linke Seitenlage. Hierbei ist es wichtig, das Gesäß durch Unterschieben eines Lederkissens zu erhöhen. Während das linke Bein fast gestreckt ist, sollte das rechte etwas stärker abgewinkelt werden. Das Gesäß des Kranken sollte möglichst nahe an den Rand des Untersuchungstisches gerückt und der Oberkörper in Gegenrichtung abgebeugt werden. Auch bei dieser Lagerung ist eine gute Einsicht gewährleistet.

Instrumentarium: Zur Darmspiegelung kann ein gerades, starres Rectoskop mit einer lichten Weite von 2 cm benutzt werden, das in verschiedener Länge zur Verfügung steht und heute auch als Einmal-Rectoskop aus Plastik angeboten wird. Das Instrument besteht aus einem mit Zentimetereinteilung versehenen Tubus, einem Obturator, der nach Einführen des Rectoskopes in den Mastdarm entfernt wird, einer Beleuchtung, einem

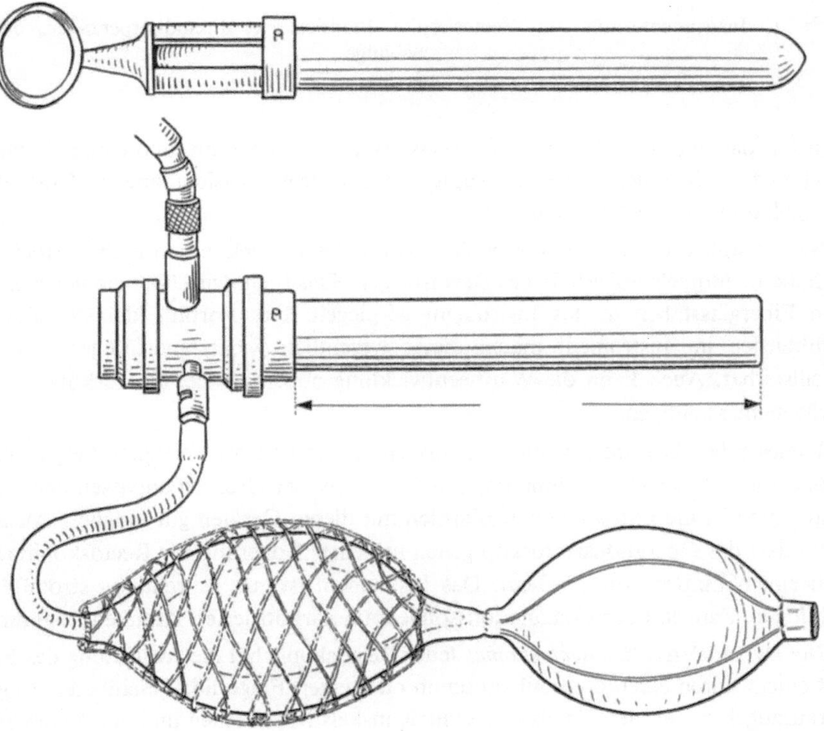

Abb. 30. Das Kaltlichtrectoskop mit Obturator, Sichtrohr und Gebläse

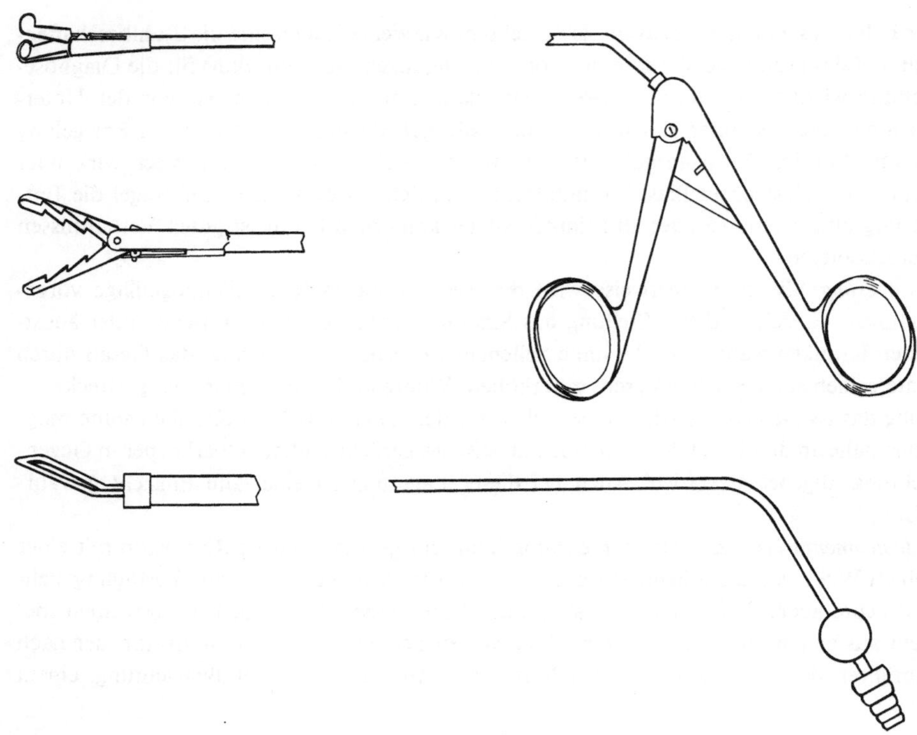

Abb. 31. Instrumentarium zur Rectoskopie; Biopsiezange, Fremdkörperzange, elektrische Schlinge

Fenster, das durch ein Vergrößerungsglas ersetzt werden kann, und einem Gebläse. Als zusätzliche Instrumente dienen Tupferzangen, Probeexcisionszangen, Saugrohr und Coagulationssonde (Abb. 30 u. 31).

Sehr bewährt hat sich die Verwendung von kaltem, reflektiertem Licht. Dabei befindet sich die Lichtquelle außerhalb des Darmspiegels. Das Licht wird über ein flexibles Bündel von Fiberglasstäben in das Instrument gespiegelt. Der Fortfall kleinster elektrischer Glühbirnen im Instrument macht dieses wesentlich widerstandsfähiger und leichter sterilisierbar. Auch kann die Wärmeentwicklung außerhalb des Rectoskops den Darm nicht mehr schädigen.

Dieses Fiberglasprinzip kann auch ausgenutzt werden zur Fertigung biegsamer Coloskope, die sich der Darmkrümmung innerhalb gewisser Grenzen anpassen und steuerbar sind. Auch ist die Entnahme von Biopsien mit diesen Geräten gut möglich. Als Sonderform darf das Operationsrectoskop gelten mit einer Isolierung der Rectoskopinnenwand und einem Lumen von 2,5–3 cm. Das Instrument ist zur Anwendung stromführender Schlingen, Zangen oder Coagulationssonden am narkotisierten Kranken bestimmt.

Die Durchführung der Rectoskopie: Jeder Rectoskopie hat die Austastung des Rectums mit einem durch einen Gummihandschuh oder einen Fingerling geschützten Zeigefinger vorauszugehen, um den Tonus des Schließmuskels festzustellen und alle Veränderungen des Rectums, die dicht oberhalb des Schließmuskels sitzen und die, wie z.B. Stenosen oder Carcinome, ein Hindernis für das Einführen des Rectoskops bilden können, zu erkennen. Dann wird das mit Gleitsalbe gut eingefettete Rectoskop in den Mastdarm eingeführt. Pressen des Kranken wie zur Stuhlentleerung erleichtert infolge der hierdurch bedingten Erschlaffung des Schließmuskels die Überwindung der Widerstände am Sphincter. Nach Entfernung des Obturators setzt man ein den Tubus außen luftdicht verschließendes Fenster ein und sorgt für Beleuchtung. Bei der nun beginnenden weiteren Einführung des Rectoskops, das zur Vermeidung einer Darmperforation nur unter Sicht und nicht blind erfolgen darf, sucht man möglichst hochliegende Darmabschnitte zu erreichen. Bei normalen Darmverhältnissen kann man die innere Öffnung des Rectoskops bis zur Gegend der Flexura sigmoidea vorschieben, wobei dann die ganze Länge des Instrumentes (25–30 cm) ausgenützt ist. Um sich auf diesem Wege zur Flexura sigmoidea in der Ampulla recti nicht zu verirren und um den Eingang in den absteigenden Sigmoidschenkel zu finden, hat sich folgendes Vorgehen bewährt: Nachdem das Rectoskop den Schließmuskel in Richtung auf den Nabel passiert hat, wird der Griff des Instrumentes gesenkt, so daß die innere Öffnung des Rectoskops nach der Kreuzbeinhöhle zu gerichtet ist. Beim Vordringen in dieser Richtung trifft man auf eine dorsale Schleimhautfalte, die man durch leichte Senkung der inneren Öffnung des Instrumentes passieren kann (Abb. 32). Sogleich erscheint als tiefere Kulisse eine ventral gelegene Schleimhautfalte, an der das Rectoskop unter entsprechender, geringer Richtungsänderung vorbeigeleitet wird. Schiebt man das Rectoskop nun ungefähr horizontal weiter vor, so gelangt man in 11–13 cm Entfernung vom Anus an den »Flexureingang«, an den Übergang des Rectums in das Colon sigmoides. Nun folgt der schwierigste Akt, das Einführen des Rectoskops in den abführenden Sigmoidschenkel. Durch kreisende Bewegungen des Rectoskops sucht man den »Flexureingang«, der sich an einer Stelle erkennen läßt, wo die Wand der weiten Ampulle in Falten zusammengelegt ist. Das Darmlumen kann man sich gelegentlich durch einen kleinen Kunstgriff sichtbar machen: Läßt man den Kranken bei geöffnetem Rectoskopfenster tief atmen, so saugt der Darm Luft an, die Schleimhaut weicht auseinander und gibt die Sicht frei. Ist man sich trotzdem über die Lage des »Flexureingangs« nicht im klaren, so bläst man nach dem Vorschlag von Strauss etwas Luft in den Darm, wonach sich die Darmwand entfaltet. In den meisten Fällen gelingt es auf diese Weise, den »Flexureingang« zu passieren. Senkt man nun die Öffnung des Rectoskops etwa in Richtung auf den Nabel, gleitet der Tubus meist ohne Schwierigkeiten in den absteigenden Sigmoidschenkel. Während des Zurückziehens des Rectoskops wird die Darmschleimhaut auf Veränderungen abgesucht, indem man sich durch kreisende Bewegungen des Instruments den ganzen Umfang der Darmwand einstellt. Veränderungen der Darmwand betrachtet man mit dem Vergrößerungsokular. Zur Besichtigung des Analkanals verwendet man ein vorne abgeschrägtes mit einem Fenster ausgestattetes Proktoskop oder Anoskop. Dieses Instrument eignet sich auch zur Verödung von Hämorrhoiden (s. S. 527). Zur Rectoskopie ist normalerweise keine Schmerzbetäubung notwendig.

Deckt die Rectoskopie keine krankhafte Veränderung im Mastdarm oder oberen Colon sigmoides auf, so ist mit einem Röntgenkontrasteinlauf das Colon nach A. W. Fischer und durch Coloskopie eine weitere Klärung der möglichen Dickdarmerkrankung anzustreben.

Fehler und Gefahren der Rectoskopie: Einer der häufigsten Fehler der Rectoskopie besteht darin, daß Luft in den Darm gepreßt wird bevor das Rectoskop die Stelle des Übergangs des Rectums in den absteigenden Sigmaschenkel erreicht hat. Diese unnötige Erweiterung der Ampulle erschwert das Zurechtfinden im Rectum und löst gelegentlich Schmerzen aus.

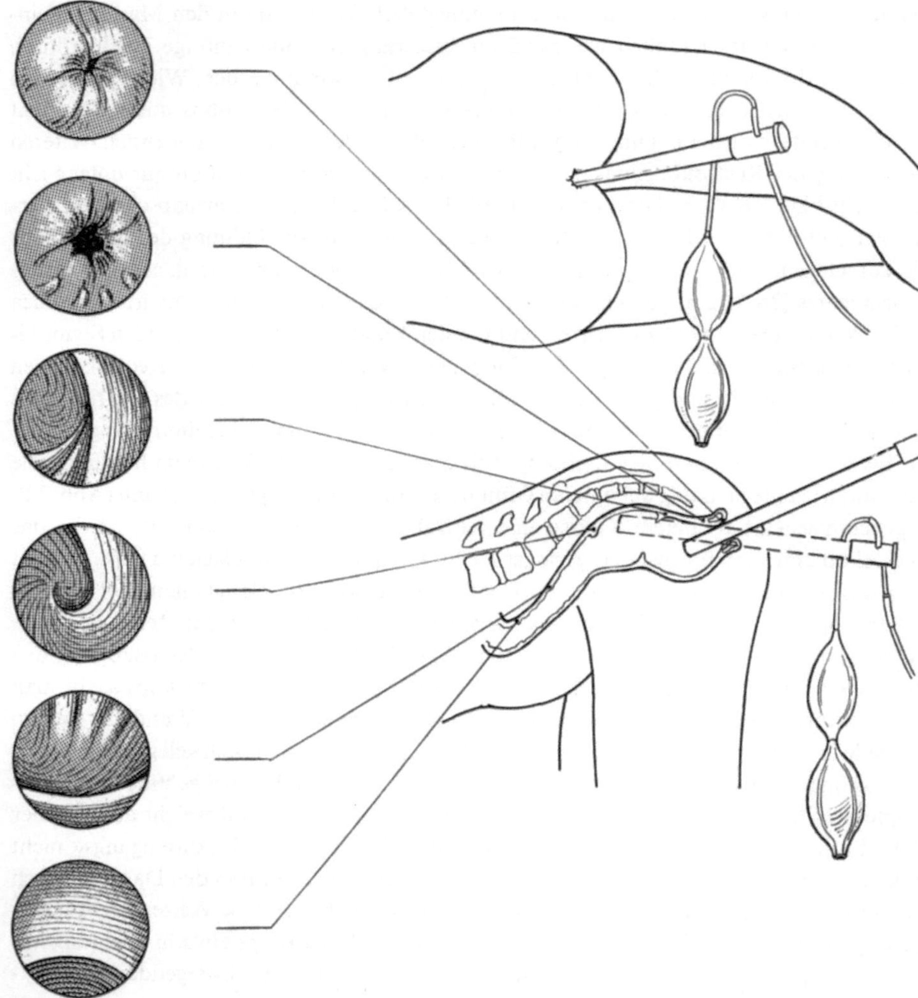

Abb. 32. Die Durchführung der Rectoskopie in linker Seitenlage bzw. Knie-Ellenbogenlage. Insert: Die verschiedenen rectoskopischen Bilder bei Betrachtung in Knie-Ellenbogenlage

Als einzige Gefahr der Rectoskopie droht die Darmperforation. Bei normalen Darmverhältnissen ist diese Gefahr sehr gering, wenn man das Rectoskop stets unter Sicht und ohne Gewalt vorschiebt. Die Rectoskopie darf keine nennenswerten Schmerzen verursachen. Äußert der Kranke Schmerzen, so liegt die Ursache fast immer in einer Zerrung des Analkanals infolge gewaltsamen Einführens des Rectoskops. Ein plötzlicher heftiger Schmerz weist auf eine Darmperforation hin. Gelegentlich bestätigt der röntgenologische Nachweis einer subdiaphragmalen Luftsichel diese Vermutung. Aber auch schon bei den geringsten Klagen des Kranken nach einer Rectoskopie ist größte Achtsamkeit geboten, indem man den Kranken stationär aufnimmt, soweit es nicht schon geschehen ist, und ihn beobachtet. Schon die einfache Bestimmung der Leukocytenzahl kann ein weiteres dringendes Verdachtsmoment ergeben, da erfahrungsgemäß nach einer Dickdarmperforation die Zahl der weißen Blutkörperchen rasch auf hohe Werte ansteigt.

Liegt der Verdacht einer Darmperforation nach Rectoskopie vor, so muß man sich unter allen Umständen zur Probelaparotomie entschließen, auch wenn die klinischen Zeichen der Peritonitis noch nicht nachzuweisen sind. Die Perforationsstelle liegt zumeist dicht oberhalb des Douglasschen Raumes. Sie wird durch einreihige Naht verschlossen und drainiert. Nach Austupfen des Douglasschen Raumes wird die Bauchhöhle primär verschlossen. Chemotherapeutica und Antibiotica werden nach den auf S. 80ff. angegebenen Richtlinien verabreicht.

K. Die Eingriffe am Inneren des Mastdarmes

Alle Eingriffe, die vom Innern des Mastdarmes aus erfolgen, können höchstens die Beseitigung eines eng begrenzten Krankheitsherdes des Darmes zum Ziel haben, dürfen dagegen niemals zu größeren oder gar die Kontinuität des Darmes unterbrechenden Eingriffen ausgedehnt werden. Hieraus ergibt sich, daß das Ziel dieses in seiner Größe von vornherein beschränkten Vorgehens in der Regel nicht die Radikalbehandlung einer bösartigen Geschwulst sein kann, sondern nur bei gutartigen Erkrankungen, oder nur dann bei bösartigen Leiden angewendet werden darf, wenn von vornherein ihre palliative Behandlung in Aussicht genommen ist. Ein solcher Verzicht auf eine radikale Geschwulstentfernung ist nur selten bei kachektischen Kranken und gelegentlich beim Vorliegen eines schweren Diabetes, eines dekompensierten Herzleidens oder einer mit Organschädigung einhergehenden Hypertonie denkbar.

Die endorectalen Eingriffe können entweder durch den After oder nach Spaltung der hinteren Mastdarmwand ausgeführt werden.

Jedem Eingriff am Innern des Mastdarmes hat eine entsprechende mechanische und chemotherapeutische bzw. antibiotische Vorbehandlung vorauszugehen (vergleiche S. 80). Sie ist eine wichtige Voraussetzung der angestrebten primären Wundheilung.

I. Das Vorgehen durch den After

Den Zugang zum Operationsgebiet eröffnet man sich beim Vorgehen durch den After am besten mit Hilfe eines speziellen Speculums, beispielsweise dem nach Parks oder unter Verwendung eines besonders weitlumigen Rectoskops, das in Form des Operationsrectoskops entsprechende Wandisolierungen aufweist, um gegebenenfalls elektrochirurgisch vorgehen zu können. Mit diesem Rectoskop läßt sich ein Krankheitsherd im Inneren angehen, der schon in beträchtlicher Entfernung vom After liegt, wenn sich die Erkrankung auf einen kleinen Raum beschränkt und wenn keine größere Bewegungsfreiheit verlangenden Manipulationen, wie das Anlegen von Nähten und von Unterbindungen, notwendig werden.

Der Eingriff mit breiter Entfaltung des Afters beginnt mit der sanften Dehnung des Schließmuskels. Hierauf wird das Speculum eingesetzt und man stellt sich die kranke Stelle ein. Zweckmäßiger Lichteinfall, der am besten am linken Ohr des Operateurs vorbeigeht, gegebenenfalls eine Stirnlampe oder ein in den Darm eingeführter Beleuchtungsstab sind für ein sachgemäßes Arbeiten notwendig. Oft läßt sich die Gegend der Erkrankung durch Zug an der kranken Stelle oder an Kugelzangen, die in der Nachbarschaft eingesetzt werden, ein beträchtliches Stück herunterholen und gelegentlich vor den After verlagern.

Kleine gestielte Polypen des Mastdarmes lassen sich vielfach durch das Rectoskop mit der Diathermieschlinge entfernen. Sobald die Gewächse jedoch größer sind, ist mit Rücksicht auf die in ihnen zumeist enthaltenen größeren Gefäße eine ordnungsgemäße Versorgung des Stiels durch Ligatur oder Durchstechungsligatur ratsam, wozu das Einbringen eines Speculums Voraussetzung ist. Oft ist es schwierig, des Polypen habhaft zu werden, da dieser sich bei langem Stiel nach oben schlagen und dem Auge ebenso wie dem tastenden Finger entziehen kann. Ist der Polyp gefunden, so wird er mit einer Darmzange ergriffen und vorgezogen. Die kegelförmig ausgezogene Basis wird entweder einfach abgebunden oder, was sicherer und daher ratsamer ist, an der Basis durchstochen und nach beiden Seiten abgeschnürt (Abb. 33). Der Stiel wird peripher von der Unterbindung durchtrennt.

Multiple Polypen des Rectums und des absteigenden Schenkels des Colon sigmoides, die häufig Teilerscheinung einer Polyposis des gesamten Dickdarms darstellen, trägt man am zweckmäßigsten unter Verwendung des Rectoskops mit der Diathermieschlinge ab oder verschorft sie mit der Knopfelektrode, falls dies aus der Beurteilung der Gesamterkrankung gerechtgertigt ist. Hierzu können zahlreiche Sitzungen notwendig werden.

Die Elektrocoagulationsbehandlung der radikal nicht mehr operablen Mastdarmkrebse hat seit langer Zeit eine gewisse Bedeutung erlangt (Kulenkampff, Strauss, Henschen). Sie läßt sich entweder durch den entfalteten After oder mit Hilfe eines Rectoskops durchführen. Aber auch die Elektrocoagulation kleiner oberflächlicher Carcinome, besonders auch von Analcarcinomen, hat in jüngerer Zeit wieder Fürsprecher gefunden (Crile, Turnbull, Cahen, Jenny, Todd, Wilson).

Die Anlegung eines präliminaren doppelläufigen Anus praeter naturalis sigmoideus ist nur dann notwendig, wenn die Elektrocoagulation in Verbindung mit einer hinteren Rectotomie ausgeführt wird, was heute kaum mehr indiziert ist. Erfahrungsgemäß heilen Mastdarmwunden ohne Kotableitung nur selten fistellos.

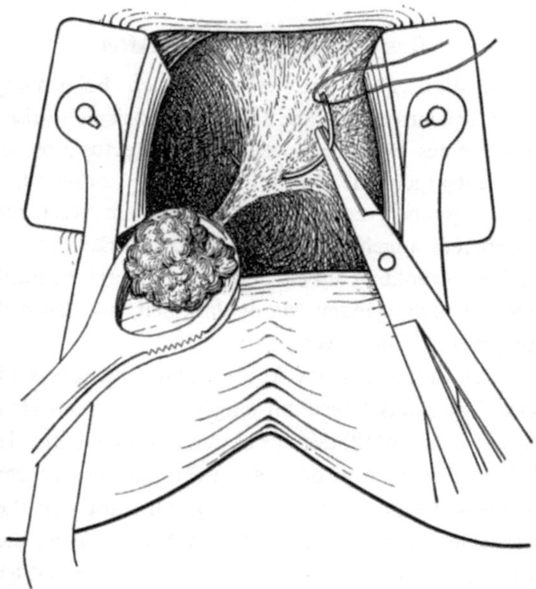

Abb. 33. Transanale Abtragung eines tiefsitzenden rectalen Polypen nach Durchstechungsligatur. Einstellen der Rectumampulle mit dem Parks-Speculum

II. Der transsphinctere Zugang zum Rectuminneren (Mason)

In den letzten Jahren hat eine interessante Methode zunehmend Anhänger gewonnen, die davon ausgeht, das Rectuminnere von dorsal her unter Durchtrennung der gesamten Schließmuskulatur darzustellen. Von Mason werden als Indikationen für dieses Vorgehen Fisteln, benigne Strikturen, benigne Tumoren und bei sehr spezieller Indikation maligne Tumoren der unteren zwei Drittel der Rectumampulle angegeben. Das funktionelle Spätresultat der Operation wird als sehr günstig bezeichnet. Die ursprünglichen Angaben von Mason wurden inzwischen vielfach bestätigt.

Technik. Der Kranke wird auf den Bauch gelagert, der Tisch in der Mitte geknickt, so daß das Sacrum den höchsten Punkt bildet. Eine vom Anus ausgehende linke parasacrale Incision bis fast zum ileo-sacralen Übergang bildet den Zugang (Abb. 34). Die sorgfältige

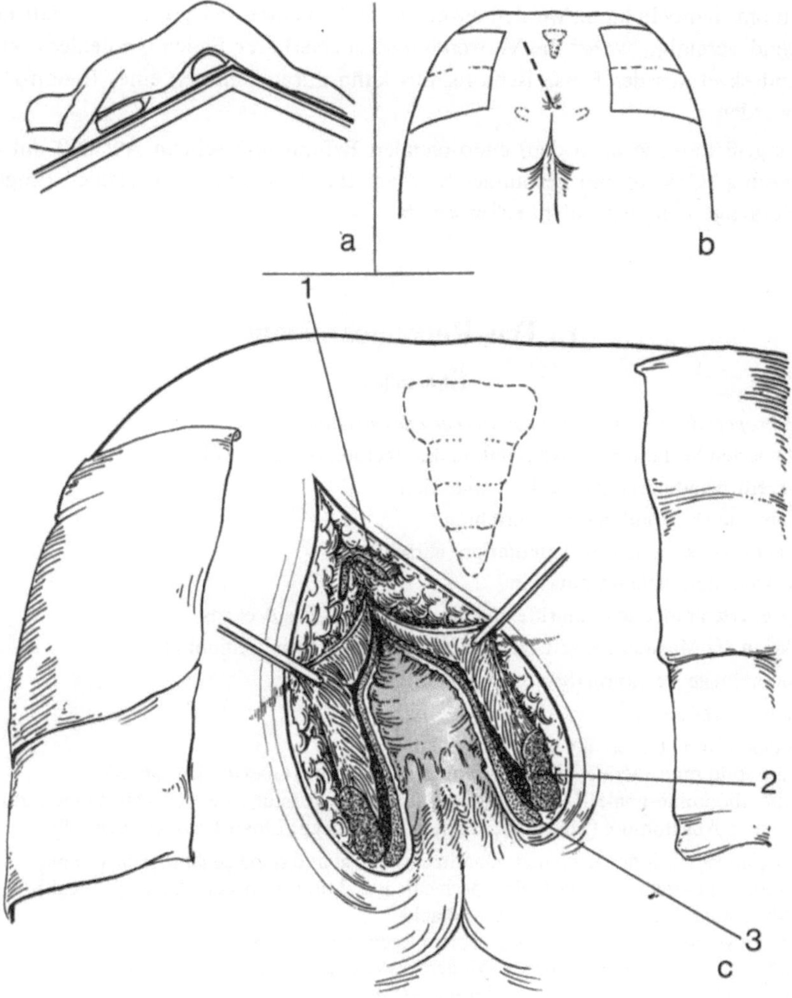

Abb. 34a–c. Der transsphinktere Zugang zur Rectumampulle. a) Lagerung; b) Incision; c) Der Operationssitus: Das Muskelblatt des Musculus levator ist mit Pinzetten hochgehalten. 1 M. glutaeus maximus, 2 M. sphincter ani externus, 3 M. sphincter ani internus

Durchtrennung der nun folgenden Schichten und Kennzeichnung derselben mit Markierungsfäden ist von großer Bedeutung. Eine minutiöse Blutstillung erleichtert die Freilegung.

Zwei muskuläre Trichter sind zu durchtrennen:

Der M. levator ani, in seinem zentralen Anteil als M. puborectalis und der äußere Sphincter und das eigentliche Rectum mit seiner äußeren Längsmuskelschicht. Die nervale Versorgung der äußeren Sphinctermuskulatur erfolgt über den N. pudendus, der im wesentlichen aus dem 4. Sacralnerven stammt und lateral der Incision im Alcockschen Kanal verläuft. Er wird durch die operative Freilegung nicht dargestellt und dadurch sicher geschont. Nach Beendigung des endorectalen Eingriffes, bei dem es sich, wie gesagt, um die Entfernung eines Polypen, den Verschluß einer Rectumscheiden- oder Rectumprostatafistel, oder in seltenen Fällen um die Excision eines kleinen, geringgradig malignen, lokalen Carcinoms handeln kann, werden die einzelnen Schichten mit größter Sorgfalt korrespondierend vereinigt, wobei die Verwendung resorbierbarer Fäden empfehlenswert ist. Das Wundsekret aus der Fossa ischiorectalis kann durch Einlegen eines Redon-Drains entleert werden.

Der Eingriff kann je nach dem endo-rectalen Befund und seinem Ausmaß mit einer Stuhlableitung (Colostomie) verbunden werden. Bei kleineren endo-rectalen Eingriffen ist eine derartige Ableitung nicht erforderlich.

L. Das Rectumcarcinom

Übersicht:

Die heutigen operativen Verfahren zur Entfernung des Rectums:

Die kombinierten Verfahren zur Amputation des Rectums (Quenu; Miles).

I. die einzeitige abdomino-perineale Amputation
II. die mehrzeitigen, kombinierten Verfahren
III. die synchrone, kombinierte Amputation (Kirschner)
IV. die dorso-abdominale Amputation
V. die erweiterten radikalen Eingriffe und die Ausweidung des Beckens

Die Resektion des Mastdarmes mit Wiederherstellung der Darmkontinuität

I. die abdominelle Resektion (Schloffer; Dixon)
II. die tiefen Resektionen
   1. die tiefen Resektionen mit genähter Anastomose
      a) die abdomino-sacrale Resektion (Finsterer; Kraske; Goetze; d'Allaines)
      b) die abdomino-anale Resektion mit temporärer Ausstülpung der Darmenden zur präanalen Anastomose (Maunsell; Weir; v. Hochenegg; Lloyd-Davies; Turnbull)
   2. die tiefen Resektionen nach dem Durchzugsprinzip und ohne genähte Anastomose
      a) abdomino-anale und abdomino-perineale Resektion (Babcock; Bacon; Waugh)
      b) abdomino-endorectale Resektion (Black)

Die Behandlungsmöglichkeiten bei inoperablem Rectumcarcinom

I. Die abdominale Resektion ohne Wiederherstellung der Kontinuität des Darmes (Hartmann'sche Operation; oberes Einstülpungsverfahren)
II. Das Anlegen des doppelläufigen Anus praeternaturalis sigmoideus (Schlingen-Colostomie (Maydl))
III. Die lokale elektrochirurgische Tumorresektion zur Erhaltung eines ausreichenden Darmlumens.

I. Zur Wahl des Operationsverfahrens

Zahlreiche Operationen wurden zur Entfernung des Mastdarmes angegeben. Nur zwei Verfahrensgruppen genügen den heutigen Ansprüchen größtmöglicher Radikalität:

1. die ein- oder zweizeitige kombinierte Amputation mit endständigem linksseitigem Anus praeter naturalis sigmoideus. Dieser Eingriff kann abdomino-perineal (Quenu, Guleke, Miles), perineoabdominal (Turner, Gabriel, Bauer) und gleichzeitig von abdominal und perineal (Kirschner) durchgeführt werden (Abb. 35 a).
2. die ein- oder mehrzeitige Resektion mit Wiederherstellung der natürlichen Kontinenz. Das häufig geübte Verfahren ist das ausschließlich abdominale (Dixon), während die abdomino-sacralen (-perinealen) (v. Hochenegg, Kirschner), die abdomino-analen (-transanalen) (Babcock, Bacon, Waugh, Black) und die Durchzugmethode (Maunsell, Weir, von Hochenegg) für besondere Fälle vorbehalten bleiben und meistens funktionell nicht voll befriedigen (Abb. 35 b).

Die Wahl des anzuwendenden Operationsverfahrens hängt von der Gegebenheit des Einzelfalles ab. Bei richtiger Anzeigestellung sind die Spätergebnisse bei den genannten Methoden annähernd die gleichen. Zu berücksichtigen sind folgende Gesichtspunkte:

1. *Die unmittelbare Lebensgefahr:* Die Entfernung des Mastdarmes stellt einen großen Eingriff dar. Es drohen von zwei Seiten Gefahren:

- durch allgemeine Zustände oder Zufälle, wie Erkrankungen des Herzens, des Kreislaufes, der Nieren, postoperative Embolien und Infekte und allgemeine Carcinom-Kachexie.
- durch örtliche Zwischenfälle, wie Nahtinsuffizienz bei Resektion, Infektion, Wundruptur, Hernien, Ileus und ähnliches mehr.

Durch entsprechende Maßnahmen kann ein Großteil derartiger Zwischenfälle und Gefahren vermieden werden. Die Gabe von Volumen, der Ausgleich von Elektrolytstörungen und die präoperative Digitalisierung eines vorgeschädigten Herzens verbessern die allgemeine Operabilität. Entsprechende Entleerung und Reinigung des Dickdarmes

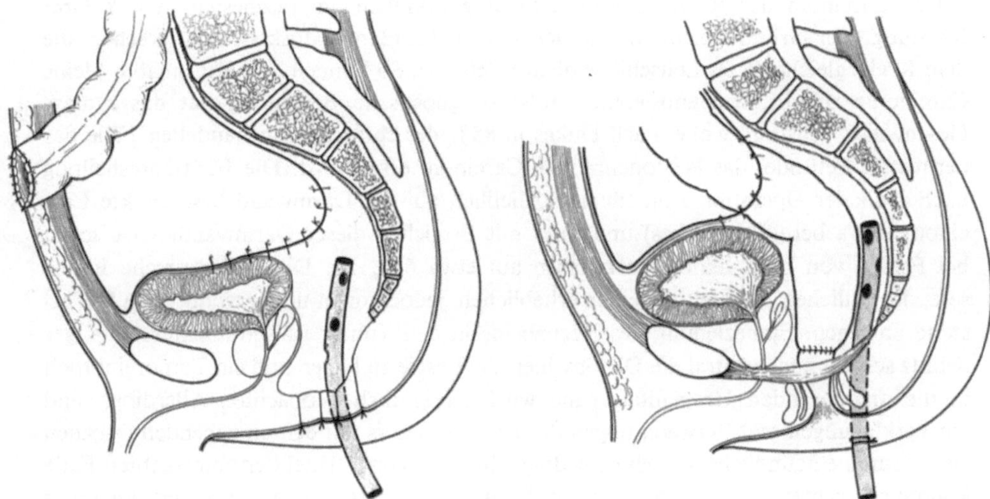

Abb. 35 a. Schematische Darstellung der Verhältnisse nach abdomino-perinealer Rektumamputation. Abb. 35 b. Schematische Darstellung der Verhältnisse nach abdominaler Rektumresektion

verringern die örtlichen Komplikationen. Das anzuwendende Operationsverfahren ist nach den Gegebenheiten des Einzelfalles sorgfältig auszuwählen. Die Resektion des Mastdarmes ist einer besonders strengen Indikation unterworfen (s. S. 493). Bis vor kurzem galt das einzeitige Vorgehen als wesentlich gefährdender für den Kranken. Diese Ansicht hat heute keine allgemeine Gültigkeit mehr und die zweizeitigen Eingriffe bleiben den Kranken mit beginnendem oder bereits bestehendem Darmverschluß oder mit chronischer Sepsis vorbehalten. In diesen Fällen kann durch Anlegen eines Anus praeter naturalis transversus oder sigmoideus einige Wochen vor der Hauptoperation die Geschwulst ruhiggestellt und durch Spülung medikamentös behandelt, die Resorption toxischer Darmprodukte eingeschränkt und der Organismus entgiftet werden, was in einer zumeist bald erkennbaren Erholung des Kranken zum Ausdruck kommt. Für diese Kranken ist die Operationsletalität bei einzeitigem Operieren signifikant erhöht gegenüber dem mehrzeitigen Vorgehen. In allen anderen Fällen ist die primäre Letalität bei den einzelnen geübten Verfahren annähernd gleich; große Statistiken belegen diese Tatsache (Goligher, Grinell, Waugh, Mayo, d'Allaines, Guleke, Mouchet u. a.). Die etwas geringere primäre Sterblichkeit bei der Resektion muß auf die besonders strenge Auswahl des Operationsgutes zurückgeführt werden.

2. *Die Ausbreitung des Mastdarmkrebses:* Das biologische Verhalten des Rectumcarcinomes ist bestimmend für die operative Technik und die Wahl des Operationsverfahrens. Ausgehend von den Untersuchungen von Westhues, Gabriel, Dukes, Best kann folgendes als gesichert gelten:

Der Mastdarmkrebs breitet sich auf folgenden 5 Wegen aus (Goligher):

- lokal infiltrierend in und durch die Darmwand in das perirectale Gewebe (Ausbreitung per continuitatem),
- in die Peritonealhöhle (mechanisch, lymphogen?),
- hämatogen durch Einbruch in die dem Tumor benachbarten Venen,
- lymphogen,
- mit dem Kotstrom im Darmlumen, wodurch es distal der Primärgeschwulst unter Umständen zu Implantationsmetastasen kommen kann.

Das Carcinom des Rectums wächst lokal gewöhnlich am raschesten in zirkulärer Richtung. Der Grund hierfür wird in der inneren zirkulären Muskelschicht gesehen, die dem Krebs gleichsam als Leitschiene dient (Stelzner). So können verhältnismäßig kleine Carcinome ringförmig stenosieren. Große prognostische Bedeutung hat das radiäre Geschwulstwachstum, wobei nach Dukes in 85% der chirurgisch behandelten Fälle das perirectale Fett oder das Peritoneum vom Carcinom erreicht ist. Die Fünfjahresheilung nach radikaler Operation liegt für ausschließlich auf die Darmwand beschränkte Carcinome etwa bei 90% (Dukes) und sinkt mit Erreichen dieser Darmwandgrenze selbst bei Fehlen von Lymphknotenmetastasen auf etwa 65% ab. Die Waldeyersche Fascie setzt der örtlichen Ausbreitung einen erheblichen, jedoch nicht unüberwindlichen Widerstand entgegen. Einbeziehung des Kreuzbeins in den Tumor ist somit selten. Weniger Schutz scheint nach ventral die Denonvilliersche Fascie zu bieten und ein Tumoreinbruch in die angrenzenden Urogenitalorgane wird gelegentlich beobachtet. Allerdings sind die Verklebungen und Verwachsungen des Rectumtumors mit den umgebenden Organen zu $^2/_3$ durch entzündliche Vorgänge bedingt. In nur einem Drittel der untersuchten Fälle konnte ein echter Carcinomeinbruch nachgewiesen werden. Auch große und nur unter Mitnahme von Nachbarorganen entfernbare Tumoren müssen nicht notwendigerweise eine allzu schlechte Prognose haben.

Für das chirurgische Vorgehen ist ferner die Art des longitudinalen Wachstums wichtig, da sie neben anderen Kriterien die Resektionsgrenze nach aboral bestimmt. Die Längsausdehnung nach distal beträgt selten über 25 mm bis höchstens 40 mm (Westhues, Black, Waugh, Mayo, Grinell). Hierauf gründet sich die anerkannte Forderung, mindestens 5–6 cm unterhalb der makroskopischen Tumorgrenze zu resezieren.

Hat der Krebs das Bauchfell erreicht und durchwuchert, was durch lokale Ausbreitung und wahrscheinlich auch durch Verschleppung in den subperitonealen Lymphbahnen (Miles) erfolgen kann, dann ist die Möglichkeit der transperitonealen Ausbreitung gegeben. Es werden Zellen in dem vielen mechanischen Einflüssen ausgesetzten Peritonealraum abgeschilfert und verschleppt. Implantationsmetastasen sind die Folge und es entsteht das infauste Bild der Peritonealcarcinose. Meistens besteht Ascites. Bis heute ist es noch nicht möglich, solchen Kranken wirksam zu helfen.

Nicht selten bricht das Rectumcarcinom in die Blutgefäße, besonders in die Venen ein (Dukes; Grinell; Waugh; Dockerty u. a.). Meistens werden Äste der Vena haemorrhoidalis cranialis davon betroffen. Je weniger differenziert das Carcinom ist, desto häufiger bricht es in die Gefäße ein, was der allgemein höheren Malignität solcher Tumoren entspricht. Die in die Gefäße eingedrungenen Carcinomzellen gelangen über den Blutstrom in den portalen, manchmal über tiefe Haemorrhoidalvenen in den großen Kreislauf. In 12% laparatomierter Kranker findet man Lebermetastasen (Goligher). Absiedelungen in der Lunge sind seltener und die von Bacon und Jackson angegebene Zahl von 5% ist hoch gegriffen. Rectumcarcinom-Metastasen in Nieren, Nebennieren, Knochen und Gehirn kommen in vereinzelten Fällen vor.

Am häufigsten breitet sich das Rectumcarcinom auf dem Lymphweg aus. In enger Übereinstimmung aller Autoren wird die Häufigkeit solcher Lymphknotenmetastasen mit 50% angegeben. Die Hoffnung dieser Kranken, eine 5-Jahresheilung zu erreichen, ist gegenüber Kranken ohne Lymphknotenmetastasen nur etwa halb so groß. Da einesteils die lymphogene Ausbreitung so häufig ist und andererseits die Carcinomzellverschleppung zunächst an den regionalen Lymphknoten, die unter Umständen chirurgisch entfernbar sind, haltmacht, hat das Studium der lymphogenen Metastasierung am meisten zur Entwicklung der heutigen Operationsverfahren des Mastdarmkrebses beigetragen und ist im wesentlichen verantwortlich für die verbesserten Aussichten auf Heilung.

Die lymphatische Drainage des Rectums erfolgt (s. anatom. Abschnitt) über mittlere Lymphbahnen zwischen Peritoneum und Levatormuskel in den lateralen Ligamenten zu den internen iliacalen Lymphknoten und über die hohen Lymphstraßen entlang den cranialen Rectalgefäßen zu mesenterialen und paraaortalen Lymphstationen. Nur der Analkanal und die perianale Haut werden von inguinalen Lymphbahnen drainiert. Entgegen der Annahme von Miles, wonach die lymphogene Ausbreitung des Rectumcarcinoms nach oben, nach der Seite und nach unten erfolgen könne, konnte man nachweisen, daß eine Metastasierung nach abwärts sehr selten (bis maximal 2%) und nur dann erfolgt, wenn die nach lateral und oben führenden Lymphbahnen von Carcinomzellen verstopft sind. Das ist nur bei sehr ausgedehnten, meist inoperablen Tumoren der Fall. Lymphbahnen sind – nach Stelzner – Einbahnstraßen. Somit ergibt sich, daß die Lymphwege des hohen intraperitonealen Rectumcarcinoms entlang den oberen Rectalgefäßen verlaufen, daß das ampulläre Rectumcarcinom nach oben und nach lateral metastasiert und daß das tiefsitzende, auf den Analkanal übergreifende Rectum- und besonders das Carcinom des Analkanales selbst die Lymphknoten der Leiste befallen und außerdem nach oben und seitlich streuen können. Diese Erkenntnis ist besonders wichtig, da sie grundsätzlich die Resektion des Mastdarmkrebses in geeigneten Fällen ohne Verlust an Radikalität erlaubt.

Die letzte Ausbreitungsmöglichkeit des Rectumcarcinomes ist die Zellverschleppung und Implantation im Lumen des Darmes. Dieser Weg ist heute wohl allgemein anerkannt, nachdem klinisch-pathologische Beobachtungen und tierexperimentelle Arbeiten (Vink, 1954) die Implantation von Krebszellen im Darm nachweisen. Eine Voraussetzung für die Zelleinnistung in die Darmwand scheinen Läsionen der Schleimhautoberfläche zu sein (Morgan; Lloyd-Davies; Goligher; Dukes; Douglass). So findet man Implantationsmetastasen als Anastomosenrezidive im ehemaligen Nahtlinienbereich und am höchsten Punkt des Rectalstumpfes nach Hartmannscher Operation oder dort, wo unterhalb des Carcinomes unabhängig von dem krebsentfernenden Eingriff kleine Operationen durchgeführt worden waren (z. B. Hämorrhoidektomie in einem Fall Golighers). Unbedingt sollte daher bei Resektionen der Darm mit lokalen Cytostatica behandelt werden. Der Erfolg dieser Maßnahme geht hervor aus dem Absinken der Anastomosenrezidive bei Sigma-Rectumresektion von 20 auf 1,5% bei 136 Operationen (Morgan). Außerdem wird empfohlen (Southwick; Pomeranz u. a.) den Tumor, wenn möglich mit einer Kompresse zu bedecken, die mit cytotoxischer Lösung getränkt ist, und den Darm proximal und distal des Geschwulstrandes abzubinden. Bei Tumoren, die die Darmwand durchbrochen haben, wird von verschiedenen Chirurgen (Morgan u. a.) die Resektionshöhle im Becken mit Sublimat 1/500 oder mit Clorpacin (s. S. 487) gespült.

3. *Die Radikalität des Eingriffes:* Da die operative Behandlung des Mastdarmkrebses den Kranken von einem Leiden befreien soll, das nicht oder mangelhaft behandelt in verhältnismäßig kurzer Zeit unter qualvollen Erscheinungen zum Tode führt, ist der Eingriff zunächst nach seinem Dauerergebnis zu bewerten. Es läßt sich statistisch eindeutig nachweisen, daß dieses Ergebnis hauptsächlich von zwei Faktoren bestimmt wird: 1. von der Ausdehnung und Malignität des Tumors und 2. von der Gründlichkeit der rechtzeitigen operativen Entfernung allen möglicherweise carcinomatösen Gewebes.

Die Ausdehnung der Geschwulst ist im Einzelfall gegeben. Durch Schulung der Ärzte und Aufklärung der Laien müßte es möglich sein, den Mastdarmkrebs frühzeitiger in chirurgische Behandlung zu bekommen. Bisher sind in fast der Hälfte aller chirurgisch behandelten Fälle (43% nach Dukes) bereits Metastasen vorhanden. Von der Operation muß nach derzeitigem Wissen verlangt werden, daß 1. der Tumor örtlich im Gesunden entfernt, 2. alle gefährdeten Lymphstationen soweit möglich ausgeräumt und 3. die verschiedenen Wege der Tumorzellverschleppung während des Eingriffes berücksichtigt werden. Diesen Forderungen können nur die genannten zwei Operationsgruppen genügen: 1. die kombinierte Rectumamputation und 2. in geeigneten Fällen die Rectum-Sigmaresektion.

Nur mit diesen Eingriffen ist es möglich, den cranialen Gefäßstiel selektiv und vor Berühren des Tumors, unter Umständen in Höhe des Abganges der A. mesenterica caudalis aus der Aorta zu ligieren, die mesenterialen Lymphbahnen mit einem ausreichend großen Stück Gekröse zu entfernen, allenfalls paraaortales Lymphgewebe abzupräparieren und die Geschwulst selbst weit im Gesunden zu resezieren. Alle älteren Methoden entsprechen der einen oder anderen Bedingung nicht. Der der Resektion des Mastdarms mit Erhaltung der Kontinenz gemachte Vorwurf ungenügender Radikalität läßt sich bei einwandfreier operativer Technik und entsprechend strenger Indikation (s. dort) nicht halten: Die orale Darm- und Mesenterialresektion muß genau so ausgedehnt wie bei der Amputation sein. Die in den meisten Fällen durchgeführte Mobilisation der Milzflexur des Colons setzt der Sigma-Rectum-Entfernung nach oral praktisch keine Grenze. Die nach distal einzuhaltende Sicherheitsgrenze von 6 cm erlaubt eine Resektion nur bei Geschwülsten des oberen Rectums. Der Lymphabfluß erfolgt bei Tumoren dieser Lokalisation nach oben und wird ebenso erfaßt wie bei der Amputation. Nur bei sehr ausgedehnten oder besonders malignen Carcinomen (Broders) kommt eine retrograde lymphogene Metastasierung durch Blockierung der normalen oberen Abflußbahnen vor. Diese Tumoren scheiden aufgrund ihrer Größe oder ihrer histologisch besonders hohen Malignität ohnehin für die Resektion aus. Die Erfahrung, daß die Radikaloperation des Primärtumors bei schon nachweisbaren Fernmetastasen, z. B. in der Leber, eine signifikante Lebensverlängerung bewirkt, hat auch in dieser Hinsicht zu einer Wandlung unserer Ansichten geführt. Jeder Tumor des Mastdarmes sollte, wenn es der Allgemeinzustand des Kranken irgendwie erlaubt, entfernt werden. Diese Operation verschont den Kranken vor einem qualvollen, schließlich tödlichen Siechtum, mit chronischer Anämie, Ileus, Inkontinenz und heftigen Schmerzen. In der Regel ist der Tod an Metastasen, meistens in der Leber, leichter und tritt erst nach einer mitunter jahrelangen Frist relativen Wohlbefindens ein (Lloyd-Davies; Péloquin; u. a.).

Fast immer schlecht ist die endgültige, palliative Colostomie, die dem Notfall, beispielsweise dem akuten Ileus, vorbehalten sein sollte. Dieser Eingriff fügt der schweren Last des inoperablen Mastdarmcarcinomes noch die Bürde des künstlichen Afters hinzu. Der einzige Gewinn ist die Verhütung des Darmverschlusses. Mit anderen, rechtzeitig durchgeführten, palliativen Maßnahmen läßt sich das meistens ebensogut erreichen, durch eine Hartmannsche Operation, eine transanale Tumorcurettage oder eine örtliche Elektroresektion (s. dort).

4. *Zusammenfassend läßt sich zur Wahl des Operationsverfahrens sagen:* Es stehen dem Chirurgen zur Behandlung des Rectumcarcinomes zwei Verfahrensgruppen zur Verfügung, die als einzige den Forderungen moderner Krebschirurgie entsprechen:

Die Amputation des Mastdarmes: Sie stellt die Standardmethode dar, obwohl sie durch Wegnahme des Verschlußmuskels ein zwar radikaler, aber verstümmelnder Eingriff ist. Der Wegfall von Darmanastomosen, die tief im kleinen Becken ein gewisses Insuffizienzrisiko tragen, macht den Eingriff relativ sicher und technisch einfacher als die Resektion, die bei kritischer Indikation mindestens gleich gute Spätergebnisse bringt.

Die Resektion: Sie bleibt kleinen und mittelgroßen, hochsitzenden Rectumcarcinomen (10 cm über der Linea dentata) vorbehalten. Bei sehr adipösen Kranken, bei stark entzündlichen Veränderungen im kleinen Becken und bei sehr schwierigen lokalen Gegebenheiten sollte man im Zweifelsfall auf die Resektion verzichten und den Enddarm amputieren. Auch bei Fernmetastasen sollte die Radikaloperation durchgeführt werden, wobei wir möglichst eine Colostomie vermeiden und eine Resektion mit Anastomosierung des Darmes anstreben. Nur im Endstadium der Krebskrankheit ist beim Rectumcarcinom auf die Entfernung des Primärtumors zu verzichten und mit lokalen, rein palliativen Maßnahmen vorzugehen. Der Mitbefall benachbarter Organe sollte kein Grund sein, eine Radikaloperation abzulehnen. Hier ist unter Umständen das zweizeitige Vorgehen mit primärer Colostomie vorteilhaft.

Unter Berücksichtigung zahlreicher Statistiken (Dukes; St. Mark's; Cattell; Abel; Goligher; Lloyd-Davies; Glenn u. a.) lassen sich mit den Methoden der radikalen Rectumexstirpation folgende Ergebnisse erwarten: In ungefähr 90–95% der Rectumcarcinomfälle kann eine radikale Operation durchgeführt werden (in 15–20% davon als palliative Maßnahme). Die durchschnittliche Operationsletalität (Sterblichkeit während des Krankenhausaufenthaltes, in dem die Operation erfolgte) liegt bei 10%, sie ist an einigen Spezialkliniken 2–4%. Die Lebenserwartung beträgt für Rectumcarcinomträger ohne Lymphknotenmetastasen etwa 70% über 5 Jahre, für solche mit Lymphknotenmetastasen etwa 40% über 5 Jahre. Leider sind auch heute die Spätfälle zahlreich, wodurch sich eine mittlere 5-Jahresheilung von etwa 48% ergibt.

II. Die einzeitige abdomino-perineale Amputation

Die Entwicklung der Methode ist an die Namen König, Volkmann, Quenu geknüpft. Bei dem ursprünglichen Verfahren wurde ein Teil des Kreuzbeins entfernt (abdominosacrale Amputation). Die Methode wurde als abdomino-perineale Operation in England vor allem durch Miles ausgebaut. In einer Zeit in der man den intra- und postoperativen Schock schwer und oft garnicht beherrschen konnte, lag die Operationsletalität bei über 30%. Dies gab der Entwicklung mehrzeitiger Verfahren mit niedrigerer Operationsletalität Impulse. Nachdem die ursprünglichen Schwierigkeiten heute beherrschbar sind, gehört die einzeitige abdomino-perineale Rectumamputation zu den häufig geübten Routine-Operationen der Chirurgie.

1. Lagerung

3 Möglichkeiten der Lagerung kommen in Betracht: Die normale Laparotomielage mit Umlagern für den dorsalen Akt. Die Trendelenburgsche Lagerung, bei der die Unterschenkel rechtwinklig in den Knien abgewinkelt sind und der Tisch beliebig stark kopf-

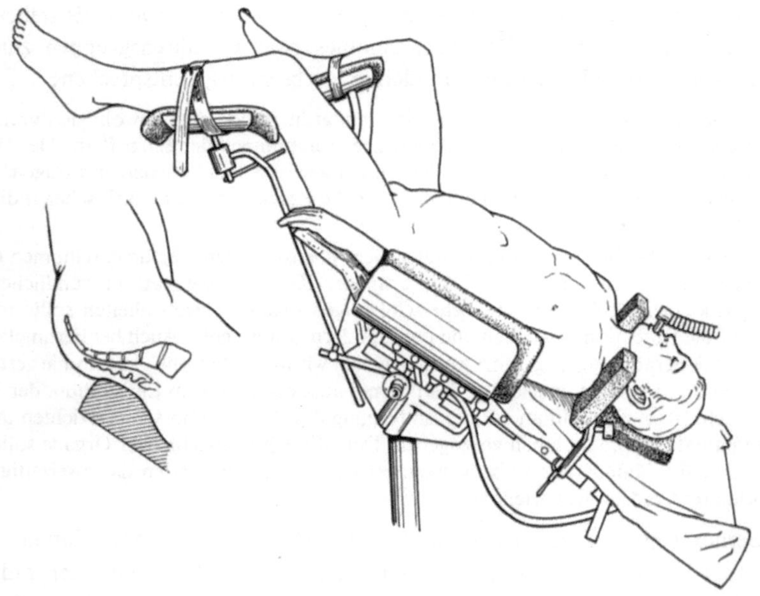

Abb. 36. Modifizierte Steinschnittlagerung für die kombinierte Rectumamputation

wärts geneigt werden kann. Auch hierbei ist das Umlagern zum dorsalen Akt erforderlich. Schließlich wird von verschiedenen Operateuren die gleiche Lagerung wie bei der synchronen kombinierten Operation angewandt, wobei ein Umlagern während der Operation entfällt (s. synchr. komb. Operation) (Abb. 36).

2. Chirurgisches Vorgehen, abdominaler Teil

Es kommen zur Eröffnung der Bauchhöhle im wesentlichen folgende Incisionen in Frage: Die mediane untere Eröffnung, die paramediane rechts oder links und die schräge Incision von der Symphyse in Richtung auf die Spitze der 11. Rippe. Um die erforderliche Radikalität beim Carcinom einhalten zu können, genügt der begrenzte Zugang durch die mediane Incision zwischen Symphyse und Nabel kaum, der Schnitt muß paraumbilical nach oben verlängert werden. Eine gerade, von vornherein paramedian angelegte und bis handbreit über Nabelhöhe nach cranial fortgesetzte Incision erscheint daher zweckmäßiger. Beide Blätter der Rectusscheide werden dabei unter Abdrängen der Muskelfasern nach lateral eröffnet (Abb. 6). Auch der schräge Bauchschnitt ergibt unter Schonung der geraden Bauchmuskulatur, die bei dem eben genannten Verfahren bisweilen an ihrem unteren Rand eingekerbt werden muß, eine gute Einsicht in das Becken. Allerdings muß bei dieser Schnittführung der sigmoidale Anus praeter in die Laparotomiewunde eingenäht werden. Damit ist die Gefahr der Wundinfektion erhöht und das primär mucocutane Einnähen des Colons, welches uns erstrebenswert erscheint, weniger günstig.

Nach der Eröffnung wird die Bauchhöhle ausgetastet.

Lymphknotenmetastasen außerhalb des resezierbaren Bereiches oder Tumorabsiedelungen in der Leber sind nach heutiger Auffassung keine Gegenanzeige gegen die ausgedehnte und örtlich radikale Tumorresektion, ebensowenig wie präoperativ festgestellte einzelne Lungenmetastasen.

Lediglich die diffuse Peritonealcarcinose macht eine Primärherdentfernung sinnlos, es sei denn, man kann auf diese Weise einer Passagebehinderung vorbeugen. Die örtliche Resezierbarkeit wird von den einzelnen Chirurgen sehr unterschiedlich beurteilt. Sicher sollten bei Übergreifen der Geschwulst bei der Frau die Adnexe und der Uterus einschließlich der Vagina, beim Mann die Prostata und die Samenblasen mitentfernt werden. Wieweit man sich im äußersten Fall über die Entfernung von Teilen des Ureters,

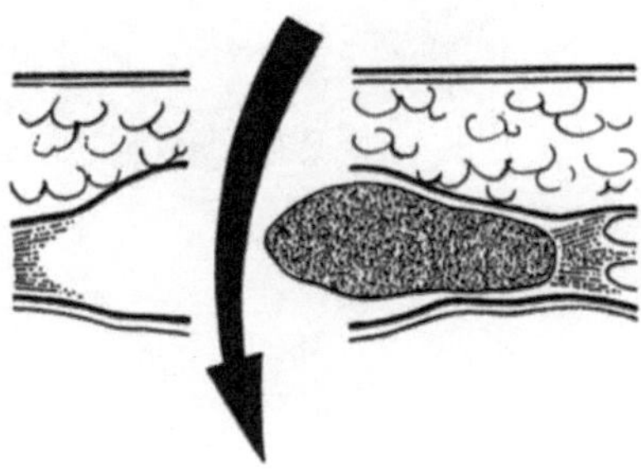

Abb. 37. Paramediane Bauchdeckenincision mit Aushülsung des Musculus rectus abdominis

der Harnblase und der Urethra hinaus zur völligen Beckenräumung entschließen will, hängt vom Einzelfall ab und von der persönlichen Einstellung des Chirurgen (s. S. 492). Zu bedenken ist in solchen Fällen immer, daß sich gerade im Becken entzündliche Vorgänge in der Umgebung des Tumors abspielen, die eine wesentlich größere Geschwulstausdehnung vortäuschen können. Es ist daher in allen Fällen, in denen die lokale Ausdehnung des Tumors seine Entfernung in Frage stellt, zunächst eine Colostomie angezeigt und der Kranke nach 2–6 Wochen intensiver Spül- und Antibioticabehandlung zu relaparotomieren (s. zweizeitige Rectumamputation). Verschiedentlich kann die Geschwulst dann in zweiter Sitzung entfernt werden. In solchen, weit fortgeschrittenen Fällen ist es besonders vorteilhaft, synchron vorzugehen (s. dort). Erscheint der Tumor radikal oder palliativ operabel, so werden die gesamten Baucheingeweide mit Ausnahme des Rectums und des Sigma unter mehr oder weniger starken Erhöhung des Beckens zwerchfellwärts geschoben und mit Kompressen nach Goetze sorgfältig weggestopft oder in einem Plastiksack vor die Bauchdecken verlagert. Bei der Frau werden die Adnexe beidseits unter Umstechung der Tuben mit je einem langen Seidenfaden angeschlungen und durch das Gewicht einer daran angebrachten, seitlich aus der Bauchhöhle hängenden Klemme aus dem Operationsgebiet gehalten. Ist das Colon sigmoideum durch fetale Verklebungen

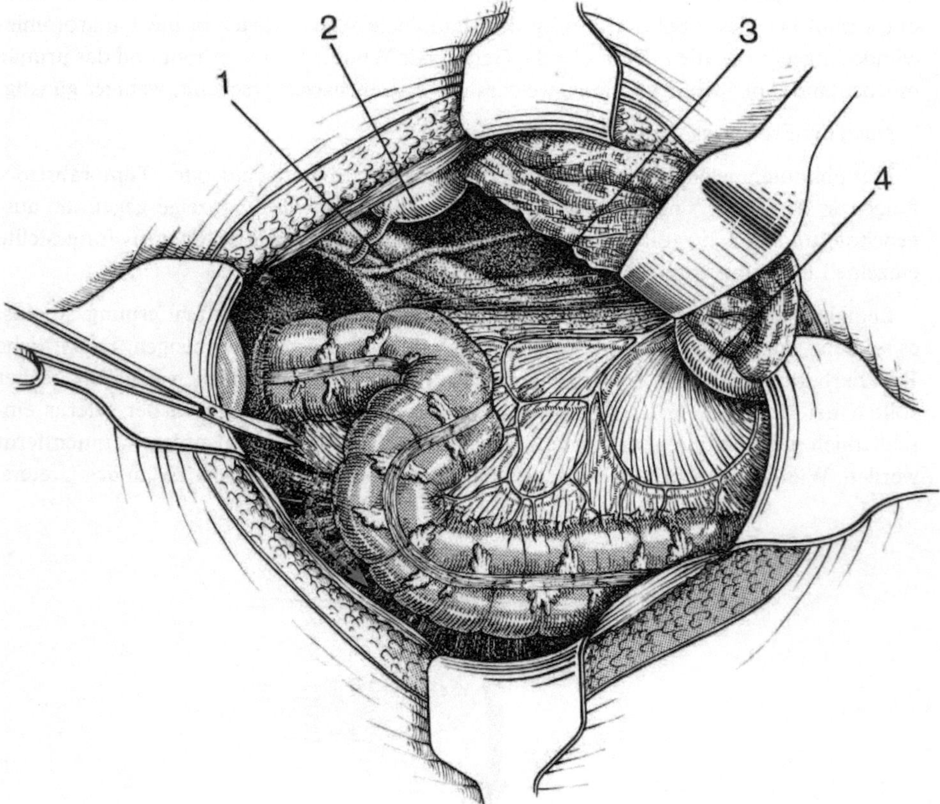

Abb. 38. Die abdominale Phase der Rectumamputation beginnt mit dem Lösen der postfetalen Verklebungen des Sigmas. 1 re. Ureter, 2 Caecum, 3 V. cava, 4 Duodenum

auf der linken Seite an die Beckenwand fixiert, was als Regel gelten kann, so wird es unter Anspannen scharf – meist leicht und ohne Blutung – soweit gelöst (Abb. 38), daß es frei an seinem Mesenterium hängt und unbehindert nach rechts geschlagen werden kann. Aufgrund neuerer Untersuchungen über die intraluminale Krebszellverbreitung wird von verschiedener Seite die Ligatur des Dickdarmes oral vom Tumor empfohlen und als erster Schritt des abdominellen Aktes durchgeführt (Cole). Man hält diese Maßnahme für wichtig, um einem örtlichen Rezidiv am Anus praeter vorzubeugen.

Das Sigma wird nach rechts und ventral gehalten und so auch das Rectum angespannt. Es folgt die Incision des mesosigmoidalen Peritonealblattes der linken Seite, beginnend in der Fossa intersigmoidea (Abb. 39). Dieser Schnitt wird senkrecht nach caudal ausgedehnt und umgreift bogenförmig den Douglasschen Raum, in dem er etwa 2–3 cm ventral des tiefsten Punktes auf der Dorsalseite der Blase nach rechts umbiegt und schließlich fast parallel der linksseitigen Incision auf der rechten Seite des Mesosigma nach cranial führt. Bei der Frau beginnt man die Incision ebenfalls in der linken Fossa intersigmoidea, durchtrennt das Bauchfell knapp medial der Ovarien und führt den Schnitt wenige Zentimeter oberhalb der tiefsten Douglaseinsenkung unmittelbar unterhalb der

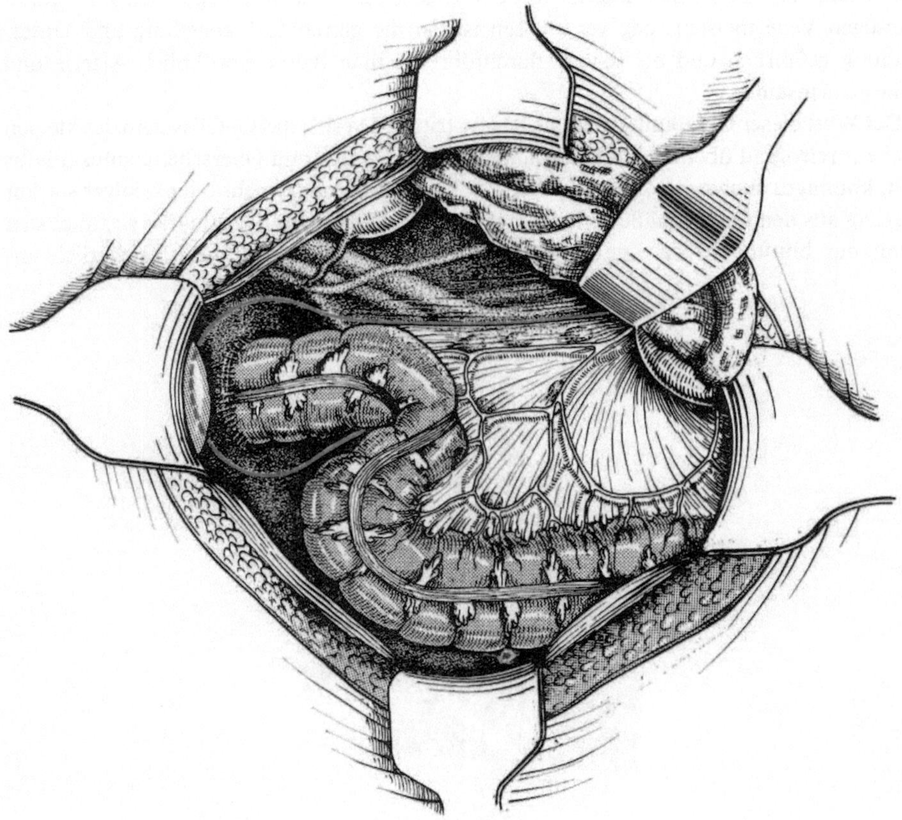

Abb. 39. Bogenförmige Umschneidung des Beckenbodenperitoneums, wobei der rechtsseitige Schnitt bis zum unteren Duodenalknie über dem rechten Rand der Aorta hochgezogen wird

Cervix uteri bogenförmig um das Rectum. Der Schnitt endet wenige Zentimeter unterhalb der caudalen Duodenalflexur.

Da sich der linke Ureter und die linken Vasa ilica communia im Bereich der Fossa intersigmoidea kreuzen, ist besonders hier sehr sorgfältiges Vorgehen empfehlenswert, um Verletzungen, die mit Vorliebe den linken Ureter betreffen, zu vermeiden. Dieser linke Harnleiter sollte in seinem unteren Teil bis zur Blaseneinmündung dargestelt werden, um ihn sicher schonen zu können. Für den weniger gefährdeten rechten Harnleiter ist das gleiche Vorgehen zweckmäßig, aber nicht unbedingt erforderlich. Für die Präparation von tumorummauerten Ureteren kann es nützlich sein, die Harnleiter oberhalb des Tumors zu punktieren und durch die Punktionsstelle einen Ureteren-Katheter bis in die Blase vorzuschieben, der nach Beendigung des abdominellen Aktes entfernt wird. Auf die Punktionsstellen werden beidseits kleine Penrose-Ziel-Drainagen geleitet. Längstens nach 5 Tagen ist ein mögliches kleines Urinleck versiegt und der Drain kann gezogen werden.

Ist es beabsichtigt, die Vena ilica interna (nach einem von Quenu stammenden Vorschlag) zu unterbinden, so sollte man das jetzt tun (Abb. 40). Man verfolgt die A. ilica communis beidseits bis zu ihrer Aufteilung. Ist es technisch möglich, die A. ilica interna noch weiter darzustellen, dann sollte man nur den ventralen Arterienstamm unterbinden. Allerdings ist diese Aufzweigung in einen dorsalen und ventralen Arterienast anatomisch inkonstant. Da die A. ilica interna mit der zugehörigen, darunterliegenden, sehr dünnwandigen Vene meistens eng verwachsen ist, ist die getrennte Darstellung und Unterbindung gefährlich und oft schwer durchführbar; man ligiert gewöhnlich Arterie und Vene gemeinsam.

Der Wert dieser Gefäßunterbindung ist umstritten. Da sich das Gefäßsystem des kleinen Beckens retrograd über die Muskelkollateralen der Gesäß- und Oberschenkelmuskulatur füllt, kommt es auch nach Unterbindung der A. ilica interna zu mehr oder weniger starker Blutung aus den Organgefäßen des kleinen Beckens. Der operative Eingriff gestaltet sich somit nur blutungsärmer. Die Unterbindung als Routinemaßnahme ist sicherlich an-

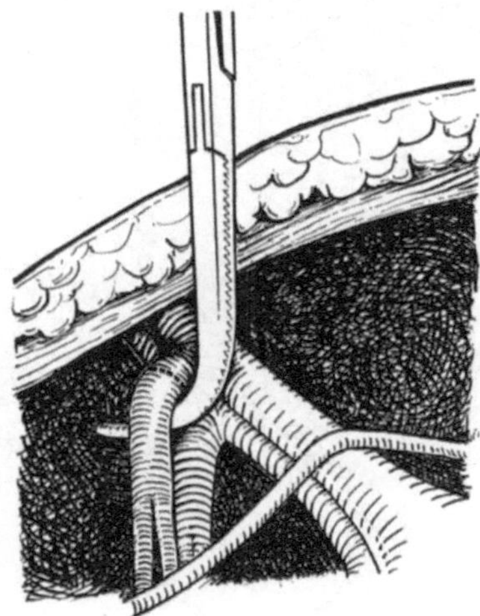

Abb. 40. Schematische Darstellung der Situation vor Ligatur der Vasa ilica interna. Bereitet die Isolierung von Arterie und Vene Schwierigkeiten, können beide Gefäße zusammen unterbrochen und ligiert werden

gezeigt bei ausgedehnten Resektionen, wobei der Uterus und die Adnexe, oder beim Mann die Prostata entfernt werden, und bei der Evisceratio pelvis.

Der nächste operative Schritt ist die *Unterbindung der Vasa mesenterica caudalia*. Um einer Ausschwemmung von Tumorzellen in die Blutbahn möglichst vorzubeugen, muß diese Maßnahme vor der Tumorauslösung erfolgen. Die A. mesenterica caudalis geht wenige Zentimeter caudal des untersten Duodenalabschnittes ventral von der Aorta ab (Abb. 41, 42). Von der Peritonealincision aus wird sie freipräpariert und unmittelbar nach ihrem Abgang doppelt unterbunden und durchtrennt. In gleicher Höhe wird sodann die V. mesenterica caudalis aufgesucht und unterbunden. Das zwischen V. cava caudalis und Aorta, ventral und links seitlich der Aorta befindliche Fett- und Lymphgewebe wird abpräpariert und später zusammen mit dem Mesosigma en bloc entfernt.

Die hohe Arterienligatur ist im Normalfall aus Gründen der Radikalität dringend zu empfehlen und sollte nur in ausgesprochenen Risikofällen und gelegentlich bei Palliativeingriffen unterlassen werden, da bei diesem Vorgehen wesentlich weniger metastasengefährdetes Mesenterium mitentfernt werden kann (s. hohe Arterienligatur, S. 490). Wird die untere Mesenterialarterie in dieser Weise ligiert, so erfolgt die Blutversorgung

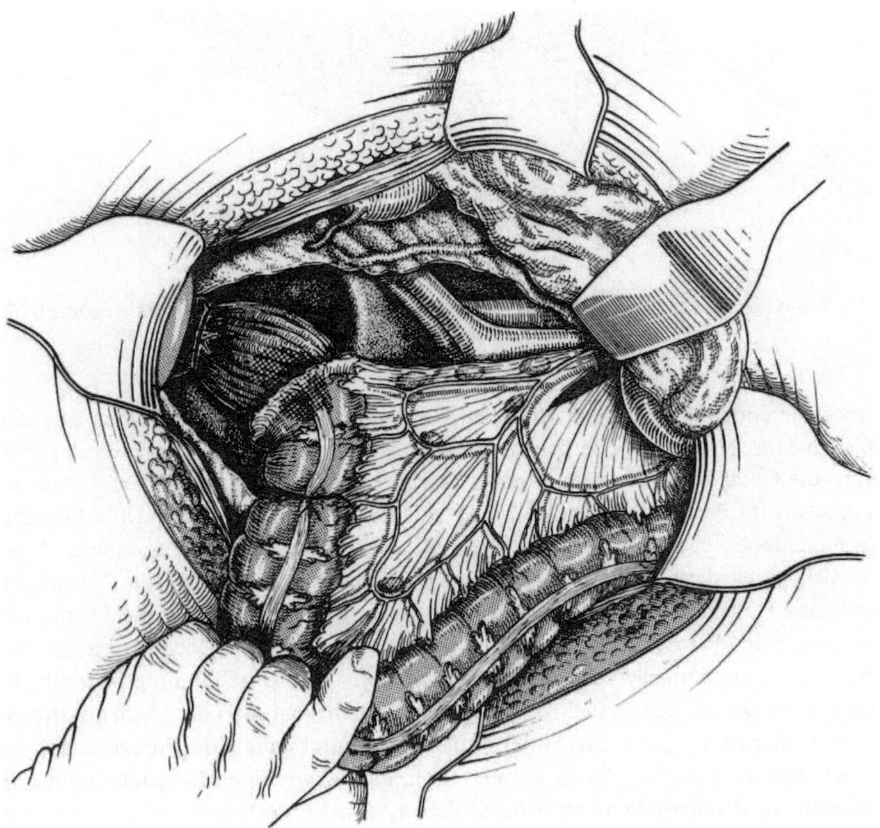

Abb. 41. Nach Unterbrechung der Arteria mesenterica caudalis und der entsprechenden Vene in gleicher Höhe wird das Rectum ausgelöst. Oral des Tumors, wenn möglich auch distal davon, wird das Darmlumen durch je eine Ligatur verschlossen

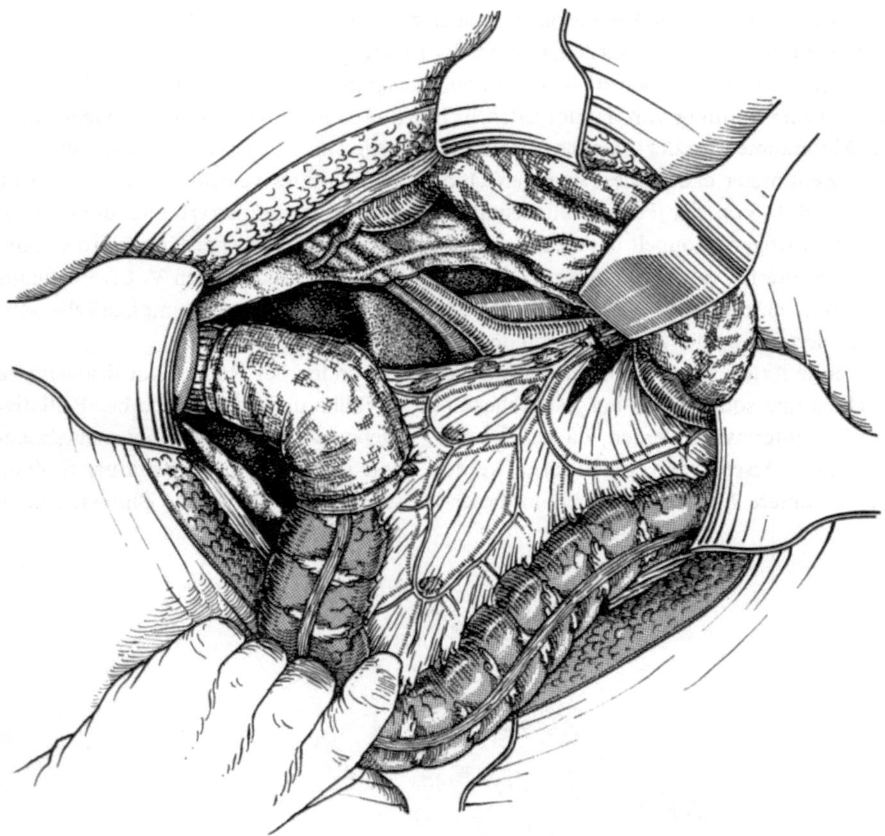

Abb. 42. Wenn genügend Platz vorhanden ist, wird der Tumor mit einer Kompresse bedeckt, die in cytostatischer Lösung (z.B. Chlorpactin) getränkt ist

des descendierenden Colons über die sorgfältig zu schonenden Randarkaden aus der A. colica media. Normalerweise genügt diese Versorgung völlig. In ganz vereinzelten Fällen ist die Gefäßverbindung zwischen A. colica media und dem Gebiet der A. mesenterica caudalis im Bereich der lienalen Flexur unzureichend und die hohe Unterbindung der A. mesenterica caudalis führt zur Nekrose des unteren Colon descendens. Man schützt sich gegen dieses äußerst seltene Ereignis, indem man den für die Colostomie vorgesehenen Descendens- oder Sigmateil zunächst in die Bauchhöhle versenkt und die Operation soweit wie möglich fortsetzt. Erst vor Anlegen des künstlichen Ausganges vor Beendigung des abdominellen Teiles der Operation wird die Durchblutung beurteilt. In der Regel sieht der Dickdarm hell-rosa aus. Gelegentlich sieht man die kleinen Arterien pulsieren, häufig ist dies jedoch nicht der Fall, da die Unterbindung des Arterienstammes einen Gefäßspasmus auslöst. Es ist jedoch falsch, daraus auf eine Mangeldurchblutung zu schließen. In Zweifelsfällen empfiehlt Goligher, eine kleine Wandarterie in dem zur Colostomie vorgesehenen Bereich zu durchtrennen, aus der es dann arteriell bluten muß. Ist in einem Ausnahmefall die Durchblutung tatsächlich nicht ausreichend, dann muß die Milzflexur ausgelöst und der aborale Anteil des Colon transversum zur Colostomie in die Bauchwand eingenäht werden (s. S. 436).

Häufiger als durch eine anatomische Variation wird eine derartige Durchblutungsstörung durch unsachgemäßes Vorgehen und Verletzung der Randarkade ausgelöst. Zweckmäßigerweise hebt man nach der Gefäßligatur das Sigma hoch und durchleuchtet mit einer gegenüber dem Operateur aufgestellten Zusatzlampe das Mesenterium (Abb. 43). Die deutlich sichtbaren Gefäße (A. colica sinistra, öfters als A. colica sin. ascendens und eigentliche A. colica sinistra getrennt aus dem Stamm der A. mesenterica caudalis entspringend, und die Randarkade zwischen A. colica sinistra- und A. sigmoidea-Gebiet) werden einzeln ligiert und unterbrochen, letztere unmittelbar unterhalb der vorgesehenen Colondurchtrennung. Das Mesenterium zwischen diesen Unterbindungsstellen wird scharf und ohne weitere Ligatur durchschnitten. An der geplanten Stelle, normalerweise zwischen 1. und 2. Sigmadrittel, wird das Colon von den einzelnen eintretenden Gefäßen befreit. Die Darmlumina werden durch eine doppelte Klammerreihe mit dem Petzschen Apparat oder noch einfacher und sicherer mit der Martelschen Klemme verschlossen

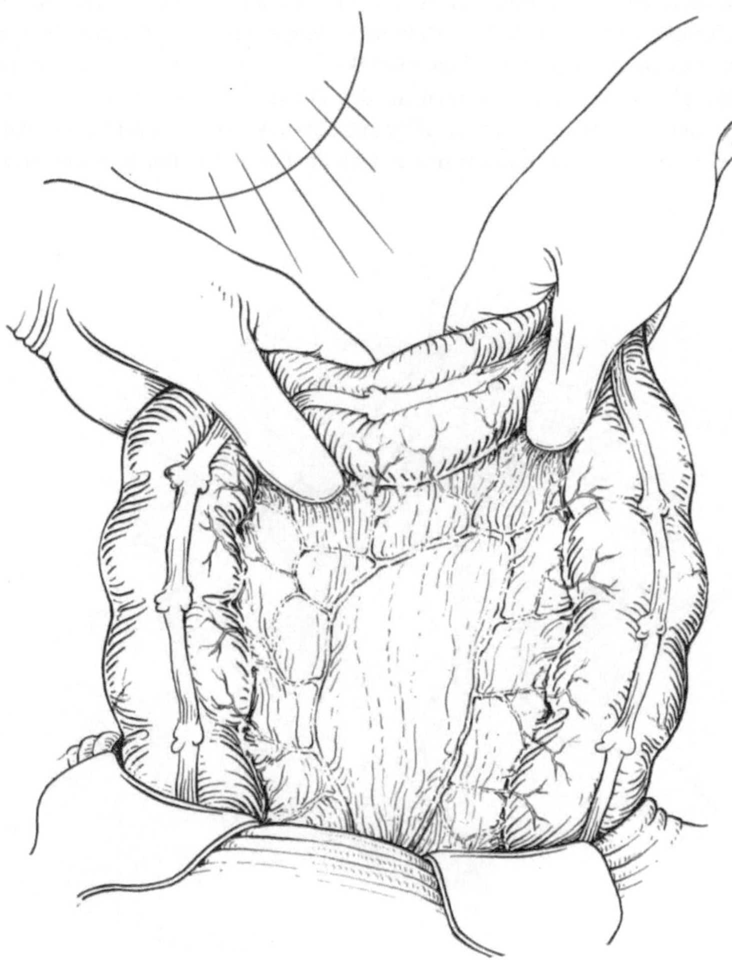

Abb. 43. Sichere Schonung der Randarkaden des zu erhaltenden Darmanteils durch Diaphanoskopie

und durchtrennt. Bei Verwendung der Martelschen Klemme erübrigt sich jede weitere Sicherung des Verschlusses, wie sie sonst durch eine 2. Nahtreihe nach Lembert erforderlich ist (Abb. 44). Die Präparation des Sigmamesenteriums wird noch bis zur dorsalen Anheftung des Rectums in der Kreuzbeinhöhle vervollständigt. Anschließend beginnt die Auslösung des Rectums aus dem kleinen Becken. Man eröffnet dorsal die Sacralhöhle stumpf mit der Schere und schiebt das Rectum zunächst mit einzelnen Fingern, dann mit der ganzen Hand nach ventral ab. Man gelangt so in einen vorgeformten Spalt, der sich zwischen der hinteren Grenzlamelle (Pernkopf, zit. Stelzner), Goligher nennt sie Fascia propria oder Fascienkapsel des Rectums, und zwischen der Fascia pelvis parietalis interna, die mit dem Periost des Kreuzbeins verwachsen ist, erstreckt (Präsacralraum) (Abb. 45). Die Schonung dieser, das Kreuzbein bedeckenden Fascia pelvis parietalis interna (Waldeyer, 1899) ist, da unmittelbar unter ihr die Nervi pelvicus und hypogastricus verlaufen, für die Erhaltung der normalen Potenz und einer ungestörten Blasenfunktion von entscheidender Bedeutung. Außerdem verhütet man stärkere Blutungen aus den präsacralen Venen und der A. sacralis caudalis. Üblicherweise hält sich das Rectumcarcinom durchschnittlicher Malignität lange an die anatomischen Fasciengrenzen, und das empfohlene Vorgehen schränkt die Radikalität des Eingriffes nicht ein, zumal die lymphatischen Abflußbahnen an der Dorsalseite des Mastdarmes innerhalb der mitentfernten Grenzlamelle liegen. Eine retrofasciale Rectumauslösung, wobei nach Fascienincision vor dem Promontorium unterhalb der Aortenbifurkation und Unter-

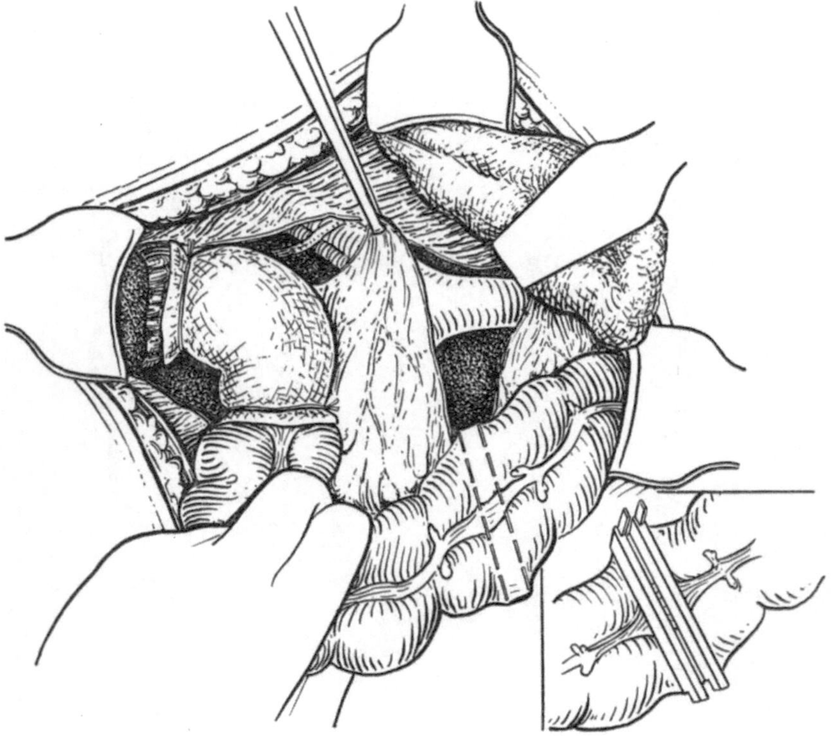

Abb. 44. Nach Mobilisation des Sigmas und des oberen Rectums kann der Darm zwischen Metallklammern oder mit Hilfe der Martelschen Klemme durchtrennt werden

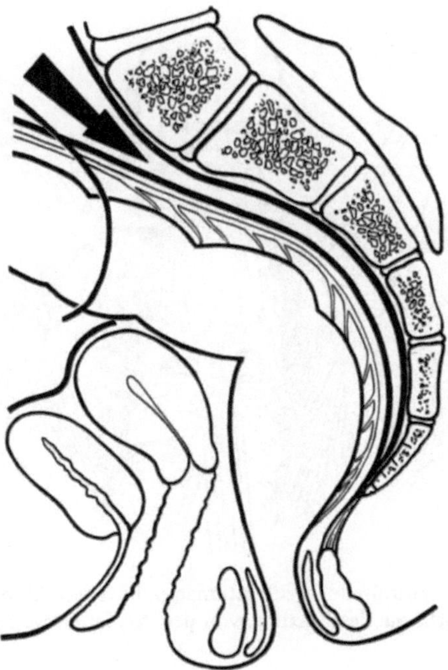

Abb. 45. Schematische Darstellung der sacralen Auslösungsschicht: Vor der Waldeyerschen Fascie und hinter der Fascienkapsel des Rectums kann die Ampulle ohne Auslösung nennenswerter Blutungen mobilisiert werden

bindung der Aorta caudalis in ähnlicher Weise, nur hinter der Fascia pelvis parietalis interna der »Obduzentenhandgriff« durchgeführt wird (Goetze), bleibt den wenigen Fällen überlassen, in denen das Carcinom die Fascie durchbrochen hat. Man opfert damit die Potenz und muß meistens Blasenstörungen in Kauf nehmen. Abgesehen davon ist bei diesem Vorgehen mit nicht ungefährlichen venösen Blutungen zu rechnen. Man sollte die dorsale Rectumauslösung – sofern es die Verhältnisse gestatten – möglichst bis zur Steißbeinspitze vorantreiben. An der Vorderseite, unterhalb der Douglasschen Umschlagfalte, haftet das Rectum an Harnblase und Prostata oder an Gebärmutter und Scheide fester und muß hier scharf abpräpariert werden. Hierzu werden die Blase und die Gebärmutter mit einem scharfen Haken, am besten mit einem mit Zinken versehenen Langenbeck-Haken oder kräftigen Fäden, die die Tuben umschlingen, nach vorn und aufwärts gezogen. Das incidierte Douglas-Peritoneum wird mit scharfen Klemmen (z. B. nach v. Mikulicz) gefaßt und gegensinnig angespannt. Man kann so *beim Mann* unter Schonung der Vasa deferentia und der Samenblasen bis zum Beginn der Prostata abpräparieren (Abb. 46). Die bis hier dem Rectum aufliegende Denovilliersche Fascie muß incidiert werden, um das Rectum stumpf mit dem Finger vom Prostatakörper ablösen zu können. Die regelmäßig auftretende Blutung aus periprostatischen Venen sollte möglichst durch Elektrocoagulation gestillt werden. Bei der *Frau* ist dieser Operationsakt einfacher, die Trennung von Rectum und Cervix uteri bzw. hinterer Vaginalwand erfolgt weitgehend stumpf mit einem kleinen Stieltupfer, die Denovilliersche Fascie wird tiefer als beim Mann quer incidiert (Abb. 47). Sitzt der Tumor in diesem Bereich,

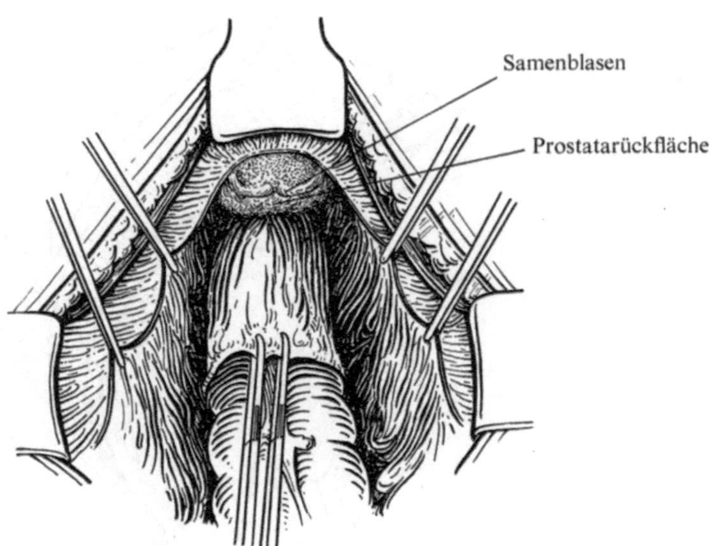

Abb. 46. Präparation der Ventralseite der Rectumampulle beim Mann: Hier muß, teilweise scharf, die Vorfläche des Rectums von der Prostata abgelöst werden

dann sollte man auch die nicht infiltrierte hintere Vaginalwand mitentfernen, da das dichte Lymphgefäßnetz hier einem gemeinsamen Abfluß aus Rectum und Scheide dient. Eine Naht des verbliebenen Scheidenanteils wird praktisch immer insuffizient und sollte daher nicht versucht werden. Dagegen wird der Schnittrand des zurückgelassenen Vaginalanteiles während des dorsalen Operationsaktes fortlaufend überwendlich zur Blutstillung umstochen. Eine Beeinträchtigung der perinealen Wundheilung durch das eröffnete Scheidenrohr ist nicht zu befürchten.

Der letzte Schritt der abdominellen Rectummobilisation ist die Durchtrennung der lateralen Ligamente (Abb. 48). Man stellt sie dar, indem man das Rectum nach der entgegengesetzten Seite und nach vorne zieht und stumpf mit den Fingern aboral der Paraproktien zwischen der sacralen und ventralen Auslösungshöhle eine Verbindung schafft. Man kann dann die seitlichen Ligamente unterfahren und beckenwandnah zwischen kräftigen, leicht gebogenen Klemmen durchtrennen und unterbinden.

Über dem in das kleine Becken versenkten Rectum-Sigmateil wird anschließend das Peritoneum verschlossen und damit ein neuer Beckenboden geschaffen. Dieser Verschluß mit resorbierbaren Einzelnähten oder fortlaufender Naht muß hinreichend dicht sein, um der Einklemmung einer Dünndarmschlinge mit nachfolgendem mechanischem Ileus vorzubeugen. Es gelingt meistens, genügend elastisches Peritoneum von der Beckenwand her durch entsprechendes Ausziehen zu gewinnen (Abb. 49). Das Uterus oder Blase bedeckende Bauchfell kann ebenfalls zum Beckenbodenverschluß herangezogen werden. Läßt sich ein derartiger Verschluß in Fällen sehr ausgedehnter Tumorresektion nicht spannungslos bewerkstelligen, so kann man nach einem Vorschlag von Thompson ein freies Netztransplantat zwischenschalten. Ist es nicht möglich, den ansteigenden Sigmoidschenkel und das Colon pelvinum so in das kleine Becken zu versenken, daß darüber das Beckenbodenperitoneum ohne Spannung vernäht werden kann, so müssen ein Teil des

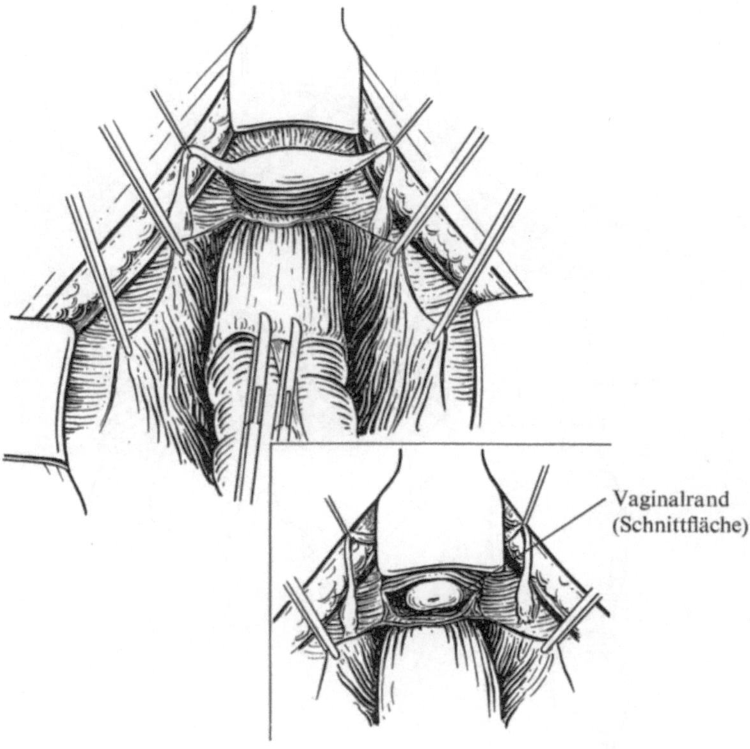

Abb. 47. Bei der Frau wird zwischen Uterus und Scheidenhinterwand das Rectum teils stumpf, teils scharf präpariert. Insert: Ist der Tumor seitlich oder vorn in Nähe der Vaginalwand gelegen, so empfiehlt sich die Mitresektion des hinteren Drittels des Vaginalrohres. Durch Hakendruck auf den Uterus wölbt sich der äußere Muttermund zum Operationsgebiet hin vor

Sigmas und des oberen Rectums in der oben beschriebenen Weise abgetragen und der rectale Stumpf verschlossen werden. Schließlich wurde in jüngerer Zeit von Stelzner gezeigt, daß man auf die Peritonealnaht des Beckenbodens völlig verzichten kann. In diesem Fall legen sich die Dünndarmschlingen ungehindert in das kleine Becken und füllen es aus (Risberg). Zuletzt wird die Sigma-Colostomie (Anus praeter sigmoideus) angelegt (Abb. 50). Zu diesem Zweck wird links zwischen Nabel und Spina ilica ventralis, handbreit vom Nabel entfernt, eine eigene Öffnung geschaffen. Die mit einer scharfen Klemme an vorbezeichneter Stelle angehobene Haut wird mit dem Skalpell tangential abgetragen, wodurch eine kreisrunde Wunde entsteht. Das subcutane Fett wird entsprechend entfernt und die Fascie des M. obliquus externus kreuzförmig incidiert. Die darunterliegenden Muskelfasern der Mm. obliqui und transversus werden quer zu ihrem Verlauf elektrisch durchtrennt. Die Fascia transversalis und das Peritoneum werden kreisrund ausgeschnitten. Zwei Querfinger sollten bequem in dieser Wunde Platz finden. Von Thompson wird empfohlen, den durch Infektion besonders gefährdeten Subcutanraum durch Naht der durch die Incision entstandenen Fascienecken des M. obliquus externus an die Außenhaut zu schließen, was aber nicht unbedingt erforderlich ist. Noch bevor man den Sigma- oder Descendensstumpf durch diese Wunde zieht, muß die seitliche Öffnung

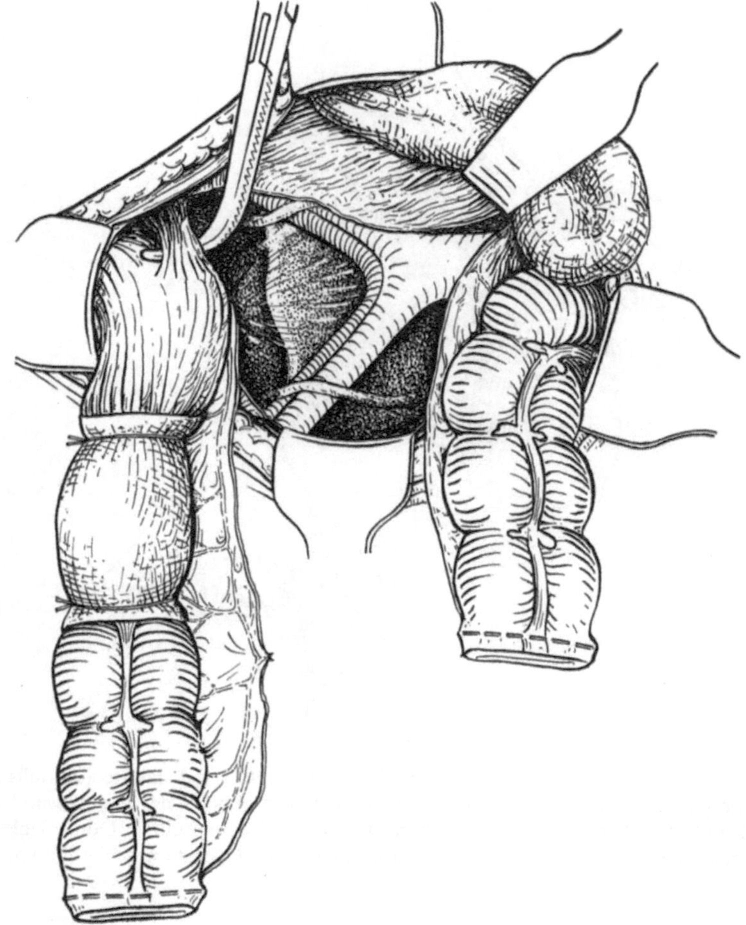

Abb. 48. Präparation der Paraproktien und Unterfahren derselben mit einer Overholtschen Klemme. Die Paraproktien werden dann zwischen Klemmen durchtrennt, die Stümpfe abgebunden, bzw. durchstochen

verschlossen werden, die zwischen dem der dorsalen Bauchwand anhaftenden Mesosigma und dem in die ventrale Bauchwand eingenähten Colon entsteht. Anderenfalls kann es zu Durchtritt von Dünndarmschligen, fast immer von unten nach oben, mit mechanischem Ileus kommen. Es gibt zwei grundsätzliche Möglichkeiten, dies zu bewerkstelligen:

1. Man faßt mit mehreren Stichen das laterale Peritoneum von der Colostomieöffnung bis zum Mesosigmaansatz und das Mesosigma bis zur Colonwand. Es entsteht so eine Tabaksbeutelnaht, die den Durchtritt von Eingeweiden unmöglich macht. Nicht zu empfehlen ist es, die Darmwand selbst an das Bauchfell zu fixieren, da sich gerne kleine Nekrosen oder Dehiszenzen mit nachfolgender Kotfistel bilden. Der jetzt durch die Bauchwandöffnung geführte Colonstumpf wird höchstens mit einigen Appendices epiploicae an die äußere Fascie geheftet. Meistens wird die Fixation durch mucocutane Naht erzielt, die *nach Verschluß der Bauchhöhle* in typischer Weise durchgeführt wird: Man er-

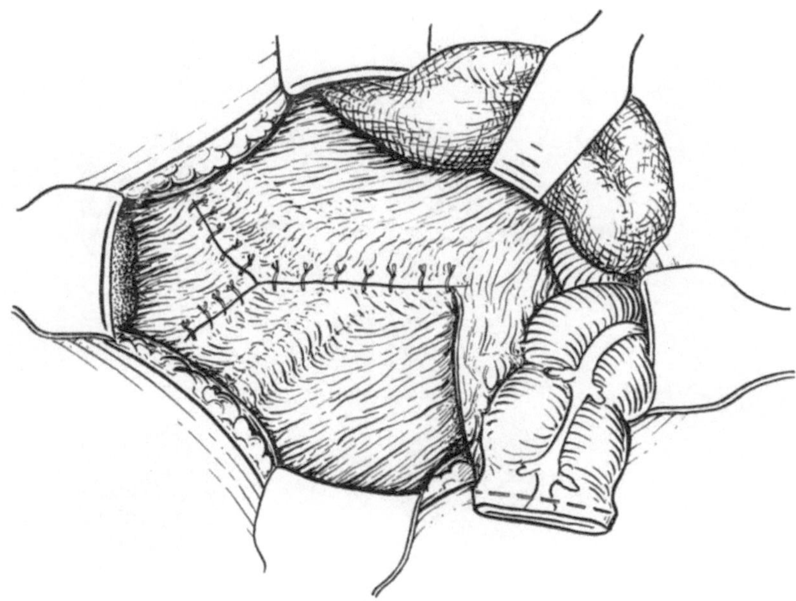

Abb. 49. Verschluß des peritonealen Beckenbodens

öffnet den vorgehaltenen Darm etwa 1 cm über dem Hautniveau in halber Zirkumferenz und legt zwei Ecknähte an, um ein Zurückschlüpfen des Stumpfes zu verhindern. Dann wird der Darm ganz abgetragen und mit atraumatischen Cat-Einzelknopfnähten dreischichtig an die Haut geheftet (8–12 Nähte). Diese Methode verhindert die Narbenbildung um den Anus praeter und beugt damit der bei anderer Technik häufigen späteren Stenose vor. Eine Infektion der Bauchhaut um die Colonöffnung ist bei sachgemäßem Vorgehen eine Seltenheit.

2. Eine zweite Möglichkeit ist es, den Colonstumpf subperitoneal nach ventral zu leiten. Dabei wird die Bauchdeckenöffnung nur bis zum Peritoneum geführt, und dieses bis zu der seitlichen Peritonealincision in der Fossa intersigmoidea unterminiert. Der Dickdarmstumpf wird durch diesen mit den Fingern genügend erweiterten Tunnel nach vorn geleitet. Es ist notwendig, diesen Schritt vor Verschluß des Beckenbodens durchzuführen. Die äußere Colostomie wird dann wie oben beschrieben nach der Bauchdeckennaht angelegt und mit einem Klebebeutel versorgt.

Dorsaler Teil: In dem nun folgenden dorsalen Operationsakt wird der noch im Körper verbliebene tumortragende Sigma-Rectumstumpf einschließlich Analkanal entfernt. Der Kranke, der sich bisher in Rückenlage befand, wird in rechte oder linke Seitenlage gebracht, wogegen die modifizierte Steinschnittlagerung ein Umlagern vermeidet. Die Bauchlagerung oder die Goetzesche Hängelagerung hat man heute allgemein verlassen.

Der Hautschnitt beginnt am Steißbein und umkreist den durch Zirkulärnaht verschlossenen After längs-oval (Abb. 51). Nach Durchtrennen des subcutanen Fettes wird die Steißbeinspitze freigelegt (Abb. 52). Durch Fingerdruck auf die Steißbeinspitze stellen sich die intercoccygealen Gelenke dar, von denen ein mittleres mit dem Skalpell eröffnet wird, um den unteren Steißbeinanteil exartikulieren zu können (Abb. 53). Man gelangt so mit

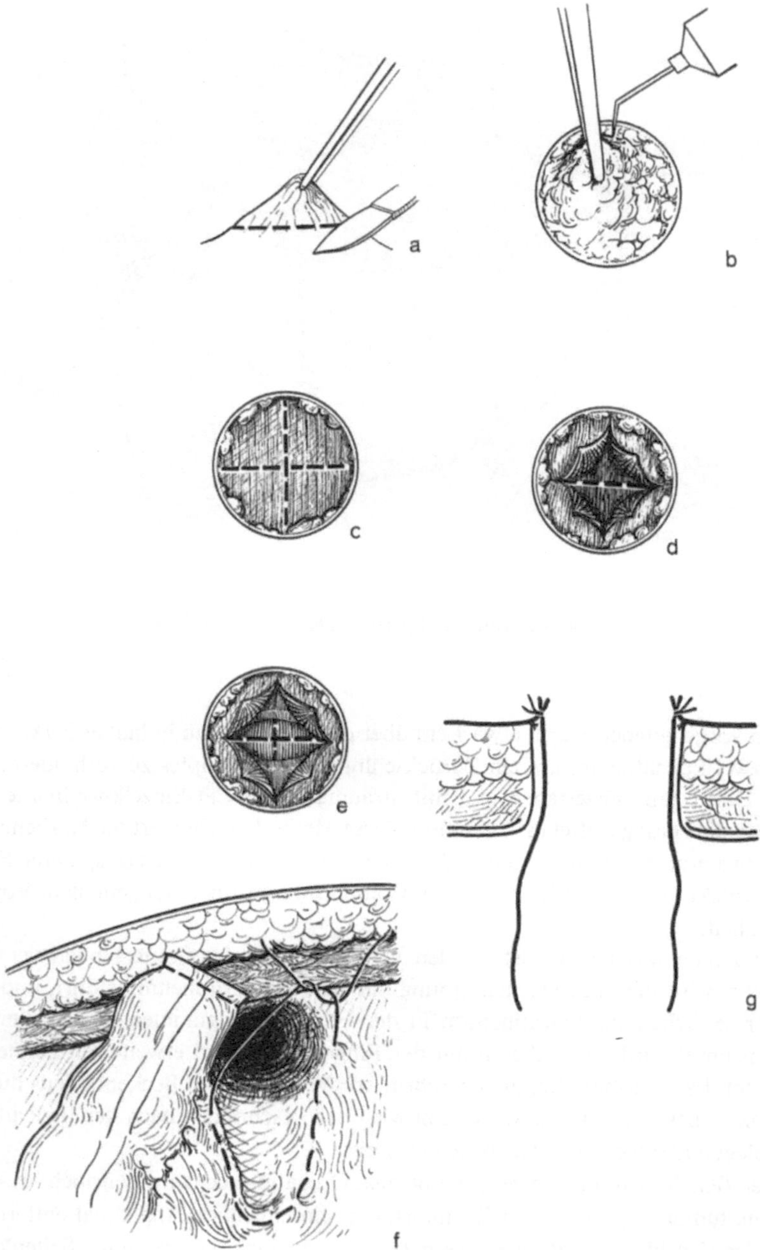

Abb. 50a–g. Der Anus praeter naturalis sigmoideus. a) Tangentiale Hautexcision zur Schaffung einer kreisrunden Öffnung; b) Elektrische Entfernung eines Subcutan-Fettgewebs-Cylinders; c) Kreuzförmige Incision der oberflächlichen Fascie; d) Elektrochirurgische, quere Durchtrennung der Muskulatur; e) Kreuzförmige Incision der tiefen Fascie einschließlich des Peritoneums; f) Verschluß des lateralen Raumes durch Anlegen einer Tabaksbeutelnaht, die das Mesosigma und das parietale Bauchfell bis zur vorgesehenen Öffnung faßt; g) Schematische Darstellung des Endzustandes: Die Öffnung in der Bauchwand ist durch Peritoneum abgedeckt, der durchgezogene Darm mucocutan fixiert

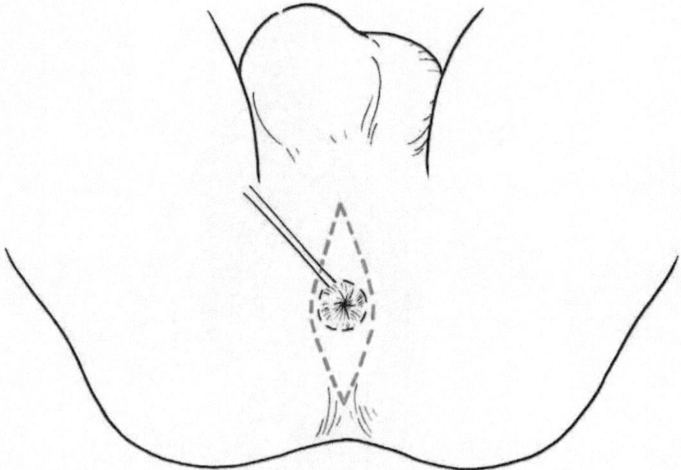

Abb. 51. Der perineale Akt der Operation: Die Analöffnung ist durch eine Tabaksbeutelnaht verschlossen, die Schnittführung angezeichnet

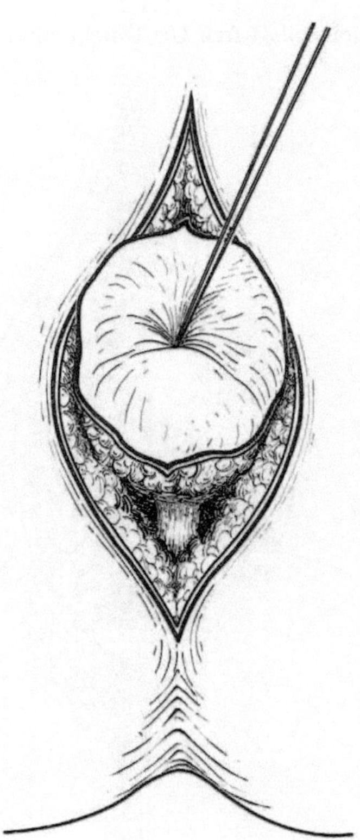

Abb. 52. Nach Durchtrennung des Subcutangewebes stellen sich die Steißbeinspitze und das Ligamentum anococcygicum dar

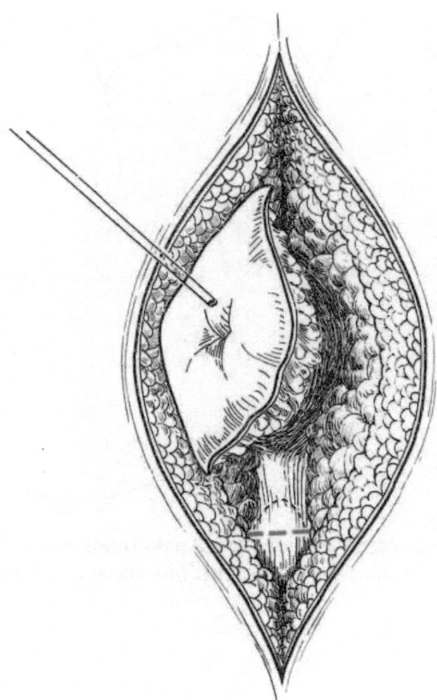

Abb. 53. Die Steißbeinspitze liegt frei. Die Durchtrennungslinie ist eingezeichnet

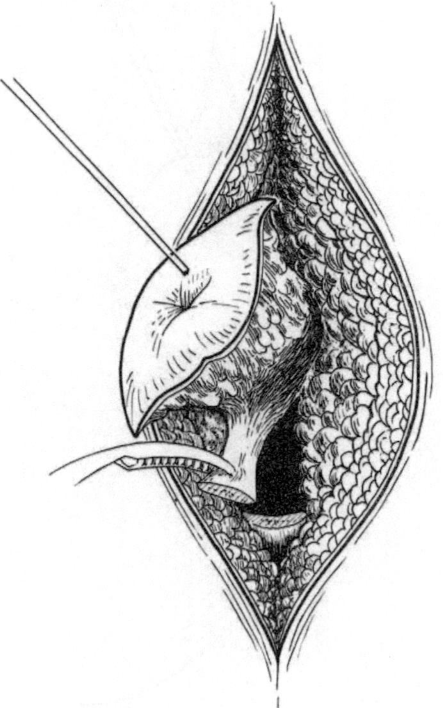

Abb. 54. Die Steißbeinspitze wird durchtrennt

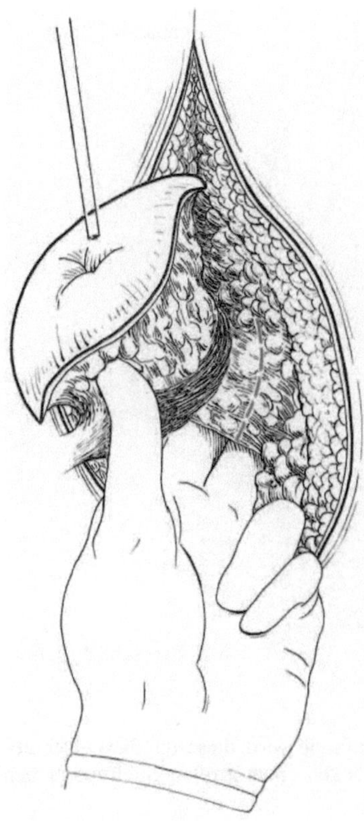

Abb. 55. Über dem 2. und 3. Finger der linken Hand wird der Beckenboden schrittweise zwischen Klemmen durchtrennt, die lateralen Stümpfe werden durch Ligatur versorgt

dem Finger in das kleine Becken oberhalb des Levator (Abb. 55). Dieser wird beidseits in seinen einzelnen Anteilen von dorsal nach ventral zwischen Klemmen durchtrennt und ligiert, nachdem man das in das kleine Becken verlagerte Sigma-Rectum durch die dorsale Wunde nach außen luxiert hat. Man gelangt zu diesem Zweck in die von abdominal geschaffene Wundhöhle, in dem man dorsal vom Rectum die Waldeyersche Fascie quer incidiert (Abb. 56), die, zunächst in der Kreuzbeinkonkavität ausgespannt, mit ihren zarten unteren Faserausläufern in das ano-rectale Fascienskelet einstrahlt. Ist man bei der abdominalen Präparation extrafascial vorgegangen, so erübrigt sich diese Incision, man erreicht zwischen Os sacrum und Waldeyerscher Fascie das obere Operationsgebiet. Alle sich bei Zug am Sigma-Rectum seitlich und vorne noch anspannenden Gewebsbrücken werden nach Ligatur durchtrennt. Dabei denke man in der Blasengegend an die Ureteren, die, wenn sie bei der Laparotomieoperation weit ausgelöst wurden, tief herabhängen können. Die Lösung der Vorderseite des Enddarmes, namentlich das Abtrennen von der Prostata und Harnröhre (Abb. 57) oder von der Scheide gelingt bei Zug am Darm und mit Hilfe von zweckentsprechend eingesetzten scharfen Haken leicht und schnell (Abb. 58). Damit ist die Auslösung beendet, das Carcinom entfernt.

Die große Wundhöhle kann mit Gaze ausgelegt und locker drainiert werden, wobei auf Nähte völlig verzichtet wird. Sie wird heute jedoch meistens mit vertikalen Matratzen-

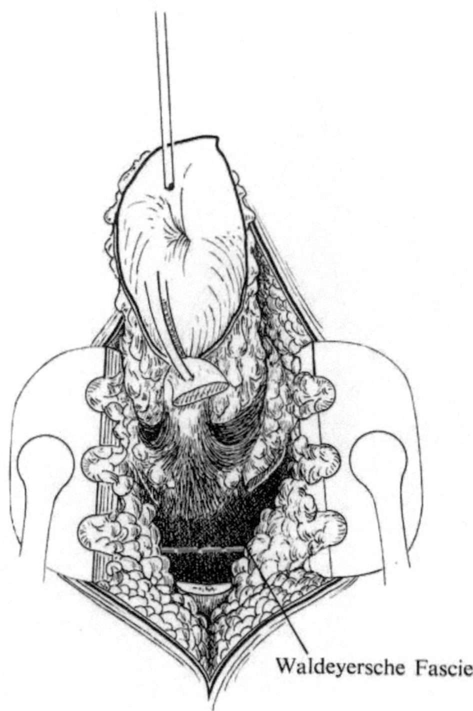

Abb. 56. Nach Darstellen der Kreuzbeinfascie wird diese incidiert. Der abdominale Operateur kann hierbei durch Entgegendrücken eines großen Stieltupfers behilflich sein

nähten primär verschlossen und für 5–7 Tage drainiert, wobei an den Drainagerohren mit 10–20 cm Wasser für 2–3 Tage gesaugt werden kann (Altemeier). Diese Saugung kann als »Schlürfdrainage« angelegt werden, wobei über ein von abdominal eingelegtes, subperitoneal verlaufendes Redon-Drain eine Kochsalzspülung der Sacralhöhle über mehrere Tage möglich und empfehlenswert ist (Broader) (Abb. 59). Ein dritter Vorschlag geht dahin, die Wunde völlig und ohne Drainage zu schließen. Man soll bei diesem Vorgehen in etwa 80% der Fälle mit einer primären Heilung rechnen können. Kommt es dagegen zur Infektion, so kann die Wunde nach Entfernung einiger Nähte leicht drainiert werden (Remington).

III. Die mehrzeitigen Verfahren

Das zweizeitige kombinierte Vorgehen nach Guleke wurde von vielen deutschen Chirurgen für die Amputation des Rectums bevorzugt. Die seinerzeit unerreicht niedrige Operationsletalität von 4,5% bei 200 durchgeführten Operationen (Guleke) sprach eindeutig für die Methode. Allerdings wurden die Fälle streng ausgewählt und nur 37,6% der Rectumcarcinomträger in dieser Weise operiert. Die Vorstellung, daß die Unterteilung der kombinierten Amputation in zwei Eingriffe für den Kranken viel schonender ist, läßt sich angesichts der heutigen Möglichkeiten moderner Narkose und Schockprophylaxe nicht mehr aufrecht erhalten. Die geforderte Radikalität mit hoher Unterbindung der A. mesenterica caudalis und Wegnahme des größten Teiles des Mesosigmas ist nach präliminarem Anlegen eines Anus praeter naturalis sigmoideus nicht mehr möglich. Auch werden bei

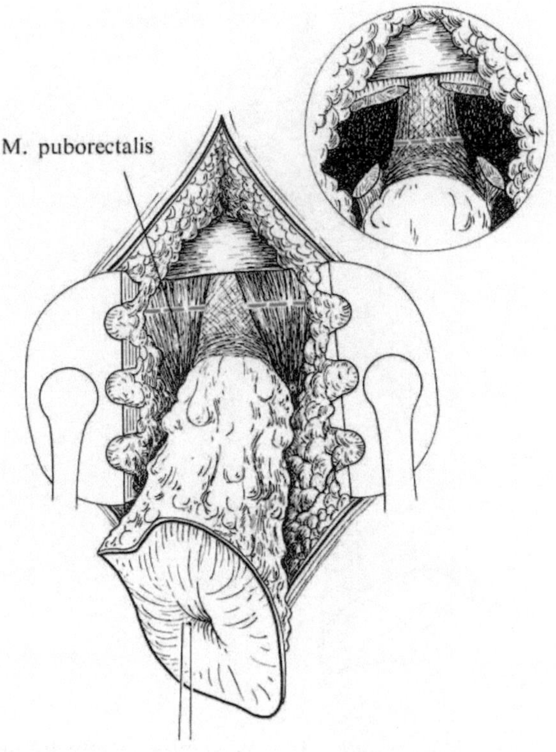

Abb. 57. Die ventrale Auslösung des Rectums: Durchtrennung der Puborectalismuskeln

diesem Vorgehen die Vorschriften zur Vermeidung intraluminaler Krebszellverschleppung verletzt und Carcinomrezidive am doppelläufigen Anus praeter sigmoideus kommen gelegentlich zur Beobachtung. Man sollte daher in den Fällen, in denen ein zweizeitiges Vorgehen indiziert ist, lieber eine Stuhlableitung am Colon transversum anlegen und 14 Tage oder 3 Wochen später die typische abdominoperineale Amputation bzw. eine Resektion ausführen. Allerdings ist mit diesem Vorgehen der Nachteil einer dritten Operation – Verschluß der Colostomie – verbunden. Mehrzeitige Operationen sind nach unserer Ansicht angezeigt bei Fällen von Carcinomobstruktion mit akutem oder chronischem Ileus und bei Tumoren besonders großer Ausdehnung. Bei letzteren kann durch Stillegung des befallenen Darmabschnitts und konsequente Spül- und Antibioticabehandlung häufig die entzündliche Komponente beseitigt werden und mancher zunächst riesige und scheinbar inoperable Tumor läßt sich in zweiter Sitzung entfernen.

Alle übrigen Fälle von Mastdarmkrebs sollte man einzeitig operieren.

1. Die mehrzeitige Operation des Rectumcarcinoms

a) Die doppelläufige Colostomie am Colon transversum

Der Kranke befindet sich in normaler Rückenlage. Man wählt einen queren oder längsverlaufenden transrectalen Schnitt im rechten Oberbauch von etwa 8 cm Länge. Das vordere Blatt der Rectusscheide wird quer incidiert, der darunterliegende Muskel elektrisch

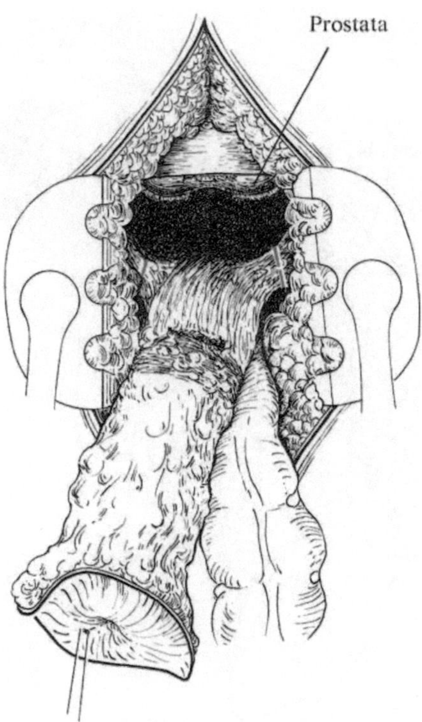

Abb. 58. Die ventrale Auslösung des Rectums: Vorsichtige Trennung des Rectums vom Bulbus uretrae und der Prostata. Eine Verletzung der Harnröhre muß hier vermieden werden. Nach dorsalem Vorluxieren des tumortragenden Sigmarectumanteiles können die lateralen Ligamente, falls dies nicht bereits durch den abdominalen Operateur durchgeführt worden ist, auch von dorsal dargestellt und zwischen Klemmen durchtrennt werden

durchtrennt und die Bauchhöhle nach Incision des hinteren Fascienblattes und des Peritoneums eröffnet. Nach vorsichtiger Austastung derselben wird das Quercolon gefaßt und vor die Bauchwand luxiert. Man wählt zur Colostomie eine Stelle möglichst nahe der hepatischen Flexur, um keinesfalls die A. colica media zu verletzen, die nach Unterbindung der A. mesenterica caudalis in zweiter Sitzung die Blutversorgung des absteigenden Colonschenkels gewährleistet (Abb. 60). Nun wird das große Netz angehoben und das Colon in einer Ausdehnung von 10–12 cm abgelöst, was in der Regel ohne Blutung teils scharf, teils stumpf möglich ist. An geeigneter Stelle wird im großen Netz eine ca. 10 cm große Öffnung zwischen Ligaturen geschaffen und das vom Netz befreite Colonsegment durchgezogen (Abb. 61). Damit erhält das Omentum eine normale Lage in der Bauchhöhle. Unter sorgfältiger Schonung der Randarkade wird nach einer kleinen Incision ein Glasstab durch das Mesocolon geschoben, der ein Zurückgleiten der vorgelagerten Schlinge verhindert und für etwa 14 Tage belassen wird. Der Glasstab wird durch Gummiringe, die an seinen Enden angebracht sind, in seiner Lage fixiert. Da man die Colostomie später intraperitoneal verschließt und keine Spornquetschen mehr anwendet, ist eine Naht zwischen zu- und abführendem Colonschenkel nicht notwendig. Zur Fixation der Querdarmschleife wird in den rechten und linken Wundwinkel je eine Appendix epiploica zwischen die Fasciennaht eingeknotet (Abb. 62). Die Bauchwunde wird in üblicher Weise

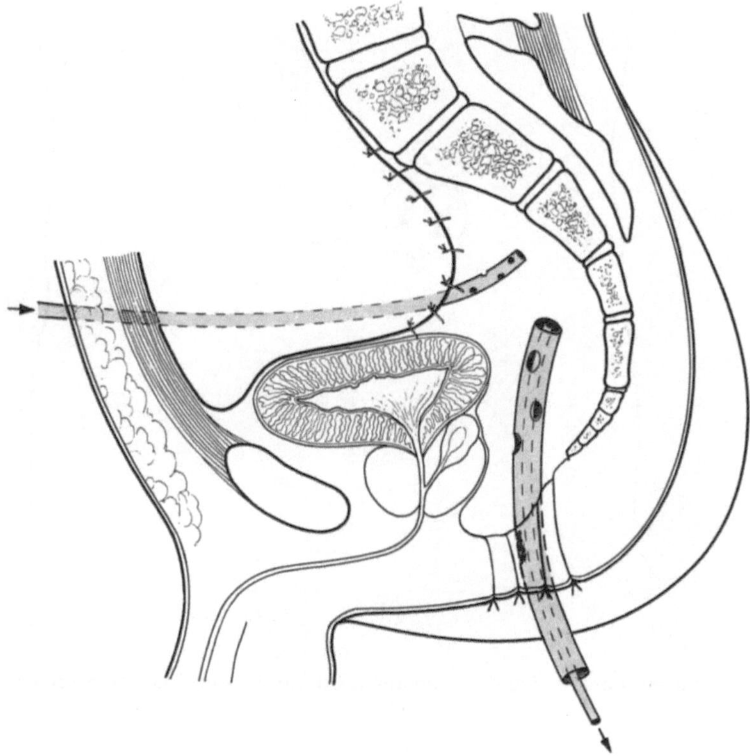

Abb. 59. Schematische Darstellung einer Spülsaugdrainage der sacralen Wundhöhle: Ein subperitoneal gelegter abdominaler Spülkatheter erlaubt die Instillation von Ringerlösung. Eine perineal herausgeleitete Schlürfdrainage saugt die Spülflüssigkeit ab. Auf eine ausgeglichene Bilanz der Spülmengen ist zu achten

verschlossen und die Darmschlinge sofort anschließend zwischen Kompressen durch Kreuzincision eröffnet. Ist bei bestehendem Ileus mit einer großen Menge flüssigen Darminhaltes zu rechnen, so kann man nach Anlegen einer Tabaksbeutelnaht ein dickes Glasrohr zur Stuhlableitung einknoten, um die Gefahr einer Infektion der Laparatomiewunde zu verringern. In allen anderen Fällen wird die geöffnete Darmwand mucocutan mit atraumatischem resorbierbarem Nahtmaterial an die Bauchhaut genäht (Abb. 63).

Von Turnbull wird eine ähnliche Methode angegeben, bei der die Bauchwandincision an der gleichen Stelle, jedoch vertikal erfolgt und die vorzulagernde Colonschlinge um 90° gegen den Uhrzeigersinn gedreht in die Bauchhöhle eingenäht wird. Die orale Colonöffnung kommt dadurch caudal der aboralen zu liegen, wodurch der Kotstrom nach Entfernung des unterstützenden Glasstabes und leichtem Zurücksinken des vorgelagerten Segmentes weniger leicht seinen ursprünglichen Weg in den aboralen Colonschenkel findet. Die Ruhigstellung des distalen Colons und Rectums ist auf diese Weise besser.

b) Die kombinierte oder abdominale Tumorentfernung

2–3 Wochen später wird in zweiter Sitzung das Carcinom entfernt. Man wählt nach den individuellen Gegebenheiten ein Standardverfahren der Amputation oder Resektion, wo-

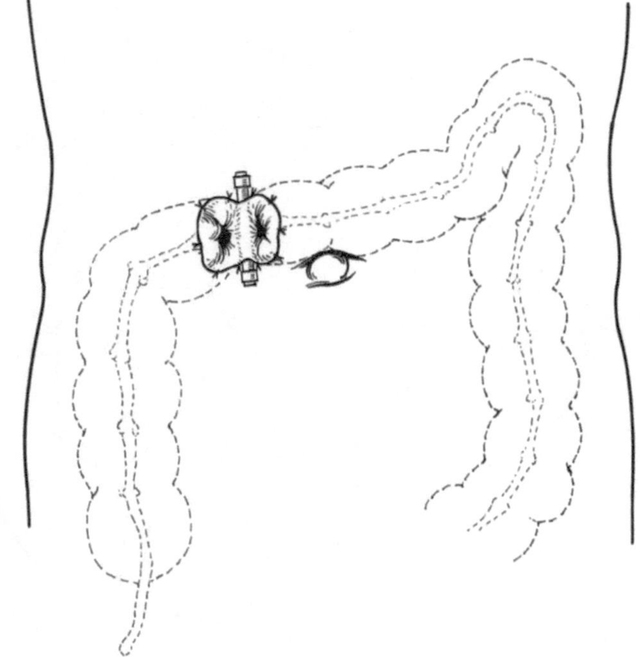

Abb. 60. Lokalisation der temporären Colostomie am Colon transversum

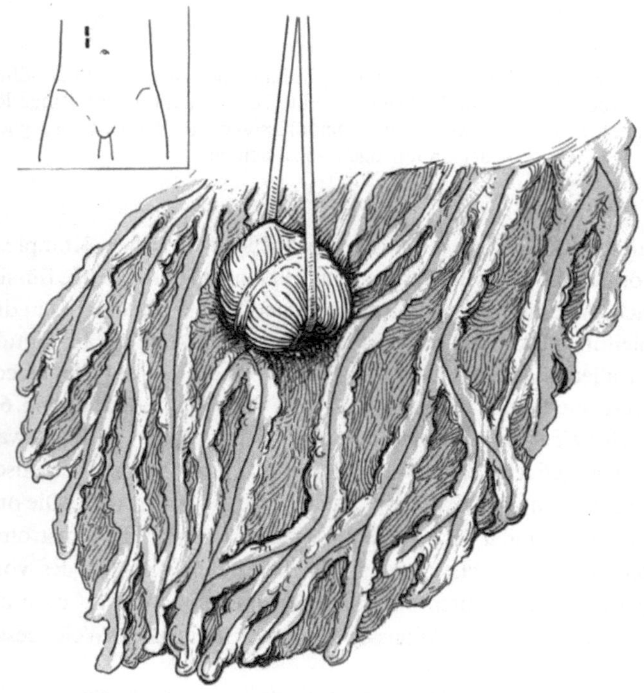

Abb. 61. Vorbereitung des Querdarmes zur Colostomie: Das Netz ist im entsprechenden Bereich vom Transversum abgelöst. Der Querdarm wird durch eine Netzincision mit Hilfe eines Gummizügels hindurchgeführt. Insert: Die Schnittführung zur temporären Querdarmcolostomie

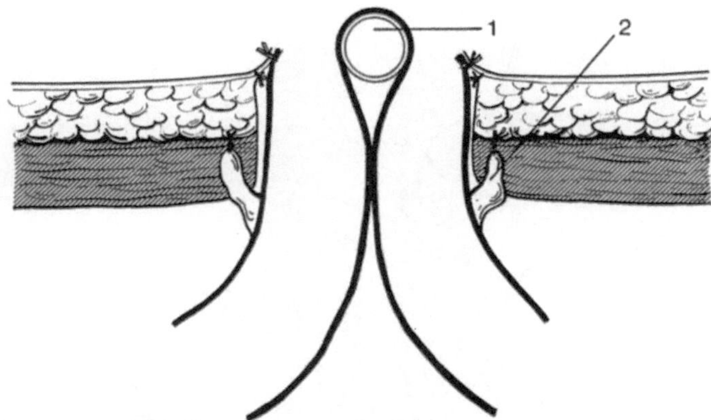

Abb. 62. Schematische Darstellung der doppelläufigen Colostomie: Zur Verhütung eines Darmvorfalles sind beidseits je eine Appendix epiploica in die Fasciennaht eingeknotet. 1 Glasstab, 2 Appendix epiploica

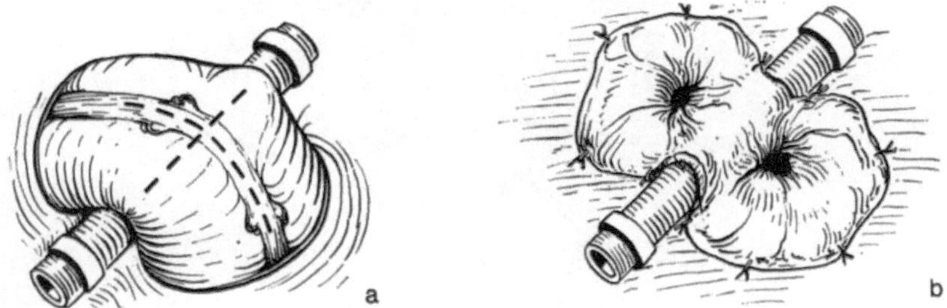

Abb. 63. a) Kreuzförmige Incision der vor die Haut gelagerten und durch einen Glasstab unterstützten Dickdarmschlinge; b) Mucocutanes Einnähen des eröffneten Darmes in die Hautwunde

bei man durch die Colostomie in keiner Weise zu einem bestimmten Vorgehen gezwungen ist. Das ist ein weiterer und vielleicht der größte Vorteil dieser Art mehrzeitigen Operierens.

c) Die Beseitigung der Colostomie

In dritter Sitzung wird nach etwa 2–6 Wochen, je nach Art der durchgeführten Tumorentfernung, das Colostoma beseitigt. Man kann dies durch knappe Resektion und End-zu-End-Anastomose erreichen. Häufig ist es einfacher, die doppelläufige Öffnung sorgfältig freizupräparieren, den äußeren Narbenring knapp zu excidieren und die Schleimhaut-Darmwandbrücke am Mesenterialansatz zu erhalten. Die offenen Zweidrittel der Zirkumferenz werden mit invertierender, einreihiger Einzelknopfnaht verschlossen (Abb. 64). Die Öffnung im Netz wird nach Lösen der Adhäsionen zwischen Omentum und Colon dargestellt und über dem versenkten Dickdarm vernäht. Ist nach längerem Bestehen der Colostomie der abführende Schenkel zu eng geworden, so daß nach der Naht eine Stenose befürchtet werden muß, dann kann man die von Pauchet angegebene Technik anwenden: Man löst die vorgelagerte Schlinge wie oben beschrieben aus und reseziert knapp den Narbenrand im Gesunden. Die Darmwandbrücke am Mesenterialansatz wird erhalten. Anstatt nun End-zu-End zu vernähen, wird an beiden Schenkeln 1 cm neben und parallel zum Mesocolon eine 2 cm lange Incision gemacht, nachdem parallel zu dem ge-

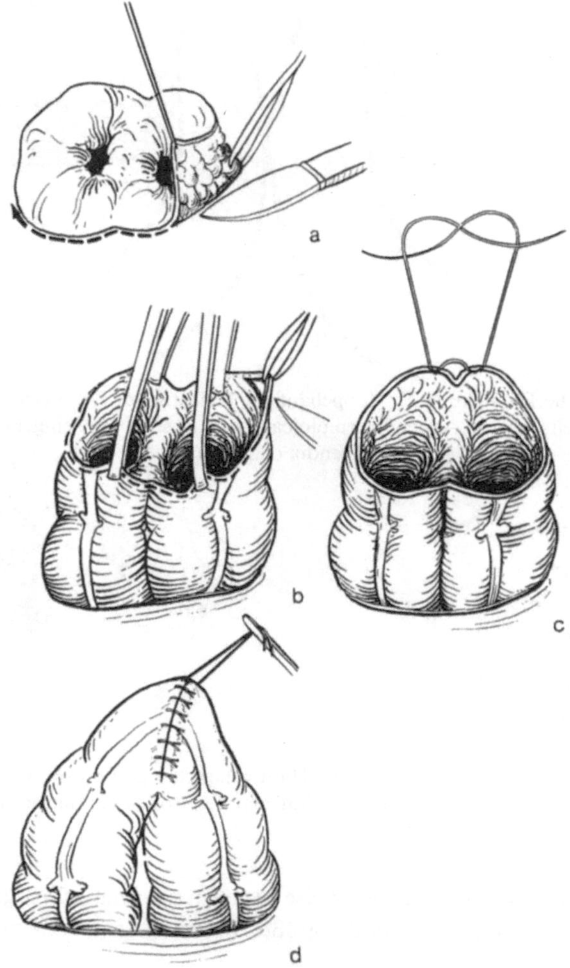

Abb. 64a–d. Rückverlagerung der temporären doppelläufigen Colostomie am Querdarm. a) Excision der Anus praeter Öffnung unter Mitnahme eines 1 mm breiten Hautsaumes; b) Nach Mobilisation des Darmes wird der Hautsaum reseziert; c) Quere invertierende Vorderwandnaht des Darmes. Die Rückwand kann in vielen Fällen stehenbleiben. Ist es jedoch zu einer starken Vernarbung gekommen, die eine Insuffizienz befürchten läßt, muß eine Resektion dieses Bereiches mit End-zu-End-Anastomose der Darmstümpfe vorgenommen werden; d) Invertierende quere Verschlußnaht zur Beseitigung der Colostomie

planten Schnitt an der Mesenterialseite Serosanähte gelegt worden sind. Die so geschaffene breite Quer-Längsöffnung wird nun wie eine gewöhnliche Anastomose, bei der die hintere Serosanahtreihe gelegt ist, fertiggestellt (Abb. 65).

IV. Die synchrone, kombinierte Rectumamputation

Der Gedanke, die bei der üblichen kombinierten Rectumamputation zeitlich aufeinanderfolgenden Abschnitte der abdominalen und dorsalen Operation durch synchrones Arbeiten von 2 unabhängigen Operationsgruppen gleichzeitig durchzuführen, stammt ursprüng-

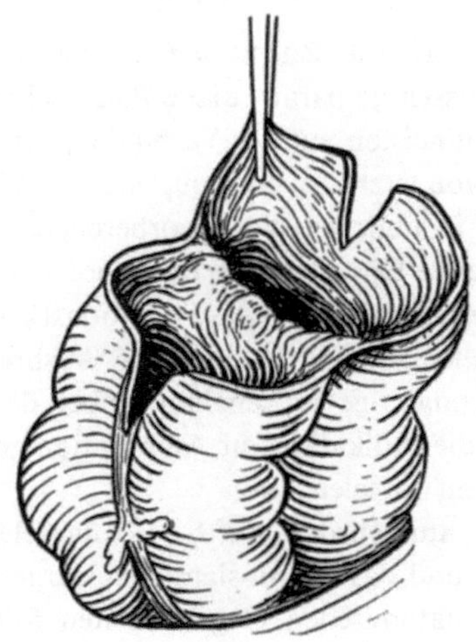

Abb. 65. Rückverlagerung einer temporären doppelläufigen Colostomie: Erweitungsplastik zur Vermeidung einer Stenosenbildung

lich von Bloodgood (1906). Unabhängig von ihm hat Kirschner dieses Vorgehen 1934 angegeben und als synchron-kombinierte Rectumamputation bezeichnet. Nachdem sich zunächst die Erwartung, durch dieses Vorgehen die Operationsletalität signifikant senken zu können, nicht erfüllte, wurde die Methode in Deutschland wieder verlassen, zumal der Aufwand, bedingt durch den Einsatz zweier Operationsgruppen, nur für größere chirurgische Kliniken tragbar war. 1937 griff Devine die Methode neu auf und führte sie im englischen Sprachraum ein. Das Hauptverdienst für die Weiterentwicklung und den Ausbau dieses in England heute meist geübten Verfahrens gebührt Lloyd-Davies (1939). Eigenartigerweise hat die synchrone, kombinierte Rectumamputation auf dem europäischen Kontinenent und zunächst in Amerika nur wenige Freunde gefunden, obwohl sie bei den heutigen allgemeinen Möglichkeiten unbestreitbare Vorteile hat:

Verkürzung der Operationsdauer auf fast die Hälfte, Erleichterung des technischen Vorgehens bei sehr großen Tumoren und bei Verschluß des Peritoneums über einem leeren Becken, sichere Blutstillung durch bessere Sicht von oben und unten bei guter Beleuchtung, und technisch einfach durchzuführende Spülbehandlung der Resektionshöhle mit cytostatischer Lösung. Verschiedene Nachteile werden gegen dieses Operationsverfahren angeführt, sie lassen sich jedoch größtenteils heute nicht mehr aufrechterhalten: Die angebliche erhöhte Schockgefährdung wird durch die Statistik (St. Mark's) widerlegt. Die Unübersichtlichkeit und Enge des abdominellen Eingriffes fällt bei Anwendung einer entsprechenden Technik gegenüber den Vorteilen nicht ernstlich ins Gewicht, und die einzige echte Schwierigkeit der Methode ist die Notwendigkeit, einen zweiten, geschulten Operateur zur Verfügung zu haben.

Die Lagerung des Kranken: Der Kranke muß so gelagert werden, daß bequemes Operieren gleichzeitig von oben und unten möglich ist. Am besten eignet sich dazu eine modifizierte Steinschnittlage mit rechtwinkliger Beugung der gespreizten Beine im Kniegelenk bei fast gestreckter Hüfte. Genau angepaßte Schulterstützen und besondere Beinraster sind erforderlich. Das Kreuzbein ruht auf einem harten Gummikissen, das Gesäß überragt weit die Kante des Operationstisches, der in dieser Stellung 30° bis 40° kopfwärts gekippt wird.

Die Durchführung der Operation: Zuerst werden die Schnitte mit Kirschner-Farbe angezeichnet: der lange, linksseitige paramediane Bauchschnitt; die für die Colostomie vorgesehene kreisrunde Hautincision auf der Verbindungslinie zwischen Spina ilica ventralis und Nabel, handbreit von letzterem entfernt, und der After-Kreuzbeinschnitt. Nach sorgfältigem Abdecken der in üblicher Weise vorbereiteten Operationsgebiete eröffnet zuerst der abdominal arbeitende Operateur die Bauchhöhle. Diese wird systematisch ausgetastet unter besonderer Berücksichtigung des Palpationsbefundes der Leber und zuletzt werden Größe, Sitz, Beweglichkeit und lymphogene Ausbreitung der Geschwulst festgestellt. Davon hängt die endgültige Entscheidung über die Art des vorzunehmenden Eingriffes ab (s. S. 455). Ist die Indikation zur Amputation gegeben, beginnt jetzt gleichzeitig der 2. Operateur mit dem dorsalen Akt.

Die *abdominelle Technik:* Ähnlich dem auf S. 463 dargelegten Vorgehen werden die fetalen Verklebungen gelöst und das Colon sigmoides dargestellt. Es ist wichtig, hierbei sorgfältig und streng den anatomischen Gegebenheiten folgend vorzugehen, um sich genügend unversehrtes parietales Peritoneum für die spätere Gestaltung des Beckenbodens zu erhalten.

Nun folgt die Incision des linken Mesosigmablattes in der Fossa intersigmoidea. Das durch Zug am Sigma angespannte Rectum wird 2–3 cm jenseits der tiefsten Douglaseinsenkung bogenförmig umschnitten und die Peritonealdurchtrennung auf der rechten Seite bis zum unteren Duodenalknie fortgeführt. Der linke Ureter wird in der Fossa intersigmoidea an seiner Kreuzungsstelle mit den Vasa ilica communia aufgesucht und nach unten verfolgt. Die A. mesenterica caudalis wird mit dem Finger getastet und im Normalfall an ihrer ventralen Ursprungsstelle aus der Aorta, etwa 1–2 Querfinger caudal des untersten Duodenalabschnittes, doppelt ligiert und durchtrennt. Nur bei sehr adipösen Kranken und bei Vorliegen einer schweren Arteriosklerose sollte die Unterbindung unter Schonung der A. colica sinistra tiefer erfolgen (s. S. 466). Die anschließende Durchtrennung der V. mesenterica caudalis wird in Höhe des unteren Pankreasrandes vorgenommen. Das gesamte Lymphabflußgebiet des oberen Rectums und Sigmas läßt sich in der auf S. 467 beschriebenen Weise bis zur Stelle der hohen Gefäßstielligatur zusammen mit dem Mesorectum und Mesosigma entfernen. Um das zu erreichen, müssen die zum Gefäßgebiet der A. colica media hin verbindenden Äste (A. colica sinistra, evtl. A. colica sinistra ascendens, Arterienrandarkade) nach Durchleuchtung des Mesenteriums selektiv unterbunden und durchtrennt werden. Das dazwischenliegende Mesenterium wird frei durchschnitten, wodurch sich das Gekröse besser strecken läßt, ein unnötiges Versenken großer Mengen Nahtmaterials vermieden wird und viel weniger der Nekrose überlassene Ligaturstümpfe entstehen. Man muß sich allerdings darüber im klaren sein und auch den Kranken präoperativ darauf hinweisen, daß häufig (bis zu 100% vergl. Schmiedt) Potenzstörungen die Folge einer radikalen Ausräumung der paraaortalen und paracavalen Lymphbahnen sind. Erst nach der Gefäßunterbrechung darf der Tumor ausgelöst werden, da sonst die Gefahr der hämatogenen Carcinomzellverschleppung zu groß ist. Noch bevor man damit beginnt, wird der Darm proximal der Geschwulst abgebunden. Die Sacralhöhle ist stumpf mit der Schere knapp unter dem Promontorium zu eröffnen und der Mastdarm zwischen seiner Fascienkapsel und der Waldeyerschen Fascie mit der Hand auszulösen. Hier begegnen sich der abdominal und der dorsal vordringende Operateur. Die posteriore Rectummobilisation ist vollendet. Die anteriore Präparation und die Darstellung der lateralen Ligamente folgt der Beschreibung auf S. 469. Allerdings ist es nicht nötig, die Präparation soweit nach caudal voranzutreiben wie bei der Quenuschen

Operation, da der zweite Operateur von unten vorgearbeitet hat. Das Sigma wird in üblicher Weise (s. Abb. 44) durchtrennt und der tumortragende Darmabschnitt perineal entfernt. Jetzt wird die peritoneale Wunde mit großen Kompressen verschlossen und die Wundhöhle des Beckens mit einer größeren Menge (1–2 l) Sublimatlösung (1:500) oder Chlorpactin (5:1000) gespült. Man hofft auf diese Weise einer Tumorzellimplantation vorzubeugen und die Gefahr des lokalen Rezidivs zu verringern.

Schließlich bereitet man von abdominal die Colostomie vor und vernäht das Beckenbodenperitoneum mit fortlaufender evertierender Chromcatnaht nach vorsichtig dehnend-ziehender Mobilisation. Mit Verschluß der Bauchhöhle und Fertigstellung der Colostomie durch mucocutane Fixation (s. S. 474) ist der abdominelle Teil der Operation beendet.

Das *dorsale Vorgehen:* Eine trockene Kompresse wird in den Analkanal geschoben und der After zirkulär vernäht (s. Abb. S. 475). Nachdem der abdominelle Operateur die Indikation zur Amputation gestellt hat, wird der Anus elliptisch umschnitten und die Incision bis zum Sacro-coccygeal-Gelenk ausgedehnt. Man durchtrennt das Subcutanfett und die perianale Fascie und eröffnet den Ischiorectalraum, der durch sein besonders grobgelapptes Fett deutlich vom Subcutangewebe unterschieden ist (s. Abb. S. 476). Das Steißbein wird dargestellt und unter Fingerdruck auf seine Spitze eines der mittleren Intercoccygealgelenke mit dem Skalpell eröffnet (s. Abb. S. 476). Bei unvorsichtigem und zu tiefem Einschneiden kann man hierbei das Rectum verletzen, was unbedingt vermieden werden muß. Die mittleren Sacralgefäße (A. sacralis media u. Begleitvenen) bluten meistens und müssen coaguliert oder unterbunden werden. Nun incidiert man den fibrösen Ansatz des M. coccygicus beidseits neben dem Steißbein und tastet sich von hier mit dem linken Zeige- und Mittelfinger rechts und links vom Rectum nach ventral und lateral zwischen M. ileococcygicus und Waldeyersche Fascie vor (s. Abb. S. 477). Das Gewebe zwischen den Fingern und der Hautincision wird nahe der Beckenwand durchtrennt, die blutenden Hämorrhoidalgefäße sind dabei zu ligieren. Es empfiehlt sich sehr, jetzt ein selbsthaltendes Speculum einzusetzen, um die nötige Übersicht zu erhalten. Wird die freie Rectumhinterwand nach vorne angespannt, so stellt sich die Waldeyer'sche Fascie zwischen der Os sacrum-Innenfläche und dem anorectalen Fascienkörper dar (s. Abb. S. 478). Sie wird bogenförmig eingeschnitten und darf keinesfalls zusammen mit dem ihr fest anhaftenden Kreuzbeinperiost abgestreift werden, da sie schützend über den N. pelvicus und N. hypogastricus gebreitet ist, die Potenz und Blasenfunktion regeln (s. S. 404). Lediglich in den seltenen Fällen, in denen sich der abdominelle Operateur auf Grund eines auf das Kreuzbein übergreifenden Tumors zu extrafascialem Vorgehen entschieden hat und damit bewußt Sexual- und Blasenfunktionsstörungen in Kauf nimmt, wird die Waldeyersche Fascie vom Kreuzbein abgeschoben und mitentfernt. Gewöhnlich löst man das Rectum in seiner Fascienkapsel stumpf von der incidierten inneren Beckenfascie (Waldeyer) und begegnet in dieser Schicht dem abdominal vordringenden Chirurgen. Ebenfalls stumpf dehnt man die Mobilisation nach der Seite bis zu den lateralen Ligamenten aus, die erst später durchtrennt werden. Zunächst werden vor und seitlich des Anus die queren Perinealmuskeln (M. transversus perinei superf. und profundus) dargestellt, aber nicht durchschnitten. Sie dienen vielmehr als Grenze des anterioren Vordringens, durch deren Beachtung man die Verletzung der Urethra vermeidet. Nach Durchtrennung der sich kreuzenden und nach vorne ziehenden Fasern des M. sphincter ani externus profundus werden die hellen Züge der longitudinalen Rectummuskelschicht sichtbar (s. Abb. S. 479). Seitlich erscheinen die Fasern des M. pubococcygicus bzw. puborectalis im inneren Anteil. Beide Muskeln werden soweit wie möglich vorne durchschnitten. Damit ist der seitliche Zugang zur Prostata und den Samenbläschen frei, die man darstellt. Größte präparatorische Sorgfalt erfordert die Abtrennung des Rectums von der Urethra. Der M. recto-urethralis fixiert an dieser Stelle den Darm (s. Abb. S. 479). Man teilt seine Fasern stumpf, indem man eine Péansche Klemme in der Mittellinie auf die Spitze der Prostata zu vorschiebt und die Branchen öffnet. Man muß diese Klemme streng parallel der Rückfläche der Prostata einführen, um die Harnröhre nicht zu beschädigen. Die in dieser Weise geteilten Rectourethralis-Muskelbündel werden gespalten. Durch stumpfes Vordringen erreicht man nun vor dem Rectum die abdominale Wundhöhle. Zuletzt stellen sich die lateralen Ligamente dar, die zwischen Klemmen beckenwandnah durchschnitten und ligiert werden. Den ausgelösten Darm entfernt man durch die perineale Wunde. Eine sorgfältige Blutstillung von oben und unten beschließt den Eingriff. Zweckmäßigerweise verringert man hierzu die Trendelenburgsche Kopftieflage, um den Beckenvenendruck zu normalisieren. Die Perinealwunde wird mit Donatinähten verschlossen und in ihrer Mitte eine Drainage eingelegt. Hat man die hintere und die seitlichen Wände der Vagina mitreseziert (Abb. 66), dann übernäht man den Schnittrand fortlaufend mit resorbierbarem Nahtmaterial zur Blutstillung und leitet die sacrale Drainage nach völligem Verschluß der Perinealwunde aus dem nicht entfernten anterioren Teil des Scheideneinganges nach außen.

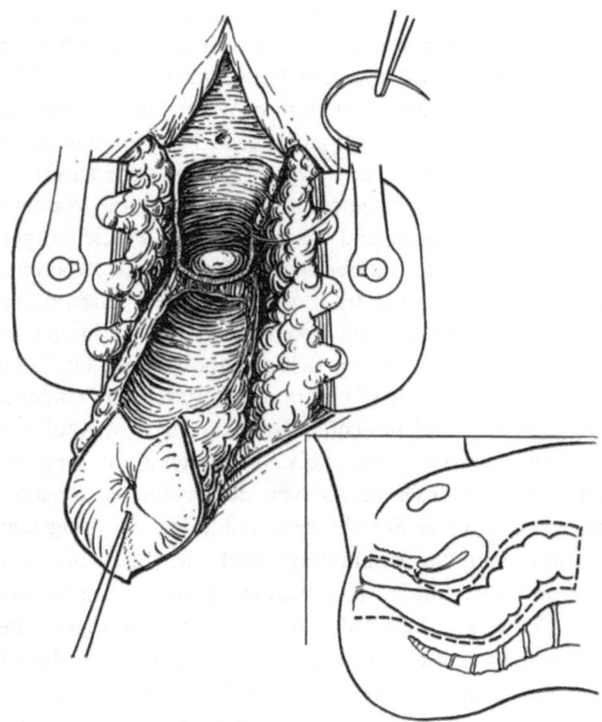

Abb. 66. Resection der Vaginalhinterwand bei tiefsitzendem seitlichem oder nach vorne zu gelegenem Rectumcarcinom. Fortlaufende Umstechung des vaginalen Schnittrandes zur Blutstillung. Insert: Sagittalschnitt durch das Becken, Resektionslinien punktiert

V. Die perineo-abdominale Rectumamputation

Die Erweiterung der sacralen Rectumamputation und ihre Anpassung an die Forderung der ausgedehnten radikalen Tumorentfernung ist die perineo-abdominale Rectumamputation. Die Technik geht zurück auf Czerny 1883 und wurde durch Turner 1920 aufgegriffen und von Gabriel und Lockhart-Mummery weiter ausgearbeitet und erprobt. K. H. Bauer hat sie 1940 im deutschen Schrifttum angegeben. Die Statistik von Gabriel zeigt, daß die Methode in ihren Ergebnissen den modernen kombinierten Verfahren ebenbürtig ist.

In ihrer Ausführung sind insofern Unterschiede vorhanden, als das englische Vorgehen abdomino-perineo-abdominal ist, um den Nachteil der fehlenden abdominalen Exploration zu Beginn des Eingriffes auszuschalten. Die Lagerung muß zweimal gewechselt werden, der Kranke wird im zweiten Akt aus seiner Rückenlage auf die linke Seite gedreht und im 3. Stadium der Operation wieder in Laparotomielage gebracht. Nicht zu Unrecht macht man dieser Technik den Vorwurf großer Umständlichkeit. K. H. Bauer lagert den Patienten während des sacralen Aktes nach Voelcker-Westhues-Goetze auf die Vorderfläche der Oberschenkel und die Thoraxvorderwand bei freischwebendem Abdomen und leichter Kopftieflage. Er verzichtet bewußt auf die Austastung der Bauchhöhle zu Beginn der Operation und damit auf die Möglichkeit, in geeigneten Fällen die Kontinenz zu erhalten. Seiner Ansicht nach stellt die Monobloc-Exstirpation des Rectums ohne Rücksicht auf den Sphinkter die einzig sinnvolle Carcinombehandlung dar.

Das *technische Vorgehen* entspricht zunächst weitgehend dem perinealen Akt der synchronen Rectumamputation: Das Steißbein wird in toto exartikuliert, die dorsale Beckenfascie (Waldeyer) in der Mittellinie längsincidiert und das Rectum dorsal bis zum Promontorium mit den Fingern und später mit einem Stieltupfer stumpf abgelöst. Auch seitlich wird der Mastdarm bis zu seinen lateralen Ligamenten in gleicher Weise mobilisiert. Die Levatoren werden jeweils mit dem linken Zeige- und Mittelfinger unterfahren und oberhalb des inneren Sphincters durchtrennt. Nach Einsetzen selbsthaltender Haken löst man beckenwandnah die lateralen Ligamente ab. Man umgreift nun das Rectum mit der linken Hand, palpiert die Prostatarückfläche und erweitert stumpf die seitliche Mobilisation zwischen Rectum und Prostata. Schließlich berühren sich die seitlichen Präparationshöhlen in dieser Schicht und man kann jetzt einen Gummi-Haltezügel um den Mastdarm schlingen (Abb. 67). Die vordere Aufhängung des Rectums mit seinen Verbindungen zum Bulbus urethrae und zum Perineum werden durch Zug an diesem Zügel und an der analen Zirkulärnaht angespannt und schrittweise durchtrennt. Zuletzt schlägt man den ausgelösten Darm nach dorsal hoch, faßt die Samenbläschen mit Klemmen, durchtrennt das Gewebe zwischen diesen und dem Mastdarm und stellt so die glatte Rückfläche des Douglasperitoneums dar. Dieses wird in der Mittellinie längsincidiert und bis zu seinem tiefsten Punkt gespalten. Man löst das Bauchfell auch seitlich vom Rectum bis hoch hinauf nahe an das Promontorium, umwickelt den Darm mit einem Bauchtuch und versenkt ihn in die Tiefe des Beckens. Nach sorgfältiger Blutstillung wird der Beckenboden über dem Darm mit Situationsnähten verschlossen und die Hautwunde nach entsprechender Drainage in der geschilderten Weise (s. S. 477) vernäht.

Der *abdominelle Akt* folgt der Beschreibung auf S. 461. Die Hautincision wird den Erfordernissen der geplanten Colostomie angepaßt: Will man das Sigma aus der Laparotomiewunde als Anus praeter leiten, so ist ein Pararectalschnitt günstig. Besser ist es, das

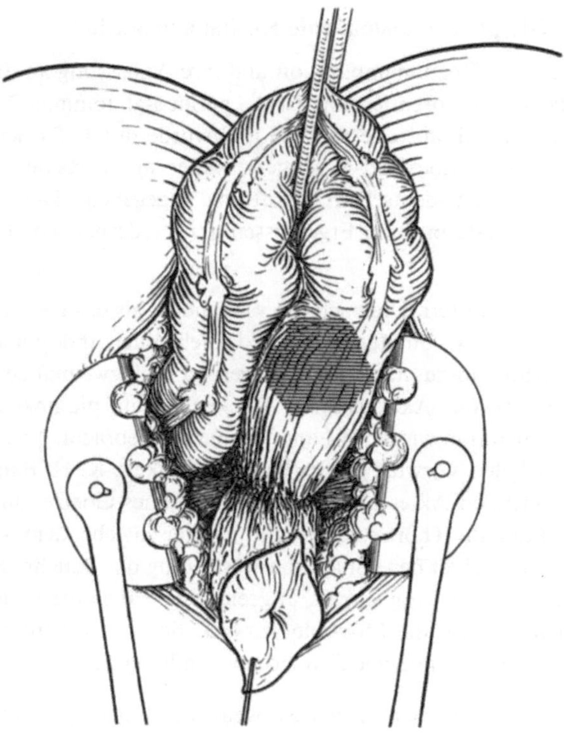

Abb. 67. Perineo-abdominale Rectumamputation: Op.-Situs nach Eröffnung des Peritoneums. Nach Anschlingen des Sigmarectums Hervorluxieren des distalen Sigmas. Die noch bestehenden Fixationen des Rectums (Paraproktien) sind erkennbar

Colon getrennt aus der Bauchhöhle zu führen und den künstlichen Ausgang durch mucocutane Naht (s. Abb. 62, 63), unmittelbar nach Verschluß der Bauchwunde fertigzustellen. Bei diesem Vorgehen wählt man einen paramedianen Schnitt rechts oder links. Durch hohe Gefäßligatur und Mitnahme der lymphatischen Bahnen neben der Vena cava, der Aorta und dem Mesenterium des zu entfernenden Darmes, entspricht der Eingriff allen Forderungen größtmöglicher Radikalität, allerdings erfolgt die Gefäßunterbindung erst gegen Ende der Tumorauslösung. Zuletzt wird der endgültige Verschluß des Beckenbodens durch Einzelnähte oder fortlaufende Peritonealnaht in doppelter Schicht ausgeführt. Zenker wandte diese Methode aufgrund prinzipieller Einwände in seiner Klinik nicht an. Folgende kritische Anmerkungen können gegen diese Operationstaktik angeführt werden:

1. eine Beurteilung der Verhältnisse in der Bauchhöhle ist bei primär-dorsalem Vorgehen erst möglich, wenn die Entscheidung zur Rectumamputation bereits gefallen ist.
2. Die Gefäßunterbindung erfolgt nach Auslösung des Tumors, womit man einer entscheidenden Forderung der Carcinomchirurgie nicht nachkommt.
3. Der Zugang von dorsal ist eng, die Übersicht damit geringer als bei den abdominellen Verfahren.

VI. Die erweiterten radikalen Eingriffe

Die hohe Ligatur der unteren Mesenterialarterien (Miles; Grinnell; Deddish; State; Ault; Castro u. a.) ist die logische Erweiterung der klassischen abdomino-perinealen Rectumamputation von Miles, nachdem die Untersuchungen von Grinell und Hiatt; McElwain; Bacon und Trimpi gezeigt haben, daß zwischen der klassischen Unterbindungsstelle der A. rectalis cranialis am Promontorium und dem Abgang der A. mesenterica caudalis aus der Aorta eine Lymphknotengruppe liegt, in der man verhältnismäßig häufig Metastasen findet, die andererseits bei hoher Arterienligatur ohne allzugroßen operativen Mehraufwand mitentfernt werden kann. Dieser Gedanke der hohen Gefäßunterbindung ist alt, er wurde schon 1908 von Moynihan angegeben, fand jedoch seinerzeit wenig Beachtung. Heute wird von zahlreichen namhaften Chirurgen die Entfernung des Rectumcarcinoms in dieser erweiterten Form routinemäßig durchgeführt, obwohl der exakte Beweis für den Wert dieser Maßnahme durch eine Verbesserung der Dauerergebnisse bisher noch nicht geführt ist. Gegen dieses Vorgehen wurde lange Zeit die mögliche Gefahr einer teilweisen Colon descendens-Nekrose als Folge mangelhafter Durchblutung angeführt. Die Untersuchungen von Goligher; Griffith; Morgan haben dagegen eindeutig gezeigt, daß bei richtigem Vorgehen (sorgfältige Schonung der Randarkade) das Colon descendens und das Sigmoid über die A. colica media ausreichend versorgt werden. Nur bei besonders adipösen Kranken und bei Vorliegen einer schweren Arteriosklerose besteht ein gewisses Risiko, und in diesen Fällen sollte man die A. colica sinistra schonen. Es ist nicht nötig, wegen der vielleicht schlechten oder unzureichenden Durchblutung die *Milzflexur zu lösen* und einen größeren Teil des Colon descendens mitzuresezieren. Man hat dies jedoch zur Erhöhung der Radikalität gefordert (State), da in bestimmten Fällen Metastasen der paracolischen Lymphknoten gefunden wurden. Dukes konnte zeigen, daß eine derartige Metastasierung nur in weit fortgeschrittenen Fällen erfolgt, in denen eine kurative Behandlung ohnehin ausscheidet.

Die Unterbindung der A. mesenterica caudalis an ihrem Ursprung oder wenigstens unmittelbar nach Abgabe der A. colica sinistra mit Resektion des paracavalen und paraaortalen Lymphbindegewebes sollte heute zu den Routinemaßnahmen gehören. Die Mobilisation der Milzflexur und die erweiterte Resektion des Colon descendens kann die Radikalität des Eingriffes nicht nachweislich steigern. Sie bedeutet für die Kranken eine weitere Belastung, erhöht dadurch die Operationsletalität und bleibt den Fällen vorbehalten, in denen Zweitcarcinome oder malignitätsverdächtige Schleimhautveränderungen proximal der üblichen Resektionsgrenze vorliegen.

Die Indikation zur erweiterten Descendens-Resektion, zur zusätzlichen linken Hemicolektomie oder zur Proktocolektomie beim Rectumcarcinom ist besonders schwierig zu stellen. Man weiß, daß bei diesem Carcinom häufig (30% nach Goligher) hypertrophe Schleimhautveränderungen gefunden werden, beispielsweise adenomatöse Polypen. Es ist ferner bekannt, daß in etwa 3% der Colon-Rectumcarcinome im Dickdarm Zweitcarcinome vorhanden sind. Man diskutiert eine diffuse Mucosaveränderung des Dickdarmes, die einen zu maligner Entartung prädisponierenden Faktor einschließt. Daß die familiäre Dickdarmpolypose in fast allen Fällen eines Tages zum Carcinom führt, wird allgemein anerkannt. Ob dabei der Krebs sich aus einem Adenom bildet oder ob Adenom und Carcinom unabhängig voneinander auf einer zu abnormalem Wachstum neigenden Schleimhaut entstehen, ist bisher nicht bekannt. Ebensowenig weiß man, ob ein Carcinom aus einem solitären Adenom entstehen kann oder ob dabei ein unabhängiges Wachstum an gleicher Stelle von Anfang an stattfindet. Es sei dieses bedeutungsvolle Problem hier nur gestreift und auf die einschlägige Literatur verwiesen (s. Demling).

Selbst wenn man sich persönlich zu der einen oder anderen Ansicht bekennt, ist die therapeutische Konsequenz schwierig, da bisher kein sicheres Mittel zur Verfügung steht,

Faktoren zu erkennen, die möglicherweise zur Carcinomentstehung prädisponieren. Die Röntgenkontrastdarstellung des Dickdarms wird mit zunehmender Stenosierung durch ein Rectumcarcinom immer ungenauer und selbst ein einwandfreies Bild unter Zuhilfenahme der Doppelkontrastmethode (A. W. Fischer; Welin) sagt über feinere Strukturveränderungen der Schleimhaut häufig nicht genügend aus. Daher hat man die intraoperative Coloskopie als diagnostische Methode ausgearbeitet (Deyhle; Torsoli; Fox). Vom proximalen Colon transversum aus werden der Querdarm und das Colon ascendens vom untersten Colon descendens, dessen oraler Teil und das Sigma eingesehen. Das Coloskop wird durch eine Längsincision der Taenia libera in das Darmlumen eingeführt. Die Öffnung kann dann längs oder quer in einreihiger Naht verschlossen werden. Die Methode ist umständlich und verlängert den Eingriff. Da bei distalen Carcinomen das proximale Colon häufig nicht völlig sauber ist, sind hier auch aus diesem Grund diagnostische Grenzen gesetzt. Ihr tatsächlicher Wert ist bisher nicht erwiesen.

Einfacher ist es, intraoperativ ein modernes flexibles Fiberglascoloskop peranal und unter manueller Führung durch den Operateur einzuführen und sich auf diese Weise Einblick zu verschaffen. Personell ist dieser Weg allerdings bedeutend aufwendiger.

Die Ausräumung der inneren iliacalen Lymphknoten wurde 1950 von Deddish angegeben und als radikalitätssteigernde Maßnahme in die Rectumcarcinomchirurgie eingeführt. Um diese Lymphknoten freilegen zu können, muß man die seitliche Beckenfascie öffnen, man findet sie entlang der iliacalen Gefäße und auf dem Obturatormuskel. Sauer und Bacon fanden nur bei tiefgelegenen Ampullencarcinomen in einem Teil der Fälle Metastasen in diesen Lymphknoten und beschränkten die Indikation zur iliacalen Lymphknotenausräumung auf solche tiefsitzenden Tumoren. Da der zusätzliche technische Aufwand erheblich ist und das Operationsrisiko damit steigt, kommt diesem Vorgehen keine allgemeine Bedeutung zu. Außerdem wird das Dauerergebnis nicht signifikant verbessert (Stearns).

Die teilweise oder völlige *Mitentfernung anderer Organe* und die *Beckenausräumung* (Brunschwig):

Die steigende Resektionsrate des Rectumcarcinoms (über 95%) erfordert gelegentlich die Mitentfernung von Nachbarorganen und bringt Überschneidungen mit den Eingriffen der Gynäkologie und Urologie. Gelegentlich ist es notwendig, tumoradhärente *Dünndarmschlingen mitzuentfernen*, was nach den Regeln der Darmchirurgie unbedenklich vorgenommen werden kann. Im Gegensatz dazu bringt die *Resektion des Kreuzbeines* als radikalitätssteigernde Maßnahme wenig, da der Mastdarmkrebs äußerst selten die dorsale Grenzlamelle durchbricht.

Anders liegen die Verhältnisse ventral, wo Rectum und Scheide bzw. Prostata, die in einem gemeinsamen äußeren Fascienmantel liegen, von denselben Lymphbahnen drainiert werden. Deshalb ist die prophylaktische Excision der Scheide in den dorsalen $^2/_3$ ihrer Zirkumferenz bei allen, auch den kleinen Tumoren der lateralen und ventralen Wand des Analkanals und der unteren $^2/_3$ der Rectumampulle (s. S. 488) dringend zu empfehlen. Im gegebenen Fall sollte man auch *Uterus und Adnexe* nach Art einer zusätzlichen Wertheimschen Operation mitresezieren. Da dieser Eingriff das Operationsrisiko merklich steigert, muß man während der Operation durch histologischen Schnellschnitt die tatsächliche Carcinomausbreitung klären und sich davor sichern, Nachbarorgane mitzuentfernen, die mit dem Tumor nur entzündlich verbacken sind. In diesem Zusammenhang sei auch auf die Möglichkeit zweizeitigen Operierens verwiesen (s. S. 462). Noch wesentlich schwerwiegender ist die ventrale Krebsinfiltration beim Mann mit Übergreifen auf den

Urogenitaltrakt. Beherrscht die lokale Krebsinfiltration das Krankheitsbild und sind, ohne nachweisbare hämatogene oder Lymphknotenmetastasen Urethra, Prostata oder Harnblase tumorös durchwuchert, so kann man eine totale Beckenausräumung erwägen. Dazu führt man die peritoneale Umschneidung des Beckenbodens um die Beckenorgane herum bis zum oberen Rand der Blasenvorderseite und präpariert seitlich beide Ureteren und die Vasa deferentia frei, die möglichst nahe der Blase abgetrennt werden. Nun dringt man seitlich der Blase bis hinter das Schambein und zur Prostata vor. Die oberen und kräftigeren unteren Vasa vesicalia werden dabei durchtrennt. Man löst die Blase von der vorderen Bauchwand und der Plica umbilicalis media, die von ihrem Scheitelpunkt zum Nabel führt. Zuletzt werden die Ligamente der Prostata durchschnitten und diese, die Harnblase und das Rectum, welches in üblicher Weise mobilisiert worden ist, entfernt (Bricker).

Die folgende Versorgung der beiden Ureteren stellt das Hauptproblem der Operation dar. Es hat sich wenig bewährt, sie in das Sigma oder Caecum einzupflanzen, da immer in kurzer Zeit Harnwegsinfektionen auftreten und die Absorption von Chlor und Harnstoff zu hyperchlorämischer Acidose und Urämie führen können. Das sicherste Verfahren ist das von Bricker 1950 angegebene, wobei die Ureteren in eine ausgeschaltete kurze untere Ileumschlinge geleitet werden. Die eine Öffnung des ausgeschalteten Darmstückes wird blind verschlossen und die andere als Ileostomie in die Bauchwand eingenäht. Es entsteht so keine Ersatzblase, sondern lediglich ein Zwischenstück, welches den Harn in ein Urinal leitet. Der Kranke trägt links einen Anus praeter, rechts eine Ileostomie. Die Verbindung zwischen Ureteren und Darm erfolgt am besten in der von Nesbit (1948), Cordonnier (1950) oder Leadbetter (1951) angegebenen Weise.

VII. Die Resektionen

Indikation: Die Geschwülste des recto-sigmoidalen Überganges und des oralen Rectumdrittels werden heute meistens unter Schonung der analen Verschlußmuskulatur durch Resektion beseitigt. Wird der Eingriff kombiniert oder von abdominal ausgeführt, so kann er allen Forderungen größtmöglicher Radikalität standhalten. Eine Ausnahme machen nur hochmaligne Tumoren. Sie sind mit keiner chirurgischen Methode heilbar und führen nach Resektionsbehandlung ebenso wie nach Amputation zu einem Rezidiv (Stelzner), welches bei erhaltener Darmkontinuität rascher in Erscheinung tritt und palliative Nachoperationen erfordert. Für diese inkurablen Fälle ist die Amputation des Mastdarmes zu empfehlen, obwohl auch damit nur eine zeitweilige Symptomfreiheit erreicht wird. Die rectoskopisch gewonnene Gewebsprobe läßt diese Geschwülste erkennen und schützt vor einer operativen Fehlindikation. Alle anderen Carcinome von 10 cm oral der Linea dentata an aufwärts eignen sich unter gewissen Einschränkungen (s. S. 460) zur Resektion. Diese Regel wird heute fast allgemein anerkannt. Noch keine Einigkeit ist in der Frage der Sphinctererhaltung bei tiefer sitzenden Ampullencarcinomen erzielt. Während die tiefen Rectumcarcinome auf Grund unserer pathologischen Kenntnisse schon theoretisch für sphinctererhaltende Operationen ausscheiden sollten, haben sich für die Resektionsbehandlung der mittelhoch gelegenen Ampullenkrebse in den letzten 10–20 Jahren erneut verschiedene, besonders amerikanische Chirurgen eingesetzt und geeignete Operationsmethoden erprobt (Bennett; Kennedy). Da in einer Höhe von 3–5 cm von der Linea dentata abdominelle Anastomosen technisch schwierig durchführbar sind, wurden Verfahren aufgegriffen und weiter entwickelt, die eine tiefliegende

Darmvereinigung ermöglichen. Sie beruhen entweder auf dem alten Durchzugprinzip (v. Hochenegg) oder erfordern zur präanalen Anastomosennaht die temporäre Ausstülpung des analen Rectumstumpfes (Maunsell, Weir). Die Tatsache, daß bei mehreren dieser Operationen die Schleimhaut des Analkanals mit ihren sensorischen Elementen und bei einigen Eingriffen auch der interne Sphincter und Teile des Levator entfernt werden, läßt kein gutes funktionelles Ergebnis erwarten. Für einen erheblichen Teil der in dieser Weise Operierten trifft das auch zu. Bedenkt man ferner, daß die Morbidität nach derartigen Eingriffen durch eine Reihe möglicher und erfahrungsgemäß nicht seltener Komplikationen – Anastomoseninsuffizienz, Stenosen, Infektion und Sepsis, Retraktion des durchgezogenen Colonteils – erheblich ist, dann wird die Einstellung vieler Chirurgen verständlich, die eine Resektion bei mittelhoch und tief gelegenen Rectumcarcinomen nicht für durchführenswert erachten (Mann).

Zusammenfassend läßt sich sagen, daß die abdominale Rectumresektion eine anerkannte Form der Krebsbehandlung des Mastdarms und durchschnittlich in etwa 20–30% aller operablen Fälle anwendbar ist. Die Dauerheilergebnisse dieser Art der Resektion entsprechen den Ergebnissen der modernen Amputationsverfahren, die Verschlußfunktion des Darmes ist normal. Die zur Resektion mittelhoch und tief gelegener Ampullencarcinome entwickelten Durchzugsverfahren sind weniger empfehlenswert und je nach persönlicher Erfahrung nur im Einzelfall anzuwenden. Im Gegensatz zur abdominalen Resektion sind ihre Endergebnisse durch zahlreiche Komplikationsmöglichkeiten, damit durch ein längeres Krankenlager und die häufig gestörte postoperative Sphincterfunktion erheblich beeinträchtigt. Allerdings ist ihr Dauerresultat (5-Jahresheilung) bezüglich der Krebsheilung den anderen operativen Verfahren ebenbürtig, wenn die Kriterien einer strengen Indikation kompromißlos erfüllt werden.

VIII. Die abdominale Resektion (Schloffer, Dixon)

Die Lagerung ist die gleiche wie für die synchrone Rectumamputation, eine modifizierte Steinschnittlage. Das Vorgehen entspricht zunächst der Technik der abdominoperinealen Amputation (s. S. 460). Die durch paramediane Incision links weit eröffnete Bauchhöhle wird ausgetastet. Es gelten bezüglich der Operabilität die Ausführungen auf S. 457. Tumoren hoher Malignität kommen aufgrund der präoperativen Biopsie für die Operation nicht in Betracht. Alle übrigen Carcinome, die 8 oder mehr Zentimeter von der Linea dentata entfernt liegen, eignen sich unter Berücksichtigung der auf S. 459 gegebenen Indikationen und Gegenindikationen für die Resektion, auch wenn der Eingriff nur palliativer Natur sein kann.

Der Eingriff wird in folgende Abschnitte unterteilt:

1. Darstellung des proximalen Colonstumpfes nach hoher Ligatur der caudalen Mesenterialgefäße.

Zunächst werden die fetalen Verklebungen des Colon sigmoides gelöst. Der Darm wird zur Vermeidung weiterer intraluminaler Carcinomzellverschleppung oral und wenn möglich distal der Geschwulst abgebunden (s. Abb. 42). Eine mit Chlorpactin oder Sublimat getränkte Kompresse wird um den Tumor gelegt und unter Durchstechung des Mesosigma in ihrer Lage fixiert. Es folgt die peritoneale Umschneidung des Sigma-Rectums (s. Abb. 39). Nach Darstellung der unteren Mesenterialgefäße werden diese in Höhe des Arterienabganges aus der Aorta, bei adipösen und arteriosklerotischen Kranken unter Erhaltung der A. colica sinistra, unterbunden und durchtrennt (s. Abb. 41).

Das prä- und paraaortal sowie das auf der V. cava gelegene, von Lymphbahnen durchzogene Fettbindegewebe wird abpräpariert und später en bloc mit dem Tumor entfernt Die obere Resektionsstelle wählt man mindestens 12–15 cm oral der makroskopischen Tumorgrenze. Hier wird die Randarkade unterbunden und das Mesosigma in Richtung auf die hohe Arterienligaturstelle frei gespalten. Vermeidet man überflüssige Unterbindungen des gefäßfreien Mesenteriums (Abb. 68) und legt unter Schonung der Randarkaden Entlastungsschnitte an (Stelzner), so gewinnt man eine erhebliche Länge eines frei beweglichen, gut durchbluteten Colon. Manchmal reicht die verfügbare Länge des Darmes nicht aus, und man muß die linke Colonflexur mobilisieren. Zuletzt wird das Colon, das in einer Ausdehnung von 1–2 cm von allen eintretenden Gefäßen befreit wurde, an der vorgesehenen Stelle zwischen zwei Klammerreihen durchtrennt, wobei man

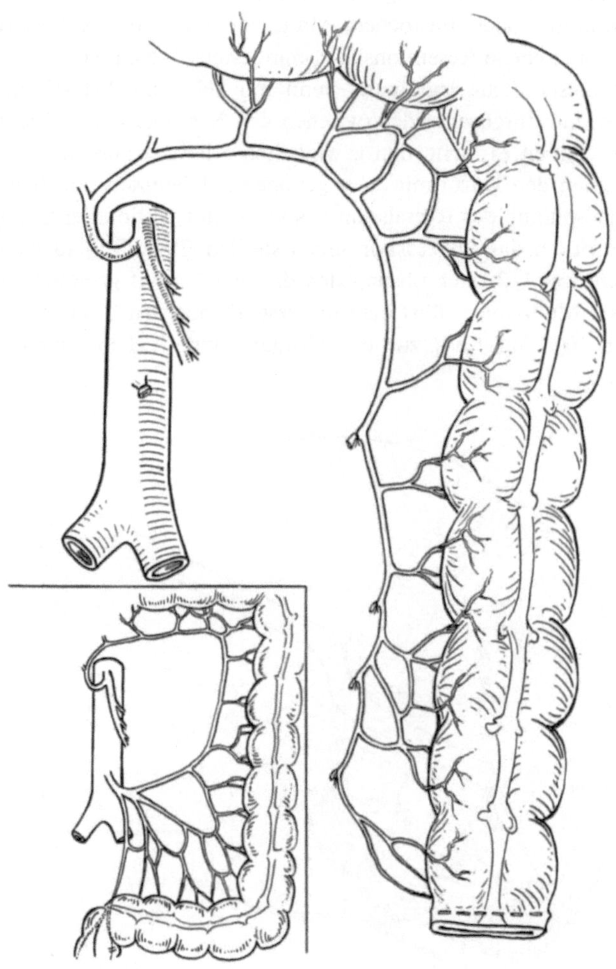

Abb. 68. Darstellung der Ligaturstellen am Colon descendens, das zur tiefen abdominellen Anastomose vorgesehen ist. Auf diese Weise wird die Randarkade geschont und eine artifizielle Verkürzung durch zahllose, unnötige Ligaturen vermieden. Insert: Die ursprünglichen Gefäßverhältnisse vor Präparation der Randarkade und Resektion des Tumorgebietes

darauf achtet, daß die Klammerreihe sagittal angesetzt wird (Abb. 69), während man sie später am Rectumstumpf quer (= frontal) setzt, wodurch sich bei der Anastomose eine Verdrehung der zu verbindenden Darmlumina um 90° ergibt. Dies scheint für die gleichmäßigere Durchblutung der Verbindungsflächen vorteilhaft zu sein (s. weiter unten). Der orale Stumpf, von dessen ausreichender Durchblutung man sich überzeugt hat (s. S. 490), wird in feuchte Kompressen eingehüllt und hochgeschlagen.

2. Im zweiten Abschnitt der Operation wird der rectale Stumpf nach Entfernung des Tumors zur Anastomose vorbereitet. Genauso, wie bei der abdomino-perinealen Amputation wird das Rectum allseits von seinen Nachbarorganen abgelöst. Dabei ist es besonders wichtig, präsacral in die richtige Schicht, nämlich vor die Waldeyersche Fascie zu gelangen. Anderenfalls löst man durch Verletzung des präsacralen Venenplexus gefährliche Blutungen aus.

Die lateralen Ligamente werden dargestellt und zwischen Klemmen durchtrennt und die Stümpfe unterbunden oder umstochen. Man spaltet dorsal das Mesorectum nach Ligatur bis an die vorgesehene Resektionslinie, mindestens 5–6 cm vom unteren Tumorrand entfernt. An dieser Stelle legt man, wenn möglich, eine Petz-Klammerreihe in querer Richtung an und durchschneidet zwischen den Klammern das Rectum mit dem Skalpell (Abb. 70). Gelingt es nicht, den gewinkelten Klammerapparat (Reynolds) einzuführen, so kann man den Darm mit einer gebogenen Klemme verschließen. Von Bedeutung ist jetzt die Spülung des Rectalstumpfes mit Chlorpaktin oder Sublimat (Clay). Ein Assistent leitet durch das Proktoskop einen sterilen Einlaufschlauch in die untere Ampulle und wäscht mit 1–2 Liter Lösung den distalen Stumpf gründlich aus. Auf die Durchführung dieser Maßnahme führt man im wesentlichen den Rückgang des Anastomosenrezidives von 20% auf 1,5% zurück (Morgan) und sieht in ihr einen wichtigen Schritt der Operation.

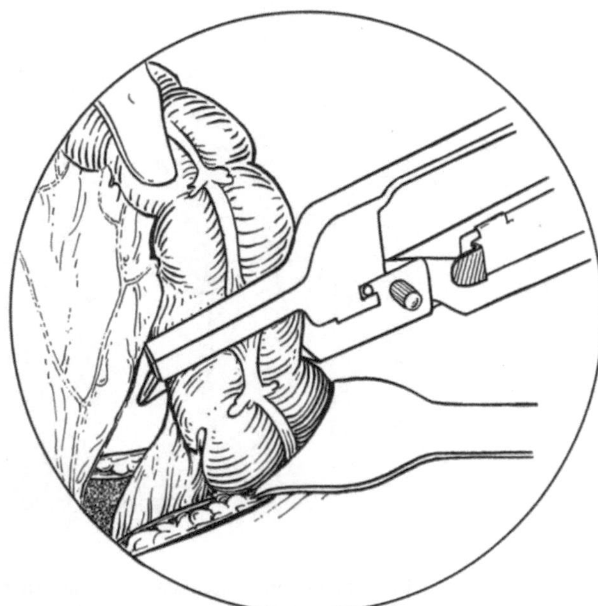

Abb. 69. Dickdarmdurchtrennung oral des Tumors unter Verwendung eines Klammerschneidgerätes

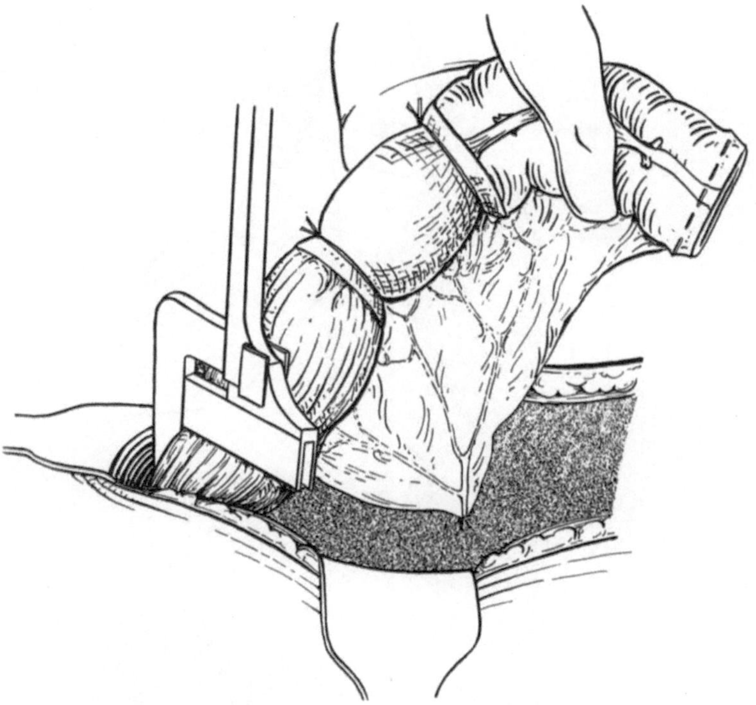

Abb. 70. Manchmal gelingt es auch, distal des Tumors ein gewinkeltes Klammerschneidgerät einzuführen und auf diese Weise das Tumorgebiet zu resezieren. Oft ist es notwendig, hier mit der Dixonschen Klemme zu arbeiten und das Rectum zu belassen, bis die hintere Nahtreihe gelegt ist

3. Im letzten Operationsakt wird die Anastomose angelegt. Man kann sie völlig offen nähen, einfacher erscheint es jedoch, für die hinteren Lembertschen Nähte die Klammerreihe zu belassen.

Die Naht wird geklöppelt. Sie kann am Rectumstumpf leicht schräg oder in Form von vertikalen Matratzennähten gestochen werden. Diese Nähte halten im serosafreien Rectumstumpf besser und sind in der Tiefe des kleinen Beckens einfacher, damit gewebsschonender anzulegen. Indem man die in ihrer Achse um 90° gedrehten Stümpfe einander nähert, lassen sich die Klöppelnähte knoten (Abb. 71).

Mit Skalpell, Schere oder elektrischem Messer werden beide Darmschenkel unterhalb der sie verschließenden Klammerreihe quer durchtrennt und ihr Lumen auf diese Weise eröffnet. Zur Adaptation verwenden wir einige Schleimhautnähte über dieser Nahtreihe, der jedoch keine Bedeutung für die Festigkeit der Anastomose zukommen. Die vordere Verbindung wird einreihig genäht, wobei resorbierbares Fadenmaterial oder ein nicht resorbierbarer Faden zur Anwendung gelangt. Eine vertikale, am proximalen Schenkel Serosa und Muscularis, am distalen nur die Muscularis fassende Matratzeneinzelknopfnaht nach Connell scheint gut geeignet. Ebenfalls günstig ist am Rectumstumpf eine schräge Stichrichtung, eine Technik, bei deren Anwendung Stenosen sehr selten entstehen.

Hat man in der geschilderten Weise die Anastomose angelegt, ergibt sich eine Drehung des oralen Colons um 90°; das Mesosigma, bzw. Mesocolon führt rechts seitlich an die

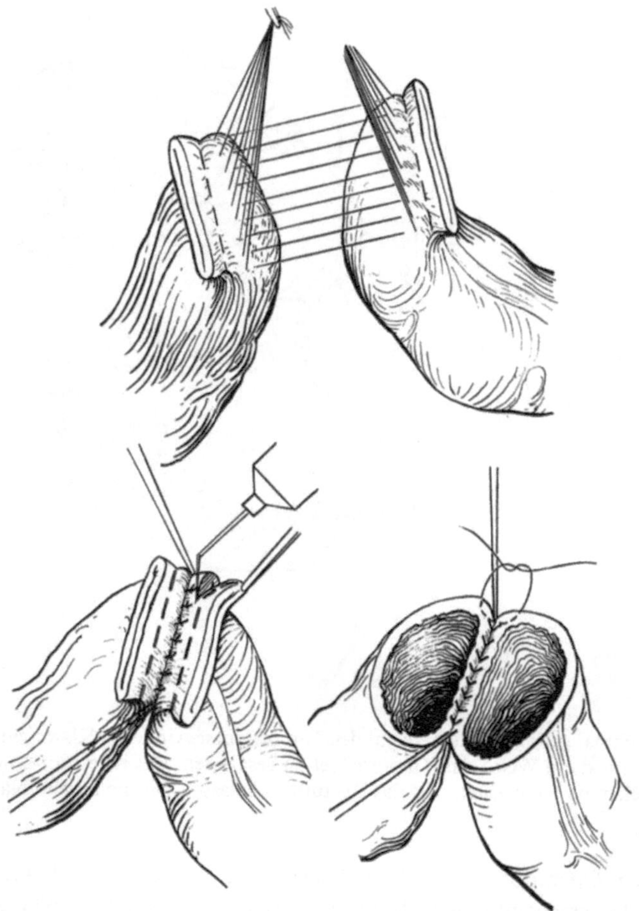

Abb. 71. Technik der Anastomosierung bei tiefer abdomineller Anastomose

Anastomose, während das Mesorectum dorsal abgeht. Lloyd-Davies mißt dieser Technik Bedeutung für eine gleichmäßige Anastomosendurchblutung bei, da die am schlechtesten versorgten Antimesenterialbereiche nicht aufeinander zu liegen kommen. Das seitlich zugeführte Mesosigma kann zum Verschluß des Beckenbodens mit herangezogen werden und erleichtert diesen, indem es zusätzliches, von Bauchfell überzogenes Gewebe liefert.

Zuletzt sei an die drei Forderungen erinnert, welche die Sicherheit der Anastomose garantieren:

1. Völlige Spannungslosigkeit
2. ausreichende Blutversorgung
3. sorgfältige Nahttechnik.

Sind diese Punkte eingehalten, dann erübrigt sich jede lokale Antibioticagabe und jede stuhlableitende Maßnahme (Caecalfistel, Colostomie). Ist man sich in einem der drei Punkte nicht ganz sicher, dann empfiehlt es sich, eine Colostomie am Colon transversum anzulegen. Auf die fertige Anastomose leitet man ein weiches Zieldrain, das suprapubisch extraperitoneal oder auch paraanal durch die Fossa ischiorectalis nach außen geleitet werden kann.

Als letzte Maßnahme wird die neu geschaffene Darmverbindung extraperitonealisiert. Sehr bewährt hat sich die Umhüllung der Mastdarmcolonverbindung mit dem Beckenbodenperitoneum, wenn dies technisch möglich ist. Hierzu wird der Rand des Beckenbodenperitoneums unterhalb der Anastomose ringförmig an das Rectum geheftet. Die Restlücke im Beckenboden nach dem Promontorium wird durch Einzelnähte oder durch eine fortlaufende Naht verschlossen. Dann bildet man eine Falte aus dem Beckenbodenperitoneum, die man etwa 1 cm oberhalb der Anastomose ringförmig an das Sigmoid näht. Dieses Vorgehen gewährleistet in besonderem Maße eine fistellose Heilung der Anastomose.

Nach Verschluß der Bauchdecken ist es empfehlenswert, den Musculus sphincter ani vorsichtig digital zu dehnen. Das Einlegen eines Darmrohres zur Dekompression ist überflüssig.

IX. Die tiefen Resektionen

Die moderne Operation des Rectumcarcinoms erfolgt von abdominal oder enthält als kombinierter Eingriff einen abdominellen Teil. Diese Forderung gilt in gleicher Weise für die tiefen Resektionen, welche nur als kombinierte Eingriffe ausreichend radikal sind.

Verschiedene operative Möglichkeiten sind gegeben:

1. tiefe Resektionen mit genähter Anastomose.

- die abdomino-sacrale Resektion (Kraske; Finsterer; Goetze; d'Allaines),
- die abdomino-anale Resektion mit temporärer Ausstülpung der Darmenden zur präanalen Anastomosennaht (Maunsell; Weir; v. Hochenegg; Lloyd-Davies; Turnbull).

2. Die tiefen Resektionen nach dem Durchzugsprinzip ohne genähte Anastomose.

- abdomino-anale und abdomino-perineale Resektion (Babcock; Bacon; Waugh),
- abdomino-endorectale Resektion (Black).

Die geeignete *Lagerung* für die tiefen Resektionen ist die modifizierte Steinschnittlage, wie sie bei Beschreibung der synchronen kombinierten Amputation angegeben ist (s. S. 485). Eine Ausnahme macht nur die abdomino-sacrale Resektion, bei der für den dorsalen Akt umgelagert werden muß; doch wird dieses Verfahren heute nicht mehr geübt. Besonders empfehlenswert ist es, synchron abdominal und perineal bzw. anal mit zwei Operationsgruppen vorzugehen. Von dieser Technik geht die folgende Beschreibung aus:

Für sämtliche tiefen Resektionsverfahren ist *das abdominale Vorgehen* gleich und entspricht zunächst dem abdominalen Teil der kombinierten Amputation (s. S. 460). Auch bei diesen Operationen kann man die A. mesenterica inferior direkt an der Aorta ligieren. Nicht selten gelingt es, nach hoher Ligatur ohne Mobilisation der Milzflexur eine ausreichende Länge frei beweglichen und gut durchbluteten Colons zu gewinnen, wenn die Randarkaden unter Durchleuchtung geschont werden und man das Mesosigma sinngemäß aufspaltet (s. Abb. S. 495) Im Zweifelsfall sollte jedoch immer die Milzflexur gelöst und so eine sicher ausreichende Länge des Darmes gewonnen werden.

Auch bei diesem Eingriff ist es wichtig, den distalen Schenkel des Darmes während der abdominellen Phase von anal her zu spülen (Chlorpaktin, Dakinsche Lösung oder dergleichen, s. S. 426) um sowohl eine nochmalige mechanische Säuberung zu erzielen, als auch eine cytostatische Prophylaxe intraluminaler Carcinomzellimplantation zu erreichen. Während der abdominalen Operation bleibt bis zum Beginn der analen Operationsphase ein Darmrohr liegen, um eine möglichst vollständige Darmentleerung zu ermöglichen.

Unabhängig von der proximal und distal des Tumors zu Beginn der Operation angebrachten Darmligatur markiert man sich jetzt die für die orale Resektion vorgesehene und völlig skelettierte Stelle am Sigma.

Etwa zu diesem Zeitpunkt beginnt die zweite Operationsgruppe mit dem analen (oder perinealen) Akt.

Besonders wichtig für die tiefen Resektionen ist es, die Auslösung des Rectums von abdominal bis zum muskulären Beckenboden voranzutreiben. Der Darm muß von der Prostata oder dem oberen Drittel der Vagina abgetrennt, die Paraproktien müssen gelöst sein. Der Rand des Mesosigma, dessen zuführende Gefäße unter Erhaltung der Randarkaden durchtrennt sind, verläuft in gerader Linie nach dem Beckenboden und nach der Vorderseite des Kreuzbeins. Ist der Darm durch die zweite Operationsgruppe anal mobilisiert und nach unten durchgezogen, so wird das Peritoneum an das benachbarte Colon fixiert und auf diese Weise der neue peritoneale Beckenboden geschaffen. Dieser Verschluß darf den ins kleine Becken ziehenden Darm und dessen Mesenterium keinesfalls beengen, weswegen verschiedentlich auf die Wiederherstellung des Beckenbodens verzichtet wird (Babcock, Bacon, Stelzner u. a.). Schließlich wird die Laparotomiewunde in typischer Weise verschlossen.

Der dorsale Akt

a) Die *abdomino-anale Resektion mit temporärer Ausstülpung der Darmenden* geht auf v. Hochenegg, Maunsell und Weir zurück und wurde durch Swenson zur causalen Therapie der Hirschsprungschen Erkrankung wieder aufgegriffen. Lloyd-Davies und Turell haben sie zur Entfernung des Rectumcarcinoms ausgearbeitet.

Das Prinzip der Operation besteht darin, daß man den analen Rectumstumpf durch den Anus hindurch ausstülpt und den oralen Dickdarmschenkel durch diesen evaginierten Analstumpf zur präanalen Anastomose hindurchzieht. Nach Fertigstellung der Naht (Abb. 72) wird der neu verbundene Darm reponiert. Das Verfahren eignet sich für Tumoren des mittleren Rectumdrittels und erlaubt die Resektion 2–4 cm über der Linea dentata. Das funktionelle Ergebnis ist dem der abdominalen Resektion unterlegen. Postoperative Fisteln und Stenosen sind nicht selten. Nur ausnahmsweise wird diese Operation heute noch zur Carcinomentfernung angewendet. Um die häufigen Anastomoseninsuffizienzen zu verhindern, wurde von Turnbull vorgeschlagen, den Eingriff zweizeitig in der Weise durchzuführen, daß man den Analstumpf 10–14 Tage evertiert läßt, dann den durchgezogenen Colonteil kürzt und die Nahtverbindung herstellt. Innerhalb weiterer 14 Tage retrahiert sich die neugeschaffene Anastomose und hinterläßt eine normale Analregion. Die Gefahr der Insuffizienz ist damit geringer, eine spätere Stenose behandelt man durch Fingerdehnung.

Von größerer Bedeutung sind die abdomino-analen oder abdomino-perinealen Operationen nach dem Durchzugsprinzip *ohne* genähte Anastomosen. Sie haben sich aus den rein sacral durchgeführten Durchzugeingriffen nach v. Hochenegg, Whitehead, Kirschner entwickelt und gestatten als kombinierte Operationen eine weitgehend sichere tiefe Tumorresektion im geeigneten Fall. Mit Ausnahme der abdomino-rectalen Modifikation der Invaginationsresektion von Kümmel-Grekow nach Black wird die Schleimhaut des

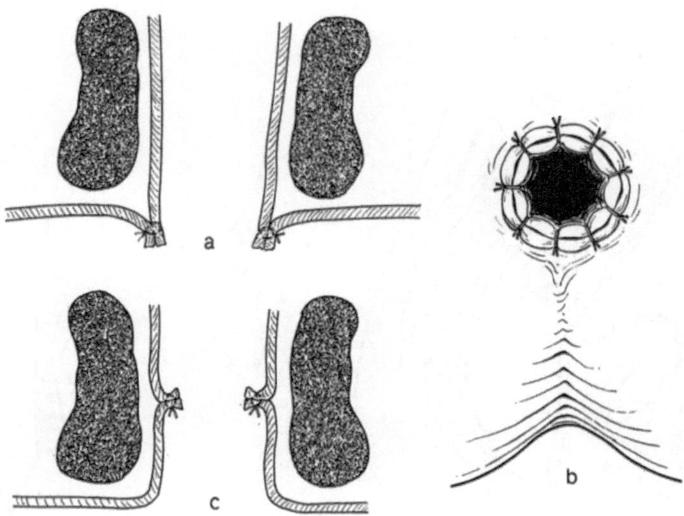

Abb. 72a-c. Abdomino-anale Resektion mit temporärer Ausstülpung der Darmenden. a) Präanale Naht des Darmes schematisch; b) Präanale Naht aus Sicht des Operateurs; c) Zustand nach Reposition der fertiggestellten Naht

Analkanals und meistens der innere Sphincter, unter Umständen auch ein Teil des Levators mitentfernt. Das funktionelle Resultat befriedigt deshalb nur teilweise.

b) Die Durchzugeingriffe nach Babcock, Bacon, Waugh (Abb. 73). Bei der häufiger durchgeführten Methode schont man den Sphincter externus und löst den Analkanal zwischen diesem und dem M. sphincter internus aus. Die Incision erfolgt zirkulär im Bereich der Linea anocutanea. Eine zweite Möglichkeit des Vorgehens besteht darin, den externen Sphincter nach dorsal temporär zu spalten und den Tumor abdominoperineal zu entfernen. Der Darm wird zwischen die Sphincter externus-Züge gebracht und diese werden dorsal durch Naht wieder vereinigt. Die besseren Ergebnisse liefert das erstgenannte Verfahren. Die Technik des dorsalen Vorgehens hierbei ist folgende:

Der Kranke liegt in Steinschnittlage mit geringer Erhöhung des Beckens. Das Rectum wird mit Gazen locker ausgestopft und am Übergang der Außenhaut in die Analhaut mit einer Tabaksbeutelnaht verschlossen. Dann spaltet man die Haut um den Anus, indem man sie mit vier sogenannten Hämorrhoidalklemmen nach vorne hinten und nach beiden Seiten zieht, und präpariert sie nach beiden Seiten etwas ab. Hierauf wird der Innenrand des M. sphincter externus dargestellt, von der Längsmuskulatur der Mastdarmwand, die beim Ziehen an der Afterverschlußnaht deutlich zu erkennen ist, abgetrennt und mit stumpfen Haken zurückgehalten (Abb. 74). Beim Vordringen zuerst dorsal entlang der Darmwand trifft man etwa in der Höhe der Steißbeinspitze auf die Fascia pelvis visceralis, nach deren Spaltung das abdominale Operationsgebiet erreicht ist. Durch kräftigen Zug an der Afterverschlußnaht und unter Einsetzen von 2 mittellangen Langenbeck-Haken zuerst auf der einen, dann auf der anderen Seite, verschafft man sich einen Zugang zum Levator ani, der zirkulär abgelöst wird. Nun bleibt noch die Freilegung des Sphincter externus zusammen mit den queren Perinealmuskeln und das Abpräparieren der Vorderwand des Mastdarmes von der Hinterwand der Scheide, bzw. der Prostata und den Samenblasen übrig, um den Mastdarm völlig auslösen und mit der Geschwulst

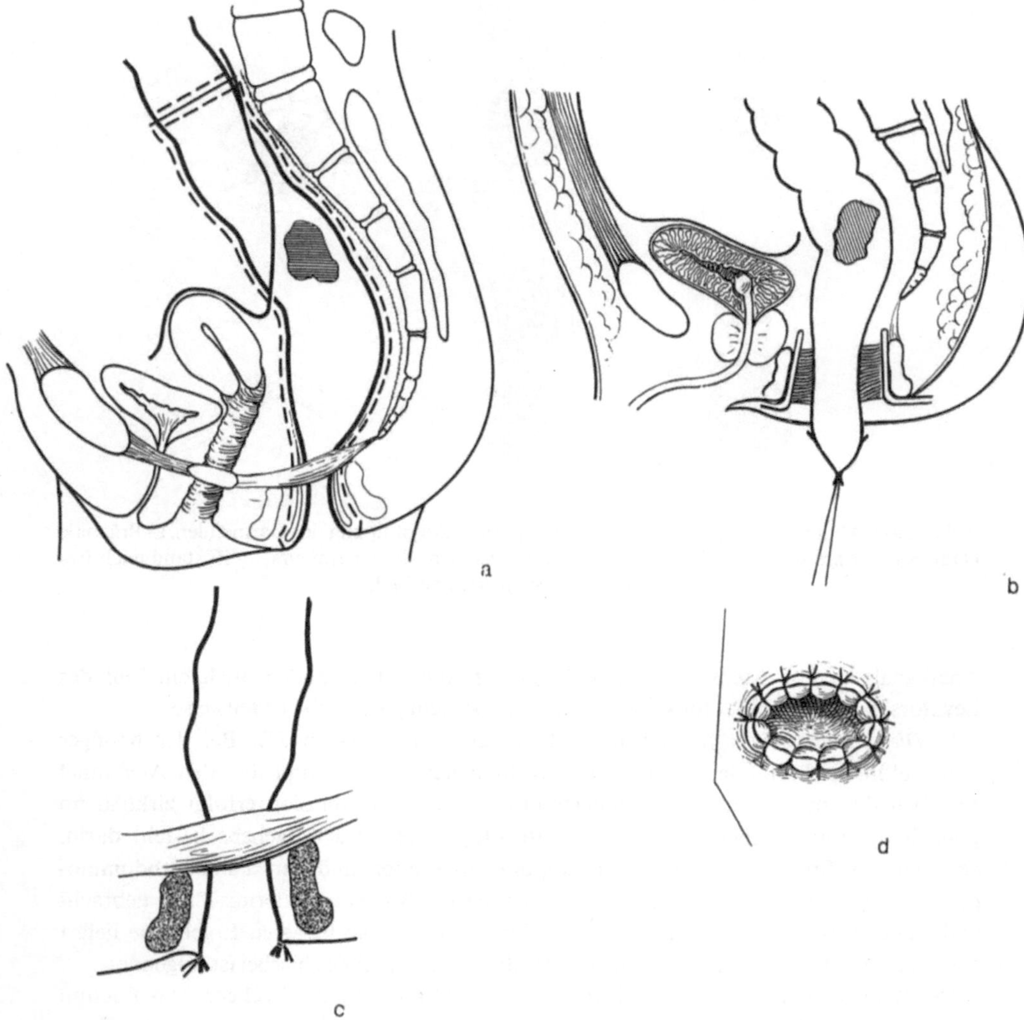

Abb. 73a–d. Schematische Darstellung der Durchzugoperation nach Babcock, Bacon, Waugh. a) Schema des Resektionsbereiches; b) Schema der analen Präparation; c) Verbindung von Darm und Haut; d) Op.-Situs von anal nach Anlegen der Anastomose

durch den Schließmuskel ziehen zu können. Eine im abdominalen Akt durch eine schwarze Seidennaht gekennzeichnete Stelle, von der an cranialwärts der Darm gut ernährt ist, sollte nach Hervorziehen des Darmes die Hautoberfläche mindestens 1 cm überragen. Dieser, als Anus vorgesehene Sigmateil, muß während des abdominalen Aktes sorgfältig von anhängendem Fett gesäubert werden. Nach Umhüllung des vorgelagerten Mastdarmes mit einer Kompresse rafft man die mit je einer Klemme gefaßten Stümpfe des Levator ani vor dem Darm zusammen und bildet so einen neuen Beckenboden. Auch die Musculi perinei und der Musculus sphincter ani externus werden durch Einzelnähte aneinandergefügt (Abb. 75). Ein hinter dem Mastdarm zwischen hinterer Darmwand

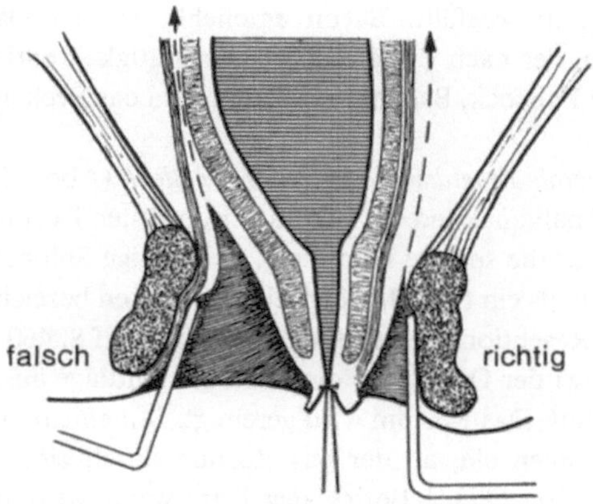

Abb. 74. Richtige (rechts) und falsche (links) Schicht der Präparation bei abdomino-analer Resektion nach Babcock, Bacon, Waugh

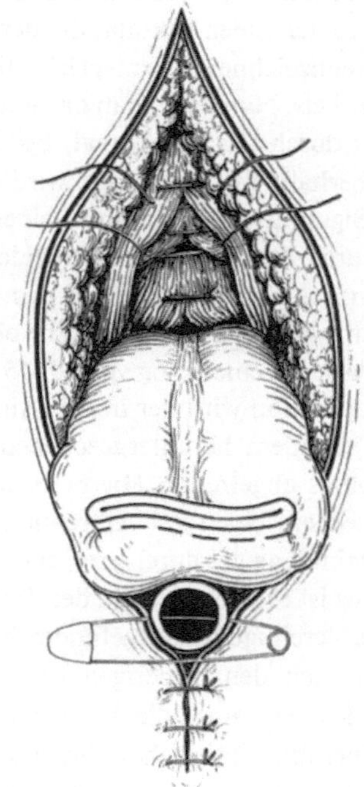

Abb. 75. Abdomino-anale Resektion nach Babcock, Bacon, Waugh, kurz vor Einnähen des durchgezogenen und zu eröffnenden Dickdarmanteiles in die Hautwunde. Die dorsale Drainage ist gelegt

und Schließmuskel eingelegter fingerdicker Gummidrain, leitet aus der Kreuzbeinhöhle das Wundsekret während der ersten 48 Stunden ab. Sehr vorteilhaft ist es zur Vermeidung eines präsacralen Hohlraumes, die Drainage mit einer Saugung zu verbinden und für 2 Tage einen Sog von 10–15 cm Wassersäule aufrechtzuerhalten. Nach Vollendung der Hautnaht verschließt man den Darm etwa 5–7 cm vor der Hautoberfläche mit dem Petz-Apparat und durchtrennt ihn zwischen den Klammerreihen, so daß der geschwulsttragende Mastdarmabschnitt wegfällt. Bacon empfiehlt, in den Darm einen dicken Gummidrain einzubinden, der nach Einsetzen der Darmtätigkeit entfernt werden kann. Bei diesem Verfahren von Babcock, Bacon und Waugh wird das Beckenbodenperitoneum nicht vernäht.

c) Die abdomino-endorectale Mastdarmresektion nach Black (Abb. 76). Bei dieser Technik werden der gesamte Analkanal und ca. 2–3 cm der untersten Rectumampulle erhalten und auf diese Weise der für die spätere Kontinenz so wichtige Sphincterreflex geschont. Man kann diese Operation als ein tiefes Invaginationsverfahren bezeichnen. Der abdominale Teil ist für alle diese Resektionen einheitlich und wurde auf S. 460 beschrieben. Beim dorsalen (endorectalen) Akt der Operation, die in Steinschnittlage ausgeführt wird, wird zuerst der Sphincter gedehnt. Das Rectum wird gereinigt. Mit einem Speculum stellt man sich die Stelle im Darmlumen ein, an der das Rectum durch eine abdominal gelegte Ligatur zusammengerafft ist. Dieser Bezirk der Darmwand wird mit einer Kocher-Klemme oder mit einer Hämorrhoidenzange gefaßt, wenn man nicht vorher eine Knopf- oder Ringsonde in das Rectum eingebunden hat und in das Darmlumen gezogen, worauf man die anal evertierte Darmwand zirkulär durchtrennt. Die Höhe der Durchtrennungsstelle liegt am besten 2–3 cm oberhalb der Linea dentata, die den Übergang der Schleimhaut des Rectums in die des Anus kennzeichnet. Es entspricht dies einer Entfernung von etwa 2–3 cm oberhalb des Schließmuskels. Nun zieht man das Rectum mit der Geschwulst und das Sigmoid vorsichtig so weit durch den Analkanal, bis die obere Umschnürung vor dem After erscheint. Dicht oberhalb dieser Ligatur wird der Darm durchtrennt. Das aus dem Anus hervorragende Sigmoid heftet man mit seinen Appendices epiploicae an die perianale Haut (Abb. 77). Durch Stichincisionen zu beiden Seiten des Steißbeines werden weiche Drains in die Kreuzbeinhöhle gelegt, um das sich dort ansammelnde Wundsekret während 2–4 Tagen abzuleiten. Besonders wertvoll ist auch nach diesem Eingriff eine Saug- oder Schürfdrainage mit einem Sog von 10–15 cm Wasser.

Etwa 2 Wochen nach der Hauptoperation wird der in den Analkanal invaginierte Teil des Sigmoids etwas unterhalb des mit dem heruntergezogenen Sigmoid verwachsenen oberen Randes des analen Darmrohres abgetrennt. Hierbei sind die Gefäße des Mesosigma zu unterbinden oder zu umstechen. Noch vor Abtrennung des Darmes muß man sich davon überzeugen, daß eine Vereinigung des durchgezogenen Colons mit dem unteren Rectumstumpf erfolgt ist. Andernfalls ist es noch zu früh, den Darm abzutragen, und man muß so lange warten, bis eine sichere Vereinigung stattgefunden hat.

Das endo-rectale Vorgehen kann nach den bisherigen Erfahrungen für kleine Carcinome der mittleren Abschnitte des Rectums, die noch nicht zu ausgedehnt sind, Anwendung finden. Auch zur Therapie flächenhaft wachsender villöser Adenome der unteren Ampulle kann diese Operation sinnvoll eingesetzt werden. Die Schlußfähigkeit des Afters ist nach diesem Eingriff ausgezeichnet und damit besser als nach den anderen Durchzugsmethoden.

Abschließend sei auf mögliche *Komplikationen* nach tiefen Rectumresektionen hingewiesen.

1. *Insuffizienz* nach genähter Anastomose:

Dies ist die häufigste Komplikation der abdominalen und abdomino-sacralen Resektion und der tiefen Resektionen mit genähter Anastomose. Die klinischen Zeichen sind die eines Abscesses mit lokalisierter Abwehrspannung, Fieber und gelegentlichen Durchfällen. Nur selten kommt es zu einer diffusen Peritonitis mit Sepsis. Therapeutisch kommt nur die möglichst rasche Anlage einer Colostomie am Colon transversum mit völliger

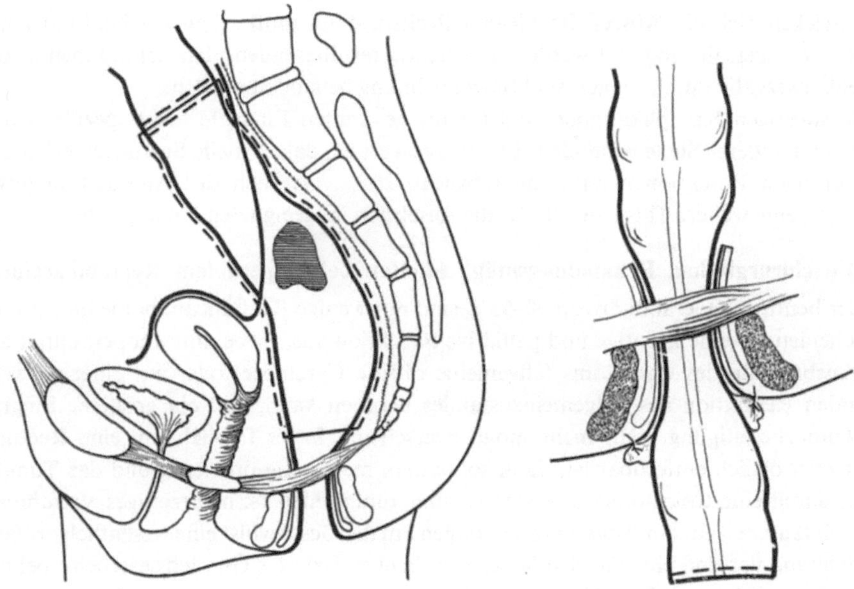

Abb. 76. Schematische Darstellung der abdomino-endorektalen Mastdarmresektion nach Black

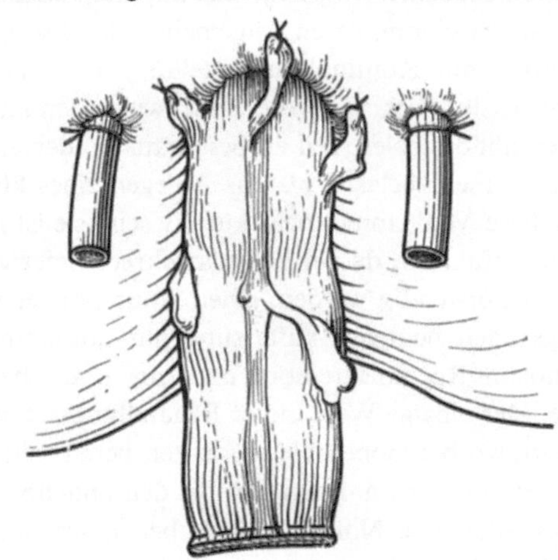

Abb. 77. Zustand nach Beendigung des analen Teils der Operation nach Black

Koableitung in Betracht. Vor Rückverlagerung dieser Colostomie nach Abklingen aller entzündlichen Zeichen muß mit Hilfe einer Kontrastdarstellung, die zweckmäßigerweise über den aboralen Anus praeter Schenkel durchgeführt wird, der Beweis erbracht sein, daß die Anastomose dicht ist.

2. *Schrumpfung* des oralen Colonschenkels:

Wohl als Folge einer gewissen Minderdurchblutung kommt es besonders nach den abdomino-analen Verfahren immer wieder zu Schrumpfungsvorgängen am Colon, wodurch die Darmkontinuität gefährdet wird. Nahtinsuffizienz, Absceßbildung und spätere Stenose sind die Folge. Von Waugh und Turner wird die Häufigkeit dieser Komplikationen mit ca. 14% angegeben.

Entwickelt sich ein Absceß im kleinen Becken, dann muß möglichst bald ein Anus praeter transversalis angelegt werden. Die häufig resultierenden Stenosen können in der Regel konservativ durch Finger- und Bolzendehnung behandelt werden.

Die sonstigen Komplikationen sind für die genannten Eingriffe nicht spezifisch und werden an anderer Stelle behandelt. Erwähnenswert ist, daß sexuelle Störungen erheblich seltener nach Resektionen auftreten (etwa 10–20%), als nach der Amputation (etwa 90–95%), eine weitere Tatsache, die für die Resektion im geeigneten Falle spricht.

X. Die chirurgischen Behandlungsmöglichkeiten bei inoperablem Rectumcarcinom

Bei der heutigen Operabilität von 90–95% sind nur wenige Rectumcarcinome inoperabel. Sie scheiden für eine kurative und palliative Resektion aus, wobei ihre Inoperabilität auf der Ausbreitung des Carcinoms (allgemeine diffuse Carcinose) oder auf einer so weitgehenden Reduktion des Allgemeinzustandes beruhen kann, daß ein größerer Eingriff zur Tumorbeseitigung nicht mehr möglich erscheint. Ist es fraglich, ob eine Rectumgeschwulst örtlich entfernbar ist, dann sollte man mehrzeitig operieren und das Tumorgebiet durch eine Colostomie in erster Sitzung ruhigstellen (s. mehrzeitiges Verfahren). Vielfach täuschen entzündliche Veränderungen um die Geschwulst eine wesentlich größere Ausdehnung vor und ein zunächst im kleinen Becken fixiertes Gewächs erscheint bei der Relaparotomie beweglich und kann unter Umständen operativ entfernt werden.

Einer Übergangssituation begegnen wir gelegentlich bei Kranken mit einem mittelhoch bzw. hochgelegenen Rectumcarcinom, deren Allgemeinzustand so reduziert ist, daß eine Amputation oder Resektion mit Kontinuitätsherstellung nicht mehr in Frage kommt (Gongaware). Hier kann es möglich sein, die Geschwulst dennoch zu entfernen, die Operation jedoch auf den abdominalen Teil zu beschränken, der dann rasch und sicher durchführbar ist und kaum mehr belastet als das Anlegen eines künstlichen Ausgangs. Unter Umständen kann diese Maßnahme sogar kurativ sein, sie ist jedoch bei der Mehrzahl der Carcinome undurchführbar, da der Mastdarmkrebs tiefer gelegen ist (70–80%). In solchen Fällen kann es notwendig werden, einen Anus praeter naturalis sigmoideus anzulegen, der allerdings nach heutiger Auffassung nur ausnahmsweise als palliative Maßnahme bei inoperablem Rectumcarcinom und nur unter besonderer Indikation geschaffen werden sollte. Der einzige Wert dieser Behandlungsart ist die Verhütung des drohenden Ileus. Nur dort, wo bei inoperablen Kranken bereits ein Ileus entstanden ist, muß man einen künstlichen Ausgang anlegen, der für den unheilbar Kranken noch eine zusätzliche Belastung bedeutet. Die Notwendigkeit, bei dieser strengen Indikation als einzige therapeutische Maßnahme einen Anus praeter naturalis sigmoideus anzulegen, wird von Goligher mit 2% aller Rectumcarcinomfälle angegeben. Außer den genannten Möglichkeiten bleiben lokale Maßnahmen, die in Zeitabständen wiederholt, das Lumen des Darmes offen halten und das Tumorwachstum zeitweilig unter Kontrolle zu halten versuchen.

Die Hartmannsche Operation, das Anlegen eines doppelläufigen Anus praeter naturalis und lokale elektrochirurgische Verfahren sind somit Gegenstand dieses Abschnitts.

1. Die abdominale Resektion ohne Wiederherstellung der Kontinuität des Darmes. (Hartmannsche Operation; oberes Einstülpungsverfahren)

Die Bauchhöhle wird durch einen unteren Mittellinienschnitt oder links paramedian eröffnet. Sitzt das Carcinom erheblich oberhalb der Umschlagfalte des Bauchfells, also zumeist schon im aboralen Teil des Sigmoids, so kann man gelegentlich, ohne das

Beckenbodenperitoneum zu umschneiden und ohne den Hauptstamm der A. rectalis cranialis zu unterbinden, den absteigenden Sigmaschenkel bis zum Douglasschen Raum unter Mitnahme der Lymphknoten im Mesosigma, also entfernt von der Darmwand, skelettieren. In der Höhe des Douglasschen Raumes wird der Darm dann abgetrennt, wobei man sich bei günstigen Verhältnissen eines Petzschen Nähapparates bedienen oder in einer Quetschfurche abbinden kann und durchtrennt. Der tumortragende Sigmoidschenkel wird in eine Kompresse gehüllt und zur Seite gelegt. Den analen Rectumstumpf stülpt man durch eine einreihige mehrschichtige Einzelknopfnaht ein, nachdem ein Assistent von anal her eine gründliche cytostatische Spülung vorgenommen hat, wie sie auf S. 426 beschrieben ist. Nach Vernähen des Peritoneums an der Mesosigmawurzel wird der Darm oberhalb der Geschwulst skelettiert, abgepetzt oder mit der Martel-Klemme verschlossen und durchtrennt. Den zuführenden Schenkel des Sigmoids näht man als endständigen Kunstafter an typischer Stelle ein (s. S. 474). Die Bauchhöhle wird schichtweise verschlossen.

Ist das Carcinom unterhalb des Douglasschen Raumes gelegen, wird das Beckenbodenperitoneum wie üblich lyraförmig umschnitten und die A. rectalis cranialis unterbunden. Nach Mobilisierung des geschwulsttragenden Rectums durchtrennt man den Darm unterhalb des Tumors zwischen zwei Klemmen und stülpt den aboralen Rectumschenkel durch einreihige Naht ein. Darüber wird das Beckenbodenperitoneum vernäht. Der Sicherheit wegen kann man neben dem Steißbein oder auch suprapubisch retroperitoneal einen Drain herausleiten, der nach 3–5 Tagen entfernt wird.

2. Das Anlegen des doppelläufigen Anus praeter naturalis sigmoideus [Schlingen-Colostomie (Maydl)]

Als Incision ist ein linksseitiger schräger Unterbauchschnitt gut geeignet, der parallel zum Leistenband verläuft und in dessen unterem Wundwinkel der Außenrand des M. rectus abdominis gerade noch freigelegt wird. Das Zentrum dieses Schnittes sollte an der Grenze des mittleren zum äußeren Drittel einer Linie liegen, die den Nabel und die Spina ilica ventralis verbindet. Die Sigmaschlinge wird hervorgezogen. Läßt sich das Sigma wegen der Kürze seines Mesenteriums nicht vor die Bauchdecken lagern, so werden die seitlichen fetalen Verwachsungen des Mesosigma mit dem parietalen Bauchfell gelöst und so eine deutliche Streckung der Sigmaschlinge erreicht. Dann müssen der zu- und abführende Schenkel bestimmt werden, um eine Drehung der Schlinge zu vermeiden. Man erreicht dies am sichersten, indem man den Übergang des äußeren Mesosigmablattes in das seitliche Bauchfell bestimmt. Zur Verhütung eines postoperativen Ileus sind zwei Punkte besonders zu beachten:

1. Die Öffnung in der Bauchwand muß groß genug sein, um den durchtretenden Darm nicht zu strangulieren. Durch kurze, zur Muskelfaserrichtung quere Incisionen der Bauchwandfascien in der Mitte des Bauchdeckenschnittes schafft man eine genügend große Öffnung (Durchgängigkeit für 2–3 Querfinger), in der der Darm auch bei Anspannung der Muskulatur nicht abgeklemmt werden kann.
2. Die Lücke zwischen der linken Bauchwand und dem Mesosigma der vorgelagerten Schlinge muß verschlossen werden, was am einfachsten mit einer Tabaksbeutelnaht zwischen Mesosigma und seitlichem Peritoneum gelingt (s. Abb. 50f).

Dann wird die Sigmaschlinge mit einem dünnen Glasstab, dessen Enden mit Gummiringen bewehrt sind, unterfahren und so am Zurücksinken gehindert. Die Bauchwandincision verschließt man schichtweise, wobei der Darm durch Einknoten von je einer Appendix epiploica cranio-caudal in der äußeren Fasciennaht zusätzlich verankert wird. Man schützt die Haut durch Aufsprayen einer Oberflächenschutzschicht, deckt sie nach kurzem Trocknen mit Kompressen ab und eröffnet das Sigma am höchsten Punkt durch longitudinale oder kreuzförmige Incision mit dem elektrischen Messer. Bei gasgeblähtem Darm sollte erst eine Stichincision mit dem Skalpell gemacht werden, um einer Explosion durch Entzündung des Gases vorzubeugen. Bei vorbestehendem Ileus ist es ratsam, ein dickes Glasrohr zur Stuhlableitung einzubinden, da sich anders eine massive Verschmutzung der Wunde nicht vermeiden läßt. Liegt kein Darmverschluß vor, dann wird die Darmschleimhaut evertiert und mit Einzelknopfnähten aus resorbierbarem Material über den fixierenden Glasstab hinweg zirkulär an die Haut genäht.

3. Die lokale elektrochirurgische Tumorresektion zur Erhaltung eines ausreichenden Darmlumens

In Allgemeinnarkose wird der Tumor im isolierten Operationsrectoskop eingestellt und von seiner Masse möglichst viel mit der Glühschlinge abgetragen. Die Hauptgefahr dabei ist die Perforation. Die tiefen oder schwerer zugänglichen Partien der Geschwulst werden mit der Nadel oder mit der Kugelelektrode coaguliert und verschorft. Bei regelmäßiger Nachkontrolle und mehrfacher Wiederholung dieser Behandlung können Ileus und Anus praeter gelegentlich vermieden werden.

M. Die Behandlung des Mastdarmvorfalles (Prolapsus mucosae, Procidentia recti)

Die reponible oder irreponible Ausstülpung von Darm durch den Analkanal wird als Vorfall bezeichnet. Handelt es sich dabei um den Durchtritt nur einer Schicht, der Mucosa, so spricht man von Prolaps (inkompletter Prolaps); stülpt sich dagegen der gesamte Enddarm aus und tritt mit allen seinen Schichten durch den Analring, so liegt eine Procidenz vor (Procidentia recti, Hayes, 1805; kompletter Prolaps). Diese Unterscheidung ist wegen der sich daraus ergebenden chirurgischen Konsequenz wichtig.

Differentialdiagnostisch ist der Analprolaps von Hämorrhoiden dritten und vierten Grades häufig nicht abzugrenzen, die Behandlung beider geht ineinander über. Wichtiger ist es, die Procidentia recti von der seltenen recto-sigmoidalen Intussuszeption zu unterscheiden, da die Behandlung verschieden ist (Sigmaresektion bei letzterer). Bezüglich des Mastdarmprolapses bei Kindern ist auf das entsprechende kinder-chirurgische Kapitel verwiesen.

I. Der Prolaps der Schleimhaut

Die operativen Möglichkeiten zur Beseitigung des Schleimhautvorfalls beim Erwachsenen werden durch die Ausdehnung des Prolapses bestimmt. Beim einfachen Analprolaps, der – wie gesagt – häufig von drittgradigen Hämorrhoiden nicht zu unterscheiden ist, werden die drei Gefäßsäulen nach Milligan und Morgan (s. S. 527) abgetragen, wenn es auf konservativem Wege (Injektion sklerosierender Mittel (s. S. 526) nicht gelingt, die vorgefallene Schleimhaut anzuheften. Für größere Schleimhautprolapse hat sich der Thierschsche Ring bewährt.

Der Thierschsche Ring: Das Ziel des Eingriffs ist es, einerseits durch eine Verengung des Afters das Hervortreten des Prolapses für längere Zeit zu verhindern und hierdurch dem Schließmuskel und dem Beckenboden Gelegenheit zur Erholung zu geben, andererseits die Bildung eines Narbenringes um den Schließmuskel anzuregen. Macht der Ring Beschwerden, so kann er nach einigen Monaten ohne Nachteil und zumeist ohne Wiederauftreten des Vorfalls entfernt werden, da in seiner Umgebung ein ihn ersetzender Narbenring entstanden ist. Der Thierschsche Ring verspricht nur bei kleinen Prolapsen der Erwachsenen und bei Kindern Erfolg. Daneben findet er als zusätzliche Maßnahme bei abdominaler Operation einer Procidentia recti Anwendung, wenn gleichzeitig ein Schleimhautvorfall besteht, der sich durch Raffung des Darmes vom Bauch aus nicht beheben läßt.

Der Ring wird folgendermaßen eingelegt (Abb. 78): In Steinschnittlage macht man in der vorderen und in der hinteren Raffe, etwa 2 cm vom After entfernt, je einen kleinen radiär gestellten Schnitt. Eine große gebogene, mit einem Stahl-Draht (0,2 bis 0,6 mm ⌀) oder Mersilen Nr. 1 versehene Nadel wird durch die vordere Incision ein und zur hinteren Incision ausgestochen. Hierbei kann der in den After eingeführte Finger des Operateurs eine Verletzung der Schleimhaut verhüten. Nachdem man in gleicher Weise die Nadel auf der anderen Seite von dem hinteren zum vorderen Schnitt geführt hat, dreht bzw. knotet man die beiden, aus dem Ventralschnitt hervorkommenden Draht- oder Fadenenden derartig eng zusammen, daß bei Kindern gerade noch die Spitze, bei Erwachsenen das erste Glied des im After liegenden Zeigefingers des Operateurs den Ring passieren kann. Der überstehende Draht wird abgeschnitten, das zusammengedrehte Ende einwärts gebogen, die beiden Hautschnitte über dem versenkten Drahtring werden vernäht und mit Nobecutan

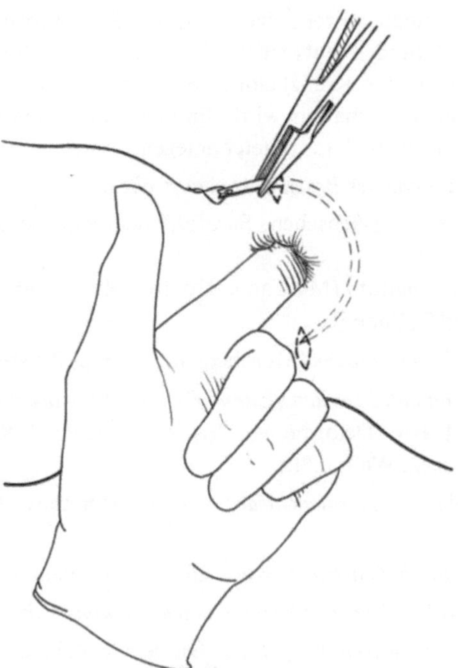

Abb. 78. Das Einlegen des Thierschschen Ringes

versorgt. Sehr wichtig ist es, die Schnitte nicht zu dicht am After anzulegen und den Draht in einem weit ausholenden Bogen um das Darmende zu legen, da man sonst Gefahr läuft, den Darm zu perforieren. Auch soll der Drahtring den Schließmuskel umfassen und nicht zwischen den Muskelfasern liegen. Statt des starren Drahtes oder an Stelle des Kunststoff-Fadens kann auch autoplastisches Gewebe, beispielsweise ein Streifen der Fascia lata oder neuerdings langsam resorbierbares Fadenmaterial auf Polyglykolsäure-Basis verwendet werden.

II. Der Allschichten-Vorfall des Rectums (Procidentia recti)

Die zahllosen operativen Verfahren und Modifikationen zur Beseitigung der Procidenz lassen sich gut nach den Vorstellungen von Moschcowitz einteilen und bewerten, wonach die Procidentia recti als Gleithernie aufgefaßt wird. Nimmt man an, daß ein abnorm ausgedehnter Douglasscher Peritonealsack sich unter Mitnahme des Sigmarectums durch eine ungewöhnlich weite Levatorfascienöffnung und durch einen überdehnten Sphincter ani externus nach außen schiebt, so kann man in dieser Peritonealausstülpung einen Bruchsack, in den unter Umständen umschlossenen Darmschlingen und dem mitgleitenden Dickdarmmastdarm den Bruchinhalt sehen. Das Levatortor und der Musculus sphincter ani externus stellen dann die innere und äußere Bruchpforte dar. Die Gesamtheit dieser pathologischen Befunde kennzeichnet den echten kompletten Mastdarmvorfall, wenn auch die Vorstellung einer Gleithernie nicht unwidersprochen geblieben ist (Bears, Ripstein u. a. »Intussuszeption«). Zweifellos trägt diese Vorstellung jedoch wesentlich dazu bei, funktionelle Gedanken in die chirurgische Therapie einzubringen.

Das Ziel der operativen Behandlung ist es, die eine oder andere zur Procidenz führende Veränderung zu beseitigen oder im Idealfall nach Art einer Bruchoperation den Bruchsack abzutragen, den Bruchinhalt zu reponieren und die Bruchpforten zu verschließen. In neuerer Zeit wurden Methoden entwickelt, bei denen mit Hilfe von Kunststoffimplantaten der Mastdarm in der Kreuzbeinhöhle fixiert und sozusagen ein zweiter, höher gelegener Beckenboden geschaffen wird. Endlich kann man das gesamte anorectale Organ exstirpieren und einen Anus praeter anlegen.

Operationen, die eine Verengung der Bruchpforten anstreben.

1. Verengung des Sphincter ani (Henschen, Sarafoff, Schmerz, Schoemaker, Thiersch u. a.).
2. Verengung des Levatorfascientors (Mc.Cann, Goetze, Hackenbruch, Stelzner u. a.).
3. Kombinationen von 1 und 2 (Cuneo).

Operationen, die den Bruchsack veröden (Moschcowitz, Quenu, Ripstein u. a.).

Operationen, die den Bruchinhalt bzw. den gleitend fixierten Sigmarectumanteil reponieren oder resezieren (Altemeier, David, Delorme, von Eiselsberg, Jeannel, Kümmel, Mikulicz, Miles, Muir, Orr, Rehn, Sudeck, Wells u. a.).

Eingriffe, die den Regeln der Hernienchirurgie folgen (Dunphy, Graham, Hughes, Thompson u. a.).

Beckenbodenverstärkung durch Kunststoff (Wells, Boutsis, Ripstein u. a.).

Radikale Eingriffe, die den Enddarm exstirpieren und einen künstlichen Ausgang schaffen.

Indikation und Wahl des operativen Vorgehens. Die große Zahl der operativen Möglichkeiten zur Beseitigung der Procidentia recti – über 50 Operationen – beweist, daß es ein einheitliches Verfahren für die verschiedenen individuellen Formen des Mastdarmvorfalles nicht gibt und daß man immer wieder mit Rezidiven rechnen muß. Grundsätzlich gilt, daß diejenige rekonstruktive Operation die wenigsten Rückfälle ergibt, welche die drei Kausalmechanismen der Prolapsentstehung berücksichtigt und beseitigt. Diese Eingriffe der Gruppen 4 und 5 setzen die Laparotomie voraus und scheiden deshalb für sehr alte und gefährdete Kranke aus.

Für solche Patienten eignen sich die perianalen Methoden, bei denen die Rückfallquote allerdings höher ist. Nur in äußerst hartnäckigen, auf andere Art inkurablen Fällen sollte man das Kontinenzorgan opfern und den Vorfall unter Schaffung eines künstlichen Ausgangs radikal beseitigen. Diese Operation widerspricht den heutigen Vorstellungen, da sie bewußt auf eine Wiederherstellung verzichtet.

Nach diesen Gesichtspunkten seien die wichtigsten und erfolgversprechenderen Eingriffe der jeweiligen Gruppe ausgewählt und beschrieben.

1a) Die Operation nach Thiersch als besonders einfacher Eingriff. Sie wird hauptsächlich zur Prolapsbeseitigung angewandt. Man kann aber auch bei einem kleinen Vorfall aller Schichten einen Versuch mit der wenig aufwendigen Methode machen und sie außerdem in Fällen zusätzlich anwenden, in denen nach abdominaler Operation ein kleiner Mucosaprolaps bestehen bleibt.

1b) Die Umschneidung des Afters und des Afterschließmuskels nach Sarafoff. Eine noch stärkere Narbenbildung um den Anus als der Thierschsche Ring verursacht der Eingriff nach Sarafoff, der nach zirkulärer Umschneidung des Anus die Außenfläche des Schließmuskels herauspräpariert und die so entstandene tiefe Wunde der Ausheilung durch Granulationen überläßt. Das Vorgehen gestaltet sich folgendermaßen:

Nach der für Hämorrhoidenoperationen üblichen Vorbereitung umschneidet man in örtlicher Betäubung oder Narkose den Anus 2 cm vom Analrand entfernt zirkulär, wonach sich der Anus durch die Wirkung des Levator ani, der Längsmuskulatur des Rectums und der elastischen Fasern der Analhaut zurückzieht, so daß zwischen den Schnitträndern ein klaffender Spalt entsteht. Nun präpariert man vom unteren Rand des Schließmuskels ausgehend dessen äußere Fläche bis zu etwa 1 cm Breite frei (Abb. 79). Die von beiden Seiten an den Muskel herantretenden Nervi hämorrhoidales und die gleichnamigen Gefäße müssen geschont werden. Der Schnitt soll bis zum Diaphragma urogenitale reichen, durchtrennt vorn die Raffe perinei, hinten das Ligamentum anococcygicum, bis die Steißbeinspitze frei liegt. Die Wunde wird mit Gazen austamponiert.

Die Nachbehandlung ist einfach. Nach dem ersten Stuhlgang erfolgt ein Sitzbad, anschließend Verbandwechsel. Die Wunde wird mit neuen Fettgazen ausgelegt und dieser Verbandwechsel jeden Tag vorgenommen. Die Kranken können nach etwa 10 Tagen in ambulante Behandlung entlassen werden.

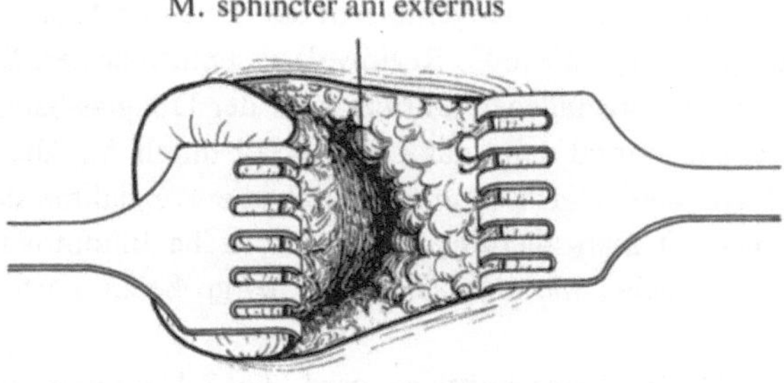

Abb. 79. Die Umschneidung des Afters nach Sarafoff

Einzige Gefahr der Sarafoffschen Operation ist die Analstriktur. Um diese zwar seltene Komplikation zu verhüten, schlägt Sarafoff vor, die Wunde nach 14 Tagen sekundär zu vernähen, wenn bis zu diesem Zeitpunkt der Prolaps nicht wieder in Erscheinung getreten ist.

2. Die Operationen, welche ausschließlich den Douglasschen Peritonealsack veröden, beispielsweise mit Hilfe mehrerer Tabaksbeutelnähte nach Moschcowitz haben eine zu hohe Rückfallrate und werden kaum mehr angewandt.

3. Von großer Bedeutung, besonders für Kranke, die sich in schlechtem Allgemeinzustand befinden, sind dagegen Operationen, die z. T. unter gleichzeitiger Verengung der Bruchpforte eine Reposition oder Resektion des prolabierten Darmes anstreben.

a) Operation nach Rehn-Delorme: Der Prolaps wird soweit wie möglich vorgezogen. Das Unterspritzen der Schleimhaut mit physiologischer Kochsalzlösung erleichtert den Eingriff erheblich, da es die Blutung vermindert und die Trennung zwischen Schleimhaut und Muscularis vorbereitet. An der Grenze von Schleimhaut und Haut wird diese mit 4 Kocher-Klemmen gleichmäßig angespannt und in Gestalt eines zusammenhängenden, nach außen umgekrempelten Rohres scharf von der Muscularis abgetrennt. In der richtigen Schicht geht die Trennung leicht vonstatten, zumal die Schleimhaut stark verdickt zu sein pflegt. Wenn bei der Ablösung der Schleimhaut die Spitze des Prolapses erreicht ist, wird der Schleimhautcylinder quer abgeschnitten und hierdurch beseitigt, was bei kleinem Prolaps zu empfehlen ist. Beim großen Prolaps dagegen ist es ratsam, auch noch ein Stück der Schleimhaut, die den Prolaps innen auskleidet, zu entfernen. Hierzu wird die Darmmuskulatur, die man mit zwei Haltefäden umschlingt, von der Spitze des Prolapses nach der Basis zu auf eine Strecke von 2–3 cm von der darunterliegenden Schleimhaut abpräpariert. Dann trennt man das Schleimhautrohr quer ab und faßt den Schnittrand der Schleimhaut mit vier Kocherklemmen. Das von Schleimhaut entblößte Muskelrohr des Vorfalles wird in der Längsrichtung mit einer Anzahl von Catgut-Nähten beschickt, von denen jede einzelne den Hautrand an der Basis des Prolapses durchsticht, die Muskulatur in mehreren oberflächlichen Falten faßt und an der Spitze des Prolapses durch den Rand der Schleimhaut durchdringt (Abb. 80). Je nach dem Umfange des Vorfalles werden vier bis acht derartige Raffnähte in der Längsrichtung parallel zueinander gelegt. Zieht man diese Nähte gemeinsam an und knüpft sie, so wird der Muskelcylinder harmonikaartig zusammengerafft und in den After zurückgedrängt. Das den After umgebende geraffte Gewebsrohr bildet nach der Heilung einen festen Narbenring, der dem Wiederauftritt des Vorfalles entgegenwirkt.

b) Operation nach Altemeier und Dunphy: Der Eingriff stellt eine Weiterentwicklung der alleinigen Abtragung sämtlicher vorgefallener Schichten des Darmes nach v. Mikulicz, Miles, Gabriel dar und bietet im Gegensatz zu der reinen Prolaps-Amputation oder der perinealen Rectosigmoidektomie (60% Rezidive!) wesentlich bessere Dauerergebnisse. Neben der Entfernung des vorgefallenen Darmes wird der Douglas-Sack teilweise abgetragen und damit verkleinert und dann das Levator-Tor durch Annäherung der beiden Puborectalisschenkel vor dem Darm verengt. Durch die Wegnahme der rectalen und analen Schleimhaut erzeugt man allerdings eine sensorische Inkontinenz, die sich der muskulären Sphincterschwäche, wie man sie häufig bei größeren Vorfällen findet, aufpfropft.

Die operative Technik: In Steinschnittlage wird die Schleimhaut des prolabierten Darmes 0,3–0,5 cm über (= rectalwärts) der Linea dentata zirkulär umschnitten und die

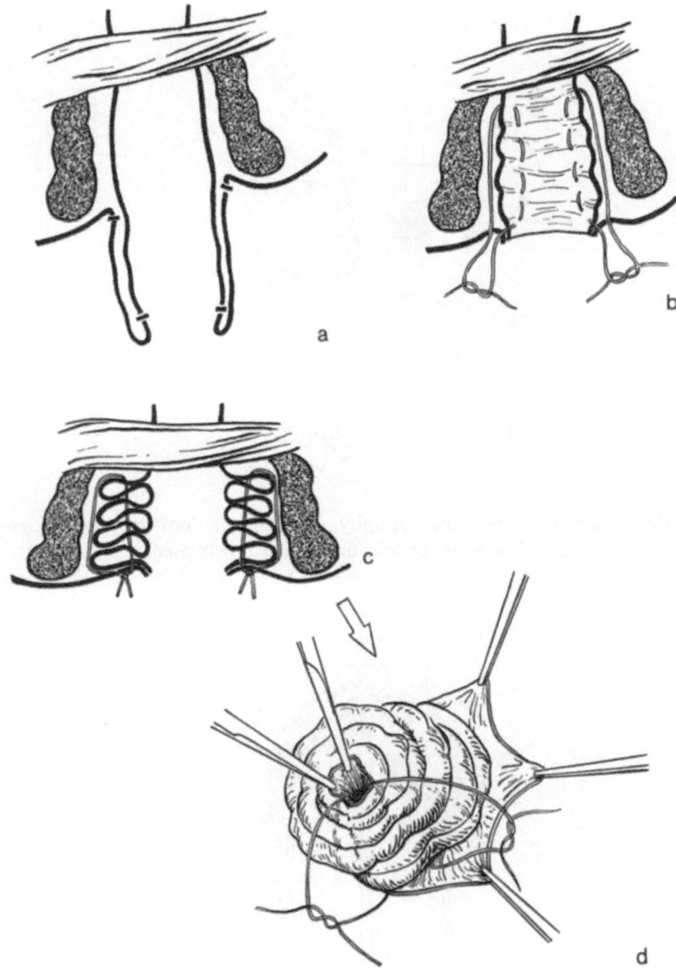

Abb. 80a–d. Die Operation nach Rehn-Delorme. a) Schema der Prolapsabtragung; b) Schematische Darstellung der Raffung im Bereich des Analkanals. c) Schematische Darstellung des Operationsergebnisses; d) Ansicht während der Operation von anal

Incision ventral bis zum Peritoneum vertieft, das nicht eröffnet wird. Nun präpariert man das umgestülpte äußere vom inneren Darmrohr ab. Dadurch läßt sich der Darm wieder wenden und in seiner ganzen Länge strecken. Er wird ventral vorsichtig vom prolabierten Peritonealsack getrennt. Diesen eröffnet man anschließend, umsticht ihn innen möglichst hoch mit einer Tabaksbeutelnaht und trägt ihn ab (Abb. 81). Dann stellt man sich seitlich die Faserzüge des Musculus puborectalis dar und vereinigt sie mit resorbierbaren Einzelknopfnähten vor dem Darm. Zuletzt wird der vorhängende Rectum-Sigma-Anteil ventral und dorsal längsgespalten, nach Anlegen von Haltefäden quer abgetragen und mit feinen fortlaufenden resorbierbaren Nähten an den rectalen Darmwandsaum knapp oberhalb der Linea dentata geheftet (Abb. 82).

In diese Gruppe der Operationen gehören auch die Eingriffe, welche die Resektion des Darmes von abdominal aus oder auf kombiniertem Wege bewerkstelligen, jedoch auf die

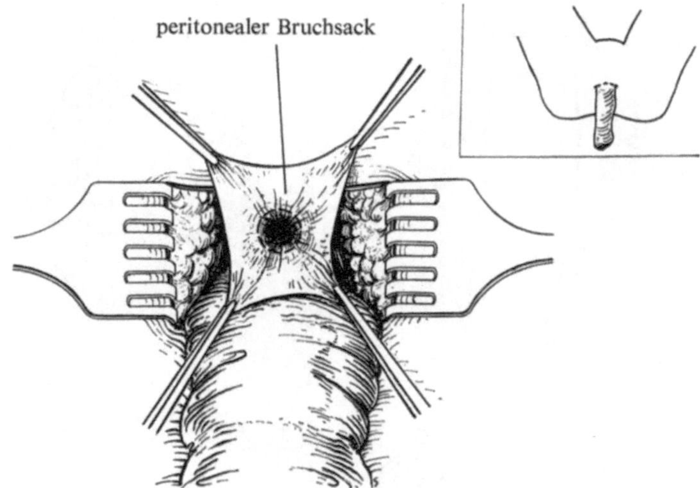

Abb. 81. Operation nach Altemeier und Dunphy. Ventral vor dem Prolaps ist der peritoneale Bruchsack dargestellt und innen umstochen

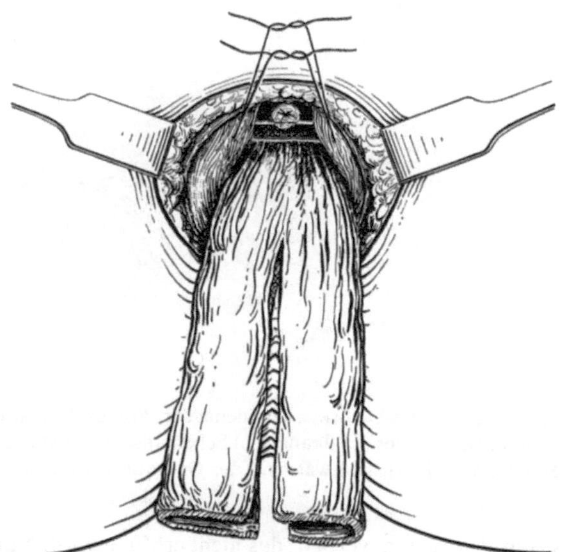

Abb. 82. Vereinigung der Puborectalisschlinge vor dem Darm und Längsspaltung des umgestülpten, prolabierten Darmes

Prinzipien einer Hernienoperation verzichten. Es sind dies die abdominale Resektion und die Durchzugsoperationen. Erstere wurde von Muir für die Behandlung der Procidentia recti empfohlen und bietet bei sorgfältiger Durchführung gute Aussicht auf Erfolg (Technik s. S. 494). Der rectale Stumpf soll 7–9 cm lang gelassen werden, doch muß – und das scheint für das spätere Ergebnis besonders wichtig – die Auslösung des Mastdarmes allseits bis zum Levator-Boden durchgeführt werden (Erzeugung von Verwachsungen, die eine zusätzliche Stütze des reponierten Rectums darstellen!).

Die abdomino-anale Durchzugsoperation (Typ Maunsell-Weir (s. S. 500) wurde ebenfalls zur Prolapsbeseitigung herangezogen, doch ist das Ergebnis meist unbefriedigend und das Risiko höher als das der Eingriffe aus Gruppe 4.

4. Operationen, welche den prolabierten Darm reponieren und fixieren, den vertieften Peritonealsack veröden und die überdehnte Beckenbodenöffnung verengen, bieten theoretisch und praktisch die besten Erfolgsaussichten. Obwohl sie weitgehend normale anatomische Verhältnisse schaffen, können auch sie häufig ein nur befriedigendes funktionelles Ergebnis erzielen.

Die auch nach geglückter Operation häufig zu beobachtende Sphincterschwäche ist kaum je eine Folge des Eingriffes. Häufig besitzt sie für die Entstehung des Vorfalles kausale Bedeutung und besteht schon lange vor seiner chirurgischen Beseitigung. Diese funktionelle Minderleistung wird auch durch eine Wiederherstellung der anatomischen Verhältnisse nicht behoben (Goligher).

a) Operation nach Graham, modifiziert nach Goligher. Diese rein abdominale Operation wird zweckmäßigerweise in einer modifizierten Steinschnittlage durchgeführt, wie sie für die synchrone kombinierte Rectum-Amputation (s. S. 485) üblich ist, damit die Beckenbodennaht von anal her in ihrer Weite kontrolliert werden kann. Die Bauchhöhle wird durch einen linken Paramedianschnitt eröffnet, der von der Symphyse bis handbreit über den Nabel reicht. Nach Einsetzen eines Rahmenspeculums wird der Dünndarm mit Hilfe einer Goetze-Kompresse in den oberen Bauchraum verlagert. Wie bei der Rectum-Amputation löst man die seitlichen Sigmaverklebungen. Volle Einsicht in den tiefen Douglasschen Raum gewinnt man erst, nachdem der Uterus und die Adnexe durch Haltefäden, die man beidseits unter den Tuben durchgestochen hat, nach ventral und cranial gezogen sind. Die anschließende Umschneidung des Beckenbodenperitoneums führt nicht in die Tiefe des Douglasschen Raumes, sondern wird etwa in Höhe der Cervix uteri angelegt und reicht cranial beidseits wenige Zentimeter über die Beckeneingangsebene (etwa Höhe der Aorten-Bifurkation). Um Verletzungen zu vermeiden, ist es wichtig, beide Ureteren jetzt zu isolieren und seitlich aus dem Operationsfeld zu drängen. Das Douglas-Peritoneum wird von dem darunterliegenden Gewebe stumpf gelöst und bleibt zunächst auf dem Rectum liegen. Dabei stößt man rechts auf die Vasa rectalia cran., die besonders sorgfältig zu schonen sind, ebenso wie der präsacrale Nerv, welcher stumpf von diesen Gefäßen gelöst und seitlich abgeschoben werden muß. Hat man den präsacralen Raum teils stumpf, teils scharf genügend weit eröffnet, so kann man die dorsale Auslösung des Mastdarmes mit der Hand bis zur Steißbeinspitze vorantreiben. Dann folgt die ventrale Mobilisation des Rectums zunächst scharf mit der Schere, später unter Benutzung von langen Stieltupfern. Man muß das Rectum von der Scheide bzw. Prostata bis in Höhe des ano-rectalen Ringes ablösen, um eine sichere Beckenbodennaht durchführen zu können. Schließlich präpariert man die lateralen Ligamente, indem man von dorsal nach ventral knapp über der Levator-Ebene durch Öffnen der Branche eines langen Overholtschen Instrumentes einen Gewebstunnel schafft. Die derart dargestellten seitlichen Mastdarmbänder (Paraproktien) werden knapp neben der Darmwand durchtrennt und die Stümpfe unterbunden. Indem man das Rectum kräftig nach rechts, dorsal und links zieht, wird das letzte perirectale Bindegewebe abpräpariert und die Puborectalisschlinge deutlich sichtbar, welche einige Zentimeter nach ventral dargestellt werden muß.

Es folgt die Wiederherstellung des muskulären Beckenbodens durch Nahtvereinigung der beiden Puborectalisschenkel vor, oder nach einem Vorschlag von Todd hinter dem

Rectum. Es ist technisch nicht leicht, die erforderlichen 3–4 Supramid- oder Mersilen-Nähte (Gr. Nr. 1-2) in dieser großen Tiefe zu stechen, weshalb Goligher eine sogenannte Bumerang-Nadel verwendet. Der erste Stich muß bei vorderem Verschluß weit genug dorsal gesetzt werden, um eine ausreichende Verengung des Darmlumens zu erzielen (3–4 Fingerweite). An den langgelassenen Enden dieser ersten Naht zieht man den Muskel hoch und erleichtert sich auf diese Weise das weitere Vorgehen. Zuletzt erfolgt der Peritonealverschluß. Dabei ist es technisch schwierig und unnötig, das dem Rectum anhaftende überschüssige Douglas-Peritoneum abzutragen, vielmehr beläßt man es und näht den ventralen und lateralen Bauchfellrand an die Wand des hochgezogenen Mastdarmes. Die Bauchhöhle wird ohne Drainage in typischer Weise verschlossen.

b) Die Operation nach Dunphy. Sie wird kombiniert durchgeführt. Zunächst beseitigt man den Prolaps von perineal nach Altemeier und vervollständigt diesen Eingriff von abdominal, in dem man, ähnlich dem Vorgehen von Moschcowitz, den Douglasschen Raum mit mehreren Tabaksbeutelnähten verödet. Diese Operation läßt sich zweizeitig oder synchron ausführen. Sie ist allerdings für den Patienten belastender als eine rein abdominale Methode und birgt das Risiko der perinealen Infektion.

c) Die Operation nach Hughes. Sie erfolgt ebenfalls auf kombiniertem Weg am besten synchron: Von einer queren Dammincision unmittelbar vor dem Anus stellt sich der perineale Operateur den vorgefallenen Peritonealsack dar und präpariert ihn bis zum Levator-Unterrand frei. Das abdominale Vorgehen entspricht der Operation von Graham, nur werden hier die lateralen Ligamente geschont. Die Darstellung reicht bis zum Levator. Ist der Douglas-Sack eröffnet und abgetragen, so erfolgt der Beckenbodenverschluß durch die Levator-Muskelnaht zwischen Rectum und Scheide (Prostata). Dies ist bei kombiniertem Vorgehen sehr erleichtert, indem der perineale Chirurg zwei etwa 15 cm lange, fast gerade Nadeln mit Chrom-Cat auf beiden Seiten durch die Muskelmasse des Levators sticht. Diese Nadeln werden von abdominal abgenommen. Man legt etwa 4–6 derartige Nähte und knotet sie dann von oben. Cranial davon wird der Raum zwischen Scheide und Mastdarm durch mehrere Einzelknopfnähte verschlossen, die gleichzeitig die lateralen Ligamente fassen und auf diese Weise raffen. Das Bauchfell wird dann in der Regel offengelassen, um eine Ansammlung von Blut im kleinen Becken unter dem Peritoneum zu vermeiden. Unseres Erachtens zweckmäßiger ist es, eine subperitoneale Drainage, sei es nach paraanal, sei es oberhalb des Leistenbandes, einzulegen und herauszuleiten. Der perineale Eingriff wird mit einer Dammplastik beendet.

d) Die Operation nach H. R. Thompson: Der Eingriff ergibt sich als folgerichtige Anwendung der Moschcowitz'schen Vorstellung und stellt eine Hernienoperation dar. Sie beseitigt den Bruchsack, fixiert den dem Bruchsack adhärenten gleitenden Darm, verengt die Bruchpforte und unterstützt den funktionell wichtigen physiologischen Rectumknick. Die Befestigung des Rectums im Becken wird erreicht durch Aufhängen der lateralen Ligamente am Promontorium. Dadurch sind alle künstlichen Anheftungsverfahren unnötig und auch das Fassen der Darmwand zur Fixation entfällt (z. B. Methode Kümmel, v. Eiselsberg, Sudeck u. a. mehr).

Die operative Technik: Wie die meisten abdominalen Vorfalloperationen wird auch dieser Eingriff in einer modifizierten Steinschnittlage (s. synchrone Rectum-Amputation S. 485) ausgeführt. Die Standard-Incision paramedian links bis handbreit über den Nabel bietet gute Übersicht. Der Dünndarm wird in üblicher Weise nach cranial abgestopft und das Sigma durch Lösen seiner fetalen lateralen Adhäsionen mobilisiert. Um genügend

Einsicht in die Tiefe des Beckenbodens zu gewinnen, umsticht man bei der Frau beide Tuben und zieht an diesen Haltefäden die gesamten Adnexe nach ventral und oben. So stellt sich der abnorm tiefe Douglas dar, den man ähnlich wie bei der Graham-Operation etwa in Höhe der Cervix uteri bogenförmig umschneidet, dann stellt man sich beide Ureteren ein, um versehentliche Verletzungen zu vermeiden. Das Bauchfell des Douglasschen Sackes wird seitlich und vorne von dem darunterliegenden Bindegewebe zum Rectum hin abpräpariert. Dorsolateral rechts trifft man dabei auf die cranialen Rectalgefäße, welche sorgfältig zu schonen sind. Ebenso vorsichtig muß der hinter den Gefäßen verlaufende Nervus sacralis behandelt und vom Gefäßbündel abgeschoben werden. Er bleibt dorsal liegen, während zwischen ihm und den Gefäßen der präsacrale Raum zuerst scharf, dann stumpf mit Tupfern und schließlich mit der rechten Hand bis zur Steißbeinspitze eröffnet wird. In ähnlicher Weise löst man das Rectum an seiner Vorderseite bis in Höhe des anorectalen Ringes aus. Zuletzt stellt man die lateralen Ligamente dar, indem man vom tiefsten Punkt der präsacralen Wundhöhle aus mit den Fingern oder mit einem langen, stumpfen, gebogenen Instrument (Overholt oder Schere) eine Verbindung nach vorne schafft. Die über diesem Gewebstunnel stehengebliebenen Bindegewebsstränge entsprechen den seitlichen Aufhängebändern des Mastdarmes: Indem man von ihnen alles lockere Fettbindegewebe abpräpariert, erhält man auf jeder Seite ein ungefähr 1 cm dickes, 1–2 cm tiefes und einige Zentimeter breites Band, welches fingerbreit lateral des Darmes zwischen Klemmen durchtrennt wird. Die seitlichen Ligamentstümpfe versorgt man mit Hilfe von Durchstechungsligaturen. Die Klemmen an den proximalen Stümpfen dienen dazu, den Mastdarm möglichst weit in das Becken hochzuziehen.

Damit ist der erste Teil der Operation, die Darstellung und Auslösung des Darmes bis zum muskulären Beckenboden beendet.

Es folgt die Einengung des Levator-Tores und dadurch die Unterstützung des physiologischen Rectumknickes.

Zuerst stellt man die Schlinge des Musculus puborectalis in ihrem seitlichen und dorsalen Verlauf dar. Der durch Tonusverlust dieses Muskels zu weite Bogen kann den durch Abnickung normalerweise unterstützten Rectumverschluß nicht mehr ausreichend bewerkstelligen. Indem man die Schlinge durch drei bis vier dorsale Vereinigungsnähte rafft (Abb. 83), unterstützt man den Darmverschluß und wirkt einem Rezidiv entgegen, da die Austreibungskraft des Darms und das Gewicht der gefüllten Ampulle nur mehr in schräger Richtung auf den Beckenboden wirken. Für die Naht kommen Kunststoffäden, neuerdings auch resorbierbare Fäden auf der Basis von Polyglykolsäure-Estern in Frage.

Der nächste Abschnitt gilt dem Aufhängen des Darmes im Becken. Mit je einer kräftigen Kunststoff- oder Dexon-Naht befestigt man die bisher mit Klemmen gehaltenen seitlichen Mastdarmbänder beiderseits am Periost des Promontoriums (Abb. 84). Man erreicht auf diese Weise eine haltbare Fixation des Rectum im kleinen Becken, ohne den Darm selbst mit einer Naht fassen zu müssen.

Anschließend wird der Bruchsack beseitigt. Das dem hochgezogenen Mastdarm adhärente Douglas-Peritoneum bleibt unberücksichtigt. Dagegen vernäht man das vorsichsichtig ausgezogene ventrale und laterale Bauchfell mit feinen Serosa-Einzelnähten, möglichst in doppelter Schicht. Das Sigma-Rectum wird an der Durchtrittsstelle mit einigen Situationsnähten angeheftet.

Zuletzt fixiert man den Uterus an die ventrale Bauchwand und hebt damit eine ventral noch vorhandene Douglas-Einsenkung auf.

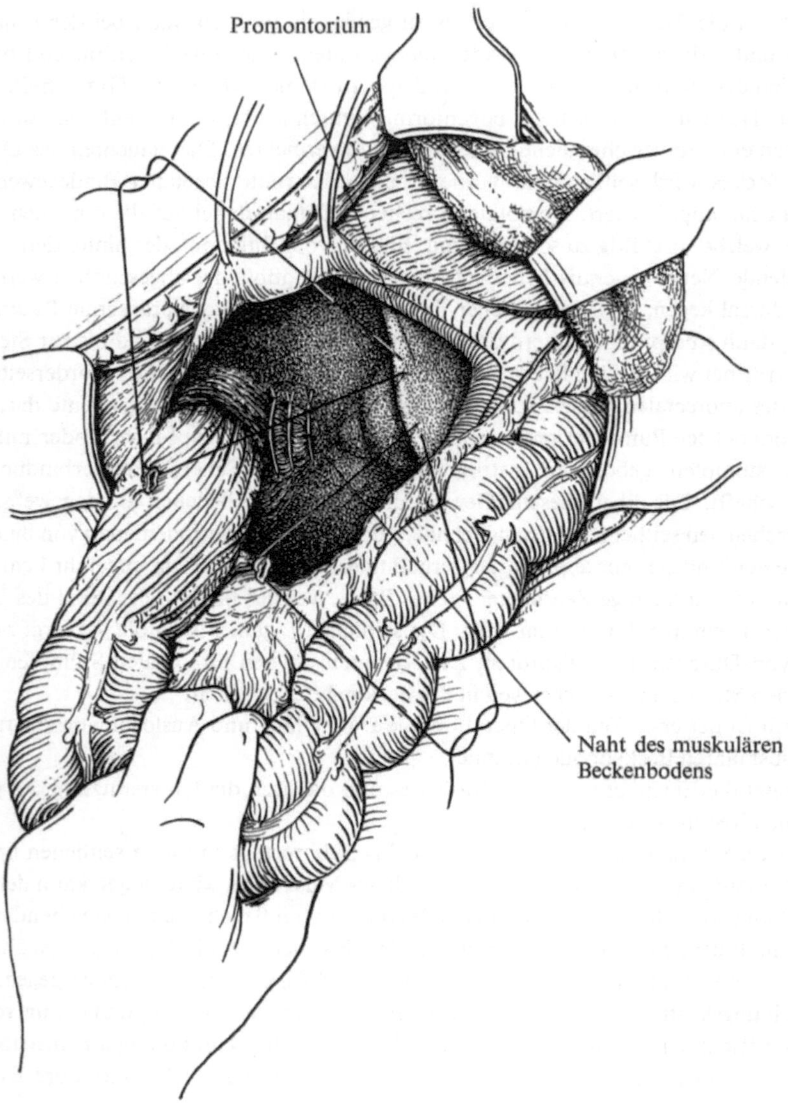

Abb. 83. Operation nach Thompson. Nach Wiederherstellung des muskulären Beckenbodens von abdominal werden die lateralen Ligamente an das Promontorium fixiert

In einigen Fällen erweist es sich nach Aufhängen des Darmes, daß das Sigma besonders lang ist. Es kann dann angezeigt sein, noch vor Verschluß des Peritoneums eine typische Sigmaresektion mit End-zu-End Vereinigung des Darmes durchzuführen. Hat man eine derartige Resektion vorgenommen, so muß die Höhle des kleinen Beckens suprapubisch retroperitoneal drainiert werden. Anderenfalls entfällt jede Drainage und die Bauchhöhle wird in typischer Weise verschlossen.

5. Prolapsoperationen unter Verwendung von Kunststoffimplantaten. Von einer Laparotomie aus wird auch bei diesen Operationen das Rectum nach Incision des Peritoneums freigelegt. Das Vorgehen entspricht beispielsweise der bei der Thompsonschen Operation

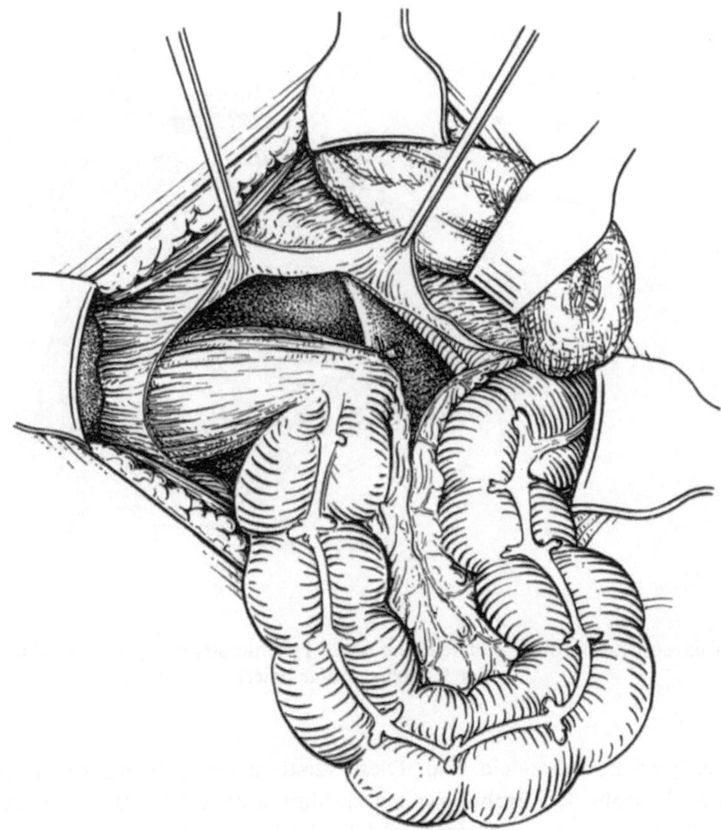

Abb. 84. Zustand nach Fixation der lateralen Ligamente bei Thompsonscher Operation vor Wiederherstellung des peritonealen Beckenbodens, nach Resektion des peritonealen Bruchsackes

geschilderten Technik. Ein T-förmig zugeschnittenes Stück Teflon umgreift mit den beiden Armen des T das Rectum in Höhe des 2. oder 3. Kreuzbeinwirbels und wird an beiden Seiten des Mastdarmes mit dem Kreuzbeinperiost dieses Bereiches vernäht. Der mittlere Schenkel liegt der Ampulle des Rectums auf und wird mit ihr und mit der Scheiden- oder Blasenhinterwand vereinigt (Stelzner). Nach Einpassen des Teflonblattes und Fixation des Mastdarmes wird darüber das Peritoneum unter entsprechender Raffung verschlossen (Abb. 85). Die ursprüngliche und von vielen in ähnlicher Weise angewandte Technik besteht darin, ein Stück Teflon oder Ivalon mit Durchstichnähten auf das Kreuzbeinperiost zu befestigen und die seitlichen Arme dieses Kunststoffblattes um das Rectum herumzuführen, so daß die Kunststoff-Folie den Mastdarm umgreift und diese dann mit Einzelnähten am Mastdarm seitlich vorne zu verankern.

Diese Methoden erfreuen sich heute großer Beliebtheit und die Erfolge sind gut. Eine Zusammenfassung der Resultate wurde vor kurzem von Morgan, Penfold, Swinton, Stelzner u. a. veröffentlicht.

6. Eingriffe, welche das Kontinenzorgan exstirpieren und einen Anus praeter schaffen, bleiben den wenigen Fällen vorbehalten, die völlig inkontinent und auf andere Weise

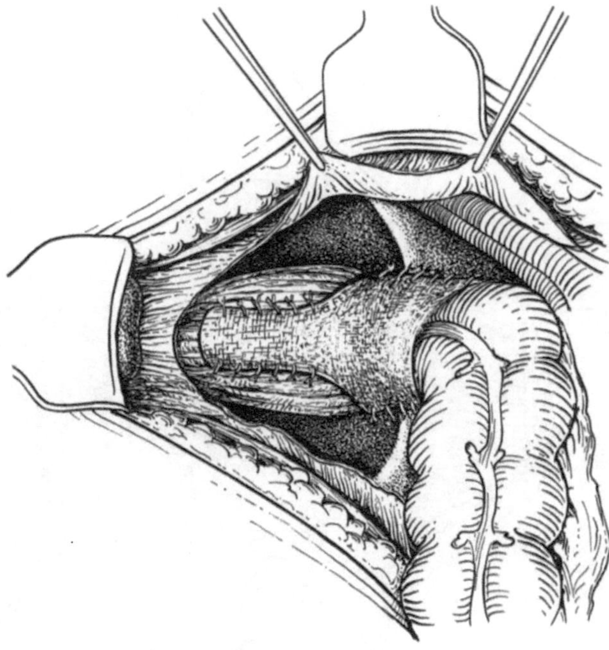

Abb. 85. Prolapsoperation unter Verwendung eines Teflonimplantates, welches das Rectum in der Kreuzbeinhöhle fixiert

nicht befriedigend zu behandeln sind. Diese verstümmelnde Operation ist von keiner Rezidivgefahr bedroht. Ihre technische Durchführung ist auf S. 460 beschrieben. Allerdings entfallen alle radikalitätssteigernden Maßnahmen der Carcinom-Chirurgie: die hohe Gefäßligatur, die Freilegung der Aorta, die beckenwandnahe Ligamentdurchtrennung und die cytostatische Behandlung des Darmlumens.

Die Nachbehandlung: Die postoperative Behandlung der Procidentia recti unterscheidet sich in einem wesentlichen Punkt von allen anderen größeren Eingriffen an Dickdarm und Mastdarm. Die Kranken müssen für eine Woche Bettruhe bei hochgestelltem Fußende des Bettes einhalten. Man wartet so die Zeit der ersten Wundverklebung ab und verhindert ein Frührezidiv durch Druckbelastung des frisch operierten und noch schwachen neugeformten Beckenbodens. Am vierten postoperativen Tag wird ein mildes Abführmittel gegeben. Einläufe sollte man möglichst vermeiden. Über den Wert postoperativer Sphincter-Übungen sind die Meinungen bisher noch nicht einheitlich. Um so wichtiger erscheint jedoch eine heilgymnastische Allgemeinbehandlung im Bett bei diesen häufig älteren und durch die lange Ruhigstellung vermehrt emboliegefährdeten Patienten. Auch die Anwendung niedrig dosierten Heparins scheint für diese Kranken besonders wichtig.

N. Die Eingriffe bei Lähmung des Afterschließmuskels

Die sogenannte Incontinentia alvi hat verschiedene Ursachen, und es ist zu ihrem Verständnis notwendig, die einzelnen Abschnitte des Sphincterorgans zu kennen, die an der normalen Funktion des kontrollierten Verschlusses teilhaben. Es sind dies der innere unwillkürliche und die äußeren willkürlichen Schließmuskeln, einschließlich des M. levator, besonders dessen innerster, puborectaler Anteil, die Epithelbedeckung der unteren Ampulle und des Analkanals, insbesondere die sogenannte Kryptenzone, das »wasserkissenartig« wirkende hämorrhoidale Gefäßkonglomerat und die Gesamtheit afferenter und efferenter Nervenbahnen mit ihren willkürlichen und unwillkürlichen Zentren. Mit dem funktionellen Zusammenspiel dieser Strukturen zum Zweck der Kontinenz und der Defäkation hat sich besonders Stelzner befaßt. Er konnte zeigen, daß ein teilweiser Verlust mehrerer Einzelteile dieses Organs vom Körper ausgeglichen werden kann, daß dagegen die völlige Entfernung nur einer Teilstruktur das Funktionsvermögen schwer beeinträchtigt und zur Inkontinenz führt. So erzeugt beispielsweise die völlige Durchtrennung der Muskulatur bei Fisteloperationen Schlußunfähigkeit des Afters, ebenso die totale, zirkuläre Entfernung des Hämorrhoidalplexus und seiner Oberflächenbedeckung bei radikaler Whiteheadscher Operation oder die Wegnahme der Analkanalhaut und des inneren Sphincters bei Babcock-Baconscher tiefer Resektion.

Alle vom Normalen abweichenden Zustände, bei denen ein oder mehrere Strukturanteile des Verschlußorgans fehlen, sei es als Folge eines anlagebedingten Defektes, einer Erkrankung oder einer Verletzung, können damit Ursache einer Inkontinenz werden. Aber auch eine Abflachung des anorectalen Winkels kann eine Verschlußschwäche manifest werden lassen. Auf die Bedeutung des Levators für die Aufrechterhaltung dieses Winkels und damit des physiologischen Rectumknicks hat neben anderen vor allem Deucher hingewiesen. Die gedankliche Grundlage der operativen Levatorlösung ist die Verbesserung oder Wiederherstellung dieser Knickbildung.

Die Vielzahl der Möglichkeiten macht verständlich, daß es keine einheitliche Therapie für alle Fälle gibt, und daß bei einer Reihe von Erkrankungen nur der Anus praeter naturalis als Behandlung bleibt.

Zusammengefaßt ergeben sich folgende Möglichkeiten, die einzeln oder kombiniert für die Entstehung einer Inkontinenz in Frage kommen:

1. Die Zerstörung des ano-rectalen Ringes.
2. Die Abflachung des physiologischen Rectumknicks.
3. Das Fehlen der sensorischen, das Stuhlgefühl vermittelnden Rezeptoren im Analkanal und im untersten Rectum.
4. Die Störung der Innervation beispielsweise durch Querschnittslähmung, Tabes dorsalis, Rückenmarkstumoren und dergleichen mehr.

Hinsichtlich der chirurgischen Behandlung folgt, daß die Durchtrennung des anorectalen Rings und die Abflachung des physiologischen Rectumknicks einer operativen Behandlung zugängig sind, daß der Verlust der unteren Rectalschleimhaut und der Haut des Analkanals nicht ausreichend ersetzt werden kann, und daß neurologische Störungen prognostisch von dem zugrunde liegenden Leiden abhängen. Hieraus ergeben sich grundsätzlich drei chirurgische Möglichkeiten.

1. Die kausale Methode der Wiederherstellung des ano-rectalen Ringes im geeigneten Fall.
2. Die Verbesserung der ano-rectalen Abknickung.
3. Palliative Verfahren, deren funktionelles Ergebnis zweifelhaft ist, da ein von manchen Autoren angegebener Erfolg in der Regel auf der narbigen Einengung des Analkanals beruht.

I. Die Rekonstruktion des Anorectalringes (Parks)

Nach sorgfältiger Vorbereitung des Darmes durch subtile Reinigung und Darmentkeimung, gegebenenfalls auch unter dem Schutz einer temporären Stuhlableitung (doppelläufige Colostomie), wird in Steinschnittlage im Bereich der tastbaren Durchtrennung des Anorectalringes ein zirkulärer Schnitt angelegt. Bei seitlicher Incision sollte darauf geachtet werden, daß die von lateral an den Schließmuskelapparat herantretenden kräftigeren Nerven und Gefäßäste der Pudendalgefäße bzw. Nerven erhalten bleiben. Unter sorgfältigster Blutstillung legt man (Abb. 86) die durchtrennten Stümpfe des Anorectalringes frei und präpariert beide Enden auf eine Strecke von etwa 1 cm, wobei es entscheidend ist, den tiefen puborectalen Muskel zu finden. Eine eventuelle Naht nur der externen Sphincteren bessert die Inkontinenz nicht. Die identifizierten anorectalen Muskelstümpfe werden so angefrischt, daß störende Narben wegfallen. Nun kann man eine Direktnaht mit langsam resorbierbarem synthetischem Fadenmaterial durchführen. Als derartiges Material noch nicht zur Verfügung stand und man auf die Verwendung von Catgut angewiesen war, hat es sich als zweckmäßig erwiesen, U-förmig gekreuzte Metallausziehdrähte einzulegen und die Muskelenden zu entspannen, worauf man heute verzichten kann- Danach wird das Subcutan- und Hautgewebe schichtweise verschlossen. Um während dn. Operation und ohne die Sterilität des Eingriffes zu gefährden digital untersuchen zu köer nen, hat es sich bewährt, mit einer Operationsfolie das Schnittgebiet abzudecken, von der Gegenseite her jedoch durch Unterlegen einer Kompresse die Analöffnung freizulassen, die dann mit einem jeweils neu behandschuhten Finger für die digitale Austastung zu-

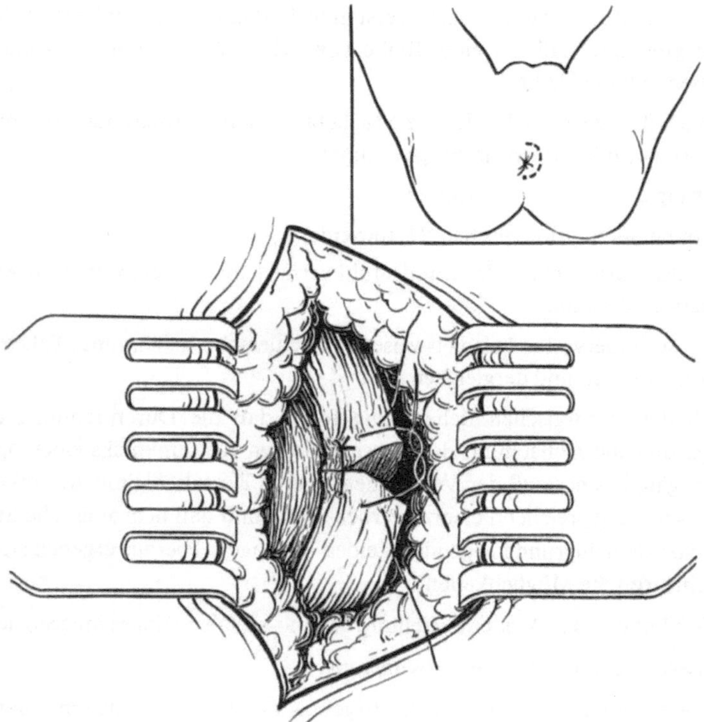

Abb. 86. Die Rekonstruktion des Anorectalringes durch Direktnaht. Insert: Schnittführung

gänglich bleibt. Von größter Bedeutung ist in diesen Fällen die primäre Wundheilung; sie läßt sich erreichen, wenn man nach dem Eingriff den Darm mit Hilfe von Opium still legt und durch täglich zwei- bis viermalige Verbandwechsel verhindert, daß der Wundbereich feucht wird. Die Anwendung indifferenten Kinderpuders hat sich dabei vorzüglich bewährt. Auf diese Weise gelingt es, auch kleinste Mengen Schweiß oder aus dem Anus sich entleerendes Sekret aufzufangen und den Narbenbereich absolut trocken zu halten. Bei klarer Indikation und sauberer operativer Durchführung verspricht dieser Eingriff eine funktionelle Wiederherstellung.

II. Die Levatorlösung (Kottmeier)

Die Operation führt zu einer Mobilisierung der Puborectalisschlinge und einer Verstärkung des anorectalen Winkels durch Ablösung der M. iliococcygicus und pubococcygicus von der Steißbeinspitze (Blessing).

Eine zum Anus hin konkave, etwa 3 cm lange Incision über der Steißbeinspitze des in Bauchlagerung befindlichen Patienten schafft den Zugang. Man stellt sich die beiden ventralen Glutaeusränder ein (Abb. 87). Nach Durchtrennung der Steißbeinspitze wird die Levatorplatte präpariert. Sie wird stumpf nach beiden Seiten vom M. ischiococcygicus abpräpariert und nach vorne geschoben. Die viscerale Beckenfascie wird nun incidiert und das ano-rectale Organ nach vorne verlagert.

III. Palliative Operationen

1. Der Thierschsche Ring (s. S. 509). Diese Methode eignet sich zur Behandlung der Altersinkontinenz und kommt als unterstützende Maßnahme bei Durchführung einer Naht des Anorectalringes in Betracht. Von Stelzner wurde betont, daß es hierbei besonders wichtig sei, die Verankerung am oberen Rand des Analkanals außerhalb des Anorectalringes durchzuführen.

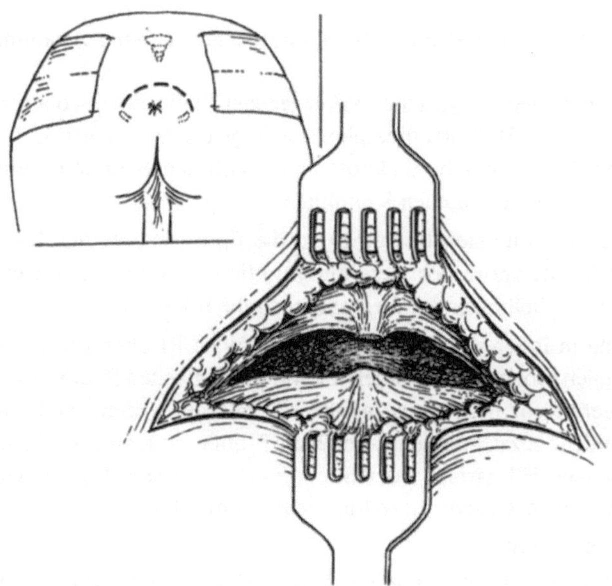

Abb. 87. Schnittführung und Operationssitus bei der Levatorlösung

2. Die vordere (Blaisdell) oder hintere (Lockhardt-Mummery) Sphincterraffung: Von einem vorderen oder hinteren Bogenschnitt aus (quer zum Darm vor oder hinter dem Anus) wird der äußere Schließmuskel freigelegt. Beide Schenkel werden durch 3–5 tiefgreifende Einzelnähte gefaßt und einander genähert. Die Operation bewirkt – in gleicher Weise wie die im folgenden dargestellten Eingriffe – lediglich eine Verengung des Analkanals.

3. Die Sarafoffsche Operation (Umschneidung des Anus 1-2 cm außerhalb der Anocutanlinie bis zum Sphincter externus-Unterrand mit folgender Heilung per secundam) (s. S. 511).

4. Technisch einfach und gelegentlich erstaunlich wirksam ist das Verfahren der queren Faltung von Tait: Bei einer seitlichen Sphincterlücke mit erhaltener Puborectalis-Kontinuität wird ein 2,5–3 cm langer zum After konkaver Bogenschnitt außerhalb der Narbe geführt. Der Narbenbereich wird unterminiert und die Gewebsschichten werden anschließend, eventuell unter Benutzung von Entspannungsnähten, quer zum Hautschnitt vernäht.

5. Interessehalber seien noch einige plastische Operationen erwähnt, deren gelegentlicher Teilerfolg wohl auch auf einer Verengung und Versteifung des inkontinenten Analkanals beruht:

- Die Afterschließmuskelplastik aus den Musculi glutaei maximi nach Chetwood (1902) und Schoemaker (1908):
  Je ein von der sacro-coccygealen Verankerung losgelöster Muskelstreifen der beiden Musculi glutaei maximi wird gegensinnig hinter dem Analkanal vorbei und um diesen herumgeführt. Im Perinealbereich werden die aufeinanderstoßenden Stümpfe durch Naht vereinigt.
- Von Rappert (1952) und von Pickrell (1952) und Mitarb. stammen Methoden, bei denen gestielter Musculus adductor longus oder gracilis ringförmig um die Analöffnung gelegt wird.
- Schließlich ist die Operation von Wreden (1929) zu nennen, bei der die glutaeale Muskelkraft über frei transplantierte Fascienschlingen auf den Analkanal übertragen wird.

O. Die Behandlung der Hämorrhoiden

Die Behandlung des Hämorrhoidalleidens beruht auf folgenden kurz zusammengefaßten Erkenntnissen:

1. Hämorrhoiden entstehen an typischer, vorgegebener Stelle, dort, wo arterieller Blutzustrom in den kavernösen Hämorrhoidalplexus erfolgt (Stelzner), bei 3, 7, 11 Uhr in Steinschnittlage (Abb. 88). Hämorrhoidalknoten außerhalb dieser Lokalisation entstehen als Satelliten sekundär aus den typischen Kolumnen.

2. Die Schleimhaut des untersten Rectums und die Epithelbedeckung des Analkanals sind Reizempfänger für die anorectale Verschlußfunktion. Ihre Wegnahme erzeugt auch bei völlig unversehrter Schließmuskulatur eine sensorische Inkontinenz.

3. Die Unterteilung in innere und äußere Hämorrhoiden ist überholt. Hämorrhoiden sind immer ursprünglich »innen«, sie können allerdings im zweiten Stadium zeitweilig, im dritten Stadium dauernd vor dem Anus (»außen«) sichtbar werden. Außer diesen prolabierten Hämorrhoiden bezeichnet der alte Begriff äußerer Hämorrhoiden perianale Hautfalten und perianale Hämatome oder Spontan-Thrombosen. Ihre Behandlung hat mit der der Hämorrhoiden ebensowenig zu tun wie ihre Entstehung.

Hieraus folgt für die Therapie:

1. Eine kausale und damit durch Rezidive wenig belastete Behandlung erfordert die Drosselung des arteriellen Blutzustroms am Oberrand der drei Kolumnen.

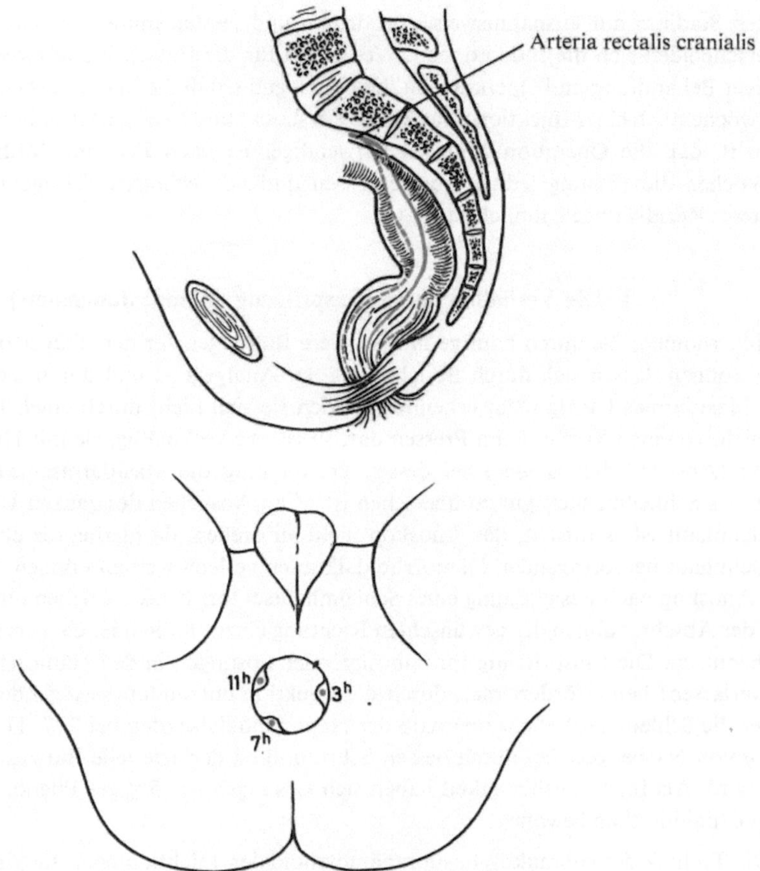

Abb. 88. Die Blutversorgung des Plexus hämorrhoidalis im Sagittalschema und die daraus resultierenden Hämorrhoidalkolumnen in Steinschnittlage bei 3, 7 und 11 Uhr

2. Die Operation muß wenigstens einen Teil der Epithelbedeckung des Analkanals und des untersten Rectums schonen, damit die Kontinenz nicht leidet. Aus diesem Grund muß vor der radikalen Whiteheadschen Operation dringend gewarnt werden.
3. Die Therapie der perianalen Thrombosen und Hautfalten besteht im Gegensatz zur Hämorrhoidalbehandlung in örtlicher Incision mit Entleerung der Coagel. bzw. Abtragung der Falten.

Für die Wahl der Behandlungsart ist die Stadieneinteilung der Hämorrhoiden wichtig:

Stadium I: gelegentliche Blutung

Stadium II: reponibler Prolaps

Stadium III: irreponibler Prolaps

Stadium IV: Übergang in den zirkulären Mucosaprolaps (s. S. 508).

Hämorrhoiden des ersten Stadiums eignen sich vornehmlich für eine konservative Injektionsbehandlung, die auch im Stadium II erfolgversprechend ist. Operieren sollte man im ersten Stadium nur ausnahmsweise, im dritten und vierten immer, im zweiten Stadium überschneiden sich die Indikationen. Wesentlich für die Entscheidung zwischen konservativer Behandlung und Operation ist die Überlegung, daß die Injektionsbehandlung sich bei wöchentlich einer Injektion über Monate erstreckt und häufig nach Jahren ein Rezidiv auftritt, daß die Operation zunächst aufwendiger ist nach Zeit und Mühe, daß nach 3 Wochen die Heilung jedoch abgeschlossen und bei technisch richtigem Eingriff ein späteres Rezidiv ungewöhnlich ist.

I. Die Verödung durch Einspritzung (Blond; Junghanns)

Hämorrhoiden, die durch häufige und schwere Blutungen für den Träger oft sehr lästig sein können, lassen sich durch Besichtigung der Analgegend und durch die Austastung des Mastdarmes häufig nicht erkennen. Stellen sie sich nicht durch einen Darmprolaps oder durch einen Vorfall beim Pressen dar, so ist es zweckmäßig, sie mit Hilfe des Anoskops (Abb. 89) darzustellen, bei dessen Verwendung die Mastdarmschleimhaut oberhalb des Schließmuskels gut zu übersehen ist. Zum Absuchen des ganzen Umkreises der Schleimhaut ist es ratsam, das Anoskop nicht zu drehen, da hierbei die etwas über die Schleimhaut hervorragenden Hämorrhoidalknoten verletzt werden können. Besser ist es, das Anoskop nach Besichtigung eines Schleimhautsektors herauszuziehen und wieder neu mit der Abschrägung in der gewünschten Richtung einzuführen oder ein gerades Anoskop zu benutzen. Die Einspritzung thrombosierender Lösungen in den Hämorrhoidalknoten ist verlassen; heute fördert man durch die Injektion entzündungserregender Flüssigkeit unter die Schleimhaut, dicht oberhalb der Hämorrhoidalknoten bei 3, 7, 11 Uhr die Bildung von Narbengewebe, durch dessen Schrumpfung der arterielle Blutzustrom gedrosselt wird. Als Injektionsflüssigkeit haben sich Lösungen wie 5%iges Phenol in Mandelöl oder Chininurethan bewährt.

Die Technik der submukösen, suprahämorrhoidalen Injektion nach Junghanns (1933): in Knieellenbogenlage oder in linker Seitenlage mit angezogenen Beinen stellt man sich mit dem Anoskop einen submukösen Hämorrhoidalknoten ein (Abb. 89 u. 90). Schmerzbetäubung ist in der Regel nicht notwendig. Man sticht nach Reinigung der Einstichstelle mit Alkohol eine sehr dünne Spezialnadel mit kurzgeschliffener Spitze dicht oberhalb des Hämorrhoidalknotens etwa 0,5–1 cm tief schräg durch die Schleimhaut ein, spritzt unter ständiger Beobachtung mit einer Dosierspritze 1 bis höchstens 3 mm^3 der 5%igen Mandelöllösung ein (Abb. 91). Dabei verfärbt sich die Schleimhaut weißgrau und die Schleimhautgefäße erscheinen als feine rote Streifen. Ein völliges Abblassen der Injektionsstelle soll wegen der Gefahr der Schleimhautnekrose mit folgender Geschwürsbildung vermieden werden. Einige Sekunden nach der Injektion zieht man die Nadel heraus.

In einer Sitzung wird stets nur eine Einspritzung vorgenommen. Die nächsten Injektionen folgen in Abständen von 5–7 Tagen, wobei jeweils über einer anderen Kolumne injiziert wird. Zur vollständigen Verödung ausgedehnter Hämorrhoiden sind 6–10 Sitzungen erforderlich.

Die Einspritzungen können ambulant ausgeführt werden.

Schmerzen im Anschluß an die Injektion treten nur auf, wenn intramukös gespritzt wurde und wenn sich Schleimhautnekrosen entwickeln. Nennenswerte Blutungen werden bei richtiger Technik nicht beobachtet, stärkere Entzündungserscheinungen und Absceßbildung sind äußerst selten.

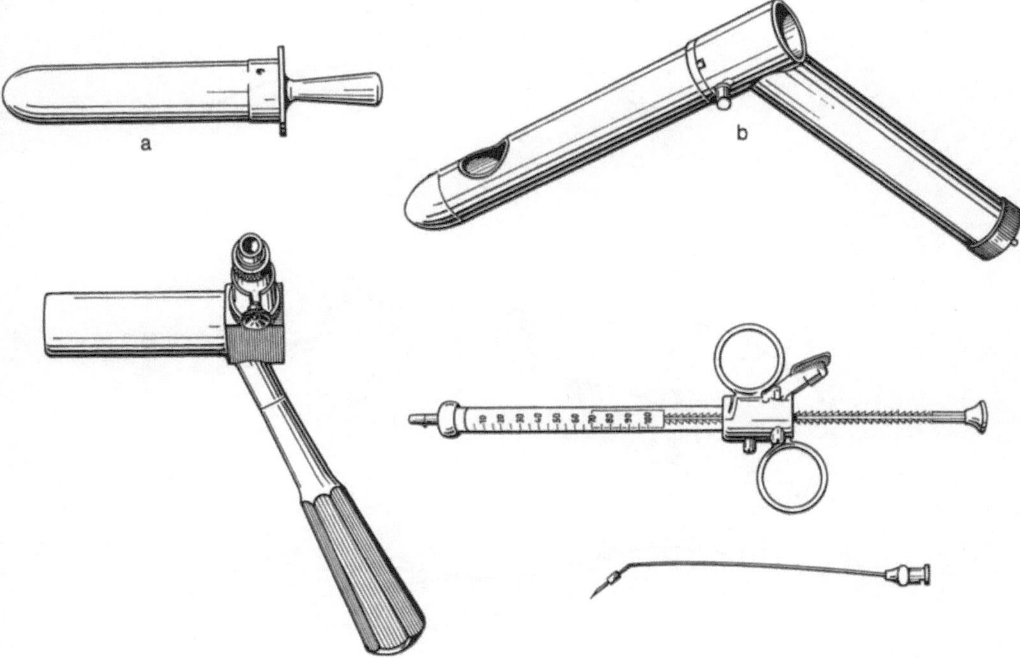

Abb. 89 a u. b. Das Instrumentarium zur Verödungsbehandlung von Hämorrhoidalknoten. Specula mit gerader a) und seitlicher b) Fensteröffnung

II. Die breite Abtragung der Knoten (Langenbeck)

Nachdem man jeden einzelnen Knoten mit einer Luerschen Balkenzange gefaßt und vorgezogen hat, faßt man ihn an seiner Basis in radiärer Richtung zum After mit der Langenbeckschen Blattzange und quetscht ihn durch. Nun kann man ihn mit der Diathermienadel dicht am Zangenmaul abtragen, wobei vorher eine trockene Kompresse zwischen Haut und Zange gelegt wird. Bei Abnahme der Zange bleibt ein verschorfter Kamm zurück, den man mit Kocherklemmen faßt und mit Catgutfäden vernäht. Beim Abbrennen mehrerer Knoten ist darauf zu achten, daß zwischen den einzelnen Schorfstellen genügend breite Streifen unverschorfter Schleimhaut erhalten bleiben, da sonst narbige Analstenosen entstehen können. Dieses Langenbecksche Verfahren läßt die Gesetzmäßigkeiten der Hämorrhoidalentstehung zwar außer acht, die Knoten werden jedoch an typischer Stelle abgetragen, und darin liegt der allerdings unbewußt gewonnene Erfolg dieser Methode.

III. Die Operation nach Milligan-Morgan

Sie stellt heute die am weitesten verbreitete Operationsmethode dar. Ihre einfache, klare Konzeption ergibt die besten Resultate bei minimaler Komplikationsmöglichkeit. Ihre Anwendung ist daher zu empfehlen.

Technik: Der Eingriff erfolgt in Steinschnittlage. In Vollnarkose und guter Entspannung wird zunächst der subcutane und submuköse Bereich der drei Hämorrhoidalsäulen injiziert (0,9% NaCl), um eine wenig blutende, anatomisch einwandfreie Präparation zu

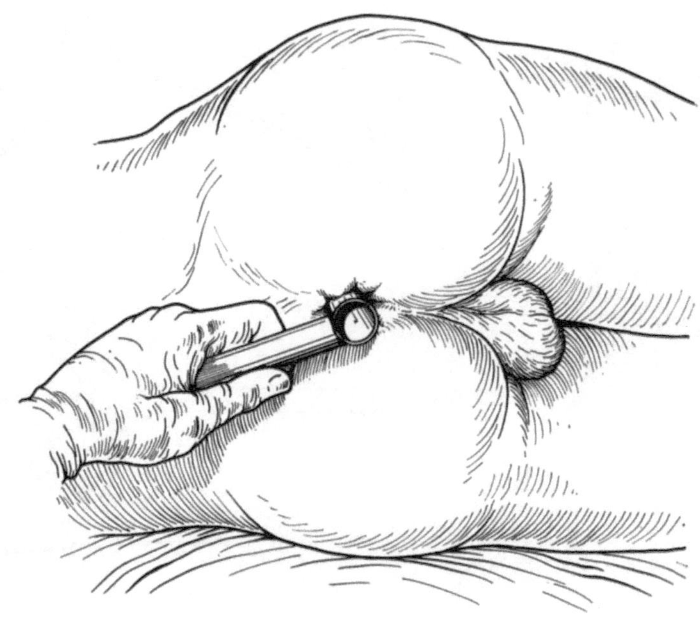

Abb. 90. Lagerung des Patienten und Führung des Anoskops zur Verödungsbehandlung

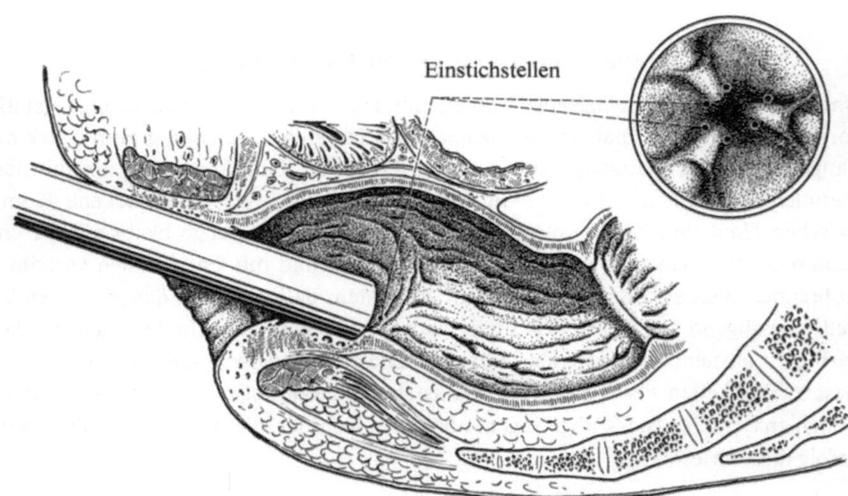

Abb. 91. Schematische Darstellung der Anoskop-Position und der Einstichstellen zur Verödungsbehandlung

ermöglichen (Abb. 92). Dann faßt man die Knoten bei 3, 7, 11 Uhr mit scharfen Klemmen und zieht sie vor die Analöffnung (Abb. 93). An ihrem oberen Pol, am Übergang des Analepithels in die Rectumschleimhaut, knapp unterhalb der Stelle, wo man meistens den arteriellen Puls des dem Hämorrhoidalplexus zuströmenden Gefäßes tasten kann, wird

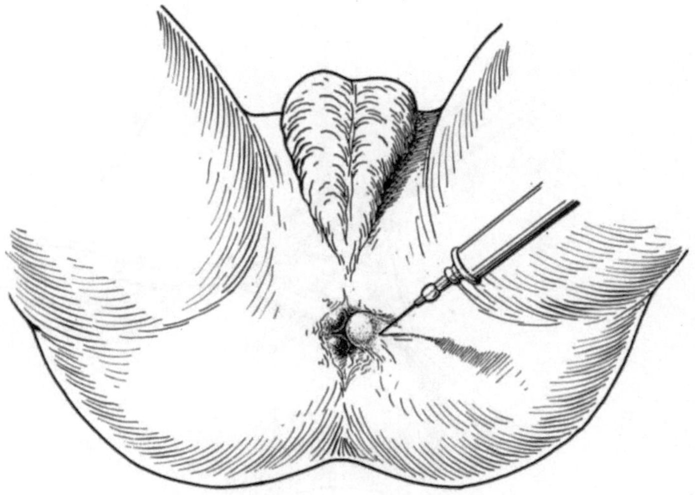

Abb. 92. Operation nach Milligan-Morgan: Unterspritzung der Hämorrhoidalkolumnen

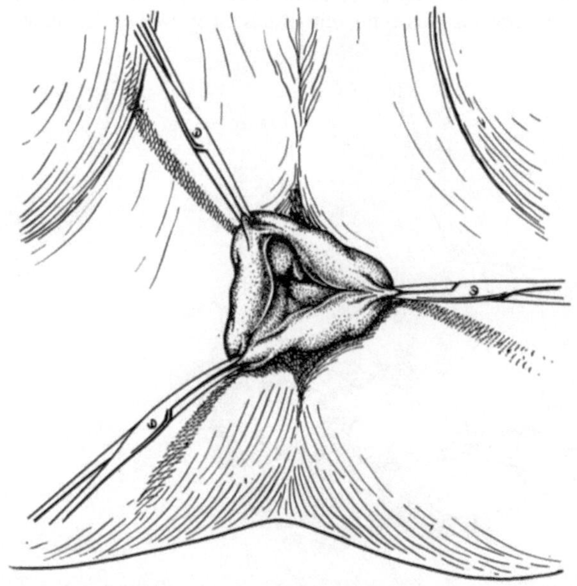

Abb. 93. Fassen der Hämorrhoidalkolumnen mit Klemmen

jeweils eine Péan-Klemme nachgesetzt (Abb. 94). Sie markiert die Stelle der späteren Ligatur. Am besten mit einer Schere wird jetzt der erste Hämorrhoidalknoten bogenförmig und außerhalb der Anocutanlinie umschnitten (Abb. 95). Es ist wichtig, diese äußere Wundbegrenzung in die perianale Haut zu legen, damit die Wundheilung zuerst im Analkanal abgeschlossen ist und zuletzt außerhalb des Anus. Man stellt sich vor, daß das Wundsekret auf diese Weise ungehindert nach außen abfließen kann und spricht von Drainagedreiecken. Der außen bogenförmige Schnitt bildet zur Hämorrhoidalbasis

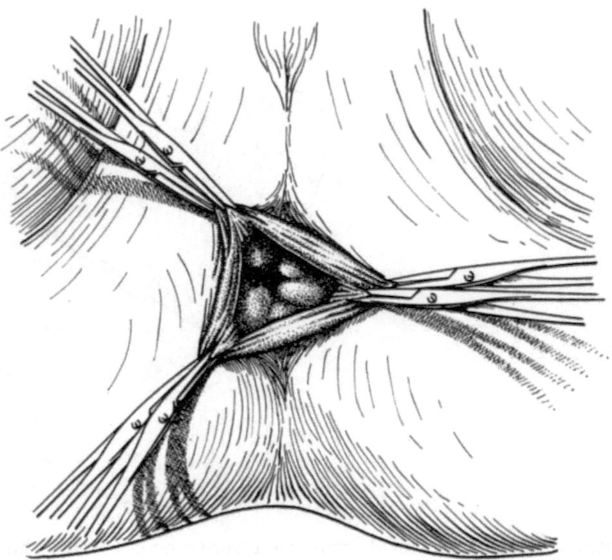

Abb. 94. Markierung des Überganges der Analkanal- in die Rectumschleimhaut in Höhe des arteriellen Einstroms mit jeweils einer zweiten Klemme

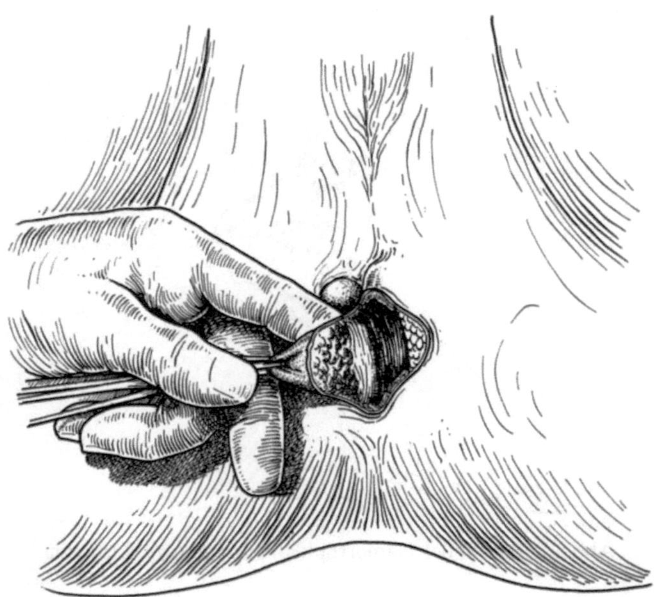

Abb. 95. Darstellung der Sphincteren

hin zwei konvergierende Schenkel, die sich nicht berühren. Bei der von außen erfolgenden Präparation stellen sich der Unterrand des Musculus sphincter ani externus subcutaneus und bei fortschreitender Präparation der Musculus sphincter ani internus dar. Beide Muskeln sind sorgfältig zu schonen. Das kavernöse Gefäßkonvolut wird unter sorgfältiger Präparation an seinem arteriellen Gefäß gestielt, in Höhe der zweiten Klemme mit einer

Durchstechungsligatur versorgt und abgetragen (Abb. 96). Dieser Vorgang wiederholt sich bei den beiden übrigen Kolumnen. Wesentlich ist, daß zwischen den resultierenden Wundgebieten eine Hautschleimhautbrücke erhalten bleibt (Abb. 97). Thromben von Satellitenknoten können submukös ausgeschält werden. Ist der Analkanal durch Entzündungsvorgänge spastisch verengt, so empfiehlt es sich, von einer Operationsfläche aus eine Einkerbung des inneren Sphinctermuskels von ca. 1 cm Länge auszuführen (s. Sphincterotomie). Nach nochmaliger sorgfältiger elektrischer Blutstillung wird Fettgaze auf die Wundfläche gelegt. Auf die Anwendung des Stopfrohres sollte man grundsätzlich verzichten, da es große Schmerzen auslöst und keine weitere, nachweislich vorteilhafte Wirkung besitzt. Am Abend des zweiten postoperativen Tages erhält der Kranke ein mildes Abführmittel. Nach dem ersten Stuhlgang und von da an regelmäßig werden 2mal am Tag Sitzbäder verordnet.

IV. Die Submuköse Hämorrhoidektomie (Parks)

Ihre technische Durchführung ist etwas schwieriger, ihren Vorteil sieht Parks in der geringeren Schmerzhaftigkeit und rascheren Heilung, wobei keine narbigen Analstenosen auftreten können. Der submuköse Bereich wird in gleicher Weise wie bei der Milligan-Morganschen Operation mit Kochsalzlösung infiltriert. Dann umschneidet man, wie dort im perianalen Bereich beginnend, die betreffenden Hämorrhoidalkolumnen so, daß der Schnitt sich in Höhe der Anocutanlinie trifft. Es entsteht also eine kreisförmige Umschneidung des unteren Hämorrhoidalpols (Abb. 98). Von da an incidiert man die Analhaut gerade nach oben bis zu der geplanten Ligaturstelle, deren Höhe der bei der Milligan-Morganschen Operation entspricht. Die Schleimhaut wird zu beiden Seiten von dem kavernösen Gefäßkonglomerat und dieses dann von dem daruntergelegenen Sphincter internus Muskel abpräpariert (Abb. 99). Es folgt an der üblichen Stelle die Umstechungsligatur mit Catgut oder resorbierbarem Kunststoffaden. Nach Abtragung der Hämorrhoiden verschwindet der Stumpf unter den seitlich abgelösten Schleimhautlappen. Ohne

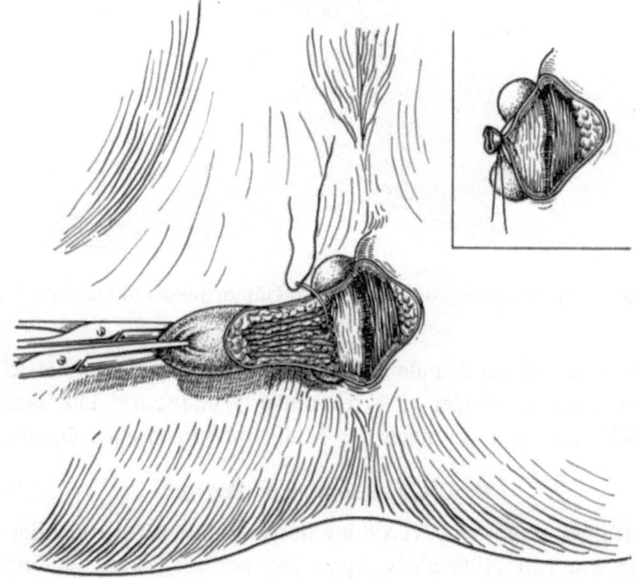

Abb. 96. Durchstechungsligatur und Abtragen der Hämorrhoidalkolumne

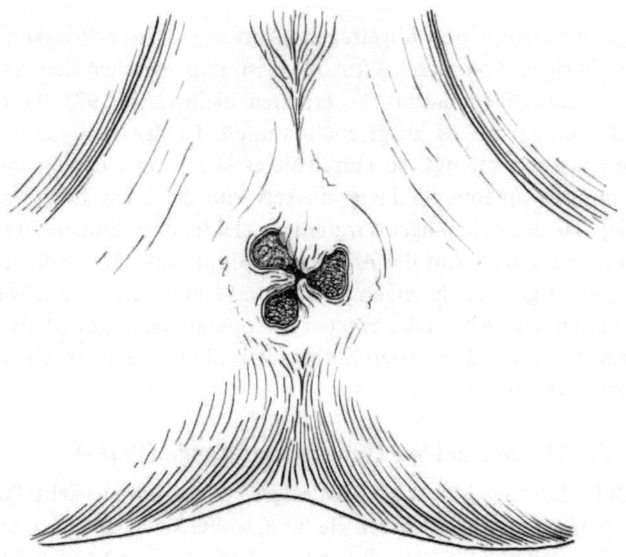

Abb. 97. Zustand nach Abtragung der 3 Hämorrhoidalkolumnen

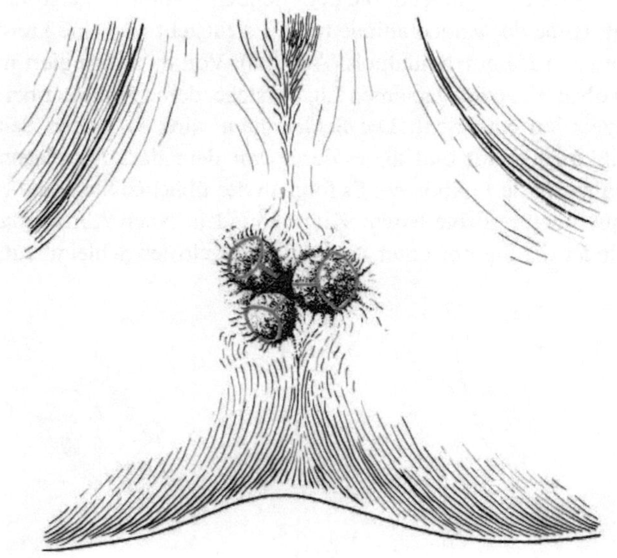

Abb. 98. Schnittführung zur submukösen Hämorrhoidektomie nach Parks

Naht legen sich diese auf die Wunde und nur außerhalb des Anus entsteht über jeder der drei kleinen Operationsfelder ein kreisrunder Wundbezirk. Die Nachbehandlung unterscheidet sich nicht von der nach der Milligan-Morganschen Operation.

V. Die Methode nach Barron

Auch dieses Verfahren strebt eine Verödung des vasculären Zustroms der drei Hämorrhoidalkolumnen an. Mit Hilfe eines Apparates werden jeweils 2 Gummiringe dazu benützt, auf unblutige Weise den Gefäßstiel der Hämorrhoiden zu komprimieren.

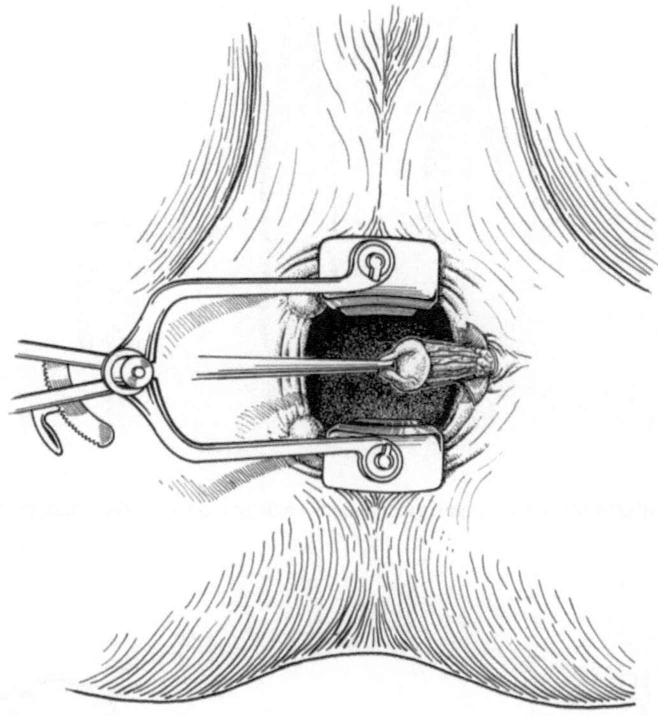

Abb. 99. Submuköse Ausschälung der Hämorrhoidalkolumne bei 3 Uhr

Im einzelnen ist das Vorgehen folgendermaßen: Ein röhrenförmiges Instrument wird mit 2 Gummiringen armiert (Abb. 100), die durch einen zylindrischen Schiebemechanismus bei Betätigung eines entsprechenden Hebels von diesem Rohr abgeschoben werden können (Abb. 101). Dieses Instrument wird durch das Proktoskop in den Analkanal eingeführt. Mit einer speziellen Zange werden Schleimhaut und Subcutangewebe, die die Gefäße enthalten, am oberen Rand der Hämorrhoidalkolumne gefaßt. Durch Betätigung des Auslösegriffes werden die Gummiringe nun am vorderen Rand des Sichtinstrumentes gelöst und auf diese Weise oberhalb der Faßzange über den vorgezogenen Gewebszipfel plaziert (Abb. 102). Die Gummiringe sitzen sehr streng und unterbrechen die Blutzirkulation in diesem Bezirk. Damit entfällt der arterielle Zustrom zu den Hämorrhoiden

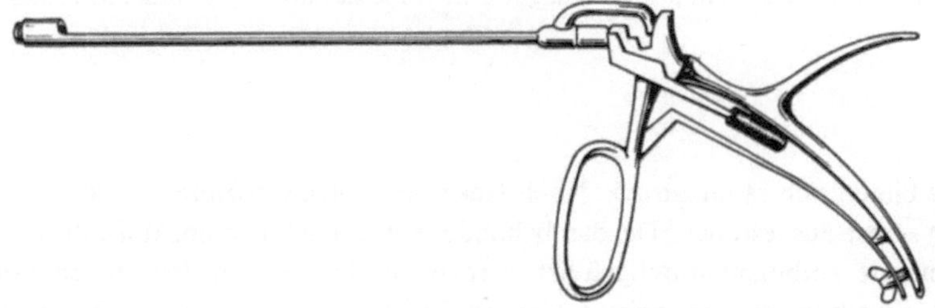

Abb. 100. Hämorrhoidal-Ligaturinstrument nach Barron

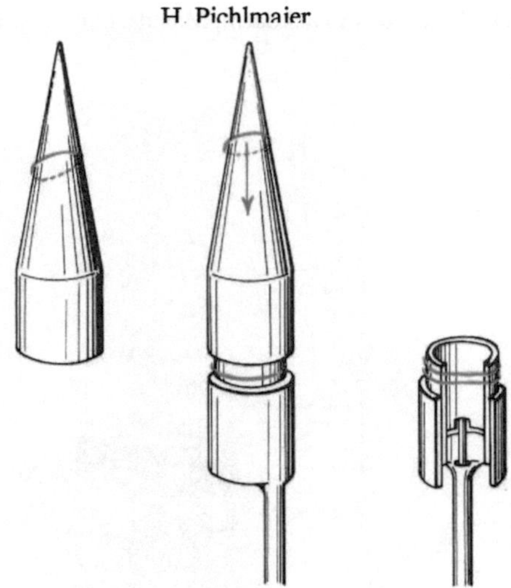

Abb. 101. Aufsatzconus zum Ligaturinstrument nach Barron zum Aufschieben der Gummiringe

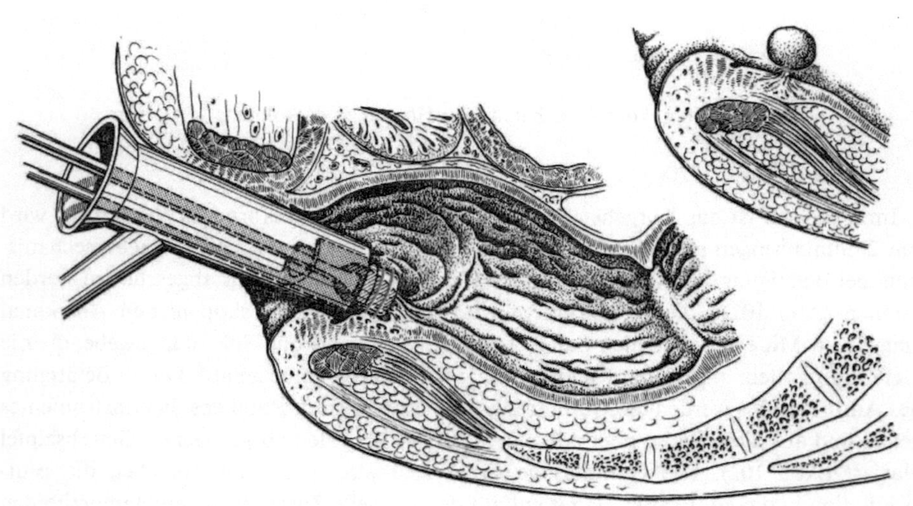

Abb. 102. Die Barronsche Hämorrhoidalligatur in Höhe des arteriellen Bluteinstromes

und diese bilden sich rasch zurück. Nach Nekrose der Gewebszipfel werden die Gummiringe von selbst ausgestoßen. Da das behandelte Areal schmerzunempfindlich ist, kann diese Methode ambulant durchgeführt werden. Sie hat sich in den letzten Jahren zunehmend eingebürgert und erfreut sich großer Beliebtheit. Die Ergebnisse sind bei richtiger Technik ausgezeichnet (Gehamy, Hüni).

P. Die Behandlung der Analfissur

Die chirurgische Behandlung der Analfissur beruht darauf, den durch chronisch entzündliche Vorgänge teils narbig verwachsenen, teils spastisch kontrahierten untersten Anteil des Musculus sphincter internus zu dehnen bzw. gezielt zu durchtrennen, da auf diese Weise ein Circulus vitiosus durchbrochen wird, der den chronischen Charakter der Analfissur bedingt. Bezüglich ihrer Genese sei auf die einschlägige proktologische Literatur verwiesen (vergl. Rüedi).

I. Die Dehnung des Musculus sphincter ani in Narkose

Diese Methode, bei der der Schließmuskel durch Insertion zweier Finger je einer Hand des Operateurs mehr oder minder gewaltsam gedehnt wird, hat an Bedeutung weitgehend verloren. Da eine einheitliche und für alle Fälle nützliche Dosierung nicht möglich ist und immer wieder einmal Inkontinenz nach ihrer Anwendung beobachtet wurde, ist sie mehr und mehr zu Gunsten der Sphincterotomie in den Hintergrund getreten.

II. Die Einkerbung des inneren Schließmuskels [Interne Sphincterotomie (Eisenhammer)]

In Narkose und Steinschnittlage wird der Analkanal mit dem Speculum schonend geöffnet. Um sich die Präparation zu erleichtern, kann in die Umgebung der in der Regel bei 6 Uhr liegenden Fissur physiologische Kochsalzlösung injiziert werden. Dann wird die Fissur in Höhe der Krypten umschnitten. Nach unten divergiert die Schnittführung bis in die perianale Haut. Durch bogenförmige Vereinigung beider Längsschnitte entsteht eine birnen- oder ellipsenförmige Figur. Nach Wegnahme dieses Bezirkes stellt sich unter dem Fissurgrund der indurierte Musculus sphincter internus dar (Abb. 103). Seine weißliche Farbe kontrastiert deutlich zu dem Rot des subcutanen Anteils des äußeren Schließmuskels, dessen Unterrand ebenfalls sichtbar wird. Zwischen beiden Muskeln geht man mit stumpfer Schere ein und kann so den inneren Schließmuskel unterfahren. Er wird von unten nach oben bis in Höhe der Kryptenzone durchtrennt. Sorgfältige elektrische Blutstillung beschließt den kleinen, wirkungsvollen Eingriff. Eine Wundnaht darf nicht durchgeführt werden. Die Heilung erfolgt per secundam und nimmt durchschnittlich 2–3 Wochen in Anspruch.

Q. Die Behandlung der Fisteln und Abscesse des Afters (der Fistula ani und des periproktitischen Abscesses)

Fisteln und Abscesse der Analgegend stellen eine Krankheitseinheit dar, weswegen Eisenhammer von fistelnden Analabscessen spricht. Im akut entzündlichen Stadium imponiert der Absceß, im chronischen die Fistel und es liegt in der Natur der Erkrankung,

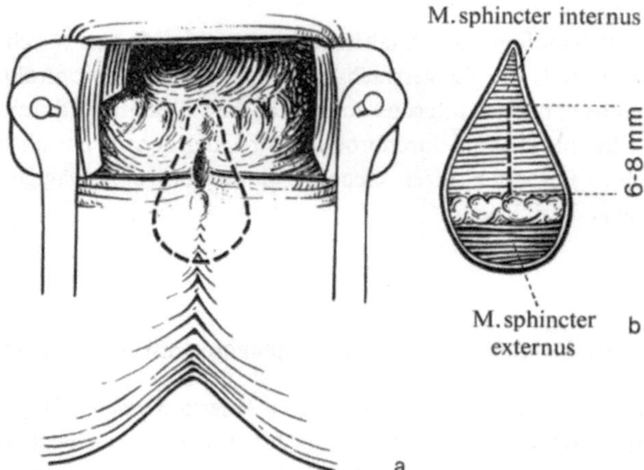

Abb. 103 a u. b. Die Sphincterotomie des inneren Schließmuskels. a) Schnittführung; b) Einkerbung des inneren Schließmuskels

daß beide Manifestationen der gleichen Infektion wechselweise ineinander übergehen. Zwar können periproktitische Abscesse ausheilen, nämlich dann, wenn nach Absceßentleerung die Eintrittspforte der Entzündung obliteriert und die Absceßursache damit verschwindet, doch entwickeln sich in der Mehrzahl der Fälle chronisch rezidivierende Entzündungen, fistelnde Analabscesse (im eigenen Krankengut in 85% der Fälle). Als Eintrittspforte der Infektion kommen fast ausschließlich Entzündungen der Analdrüsen, die von den Analkrypten an der hinteren Zirkumferenz des Analkanals ihren Ausgang nehmen, in Betracht (Abb. 104) (97–99%, Stelzner). Es gibt eine Disposition zu derartigen Fistelerkrankungen, wenn die Analdrüsen auf Grund einer anlagebedingten, besonders tief reichenden Ausdehnung den inneren Schließmuskel durchbohren und ihre Infektion in einem solchen Fall zu einer Absceßbildung im intermuskulären Raum (zwischen Musculus sphincter ani internus und externus) führt. Diese tiefliegende Eiterung ist als Ausgangsort weiterer Absceß- und Fistelbildungen anzusehen. Im günstigen Fall kann eine oberflächliche Kryptitis abscedieren und bricht dann in den Analkanal durch. Sie heilt in der Regel unter Vernarbung der betreffenden Krypte aus. Ist es dagegen zur Ausbildung eines intermuskulären Abscesses gekommen, so führt sein Durchbruch meistens zur Fistelbildung. Er erfolgt auf vorgezeichneten Wegen, die sich den funktionellen und anatomischen Strukturen des anorectalen Verschlußorganes anpassen. Ihre genaue Kenntnis ist die Grundlage einer wirksamen und erfolgreichen Therapie. Durch Kombination der Vorstellungen von Goligher und Eisenhammer entsteht ein Schema, welches diesen Gegebenheiten Rechnung trägt und den nachfolgend beschriebenen Operationsmethoden zugrunde liegt. Vier Fisteltypen sind zu unterscheiden (Abb. 105):

1. Perianale Fisteln
   a) subcutan
   b) hoch transsphinctär
   c) flach transsphinctär
2. Submuköse Fistel
3. Ischiorectale Fistel
4. Pelvirectale Fistel

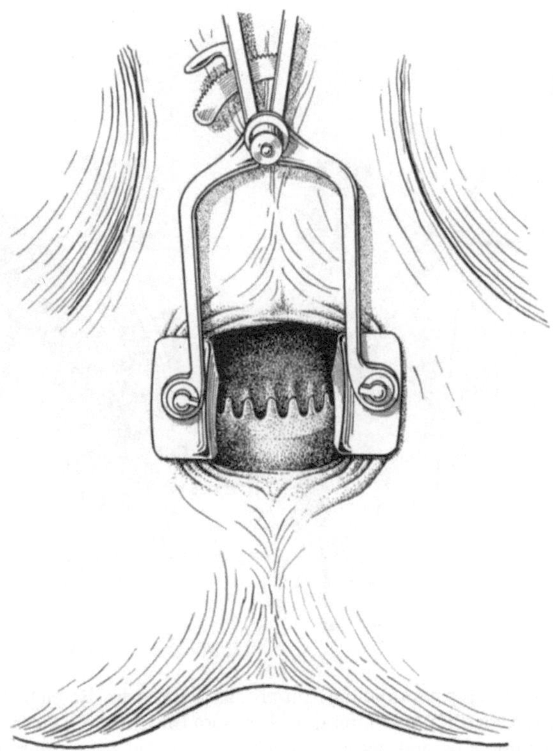

Abb. 104. Nach Einsetzen des Parks-Speculum in den Analkanal stellt sich im Bereich der hinteren Zirkumferenz die Kryptenreihe dar

Diese Fisteleinteilung setzt voraus, daß die Begriffe der funktionellen Anatomie des Verschlußorgans und seiner Umgebung bekannt sind (s. S. 399). Besonders hervorzuheben und für das Verständnis moderner Analfistelbehandlung entscheidend ist der Anorectalring (Miligan, Morgan), dessen Beschädigung immer zur Inkontinenz führt. Vor jeder Fisteloperation ist daher der Fistelverlauf in seiner Beziehung zum anorectalen Ring zu beurteilen.

I. Die Behandlung periproktitischer Abscesse

Periproktitische Abscesse gehen – bemerkt oder unbemerkt – der Entstehung von Fisteln vielfach voran. Fast immer liegt ursächlich eine Analdrüseninfektion zugrunde und wir finden daher diese Abscesse häufig im intermuskulären Raum entwickelt. Man sollte diese Tatsache berücksichtigen und bei der Absceßeröffnung so vorgehen, daß einer späteren Fistelbildung – wenn möglich – vorgebeugt wird.

Bei jedem periproktitischen Absceß muß in Narkose eine Analdrüseninfektion gesucht werden. Ist sie vorhanden, so wird die betreffende Krypte wie bei der Sphincterotomie (s. S. 535) bis in die perianale Außenhaut umschnitten. Vom Unterrand des inneren Schließmuskels aus wird der Raum zwischen Musculus sphincter ani internus und externus stumpf eröffnet. Meistens kommt es dabei zur Entleerung des Abscesses. Gemeinsam mit der umschnittenen Krypte wird die Haut und der darunterliegende interne

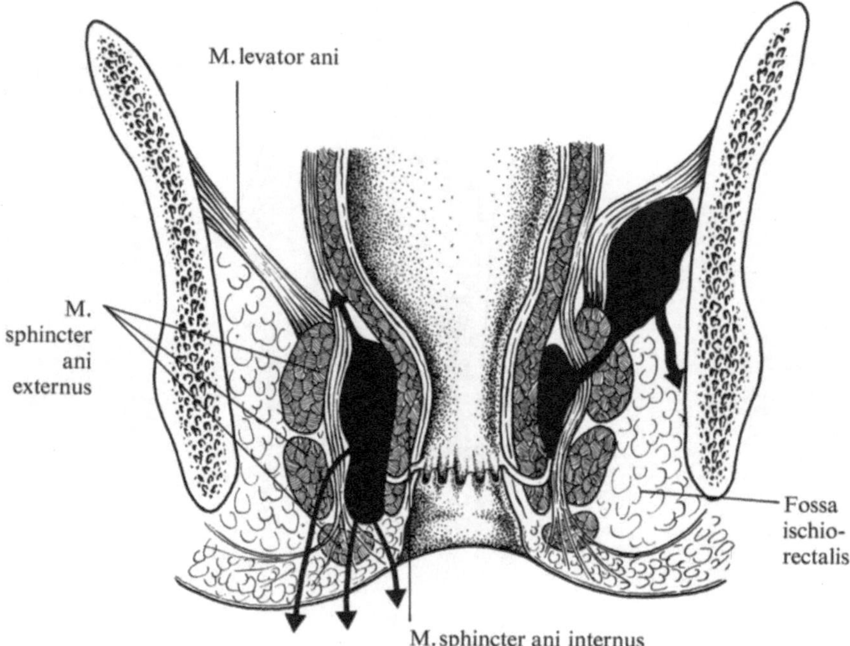

Abb. 105. Schematischer Horizontalschnitt durch das Becken im Bereich des Analkanals. Ausbreitungsmöglichkeiten einer Krypteninfektion: Links im Bild intermuskulärer Absceß mit Durchbruchmöglichkeiten submucös und perianal. Rechts Durchbruch des intermuskulären Abscesses in die Fossa ischiorectalis. Ischiorectaler Sekundärabsceß

Schließmuskelanteil entfernt. In der Regel reicht die entstandene Öffnung zur Drainage des Abscesses völlig aus. Nur bei außerhalb des Musculus sphincter ani externus gelegenen Sekundärabscessen sind Gegenincisionen erforderlich. Eine bogenförmige (zum Anus konkave) Schnittführung ist empfehlenswert. Hat die Eiterung beide Ischiorectalgruben erfaßt, so muß zusätzlich zu dem endoanalen Eingriff eine hufeisenförmige, nach perineal offene Umschneidung des Afters erfolgen, die beide Ischiorectalgruben breit freigelegt und außerdem ihre Verbindung im anococcygealen Ligament darstellt. Bei unübersichtlichen Verhältnissen kann man den Eingriff in erster Sitzung auf die Absceßeröffnung beschränken. Auf die Drainage der entstandenen Wundhöhlen (Gummilasche in die endoanalen, weiche Gummirohre in die ischiorectalen Wunden) sollte man nur ausnahmsweise verzichten.

Ähnlich ist die Behandlung submuköser Abscesse, die im Analspeculum eingestellt und in Längsrichtung gespalten werden. Allerdings ist es hierbei nicht notwendig, den inneren Schließmuskel im Eröffnungsbereich mitzuentfernen oder einzukerben.

Spezielle Probleme können sich ergeben, wenn die Infektion bis in den pelvirectalen Raum reicht, ein seltener Befund. In diesem Fall wird der Absceß über die Ischiorectalgrube hinaus durch den sorgfältig eingestellten Musculus levator eröffnet und mit einem dicken Rohr aus weichem Gummi drainiert. Es empfiehlt sich sehr, bei dieser Form von Abscessen vorsichtig und in der Wahl der chirurgischen Maßnahmen zurückhaltend vorzugehen, da vielfach eine außerhalb des Analbereichs liegende Ursache für die Infektion besteht. Bei einer allzu radikalen Operation droht die Gefahr einer Verletzung des Anorectalringes mit Inkontinenz und die Ursache der Entzündung wird doch nicht beseitigt. Ist dagegen nach Absceßeröffnung das akute Krankheitsbild abgeklungen, so kann in Ruhe der primäre Herd gesucht werden. In den meisten Fällen wird sich eine Erkrankung des Becken- oder Bauchraumes finden lassen (beispielsweise eine Colitis ulcerosa, eine Crohnsche Erkrankung oder dergleichen), deren Ausheilung auch den drainierten pelvirectalen Absceß zum Verschwinden bringt.

II. Die Operation der perianalen und der submukösen Fisteln

1. Die Fistelspaltung

In Narkose wird nochmals untersucht und die Lage des Fistelganges zum anorectalen Ring bestimmt. Perianale Fisteln liegen immer oberflächlicher als die Anorectalebene. Submuköse Fisteln können innerhalb des Analkanals nach oben entwickelt sein, sie sind als solche jedoch infolge ihrer oberflächlichen Lage leicht zu erkennen.

Beide Fisteltypen werden in allen ihren Ausläufern über der Rinnensonde gespalten. Bei Verwendung des elektrischen Messers ist die Blutung geringer und damit die Übersicht besser. Entscheidend ist die breite »Entdachung« des Fistelgrundes, da andernfalls eine Verklebung der Hautränder zu Rezidiven führen kann. Bei allen Fisteln dieses Typs darf der unterhalb des Fistelganges gelegene Muskelanteil des Musculus sphincter ani internus und externus gefahrlos durchtrennt werden. Eine ernste Störung der Verschlußfunktion ist nicht zu erwarten, da der Anorectalring unberührt bleibt. Nach breiter Aufspaltung des Gangsystems wird der eigentliche Fisteltrakt curettiert oder vorsichtig im Ganzen excidiert. Von ebenso großer Bedeutung wie die Operation ist die Nachbehandlung (s. S. 548). Bei großflächigen Wunden hat sich zur Abkürzung der Heilungsdauer und zur Verbesserung des funktionellen Resultats die sekundäre Deckung des Defekts mit Spalthautlappen bewährt (s. S. 547).

2. Die endoanale Operation (Eisenhammer, Parks)

In Vollnarkose und Entspannung stellt man sich den Analkanal mit Langenbeckhaken oder einem Analspeculum ein und sucht vorsichtig mit einer feinen Häkchensonde die infizierte Krypte auf. Man erkennt die betreffende Tasche meist an der entzündlichen Schwellung und Rötung, an der häufig sondierbaren inneren Fistelöffnung oder an den sich auf Druck von außen entleerenden Sekrettröpfchen. Hat man den Ausgangspunkt des intermuskulären fistelnden Abscesses gefunden, so infiltriert man die Schleimhaut der Umgebung mit einer sterilen, adrenalinhaltigen Kochsalzlösung (5 Tropfen Suprarenin 1:1000 auf 50 ml Kochsalzlösung 0,9%), um die Gewebe sauber und ohne störende Blutung darstellen zu können. Mit einem feinen Skalpell wird die betreffende Papille derart elliptisch umschnitten, daß der untere Ellipsenscheitel eben in die anale Außenhaut zu liegen kommt (Abb. 106). Es ist aus späteren Drainagegründen wichtig, daß die Incision den Bereich des Analkanals nach unten überragt und zuletzt bei geschlossenem Anus in ihrem untersten Ausläufer sichtbar wird.

Präpariert man die Schleimhaut nach oben, so stößt man auf die querverlaufenden weißlichen Fasern des internen, glatten Sphinctermuskels. Mit einer feinen, stumpfen Schere unterfährt man diese Muskelzüge, ohne die daruntergelegenen, längs verlaufenden, fibrös umgewandelten Fasern der longitudinalen Darmmuskulatur zu verletzen. Der auf diese Weise von seiner Unterlage stumpf gelöste innere Schließmuskel wird gemeinsam

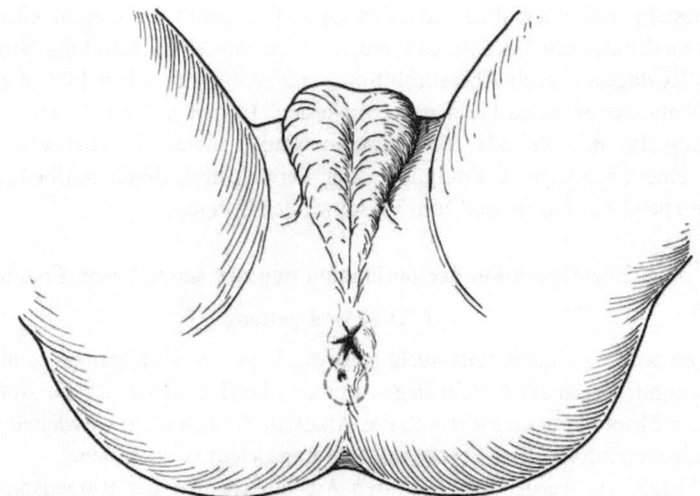

Abb. 106. Schnittführung bei Operation einer submukösen Analfistel

mit der elliptisch umschnittenen Analhaut einschließlich der infizierten Analdrüse entfernt (Abb. 107). Alles erreichbare nekrotische Gewebe des intermuskulären Abscesses, welches in diesem Bereich zu suchen ist, wird weggenommen. Man verzichtet jedoch darauf, den von hier ausgehenden, in die externe Muskulatur führenden Fistelgang freizulegen, beschränkt sich auf die Curettage der Fistel von außen und überläßt sie der Selbstheilung. Hat man den intermuskulären Absceß durch interne Sphincterotomie hinreichend ausgeräumt und drainiert, so darf man mit einer Ausheilung rechnen.

III. Die Operation der ischiorectalen Fisteln

Die Operation dieser verhältnismäßig häufigen Fistel (über 10% im eigenen Krankengut) ist deshalb schwierig und hinsichtlich der Kontinenz nicht ungefährlich, weil die Ischiorectalgrube unterhalb der Levator-Muskelplatte weit über die Anorectalebene hinaus nach oben reicht und eine unvorsichtige Spaltung hochliegender Ischiorectalabscesse zum Darm hin zur Verletzung des Anorectalrings führt. Da die rechte und linke Fossa ischiorectalis außerdem über eine Lücke der anococcygealen Fascienplatte, den sogenannten rectosphincteren Raum (Courtney) miteinander in Verbindung stehen, zur Körperoberfläche hin aber durch eine Fascie, die das ischiorectale vom perianalen Fett trennt, abgegrenzt werden, können Entzündungen der einen Seite auf die andere Seite übergreifen und so den Analkanal hufeisenförmig umfassen (sogenannte Hufeisenfistel) (Abb. 108).

Wesentlich für das operative Vorgehen zur Behandlung ischiorectaler Fisteln ist es, sich den grundlegenden Unterschied zwischen diesem Fisteltyp und den Fisteln der Gruppe 1 und 2 klarzumachen. Letztere stellen Durchbruchstraßen eines intermuskulären Abscesses dar, ihre Spaltung führt gleichzeitig zur Beseitigung der Infektionsquelle und damit zur Heilung. Im Gegensatz dazu ist der Ischiorectalabsceß eine Sekundärabsiedlung, ausgehend von einem hoch perforierten Intermuskulärabsceß und die Spaltung der Ischiorectalfistel entbindet nicht von der oft schwierigen Darstellung und Beseitigung des intermuskulär gelegenen Primärabscesses.

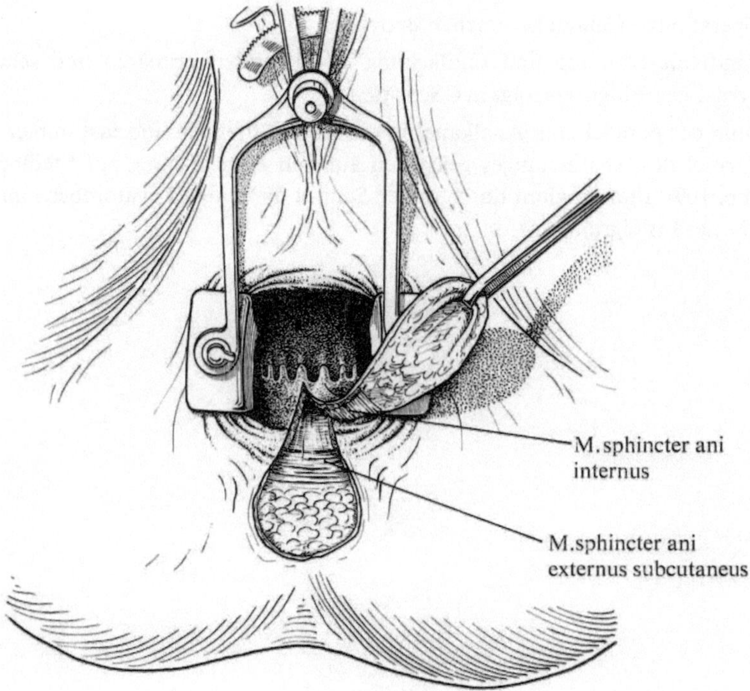

Abb. 107. Excision des Fistelganges bei submuköser Analfistel

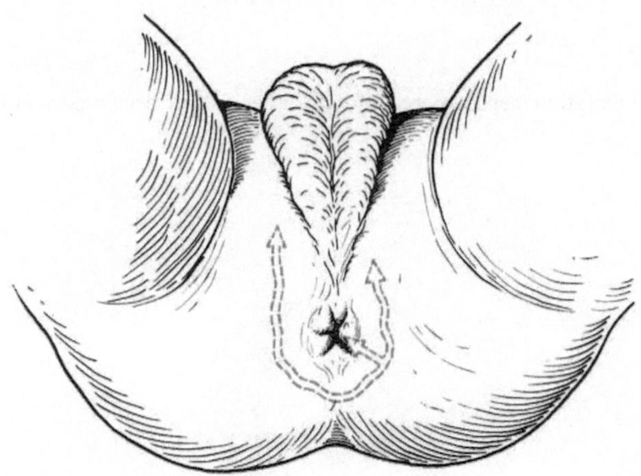

Abb. 108. Doppelseitige Ischiorectalfistel. Ausbreitungsmöglichkeit und die Richtung des chirurgischen Vorgehens bei Hufeisenfistel sind eingezeichnet

Drei Gesichtspunkte sind für die Operation entscheidend:

- Beseitigung des Ursprungs der Infektion (intermuskulärer Primärabsceß mit der entsprechenden Krypte)
- Ausräumung des ischiorectalen Fistelsystems, gegebenenfalls beider Seiten
- Schonung des Anorectalringes

Zwei Operationsverfahren kommen in Betracht:

a) die radikale Spaltung und Entdachung des gesamten primären und sekundären Fistelsystems: Der Eingriff erfolgt in 6 Schritten:

1. Eröffnung der parallel zum Analkanal in die Tiefe führenden und fast immer im dorsalen Drittel des Analumfanges gelegenen äußeren Fistelöffnung zur Steißbeinspitze hin (Abb. 109). Man gewinnt durch diesen Schnitt die untere Levatorebene und damit die Höhe des Fistelgrundes.

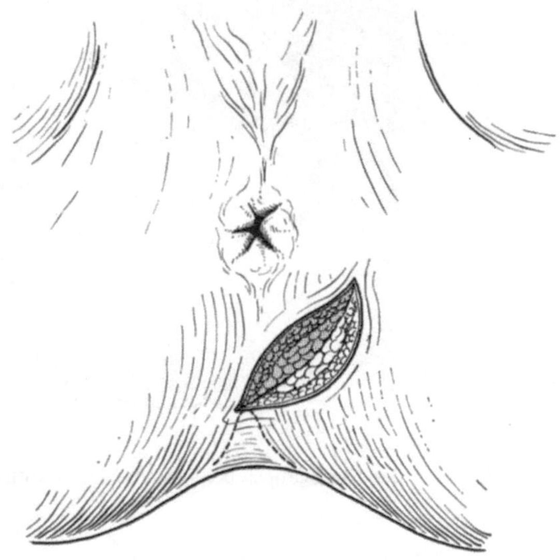

Abb. 109. Operation der Ischiorectalfistel. Erster Schritt der Operation (s. Text)

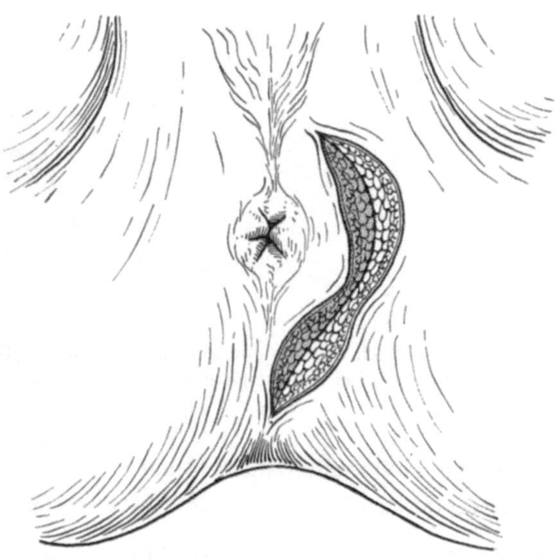

Abb. 110. Operation der Ischiorectalfistel. Zweiter Schritt der Operation (s. Text)

2. Sondierung und Eröffnung des diesseitigen ventralen Fistelausläufers und breite Entdachung (Abb. 110). Besonders wichtig ist eine sorgfältige elektrische Blutstillung nach jedem einzelnen Operationsakt, um den anatomischen Erfordernissen möglichst gerecht werden zu können.
3. Aufsuchen des retrosphinctären Raumes, Sondierung des zur Gegenseite übertretenden Fistelganges und Durchtrennung der über der Sonde liegenden Gewebsbrücke(Abb. 111).
4. Sondierung und Eröffnung des gegenseitigen ventralen Fistelfortsatzes und breite Entdachung (Abb. 112).

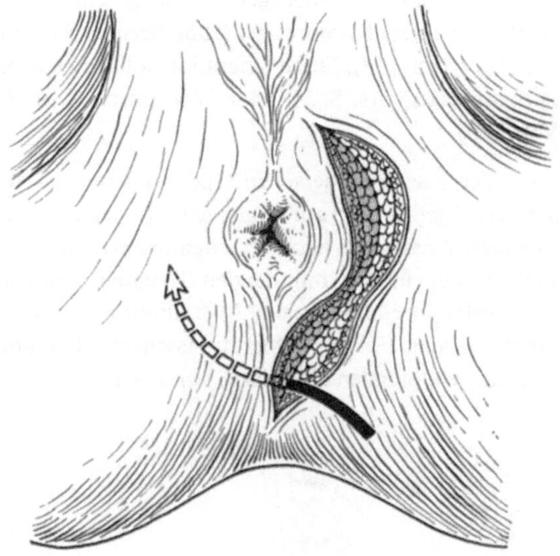

Abb. 111. Operation der Ischiorectalfistel. Dritter Schritt der Operation (s. Text)

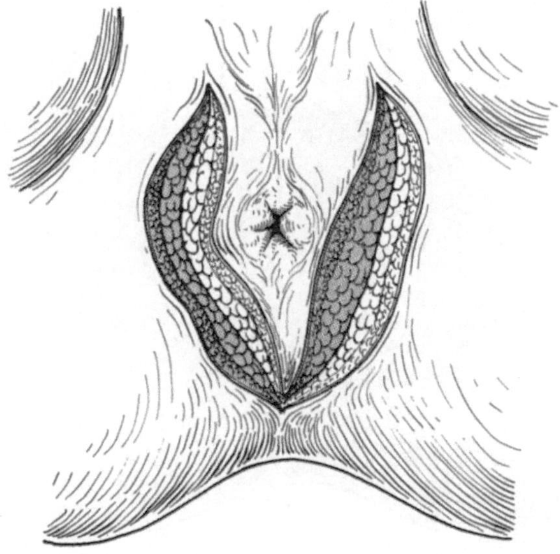

Abb. 112. Die Operation der Ischiorectalfistel. Vierter Schritt der Operation (s. Text)

5. Aufsuchen der inneren Fistelöffnung und Spaltung des darüber gelegenen, Sphinctermuskulatur enthaltenden Gewebes (Abb. 113).
   Bei genügend vorsichtigem Vorgehen läßt sich auch bei ischiorectalen Fisteln der anorectale Muskelfascienring schonen, wobei man sich jedoch besonders davor in acht nehmen muß, von der tiefsten Fistelhöhle aus die Gewebsbrücke zum Analkanal hin zu spalten. Wie schon erwähnt, liegt die innere Fistelöffnung gewöhnlich höher und mündet im Bereich der Linea dentata.
6. Zurichten der Wunde durch Abschrägen und Abtragen überhängender Wundränder (Entdachung des Fistelgrundes), Curettieren oder Excidieren der Granulationsgänge, sorgfältige letzte Blutstillung und Auslegen der so geschaffenen Gewebsflächen mit flachen, flüssigkeitsgetränkten Kompressen (zum Beispiel Miltonsche Lösung = Natriumhypochlorit 2%) (Abb. 114). Diese Operation sollte zweckmäßigerweise mit einer sekundären Spalthautdeckung (s. S. 547) 4–8 Wochen nach der Erstoperation kombiniert werden (Abb. 115).

b) Die Verbindung der Eisenhammerschen Operation mit der radikalen Ischiorectalgrubenausräumung. Die Operation ist auf folgenden Überlegungen aufgebaut:

Wenn einfache, primäre Analfisteln nach Beseitigung des ursprünglichen Intermuskulärabscesses einschließlich der in ihn mündenden Krypten ausheilen, dann muß auch die Ischiorectalfistel heilen, wenn man die Ausräumung der infizierten Fossa ischiorectalis, gegebenenfalls beider Fossae, (Operationsschritte 1–4 und 6 der Ischiorectalfistel-Operation) mit der endoanalen Operation von Eisenhammer oder Parks (s. S. 535)

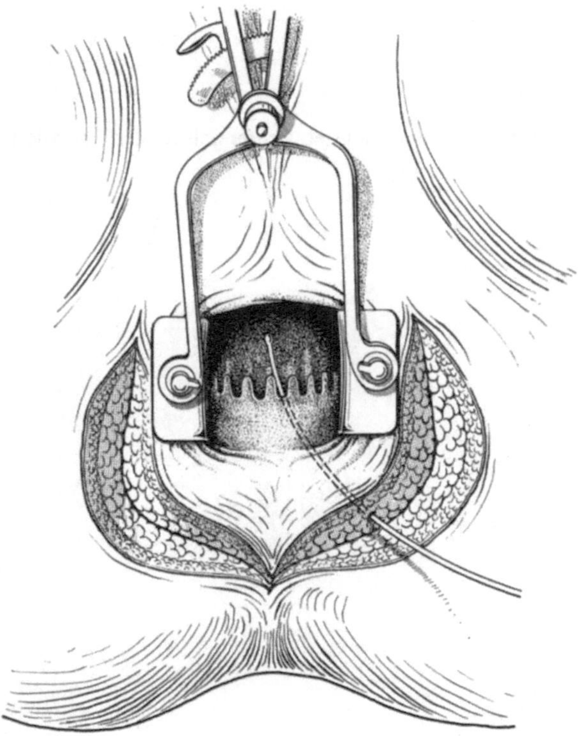

Abb. 113. Die Operation der Ischiorectalfistel. Fünfter Schritt der Operation (s. Text)

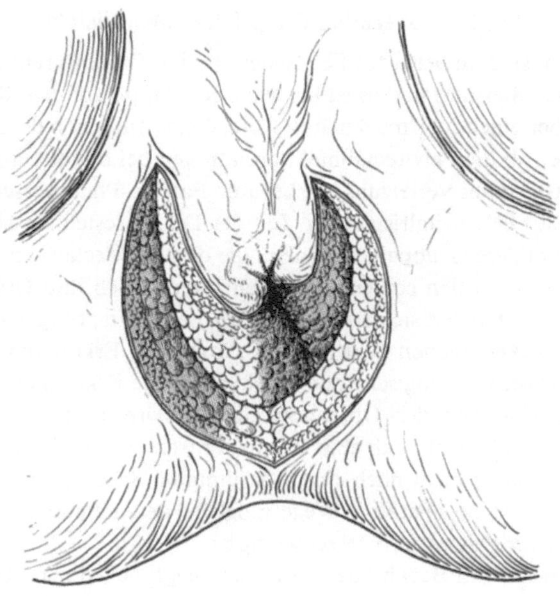

Abb. 114. Die Operation der Ischiorectalfistel: Sechster Schritt der Operation (s. Text)

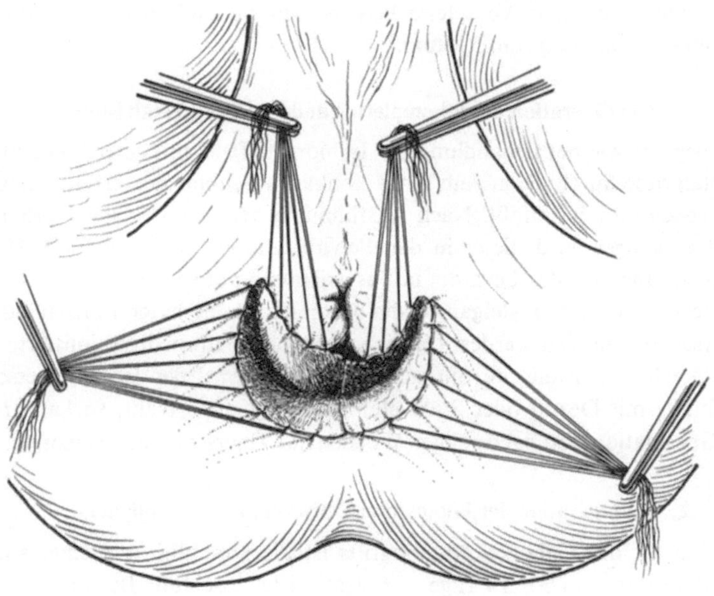

Abb. 115. Die Thiersch-Spalthautdeckung nach Operation einer beidseitigen Ischiorectalfistel

und damit der Beseitigung des Primärherdes verbindet. Der entscheidende Vorteil dieser Methode liegt darin, daß außer einem Musculus sphincter internus-Segment keine weitere Schließmuskulatur durchtrennt werden muß. Auch nach diesem Eingriff empfiehlt sich die spätere Hautdeckung der großen ischiorectalen Wundfläche.

IV. Die Operation der pelvirectalen Fisteln

Pelvirectale Fisteln sind außerordentlich selten (3 im Gesamtkrankengut Golighers; weniger als 2% nach Stelzner) und es ist bis heute strittig, ob auf dem Boden einer Analdrüseninfektion über einen intermuskulären Absceß eine Infektion des Pelvirectalraumes erfolgen kann, oder ob die Pelvirectalinfektion iatrogen bei Sondierung oder Operation einer Ischiorectalfistel unter Verletzung der Levator-Fascien-Platte verschleppt wird.

Auffallend ist, daß Pelvirectalfisteln zur Zeit der Diagnosestellung bereits häufig voroperiert sind. Eine andere Gruppe von Fisteln, die den Pelvirectalraum in ihrem Verlauf berühren, gehört nicht zu den echten Analfisteln, wenngleich ihre Öffnung neben dem Anus sichtbar wird. Es handelt sich um Fistelgänge, deren Ursprung in einer Erkrankung von Bauch- oder Beckenorganen liegt (Colitis, Crohnsche Erkrankung, Einschmelzung von Beckenlymphknoten, urologische oder gynäkologische Erkrankung usw.). Derartige Grundkrankheiten sind vor der Operation einer pelvirectalen Fistel sorgfältig auszuschließen. Es ist verständlich, daß eine in ihrer Entstehung so vielfältige und zum Teil noch unklare Erkrankung nicht nach einem bestimmten Schema operiert werden kann. Vielmehr sind verschiedene operative Wege möglich, deren Bewertung infolge des seltenen Vorkommens der Pelvirectalfistel schwierig ist.

Fisteln deren Ursache im Bauch oder im Becken liegt, heilen nach Behandlung dieser Ursache in der Regel von selbst. Sie sollen in diesem Zusammenhang nicht weiter besprochen werden. Alle anderen pelvirectalen Fisteln müssen zweckmäßigerweise in zwei Gruppen eingeteilt werden, in komplette Pelvirectalfisteln und in inkomplette äußere, letztere also ohne Verbindung zum Rectum.

1. Die Operation der inkompletten äußeren Pelvirectalfistel

Der Eingriff beginnt wie bei Behandlung der Ischiorectalfistel mit einer breiten Öffnung der Ischiorectalgrube durch einen zum Anus konkaven Schnitt, der die äußere Öffnung der Fistel wetzsteinförmig umfaßt. Nach Ausräumung der ischiorectalen Verlaufstrecke des Granulationsganges wird dieser in den Pelvirectalraum hinein verfolgt. Hierzu ist eine ausreichende Incision des Levators in Faserrichtung notwendig, die den Anorectalring nicht verletzen darf. Der Fistelgang endet bei dieser inkompletten Form blind, jedoch sollte eine Ursache gefunden werden (in einem eigenen Fall mehrere infizierte Epidermoidcysten). Nach Entfernung des infizierten Gewebes wird der Levator verschlossen (Einzelknopfnähte mit Dexon oder Stahl etc.). Mißlingt diese Naht, so kann man das entstehende Granulationsbett nach einigen Wochen mit Thierschlappen versorgen.

2. Die Operation der kompletten Pelvirectalfistel (Goligher)

Vorbedingungen für das Gelingen des Eingriffs ist die Durchführung einer stuhlableitenden Colostomie (s. S. 479), 14 Tage vor dem Fistelverschluß. Bei der eigentlichen Fisteloperation entspricht das Vorgehen zunächst dem zur Beseitigung einer inkompletten, äußeren Pelvirectalfistel. Durch Präparation der pelvirectalen Verlaufsstrecke gelangt man an die Verbindungsstelle der Fistel zum Rectum. Nach Abtragen des Fistelganges ist diese Stelle mit einstülpender, zweischichtiger Naht zu verschließen, was eine ausreichende Mobilisierung der meist entzündlich verwachsenen Rectumwand erforderlich macht. Darüber wird der Levator vernäht. Wenn die Ischiorectalgrube nicht stärker infiziert ist, soll man einen primären Wundverschluß unter Drainage versuchen. Ist dies zweifelhaft, dann kann man auf die Levatornaht einen dorsal-gestielten Hautlappen schlagen und auf diese Weise eine Verödung der betreffenden Ischiorectalgrube erreichen. Man vermeidet damit das Risiko einer Fettgewebsinfektion in diesem gefährdeten Gebiet. Allerdings nimmt man in Kauf, daß neben dem Anus eine Einsenkung bestehen bleibt.

V. Die Hautdeckung großer analer Wundflächen

1. Die primäre Thierschhautdeckung (Rank)

Diesem Verfahren liegt die Vorstellung zugrunde, daß man die langwierige Heilung großflächiger analer Wunden per secundam wesentlich verkürzen kann, wenn man die sonst langsame Epithelialisierung künstlich durch Spalthautlappendeckung herbeiführt.

Nach sorgfältiger Wundtoilette und subtiler Blutstillung wird ein 0,2–0,4 mm dicker Spalthautlappen vom Oberschenkel oder Gesäß entnommen und in die Wunde eingepaßt. Mit feinen, die Hautränder nur zart fassenden Mersilen-Knopfnähten wird das Transplantat allseits fixiert. Ein Druckverband, über dem die langgelassenen Fadenenden der Fixationsnähte geknotet werden, beschließt den Eingriff. Es empfiehlt sich, für diesen Druckverband ein Stahlwolle-Kissen oder besonders präparierte Watte (s. Rp. s. u.) zu verwenden. Am 5. postoperativen Tag wird der Verband entfernt. Die angegebenen Transplantate sollten möglichst bald trocken behandelt werden, um einer durch Feuchtigkeit verursachten Spätmaceration vorzubeugen. Die Anwendung von Opium für 5 Tage ist nach der Operation erforderlich.

Rp.		
	Proflavinhemisulfat	0,5
	Chlorkresol	0,5
	Gelbes Bienenwachs	12,5
	Wollfett	25,0
	Wasser	120,0
	Paraffinum liquidum ad	500,0

2. Die sekundäre Thierschhautdeckung (Gabriel)

Diese Methode eignet sich vor allem für sehr tief reichende, zunächst stark infizierte anale Wunden, z. B. nach Spaltung ischiorectaler Hufeisenfisteln, bei denen eine primäre Deckung ausscheidet. Wesentlich ist es dabei, das Aufnahmebett des Transplantates optimal vorzubereiten. Bedingung ist, daß das gesamte Wundgebiet kräftige, saubere Granulationen aufweist, was frühestens 6 Wochen nach der Erstoperation der Fall ist. Mehrfach vorbereitende, wöchentliche Wundcurettagen, beginnend 8 Tage nach der Fistelspaltung, beschleunigen die Bildung eines gesunden Granulationsbettes. Unmittelbar vor Einpassen des Thierschlappens muß nochmal gründlich curettiert werden. Das Transplantat haftet am besten auf dem festen, weißlichen, gering blutenden Wundgrund, wie er nach stumpfem Abschaben der oberflächlichen Granulation zu Tage tritt. Eine völlige Blutstillung ist wichtig. Man erreicht sie, indem man für einige Minuten eine mit 1%igem H_2O_2 getränkte Kompresse auf die curettierte Wundfläche preßt. Die weiteren operativen Maßnahmen entsprechen genau der unter a) beschriebenen Technik, ebenso die Art des Verbandes. Auch hier muß für 5 Tage Opium gegeben werden.

Bei sorgfältiger Technik und Nachbehandlung sind die Ergebnisse der sekundären Thierschhautdeckung ausgezeichnet. Sie tragen wesentlich zur Verkürzung der Heilungszeit und zur Verbesserung des funktionellen Ergebnisses bei.

VI. Die Nachbehandlung nach Fisteloperation

Die postoperative Nachbehandlung ist ebenso wichtig für den endgültigen Erfolg, wie die eigentliche Fisteloperation. Für die offene Therapie gelten folgende Grundsätze:

Der vor der Operation durch Heb- und Senkeinlauf gründlich gereinigte Darm wird nach der Operation *nicht* stillgelegt (also *kein* Opium), vielmehr erhält der Patient am Abend des zweiten postoperativen Tages ein mildes, orales Abführmittel. Nach dem ersten Stuhlgang wird ein warmes Sitzbad genommen, von da ab täglich 2 Sitzbäder und zusätzlich nach jedem Stuhlgang ein weiteres. Nach jedem Bad wird die Wunde getrocknet und locker mit Fettgazen bedeckt.

Grundsätzlich anders verläuft die Nachbehandlung von hautgedeckten Wunden. Hier muß der Darm für die ersten 5 postoperativen Tage durch Opium (Tinctura opii simplex 3 × 10 bis 20 Tropfen pro die) ruhig gestellt werden. Nach dem ersten Verbandwechsel am 5. Tag wird durch ein vorsichtiges Klistier Stuhlgang herbeigeführt, danach sorgfältiges Trocknen der Transplantate mit weichen Kompressen. Sind die Spalthautlappen vollständig angewachsen, so empfiehlt sich eine trockene Wundbehandlung (indifferenter Wundpuder, wenig und luftdurchlässiger Verband).

Literatur

Abel, A. L.: Discussion on major surgery in carcinoma of the rectum, with or without colostomy excluding anal canal and including the rectosigmoid. Proc. roy. Soc. Med. **50,** 1035 (1957)

Akovbiantz, A., Lindenberg, K.: Die Myotomie in der Behandlung der Kolon-Divertikulose und -Divertikulitis. Helv chir. acta, **39,** 809–14 (1972)

Alexander, H. C.: Colonic decompression and lavage in anterior resection of the rectosigmoid. Surg. Gynec. Obstet. **135,** 284 (1972)

Allgoewer, M., Hasse, J., Herzog, B.: Colonresektionen. Chirurg. **42,** 1–10 (1971)

Allgoewer, M., Hasse, J.: Colonresektionen (351 konsekutive Fälle). Ther. Umsch. **28,** 785–9 (1971)

Allgoewer, M.: Fortschritte der Technik in der Colonchirurgie. Langenbecks Arch. klin. Chir. **334,** 87–98 (1973)

Altemeier, W. A., Giuseffi, J., Hoxworth, P.: Treatment of extensive prolapse of rectum in aged or debilitated patients. Arch. Surg. **65,** 72 (1952)

Altemeier, W. A., Hoxworth, P., Guiseffi, J.: Further experiences with the treatment of prolapse of the rectum S. Clin. North America **35,** 1437 (1955)

Altemeier, W. A., Culbertson, W. R., Alexander, J. W., Sutorius, D., Bossert, J.: Primary closure and healing of the perineal wound in abdominoperineal resection of the rectum for carcinoma. Amer. J. Surg. **127,** 215–9 (1974)

Ault, G. W., Castro, A. F., Smith, R. S.: Carcinoma of the upper rectum and rectosigmoid; clinical report on high inferior mesenteric ligation. Postgrad. Med. **8,** 176 (1950)

Ault, G. W., Castro, A. F., Smith, R. S.: Clinical study of ligation of the inferior mesenteric artery in left colon resections. Surg. Gynec. Obstet. **94,** 223 (1952)

Babcock, W. W.: Experiences with resection of the colon and the elimination of colostomy. Amer. J. Surg. **46,** 186 (1939)

Babcock, W. W.: Radical single stage extirpation for cancer of the large bowel with retained functional anus. Surgery **85,** 1 (1947)

Bacon, H. E.: Evalution of sphincter muscle preservation and re-establishment of continuity in the operative treatment of rectal and sigmoidal cancer. Surg. Gynec. Obstet. **81,** 113 (1945)

Bacon, H. E.: Abdominoperineal proctosigmoidectomy for cancer of rectum. Amer. J. Surg. **71,** 728 (1946)

Bacon, H. E.: The surgical treatment of cancer of the rectum and pelvic colon without colostomy and with preservation of sphincter muscles. J. int. Coll. Surg. **9,** 511 (1946)

Bacon H. E., Rowe, R. J.: The radicability of methods to eliminate colostomy: A critical review. J. int. Coll. Surg. **11,** 243 (1948)

Bacon, H. E., Smith, C. E.: The arterial supply of the distal colon pertinent to abdominoperineal rectosigmoidectomy, with preservation of the sphincter mechanism. Ann. Surg. **127,** 28 (1948)
Bacon, H. E.: Cancer of Colon, Rectum and Anal Canal. Philadelphia. Lippincott 1964
Bacon, H. E.: Present status of the pull-through spincter-preserving procedure. Cancer **28,** 196–203 (1971)
Baker, J. W.: Surgical procedures and adjuvants in the management of colon cancer. Proc. nat. Cancer Conf 609–19 (1964)
Barron, J.: Office ligation of internal hemorrhoids. Amer. J. Surg. **105,** 563 (1963)
Bauer, K. H.: Rektumkarzinom; sakroabdominale Amputation. 200 Fälle. Langenbecks Arch. klin. Chir. **279,** 350 (1954)
Beahrs, O. H., Theuerkauf, F. J., Hill, Jr.: Procidentia: Surgical treatment. Dis. Colon Rectum, **15,** 337–46 (1972)
Bennett, R. C., Hughes, E. S., Cuthbertson, A. M.: Long-term review of function following pull-through operations of the rectum. Brit. J. Surg. **59,** 723–5 (1972)
Best, C. C., Blair, C. C.: Sphincter preserving operations for rectal carcinoma as related to the anatomy of the lymphatics. Ann. Surg. **130,** 538 (1949)
Black, B. M.: Combined abdomino-endo-rectal resection: technical aspects and indications. Arch. Surg. (Chicago) **65,** 406 (1952)
Black, B. M., Botham R. J.: Combined abdominoendorectal resections for lesions of the mid and upper parts of the rectum. Arch. Surg. (Chicago) **76,** 688 (1958)
Black, B. M., Kelly, A. H.: Recurrent carcinoma of the rectum and rectosigmoid; results of treatment after continence-preserving procedures. Arch. Surg. (Chicago) **71,** 538 (1955)
Black, B. M., McElwain, J. W., Portin B. A., Ray, J. E.: Pull-through procedure. What, when how, why. Dis. colon Rect. **12,** 77–95 (1969)
Blaisdell, P. C.: Repair of the incontinent sphincter ani. Surg. Gynec. Obstet. **70,** 692 (1940)
Blessing, H. Deucher F.: Levatorlösung zur Inkontinenzkorrektur. Helv. chir. Acta **39,** 837–842 (1972)
Bloodgood, J. C.: Surgery of carcinoma of the upper portion of the rectum and sigmoid colon: combined sacral and abdominal operations. Surg. Gynec. Obstet. **3,** 284 (1906)
Boutsis, C., Ellis H.: The ivalon-sponge-wrap operation for rectal prolapse: An experience with 26 patients. Dis. Colon Rectum. **17,** 21–37 (1974)
Bricker, E. M.: Pelvic exenteration. Advances Surg. **13** (1970)
Broader, J. H., Masselink B. A., Oates, G. D., Alexander-Williams J.: Management of the pelvic space after proctectomy. Brit. J. Surg. **61,** 94–97 (1974)
Broders, A. C.: Carcinoma. Grading and practical application. Arch. Path. **2,** 376 (1926)
Brunschwig, A.: Complete excision of pelvic viscera for advanced carcinoma. Cancer **1,** 177 (1948)
Bussey, H. J. R., Morson, B. C.: General results of surgical treatment of rectal cancer at St. Mark's Hospital, 1928–1952. Acta Un. int. Cancer. **190,** 1510 (1963)
Cahen, J., Barbier, Y.: Exérèsè locale dans les neoplasmes bassitues de l'ampoule rectale et du canal anal: Indications et resultats. Acta gastroenterol Belg. **33,** 622–631 (1970)
Calame, A.: Traitement des cancers recto-coliques. Raxis **59,** 175–177 (1970)
Castro, A. F., Ault, G. W., Smith, R. S.: Adenomatous polyps of colon and rectum. Surg. Gynec. Obstet. **92,** 164 (1951)
Cattell, R. B., MacKenzie, D. H., Colcock, B. P.: Cancer of the colon and rectum. Surg. Clin. North America **35,** 823 (1955)
Chetwood, C.: In: Tuttle, J. P. Diseases of the anus rectum and pelvic colon. New York: Appleton 1903
Cole, W. H.: Recurrence in carcinoma of the colon and proximal rectum following resection for carcinoma. Arch. Surg. **65,** 264 (1952)
Connell: In: Die Eingriffe in der Bauchhöhle; Kirschner'sche Operationslehre. 2. Auflage neubearb. v. R. Zenker. Berlin–Göttingen–Heidelberg: Springer 1951
Cordonnier, J. J.: Uretersigmoid anastomosis. J. Urol. **63,** 276 (1950)
Corman, M. L.: Sphincter-saving operations. Surg. Clin. North-Am. **53,** 405–415 (1973)
Crile, G. Jr.: Changing concepts in the management of cancer. Proc. Roy. Soc. Med. **66,** 1190 (1973)
Cunéo, B., Sénèque, J.: Reconstitution de l'appareil sphinctérien dans le prolapsus du rectum J. Chir. (Paris) **38,** 190 (1931)

D'Allaines, F.: Die chirurgische Behandlung des Rektumkarzinoms. Leipzig: Barth 1956

Daniel, O.: Sigmoid myotomy with peritoneal graft. Proc. Roy. Soc. Med. **62,** 811–812 (1969)

Daniel, O., Singh, M. L.: The results of ureterocolic anastomosis with sigmoid-myotomy. J. Urol. **104,** 98–101 (1970)

David, V., Gilchrist R. K.: Surgery of the rectum and anus. Lewis 'practice of Surgery Vol. 7 Chapter 6, p. 69. New York: Hamper & Row 1969

Deddish, M. R.: Discussion on the treatment of advanced cancer of the rectum. Proc. roy. Soc. Med. **43,** 1075 (1950)

Delorme, J.: Sur le traitement des grands prolapsus rectaux ou ano-rectaux par l 'excision de la muqueuse rectale ou recto-côlique. Bull. et mém. Soc. de Chir. de Paris **26,** 499 (1900)

Demling, L.: Klinische Gastroenterologie. Stuttgart: Thieme 1973

Denovillier, C.: Zit. Stelzner: Vermeidbare und unvermeidbare Folgen anorectaler Eingriffe. Langenbecks Arch. **298,** 121 (1961)

Deucher, F., Widmer, A., Dippon, R.: Die chirurgische Behandlung der Proctocolitis ulcerosa und der Crohnschen Erkrankung des Dickdarms. Schweiz. Med. Wochenschr. **101,** 707–16 (1971)

Deucher, F., Blessing, H.: Prolaps und Sphincterinsuffizienz. Langenbecks Arch. klin. Chir. **332,** 423–33 (1972)

Devine, Sir Hugh: Excision of the rectum. Brit. J. Surg. **25,** 351 (1937)

Deyhle, P., Demling, L.: Coloskopie: Technik Befunde Indikation. In: Demling, L.: Klinische Gastroenterologie. Stuttgart: Thieme 1973

Deyhle, P., Seubert, K., Jenny, S., Demling L.: Endoskopische Polypektomie im proximalen Colon. Endoscopy **2,** 113 (1971)

Dick, E. T.: Sigmoidmyotomy in diverticular disease of the colon. Dis. colon Rectum. **14,** 346–6 (1971)

Dixon, C. F.: Anterior resection for malignant lesions of the upper part of the rectum and lower part of the sigmoid. Trans. Amer. Surg. Ass. **66,** 175 (1948)

Dixon, W. J., Longmire, W. P., Holden, W. C.: Use of triethylenethiophosphoramide as an adjuvant to the surgical treatment of gastric and colorectal carcinoma: Ten-year follow-up Ann. Surg. **173,** 26 (1971)

Douarec, P. Le, Jouanneau P.: Anastomose colique. 'Etude expérimentale du monoplan sur le colon du lapin; comparaison des points dits (directs) aux points dirs (intra-luminaux). J. Chir. (Paris) **104,** 451–64 (1972)

Douglass, H. O. Jr., Leveen, H. H.: Tumor recurrence in colon anastomoses: Prevention by coagulation and fixation with formalin. Ann. Surg. **173,** 201–5 (1971)

Dukes, C. E.: The spread of cancer of the rectum. Brit. J. Surg. **17,** 643 (1930)

Dukes, C. E.: Cancer of the rectum: an analysis of 1000 cases. J. Path. Bact. **50,** 527 (1940)

Dukes, C. E.: Discussion on major surgery in carcinoma of the rectum with or without colostomy, excluding the anal canal and including the rectosigmoid. Proc. roy. Soc. Med. **50,** 1031 (1957)

Dukes, C. E.: Cancer of the rectum. Edingburgh and London: Livingstone 1960

Dunphy, J. E.: A combined perineal and abdominal operation for the repair of rectal prolapse. Surg. Gynec. Obstet. **86,** 493 (1948)

Dunphy, J. E., Botsford, T. W., Savlov, E.: Surgical treatment of procidentia of the rectum. Amer. J. Surg. **86,** 605 (1953)

von Eiselsberg, F.: Zur operativen Behandlung großer Rectum-Prolapse. Arch. Klin. Chir. **67,** 745 (1902)

Eisenhammer, S.: A new approach to the anorectal fistulous abscess based on the high intermuscular lesion. Surg. Gynec. Obstet. **106,** 595 (1958)

Eisenhammer, S.: Proper principles and practices in the surgical management of hemorrhoids. Dis. colon Rectum **12,** 288–305 (1969)

Eisenhammer, S.: Total skin conservation approach to the surgery of the anorectal cryptoglandular intermuscular fistulous abscess and fistula with special reference to the »plastic saucerisation (marsupialisation) operation of the ischiorectal fossa. S. Afr. J. Surg. **10,** 5–19 (1972)

Finsterer, H.: Zur chirurgischen Behandlung des Rektumkarzinoms. Arch. klin. Chir. **202,** 15 (1941)

Fischer, A. W.: Zur Technik der »radikalen« zweiseitigen kombinierten Mastdarmexstirpation. Arch. klin. Chir. **133,** 609 (1924)

Fischer, A. W.: Die zweizeitigen Verfahren der Operation des Rektumkarzinoms. Zbl. Chir. 887 (1932)

Fowler, R.: Landmarks and legends of the anal canal. Aust. N. Z. J. Surg. **27,** I (1957)

Fox, J. A., Kreel, L.: Technique of retrograde colonic intubation and its initial application to high colonic biopsy. Gut **8,** 77 (1967)

Gabriel, W. B.: The end-results of perineal excision and of radium in the treatment of cancer of the rectum. Brit. J. Surg. **20,** 234 (1932)

Gabriel, W. B.: Perineo-abdominal excision of the rectum in one stage. Lancet **2,** 69 (1934 b)

Gabriel, W. B.: Discussion on major surgery in carcinoma of the rectum with or without colostomie, excluding the anal canal and including the rectosigmoid. Proc. roy. Soc. Med. **50,** 1041 (1957)

Gardner, B., Kottmeier, P., Harshaw D.: A modified one stage pull through operation for carcinoma or prolapse of the rectum. Surg. Gynecol. Obstet. **136,** (1973)

Garner, A., Hargreaves, A. W., Keddie, N. C.: Colonic anastomosis: A histopathological study in the rabbit. Brit. J. Surg. **56,** 673–6 (1969)

Gehamy, R. A., Weakley, F. L.: Internal hemorrhoidectomy by elastic ligation. Dis. colon rectum **17,** 347–53 (1974)

Glenn, F., McSherry, C. K.: Carcinoma of the distal large bowel: 32-year review of 1026 cases. Ann. Surg. **163,** 838 (1966)

Goetze, O: Das Rektumkarzinom als Exstirpationsobjekt; Vorschläge zur sakralen und abdominosakralen Operation. Zbl. Chir. 1746 (1931)

Goetze, O.: Die Chirurgie des Mastdarmkrebses. Arch. klin. Chir. **180,** 240 (1934)

Goetze, O.: Die Indikationen zur mehrzeitigen radikalen und palliativen Exstirpation des Mastdarmkrebses. Zbl. Chir. 1537 (1934)

Goetze, O.: Die abdominosakrale Resektion des Mastdarms mit Wiederherstellung der natürlichen Kontinenz. Arch. klin. Chir. **206,** 293 (1944)

Goetze, O.: Die Beurteilung der Babcockschen Mastdarmkrebs-Exstirpation mit Erhaltung des Sphinkers ohne präliminare Colostomie. Langenbecks Arch. u. Dtsch. Z. Chir. **264,** 338 (1950)

Goligher, J. C., Dukes, C. E., Bussey, H. J. R.: Local recurrences after sphincter-saving excisions for carcinoma of the rectum and rectosigmoid. Brit. J. Surg. **39,** 199 (1951)

Goligher, J. C., Duthie, H. L., Dedombal, F. T.: Abdomino-anal pull-through excision for tumors of the mid-third of the rectum: a comparison with low anterior resection. Brit. J. Surg. **52,** 323 (1965)

Goligher, J. C.: Surgery of the Anus Rectum and Colon. 2. ed. London: Bailiere Tindall & Cassell (1967)

Goligher, J. C.: Solitary polypoidal lesions which are premalignant in the large intestine. Brit. J. Surg. **55,** 738–42 (1968)

Gongaware, R. D., Slanetz, C. A. Jr.: Hartmann procedure for carcinoma of the sigmoid and rectum. Ann. Surg. **178,** 28–30 (1973)

Graham, R. R.: The operative repair of massive rectal prolapse. Ann. Surg. **115,** 1007 (1942)

Griffiths, J. D.: Surgical anatomy of the blood supply of the distal colon. Ann. roy. Coll. Engl. **19,** 241 (1956)

Grinnell, R. S.: Results in the treatment of carcinoma of the colon and rectum. Surg. Gynec. Obstet. **96,** 31 (1953)

Grinnell, R. S., Hiatt, R. B.: Ligation of the inferior mesenteric artery at the aorta in resections for carcinoma of the sigmoid and rectum. Surg. Gynec. Obstet. **94,** 526 (1952)

Guleke, N.: Über die abdomino-sakrale Exstirpation beim Mastdarmkrebs. Chirurg **4,** 313 (1932)

Guleke, N.: Über den Verlauf des Mastdarmkrebses. Arch. klin. Chir. **186,** 475 (1936)

Guleke, N.: Erfahrungen bei 100 zweizeitigen abdominococcygealen Mastdarmexstirpationen wegen Krebs. Chirurg. **13,** 657 (1941)

Guleke, N.: Erfahrungen bei einem zweiten Hundert abdominococcygealer Rektumexstirpationen wegen Karzinom. Langenbecks Arch. u. Dtsch. Z. Chir. **264,** 350 (1949)

Hackenbruch: In: Die Eingriffe in der Bauchhöhle; Kirschnersche Operationslehre. 2. Auflage neubearb. v. R. Zenker. Berlin–Göttingen–Heidelberg, Springer 1951

Hargreaves, A. W., Keddie, N. C.: Colonic anastomosis. A clinical and experimental study. Brit. J. Surg. **55,** 774–7 (1968)

Henschen, C.: Regeln und Instrumentarium zur peranalen Elektrokoagulation des Rektumkarzinoms. Arch. klin. Chir. **180,** 264 (1934)

Hilton, J.: On Rest and Pain. 2nd ed. by W. A. H. Jacobson. London: Bell (1877)

Hochenegg, J. von: Die sacrale Methode der Exstirpation von Mastdarmkrebsen nach Prof. Kraske. Wien klin. Wschr. I 254, 272, 290, 309, 324, 348 (1888)

Hochenegg, J. von: Beiträge zur Chirurgie des Rectums und der Beckenorgane. Wien. klin. Wschr. 2, 515 (1889)

Houston, J.: Observations on the mucous membrane of the rectum. Dublin Hosp. Rep., **5,** 158 (1830)

Hughes, E. R.: In discussion on rectal prolapse. Proc. roy. Soc. Med. **42,** 1007 (1949)

Hughes, E. S. R., Gleadell, L. W., Turner, J.: Treatment of complete prolapse of the rectum. Brit. med. J. 2, 179 (1957)

Hughes, E. S., Bennett, R. C.: Caecal pull-through operations for distal ulcerative colitis: A preliminary report. Aust. Nz. J. Surg. **42,** 26–30 (1972)

Hueni, R., Linder, E., Akovbiantz, A.: Innere Haemorrhoidektomie durch elastische Ligatur. Helv. Chir. Acta **38,** 283–6 (1971)

Irvin, T. T., Edwards, J. P.: Comparsion of single-layer inverting, two-layer inverting, and everting anastomoses in the rabbit colon. Brit. J. Surg. **60,** 453–7 (1973)

Jackson, P. P.: Sigmoid myotomy in treatment of diverticular disease of the colon. Am. Surg. **36,** 607–9 (1970)

Jeannel, M.: Résultat d' une opération de colopexie pour prolapsus invaginé de rectum. Gaz. Hebd. Sci. Med. **27,** 246 (1890)

Jenny, M., Akovbiantz, A.: Transanale Elektroresektion beim Rectumkarzinom. Schweiz, Med. Wochenschr. **101,** 762–3 (1972)

Jenny, M., Linder, E.: Die transanale Resektion in ausgewählten Fällen von Rektumkarzinom. Helv. Chir. Acta **39,** 279–84 (1972)

Kennedy, J. T., Mcomish, D., Bennett, R. C., Hughes, E. S., Cuthbertson, A. M.: Abdomino-anal pull-through resection of the rectum. Brit. J. Surg. **57,** 589–96 (1970)

Kirschner, M.: Das synchrone kombinierte Verfahren bei der Radikalbehandlung des Mastdarmkrebses. Arch. klin. Chir. **180,** 296 (1934)

Kirschner-Nordmann: Die Chirurgie, 7 Bände, Berlin und Wien: Urban & Schwarzenberg 1940–1948

Kock, N. G.: Intra-abdominal »reservoir« in patients with permanent ileostomy. Arch. Surg. **99,** 223 (1969)

Kock, N. G.: Ileostomy without external appliances. A survey of 25 patients provided with intraabdominal reservoir. Ann. Surg. **173,** 545 (1970)

Kock, N. G.: Construction of a continent ileostomy. Schweiz. med. Wschr. **101,** 729 (1971)

König, E.: Zur Pathogenese und Therapie des Mastdarmvorfalls. Chirurg. **20,** 449 (1949)

Kraske, P.: Zur Exstirpation hochsitzender Mastdarmkrebse. Verh. dtsch. Ges. Chir. **14,** 2, 464 (1885)

Kümmel, H.: Zur Operation des hochgradigen Mastdarmvorfalls. Zentr. f. Chirurgie **46,** 465 (1919)

Kulenkampff, D.: Ein neues Rektoskop zur Verschorfung inoperabler Mastdarmkrebse. Zbl. Chir. **14,** 822 (1937)

Kulenkampff, D.: Über die Behandlung operabler Mastdarmkrebse mit kaltkaustischer Verkohlung. Zbl. **17,** 943 (1938)

Langenbeck, O.: In: Die Eingriffe in der Bauchhöhle, Kirschnersche Operationslehre. 2. Auflage, neubearb. v. R. Zenker. Berlin–Göttingen–Heidelberg: Springer 1951

Leadbetter, W. F.: Consideration of problems incident to performance of ureteroenterostomy: report of a technique. J. Urol. **65,** 818 (1951)

Lloyd-Davies O. V.: Lithotomy-Trendelenburg position for resection of rectum and lower pelvic colon. Lancet **2,** 74 (1939)

Lloyd-Davies, O. V.: Dicussion on conservative resection in carcinoma of the rectum. Proc. roy. Soc. Med. **43,** 706 (1950)

Lloyd-Davies, O. V., Morgan, C. N., Goligher, J. C.: The treatment of carcinoma of the colon. In: Britisch Surgical Practice. Progress Volume 1953. Edited by Sir Ernest Rock-Carling and Sir James Paterson-Ross. London: Butterworth 1953

Lloyd-Davies, O. V.: Discussion on major surgery in carcinoma of the rectum with or without colostomy, excluding the anal canal and including the rectosigmoid. Proc. roy. Soc. Med. **50,** 1047 (1957)

Lloyd-Davies, O. V., Angell, J.: Right hepatic lobectomy Brit. J. Surg. **45,** 113 (1957)

Lockhart-Mummery, J. P.: Diseases of the rectum. 7th ed. London: Baillière 1907

Lockhart-Mummery, J. P.: A new operation for prolapse of the rectum. Lancet **I,** 641 (1910)

Lockhart-Mummery, J. P.: Two hundred cases of cancer of the rectum treated by perineal excision. Lancet **I,** 20, (1920)

Lockhart-Mummary, H. E.: Procidentia: Recent experiences in the treatment of rectal prolapse. Dis. colon rectum **15,** 347–50 (1972)

Madden, J. L., Kandalaft, S.: Electrocoagulation in the treatment of cancer of the rectum. A continuing study. Ann. Surg. **174,** 530–40 (1971)

Maingot, R.: Abdominal operations. 5. ed. New York: Appleton-Century-Crofts 1969

Mann, C.: Results of pull-through operations for carcinoma of the rectum. Proc. R. Soc. Med. **65,** 976 (1972)

Mason, A. Y.: The place of local resection in the treatment of rectal carcinoma. Proc. R. Soc. Med. **63,** 1259 (1970)

Mason, A. Y.: Trans-sphincteric exposure of the rectum. Ann. R. Coll. Surg. Engl. **51,** 320 (1972)

Mason, A. Y.: Techniques for very low anastomosis. Proc. R. Soc. Med. **65,** 974 (1972)

Mason, A. Y.: Clinical diagnosis of carcinoma of colon and rectum. Proc. R. Soc. Med. **65,** 971 (1972)

Mason, A. Y.: Radiotherapy and chemotherapy for colorectal cancer. Proc. R. Soc. Med. **66,** 1177 (1973)

Mason, A. Y., Kilpatrick, F. R.: Rectoprostatic and rectourethral fistulae. Proc. R. Soc. Med. **66,** 245 (1973)

Maunsell, H. W.: A new method of excising the two upper protions of the rectum and the lower segment of the sigmoid flexure of the colon. Lancet **2,** 473 (1892)

Mayo, C. W., Lee, J. M., Davis, R. M.: A comparative study of operations for carcinoma of the rectum and rectosigmoid. Surg. Gynec. Obstet. **92,** 360 (1951)

Mayo, C. W., Fly, O. A.: Analysis of five-year survival in carcinoma of the rectum and recto-sigmoid. Surg. Gynec. Obstet. **103,** 94 (1956)

Mayo, C. W., Laberze, M. Y., Hardy, W. M.: Five-year survival after anterior resection for carcinoma of the rectum and rectosigmoid. Surg. Gynec. Obstet. **106,** 695 (1958)

McCann, F. J.: Note on an operation for the cure of prolapse of the rectum in the female. Lancet **I,** 1072 (1928)

McElwain, J. W., Bacon, H. E., Trimpi, H. D.: Lymph node metastases: experience with aortic ligation of inferior mesenteric artery in cancer of the rectum. Surgery **35,** 513 (1954)

Mikulicz, J.: Zur operativen Behandlung des Prolapsus recti et coli invaginati. Arch. klin. Chir. **38,** 74 (1889)

Miles, W. E.: The radical abdomino-perineal operation for cancer of the rectum and of the pelvic colon. Brit. med. J. **2,** 941 (1910)

Miles, W. E.: Cancer of rectum. London: Harrison 1926

Miles, W. E.: Recto-sigmoidectomy as a method of treatment for procidentia recti. Proc. roy Soc. Med. **26,** 1445 (1933)

Miles, W. E.: A method of performing abdomino-perineal excision for carcinoma of the rectum and of the terminal protion of the pelvic colon (1908). Ca **21,** 361–4 1971

Milligan, E. T. C., Morgan, C. N.: Surgical anatomy of the anal canal, with special reference to anorectal fistulae. Lancet **2,** 1150, 1213 (1934)

Milligan, E. T. C.: Surgical anatomy of the anal canal, and the operative treatment of haemorrhoids. Lancet **II,** 1119 (1937)

Milligan, E. T. C.: Haemorrhoids. Brit. Med. J. **2,** 412 (1939)

Morgan, C. N.: The surgical anatomy of the anal canal and rectum. Postgrad. med. J. **12,** 287 (1936)

Morgan, C. N.: Discussion on conservative resection in carcinoma of the rectum. Proc. roy. Soc. Med. **43,** 701 (1950)

Morgan, C. N.: The Surgical management of cancer of the colorectum. Coll J. R., Surg. Edinb. **16,** 71–8 (1971)

Morgan, C. N., Porter, N. H., Klugman, D. J.: Ivalon (polyvinyl alcohol) sponge in the repair of complete rectal prolapse. Brit. J. Surg. **59**, 841–6 (1972)

Morson, B. C., Path, M. C., Bussey, H. J. R.: Surgical pathology of rectal cancer in relation to adjuvant radiotherapy. The Brit. J. of Radiology **40**, 161 (1967)

Moschcowitz, A. V.: The pathogenesis, anatomy and cure of prolaps of the rectum. Surg. Gynec. Obstet. **15**, 7 (1912)

Mouchet, A., Marquand, J., Guivarch, M., Chleo, F.: La résection par voie abdominale (dite résection ant'érieure) dans les cancers du haut rectum et de la charnière recto-sigmoidienne. Etude de 114 cas. Chirurgie **96**, 805–13 (1970)

Mouchet, A., Marquand, J., Guivarch, M., Nathan, G.: 'Etude statistique. (500 Cas de cancer ano-rectaux) Indications therapeutiques. – Résultats éloignés. J. Chir. Paris **104**, 237 (1972)

Muir, E. G.: Prolapse of the rectum. Presidential address, section of proctology Proc. roy. Soc. Med. **48**, 33 (1955)

Nesbit, R. M.: Uretersigmoid anastomosis by direct elliptical connection; preliminary report. Univ. Hosp. Bull. Mich. **14**, 45 (1948)

Orr, T. G.: A suspension operation for prolapse of the rectum. Ann. Surg. **126**, 833 (1947)

Ottaviani, G.: Histologisch-anatomische Untersuchungen über die Innervation des Mastdarmes (Intestinum terminale – Rectum). Z. mikr. anat. Forsch. **47**, 151 (1940)

Palmer, J. A.: Prolapse of the rectum: Treatment by the Moschcowitz-Graham operation. Canad. J. Surg. **12**, 116–23 (1969)

Parks, A. G., McPartlin, J. F.: Late repair of injuries of the anal sphincter. Proc. R. Soc. Med. **64**, 1187–9 (1971)

Parks, A. G.: Hemorrhoidectomy. ADV Surg. 1–50 (1971)

Peloquin, A. B.: Cancer of the colon and rectum: Comparison of the results of three groups of surgeons using different techniques. Can. J. Surg. **16**, 28–34 (1973)

Penfold, J. C., Hawley, P. R.: Experiences of ivalon-sponge implant for complete rectal prolapse at St. Mark's hospital, 1960–70. Br. J. Surg. **59**, 846–8 (1972)

Penfold, J. C.: Influence of tumour grading on choice of operation in rectal cancer. Proc. R. Soc. Med. **65**, 970–1 (1972)

Pernkopf, E.: Topographische Anatomie Bd. II/1 Urban & Schwarzenberg: Berlin u. Wien 1943

Pikrell, K. L., Broadbent, T. R., Masters, F. W., Metzger, J. T.: Construction of a rectal sphincter and restoration of anal continence by transplanting the gracilis muscle. Ann Surg. **135**, 853 (1952)

Pomeranz, A. A., Garlock, J. H.: Postoperative recurrence of cancer of colon due to desquamated cells. J. A. M. A. 158, 1434 (1955)

Porter, N. H., Parks, A. G.: Zit. J. P. Todd, Proc. roy. Soc. Med. **55**, 1077 (1962)

Porter, N. H.: Collective results of operations for rectal prolapse. Proc. roy. Soc. Med. **55**, 1087 (1962)

Porter, N. H., Morgan, C. N.: Rectal prolaps. In: Operative Surgery. Ed. 2. Section on abdomen, rectum and anus, part 2. London: Butterworth 1968.

Quenu, F., Hartmann, O.: Indications opératives et traitement du cancer du rectum. Bull. med. Praxi 981–986 (1897)

Quenu, E., Duval, P.: Technique de la colopéxie pour prolapsus du rectum. Rev. Chir. (Paris) **41**, 135 (1910)

Rank, B. K.: Plastic principles in common surgical prodecures. Austr. N. Z. J. Surg. **14**, 14 (1944)

Ranson, J. H., Lawrence, L. R., Localio, S. A.: Colomyotomy. A new approach to surgery for colonic diverticular disease. Am. J. Surg. **123**, 185–91 (1972)

Rappert, E., von: Plastischer Ersatz des Musculus Sphincter ani. Zbl. Chir. **77**, 579 (1952)

Ravitch, M. M., Rivarola, A.: Enteroanastomosis with an automatic instrument Surgery. 59, 270 (1966)

Rehn, E.: Zur Operation der Mastdarmfisteln und Schließmuskellähmung. Zbl. Chir. **148**, (1934)

Reifferscheid, M.: Die klinische Bedeutung der Krebsvorstufen im Dünn-, Dick- und Mastdarm. Chirurg **41**, 116–22 (1970)

Reifferscheid, M., Weishaupt, S.: Die Chirurgie des Mastdarmkrebses in heutiger Sicht. Chirurg **45**, 444 (1974)

Reilly, M.: Sigmoid Myotomy. Proc. Roy. Soc. Med. **57**, 556 (1964)

Reynolds, W. Jr.: Low anterior resection using an automatic anastomosing instrument. Am. J. Surg. **124,** 433–5 (1972)

Rhoads, J. E.: Current techniques in surgical management of cancer of the colon and rectum. Proc. Nat. cancer Conf. 455–8 (1970)

Ripstein, C. B.: A simple, effective operation for rectal prolapse. Postgrad Med. **45,** 201–4 (1969)

Ripstein, C. B.: Procidentia: Definitive corrective surgery. Dis. colon rectum **15,** 334–6 (1972)

Risberg, B., Kock, N. G., Myrvold, H., Nilson, A.: Topography of the reconstructed pelvic peritoneum after proctocolectomy. Dis. colon rectum **17,** 153–6 (1974)

Roux, M., Vayre, P., Lavasseur, J. C.: Consid'erations sur le traitement et le pronostic des cancers du colon. J. Chir. (Paris) **104,** 361–72 (1972)

Rüedi, T. P., Allgoewer, M.: Sphincterotomie nach Eisenhammer bei gutartigen Analleiden. Chirurg. **41,** 150–4 (1970)

Savic, B., Schulz, D., Raschke, E.: Über das Kolonkarzinom. Bruns Beitr. klin. Chir. **219,** 524–31 (1972)

Savic, B., Schulz, D., Raschke, E.: Bewußt palliative Resektionen von Colorectalen Carcinomen im Spätstadium. Chirurg **43,** 515-8 (1972)

Sauer, I., Bacon, H. E.: A new approach for excision of carcinoma of the lower protion of the rectum and anal canal. Surg. Gynec. Obstet. **95,** 229 (1952)

Schloffer, H.: Zur operativen Ausschaltung entzündlicher Mastdarmstrikturen. Bruns Beitr. **31,** 643 (1901)

Schloffer, H.: Zur operativen Behandlung des Dickdarmcarcinoms. Bruns. Beitr. **38,** 150 (1903)

Schloffer, H.: Die Laparotomie bei Rektumexstirpation. Bruns Beitr. **42,** 396 (1904)

Schmerz, H.: Die operative Behandlung des Mastdarmvorfalles mittels Fascienplastik Beitr. klin. Chir. **III,** 346 (1918)

Schmiedt, E.: Die Entleerungsstörung der Harnblase nach Rektumamputation. Münch. Med. Wschr. **110,** 905–10 (1972)

Scudamore, H. H.: Cancer of the colon and rectum. General aspects, diagnosis, treatment and prognosis. A review. Dis. colon rectum **12,** 105–14 (1969)

Smith, A. N., Attisha, R. P., Balfour, T.: Clinical and manometric results one year after sigmoid myotomy for diverticular disease. Brit. J. Surg. **56,** 895–9 (1969)

Smith, A. N., Giannakos, V., Clarke, S.: Late results of colomyotomy. J. R. Coll. Surg. Edinb. **16,** 276–86 (1971)

Southwick, H. W., Cole, W. H.: Prophylactic measures in local recurrence and venous metastases in carcinoma of the colon. Surg. Clin. North America **35,** 1363 (1955)

Southwick, H. W., Cole, W. H.: Prophylactic and adjuvant measures in the treatment of carcinoma of the colon. In: Turell, R.: Diseases of the colon and anorectum Philadelphia and London: W. B. Saunders Company 1959

State, D.: Combined abdomino-perineal excision of the rectum – a plan for standardization of the proximal extent of dissection. Surgery **30,** 349 (1951)

Staubesand, J., Stelzner, F.: Das Corpus cavernosum recti- die morphologische Grundlage der sogenannten inneren Hämorrhoiden. Klin. Wschr. 38, 1004 (1960)

Stearns, M. W., Jr., Deddish, M. R.: Five year results of abdomino-pelvic lymph node dissection for carcinoma of the rectum. Dis. Colon Rectum **2,** 169 (1959)

Stelzner, F.: Aussprache Kl. Chir. **264,** 348, (1950)

Stelzner, F.: Die kontinenzerhaltende Operation des Rectumcarcinoms in neuer Sicht. Langenbecks Arch. klin. Chir. **279,** 272 (1954)

Stelzner, F.: Über die Hämorrhoiden. Dtsch. Med. Wschr. **83,** 569 (1958)

Stelzner, F.: Die anorektalen Fisteln. Berlin–Göttingen–Heidelberg: Springer 1959

Stelzner, F.: Vermeidbare und unvermeidbare Folgen anorectaler Eingriffe. Langenbecks Archiv **298,** 121 (1961)

Stelzner, F., Staubesand, J., Machleidt, H.: Das Corpus cavernosum recti- Die Grundlage der inneren Hämorrhoiden. Langenbecks Arch. klin. Chir. **299** (1962)

Stelzner, F.: Die Hämorrhoiden und andere Krankheiten des Corpus cavernosum recti und des Analkanals. DMW **88,** 689 (1963)

Stelzner, F.: H. Strauß Beitrag zur Entwicklung des Rekto-Sigmoidoskops. Med. Welt **5,** 286 (1963)

Stelzner, F.: Kontinenz, Superkontinenz und Inkontinenz im Anorektalbereich. DMW **90,** 2275 (1965)

Stelzner, F., Fleischhauer, K., Holstein, A. F.: Die Bedeutung des Sphincter internus für die Analkontinenz. Langenbecks Arch. klin. Chir. **314,** 132 (1966)

Stelzner, F.: Die rektoanale Kontinenz: Z. org. Chir. **198,** 76 (1968)

Stelzner, F.: Die Indikation, der Verlauf und die Ergebnisse der Chirurgischen Behandlung der Proktocolitis. Chirurg **39,** 446–50 (1968)

Stelzner, F.: Die (selbstheilende) Coecalröhrenfistel zur Sicherung von Anastomosen mit dem Colon und dem Rektum. Chirurg **41,** 281 (1970)

Stelzner, F.: Einige Fortschritte auf dem Gebiet der Anorectalen Chirurgie. Chirurg. **41,** 155–8 (1970)

Stelzner, F.: Der Mastdarmvorfall. Therapeutische Umschau **27,** 248 (1970)

Stelzner, F.: Die Entwicklung der Rektumresektion beim Karzinom. Bruns Beitr. Klin. Chir. **218,** 657 (1971)

Stelzner, F.: Das fortgeschrittene Rectumcarcinom an der Grenze der Operabilität und das intraluminale Rezidiv mit und ohne Metastasen. Langenbecks Arch. Chir. **329,** 335–40 (1971)

Stelzner, F., Baumgarten, H. G., Holstein, A. F.: Die Bedeutung des Sphincter ani internus für die Kontinenz und Superkontinenz. Langenbecks Arch. Chir. **336,** 35 (1974)

Stelzner, F.: Die verzögerte Heilung und die Kontinenz nach Eingriffen bei anorectalen Fisteln. Chirurg **46,** 128 (1975)

Stone, H. B.: Plastic operation for anal incompetence. Arch. Surg. (Chicago) **18,** 845 (1929)

Sudeck, P.: Über die Gefäßversorgung des Mastdarmes in Hinsicht auf die operative Gangrän. Münch. med. Wschr. **54,** 1314 (1907)

Swenson, O., Bill, A. H. Jr.: Resection of rectum and rectosigmoid with preservation of the sphincter for benign spastic lesions producing megacolon. Surgery **24,** 212 (1948)

Swenson, O.: Modern treatment of Hirschsprung's disease. J. Amer. med. Ass. **154,** 651 (1954)

Swinton N. W., Scherer, W. P.: Complete rectal prolapse or procidentia. Geriatrics **23,** 113–7 (1968)

Tait, L.: Diseases of women. 2. ed. New York: William Wood & Co. 1879

Thiede, A., Brieler, H. S., Loehr, B., Hantschmann, N.: Zur Resektionsbehandlung von Kolonerkrankungen. Eine Analyse von 238 Fällen . Münch. Med. Wochenschr. **116,** 191–6 (1974)

Thiermann, E.: Ein neuer Weg zur Behandlung hartnäckiger, schmerzhafter Zustände der Beckenorgane (sacrale Durchtrennung der Nn. hypogastrici und Nn. erigentes). Langenbecks Arch. u. Dtsch. Z. Chir. **263,** 261 (1949/50)

Thiersch, K.: zit. Gabriel W. B. in: The principles and practice of rectal surgery. 5. ed. London: Lewis, H K. und Co Ltd. 1965

Thompson, H. R.: In discussion on rectal prolapse. Proc. roy. Soc. Med. **42,** 1101 (1949)

Thompson, H. R.: Discussion on prolapse of the rectum. Proc. roy. Soc. Med. **42,** 1005 (1949)

Thompson, H. R.: Persönliche Mitteilung

Todd, J.: Aetiological factors in the production of complete rectal prolapse. Postgrad. med. J. **35,** 97 (1959)

Todd, J.: Treatment of cancer of the rectum and anal region by local surgery. Acta Gastroent. Belg. **31,** 228–31 (1968)

Torsoli, A., Arullani, P., Casali, C.: An application of transintestinal intubation to the study of the colon. Gut **8,** 192 (1967)

Trimpi, H. D., Bacon, H. E.: Clinical and experimental study of denuded surfaces in extensive surgery of the colon and rectum. Amer. J. Surg. **84,** 596 (1952)

Turell, R.: Diseases of the colon and anorectum. 2. ed. Philadelphia: Saunders 1969

Turell, R.: Symposium on diseases of the colon and anorectum. Philadelphia: Saunders 1972

Turnbull, R. B., Cuthbertson, A.: Abdominorectal pull-through resection for cancer and for Hirschsprungs disease. Cleveland Clinic Quarterly **28,** 109 (1961)

Turnbull, R. B.: Surgical Treatment. Advances Surg. **3,** 188, (1968)

Turnbull, R. B., Jr.: Cancer of the colon. The five- and ten-year survival rates following resection utilizing the isolation technique. Ann. roy. Coll. Surg. Eng. **46,** 243–50 (1970)

Turnbull, R. B., Jr., Hawk, W. A., Weakley, F. L.: Surgical treatment of toxic megacolon. Ileostomy and colostomy to prepare patients for colectomy. Am. J. Surg. **122,** 325–31 (1971)

Turner, G. G.: Discussion on the surgical treatment of cancer of the rectum. Brit. Med. J. **2,** 734 (1920)

Veidenheimer, M. C., Corman, M. L.: Carcinoma of the colon. Surg. Clin. North. Am. **53,** 395–403 (1973)

Vink, M.: Local recurrence of cancer in the large bowel: role of implantation metastases and bowel disinfection. Brit. J. Surg. **41,** 431 (1954)

Volkmann: in: Die Eingriffe in der Bauchhöhle; Kirschnersche Operationslehre. 2. Auflage neubearb. v. R. Zenker. Berlin–Göttingen–Heidelberg: Springer 1951

Waldeyer, W.: Das Becken. Bonn: Friedrich Cohen 1899

Waugh, J. M., Kirklin, J. W.: The importance of the level of the lesion in the prognosis and treatment of carcinoma of the rectum and low sigmoid colon. Ann. Surg. 129, 22 (1949)

Waugh, J. M., Miller, E. M., Kurzweg, F. T.: Abdomino-perineal resection with sphincter-preservation for carcinoma of the midrectum. Arch. Surg. (Chicago) **68,** 469 (1954)

Waugh, J. M.; Block, M. A., Gage, P. R.: Three and five-year survivals following combined abdominoperineal resection, abdominoperineal resection with sphincter preservation, and anterior resection for carcinoma of the rectum and lower part of the sigmoid colon. Ann. Surg. **142,** 752 (1955)

Weir, R. F.: An improved method of treating high-seated cancers of the rectum. J. Amer. med. Ass. 37, 801 (1901)

Welch, J. P., Donaldson, G. A.: Recent experience in the managemant of cancer of the colon and rectum. Am. J. Surg. **127,** 258–66 (1974)

Wells, C. A.: In Schofield, T. L. Polyvinyl-alcohol sponge. An inert plastic for use as a prosthesis in the repair of large hernias. Brit. J. Surg. **42,** 618 (1955)

Westhues, H.: Über die Entstehung und Vermeidung des lokalen Rektumkarzinom-Rezidivs. Arch. klin. Chir. 161, 582 (1930)

Westhues, H.: Die pathologisch-anatomischen Grundlagen der Chirurgie des Rektumkarzinoms. Leipzig: Georg Thieme Verlag 1934

Whitehead, W.: Surgical treatment of haemorrhoids. Brit. med. J. **I,** 149 (1882)

Wilson, E.: Local treatment of cancer of the rectum. Dis. Colon Rectum **16,** 194–9 (1973)

Wreden, R. R.: A method of reconstructing a voluntary sphincter ani. Arch. Surg. (Chicago) **18,** 841 (1929)

Zenker, R.: Erkennung und Behandlung des Rektumkarzinoms. Dtsch. med. Wschr. **77,** 1041–1944 (1952)

Zenker, R.: Fortschritte in der Bauchchirurgie. Münch. med. Wschr. **94,** 682–690 (1952)

Zenker, R.: Die Eingriffe in der Bauchhöhle. Bd. VII/1, 2. Aufl. Allgem. u. spez. chir. Operationslehre. Hrsg.: N. Guleke, R. Zenker. Berlin, Göttingen, Heidelberg: Springer 1951

VII. Die Eingriffe an der Gallenblase und an den Gallengängen

Von W. Grill, Starnberg

A. Anatomie

I. Gallenblase und Gallengänge

1. Topographie der Gallenblase

Auf die vordere Bauchwand projiziert, liegt der Gallenblasenfundus in Höhe des Winkels zwischen rechtem Rippenbogen und rechtem Rectusrand. Die Gallenblase wird von der Unterfläche des rechten Leberlappens, dem Magen und oberen Duodenum sowie dem Quercolon mit Mesocolon begrenzt.

2. Anatomie der Gallenblase

Die birnenförmige *Gallenblase* liegt an der Unterfläche des rechten Leberlappens in der Fossa vesicae felleae, rechts vom Lobus quadratus. Sie faßt im Durchschnitt 50 ml, kann jedoch bei guter Dehnungsfähigkeit ohne weiteres bis zu 200 ml aufnehmen (Sherlock).

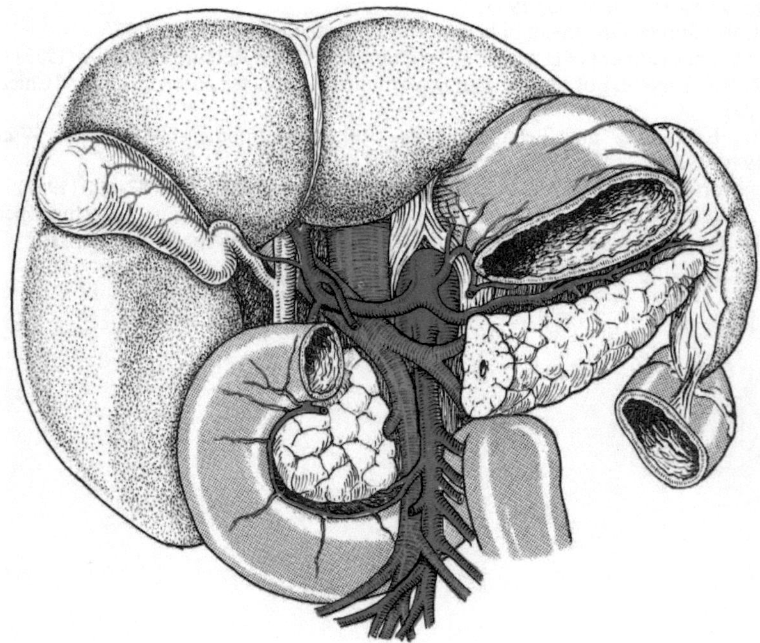

Abb. 1. Topographische Anatomie des biliopankreatischen Organsystems

Der Stiel der Birne bildet den Hals, das Collum vesicae. Dieser Stiel ist nach dorsal gegen die Leberpforte gerichtet und geht in den Ductus cysticus über. Man unterscheidet an der Gallenblase:

Fundus (überragender Teil am Leberrand), *Corpus* (liegt der Leber an) und *Infundibulum* (beweglicher Teil außerhalb des Leberbettes). Es geht in das *Collum* über, das sich zum *Ductus cysticus* verjüngt. Im Bereich des Gallenblasenhalses und des Anfangsteiles des Ductus cysticus ragen drei bis fünf Schleimhautfalten in das Lumen vor, die sog. Heisterschen Klappen.

Unter der Hartmannschen Tasche versteht man eine asymmetrische, sackartige Erweiterung im Infundibulum- und Halsbereich der Gallenblase nahe dem Cysticusabgang. Diese Tasche kann mit Gallensteinen angefüllt und mit dem Ductus cysticus sowie dem Ductus choledochus verwachsen oder durch gemeinsame Hülle verbunden sein.

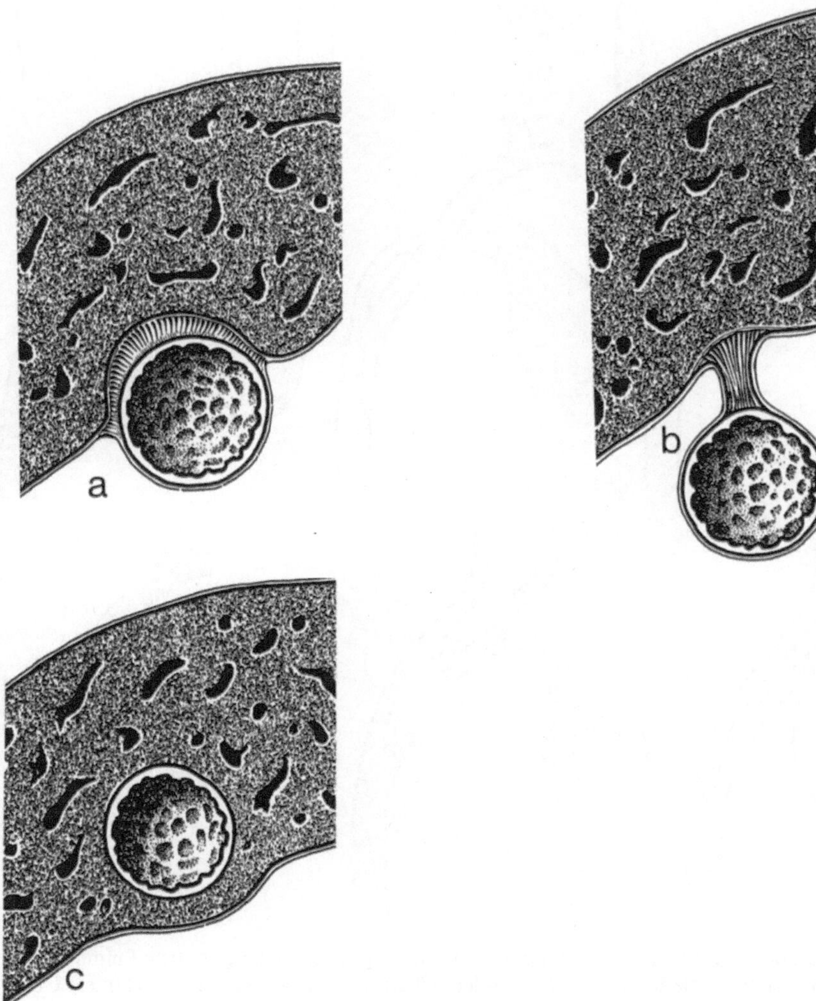

Abb. 2. Die verschiedenen Lagemöglichkeiten der Gallenblase zur Leber: a) wandständige Lage; b) ausgezogenes Mesenterium; c) intrahepatische Lage

Die Gallenblase liegt der Leber normalerweise flächenhaft über eine dünne Bindegewebsschicht an. Gelegentlich ist diese Bindegewebsschicht zu einem freien Mesenterium ausgezogen (Abb.2). Selten liegt die Gallenblase innerhalb des Leberparenchyms,

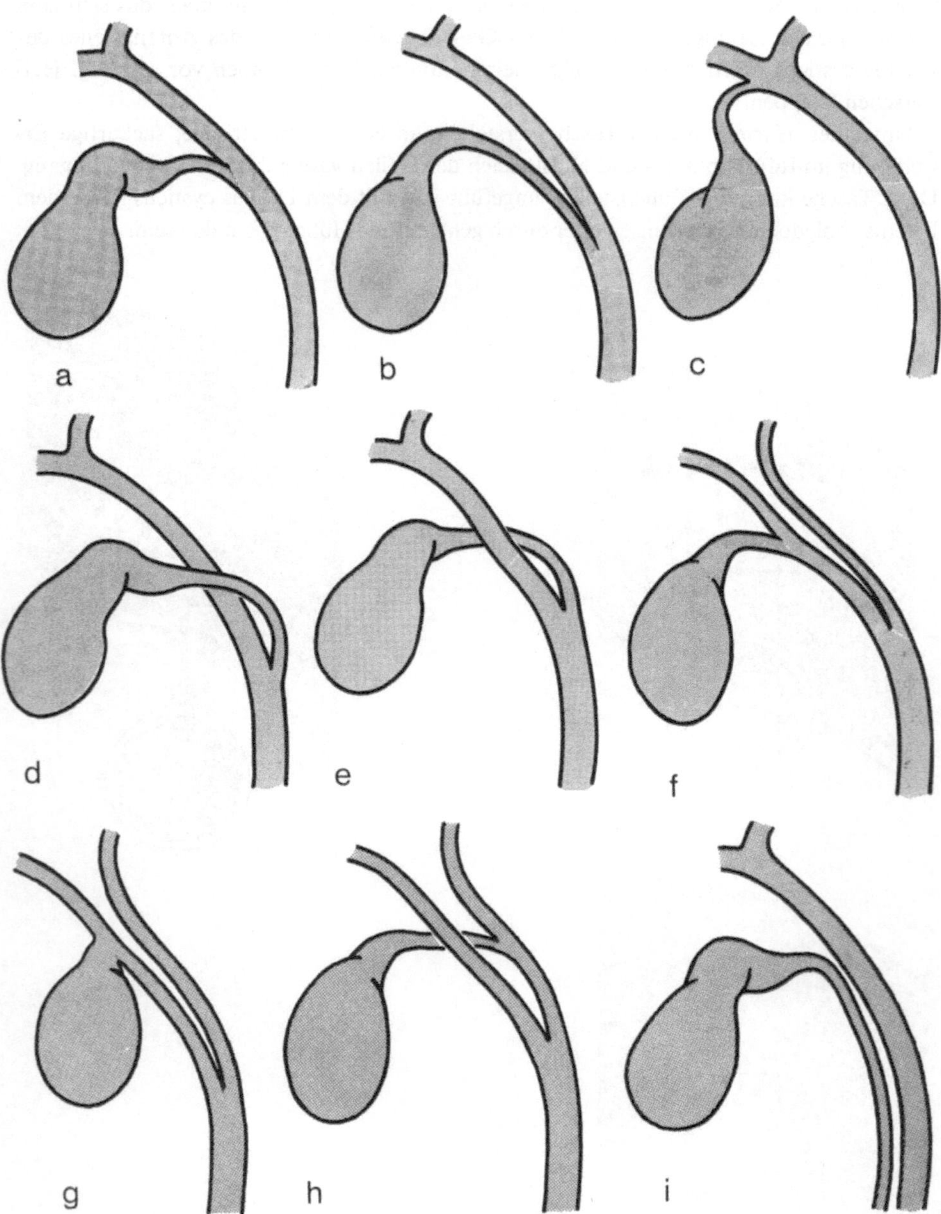

Abb. 3. Varianten der Cysticuseinmündung: a) spitzwinkelige Einmündung; b) tiefe Einmündung; c) hohe Einmündung in die Bifurkation; d) vordere Überkreuzung des Hepaticus; e) hintere Überkreuzung des Hepaticus; f) Einmündung in den rechten Hepaticus; g) kurze, hohe Einmündung in den rechten Hepaticus; h) Einmündung in den linken Hepaticus; i) getrennter Verlauf vom Hepaticus

so daß sie als intrahepatische Gallenblase nur nach Spaltung einer mehr oder minder dicken Schicht von Lebergewebe zu erreichen ist (Parenchym-Gallenblase).

3. Anatomie der Gallengänge

Der D. cysticus ist 3–4 cm lang. Wegen der notwendigen intraoperativen Darstellung müssen drei Einmündungsformen in den D. hepaticus communis beachtet werden (Hafferl). In einem Drittel der Fälle treffen sich D. hepaticus communis und D. cysticus spitzwinkelig: Letzterer tritt von rechts an den D. hepaticus communis heran (Abb.3a). Bei über der Hälfte der Fälle laufen D. cysticus und D. hepaticus communis mehr oder minder parallel, wobei der D. cysticus ebenfalls von rechts kommt, jedoch ein gesondertes Lumen hat und durch Bindegewebe mit dem D. hepaticus communis verbunden ist. Bei dem verbleibenden Rest windet sich der D. cysticus fast ausnahmslos spiralig um die Dorsalseite des D. hepaticus communis und mündet von hinten und links oder erst von ventral in diesen ein. Solche Situationen sind operativ am schwersten zu überblicken und nur radiographisch exakt zu identifizieren. Es müssen aber ausnahmsweise auch noch andere Variationsmöglichkeiten des D. cysticus beachtet werden (Abb.3).

Unter Berücksichtigung der operativen Möglichkeiten beginnt die chirurgische Bedeutung der Gallenwege in den hilusnahen Gallengängen, im D. hepaticus dexter und sinister; diese Gänge vereinigen sich in der Regel im Leberhilus zum D. hepaticus communis. In seltenen Fällen verlaufen sie eine wechselnd große Strecke getrennt voneinander. Der D. hepaticus communis reicht bis zur Einmündungsstelle des D. cysticus; er kann kurz oder lang sein, in seltenen Fällen sogar fehlen. Dies bedeutet, daß hierbei der D. cysticus schon im Bereich des Leberhilus in die Vereinigungsstelle der D. hepatici mündet. Es gibt sehr viele Variationsmöglichkeiten, die bei der Operation beachtet werden müssen (Abb.4).

Durch Vereinigung des D. hepaticus communis mit dem D. cysticus entsteht der D. choledochus. Dieser verläuft als Pars supraduodenalis zwischen den Lagen des kleinen Netzes rechts der A. hepatica communis bzw. der A. hepatica propria. Die prall gefüllte Pfortader verläuft dorsal von ihm, bei schwacher Füllung verlagert sie sich jedoch nach medial. In einem nach links konvexen Bogen verläuft der D. choledochus schräg caudalwärts. Als Pars retroduodenalis (pancreatica) liegt er in Höhe des Bulbus duodeni in einer Mulde an der Hinterseite des Pankreaskopfes, um nach schrägem intramuralem Verlauf durch die Duodenalhinterwand in das Duodenum zu münden. Im Bereich des intramuralen Abschnittes ist das Lumen meist ampullär erweitert. Hier wird die Duodenalschleimhaut als Papilla Vateri zapfenförmig in das Lumen vorgewölbt. Der intramurale Choledochusabschnitt zeigt eine besonders variable Form. In der Mehrzahl der Fälle (86%) vereinigen sich der D. choledochus und der D. pancreaticus major und bilden ein gemeinsames Wegstück bis zur Papillenspitze.

Nach neueren Untersuchungen unterscheidet man am choledochoduodenalen Sphincterapparat drei Systeme (Boyden, Hess, Negri):

1. Sphincter der eigentlichen Papille (= Sphincter Oddi)
2. Sphincter des D. choledochus
3. Sphincter des D. pancreaticus

Von besonderer Bedeutung ist die Variabilität des Sitzes der Papille (Abb.5). In nur etwa 18% liegt sie in der Mitte des absteigenden Duodenalabschnittes, dagegen in 73% im distalen deszendierenden Duodenalteil und in 9% in der Pars horizontalis (Fritsch).

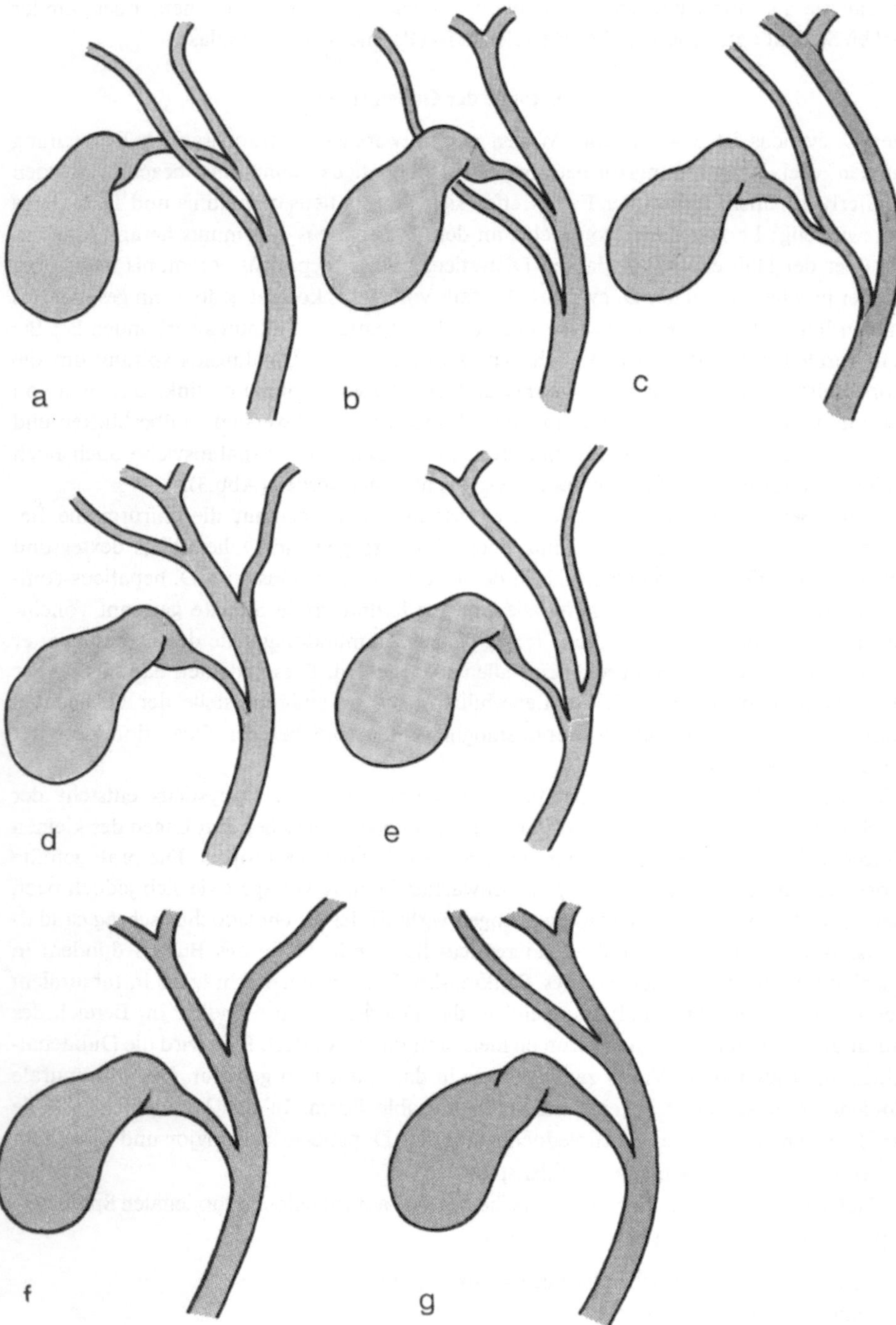

Abb. 4. Varianten des Ductus hepaticus: a) tiefe Hepaticusgabel; b) akzessorischer Hepaticus dexter; c) akzessorischer Hepaticus dexter, in den der Ductus cysticus mündet; d) akzessorischer Hepaticus dexter und sinister; e) tiefe Hepaticusgabel mit gleichzeitiger Cysticuseinmündung; f) akzessorischer Hepaticus sinister; g) akzessorischer Hepaticus dexter

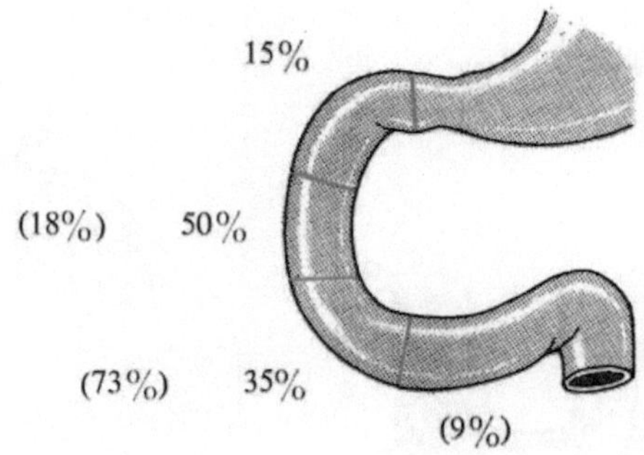

Abb. 5. Varianten der Lokalisation der Papilla Vateri (nach Fritsch). Die Prozentzahlen geben den Sitz der Papille im eigenen Krankengut an. Die Zahlen von Fritsch sind in Klammern gesetzt

Im eigenen Krankengut liegt die Papille in 15 % im oberen, in 50 % im mittleren und in 35 % im distalen deszendierenden Duodenalteil. Die Lage der Papille muß durch Cholangiogramm oder durch Sondierung gesichert werden.

4. Gefäßversorgung

Die A. cystica (A. vesicae felleae) entspringt normalerweise aus dem rechten Ast der A. hepatica propria. Sie kann jedoch auch direkt aus dem Stamm der A. hepatica propria oder gelegentlich aus dem R. sinister kommen. Sie zieht in den meisten Fällen dorsal der Gallenwege nach rechts (Abb. 6). In einem Drittel der Fälle verläuft sie jedoch ventral der Gallenwege, so daß sie beim Präparieren leicht verletzt werden kann. Am Gallenblasenhals teilt sich die A. cystica in einen vorderen, oberflächlichen und einen hinteren, tiefen Ast. Von letzterem können stärkere Äste größere benachbarte Leberbezirke versorgen. Ihre Ligatur führt zur lokalen Nekrose.

Die *A. cystica* kann doppelt angelegt sein (Abb. 7). Sie ist mit dem D. cysticus bindegewebig verbunden, ohne dessen Windungen nachzuahmen. Der tiefe Ast entspringt oft sehr hoch im Leberhilus. Sein Abreißen führt zu lästigen Blutungen; der Versuch sie zu stillen, bringt die Gefahr der Verletzung der A. hepatica dextra.

Die Hauptgallengänge werden von den Ästen der A. pancreaticoduodenalis post. sup., der A. cystica, A. hepatica propria, R. dexter et sinister, der A. hepatica propria, A. cystica accessoria und der A. gastroduodenalis versorgt, welche oft ein reichliches Anastomosen-Netzwerk bilden (Abb. 8). Auf die ungünstige Gefäßversorgung im mittleren Choledochusdrittel sollte man bei Gallenwegseingriffen und speziell Reanastomosierungen Rücksicht nehmen (Grewe, Pföhringer).

Der venöse Abfluß des Blutes aus der Gallenblase erfolgt einerseits über die Vv. cholecysto-hepaticae in die intrahepatischen Pfortaderäste und andererseits über die den D. cysticus und die A. cystica begleitenden Gefäße in die Choledochusvenen. Die Hauptgallengänge sind auf der ventralen Seite von einem dichten Geflecht zartwandiger kleiner Venen bedeckt (Zuckerkandlscher Venenplexus), die schon bei leichter Verletzung unangenehm bluten und nur schwer zu stillen sind.

Die *Lymphgefäße* der Gallenblase bilden ein ausgedehntes Netzwerk und münden in die Lymphknoten am Gallenblasenhals und in die des Ligamentum hepatoduodenale. Sie anastomosieren mit den Lymphgefäßen aus dem Pankreaskopf und setzen sich in die Lnn. coeliaci fort. Daneben gibt es noch direkte Lymphabflüsse von der Gallenblase in das benachbarte Lebergewebe sowie entlang dem Ligamentum teres hepatis zum Nabel.

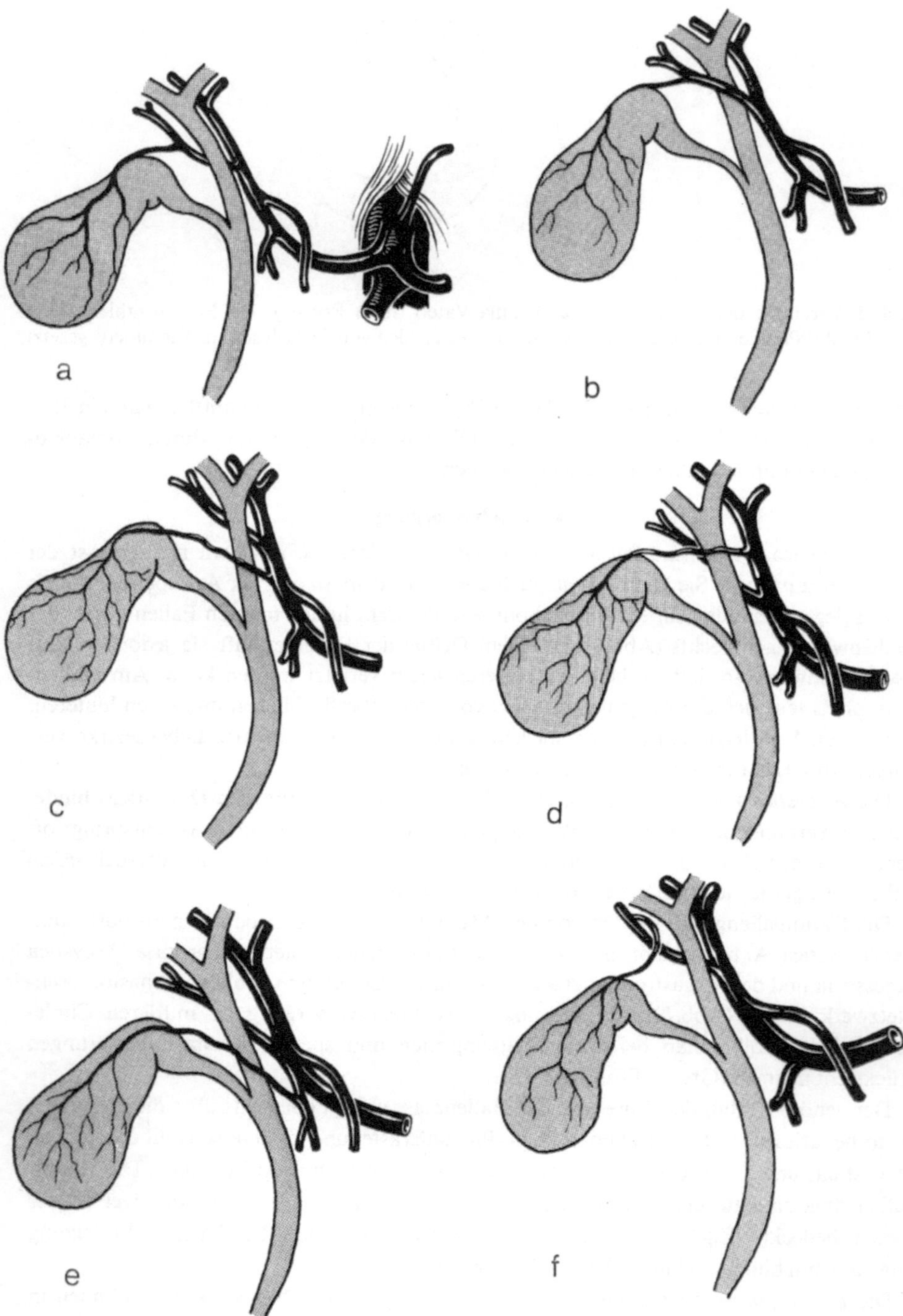

Abb. 6. Varianten der Arteria cystica: a) normaler Verlauf der Arteria cystica; b) Dorsalverlauf der Arteria cystica; c) die Cystica entspringt aus der Hepatica communis; d) die Cystica entspringt aus der Hepatica sinistra; e) die Cystica entspringt aus der Gastroduodenalis; f) Schleifenbildung der Cystica mit Gefahr der irrtümlichen Ligatur der Hepatica dextra

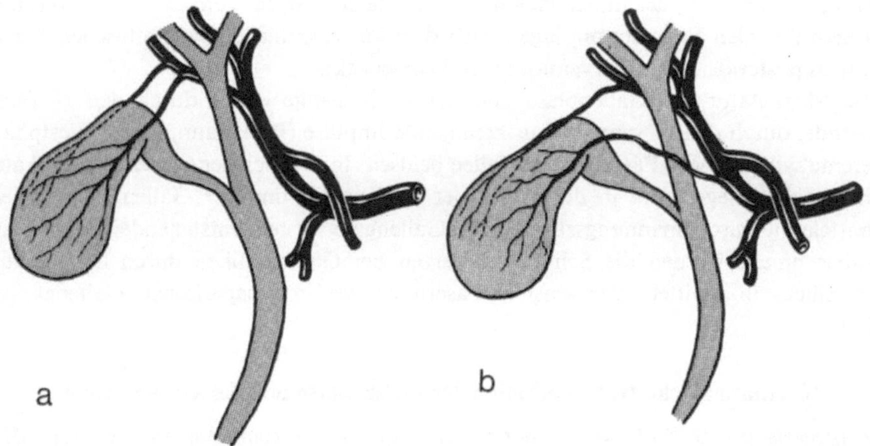

Abb. 7. Doppelte Anlage der Arteria cystica: a) beide Äste entspringen der Arteria hepatica dextra; b) ein Ast aus der Arteria hepatica dextra und ein Ast aus der Arteria hepatica com.

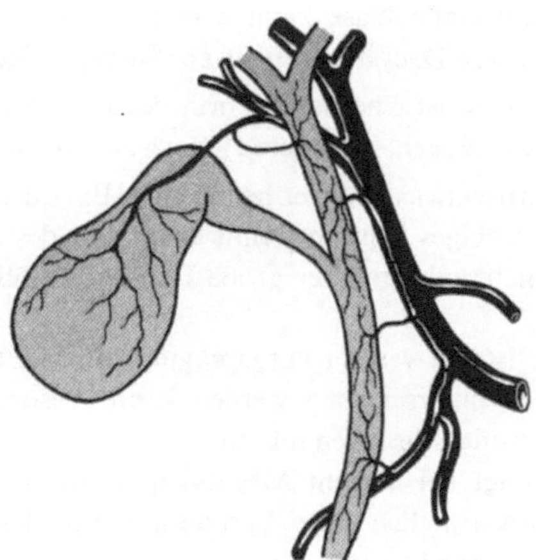

Abb. 8. Arterielle Versorgung der Hauptgallengänge

5. Nervenversorgung

Das *vegetative Nervengeflecht* der Gallenblase und der Gallengänge besteht aus sympathischen und parasympathischen Fasern. Die wesentlichen sympathischen Nervenfasern für die ableitenden Gallengänge stammen aus dem Plexus hepaticus posterior, der im Lig. hepatoduodenale die großen Lebergefäße einhüllt. Es handelt sich um prae- und postganglionäre, afferente und efferente Nervenfasern. Ihre Ganglienzellen befinden sich im Seitenhorn des Rückenmarks oder im Spinalganglion (Th 6–10) und im Grenzstrang bzw. im Ganglion coeliacum.

Die *parasympathische* Innervation der ableitenden Gallengänge stammt aus den beiden Nn. vagi. Aus dem vorderen Vagusstamm zweigt in Kardiahöhe der vagale Plexus hepaticus anterior ab, der in der Pars densa des kleinen Netzes zum Leberhilus verläuft. Aus dem dorsalen Vagusstamm lagern sich dem im wesentlichen sympathischen Plexus hepaticus posterior vagale Nervenfasern an (Loeweneck).

Die Muskulatur der Gallenblase und der Gallengänge erhält durch den N. vagus fördernde, durch den N. sympathicus hemmende Impulse (Beckmann, Eiger, Westphal). Afferente sympathische Fasern, deren Zellen beidseits im Bereich der 6 unteren thorakalen Spinalganglien liegen und in der Wand der Gallenblase und der Gallengänge enden, vermitteln die durch Spannungszustände im Gallengangssystem entstehenden Schmerzen. Darüber hinaus werden die Schulterschmerzen bei Gallenkoliken durch den rechten N. phrenicus übermittelt, der sensible Fasern zu den extrahepatischen Gallengängen besitzt.

II. Anatomische Besonderheiten der Gallenblase und der Gallengänge

Die *Agenesie der Gallenblase* ist sehr selten und dann regelmäßig mit anderen Mißbildungen kombiniert. Sie kann durch eine extreme Schrumpfung bei chronischer Entzündung vorgetäuscht sein.

Eine *doppelte Gallenblase* wird gelegentlich beobachtet. Dabei bestehen zwei Cysticusgänge, die entweder getrennt oder in Y-Form gemeinsam in die Hauptgallengänge münden. Eine fehlgebildete Gallenblase kann aber auch als *Gallenblasendivertikel* der anderen Gallenblase oder deren D. cysticus aufsitzen (Sherlock, Hess).

Die *längsgeteilte Gallenblase* ist eine Sonderform der Doppelgallenblase, die von einheitlicher Seromuscularis überzogen, im Inneren jedoch zweigeteilt ist.

Die *Septumgallenblase* wird etwas häufiger beobachtet. Ein quer liegendes, mit Schleimhaut überzogenes bindegewebiges Septum trennt einen Teil des Lumens ab; dieser Teil steht immer durch eine mehr oder minder große Perforationsöffnung mit dem übrigen Lumen in Verbindung.

Die *Trabekelgallenblase* ist die weniger ausgeprägte Form der Septumgallenblase, von der sie nicht grundsätzlich unterschieden werden kann. Besonders im Collumbereich können Trabekel zu Entleerungsstörungen führen.

Die *Pendelgallenblase* zeigt bei langem Mesocystium eine völlig freie Beweglichkeit (Abb.2). Dabei ist die ursprünglich feste Verbindung mit der Leberunterfläche aufgehoben, was leicht zu Torsionen führen kann.

Bei der *Phrygischen Mütze* handelt es sich um eine Abknickung der Gallenblase zwischen Fundus und Corpus durch eine gestörte Septierung der epithelialen Gallenblasenanlage. Sie ist die häufigste und zugleich auch bedeutungsloseste Mißbildung der Gallenblase, die keine Operationsindikation bedingt (Sherlock, Hess).

Die *Linkslage der Gallenblase* wird als entwicklungsgeschichtlich bedingte Anomalie ganz selten beobachtet und besitzt keine klinische Bedeutung.

Die *Verdoppelung des Choledochus* ist außerordentlich selten und deshalb praktisch bedeutungslos. Nicht zu unterschätzen sind *akzessorische Hepaticusäste*, die bei 15–18% aller Menschen beobachtet werden (Abb.4). Ihr Kaliber schwankt zwischen 1–3 mm. Besondere Beachtung verdienen dabei die zum D. cysticus und zum rechten D. hepaticus ziehenden Gänge, die nicht selten im Gallenblasenbett verlaufen. Ihre Ligatur zeigt nur dann Folgen, wenn der akzessorische Hepaticusast einen größeren Leberbezirk versorgt. Dabei kann ein hoher Sekretionsdruck zur Gallenfistel führen; ein Verschlußikterus nach Ligatur wurde jedoch nicht beobachtet (Hess, Sherlock).

B. Indikationen zum operativen Vorgehen

Die chirurgischen Eingriffe an der Gallenblase und den Gallengängen gelten in erster Linie dem Gallensteinleiden und seinen unmittelbaren Folgen. Darüber hinaus verlangen Verletzungen, Narben, Mißbildungen, Tumoren oder unklare, mit klinischen Mitteln nicht endgültig abzuklärende Verhältnisse im rechten Oberbauch die operative Intervention.

Heute sind chirurgischerseits die Ansichten über die Indikation zur Cholecystektomie bei der Steingallenblase mit klinischen Beschwerden ungeteilt: Die Gallenblase soll zum frühesten Zeitpunkt entfernt werden. Das Risiko des Fortschreitens der Entzündung, der Beteiligung der Nachbarorgane und der malignen Degeneration ist wesentlich größer als das des operativen Eingriffs. Bis zu 40% der nichtoperierten Gallensteinträger erkranken an Komplikationen ihres Leidens, bis zu 15% sterben an diesen Komplikationen (Reichmann, Holle und Wohlgemuth). Im übrigen darf nie vergessen werden, daß 12–15% der Gallensteinträger auch Gallengangssteine haben und daß in etwa 3–4% bei der routinemäßig durchgeführten Cholangiographie mit einem unerwarteten Gallengangsstein gerechnet werden muß (Adams und Haisten; Kern; Way, Admirand und Dunphy).

Nicht ganz so leicht ist die Frage der Indikation bei klinisch stummen, zufällig entdeckten Gallensteinen zu beantworten. Leider wird in diesen Fällen allzu häufig bis zum Auftreten starker klinischer Erscheinungen gewartet. Denn die Erfahrung lehrt, daß gerade sie sich häufig später zu komplizierten und damit risikoreichen Fällen entwickeln. Der Verzicht auf die Frühoperation führt zur hepatischen Sekundärschädigung, zu einer Entzündungsausbreitung auf die intra- und extrahepatischen Gallengänge mit einer stenosierenden Papillitis.

Die Frage ob ohne zwingenden Grund im akuten Anfall operiert oder nach Möglichkeit ein freies Intervall abgewartet werden soll, wird nicht einheitlich beantwortet. Es zeigt sich, daß die technische Durchführung der Operation im akuten Gallensteinanfall zumeist nicht schwerer ist. Das bedeutet jedoch nicht, daß der Kranke im Anfall sofort operiert werden muß. Selten belohnt der störungsfreie postoperative Verlauf so sehr die gründliche, überlegte und gezielte Vorbereitung mit Flüßigkeits- und Elektrolytersatz wie gerade bei den Gallenwegseingriffen.

Mit Nachdruck müssen wir aber vor einem vor- und frühzeitigen Eingriff bei der akuten eitrigen Cholecystitis warnen. Wenn auch dieses Krankheitsbild mit seinen Komplikationsmöglichkeiten immer wieder mit der akuten Appendicitis verglichen wird, so zeigt sich doch, daß Perforationen selten sind, die Operationsletalität auf das Doppelte ansteigt, die anatomischen Situationen im Rahmen der eitrigen Entzündung unübersichtlich, und fast in der Hälfte der Fälle Interventionen an den ableitenden Gallenwegen erforderlich sind. Und gerade diese können im Rahmen der Notfallsituation nicht mit der erforderlichen Ruhe und Sorgfalt vorgenommen werden. Wir empfehlen deshalb dringend bei der akuten isolierten Cholecystitis die konservative Therapie mit Antibiotica und parenteraler Infusionsbehandlung. Unter diesen Maßnahmen klingen die akuten Erscheinungen praktisch ausnahmslos rasch ab. Im freien Intervall wird dann zum Zeitpunkt der Wahl bei gezielter Indikation operiert.

Ein inkompletter und kompletter Verschluß zwingt zur frühzeitigen Intervention. Die Hoffnung auf einen Spontanabgang selbst kleiner Choledochuskonkremente hat sich praktisch ausnahmslos als trügerisch erwiesen. Die Operation muß deshalb nach 14 Tagen, im extremen Fall nach 4 Wochen durchgeführt werden. Nicht alle ikterischen Kranken leiden unter gesteigerter Blutungsneigung. Vor Applikation von Vitamin K_1 muß deshalb ein Gerinnungsstatus angefertigt werden.

Eine besonders ernste und lebensbedrohliche Komplikation der Gallensteinerkrankung ist die akute Pankreatitis. (Siehe Kapitel »akute Pankreatitis«).

C. Der operative Zugang

Der gute und übersichtliche Zugang zu dem Gallenwegssystem ist mit mehreren Bauchdeckenschnitten zu erreichen (Abb.9):

1. Transrectalschnitt
2. Paramedianschnitt
3. Rippenbogenrandschnitt
4. Oberbauchquerschnitt
5. Oberbauchschrägschnitt

Der *Transrectalschnitt* ist für uns das Vorgehen der Wahl. Störungen der Nervenversorgung des Rectusmuskels haben wir nicht beobachtet. Er ist der kleinste Schnitt, unmittelbar über der Leberpforte, der jedoch beliebig verlängert werden kann und sich durch einen optimalen Heilverlauf auszeichnet.

Der *Paramedianschnitt* wird wegen der Schonung von Gefäßen und Nerven sowie des leichten kulissenartigen Verschlusses von verschiedenen Operateuren bevorzugt.

Der Rippenbogenrandschnitt ist bei Recidiveingriffen, bei besonders schwierigen Verhältnissen, starker Adipositas oder ganz schlanken Patienten vorzuziehen. Er gewährt

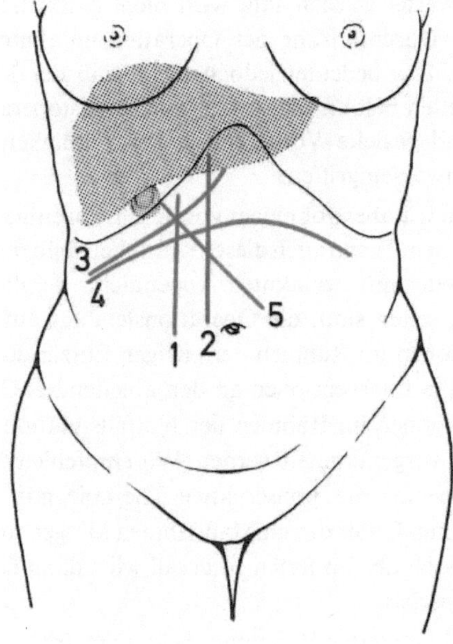

Abb. 9. Zugangswege für Eingriffe am Gallenwegssystem: 1. Transrektalschnitt; 2. Paramedianschnitt; 3. Rippenbogenrandschnitt; 4. Oberbauchquerschnitt; 5. Oberbauchschrägschnitt

einen ausgezeichneten Überblick und läßt sich durch einen linksseitigen Subcostalschnitt wesentlich erweitern.

Der *Oberbauchquerschnitt* verschafft nur bei breitem Thorax mit stumpfem Rippenwinkel einen guten Zugang. Seine Anwendung ist umständlich und zeitraubend; er ist aber unübertroffen bei Ausdehnung der Gallenwegseingriffe auf das Pankreas. Der besondere Vorteil liegt in der einfachen Erweiterungsmöglichkeit.

Der *Oberbauchschrägschnitt* liegt senkrecht zum Rippenbogen zwischen 8. Intercostalraum und Mittellinie. Er sichert bei schonender Schnittrichtung einen guten Überblick und gewährt die Möglichkeit, nach links durch quere Rectusdurchtrennung oder nach rechts im 8. ICR einer notwendigen Verlängerung (Kapral, Kausch, Brücke, Wojta).

D. Lagerung zu Gallenwegsoperationen

Die Operationen an den Gallenwegen werden in Rückenlage durchgeführt. Zur Erweiterung der unteren Thoraxapertur und damit zur Erreichung eines besseren Zugangs wird die verstellbare Gallenbrücke hochgedreht, bzw. ein Kissen oder aufblasbares Polster am Übergang von Brust- zur Lendenwirbelsäule untergelegt. Damit werden Leber und Gallenwege nach ventral gedrängt.

Eine zu starke Lordosierung ist wegen der möglichen falschen Manometriewerte zu vermeiden. Die Lagerung muß der obligaten Radiomanometrie Rechnung tragen. Diese erfolgt optimalerweise mit dem Bildwandler. Steht dieser nicht zur Verfügung, wird in entsprechender Höhe bei fahrbarem Röntgengerät ein Kassettentunnel untergeschoben und seine Lage vor dem Eingriff kontrolliert (Fuchsig und Fritsch, Schriefers).

Vor dem Bauchdeckenverschluß werden die Gallenbrücke zurückgedreht, oder Kissen und Luftpolster entfernt.

E. Intraoperative Diagnostik

Das Gallensteinleiden erhält durch Übergreifen auf die intra- und extrahepatischen Gallengänge eine wesentlich ernstere Prognose: Deren Beteiligung stellt schlechthin das Problem der Gallenwegschirurgie dar.

Die präoperative Diagnostik sichert in keinem Fall den exakten und notwendigen Überblick über die Verhältnisse in den Gallengängen, also über Ausdehnung und Folgen des Steinleidens. Diese Unsicherheitsfaktoren können nur durch die intraoperative Diagnostik beseitigt werden. Deshalb ist der Nachweis der Einbeziehung der Gallengänge in den Krankheitsprozeß während der Operation von entscheidender Bedeutung. *Diese intraoperative Diagnostik ist für jeden Gallenwegseingriff obligat* und besteht aus:

Inspektion
Palpation
Intraoperative Röntgendiagnostik
Debitometrie
Instrumentelle Revision der Gallengänge
Cholangioskopie
Kontrollcholangiographie

I. Inspektion

Die *Inspektion* läßt nur stärkere Veränderungen der Gallengänge wie Lumenerweiterungen oder Wandveränderungen erkennen. Ein normales Aussehen der extrahepatischen Gallengänge schließt weder eine Cholangiolithiasis noch eine Papillenstenose aus (Grill und Forell). Die Inspektion ist also kein verläßliches Untersuchungsverfahren.

II. Palpation

Desgleichen sind mit der *Palpation* nur grobe Gallengangsprozesse zu erfassen. Der tastende Finger kann weder über die genaue Zahl und Größe der Steine, noch über die Verhältnisse im Bereich der Leberpforte oder der Papilla Vateri etwas aussagen. Für die verantwortliche Analyse der Verhältnisse im Bereich der Gallengänge sind deshalb Inspektion und Palpation nur bedingt verwertbar.

III. Intraoperative Röntgendiagnostik

Die ausgezeichneten Erfolge der Gallenwegschirurgie der letzten Jahrzehnte gehen fraglos auf das Konto der intraoperativen Röntgendarstellung der Gallengänge. Von den verschiedenen Methoden, die im wesentlichen auf Mirizzi, Mallet-Guy und Caroli zurückgehen, haben sich heute die Radiomanometrie unter Sichtkontrolle im Bildverstärker nach Caroli und das etwas abgewandelte Verfahren nach Simon-Weidner bewährt. *Ohne diese intraoperative Röntgendiagnostik sollte heute nirgends mehr Gallenwegschirurgie betrieben werden.*

1. Radiomanometrie nach Caroli

a) Apparative Ausrüstung. An einem 50 cm langen Meßstab sind ein Steigrohrmanometer und ein 100 ml fassender Kontrastmittelbehälter befestigt, der sich auf- und abwärts schieben läßt (Abb. 10). Von diesem Kontrastmittelbehälter führt ein Schlauch zur Gallenwegskanüle, während im Nebenschluß der Schlauch mit dem Steigrohr verbunden ist. Der Kontrastmittelbehälter wird durch ein Glasrohr verschlossen, das am unteren Ende zylindrisch aufgetrieben ist und ein kleines seitliches Loch trägt. Hierdurch perlt Luft nach, sobald Kontrastmittel in die Gallenwege abfließt. Mit je einer Klemme kann man isoliert die Verbindung zum Kontrastmittelbehälter und zum Steigrohr unterbrechen.

Dieser gesamte Apparat wird sterilisiert und vor der Operation auf einem steril abgedeckten eigenen Handtisch montiert. Zur Nullpunktbestimmung auf Höhe des D. choledochus empfiehlt sich das Zusatzgerät von Neiger: es besteht aus einem 50 cm langen horizontalen Arm, an dessen freiem Ende ein 50 cm langer Visierstab befestigt ist, der genau in Höhe des D. choledochus eingestellt werden kann. Dieser Apparat nach Caroli hat viele Modifikationen erfahren, die in der Hand des Geübten Gleiches leisten (Kaiser, Mondini, Neuhaus, Willenegger). Es kommt nur darauf an, daß man seine Methode beherrscht.

b) Technische Durchführung der Radiomanometrie. Die Radiomanometrie wird sofort nach Entfernung der Gallenblase, vor jeder Manipulation und vor allem vor Sondierung der Gallengänge vorgenommen. Auch wenn Steine im Hepatocholedochus sicht- und tastbar sind, empfiehlt sich trotzdem die Cholangiographie: nur durch sie ist eine exakte Aussage über Zahl und Lage der Konkremente sowie über sonstige Veränderungen wie Papillenstenosen oder anatomische Varianten möglich.

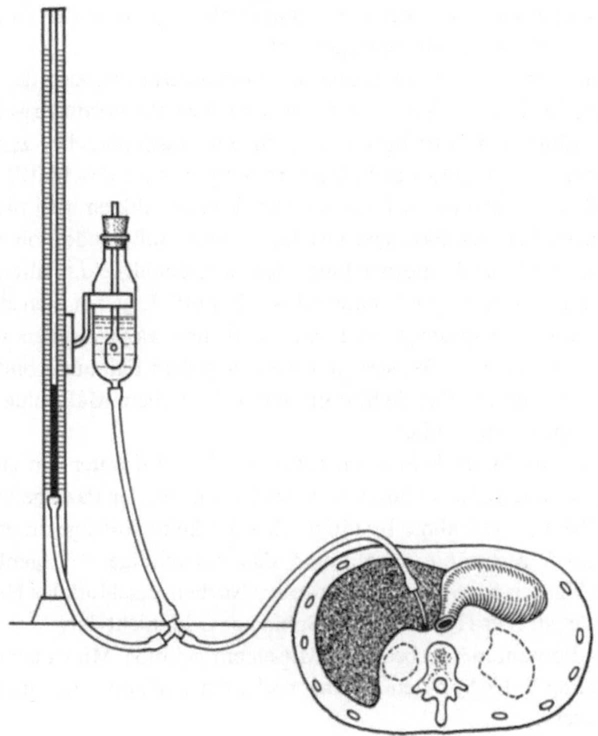

Abb. 10. Schematische Darstellung des Radiomanometriegerätes nach Caroli

α) Radiomanometrie durch den Cysticus

Als Standardverfahren wird nach Entfernung der Gallenblase der Cysticus-Rand mit einer kleinen scharfen Klemme gehalten und die Cysticuskanüle eingeführt. Es muß besonders darauf geachtet werden, daß dabei im Cysticus keine kleinen Konkremente eingeklemmt sind, die versehentlich in den Choledochus gestoßen werden. Bei sehr dünnem Cysticus gelingt das Einführen der Kanüle erst nach dem Bougieren mit einer Sonde.

Nach dem Einknoten der Cysticuskanüle wird der Gallerückfluß abgewartet und dann der Schlauch des Radiomanometrie-Gerätes luftdicht angeschlossen. Vor der Radiomanometrie müssen die eingelegten Bauchtücher entfernt werden, damit Gallengänge und Duodenum nicht komprimiert werden. Ausgehend von einem Druck von 6 cm Wassersäule wird das Kontrastmittelgefäß langsam hochgeschoben bis Luftperlen austreten, bis also Kontrastmittel in die Gallengänge einfließt. Damit ist der Füllungsdruck erreicht. Dieses langsame Einfließen von Kontrastmittel erfolgt selbstverständlich unter Durchleuchtungskontrolle im Bildverstärker, mit dem sofort die erste Röntgenaufnahme angefertigt wird. Bei der notwendigen flauen Darstellung der ableitenden Gallengänge zeigen sich sofort anatomische Veränderungen und besonders kleine Konkremente. Kurze Zeit später wird bei etwas besserer Auffüllung das zweite Bild erstellt.

Dann schiebt man das Kontrastmittelgefäß langsam so lange nach oben, bis am gleichmäßigen Einlaufen des Kontrastmittels erkennbar ist, daß der Widerstand des Sphincter Oddi überwunden, der *Passagedruck* erreicht ist. Er beträgt normalerweise 12–15 cm Wassersäule. Zur Dokumentation der Sphincterpassage wird sofort die 3. Röntgenaufnahme angefertigt. Dabei wird zur besseren Darstellung der Papille der Operationstisch zweckmäßigerweise um 10 –15° nach rechts gekippt.

Besonders wichtig ist jetzt die Bestimmung des *Residualdruckes*, also des *Gallenwegsbinnendruckes* bei geschlossenem Sphincter Oddi. Er schwankt normalerweise zwischen 6 und 12 cm Wassersäule und wird durch Abklemmen des Schlauches zum Kontrastmittelgefäß festgestellt. Dabei sinkt der Spiegel im Steigrohr durchschnittlich um 5 cm, um sich in dieser Höhe einzupendeln. Fällt der Druck nach Abklemmen nicht oder nur ganz gering, war vermutlich der Passagedruck falsch und muß wiederholt werden. Die 4. Röntgenaufnahme wird nach Feststellung des Residualdruckes angefertigt. Die Residualdruck-Bestimmung wird noch zweimal wiederholt. Ergeben sich dabei höhere Werte, so muß ein Sphincterspasmus oder ein Ventilstein angenommen werden. Der Residualdruck von mehr als 16 cm Wassersäule weist in jedem Fall auf Abnormitäten im distalen Gallengang oder an der Papille hin; mit ihm ist in hohem Maße eine zuverlässige Diagnose möglich (Hopton und White).

Fließt jedoch bei 15 cm Druck kein Kontrastmittel ein, wird unter Durchleuchtungskontrolle das Kontrastmittelgefäß so lange hochgeschoben, bis der Passagedruck erreicht ist, was durch eine Röntgenaufnahme bestätigt wird. Ist keine Passage zu erzielen, wird der Druck auf 50 cm Wassersäule erhöht und das notwendige Röntgenbild erstellt. Die Gallengänge stellen sich bei Stein-, Tumor- oder Narbenverschluß des Hepaticus, bei Gallengangsfisteln oder starker Hypotonie des Sphincter Oddi nicht dar.

Danach ist die Radiomanometrie beendet. Mit einem geübten Mitarbeiterstab nimmt die ganze Untersuchung 5–10 Minuten in Anspruch; ein Aufwand, der in keinem Verhältnis zum Gewinn steht.

β) Radiomanometrie durch die Gallenblase

Dieses Verfahren kommt nur in Betracht, wenn die Verhältnisse im Gallenblasen-Cysticusbereich gleichzeitig geprüft werden sollen. Hierzu wird eine normale Kanüle oder die gerade Kanüle nach Mallet-Guy im Fundus eingelegt und durch Tabaksbeutelnaht fixiert. Beim Durchstoßen der Wand muß darauf geachtet werden, daß die Spitze nicht submukös liegen bleibt, was leicht am Gallen-Austritt erkennbar ist.

Die Gallenblasenpunktion kann auch durch das Leberparenchym erfolgen (Abb.11). Dabei muß jedoch vermieden werden, daß zwischen Leber und Gallenblasenwand ein Hämatom gesetzt wird (Kern, Schriefers).

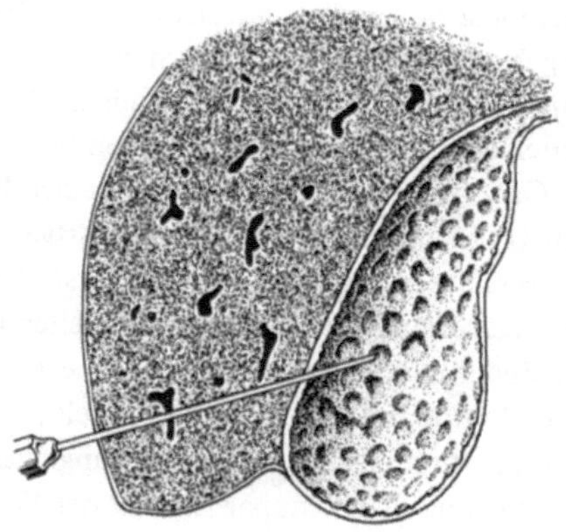

Abb. 11. Transhepatische Cholecyst-Cholangiographie

Nach Feststellung des Nullpunktes wird die Kanüle mit dem Caroli-Apparat verbunden. Dann wird langsam unter Durchleuchtungskontrolle das Kontrastmittelgefäß hochgeschoben, bis Luftblasen auftreten und damit den Kontrastmittelaustritt in die Gallenblase anzeigen. Der erreichte Füllungsdruck beträgt 12–15 cm Wassersäule. Er hat allerdings nur bei extremen Werten diagnostische Bedeutung: tief bei Hypotonie und hoch bei Gallenwegs- oder Cysticushindernissen. Jetzt wird der Druck bis zur Überwindung des Cysticus-Widerstandes, also bis zum Passagedruck gesteigert; er beträgt normalerweise 18–22 cm Wassersäule. Die Cysticus-Passage wird durch eine Röntgenaufnahme festgehalten. Durch Abklemmen des Kontrastmittelgefäßes erhält man den *Residualdruck*, der 5 cm tiefer als der Passagedruck liegt; Passage- und Residualdruck werden einige Male wiederholt und die ableitenden Gallenwege nach Drucksteigerung auf 40 cm und 50 cm Wassersäule jeweils röntgenologisch dargestellt.

2. Radiomanometrie nach Simon-Weidner

Als einfacheres und doch verläßliches Alternativverfahren hat sich bei uns diese abgewandelte Radiomanometrie bewährt: Nach Entfernung der Gallenblase wird die mit Kochsalzlösung exakt luftleer gemachte abgeänderte Sonde nach Simon-Weidner durch den Cysticus eingeführt und eingeknotet (Abb. 12). Nun messen wir nach Entfernung der Bauchtücher und Haken an dem graduierten Schlauch den Binnendruck, also den Residualdruck der Gallengänge. Dabei muß besonders darauf geachtet werden, daß die Kanüle nicht in einer Heisterschen Klappe hängt oder fest der Gallengangswand anliegt. Ist der

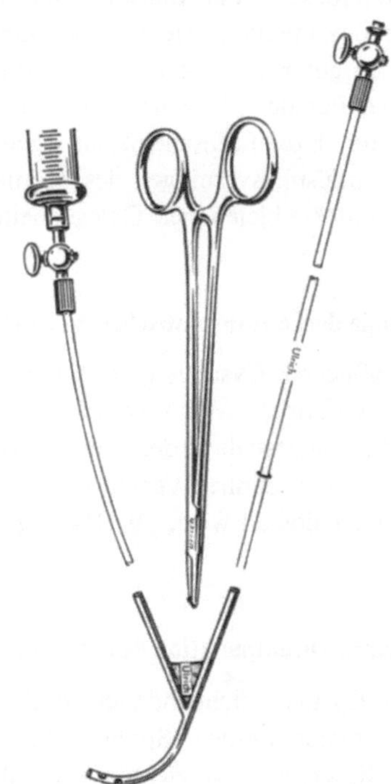

Abb. 12. Radiomanometriesonde nach Grill*

*) Herstellung: Fa. Heinrich C. Ulrich, Ulm/Donau

Gallengangsbinnendruck sehr hoch (Steinverschluß, Tumor) tritt überhaupt keine Flüssigkeit aus dem Sondenschlauch ein. Sind die Gallengänge stark erweitert, läuft der Druckmeßschlauch rasch leer und muß mit 1–3 ml Kochsalzlösung neu aufgefüllt werden. Erst dann kann der reelle Binnendruck gemessen werden.

Nach Feststellung des Gallengangsdruckes wird das gesamte Operationsfeld mit einem sterilen Tuch abgedeckt und der Operationstisch in Längsrichtung um 15° nach rechts gedreht. Damit werden retroduodenaler Choledochusanteil und Papille neben der Wirbelsäule besser sichtbar. Unter ständiger Durchleuchtungskontrolle im Bildwandler werden je nach Weite der extrahepatischen Gallengänge 1–3 ml eines 30%igen Kontrastmittels injiziert. Dabei zeigt sich ein erster orientierender Überblick; es wird sofort in Atemstillstand die 1. Röntgenkontrollaufnahme angefertigt. Unter Durchleuchtungskontrolle werden dann 3–5 ml Kontrastmittel nachgespritzt und die 2. Röntgenkontrollaufnahme vorgenommen.

Nun wird der Operationstisch nochmals um 10° nach rechts gekippt, damit die Papille besser und in jedem Fall auch von der anderen Seite erfaßt wird. Jetzt erfolgt Prallfüllung der intra- und extrahepatischen Gallengänge durch Injektion von 5–10 ml Kontrastmittel und Dokumentation durch Anfertigung des 3. Röntgenbildes. Sind die Gallengänge maximal erweitert, muß man jetzt bis zu 30 ml Kontrastmittel nachspritzen. Unter Durchleuchtungskontrolle wird jetzt das Papillenspiel beobachtet und nochmals der Residualdruck kontrolliert. Einwandfreie peristaltische Bewegungen an der Papille schließen organisch bedingte Stenosen weitgehend aus, während spastische Abflußbehinderungen durch intravenös applizierte Ganglienblocker oder Spasmolytika rasch zu beseitigen sind (Willenegger). Als letzte Röntgendokumentation fertigen wir dann die Abflußaufnahme an.

Dieses Verfahren erlaubt einen guten orientierenden Überblick über die Verhältnisse an den Gallengängen und an der Papille. Wir warnen dringend davor, wegen der Möglichkeit der Direktbeobachtung durch die Fernseheinrichtung auf die Röntgenbild-Dokumentation zu verzichten. Das Auflösungsvermögen des Monitors, die raschen Bildveränderungen und die Summationseffekte bieten viele Gelegenheiten der Fehlinterpretation.

3. Radiographie durch transcystischen Venenkatheter

Bei zu dünnem und leicht zerreißlichem Cysticus ist in seltenen Fällen die Radiomanometrie mit der Kanüle nicht durchführbar. Wir verzichten dann auf die Druckmessung und beschränken uns auf die Röntgendarstellung der Gallengänge.

Wir führen durch den Cysticus einen dünnen Venenkatheter, der nach dem Einknoten an die Kontrastmittelspritze angeschlossen wird. Die Radiographie erfolgt in der oben beschriebenen Weise.

4. Radiographie durch Direktpunktion des Hepato-Choledochus

Ist die Radiographie durch den Cysticus nicht möglich, muß sie durch Direktpunktion des Hepatocholedochus vorgenommen werden (Spohn). Wegen der Gefahr der Gangverletzung, besonders an der Hinterwand, verzichten wir auf die Trokarkanülen von Caroli und Mallet-Guy ebenso wie auf große gebogene Kanülen. Uns hat sich in diesen Fällen das dünne intravenöse Infusionsgerät mit kurzer dünner Flügelkanüle bewährt. Wir können hiermit allerdings keine Druckmessung vornehmen und wollen zur notwendigen Verifizierung der Verhältnisse an den Gallengängen nur die Radiographie.

5. Radiographie durch transhepatische Gallengangspunktion

Bei hohem Verschluß der Hepaticusäste können die topographischen Verhältnisse durch die transhepatische Punktion eines hilusnahen Leberganges mit Kontrastmittelinjektion geklärt werden. Bei starker peripherer Gangerweiterung ist die radiologische Verifizierung auch durch transhepatische Direktpunktion dieses erweiterten Ganges möglich.

6. Fehlerquellen bei der Radiomanometrie

Die Radiomanometrie liefert nur bei Beherrschung der Methode und exakter Durchführung ihre wertvollen und nicht zu ersetzenden Befunde. Ihr Problem ist die Interpretation der Röntgenbilder. Diese müssen deshalb von bester Qualität, bei Atemstillstand angefertigt, gut zentriert und in ausreichender Zahl vorhanden sein. Vor allem dürfen keine zu hoch konzentrierten Kontrastlösungen verwandt und anfangs die Gallengangssysteme nicht zu stark überfüllt werden, da sonst unweigerlich kleine Steine überdeckt werden und die Papille nicht exakt dargestellt ist. Erst die abschließende Prallfüllung sichert auch die intrahepatische Steinfreiheit. Schließlich müssen Prämedikations- und Narkosemittel vermieden werden, die den Gallengangs- und speziell den Sphinctertonus beeinflussen; vor allem ist gerade von Morphinen die Erhöhung des Sphinctertonus bekannt.

7. Schädigung durch die Radiomanometrie

Bei exakter Durchführung der Radiomanometrie werden Schädigungen und Zwischenfälle praktisch nicht beobachtet. Die akuten Pankreatitiden nach Gallenwegseingriffen werden vor allem nach Maßnahmen an der Papille gesehen und sind damit Folgen des lokalen Eingriffs. In unserem Operationsgut fällt gar nicht so selten auf, daß im Cholangiogramm über eine gemeinsame Mündung in der Papille auch ohne besondere Druckanwendung der D. pancreaticus sich im Anfangsteil darstellt. Vielfache Kontrolluntersuchungen haben bewiesen, daß hierdurch praktisch nie ernste postoperative Pankreatitiden ausgelöst wurden.

Eine durch die Radiomanometrie propagierte Cholangitis können wir dann verhüten, wenn wir bewährte 30%ige Kontrastmittel verwenden und postoperativ für einen ungehinderten Galleabfluß durch die Papille in den Darm oder durch die T-Drainage nach außen sorgen.

Auch bei der *postoperativen Cholangiographie* am 6. oder 7. Tag haben wir weder Infektpropagationen noch Jodüberempfindlichkeits-Reaktionen bei Verwendung unserer wasserlöslichen Kontrastmittel beobachtet. Wir verzichten deshalb auf die Sensibilitätsteste, scheiden aber diejenigen Kranken aus, die anamnestisch über eine Jodüberempfindlichkeit berichten.

IV. Debitometrie (Flußmessung)

Die Druckwerte im Gallengang und die Abflußgeschwindigkeit durch die Papille sind physikalisch eng verknüpft. Ihre diagnostische Bedeutung haben Brücke u. a. veranlaßt, entsprechende Verfahren zur besseren Erfassung dieser Beziehungen auszuarbeiten.

Sie bestimmen mit den Flußmessungen den Papillendurchfluß bei gleichbleibendem Durchströmungsdruck: Beträgt dieser konstant 30 cm Wassersäule, dann durchfließen normalerweise 15–45 ml Flüssigkeit pro Minute die Papille. Diese Menge wird als Standard-Durchfluß bezeichnet (Brücke, Fuchsig und Fritsch). Die Verminderung unter 15 ml/min beweist die organische Abflußbehinderung. Nach Bestimmung des Standarddurchflusses wird durch Abklemmen des Zuflußgefäßes der Residualdruck im Steigrohr gemessen und wiederholt kontrolliert.

Voraussetzung für brauchbare Ergebnisse sind allerdings die konstante Länge des Verbindungsschlauches von 80 cm und der innere Durchmesser der Meßkanüle von mindestens 2,5 mm. Bei dünner Kanüle sind die gewonnenen Meßergebnisse zwar für den Residualdruck, doch nicht für die Abflußmenge verwertbar (Fuchsig und Fritsch).

Willenegger und Mitarb. gehen mit dem Brücke-Gerät folgendermaßen vor:

a) erste Residualdruckmessung mit Röntgenbild;
b) Bestimmung des Durchflußvolumens bei einem Standarddruck von 30 cm Wassersäule und 2. Röntgenbild;
c) zweite Residualdruckmessung mit 3. Röntgenbild.

Unter Berücksichtigung von Symptomatologie und Klinik werden als oberer Grenzwert für die Indikationsstellung zur Sphincterotomie ein Residualdruck von 15 cm Wassersäule und ein Durchflußvolumen von 12–13 ml/min. angesehen.

Tondelli und Allgöwer haben ein eigenes Debitomanometer entwickelt, der bei einfacher Wartung, kurzer Bedienungszeit sowie sparsamem Kontrastmittelgebrauch den physikalischen Anforderungen genügt. Der besondere Vorteil ist die einfache Handhabung bei Fixation an der Tuchhalterung am Kopfende des Operationstisches.

Es werden jeweils bei 14 cm, 20 cm, 26 cm und evtl. bei 32 cm Wassersäule Röntgenbilder angefertigt und dazwischen der Residualdruck gemessen bzw. kontrolliert. Abschließend wird die Reservoirspritze auf 30 cm eingestellt und die Durchflußmenge innerhalb einer Minute bestimmt.

V. Instrumentelle Revision der Gallengänge

Die instrumentelle Revision der Gallengänge besitzt als alleinige Maßnahme nur zweifelhaften diagnostischen Wert. Mit ihr sind weder Gallengangsveränderungen noch Gallengangskonkremente sicher erfaßbar. Die instrumentelle Revision ist deshalb nur in Verbindung mit der Radiomanometrie ein verläßliches und dann empfehlenswertes Verfahren. Als solches beweist und ergänzt sie die intraoperative Röntgendiagnostik, speziell bei der Cholangiolithiasis und bei Papillenveränderungen.

Der praktische Wert der instrumentellen Gallengangsrevision besteht in der Extraktion röntgenologisch nachgewiesener Steine und in der Papillenbougierung. Hierzu stehen uns verschiedene Steinzangen mit unterschiedlicher Krümmung sowie biegsame Löffel aller Größenordnungen und schließlich biegsame und halbstarre Sonden entsprechender Dicke zur Verfügung.

Von der Choledochotomiestelle wird zuerst der leberwärts gelegene Stein mit dem Steinlöffel oder der Faßzange entfernt; dann werden Faßzange oder besser Steinlöffel in Papillenrichtung vorsichtig eingeführt und das Konkrement mit den palpierenden Fingern dem Löffel entgegenmassiert. Fassen und Extraktion der Steine soll sehr behutsam vorgenommen werden, da Gallengangsverletzungen ebenso vermieden werden müssen wie Steinzertrümmerungen (Schriefers).

Steinkrümel erdiger Pigmentsteine lassen sich am besten durch Ausspülen der Gallengänge mit warmer physiologischer Kochsalzlösung gewinnen. Leicht gleitende Konkremente sind oft sehr gut mit dem Fogarty-Ballonkatheter entfernbar. In der Papille eingeklemmte Steine dürfen auf keinen Fall in das Duodenum durchgestoßen werden, da hierbei mit Sicherheit Steinreste in der Papille zurückbleiben, die eine chronisch stenosierende Papillitis unterhalten. Diese Konkremente müssen ausnahmslos über die transduodenale Sphincterotomie entfernt werden.

Sind die Gallengangssteine entfernt, sondieren wir mit der dünnen biegsamen Uterussonde durch die Papille in das Duodenum. Diese Sondierung muß sehr vorsichtig und behutsam durchgeführt werden, da allzu leicht statt der Papillenbougierung eine Perforation oberhalb der Papille in das Duodenum erfolgen kann. Der Widerstand der normalen Papille ist leicht mit der Sonde zu überwinden. Der Beweis der Papillen-Passage ist erst erbracht, wenn in der Duodenalvorderwand der Sondenknopf metallisch durchschimmert. Abschließend dilatieren wir mit leichter Hand die Papille bis auf Choledochus-Weite. Ist die Papille mit Hegar-Stiften 8–10 gut passierbar, ist der Eingriff mit der Kontroll-Cholangiographie beendet (Kern, Krauss).

VI. Cholangioskopie

Die Cholangioskopie leistet bei entsprechenden Fällen in der Hand des Geübten sehr gute Dienste. Sie wurde von Wildegans entwickelt und gerade in letzter Zeit durch die Kaltlichtendoskopie erheblich verbessert.

Die Technik ist einfach:

Nach der Choledochotomie werden die Gallengänge revidiert und dann das Cholangioskop eingeführt. Zur Darstellung des Binnenraumes muß durch die Spülvorrichtung laufend warme Kochsalzlösung eingespritzt werden, die der Assistent absaugt. Nach zentral kann man bis über die Hepaticusbifurkation und nach distal bis zur Papille, teilweise sogar bis in das Duodenum gelangen. Konkremente werden dabei mit Schlingen entfernt; aus Tumoren werden Probeexcisionen zu histologischen Schnelluntersuchungen entnommen.

Die Cholangioskopie stellt keinen Ersatz für die Radiomanometrie dar. Ihr unbestreitbarer Wert liegt in der Kontrolle der Befunde und der Ergänzung der Diagnose (Jelinek). Bei subtiler Technik ist dieses Verfahren gefahrlos. Allerdings können entsprechende anatomische Varianten, Adipositas und tiefliegender Leberhilus die Cholangioskopie verbieten.

VII. Kontroll-Cholangiographie

Nach Revision der Gallengänge ist die *Röntgenkontrolluntersuchung* unerläßlich. Sie erfolgt durch die wasserdicht eingenähte T-Drainage. Da die instrumentellen Manipulationen die Verhältnisse speziell an der Papille verändern, kann die Druckmessung keine verwertbaren Ergebnisse liefern. Die Kontrolluntersuchung stellt also lediglich eine *Cholangiographie* dar, die jedoch für die jetzige Operationssituation einen einmaligen und beweisenden Aussagewert besitzt. Nur mit Hilfe der Kontrollcholangiographie kann die vollständige Steinentfernung und Hindernisbeseitigung bewiesen werden, weshalb diese Untersuchung vor dem Bauchdeckenverschluß durchgeführt werden muß. Bei geringstem Zweifel an einwandfreien Abflußverhältnissen empfehlen wir dringend die nochmalige Eröffnung mit Revision des Hepato-Choledochus.

F. Percutane transhepatische Cholangiographie

Vorbemerkungen

Mit der percutanen transhepatischen Cholangiographie sind Galleabflußstörungen nachweisbar. Das Verfahren ermöglicht über die Leberpunktion die Kontrastdarstellung des

Gallengangssystems und damit die Verifizierung von Ort und Ursache eines Gallengangsverschlusses.

Die Methode ist mit einer hohen Komplikationsrate belastet: gallige Peritonitis durch Druckentlastung im gestauten Gallengangssystem, gallige Imbibitionen des Peritoneum und Blutungen durch Punktion eines größeren Lebergefäßes. Die Komplikationsmöglichkeiten setzen diesen Eingriff an die letzte Stelle der diagnostischen Maßnahmen und fordern die Möglichkeit der sofortigen operativen Intervention. Blutgerinnungsstörungen, Leberabscesse, alle Formen des Leberechinococcus und Jodüberempfindlichkeit verbieten diesen Eingriff (Lin, Turner und Costopoulos).

Technik

Die Leberpunktion erfolgt in Allgemeinnarkose oder Lokalanaesthesie. Drei Zugangswege sind gebräuchlich (Dombrowski und Vielhauer, Peiper, Schriefers):

1. von ventral unter dem rechten Rippenbogen in der Medioclavicularlinie (Abb.13);
2. von lateral im 9. Intercostalraum in der Medioaxillarlinie;
3. von dorsal zwischen der 10. und 11. Rippe rechts durch die Pars diaphragmatica der Leber.

Die Punktion von ventral bringt die Gefahr der Gallenblasenverletzung, der Weg von dorsal die Möglichkeit der Verletzung der Pleura, der Niere oder der V. cava caudalis.

An Stelle der starren Kanüle wird heute die dünne Nadel mit Kunststoffkatheter nach Seldinger empfohlen.

Nach steriler Abdeckung der Punktionsstelle wird unter permanenter Fernseh-Durchleuchtung die Katheternadel maximal 12 cm in die Leber vorgeschoben. Dann wird die Nadel entfernt und der Katheter so lange zurückgezogen, bis Galle abtropft. Mit der Spritze wird die Galle möglichst vollständig abgesaugt, maximal 40 ml eines wasserlöslichen Kontrastmittels injiziert und unter Durchleuchtung die Darstellung der erweiterten Gallengänge kontrolliert (Castiglioni und Petronio). Die Röntgenaufnahmen werden in halbrechter Rückenlage in zwei verschiedenen Ebenen angefertigt. Bei extrahepatischem Hindernis bleibt der Katheter bis zur anschließenden Operation in der Leber liegen (Dombrowski und Vielhauer).

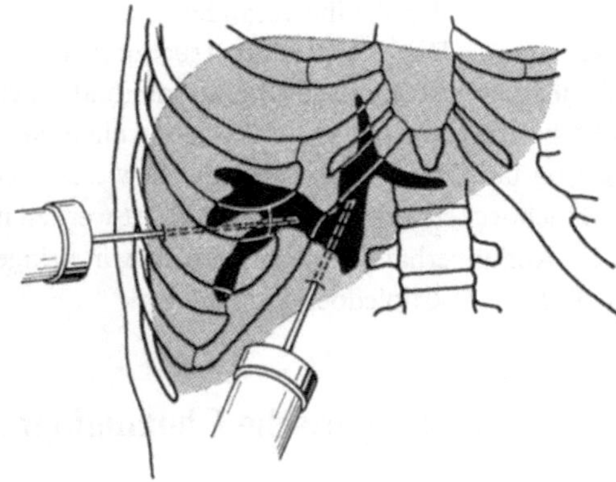

Abb. 13. Percutane transhepatische Cholangiographie. Punktion von vorne in der Medioclavicularlinie; Punktion von lateral im 9. ICR in der mittleren Axillarlinie

Ist das Hindernis röntgenologisch nachgewiesen, muß die Operation in den nächsten vier Stunden durchgeführt werden. Wurde bei bekanntem Verschluß ein Gallengang nicht getroffen, soll die Operation ebenfalls angeschlossen werden (Dombrowski und Vielhauer). Bei nicht geglückter Gallengangsdarstellung und damit ungeklärtem Krankheitsbild wird der Katheter entfernt und der Patient mindestens drei Tage lang klinisch überwacht.

Bei Beachtung der Kontraindikationen und strikter Einhaltung der technischen Details sind die früher gefürchteten Komplikationen weitgehend zu vermeiden und die Letalitätsrate niedrig zu halten (Dombrowski und Vielhauer, Peiper, Schriefers).

G. Die Eingriffe an der Gallenblase

I. Die Eröffnung der Gallenblase (Cholecystotomie)

Vorbemerkungen

Die einmalige Eröffnung der Gallenblase, die *Cholecystotomie*, dient ihrer Entleerung. Die Indikation gilt nur in Ausnahmefällen, da die Naht der Gallenblasenwand unsicher ist, leicht Steine übersehen und damit zurückgelassen werden und schließlich sich in der zurückgelassenen Gallenblase bevorzugt Steine neu bilden. Je jünger der Patient, desto höher ist die Stein-Rezidivquote; sie liegt zwischen 12% und 30% (Bernhard, Pers und Baden, Schriefers). Trotzdem kann dieses Verfahren bei alten oder sehr adipösen Kranken mit Solitärsteinen seine Berechtigung haben, wenn gleichzeitig andere Erkrankungen vorliegen, die eine Cholecystektomie als größeren Eingriff verbieten.

Technik

Nach Abdecken der Gallenblasenumgebung mit feuchtwarmen Bauchtüchern wird die Gallenblase mit der Einmal-Saugvorrichtung leergesaugt (Abb. 14). Dann werden neben

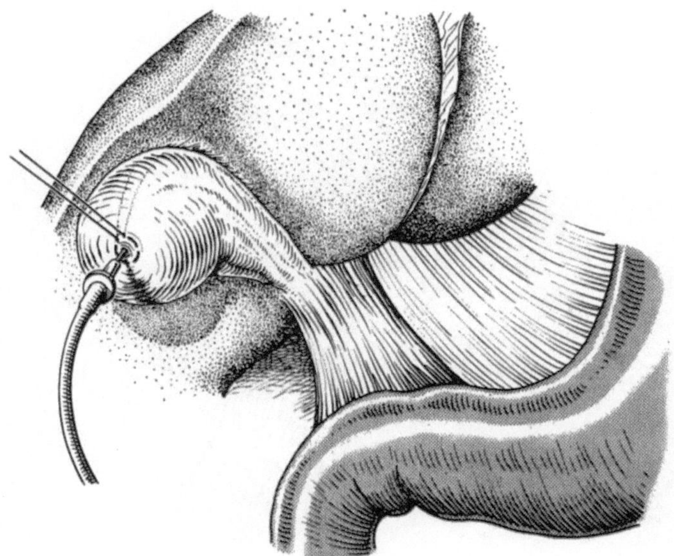

Abb. 14. Punktion der Gallenblase mit der Einmal-Saugvorrichtung

der Punktionsstelle zwei Haltefäden mit atraumatischer Naht 3–0 angelegt und dazwischen der Gallenblasenfundus durch Stichincision eröffnet. Mit der Steinfaßzange oder dem Gallensteinlöffel werden nach digitaler Mobilisation die Steine entfernt (Abb. 15 und 16). Die Incisionsstelle wird einschichtig mit atraumatischen Einzelnähten 3–0 verschlossen. Eine seitlich der Laparotomiewunde herausgeleitete Drainage der Gallenblasenumgebung erscheint notwendig.

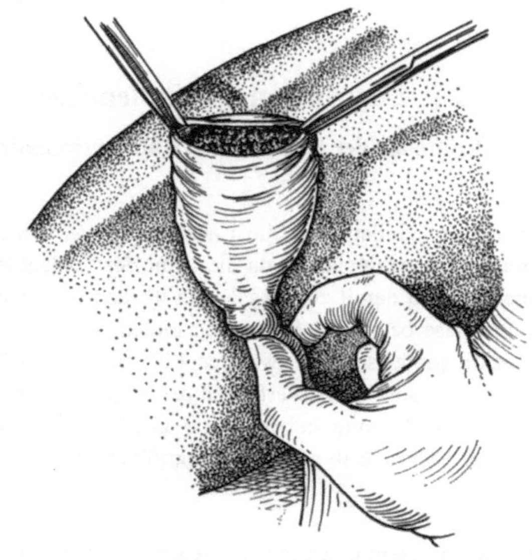

Abb. 15. Cholecystotomie, nach Eröffnung und Absaugung der Gallenblase werden die eingeklemmten Steine digital mobilisiert

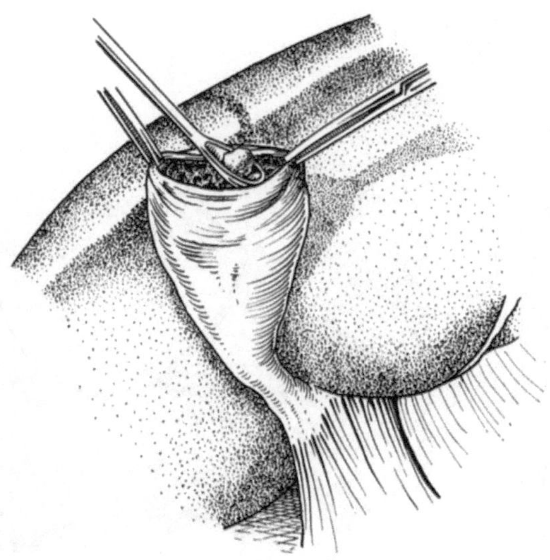

Abb. 16. Entfernung der Steine mit dem Steinlöffel

II. Die äußere Gallenfistel (Cholecystostomie)

Vorbemerkungen

Die *Cholecystostomie* drainiert die vorher entleerte und in die Bauchwand eingenähte Gallenblase nach außen. Sie kommt als Notmaßnahme nur bei besonderen Risikofällen und nur dort in Frage, wo eine Entfernung der Gallenblase nicht möglich oder nicht zweckmäßig ist. In diesen Fällen stellt die Cholecystostomie ein brauchbares Verfahren dar, das die akute Gefahr gerade bei schlechtem Allgemeinbefinden rasch beseitigt. Ihr Nachteil besteht darin, daß sie nur eine symptomatische Therapie darstellt, der weitere operative Maßnahmen folgen müssen. Demnach ist ihre Indikation begrenzt auf die Fälle mit schweren Eiterungen bei dekrepiden Kranken, bei drohender oder eingetretener Perforation, bei vorher nicht feststellbaren Pankreasnekrosen, bei schlecht überschaubaren Verhältnissen im Bereich der ableitenden Gallengänge oder schließlich bei operablem periampullärem Carcinom mit schwerem Verschlußikterus.

Technik

In Narkose, Peridural- oder Lokalanaesthesie wird die häufig durch ihre Resistenz palpable Gallenblase über einen kleinen Transrectalschnitt freigelegt. Der Fundus wird freipräpariert und die Gallenblase mit der Einmal-Saugvorrichtung leergesaugt. Die Punktionsstelle wird mit einer Klemme verschlossen und dann im Fundusbereich eine Tabaksbeutelnaht (atraumatisch 2–0) angelegt. Man muß darauf achten, daß die Stiche nur die Seromuscularis erfassen. Nach Stichincision in der Mitte der Tabaksbeutelnaht werden zunächst alle Steine instrumentell und digital entfernt; dann wird ein am Ende abgeschnittener Pezzer-Katheter Charrière 18 bis 20 eingeführt (Abb. 17). Die Steinentfernung soll nicht erzwungen werden, da ohnehin eine Nachoperation erforderlich ist. Nach dem Einführen des Katheters wird die Tabaksbeutelnaht geknüpft und der Katheter an dieser Naht fixiert.

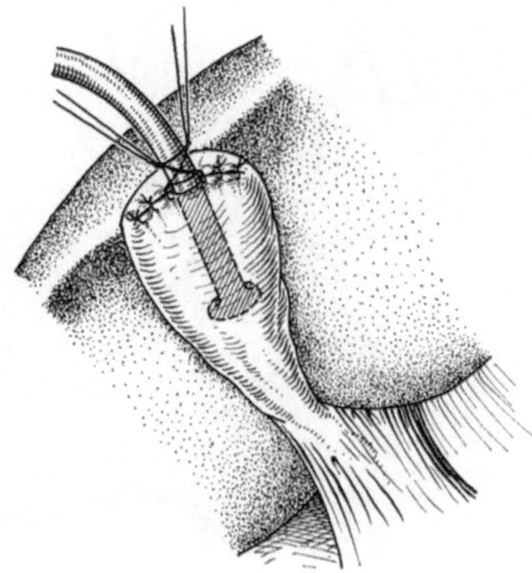

Abb. 17. Wasserdichtes Einnähen eines Pezzer-Katheters im Gallenblasenfundus. Zur Sicherung der Tabaksbeutelnähte werden sero-seröse Einzelnähte gelegt

Das Peritoneum wird dann ober- und unterhalb der Gallenblase mit Einzelknopfnähten verschlossen, während die Gallenblase am Peritoneum und der Rectusscheide mit 6–8 Einzelknopfnähten 3–0 fixiert wird. Die Wunde wird bis auf die Restöffnung für die Gallenblase mit breit fassenden Hautnähten verschlossen. Der Katheter wird mit dicken Fäden an der Haut fixiert und in einen Beutel geleitet.

Bei geschrumpfter Gallenblase erreicht der Fundus nicht das Niveau der Bauchdecken. In diesen Fällen muß auf die Fixation an den Bauchdecken verzichtet werden. Der Drain wird nach Popper im Prinzip der Kader-Fistel durch Tabaksbeutelnähte in die Gallenblase eingenäht und durch die freie Bauchhöhle geleitet. Das große Netz wird als Manschette um den Drain mit einigen Nähten befestigt. War die Cholecystostomie primär nicht geplant, richtet sich die Herausleitung der Gallenblase nach dem Zugang. Beim Paramedian- oder Medianschnitt empfiehlt sich eine separate Öffnung und Herausleitung wie beim Anus praeter (Berchtold).

III. Die Entfernung der Gallenblase (Cholecystektomie)

Vorbemerkungen

Die *Cholecystektomie* ist der häufigste Eingriff am Gallenwegssystem. Sie kann leicht sein, sie kann zu dem Schwierigsten gehören, was die Bauchchirurgie kennt.

Mit der Cholekystectomie beginnt die Sanierung der Gallenwege. Das operative Vorgehen bei der freigelegten Gallenblase richtet sich nach dem zu erwartenden Befund und den lokalen Verhältnissen. Die Entfernung der Gallenblase darf erst begonnen werden, wenn man sich überzeugt hat, daß sie nicht zur digestiven Anastomose benötigt wird.

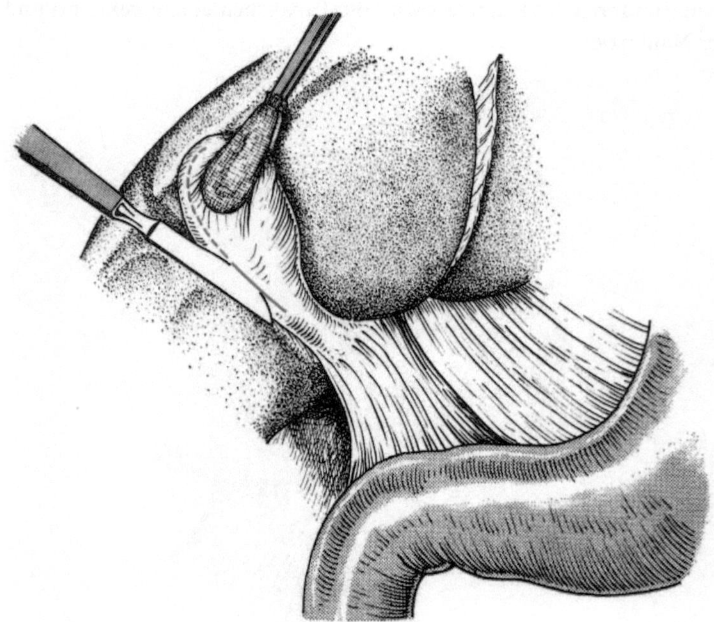

Abb. 18. Prograde Cholecystektomie. Die Gallenblase wird mit der Tennisschlägerfaßzange gefaßt und die Serosa lateral incidiert

Die Gallenblase kann in Richtung Fundus-Cysticus (prograd) oder Cysticus-Fundus (retrograd) ausgelöst werden. Die präparatorischen Schwierigkeiten liegen vor allem in der exakten Darstellung des D. cysticus und seiner Einmündungsverhältnisse in die extrahepatischen Gallengänge. Gerade hierbei kommt es leicht zu schwerwiegenden Verletzungen der ableitenden Gallengänge oder zum Zurücklassen des D. cysticus (Zenker und Hamelmann). Da ein vorsichtiges Präparieren in Richtung Fundus-Cysticus eher eine übersichtliche Darstellung gewährleistet, ist für uns das *prograde Vorgehen* die Methode der Wahl. Nur mit Hilfe dieses Vorgehens konnten wir bisher folgenschwere Verletzungen des Hepatocholedochus vermeiden sowie den D. cysticus in ganzer Ausdehnung isolieren. Diese Methode wird deshalb gerade dem weniger Geübten empfohlen. Der einzige Nachteil ist die etwas stärkere Blutung, die jedoch bedeutungslos ist und mit Ligaturen leicht zu beherrschen ist.

1. Die Entfernung der Gallenblase in Richtung Fundus-Cysticus (Prograde Cholecystektomie)

Bei dieser Standardmethode werden nach Eröffnung der Bauchhöhle feuchte Kompressen auf Magen, Duodenum und Colon gelegt und mit 4 Haken das ganze Operationsgebiet auseinandergehalten. Der Gallenblasenfundus wird mit der Tennisschläger-Faßzange gefaßt und vorgezogen. Ist die Gallenblase prall gefüllt (Hydrops, Empyem), muß sie vorher mit der Einmal-Saugvorrichtung leergesaugt werden. Im Bereich der Punktionsstelle wird dann die Faßzange angelegt.

Nach Anspannen wird der Serosaüberzug der Gallenblase etwa 1 cm vom Leberbett entfernt vorsichtig incidiert und dann die Gallenblase mit der Schere sorgfältig und schrittweise aus dem Gallenblasenbett gelöst (Abb. 18–20). Da die A. cystica nicht unter-

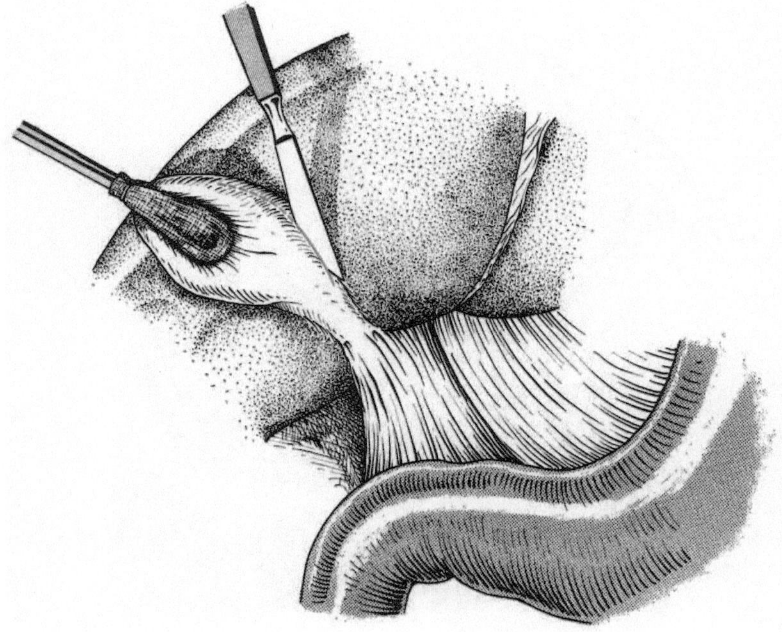

Abb. 19. Mediane Incision der Serosa bis zum Cysticus

bunden ist, kommt es dabei zu unbedeutenden Blutungen, die sofort versorgt werden. An der Gallenblase darf nicht zu stark gezogen werden, damit sie nicht aus dem Leberbett herausgerissen wird.

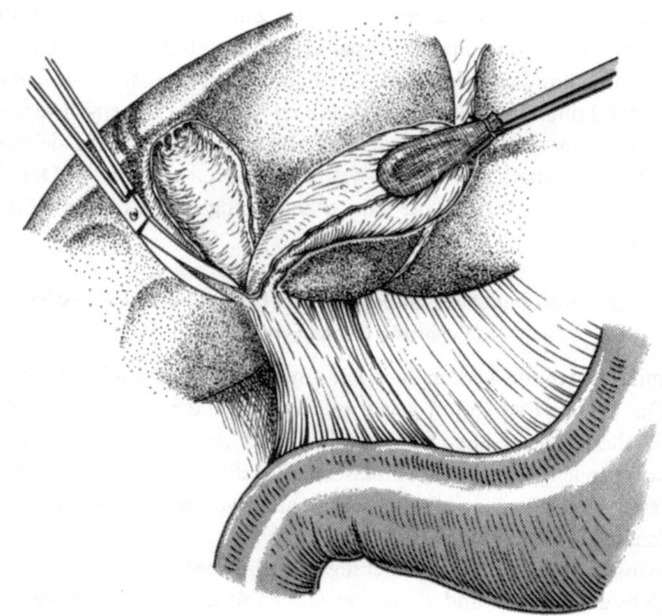

Abb. 20. Auslösung der Gallenblase aus dem Leberbett

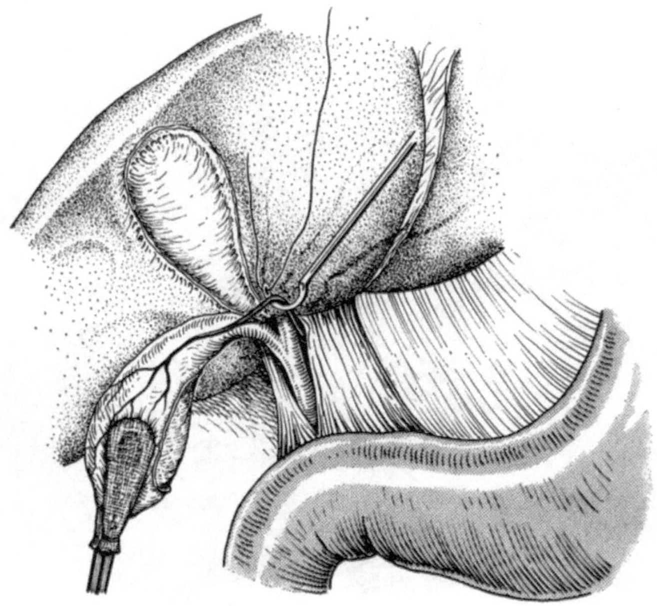

Abb. 21. Ligatur der Arteria cystica mit der Déschampsschen Nadel

Besonders vorsichtig muß im Bereich des Gallenblasenhalses vorgegangen werden. Zweckmäßigerweise durchtrennt man ganz nahe an der Gallenblasenwand. Bei der Darstellung des D. cysticus läßt sich die A. cystica isolieren, die, subtil präpariert, sofort ligiert und durchtrennt wird (Abb. 21). Damit wird der D. cysticus in der Regel frei und in seinem Verlauf gut überschaubar.

Jetzt legen wir am distalen Cysticus-Ende die beiden Cysticusklemmen an, zwischen denen durchtrennt wird (Abb. 22). Die Gallenblase wird dann sofort vom Operateur mit der Schere eröffnet. Dabei interessieren besonders Art und Zahl der Steine, die Beschaffenheit der Gallenblasenwand, die Cholesterose sowie gegebenenfalls Tumoren. Dann wird *routinemäßig* die *Radiomanometrie* durchgeführt. Hierzu wird die von uns modifizierte Simon-Weidner-Sonde im D. cysticus eingeknotet (Abb. 23). Liegen einwandfreie Verhältnisse im Bereich der ableitenden Gallengänge vor, wird die Radiomanometrie-Sonde entfernt und unter besonders vorsichtigem Präparieren der D. cysticus in seiner ganzen Ausdehnung bis zum Hepatocholedochus freigelegt. Unmittelbar vor dem Hepatocholedochus wird eine Umstechungsligatur (2–0) des D. cysticus vorgenommen. Auf Grund unserer Erfahrungen bei Reinterventionen legen wir größten Wert darauf, daß der Cysticus-Stumpf so kurz wie möglich ist, allerdings auch nach der Ligatur die Gallengänge nicht einengt. Schwierigkeiten können beim Freilegen gelegentlich der Parallelverlauf oder der Spiralverlauf des D. cysticus bereiten, weshalb hier besondere Vorsicht geboten ist. Die intraoperative Cholangiographie liefert die notwendigen Unterlagen.

Bis zur Entwicklung der Röntgenbilder wird das Gallenblasenbett peritonealisiert. Die Naht erfolgt mit atraumatischem Catgutfaden (2–0); sie beginnt nahe dem Cysticusstumpf

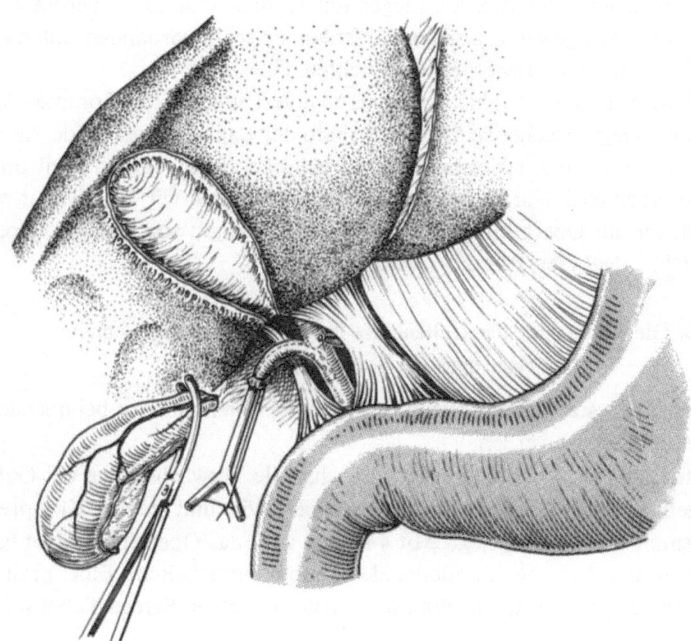

Abb. 22. Einknoten der Radiomanometriesonde in den Ductus cysticus, Entfernung der Gallenblase

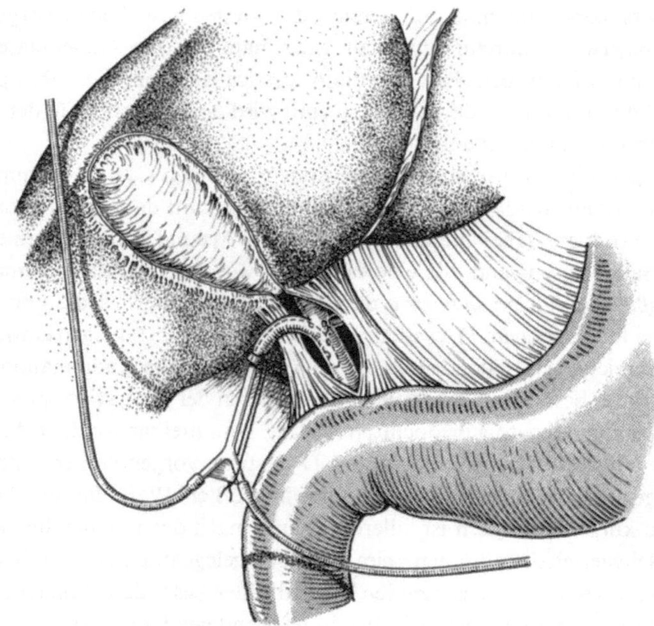

Abb. 23. Radiomanometrie: nach Feststellung des Binnendruckes entsprechende Kontrastmittelinjektion unter Durchleuchtungskontrolle

und zieht bis zum Leberrand (Abb. 24). Liegen nur schmale und dünne Serosaränder vor, ist es ratsam, etwas Lebergewebe mitzufassen. Ist keine Serosa vorhanden, soll man besser auf die fortlaufende Naht des Leberbettes verzichten.

Zum Schluß wird die Bauchhöhle nochmals revidiert und an das Foramen Winslowi ein Silikon-Drain gelegt, welcher seitlich, außerhalb der Laparotomiewunde, herausgeleitet wird. Er wird am dritten, spätestens vierten postoperativen Tag entfernt und bringt praktisch keine Nachteile. Nur in Ausnahmefällen verzichten wir bei absolut einwandfreien Verhältnissen im Operationsgebiet auf diese Drainage: sog. »ideale Cholecystektomie« (Friedrich, v. Haberer, Pribram, Köle).

2. Die Entfernung der Gallenblase in Richtung Cysticus-Fundus (Retrograde Cholecystektomie)

Die retrograde Cholecystectomie sollte nur von dem Geübten und nur bei übersichtlichen Verhältnissen durchgeführt werden.

Nach Eröffnung der Bauchhöhle werden zunächst alle Verwachsungen der Gallenblase mit ihrer Umgebung besonders auch im Halsbereich gelöst und feuchte Kompressen auf Magen, Duodenum und Colon gelegt. Mit 4 Haken wird das Operationsgebiet besonders auch im Bereich des Lig. hepatoduodenale auseinandergehalten. Eine prall gefüllte Gallenblase wird leerpunktiert, die Punktionsstelle mit einer Serosa-Tabaksbeutelnaht verschlossen.

Dann wird die stoffüberzogene Tennisschläger-Faßzange am Collum angelegt und mäßig fest angezogen (Abb. 25). Die vom Lig. hepatoduodenale zur Gallenblase ziehende

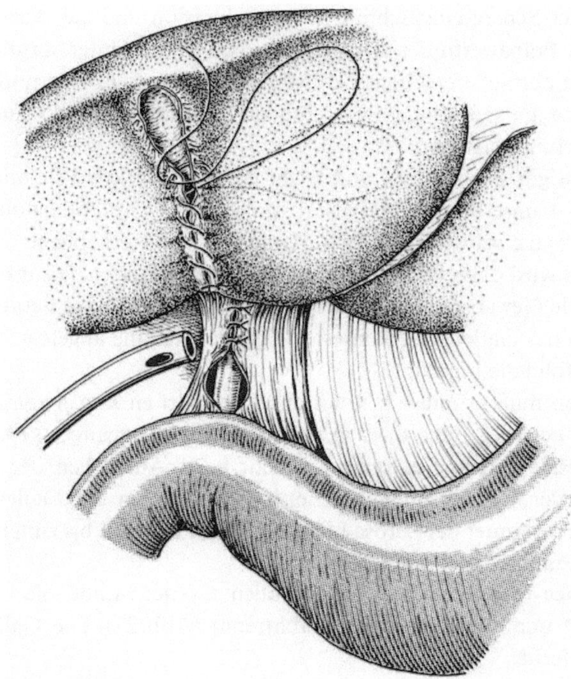

Abb. 24. Fortlaufende Leberbettnaht, Drainage des Foramen Winslowi. Die Naht des Lig. hepatoduodenale ist nicht notwendig

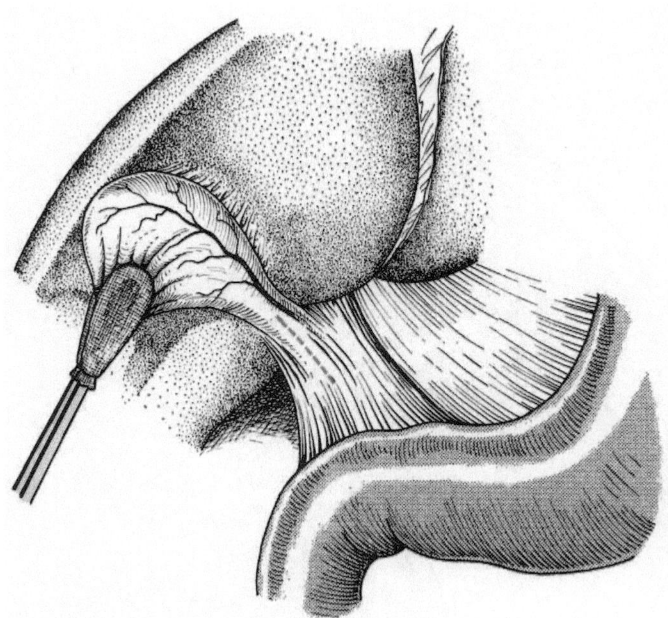

Abb. 25. Retrograde Cholecystektomie. Anspannen der Gallenblase mit der Tennisschläger-faßzange und Incision am Lig. hepatoduodenale

Serosa wird mit der Schere eingeschnitten. Diese Incision und das daran anschließende Freilegen mit dem Präpariertupfer erfolgen sehr vorsichtig. Unter sorgfältigem Spreizen und Schneiden mit der Schere gelingt die Darstellung der A. cystica und des D. cysticus relativ leicht. Beide müssen eindeutig identifiziert werden, weshalb auch der Hepatocholedochus vorsichtig freizulegen ist.

Ist die A. cystica gut zu erkennen und leicht darzustellen, wird sie mittels Déschamps mit einem Faden 3–0 unterbunden und distal durchtrennt (Abb. 26). Ist die Umgebung der A. cystica jedoch stark schwielig-fibrös verändert, besteht erhebliche Verletzungs- und Blutungsgefahr. Es wird dann besser der vom Lig. hepatoduodenale zur medialen Gallenblasenseite ziehende Gewebsstrang mit Schere und Präpariertupfer herauspräpariert und an ihm im Bereich des Gallenblasenhalses eine große Klemme angelegt. Nach peripherer Durchtrennung erfolgt die Ligatur (3–0).

Beim Präparieren muß grundsätzlich an das Vorliegen einer A. hepatica dextra, einer akzessorischen A. hepatica oder eines akzessorischen Gallenganges gedacht werden. Es empfiehlt sich deshalb immer extreme Vorsicht beim Aufsuchen der A. cystica. Ihre einfachste und zugleich sicherste Identifizierung gelingt von der Gallenblase her: Der vordere Ast schimmert unter der Serosa hindurch. Stellt man ihn bis zum hinteren Ast dar, ist man sicher am Stamm der A. cystica.

Nach der Cystica-Ligatur werden am distalen Cysticus-Ende die beiden Cysticus-Klemmen angelegt und zwischen ihnen durchtrennt (Abb. 27). Die Gallenblase wird in üblicher Weise entfernt:

In einer Entfernung von etwa 1 cm vom Leberrand wird die Gallenblasenserosa incidiert und mit Schere und Präpariertupfer teils stumpf, teils scharf die Gallenblase in der richtigen Schicht collum-funduswärts aus dem Leberbett gelöst (Abb. 28). Kleine Gefäßstämme

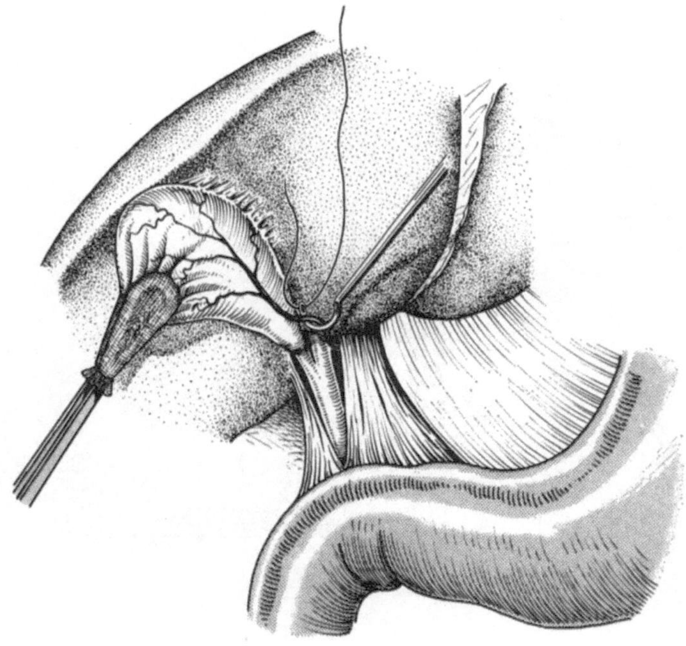

Abb. 26. Aufsuchen der Arteria cystica und Ligatur mit der Déschampsschen Nadel

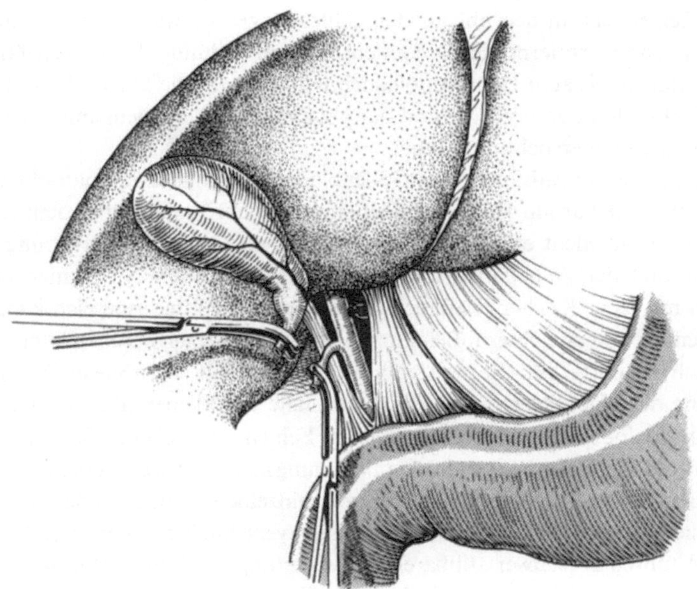

Abb. 27. Darstellung des Ductus cysticus, Anlegung zweier Klemmen und Durchtrennung

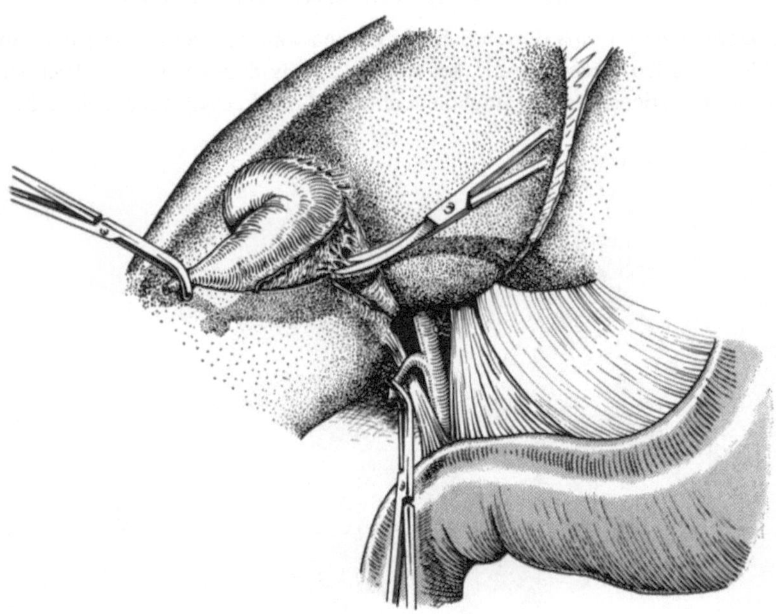

Abb. 28. Retrograde Ausschälung der Gallenblase aus dem Gallenblasenbett

müssen gefaßt und ligiert werden, da es sich daneben um akzessorische Lebergänge handeln kann, die sonst zu Gallefisteln führen. Die abgetragene Gallenblase wird vom Operateur sofort eröffnet und auf Inhalt und Wandveränderungen überprüft (Abb. 29). Durch den D. cysticus wird die Radiomanometrie in üblicher Weise vorgenommen

(s. S. 573). Zeigen sich in den ableitenden Gallengängen einwandfreie Verhältnisse, wird die Druckmeßkanüle entfernt, der D. cysticus mit langer dünner Klemme gefaßt und vorsichtig unmittelbar bis zum Hepatocholedochus freigelegt. Die Umstechungsligatur wird mit einem 2–0 Faden durchgeführt und der abgetragene D. cysticus mit der Gallenblase zur histologischen Untersuchung gegeben.

Jetzt folgt die Peritonealisierung des Gallenblasenbettes. Die atraumatische Catgutnaht 2–0 beginnt unmittelbar am Hepatocholedochus. Die Serosanaht über dem Lig. hepatoduodenale erscheint nicht erforderlich und sollte eher wegen der Verletzungsgefahr am D. hepaticus und der A. hepatica unterlassen werden. Durch Anspannen des Gallenblasenbettes mit einer Kocher-Klemme am Serosarest im Fundusbereich kann man sich die fortlaufende Naht erleichtern. Bei dünnen und zerreißlichen Serosablättern wird etwas Leberparenchym mitgefaßt. So wertvoll die fortlaufende Peritonealisierungsnaht zur Verhinderung des Nachsickerns von Blut und Galle aus kleinen akzessorischen Gängen auch ist, soll sie doch nicht erzwungen werden. Fehlen ausreichende Serosablätter, so ist der Verzicht auf die Naht besser als eine Spannungsnaht mit weit hergeholten schmalen Serosaanteilen. Desgleichen möchten wir vor einzelnen breitfassenden Chromcatgutnähten warnen, die das Gallenblasenbett mühsam verschließen sollen. Die Nähte schneiden ein und führen zu schwer stillbaren Sickerblutungen. Zum Schluß wird ein mitteldicker Silikondrain zum Foramen Winslowi eingelegt und seitlich herausgeleitet.

3. Besondere Schwierigkeiten bei der Cholecystektomie

Bei der *akuten Cholecystitis* dürfen Schwierigkeiten während der Cholecystektomie nicht unterschätzt werden. Denn gerade bei akuten Entzündungen ist die Orientierung im Bereich des D. cysticus, des Hepatocholedochus und der A. cystica nicht einfach.

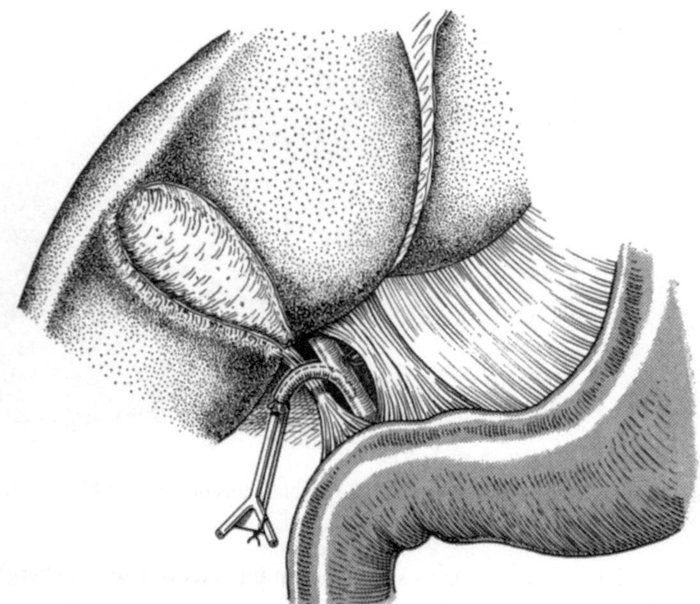

Abb. 29. Einknoten der Radiomanometriesonde zur Durchführung der intraoperativen Radiomanometrie mit Direktbeobachtung

Wie beim *Gallenblasenempyem* empfiehlt sich zuerst die Gallenblasenpunktion. Zur Vermeidung ernsterer Verletzungen muß die Gallenblase unbedingt *prograd*, also funduscysticuswärts ausgelöst werden. Besondere Aufmerksamkeit gilt dem Cysticusstein; er ist oft so fest eingemauert, daß erst nach Wandincision und Steinentfernung ein weiteres gefahrloses Präparieren möglich ist.

Hochgradige *Schrumpfungen*, *Spontanperforationen* ins Leberbett und dicke *Verschwielungen* können die anatomische Auslösung der Gallenblase schwierig, wenn nicht unmöglich machen. In diesen Fällen gestaltet sich die Gallenblasenentfernung am einfachsten, wenn mit dem Skalpell unter Belassung einer dünnen Schwielenschicht im Leberbett die Gallenblase scharf ausgelöst wird. Ist die Hinterwand der Gallenblase teilweise oder ganz eitrig eingeschmolzen, so werden Schwielen- und Gallenblasenreste mit der Diathermieschlinge aus dem Leberbett entfernt (Fuchsig und Fritsch, Schriefers, Kern, Zenker).

Bei der *Gallenblasenruptur* wird zunächst die Bauchhöhle sorgfältig abgedeckt. Nach Absaugen von Eiter und Galle sowie Austupfen der Wundhöhle werden alle Gallenblasensteine entfernt. Schwielige Verwachsungen und fibrinöse Verklebungen zwischen Netz, Quercolon und vorderer Bauchwand sollen als Schutzwall gegen die Ausbreitung der Entzündung nicht gelöst werden. Die prograde Cholecystektomie gelingt dann ohne Schwierigkeiten.

Innere Gallenwegsfisteln können bei fehlender Aerocholie präoperativ nicht erkannt werden. Man muß deshalb immer an eine innere Fistel denken, wenn beim Durchtrennen starker Verwachsungen das Gallenblasenlumen eröffnet ist. Die gleichzeitige Damteröffnung beweist die Fistel. Es muß in jedem Fall nach Verschluß der Gallenblase mit einer Klemme oder einer Naht der anschließende Darmabschnitt sorgfältig revidiert und die Fistel verschlossen werden. Hierzu löst man den Darmabschnitt aus den schwieligen Verwachsungen und entfernt die Narbenränder. Die Darmöffnung wird zweireihig quer verschlossen und die Cholecystektomie in üblicher Weise durchgeführt.

Die *Parenchymgallenblase* liegt intrahepatisch und ist vollkommen von Lebergewebe umgeben (Abb. 2). Zur Cholecystektomie wird das deckende Parenchym in Längsrichtung mit dem Diathermiemesser durchtrennt. Dann wird die Gallenblase vorsichtig, bei der fehlenden Übersicht selbstverständlich prograd, aus dem Lebergewebe ausgelöst.

Bei der Cholecystektomie nach *Cholecystostomie* wird die Hautfistel spindelförmig umschnitten und mit Einzelknopfnähten oder Klemmen verschlossen. Nach Durchtrennung des Peritoneums möglichst weit von der Fistel kommt man von lateral her gut an die Gallenblase heran. Dann werden die Verwachsungen durchtrennt und das Quercolon abgelöst. Damit liegt die Gallenblase frei und kann zusammen mit der verschlossenen Hautfistel prograd entfernt werden.

Bei der schweren *chronisch-recidivierenden Cholecystitis* mit *Pericholecystitis* bestehen im Gallenblasenbereich ausgedehnte Verwachsungen und Verschwielungen, die eine Orientierung sehr erschweren. Da das Quercolon hochgezogen, das Duodenum in dem Leberhilus fixiert und die Gallenblase von einem dichten Pannus umgeben ist, muß äußerst vorsichtig und systematisch vorgegangen werden. Zunächst wird das Quercolon von der Leberkante abgelöst und dann die gesamte Unterseite des rechten Leberlappens freigelegt. Von rechts her wird die Gallenblase und das Lig. hepatoduodenale dargestellt. Dabei muß man das Duodenum vorsichtig aus dem Leberhilus herauslösen. Leicht entstehende kleine Serosaeinrisse werden sofort versorgt. Liegt der Gallenblasenfundus frei, kann die prograde Auslösung beginnen. Gerade in diesen, zunächst ganz unübersichtlichen Fällen muß dringend *vor der retrograden Cholecystektomie gewarnt werden;* dies um so mehr, als die Gallenblase durch Schrumpfung sehr klein und mit dem Hepatocholedochus schwielig verbunden sein kann, was besonders leicht zu Verletzungen führt.

Bereitet die Darstellung der *geschrumpften Gallenblase* größere Schwierigkeiten, so wird mit dünner Kanüle punktiert und nach Galle-Aspiration Kontrastmittel unter Durchleuchtungskontrolle injiziert. Bricht man beim *Auslösungsversuch der Gallenblase* immer wieder ins Lebergewebe ein, wird der schmale an der Leber sitzende Gallenblasenteil besser belassen. Es wird dann mit der Schere die vordere Zirkumferenz so weit wie möglich schrittweise abgetragen. Dann wird mit dem scharfen Löffel (Mayo) oder dem Diathermiemesser (Pribram) die gesamte Schleimhaut zerstört (Mukoklase). Kleinere Blutungen werden dabei coaguliert, größere umstochen.

Ist die *Gallenblase nicht auffindbar*, so handelt es sich meistens um eine sehr kleine Schrumpfgallenblase oder ganz selten um eine Agenesie. In diesen Fällen ist es dringend ratsam, den D. choledochus am Oberrand des Duodenums aufzusuchen; er ist in der Regel steinhaltig und deshalb verdickt. Die Direktpunktion mit dünner Infusionsnadel und Kontrastmittelinjektion unter Durchleuchtungskontrolle klärt die Verhältnisse. Jede nachgewiesene auch noch so kleine Gallenblase muß entfernt werden.

4. Nahtmaterial in der Gallenwegschirurgie

Wie in der gesamten Abdominalchirurgie verwenden wir auch bei Eingriffen an den Gallenwegen in der Hauptsache Polyesterfäden. Diese haben sich als atraumatische Fäden 3–0 oder 4–0 bei biliodigestiven oder biliobiliären Anastomosen ebenso bewährt wie bei dem Verschluß des Hepatocholedochus nach Gallengangsrevisionen.

Bei zahlreichen Relaparotomien konnten wir das störungsfreie Einheilen dieser Polyesterfäden beobachten; die Angst vor dem Einwandern in das Gallengangslumen mit Bildung von Kristallisationszentren teilen wir nicht.

Nur die in die Lumina der Gallenwege versenkten Schleimhautnähte werden mit atraumatischem Catgut 3–0 oder 4–0 durchgeführt. Stehen die Nähte unter Spannung (Papillektomie), verwenden wir Chromcatgut.

Die Peritonealisierung des Gallenblasenbettes erfolgt mit atraumatischem Catgut 2–0.

Bei Gefäß- und Bindegewebsligaturen benützen wir ebenfalls Polyesterfäden, während der D. cysticus mit einem resorbierbaren Polyglykolsäurefaden versorgt wird.

H. Die Eingriffe an den Gallengängen

Vorbemerkungen

Die Eröffnung der großen Gallengänge bietet die einzige Möglichkeit, Steine, Fremdkörper und operable Tumoren zu entfernen sowie radiomanometrisch und bioptisch nicht abklärbare Befunde zu sichern (Marshall und Bland). Die Operationsindikation ist durch die mit der Radiomanometrie erhobenen Befunde gegeben:

Bei exakter Durchführung orientieren die Druckerhöhung und Röntgenuntersuchung über die pathologischen Veränderungen in den ableitenden Gallengängen und verhüten bei normalem Befund die unnötige Intervention. Ist der radiologische Befund zweifelhaft, müssen die Gallengänge trotzdem eröffnet werden.

Die Nachteile der Gallengangsrevision haben bei richtiger Indikation und einwandfreier technischer Durchführung eine völlig untergeordnete Bedeutung. Selbstverständlich wird hierdurch der Eingriff größer und schwieriger. Das liegt aber in der Hauptsache an der Grundkrankheit und dem Übergreifen auf die ableitenden Gallengänge, deren Sanierung eine der wichtigsten Maßnahmen der Gallenwegs-Chirurgie darstellt.

I. Die Freilegung der Hauptgallengänge

Die als klassische Methode anzusprechende Choledochotomie wird zweckmäßigerweise 5 mm oberhalb des Duodenalrandes angelegt. Wegen der technischen Schwierigkeiten soll der Zugang zum D. choledochus nicht durch den D. cysticus erfolgen (Kern).

Zur Darstellung des supraduodenalen Choledochusabschnittes wird nach Ligatur und Abtragung des D. cysticus die Serosa am vorderen freien Rand des Lig. hepatoduodenale incidiert und der Gallengang vorsichtig mit der spreizenden Schere und dem Präpariertupfer freigelegt. Dabei muß besonders auf den Zuckerkandlschen Venenplexus geachtet werden, dessen Verletzungen zu starken Blutungen führen. Lassen sich die Gefäße nicht zur Seite schieben, müssen sie vor dem Durchtrennen doppelt ligiert werden. Oberhalb des Duodenum wird der D. choledochus auf eine Länge von 2 cm vollkommen freigelegt, wobei zur Vermeidung von Ischämien vor einer langen Gangisolierung zu warnen ist.

Kann der D. choledochus nicht sicher dargestellt werden, empfiehlt sich die bidigitale Palpation oder die Identifizierung durch Probepunktion mit dünner Nadel. Eine ventral vom D. choledochus liegende A. hepatica comm. und ein langer parallel verlaufender D. cysticus sind gelegentlich schwer abzugrenzen. Selbst bei sicherer Gallengangspunktion ist nicht immer sofort Galle zu gewinnen; nach Entfernung der Nadel sickert aber dann aus der Punktionsstelle mit Sicherheit etwas Galle nach.

Bestehen sehr starke Verwachsungen oder Verschwielungen, bereitet die Darstellung der Gallengänge große Schwierigkeiten und stellt hohe präparatorische Anforderungen. Der D. choledochus ist nur dann gut zu identifizieren, wenn das Lig. hepatoduodenale ganz freigelegt und zwischen Leber und Duodenum ausgespannt ist. Zur Vermeidung von Einrissen werden zuerst das Duodenum und dann die Leberunterfläche ganz abgelöst. Nach Freilegung des Foramen Winslowi wird über die bidigitale Palpation die Gallengangsdarstellung erreicht.

II. Die supraduodenale Eröffnung des D. choledochus

Nach Freilegung des supraduodenalen Choledochusabschnittes werden zwei atraumatische Haltefäden 4–0 angelegt und zwischen ihnen eine etwa 12 mm lange Incision vorgenommen (Abb.30). Sie endet 5 mm vor dem Duodenalrand. Eine längere Incision ist meist nicht erforderlich, eine kürzere reißt bei der notwendigen instrumentellen Exploration mit Sicherheit ein. Sie wird in Längsrichtung und wegen der gegebenenfalls einzulegenden T-Drainage eher etwas rechts lateral angelegt. Zur Verhütung von Wandschädigungen verwenden wir keine Klemmen an den Incisionsrändern.

III. Revision des Hepato-Choledochus

Die Revision beginnt mit der Desjardinschen Steinfaßzange, die zuerst hiluswärts und dann duodenalwärts vorgeschoben wird (Abb. 31). Damit können die cholangiographisch festgestellten Konkremente leicht entfernt werden. Gelingt dies nicht, bewährt sich der Steinlöffel, auf den man die Steine bidigital massieren kann. Gelegentlich muß der Stein digital fixiert werden, um mit dem Löffel erfaßt zu werden (Abb. 32).

Ist auch damit die Steinentfernung nicht möglich, leistet der Fogarty-Katheter sehr gute Dienste. Gerade lose im Lumen liegende Steine sind hiermit leicht und schonend zu

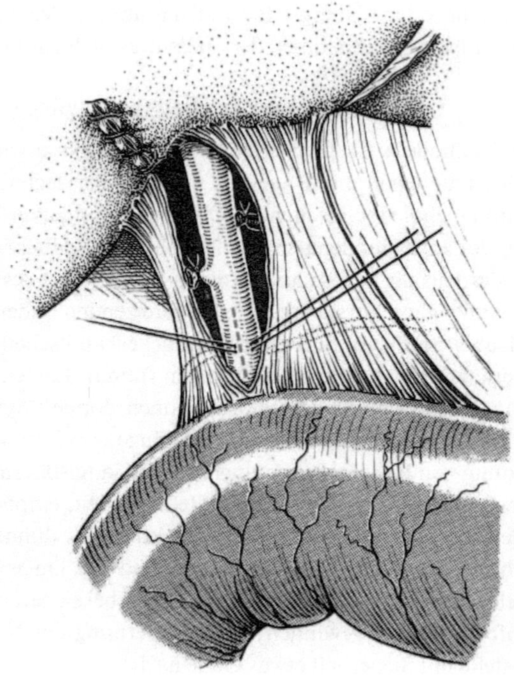

Abb. 30. Supraduodenale Choledochuseröffnung. Anlegen zweier Haltefäden und Längsincision des Choledochus

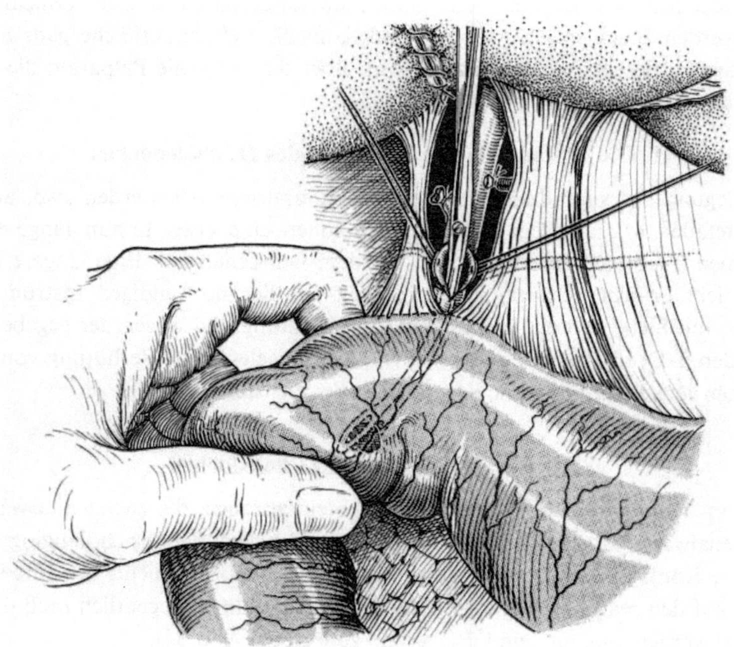

Abb. 31. Digitale Fixation des Steines und Entfernung des Konkrementes mit der Steinfaßzange

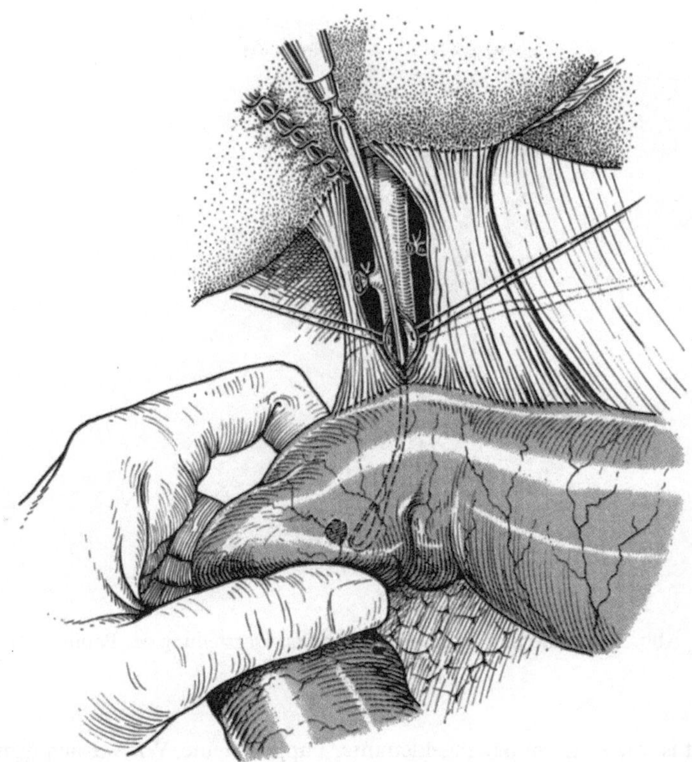

Abb. 32. Digitale Mobilisation des Choledochuskonkrementes und Entfernung mit dem Steinlöffel

entfernen. Bei fest an der Wand haftenden oder inkrustierten Konkrementen ist der Fogarty-Katheter ungeeignet (Koch).

Besondere Probleme bieten die intrahepatisch gelegenen Steine. Lassen sie sich nicht entfernen, führen auch keine forcierten Manipulationen zum Ziel. Vor allem ist vor der brüsken Anwendung des Fogarty-Katheters zu warnen, da iatrogene Rupturen kleiner intrahepatischer Gallengänge mit Haemobilie, Gallengangsstrikturen und Abszeßbildungen beobachtet wurden (Blessing und De Weese, Goldstein, Henzel und De Weese). Man kann nach Kaiser mit der Aspirationskanüle einen letzten Versuch unternehmen. Bleibt auch er erfolglos, werden einzelne Steine belassen, der Eingriff beendet und das Problem offen mit dem Patienten besprochen. Regelmäßige Kontrolluntersuchungen unterrichten über die Situation an den Gallengängen und entscheiden über das weitere Vorgehen. Vor der prophylaktischen Choledocho-Duodenostomie möchten wir ebenso warnen wie vor Leber-Teilresektionen zur Entfernung peripher liegender intrahepatischer Steine. Sie kommen wohl nur in Ausnahmefällen bei ausgedehntem unilateralem Leberbefall intrahepatischer Steine in Frage (Lee).

Bleiben die Steine in den intrahepatischen Gallengängen, sind sie in der Regel klinisch bedeutungslos. Wandern sie in den Hepatocholedochus, werden sie in einem Wiederholungseingriff entfernt.

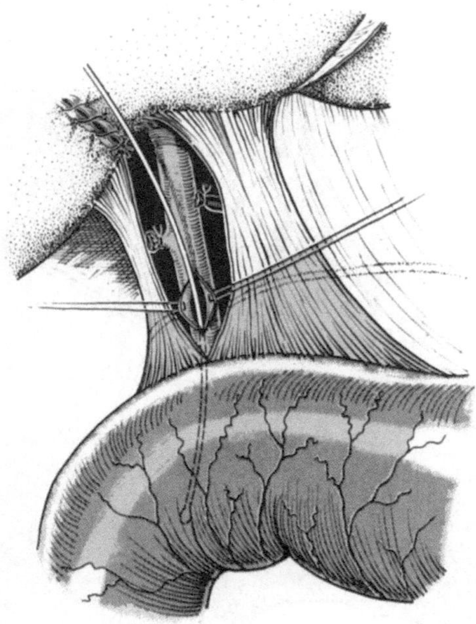

Abb. 33. Sondierung des Choledochus und Darstellung der Papille

Nicht leicht ist die Entfernung eingeklemmter Papillensteine. Wir warnen dringend vor dem Versuch, die Extraktion vom Choledochus aus mit Zangen und Löffeln erzwingen zu wollen. Denn einerseits sind bei diesen forcierten Manipulationen instrumentelle Läsionen unvermeidlich, andererseits bleiben praktisch ausnahmslos Steinkrümel zurück, die eine stenosierende Papillitis unterhalten.

Wir empfehlen deshalb bei entsprechendem Röntgenbefund und bei nicht leicht entfernbarem Stein die transduodenale Papillenfreilegung und die Sphincterotomie (Abb.36). Nur in Ausnahmefällen wie bei besonders schlechtem Allgemeinzustand oder bei Operationszwischenfällen mit alten Patienten kann man auf den größeren Eingriff der transduodenalen Sphincterotomie verzichten und als biliodigestive Umgehungsanastomose eine Choledocho-Duodenostomie anlegen (s. S. 615).

IV. Verschluß der Hauptgallengänge mit T-Drainage

Vor Verschluß des D. choledochus kann die Entfernung aller Konkremente durch die Cholangioskopie bewiesen werden. Da wir die Gallengangsrevision grundsätzlich mit dem Einlegen einer T-Drainage beenden, wird die Steinfreiheit durch die Kontrollcholangiographie belegt.

Wir verwenden den alten Kehrschen Drain, der zur Vermeidung von Abflußbehinderungen und zur leichteren Entfernung in Längsrichtung halbiert und in eine schmale, etwa 2–3 cm lange Rinne verwandelt wird (Abb.34). Es können aber auch vorfabrizierte Drains nach Gerling in jeder Größe verwendet werden. Zur Vermeidung von Druckschädigungen und zur Erhaltung der Gallenpassage zum Duodenum muß der T-Drain deutlich kleiner als die Gallengangslichtung sein (Schriefers). Zur Cholangiographie und zum störungsfreien

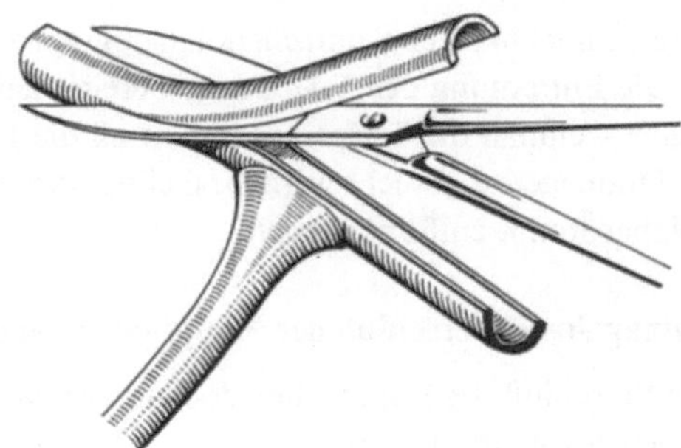

Abb. 34. Umwandlung des Kehrschen Drains in eine Rinne

Heilverlauf ist der wasserdichte Verschluß der Choledochotomiestelle notwendig. Die Naht wird einreihig mit atraumatischem resorbierbarem oder auch nicht-resorbierbarem Faden 4–0 durchgeführt. Die Einzelknopfnähte liegen etwa 1–2 mm außerhalb des Incisionsrandes und etwa 2–3 mm auseinander. Sie beginnen am duodenalwärts gelegenen Incisionswinkel, der später schwer zu fassen ist. Wichtig ist dabei das wasserdichte Einnähen der T-Drainage, zweckmäßigerweise am oberen Incisionsrand, was durch Kochsalzinjektionen kontrolliert wird. Durch diese Kochsalzeinspritzung kann auch in der Regel die bei der Operation in die Gallengänge eingetretene Luft entfernt werden.

Unter Durchleuchtungskontrolle werden zunächst 1–2 ml Kontrastmittel injiziert und dann die 1. Röntgenkontrollaufnahme angefertigt. Dann werden je nach Lumenweite der Gallengänge 2–5 ml Kontrastmittel nachinjiziert und die 2. Röntgenaufnahme durchgeführt. Nach Rechtskippen des Operationstisches werden die Gallenwege prall gefüllt und die 3. Röntgenaufnahme angefertigt. Bestehen Schwierigkeiten bei der Deutung der Bilder, empfiehlt sich ein 4. Bild nach Abfluß des Kontrastmittels.

Bieten Luftblasen im Hepatocholedochus differentialdiagnostische Schwierigkeiten, so kann man sich dadurch helfen, daß der Operationstisch bei maximaler Kopftieflage stark nach links gekippt wird. Dann werden die Gallengänge unter Druck mit 60–80 ml Kochsalzlösung durchgespült. Mit diesem Vorgehen konnten wir wiederholt Luftblasen entfernen.

Man muß sich darüber im klaren sein, daß die Bilder der Kontrollcholangiographie uns mit einem hohen Grad an Sicherheit vor dem Zurücklassen von Konkrementen schützen. Sie können aber nichts über die Papille aussagen; erst recht nicht nach einer Papillenrevision oder einer transduodenalen Sphincterotomie. Außerdem ist zu berücksichtigen, daß Schleimhautödeme, Blutcoagula und Unterschichtungen des Kontrastmittels durch Lebergalle die diagnostischen Schwierigkeiten erhöhen. Bleibt der leiseste Zweifel auf zurückgelassene Konkremente, muß sofort wieder eröffnet, sorgfältig revidiert, cholangioskopiert, verschlossen und erneut kontrollcholangiographiert werden. Erst bei völliger Sicherheit der Stein- und Passagefreiheit der ableitenden Gallengänge wird der Eingriff beendet.

Die Choledochusdrainage wird gemeinsam mit einer mitteldicken Drainage des For. Winslowi durch eine seitliche Stichincision lateral der Laparotomiewunde herausgeleitet. Die T-Drainage muß zwischen D. choledochus und vorderer Bauchwand lang genug sein, damit ein Ausreißen aus dem Gallengang bei Betätigung der Bauchpresse vermieden wird (Bekier). Die Drainage des For. Winslowi wird am 3. oder spätestens 4. postoperativen

Tag und die T-Drainage nach nochmaliger Kontrollcholangiographie am 6. oder 7. postoperativen Tag gezogen. Die Entfernung der T-Drainage bereitet keine Schwierigkeiten. Reißt – als seltenes Ereignis – einmal die T-Drainage ab, muß die Drainagestelle sofort stumpf erweitert und der Drainagerest gesucht werden. Gelingt dies nicht, muß der Rest der T-Drainage durch Relaparotomie entfernt werden.

V. Drainageloser Verschluß der Hauptgallengänge

Der primäre drainagelose Verschluß des Hepatocholedochus wird von manchen Autoren verschiedener Vorteile wegen bevorzugt (Bsteh).

Dieses Vorgehen setzt sichere Steinfreiheit, entzündungsfreie Papillen- und Gallengangsverhältnisse, dicht sitzende Naht, ausreichende Gangweite sowie fehlende Begleitkrankheiten von Leber und Pankreas voraus. Nach einer Sphincterotomie kann eher auf einen T-Drain verzichtet werden als nach Papillendilatation (Bodner und Dorfmann; Siewert, Bauers und Morkos).

VI. Transpapilläre T-Drainage

Die transpapilläre T-Drainage nach Papillenrevision oder nach Entfernung von Papillensteinen, wie sie von Cattell, Hess et al. angegeben wurde, soll die Papille offenhalten und vor Sphincterspasmen, Ödemen und narbigen Stenosen schützen.

Es besteht jedoch kein Zweifel, daß der transpapilläre Drain erhebliche Gefahren in sich birgt (Kern). Vor allem kann bei gemeinsamer Mündung, bei tiefreichendem Septum oder etwas zu dickem Rohr bei Papillenödem der D. pankreaticus verlegt werden, wodurch eine schwere postoperative Pankreatitis entstehen kann (Bekier, Fritsch). Darüber hinaus kann es zu einem duodenobiliären Reflux oder durch Verstopfung der Drainage mit Speiseteilen zu aufsteigenden Infektionen kommen. Schließlich ist eine transpapillär eingelegte Drainage sicher nicht in der Lage, spätere narbige Schrumpfungen zu verhüten.

Da seine Gefahren ungleich größer sind, lehnen wir deshalb auch nach Operationen an der Papille die transpapilläre T-Drainage ab. Desgleichen halten wir die transcholedochale Sonde nach Mollowitz für nicht erforderlich; sie kombiniert die normale Kehrsche T-Drainage mit einem dünnen, bis ins Duodenum reichenden Polyvinylrohr.

Auch das Verfahren nach Voelcker, die Ableitung des transduodenalen Drains durch die Bauchdecken, ist nicht mehr indiziert. Eine Fülle von Komplikationsmöglichkeiten verbieten diese Methode: Postoperative Pankreatitis, Verstopfung des Drains, Cholangitis und Ikterus.

Lediglich bei maligner Papillenstenose erscheint uns die transpapilläre Drainage sinnvoll, wenn eine Resektion oder eine biliodigestive Anastomose in Form der Choledocho-Duodenostomie nicht mehr möglich sind.

VII. Grundsätzliche T-Drainage oder primärer drainageloser Verschluß des D. choledochus

Es besteht kein Zweifel, daß bei guten Abflußverhältnissen die primäre Choledochusnaht ohne T-Drainage störungsfrei heilt. Aus diesem Grunde haben mehrere Chirurgen gerade wegen der intraoperativen Kontrollmöglichkeiten die T-Drainage aufgegeben und die Choledochotomie durch Primärnaht beendet (Siewert, Bauers und Morkos).

Wenn auch dieses Vorgehen sich in dem einen oder anderen Fall gut durchführen läßt, muß doch immer berücksichtigt werden, daß nach instrumentellen Manipulationen

Schleimhautschwellungen und Papillenödeme auftreten, die zu Abflußbehinderungen führen können. Gelegentlich lassen auch die Choledochus-Verhältnisse am Operationsende keine einwandfreie und abschließende Beurteilung zu (Amgwerd und Gogos). Darüber hinaus bietet die T-Drainage den Vorteil der postoperativen Kontrolle, die Möglichkeit des Ausspülens eines unerkannt zurückgelassenen Konkrementes und schließlich die Auflösungsmöglichkeit cholesterinhaltiger Reststeine durch lokal verabreichte Chenodesoxycholsäure.

Deshalb erscheint uns bei Gallengangsrevisionen mit Hindernisbeseitigung das grundsätzliche Einlegen der T-Drainage als Methode mit dem geringsten Risiko und den größten diagnostisch-therapeutischen Möglichkeiten.

Dies um so mehr, als die T-Drainage nach Choledochusrevision mit keinen Störungen belastet ist. Die Galle wird im seitlichen Kunststoffbeutel aufgefangen. Entsprechende Kontrollen zeigen dabei keine signifikanten Störungen des Flüssigkeits-, Elektrolyt- und Stoffwechselhaushaltes. Außerdem haben wir weder intestinale Motilitätsstörungen noch infektiöse oder sonstige postoperative Komplikationen oder eine Verlängerung der Hospitalisierungszeit beobachtet (Keighley und Graham, Kern). Am 6. oder 7. postoperativen Tag wird die Kontroll-Cholangiographie vorgenommen und der T-Drain sofort gezogen.

J. Die Eingriffe an der Papilla Vateri

I. Probleme bei Eingriffen an der Papilla Vateri

Bei jedem Gallenwegseingriff stellt die morphologische Situation der intra- und extrahepatischen Gallengänge das zentrale Problem und die Papilla Vateri schlechthin ihren neuralgischen Punkt dar: Die gut funktionierende Papilla Vateri ist die unabdingbare Voraussetzung für postoperative Beschwerdefreiheit im Gallengangs-Pankreasbereich.

Die Sphincterdilatation, das forcierte Aufbougieren oder die Papillensprengung können keine derben sklerotischen Narbenstenosen auf Dauer beseitigen: nach kurzer Zeit liegt die Restenosierung vor (Böhmig, Fritsch, Fuchsig, Kern). Darüber hinaus führt dieses Vorgehen zu Schleimhauteinrissen, zu Blutungen, akuten Entzündungs-Erscheinungen und vorübergehenden Durchfluß-Störungen (Thämmig und Klöss).

Indikationen für die transduodenale Sphincterotomie:

1. Inkarzerierter Papillenstein
2. Stenosierende Papillitis
3. Papillentumor oder Tumorverdacht
4. Kurze Röhrenstenose des D. choledochus mit Retentionspankreatitis
5. Papillenstenose mit Pankreaticolithiasis
6. Papillenstenose bei fehlindizierter Choledocho-Duodenostomie

Die transduodenale Sphincterotomie ist die einzig sichere und deshalb beste Methode, das narbige Hindernis und inkarzerierte Konkremente an der Papille zu beseitigen und den störungsfreien Galleabfluß zu gewährleisten. Gleichzeitig sichert sie den freien Abfluß des D. pankreaticus, wenn dieser in die narbigen Stenosen der Papille einbezogen ist. Sie ist deshalb der technisch leichteren Choledocho-Duodenostomie eindeutig überlegen, welche den retroduodenalen Blindsack und die narbigen Papillenstenosen mit Abflußbehinderungen auch im D. pankreaticus beläßt.

Durch die transduodenale Sphincterotomie werden der Gallenwegseingriff schwerer, die Komplikationsrate und die Letalität höher. Besondere Gefahren bestehen in der postoperativen Pankreatitis, in der Pankreasgangverletzung, in der gastrointestinalen Blutung, in der Durchtrennung der hinteren Duodenalwand und in seltenen Fällen in der Duodenalfistel (Lichtenauer, Roux, Szeleczky und Nagy, Wense). Die Pankreasgangverletzung kann bei sorgfältiger Papillen-Darstellung und rechtslateraler Incision vermieden werden. Die Durchtrennung der hinteren Duodenalwand droht bei jeder längeren Sphincter-Incision über 15 mm. Im Zweifelsfall orientiert die vorsichtige Sondierung über diese Verletzung. Sie verlangt wie zweckmäßigerweise jede sehr lange und ausgedehnte Sphincterotomie eine Naht zwischen D. choledochus und Duodenalwand (Schriefers). Wegen dieser Verletzungsmöglichkeit sollte die Beseitigung einer langen Röhrenstenose der Papille nicht durch die Sphincterotomie erzwungen werden.

II. Transduodenale Freilegung

Die stark variierende Lage der Papille wird durch die Cholangiographie und über die supraduodenale Choledochotomiestelle mit der dünnen, gut biegbaren Uterussonde bestimmt, die leicht bogenförmig nach unten und etwas rechts außen geführt wird. Bei starkem Widerstand der Papille soll die Papillensondierung nicht erzwungen werden, da sonst Perforationen unvermeidbar sind.

In Höhe der Papille werden an der Duodenalvorderwand im Abstand von 1 cm zwei Haltefäden angelegt und zwischen diesen das Duodenum in einer Länge von 3–4 cm mit dem Diathermiemesser eröffnet (Abb. 35). Der Inhalt wird abgesaugt und spritzende Gefäße werden coaguliert. Die Wundränder lassen sich mit kleinen Venen- oder Schindler-Haken sowie Präpariertupfer gut auseinanderhalten.

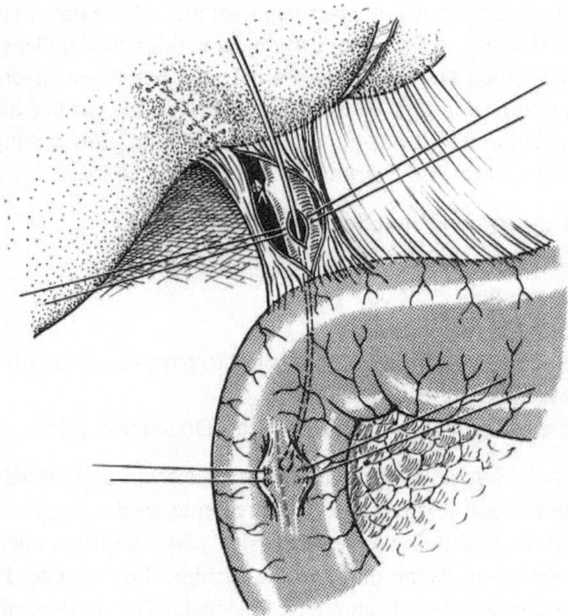

Abb. 35. Nach Lokalisation der Papille werden an der Duodenalvorderwand zwei Haltefäden angelegt und mit dem Diathermiemesser in Längsrichtung incidiert

III. Sphincterotomie

Nach Einstellen und Inspektion der Papille erfolgt die rechtslaterale Incision mit dem Skalpell auf der Sonde (Abb.36). Nach Fassen der Schnittränder mit kleinen scharfen Klemmen wird die Incision nach oben fortgesetzt. Dann wird die Sonde entfernt und von unten mit der Steinfaßzange oder einer Klemme die Papille gespreizt und mit der Schere die Sphincterdurchtrennung vollendet. Sie ist am plötzlichen Nachlassen der Spannung bei geöffneter Zange zu erkennen. Die Incisionslänge beträgt normalerweise 12–17 mm; die Ausdehnung der Incision ist jedoch individuell bestimmt und kann in besonderen Ausnahmefällen 25 mm betragen (Fritsch). Die Sphinctermuskulatur muß in jedem Fall bis zum Oberrand des Sphincter choledochus proprius durchtrennt werden. Dabei läßt sich die Papille leicht bis auf Choledochus-Weite dehnen und eine Sonde von 8–10 mm Dicke leicht einführen (Böhmig, Fuchsig, Fritsch). Auftretende geringe Blutungen stehen rasch spontan (Abb. 37). Nur ausnahmsweise muß ein spritzendes Gefäß durch eine dünne Catgut-Umstechungsligatur versorgt werden.

Mit den dünnen Klemmen werden die Wundränder der Papille auseinandergehalten, eingeklemmte Steine und besonders Steinkrümel sorgfältig entfernt und dann die Papille sowie auch der untere Choledochusteil revidiert, was gut mit dem Cholangioskop möglich ist.

Die routinemäßige Sondierung des Pankreasganges von der Papille aus ist nicht erforderlich. Nur bei Pankreasbeteiligung und vor allem bei chronischer Pankreatitis ist die transpapilläre Sondierung mit Pankreaticographie über einen dünnen Venenkatheter unerläßlich. Diese transduodenale Sphincterotomie hat mehrere unwesentliche Modifikationen, die keineswegs Vorteile bieten. Je nach Erfahrung kann man sich gegebenenfalls die Incision mit dem Sphincterotom von Lasala erleichtern: auf einen flexiblen Stiel

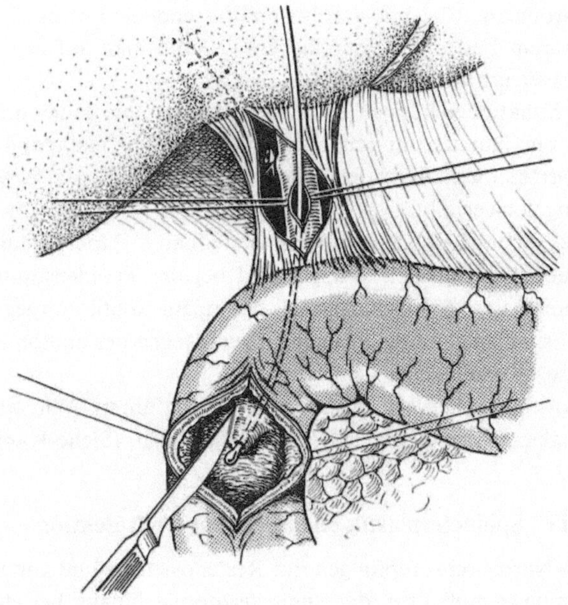

Abb. 36. Transduodenale Sphincterotomie nach Darstellung der Papille, rechtslaterale Incision

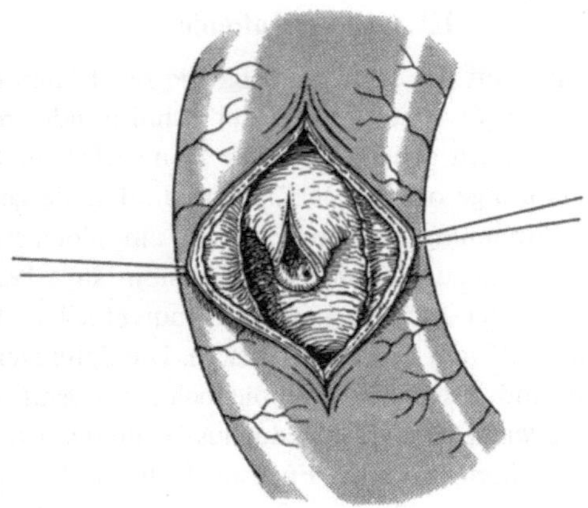

Abb. 37. Erweiterung der Incision bis zur Durchtrennung des Sphincters. Am Unterrand der Papille ist die Einmündungsstelle des Ductus pankreaticus sichtbar

kann ein Metallconus von verschiedener Größe aufgeschraubt werden. Dieser Conus wird von oben in die Papille eingeführt und dann auf der Längsrinne des Conus bei vorgezogener und ausgespannter Papille die Sphincterotomie durchgeführt (Hepp). Nahtadaptionen der Schleimhautränder zwischen Duodenum und D. choledochus werden von manchen Autoren grundsätzlich (Willenegger), von uns nur ausnahmsweise durchgeführt (Kern, Schriefers). Kann der Pankreasgang nicht sicher identifiziert werden, soll in jedem Fall auf die Naht am medialen Schnittrand verzichtet werden (Böhmig, Fritsch, Kux und Stacher, Roux).

Damit ist die Sphincterotomie beendet. Die Längsincision im Duodenum wird zweireihig quer verschlossen: zunächst eine innere überwendliche Schleimhautnaht mit atraumatischem Chromcatgut 3–0 und darüber breitfassende sero-seröse Einzelknopfnähte mit nichtresorbierbarem Faden 3–0. Zur Sicherung kann man auf die Nahtreihe noch das Mesocolon transversum aufsteppen.

Besonders ernste Situationen können bei der Sphincterotomie dann auftreten, wenn der D. choledochus in ein Duodenaldivertikel mündet oder ein juxtapapilläres Divertikel vorliegt. Die Schwierigkeit wird durch fehlende oder mangelhafte prä- bzw. intraoperative Divertikeldarstellung noch erhöht.

Bei einer nicht exakt im Cholangiogramm darstellbaren Papille muß immer an das Vorliegen eines Duodenaldivertikels gedacht und bei der Papillensondierung und vor allem der transduodenalen Sphincterotomie besonders subtil vorgegangen werden; Wandperforationen sind sonst kaum vermeidbar und wegen der anatomischen Veränderungen nur schwer zu erkennen.

Divertikelresektionen mußten wir bisher nicht durchführen. Wir warnen dringend davor, die Schwierigkeiten dieses Eingriffs zu unterschätzen. (Siehe Kapitel: Duodenaldivertikel).

IV. Sphincterplastik und Sphincter-Teilresektion

Zur Verhütung von Narbenschrumpfungen mit Restenosierung und zur Vermeidung der transpapillären Drainage muß über die Sphincterotomie hinaus bei starken narbigen Schrumpfungen und chronischen Papillitiden mit Sphinctersklerose eine zipfelförmige

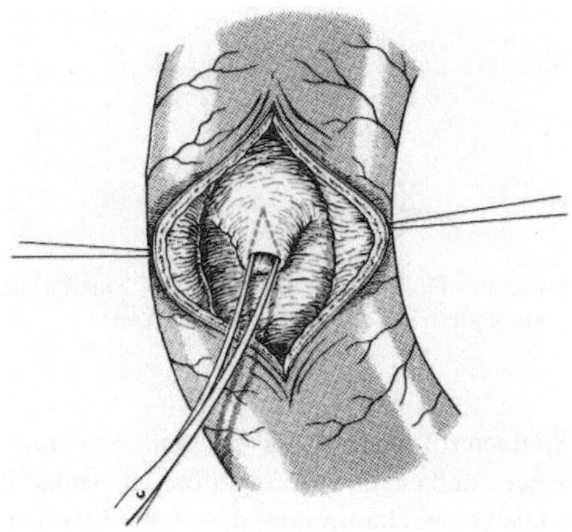

Abb. 38. Sphincterteilresektion. Nach Spaltung der Papille wird ein dreieckiges Stück des Sphincterringes excidiert

dreieckige Excision aus dem Sphincter entnommen werden (Champeau, de Valle, Gogliotti, Hess, Niedner, Roux, Smith und Jones). Die Papille wird in üblicher Weise freigelegt und breit gespreizt (Abb. 38). Mit der Schere wird dann aus dem Sphincter ein dreieckiges Stück herausgeschnitten, dessen Basis im Spitzenbereich der Papille etwa ein Viertel bis ein Drittel der Zirkumferenz umfaßt und zur Verhütung folgenschwerer Verletzungen zwischen 9 Uhr und 13 Uhr liegt. Mit feinen atraumatischen Catgutfäden 4–0 wird die Schleimhaut des Duodenums mit der des D. choledochus vernäht (Abb. 39).

Dieses Vorgehen ist schwierig und verlangt neben übersichtlichen Verhältnissen eine große Erfahrung, da die Gefahr der Verletzung des D. pankreaticus nicht unterschätzt werden darf.

V. Septumresektion nach Cole und Grove

Die Resektion des Septums zwischen D. choledochus und D. pankreaticus ist dann indiziert, wenn bei gemeinsamer Mündung durch das lange, in die Vernarbung einbezogene Septum eine erhebliche Stenose mit Abflußbehinderung im D. pankreaticus hervorgerufen wird.

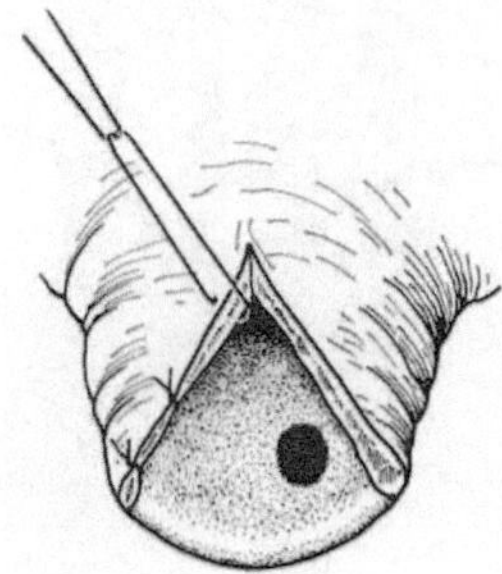

Abb. 39. Nahtadaption der Schleimhautränder zwischen Duodenum und Ductus choledochus. Die Einmündungsstelle des Ductus pankreaticus darf unter keinen Umständen umstochen werden

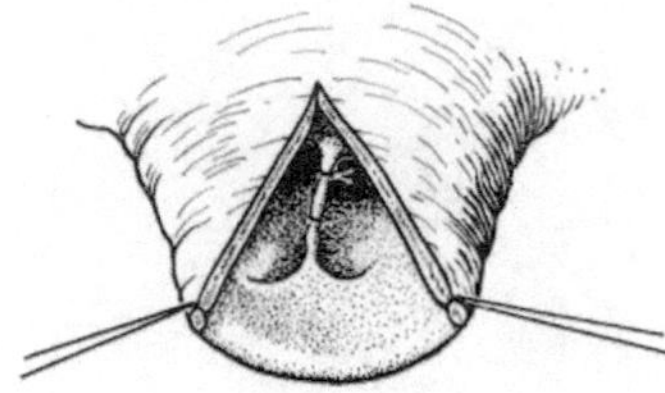

Abb. 40. Septumresektion zwischen Ductus choledochus und Ductus pankreaticus. Schmalfassende Naht der Schleimhautränder

Nach transduodenaler Sphincterotomie wird der D. pankreaticus sondiert, das Septum dargestellt und so weit reseziert, daß ein entsprechend breiter Abfluß des D. pankreaticus gewährleistet ist (Abb. 40). Die Schleimhautränder des D. pankreaticus und des D. choledochus werden mit atraumatischem Catgutfaden 4–0 adaptiert.

VI. Die Papillektomie

Mit der transduodenal durchgeführten Papillektomie können benigne oder semimaligne ganz umschriebene Tumoren der Papille erfolgreich entfernt werden.

Technik

Das Duodenum wird in typischer Weise eröffnet und die Papille nach cholangiographischer Lokalisation freigelegt. Sie wird mit zwei kleinen scharfen Klemmen gefaßt und vorgezogen. Im Abstand von 10–12 mm vom Tumorrand wird mit dem Skalpell oder Diathermiemesser die Schleimhaut zirkulär inzidiert (Abb. 41). Kleine Schleimhautblutungen werden coaguliert, starke Blutungen durch Umstechungsligatur versorgt. Nach vollständiger Durchtrennung der Schleimhaut wird diese mit dem Präpariertupfer stumpf zurückgeschoben und damit die Muskulatur freigelegt. Jetzt wird die Muskulatur mit dem Skalpell oder der Schere schrittweise und vorsichtig durchtrennt und der D. choledochus

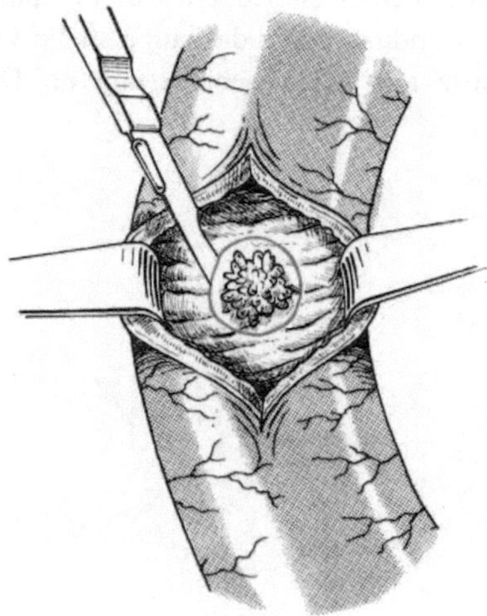

Abb. 41. Papillektomie, zirkuläre Umschneidung des Papillentumors

ohne Duodenalwandverletzung auf der lateralen Seite freipräpariert. Er wird isoliert, vorgezogen und nach Anlegen eines Haltefadens durchtrennt.

Auf der medialen Seite wird der D. pankreaticus nach Zurückpräparieren des Pankreasgewebes dargestellt, ein Haltefaden angelegt und ebenfalls durchtrennt. Damit ist die tumortragende Papilla Vateri entfernt. Auch bei nicht großzügiger Resektion ist der Defekt groß (Abb. 42). Durch Koagulationen oder Umstechungen muß eine subtile Blutstillung erreicht werden.

Jetzt wird mit atraumatischen Chromcatgutfäden 3–0 zunächst der erweiterte D. pankreaticus mit dem D. choledochus vernäht und dann werden die Wand des D. choledochus und des D. pankreaticus mit der Duodenalschleimhaut vereinigt (Abb. 43 und 44). Auf die inneren Drainagen des Gallen- und Pankreasganges kann man verzichten. Dagegen muß der Retroperitonealraum am Duodenum breit drainiert werden.

K. Teilresektionen an den großen Gallengängen

Vorbemerkungen

Bei ganz umschriebenen benignen Tumoren oder bei Strikturen mit geringem Substanzverlust ist die Resektion mit End-zu-End-Anastomose die eleganteste und sicherste Methode zur Wiederherstellung der Hauptgallengänge. Mit dieser bilio-biliären Anastomose können Defekte bis zu 3 cm Länge überbrückt werden (Fuchsig, Kneise, Schrie-

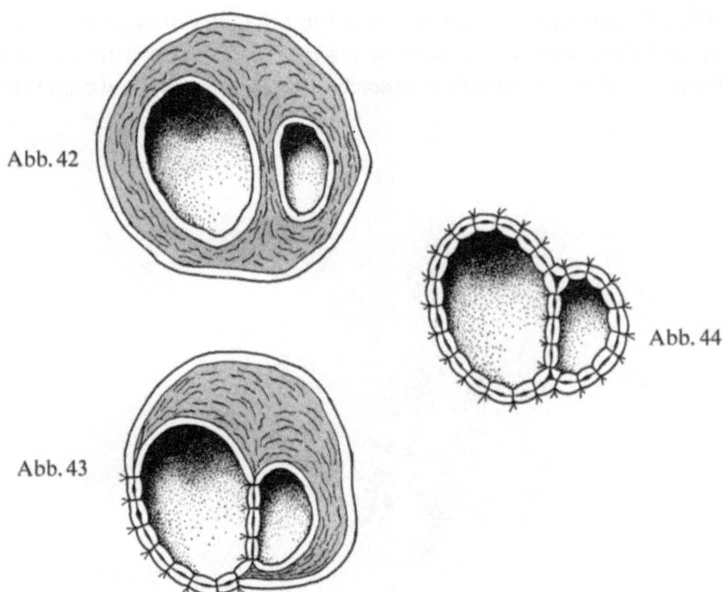

Abb. 42. Der erweiterte Gallen- und Pankreasgang ist gut erkennbar

Abb. 43. Naht des Pankreasganges mit dem Gallengang und des Gallenganges mit der Duodenalschleimhaut (nach Schriefers)

Abb. 44. Komplette Naht der Duodenalschleimhaut mit dem Pankreas- und Gallengang

fers). Unabdingbare Voraussetzungen sind gut durchblutete Gallengangsränder, die sich nach ausgedehnter Mobilisation spannungsfrei anastomosieren lassen. Selbstverständlich müssen die distalen Gallengänge und speziell die Papille frei durchgängig (Hamelmann) und die Lumina genügend weit sein (Schriefers).

Technik

Die großen Gallengänge werden zunächst im Bereich der Vorderwand ausreichend freipräpariert und mobilisiert. Zur Vermeidung von Verletzungen der Nachbarorgane kann der Hauptgallengang eröffnet werden. Der tumortragende Teil wird vorsichtig aus seiner Umgebung herauspräpariert und entfernt. Die narbige Stenose wird in Längsrichtung gespalten. Unter Sicht und sorgfältiger Blutstillung wird bei Anspannen mit dünnen scharfen Klemmen die Hinterwand durchtrennt und das zu resezierende stenosierte Gallengangsstück teils stumpf teils scharf freigelegt und entfernt (Abb. 45).

Zur spannungsfreien Naht ist die ausgedehnte Mobilisation des distalen Choledochus-Stumpfes, gelegentlich einschließlich Duodenum und Pankreas erforderlich (Kunz, Zenker). Die Naht erfolgt einreihig mit 5–6 atraumatischen Fäden 4–0, die 1 mm vom Rand entfernt eingestochen werden (Abb.46). Die Fäden der Hinterwand werden zunächst alle gelegt und dann erst geknotet; sie sollen eine exakte Adaptation der gut durchbluteten Wand und vor allem der Schleimhaut bewirken (Zenker, Hamelmann).

Vor Beginn der Vorderwandnaht muß die T-Drainage eingelegt werden (Abb. 47). Durch eine eigene, 1–2 cm von der Anastomose entfernt vorgenommene Incision wird ein genügend dicker T-Drain über die Anastomose hinaus in den Hepato-Choledochus geführt (Lahey und Cattell, Kern, Zenker).

Die einreihige Vorderwandnaht erfolgt wieder mit 5–6 atraumatischen Fäden 4–0, die zuerst gelegt und dann geknotet werden (Grewe). Der T-Drain wird wasserdicht eingenäht. Bei uns hat sich der zur Rinne abgeschnittene Drain nach Kehr bewährt, dessen

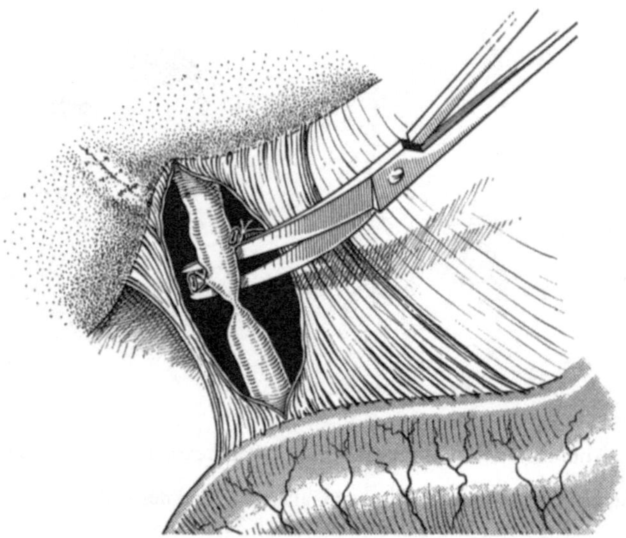

Abb. 45. Mobilisation des narbig stenosierten Hepatocholedochus

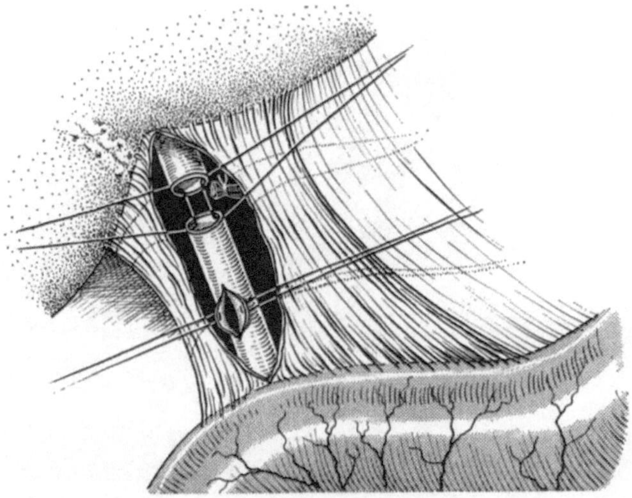

Abb. 46. End-zu-End-Anastomose des Hepatocholedochus nach Resektion der narbigen Striktur, Incision im Choledochus für die T-Drainage

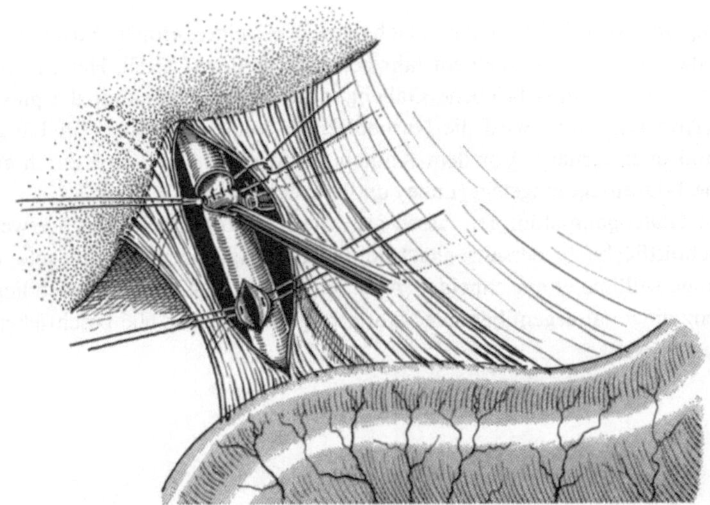

Abb. 47. End-zu-End-Anastomose nach Striktur des Hepato-Choledochus. Die hintere Nahtreihe ist gelegt

distalen Schenkel wir *nicht* durch die Papille führen. Er darf unter keinen Umständen aus der Anastomosen-Reihe herausgeleitet werden, da hierdurch Fisteln und Narbenstenosen begünstigt werden (Zenker) (Abb. 48).

Die Ansichten über die Dauer der Drainage gehen weit auseinander. Bei weiten Gallengängen mit gut durchbluteten Wundrändern genügt uns bei störungsfreiem Heilverlauf

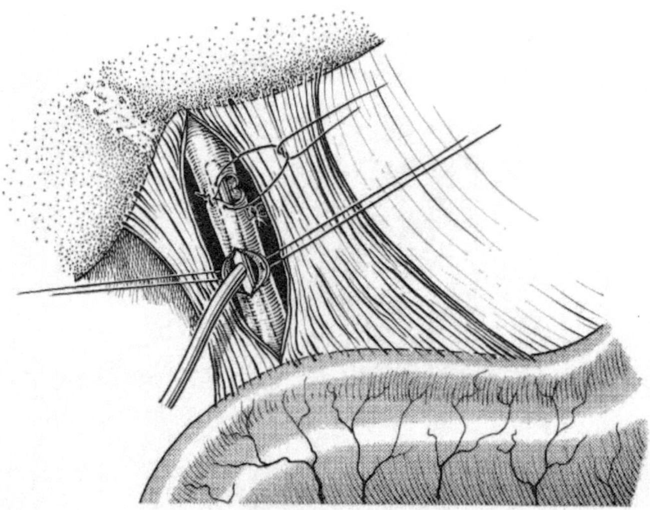

Abb. 48. End-zu-End-Anastomose nach Resektion des strikturierten Hepato-Choledochus. Legen der vorderen Nahtreihe, die T-Drainage ist eingelegt, der proximale Schenkel reicht über die Anastomose hinaus

eine Drainagezeit von 2–3 Wochen. Nach Resektion einer großen Striktur oder einer Fistel muß die Drainage bis zu einem Jahr belassen werden (Cattell, Hess, Kern, Lahey).

Liegt nur eine ganz umschriebene Gallengangsstenose vor, genügt die plastische Erweiterung (Abb.49). Dabei wird die Narbenstenose lokal mobilisiert, in Längsrichtung gespalten und quer vernäht. Vor dem Knoten der letzten Nähte wird durch eine eigene Incision eine T-Drainage eingelegt (Lahey und Pyrtek).

Bei engen Gallengangsstümpfen lassen sich die Anastomosen dadurch erweitern, daß man die Schnittfläche beiderseits gleichsinnig anschrägt oder die Stümpfe in Längsrichtung einige Millimeter einschneidet (Abb. 50 und 51). Die Einkerbungen liegen in der Zirkumferenz diagonal gegenüber. Die Naht erfolgt in der auf S.606 beschriebenen Weise (Fuchsig und Fritsch).

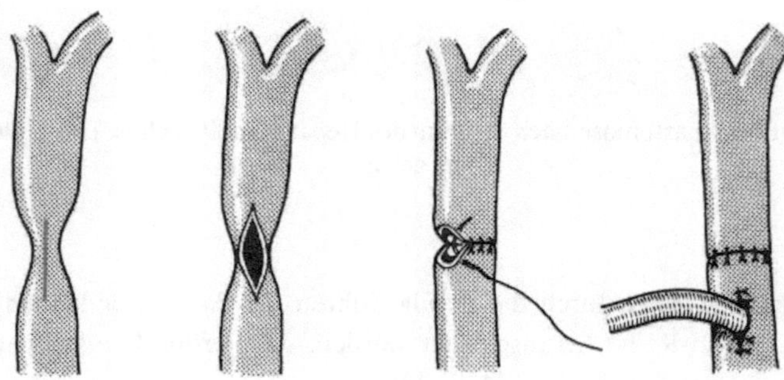

Abb. 49. Plastische Erweiterung einer umschriebenen Gallengangstenose durch Längsincision und quere Naht nach Lahey und Pyrtek

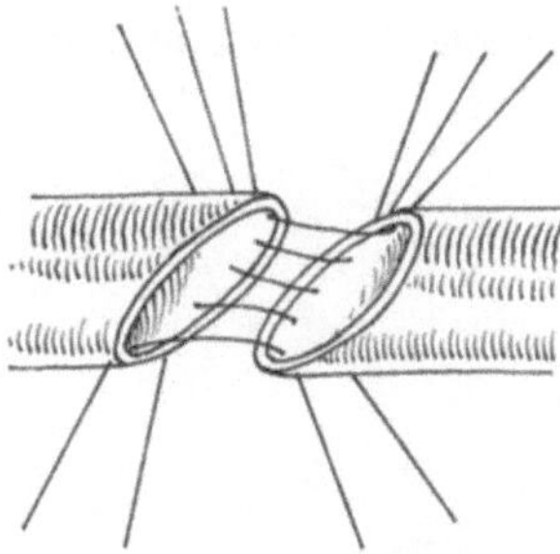

Abb. 50. Erweiterung der Gallengangsstümpfe durch Anschrägen der Schnittfläche

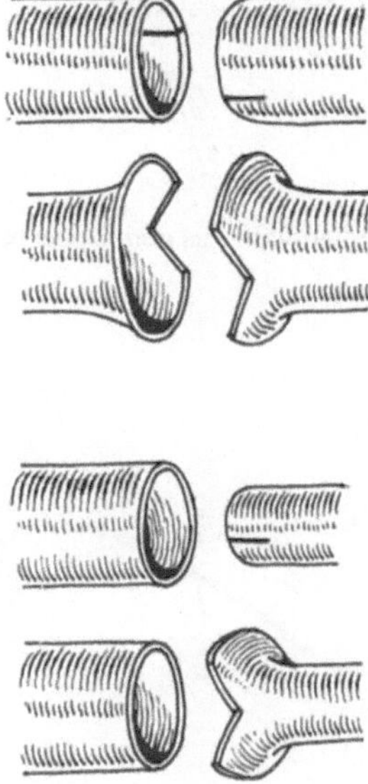

Abb. 51. Erweiterung der Gallengangsstümpfe durch kurze Längsincision

Mit Nachdruck muß vor der Mobilisation der Gallengangsstümpfe zur Wiederherstellung um jeden Preis gewarnt werden (Schriefers). Gerade die Mobilisation des intrapankreatischen Choledochus läßt sich nicht erzwingen. In diesen Fällen ist die Hepatico-Jejunostomie das sicher bessere Verfahren (s. S. 619).

L. Intraoperative iatrogene Läsionen und Fehler in der Gallenwegschirurgie

Iatrogene Läsionen und Fehler sind in der Gallenwegschirurgie keine Seltenheit. Besondere, schwer darstellbare anatomische Verhältnisse, ungenügende Sicht, hastiges Operieren, schlechte Präparation und mangelnde Cholangiomanometrie können auch bei erfahrenen Operateuren zu solchen, im allgemeinen vermeidbaren Folgen führen.

I. Häufigste Fehler und Verletzungsmechanismen

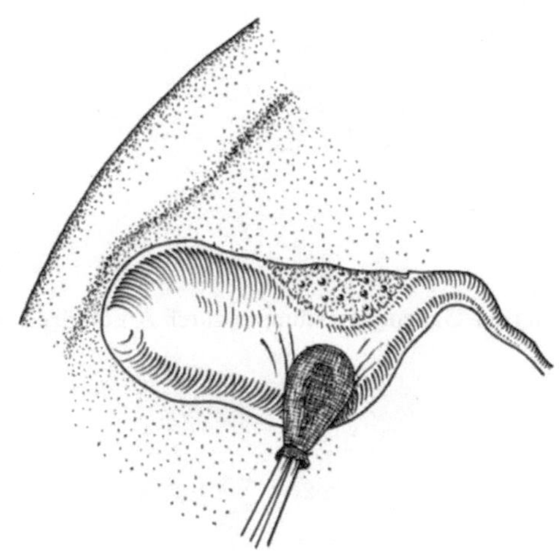

Abb. 52. Ausreißen der Gallenblase aus dem Leberbett durch zu starken Zug

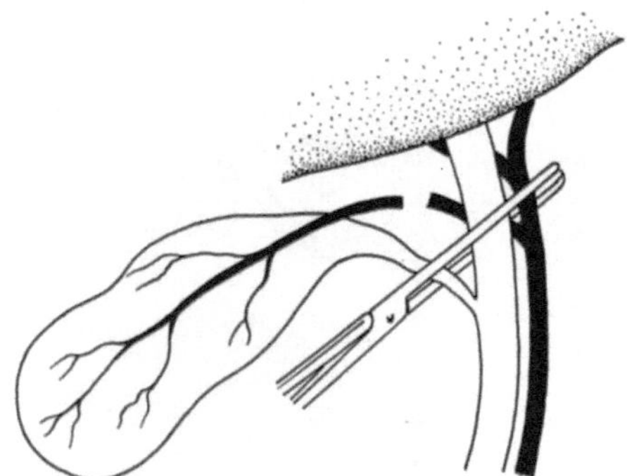

Abb. 53. Blindes Anlegen der Klemme mit Quetschen des D. hepaticus bei Blutungen aus der A. cystica oder A. hepatica

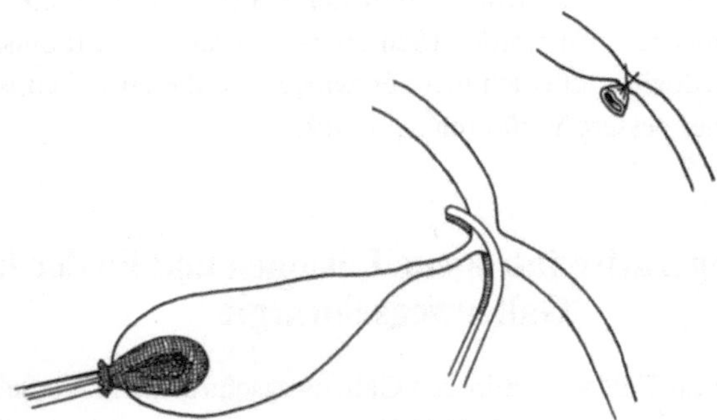

Abb. 54. Mitfassen des Hepato-Choledochus bei Abklemmen des D. cysticus durch zu starken Zug an der Gallenblase. Einknoten von Teilen des Hepato-Choledochus bei Ligatur des D. cysticus

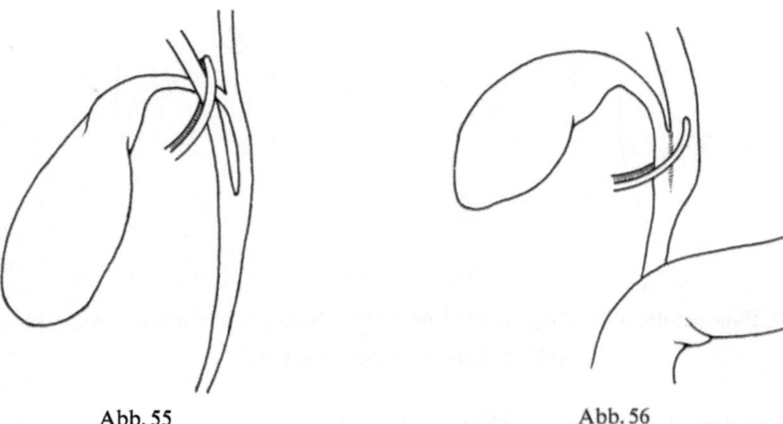

Abb. 55. Gleichzeitiges Abklemmen eines tief einmündenden rechten D. hepaticus mit dem D. cysticus

Abb. 56. Abklemmen des Hepato-Choledochus bei langen Cysticus-Adhäsionen

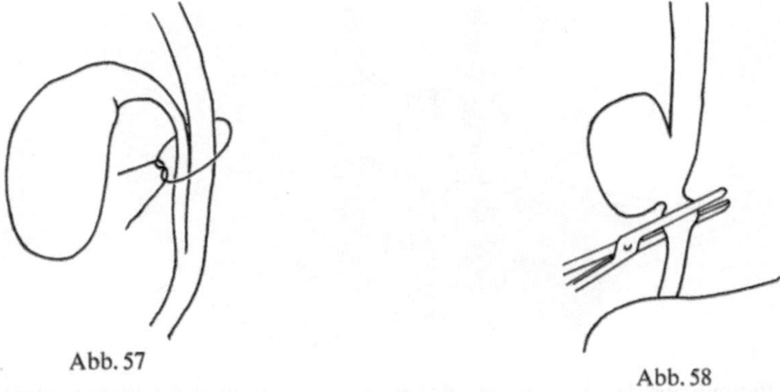

Abb. 57. Gemeinsame Ligatur des Hepatocholedochus und des D. cysticus bei langem Parallelverlauf oder starken Verwachsungen

Abb. 58. Verwechslung des D. choledochus mit dem D. cysticus bei starker Schrumpfgallenblase oder bei Konfluenzstein

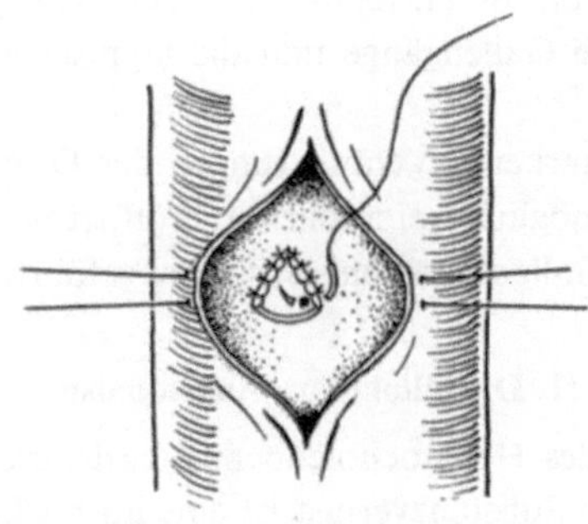

Abb. 59. Umstechung des D. pankreaticus bei Schleimhautnaht nach Sphincterotomie

Abb. 60. Einlegen der T-Drainage in die End-zu-End-Naht bei bilio-biliärer Anastomose

Abb. 61. Langer Cysticus-Stumpf

(Wer bestreitet, daß die langen Cysticus-Stümpfe postoperative Beschwerden verursachen können, verfügt nicht über ein entsprechendes Krankengut).

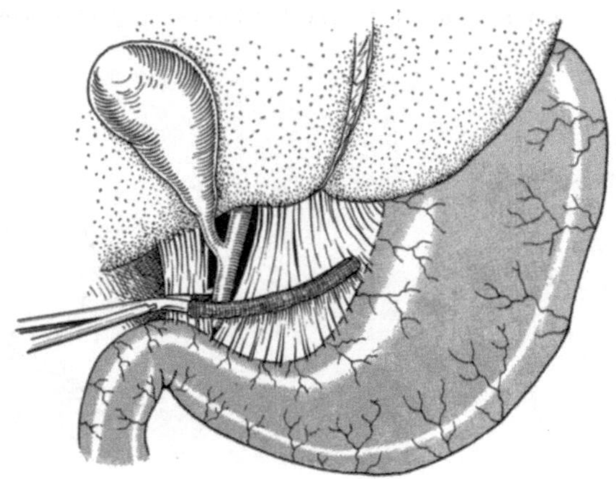

Abb. 62. Bei Blutung aus der A. hepatica oder einer ihrer Äste wird die Blutungsquelle nicht blind gefaßt, sondern das gesamte Lig. hepatoduodenale mit einer weichen Darmklemme abgeklemmt

Diese Fehler sind in erster Linie durch vorsichtiges präparatives Operieren vermeidbar. Vor allem wird der D. cysticus erst nach der Cholangiomanometrie, also nach Vorliegen des Röntgenbildes ligiert und durchtrennt. Mit der Röntgendarstellung sind auch sonstige atypisch verlaufende Gallengänge und die atypischen Cysticus-Einmündungen erfaßt.

Im Zweifelsfall wird bei stärkeren Veränderungen der D. cysticus zunächst belassen, die Gallenblase so weit wie möglich freipräpariert, eröffnet und entleert. Die Cholangiomanometrie wird dann vom Gallenblasenhals aus durchgeführt.

II. Die biliobiliäre Anastomose

Die frische Durchtrennung des Hepatocholedochus wird durch eine einreihige End-zu-End-Naht (4–0) versorgt. Bei Substanzverlust ist eine ausreichende Mobilisation für die spannungsfreie Naht notwendig.

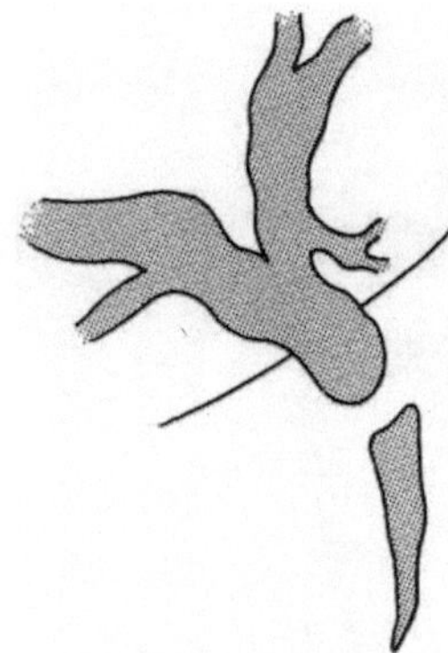

Abb. 63. Iatrogene Hepaticusverletzung. Röntgenologische Darstellung des Hepaticus und Choledochus mit deutlicher Erweiterung der intrahepatischen Gallengänge

Bei der länger bestehenden Durchtrennung des Hepatocholedochus müssen die Verhältnisse durch die Cholangiographie exakt geklärt werden (Abb. 63). Bei kurzem Defekt und ausreichender Gangweite hat sich uns die End-zu-End-Anastomose bewährt.

Nach sorgfältiger Freilegung werden die Gallengangsstümpfe dargestellt und je nach Ausdehnung des Defektes mobilisiert. Beide Lumina werden durch quere Incision eröffnet, die Narbenränder abgetragen (Abb. 64). Mit einschichtiger Nahtreihe (4–0) läßt sich die biliobiliäre Anastomose gut herstellen. Distal der Anastomose wird eine T-Drainage eingelegt, deren langer Schenkel weit nach proximal reicht (Abb. 65).

Ist der Defekt im Hepatocholedochus zu groß oder der distale Choledochus stark geschrumpft, ist heute die Hepaticojejunostomie mit Rouxscher Anastomose die Methode der Wahl (s. S. 619).

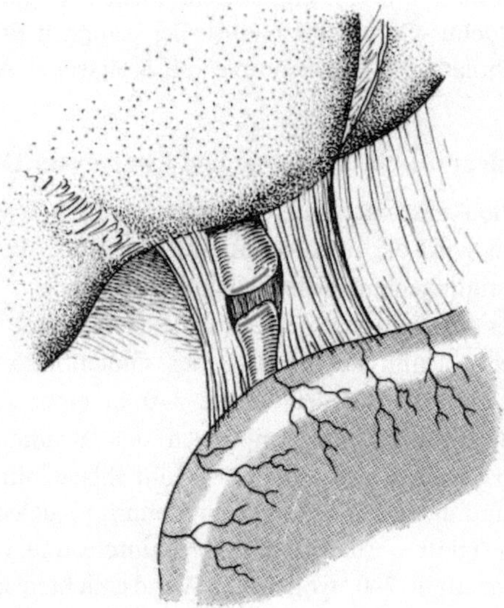

Abb. 64. Herauspräparation der beiden Gallengangstümpfe, quer liegende Inzision

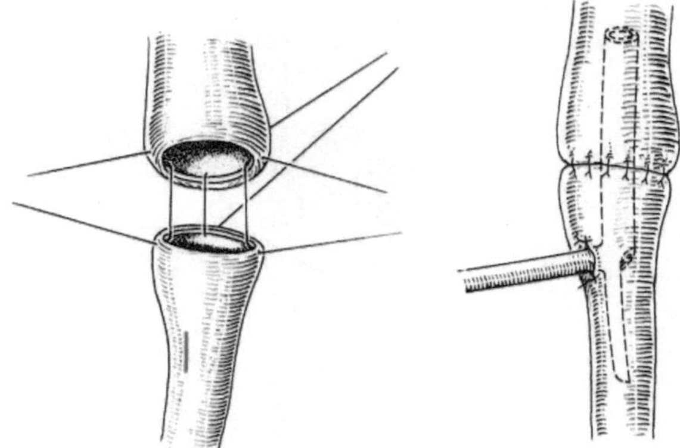

Abb. 65. Nach Mobilisation des distalen Choledochus End-zu-End-Anastomose; die Knoten liegen außen. Vor Verschluß der Vorderwand wird eine T-Drainage im distalen Bereich eingelegt, deren Rohr über die Anastomose reicht

M. Die biliodigestiven Anastomosen

Vorbemerkungen

Die biliodigestiven Anastomosen sind direkte Verbindungen zwischen den Gallenwegen und dem Magen-Darmtrakt. Hierfür stehen Gallenblase und Hauptgallengänge einerseits sowie Magen, Duodenum und Jejunum andererseits zur Verfügung.

Die Verbindung der Gallenblase mit dem Verdauungstrakt ist das schlechteste Verfahren. Es kommt als Palliativmaßnahme nur bei inoperablen Carcinomen oder in Ausnahmefällen bei unbeabsichtigter Verletzung oder Ligatur des D. choledochus während einer Magenresektion in Frage (Baumann, Gütgemann, Kern, Klöss, Schriefers).

Die Choledocho-Duodenostomie ist die technisch leichteste und deshalb beliebteste Anastomose. Sie führt jedoch auf die Dauer zu unvermeidbaren postoperativen Komplikationen und hat deshalb nur eine eng umschriebene Indikation: inoperale Pankreas-, Papillen- oder Choledochus-Carcinome (Grill). Bei benignen Erkrankungen der distalen Gallengänge ist die Choledocho-Jejunostomie mit Rouxscher Anastomose die Methode der Wahl.

I. Die Cholecysto-Gastrostomie und Cholecysto-Duodenostomie

Die für die erfolgreiche Anastomose erforderliche Cysticus-Erweiterung wird cholangiographisch gesichert. Es wird die Anastomose durchgeführt, die sich ohne Mobilisation, Verziehungen und Spannungen am leichtesten anlegen läßt.

Nach Abdecken des Operationsfeldes wird die Gallenblase im Anastomosenbereich durch Punktion entleert. Dann werden zwischen Gallenblase und Magenantrum oder Duodenalvorderwand die sero-serösen Nähte 3–0 in einer Ausdehnung von 3–4 cm gelegt. Bei dünner Gallenblasenwand empfehlen sich atraumatische Nadeln, die submukös liegen müssen. Jetzt wird zuerst die Gallenblase mit dem Diathermiemesser eröffnet und entleert und dann Magen oder Duodenum in gleicher Weise incidiert. Spritzende Gefäße müssen ligiert werden. Die innere hintere und vordere Nahtreihe erfolgt fortlaufend mit Chromcatgut 2–0, wobei alle Wandschichten gefaßt werden. Die breitfassenden vorderen sero-serösen Einzelnähte 3–0 sichern besonders die Wundwinkel. Mit einer Drainage ist dieser Eingriff beendet.

II. Die Cholecysto-Jejunostomie

Die Cholecysto-Jejunostomie wird in gleicher Weise wie die Gallenblasen-Duodenum-anastomose durchgeführt. Je nach örtlichen Verhältnissen wird die zweite oder dritte Jejunumschlinge etwa 40–60 cm distal des Treitzschen Bandes antecolisch hochgezogen, mit dem Petzschen Nähapparat durchtrennt und dann die aborale Resektionsfläche mit sero-serösen Einzelnähten verschlossen. Ohne Spannung wird dann in der auf S. 614 beschriebenen Weise anastomosiert. Mindestens 30 cm distal davon wird die zuführende Schlinge nach Roux End-zu-Seit eingenäht. Nach Verschluß der Mesosteniumlücke beendet die Drainage des Gallenblasenbereiches den Eingriff.

III. Die latero-laterale Choledocho-Duodenostomie

Das Duodenum und der Choledochus werden freigelegt, vorhandene Verwachsungen beseitigt und jede Blutungsstelle subtil gestillt. Nach Anlegung zweier atraumatischer Haltefäden 4–0 wird der Choledochus mit dem Skalpell eröffnet und der oft unter Druck stehende Inhalt abgesaugt. Die Incision erfolgt in Längsrichtung, ist 15–20 mm lang und liegt so nah wie möglich am Duodenum (Abb. 66). Dann wird mit dem Diathermiemesser das Duodenum ebenfalls in Längsrichtung eröffnet; wegen der Dehnbarkeit des Duodenums ist dieser Schnitt kürzer. Der Inhalt wird wieder abgesaugt und spritzende Gefäße werden durch Ligaturen versorgt (Abb. 67).

Die hintere Nahtreihe erfolgt mit Einzelknopfnähten 3-0, wobei die Stiche die ganze Wand fassen, die Schleimhaut gut adaptieren und so gestochen werden, daß die Knoten

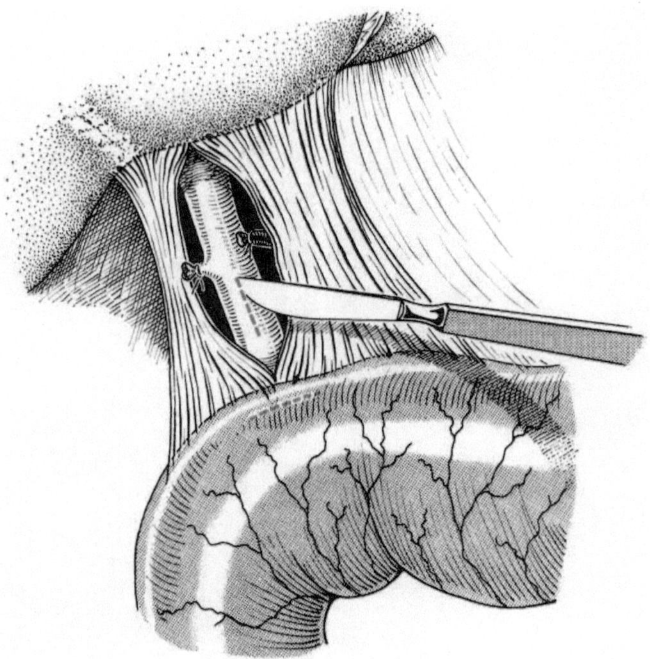

Abb. 66. Latero-laterale Choledocho-Duodenostomie, Längsincision des Choledochus und des Duodenums

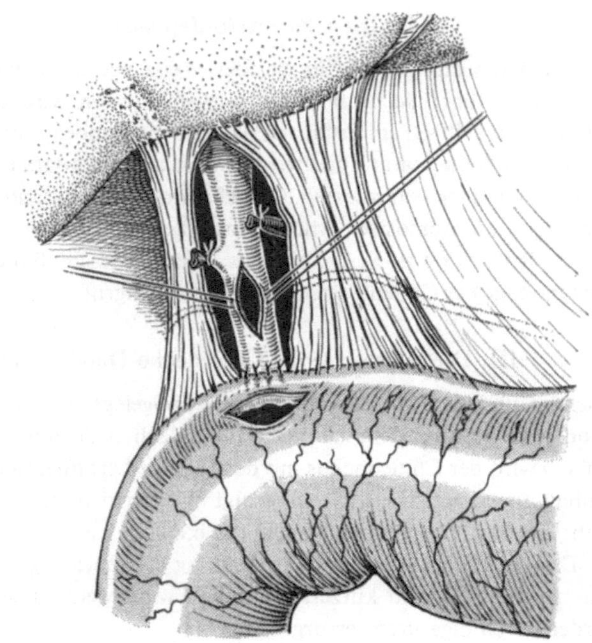

Abb. 67. Eröffnung der Incisionsstellen

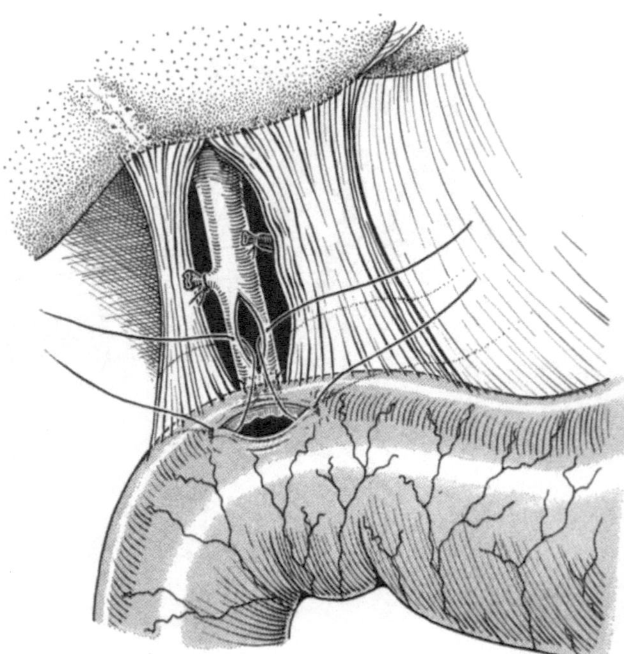

Abb. 68. Anlegung der hinteren Nahtreihe

außen liegen (Abb.68). Die vordere Naht erfolgt in gleicher Weise. In den Wundwinkeln werden die Nähte zweckmäßigerweise zuerst gelegt und dann geknotet. Bei dicker Choledochuswand kann darüber eine zweite Nahtreihe mit Einzelknopfnähten 3–0 gelegt werden. Die Choledochuswand wird dabei vorsichtig und oberflächlich, die Seromuscularis des Duodenums dagegen breit gefaßt. Die Serosa des Lig. hepatoduodenale eignet sich vorzüglich zur Nahtdeckung in den beiden Wundwinkeln. Die lateral der Laparotomiewunde herausgeleitete Drainage beendet den Eingriff (Abb. 69 und 70).

Bestehende Duodenalfisteln eignen sich wegen ihrer narbigen Umgebung nicht für die Choledocho-Duodenostomie, da grundsätzlich Wundheilungsstörungen auftreten. Es empfiehlt sich in diesen Fällen immer der Fistelverschluß und die Anastomosierung im Bereich guter duodenaler Wandverhältnisse (Hess, Rathcke).

IV. Die latero-laterale Choledocho-Jejunostomie

Der Eingriff beginnt mit der Darstellung des Hepatocholedochus. Ist die Gallenblase noch vorhanden, wird sie in klassischer Weise prograd herausgelöst und die peroperative Radiomanometrie vorgenommen (s. S.573). Nach Ligatur des D. cysticus und Peritonealisierung des Gallenblasenbettes wird – entsprechend des Cholangiogrammes – die tiefste Stelle des D. choledochus mit guten Wandverhältnissen isoliert. In diesem Bereich werden zwei atraumatische Haltenähte 4–0 angelegt, der D. choledochus in Längsrichtung eröffnet und der Inhalt abgesaugt, bzw. Konkremente entfernt.

Die zweite Maßnahme gilt der Präparation der Jejunumschlinge. Nach Hochschlagen des Quercolon wird die Flexura duodeno-jejunalis sorgfältig dargestellt und das Jejunum je nach örtlichen Verhältnissen 40 cm distal des Treitzschen Bandes mit dem Petzschen

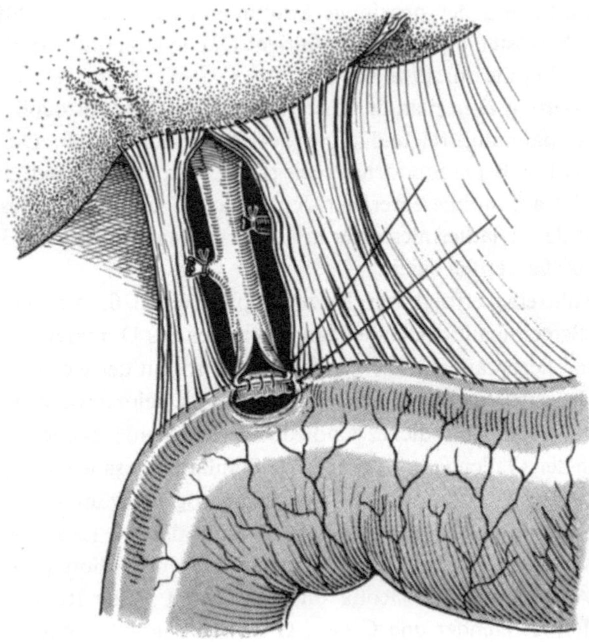

Abb. 69. Die hintere Nahtreihe ist gelegt

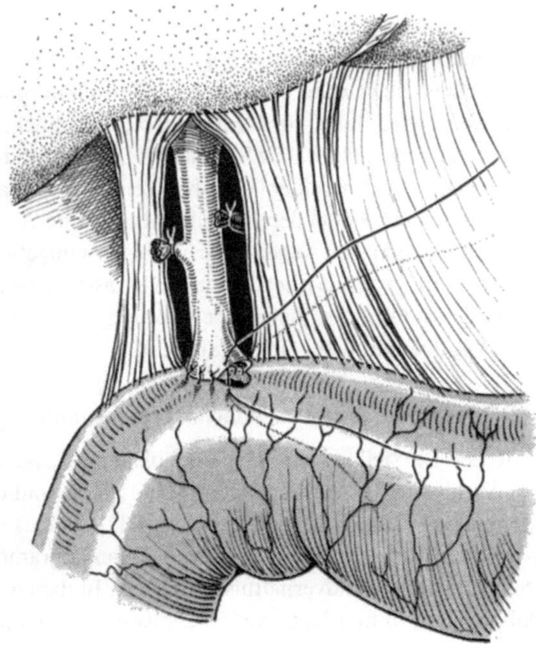

Abb. 70. Legen der vorderen Nahtreihe

Nähapparat durchtrennt. Der distale Jejunalstumpf wird mit mehreren sero-serösen Nähten 3–0 versenkt und der proximale Stumpf mit feuchten Bauchtüchern bedeckt. Danach wird das Mesostenium unter sorgfältiger Darstellung und Erhaltung der Gefäße bis zur proximalen Arkade durchtrennt.

Zur Anastomosierung zieht man den distalen Jejunalstumpf retrocolisch in den Leberhilusbereich, was spannungsfrei und ohne Torsion erfolgen muß. Die Jejunalschlinge wird dann auf das Lig. hepatoduodenale gelegt, daß der Stumpf nach medial zeigt. Die Anastomose erfolgt am antimesenterialen Jejunalrand 3–5 cm distal des Stumpfes. Das Jejunum wird mit dem Diathermiemesser in Längsrichtung eröffnet, der Inhalt abgesaugt und spritzende Gefäße werden ligiert.

Die hintere Nahtreihe erfolgt mit Einzelknopfnähten 3–0, die alle Wandschichten erfassen und die Schleimhaut des Gallenganges mit der des Dünndarms exakt adaptieren (Cole); die Knoten liegen außen. Die Vorderwand wird mit der gleichen Einzelnahtreihe verschlossen, wobei zur Verhütung größerer Wülste die Jejunalwand nur schmal gefaßt wird. Zur Sicherung kann bei dicker Choledochuswand eine zweite vordere Nahtreihe gelegt werden, die den Gallengang schmal, die Dünndarmserosa jedoch etwas breiter faßt.

Zur Entlastung der Anastomose muß die hochgezogene Dünndarmschlinge am Lig. teres, am Lig. hepatoduodenale, an der Leberkapsel oder am Leberbett fixiert werden. Zum Schluß wird in mindestens 80 cm Entfernung von der biliodigestiven Anastomose die End-zu-Seit-Anastomose nach Roux angelegt. Damit ist der Reflux von Dünndarminhalt ausgeschaltet (Hollender und Gillet). Die Fixierung der hochgezogenen Jejunumschlinge im Mesocolonschlitz und der Verschluß der Mesosteniumlücke mit Drainage der Gallengangsanastomose beenden den Eingriff.

Besteht ein *enger Hepatocholedochus*, wird die Anastomose zweckmäßigerweise über einen Drain hergestellt. Bei genügend langem Gallengang eignet sich ein T-Drain, der durch eine separate Incision im D. hepaticus herausgeleitet wird und dessen Schenkel durch den Anastomosenbereich zieht. Bei kurzem Gallengang kommt die Drainage nach Voelcker in Frage: Nach der Hinterwandnaht wird ein T-Rohr zur Rinne geschnitten und dann y-förmig in beide Hepaticus-Äste hochgeschoben. Mehrere seitliche Löcher sorgen für guten Galleabfluß. Der lange Schenkel wird 25–30 cm distal der Anastomose im Sinne der Witzel-Fistel durch die Jejunalwand geleitet, hier gut fixiert und dann durch eine seitliche Stichincision durch die Bauchdecken geleitet.

V. Die termino-laterale Hepatico-Jejunostomie

Diese biliodigestive Anastomose kommt bei Verletzungen, narbiger Zerstörung oder Resektionen des D. choledochus wegen benignen, semimalignen oder umschriebenen malignen Tumoren in Frage (Longmire).

Der Eingriff beginnt mit der beschriebenen Darstellung der Hauptgallengänge. Im Bereich der Verletzung oder unter Erhaltung einer Sicherheitszone wird die Gallengangsvorderwand durchtrennt und der Inhalt sorgfältig abgesaugt. Dann werden zwei seitliche atraumatische Haltefäden 4–0 angelegt, nach deren Anspannung sich die Gallengangshinterwand gut darstellt. Sie wird vorsichtig mit dem Skalpell durchtrennt und nur wenige Millimeter von der Unterlage teils stumpf, teils scharf abpräpariert.

Nach Beseitigung der Narbe oder Resektion des tumortragenden Choledochusabschnittes wird in der auf S. 617 beschriebenen Weise die Jejunumschlinge retrocolisch hochgezogen und spannungsfrei angelagert. Im antimesenterialen Jejunalbereich wird die Incision mit dem Diathermiemesser etwas kleiner als der Hepaticusdurchmesser vorgenommen (Abb. 71).

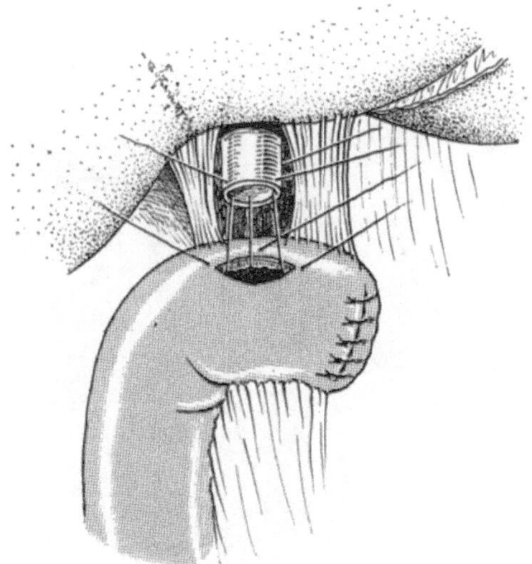

Abb. 71. Terminolaterale Hepaticojejunostomie, entsprechend der Weite des Hepaticus wird im antimesenterialen Abschnitt der retrocolisch hochgezogenen Jejunumschlinge incidiert. Legen der Nähte

Die hintere Nahtreihe erfolgt mit Einzelknopfnähten 3–0, die alle Wandschichten fassen, die Schleimhaut gut adaptieren und die so gestochen werden, daß die Knoten außen liegen (Abb. 72 und 73). Die vordere Nahtreihe wird in gleicher Weise gelegt. Zur Sicherung ist bei dicker Wand des D. hepaticus eine zweite vordere Nahtreihe möglich. Die End-zu-Seit-Anastomose nach Roux, die Fixation des hochgezogenen Jejunumschenkels und der Mesocolon- bzw. Mesosteniumverschluß beenden den Eingriff (Kühlmayer).

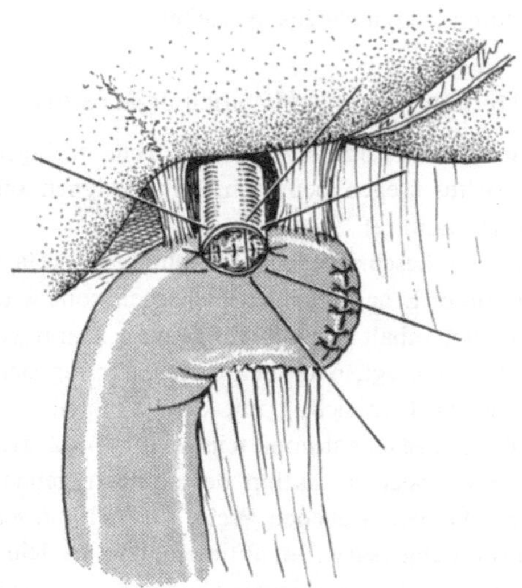

Abb. 72. Hepatico-Jejunostomie. Die hintere Nahtreihe ist gelegt. Legen der vorderen Nahtreihe

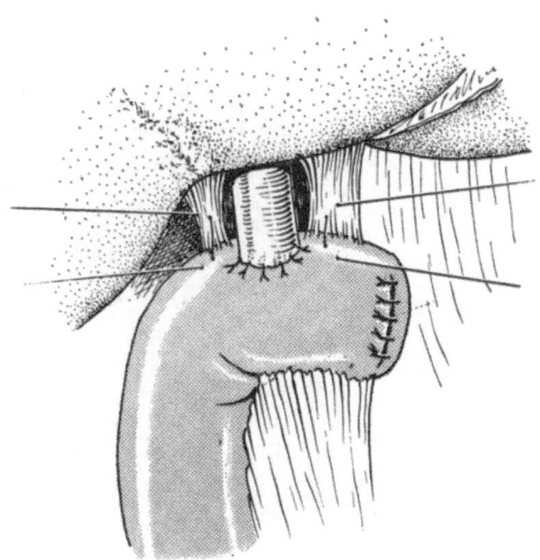

Abb. 73. Hepatico-Jejunostomie. Nach Vollendung der hepaticojejunalen Anastomose wird die hochgezogene Jejunumschlinge in der narbigen Umgebung fixiert

VI. Die hohen biliodigestiven Anastomosen

Vorbemerkungen

Eine besonders ernste Situation liegt vor, wenn bis zur Leberpforte der Hauptgallengang zerstört ist. Dieser Befund erfordert viel Geduld und noch mehr Erfahrung: Es gilt unter allen Umständen die jetzt noch vorhandenen im Hilus oder sogar im Leberparenchym liegenden Hepaticusäste zu finden. Gelingt das nicht, hat der Kranke über die hepatodigestive Anastomose oft nur noch geringe Chancen.

1. Die Hepatico-Jejunostomie im Hilusbereich (mit Hilustasche)

In vorsichtiger Präparierarbeit muß der Hepaticusrest im Leberhilus aufgesucht werden. Gelegentlich sieht und tastet man gar nichts, manchmal läßt er sich in Bohnen- bis Kirschgröße zuerst tasten und nach weiterem Freilegen auch als weißlich durchschimmerndes Gebilde identifizieren.

Vor jeder weiteren Maßnahme wird diese Hilustasche mit dünner Nadel punktiert, wobei sich je nach Verschlußdauer meist wäßrig-klare, gelegentlich von Flocken durchsetzte Flüssigkeit gewinnen läßt. Unter Durchleuchtungskontrolle wird Kontrastmittel injiziert und ein Cholangiogramm angefertigt, das die morphologische Situation klärt. Wegen der erheblichen Defektüberbrückung, der Schwierigkeit und Unsicherheit der biliodigestiven Anastomose kommt nur die Verwendung einer nach Roux ausgeschalteten Jejunumschlinge in Frage.

Diese Jejunumschlinge wird mit der auf S. 617 beschriebenen Methode retrocolisch hochgezogen und in einer Länge von 4–5 cm im Hilusgebiet hinter den Gallengängen mit breitfassenden Einzelknopfnähten 3–0 fixiert (Abb. 74).

Dann wird nach Anlegen eines atraumatischen Haltefadens die Tasche der Hepaticusäste mit einer Stichincision eröffnet, der Inhalt abgesaugt und der Schnitt nach beiden Seiten soweit wie möglich erweitert (Kern). Im Bereich der Gallengänge wird nun das Jejunum eröffnet und leergesaugt, spritzende Gefäße werden versorgt (Abb. 75 und 76).

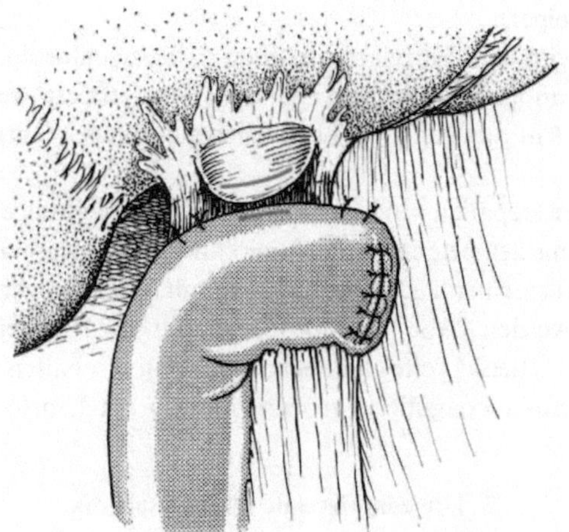

Abb. 74. Hepatico-Jejunostomie mit Hilustasche. Freipräparation und Identifizierung der Hilustasche mit Cholangiogramm. Fixation der retrocolisch hochgezogenen Jejunumschlinge im Narbenbereich. Incision zur biliodigestiven Anastomose

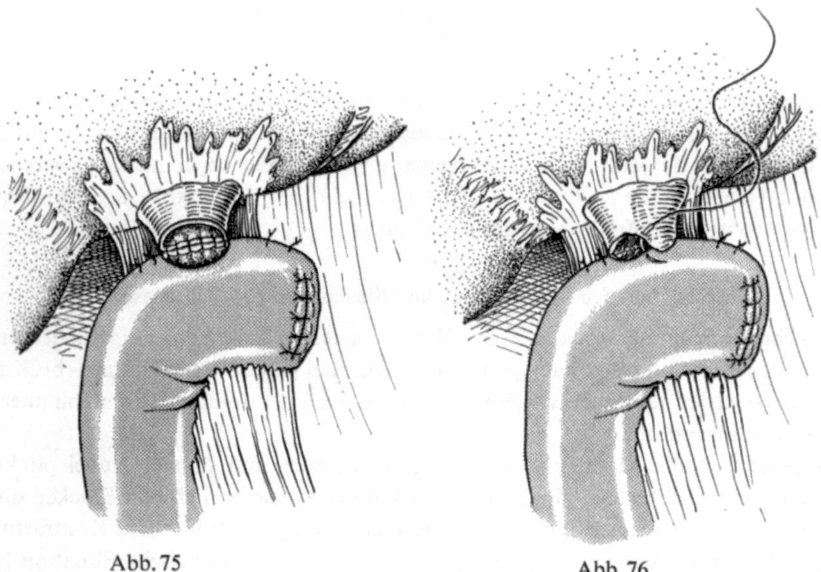

Abb. 75. Hepatico-Jejunostomie mit Hilustasche. Die hintere Nahtreihe ist gelegt

Abb. 76. Hepatico-Jejunostomie mit Hilustasche. Legen der vorderen Nahtreihe

Die Hinterwandnaht erfolgt in üblicher Weise mit Einzelknopfnähten 3–0, die außen geknotet werden. Bei stark erweiterten Hepaticusästen ist eine zentrale innere Schienung über einen Drain nicht erforderlich. Bei dünnen Hepaticusästen empfiehlt sich eine möglichst dicke y-förmige Drainage, deren Schenkel in beide Hauptlebergänge gelegt werden (Warren, Poulantzas und Kune). Der lange Drainageschenkel hat seitliche Löcher und wird 25–30 cm distal der Anastomose schräg durch die Jejunalwand herausgeleitet; er wird dort sicher befestigt (Kühlmayer). Der Drain bleibt von Fall zu Fall bis zu 18 Monaten (Heberer und Peiper).

Die Vorderwand wird mit Einzelknopfnähten 3–0 verschlossen. Zusätzlich kann die Seromuscularis fest an das Narbengewebe des Hilus fixiert werden. Die Rouxsche Y-Anastomose erfolgt in der auf S. 618 beschriebenen Weise (Gütgemann, Hess, Nixon, Stelzner, Walters).

Zur Erweiterung der Hepaticus-Bifurkation und zur Herstellung einer größeren gemeinsamen Austrittsöffnung der beiden D. hepatici kann das Septum zwischen rechtem und linkem Hauptgang bis zu einer Tiefe von 1,5–2 cm mit feiner spitzer Schere gespalten und keilförmig excidiert werden (Abb. 77 und 78). Damit wird für eine ausreichend weite Anastomose die entsprechend breite Gallengangsöffnung geschaffen (Cattell und Braasch). Kleine Blutungen werden coaguliert, größere mit Catgut-Umstechungen 4–0 versorgt (Baumann, Warren).

2. Die adaptierende Dreiecksplastik

Die aus der Goetzeschen Zipfelplastik von Gütgemann entwickelte adaptierende Dreiecksplastik erweitert die hohe biliodigestive Anastomose und sichert sie damit gegen die Schrumpfungstendenz.

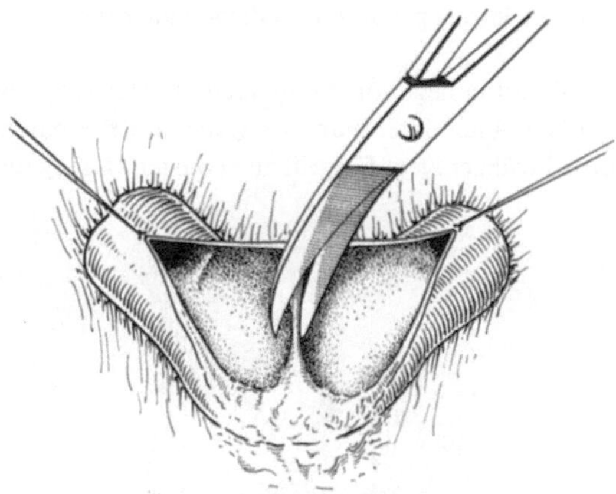

Abb. 77. Erweiterung der Hepaticusbifurkation durch Resektion des Septums

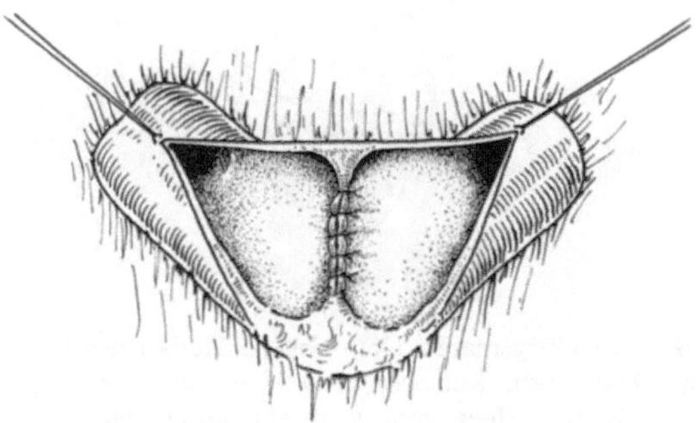

Abb. 78. Nach Septumresektion Adaptation der Schleimhautränder mit atraumatischem Catgut

Zunächst muß der strikturierte Gallengang aus dem umgebenden Schwielengewebe herauspräpariert, incidiert und in einer Länge von 2–3 cm gespalten werden. Bei hohen Strikturen erfolgt die Incision bis in die beiden Hepaticusäste; notfalls wird das Septum zwischen rechtem und linkem Hepaticus reseziert (s. S. 622).

Zur Anastomosierung wird eine retrocolisch hochgezogene Jejunumschlinge 40–50 cm distal des Treitzschen Bandes verwandt. Auf der Kuppe der Dünndarmschlinge wird mit drei Haltefäden ein Dreieck markiert, dessen Spitze zum Leberhilus weist (Abb. 79). Nach Eröffnung des Darmes mit dem Diathermiemesser wird die biliodigestive Anastomose so gelegt, daß sich der Darmwandzipfel in die Längsincision des Gallenganges hineinlegt (Schriefers) (Abb. 80). Die Naht kann fortlaufend mit atraumatischem Faden 3–0 oder mit Einzelknopfnähten durchgeführt werden (Abb. 81). Dabei wird die Schleimhaut der Gallengänge und des Jejunums gut adaptiert und zum Schluß mit einer zweiten Nahtreihe die Seromuscularis des Darmes mit Einzelknopfnähten an das Narbengewebe im vorderen Leberhilusbereich fixiert (Abb. 82). Eine innere Schienung ist weder notwendig noch zweckmäßig (Gütgemann und Schriefers). Die Fußpunktanastomose nach Braun und die Drainage des Operationsgebietes beenden diesen Eingriff (Abb. 83).

3. Die intrahepatische Hepatico-Jejunostomie

Vorbemerkungen

Eine noch schwierigere Situation liegt vor, wenn auch die Hepaticus-Bifurkation zerstört ist und die beiden Hepaticus-Äste hinter Narbengewebe im Leberparenchym liegen. Gute Resultate sind hier nur bei frühzeitigem Eingriff zu erwarten (Lahey und Pyrtek, Walters,

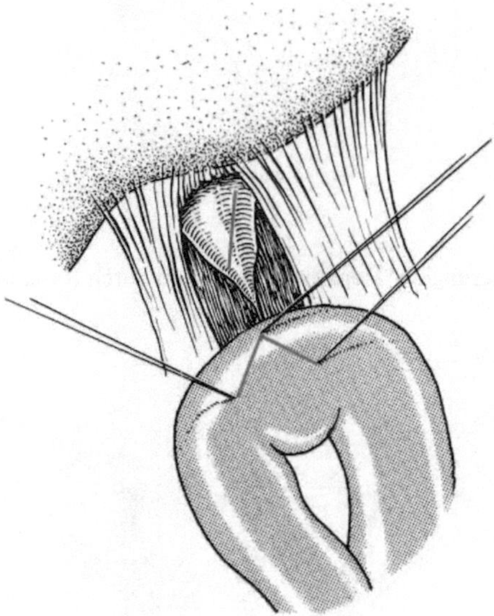

Abb. 79. Dreiecksplastik nach Gütgemann. Der zentrale Hepaticusast wird freipräpariert und durch Cholangiogramm identifiziert. Retrocolisches Hochziehen einer Jejunumschlinge. Markierung eines Dreiecks durch Haltefäden

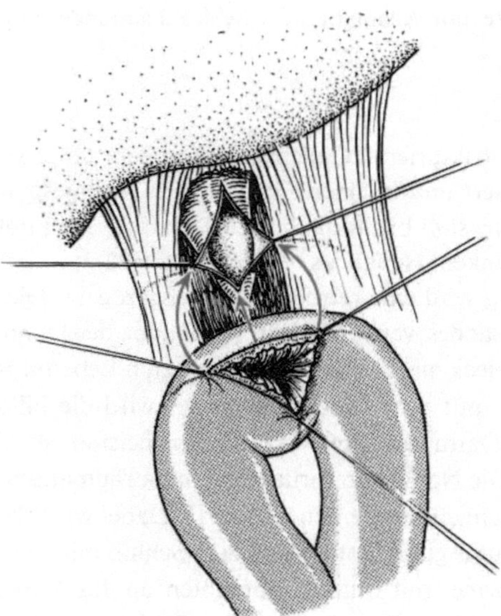

Abb. 80. Adaptierende Dreiecksplastik nach Gütgemann. Hepaticus und Jejunum sind eröffnet. Anlegung der adaptierenden Nähte

Zenker). Anastomosen im Leberhilus bringen nur in der Hälfte der Fälle gute Dauerergebnisse (Puestow).

a) Periphere Hepaticus-Strikturen. Nach Präparation des Narbengewebes werden unter besonderer Schonung der A. hepatica die Gallengänge durch Punktionen identifiziert und ihre genaue Lage und Größe mit einer Cholangiographie festgehalten (Baumann). Durch

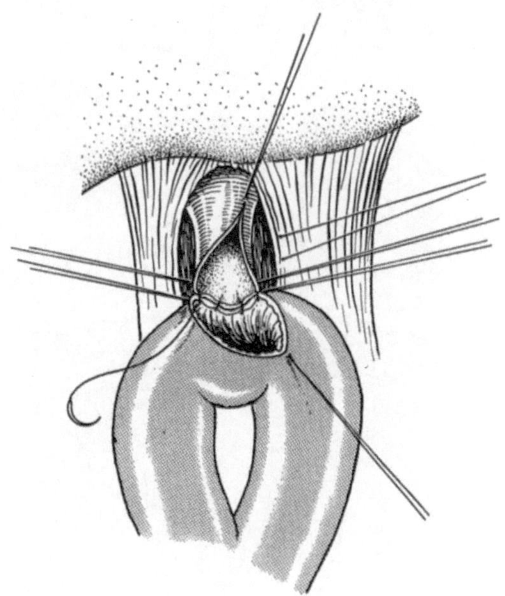

Abb. 81. Adaptierende Dreiecksplastik nach Gütgemann. Die hintere Nahtreihe ist gelegt

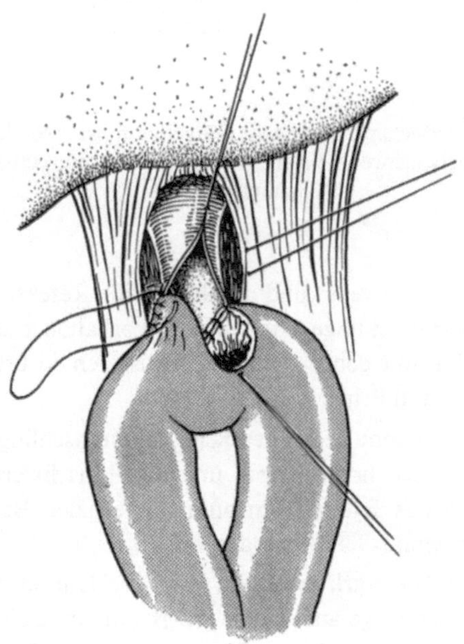

Abb. 82. Adaptierende Dreiecksplastik nach Gütgemann. Legen der vorderen Nahtreihe

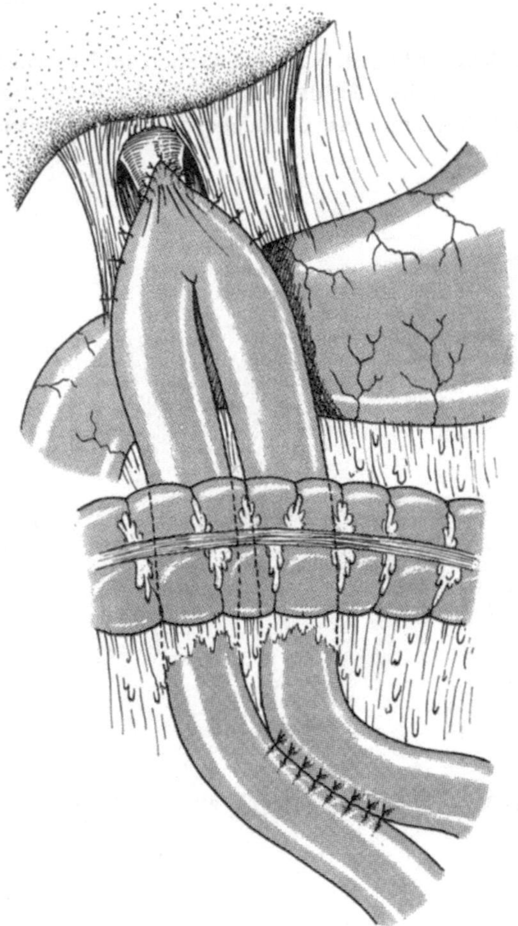

Abb. 83. Die adaptierende Dreiecksplastik nach Gütgemann ist beendet. Die hochgezogene Jejunumschlinge wird im Narbengewebe fixiert. Braunsche Tiefpunktanastomose der Omega-Schlinge

vorsichtige Excision des Narbengewebes und durch schmale Resektion von umgebendem Lebergewebe mit der Diathermieschlinge wird der noch vorhandene schmale Hinterwandrest der Hepaticusbifurkation mit den beiden Hepaticusästen so breit wie möglich freigelegt (Cattell, Cole, Heberer und Peiper).

Dann wird die für die Anastomose vorgesehene Jejunumschlinge in der auf S. 617 beschriebenen Weise retrocolisch hochgezogen und im Hilus fixiert (Abb.92). Für die Hepatico-Jejunostomie wird das Jejunum im antimesenterialen Bereich mit dem Diathermiemesser eröffnet; spritzende Gefäße werden versorgt.

Sind die beiden Hepaticusäste stark erweitert, wird die Dünndarmmucosa sorgfältig mit der Schleimhaut der Gallengänge anastomosiert (Baumann, Cole); die Knoten liegen außen. Zur Verhinderung narbiger Schrumpfungen kann eine Y-Drainage in der auf S. 622 geschilderten Art eingelegt werden (Warren, Mountain und Midell). Wir selbst

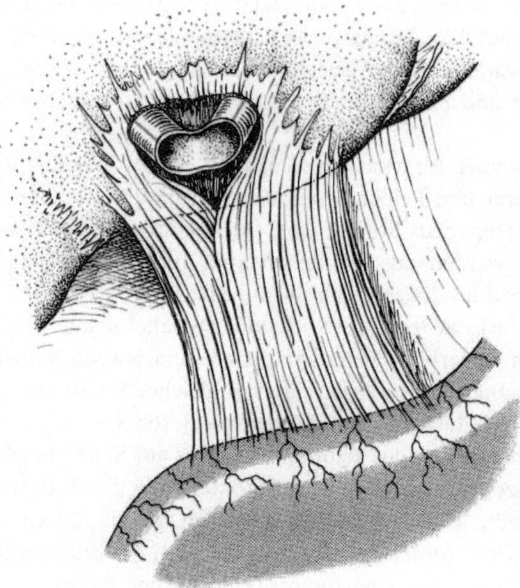

Abb. 84. Periphere Hepaticusstriktur. Herauspräparation der beiden Hepatici aus dem umgebenden Lebergewebe (Heberer und Peiper)

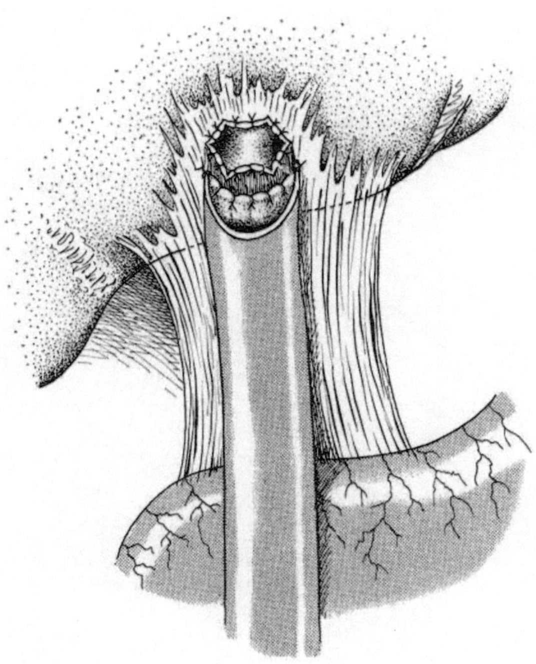

Abb. 85. Plastische Erweiterung der beiden Hepatici nach Herauspräparation durch seitliche Spaltung. Eine retrocolisch hochgezogene Jejunumschlinge wird im Narbengewebe mit Einzelknopfnähten fixiert

haben bei einer Reihe solcher Fälle bei Viert- bis Sechsteingriffen wegen der Gefahr der Inkrustationen auf diese Drainage verzichtet und keine Nachteile gesehen.

Die Vorderwandnahtreihe gestaltet sich in gleicher Weise: Sorgfältige Schleimhautadaptionsnähte und Fixation der Seromuscularis an dem Narbengewebe um den Hilusbereich.

Sind bei schmaler Bifurkationsbrücke die beiden Hepatici nicht erweitert, verzichten wir nach Heberer und Peiper wegen der Schrumpfungstendenz auf die direkte Schleimhautnaht. Der Hepaticus-Stumpf wird fischmaulförmig nach beiden Seiten geschlitzt, die beiden Lefzen werden auseinandergeklappt und mit Einzelnähten an der verdickten Kapsel des Leberhilus fixiert (Abb. 84 und 85).

Eine plastische Erweiterung der beiden D. hepatici ist auch dadurch zu erreichen, daß sie etwas aus dem Leberhilus herauspräpariert und jeweils seitlich gespalten werden. Die beiden Gallengangslefzen werden dann in gleicher Weise fest nach oben und unten mit Einzelnähten am Hilusnarbengewebe befestigt (Abb. 86).

Zur Anastomose wird das Jejunum nach der auf S. 617 beschriebenen Methode retrocolisch hochgezogen und am Leberhilus zweireihig durch Einzelknopfnähte 3–0 um das weit offen gehaltene Gallengangsende herum adaptiert (Abb. 87). Das Einlegen einer Drainage ist nicht erforderlich. Etwa 60 cm distal der biliodigestiven Anastomose erfolgt die Rouxsche End-zu-Seit-Anastomose (Heberer und Peiper).

b) Zentrale Hepaticus-Strikturen. Sind nach tiefer Freilegung im Hilusbereich nur noch der rechte und linke Hepaticus-Ast vorhanden, können diese nach Cattell vorsichtig und schrittweise mit der Diathermieschlinge aus dem umgebenden Leberparenchym herauspräpariert werden (Abb. 88 u. 89). Zur Erweiterung und damit besseren Anastomosierung

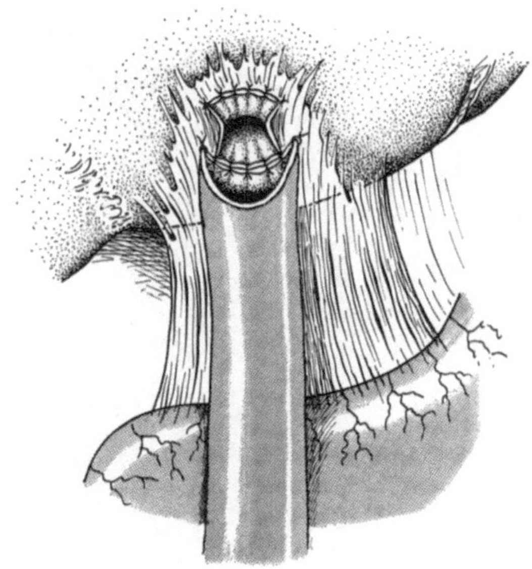

Abb. 86. Nach Incision der beiden Hepaticusäste werden die beiden Hepaticuslefzen auseinandergeklappt und mit Einzelnähten an der verdickten Kapsel im Leberhilus fixiert. Retrocolische Hochziehung einer Jejunumschlinge, die End-zu-End anastomosiert wird

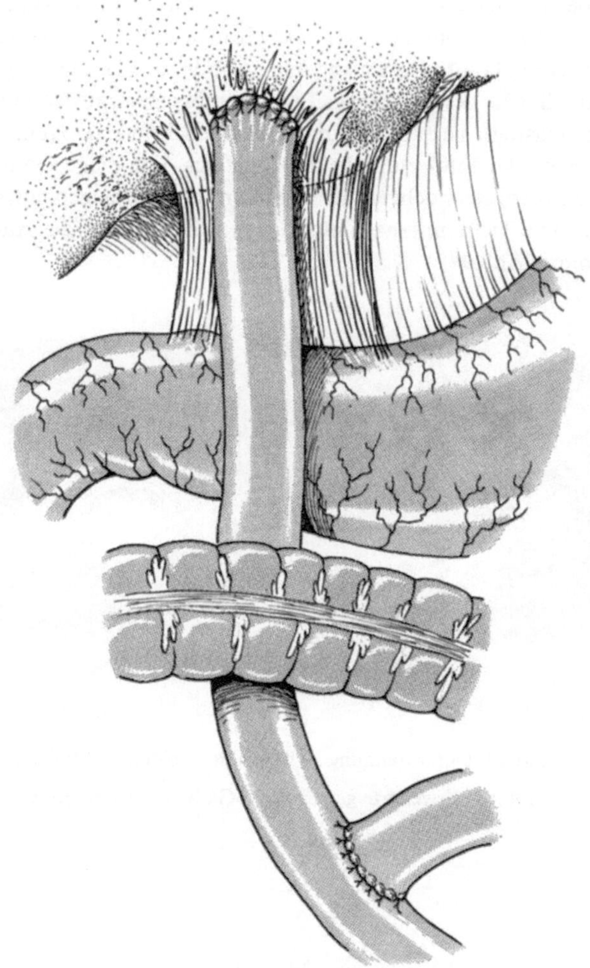

Abb. 87. Fixation der retrocolisch hochgezogenen Jejunumschlinge im Narbenbereich mit Y-Anastomose nach Roux

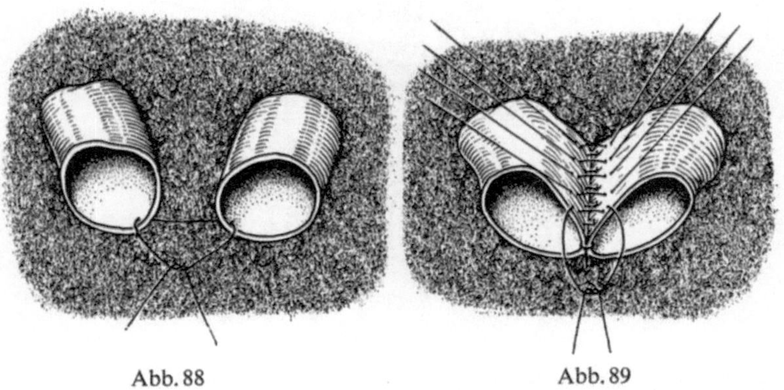

Abb. 88 Abb. 89

Abb. 88. Herauspräparation der Hepaticusäste aus dem umgebenden Narben- und Lebergewebe

Abb. 89. Anlegung einer ventralen und dorsalen Nahtreihe

lassen sich die beiden Hepaticusäste je durch eine ventrale und dorsale Nahtreihe adaptieren und nach Durchtrennung des dazwischenliegenden Wandabschnittes in einen kurzen aber größeren Hauptgang verwandeln (Abb. 90 u. 91). Dieser gemeinsame Gang wird mit der auf S. 622 beschriebenen Technik mit einer retrocolisch hochgezogenen Jejunumschlinge anastomosiert (Cattell und Braasch, Schriefers). (Abb. 92 u. 93).

Lassen sich wegen der Entfernung beide Hepaticus-Äste nicht vereinigen, können sie getrennt in eine retrocolisch hochgezogene Jejunumschlinge eingepflanzt werden (Cattell, Nissen, Warren). Die Tiefpunktanastomose nach Braun sichert die Ausschaltung dieser Omega-Anastomose (Abb. 94).

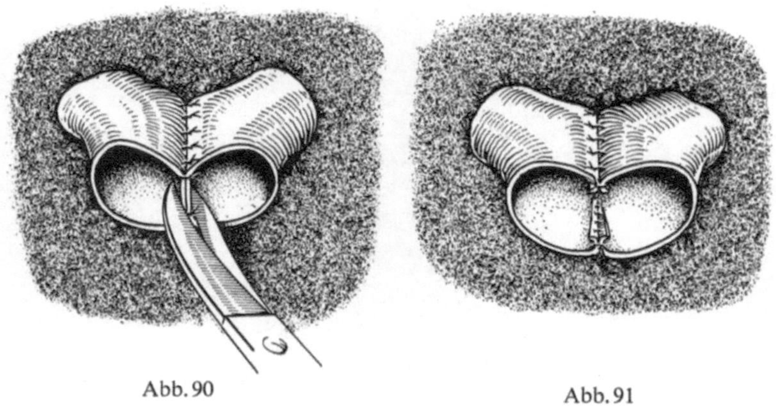

Abb. 90. Durchtrennung zwischen den beiden Nahtreihen

Abb. 91. Erweiterte gemeinsame Gallengangsmündung

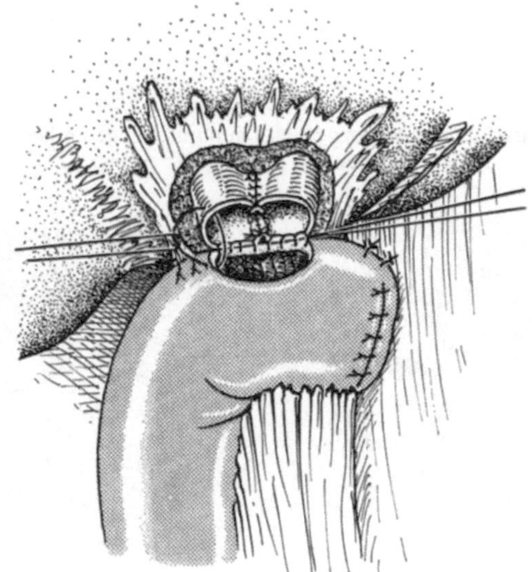

Abb. 92. Hepatico-Jejunostomie nach Vereinigung und Erweiterung der beiden Hepatici. Die hintere Nahtreihe ist gelegt

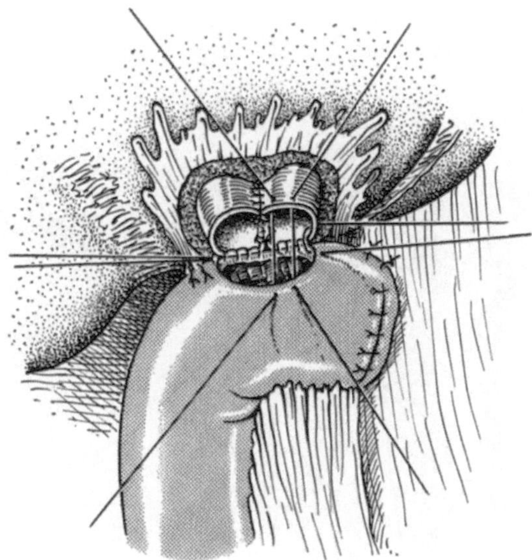

Abb. 93. Zentrale Hepatico-Jejunostomie, Legen der vorderen Nahtreihe

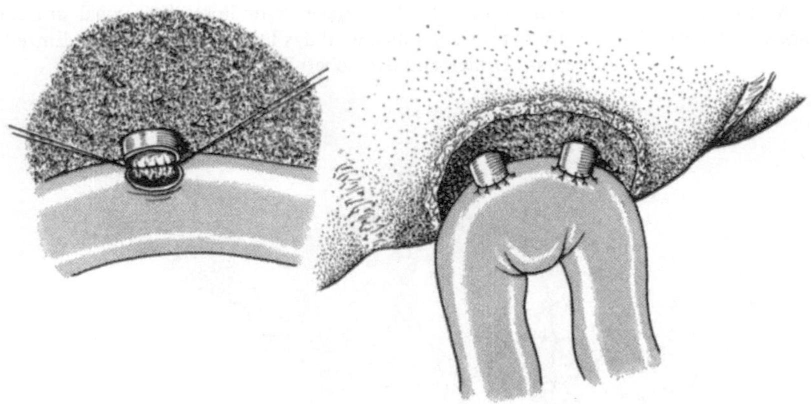

Abb. 94. Getrennt durchgeführte Hepatico-Jejunostomie mit retrocolisch hochgezogener Jejunumschlinge (Cattell, Nissen)

Liegen die beiden nicht erweiterten Ductus hepatici sehr tief im Leberhilus, ist gelegentlich die exakte Schleimhautnaht zwischen Gallengängen und ausgeschalteter Jejunumschlinge nicht mehr möglich.

Nach Punktion und cholangiographischer Darstellung werden mit dem Skalpell und dem Diathermiemesser die Gallengänge in der Tiefe so breit wie möglich freigelegt (Abb. 95). Die in üblicher Weise ausgeschaltete retrocolische Jejunumschlinge wird mit seromuskulären Nähten am dorsalen Narbenrand des Leberhilus fixiert. Dann wird mit dem Diathermiemesser das Jejunum eröffnet. Der Inhalt wird abgesaugt, spritzende Gefäße werden versorgt. Mit breit fassenden Einzelknopfnähten wird dann das Lumen des Dünndarms an dem regelmäßig schwartig verdickten Leberhilus rings um die Gallengangsöffnung befestigt. Ventrale seromuskuläre Nähte sichern die Anastomose (Abb. 96).

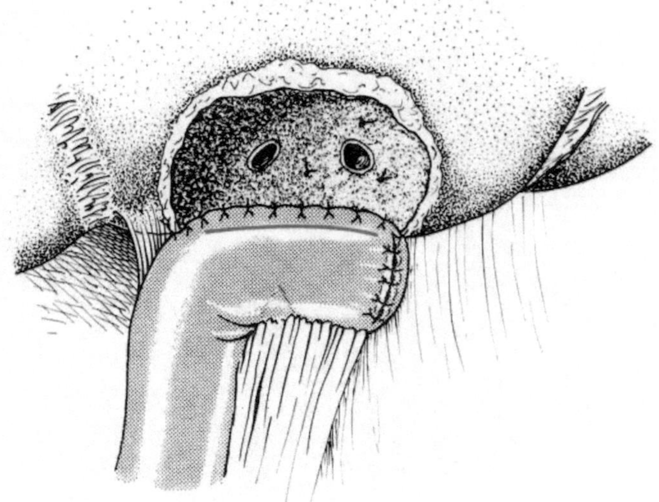

Abb. 95. Zentrale Hepatico-Jejunostomie. Die beiden Hepaticusäste werden tief aus dem Lebergewebe herauspräpariert. Die retrocolisch hochgezogene Jejunumschlinge wird am hinteren Narbengewebe fixiert. Nach Eröffnung des Jejunums wird das Dünndarmlumen mit Einzelknopfnähten am Hinterrand des Leberhilus fixiert

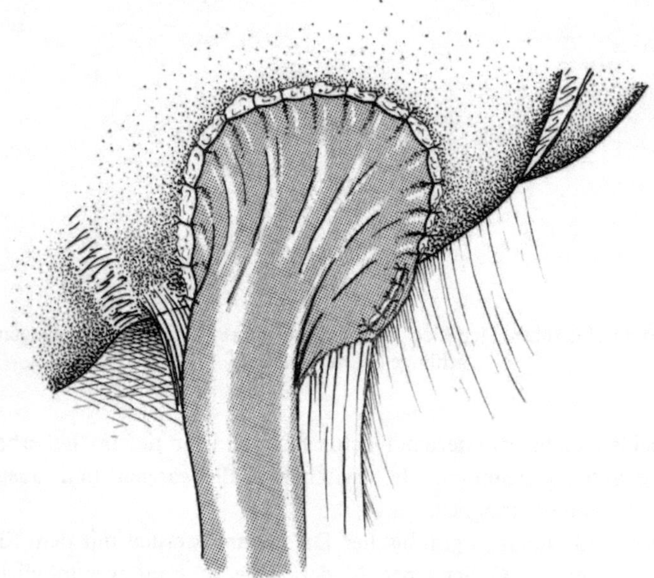

Abb. 96. Sicherung der Hepatico-Jejunostomie durch weit fassende ventrale Einzelknopfnähte

Der besondere Vorteil besteht darin, daß hierbei die Präparation im Leberhilus nicht zu ausgiebig ist und damit Verletzungs- und Schrumpfungsgefahr sich in Grenzen halten. Zudem sichert die Naht an der verdickten Leberkapsel den wasserdichten Verschluß

(Kern). Der blind verschlossene Jejunumschenkel wird mit einigen Nähten nach cranial fixiert, um Flüssigkeitsretentionen vorzubeugen.

Zur Verhinderung narbiger Schrumpfungen bei fehlender Möglichkeit der Schleimhautadaptation haben Cole und R. Smith eine Mucosaplastik angegeben, die eine Schleimhautverbindung ohne vorausgegangene Präparation auch bei hohen Strikturen und Verschlüssen sichern soll. Die fehlende Schleimhautauskleidung des Lebertunnels wird durch einen Darmschleimhautzylinder ersetzt.

Cole präpariert am Ende der nach Roux ausgeschalteten Dünndarmschlinge Serosa und Muskularis von der Schleimhaut ab. Über einem kurzen Gummirohr schient er den Schleimhautcylinder und schiebt ihn durch den Lebertunnel bis zu den Gallengängen; der Darm wird am Tunneleingang fixiert (Abb. 97 u. 98).

Den notwendigen großen Schleimhautzylinder schafft Smith durch ovaläre Excision eines entsprechend großen Areals von Serosa und Muscularis aus der retrocolisch hochgezogenen Jejunumschlinge (Abb. 99 u. 100). Nach Einlegen eines besonders angefertigten Y-Drains wird dieser mit dem Schleimhautzylinder in den Lebertunnel und die Gallengänge eingeführt. Die Jejunumschlinge wird am Leberhilus fixiert (Abb. 101 u. 102).

VII. Hepatodigestive Anastomosen

Vorbemerkungen

Bei diesen Operationen wird eine Verbindung zwischen den intrahepatischen Gallengängen und dem Verdauungstrakt hergestellt. Die Indikation dieses sehr schweren Ein-

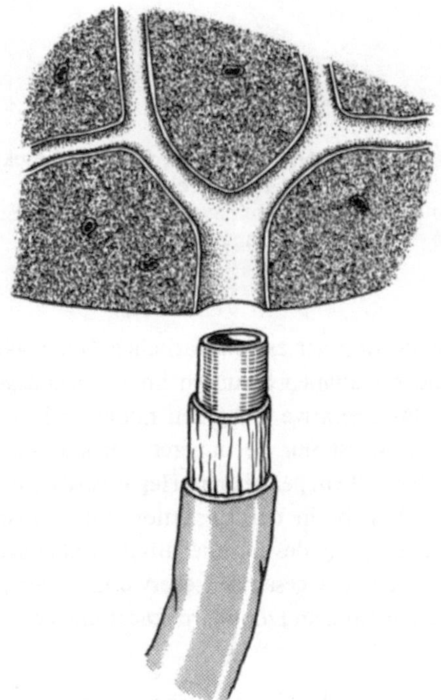

Abb. 97. Zentrale Hepatico-Jejunostomie nach Cole. Die retrocolisch hochgezogene Jejunumschlinge wird eröffnet, die Seromuscularis abpräpariert und in den Schleimhautzylinder ein entsprechend großes Gummirohr gelegt und fixiert

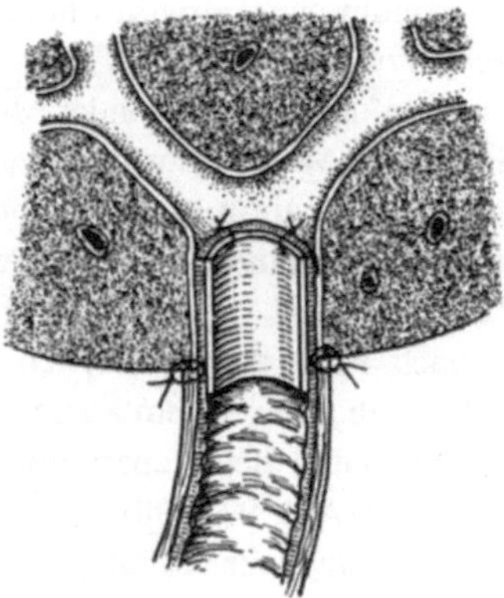

Abb. 98. Der Schleimhautcylinder wird mit dem Gummirohr in den Lebertunnel bis zum Hepaticus geschoben. Der Darm wird am Narbengewebe des Tunneleinganges mit Einzelknopfnähten fixiert

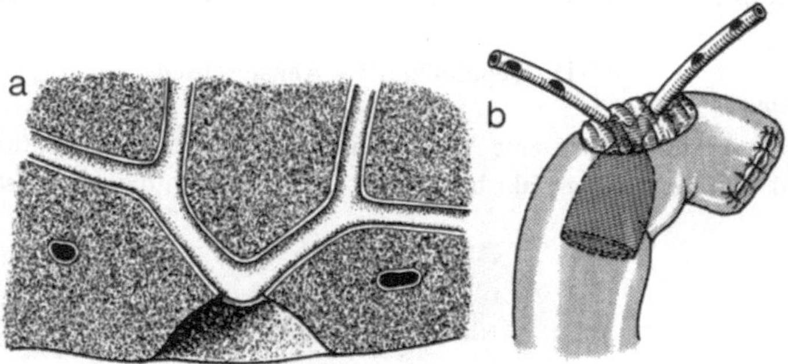

Abb. 99. a) Herauspräparation des Hepaticusastes durch Teilresektion von Lebergewebe im Hilusbereich
b) Schaffung eines Schleimhautcylinders durch ovaläre Excision mit Einlegung einer entsprechend großen Gummiendoprothese

griffs ist bei völliger Zerstörung der extrahepatischen Gallengänge einschließlich Hilusbereich, bei benignen oder malignen Stenosen im Leberhilusgebiet sowie beim Leberechinococcus gegeben. Das operative Vorgehen richtet sich nach der Grundkrankheit. Die erfolgreiche Anastomose ist nur bei innerer Verbindung des rechten zum linken Hepaticus-System sowie bei dickem peripherem Hepaticusast möglich.

Das operative Prinzip besteht in der Resektion eines entsprechend großen Leberparenchymbezirkes zur Freilegung des intrahepatischen Gallenganges. Je nach örtlichen Gegebenheiten wird entweder die gesamte Leberwunde oder nur der erweiterte intrahepatische Gallengang allein mit dem Dünndarm anastomosiert (Longmire und Sandford, Schriefers).

1. Die Hepato-Jejunostomie

Die Freilegung der Leber erfolgt durch Oberbauchquerschnitt. Die transhepatische Cholangiographie gibt Aufschluß über die intrahepatischen Gallengangsverhältnisse sowie vor allem über die Lage des für die Anastomose geeigneten Hepaticusastes.

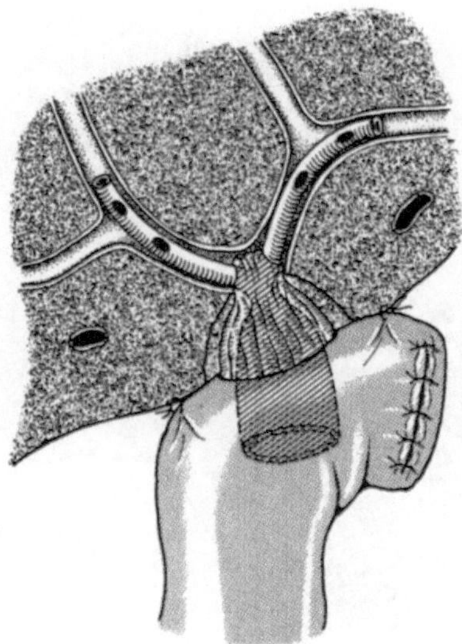

Abb. 100. Gummiendoprothese und Schleimhautcylinder werden in die Gallenwege und den Lebertunnel vorgeschoben. Fixation der hochgezogenen Jejunumschlinge im Narbengewebe des Hilusbereiches

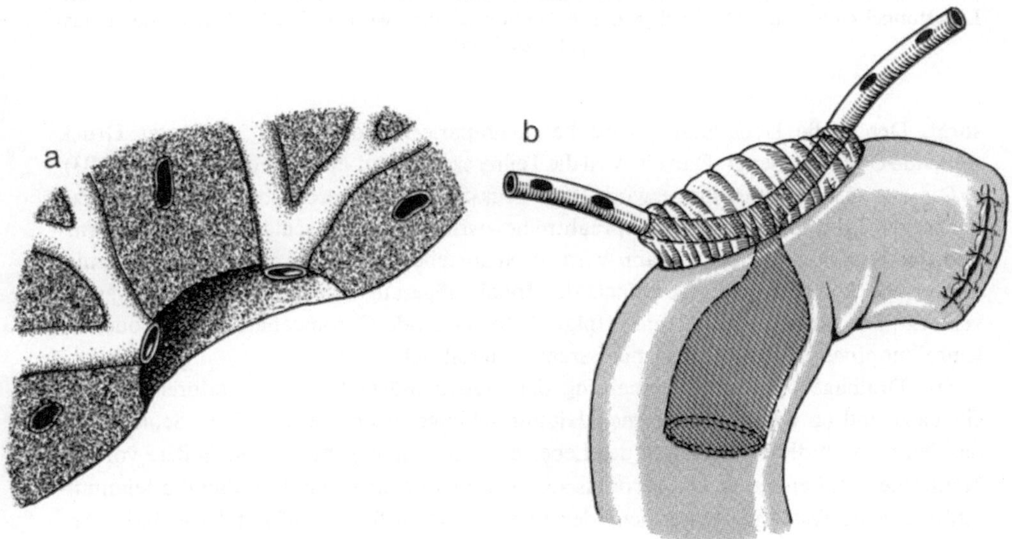

Abb. 101. a) Darstellung der Hepaticusäste durch Teilresektion von Lebergewebe im Hilusbereich b) Excision eines ovalären seromuskulösen Bezirkes mit Schaffung eines Schleimhautcylinders. Einlegung einer Gummiprothese nach Smith

Nach dessen Identifizierung wird neben dem Lig. teres eine weiche Darmklemme an den linken Leberlappen angelegt. Dann wird mit der Diathermieschlinge eine vorsichtige und schrittweise Teilresektion am linken Leberlappen vorgenommen. Blutende Gefäße und kleine periphere Gallengangsäste werden sofort durch Umstechungsligaturen ver-

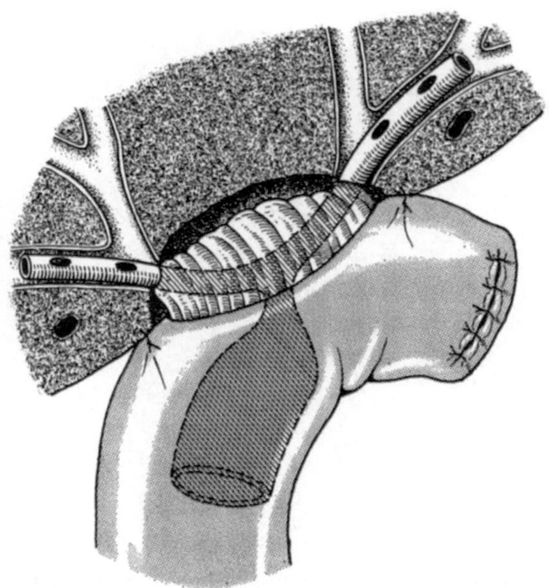

Abb.102. Gummiendoprothese und Schleimhautcylinder werden in die Hepaticusäste und in den Lebertunnel eingeführt. Die hochgezogene Jejunumschlinge wird im Narbenbereich des Hilusgebietes fixiert

sorgt. Der große Hepaticusast wird herauspräpariert und eröffnet, die unter Druck stehende Galle abgesaugt. Danach wird die Teilresektion des Lappens vollendet (Abb. 103).

Die zweite Jejunumschlinge wird als Omega-Schlinge antecolisch hochgezogen. Zunächst wird die hintere Einzelknopfnahtreihe zwischen Seromuscularis des Dünndarms und der Leberkapsel gelegt. Dann wird in entsprechender Länge mit dem Diathermiemesser die Jejunumschlinge eröffnet, der Inhalt abgesaugt; spritzende Gefäße werden versorgt. Die hintere innere Naht erfolgt als fortlaufende Chromcatgutnaht 2–0 oder als Einzelknopfnähte mit nicht resorbierbarem Material (Abb. 104).

Zur Drainage und zur Offenhaltung der Hepaticusäste kann ein verlorener Drain eingelegt und an der hochgezogenen Jejunumschlinge fixiert werden. Zum Schluß wird das Jejunum an die Vorderkante der Leberresektionsfläche geheftet. Die äußere vordere Nahtreihe faßt Leberrand und Seromuscularis des Dünndarms breit, so daß die Jejunumschlinge ganz fest und wasserdicht der Leberresektionsfläche aufsitzt (Abb. 105). Am tiefsten Punkt der zuführenden Schlinge wird eine Braunsche Enteroanastomose angelegt. Breite Drainagen sichern die Anastomosen.

2. Die intrahepatische Cholangio-Jejunostomie

Mit diesem Verfahren wird nach Resektion etwa der Hälfte des linken Leberlappens oder des linken latero-caudalen Segmentes der große Segmentgallengang direkt mit dem Jejunum anastomosiert.

Der Eingriff beginnt mit der Durchtrennung des Lig. teres und des Lig. coronarium sowie der dorsalen Zwerchfellanheftung der Leber bis zum Venenhilus. Die Resektionslinie verläuft etwa vom Lig. teres bis zur äußeren Spitze des linken Leberlappens. Im

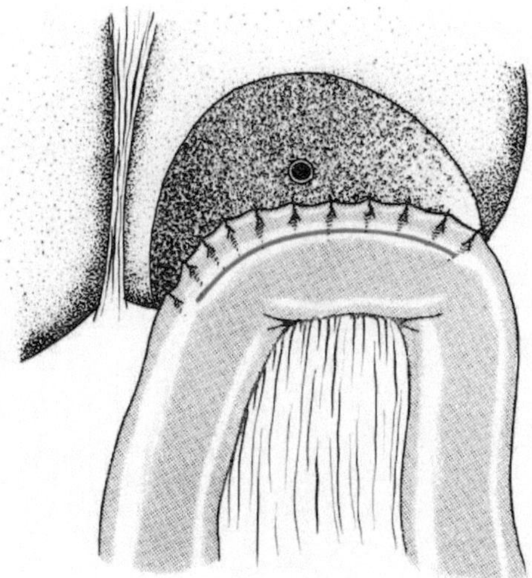

Abb.103. Hepatodigestive Anastomose. Teilresektion des linken Leberlappens mit Eröffnung eines großen erweiterten Gallenganges. Fixation der hochgezogenen Jejunumschlinge am hinteren Leberrand. Incisionsstelle der Jejunumschlinge

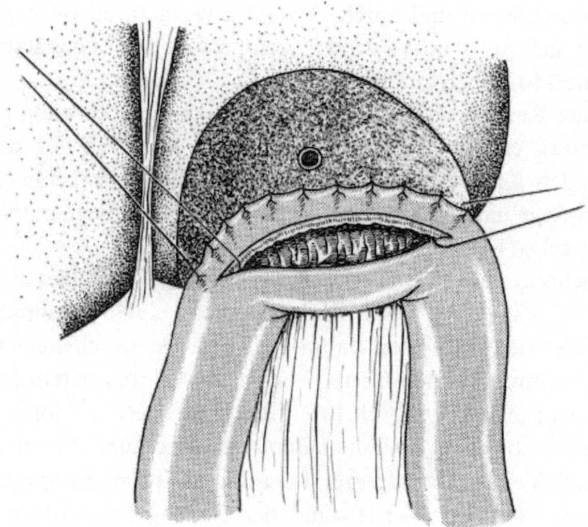

Abb.104. Nach Eröffnung der hochgezogenen Jejunumschlinge wird die Hinterwand mit breitfassenden Knopfnähten am Lebergewebe fixiert

Bereich der Endpunkte dieser Linie kann das Lebergewebe zunächst hiluswärts mit einigen U-Nähten abgesteppt werden.

Nach Anlegen einer weichen Darmklemme oder Kompression des linken Leberlappens wird mit dem Skalpell oder Diathermiemesser die Leberkapsel entlang der Resektionslinie durchtrennt. Das Leberparenchym wird dann vorsichtig und schrittweise stumpf zwischen Daumen und Zeigefinger durchtrennt, wobei Gefäße und kleinere

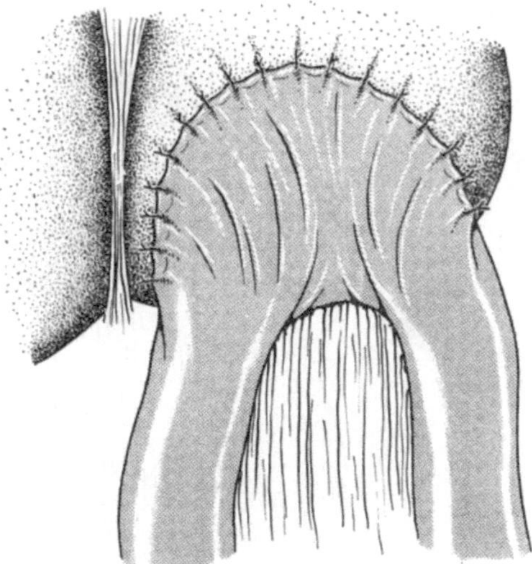

Abb.105. Breitfassende Einzelknopfnähte an der Vorderwand der Leberresektionsfläche

Gallengänge deutlich als kleine derbe Stränge zu tasten sind. Sie werden abgeklemmt, mit der Schere durchtrennt und durch Umstechungsligaturen versorgt. Parenchymatöse Blutungen lassen sich mit feucht-warmen Kompressen und Koagulationen relativ leicht stillen (Fuchsig und Fritsch, Schriefers).

In der Mitte der Resektionsfläche läßt sich der vor der Resektion cholangiographisch nachgewiesene stark erweiterte Segmentgallengang darstellen. Er wird mit einem das Lumen ausfüllenden Katheter intubiert, dann werden die benachbarten Gefäßäste und kleineren Gallengänge umstochen sowie schließlich um den Segmenthilus durchgreifende Parenchymnähte gelegt (Abb.106).

Nach umschriebener Auslösung des großen Segmentgallenganges aus dem umgebenden Lebergewebe wird als Omega- oder Y-Anastomose eine Jejunumschlinge antecolisch hochgezogen. Nahe dem Mesostenialansatz wird die ausgeschaltete Dünndarmschlinge mit breit fassenden Einzelknopfnähten 3–0 aus nicht resorbierbarem Material am unteren Resektionsrand der Leber fixiert (Abb.107). Die Nähte liegen 5–7 mm auseinander.

Gegenüber dem Gallengang wird die Dünndarmwand durch Stichincision eröffnet und dann werden die Schleimhautränder mit 4–5 atraumatischen Knopfnähten Chromcatgut 3–0 vernäht. Nach Naht der Vorderwand der Gallengangsanastomose wird die Seromuscularis des Jejunums an den vorderen Resektionsrand der Leber geheftet (Abb. 108 u. 109). Auf eine innere Schienung der Gallengangsanastomose kann verzichtet werden (Longmire und Sandford). Die Braunsche Fußpunktanastomose oder die Rouxsche Y-Anastomose und dicke Drainagen beenden den Eingriff (Schriefers).

3. Die bilaterale Hepato-Jejunostomie

Für narbige Stenosen oder Tumorverschlüsse im Bereich der Hepaticus-Bifurkation hat Hess die bilaterale Hepato-Jejunostomie vorgeschlagen. Sie kommt wohl nur ganz vereinzelt in Frage (Seigert, Wilson und Kauffmann).

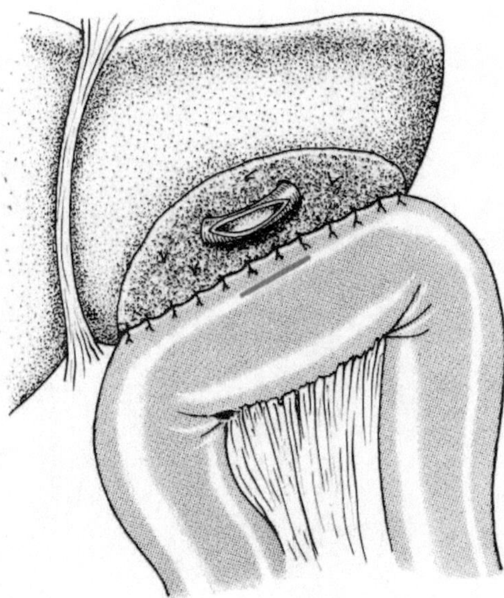

Abb.106. Teilresektion des linken Leberlappens mit Darstellung eines großen und erweiterten Segmentgallenganges

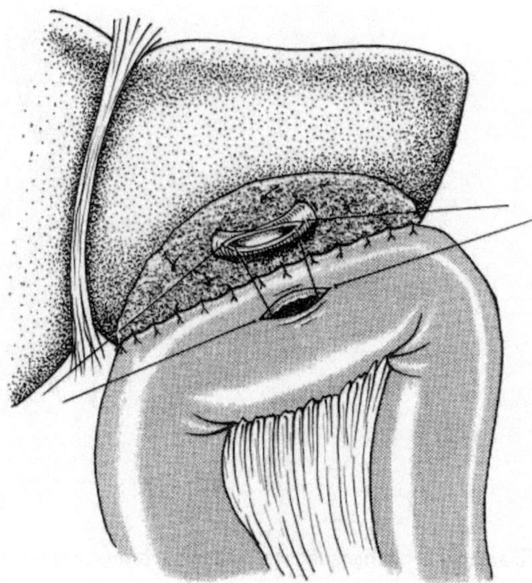

Abb.107. Die retrocolisch hochgezogene Jejunumschlinge ist am Hinterrand der Leber mit Einzelknopfnähten fixiert. Zur intrahepatischen biliodigestiven Anastomose wird nur eine kleine Incision der Jejunumschlinge zur Anlegung von adaptierenden Schleimhautnähten gelegt

Es wird zunächst das laterale Hepaticus-Segment links freigelegt und in der auf S. 636 beschriebenen Weise anastomosiert. Danach wird der entsprechende rechtslaterale Hepaticus-Ast identifiziert, freigelegt und mit der hochgezogenen Jejunumschlinge in gleicher Weise die Anastomose hergestellt (Abb.110).

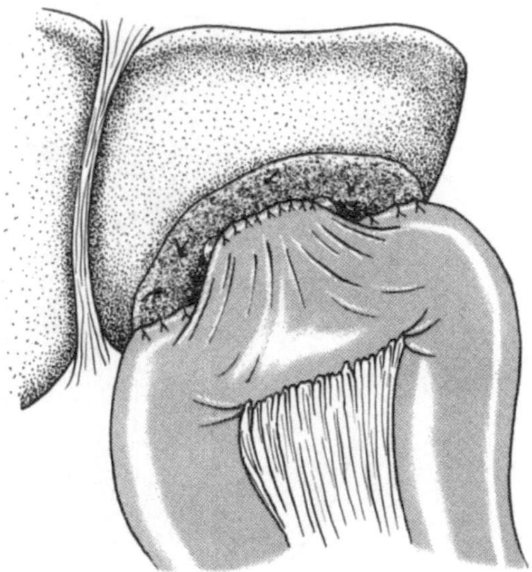

Abb. 108. Legen der adaptierenden Schleimhautnähte

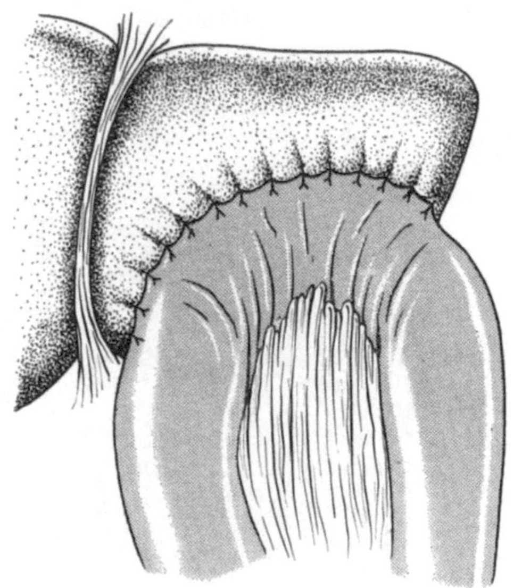

Abb. 109. Fixation der hochgezogenen Jejunumschlinge am vorderen Leberrand

N. Die Eingriffe bei Gallenfisteln

Vorbemerkungen

Dauernde Gallengangsfisteln nach Gallenwegseingriffen sind selten; sie erfordern grundsätzlich die erneute Intervention. Von entscheidender Bedeutung ist die freie Gallenpassage von der Leber zum Duodenum. Bei freiem Abfluß sind äußere Gallenfisteln nur belanglose Nebenarme, die sich durch einfachen Verschluß und peritoneale Deckung heilen lassen.

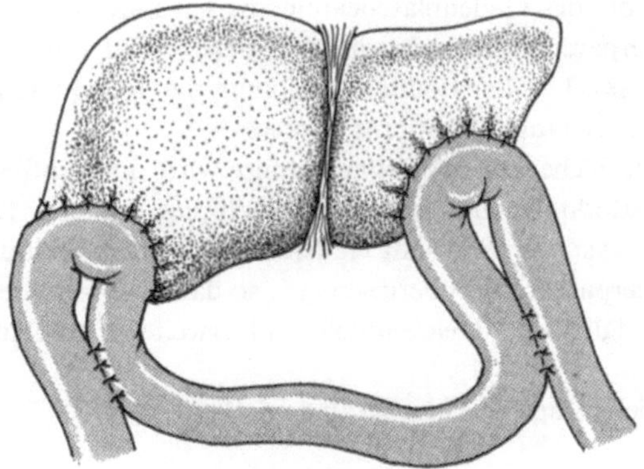

Abb. 110. Bilaterale Hepato-Jejunostomie

Leider treffen diese Voraussetzungen nur selten zu. Denn Gallenfisteln treten besonders dann auf, wenn Abflußbehinderungen bestehen und die Galle nach dem geringeren Widerstand in die Fistel ausweicht. Vor jeder Fistelrevision müssen deshalb die ableitenden Gallengänge durch subtile Röntgenuntersuchungen überprüft werden. Die Fistelsanierung beginnt deshalb mit der Beseitigung des Hindernisses und der Wiederherstellung des freien Abflusses der Gallengänge. Lassen sich die Hindernisse nicht beseitigen, bleibt nur die fistulo-digestive Anastomose.

I. Gallenblasenfisteln

Gallenblasenfisteln werden bei freier Gallengangspassage über die klassische Cholecystektomie beseitigt. Ist bei inoperablem Tumorleiden die Gallenblasenentfernung nicht sinnvoll oder nicht möglich, wird eine Cholecysto-Jejunostomie durchgeführt (s. S. 615).

II. Gallengangsfisteln

Gallengangsfisteln werden nach Freipräparation in klassischer Weise mit einer ante- oder retrocolisch hochgezogenen Jejunumschlinge anastomosiert.

O. Die Eingriffe bei Carcinomen der Gallenblase und der Gallengänge

I. Gallenblasencarcinom

Das Gallenblasencarcinom hat nur als zufällig entdeckter Frühfall Heilchancen. Deshalb muß jede entfernte Gallenblase vom Operateur sofort eröffnet, revidiert und notfalls durch histologischen Schnellschnitt untersucht werden. Makroskopisch als Carcinome sofort erkennbare Tumoren sind meistens inoperabel (Hess). Diese Inoperabilität besteht erst recht bei Lebermetastasen und ausgedehnten Lymphknotenmetastasen.

Bei Inoperabilität kommen nur Palliativmaßnahmen in Frage: ohne Ikterus die einfache Cholecystektomie, mit Ikterus die transtumorale Drainage des Gallenganges mit verlorenem Drain, die Leberteilresektion oder die Endlos-Drainage. Ist dagegen der Tumor operabel, soll die Radikaloperation durchgeführt werden (Loth und Ehlert).

Die Radikaloperation des Gallenblasencarcinoms hat nur Aussicht auf Erfolg, wenn das umgebende Leberparenchym ausreichend reseziert wird und vor allem auch die Lymphknotengebiete im Lig. hepatoduodenale und die lymphatischen Ausbreitungsgebiete im Lig. teres hepatis radikal entfernt werden.

Nach histologischer Sicherung im Schnellschnitt wird mit subtiler Ausräumung im Bereich des Lig. hepatoduodenale begonnen. Nach Ligatur und Durchtrennung der A. cystica und des D. cysticus wird vom Gallenblasenhals aus breit auf das die Gallenblase umgebende Leberparenchym übergegangen, so daß eine 5 cm tiefe und keilförmige En-bloc-Resektion möglich ist. Gelegentlich sind erweiterte Radikaloperationen notwendig (Schriefers).

Leberresektionen siehe Kapitel: Eingriffe an der Leber.

II. Gallengangscarcinom

Die Art des Eingriffs richtet sich nach dem Sitz des Tumors. Carcinome des distalen D. choledochus und der Papilla Vateri erfordern die Whipplesche Operation, die Duodeno-Hemipankreatektomie. (Siehe Kapitel: Operationen am Pankreas).

Umschriebene Carcinome der mittleren supraduodenalen Gallengangsabschnitte lassen sich bei frühzeitigem Eingriff gut durch Manschetten-Resektionen entfernen. Erst nach Auslösung der A. hepatica und Freilegung der V. portae darf die Resektion des tumortragenden Gallengangs-Abschnittes erfolgen. Nach Einhaltung eines Sicherheitsabstandes von mindestens 12 mm Länge erfolgt nach distal die Ligatur und im proximalen Abschnitt die Hepatico-Jejunostomie mit Braunscher Anastomose (Abb. 111).

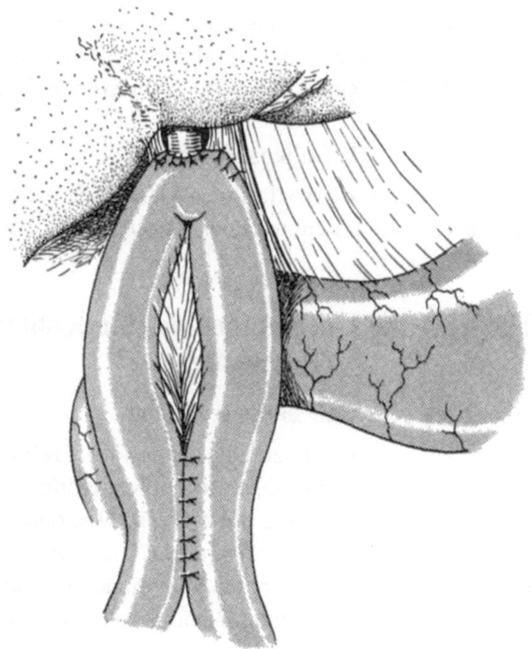

Abb. 111. Hepatico-Jejunostomie mit Omega-Anastomose. Die hochgezogene Jejunumschlinge wird im Narbenbereich fixiert. Braunsche Tiefpunktanastomose

Bei Übergreifen des Carcinoms auf die Hepaticusgabel kann diese bei umschriebenem Prozeß gleichzeitig mitentfernt werden. Zur hepaticodigestiven Anastomose werden die beiden D. hepatici aus dem Leberhilus herauspräpariert und in der auf S.628 beschriebenen Weise mit einer retrocolisch hochgezogenen Jejunumschlinge anastomosiert.

Bei Inoperabilität des distalen Choledochus- oder Papillen-Carcinoms bleibt als Umgehungsanastomose die Choledocho-Duodenostomie bzw. die Hepatico-Duodenostomie, in seltenen Fällen die Cholecysto-Duodenostomie bzw. die Cholecysto-Jejunostomie (s. S. 615).

III. Innere Gallengangsdrainage

Bei inoperablem Carcinomverschluß der proximalen Gallengangsabschnitte oder bei Leberechinococcus hilft die *innere Gallengangsdrainage*. Nach der Cholecystektomie wird in üblicher Weise die peroperative Radiomanometrie durchgeführt. Distal des Tumors wird der in der Regel normal weite Gallengang durch Längsincision eröffnet und von hier mit Sonden und Hegar-Stiften die Enge im tumortragenden Gallengangsabschnitt so weit aufgedehnt, daß ein mit zahlreichen seitlichen Löchern versehener bleistiftdicker Silicon-Drain über die Tumorstenose hinweg bis zur Hepaticus-Bifurkation vorgeschoben und als »verlorener Drain« belassen werden kann (Black, Hawik und Rambo) (Abb. 112).

Anstelle dieses Silicon-Drains haben sich vereinzelt Vitallium-Röhrchen (Peabody und Millmann) oder die von Hartenbach angegebene teils starre, teils biegsame Gallengangsendoprothese bewährt.

IV. Endlose transhepatische Gallengangsdrainage

Da verlorene Drains sich schlecht verankern lassen und T-Drains leicht inkrustieren, haben Dick und Dortenmann die schon von Kehr und Goetze beschriebene endlose

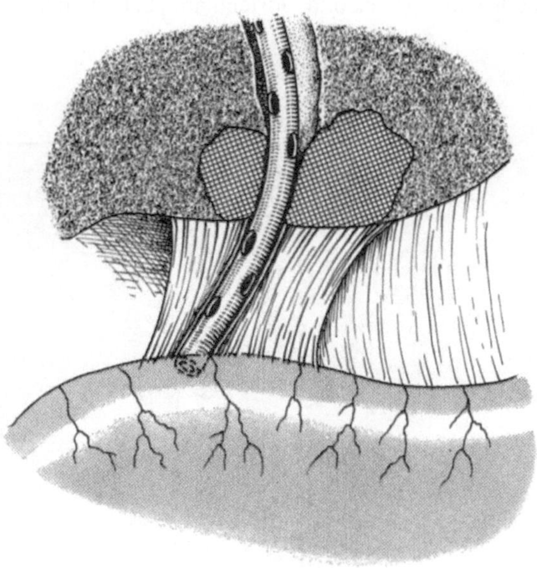

Abb.112. Innere Gallengangsdrainage. Nach Aufdehnen des tumortragenden Gallengangsabschnittes wird ein Siliconrohr als verlorene Drainage über die Tumorstenose hinausgeschoben

Gallengangsdrainage zur palliativen Galleableitung bei inoperablen hohen Carcinom- oder Echinococcus-Stenosen erneut empfohlen.

Die als Dauerprothese bis zum Lebensende zu tragende durchlaufende Drainage läßt durch Verschieben jederzeit eine Reinigung bzw. einen Drainwechsel zu.

Technik

Nach transhepatischem Cholangiogramm wird ein 40 cm langer und 5–6 mm dicker Polyvinylschlauch durch die Bauchdecken in den subphrenischen Raum zur Leberkuppe vorgezogen.

Mit einem gebogenen Metallspieß oder einer dünnen Kornzange wird dann vom eröffneten Choledochus aus durch den Tumor und den D. hepaticus hindurch das Lebergewebe bis zur Leberoberfläche durchbohrt. Das Drainrohr wird dann auf den Spieß aufgesetzt oder mit der Kornzange gefaßt, durch das Parenchym bis zur Leberpforte herausgezogen und durch Choledochus und Papille ins Duodenum geführt. Von hier kann es durch einen Schrägkanal herausgeleitet und gesondert durch die Bauchdecken geführt werden (Abb.113).

Ist der D. choledochus nicht mehr durchgängig, kann der Schlauch direkt durch das an der Leberunterfläche angeheftete Jejunum geführt werden. Der intrahepatische und intraenterale Abschnitt der Drainage muß zahlreiche seitliche Öffnungen haben. Nach richtiger Lagerung des Schlauches werden seine Austrittsstellen aus der Leber und dem Dünndarm markiert.

Die freien Enden des Drainrohrs werden vor den Bauchdecken mit einem Zwischenstück aus Kunststoff oder Glas vereinigt. Postoperativ wird das Drain alle 2–3 Tage mit steriler Kochsalzlösung durchspült. Bei irreparabler Verstopfung wird es durch ein neues ersetzt: der neue Drain wird am alten angenäht; während der alte herausgezogen wird, tritt das neue Drainrohr an seine Stelle (Dick und Dortenmann, Schriefers).

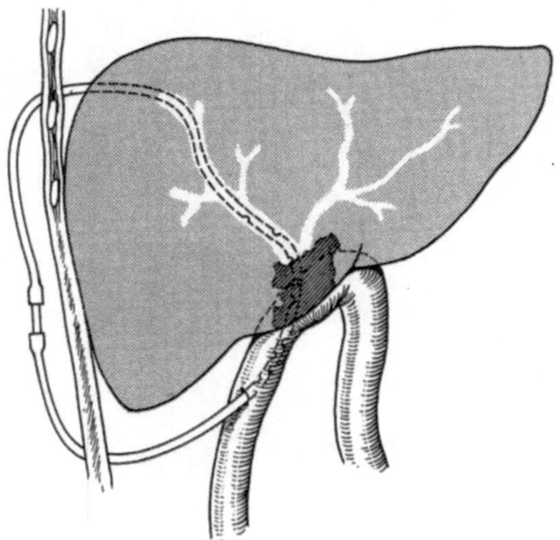

Abb.113. Endlose transhepatische Dauerdrainage

Literatur

Adams, J. D., Haisten, A. S.: Operative cholangiography, its value in the unsuspected choledochal stone. Surg. Clin. N. Amer. **52,** 333–340 (1972)

Amgwerd, R., Gogos, A.: Resultate und Interpretation von 1000 konsekutiven Cholecystektomien. Helv. chir. Acta **41,** 537–542 (1974)

Backer, J. Q., Wettlaufer, J. N., Chisholm, D. P., Schaller, R. T.: Removal of a retained biliary stone without reoperation. Arch. Surg. **104,** 702–703 (1972)

Bartone, N. F., Grieco, R. V.: Absent gallbladder and cystic duct. Amer. J. Roentgenol. **110,** 252–255 (1970)

Bauer, K. H.: Das Krebsproblem. Berlin–Göttingen–Heidelberg: Springer 1963

Bauer, M., Flintsch, K., Wiedmann, K.: Der Verschlußikterus. Münch. med. Wschr. **112,** 2035–2039 (1970)

Baumann, J.: Zur Technik und Indikation der Gallengangseingriffe. Langenbecks Arch. klin. Chir. **323,** 263–278 (1969)

Baumann, J.: Biliodigestive Anastomosen im Leberhilus wegen Gallenwegsstrikturen. Chirurg **38,** 202–209 (1967)

Baumann, J.: Gallengangsnachoperationen. Langenbecks Arch. klin. Chir. **324,** 183–198 (1969)

Bayindir, S.: Die Leistungsfähigkeit der percutanen transhepatischen Cholangiographie vor Wiederholungseingriffen an den Gallenwegen. Langenbecks Arch. klin. Chir. **325,** 378–385 (1969)

Bayindir, S., Heger, N., Schirmer, H. F., Steckenmesser, R.: Die percutane transhepatische Cholangiographie bei ikterischen und anikterischen Patienten. Bericht über 179 Untersuchungen. Fortschr. Röntgenstr. **111,** 315–329 (1969)

Bekier, J.: Die druckkontrollierte Drainage der Gallenwege: eine Modifikation der Kehr'schen T-Drainage des Choledochus. Helv. chir. Acta **39,** 517–528 (1972)

Berchtold, R.: Persönliche Mitteilung

Berchtold, R.: Über die äußeren und inneren Gallenfisteln. Helv. chir. Acta **41,** 773–777 (1974)

Berger, H. J.: Klinische Erfahrungen beim Carcinom der ableitenden Gallenwege. Chirurg. **41,** 24–27 (1970)

Bergerhof, H. D.: Praktische Chirurgie des Gallensteinleidens. München: Joh. Ambr. Barth 1970

Bernhard, F.: Über moderne Gesichtspunkte in der chirurgischen Behandlung der Erkrankungen der Leber und der Gallenwege. Dtsch. med. Wschr. **75,** 760–772 (1950)

Black, H. C., Hawk, J. C., jr., Rambo, W. M.: Long-term intubation of the biliary tract with silastic catheters. Amer. Surg. **37,** 198–202 (1971)

Block, W.: Mißerfolge und Beschwerden nach Gallensteinoperationen. Stuttgart: Enke 1956

Bodner, E., Dorfmann, A.: Ergebnisse postoperativer Cholangiometrie. Untersuchungen zur Frage der primären Gallengangsnaht. Langenbecks Arch. klin. Chir. **330,** 316–331 (1972)

Böhmig, H. J., Fritsch, A., Lechner, G.: Rezidivoperationen nach Choledochoduodenostomie. Chirurg **40,** 376–379 (1969)

Böhmig, H. J., Fritsch, A., Kux, M., Stacher, G.: Indikation und Ergebnisse der transduodenalen Sphincterotomie. Langenbecks Arch. klin. Chir. **323,** 173–188 (1969)

Boer, J. de, Downie, H. G., Archibald, J.: Intrahepatic biliodigestive anastomoses in dogs. Surgery **68,** 646–652 (1970)

Brücke, H.: Die Eingriffe am Gallenwegssystem. Wien: Maudrich 1956

Brücke, H. v.: Eine Methode zur Messung des Abflusses in der Papille (Cholangiometrie) Langenbecks Arch. klin. Chir. **301,** 353–358 (1962)

Bsteh, O., Pesau, H.: Juxtaduodenale, quere Choledochotomie und Papillendehnung. Chirurg **41,** 71–76 (1970)

Caroli, J.: La radiomanométrie biliaire. Sem. Hop. Paris **43,** 1985–1991 (1946)

Castiglioni, G. C., Petronio, R.: Percoutaneous intrahepatic cholangiography as a diagnostic aid in posthepatic jaundice. Surgery **56,** 635–642 (1965)

Cattell, R. B., Braasch, J. W.: Repair of benign strictures of the bile duct involving both or single hepatic ducts. Surg. Gynec. Obstet. **110,** 55–60 (1960)

Cattell, R. B., Braasch, J. W.: Primary repair of benign strictures of the bile duct. Surg. Gynec. Obstet. **109,** 531–538 (1959)

Classen, M., Schwamberger, K.: Reinterventionen an den Gallenwegen. Internistische Diagnostik. Chirurg **45,** 145–150 (1974)

Cole, W. H., Ireneus, C., Reynolds, J. T.: Strictures of the common duct. Ann. Surg. **133,** 684–696 (1951)

Dalichau, H., Ungeheuer, E.: Rezidiveingriffe nach Gallenoperationen und ihre Verhütbarkeit. Med. Klin. **64,** 639–643 (1969)

Dick, W.: Hepatodigestive und diahepatische Entlastungsverfahren bei Gallengangsverschlüssen. Langenbecks Arch. klin. Chir. **325,** 419–430 (1969)

Dick, W., Dortenmann, J.: Die Behandlung hochsitzender maligner Gallengangsstenosen. Langenbecks Arch. klin. Chir. **311,** 83–88 (1965)

Dogliotti, A. M., Fogliati, F.: Operations for fibrous stenosis of the common bile duct. Surgery **36,** 69–75 (1954)

Dombrowski, H., Vielhauer, E.: Die percutane transhepatische Cholangiographie. Dtsch. Ärzteblatt **37,** 2474–2477 (1971)

Dowdy, G. S., jr.: The biliary tract. Philadelphia: Lea & Febiger 1969

Eisenburg, J.: Die Wiederholungseingriffe an den Gallenwegen aus internistischer Sicht. Chirurg **45,** 150–158 (1974)

Fleming, M. P., Carlson, H. C., Adson, M. A.: Percutaneous transhepatic cholangiography: the differential diagnosis of bile duct pathology. Amer. J. Roentgenol. **116,** 327–336 (1972)

Fritsch, A., Fuchsig, P.: Operationstaktik der Gallenwegsrevision unter besonderer Berücksichtigung der transduodenalen Papillotomie. Langebecks Arch. klin. Chir. **313,** 272–276 (1965)

Fritsch, A.: Erfahrungen mit der Sphincterotomie bei 634 Fällen seit 1956. Langenbecks Arch. klin. Chir. **325,** 590–594 (1969)

Fuchsig, P., Fritsch, A.: Operationen an den Gallenwegen. In: Bier-Braun-Kümmell. Chir. Operationslehre Bd. 4/I. Leipzig: Johann Ambrosius Barth 1972

Glenn, F., Hays, D. M.: The age factor in the mortality rate of patients undergoing surgery of the biliary tract. Surg. Gynec. Obstet. **100,** 11–19 (1955)

Glenn, F.: Obstruction of the common bile truct. Surg. Gynec. Obstet. **132,** 25–35 (1971)

Götze, O., Schwabe, H.: Alte und neue Operationen der hohen Gallengangsstenosen und die diahepatische (transhepatische) Dauerdrainage. Bruns' Beitr. klin. Chir. **198,** 413 (1959)

Goldstein, W. B.: Iatrogenic hepatic duct rupture. Amer. J. Roentgenol. **116,** 342–344 (1972)

Grewe, H.-E.: Zur Technik der Gallenwegsanastomose. Chirurg **31,** 511–515 (1960)

Grill, W.: Falsche Indikation bei der Choledocho-Duodenostomie. Münch. med. Wschr. **14,** 776–778 (1969)

Grill, W.: Indikation und Technik der intraoperativen Gallengangsrevision. Chirurg **31,** 1–9 (1961)

Grill, W.: Reinterventionen an den Gallenwegen. Chirurg, **45,** 163–167 (1974)

Grill, W., Forell, M. M.: Die Papillenstenose als Ursache rezidivierender Oberbauchbeschwerden. Münch. med. Wschr. **32,** 1521–1524 (1965)

Grill, W., Pichlmaier, H.: Untersuchungen über die instrumentelle Gallengangsexploration. Langenbecks Arch. klin. Chir. **296,** 528–531 (1961)

Grill, W., Pichlmaier, H.: Die Schädigungsfolgen der instrumentellen Gallengangsrevision. Chir. Praxis **4,** 423–426 (1961)

Grill, W., Pichlmaier, H., Hernandez, M.: Experimentelle Untersuchungen über den Verschlußmechanismus der distalen Gallenwege nach transduodenaler Sphincterotomie. Langenbecks Arch. klin. Chir. **302,** 220–233 (1963)

Grözinger, K.-H., Kolig, G., Wenz, W.: Diagnose und chirurgische Behandlung des Verschlußikterus. Therapie-Woche **13,** 20, 519–522 (1970)

Gütgemann, H., Reifferscheid, M., Philipp, R.: Reanastomosierung bei Narbenstenosen des Choledochus und Hepaticus. Chirurg **32,** 161–166 (1961)

Gütgemann, A., Schriefers, K. H., Philipp, R., Wülfing, D.: Zur rekonstruktiven Chirurgie des verletzten und strikturierten großen Gallenganges. Bruns' Beitr. klin. Chir. **210,** 129–150 (1965)

Hahnloser, P.: Zur chirurgischen Behandlung der Cholecystitis acuta. Schweiz. Rdsch. Med. **61,** 303–306 (1972)

Hamelmann, H., Grabiger, H.: Ursachen der Gallengangsstrikturen und die Ergebnisse der operativen Behandlung. Münch. med. Wschr. **105,** 1447–1451 (1963)

Hartenbach, W.: Gallengangs-Endoprothesen. Chirurg **43,** 184–185 (1972)

Hartmann, F.: Interne Therapie des sogenannten Postcholecystectomie-Syndroms. Gastroenterologia (Basel) **107**, 95–101 (1967)

Heberer, G., Peiper, H. J.: Die Hepatocholangiojejunostomie bei Verlust der extrahepatischen Gallenwege. Chirurg **33**, 29–33 (1962)

Hegemann, G.: Allgemeine Operationslehre I. und II. Teil. In: Allg. u. spez. Chir. Operationslehre. Berlin-Göttingen-Heidelberg: Springer 1958

Heinemann, G.: Die Bedeutung der intraoperativen Cholangioskopie. Langenbecks Arch. klin. Chir. **313**, 277–278 (1965)

Henzel, J. H., De Weese, M. S.: Common duct exploration with and without ballon-tipped biliary catheters. Arch. Surg. **103**, 199–204 (1971)

Hepp, J., Bismuth, H.: Accidents et complications précoces de la sphincterotomie oddienne. Rev. int. Hépat. **16**, 497–503 (1966)

Hess, W.: Die Erkrankungen der Gallenwege und des Pankreas. Stuttgart: Georg Thieme 1962

Hess, W.: Akzidentelle und iatrogene Verletzungen der Gallenwege. Helv. chir. Acta **41**, 639–652 (1974)

Holm, J. G., Edmunds, L. H., jr., Baker, J. W.: Life-threatening complications after operations upon the biliary tract. Surg. Gynec. Obstet. **127**, 241–252 (1968)

Hopton, D., White, T. T.: An evaluation of manometric operative cholangiography in 100 patients with biliary disease. Surg. Gynec. Obstet. **133**, 949–954 (1971)

Jelinek, R.: Zur prä- und intraoperativen Diagnostik der Gallenwegserkrankungen unter besonderer Berücksichtigung der Choledochoskopie. Chirurg **30**, 358–362 (1959)

Jolly, Ph. C., Baker, J. W., Schmidt, H. M., Walker, J. H., Holm, J. C.: Operative Cholangiography. Ann. Surg. **168**, 551–565 (1968)

Kaiser, E., Willenegger, H.: Ergebnisse operativ behandelter Papillenstenosen. Helv. chir. Acta **26**, 201–214 (1959)

Kapral, W.: Der schräge Oberbauchschnitt für Eingriffe am Gallensystem. Chir. Praxis **14**, 581–583 (1970)

Kausch, W.: Mein schräger Gallenblasenschnitt. Bruns' Beitr. klin. Chir. *71*, 691–694 (1911)

Keighley, M. R. B., Graham, N. G.: Infective complications of choledochotomy with T-tube drainage. Brit. J. Surg. **58**, 764–768 (1971)

Kern, E.: Zur Operationstaktik bei Eingriffen wegen Steinleidens der Gallenwege. Unter Auswertung von 1639 Operationen. Chirurg **35**, 57–65 (1964)

Kern, E.: Operationstaktik der Gallenwegsrevision. Langenbecks Arch. klin. Chir. **313**, 264–272 (1965)

Kern, E.: Gallenblase und Gallenwege. In: Chirurgie der Gegenwart Bd. 2 (V/VI). München-Berlin-Wien: Urban & Schwarzenberg 1974

Kern, E., Friedrich, B.: Chirurgie des malignen Verschlußikterus. Chirurg **41**, 545–549 (1970)

Kern, E., Huwe, W.: Die Einwanderung von Fremdkörpern in die Gallen- und Pankreasgänge. Langenbecks Arch. klin. Chir. **286**, 301–321 (1957)

Kern, E., Schott, H.: Zur Chirurgie des benignen Verschlußikterus. Chirurg **41**, 540–545 (1970)

Kneise, G.: Beiträge zum Problem des Gallengangsersatzes. Chirurg **19**, 261–268 (1948)

Koch, G.: Der Fogarty-Katheter in der Chirurgie der ableitenden Gallenwege. Zbl. Chir. **97**, 696–698 (1972)

Koch, R. L., Gorder, J. L.: Bile-blood fistula: a complication of percutaneous transhepatic cholangiography. Radiology **93**, 67–68 (1969)

Köle, W.: Erfahrungen mit der drainagelosen »idealen« Cholecystectomie. Langenbecks Arch. klin. Chir. **324**, 307–314 (1969)

Kourias, B., Stucke, K.: Atlas der per- und postoperativen Cholangiographie. Stuttgart: Georg Thieme 1967

Kourias, B. G., Kourias, E. G.: Variationen und Anomalien der extrahepatischen Gallenwege. Chirurg **40**, 510–514 (1969)

Kourias, B.: Reintervention an den ableitenden Gallenwegen. Chirurg **39**, 283–289 (1968)

Kourias, B., Sapkas, A., Athanassakos, Chr.: Ein Beitrag zu den Gallennachoperationen. Chirurg **30**, 1–10 (1959)

Kraft, E., Walz, U. M.: Zur Chirurgie des Hepatocholedochus und der Papilla Vateri. Med. Welt. **17**, 2541–2546 (1966)

Krauss, H., Kern, E.: Bougierung der Papilla Vateri. Dtsch. med. Wschr. **88**, 754–756 (1963)

Krauss, H., Kern, E.: Der primäre Choledochusverschluß nach Choledochotomie. Dtsch. med. Wschr. **86,** 565–570 (1961)

Kügler, S.: Ergebnisse der intraoperativen Bildwandler-Cholangiographie. Bruns' Beitr. klin. Chir. **218,** 145–151 (1970)

Kühlmayer, R.: Zur chirurgischen Behandlung von ausgedehnten Strikturen bzw. Defekten des Hauptgallenganges. Chirurg **42,** 561–564 (1971)

Kunz, H.: Die Eingriffe an den Gallenwegen und an der Leber. In: B. Breitner, Chirurgische Operationslehre Bd. 3, T. 9. Wien-Innsbruck: Urban & Schwarzenberg 1957

Lahey, F. H., Pyrtek, L. J.: Experience with the operative management of 280 strictures of the bile duct. Surg. Gynec. Obstet. **91,** 25–56 (1950)

Lichtenauer, F., Treptow, H. R.: Gallenabflußstörungen. Papillotomie oder Choledocho-Duodenstomie? Münch. med. Wschr. **112,** 129–134 (1970)

Lin, J. S.: Clinical evaluation of percutaneous transhepatic cholangiography. Kumamoto med. J. **23,** 71–78 (1970)

Lippmann, H. N., Longmire, W. P., jr.: Intrahepatic cholangiojejunostomy for biliary obstruction. Surg. Gynec. Obstet. **98,** 363–372 (1954)

Loeweneck, H.: Der Ductus choledochus. Habilitationsschrift. Univ. München 1971

Longmire, W. P. jr., Sandford, M. C.: Intrahepatic cholangiojejunostomy for biliary obstruction – further studies: report of 4 cases. Ann. Surg. **130,** 455–460 (1949)

Longmire, W. P. jr., Sandford, M. C.: Intrahepatic cholangiojejunostomy with partial hepatectomy for biliary obstruction. Surgery **24,** 264–276 (1948)

Longmire, W. P. jr.: Hepaticojejunostomy for biliary obstruction. Rev. Surg. **28,** 385–390 (1971)

Loth, R., Ehlert, C. P.: Das Karzinom der Gallenblase und Gallenwege. Bruns' Beitr. klin. Chir. **218,** 443–447 (1971)

Magarey, C. J.: Non-surgical removal of retained biliary calculi. Lancet **1971,** I, 1044–1046

Maingot, R.: Congenital abnormalities of the bile ducts. In: R. Smith and S. Sherlock, Surgery of the gall bladder and bile ducts. London: Butterworths 1964

Maingot, R.: Congenital obstruction of the bile duct. Brit. med. J. **1955,** 1256–1261

Mallet-Guy, P.: Symptomatologie und Therapie pathologischer Veränderungen der Papilla Vateri. Dtsch. med. Wschr. **85,** 652–658 (1960)

Mallet-Guy, P.: Pathogenese, Symptomatologie und Therapie pathologischer Veränderungen der Papilla Vateri. Dtsch. med. Wschr. **85,** 652–660 (1960)

Markoff, N., Kaiser, E.: Krankheiten der Leber und der Gallenwege. Stuttgart: Georg Thieme 1962

Marshall, J. F., Bland, R. W.: Operations upon the common bile duct for stones. Ann. Surg. **149,** 793–798 (1959)

Marshall, J. F.: Study of operations upon the gallbladder an common bile duct. Am. J. Surg. 95, 845–848 (1958)

Marth, W.: Über das Adaptionsphänomen der choledochoduodenalen Verbindung. Chirurg **39,** 464–467 (1968)

Mayo, W. J.: Cancer of common bile duct. St. Paul Med. J. **3,** 374–377, (1901)

McArthur, M. S., Longmire, W. P.: Further indications for intrahepatic cholangiojejunostomy. Ann. Sur. **175,** 190–192 (1972)

Mirizzi, P. L.: Chirurgie du système du canal hépatique. Lésions bénignes. Paris: Masson 1962

Mollowitz, G.: Die transcholedochale Sonde zur Leberschutztherapie nach Eingriffen an den Gallenwegen. Chirurg **26,** 244–252 (1955)

Mühe, E., Schwemmle, K.: Zur Diagnostik und Therapie von Abrissen des Ductus choledochus bei stumpfem Bauchtrauma. Chirurg **41,** 83–85 (1970)

Müller-Kluge, M., Spohn, K., Erich, H. J.: Zweit- und Mehrfacheingriffe am biliären System. Fortschr. Med. **87,** 387–392 (1969)

Niedner, F.F.: Die Papillenplastik zur Behebung der Stenosen der Papilla Vateri und ihre anatomischen Grundlagen. Langenbecks Arch. klin. Chir. **285,** 455–467 (1957)

Niedner, F. F., Kief, H.: Klinische und mikromorphologische Untersuchungen zur Pathogenese der Papillenstenose. Med. Welt **16,** 26–32 (1965)

Nissen, R.: Die Vermeidung von Stenoserezidiven nach plastischem Ersatz von Hepaticus und Choledocus. Dtsch. med. Wschr. **84,** 580 (1959)

Nissen, R.: Operative Unfälle in der Bauchchirurgie und ihre Korrektur. Langenbecks Arch. klin. chir. **259**, 69–77 (1958)

Peabody, C. N., Millman, M.: Vitallium tube repair of a bile duct stricture. A quarter century survivor. Amer. J. Surg. **124**, 413–415 (1972)

Peiper, H. J.: Die Bedeutung der percutanen transhepatischen Cholangiographie für die Gallenwegschirurgie. Langenbecks Arch. klin. Chir. **313**, 289–294 (1965)

Peiper, H. J.: Gesichertes und Problematisches in der Gallenchirurgie. Med. Welt **29**, 1593–1600 (1964)

Peiper, H. J., Kallenberg A. und Giersberg, O.: Die percutane transhepatische Cholangiographie. Langenbecks Arch. klin. Chir. **317**, 232–242 (1967)

Pers, M., Baden, H.: On the frequency of recurrence of calculi in the gallbladder after cholecystolithotomy. Acta chir. scand. **102**, 260–268 (1952)

Popper, H. L., Jefferson, N. C., Necheles, H.: Liver necrosis following complete interruption of hepatic artery and partial ligation of portal vein. Am. J. Surg. **86**, 309–315 (1953)

Pribram, B. O.: Mukoklase und drainagelose Gallenchirurgie. Zbl. Chir. **55**, 773–784 (1928)

Puestow, Ch. P.: Surgery of the biliary tract, pancreas and spleen. Chicago: Year Book Medical Publishers 1964

Rathcke, L.: Leber und Gallenwege. In: O. D. Diebold, H. Junghanns und L. Zukschwerdt, Klinische Chirurgie für die Praxis. Stuttgart; G. Thieme 1962

Rathcke, L.: Steinrezidiv und Gallenwegsanastomosen. Stuttgart: Ferdinand Enke 1956

Reichmann, J., Wohlgemuth, B.: Rechtzeitige Reoperation bei Gallenwegsstenosen zur Vermeidung irreparabler Leberschäden. Zbl. Chir. **98**, 395–402 (1973)

Reifferscheid, M., Philipp, R.: Die symptomatische Papillitis. Langenbecks Arch. klin. Chir. **313**, 278–281 (1965)

Roux, M. M.: Die Sphincterotomie in der Gallengang-Chirurgie. Act. Chir. **6**, 169–176 (1971)

Rueff, F. L., Meisner, H.: Zur Therapie der Gallengangsläsion. Langenbecks Arch. klin. Chir. **331**, 87–107 (1972)

Savic, B., Schulz, D., Raschke, E.: Die Carcinome des extrahepatischen biliären Systems. Langenbecks Arch. klin. Chir. **331**, 23–37 (1972)

Saypol, G. M., Kurian, G.: A technique of repair of stricture of the bile duct. Surg. Gynec. Obstet. **128**, 1071–1076 (1969)

Seigert, R. F., Wilson, S. D., Kauffmann, H. M.: Bilateral cholangiojejunostomy for sclerosing carcinoma of the intrahepatic bile duct. Amer. J. Surg. **123**, 729–732 (1972)

Sherlock, S.: Krankheiten der Leber und der Gallenwege. Übersetzt von I. Eisenburg. München: I. F. Lehmann 1965

Shore, J. M., Shore, E.: Operative biliary endoscopy. Ann. Surg. **171**, 269–278 (1970)

Siewert, R., Bauers, A., Morkos, N.: Der Primärverschluß an den Gallenwegen. Chirurg **42**, 464–468 (1971)

Sigel, A.: Die narbigen Strikturen der extrahepatischen Gallengänge. Ergebn. Chir. Orthop. **38**, 136–168 (1953)

Sikora, J., Cereda, W., Akovbiantz, A.: Beitrag zur sekundären Rekonstruktion nach Gallengangverletzungen. Erfolge und Versager. Helv. Chir. Acta **41**, 653–658 (1974)

Simon-Weidner, R.: persönliche Mitteilung

Simon-Weidner, R.: Die Technik der Cholangioskopie. Med. Klin. **55**, 1953–1956 (1960)

Schega, W.: Reinterventionen in der Gallenchirurgie. Chirurg, **45**, 158–162 (1974)

Schildberg, F. W., Stücker, F. J.: Die Verletzungen der A. hepatica und ihrer intrahepatischen Aufzweigungen. Bruns' Beitr. klin. Chir. **218**, 193–209 (1970)

Schriefers, K. H.: Plastische und wiederherstellende Eingriffe bei Verletzung und Striktur des Gallenganges. Langenbecks Arch. klin. Chir. **325**, 406–419 (1969)

Schriefers, K. H.: Gallenblase und Gallenwege. In: Baumgartl, Kremer, Schreiber Spezielle Chirurgie für die Praxis Bd. II, Teil 1. Stuttgart: Georg Thieme 1969

Schriefers, K. H.: Der plastische Gallengangsersatz. Chir. Praxis **12**, 211–217 (1968)

Stelzner, F.: Die End-zu-End-Naht und andere Methoden der Rekonstruktion der Gallenwege. Chirurg **32**, 234–242 (1961)

Stiller, H.: Chirurgische Probleme beim extra- und intrahepatischen Verschlußikterus. Langenbecks Arch. klin. Chir. **327**, 364–385 (1970)

Stiller, H., Eisenreich, F.: Wiederholungseingriffe an den Gallenwegen. Langenbecks Arch. klin. Chir. **325**, 386–400 (1969)
Szeleczky, G., Nagy, T.: Erfahrungsbericht über die transduodenale Sphincterotomie: Komplikationen und Letalität. Bruns' Beitr. klin. Chir. **217**, 241–246 (1969)
Thalmann, H., Roth, H.: Papillotomie mit Hilfe der Sonde von Soler-Roig. Helv. chir. Acta **41**, 823–824 (1974)
Thämmig, R., Klöss, J.: Wert der Papillenbougierung bei Choledochotomie. Zbl. Chir. **96**, 177–183 (1971)
Tondelli, P., Allgöwer, M.: Vereinfachte intraoperative Cholangiomanometrie und Debitometrie. Helv. chir. Acta **41**, 609–613 (1974)
Turner, F. W., Costopoulos, L. B.: Percutaneous transhepatic cholangiography: a study of 115 cases. Canad. med. Ass. J. **99**, 513–521 (1968)
Ungeheuer, E., Brandt, P.: The importace of operative diagnosis for the results of extrahepatic biliary surgery. 4100 operations in 7 years. Bull. Soc. int. Chir. **31**, 16–20 (1972)
Voelcker, F.: Transduodenale Drainage des D. hepaticus bei Plastik des D. hepatocholedochus. Bruns' Beitr. klin. Chir. **72**, 581–592 (1911)
Walters, W.: Die chirurgische Behandlung von Strikturen des Ductus choledochus und D. hepaticus. Langenbecks Arch. klin. Chir. **301**, 341–353 (1962)
Walters, W., Kelly, A. H.: Surgical treatment of stricture of common and hepatic bile ducts; 28-year survey. Arch. Surg. **66**, 417–422 (1953)
Walters, W., Nixon, J. W. jr., Hodgins, T. E.: Strictures of the common bile duct. Ann. Surg. **149**, 781–788 (1959)
Walz, U. M.: Die transduodenale Sphincterotomie Langenbecks Arch. klin. Chir. **323**, 1–17 (1968)
Warren, K. W.: Technique of cholecystectomy and choledochostomy. Surg. Clin. N. Amer. **36**, 687–693 (1956)
Warren, K. W., Poulantzas, J. K., Kune, G. A.: Use of a Y-tube splint in the repair of biliary strictures. Surg. Gynec. Obstet. **122**, 785–790 (1966)
Warren, K. W.: Management of strictures of the biliary trakt. Surg. Clin. N. Amer. **51**, 711–731 (1971)
Warren, K. W., McDonald, W. M.: Facts and fiction regarding strictures of the extrahepatic bile duct. Ann. Surg. **159**, 996–1010 (1964)
Warren, K. W., Mountain, J. C., Midell, A. I.: Management of strictures of the biliary tract (Symposium). Surg. Clin. N. Amer. **51**, 711–731 (1971)
Waugh, J. M.: Annual report on surgery of the biliary system. Proc. Staff meet. Mayo Clin. **27**, 578–583 (1952)
Way, W., Admirand, W. H., Dunphy, J. E.: Management of choledocholithiasis. Ann. Surg. **176**, 347–359 (1972)
Way, W., Dunphy, J. E.: Biliary stricture. Amer. J. Surg. **124**, 287–295 (1972)
Wense, G.: Haemorrhagisches Syndrom als mögliche Komplikation nach Sphincterotomie. Chirurg **41**, 70–71 (1970)
Wenz, W., Beduhn, D., Roth, F. J., Kaick, G. van, Czembirek, H.: Abdominale Angiographie: Technik, Pathomorphologie, Indikationen. Röntgenpraxis **23**, 97–124 (1970)
Wiemers, K., Kern, E., Günther, M., Burchardi, H.: Postoperative Frühkomplikationen. Stuttgart: Georg Thieme 1969
Wildegans, H.: Die operative Gallenwegsendoskopie. München: Urban & Schwarzenberg: 1960
Willenegger, H., Kaiser, E.: Zur chirurgischen Behandlung der Papillenstenose mit besonderer Berücksichtigung der Papillenspaltung. Helv. chir. Acta **27**, 441–446 (1960)
Willenegger, H., Kaiser, Ch., Roth, B., Müller, J.: Zur transduodenalen Papillenspaltung. Helv. chir. Acta **41**, 803–813 (1974)
Zenker, R., Hamelmann, H.: Wiederherstellungsoperationen an den Gallengängen. Chirurg **29**, 385–393 (1958)
Zenker, R.: Die Eingriffe in der Bauchhöhle. Bd. VII/1, 2. Aufl. Allgem. u. spez. chir. Operationslehre. Hrsg. N. Guleke, R. Zenker. Berlin, Göttingen, Heidelberg: Springer 1951.

VIII. Die Eingriffe an der Leber

Von H. Hamelmann, Marburg/Lahn und W. Seidel, Sindelfingen

A. Einleitung

Chirurgische Eingriffe an der Leber beschränkten sich lange Zeit auf Notoperationen nach Verletzungen. Erst die Errungenschaften der modernen Chirurgie sowie die Entdeckung der enormen Kompensations- und Regenerationskapazität der Leber führten zur Erarbeitung von routinemäßig anwendbaren Operationstechniken (Tab. 1). Die Bemühungen von Wangenstein, Lortat-Jacob und Quattelbaum, die auf den Studien der makroskopischen Leberanatomie von Hjortsjö (1948) fußen, verdienen hier besonderer Erwähnung. Den resezierenden Verfahren fügte Starzl 1963 die Möglichkeit des Ersatzes des ganzen Organes durch Lebertransplantation hinzu.

Tabelle 1. Wichtige Daten zur Geschichte der Leberchirurgie

1706	Berta: erste Leberresektion
1870	Brittain: erste erfolgreiche Lebergewebsresektion nach Schußverletzung
1888	Langenbuch: Resektion eines gestielten li. Leberlappens wegen eines Tumors
1897	Keen: erste li. laterale Lobektomie wegen eines Tumors
1904	Kehr: Hepato-Enterostomie
1910	Wendel: Resektion des re. Leberlappens
1939	Tinker: Abklemmen des Leberhilus bis 15 Minuten
1946	Longmire: intrahepatische Cholangio-Jejunostomie
1948	Hjortsjö: Beschreibung der anatomischen Gefäßeinteilung der Leber
1949	Wangensteen: anatomiegerechte Lobektomie re.
1951	Lortat-Jacob: kontrollierte re. Hepatektomie nach Hiluspräparation
1954	Lin: Finger-fracture dissection method
1963	Starzl: orthotope Lebertransplantation
1965	Eisemann: extrakorporale Leberassistenz

B. Diagnostik und Operationsindikation

I. Allgemeines

Wenn man von Traumen und akut entzündlichen Prozessen absieht, machen sich die sogenannten chirurgischen Erkrankungen der Leber durch die Folgen des expansiven oder infiltrativen Wachstums bemerkbar. Die durch den Krankheitsprozeß bedingte Konsistenzvermehrung ist in ausgeprägten Fällen palpabel. Mäßige Schmerzhaftigkeit wird spontan, vorwiegend aber auf Druck angegeben. Die Verdrängung benachbarter Organe läßt sich durch Röntgenuntersuchung des Magen-Darm-Traktes und der Nieren demonstrieren.

Die *Scintigraphie* und die *Sonographie* vermögen zum Nachweis und zur Lokalisation tumoröser Prozesse, deren Durchmesser 1–2 cm übersteigt, Wesentliches beizutragen. Beweisend für die Zugehörigkeit der mit den voraufgegangenen Methoden nachgewiesenen krankhaften Prozesse zur Leber ist häufig erst die *Arteriographie*. Die mit einem höheren Risiko belastete *Splenoportographie* leistet grundsätzlich Gleiches. Sie kann darüber hinaus in allen den Fällen, in denen eine primäre oder sekundäre biliäre Cirrhose vermutet werden muß, Auskunft über das Ausmaß einer evtl. bereits vorliegenden portalen Hypertension geben. *Laparoskopisch* kann der Prozeß immer dann erkannt und durch gezielte Punktion gesichert werden, wenn er die ventrale und caudale Leberoberfläche makroskopisch verändert.

Neben der Volumenvermehrung ist die Behinderung des Galleabflusses aus der Leber oder aus Teilen derselben häufig Ursache für ein weiteres Leitsymptom chirurgischer Lebererkrankungen, nämlich für einen *Verschlußikterus*. Wegen der großen Kompensationsfähigkeit und der erheblichen Belastungsreserven der Leber deutet ein manifester Verschlußikterus allerdings bereits auf eine ungünstige zentrale Lokalisation oder erhebliche Ausbreitung des verdrängenden Prozesses hin. Extrahepatische Verschlüsse, insbesondere durch Steine, sind wegen deren relativer Häufigkeit zunächst auszuschließen. Bei in der Leberpforte gelegenen Prozessen kann die *transcutane Punktion der intrahepatischen Gallenwege* und deren Röntgenkontrastdarstellung, die evtl. nicht nur von rechts, sondern auch von links vorgenommen werden muß, wichtige Aufschlüsse über die Ausbreitung des Tumors geben und wird damit unter Umständen zu einer entscheidenden Grundlage für die Planung des operativen Eingriffes.

Ein Ikterus muß nicht nur durch den Verschluß von Gallenwegen bedingt sein, sondern kann den Ausfall großer Parenchymareale signalisieren. Mangelhafte oder fehlende Normalisierung eines pathologischen Quickwertes nach Vitamin K-Gaben ist hierfür nahezu beweisend. Erniedrigte Serum-Albumin- und Fibrinwerte können dagegen auch extrahepatische Ursachen haben.

Eine spezielle Labordiagnostik wird im Einzelfalle versuchen müssen, die Natur des vorliegenden Krankheitsprozesses näher zu klären. Bei Verdacht auf maligne Erkrankung ist präoperativ mit großer Sorgfalt auszuschließen, daß es sich bei dem Leberprozeß um Metastasen eines extrahepatischen Primärtumors handelt.

Die Zahl der verschiedenen Lebererkrankungen, die einer chirurgischen Behandlung bedürfen, ist außerordentlich groß. Präoperativ wird sowohl eine genaue Diagnose als auch die Ausdehnung des Prozesses nur in verhältnismäßig wenigen Fällen exakt festzulegen sein. Entsprechend wird der Operateur in vielen Fällen erst intraoperativ aufgrund des Ergebnisses der *Schnellschnittuntersuchung* und genauer Palpation und Inspektion Entscheidungen über das einzuschlagende operativ-technische Verfahren fällen können. Im folgenden sollen daher nur diejenigen Aspekte herausgehoben werden, die für die Planung des Eingriffes und für die Abschätzung der Prognose und des Risikos für den Patienten von Bedeutung werden können.

II. Raumfordernde Prozesse

Die gutartigen tumorösen Erkrankungen der Leber werden in der Regel entsprechend der Klassifikation der Mayo Clinic eingeteilt (Tab. 2). Die Bedeutung dieser Aufstellung liegt in der Möglichkeit einer weltweiten einheitlichen postoperativen Klassifizierung der

Patienten. Präoperativ scheint hingegen eine Einteilung nach denjenigen Kriterien, die mit Hilfe heutiger diagnostischer Methoden aufgestellt werden können, zweckmäßiger. Entsprechend soll im folgenden vorgegangen werden.

Tabelle 2. Gutartige Lebertumoren (Mayo Clinic Classification)

I *Parenchymale Tumoren*
- A. Leberzell-Adenom
- B. Gallenwegszell-Adenom
- C. gemischter Parenchymtumor (Hamartom)

II *Vaskuläre Tumoren*
- A. Haemangiome
- B. Lymphangiome

III *Cysten*
- A. kongenitale
- B. parasitäre
- C. traumatische
- D. entzündliche

IV *Andere Tumoren*
- A. Lipome
- B. Leiomyome
- C. Teratome
- D. Nebennierenreste

1. Cysten

Cysten in der Leber können als Fehlbildung angeboren sein oder als Pseudocysten traumatisch – z. B. nach Resorption von Haematomen und Nekroseherden – entstehen. Die *angeborenen* Cysten treten häufig multipel auf. Sie werden nur selten so groß, daß sie palpabel sind und chirurgischer Therapie bedürfen. Naurath fand in der Literatur 120 Fälle beschrieben, bei denen die Beschwerden in erster Linie durch die Größenzunahme bedingt waren, seltener durch Beeinträchtigung der abführenden Gallenwege in Form von Verschlußikterus oder Cholangitis. Ikterus und Serumveränderungen sind somit nicht typisch. Das Sonogramm oder Scintigramm zeigt eine oder zahlreiche Aussparungen. Im Arteriogramm entspricht diesen Aussparungen ein avaskulärer Bereich. Angeborene Cysten sind meistens mit entsprechenden Veränderungen in der Niere kombiniert. Die Lebenserwartung wird fast immer durch progressives Nierenversagen begrenzt.

Differentialdiagnostisch ist an symptomenarme, chronische Infektionen, insbesondere an Echinokokkus sowie an gefäßarme Tumoren zu denken. Von einer Probepunktion wird man bei Verdacht auf cystischen Echinokokkus (positiver Casoni-Test) wegen der Gefahr allergischer Komplikationen absehen. Im übrigen ist eine Punktion möglichst unter laparoskopischer Kontrolle und wegen der Gefahr peritonealer Reizung und Fistelbildung nicht an der dünnsten Stelle der Cystenwand durchzuführen. Die Cystenpunktion kann eine vorübergehende Minderung der durch Kompression bedingten Symptome bewirken.

Die *radikale Excision* großer isolierter Cysten ist selten möglich, weil ihre Wand mit dem Lebergewebe teilweise innig verbunden ist und weil sie sehr tief in das Organ hineinreichen können. Grundsätzlich ist daher die *partielle Resektion* der Cystenwand (mit Schnellschnittuntersuchung), soweit sie nicht mit dem Lebergewebe verbunden ist, angezeigt.

Von der gelegentlich empfohlenen Ausrottung der verbliebenen Cystenwand durch Coagulation ist wegen der Gefahr von Nachblutungen und Gallefisteln abzuraten. Die klinische Erfahrung zeigt, daß die ehemalig Cysteninhalt sezernierenden Bereiche rasch veröden oder zugranulieren. Die Restcyste wird nach Möglichkeit mit Netz gefüllt und über eine Drainage mit durchgreifenden Nähten zusammengezogen bzw. verschlossen.

Wurde bei der nach Eröffnung der Bauchhöhle grundsätzlich durchzuführenden Probepunktion der Cyste eine *gallige Verfärbung* oder ein schleimiger Inhalt gefunden, so muß an eine Gallengangscyste oder an eine *posttraumatische Pseudocyste*, die Verbindung zu größeren Gallengängen besitzt, gedacht werden. Läßt sich eine solche Cyste voraussichtlich nicht ohne Schwierigkeiten resezieren, ist mit Rücksicht auf die nach Entlastung wieder einsetzende Gallensekretion und die daraus evtl. resultierenden langdauernden Gallefisteln eine breite Cysto-Jejunostomie Seit-zu-Seit mit einer nach Roux ausgeschalteten, hochgezogenen Dünndarmschlinge die Methode der Wahl.

2. Abscesse

Die Diagnose eines Leberabscesses ergibt sich in der Regel aus der Kombination von allgemeinen Symptomen einer Abscedierung (Leukocytose, intermittierendes Fieber, hohe Senkung) mit einer Lebervergrößerung. Druckschmerz unter dem Rippenbogen oder Klopfschmerz im Bereich des re. unteren Thorax können bestehen, Spontanschmerzen sind selten. Die Diagnose wird erhärtet durch Aussparungen im Scintigramm und Angiogramm. Der Nachweis einer Amöbiasis ist durch Hämagglutininteste anzustreben. Ein Ikterus entsteht gewöhnlich nur bei multiplen, kleinen Abscessen im Rahmen einer Cholangitis (Block u. Mitarb.).

Die Erfolglosigkeit einer antibiotischen Therapie wird sich in der Regel bis zur hinreichenden Verifizierung der Diagnose Leberabsceß herausgestellt haben, so daß die Operationsindikation gegeben ist. Das präoperative Auffinden der möglichen Ursache (Divertikulitis, Cholecystitis, postoperative Abscesse u. a.) kann von großer Wichtigkeit für die Planung des operativen Vorgehens (Schnittführung) und für den Erfolg des operativen Sanierungsversuches sein. Grundsätzlich ist die Drainage an einem möglichst tiefen Punkt des Abscesses anzustreben (s. Kap. 3). Bei multiplen Abscessen ist die Prognose sehr schlecht. Die Eröffnung und breite Drainage ist anzustreben.

Nachblutungen können zur Reoperation und zur Resektion zwingen. Der Ausgleich der Gerinnungsfaktoren ist daher von großer Bedeutung. Die prophylaktische Gabe eines Breitbandantibioticums während und einige Tage nach der Operation dürfte zur Verhütung einer Streuung zweckmäßig sein. Darüber hinaus kann das Antibioticum jedoch das Erkennen von neu aufgetretenen oder übersehenen Abscessen, die eine Reoperation erfordern würden, verzögern.

Amöbenabscesse sprechen in der Regel auf medikamentöse Therapie gut an. Chirurgische Therapie ist daher nicht notwendig. Einzelheiten siehe bei Turrill und Burnham.

3. Echinokokkus

Die Symptomatik des *cystischen* Echinokokkus weicht von derjenigen der Lebercysten kaum ab. Eine Eosinophilie mäßigen Grades findet sich häufig. Ein positiver Casoni-Test ist nicht immer vorhanden und bei Kranken, die sich lange Zeit in südlichen Ländern aufgehalten haben, nicht beweisend. Fieberschübe können Ausdruck einer bakteriellen Sekundärinfektion der Echinokokkuscyste sein. Durch Absterben der Cysticercen kann auf diese Weise eine sogenannte Spontanheilung eintreten. Verkalkungen der Kapsel entstehen in der Regel erst nach Absterben des Echinokokkus. Sie können auch in alten Haematomen gefunden werden.

Von der Probepunktion einer Echinokokkuscyste ist wegen der Gefahr des allergischen Schocks durch den Cysteninhalt dringend abzuraten. Die intraoperative Gabe von Corticoiden in sehr hohen Dosen kann in derartigen Fällen akut notwendig werden.

Die Operationsindikation ergibt sich aus den möglichen *Komplikationen*, unter denen neben Kompressionswirkung durch excessives Wachstum und Aussaat von Tochterblasen insbesondere die Absceßbildung nach Infektion und die Perforation in die Gallenwege, die Bauchhöhle, die Pleurahöhle oder den Magen-Darm-Trakt zu erwähnen sind. Die Perforation kann von schwerem Schock begleitet sein, in Pleura und Peritoneum kommt es zu diffuser, inkurabler Aussaat.

Die Behandlung strebt die vollständige Entfernung der Cyste unter Vermeidung einer Aussaat oder eines allergischen Schockes an. Einzelheiten hierzu siehe im speziellen Teil.

Der *Echinokokkus alveolaris* wächst langsam infiltrierend, selten metastasierend, und durchbricht hierbei nicht nur die Grenzen der Leberlappen, sondern auch die des Organs. Der Patient klagt über Druck in der Lebergegend, Appetitlosigkeit, Gewichtsabnahme. Ein chronischer Ikterus besteht in allen fortgeschrittenen Fällen. Fieberschübe können bei Zerfall von Cysten, insbesondere in Zusammenhang mit Superinfektion auftreten. Eine Selbstheilung ist jedoch bei der großen Zahl der Cysten außerordentlich selten. Antigen gelangt offenbar nur in geringen Mengen in den Organismus. Der Casoni-Test ist daher oft negativ. Eine diagnostische Leberpunktion ist jedenfalls in den Casoni-negativen Fällen erlaubt (Brunner), allerdings besteht die Gefahr einer Verschleppung. Kalkspritzerähnliche Veränderungen im Röntgenbild und die Laparoskopie können die Diagnose erhärten. Scintigramm und Angiogramm zeigen meist unregelmäßig begrenzte Parenchymdefekte.

Die Prognose entspricht der eines malignen, langsam wachsenden Tumors. Operativ wird man eine Resektion des parasitentragenden Leberteiles anstreben. Ist dies nicht möglich, kommen palliative Maßnahmen zur Behebung des Verschlußikterus in Betracht. Große, komprimierende, durch zentrale Nekrose entstandene Höhlen, können durch Anastomosierung mit einer Roux'schen Schlinge am tiefsten Punkt entlastet werden.

4. Gefäßanomalien

Haemangiome gehören zu den häufigsten gutartigen Lebertumoren, erlangen jedoch nur selten klinische Bedeutung. Immerhin können sie schon bei Neugeborenen und Säuglingen zu lebensgefährlichen Blutungen führen (Graivier u. Mitarb.).

Excessives Wachstum, Haemobilie und Perforation in die freie Bauchhöhle können auf das Krankheitsbild aufmerksam machen. Wegen der Gefahr dieser Komplikationen ist die operative Therapie aller größeren Haemangiome mit dem Ziel ihrer Resektion anzustreben. Die einfache Ligatur der zuführenden Arterie kann zu Nekrosen und Thrombosen führen und evtl. die Ursache für schwere Absceßbildungen sein.

Arteriovenöse *Aneurysmen* treten postinfektiös und posttraumatisch auf. Eine typische Haemobilie mit Ikterus, Melaena oder Haematemesis und Schmerzen ist oft erstes Symptom. Gelegentlich kann man Strömungsgeräusche auskultieren, seltener finden sich Verkalkungen thrombosierter Aneurysmaanteile. Die Arteriographie führt zur Diagnose. Die Splenoportographie kann eine portale Hypertension aufdecken, die evtl. durch ein Aneurysma zwischen Arterie und Pfortadersystem bedingt ist.

Die Ligatur der A. hepatica ist wiederholt mit Erfolg durchgeführt worden, in der Regel allerdings bei den häufigeren extrahepatischen Aneurysmen. Blutungsrezidive sind jedoch zu fürchten, so daß die Excision dann als sicheres Verfahren angestrebt werden muß, wenn sie technisch ohne große Schwierigkeiten möglich ist. Eine Rekonstruktion des Gefäßes ist dann unnötig, wenn ein kräftiger Rückfluß aus der Leber gute Kollateralen anzeigt (Guida, MacDonald). Sonst ist die Überbrückung des entstandenen Defektes mit einem Transplantat notwendig. Bei intrahepatischen AV Aneurysmen ist die Resektion im Gesunden die Methode der Wahl.

5. Gutartige Tumoren

Gutartige Tumoren der Leber können pathologisch-anatomisch sehr verschiedenartig zusammengesetzt sein (s. o. Tab. 2). Sie erlangen verhältnismäßig spät und selten klinische Bedeutung durch Druck auf die größeren Gallenwege oder durch excessive Volumenvermehrung und Beeinträchtigung angrenzender Organe. Gegenüber den Cysten unterscheiden sie sich im Angiogramm durch mehr oder weniger ausgeprägte Gefäßversorgung der scintigraphisch oft nicht speichernden Leberbezirke. Liegt der Tumor unter der vorderen unteren Leberoberfläche, kann er laparoskopisch erkannt und gezielt mit der Biopsienadel erreicht werden. Die Entfernung des Tumors läßt sich in der Regel durch Enucleation und damit ohne wesentliche Blutung bewerkstelligen. Ist der benigne Charakter der Geschwulst nicht sicher zu beurteilen oder sind die Grenzen zum gesunden Lebergewebe (bei Leberzelladenomen und Hamartomen) fließend, so ist u. U. eine atypische Resektion mit Schnellschnittuntersuchungen aus dem Schnittrand vorzuziehen.

6. Bösartige Tumoren

Unter den bösartigen Tumoren nimmt das *primäre Lebercarcinom* in unseren Breiten insofern eine Sonderstellung ein, als es in der Regel auf dem Boden einer Lebercirrhose entsteht. Die Verdachtsdiagnose kann bei bekannter Lebercirrhose aus dem klinischen Verlauf, insbesondere aus Zunahme des Ikterus und Gewichtsabnahme bei fehlenden Zeichen für einen hepatischen Schub gestellt werden. Die immunologische Diagnostik mit Hilfe von Tumorantigenen vermag wichtige Hinweise zu geben. Laparoskopie und gezielte Punktion können die Diagnose sichern, sofern die Veränderung an der Leberoberfläche liegt, während Scintigramm und Angiogramm bereits bei der Grundkrankheit pathologische Befunde aufweisen. Im Verdachtsfalle wird man daher eine sogenannte explorative Laparotomie durchführen. Der Eingriff ist so vorzubereiten, daß bei gegebener Indikation sofort eine Leberresektion angeschlossen werden kann.

Nicht ganz selten wird ein primäres Lebercarcinom auf dem Boden einer bislang nicht bekannten Cirrhose intraoperativ als Zufallsbefund entdeckt. Eine *Lebercirrhose* muß daher präoperativ ausgeschlossen werden, da sie auch wegen der sehr häufig multizentrischen Entstehung des primären Lebercarcinoms eine *Kontraindikation zur Resektionsbehandlung* darstellt. Sofern sich der Patient noch in einem ausreichend guten Allgemeinzustand befindet und keine Metastasierung nachweisbar ist, kann eine Lebertransplantation erwogen werden. Liegt dagegen ein lokalisiertes Leberkarzinom ohne Cirrhose vor, bestehen die Voraussetzungen für eine Resektionsbehandlung.

Carcinome, die von den *intrahepatischen Gallengängen* ausgehen, haben ihren Sitz in den meisten Fällen in der Nähe des Leberhilus und führen daher verhältnismäßig rasch durch Obturation größerer Gallengänge zum Symptombild des *Verschlußikterus*. Der

Verschluß kann partiell oder intermittierend auftreten. Beschwerden allgemeiner Art oder insbesondere Transaminaseerhöhungen können dann auftreten, wenn größere Gefäße obturiert werden und zu Infarkten oder gar Nekrosen von Leberanteilen führen. Die in diesen Fällen von der Restleber ausgehende Regenerationstendenz kann eine vorübergehende Besserung des klinischen Befundes zur Folge haben.

Der scintigraphische Befund entbehrt häufig der Eindeutigkeit, im Angiogramm ist nicht selten der Abbruch größerer Arterien zu sehen. Die Erhöhung des portalen Druckes durch Pfortaderthrombose kann zu entsprechender Symptomatik (Oesophagusvaricenblutung, Ascites usw.) führen. Laparoskopisch kann in einzelnen Fällen die lokal begrenzte Cholostase der Leber oder die Ausdehnung eines arteriellen Verschlusses bekannt werden. Dies ist ein wichtiger Hinweis für den optimalen Zugang beim Versuch der transcutanen Cholangiographie derjenigen intrahepatischen Gallengänge, die noch funktionsfähiges Leberparenchym drainieren. Gelingt die Punktion und Darstellung der gestauten Gallengänge präoperativ nicht und erweist sie sich für die Planung des operativen Eingriffes als notwendig, kann sie intraoperativ nachgeholt werden. Andererseits kann man im Rahmen der Laparotomie die distale Tumorgrenze vom Choledochus aus röntgenologisch oder durch Sondierung erkennen.

Bei hinreichend peripheren, einseitigen Prozessen ist die Resektion angezeigt. Bei zentraler Ausbreitung der Tumoren, wie sie in der Regel angetroffen wird, sollte man – sofern eine Lebertransplantation nicht durchführbar ist, – den Ikterus durch eine der im speziellen Teil beschriebenen Methoden der bilio-digestiven Anastomosen zu beheben suchen.

Von außen durch *invasives Wachstum auf die Leber übergreifende* bösartige Tumoren können vom Kardiabereich des Magens und vom re. Colon transversum ausgehen.

Beim *Gallenblasencarcinom* ist dieses infiltrative Wachstum in die Leber die Regel. Von Zufallsbefunden abgesehen wird der Tumor erst entdeckt, wenn er durch ausgedehnte Zerstörungen von Lebergewebe oder durch Kompression großer Gallengänge zum Ikterus und entsprechenden klinischen Symptomen führt. Die Prognose ist daher extrem schlecht.

Auf der Abdomenleeraufnahme können kalkhaltige Gallensteine oder eine Porzellangallenblase zu erkennen sein. Scintigramm, Sonogramm und Angiogramm zeigen Aussparungen bzw. charakteristische Gefäßveränderungen vorwiegend im rechten Leberlappen und im Hilusbereich. Die Laparoskopie ist wegen peritonealer Verwachsungen als Folge der fast immer vorhandenen Gallensteinanamnese oder als direkte Folge der entzündlichen Reaktionen im Tumorbereich häufig erfolglos.

Das Resultat dieser präoperativen diagnostischen Untersuchungen ist jedoch für das intraoperative Vorgehen von untergeordneter Bedeutung. Die intraoperative Verifizierung der Befunde durch Palpation, Sondierung, Cholangiographie ist ohnehin durchzuführen. Ein operativer Eingriff ist immer indiziert, sobald die Diagnose Verschlußikterus feststeht. Leider muß sich der chirurgische Eingriff in der Regel auf dessen palliative Behandlung beschränken. Die Ausrottung des Tumors und seiner Metastasen durch Leberresektion ist nur in den seltensten Fällen möglich, die Lebertransplantation ist zu erwägen.

Leider kommt es beim Gallenblasencarcinom zusätzlich zum invasiven Wachstum relativ früh zu einer lymphogenen Metastasierung, die ihren Weg vorwiegend in Richtung Leberhilus und speziell in den Lobus quadratus nimmt. Die erste Lymphknotenstation liegt hilär, die zweite entlang der kleinen Kurvatur des Magens. Die Lymphknoten können mit einer gewissen Chance der Heilung mitreseziert werden (Bengmark).

Tumormetastasen in der Leber bilden nur selten eine Indikation zum operativen Eingriff. Infrage kommen nur *solitäre* Absiedlungen langsam wachsender Tumoren, speziell des Colons. Eine exakte Palpation der Leber bei der Operation des Primärtumors ist wichtig. Nach Pack können 95% der später bei der Sektion gefundenen Lebermetastasen bereits intraoperativ durch Betasten festgestellt werden.

Die begrenzte Excision der Metastasen wird man in einer Zweitoperation frühestens 4 Monate nach der Entfernung des Primärtumors versuchen. Rechnet man mit der Möglichkeit einer späteren Metastasierung, wird zweckmäßig 2 und 8 Wochen nach der Erstoperation ein Scintigramm der Leber angefertigt, um aus dieser Verlaufsbeobachtung wie aus den Blutwerten Aufschlüsse bezüglich des Auftretens und der Lokalisation der Metastasen zu erhalten.

Beim *Karcinoid* werden Beschwerden in Form von Flush, Krämpfen, Diarrhoen, Bronchospasmus, Schwächegefühl usw. sowie die Gefahr der Endocardfibrose und Herzklappenveränderung in der Regel erst durch Lebermetastasen ausgelöst, da vorwiegend deren Hormonproduktion in den Kreislauf gelangt. Bengmark plädiert daher für die Excision dieser Absiedlungen, um Beschwerdefreiheit zu erreichen. Hierbei kommt es nach Wilson auf die Entfernung von möglichst viel Tumorgewebe, weniger auf anatomiegerechtes Operieren an.

Bei *generalisierter Metastasierung* in die Leber ist eine Beeinflussung des Metastasenwachstums über den Kreislauf der Arteria hepatica propria versucht worden. Einerseits kann man von der A. gastro-duodenalis aus durch Dauerinfusion Cytostatika zuführen (Sullivan). Andererseits ist die Unterbindung des arteriellen Zuflusses von Bengmark vorgeschlagen worden (Desarterialisation). Letztere Methode basiert auf der Beobachtung, daß die Lebermetastasen vorwiegend von der Arteria hepatica ernährt werden (Breedis und Joung), und daß sie mit Hilfe der Splenoportographie nicht direkt nachgewiesen werden können (Arner und Fernström). Die mit dieser Methode behandelten Patienten sollen keinen Ascites und keinen Ikterus aufweisen und noch in einem ausreichenden Allgemeinzustand sein. Alle arteriellen Zuflüsse, auch jene über Kollateralen, werden unterbunden. Die Folge sind massive Serumveränderungen, wie sie nach ausgedehnter Leberresektion für 8–12 Wochen gefunden werden (s. u.). Gleichzeitig mit dem Untergang eines großen Teils des Lebergewebes kommt es offenbar zur weitgehenden Nekrotisierung der Metastasen. Da sich das Lebergewebe schneller regeneriert, sind erstaunliche Remissionen beobachtet worden. Die Desarterialisierung kann auch mit Hilfe eines um die A. hepatica gelegten und aus der Bauchdecke herausgeleiteten Tourniquets auf 8–12 Stunden limitiert und gegebenenfalls wiederholt werden (Bengmark). Die Kombination der Desarterialisierung mit der Applikation von Cytostatika über einen in einen Ast der Vena portae eingelegten Katheter wird ebenfalls empfohlen.

III. Trauma

Scharfe Bauchtraumen treffen die Leber wegen ihrer Größe verhältnismäßig häufig. Die Diagnose bereitet dann kaum Schwierigkeiten, eine operative Revision des Abdomens ist schon wegen der Gefahr der Mitverletzung anderer Organe (Darmperforation) notwendig. Schwere Blutungen in die Peritonealhöhle sind selten. Ausgedehnte *intrahepatische Blutungen* bei Verletzung der großen Gefäße machen sich durch auffallende Schwellung des Organes bemerkbar. Eine intra-operative Cholangiographie kann die Diagnose weitgehend sichern. Die chirurgische Blutstillung kann außerordentlich schwierig sein, sie ist immer dann durchzuführen, wenn der Befund ausgedehnt ist, zunimmt oder wenn eine Choledochotomie eine erhebliche Haemobilie nachweist. Häufig wird sie auf eine Resektion hinauslaufen (s. dort).

Stumpfe Leberverletzungen sind in 15–20% aller Bauchtraumen zu erwarten. Sie sind bei Kindern wegen der großen Flexibilität der Rippen und der relativen Größe des Organes häufiger und betreffen in 70% die rechte Leber, in 15% jeweils die Lebermitte und den linken Leberlappen. Eine stärkere Blutung wird in jedem 10. Falle beschrieben. Die Letalität liegt bei diesen Patienten über 30% und steigt steil mit dem Alter, offensichtlich in Relation zur schlechteren Toleranz gegenüber Blutverlusten.

Die Diagnose stützt sich vorwiegend auf die *peritoneale Reizung* durch austretendes Blut: Abwehrspannung im Oberbauch, zuweilen auch generalisiert, hohe Leukocytose schon in der ersten Stunde nach dem Unfall. Der Schmerz kann in den Rücken und die betreffende Schulter ausstrahlen und gibt dann einen Hinweis auf die Lokalisation, die auch aus Prellmarken und dem Unfallhergang abgeleitet werden kann.

Deuten Blutdruckabfall, Pulsanstieg, übrige Schocksymptomatik, Zunahme des Bauchumfanges, Abfall des Hb auf eine andauernde Blutung, ist sofort zu laparotomieren. Der Eingriff muß dann als wichtige kausale Maßnahme parallel zu der selbstverständlich eingeleiteten Schocktherapie durchgeführt werden.

In allen Zweifelsfällen kann man versuchen, durch *Punktion der Peritonealhöhle* mit nicht zu dünner Nadel oder durch Spülung das Haemoperitoneum zu beweisen. Auch eine wenige cm lange Parazentese in Lokalanaesthesie ist hierfür empfohlen worden, ferner die Laparoskopie und die Angiographie. Ist das Krankheitsbild nicht progredient, so ist unter sorgfältiger laufender Kontrolle der Kreislaufparameter bei strenger Bettruhe und unter Vermeidung von Opiaten abzuwarten. Die Leukocytenzahl gibt einen relativ verläßlichen Anhalt für Blutungen ins Peritoneum. Der Abdomenumfang kann am 2. posttraumatischen Tag und später allein durch Vermehrung der Darmgase ansteigen, so daß dieses Zeichen nur in den ersten Stunden verläßlich ist.

Leberrupturen können *zweizeitig* noch nach Tagen oder Wochen erfolgen. Sie verraten sich in der Regel durch plötzlichen Schmerz in der gleichseitigen Schulter (Clemens). Beim polytraumatisierten Patienten können protrahierte Leberblutungen durch Symptome anderer Verletzungen verschleiert werden. Über das Ausmaß der traumatischen Leberzerstörung soll die OCT (Ornithin-Carbonyl-Transferase) und die SGPT einen gewissen Rückschluß erlauben (Bengmark, Herfarth).

Spätfolge einer traumatischen Leberschädigung kann die *Haemobilie* sein. Die Trias: Schmerz, Sklerenikterus und Melaena wird zuweilen erst nach Jahren richtig gedeutet. Sie kann auch erst relativ spät als Folge der Ruptur eines posttraumatischen Aneurysmas der Arteria hepatica auftreten. Durch die Arteriographie kann das Krankheitsbild aufgeklärt werden. Die chirurgische Therapie sollte die Resektion des Aneurysmas und gegebenenfalls die plastische Korrektur der Arterie anstreben. Die einseitige Ligatur der A. hepatica wird zwar häufig mit Erfolg durchgeführt, kann jedoch in seltenen Fällen durch Nekrose größerer Leberabschnitte gefährlich werden.

Die *chirurgische Therapie der akuten Leberverletzungen* strebt heute außer der Blutstillung auch die Entfernung des nekrotischen Gewebes an, um Infektionen, Nachblutungen und Gallenfisteln vorzubeugen. Entsprechend häufen sich die Mitteilungen über atypische Resektionen nach Lebertrauma. Einzelheiten zur Technik siehe im speziellen Teil.

C. Leberchirurgische Technik

I. Allgemeine Maßnahmen

1. Präoperative Vorbereitung

Die Vorbereitung des Patienten auf einen Eingriff an der Leber hat sich neben den üblichen allgemeinen Maßnahmen, wie Kreislaufauffüllung, Digitalisierung und Therapie von Begleiterkrankungen (Bronchien, Diabetes usw.), speziell mit den durch die Lebererkrankung hervorgerufenen Ausfallserscheinungen zu beschäftigen. So sind insbesondere *Störungen im Gerinnungssystem* und *Hypalbuminaemien* auszugleichen. Neben der oben beschriebenen allgemeinen Lokalisationsdiagnostik ist für den Fall einer notwendigen Leberparenchymresektion ein Versuch der Abschätzung der funktionellen Reserven des Organes besonders wichtig. Leider geben z. B. bei vorliegendem Verschlußikterus die meisten Funktionsproben keine brauchbaren Ergebnisse. Am verläßlichsten scheint die Beurteilung der *Fähigkeit zur Prothrombinsynthese.* Tritt nach parenteraler Zufuhr von Vitamin K keine Normalisierung des Quicktestes ein, so ist gegenüber ausgedehnten Resektionen äußerste Vorsicht geboten. Liegt histologisch eine eindeutige Lebercirrhose vor, so ist eine Leberresektion *kontraindiziert*, da die cirrhotische Leber im Gegensatz zur gesunden nicht mehr ausreichend regenerieren kann. Bezüglich der präoperativen blinden Leberpunktion ist bei ikterischen Patienten auf die Vorsichtsmaßnahmen und Kontraindikationen (Gerinnungssystem!) besondere Rücksicht zu nehmen.

Für den Ausgleich schwerer intraoperativer *Blutverluste* ist rechtzeitig Vorsorge zu treffen. Das bereitgestellte Konservenblut sollte mit Rücksicht auf mögliche Gerinnungsstörungen frisch sein. Ausreichende Zugänge sind unbedingt in der oberen Körperhälfte anzulegen, da die Vena cava inferior gerade im Falle stärkerer Blutungen unter Umständen abgeklemmt werden muß oder versehentlich komprimiert wird.

Um die Gefahr einer anoxischen Gewebsschädigung möglichst gering zu halten, ist bei geplanter Leberresektion eine dosierte externe *Hypothermie* von 31–32° zweckmäßig. Der Nachteil einer mäßigen Verlängerung von Narkose und Relaxierung wird durch die Vorteile der größeren Ischämietoleranz des Lebergewebes aufgewogen. Selbst bei posttraumatischen Leberblutungen kann die parallel zur üblichen Operationsvorbereitung laufende Senkung der Körpertemperatur, die durch die Applikation von kaltem Konservenblut ohnehin unterstützt wird, lebensrettend sein. Die Möglichkeit der fortlaufenden intraoperativen Temperaturkontrolle, zweckmäßig durch eine intraoesophageale Sonde, muß gegeben sein.

2. Postoperative Nachsorge

Nach größeren Eingriffen an der Leber, insbesondere nach ausgedehnten Parenchymresektionen, beobachtet man in der ersten postoperativen Woche eine erhebliche Störung der Albuminsynthese, die sich bei schlechter Leberfunktion oder bei Resektion von mehr als 70% des Lebergewebes auch noch in den nächsten beiden Wochen nicht ganz zurückbildet (McDermott). Aus diesem Grunde ist auch die Aminosäurezufuhr vorsichtig zu dosieren. Sie kann in der ersten postoperativen Woche die direkte Albumingabe, die täglich 40–70 g betragen muß, nicht ersetzen.

Ferner kommt es zu einem *Abfall der Gerinnungsfaktoren* im Blut, insbesondere der Faktoren II, VII und X (Almersjö). Durch die Verminderung des Leberparenchyms, zusätzlich durch Operationstrauma, Blutverdünnung und durch evtl. Schockfolgen können die Gerinnungsfaktoren am 4. Tag bis unter 40% der Norm abgefallen sein und schwere Blutungen verursachen. Die laufende Kontrolle und gegebenenfalls die Gabe von Vitamin K bis zu 10 mg tgl. (Guynn) sowie gezielte Substitution der übrigen Faktoren sind notwendig. Andererseits kann es schon während der Operation und postoperativ zu einer starken Vermehrung der Fibrinolyse kommen (Zucker), der z. B. durch Trasylolgaben begegnet wird. Ferner ist, nicht zuletzt wegen der großen Blutverluste, mit einer klinisch relevanten Thrombocytopenie zu rechnen.

Wegen der erheblichen Bedeutung der Leber für den Kohlenhydratstoffwechsel besteht eine der Hauptgefahren nach ausgedehnten Leberresektionen oder sonstigen Schädigungen des Leberparenchyms in der postoperativen *Hypoglykaemie*. Durch intravenöse Applikation 10%iger Glucose in größeren Mengen muß der Blutzuckerspiegel in den ersten 2–3 Tagen auf normalen Werten gehalten werden. Darüber hinaus wird 5%ige Fruktose empfohlen, da sie jedenfalls im Tierversuch am besten die Regeneration fördert, ausgleichend auf den Carbohydratstoffwechsel wirkt und die fettige Degeneration des verbliebenen Lebergewebes vermindern oder verhüten hilft (Namba).

Eine postoperative *Hyperbilirubinaemie* wird nach fast allen größeren Eingriffen an der Leber zu beobachten sein. Sie kann durch eine Verminderung der Leberzellmasse, jedoch auch durch vorübergehende Schädigung des Leberparenchyms (Schock oder Hypoxie, Operationstrauma), durch vorübergehende Verschlüsse der Gallenwege (Blutkoagel?) und auch durch Haemolyse bedingt sein. Entsprechend sind die Transaminasen passager erhöht. Die ebenfalls vermehrte alkalische Phosphatase normalisiert sich in der Regel früher als der Bilirubinspiegel. Kommt es zu einem Wiederanstieg von alkalischer Phosphatase und Bilirubin, muß mit einer erneuten Verlegung der abführenden Gallenwege gerechnet werden. Sehr hohe Transaminasespiegel sind Ausdruck eines ausgedehnten Leberzellzerfalls (Infarkt, Nekrose, Sepsis).

Postoperatives Leberversagen ist – sofern das belassene Parenchym überhaupt regenerationsfähig war – relativ selten (4%, Dillard). An weiteren Komplikationen sind *Blutungen* im Zusammenhang mit unzureichender chirurgischer Versorgung der durchtrennten Lebergefäße bzw. mit Gerinnungsstörungen oder Fibrinolyse zu fürchten. Perihepatische *Abscesse* werden offenbar im Zusammenhang mit größeren Haematomen, die sich der postoperativen Drainagebehandlung entziehen, in jedem 5. Falle beobachtet. Wegen der damit verbundenen Gefahr einer Sepsis sollten Antibiotica prophylaktisch und schon während der Operation gegeben werden. Um *Gallenfisteln* und dem *vorübergehenden Gallenwegsverschluß* z. B. durch Gewebsschwellungen und Blutkoagel vorzubeugen, wird empfohlen, Gallengangsdrainagen frühestens nach 2 Wochen zu ziehen.

Als weitere Komplikation ist das *Nierenversagen* zu nennen. Durch intensive Schockprophylaxe und Schocktherapie ist dieser Gefahr vorzubeugen. Spätestens bei Blutdruckabfall wird die intraoperative oder direkt postoperative Gabe von Mannitol empfohlen. *Stressulcera* in Magen und Duodenum kommen verhältnismäßig häufig zur Beobachtung (8%, Dillard). Zu ihrer Verhütung wird der Magensaft über eine transnasale Sonde abgeleitet. Bei Auftreten von Blutungen (»Kaffeesatz«) sind sofort gezielte Maßnahmen angezeigt. Normalerweise soll frühzeitig zur Gabe von zahlreichen kleinen Mahlzeiten (Milch, Alkali, evtl. über die Sonde) übergegangen werden. Die zuweilen für die Zellregeneration empfohlene postoperative Gabe von Corticosteroiden erscheint mit Rücksicht auf die Häufigkeit von Streßulcerationen gefährlich.

Unter den möglichen Komplikationen ist schließlich die *Haemobilie* (s. o.) anzuführen. Allerdings ist nach Lebereingriffen die Kombination von Schmerz, Ikterus und Melaena zu erwarten. In hartnäckigen Fällen sollte dennoch eine Arteriographie und evtl. auch eine Splenoportographie durchgeführt werden.

II. Technische Vorbemerkungen

1. Leberanatomie

Für alle größeren Eingriffe an der Leber ist die Kenntnis des *intrahepatischen Gefäßverlaufes* notwendig, mit dessen Hilfe man eine Einteilung in Segmente und sogar Subsegmente vorgenommen hat (Hjortsjö, Goldsmith und Woodburne, Stucke u. a.). Im Gegensatz zum Gefäßaufbau anderer Organe, etwa der Lungenlappen, erfolgt der Blutabfluß in den Venae hepaticae unabhängig von dem Verlauf der zuführenden Gefäße (Arteria hepatica und Vena portae) und der Gallengänge (vgl. Abb. 1 u. 2). Entsprechend ist das Hilusgebiet der Lebervenen weiter cranial hinten deutlich abgesetzt vom Einmündungsbereich der zuführenden Gefäße (eigentlicher Leberhilus), in dem auch die Gallenwege aus dem Organ austreten.

Die *Grenzen zwischen den Leberlappen und Segmenten* sind unregelmäßig und makroskopisch praktisch nicht zu erkennen. Aus den Versorgungsbereichen der zuführenden Gefäße und der Gallenwege kann man zunächst einen rechten und einen linken Leberlappen unterscheiden. Die Grenze verläuft im Bereiche der Fissura sagittalis dextra und damit etwa in der Ebene, die durch Gallenblase und Austritt der Lebervenen markiert ist

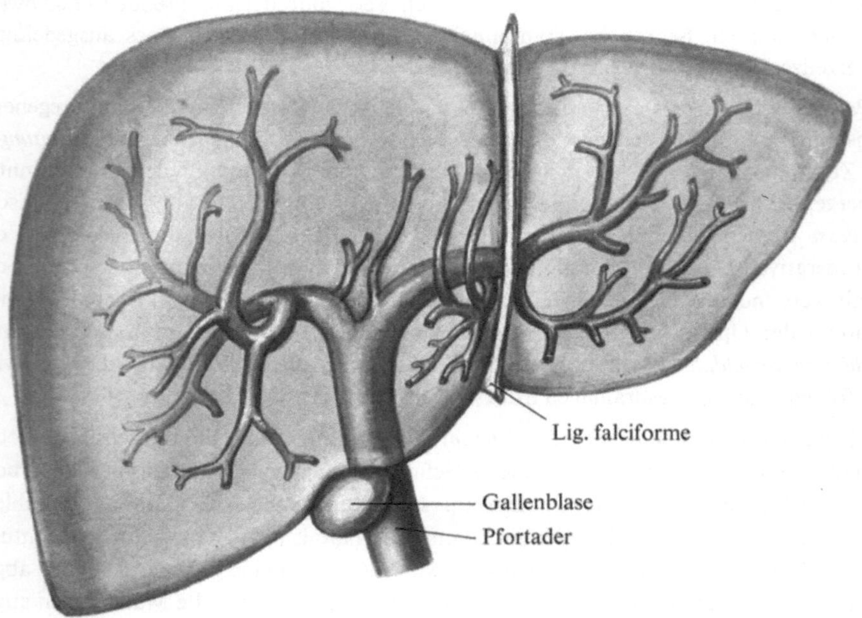

Abb. 1. Portales Gefäßsystem der Leber schematisch. Arteria hepatica und Gallenwegssystem laufen parallel. Ihre regelmäßige Aufzweigung bildet einen rechten und einen linken Leberlappen. Der li. Lappen wird durch Gefäßverlauf und Ligamentum falciforme in ein laterales und ein mediales Segment unterteilt

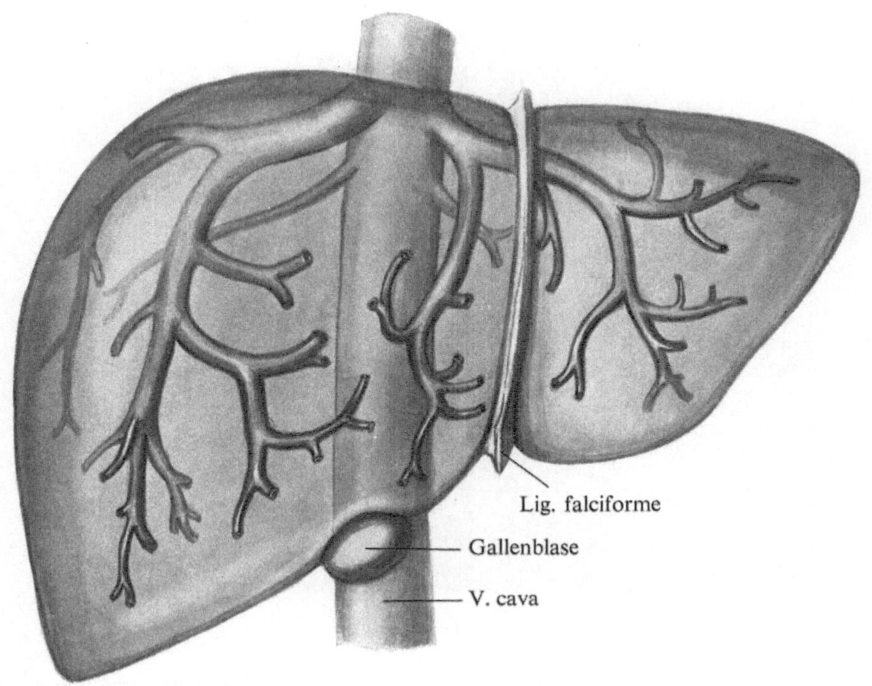

Abb. 2. Schematischer Verlauf der Lebervenen. Sie verlaufen unabhängig von der afferenten Gefäßversorgung und bilden einen gesonderten Hilus. Rechte und linke Lebervene münden immer getrennt ein, accessorische Veneneinmündungen in die Vena cava sind sehr häufig

(Abb. 10). Chirurgische Bedeutung hat darüber hinaus die Unterteilung des *linken Lappens* in ein laterales *Segment*, das etwa dem Leberbereich links vom Ligamentum falciforme, also dem früheren anatomischen linken Leberlappen, entspricht, und ein mediales Segment, das im wesentlichen den Lobus quadratus und caudatus umfaßt.

Im *rechten Leberlappen* kann man entsprechend der afferenten Blutversorgung ein vorderes und ein hinteres Segment unterscheiden und diese noch weiter in Subsegmente unterteilen. Eine praktische Bedeutung kommt dieser Einteilung bislang nicht zu. Wegen des Fehlens fibröser Grenzen und der zahlreichen anatomischen Variationen sind diese Subsegmente ohnehin nicht sicher herauszupräparieren. Infolge der sehr guten Durchblutung ist andererseits auch die Resektion von verhältnismäßig großen Anteilen des re. Leberlappens in atypischer Weise möglich. Bei ausgedehnten krankhaften Prozessen wird man zweckmäßig den ganzen re. Leberlappen entfernen.

Im eigentlichen *Leberhilus* (Abb. 3) findet sich die re. A. hepatica nur in 87% der Fälle hinter dem re. Ductus hepaticus (Haeley). Bei der Präparation kann man sich also auf der re. Seite auf die typische Reihenfolge: Ductus hepaticus – A. hepatica – Vena portae nicht verlassen. Während re. in der Regel zunächst ein großer Gefäß- bzw. Gallengangsstamm vorhanden ist, der sich erst weiter intrahepatisch aufteilt, ist die Versorgung insbesondere des medialen li. Segmentes außerordentlich variabel (Abb. 4). Ein gemeinsames Gefäß für Lobus quadratus und Lobus caudatus findet sich nur in 17% der Fälle. Präliminare Unterbindung von Gefäßen zur Vermeidung größerer Blutverluste bei der

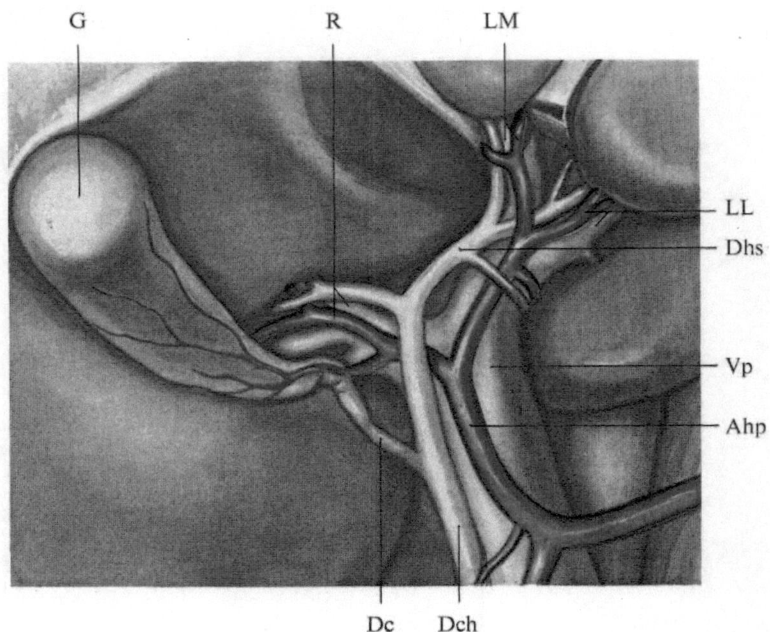

Abb. 3. Gefäße und Gallenwege des Leberhilus schematisch. Überkreuzungsverhältnisse der afferenten Lebergefäße und der Gallengänge unterliegen erheblichen Variationen. Ahp Arteria hepatica propria, Dc Ductus cysticus, Dch Ductus choledochus, Dhs Ductus hepaticus sinister, G Gallenblase, LL Gefäße des li. lateralen Leberlappens, LM Gefäße des li. medialen Lebersegmentes, R Gefäße des re. Leberlappens

eigentlichen Parenchymresektion ist li. also erschwert und insbesondere dann problematisch, wenn man nicht beide linken Segmente gleichzeitig entfernen will. Anastomosen zwischen den Hauptstromgebieten der Leber bestehen im Hilusgebiet relativ häufig (70%), weiter peripher findet man immer schärfer definierte Endarterien. Ausreichende Anastomosen zwischen den Gallengängen konnten von vielen Untersuchern nicht nachgewiesen werden. Dies deckt sich mit der Erfahrung bei einseitigen Gallenwegsverschlüssen.

Die großen *Lebervenen* liegen weitgehend in den intersegmentalen Ebenen. Dies wird besonders bei der rechten Lebervene, die zwischen vorderem und hinterem Segment etwa in der Mitte des re. Leberlappens verläuft, und der mittleren Lebervene die sich zwischen re. und li. Leberlappen findet und Blut aus beiden Lappen drainiert, deutlich. Typisch sind 3 Hauptäste, die im Venenhilus in die Vena cava inferior einmünden. Mittlere und li. Vene können eine gemeinsame Endstrecke haben (Abb. 2). Bis zu 25 accessorische Lebervenen, die getrennt in die Vena cava münden, wurden gefunden.

Die Besonderheiten des Lebervenensystems haben wichtige Konsequenzen für die Leberchirurgie: An der Segmentgrenze darf nur vorsichtig präpariert werden, um die Hauptvenenstämme, die die zu erhaltende Seite drainieren, nicht zu verletzen. Ausgedehnte Resektionen dürfen nur nach sorgfältiger Darstellung aller Gefäße im Venenhilus oder – falls dieses technisch zu schwierig ist – unter Belassung größerer Parenchymreste abgeschlossen werden.

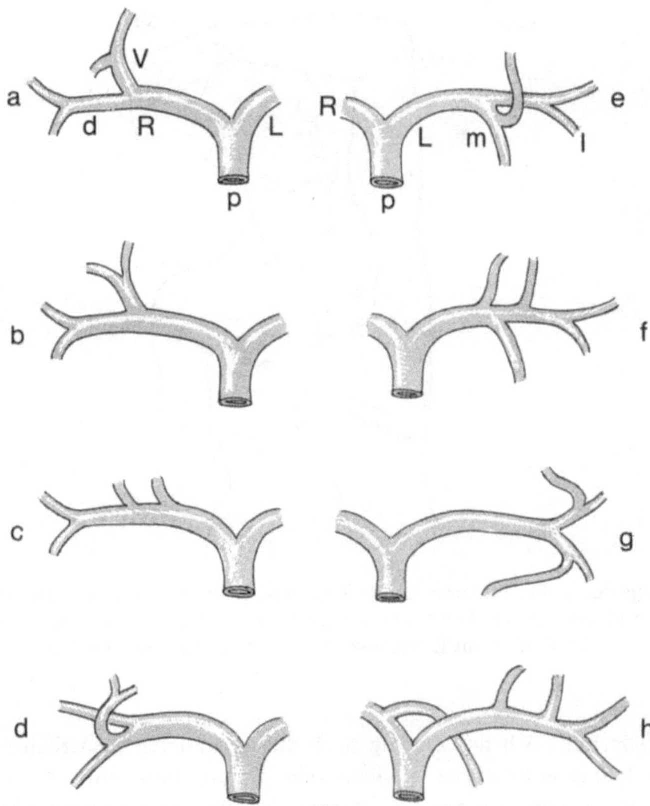

Abb. 4. Variationen der Arteria hepatica, umgezeichnet nach Schorn (1957). Rechts finden sich die Verteilungstypen a und b mit zusammen 73% am häufigsten, links ist Typ f mit 52% bevorzugt. P Arteria hepatica propria, L Ramus principalis sinister, R Ramus principalis dexter, v Ramus ventralis, d Ramus dorsalis, m Ramus medialis, l Ramus lateralis

2. Zugänge

Bei Prozessen im *linken* Leberlappen gibt ein oberer Medianschnitt, unter Umständen mit Resektion des Proc. xyphoides, oder ein rechter Paramedianschnitt zunächst eine gute Übersicht. Von diesem Schnitt aus kann die Operabilität evtl. durch Präparation des Leberhilus festgestellt und meist auch die Resektion durchgeführt werden. Bei Bedarf kann man den Schnitt nach caudal oder in den 7. bzw. 8. ICR verlängern. Der knorpelige Rippenbogen wird hierbei durchtrennt und das Zwerchfell – soweit nötig – mit Rücksicht auf die Äste des Nervus phrenicus nach lateral incidiert oder von der Thoraxwand abgelöst.

Bei Prozessen im *rechten* Leberlappen ergibt sich ebenfalls die Möglichkeit, einen *re. Paramedianschnitt* in den 7. oder 8. ICR zu erweitern. Eine Rippenresektion (Madding) erscheint uns nicht notwendig. Der Paramedianschnitt bietet Vorteile, wenn ein großer Leberprozeß bis zum Mittel- und Unterbauch reicht. Auch ein *Rippenbogenrandschnitt* (Abb. 5) gewährt einen guten Zugang für die Resektion des li. und re. Leberlappens. Die Präparation des Leberhilus ist von diesem Schnitt besonders einfach. Im Bedarfsfalle kann er durch eine rechtwinklig aufgesetzte Eröffnung des Thorax im 7. oder 8. ICR erweitert werden.

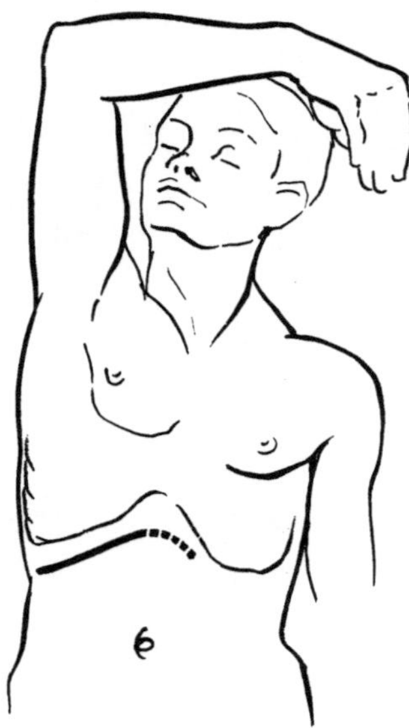

Abb. 5. Zugang zur Leberresektion ist ein Rippenbogenrandschnitt re., der nach li. über die Medianlinie verlängert werden kann. Bei rechten Leberresektionen ist zudem eine Verlängerung im 8. ICR mit Eröffnung der re. Pleurahöhle zweckmäßig

Beim *Trauma* muß sich der Zugang nach den vermuteten zusätzlichen Verletzungen richten. Der häufig empfohlene Median- oder Paramedianschnitt re. ist immer dann zweckmäßig, wenn Verletzungen des Darmes, der Blase und anderer Abdominalorgane nicht sicher ausgeschlossen werden können. Bei eindeutiger Oberbauchsymptomatik ziehen wir im Falle des stumpfen Bauchtraumas einen Rippenbogenrandschnitt oder bogenförmigen Querschnitt im Oberbauch vor, den man im Falle einer Milzruptur als li. Rippenbogenrandschnitt erweitern kann.

3. Grundsätzliche Hinweise

Bei jeder Form von Leberparenchymresektion wird der Gebrauch des elektrischen Messers und der Coagulation zur Stillung parenchymatöser Blutungen abgelehnt. Der zerfallende Koagulationsschorf kann zu erheblichen Nachblutungen und zur Ausbildung von Gallefisteln führen. Gezielte Durchstechungsligaturen der blutenden Gefäße und der Gallengänge (die man unter Umständen nach Farbinjektion vom Leberhilus aus darstellen kann) mit resorbierbarem Nahtmaterial sind in jedem Falle vorzuziehen. Parenchymatöse Blutungen stehen auf Druck mit feuchten Kompressen, evtl. unter Zuhilfenahme von gerinnungsfördernden Substanzen.

Bei *stärkeren Blutungen* ist es wichtig, sich rechtzeitig an die Möglichkeit einer temporären Abklemmung der zuführenden Gefäße, insbesondere der im *Ligamentum hepatoduodenale* verlaufenden Arteria hepatica und der Vena portae zu erinnern (Pringlescher Handgriff). In Normothermie werden 10–15 Min, in Hypothermie von 31° nahezu 1 Std. Unterbrechung des Blutzuflusses vertragen. Die Abklemmung kann manuell durch einen Assistenten, durch ein Tourniquet oder durch eine weiche Klemme vorgenommen werden. Auch die *Vena cava inferior* kann prä- und posthepatisch vorübergehend komprimiert werden. Die Vorbereitung einer derartigen Notmaßnahme durch rechtzeitiges Umschlingen ist bei allen großen Eingriffen dringend zu empfehlen. Der Anaesthesist ist von dieser Maßnahme zu unterrichten, um die Zeit der Abklemmung zu kontrollieren und die Verminderung des zirkulierenden Blutvolumens ausgleichen zu können.

Vor größeren Resektionen wird insbesondere dann, wenn eine Präparation und präliminare Unterbindung der zuführenden Hilusgefäße nicht möglich ist, eine blutstillende Steppnaht parallel zum prospektiven Resektionsverlauf empfohlen.

Die weitgreifenden Einzelknopfnähte sollten mit resorbierbarem atraumatischem Nahtmaterial durchgeführt werden und sich gegenseitig überlappen (Abb. 11). Bei zerreißlichem Gewebe können die Nähte mit Fascie unterlegt werden. Von Kunststoffen, wie Teflonfilz, die leichter zu handhaben wären, ist wegen der Häufigkeit von postoperativen Abscessen abzuraten. Das gleiche gilt für Tamponaden mit nicht-resorbierbaren künstlichen Geweben.

Sollte die chirurgische Blutstillung nicht möglich sein, so kann die Kompression mit Bauchtüchern eine lebensrettende Maßnahme darstellen. Die Tamponade wird am 8.–10. postoperativen Tage nach Bildung eines ausreichenden Granulationsgewebes unter Operationsbereitschaft entfernt.

Zur Schonung der *großen Gallenwege* wird empfohlen, vor Beginn der Hiluspräparation den Verlauf des Hauptgallenganges durch einen Drain oder eine Sonde zu markieren. Die hierzu notwendige Choledocho- bzw. Hepaticotomie ist soweit leberwärts vorzunehmen, daß die spätere Abklemmung des Ligamentum hepato-duodenale zum Zwecke der Blutstillung nicht behindert wird. Nach allen größeren Eingriffen an der Leber ist postoperativ die Entlastung des Gallenwegsystems durch eine T-Drainage anzuraten. Hierdurch kann der Ausbildung von Gallenfisteln, an deren Zustandekommen sicherlich der intracanaliculäre Druck eine wichtige Rolle spielt, vorgebeugt werden. Behinderungen des Galleabflusses sind postoperativ in Zusammenhang mit Blutungen und entzündlichen Schwellungen nicht selten.

III. Spezielle Technik

1. Abscesse

Der Grundsatz in der Behandlung von Leberabscessen ist die Eiterentleerung und die gewöhnlich langfristige Drainage. Sie ist geschlossen (transcutane Punktion) oder offen (durch Laparotomie oder Thorakotomie) möglich und soll am tiefsten Punkt erfolgen.

Standardzugang ist der *Rippenbogenrandschnitt*. Er ermöglicht eine genaue Exploration und Lokalisation des Abscesses durch Palpation und Punktion. Der Absceß wird dort eröffnet, wo er der Leberoberfläche am nächsten liegt. Nach Austasten und Ausräumen von evtl. Nekrosen wird wenigstens eine kräftige Drainage am tiefsten Punkt des Abscesses herausgeleitet, notfalls durch gesundes Lebergewebe hindurch. Auch dorsal gelegene Abscesse können auf diese Weise drainiert werden. Bei der Wahl der Austrittsstelle des Drains aus der Haut ist daran zu denken, daß der Patient später auf dem Rücken liegt.

Bei ventral oder caudal gelegenen Abscessen ist die Verkleinerung der intrahepatischen Höhle nach Resektion eines dünnen Wandabschnittes durch Einlegen gestielter Netzanteile anzustreben. Kann nämlich die Absceßhöhle nicht zum Zusammenfallen oder zum Verkleben mit anderen Organen gebracht werden, so drohen im weiteren Verlauf schwere

Blutungen in die sich nur sehr langsam verkleinernde Höhle oder Abceßrezidive. Die Zweckmäßigkeit einer zusätzlichen Saugung an der Drainage ist umstritten. Dagegen ist die intermittierende Spülung zu empfehlen. Die Drainagen müssen mehrere Wochen liegen bleiben, um Absceßrezidive zu verhüten.

Bei dorsal gelegenen Abscessen wird Punktion und Drainage auch durch direkten Zugang evtl. unter Resektion der 12. Rippe empfohlen.

Multiple Abscesse werden mit nicht zu dünner Nadel aufgesucht und möglichst breit eröffnet. Zusätzliche subphrenische und subhepatische Abscesse sind immer auszuschließen. Nach möglichen Ursachen für diese Abscedierungen im Zuflußgebiet der Vena portae ist bereits vor Eröffnung der Abscesse zu fahnden.

2. Cysten

Da die ein- oder mehrmalige Punktion großer Lebercysten in der Regel keinen nachhaltigen therapeutischen Erfolg bringt, jedoch mit deutlichen Risiken (Blutung, Infektion) belastet ist, ist grundsätzlich die Operation anzustreben. Eine Exstirpation durch stumpfes Vorgehen in der Schicht zwischen Cystenwand und Leberparenchym ist nur in Ausnahmefällen möglich. Bei ausgesprochen peripher gelegenen Prozessen kann auch eine atypische Teilresektion des die Cyste tragenden Lebergewebes erwogen werden (s. u.).

In der Regel wird eine Cyste punktiert und sodann breit eröffnet. Ist der Inhalt klar, kann der kugelartige Hohlraum durch Resektion eines möglichst großen Wandbereiches der Cyste verkleinert und in eine muldenförmige Vertiefung verwandelt werden. Hierbei

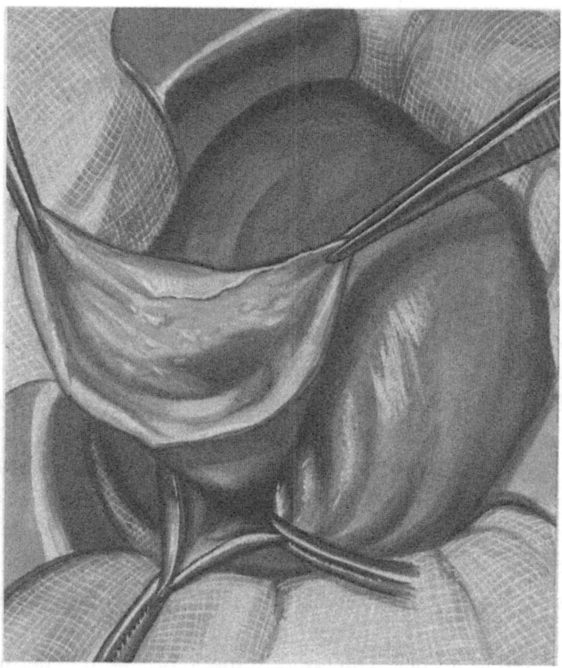

Abb. 6. Entfernung einer großen Echinococcuscyste I. Aus der bereits punktierten und eröffneten Cyste wird aus der Wirtskapsel eine große, geplatzte Tochterblase herausgezogen. Die Cystenwand ist im unteren Teil der Abb. durch zwei Klemmen gefaßt

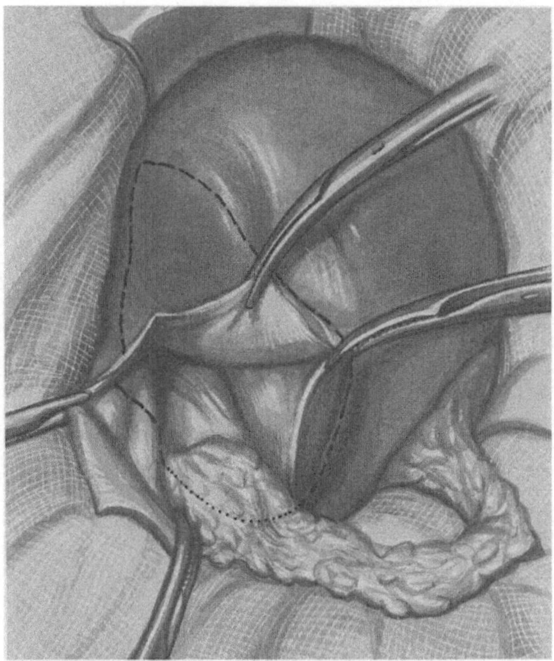

Abb. 7. Entfernung einer großen Echinococcuscyste II. Die Tochterblasen sind entfernt, die Cystenhöhle ist leergesaugt. Vorgesehen ist die partielle Resektion der Cystenwand mit zugehöriger Wirtskapsel und bedeckendem Lebergewebe entlang der gestrichelten Linie. Ein mobilisierter Netzstreifen wird in die Resthöhle eingelegt

kann das angrenzende Lebergewebe, soweit es durch das Wachstum der Cyste zu einer dünnen Schicht ausgezogen ist, mitreseziert werden. Sorgfältige Blutstillung der Resektionsfläche mit resorbierbaren Durchstechungsligaturen ist notwendig. Die Resthöhle soll durch Netz ausgefüllt und durch Adaptationsnähte verkleinert werden. Eine oder mehrere Drainagen beschleunigen den Verwachsungs- und damit Ausheilungprozeß.

Muß aufgrund galliger Verfärbung oder schleimiger Konsistenz oder aufgrund der Vorgeschichte (Trauma) angenommen werden, daß Gallengänge in die Cyste einmünden, so wird mit Rücksicht auf die mögliche Ausbildung einer postoperativen Gallenfistel auch die Cystojejunostomie empfohlen. Eine proximale Jejunumschlinge wird nach Roux ausgeschaltet, retrocolisch hochgezogen und Seit-zu-Seit mit der Cyste anastomosiert. Das früher häufig geübte Verfahren der Marsupialisation ist hiermit überflüssig geworden.

Bei *cystischem Echinococcus* muß immer dann, wenn nicht mit Sicherheit angenommen werden kann, daß der Parasit bereits abgestorben ist, sorgfältig durch Abstopfen der Bauchhöhle mit feuchten Tüchern Vorkehrung gegen die diffuse Aussaat von Cysticercen getroffen werden. Die lokale Applikation von Formalin ist wegen der Gefahr einer Nierenschädigung verlassen worden. Durch Punktion und Absaugen des Cysteninhaltes wird die Resorption und damit die Gefahr des allergischen Schockes vermieden.

Die seltenen gestielten Cysten können nach Durchstechungsligatur des Stieles in toto entfernt werden. Die intrahepatische Echinococcencyste ist mit der Wirtskapsel so fest

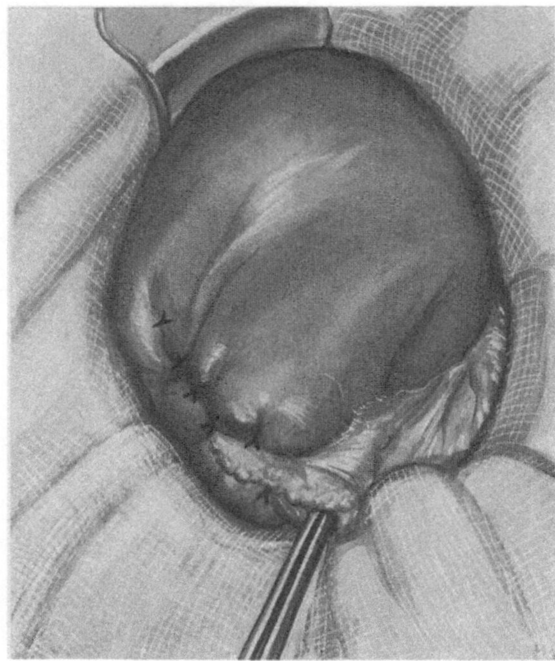

Abb. 8. Entfernung einer großen Echinococcuscyste III. Durch Hochschlagen von Netz wurde der verbliebene Hohlraum weitgehend ausgefüllt. Die Wirtskapsel wird durch Einzelknopfnähte mit resorbierbarem Nahtmaterial weiter verkleinert bzw. geschlossen. Gegebenenfalls kann eine Drainage eingelegt werden

verbacken, daß ihre Ausschälung wegen der Gefahr der Parenchymzerreißung unterlassen werden muß. Nach Punktion und Absaugen des flüssigen Inhalts wird die Cyste an der am besten zugängigen Stelle incidiert. Die Tochtercysten werden entfernt. Analog der Behandlung anderer Lebercysten (s. III/2 wird die Cystenwand, soweit sie nur von einer dünnen Schicht Lebergewebe bedeckt ist, zusammen mit dieser reseziert. Der Resektionsrand wird sorgfältig umstochen. Kann der verbliebene Hohlraum durch weitgreifende Adaptationsnähte nicht verschlossen werden, wird vor dem Anziehen der geklöppelten Fäden ein gestielter Netzlappen eingelegt (Abb. 6–8).

3. Lokale Excision und atypische Resektion

Kleine gutartige Tumoren. Cysten und isolierte sonstige Veränderungen bis etwa Kirschgröße kann man aus der Leber einfach in Form einer Keilexcision mit dem Skalpell herausschneiden. Mit vorbereiteter atraumatischer großer Nadel und resorbierbarem Faden wird der Defekt sodann mit 1–2 weitgreifenden Z-Nähten zusammengezogen. Die Fäden werden nur so stark angezogen, daß die Blutung sistiert, es wird genügend Parenchym gefaßt, daß keine Hohlräume zurückbleiben.

Auch *größere Prozesse* werden möglichst keilförmig excidiert. Um Blutungen vorzubeugen, kann man die prospektive Resektionslinie zunächst mit tiefgreifenden Einzel-

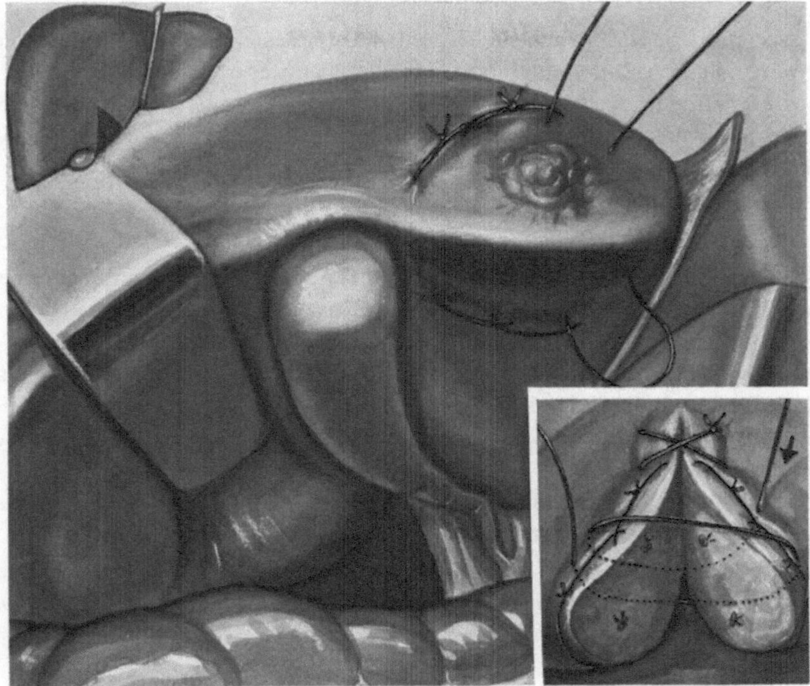

Abb. 9. Atypische keilförmige Excision eines leberrandnahen Prozesses: Vor der eigentlichen Excision mit dem Skalpell kann bei größeren Prozessen mit Hilfe durchgreifender Steppnähte einer stärkeren Blutung vorgebeugt werden. Zur Beschleunigung der Heilung sollten die Schnittränder des keilförmigen Defektes durch weitgreifende Z-Nähte (rechte untere Ecke) adaptiert werden

knopfnähten eines resorbierbaren atraumatischen Nahtmaterials absteppen. Bei randständigen Prozessen ist das Durchführen einer geraden Nadel durch die ganze Leberdicke vorzuziehen (Abb. 9). Die Einzelknopfnähte werden nur so fest angezogen, daß parenchymatöse und venöse Blutungen gestillt werden. Tumorwärts der vollendeten Nahtreihe wird dann die Leberkapsel mit dem Skalpell incidiert und entsprechend der üblichen Resektionsmethode (s. u.) nun durch Fingerdruck und Präparieren mit dem stumpfen Handgriff des Skalpells durch das Parenchym hindurchgegangen. Kräftigere Gefäße und Gallengänge werden hierbei geschont, parenchymwärts mit Klemmen gefaßt, durchtrennt und nach vollendeter Resektion ligiert. Der entstandene Defekt wird nach Möglichkeit durch weitgreifende Z-Nähte, die infolge der ersten Absteppnaht einen guten Halt finden, zusammengezogen (Abb. 9). Ist dies nicht möglich, sollte die freie Resektionsfläche mit Netz abgedeckt werden.

Bei *sehr großen tiefgreifenden Veränderungen* (Tumoren, Verletzungen) gefährdet die lokale Excision oder Versorgung die Durchblutung der peripher davon gelegenen Leberteile. Die Mitnahme dieses Gewebes kann daher erforderlich werden. Derartige atypische Leberresektionen sind mit Rücksicht auf die gute Regenerationsfähigkeit der Leber und wegen der Gefahren der Nekrose und nachfolgenden Infektion des von der Durchblutung ausgeschlossenen Lebergewebes vorzuziehen.

4. Typische Resektionsverfahren

In der Leberchirurgie wird zwischen typischen und atypischen Resektionen unterschieden. Als *atypisch* gilt jene Entfernung von Gewebe, die entweder nur periphere Teile eines Lappens ergreift oder sich sonst nicht an die durch die afferente Gefäßversorgung gegebenen Segmentaufteilungen hält. Jede ausgedehnte Resektion wird mit Rücksicht auf die Erhaltung der Gefäßversorgung der verbleibenden Leberanteile *typisch* sein müssen, desgleichen eine Operation im Hilusbereich selbst.

Als typische Resektionen gelten folgende Standardoperationen (Abb. 10):

1. *Linke laterale Segmentektomie:* Entfernung alles li. vom Ligamentum falciforme und der li. Fissur gelegenen Gewebes (li. Lobektomie in der alten Nomenklatur).
2. *Linke mediale Segmentektomie:* Entfernung des Lobus quadratus und caudatus.
3. *Linke Lobektomie:* Entfernung des gesamten li. Leberlappens li. von der durch Gallenblase, Vena cava und re. Leberfissur gebildeten Ebene.
4. *Rechte Lobektomie:* Entfernung des gesamten re. Leberlappens, also allen Gewebes re. der Gallenblase.
5. *Erweiterte re. Lobektomie:* Entfernung des medialen li. Segmentes, also Lobus quadratus und caudatus zusätzlich zur Entfernung des ganzen re. Leberlappens.

Das Vorgehen bei der Leberresektion richtet sich z. T. nach den anatomischen Gegebenheiten im Einzelfalle. Dies bezieht sich insbesondere auf die ***primäre Präparation des Leberhilus*** und seiner Strukturen. Diese von Quattlebaum erstmalig beschriebene präli-

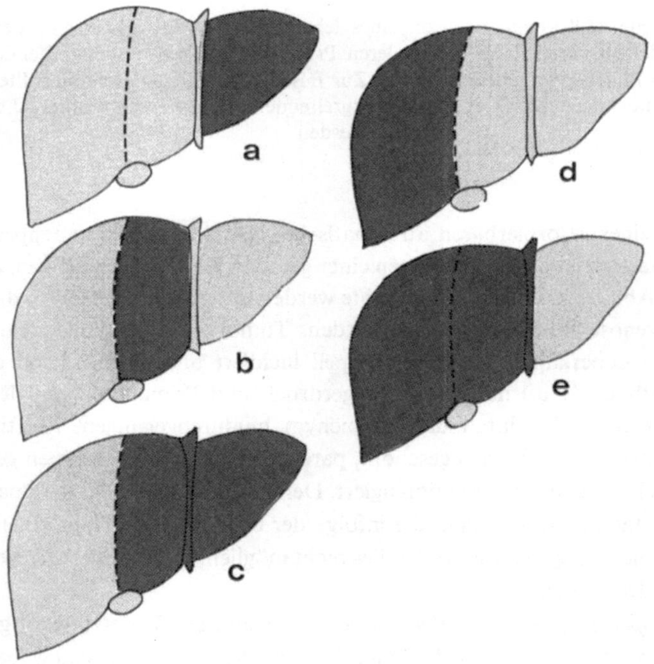

Abb. 10 a–e. Typische Standardresektionen der Leber schematisch: a) li. laterale Segmentektomie; b) li. mediale Segmentektomie; c) li. Lobektomie; d) re. Lobektomie; e) re. erweiterte Lobektomie = Entfernung des medialen li. Segmentes zusätzlich zum ganzen re. Leberlappen. Modifiziert nach Bengmark (1968)

minare Unterbindung und Durchtrennung der Hilusgefäße ist für die weitere Resektion hinsichtlich der Blutstillung von eindeutigem Vorteil. Sie kann bei tiefer Einbettung des Hilus in das Leberparenchym, aber auch bei großen, voluminösen Tumoren sehr schwierig oder nicht möglich sein. Die von Stephen für diesen Fall vorgeschlagene primäre Resektion des Lobus quadratus zur besseren Übersicht hält unnötig auf und verursacht störende Blutungen.

Ist die primäre Präparation des Leberhilus nicht möglich, können überlappende Matratzennähte hiluswärts der präsumptiven Resektionslinie gelegt werden. Bei dünnem Parenchym bedient man sich bei der Resektion des li. lateralen Segmentes einer langen geraden Nadel. Diese Massenligaturen werden von Lin wegen der Nekrosen und der späteren Absceßgefahr abgelehnt.

Die *Leberresektion* wird nach Spaltung der Kapsel mit dem Skalpell durch eine stumpfe Präparationstechnik durchgeführt. Entweder durch Zerquetschen des Leberparenchyms zwischen Finger und Daumen (finger fracture method, Lin) oder durch Auseinanderdrängen des Leberparenchyms mit dem stumpfen Messerschaft oder einem ähnlichen Instrument (Quattlebaum) arbeitet man sich in der vorgesehenen Resektionsebene voran. Die größeren Gefäßstränge sind bei vorsichtigem Vorgehen nicht nur gut zu tasten oder herauszupräparieren, sie sind auch so lang, daß man sie mit Klemmen fassen und durchtrennen kann. Die Ligatur mit resorbierbarem Nahtmaterial wird in der Regel erst nach vollendeter Resektion vorgenommen.

Das Auffinden und die schonende Behandlung der großen intrahepatischen Gallengänge wird erleichtert durch eine präoperative Cholangiographie und durch Einlegen eines Drains oder einer dünnen Sonde während der Präparation. Nach unübersichtlichen Parenchymresektionen kann man nicht versorgte größere Gallengänge durch Injektion einer Blaulösung vom Ductus choledochus aus sichtbar machen. Am Ende der Operation sollte die Durchgängigkeit der Gallenwege immer durch ein Cholangiogramm dokumentiert werden. Der wahrscheinlich große Vorteil einer T-Drainage während der ersten postoperativen Woche ist oben schon hervorgehoben worden.

a) Resektion des li. lateralen Segmentes

Die Verlängerung der medianen Oberbauchlaparotomie in den re. Thorax hinein ist in der Regel nicht notwendig. Man durchtrennt zunächst das Ligamentum teres verhältnismäßig weit von der Leber entfernt und klemmt es an, um auf diese Weise einen Zug auf die Leber ausüben zu können. Unter Anhebung des re. Rippenbogens wird nun das Ligamentum falciforme vom Zwerchfell abpräpariert, wobei man die volle Breite leberwärts belassen soll, damit man es später zur Deckung der Resektionsfläche verwenden kann. Die li. Leber kann nun nach caudal gezogen werden. Die Durchtrennung des Ligamentum triangulare sinister und der Verwachsungen der Pars affixa vervollständigen die Mobilisierung. Dabei ist hinten auf die Zwerchfellgefäße und die Vena cava zu achten. Eine präliminare Präparation des Leberhilus ist bei der lateralen li. Segmentresektion nicht notwendig. Mit durchgreifenden, sich überlappenden Einzelknopfnähten aus resorbierbarem Material kann eine ausreichende Blutstillung erreicht werden. Sie liegen nach Möglichkeit etwa $^1/_2$–1 cm li. vom Ligamentum falciforme, um die in der Segmentgrenze verlaufenden Lebervenen zu schonen (Abb. 11).

Einige mm weiter li. wird nun die Leberkapsel mit dem Skalpell incidiert. Sodann durchtrennt man in der oben beschriebenen Weise durch Fingerdruck und Präparation mit einem stumpfen Instrument das Leberparenchym. Hierdurch werden die Gefäßbündel

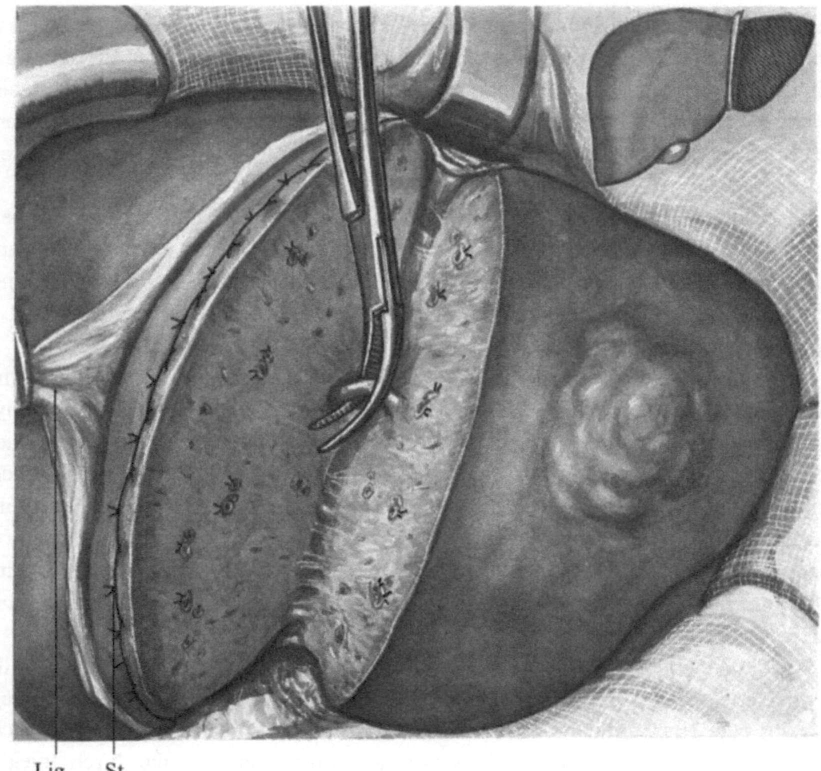

Abb. 11. Resektion des li. lateralen Segmentes I: Das Ligamentum falciforme ist vom Zwerchfell abgetrennt und angeklemmt, der li. Leberlappen ist mobilisiert. Hiluswärts sind zur Verminderung der parenchymatösen Blutung Steppnähte gelegt. Nach Incision der Leberkapsel wird das Gewebe in der vorgesehenen Resektionsebene vorwiegend stumpf auseinander gedrängt, um die Gefäße zu erkennen, die sodann angeklemmt werden. Der Übersichtlichkeit halber sind sie in der vorliegenden Abbildung bereits ligiert, die Klemmen sind wieder entfernt. Lig Ligamentum falciforme, St Steppnähte

dargestellt, abgeklemmt und durchtrennt. Die Lebervene trifft man in der Regel zuletzt (Abb. 12). Wegen ihrer Dünnwandigkeit kann sie leicht verletzt werden. Nach Entfernung des Präparates werden die Ligaturen durchgeführt und – wo nötig – noch Blutstillungen mit Durchstechungsligaturen vorgenommen. Soweit das Ligamentum falciforme zur Deckung der freien Parenchymfläche nicht ausreicht, kann das Netz hochgeschlagen und an der Schnittfläche fixiert werden.

b) Li. mediale Segmentektomie

Operationen am Mittelteil der Leber sollten wegen der Gefahr schwer reparabler Gefäßläsionen nur vom Geübten ausgeführt werden. Die isolierte Resektion dieses sogenannten Mittelteiles (mediales Segment der li. Leber) wird nur selten, z. B. bei nicht enucleierbaren, gutartigen Tumoren, notwendig sein. Hier ist nach gestellter Operationsindikation der Schnitt gegebenenfalls in den re. Thorax zu verlängern, um genügend Übersicht zu erhalten. Zur Mobilisation der Leber wird das Ligamentum teres durchtrennt und das Ligamentum falciforme vom Zwerchfell abpräpariert. Sodann wird die Gallenblase

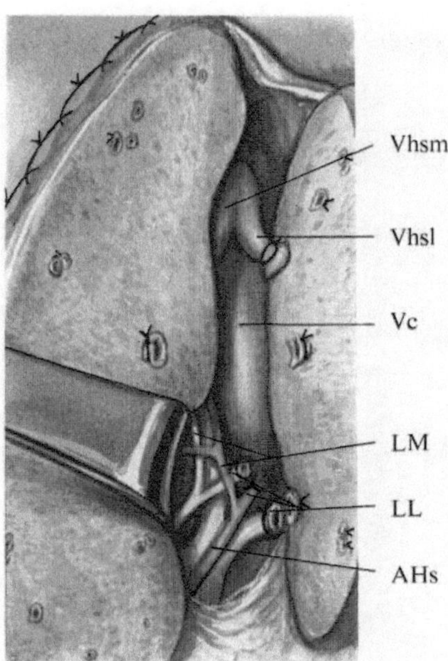

Abb. 12. Resektion des li. lateralen Segmentes II: Die Resektion ist durch die ganze Dicke der Leber hindurchgeführt, alle Gefäße sind versorgt. Man beachte, daß die afferenten und efferenten Gefäße sowie der Gallengang des medialen li. Segmentes erhalten geblieben sind. Der Pfortaderast und Gallengang für das li. laterale Segment sind durchtrennt. Der mediale Ast der Vena hepatica sinistra mündet in diesem Falle gemeinsam mit dem lateralen in die Vena cava. AHs Arteria hepatica sinistra, LL Gefäße und Gallengang des li. lateralen Segmentes, LM Gefäße und Gallengang des li. medialen Segm., Vc Vena cava, Vhsl lateraler Ast der Vena hepatica sinistra, Vhsm medialer Ast der Vena hepatica sinistra

reseziert, falls man sie nicht – wie Schwartz bei gesundem Organ vorschlägt – vorsichtig freipräparieren und später wieder an der Leberunterfläche anheften will. Es folgt die Identifizierung der Gebilde der Porta hepatis (Abb. 13). Man stellt zunächst den Ductus hepaticus sinister dar, in den in aller Regel die Gallengänge des medialen Segmentes einmünden. Diese werden doppelt ligiert und durchtrennt. Sodann präpariert man beide Äste der Arteria hepatica. Da die Versorgung des medialen li. Segmentes der Leber sowohl vom Ramus dexter als auch vom Ramus sinister ausgehen kann (Stucke, vgl. Abb. 4), ist eine Identifizierung dieser Gefäße notwendig, ehe man die in den Lobus quadratus bzw. caudatus ziehenden durchtrennt. Die hinten gelegene Vena portae gibt das Gefäß zum medialen Segment mit größerer Regelmäßigkeit aus ihrem li. Ast ab. Zur Blutstillung empfehlen sich trotz voraufgegangener Ligierung der zuführenden Gefäße überlappende Einzelknopfnähte des Parenchyms, da es sowohl wegen der atypischen Gefäßversorgung und der zahlreichen Anastomosen als auch retrograd aus den Lebervenen blutet. Um den venösen Abfluß der verbleibenden Leberanteile zu schonen, soll man die Resektion des mittleren li. Segmentes nach beiden Seiten nicht zu weit lateral durchführen.

Zur Vena cava hin verengert sich das zu resezierende Segment keilförmig. In der Tiefe stößt man auf die häufig multiplen mittleren Lebervenen, die vorsichtig gefaßt, ligiert und durchtrennt werden (Abb. 14). Bei gutartigen Prozessen braucht man die Resektion nicht

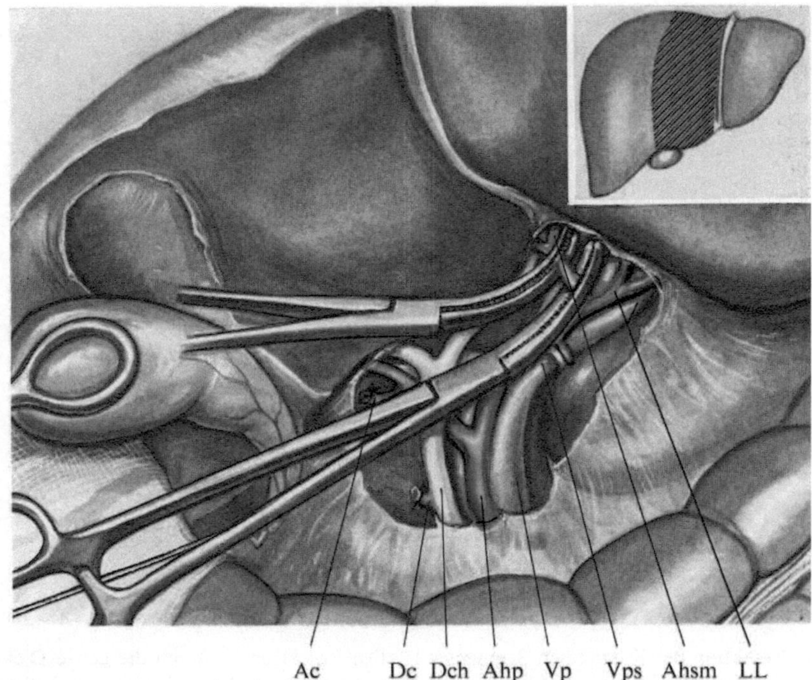

Abb. 13. Li. mediale Segmentektomie I: Präliminare Präparation der Hilusgefäße, in der Regel nach Cholecystektomie. Die li. Gefäße und der li. Gallengang müssen solange verfolgt werden, bis die Versorgung des medialen Segmentes, die erheblich variieren kann, möglichst eindeutig festliegt. Dargestellt ist die Durchtrennung der Arterie, die in diesem Falle in typischer Weise von der Arteria hepatica sinistra abgeht. Die Gefäße zum li. lateralen Segment müssen geschont werden. Ac Arteria cystica, Ahsm medialer Segmentast der Arteria hepatica sinistra, Ahp Arteria hepatica propria, Dc Ductus cysticus (ligiert), Dch Ductus choledochus, LL Gefäße zum li. lateralen Segment, Vp Vena portae, Vps Vena portae sinistra

bis auf die Vena cava zu führen, sondern kann sie atypisch beenden. Die beiden verbleibenden Leberanteile können am Ende der Operation mit durchgreifenden Z-Nähten vorsichtig adaptiert werden (Abb. 15).

c) Li. Lobektomie

Ein bis in den Rippenwinkel hochgezogener re. Paramedianschnitt oder ein langer, über die Mittellinie ausgedehnter Rippenbogenrandschnitt kann – nachdem die Operabilität geklärt ist – unter Durchtrennung des re. Rippenbogens in den 8. oder 9. ICR re. fortgesetzt werden. Das Ligamentum teres wird durchtrennt und das Ligamentum falciforme dicht am Zwerchfell abpräpariert. Mobilisation des li. Leberlappens unter Durchtrennung des Ligamentum triangulare und der peritonealen Umschlagsfalten. Cholecystektomie.

Präparation der Gebilde der Leberpforte (Abb. 16): zunächst Aufsuchen und Durchtrennung des li. Ductus hepaticus zwischen Ligaturen. In Zweifelsfällen ist der re. Ductus hepaticus vorher mittels einer Sonde zu identifizieren. Präparation sowohl der re. wie der li. Arteria hepatica, um Gefäßanomalien rechtzeitig zu erkennen, und sodann Durchtrennung der zur li. Leber ziehenden Äste. Vom re. Ast offensichtlich in das mediale li. Segment (Mittelteil der Leber) ziehende Äste werden ebenfalls durchtrennt. Schließlich

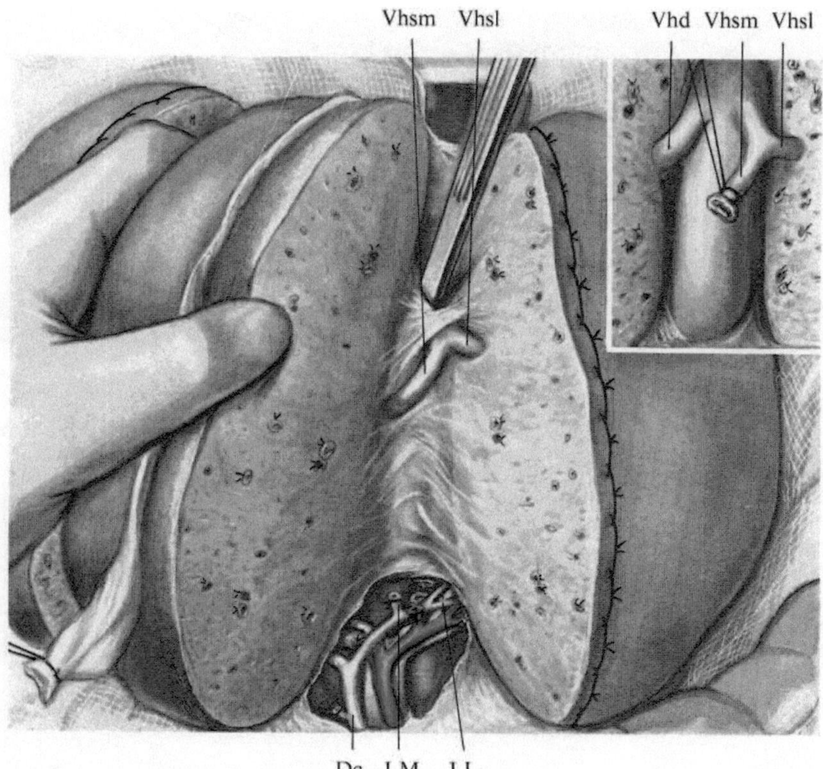

Abb. 14. Li. mediale Segmentektomie II: Die zum medialen Segment ziehenden Arterien und Pfortaderäste sowie die Gallengänge sind durchtrennt, medial an der Grenze zum re. Leberlappen ist die Resektion bereits vollendet. Die li. Resektion wird stumpf mit Hilfe des Messerschaftes bis zum Venenhilus vorgetrieben, die Vollendung der Präparation der Vena cava und der in sie einmündenden Venen ist in der re. oberen Ecke dargestellt. Dc Ductus cysticus, LL Gefäße zum li. lateralen Segment, LM Gefäße zum li. medialen, resezierten Segment, Vhsl Vena hepatica sinistra, li. Ast, Vhsm medialer Ast der li. Vena hepatica sinistra, Vhd Vena hepatica dextra

Aufsuchen und Durchschneiden des li. Pfortaderastes (Abb. 16). Evtl. präliminare, tiefgreifende, sich überlappende Einzelknopfnähte im Parenchym. Nun 1 cm li. von der Lappengrenze, also der Verbindung zwischen Gallenblasenbett und Venenhilus, typische Resektion bis auf die Vena cava. Vorsichtige Abpräparation des Lebergewebes von der Vena cava inferior unter Präparation, Ligatur und Durchtrennung aller zum li. Leberlappen ziehenden Lebervenen. Dieser letzte Schritt der Resektion kann atypisch unter Belassung eines 1 cm breiten Parenchymstreifens auf der Vena cava, der mit großzügigen Durchstechungen oder mit Klemmen versorgt wird, durchgeführt werden. Abdecken der Resektionsfläche mit hochgezogenem Netz (Abb. 17).

d) Re. Lobektomie

Die Entfernung des ganzen re. Leberlappens gestaltet sich bei typischem Vorgehen unter Umständen einfacher als eine atypische Resektion in Lappenmitte, da weniger blutende Gefäße angetroffen werden. Außerdem ist das Risiko späterer Gallenfisteln gering. Sie

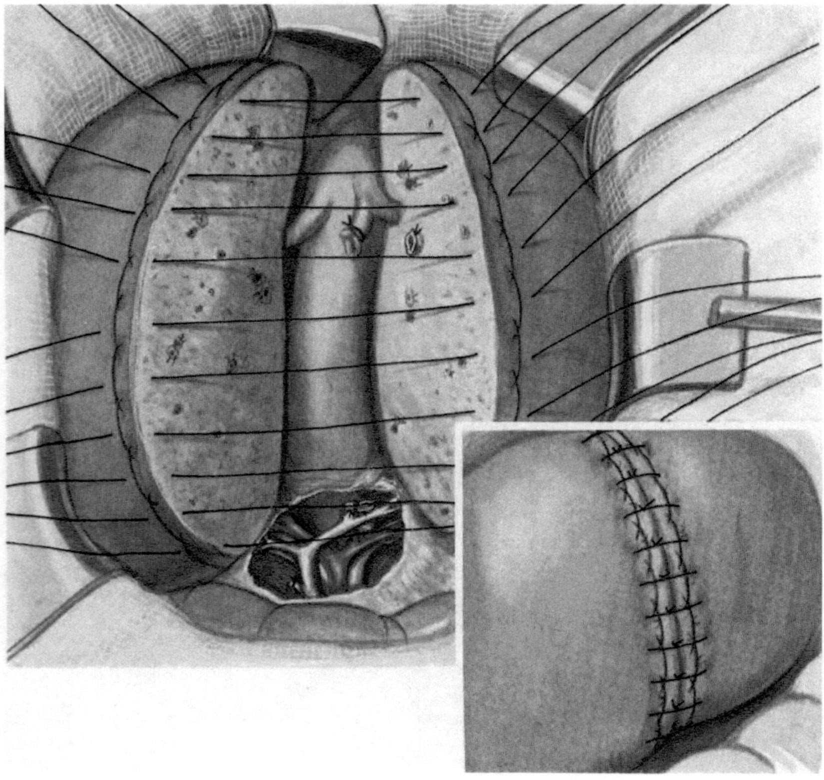

Abb. 15. Li. mediale Segmentektomie III: Das keilförmige mediale Segment ist entfernt. Alle Gefäße sind ligiert bzw. mit atraumatischen Durchstechungen versorgt. Die beiden verbleibenden Leberanteile werden vorsichtig adaptiert, um Nachblutungen und Gallenfisteln vorzubeugen und eine schnellere Heilung zu erreichen

kann daher auch bei starken Traumen, mäßig großen Tumoren und dergleichen empfohlen werden. Ein großer Rippenbogenrandschnitt re., evtl. über die Mittellinie hinausgeführt, kann unter Durchtrennen des re. Rippenbogens in den 8. ICR hinein erweitert werden. Die re. Leber wird unter Durchtrennung des Ligamentum falciforme und der peritonealen Umschlagsfalten sowie des lockeren Bindegewebes im Bereich der Pars fixa mobilisiert. Typische Cholecystektomie.

Ist der Zugang zur Leberpforte nicht durch eine zu starke Volumenvermehrung der re. Leber erheblich behindert, wird die Präparation mit der Durchtrennung der zuführenden Gefäße und des Gallenganges begonnen (Abb. 18). Hierzu wird zunächst zweckmäßig der li. Ductus hepaticus identifiziert und dann der re. ligiert und durchtrennt. In 15% der Fälle verläuft die re. Arteria hepatica vor dem re. Ductus hepaticus. Auch der re. Ast der Pfortader wird durchtrennt. Er kann so kurz sein, daß man ihn unter Zuhilfenahme von Gefäßklemmen mit einer fortlaufenden Naht versorgen muß, um den li. Ast nicht einzuengen.

Die Leber wird nun nach li. hinüberrotiert, wodurch in der Regel nach Incision des Peritoneums unter vorsichtiger Präparation auch die re. Lebervene und zusätzliche Äste

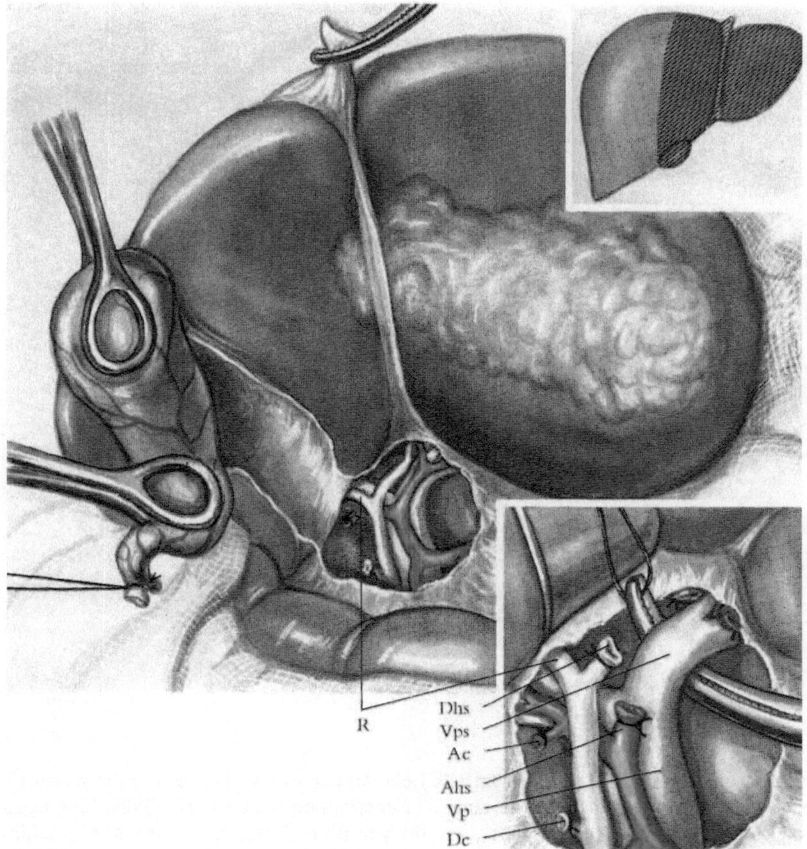

Abb. 16. Li. Lobektomie I: Die li. Leber ist bis über die Lappengrenze hinaus mobilisiert und am durchtrennten Ligamentum falciforme vorgezogen. Typische Cholecystektomie. Präparation der Leberpforte und praeliminare Unterbindung des li. Ductus hepaticus, der li. Äste der Arteria hepatica (beides in der re. unteren Ecke schon geschehen) und der Vena portae. Ac Arteria cystica, Ahs Arteria hepatica sinistra, Dc Ductus cysticus, Dhs Ductus hepaticus sinister, R Gefäße und Gallengang des re. Leberlappens, Vp Vena portae, Vps Vena portae sinistra

aufgefunden, ligiert und durchtrennt werden können (Abb. 19). Findet man eine Umwachsung der Vena cava mit Lebergewebe, wie sie beim Hunde typisch ist, so kann man von der Freipräparation der Lebervenen absehen. In allen Fällen ist es zweckmäßig, die Vena cava inferior vor und hinter der Leber anzuschlingen, um sie im Falle eines Einrisses der sehr zarten Venenwände bis zur Stillung der Blutung abklemmen zu können.

Tiefgreifende Durchstechungsnähte des Leberparenchyms entlang der Resektionslinie, $\frac{1}{2}$ cm vor der wahrscheinlichen Lappengrenze, die sich nach Durchtrennung der Gefäße meistens gut markiert, sind nur dann nötig, wenn es nicht möglich war, Arterie und Pfortader präliminar zu durchtrennen.

Im übrigen erfolgt die stumpfe Absetzung des re. Lappens nach Incision der Glissonschen Kapsel mit dem Skalpell wie oben beschrieben mit Fingerdruck und Präparation mit einem stumpfen Gerät. Hierbei werden die wenigen in der Nähe der Lappengrenze zu

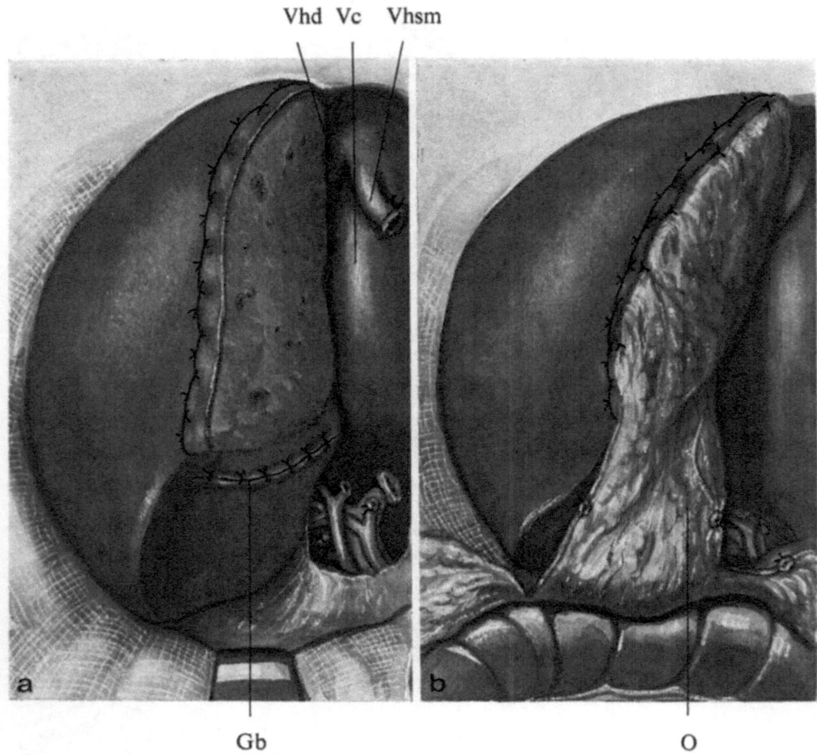

Abb. 17a u. b. Li. Lobektomie II: a) der ganze li. Leberlappen ist etwas li. der Lappengrenze (li. vom Gallenblasenbett) reseziert, die Gefäße zum li. Leberlappen sind ligiert. Gallenblasenbett verschlossen; b) Die Wundfläche wird nach sorgfältiger Blutstillung mit einem hochgeschlagenen Netzstreifen locker abgedeckt. Gb Gallenblasenbett, O Omentum, Vc Vena cava, Vhd Vena hepatica dextra, Vhsm Vena hepatica sinistra, medialer Ast, durchtrennt

findenden Gefäße gefaßt, ligiert und durchtrennt (Abb. 20). Konnten die Lebervenen nicht vorher versorgt werden, so müssen sie beim Präparieren in Richtung auf die Vena cava einzeln gefaßt und umstochen werden.

Bei unübersichtlichen Verhältnissen sollte man sich eher 1 cm re. von der Lappengrenze halten, um jedenfalls die hier verlaufende mittlere Lebervene nicht zu verletzen, da sie einziger Blutabfluß eines großen Teiles des medialen li. Segmentes sein kann. Die Schnittfläche der Leber wird mit hochgezogenem Netz oder mit Fascienstreifen gedeckt.

e) Ausgedehnte re. Lobektomie unter Mitnahme des medialen Segmentes des li. Lappens

Die erweiterte re. Lobektomie kann z. B. in einzelnen Fällen von Gallenblasencarcinom oder Echinococcus alveolaris indiziert sein. Vom Standpunkt der Leberfunktion und der Regenerationskraft des Organes ist sie durchaus zumutbar. Als Zugang empfiehlt sich wiederum der lange Rippenbogenrandschnitt re. mit rechtwinkliger Extension in den 8. ICR. Unter Zug am ohnehin durchtrennten Ligamentum teres wird das Ligamentum falciforme zwerchfellnahe abgetrennt und sodann der re. Leberlappen unter Durchschneiden seiner Verbindungen mit dem Zwerchfell mobilisiert.

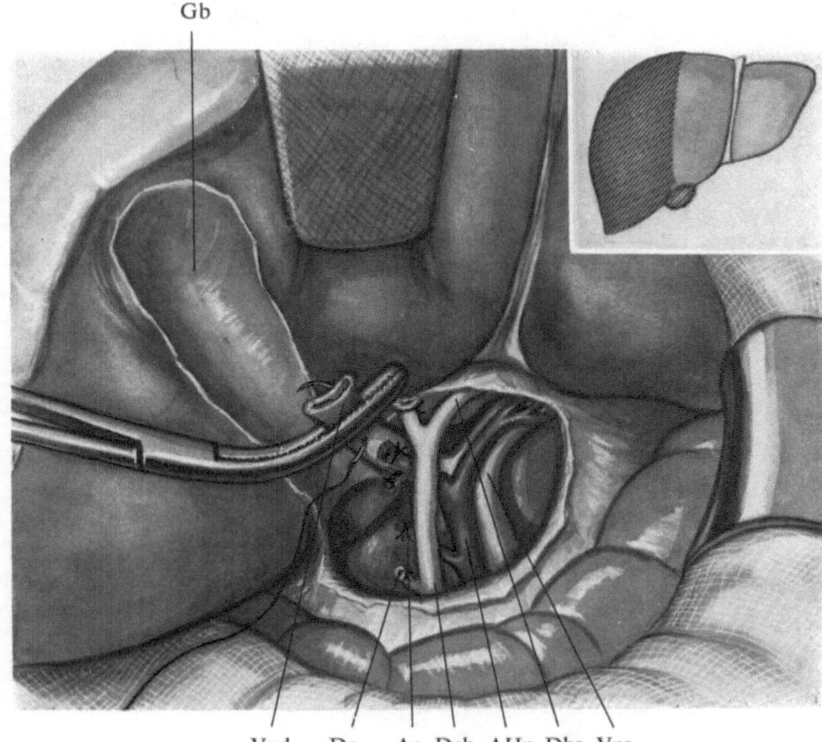

Abb. 18. Re. Lobektomie I: Nach typischer Cholecystektomie wird der Leberhilus präpariert. Die Gefäßabgänge in beide Leberlappen werden identifiziert, diejenigen zum re. Leberlappen werden durchtrennt. Der Pfortaderast, der gerade durchstochen wird, kann sehr kurz sein. Ac Arteria cystica, AHp Arteria hepatica propria, Dc Ductus cysticus, Dch Ductus choledochus, Dhs Ductus hepaticus sinister, Gb Gallenblasenbett, Vpd Vena portae dextra, Vps Vena portae sinistra

Die eigentliche Resektion beginnt mit der Durchtrennung von Arteria cystica und Ductus cysticus. Sodann werden die Hilusstrukturen freigelegt. Außer den re. Ästen des Gallenganges und der Arteria hepatica werden auch diejenigen zum medialen li. Segment durchtrennt, wobei man wiederum auf die große Variabilität der Arterienversorgung des medialen li. Segmentes zu achten hat (vgl. oben Kap. 3c). Der evtl. kurze re. Ast der Pfortader und ihr Ast zum medialen Segment werden schließlich ebenfalls ligiert und durchtrennt oder vernäht (Abb. 22).

Sofern die Tumormassen eine Rotation der Leber in ausreichendem Maße zulassen und die Vena cava nicht zu sehr von Lebergewebe ummauert ist, werden nach prä- und posthepatischem Anschlingen der Vena cava inferior die re. und mittleren Lebervenen aufgesucht, ligiert bzw. übernäht und durchtrennt (Abb. 21). 1 cm re. vom Ligamentum falciforme wird sodann die Glissonsche Kapsel incidiert. Von hier aus wird das Leberparenchym vorsichtig in Richtung Vena cava durch Fingerdruck oder Präparation mit dem Messerhandgriff durchtrennt. Alle größeren Gefäße werden sorgfältig gefaßt und ligiert. Das Ligamentum falciforme wird nach vollendeter Resektion über das Lebergewebe gezogen (Abb. 22).

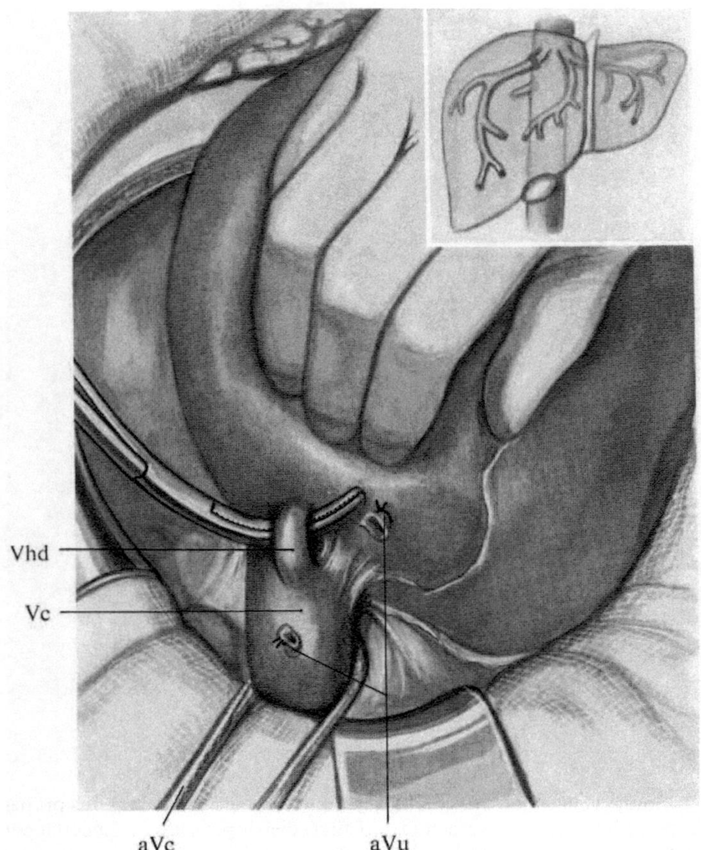

Abb. 19. Re. Lobektomie II: Nach präliminarer Unterbindung und Durchtrennung der afferenten Gefäße des re. Leberlappens wird zweckmäßig auch die re. Vena hepatica vor der eigentlichen Resektion versorgt: der gut mobilisierte re. Leberlappen wird nach medial unten geschlagen. Eingehen auf die Vena cava und Identifizierung der re. Lebervene (s. Insert). Unterbindung von accessorischen Venen, Schonung der medialen Segmentvenen des li. Leberlappens. Die Vena cava ist angeschlungen. Vhd Vena hepatica dextra, Vc Vena cava, aVc angeschlungene Vena cava, aVu accessorische Vene unterbunden

Nach allen Leberresektionen empfiehlt sich eine unter Umständen mehrfache Drainage des Oberbauches. Sie ist mit Rücksicht auf Spätabscesse und Gallenfisteln, die sich nach Aufgehen der Ligaturen unter Umständen erst spät entwickeln oder vergrößern, wenigstens 2–3 Wochen, nach anderen Autoren sogar noch länger zu belassen (Brasfield). Sofern die re. Pleurahöhle eröffnet wurde, ist sie selbstverständlich gesondert mit einer Drainage zu versehen.

5. Eingriffe bei intrahepatischem Gallengangsverschluß

Verschlüsse der großen Gallenwege im Leberhilusbereich, die durch Resektion nicht mehr zu behandeln sind, kommen meistens durch Carcinome, vorwiegend der Gallenwege selbst, zustande. Da diese Tumoren häufig langsam wachsen und sich andererseits durch Ikterus früh bemerkbar machen, kann die Überlebenszeit verlängert werden, wenn es gelingt, der Galle einen Abfluß in den Darm zu verschaffen. Hierbei stehen grundsätzlich zwei Mög-

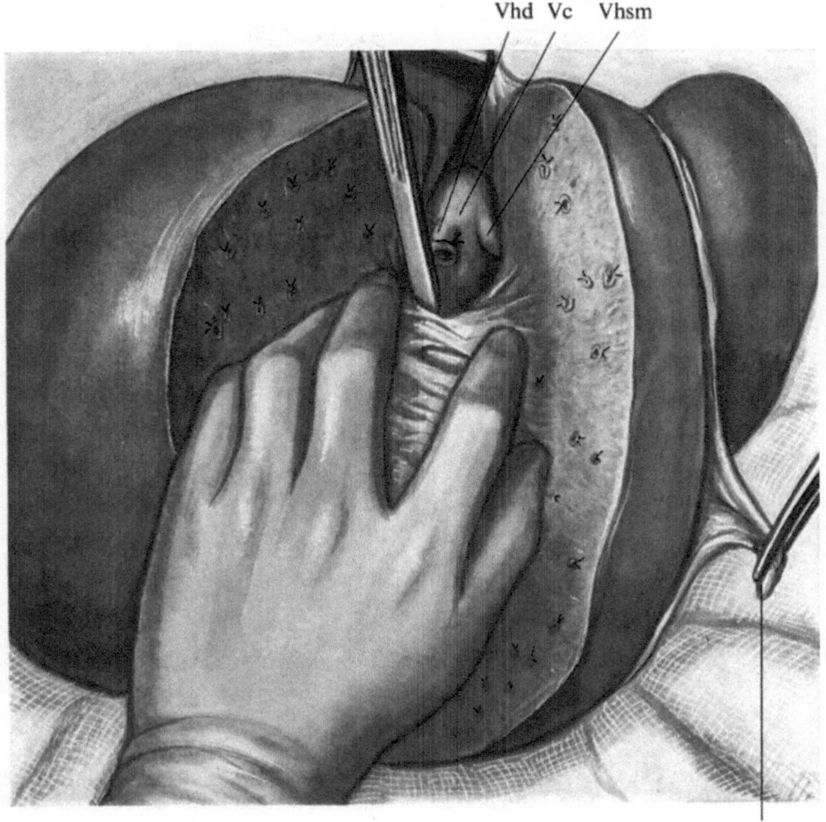

Abb. 20. Re. Lobektomie III: Nach Incision der Leberkapsel knapp 1 cm re. von der vermutlichen Segmentgrenze, die sich nach präliminarer Gefäßligatur gut darstellt, wird das Leberparenchym mit dem Skalpellstiel oder mit den Fingern stumpf auseinandergedrängt, wobei die Gefäße präpariert, zum li. Leberlappen hin gefaßt, ligiert und durchtrennt werden. Man trifft schließlich auf die schon vorher präparierte und durchtrennte Vena hepatica dextra. Lig Ligamentum falciforme, Vc Vena cava, Vhd Vena hepatica dextra, Vhsm medialer Ast der Vena hepatica sinistra

lichkeiten zur Verfügung: einmal durch Schaffung einer Verbindung von einem der erweiterten intrahepatischen Gallengänge zum Darm (Anastomose mit der Leber oder mit der Wand des Gallenganges selbst) und andererseits durch Erzwingen der ursprünglichen Passage durch den Tumor hindurch mit Hilfe von Dauerdrainagen.

Liegt bei einem tumorbedingten Verschlußikterus eine *Cirrhose mit portaler Hypertension* vor, so ist bei den Verfahren, bei denen Lebergewebe zum Zwecke einer Anastomose reseziert werden muß, zu überlegen, ob man zuvor durch Splenektomie oder portocavale Anastomose den Pfortaderdruck senkt, um excessive Blutungen zu verhüten.

Andererseits ist zu bedenken, daß für das Offenbleiben von Gallenwegsanastomosen ein relativ hoher Gallenfluß bzw. Gallendruck offenbar notwendig ist (Wülfing), wie er bei biliären Cirrhosen in der Regel nicht vorliegt. Aus diesen Gründen erscheint daher in derartigen Fällen eine Endlos-Drainage zweckmäßiger als eine Anastomose.

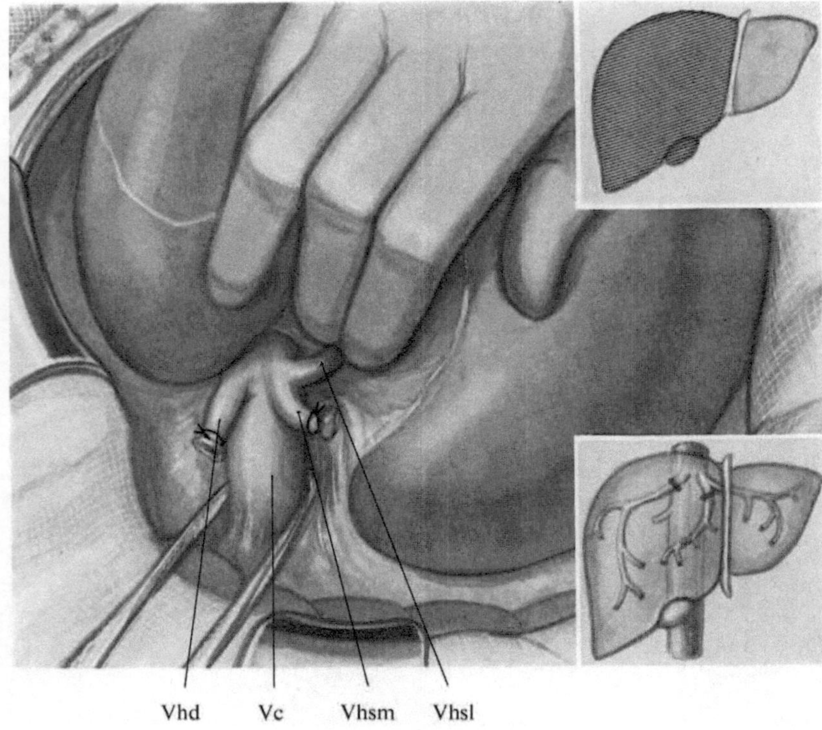

Abb. 21. Ausgedehnte re. Lobektomie unter Mitnahme des medialen Segmentes des li. Lappens I. Nach präliminarer Unterbindung der Hilusgefäße zum re. Leberlappen sowie zum medialen Segment des li. Leberlappens werden, sofern der Lebertumor dies zuläßt, auch die Lebervenen vor der eigentlichen Resektion versorgt: die vollständig mobilisierte re. Leber wird nach medial und unten rotiert. Die Vena cava wird zunächst distal, möglichst auch proximal der Einmündung der Lebervenen umschlungen, um Blutungen versorgen zu können. Sodann Aufsuchen der re. Lebervene, später auch der medialen Segmentvene des li. Leberlappens, Durchtrennung und Ligatur. Versorgung von accessorischen Venen. Vc Vena cava, Vhd Vena hepatica dextra, Vhsl Vena hepatica sinistra, lateraler Ast, Vhsm Vena hepatica sinistra, medialer Ast

Ein einseitiger Verschluß der Arterie oder der Pfortader oder beider Gefäße durch den Tumor ist nach Möglichkeit durch Angiogramm präoperativ, sonst bei entsprechendem Verdacht aufgrund des Aussehens der Leber intraoperativ z. B. durch Schnellschnittuntersuchung oder Angiographie nachzuweisen. Nur dort, wo die afferente Durchblutung noch intakt ist, ist nämlich mit einer ausreichenden Gallesekretion zu rechnen.

a) Hepato-Jejunostomie (Longmire-Sandford)

Durch Resektion eines 3–4 cm breiten Randbezirkes der Leber wird ein *größerer peripherer Gallengang* aufgesucht. Das Gallenwegssystem des li. lateralen Segmentes eignet sich anatomisch am besten. Die Blutstillung hat vorsichtig zu erfolgen, um die eröffneten Gallengänge nicht in den Nähten mitzufassen. Es sei an die oben erwähnten stumpfen Methoden der Leberparenchymresektion erinnert (s. Kap. C III 4). Ist ein Durchstoßen der Tumorstenose vom Choledochus aus noch möglich, so kann man mit Hilfe einer gebogenen, in den

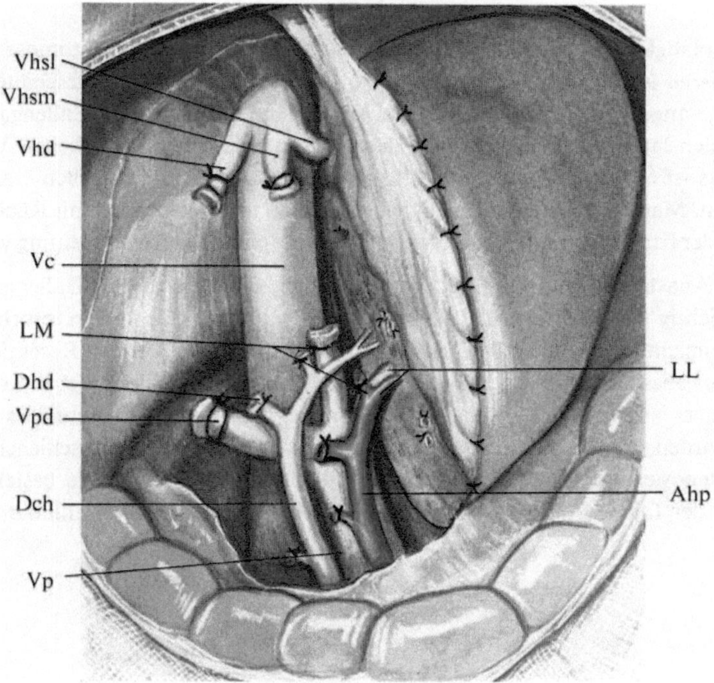

Abb. 22. Ausgedehnte re. Lobektomie unter Mitnahme des medialen Segmentes des li. Lappens II. Die Resektion ist durchgeführt, man erkennt die versorgten Gefäße und die mit dem Ligamentum falciforme gedeckte Resektionsfläche des zurückgebliebenen lateralen Segmentes des li. Leberlappens. Die Gefäßstümpfe sind der Deutlichkeit halber übermäßig lang gezeichnet. Ahp Arteria hepatica propria, Dch Ductus choledochus, Dhd Ductus hepaticus dexter, LL Gefäße zum li. lateralen Lebersegment, LM Gefäße und Gallengang zum li. medialen Segment, Vhd Vena hepatica dextra, Vhsl lateraler Ast der Vena hepatica sinistra, Vhsm medialer Ast der Vena hepatica sinistra, Vp Vena portae, Vpd re. Ast der Pfortader

entsprechenden Gallengang eingeführten Sonde die keilförmige Resektion von Lebergewebe gezielt zu diesem Gang hindurchführen.

Ist ein größerer Gallengang gefunden, so ist die *Cholangiographie* von hier aus zweckmäßig, um sicherzustellen, daß eine Verbindung zu größeren Leberarealen besteht. Beim Aufsuchen der Gallengänge kann die temporäre Abklemmung der afferenten Blutversorgung im Ligamentum hepato-duodenale (normotherm bis 15 Min) eine große Hilfe sein. Während dieser Periode verschließen sich auch bereits kleinere Gefäße in der Schnittfläche.

Für die Entero-Anastomose eignet sich am besten eine nach Roux ausgeschaltete, mindestens 30 cm lange obere *Jejunumschlinge*. Die Anastomose erfolgt seitlich am Darm. Mit den dünnen atraumatischen Einzelknopfnähten ist möglichst viel des zarten, zerreißlichen Lebergewebes zu fassen. Anastomosen mit dem Magen, der sich li.-seitig anbietet, sind ebenfalls möglich. Bei Anacidität ist jedoch bei genügendem Abfluß mit einer Belästigung des Patienten durch Galleerbrechen zu rechnen, ferner mit Cholangitiden, die bei der Jejunumanastomose mit einer genügend langen Rouxschlinge nicht beobachtet werden.

b) Cholangio-Jejunostomie

Bei der Cholangio- bzw. Hepatico-Enterostomie wird die direkte Anastomose zwischen einem *größeren intrahepatischen Gallengang* und einer nach Roux ausgeschalteten Jejunumschlinge angestrebt. Die Technik zum Aufsuchen eines größeren Gallenganges entspricht in den lateralen Leberbereichen dem vorher unter 5a beschriebenen Vorgehen. Andererseits ist es auch möglich, im Hilusgebiet intrahepatisch die großen Gallengänge aufzusuchen. Man wird jedoch bei malignen Prozessen im Hilusbereich mit Rücksicht auf die Gefahr der frühzeitigen Verlegung der Anastomose eine periphere Ableitung vorziehen.

Vor der Anastomose mit dem zweckmäßig schräg angeschnittenen Gallengang kann dieser vorsichtig gedehnt werden. Die Anastomose muß mit sehr feinem resorbierbarem Material vorsichtig genäht werden. Es ist Sorge zu tragen, daß in der Resektionsfläche des Lebergewebes keine weiteren Gallengänge offen bleiben. Von der Verwendung eines Elektrokauters ist abzuraten. Der Anastomosenbereich ist gut zu drainieren. Es ist vorgeschlagen worden, die Anastomose selbst mit einem verlorenen Drain zu schienen, um der häufigen Stenosierung derselben durch Narbenbildung vorzubeugen. Es besteht jedoch die Gefahr der Inkrustation dieses Drains, das dann ein neues Passagehindernis bilden würde.

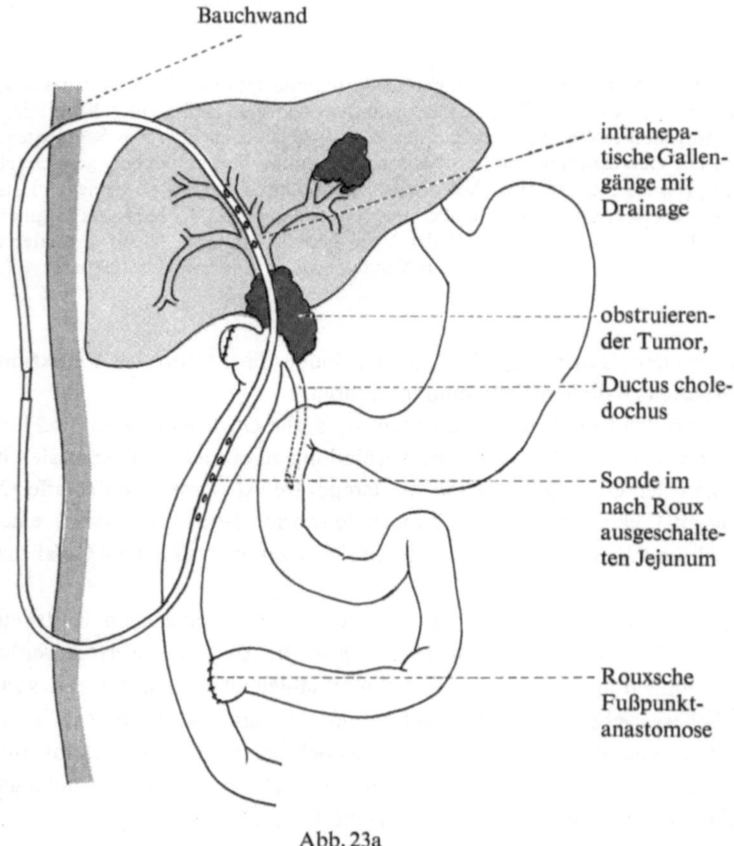

Abb. 23a

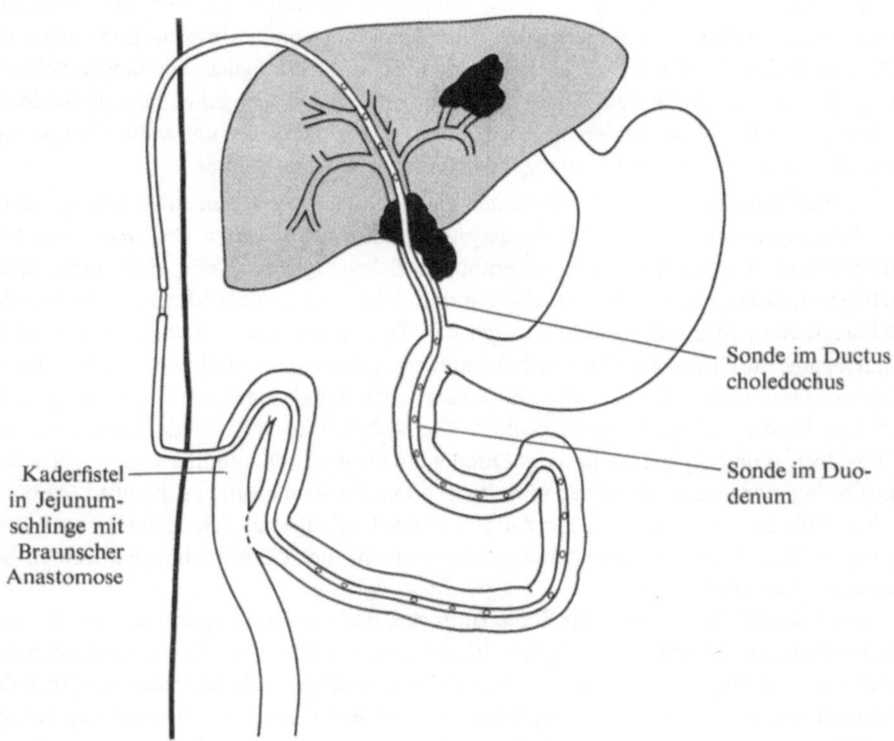

Abb. 23 a u. b. Endlosdrainage der Gallenwege nach Dick. Von einer Choledochotomie aus kann die Drainage sowohl durch den li. als auch den re. Hepaticus hindurch und durch Leberparenchym und Abdominalwand nach außen geführt werden. Die Ableitung der Galle kann a) direkt durch den Choledochus in das Duodenum erfolgen. Herausleitung aus dem Dünndarm zweckmäßig in Form einer Kaderfistel. Auf die Choledochotomie kann jedoch auch eine nach Roux ausgeschaltete Jejunumschlinge b) aufgesteppt werden, die die Sonde solange aufnimmt, bis die Galle durch entsprechend angebrachte Sondenöffnungen abfließen kann. Die freien Sondenenden müssen nicht miteinander verbunden sein, sie können auch getrennt verschlossen werden. Spülung der Drainage wenigstens in wöchentlichen Abständen und Auswechseln alle 8–12 Wochen ist empfehlenswert

c) *Drainage nach Dick*

Gelingt es, die *Tumorstenose der großen Gallengänge* mit einer Sonde zu passieren und mit einem Katheter zu überbrücken, so kann die Passage auf diese Weise offengehalten werden. Es ist oft erstaunlich, wie gut sich das Tumorgewebe aufbougieren läßt, nachdem man den richtigen Weg durch vorsichtige Sondierung gefunden hat. Dieses wird durch Austreten von Galle demonstriert. Über die so drainierten Gallengangsbereiche kann man sich durch eine Cholangiographie Übersicht verschaffen.

Die *Ableitung der Galle* durch das Drain *nach außen* hat erhebliche Nachteile für den Patienten (Gallensalzverlust, Kaliumverlust, Steatorrhoe). Die perorale Reapplikation der durch das Drain gewonnenen Galle durch eine transnasale Magensonde läßt sich erfahrungsgemäß nicht auf die Dauer durchführen.

Die durch die Tumorstenose in die Leber hineingeführte drainierende Sonde, die zweckmäßig mehrere Löcher haben sollte, kann mit ihrem distalen Ende über den Choledochus *in das Duodenum* geleitet werden. Es ist auch möglich, den langen Schenkel einer T-Drainage durch den Tumor in die aufgestauten Gallengänge hinaufzuschieben. Alle diese Verfahren haben den Nachteil, daß es zu *Verkrustungen* und schließlich zu einer vollständigen Verlegung der Drainage nach wenigen Wochen kommt.

Da die Überlebenschance der Patienten jedoch unter Umständen Jahre beträgt, ist die Drainierung des gestauten Gallenwegssystems mit einer *endlosen Drainage nach Dick* anzustreben. Es bereitet keine wesentlichen Schwierigkeiten, mit Hilfe einer leicht gebogenen Sonde ein Drain, z. B. eine handelsübliche transnasale Magensonde oder den Schlauch eines Infusionsbesteckes, durch den Tumor hindurch entlang einem größeren Gallengang durch das Leberparenchym und die Leberkapsel hindurchzustoßen. Dieser Teil des Drains wird dann auf dem kürzesten Wege mittels einer Stichincision durch die vordere Bauchwand nach außen geführt. Das andere Ende der Sonde kann durch den Choledochus und die Papille und das Duodenum bis in das Jejunum geleitet werden. Von dort bringt man es nach Art einer Witzelfistel durch die Bauchwand nach außen (Abb. 23).

Zur Ableitung der Galle und zur Aufnahme der Drainage hat sich auch eine *nach Roux ausgeschaltete Jejunumschlinge* bewährt. Sie wird mit der Choledochotomie Seit-zu-Seit anastomosiert (Abb. 23b).

Bei beiden Methoden ist dafür Sorge zu tragen, daß der Drain im intrahepatischen wie im intraintestinalen Bereich genügend Öffnungen aufweist, um die Galle aufnehmen und später wieder abgeben zu können. Über die Länge dieses Schlauchteiles wie über den Abstand von der Leber bzw. vom Darm bis zur Bauchwand ist Protokoll zu führen. Aufgrund dieser Werte kann im Falle der Verkrustung eine neue entsprechende Sonde präpariert werden. Sie wird an der alten Drainage fixiert und mit deren Hilfe eingezogen.

Zur Verhütung von Gallenfisteln wird die transhepatische Drainage in den ersten postoperativen Tagen abgeleitet. Die Austrittsstellen an Leber und Darm werden ausreichend drainiert. Die Drainage ist wöchentlich 1–2 mal zu spülen. Der Nachweis einer Verkrustung der Sondenlöcher ist röntgenologisch oft schwer zu erbringen. Die Sonde sollte daher im Abstand von 6–8 Wochen gewechselt werden.

Literatur

Almersjö, O., Bengmark, S., Haftström, L. O.: Changes in coagulation factors after hepati dearterialization in man. Amer. J. Surg. **116,** 414–418 (1968)

Arner, O., Fernström, I.: The value of splenoportography in the diagnosis of malignant metastases in the liver and in the assessment of the operability of malignant tumours of the stomach and pankreas. Acta. chir. scand. **129,** 615–623

Bengmark, S.: Liver surgery. Porgr. Surg. **6,** 1–59 (1968)

Bengmark, S., Almersjö, O., Engevik, L., Haftström, L. O.: Die chirurgische Behandlung von Lebertumoren. Chirurg **39,** 320–325 (1968)

Bengmark, S., Fredlund, P., Göransson, G., Olsson, A., Vang, J.: Chirurgie der Leber. In: Chirurgie der Gegenwart, Bd. II. München: Urban u. Schwarzenberg 1974

Block, M. A., Schuman, B. M., Eyler, W. R., Truant, J. P.: Surgery of liver abscesses. Arch. Surg. **88,** 602–610 (1964)

Brasfield, R. D.: Right hepatic lobectomy. Arch. Surg. **84,** 578–581 (1962)

Breedis, C., Young, G.: The blood supply of neoplasms in the liver. Amer. J. Path. **30,** 969–986 (1959)

Brunner, A.: Der Echinococcus alveolaris. Zbl. Chir. **93,** 41–46 (1968)

Dick, W.: Hepatodigestive und diahepatische Entlastungsverfahren bei Gallengangsverschlüssen. Langenbecks Arch. klin. Chir. **352,** 419–430 (1969)

Dillard, B. M.: Experience with twenty-six hepatic lobectomies and extensive hepatic resection. Surg. Gynec. Obstet. **129,** 249–257 (1969)

Goldsmith, N. A., Woodburne, R.: Surgical anatomy pertaining to liver resection. Surg. Gynec. Obstet. **105,** 310 (1957)

Gravier, L., Jennings, R. L., Jones, W. A.: Liver angioma in the neorate. Amer. J. Surg. **112,** 777–782 (1966)

Guida, P. M., Moore, S. W.: Aneurism of the hepatic artery. Report of five cases with a review of the previously reported cases. Surgery **60,** 299–310 (1966)

Guynn, V. L., Reynolds, J. T., Overstreet, R. J.: Right hepatic lobectomy. Surg. Clin. N. Amer. **1963,** 63–77

Healey, J. E.: Clinical anatomic aspects of radical hepatic surgery. J. int. Coll. Surg. **22,** 542 (1954)

Herfarth, Ch.: Direktes Lebertrauma und Enzymaktivitätsverhalten. Bruns' Beitr. klin. Chir. **216,** 460–469 (1968)

Hjortsjö, C. H.: The topography of the intrahepatic duct systems. Acta anat.(Basel) **11,** 599–615 (1950)

Kümmerle, F.: Die stumpfen Bauchverletzungen. Vol. 55. Stuttgart: Enke (1959)

Lin, T., Chen, Ch.-Ch., Liu, W. P.: Primary carcinoma of the liver in infancy and childhood: Report of 21 cases, with resection in 6 cases. Surgery **60,** 1275–1281 (1966)

Lortat-Jacob, J. L., Robert, H. G.: Hépatectomie droite réglée. Presse méd. **60,** 549–554 (1952)

MacDonald, J. A., Baker, C. B., Welsh, W. K.: Hepatic artery aneurism. Report of a case. Ann. Surg. **161,** 94–96 (1965)

Madding, G. F., Kennedy, P. A.: Trauma to the liver. Philadelphia: Saunders 1965

Maurath, J., Böhm, P.: Beitrag zur Therapie der Zystenleber. Med. Welt 18 (N.F.), 2854–2856 (1967)

McDermott, W. V. jr.: Surgery of the liver and portal circualtion. Philadelphia: Lea a. Febiger 1974

Namba, Y.: The study on the management after the major hepatectomy. Arch. japan. Chir. **35,** 6 (1966)

Quattlebaum, J. Q.: Massive resection of the liver. Ann. Surg. **137,** 787 (1952)

Quattlebaum, J. Q., Quattlebaum jr., J. Q.: Technic of hepatic lobectomy. Ann. Surg. **149,** 648 (1959)

Reifferscheid, M.: Die Chirurgie der Leber. Stuttgart: Thieme 1957

Schwartz, S. J.: Surgical diseases of the liver. New York-Toronto-London: McGraw-Hill 1964

Starzl, T. E.: Experience in hepatic transplantation. London-Toronto-Philadelphia: Sounders 1969

Stucke, K.: Leberchirurgie. Berlin-Göttingen-Heidelberg: Springer 1959

Sullivan, R. D., Watkins, E.: Chemotherapy of liver cancer by protracted ambulatory infusion. Atlantic City: Clin. Congr. of Amer. Coll. of Surg. 1965

Turrill, F. L., Burnham, J. R.: Hepatic amebiasis. Amer. J. Surg. **111,** 424–430 1966

Wülfing, D.: Probleme der Hepato-Enterostomie. Langenbecks. Arch. klin. Chir. **302,** 676–690 (1963)

Zenker, R.: Die Eingriffe in der Bauchhöhle. Bd. VII/1, 2. Aufl. Allgem. u. spez. chir. Operationslehre. Hrsg. N. Guleke, R. Zenker. Berlin-Göttingen-Heidelberg: Springer 1951

Zucker, M. B. et al.: The effect of hepatic lobectomy on some blood clotting factors and on fibrinolysis. Ann. Surg. **146,** 772 (1957)

IX. Die Eingriffe an der Milz

Von H. Hamelmann, Marburg/Lahn und W. Seidel, Sindelfingen

A. Einleitung

Obgleich das Parenchym der Milz wesentlichen Anteil an den Funktionen des lymphatischen Systems und des RES im menschlichen Organismus hat, kann der Verlust des unpaarigen Organes vom Körper ohne schwerwiegende klinische Folgen kompensiert werden. Kapsel und Pulpa der Milz sind so zerreißlich, daß jede Naht an diesem Organ wegen der Gefahr des Durchschneidens und der Nachblutung ein Risiko bedeutet. Bei jeder Operationsindikation ist daher die Entfernung der ganzen Milz angezeigt. Die Indikation zur Splenektomie ergibt sich auch dann, wenn bei Eingriffen an den Nachbarorganen Blutungen infolge iatrogener Verletzung auftreten, die durch Kompression nicht sicher zu stillen sind.

Jedoch ist die sogenannte *technische Splenektomie*, also die Entfernung des Organes z. B. bei der Gastrektomie zur Vereinfachung des operativen Verfahrens abzulehnen. Die Mitentfernung der nicht erkrankten Milz bei anderen Eingriffen scheint uns nur dann gerechtfertigt, wenn durch diese Maßnahme, beispielsweise im Rahmen einer Pankreasschwanzresektion, die Gefäßversorgung der Milz gefährdet wird, und wenn bei der Operation eines Magencarcinoms die Lymphknoten entlang der Arteria lienalis und am Milzhilus der Radikalität wegen beseitigt werden müssen.

B. Diagnostik und Operationsindikation

I. Traumen

Während die Milz wegen ihrer Lage und Größe von *scharfen* Traumen wesentlich seltener getroffen wird als die Leber, zerreißen ihr besonders lockeres Parenchym und auch die dünne Kapsel bei Einwirkung von *stumpfer* Gewalt häufig. Nicht nur bei direkter stumpfer Krafteinwirkung auf den li. Oberbauch und Thorax, sondern allgemein bei schweren Erschütterungen des Körpers, Stürzen, Schleudertraumen ist daher regelmäßig und wiederholt nach den Zeichen einer Milzzerreißung zu fahnden. Akute Gefahr droht von der schweren intraperitonealen Blutung. Durch eine »zweizeitige« Milzruptur kann diese Blutung noch nach Stunden oder Tagen, selbst noch nach Wochen auftreten. Haematome können, sofern sie nicht operativ entfernt oder resorbiert werden, verkalken oder abscedieren.

Symptome entstehen zunächst von einer durch die intraperitoneale Blutung ausgelösten *Peritonitis.* Typisch ist der *Schmerz im li. Oberbauch*, ausstrahlend in die li. Schulter (Kehrsches Zeichen). Er kann außerordentlich heftig sein, den übrigen Bauchraum mitbetreffen und ist immer von Abwehrspannung und Loslaßschmerz begleitet. Ausstrahlungen in den Rücken li. kommen ebenfalls vor, sie können durch retroperitoneale

Blutungen mitbedingt sein. Bei stumpfen Traumen ist nach Prellmarken und Rippenfrakturen zu fahnden. Es ist zu bedenken, daß der kindliche Thorax auch ohne Rippenfrakturen durch stumpfe Gewalt sehr stark deformiert werden kann und somit eine direkte Gewalteinwirkung auf die Milz zuläßt. Bei der Beurteilung der *Abwehrspannung* ist an die oft erhebliche Schmerzhaftigkeit von Bauchdeckenhaematomen und an Frakturen der Aufhängestrukturen der Abdominalmuskulatur (Becken und Rippenbogen) zu denken.

Regelmäßiges Begleitsymptom der intraperitonealen Blutung ist eine erhebliche, schon in der ersten Stunde nach dem Trauma nachweisbare und rasch ansteigende *Leukocytose*. Sie tritt in gleicher Weise mit Werten über 20000 auch bei Zerreißungen der Hohlorgane (Perforation), Pankreastraumen und dergleichen auf, jedoch nur selten bei extraperitonealen Blutungen. Der Verlauf der Leukozytose geht zunächst mit dem Grad der intraperitonealen Reizung parallel und vermag somit bei Übereinstimmung mit anderen Symptomen auch eine Beruhigung des Prozesses anzuzeigen.

Der direkte Nachweis der intraperitonealen Blutung durch *Punktion* kann bei Polytraumatisierten den Entschluß zur Laparotomie erleichtern. Zur Vermeidung von Darmverletzungen sind Kanülen mit elastischem Mandrin (Verres-Nadel) zweckmäßig, sie dürfen jedoch nicht zu dünn sein. Kann kein Blut aspiriert werden, ist damit die intraperitoneale Blutung *nicht* ausgeschlossen. Durch anschließende *Peritonealspülung* mit 1000 ml physiologischer Kochsalzlösung kann die Aussagekraft der Punktion erhöht werden. Eine Laparoskopie wird selten notwendig sein. In Zweifelsfällen ist eine Parazenthese zweckmäßig, bevor man sich zu einer Laparotomie entschließt.

Der Verdacht auf eine intraperitoneale Blutung kann durch wiederholte Messungen des Bauchumfanges bestärkt werden. Diese sind mit dem gleichen Zentimetermaß an immer gleicher, mit Stift ausreichend zu markierender Zirkumferenz durchzuführen. Umfangsvermehrungen von nur wenigen cm können bereits den Verlust von mehreren Litern Blut bedeuten. Allerdings kann im Verlaufe von Stunden eine Auftreibung des Abdomens auch durch Gasentwicklung in den Därmen bedingt sein. Größere Blutmengen können auch auf der Abdomenübersichtsaufnahme durch die Verteilung der Darmschlingen und durch einen Zwerchfellhochstand li. angedeutet werden.

Schwerwiegende Folge der Milzruptur ist der *Volumenmangelschock*. Nach Frühzeichen desselben ist bei geringstem Verdacht in kurzen Abständen zu fahnden: Tachykardie, Blutdruckabfall, kalter Schweiß, Blässe, zunehmende Erregung des Patienten. Abgesehen von sehr hilusnahen Milzrupturen erfolgt die Blutung in der Regel so langsam, daß ein *Hb-Abfall* durch Flüssigkeitszustrom aus dem Extravasalraum registriert werden kann.

Die *Operationsindikation* ist immer gegeben, wenn die Blutung stark ist oder sogar zur Schocksymptomatik führt. In diesen Fällen darf keine Zeit durch Infusionsbehandlung verlorengehen. Die Operation ist parallel zur Schockbekämpfung unverzüglich einzuleiten. Wird durch eine geringe Blutung aus der Milz lediglich eine Peritonitis im li. Oberbauch hervorgerufen, kann zunächst abgewartet werden, insbesondere dann, wenn wegen zusätzlicher Verletzung der Allgemeinzustand des Patienten nicht gut ist, und wenn eine verläßliche Überwachung gewährleistet ist. Diese umfaßt regelmäßige Puls- und Blutdruckkontrollen und ist wegen der Gefahr der »zweizeitigen Ruptur« genügend lange durchzuführen.

Pathologisch-anatomisch liegt der zweizeitigen Milzruptur eine intrasplenale Parenchymläsion mit Ausbildung von Haematomen zugrunde. Das Fortbestehen oder Einsetzen einer erneuten Blutung kann nach mehr oder weniger langem Intervall schließlich zur Zerreißung der Milzkapsel führen. Derartige Spätrupturen sind mit einem Anteil von etwa 20% aller schweren traumatischen Milzblutungen relativ häufig. Mit dieser Möglichkeit muß daher wenigstens in der ersten Woche nach dem Trauma gerechnet werden. Bettruhe ist angebracht, alle Maßnahmen, die eine Druckerhöhung im Peritonealraum oder im arteriellen System des Patienten verursachen können, sind auf das Notwendigste zu beschränken.

Auch nach Wochen und Monaten, sogar Jahren sind zweizeitige Milzrupturen beschrieben worden. Es ist daher zweckmäßig, Patienten mit konservativ behandelter Milzruptur auf die Möglichkeit einer Spätblutung und die entsprechenden Konsequenzen hinzuweisen.

Die Operationsindikation kann bei *Mehrfachverletzungen* schwierig sein. Beim Vorliegen eines Volumenmangelschocks sind Blutverluste z. B. in die Oberschenkelmuskulatur bei Femurfrakturen oder in den Retroperitonealraum bei Beckenfrakturen einzukalkulieren. Ein Abriß der Nierengefäße kann durch ein intravenöses Urogramm hinreichend wahrscheinlich gemacht werden. Während die Zerreißung größerer intraabdominaler Gefäße ohnehin zur sofortigen Operation zwingt, können kleinere Blutungen durch die Angiographie diagnostiziert und lokalisiert werden. Eingriffe bei Verletzungen von *Hohlorganen* werden im Gegensatz zur Stillung schwerer Blutungen erst nach erfolgreicher Schockbehandlung durchgeführt.

II. Nichttraumatische Milzkrankheiten

Die Indikation zur Entfernung der nichtverletzten Milz ist in enger Zusammenarbeit mit dem zu Internisten stellen. In Frage kommen in erster Linie der kongenitale haemolytische Ikterus, die essentielle Thrombopenie (Morbus Werlhoff) und die splenomegale Markhemmung. Beim abdominalen Morbus Hodgkin kann die Splenektomie aus diagnostischen und therapeutischen Erwägungen indiziert sein. Schließlich kann die Milz bei chronischen Myelosen so groß werden, daß ihre Entfernung zur Behebung von Verdrängungserscheinungen diskutiert werden muß. Bezüglich der Einzelheiten sei auf die internistische Fachliteratur verwiesen.

Abscedierungen, chronisch-infektiöse Granulome, Milzcysten und Parasitenbefall (Echinococcus) der Milz bilden weitere Indikationen zur Splenektomie, ebenfalls die sehr seltenen malignen primären Milztumoren. Bei Mitreaktion der Milz im Rahmen allgemeiner Infektionserkrankungen (z. B. Malaria) kann es zur Spontanruptur des pathologisch veränderten, besonders zerreißlichen Gewebes kommen. Stieltorsion und Milzvenenthrombose sind seltene Ursachen von Haematombildung und Spontanruptur, desgleichen Haemangiome und arteriovenöse Aneurysmen.

C. Operationstechnik

I. Allgemeines

1. Operationsvorbereitung

Einer schweren Blutung aus der rupturierten Milz muß sofort durch entsprechende Transfusions- und Infusionstherapie begegnet werden. Der sofortige Beginn der Operation darf hierdurch nicht verzögert werden, sofern auch nur wahrscheinlich ist, daß durch den Eingriff die Schock*ursache* behoben werden kann.

Bei internistischen Erkrankungen ist vor Beginn der Operation auf ausreichende Gerinnungsfähigkeit des Blutes hinzuwirken. Bei Thrombocytopenien, die auf Cortison ansprechen, ist eine entsprechende präoperative Medikation trotz einer möglichen geringfügigen Verzögerung der Wundheilung von erheblichem Vorteil. Anderenfalls sind Frischblut und Thrombocytenkonzentrate bereitzustellen. Bei splenogenen Haemolysen ist die präoperative Gabe von Transfusionsblut unter Umständen gefährlich.

2. Zugänge

Den besten Zugang zur Milz und optimale Übersichtlichkeit bei evtl. auftretenden Schwierigkeiten gibt der *linksseitige Rippenbogenrandschnitt* (Abb. 1). Während es unerheblich ist, ob der Hautschnitt S- oder bogenförmig gelegt wird, sollte sich der weniger Geübte klar darüber sein, daß er den Patienten gerade bei der Splenektomie durch einen kleinen Schnitt außerordentlich gefährdet. Wir halten daher auch den Vorschlag von Singleton, beim Rippenbogenrandschnitt den Musculus rectus abdominalis nicht zu durchtrennen, bei vergrößerter Milz für bedenklich.

Bei Traumen wird sich die Schnittführung nach den vorliegenden oder vermuteten zusätzlichen Verletzungen richten müssen. Bei unerwarteten Leberzerreißungen wie bei Nierentraumen läßt sich der zunächst angelegte linksseitige Rippenbogenrandschnitt entsprechend verlängern. Können Verletzungen im Unterbauch präoperativ nicht sicher ausgeschlossen werden, wird man mit einem Transrectalschnitt li. paraumbilical beginnen und diesen entsprechend erweitern.

Besteht bei Mehrfachverletzungen eine Indikation zur Thorakotomie, kann man eine gleichzeitige Milzruptur von hier aus nach radiärer Incision des Diaphragma versorgen. Liegen weitere intraabdominale Verletzungen vor, die aus Gründen der Asepsis oder der

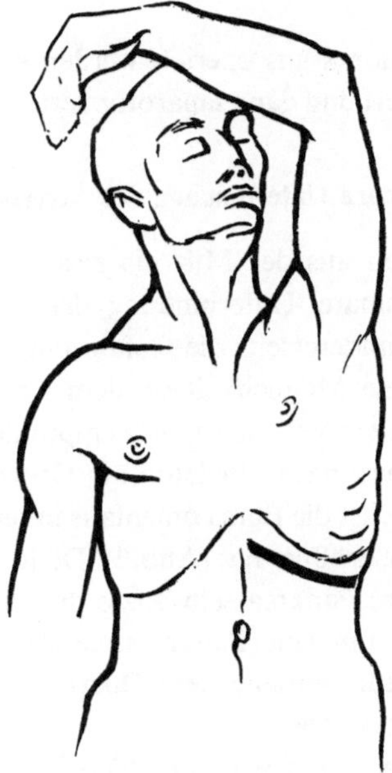

Abb. 1. Typische Schnittführung bei der Splenektomie: linksseitiger Rippenbogenrandschnitt

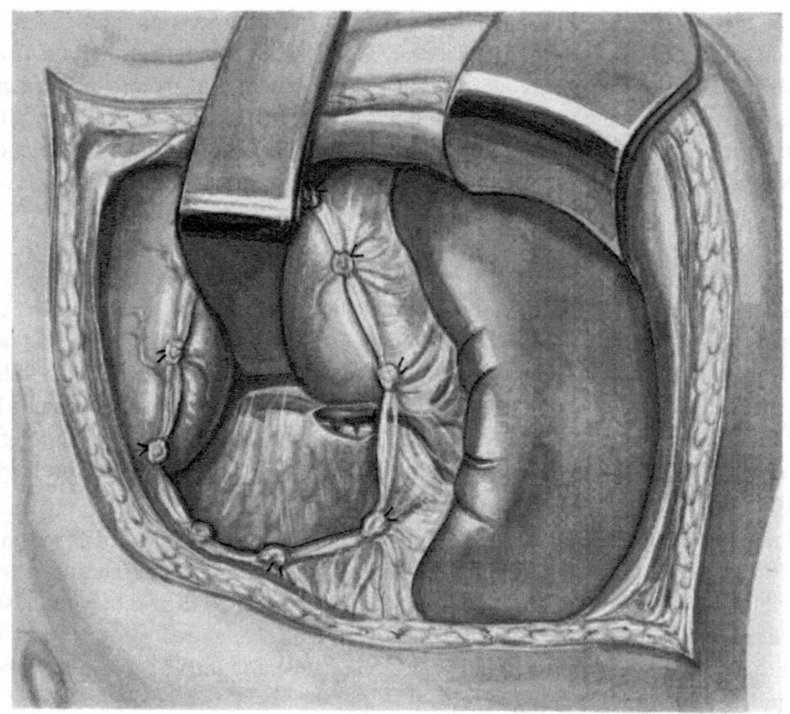

Abb. 2. Präliminare Unterbindung der Arteria lienalis: Eröffnung der Bursa omentalis unter Durchtrennung des Ligamentum gastro-colicum. Die Arteria lienalis ist am Oberrand des Pankreasschwanzes zu tasten und wird nach Incision des Peritoneums freigelegt

Übersichtlichkeit nicht vom Thorax aus operiert werden können, wird der Patient nach Verschluß des Thorax umgelagert und dann laparotomiert.

3. Präliminare Unterbindung der Arteria lienalis

Sofern nicht schwere Blutungen aus der Milz ein rasches Eingehen auf den Milzstiel erfordern, kann durch präliminare Unterbindung der Arteria lienalis einerseits die Größe der Milz reduziert und andererseits die Gefahr einer arteriellen Blutung aus dem Milzstiel beseitigt werden. Diese Möglichkeit sei dem weniger Geübten besonders bei großen Organen oder ausgedehnten Verwachsungen empfohlen.

Die Arteria lienalis wird hierzu nach Singleton am Oberrand des Pankreasschwanzes aufgesucht, nachdem man zunächst die Bursa omentalis unter Durchtrennung eines Teiles des Ligamentum gastro-colicum eröffnet hat (Abb. 2). Da in seltenen Fällen die A. lienalis die einzige Gefäßversorgung des Pankreasschwanzes darstellt, ist die Ligatur möglichst weit links lateral anzustreben, um eine Pankreasschwanznekrose zu vermeiden. Man incidiere das parietale Peritoneum entlang dem Oberrand des Pankreasschwanzes und palpiere sodann den Verlauf der Arterie.

Unter sehr vorsichtiger Präparation wird das bleistiftdicke, häufig geschlängelt verlaufende Gefäß an geeigneter Stelle mit dem Overholt umfahren und ligiert. Die mit

Rücksicht auf die Gefahr der Pankreasnekrose an sich zweckmäßige temporäre Drosselung mit Tourniquets oder gar Gefäßklemmen birgt die erhebliche Gefahr der Verletzung des meist sehr zerreißlichen Gefäßes im Verlauf der weiteren Manipulationen.

4. Blutstillung und Wundheilung

Die Technik der Blutstillung ist mit Rücksicht auf die bei vielen Milzerkrankungen vorliegende Blutungsneigung mit großer Sorgfalt durchzuführen. Gerade die nicht nur gefäß-, sondern auch häufig sehr fettreichen Gewebe der Ligamenta gastro-lienale und coli-lienale sind vorsichtig zu ligieren. Die Gefäße des Milzstiels sollten unbedingt mit Durchstechungsligaturen versorgt werden. Auch für Blutungen aus dem Retroperitonealraum empfehlen wir die Durchstechungsligatur. Durchtrennte oder durchgerissene Adhäsionen zur Thoraxwand und zum Zwerchfell bluten dagegen nur bei Vorliegen einer portalen Hypertension stärker. Soweit nicht eine Kompression mit Tüchern genügt, müssen diese Blutungen durchstochen oder coaguliert werden.

Die häufig beschriebenen Wundheilungsstörungen nach Splenektomie dürften ihre Ursache mehr in infizierten Haematomen infolge der vermehrten Blutungsneigung als in einer verminderten Infektabwehr durch Splenektomie oder Cortisontherapie haben. Zusätzlich zur sorgfältigen Blutstillung ist daher ausreichend subphrenisch und subcutan zu drainieren. Postoperativ ist bei emboliegefährdeten Patienten die Thrombocytenzahl zu kontrollieren und gegebenenfalls eine Anticoagulantientherapie einzuleiten.

II. Technik der Eingriffe an der Milz

1. Typische Resektion

Die typische Entfernung der nichtblutenden, normal großen Milz beginnt mit der Durchtrennung der Aufhängebänder des Organes (Abb. 3). Von caudal kommend beginnt man zweckmäßig mit der Durchtrennung des Ligamentum colilienale, das sich nach Zug am Quercolon und großen Netz in den Bereich des Rippenbogenrandschnittes verlagern läßt. Hierdurch wird die Bursa omentalis eröffnet. Sorgfältige Unterbindungen verhüten profuse und lästige Blutungen aus den dünnwandigen Gefäßen des sehr fettreichen Gewebes.

Durch vorsichtiges Umfahren des Organes mit der flachen Hand können nun Verklebungen, die evtl. zwischen Milz und Zwerchfell entlang der Konvexität des Organes vorliegen, gelöst werden. Das *Ligamentum gastro-lienale* wird durch Zug am Magen dargestellt und zwischen Ligaturen durchtrennt. Bei sehr kurzem Ligament muß darauf geachtet werden, den Magen nicht zu verletzen.

Danach läßt sich der Gefäß- und Nervenstiel der Milz mit zwei Fingern der li. Hand umfahren (Abb. 4). Er kann sodann mit einem Faden umschlungen und ligiert oder zwischen zwei großen Klemmen durchtrennt werden, wobei das Mitfassen des Pankreasschwanzes zu vermeiden ist. Entfernung der Milz und Versorgung des Milzstieles mit kräftigen Durchstechungsligaturen.

Eine kräftige Drainage wird subphrenisch möglichst weit nach hinten eingelegt. Sie ist zur Erkennung von Nachblutungen und zur Verhütung von Haematombildungen wichtig. Wegen der Gefahr der subphrenischen Absceßbildung ist dieser Drain unter Umständen ange zu belassen.

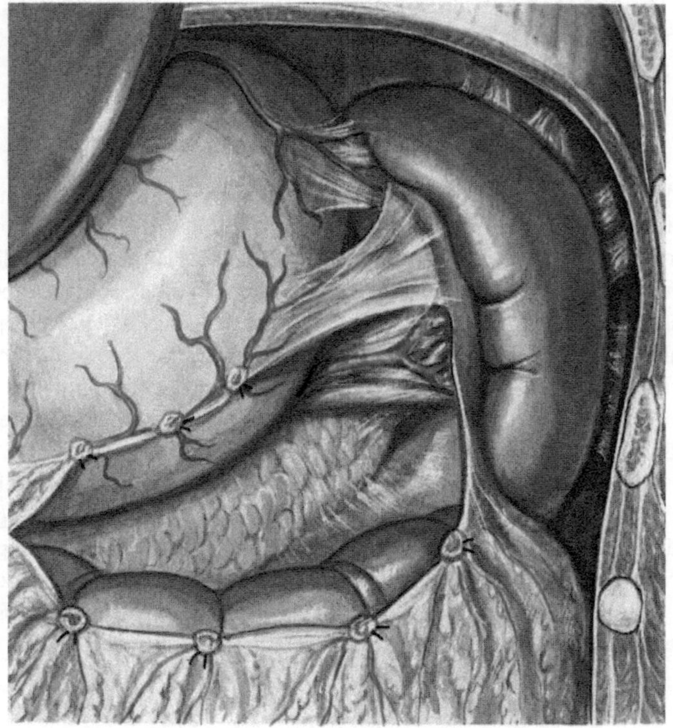

Abb. 3. Typische Splenektomie I, anatomische Übersicht: Man erkennt die aus dem Mesogastrium dorsale hervorgegangenen Aufhängebänder der Milz: Ligamentum gastro-lienale und Ligamentum coli-lienale. In der Rückwand der Bursa omentalis der Milzhilus. An der Milzkonvexität Verwachsungen mit dem Zwerchfell

2. Splenomegalie

Erhebliche *Splenomegalien* können die Exstirpation des Organes wesentlich erschweren. Der Rippenbogenrandschnitt ist dann großzügig zu erweitern, ein Assistent zieht den Rippenbogen nach links oben. Die Einkerbung oder Durchtrennung des Rippenbogens bringt wenig zusätzliche Vorteile. Die Aufhängebänder der Milz werden, wie oben beschrieben, schrittweise durchtrennt. Von Haltefäden zum Herunterziehen der Milz ist abzuraten.

Die *präliminare Ligatur* der Arteria lienalis ist bei der großen Milz in jedem Falle anzustreben. Sollte sie bei extrem großer Milz am Pankreasschwanz nicht erreichbar sein, kann die *temporäre Drosselung* des Gefäßes am Tripus Halleri versucht werden. Hierzu geht man in Pankreasmitte ebenfalls am Oberrand dieses Organes in Richtung Aorta durch das Peritoneum auf das gut bleistiftdicke Gefäß vor. Vor der permanenten Ligatur des Gefäßes an dieser Stelle ist dringend zu warnen.

Bei sehr großer Milz ist der Hilus stark vascularisiert und fächerförmig auseinandergezogen. Er kann daher nicht, wie oben angegeben, in einer Klemme gefaßt werden, sondern wird in Einzelschritten vorsichtig versorgt. Hierbei kommt es leicht zu schweren Blutungen aus angerissenen Venen. Können sie nicht schnell und gefahrlos gestillt werden, muß man – ohne viel Zeit zu verlieren – die Milz evtl. unter Zerreißung restlicher Ver-

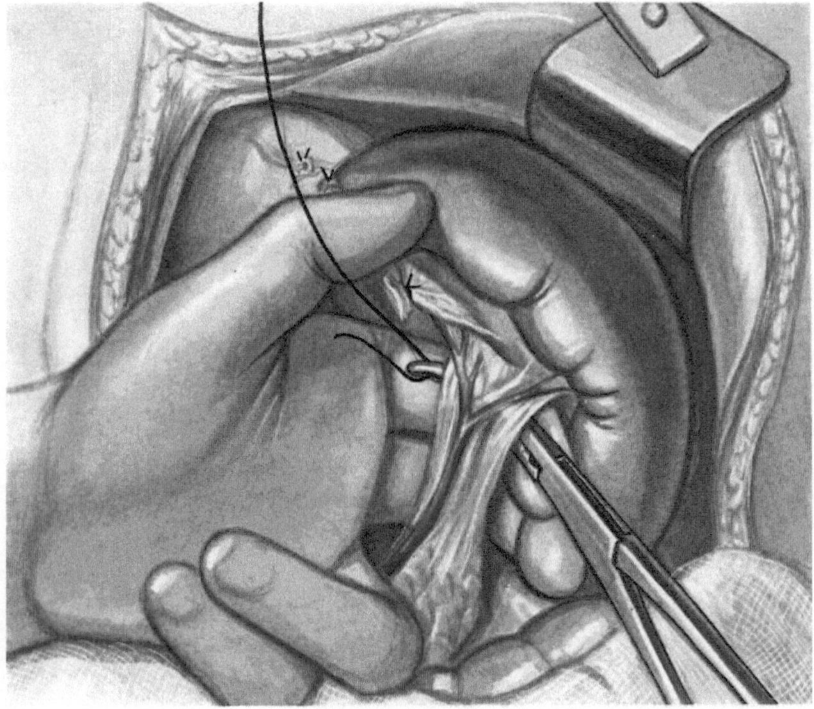

Abb. 4. Typische Splenektomie II: Die Aufhängebänder sind durchtrennt. Nach Umfahren mit der li. Hand wird der Milzhilus ligiert oder abgeklemmt

klebungen umfahren und mit der li. Hand den restlichen Gefäßstiel umfassen und komprimieren. Nun wird eine kräftige Klemme angelegt und der Stiel unter Tasten möglichst weit milzwärts mit der Schere durchtrennt. Nach Entfernung des Organes und Absaugen des Blutes kann sodann die differenzierte Blutstillung mit Hilfe von Durchstechungsligaturen erfolgen.

3. Milzruptur

Ist die Operationsindikation durch schwere Blutung aus dem Milzparenchym gegeben, wird in der Regel weder Zeit für eine präliminare Arterienligatur noch für sorgfältige Präparation der Aufhängebänder sein. Das meist kleine, ausgeblutete Organ wird mit der li. Hand umfahren und vorluxiert. Eine kräftige Klemme faßt den Stiel, der sodann dicht am Organ mit der Schere durchtrennt wird. Sorgfältige Blutstillung mit Hilfe von Durchstechungsligaturen nach Entfernung des Organes und der Blutkoagel.

Verhindern bei einer Milzruptur sehr schwere Verwachsungen die rasche Exstirpation, so ist die präliminare Ligatur der Arteria lienalis zu empfehlen und mit der Splenektomie bis zur Auffüllung des Kreislaufes zu warten. Von der alleinigen Ligatur der Arteria lienalis, die sowohl bei Blutungen wie auch bei schweren Verwachsungen im Rahmen von Abscedierungen und dergleichen anstelle der Splenektomie empfohlen wurde, ist abzuraten.

Literatur

Berchtold, R.: Chirurgie der Milz. Chirurg **42,** 489–494 (1971)

Schulte, P., Siegenthaler, W.: Internistische Indikation zur Splenektomie. Chirurg **42,** 481–485 (1971)

Streicher, H.-J.: Chirurgie der Milz. Berlin–Göttingen–Heidelberg: Springer 1961

Zenker, R.: Die Eingriffe in der Bauchhöhle. Bd. VII/1, 2. Aufl. Allgem. u. spez. chir. Operationslehre. Hrsg. N. Guleke, R. Zenker. Berlin–Göttingen–Heidelberg: Springer 1951

X. Die Eingriffe bei Pfortaderhochdruck

Von H. Hamelmann, Marburg/Lahn und A. Grabiger, München

A. Einteilung der portalen Hypertension

Die portale Hypertension hat verschiedene Ursachen. Für die Belange der klinischen und operativen Chirurgie ist es wichtig, die möglichen ätiologischen Faktoren bei der Entstehung eines portalen Hochdruckes zu beachten, da von ihnen ein im einzelnen sehr differenziertes therapeutisches Handeln abhängig ist. Als mögliche Ursachen kommen in Frage:

1. Lumeneinengung des Pfortadersystems, z. B. bei Pfortaderthrombose, Tumoren oder ähnliches
2. Erhöhung des intrahepatischen Gefäßwiderstandes der Pfortader, z. B. bei Lebercirrhose
3. Verschluß der Venae hepaticae durch Lebercirrhose, Thrombosen oder entzündliche Veränderungen der Gefäßwand
4. Druckerhöhung in der Vena cava inferior oder in den Venae hepaticae bei Panzerherz oder Rechtsinsuffizienz des Herzens.

Daraus leitet sich folgende Einteilung des portalen Hochdruckes ab:

I. Prähepatischer Block

a) *Thrombose der V. lienalis*

b) *Pfortaderthrombose:* Im Anschluß an Entzündungen oder Operationen im Bauchraum, bei Pankreastumoren, bei Gastroduodenalulcera, bei Polyglobulie und nach Splenektomie.

c) *Pfortadercavernom:* Es handelt sich dabei um eine angeborene oder auf dem Boden einer postnatalen Nabelvenenentzündung entstandene Mißbildung des Pfortaderstammes, die vor allen Dingen bei Kindern und Jugendlichen beobachtet wird.

II. Intrahepatischer Block

a) *präsinusoidaler Block:* die für das Auftreten einer portalen Hypertension wichtigen Lebersinusoide sind hier nicht oder kaum von der Drucksteigerung betroffen. In diese Gruppe gehören als ursächliche Krankheiten die Schistosomiasis, Chagas-Krankheit, granulomatöse Lebererkrankungen wie M. Hodgkin, M. Boeck, die kongenitale Leberfibrose, die chronische Cholangitis und die primäre biliäre Cirrhose. Die hierdurch hervorgerufenen Leberveränderungen engen dabei das Gefäßbett präsinusoidal ein.

b) *postsinusoidaler Block:* die häufigste Ursache ist die posthepatische oder postnekrotische Lebercirrhose. Für die Entstehung der portalen Hypertension spielt die Kompression der kleinen Lebervenen durch die postsinusoidal gelegenen Leberregenerate eine entscheidende Rolle.

c) Zur Gruppe des postsinusoidalen bzw. posthepatischen Blocks gehört auch das seltene *Budd-Chiari-Syndrom*, bei welchem es durch Entzündung oder Thrombose bei verschiedener Ätiologie zum Verschluß der großen Lebervenen, oft mit Einbeziehung der Vena cava, kommt.

B. Spezielle Diagnostik

Die röntgenologische Darstellung des Pfortadersystems hat für die Diagnostik und damit gleichzeitig für die Therapie eine ganz wesentliche Bedeutung. Sie soll folgende Fragen beantworten:

a) Ist der Pfortaderstamm frei durchgängig und vom Lumen her anastomosefähig?

b) Wie ausgeprägt ist der hepatofugale Umgehungskreislauf?

c) Ist die Pfortader für eine Anastomose nicht verwendbar: Sind besondere Anastomosenformen, z. B. splenorenale Anastomose, durchführbar?

d) Wie hoch ist der portale Druck?

I. Die Splenoportographie

Uns hat sich dabei folgendes Vorgehen bewährt: Der Patient liegt in Rückenlage. In Intubationsnarkose und unter Muskelrelaxation wird ein Teflonkatheter mit Mandrinkanüle unter Sicht mit dem Bildwandler je nach Milzgröße zwischen der vorderen und mittleren Axillarlinie unter dem linken Rippenbogen oder durch den 11., 10. oder 9. ICR nach Stichincision in Richtung Milzhilus eingeführt. Die Kanüle liegt richtig, wenn aus der äußeren Kanülenöffnung Blut tropft. Eine Probeinjektion von einigen ml Kontrastmittel orientiert über die Lage der Kanülenspitze. Die Nadel wird zurückgezogen, der Teflonkatheter bleibt liegen (Atmung!). Dann werden unter Durchleuchtungskontrolle mit dem Bildwandler und dem Seriographen 60 bis maximal 100 ml eines wasserlöslichen Kontrastmittels mittels eines Druckinjektionsapparates injiziert und Serienaufnahmen erstellt. Ist die Milz klein oder sind z. B. als Folge von Operationen Verwachsungen in der Milzgegend zu erwarten, so kann man die Milzpunktion auch unter laparoskopischer Sicht durchführen.

Mit der Milzpunktion führen wir gleichzeitig auch eine *Druckmessung* aus. Sie erfaßt den intralienalen Druck. Dieser entspricht dem Pfortaderdruck. Der Normalwert schwankt zwischen 5–15 cm H_2O. Technisch geht man dabei so vor, daß man ein mit physiologischer Kochsalzlösung gefülltes Steigrohr an den Teflonkatheter anschließt. In Anlehnung an die Venendruckmessung im großen Kreislauf wird der O-Punkt dabei in die Vorhofebene gelegt.

Die *Hauptkomplikation* bei der Splenoportographie ist die Blutung. Eine sorgfältige klinische Beobachtung nach der Untersuchung ist deswegen nötig, um jederzeit eingreifen zu können (z. B. Splenektomie). Die Komplikationsrate liegt bei ca. 1%.

Ist bei der Splenoportographie auf mehreren Aufnahmen die Milzvene ganz oder teilweise verlegt und kommt es dabei zu keiner Darstellung des Pfortaderstammes, so darf allein aufgrund des Splenoportogrammes nicht auf eine Verlegung des Pfortaderstammes geschlossen werden. Zu diesem Entscheid sollte man zusätzlich eine Mesenterico- oder Omphaloportographie durchführen. Diese ist auch nötig, wenn die Milz bereits entfernt ist.

II. Die Mesentericoportographie

Sie wird auch »blutige Portographie« genannt. Von einer kleinen Laparotomie aus wird eine Vene einer oberen Dünndarmschlinge kanüliert. Über die V. mesenterica superior läßt sich die Pfortader darstellen.

III. Die Omphaloportographie

Dabei kann man dem Patienten eine Laparotomie und auch eine Narkose ersparen. Technisch ist sie allerdings schwieriger. In Lokalanaesthesie wird ein kleiner bogenförmiger Schnitt knapp oberhalb des Nabels angelegt. In der Linea alba wird die Nabelvene freigelegt und kanüliert (Patrassi). Allerdings gelingt es nicht immer, die Nabelvene durchgängig zu machen und den Katheter bis in die Pfortader vorzuschieben.

IV. Die Darstellung der Lebervenen

Vom Arm aus wird über die V. cava superior-inferior ein Katheter in eine Lebervene eingeführt. Neben der Druckmessung erlaubt die Injektion von Kontrastmittel eine Darstellung der Lebervene. Verschließt die Katheterspitze die Lebervene, so gelingt es gelegentlich, auch die intrahepatische Pfortader darzustellen.

V. Die selektive Coeliaco- und Mesentericographie

Die selektive Angiographie kann wertvolle Hinweise für das Ausmaß der arteriellen Leberdurchblutung geben. Sie stellt somit eine wesentliche Ergänzung der Spleno-Portographie dar und kann die Operationsindikation in Einzelfällen entscheidend beeinflussen. Vereinzelte Autoren sind dazu übergegangen, anstelle der Portographie primär zu angiographieren, da die venöse Phase in den meisten Fällen zur Beurteilung der Pfortaderstrombahn genügt (persönliche Mitteilung von R. Berchtold).

C. Therapeutische Indikationen

Das für den Chirurgen wichtigste Symptom der portalen Hypertension ist die *Blutung aus Oesophagusvaricen*. Ihre Behandlung kann durch konservative oder operative Maßnahmen erfolgen, auf die im folgenden eingegangen wird. Chirurgische Indikationen bei *Ascites* und *Splenomegalie* als Ausdruck der portalen Hypertension treten in ihrer Bedeutung dagegen zurück.

I. Konservative Maßnahmen bei einer Oesophagusvaricenblutung

a) Volumensubstitution mit Plasmaexpandern, Blut bzw. Frischblut über einen zentralen Venenkatheter, der gleichzeitig auch zur Bestimmung des zentralen Venendruckes verwendbar ist.

b) Sedierung des Patienten.

c) Einlegen einer Ballonsonde nach Sengstaken-Blakemore oder Crile.

d) Medikamentöse Herabsetzung des Pfortaderdruckes durch Vasoconstriktion im Pfortadergebiet durch Vasopressin (vasoaktive Substanz des Hypophysenhinterlappens): 20 E in 200 ml 5%iger Glucoselösung in 20–30 Minuten, kann wiederholt werden.

e) Maßnahmen zur Verhütung des Leberversagens: Magenspülungen und hohe Dickdarmeinläufe, um die Resorption der Blutmassen im Magen-Darmtrakt zu vermindern. Gaben von 2 g Neomycin-Bacitracin oder 1,5–3 g Paromomycin mit dem Zweck, die Darmflora bei den im Darm vorhandenen Blutmengen zu verringern, um die Produktion von metabolischen, die Leber belastenden Abbauprodukten zu reduzieren. Infusionen zur Herabsetzung der Hyperammoniaemie [(Rocmaline (®), Tutofusin CH forte (®)].

Von den gesamten Maßnahmen sind der Volumenersatz mit Blut und das Einlegen einer Ballonsonde die wichtigsten. Der Nutzen der medikamentösen Herabsetzung des Pfortaderdruckes ist bis heute umstritten. Es ist von Nutzen, die Sonde transnasal einzuführen und nach Auffüllen der Ballons unter leichtem Dauerzug von 300–500 g zu halten.

II. Indikation zur Notshunt-Operation

Hält die Blutung trotz der genannten Maßnahmen an bzw. kommt es nach kurzer Zeit zur Rezidivblutung, so ist zu prüfen, ob man sich zu einer Operation unter der Blutung entschließen soll. Wenn eine Operation aufgrund des Allgemeinbefundes und der Leberfunktion überhaupt in Frage kommt, so sollte man sich *rasch* entschließen. Der Eingriff wird um so erfolgreicher sein, je eher man ihn durchführt. Jede neue Blutung führt zu einer weiteren Leberschädigung (einerseits infolge Hypovolaemie und entsprechender Hypoxie der Leber, andererseits aufgrund des enormen Anfalles von Eiweißabbauprodukten im Intestinaltrakt). Als Eingriff empfohlen wird – wenn irgend möglich – die Anlage einer portocavalen Anastomose (sog. »Notshunt«). Da es sich um eine ausgesprochene Risiko-Chirurgie handelt, ist auch hier die Letalität hoch. Sie liegt zwischen 35 und 47% (Orloff).

Wenn man dagegenhält, daß die erste Varicenblutung eine Letalität von ca. 50% hat und $^2/_3$ bis $^4/_5$ der Überlebenden im darauffolgenden Jahr an Rezidivblutungen sterben, so sprechen diese Zahlen *für* die Notshunt-Operation. Allerdings ist es fraglich, ob sich diese Operation wegen ihrer hohen Letalität bei allen Chirurgen durchsetzen wird. Esser konnte die Letalität der Notoperation durch den »verzögerten Shunt unter Notindikation« auf 15% senken. Man legt bei dieser Methode die Sengstaken-Sonde und nutzt eine Wartezeit von 24–48 Stunden zur intensiven Operationsvorbereitung. Notfalls kann die Indikation in diesem Zeitraum noch korrigiert werden.

Die klinische Erfahrung hat gezeigt, daß alle anderen operativen Maßnahmen, die den Pfortaderdruck unvermindert bestehen lassen, nur Palliativmaßnahmen sind und sowohl mit einer hohen Blutungsrezidivquote als auch mit einer hohen Letalität belastet sind. Trotzdem wird man aber auf sie zurückgreifen müssen, wenn der Allgemeinzustand des Patienten und die Leberfunktion eine portocavale Anastomose nicht zulassen. Wir sind in den letzten Jahren dazu übergegangen, in solchen Fällen einen »*Boerema-Knopf*« einzulegen. Er bedeutet für die Patienten eine geringe Belastung. Die *transthorakale Umstechung der Oesophagusvaricen nach Linton*, die wir früher in einigen verzweifelten Fällen – besonders bei Pfortadercavernomen – durchführten, halten wir für nicht weniger belastend als eine Shuntoperation, die allein den Portaldruck senkt und somit kausal eine Varicenblutung zu verhindern vermag.

Entscheidend in der Situation einer konservativ nicht beherrschbaren Varicenblutung sind Umfang und Dauer des geplanten Eingriffes sowie die Belastbarkeit der Leber, die vor einer Notoperation durch schnell durchzuführende geeignete Tests überprüft werden sollte.

III. Indikationen zur Shunt-Operation

Die Operationsindikation ist grundsätzlich gegeben, wenn bei einem Patienten eine oder mehrere Oesophagusvaricenblutungen vorausgegangen sind und eine anastomosefähige Pfortader oder Milzvene vorhanden ist.

Wir bevorzugen grundsätzlich die *portocavale Anastomose*. Ist sie wegen einer Pfortaderthrombose oder aus technischen Gründen nicht durchführbar, wird man sich zu einem splenorenalen Shunt entschließen. Der letztere ist technisch schwieriger, die Quote der postoperativen Thrombosebildung an der Anastomose ist wegen der besonderen topographischen Verhältnisse höher. Dagegen sind die haemodynamischen Veränderungen des vergleichsweise schwächeren splenorenalen Shunts im Hinblick auf die Leberdurchblutung nicht so schwerwiegend. Aus diesem Grunde wird die splenorenale Anastomose von verschiedenen Chirurgen (Koncz) befürwortet.

Im Vergleich zur portocavalen und splenorenalen Anastomose spielen andere seltene Anastomosenformen (s. u.) eine untergeordnete Rolle.

Entscheidend für den Erfolg einer Shunt-Operation sind neben einer sorgfältigen Operationstechnik:

a) der *Allgemeinzustand des Patienten:* Herzinsuffizienz, arterielle Hypertonie, Nierenerkrankungen, Diabetes mellitus, Alkoholabusus in der Anamnese, psychische Gesamteinstellung; beim beruflich und persönlich differenzierten Patienten ist die Indikation zur Shunt-Operation wegen der postoperativen Gefährdung durch eine Encephalopathie (EEG!) besonders vorsichtig zu stellen!

b) *Leberfunktion* und *Leberstruktur:* Blutgerinnungsverhältnisse, splenopathische Blutzelldepression, Ascites, Encephalopathie und Leberkoma in der Anamnese, morphologisches Bild.

c) Prä- oder intraoperative Untersuchungsergebnisse über *Pfortaderdruck* und *Ausmaß des hepatofugalen Umgehungskreislaufes:* die Größe des Kollateralabstromes läßt Schlüsse auf die Verminderung der Gesamtleberdurchblutung zu. Für die Indikation zur Shunt-Operation ist es ferner wichtig zu wissen, daß durch einen portosystemischen Shunt die Leberdurchblutung um so mehr reduziert wird, je besser diese vor der Operation war. Die klinische Erfahrung hat (z. T.) gezeigt, daß gerade bei Patienten mit präoperativ annähernd normaler Leberdurchblutung die Reduktion derselben durch einen Shunt für die Leberfunktion kritisch werden kann. Aus diesem Grund wurde auch vereinzelt versucht, durch einen zusätzlichen arterioportalen Shunt nach portocavaler Anastomose die Leberdurchblutung zu bessern.

Alle diese Kriterien sollte man mit einem in Fragen der Leberdiagnostik und -therapie besonders erfahrenen Internisten gewissenhaft erörtern. Dies gilt um so mehr, wenn man hinsichtlich der präoperativen Befunde Grenzwerte findet. Wir sind uns bewußt, daß man nicht für alle Fälle allgemeingültige Regeln für die Operabilität aufstellen kann. Es wird immer vereinzelte Fälle geben, die trotz »guter Werte« kein zufriedenstellendes Operationsresultat zeigen, wie man auch Patienten beobachten wird, die aufgrund ihrer Befunde die Operation eigentlich nicht überlebt haben dürften.

Folgende Werte sollten möglichst nicht unterschritten werden, wenn eine begründete Aussicht auf Erfolg bestehen soll:

Tabelle 1. Voraussetzungen zur Durchführung einer portocavalen Anastomose (Kalk, Hunt, Martini, Schreiber, 1964)

Gesamtbilirubin nicht über 2 mg%
Bromsulfaleinretention nicht über 25% nach 45 min
Haemoglobin nicht unter 7,6 g%
Gesamteiweiß nicht unter 6 g%
Albumine nicht unter 3g%
Gerinnungsfaktor V nicht unter 50%
Kalium nicht unter 3,3 mval/l
Cholinesteraseaktivität im Serum nicht unter 60 ml/CO_2 /20 min/0,1 ml (Acetylcholin)

Unter spezifischer Herausstellung des Risikofaktors haben Leger (1963) und Hamelmann und Nitschke folgenden Index aufgestellt:

Tabelle 2. Kriterien zur Beurteilung der Operabilität von portocavalen Anastomosen bei Pfortaderhochdruck und Lebercirrhose nach Hamelmann u. Nitschke

Kriterien	Bewertung
Präkoma/Koma vorausgegangen	6
Alter 60 Jahre und darüber	4
Rezidivblutung mehr als einmal	4
Therapieresistenter Ascites	6
Temporärer Ascites	3
Gesamtbilirubin (Serum) über 2 mg%	5
Gesamtbilirubin (Serum) 1,2–2,0 mg%	3
Serumalbumin 3,0 g% und darunter	4
Prothrombinindex 50% und darunter	4
Takata-Reaktion 50 mg% und darunter	4
Thrombocyten 100000 und darunter	2
Extremitätenödem	2

Gute Prognose: Index 0–12
kritische Prognose: Index 12–17
ungünstige Prognose: Index 17 und mehr

Bei Oesophagusvaricenblutungen im Kindesalter liegt oft eine Fehlbildung des Pfortadersystems im Sinne eines »Cavernoms« vor. Ein Shunt zwischen Pfortader und Vena cava ist nicht möglich, so daß man sich zu einer splenorenalen Anastomose entschließen muß. Handelt es sich aber doch um einen der seltenen Fälle von intrahepatischem Block, so sollte man – wenn irgend möglich – mit einer portocavalen Anastomosenoperation bis zum 10. Lebensjahr warten, da dann die Gefäßlumina entsprechend weiter sind.

Als *Kontraindikationen* für eine Shunt-Operation sind anzusehen: frischer Schub einer Hepatitis, ausgeprägte dekompensierte Lebercirrhose, Präcoma und Coma hepaticum, Encephalitis stärkeren Ausmaßes sowie alle Fälle, die unter Beachtung der Kriterien auszuschließen sind.

IV. Prophylaktische Shunt-Operation

Man versteht darunter die Durchführung einer Anastomose bei ausgeprägten Oesophagusvaricen, ohne daß je eine Varicenblutung stattgefunden hat. Der Wert einer solchen Operation wird in das rechte Licht gerückt, wenn man bedenkt, daß etwa 50% der Patienten mit einer Varicenblutung bereits bei der ersten größeren Blutung sterben! Dem Problem des prophylaktischen Shunts sind in den letzten Jahren Ärzteteams in den USA anhand von alternierenden Patientenreihen nachgegangen (Garceau, Conn, Jackson u. a.).

Sie kamen mit geringen Abweichungen zu den gleichen Schlußfolgerungen:

a) Die prophylaktische Shunt-Operation schützt den Patienten weitgehend vor einer Oesophagusvaricenblutung.

b) Die operierten Patienten fallen aber in einem größeren Umfang einem Leberversagen zum Opfer, so daß die Gesamtletalität sowohl der operierten als auch der nichtoperierten Vergleichsgruppen ungefähr gleich groß ist.

c) Zur Zeit ist deshalb eine *generelle* Indikation zum prophylaktischen Shunt nicht zu befürworten. Dies besagt jedoch nicht, daß man in Einzelfällen nicht doch zu einer prophylaktischen Operation schreiten sollte. Sie ist gerechtfertigt, wenn die Oesophagusvaricen stark ausgeprägt sind und der Pfortaderdruck soweit erhöht ist (über 25 cm Wasser), daß mit einer Blutung zu rechnen ist. Von seiten der Leberfunktion darf keine Kontraindikation bestehen! Weiterhin ist zu berücksichtigen, wie schwerwiegend eine eventuell postoperativ auftretende Encephalopathie zu beurteilen ist (Kollateralkreislauf). Ein ausgedehnter Kollateralkreislauf würde die Indikationsstellung unter Berücksichtigung der anderen Kriterien also erleichtern.

V. Portocavale Seit-zu-Seit- oder End-zu-Seit-Anastomose

Durch in die Lebervenen eingeführte Katheter mit röntgenologischer Darstellung der Lebervenen konnte gezeigt werden, daß es bei gewissen Formen der fortgeschrittenen Leberzirrhose zur spontanen Stromumkehr in der Pfortader – also zur Benutzung der Pfortader als Ausflußbahn – kommt.

Bei solchen Patienten hat schon vor einer Shunt-Operation der portale Einstrom keine Rolle gespielt, so daß bei diesen Patienten ein direkter portocavaler Shunt keine zusätzliche Einschränkung der Leberdurchblutung bringt. Die Frage, ob der End-zu-Seit-Anastomose oder der Seit-zu-Seit-Anastomose der Vorzug gegeben werden soll, ist bis heute offen geblieben. Nachuntersuchungen an großen Serien haben bei beiden Anastomoseformen gleich gute Ergebnisse gezeigt (Schreiber, Hamelmann und Nitschke). Oft geben anatomische Gegebenheiten oder technische Überlegungen den letzten Ausschlag. Wir bevorzugen seit einigen Jahren die End-zu-Seit-Anastomose, die technisch meist einfacher ist und die Nachteile einer hepatofugalen Stromumkehr vermeidet. Nur beim Ascites als Indikation zur portocavalen Anastomose führen wir eine Seit-zu-Seit-Anastomose durch (s. u.).

VI. Indikationen zu Sperroperationen

Diese Eingriffe, die den portalen Druck nicht senken, sind Palliativmaßnahmen. Sie sind mit einer hohen Letalität belastet und kommen nur dann zur Anwendung, wenn eine Shunt-Operation nicht durchführbar ist. Wir bevorzugen von den zahlreichen angegebenen Methoden bei bestehender Indikation das Einbringen eines »Boerema-Knopfes«. Die transthorakale Oesophagusvaricenumstechung nach Linton (s. u.) wird von anderen Autoren auch empfohlen.

VII. Indikationen zur Milzexstirpation

Bei der Milzvenenthrombose und beim arteriovenösen Aneurysma am Milzhilus mit starkem Umgehungskreislauf ist die Splenektomie das Verfahren der Wahl. Liegt eine isolierte Pfortaderthrombose vor und ist diese durch Thrombektomie nicht zu beseitigen, so wird man die Milz entfernen und eine splenorenale Anastomose anlegen.

Gewarnt sei vor einer nicht streng indizierten Splenektomie bei Splenomegalie vor allem bei Kindern. Oft ist die Milzvergrößerung Ausdruck einer portalen Hypertension bei Pfortadermißbildungen. Eine frühzeitige Milzentfernung verbaut den Weg zu einer späteren splenorenalen Anastomose!

VIII. Indikationen bei Ascites

Es gibt bei der Lebercirrhose Fälle, in denen eine bedrohliche Ascitesentwicklung im Vordergrund des Krankheitsbildes steht. Wenn bei guter oder ausreichender Leberfunktion die medikamentösen Behandlungsversuche erfolglos bleiben, besteht die Ursache dieser Ascitesbildung meist in einem erheblichen intrahepatischen Widerstand bei fehlendem oder nur gering ausgebildetem Kollateralkreislauf (Ascites als Ausdruck einer »mechanisch-vasculären Dekompensation« im Hepatoportalgebiet nach Welch). In diesen Fällen ist eine portocavale Seit-zu-Seit-Anastomose angezeigt, die bei dem hohen hydrostatischen Druck in der Leber die Möglichkeit eines hepatofugalen Refluxes zuläßt. Ist ein Shunt nicht möglich, so kann man auch eine lymphovenöse Anastomose versuchen.

D. Technik der portocavalen Anastomosen

I. Zugang

1. Der abdominale Zugang

Beim abdominalen Zugang liegt der Patient auf dem Rücken, wobei die Lordose der LWS durch entsprechende Lagerung soweit als möglich verstärkt werden soll. Der rechte Oberbauch wird seitlich etwas angehoben. Wir bevorzugen einen etwas modifizierten rechtsseitigen Rippenbogenrandschnitt (Abb. 1). Dabei ist zu beachten, daß er nicht ganz so steil wie der eigentliche Rippenbogen verläuft, sondern die Linie zwischen Xyphoid und Nabel etwas oberhalb der Mitte schneidet. Von hier aus kann der Schnitt bei Bedarf auch in Richtung linker Rippenbogen verlängert werden. Zum Auseinanderhalten der Bauchdecken haben sich uns zwei eingesetzte Rippensperrer bewährt.

2. Der thoraco-abdominale Zugang

Nur in seltenen Fällen, wenn das Operationsgebiet durch den Abdominalschnitt nicht genügend zugänglich gemacht werden kann, ist der thoraco-abdominale Schrägschnitt rechts in Erwägung zu ziehen. – Wir wenden ihn praktisch nicht an. – Dazu liegt der

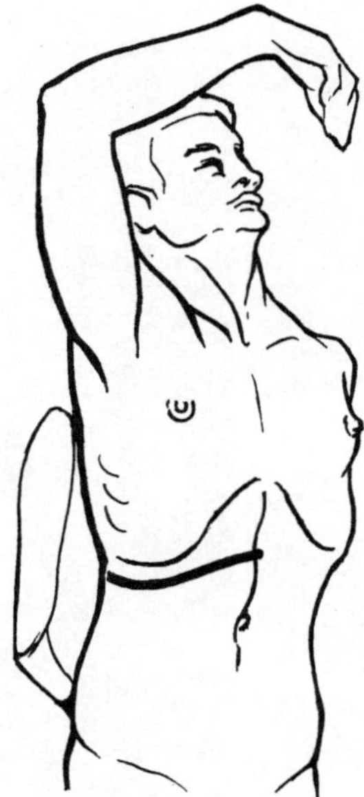

Abb. 1. Schnittführung bei portocavaler Anastomose

Kranke in Rückenlage mit geringer Erhöhung der Brust-Lenden-Gegend. Die geringe Linkslage des Kranken kann durch Kippen des OP-Tisches beliebig verstärkt werden. Der Schnitt verläuft von der mittleren Axillarlinie im 8. oder 9. ICR bis zur Mittellinie, etwa 5 cm oberhalb des Nabels. Der M. obliquus externus wird in seinem Faserverlauf, das vordere Blatt der Rectusscheide quer gespalten. Der Rectusmuskel kann quer durchtrennt werden. Bei schlaffen Bauchdecken genügt das Einkerben oder die Medialverziehung des Muskels. Nun wird oberhalb des Rippenbogens im 8. oder 9. ICR die Intercostalmuskulatur unter Schonung der Pleura gespalten. Unterhalb des Rippenbogens durchtrennt man in der Schnittrichtung den M. obliquus internus und transversus und das Peritoneum. Schneidet man jetzt den Rippenbogenrand mit der Rippenschere durch und spaltet das Zwerchfell, so läßt sich die Wunde breit auseinanderziehen.

Der rechte Leberlappen wird dann nach oben gedreht, was leicht gelingt, wenn man das Ligamentum teres hepatis durchtrennt. Man gewinnt so einen übersichtlichen Einblick auf die Leberunterfläche mit Gallenwegen, Pfortader und V. cava inferior. Es sei noch einmal betont, daß der thoraco-abdominale Schnitt für den Patienten eine wesentlich größere Belastung darstellt als der abdominale, der uns zur Durchführung einer portocavalen Anastomose seit Jahren ausnahmslos genügt.

II. Die portocavale Seit-zu-Seit-Anastomose

Nach Eröffnen des Peritoneums fallen als Zeichen der portalen Hypertension die meist stark gestauten Venen des Netzes und des Darmes auf. Als nächstes folgt die Inspektion von Magen, Gallenblase und Leber, aus der man, falls noch keine Histologie vorliegt, eine Probebiopsie entnehmen sollte, um für den späteren Verlauf Vergleichsmöglich-

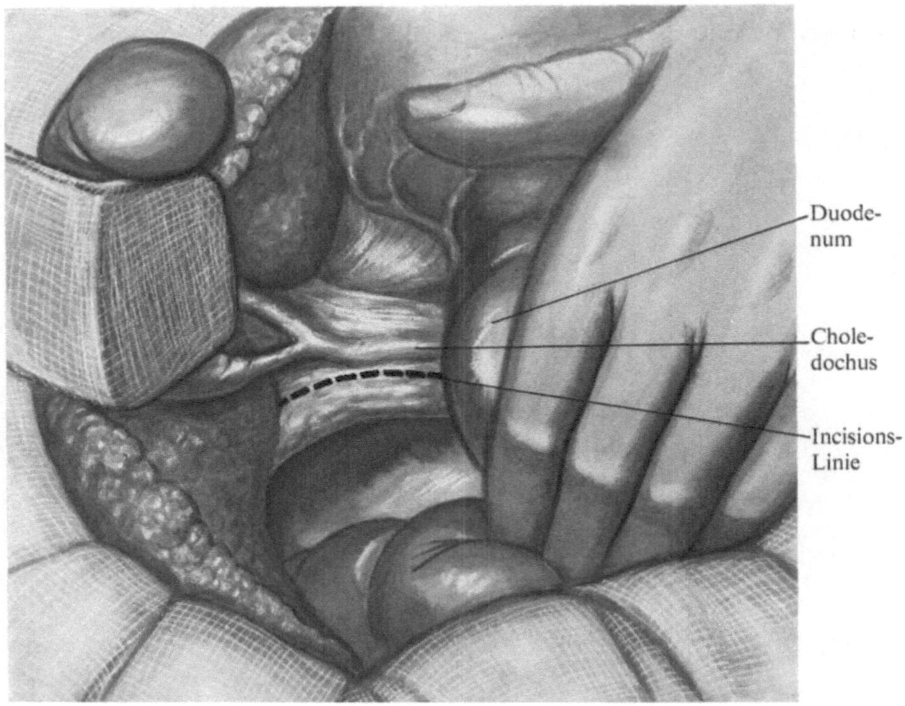

Abb. 2a. Incision des Ligamentum hepato-duodenale lateral-caudal des Choledochus

keiten zu haben. Leber und Gallenblase werden mit einem Haken nach oben gehalten. Ist die Gallenblase sehr groß und nicht ausdrückbar und behindert sie den Zugang zum Ligamentum hepato-duodenale erheblich, so sollte man sie punktieren oder notfalls entfernen, was nach unserer Erfahrung aber nur selten notwendig ist. Nach Darstellung des Ligamentum hepato-duodenale wird das Peritoneum an der rechten Seite des Ligaments möglichst weit caudal längs incidiert und – falls erforderlich – das Duodenum nach Kocher mobilisiert (Abb. 2a). Nach Incision des Peritoneums präpariert man unter Verwendung des Overholts oder stumpf vom lateralen Rand des Ligamentum hepato-duodenale nach dorsal-medial, bis man die Wand der Pfortader sieht. Gestaute Venenäste müssen sorgfältig ligiert werden. Der ventral vor der Pfortader liegende Ductus choledochus und auch die A. hepatica werden mit langen Venenhäkchen nach medial gehalten. Nun wird vorsichtig – am besten mit Overholt, Schere und feinen Präpariertupfern – der Pfortaderhauptstamm ausgelöst (Abb. 2b). Dies kann bei vorliegendem Ascites und damit verbundenen ödematösen Veränderungen und Verwachsungen sehr schwierig sein. Es ist wichtig, daß man sich für diesen Akt der Operation Zeit läßt! Man erleichtert sich die Präparation, wenn man die Pfortader möglichst früh an der am leichtesten zugänglichen Stelle mit einer Rumel-Klemme unterfährt, ein Bändchen durchzieht und sie leicht anzieht. Die Pfortaderwand kann verdickt, sie kann aber auch papierdünn sein. Die Präparation der Pfortader erfolgt leberwärts bis zu ihrer Aufzweigung, pankreaskopfwärts bis zur sogenannten Choledochusdrüse, d. h. einem regelmäßig anzutreffenden Lymphknoten am

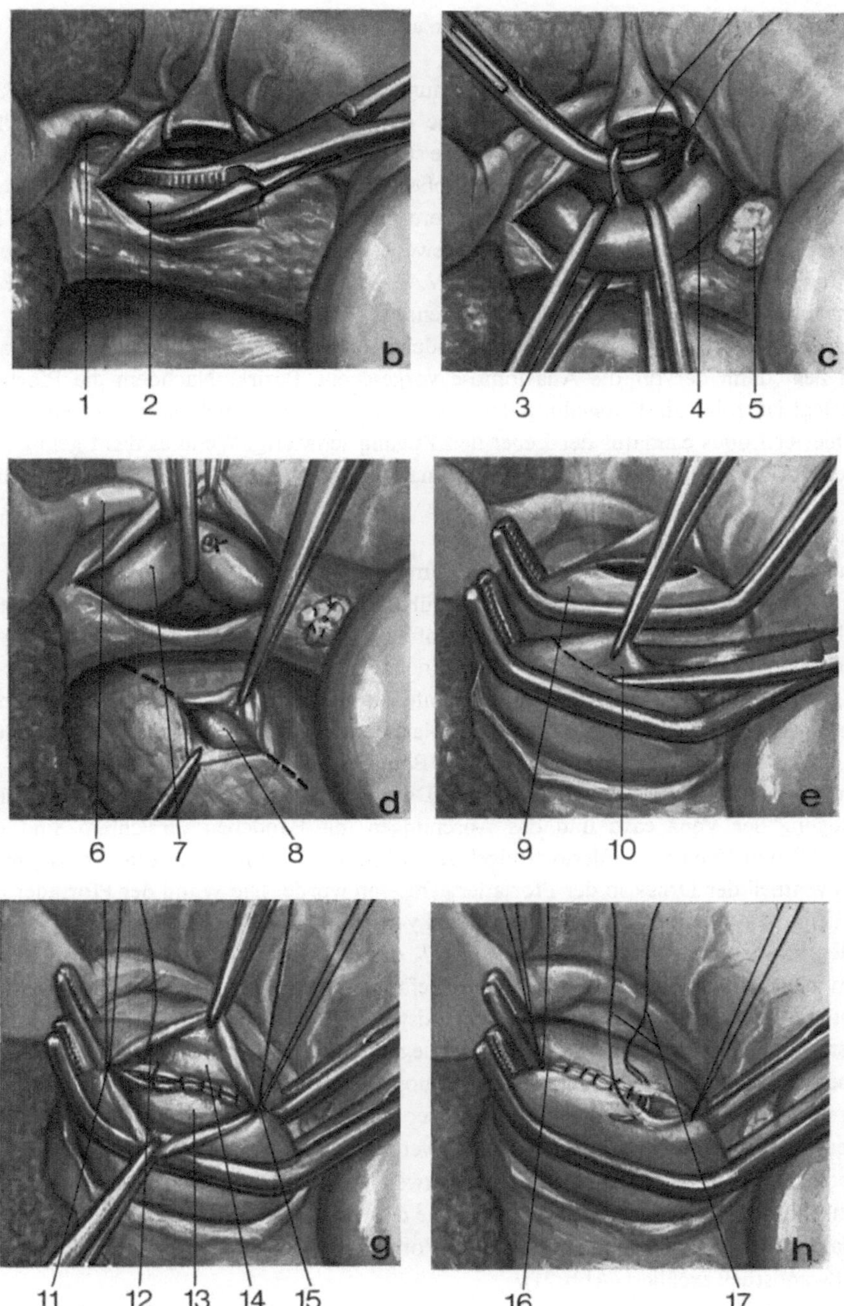

Abb. 2b. Präparation der Pfortader mit Overholt, Schere und feinen Präpariertupfern. Der Ductus choledochus wird mit einem Venenhäkchen nach oben gehalten. 1 Choledochus, 2 Pfortader; 2c. Anschlingen der Pfortader und Unterbindung kleiner einmündender Venen. 3 einmündender Venenast, 4 Pfortader, 5 Choledochusdrüse; 2d. Längsincision über der V. cava inferior. 6 Choledochus, 7 Pfortader, 8 V. cava inf; 2e. Die Satinsky-Klemmen werden parallel zueinander angelegt. Eröffnung der Gefäße durch Excision eines ovalen Fensters. 9 Pfortader, 10 V. cava inf; 2g. Portocavale Seit-zu-Seit-Anastomose: Anlegen der Eckfäden und Hinterwandnaht nach Blalock. 11 u. 15 Eckfäden, 12 fortl. Faden, 13 Hinterwand d. V. Cava inf. 14 Hinterwand d. Pfortader; 2h. Portocavale Seit-zu-Seit-Anastomose: Überwendliche Vorderwandnaht. 16 geknotete Eckfäden, 17 fortl. Vorderwandnaht

Winkel zwischen Choledochus und Duodenum. Die Drüse, die sehr leicht blutet (!), kann auch entfernt werden. Um auch den nahe am Duodenum gelegenen Pfortaderteil zu mobilisieren, wird das hier liegende Gewebe stumpf mit dem Zeigefinger der linken Hand entlang der Pfortader unterfahren, angehoben und durchtrennt. Um den Choledochus an dieser Stelle nicht zu verletzen, orientiere man sich vorher über seinen Verlauf! In gleicher Weise wird auch mit dem Bindegewebe verfahren, das caudal der Pfortader in Richtung Hohlvene liegt. Kleine, in die V. portae einmündende Venen werden beim Präparieren zwischen Ligaturen durchtrennt (Abb. 2c). Nach Freipräparation der Pfortader wird diese mit zwei feuchten Bändchen angeschlungen. Zwischen diesen Bändchen liegt dann der für die Anastomose vorgesehene Bezirk. Nachdem die Pfortader freigelegt ist, folgt die Darstellung der unteren Hohlvene. Manchmal macht ein hypertrophierter Lobus caudatus der Leber den Zugang schwierig. Wenn es nicht gelingt, ihn mit einem Haken zur Seite zu halten, muß man ihn resezieren. Die V. cava inferior sucht man in dem lockeren peritonealen Gewebe zwischen Wirbelsäule und Ligamentum hepatoduodenale auf.

Auch hier besteht mitunter ein starker Umgehungskreislauf mit gestauten Venen, die man ligieren muß, um das Operationsfeld übersichtlich zu halten. Bei der Präparation werden oft prall gefüllte Lymphgefäße eröffnet, größere müssen ligiert werden. Man incidiert das lockere Gewebe mit dem Peritoneum lateral des Duodenums und caudal der Pfortader und kommt hier auf die V. cava inferior (Abb. 2d). Das sie bedeckende Bindegewebe wird größtenteils stumpf abgelöst. Nachdem man die Vene in einer Ausdehnung von etwa 6 cm freigelegt hat, wird sie mit Bändchen angeschlungen. Dabei ist auf die einmündende rechte Nierenvene zu achten. Der geübte Operateur kann auf die zirkuläre Freilegung der Vena cava und das Anschlingen mit Bändchen verzichten. Sind nun Pfortader und Vena cava inferior freigelegt, so beginnen wir mit der Anastomose, nachdem eventuell der Druck in der Pfortader gemessen wurde. Die Wand der Pfortader und der Vena cava werden mit je einer Satinsky-Klemme gefaßt. Die Satinsky-Klemmen werden tangential so angelegt, daß sie ca. $^2/_3$ des Gefäßlumens verschließen. Der Blutstrom bleibt somit erhalten. Die beiden Gefäßklemmen werden anschließend parallel adaptiert, wobei es wichtig ist, daß ein Assistent diese Klemmen während der ganzen Anastomose zuverlässig in der einmal festgelegten Position hält. Jedes Verschieben oder Kippen der Klemmen gefährdet die Anastomose. Beide Gefäße werden in einer Ausdehnung von 1,5 bis 2 cm in Längsrichtung mit der Winkelschere eröffnet, wobei ein schmaler ovaler Streifen aus der Vena cava excidiert werden kann (Abb. 2e). Zur Erweiterung des Anastomoselumens kann man auch eine erweiternde Lappenplastik nach Gütgemann durchführen. Dabei wird an der Vorderfläche der Vena cava inferior ein bogenförmiger, medialkonvexer Schnitt geführt und an der Vorderwand der Pfortader ein bogenförmiges Gefäßwandstück excidiert (Abb. 2f).

Findet man im Pfortaderstamm einen Thrombus, so ist dieser nach temporärem Lösen der Satinsky-Klemme zu entfernen, sei es durch Absaugen oder durch vorsichtiges Ausschälen unter Berücksichtigung der Intimathrombusgrenze.

Anastomose: An beiden Ecken der Gefäßöffnungen werden als Eckfäden je eine atraumatische Naht 4×0 (paraffiniert) mit einem nicht resorbierbaren Nahtmaterial angelegt. Mit einem weiteren Faden wird die Anastomosenhinterwand evertierend nach Blalock genäht und nach Beendigung der Hinterwandnaht mit den Eckfäden geknotet (Abb. 2g). Mit einem der Fäden wird die Vorderwand überwendlich fortlaufend genäht (Abb. 2h). Nach Beendigung der Anastomose wird zuerst die Cavaklemme, dann die Pfortaderklem-

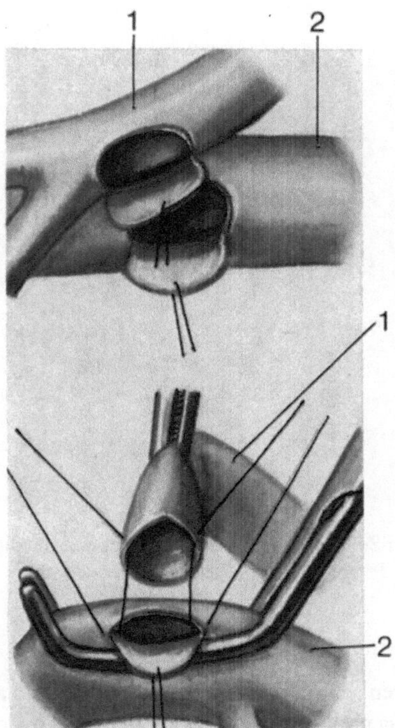

2f. Anastomose-Technik nach Gütgemann bei portocavaler Seit-zu-Seit- und End-zu-Seit-Anastomose. 1 Pfortader, 2 V. cava inf.

me geöffnet. Wenn es nach Abnehmen der Klemmen noch blutet, so werden stärkere Blutungen mit Einzelknopfnähten versorgt. Blutungen aus Stichkanälen stehen durch leichte Kompression. Nach Einlegen einer Drainage vor die Anastomose wird das Abdomen schichtweise verschlossen.

III. Die portocavale End-zu-Seit-Anastomose

Die Entscheidung, ob man eine Seit-zu-Seit-Anastomose oder eine End-zu-Seit-Anastomose anlegt, wird – abgesehen von theoretischen Überlegungen (s. S. 705) – oft von technischen Gründen bestimmt. Lassen sich Pfortader und Hohlvene nur unter starker Spannung adaptieren oder ist eine Adaptation überhaupt nicht möglich, so muß man sich zur End-zu-Seit-Anastomose entschließen. Ein alloplastischer Gefäßersatz als Verbindungsstück zwischen Pfortader und Cava hat sich wegen der starken Thromboseneigung nicht bewährt.

Die Darstellung der Pfortader und der unteren Hohlvene erfolgt in der gleichen Weise wie bei der Seit-zu-Seit-Anastomose (Abb. 2a–d). Die Pfortader wird leberwärts dicht vor ihrer Aufzweigung mit Durchstechungsligaturen und zusätzlicher Ligatur unterbunden (Abb. 3a). Zur Vermeidung einer Thrombosebildung werden 5–10 ml einer Heparinlösung (2 ml Heparin auf 100 ml Kochsalz) in den Pfortaderstumpf injiziert. So weit wie möglich duodenalwärts wird an der Pfortader eine Gefäßklemme angelegt und die Pfortader dicht

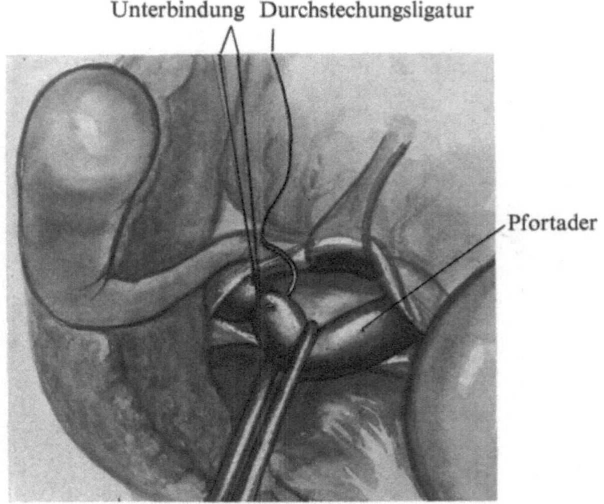

Abb. 3a. Portocavale End-zu-Seit-Anastomose: Ligatur und zusätzliche Durchstechungsligatur der Pfortader vor ihrer Aufzweigung

vor den genannten Ligaturen schräg durchtrennt. Es wird dann an die Vena cava inferior eine Satinsky-Klemme tangential angelegt, so daß der Blutstrom nicht vollständig unterbrochen ist. Am vorgesehenen Ort der Anastomose wird ein ovales Stück aus der Cavawand excidiert, das in seiner Größe etwa dem Pfortaderlumen entspricht. Die Nahttechnik der Anastomose ist die gleiche wie bei der Seit-zu-Seit-Anastomose. Beim Anlegen der Anastomose ist darauf zu achten, daß die Pfortader nicht abgeknickt oder torquiert wird! (Abb. 3 b–d).

IV. Die splenorenale Anastomose

1. Klassisches Verfahren nach Linton

Das Abdomen wird durch einen großen Querschnitt im linken Oberbauch eröffnet (Abb. 4a). Zweckmäßig wird der linke Oberbauch bei der Lagerung etwas angehoben. Bei jeder Methode der splenorenalen Anastomose, bei der die Milz entfernt werden muß, empfiehlt es sich, als erstes die A. lienalis am Oberrand des Pankreas freizulegen und zu ligieren. Durch die eröffnete Bursa omentalis ist der Oberrand der Bauchspeicheldrüse leicht darzustellen. Als nächstes geht man an die Mobilisation der Milz. Dabei ist vor allem auf die stark gestauten Venen in der Milzloge zu achten, die Ausdruck eines hepatofugalen Umgehungskreislaufes sind. Ein forsches Vorgehen, wie man es von der Splenektomie bei der Milzruptur her gewohnt ist, kann zu schweren, diffusen Massenblutungen führen, die kaum zu beherrschen sind. Durch vorsichtigen Zug am Magen nach medial kann man das Ligamentum gastrolienale und das Ligamentum phrenicolienale unter Sicht zwischen Ligaturen durchtrennen. Verwachsungen zwischen Netz und Milz und zwischen Milz und seitlicher Bauchwand sind sorgfältig zwischen Ligaturen zu lösen. Nun befreit man die Milz stumpf mit der Hand aus ihrem Bett. Nach Hochschlagen des Magens werden die Gefäße des Milzhilus dargestellt, versorgt und die Milz entfernt.

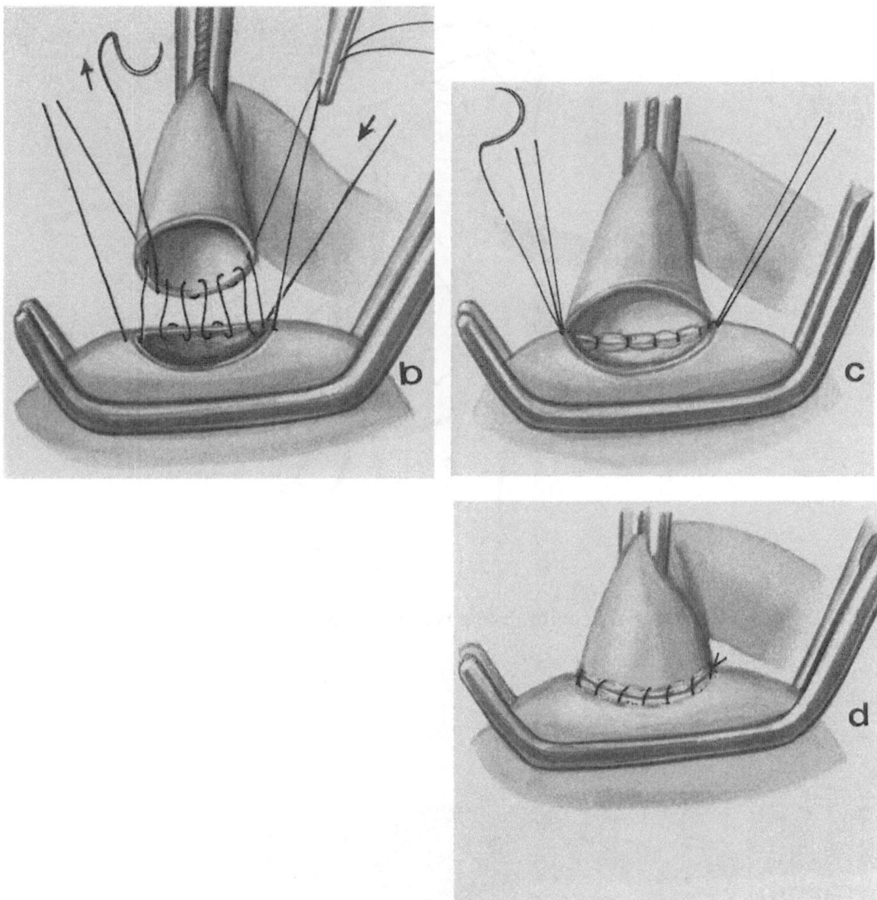

Abb. 3 b. Portocavale End-zu-Seit-Anastomose: Anlegen der Eckfäden und Hinterwandnaht nach Blalock; c) Beendigung der Hinterwandnaht. Der fortlaufende Faden wird mit beiden Eckfäden verknüpft; d) Beendigung der End-zu-Seit-Anastomose nach fortlaufender Naht der Vorderwand

Dabei muß die caudal liegende Milzvene möglichst nahe an der Milz ligiert und sorgfältig von ihren kleinen Nebenästen befreit werden. Dies gelingt manchmal erst, wenn man den Pankreasschwanz mobilisiert hat, der die Milzgefäße oft bedeckt. Eine feine Gefäßklemme wird zentral an die Milzvene angelegt. Nun incidiert man das Peritoneum über der Medialseite der linken Niere und stößt dabei durch das Fett der Nierenkapsel auf die linken Nierengefäße. Diese werden in einer Ausdehnung von ca. 5 cm dargestellt. Die Vena renalis wird mit einem feuchten Bändchen angeschlungen. Nun prüft man, ob die heruntergeschlagene Milzvene spannungsfrei an die Nierenvene adaptiert werden kann (Abb. 4b). Ist dies nicht möglich, so muß man die Milzvene noch weiter mobilisieren. Gelingt eine spannungsfreie Adaptation, so wird die Nierenvene zwischen zwei Bulldogg-Klemmen auf einer Strecke von ca. 4 cm abgeklemmt und an der oberen Zirkumferenz in einer Ausdehnung von 1,5 cm in Längsrichtung incidiert. Einmündende kleine Nebenäste werden vorher temporär gedrosselt. Es ist vor allen Dingen darauf zu achten, daß

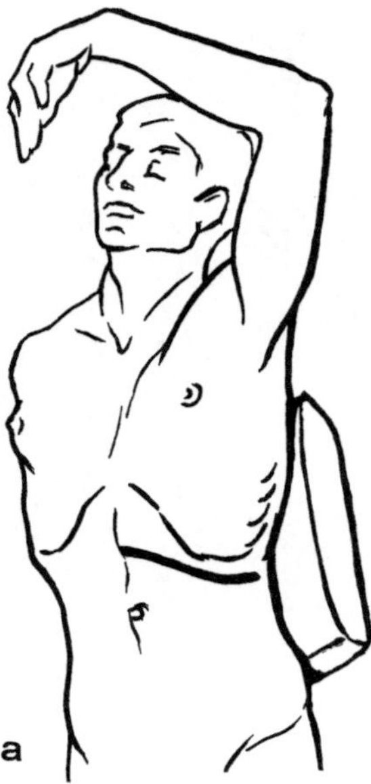

Abb. 4a. Schnittführung bei splenorenaler Anastomose

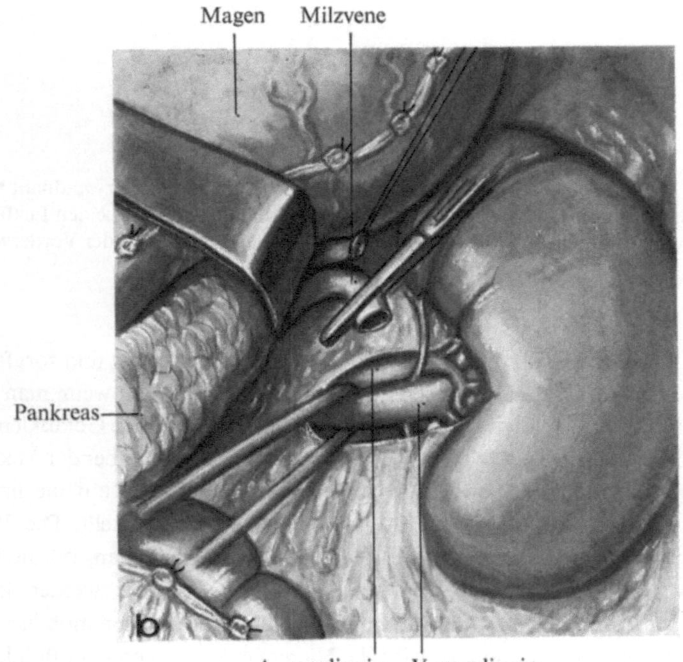

Abb. 4b. Splenorenale Anastomose: Nach Entfernung der Milz wird die freipräparierte Milzvene an die Nierenvene geführt

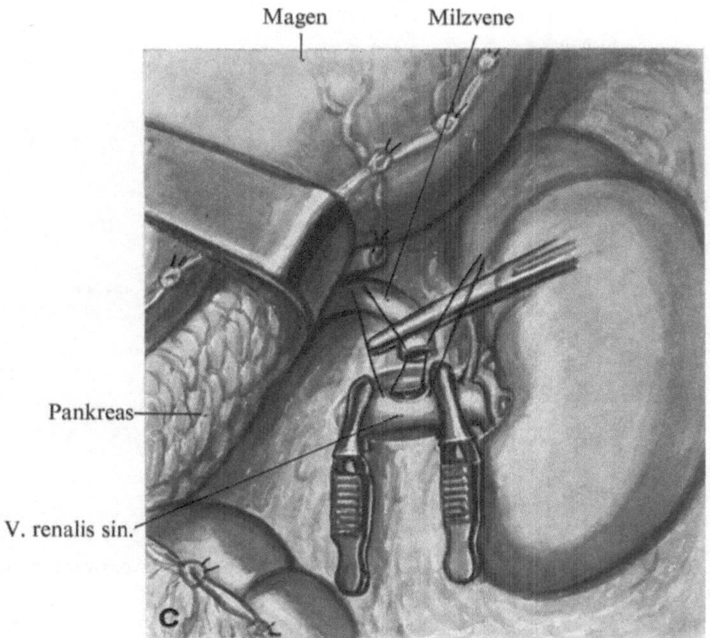

Abb. 4c. Splenorenale Anastomose: Die Nierenvene ist abgeklemmt und eröffnet, die Eckfäden sind gelegt

die Milzvene nicht torquiert wird. Nach Legen von zwei Eckfäden wird die Hinterwand in der Technik nach Blalock, die Vorderwand überwendlich genäht. Wir verwenden zu dieser Anastomose Mersilen 6×0. (Abb. 4c).

2. Modifikation nach Warren

Eine andere Form der splenorenalen Anastomose wurde von Warren angegeben. Sie ist technisch bedeutend schwieriger, ihr therapeutischer Effekt unserer Ansicht nach nicht sicher. Dabei wird die Milz nicht exstirpiert. Die Vena lienalis wird nach Hochklappen des Pankreas am cranialen Rand des Pankreasschwanzes und Körpers freigelegt. Dann wird sie nicht milznahe, sondern cavanahe durchtrennt und der von der Milz abgehende Venenanteil End-zu-Seit mit der linken Nierenvene anastomosiert (Abb. 5). Anschließend ligiert man die A. gastrica sinistra, die V. coronaria ventriculi und die V. gastroepiploica dextra. Dabei muß das Ligamentum gastrolienale mit den kurzen Magenvenen, die theoretisch durch diese Operation zur Hauptausflußbahn des Magens werden, sorgfältig geschont werden. Diese Operation kann nur routinierten Operateuren empfohlen werden, da die Präparation der V. lienalis und die damit verbundene Versorgung vieler kleiner Nebenäste technisch schwierig ist. Der Zweck des Warren-Shunts ist eine selektive Entlastung der Oesophagus- und Kardiaregion durch die distale splenorenale Anastomose. Dabei bleibt der Abfluß über die V. mesenterica superior erhalten. Das Pfortaderwurzelgebiet wird also durch diese Anastomose nicht genügend entlastet. Genügend Erfahrungen über Resultate, insbesondere Spätergebnisse nach der Warrenschen Operation, liegen zur Zeit noch nicht vor.

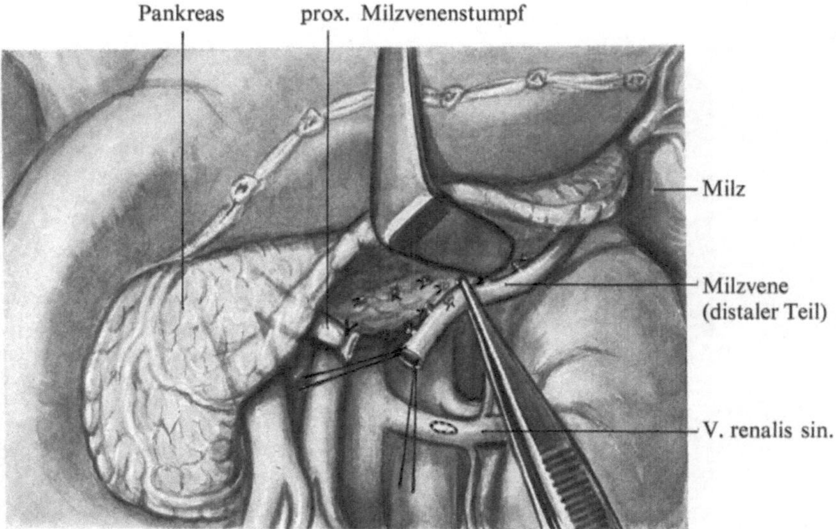

Abb. 5. Splenorenale Anastomose: Modifikation nach Warren: End-zu-Seit-Anastomose der proximal durchtrennten Milzvene mit der linken Nierenvene

3. Die splenorenale Seit-zu-Seit-Anastomose

Vereinzelt wurde beim prähepatischen Block eine Seit-zu-Seit-Anastomose zwischen einem Abschnitt der distalen Hälfte der V. lienalis und der linken Nierenvene durchgeführt (Cooley, Leger, 1966; Baden, Zittel). Die Milz bleibt dabei erhalten.

E. Seltene Anastomoseformen

I. Die mesenterico-cavalen Anastomosen

1. Mesenterico-cavale Anastomose

Ist eine portocavale und auch eine splenorenale Anastomose nicht durchführbar, so wird man sich bei gegebener Indikation, z. B. beim Pfortadercavernom nach vorangegangener Splenektomie, zu einer mesentericocavalen Anastomose entschließen. Das Prinzip besteht darin, die V. cava inferior zu ligieren, zu durchtrennen und das zentrale Cavaende End-zu-Seit mit der V. mesenterica superior zu anastomosieren. Zunächst sucht man in der Gegend des Treitzschen Bandes den Hauptstamm der V. mesenterica superior auf. Das Duodenum vor der Flexura duodenojejunalis wird dabei mobilisiert und nach oben geschlagen. Zur Freilegung der V. cava spaltet man das Peritoneum rechts neben der Aorta. Bei der Freipräparation der V. cava inferior ist auf den rechten Ureter zu achten. Die untere Hohlvene wird dann unmittelbar proximal des Zusammenflusses beider Iliacalvenen doppelt ligiert und durchtrennt. Das proximale Ende der Hohlvene wird nach oben geschlagen und End-zu-Seit mit der V. mesenterica superior in der früher beschriebenen Technik anastomosiert (Abb. 6). Um die V. cava möglichst spannungsfrei zur oberen Mesenterialvene führen zu können, ist es manchmal zweckmäßig, mit der V. cava noch ein Stück der V. ilica communis rechts mitzunehmen. Auf diese Weise anastomosiert man die rechte V. ilica communis mit der V. mesenterica superior.

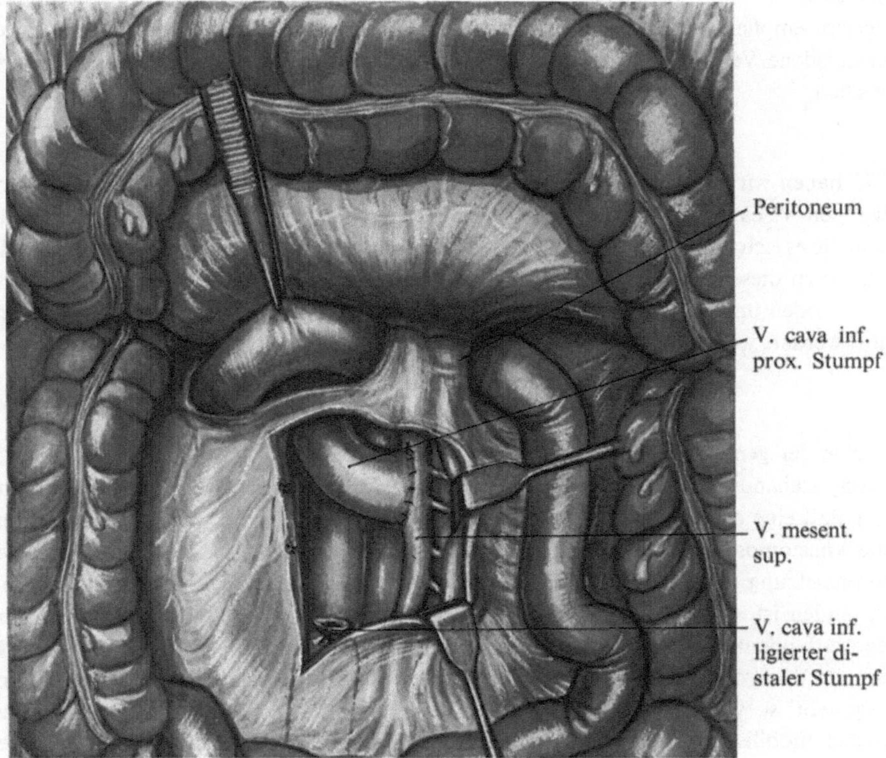

Abb. 6. Mesenterico-cavale Anastomose: Das proximale Ende der Hohlvene ist End-zu-Seit mit der V. mesenterica superior anastomosiert

2. Drapanas-Shunt

Eine neue mesenterico-cavale Anastomose unter Zwischenschaltung einer Dacronprothese beschrieb Th. Drapanas: Nach Eröffnen des Abdomens hebt man das Quercolon an. An der Basis des Mesocolons wird das Peritoneum über der A. und V. mesenterica superior incidiert. Man findet die Mesenterialgefäße an der Mesenterialwurzel des oberen Dünndarmes rechts von der A. colica media. Die V. mesenterica superior wird – wenn irgend möglich – auf einer Strecke von ca. 3 cm freigelegt. Manchmal teilt sich die Vene schon frühzeitig. Dann sollte man einen Schenkel ligieren und den verbliebenen Venenast sorgfältig darstellen. Die Anastomose zwischen Dacronprothese und V. mesenterica superior liegt in diesem Fall auf der Venenbifurkation. Als nächstes sucht man die V. cava inferior auf. Anschließend wird die Basis des rechten Mesocolons tunneliert, um die Dacronprothese von der V. mesenterica superior zur V. cava inferior führen zu können. Reicht der vor dem Treitzschen Band gelegene Duodenalanteil weit nach unten, so sollte man hier das Duodenum mobilisieren, um eine Kompression der Prothese bzw. des Duodenums zu vermeiden. Anschließend wird die Anastomose zwischen der V. cava inferior und der Dacronprothese mit atraumatischem Mersilene 5/0 angelegt. Wir bevorzugen eine Prothese aus gestricktem Dacron mit einem Durchmesser von 19–22 mm und einer Länge von 5–8 cm. Vor Anlegen der Anastomose mit der V. mesenterica superior empfiehlt es sich, die Prothese um 20–30° im Uhrzeigersinn zu drehen, um die verschiedene Verlaufsrichtung von V. cava inferior und V. mesenterica superior auszugleichen.

3. Mesenterico-cavale Seit-zu-Seit-Anastomose

1973 haben wir zum ersten Mal mit Erfolg in zwei Fällen eine Seit-zu-Seit-Anastomose zwischen V. cava inferior und V. mesenterica superior durchgeführt. In beiden Fällen handelte es sich um Kinder mit »Pfortadercavernomen« nach Splenektomie. Beide Gefäße müssen zu diesem Zweck weitgehend mobilisiert werden, störende Nebenäste der Vena cava werden unter Umständen unterbunden. Die Anastomose kann nur dann durchgeführt werden, wenn die Spannung zwischen beiden Gefäßen nicht zu groß ist.

II. Die coronario-cavale Anastomose

Ist eine der genannten Shunt-Operationen nicht durchführbar, sei es, daß die zur Verfügung stehende Pfortader, V. mesenterica superior oder V. lienalis thrombosiert sind, oder daß eine cavernöse Transformation der genannten Gefäße vorliegt, so kann man eine Anastomose zwischen der V. coronaria ventriculi und der V. cava inferior versuchen. Voraussetzung ist dabei, daß überhaupt ein einheitlicher kräftiger Stamm dieser Vene vorhanden ist. Man beginnt mit ihrer Freipräparation am Oberrand des Ligamentum hepato-duodenale. Zahlreiche einmündende Venenästchen müssen ligiert werden. Hat man die V. coronaria entlang der kleinen Magenkurvatur in einer Länge von etwa 10 cm dargestellt, so wird zur Freilegung der V. cava inferior zunächst das Duodenum nach Kocher mobilisiert und am Unterrand des Ligamentum hepatoduodenale das lockere Fettgewebe incidiert. Das weitere Vorgehen zur Darstellung der V. cava inferior ist das gleiche wie bei der portocavalen Anastomose. Die V. coronaria wird nun unter dem Ligamentum hepato-duodenale hindurch zur unteren Hohlvene gezogen und mit dieser End-zu-Seit anastomosiert. Wegen der erhöhten Gefahr der Torquierung und Thrombosierung dieser dünnen und zartwandigen Vene ist diese Anastomose nur von geringem Wert.

III. Die arterioportale Anastomose

(Arterialisierung des intrahepatischen Pfortaderkreislaufes nach portocavaler Anastomose). Nachdem in tierexperimentellen Versuchen dargelegt wurde, daß die Arterialisierung der intrahepatischen Pfortaderstrombahn im Anschluß an die portocavale Anastomose zu einer Verbesserung der Leberdurchblutung und einer besseren Sauerstoffversorgung des Lebergewebes führt, wurde diese Methode auch klinisch erprobt (Hunt, Burlu, Matzander). Die durch die portocavale Anastomose bedingte postoperative Leberinsuffizienz soll durch die Arterialisierung aufgefangen werden. Dies gilt besonders für die Entgiftungsfunktion dieses Organs. Encephalopathien sind nach derartigen Anastomosen seltener beobachtet worden. Nachteile dieser Methode sind die Schwierigkeit in der Dosierung des arteriellen Shunts und die Verlängerung der Operationszeit.

Nach Durchführung einer portocavalen End-zu-Seit-Anastomose wird als Vententransplantat ein ca. 25 cm langer Abschnitt einer V. saphena magna präpariert. Nach Umkehr des Transplantates wird es zwischen der rechten A. ilica communis und dem zentralen Pfortaderstumpf implantiert. Die Anastomose zwischen der rechten A. ilica und der Vene erfolgt End-zu-Seit, zwischen V. saphena und Pfortader End-zu-End (Abb. 7). Dabei ist

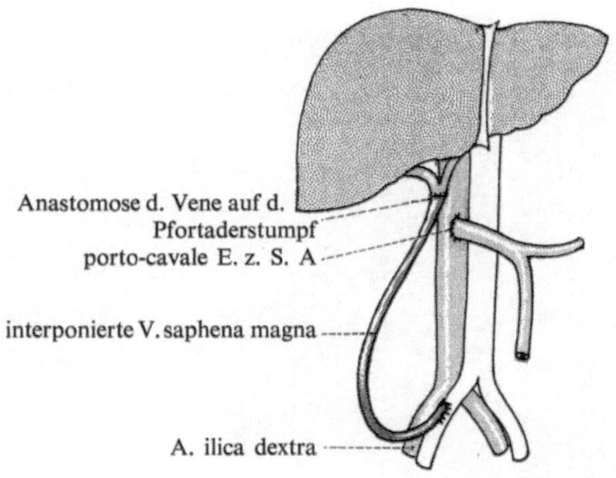

Abb. 7. Arterialisierung des intrahepatischen Pfortaderkreislaufes nach portocavaler Anastomose

darauf zu achten, daß die Anastomose nicht zu groß wird, um eine Überfüllung der intrahepatischen Pfortaderstrombahn mit folgendem Leberödem zu verhindern. Andere Möglichkeiten der Arterialisierung des intrahepatischen Pfortadersystems bieten sich durch Saphena-Interponat zwischen A. lienalis und Pfortaderstumpf oder durch Interposition einer Vene zwischen infrarenaler Aorta und Pfortaderstumpf.

IV. Die lymphovenöse Anastomose

Bei der Lebercirrhose wird vermehrt Lymphe gebildet, die z. T. als Ascites in Erscheinung tritt. Das abfließende Lymphvolumen bei Patienten mit Lebercirrhose kann das Vielfache des Normalen betragen. Parallel zu einer Steigerung des portalen Druckes erfahren die Cisterna chyli und der Ductus thoracicus, der die Leberlymphe drainiert, einen vermehrten Durchfluß; dies wird an der lymphographisch nachzuweisenden Zunahme der Kaliberweite des Ductus thoracicus und einer relativen Stenose im Bereich der Einmündung des Ductus thoracicus am Venenwinkel sichtbar. Die Abflußbehinderung an der Einmündung des Ductus thoracicus in das venöse System im Winkel zwischen V. jugularis interna und V. subclavia links ist Folge eines Schleusenmechanismus. Er kommt durch eine Auffiederung des Ductus thoracicus kurz vor der Einmündung in den Venenwinkel und durch Segelventile im terminalen Abschnitt des Ductus zustande. Durch Umgehung dieser Stenose, d. h. durch eine Anastomose zwischen dem prästenotischen Hauptstamm des Ductus thoracicus und der V. jugularis interna ist es möglich, funktionell diese Stenose zu beseitigen und für einen vermehrten Lymphfluß ins venöse System zu sorgen.

Auf diese Weise gelang es in vereinzelten Fällen, den portalen Druck zu senken: von einem Hautschnitt entlang dem lateralen Rand des linken Musculus sternocleidomastoideus legt man die A. carotis communis, die V. jugularis interna und den N. vagus frei. Diese Gebilde werden angeschlungen. Hält man die V. jugularis interna nach lateral, so sieht man den von medial/dorsal kommenden Ductus thoracicus an der Einmündungsstelle der V. jugularis interna in die V. subclavia. Der Hauptstamm des Ductus thoracicus wird End-zu-Seit mit der V. jugularis interna anastomosiert (Abb. 8a und b).

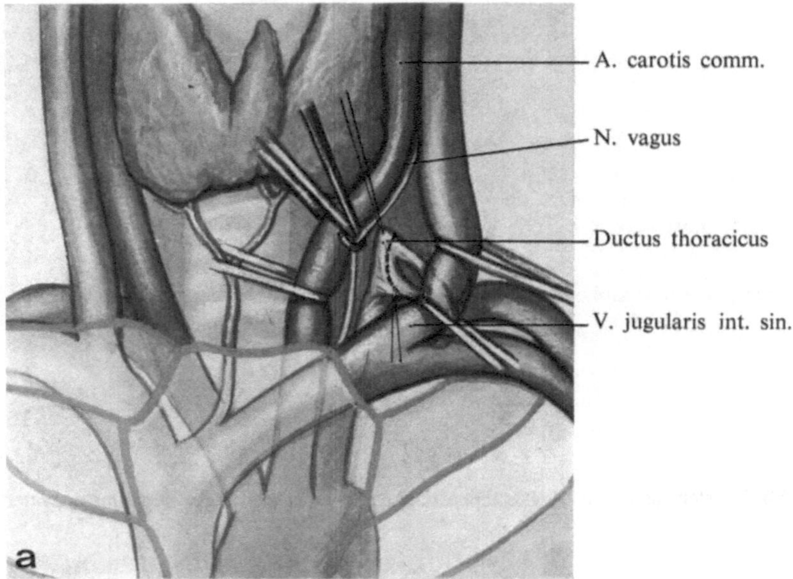

Abb. 8a. Lymphovenöse Anastomose: Der freipräparierte Ductus thoracicus wird mit Haltefäden angeschlungen

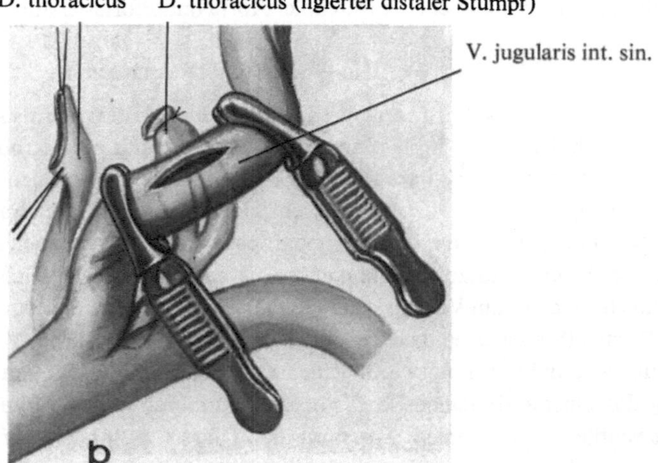

Abb. 8b. Die V. jugularis interna wird zwischen Klemmen eröffnet und mit dem Ductus thoracicus End-zu-Seit anastomosiert

V. Die intrathorakale Milzverlagerung nach Nylander und Turunen

Sie wurde bisher vor allen Dingen bei Kindern mit subdiaphragmalen Mißbildungen und Verschluß der V. cava inferior vorgenommen.

Ziel dieser sehr selten durchgeführten Operation ist es, über splenopulmonale Anastomosen eine Dekompression des portalen Systems zu erreichen. Zahlreiche operationstechnische Variationen sind im Laufe der letzten Zeit entwickelt worden. Die Milz kann in toto ohne oder auch mit Auftragen eines Akrylatklebers mit der Lunge verbunden werden. Um eine bessere Kollateralbildung zu erreichen, kann man auch die Milzpole resezieren oder auch eine weitgehende Parenchymresektion durchführen. Die Operation beginnt damit, daß man die Milzpole devascularisiert. Die Milz wird anschließend nach sorgfältiger Darstellung der Hauptgefäße am Milzhilus aus ihrer Umgebung ausgelöst. Man spaltet dann das Zwerchfell und verlagert sie epidiaphragmal zwischen Lunge und Zwerchfell. Wurde Milzgewebe reseziert (sorgfältige Blutstillung durch U-Nähte!), so wird die Pleura visceralis gespalten und das Milzparenchym mit Lungengewebe allseitig bedeckt. Der Verschluß des Zwerchfelles muß so sein, daß einerseits keine Strangulation des Milzgefäßstieles eintritt, andererseits aber auch kein Prolaps von Baucheingeweiden entsteht. Verlagert man die Milz nicht völlig in den Thorax, so näht man sie mit ihrer Unterfläche in die Zwerchfellincision zirkulär ein. Blutungen aus dem Milzgewebe mit Haematombildungen und Thrombosen in den Milzgefäßen, verbunden mit einer hohen Operationsletalität (Zweihöhleneingriff!), belasten diese Operationsmethode. (Abb. 9).

Ohne klinisch weitreichendere Bedeutung sind:

a) Anastomosen zwischen der Nabelvene und der linken Nierenvene (Leger u. a., 1969).

b) Ein Shunt zwischen der Nabelvene und einer V. saphena magna (Piccone) entweder temporär mit einem Plastikkatheter oder permanent mit aus dem anderen Oberschenkel ausgelöster und subcutan in die Abdominalwand verlagerter V. saphena magna.

F. Sperroperationen

Ist eine Shuntoperation zwischen den portalen und den systemvenösen Gefäßen wegen Thrombose, Gefäßanomalien oder Fehlens eines anastomosefähigen Gefäßes der portalen Strombahn nicht auszuführen, so ist man gezwungen, auf Operationen zurückzugreifen, die den Zufluß zu den Oesophagusvaricen drosseln bzw. unterbinden. Die Vielzahl der in

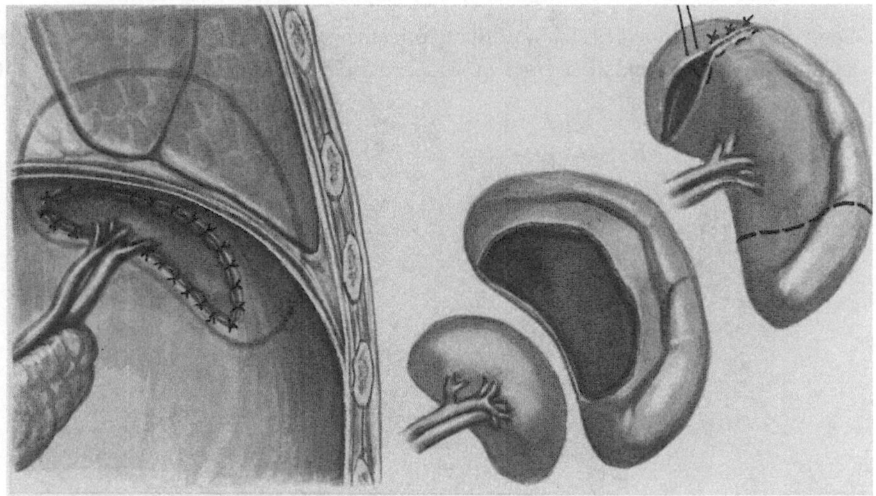

Abb. 9. Möglichkeiten der intrathorakalen Milzverlagerung nach Nylander und Turunen

den letzten Jahrzehnten angegebenen Methoden weist darauf hin, daß keine von ihnen eine Rezidivblutung aus Oesophagusvaricen *sicher* zu verhindern vermag. Da alle diese Maßnahmen den erhöhten Pfortaderdruck nicht senken, haben sie lediglich den Charakter einer Palliativoperation.

Auf einige klinisch erprobte und erfolgversprechende Verfahren wird im folgenden näher eingegangen:

I. Splenektomie

Die alleinige Splenektomie bei portaler Hypertension führt zu keiner wesentlich länger anhaltenden Senkung des portalen Druckes. Somit ist sie als alleinige Maßnahme zur Verhinderung einer Varicenblutung ungeeignet. Als Mittel der Wahl gilt sie jedoch bei den Fällen eines isolierten lienalen prähepatischen Blockes, wie man ihn bei Milzvenenthrombose findet.

II. Transthorakale Varicenumstechung nach Crile, Linton, Boerema

Linksseitige posterolaterale Thorakotomie im Bett der 7./8. Rippe. Das Ligamentum pulmonale wird durchtrennt, die Lunge abgeschoben und die Pleura mediastinalis über dem Oesophagus am Rand der Aorta incidiert. Man umschlingt nun den Oesophagus mit zwei Gummizügeln in einem Abstand von ca. 10 cm und hebt ihn etwas an. Im Hiatus wird der Oesophagus stumpf mobilisiert, wobei aus dem Abdomen eintretende stark gestaute Venen besonders zu beachten sind. Zwischen Haltefäden wird anschließend der Oesophagus an der Vorderseite in Längsrichtung von der unteren Lungenvene bis zum Hiatus eröffnet und mittels dieser Fäden oder mit zwei feinen Präpariertupfern auseinandergezogen. Die Varicen kommen so gut zur Darstellung. Sie sind oft in drei längsverlaufenden Säulen angeordnet. Jede dieser Säulen wird mit atraumatischer Chromcatnaht in fortlaufender Nahtreihe umstochen (Abb. 10). Dabei ist es wichtig, die Naht so weit als möglich in den Magen hinein fortzusetzen. Über einem weichen Magenschlauch wird der Oesophagus schichtweise verschlossen. Durch eine Magen-Oesophagus-Passage mit Gastrografin nach 5–7 Tagen überzeugen wir uns von der Dichte der Naht.

III. Die Dissektionsligatur des Oesophagus nach Vossschulte

Bei dieser Methode handelt es sich im Prinzip um eine große Ligatur, die um den abdominalen Ösophagus gelegt und über einer in die Kardia eingeführten Endoprothese geknotet

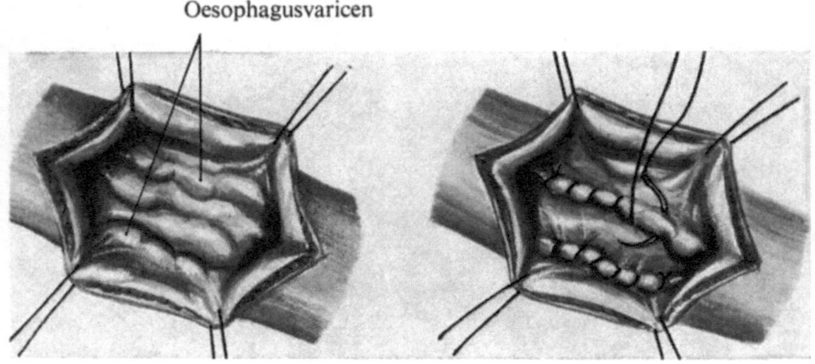

Abb. 10. Transthorakale Varicenumstechung nach Crile, Linton, Boerema

wird. Unter Zuhilfenahme eines Rochard-Hakens stellt man die Kardia dar. Die zum Oesophagus ziehenden Venen in der Kardiaregion werden sorgfältig unterbunden. Man legt einen Zwirnfaden lose um die Kardia. Durch eine hohe Gastrotomie wird an einer Führungszange die Endoprothese über die Magensonde in die Kardia gebracht. Der Zwirnsfaden, der außen um die Kardia liegt, wird nun geknotet, wobei es zweckmäßig ist, in die Ligaturschlinge temporär einen Faden zu legen. Man erleichtert sich damit das Wiederlösen der Ligatur, falls diese versehentlich cranial oder caudal der Prothese geknotet wurde.

Die Endoprothese setzt sich aus drei Einzelteilen zusammen, die durch Catgutumschnürungen zusammengehalten werden. Nach Auflösen der Catfäden gehen die einzelnen Segmente getrennt per vias naturales ab. Diese Endoprothese hat etwa die Größe eines Fingerhutes (Abb. 11).

IV. Submuköse Transsektion des terminalen Oesophagus

Dieses Vorgehen wurde erstmals von Walker, 1960 beschrieben. Die 1967 von Stelzner angegebene Modifikation sei im folgenden wiedergegeben:

Die Operation kann sowohl abdominal als auch thorakal vorgenommen werden. Beim *abdominalen* Zugang wird zunächst die Kardia angeschlungen, der distale Oesophagus mobilisiert und so weit als möglich magenwärts gezogen. Die Venen der Kardiaregion müssen sorgfältig ligiert werden. Dann spaltet man die Muskulatur des Oesophagus auf einer Strecke von ca. 5 cm in der Längsrichtung. Die Muskelränder werden mit Haltefäden zur Seite gehalten. Vorsichtig löst man nun den Submucosaschlauch stumpf aus dem Muskelbett aus und unterfährt diesen mit einer Kocher-Rinne. Der Blutverlust ist bei Präparation in der »richtigen Schicht« sehr gering, da die Muskulatur und die darunter-

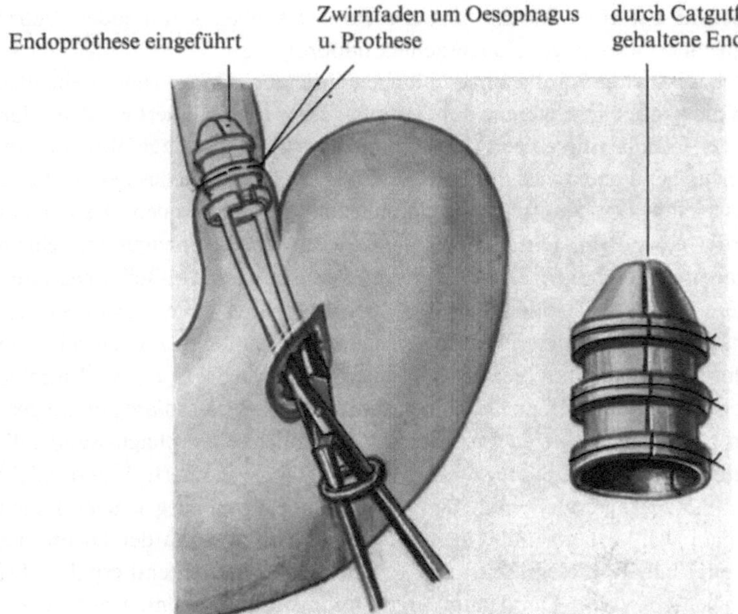

Abb. 11. Dissektionsligatur des Oesophagus nach Vossschulte

liegenden Gewebsschichten eine getrennte Gefäßversorgung besitzen. An den Mucosa-Submucosaschlauch werden proximal und distal zwei Haltefäden angebracht. Zwischen diesen Haltefäden beginnt dann schrittweise die Querdurchtrennung des Submucosa-Mucosa-Schlauches. Ins Blickfeld tretende Venen werden sorgfältig nach oben und unten umstochen. Man kann auch den Oesophagus oral und aboral der Incision mit 2 weichen Klemmen verschließen. Der Blutverlust wird dadurch geringer. Im dorsalen Bereich dieses Schlauches läßt man einen gut 1 cm breiten varicenfreien Bezirk stehen. Dadurch kann die Mucosa nicht nach oben zurückschlupfen, die Anastomose wird sicherer, und die Gefahr einer Stenose wird geringer. Die Schleimhaut wird mit atraumatischen Chromcatguteinzelnähten in querer Verlaufsrichtung verschlossen, die Muskulatur mit Mersilene in Längsrichtung. Dieser kulissenartige Verschluß ist eine zusätzliche Sicherung gegen eine Nahtinsuffizienz (Abb. 12).

Beim *transthorakalen* Zugang durch linksseitige Thorakotomie im Bett der 8. Rippe ist die Übersicht besser als beim abdominalen Vorgehen.

V. Extramuköse Varicenligatur nach Nissen

Der distale Oesophagus wird transthorakal links freigelegt. Die Varicen werden durch die Oesophaguswand hindurch ohne Eröffnen derselben mit atraumatischem Chromcatgut umstochen. Die quer zur Oesophaguslängsachse verlaufenden Umstechungsnähte fassen die ganze Oesophaguswand. Man legt diese Nähte treppenförmig um den ganzen Oesophagus herum in einer Ausdehnung von etwa 6–8 cm oberhalb der Kardia an. Durch diese Technik werden das Eröffnen des Oesophagus und die damit verbundenen Gefahren vermieden.

VI. Transabdominale Ligatur-Resektion des Oesophagus (Boerema-Knopf)

Diese Methode beruht auf einer Blockierung der zum Oesophagus führenden Venen durch eine in den distalen Oesophagus eingebrachte Endoprothese.

Von abdominal her wird die Kardia angeschlungen. Alle zum Oesophagus ziehenden Venen müssen um die ganze Circumferenz des Oesophagus sorgfältig ligiert werden. Nun wird der Kopfteil der Endoprothese nach Gastrotomie in den Magen eingeführt. Ein am Kopfteil befestigter langer Faden wird an der Spitze des Magenschlauches befestigt und zum Mund herausgeleitet. Der Kopfteil wird anschließend in den distalen Oesophagus oberhalb der Kardia geschoben. Distal dieses Teiles wird der Oesophagus mit einem dicken Mersilenefaden umschlungen. Dieser wird auf dem Stiel des Kopfteiles geknotet. Nun wird die untere Hälfte der Prothese auf den Stiel des oberen Teiles geschoben, bis eine Feder einschnappt und den unteren Teil fest gegen den oberen preßt. Zwischen beiden Teilen liegt die durch eine Ligatur fixierte Oesophaguswand (Abb. 13a + b). Einzelne Nähte zwischen oberem und unterem Oesophagusabschnitt bzw. Kardiaregion folgen. Die zwischen dem oberen und unteren Prothesenteil befindliche Oesophaguswand fällt der Nekrose anheim. Eine äußere bindegewebige, durch Nähte gesicherte Wandschicht bleibt zurück. Nach 12–14 Tagen zieht man die Prothese an dem oral ausgeleiteten Faden heraus, nachdem man sich vorher durch einen Gastrografinschluck von der Dichte des Oesophagus überzeugt hat. In diesem Zeitraum wird der Patient parenteral ernährt. Da Geschwüre des Magens bzw. des Duodenums mit Blutungen bei Patienten mit Lebercirrhose häufig sind, hat es sich uns bewährt, eine zusätzliche Vagotomie und Pyloroplastik durchzuführen.

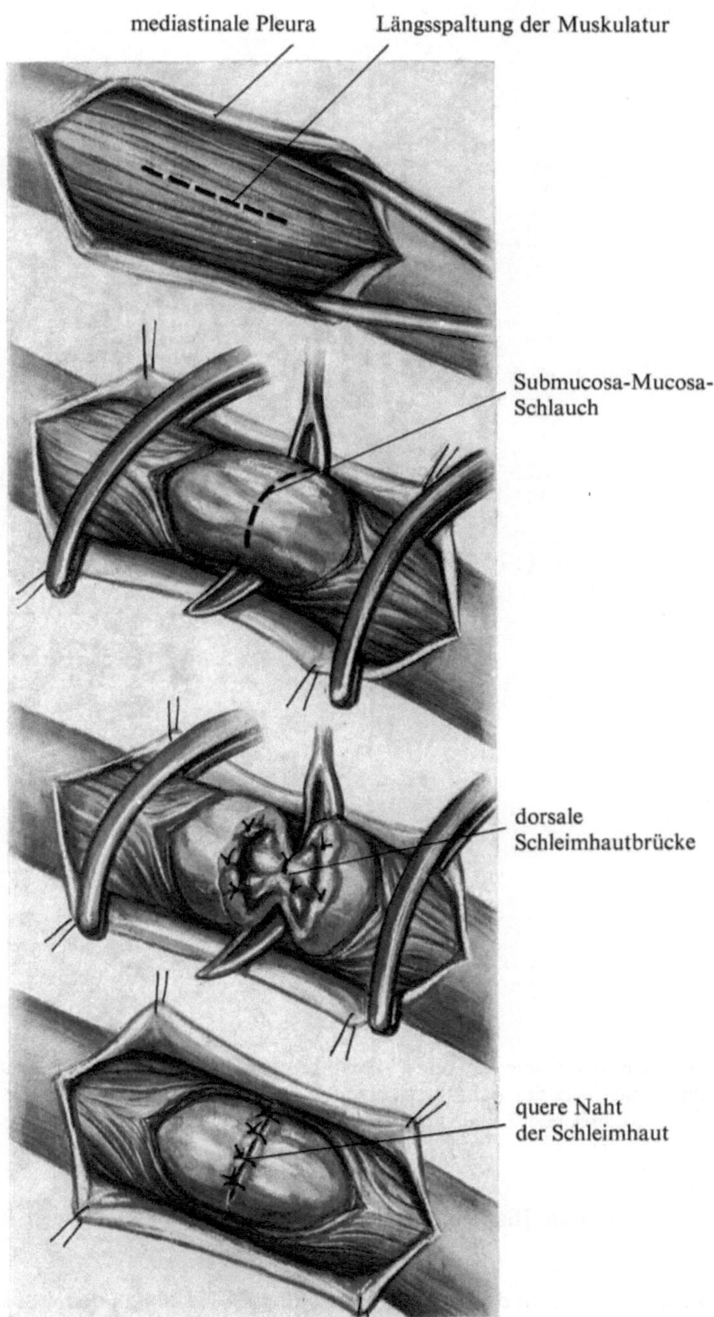

Abb. 12. Submuköse Transsektion des terminalen Oesophagus (Modifikation nach Stelzner)

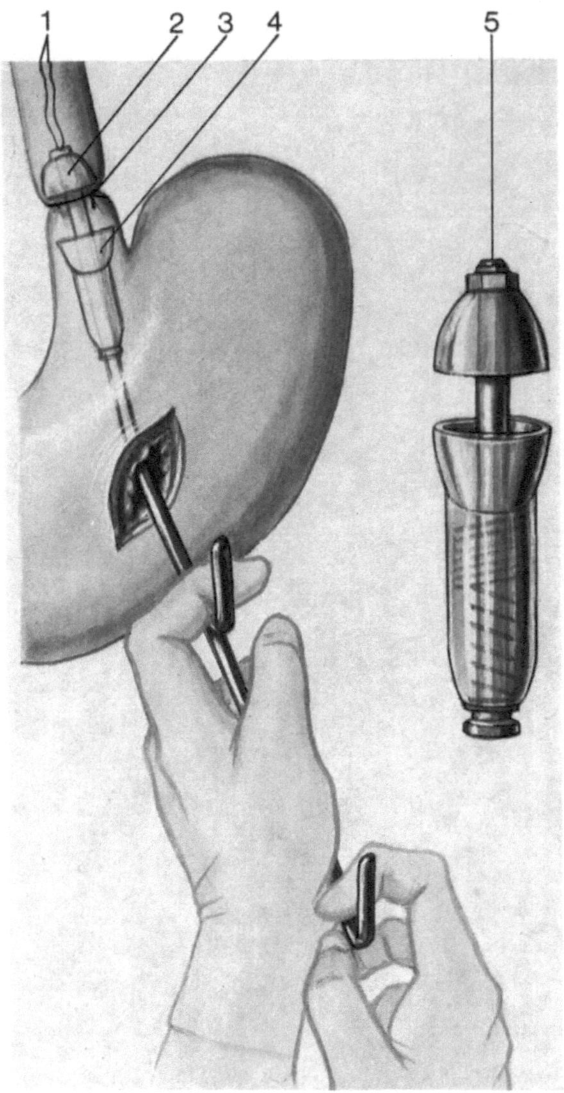

Abb. 13a. Transabdominale Ligatur – Resektion des Oesophagus (Boerema-Knopf). Einführen der Prothese mit Hilfe des Führungsstabes. 1 Faden zum Entfernen d. Prothese, 2 Kopfteil d. Prothese, 3 Fadenligatur, 4 unterer Teil d. Prothese, 5 Prothese

VII. Subkardiale Blutsperre mittels transmuraler maschineller Klammerung (Rinecker, Danek)

Ein weiteres, einfaches und schnell durchzuführendes Verfahren, den venösen Zufluß zum Oesophagus zu unterbrechen, wurde von Rinecker und Danek mittels der Autosuture-Technik angegeben (1975).

Nach der Eröffnung der Bauchhöhle wird die Kardia angeschlungen. Anschließend wird die kleine Magenkurvatur subkardial in einer Ausdehnung von 3–4 cm unter

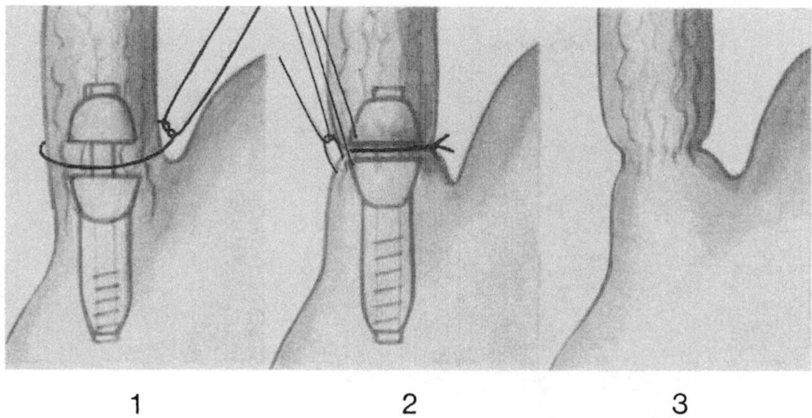

Abb. 13b. Transabdominale Ligatur – Resektion des Oesophagus. Prothese in situ und Zustand nach Entfernung. 1 Ligatur zwischen d. Prothesenteilen, 2 Prothesenteile eingerastet, 3 Prothese entfernt

Schonung der Hauptstämme des Vagus skelettiert. Ca. 3 cm unterhalb der Kardia legt man nun nahe der kleinen Kurvatur eine 1 cm lange Gastrotomie an. Dann wird eine Branche des GIA (Gastro-Intestinal-Anastomosis-Instrument* außerhalb der Magenhinterwand in Richtung zum HISschen Winkel vorgeführt (Abb. 14a). Die andere Branche wird durch die Gastrotomie in das Magenlumen eingeführt. Nach Zusammensetzen des Instrumentes faßt es die Magenhinterwand bis zum HISschen Winkel. Nach Entfernen des Schneidemessers aus dem Betätigungsteil des Instrumentes (durch Abzwicken mit einem Seitenschneider) wird letzterer vorgeschoben; es entsteht auf diese Weise eine 4fache Metallklammerreihe an der Magenhinterwand (Abb. 14b). In der gleichen Weise wird anschließend an der Vorderwand des Magens verfahren. Dabei ist darauf zu achten und ggf. durch eine großkurvaturseitige Haltenaht zu sichern, daß sich die Klammerreihen der Magenvorder- und Hinterwand etwa am HISschen Winkel treffen. Die Gastrotomie wird maschinell geklammert oder manuell vernäht. Bei 4 auf diese Weise bisher operierten Kranken stand postoperativ die Varicenblutung. Es wurde bisher nicht beobachtet, daß die ausgeklammerten Magenwandstreifen nekrotisch werden. Langzeiterfahrungen liegen noch nicht vor.

VIII. Sklerosierung der Oesophagusvaricen (Crawford, Wodak)

Erlaubt der Zustand des Patienten mit blutenden Oesophagusvaricen keinen größeren operativen Eingriff oder sind die operativen Möglichkeiten bereits erschöpft, wie es manchmal bei Patienten mit congenitalen Mißbildungen der portalen Strombahn der Fall ist, so hat sich in Einzelfällen die Sklerosierung der Varicen bewährt. Durch die Injektion einer Verödungsflüssigkeit in die Submucosa dicht an den Varixknoten soll es zu bindegewebigen Veränderungen der Umgebung und damit zum Verschluß der Venen kommen. In Vollnarkose wird mit dem starren Oesophagoskop vorsichtig oesophagoskopiert. Hat man einen prall gefüllten Varixknoten im Oesophagoskop eingestellt, so

* Hersteller: United States Surgical Corporation

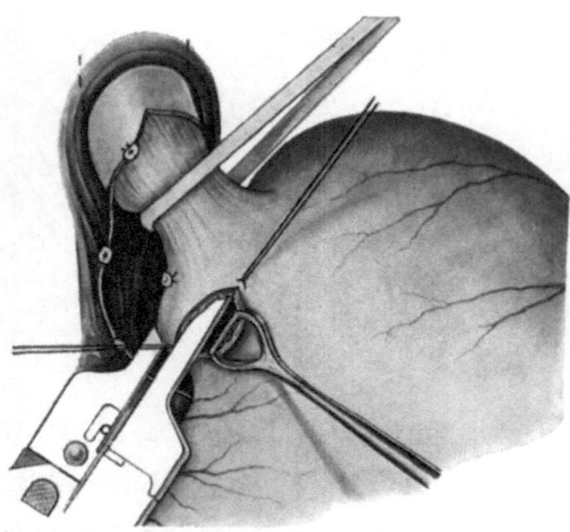

Abb. 14a. Die Magenvorderwand wird subkardial an der kleinen Kurvatur incidiert. Die beiden Branchen des GIA retro- und intragastrisch in der Richtung auf den Hisschen Winkel eingeführt. Sie umfassen die hintere Magenwand

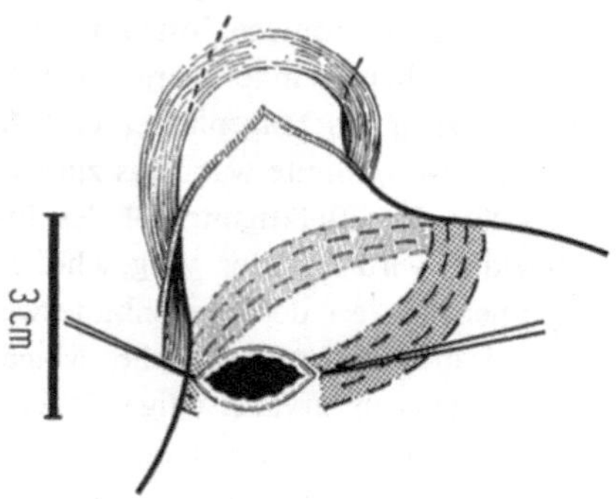

Abb. 14b. Zustand nach Klammerung der hinteren und der vorderen Magenwand subkardial mit dem modifizierten GIA (halbschematisch)

injiziert man durch eine lange Nadel einige Teilstriche einer 2 bis 3 prozentigen Varicenverödungsflüssigkeit in die unmittelbare Nähe dieses Varixknotens submukös. Vor einer Injektion in den Knoten sei wegen der starken Blutungsgefahr gewarnt. Bei Bedarf kann man ebenfalls auf der anderen Seite des Varixknotens einspritzen. Auf diese Weise können in einer Sitzung 5–6 solcher Knoten behandelt werden. Um eine Stenose zu vermeiden, sollen die Injektionsstellen nicht in gleicher Höhe liegen. Je nach Ausdehnung der Varicen sind manchmal 6–8 Sitzungen im Abstand von 2–5 Tagen nötig. Es ist zu empfehlen, jedesmal genaue Notizen darüber zu machen, in welcher Höhe sklerosiert wurde. Die Gefahr einer Nachblutung ist nicht groß. Trotzdem ist nach jeder Injektion eine stationäre Kontrolle für mindestens 1–2 Tage nötig.

G. Postoperativer Verlauf, Komplikationen und ihre Behandlung

I. Allgemeine Richtlinien

In den ersten postoperativen Tagen wirkt sich die shuntbedingte Verminderung der Leberdurchblutung häufig im Sinne einer mehr oder weniger ausgeprägten Insuffizienz dieses Organs aus. Dieser Zustand kann sich in einer Schläfrigkeit oder leichten Benommenheit des Patienten bemerkbar machen. Das Bilirubin steigt vorübergehend an, Ascites kann auftreten oder sich verstärken. Unter entwässernden Maßnahmen kommt es nach einigen Tagen wieder zur Rückbildung, ohne daß Punktionen notwendig sind. Diese Phase ist im allgemeinen nach 5–7 Tagen überwunden. Bis dahin geben wir Antibiotica und routinemäßig Infusionen, die durch Maßnahmen zur Senkung des Ammoniakspiegels ergänzt werden. Mit Einsetzen der Peristaltik – meist am 3. postoperativen Tag – wird eine eiweißarme Kost aufgebaut.

II. Thrombose der Anastomose

Schwere rezidivierende Varicenblutungen nach Shunt-Operationen werden in 2–5% der Fälle beschrieben. Sie können durch eine Thrombose der Anastomose verursacht werden. Kommt die Blutung auf konservative Maßnahmen hin nicht zum Stehen, so muß man eine der genannten Sperroperationen durchführen. Läßt sich splenoportographisch eine lokalisierte Thrombose nachweisen, so ist der Versuch einer Thrombektomie – möglichst in Verbindung mit einer Sperroperation – gestattet. Nicht immer handelt es sich jedoch um Blutungen aus Oesophagusvaricen. Man sollte auch an Gastroduodenalulcera denken, die nach Shunt-Operationen gehäuft auftreten können. Bei ihrer Behandlung ist in der postoperativen Phase auch auf die Normalisierung der Gerinnungsverhältnisse zu achten.

III. Die Postshunt-Encephalopathie

(Synonyma: Ammoniakencephalopathie, portalsystemische Encephalopathie, episodischer Stupor).

Ihre Ursache liegt in der Ableitung des Pfortaderblutes, das ohne die Leber passiert zu haben, in den großen Körperkreislauf kommt und zum anderen in einer Verminderung der Leberdurchblutung. Das klinische Bild ist außerordentlich variabel. Es umfaßt Zustände von Apathie oder Euphorie, Persönlichkeitsveränderungen mit neurologischen Symptomen, fortgeschrittene Verwirrtheit und Desorientierung bis zu Stupor und Koma.

An neurologischen Zeichen können Gangunsicherheit, Gleichgewichtsstörungen, Intentionstremor, verwaschene Sprache und grobschlägiger Tremor der Hände auftreten. Das EEG zeigt charakteristische Veränderungen. Im Blut ist der Ammoniakgehalt oft erhöht und das Serum-Kalium erniedrigt. Die Häufigkeit der postoperativen Encephalopathie liegt bei etwa 20%. Es muß allerdings darauf hingewiesen werden, daß die Encephalopathie auch bei Patienten mit schwerer Cirrhose ohne Shunt-Operation mit fast der gleichen Häufigkeit vorkommt.

Therapie: Einschränkung der täglichen Eiweißzufuhr auf 20–60 g/Tag; bei Varicenblutungen Entleerung der Blutmassen aus dem Darm, Gaben von Nebacetin oder Humatin (s. a. Kap. über Oesophagusvaricenblutungen), Infusionen zur Herabsetzung der Hyperammoniaemie (Rocmaline®, Tutofusin CH forte®).

Eine therapeutische Alternative bietet heute die Dauerbehandlung mit Bacterium-bifidum-Milch (Müting) und besonders mit dem synthetischen Disacharid Lactulose (Bircher). Sowohl das Lactobacterium-bifidum wie die Lactulose säuern den Darminhalt an und erzeugen eine »fermentative Diarrhoe«.

IV. Operationsrisiko

Die Operationsletalität nach Shunt-Operationen liegt bei etwa 10% und steigt in Risikofällen auf 20–30% an. Es wurde schon erwähnt, daß das Operationsrisiko und die postoperative Letalität in erster Linie von der Leberfunktion abhängen. Die Letalität beim Notshunt bzw. bei den gebräuchlichen Sperroperationen während einer konservativ nicht beherrschbaren Blutung liegt zwischen 30 und 50%.

Literatur

Baden, H., Backer, O. G.: Side-to-side splenorenal anastomosis for extrahepatic portal hypertension in a 14 years old girl. Acta chir. scand **132,** 211 (1966)

Baumgartl, F., Kremer, K., Schreiber, H. W.: Spezielle Chirurgie für die Praxis. Bd. II, Teil 1. Stuttgart: Thieme 1969

Berchtold, R.: Das Syndrom des Pfortaderhochdrucks. Hans Huber Bern, Stuttgart, Wien: 1970

Bircher, J.: Die Behandlung des chronischen Coma hepaticum mit Lactulose. Ther. Umsch. **26,** 275 (1969)

Boerema, I.: 4. Congr. Assoc. Soc. Nat. Europe et Méditerran. Gastro-entéral. P. 293. Masson u. Cie. Paris 1954

Boerema, I., Klopper, P. J., Holscher, A. A.: Transabdominale Ligatur – Resektion des Oesophagus in Fällen von blutenden Varizen. Chirurg **41,** 10, 472 (1970)

Conn, H. O., Lindenmuth, W. W.: Prophylactic portocaval anastomosis in cirrhotic patients with esophageal varices. New Engl. J. Med. **272,** 1243 (1965)

Conn, H. O., Lindenmuth, W. W.: The Therapy of portal hypertension. P. 78 Stuttgart: Thieme 1968

Cooley, D. A.: Side-to-side splenorenal anastomosis with splenic preservation for portal hypertension. Surg. Gynec. Obstet. **116,** 627 (1963)

Crawford, C. P., Freuckner, P.: Acta oto-laryng. (Stockh.) **27,** 422 (1939)

Crile, G.: Transesophageal ligation of bleeding esophageal varices. Arch. Surg. **61,** 654 (1950)

Drapanas, Th.: Interposition mesocaval Shunt for treatment of portal hypertension. Annals Surg. **176,** 435 (1972)

Garceau, A. J., Donaldson, R. M., O'Hara, E. T., Callow, A. D., Muench, H., Chamlers, Th.: A controlled trial of prophylactic portocaval Shunt surgery. News Engl. J. Med. **270,** 496 (1964)

Garceau, A. J., Resnick, R.: The Therapy of portal hypertension. P. 70. Stuttgart: Thieme 1968

Grabiger, A.: Eingriff am D. thoracicus zur Drucksenkung bei portaler Hypertonie Fortschr. Med. **87,** 1016 (1969)

Gütgemann, A., Schreiber, H. W., Esser, G.: Seltenere portocavale Anastomosenformen. Die coronario-cavale Anastomose. Dtsch. med. Wschr. **88,** 1082 (1963)

Gütgemann, A. H., Schreiber, W.: Zur Indikation und Technik der direkten portocavalen Anastomose. Chirurg **33,** 509 (1962)

Hamelmann, H., Nitschke, J.: Indikationsstellung und Operationsrisiko bei portocavalen Anastomosen. Münch. med. Wschr. **108,** 747 (1966)

Hegemann, G., Zenker, R.: Die portale Hypertension und ihre chirurgische Behandlung. Med. Klinik. **51,** 493, 630 (1956)

Hunt, A. H.: Portal Hypertension. London: Livingstone 1958

Jackson, F. C., Perrin, E. B., de-Gradi, A. E., Smith, A. G., Lee, L. E.: Clinical investigation of the portocaval Shunt. Arch. Surg. **91,** 43 (1965)

Kalima, T. V.: Diagnosis of acute vericial Bleeding. Ann. Chir. Gynaec. Fenn. **63,** 392 (1974)

Kalk, H.: Über den Hochdruck im Pfortadergebiet und die Indikation zu seiner chirurgischen Behandlung. Langenbecks Arch. klin. Chir. **282,** 693 (1955)

Leger, L., Lande, M., Neveux, Y. J., Corbelle, G., Tessier, N., Lemaigret, G.: Elements de pronostic immediate des anastomoses portocaves pour cirrhose. Presse med. **38,** 1797 (1963)

Leger, L., Chapuis, Y., Chevrel, J. P., Gilliot, C.: Anastomose spleno-renale latero-laterale. J. Chir. (Paris) **91,** 47 (1966)

Leger, L., Dentan, Th.: Anastomose omphalo-renale gauche pour hypertension portale. J. Chir. (Paris) **97,** 5 (1969)

Linton, R. R., Jones, C. M., Volwiler, W.: Portal hypertension: treatment by splenectomy and splenorenal anastomosis with preservation of the kidney. Surg. Clin. N. Amer. **27,** 1162 (1947)

Linton, R. R., Warren, R.: The emergency treatment of massive bleeding from esophageal varices by transesophageal suture of these vessels at the time of acute hemorrhage. Surgery **33,** 243 (1953)

Martini, G. A.; Stelzner, F., Dölle, W.: Encephalopathie nach operativ angelegter portocavaler Anastomose. Dtsch. med. Wschr. **86,** 461 (1961)

Matzander, U.: Annales Universitatis. Saraviensis, Vol. XII, Fasc. 4 (1965)

McDermott jun., W. V.: Surgery of the liver and portal circulation. Philadelphia: Lea & Febiger 1974

Meursing, F.: Berl. klin. Wschr. **50,** 643 (1963)

Müting, D., Reikowski, H., Eschrich, W., Klein, Ch., Doenecke, D.: Normalisierende Wirkung einer Bacterium-bifidum-Milch auf den Eiweißstoffwechsel bei Lebercirrhose. Dtsch. med. Wschr. **93,** 1313 (1968)

Nissen, R.: Operationen am Oesophagus. Stuttgart: Thieme (1954)

Nylander, P. E. A., Turunen, M.: Transposition of the spleen into the thoracic cavity in cases of portal hypertension. Ann. Surg. **142,** 954 (1955)

Orloff, M. J.: Emergency treatment of bleeding esophageal varices. In the therapy of portal hypertension. P. 211. Stuttgart: Thieme 1968

Patrassi, G., Roberti, G., Matteucci, M.: Zur klinischen Bedeutung des omphaloportalen Katheterismus. Schweiz. med. Wschr. **98,** 280 (1968)

Piccone, V. A., Veen, H. H. Le: Transumbilical portal decompression. Surg. Gynec. Obstet. **125,** 66 (1967)

Piccone, V. A.: The therapy of portal hypertension. P. 111. Stuttgart: Thieme 1968

Rinecker, H., Danek, N.: Operative Behandlung blutender Oesophagusvarizen durch eine subcardiale Blutsperre mittels transmuraler maschineller Klammerung. Chirurg **46,** 87 (1975)

Ruëff, F. L., Leibig, F. J.: Operative Behandlungsergebnisse beim portalen Hochdruck. Münch. med. Wschr. **115,** 271 (1973)

Schreiber, H. W.: Zur Pathophysiologie und Chirurgie des Pfortaderhochdrucks. Langenbeck Arch. klin. Chir. **300,** 187 (1962)

Schreiber, H. W., Schriefers, K. H., Esser, G., Bartsch, W. M.: Spätergebnisse nach 150 direkten portocavalen Anastomosen. Dtsch. med. Wschr. **89,** 2185 (1964)

Stelzner, F.: Über die individuelle chirurgische Therapie der Blutung beim portalen Hochdruck unter Berücksichtigung der Oesophagusvarizenligatur. Brun's Beitr. klin. Chir. **214,** 86 (1967)

Vossschulte, K.: Dissektionsligatur des Oesophagus bei Varizen der Speiseröhre infolge Pfortaderhypertonie. Chirurg **28,** 186 (1957)

Walker, R. M.: Transection operations for portal hypertension. Thorax **15,** 218 (1960)

Warren, W. D., Zeppe, R., Fomon, J.: Selektive trans-splenic decompression of gastroesophageal varices by distal splenorenal Shunt. Ann. Surg. **166,** 437 (1967)

Wodak, E.: Oesophagus-Varizenblutung bei portaler Hypertension, ihre Therapie und Prophylaxe. Wien. med. Wschr. **110,** 581 (1960)

Zenker, R.: Die Eingriffe in der Bauchhöhle. Bd. VII/1, 2. Aufl. Allgem. u. spez. chir. Operationslehre. Hrsg. N. Guleke, R. Zenker. Berlin, Göttingen, Heidelberg: Springer 1951

Zenker, R., Berchtold, R.: Über die Indikation zur operativen Behandlung des Pfortaderhochdruckes. Internist **1,** 147 (1960)

Zittel, R. X.: Splenoreale Seit-zu-Seit-Anastomose bei portaler Hypertension. Chirurg **39,** 289 (1968)

XI. Die Eingriffe am Pankreas einschließlich der Eingriffe bei Geschwülsten des Pankreas und des Duodenums

Von R. Berchtold, Bern

A. Chirurgische Anatomie

I. Topographie

Das Pankreas liegt, mit Ausnahme der Schwanzspitze, retroperitoneal. Die Achse des Organs ist von links cranial nach rechts caudal gerichtet (Abb. 1). Für chirurgische Belange ist die Einteilung des Pankreas in Kopf, Körper und Schwanz zweckmäßig. Ein wichtiger Abschnitt ist die Grenze zwischen Kopf und Körper, die als Collum (Becker 1973), Isthmus (Leger 1969) oder Hilus (Couinaud 1966) bezeichnet wird.

Die Pankreashinterfläche

Unmittelbar an der Pankreashinterfläche vereinigen sich die Vena mesenterica superior und die Vena lienalis zur Vena portae. Ebenso unmittelbar ist die Beziehung des Choledochus zur Pankreashinterfläche, der aber erst in den letzten 2–3 cm vor der Ampulle intraglandulär verläuft. Caudal rechts ragt der Processus uncinatus oder uncus hinter die Vena mesenterica superior, d. h. umfaßt sie von rechts. Dadurch entsteht an der Vorderseite des Uncus und an der Hinterseite des Kopfes eine Incisur. Dieser Processus kann gelegentlich bis hinter die Arteria mesenterica superior reichen. Er setzt sich in eine Bindegewebsplatte fort, die breit in das dichte Bindegewebe zwischen Aorta, A. mesenterica superior und Pankreasmitte einstrahlt. In dieser Bindegewebsplatte verlaufen die posterioren pankreaticoduodenalen Gefäße und die zum Pankreas ziehenden Nerven (Couinaud 1966, 1970) (Abb. 2).

Von chirurgischer Bedeutung ist die Kenntnis der anatomischen Topographie der Pankreashinterfläche. Die Art der Befestigung des Pankreas an seiner Hinterfläche unterscheidet sich nach den genannten Bereichen: Kopf-Hals und Körper-Schwanz.

Zur Befestigung im Kopf- und Duodenalbereich, d. h. rechts der Aorta, dient die Treitzsche Fascie, die aus der Verklebung des rechtsseitigen, primitiven Meso-Duodenums mit dem parietalen Peritoneum entstanden ist. In dieser Schicht, resp. der Treitzschen Fascie, erfolgt die Mobilisation des Duodenums und Pankreaskopfes nach Kocher.

Links der Aorta ist die Hinterfläche des Pankreaskörpers und -schwanzes locker im retroperitonealen Bereich des linken Zwerchfellansatzes, der Niere und Nebenniere und deren Gefäße fixiert.

Nach Mobilisierung des Duodeno-Pankreas von rechts und des Pankreasschwanzes und -körpers von links bleibt die kräftigste Befestigung im Hilusbereich, d. h. an der

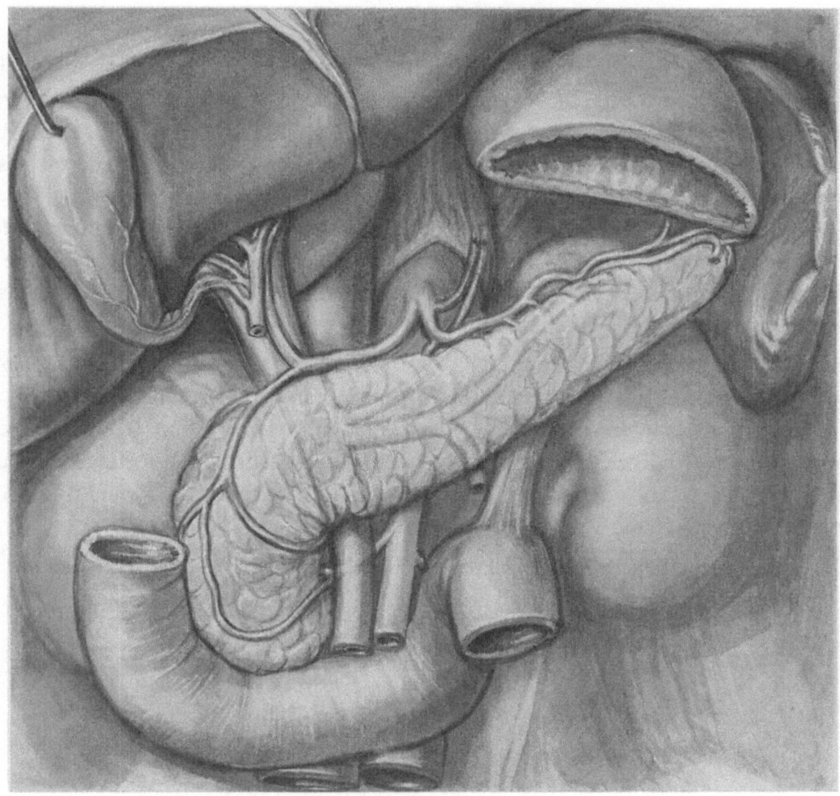

Abb. 1. Die topographische Anatomie des Pankreas

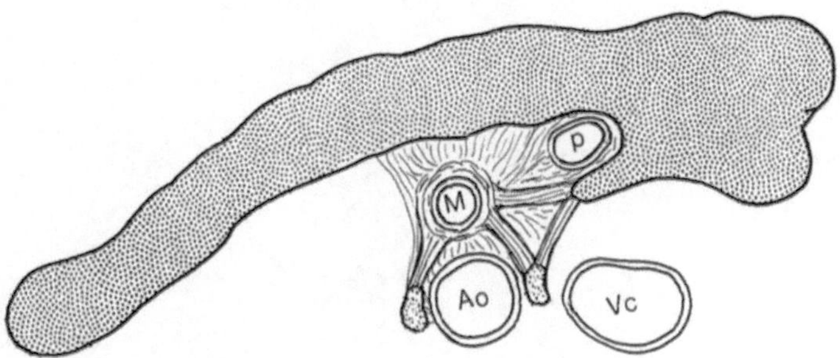

Abb. 2. Die Beziehung des Pankreasisthmus (-hilus) zu den großen Gefäßen: Hinter der Pfortader (p) geht der Processus uncinatus (Uncus) über in die nervenhaltigen Stränge zur Aorta (Ao) und A. mesenterica superior (M). Die Ganglia coeliaca liegen rechts und links der Aorta

medialen sagittalen Wurzel vor der Aorta (Abb. 2). Sie entspricht einem Segment des Mesenterium dorsale primitivum (Couinaud 1970) und enthält cranial die Elemente des Truncus coeliacus und caudal diejenigen der A. mesenterica superior. An der Hinterfläche des Pankreaskörpers und -schwanzes verlaufen die A. lienalis im cranialen Bereich, den cranialen Pankreasrand besonders im Schwanzteil oft überschreitend, und die V. lienalis dicht an der Drüsenhinterfläche mit zahlreichen einmündenden kleinen Venen aus dem Drüsengewebe.

Die Pankreasvorderfläche

Der Ansatz des Mesocolon transversum geht breit vom caudalen Pankreashals schräg über den Pankreaskopf nach rechts caudal (Abb. 3). Caudalwärts vom Mesocolon transversum liegt nur ein kleiner Teil der Pankreaskopfvorderfläche, verklebt mit dem Mesocolon ascendens. Cranialwärts vom Mesocolon transversum und rechts von der A. gastroduodenalis ist die Pankreasvorderfläche von der Peritonealhöhle her frei zugänglich. Das Pankreasgewebe ist hier unmittelbar bedeckt vom linken Blatt des primitiven Meso-Duodenums. Links von der A. gastroduodenalis bilden die restliche Vorderfläche des Pankreaskopfes und die Vorderflächen des Pankreashalses, -körpers und -schwanzes die hintere Begrenzung der Bursa omentalis maior.

Die ganze rechtsseitige Zirkumferenz des Pankreaskopfes ist von der C-förmigen Duodenalschlinge eingenommen. Anatomisch und chirurgisch gesehen, bietet die Ablösung des Duodenums im Bereiche der horizontalen Pars I und Pars III duodeni keine Schwierigkeiten. Couinaud (1964) konnte zeigen, daß auch die Loslösung der Pars II duodeni vom Pankreas technisch möglich ist. Vom chirurgischen Standpunkt aus dürfte aber diese Möglichkeit nur von theoretischem Interesse sein.

Entlang des caudalen Randes des Pankreaskörpers und -schwanzes setzt sich der Ansatz des Mesocolon transversum nach links fort.

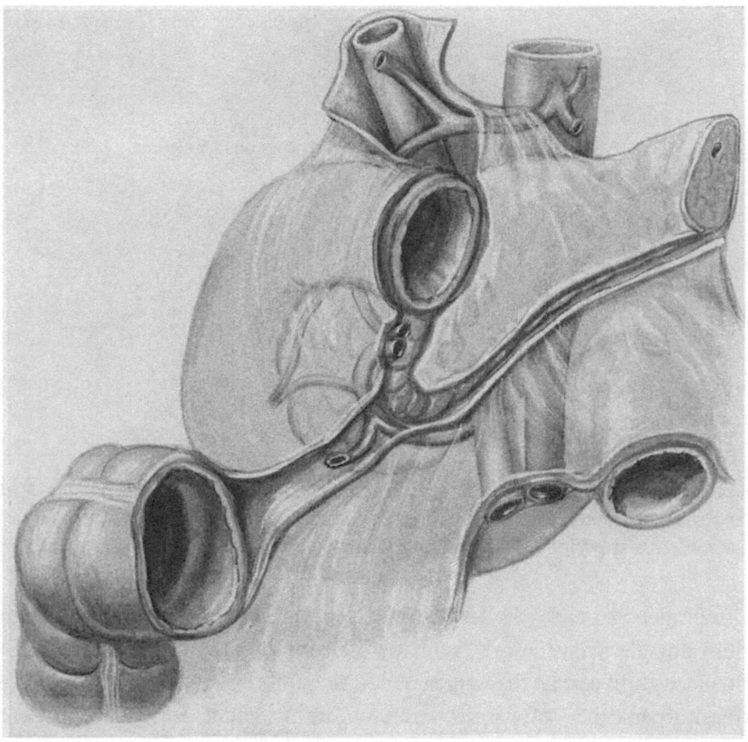

Abb. 3. Die Pankreaskopf- und Pankreaskörpervorderflächen mit den Peritonealumschlagsfalten (nach Soupault und Boureau, 1959)

II. Ausführungsgänge des Pankreas

Der Hauptgang, der Ductus pancreaticus Wirsungi, durchzieht die ganze Drüse in der Längsrichtung, vorwiegend ventral und cranial gelegen (Anacker, 1961). In seinem letzten Gangabschnitt läuft der Ductus Wirsungi parallel zum Choledochus. Beide Gänge münden in der Ampulla maior. In zirka 6% münden die beiden Gänge getrennt. Ebenfalls in zirka 6% bilden sie kurz vor der Ampulle einen gemeinsamen Gang (Berman, 1960). Der Nebengang, der Ductus pancreaticus Santorini, geht vom Knie des Ductus Wirsungi nach rechts und mündet in einem Drittel der Fälle an der Ampulla minor in das Duodenum. In ungefähr 6% ist der Ductus Santorini der Hauptausführungsgang (Berman, 1960). Der Processus uncinatus drainiert meist in den Ductus Wirsungi, gelegentlich in den Ductus Santorini.

III. Die Gefäßversorgung des Pankreas

1. Arterielle Versorgung

Die Disposition der arteriellen Versorgung ist relativ konstant, besonders im Bereiche der Äste aus der A. gastroduodenalis (Couinaud, 1966).

Die arterielle Versorgung des Duodenums und Pankreaskopfes erfolgt im Prinzip vertikal, d. h. vom Truncus coeliacus caudalwärts und von der A. mesenterica superior aus cranialwärts (Abb. 4).

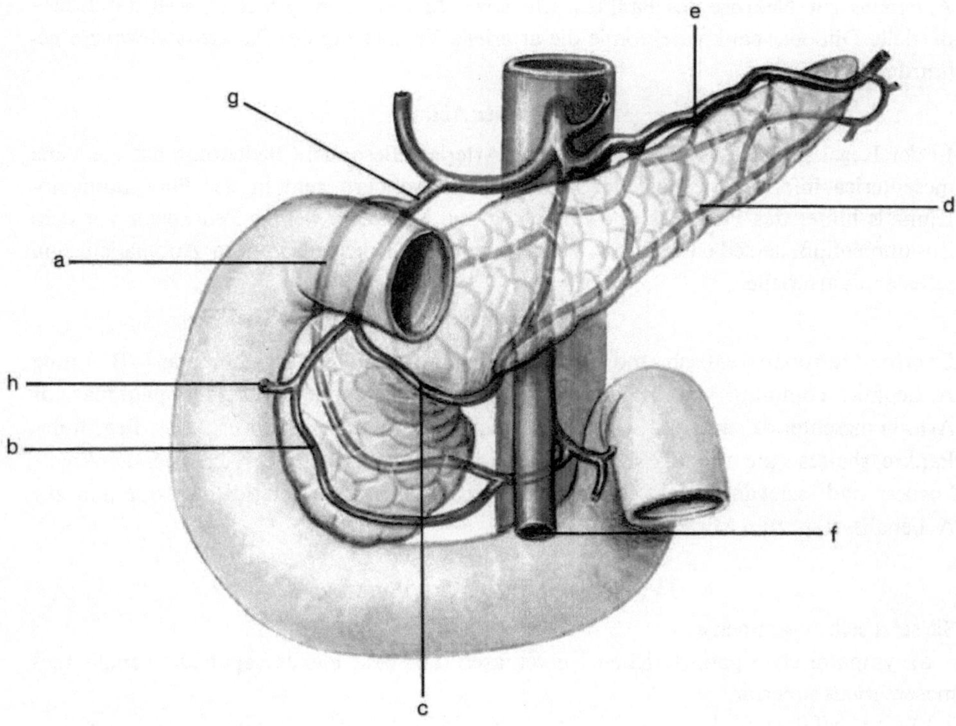

Abb. 4a–h. Die arterielle Versorgung des Pankreas: a) hintere pancreaticoduodenale Arkade, b) vordere pankreaticoduodenale Arkade, c) A. pancreatica dorsalis, d) A. pancreatica magna (transversa), e) A. lienalis, f) A. mesenterica superior, g) A. gastroduodenalis, h) A. gastroepiploica dextra

Sie erfolgt

a) über eine hintere und vordere Arkade:

Die Aa. pancreaticoduodenalis anterior und posterior superiores kommunizieren mit den gleichnamigen Aa. anterior und posterior inferiores, die mit gemeinsamem Stamm aus der A. mesenterica superior entspringen (Lunderquist, 1965).

b) über eine dritte Arkade, die A. pancreatica dorsalis, die meist im Bereiche des Abganges der A. lienalis entspringt und mit einer oberen pankreatikoduodenalen Arkade anastomosiert.

Chirurgische bedeutsame Variationen

Die A. hepatica dextra entspringt in 10–12% aus der A. mesenterica superior und verläuft dann im Pankreashilus zum Ligamentum hepatoduodenale.

Die Aa. colica dextra und media können aus der A. pancreatica dorsalis Ursprung nehmen.

Die arterielle Versorgung des Pankreaskörpers und -schwanzes erfolgt in der transversalen Richtung, und zwar in drei Modifikationen (Mellière, 1968):

a) vorwiegend durch die A. lienalis,

b) durch die A. lienalis und durch eine A. pancreatica magna (transversa), die meist mit der A. pancreatica dorsalis kommuniziert,

c) nur durch die A. pancreatica magna (transversa).

Von chirurgischer Bedeutung ist die Modifikation a), weil eine zentrale Ligatur der A. lienalis zur Nekrose des Pankreasschwanzes führen kann, ferner c), weil durch eine partielle Duodenopankreatektomie die arterielle Versorgung des Pankreasschwanzes gefährdet ist.

2. Venöser Abfluß

In der Regel sind die Venen Satelliten der Arterien. Besondere Bedeutung hat die Vena mesenterica inferior. Sie begleitet keine Arterie, sondern geht in der Plica duodenojejunalis hinter das Pankreas und mündet in die Milzvene, wenige Zentimeter vor dem Zusammenfluß derselben mit der Vena mesenterica superior. Venöse Anomalien sind seltener als arterielle.

3. Lymphabfluß

Er erfolgt retropankreatisch, und zwar aus dem cranialen Duodeno-Pankreas in Richtung A. hepatica communis und Truncus coeliacus, aus dem caudalen Duodenopankreas zur Arteria mesenterica superior. Somit spielt auch für die Carcinomchirurgie der Begriff des Pankreashalses eine wichtige Rolle (Fuchsig, 1965). Aus dem Bereiche des Pankreaskörpers und -schwanzes geht der Lymphabstrom zur A. mesenterica superior und zur A. lienalis, resp. zum Milzhilus.

IV. Die Innervation des Pankreas

Sie setzt sich zusammen aus

a) sympathischen periarteriellen Nervenfasern aus dem Plexus hepaticus, lienalis und mesentericus superior,

b) nicht gefäßgebundenen, gemischt sympathisch-parasympathischen Nerven aus dem Plexus coeliacus (dem rechts- und linksseitigen Ganglion coeliacum, resp. aus den sympathischen Anteilen der Nn. splanchnici und des Grenzstranges) und

c) vagalen Nervenfasern, vorwiegend aus dem dorsalen Vagusstamm (Loeweneck, 1969).

Nach Yoshioka und Wakabayashi (1958) bilden die aus beiden Ganglia coeliaca stammenden postganglionären Fasern den Plexus pancreaticus capitalis, der sich in den Uncus pancreatis fortsetzt. An diesem Plexus können ein postero-superiorer und ein antero-inferiorer Teil unterschieden werden. Der postero-superiore Teil geht vorwiegend vom Ganglion coeliacum rechts, der zweite von beiden Ganglien und vor allem vom periarteriellen Plexus der A. mesenterica superior aus (Abb. 31).

V. Aberrierendes Pankreasgewebe

Es kommt am häufigsten in der Duodenalwand (30%), dann in der Magenwand (25%), am Jejunum (15%) und seltener im Meckelschen Divertikel vor (Becker 1973).

B. Präoperative Diagnostik

Infolge der retroperitonealen Lage des Pankreas, dessen Freilegung technisch wohl möglich aber nicht immer einfach und mit erheblichen Peritonealläsionen verbunden ist, hat die präoperative Diagnostik zur Lokalisation pathologischer Pankreasprozesse, zur Orientierung über das biliäre und pankreatische Gangsystem, über den Zustand und über Anomalien der Gefäßversorgung und über den funktionellen Zustand des Pankreas, eine große Bedeutung.

Röntgenleeraufnahmen des Oberbauches nicht nur in d. v.-Richtung, sondern auch in Boxer- und Fechterstellung, machen in über der Hälfte der Fälle mit chronischer Pankreatitis feine Verkalkungen im Pankreasparenchym nachweisbar.

Die Cholangiographie sollte auch auf dem Infusionsweg versucht werden, wenn ein geringgradiger Ikterus besteht.

Zur Routineuntersuchung gehört die radiologische Magen-Duodenalpassage. Die hypotone Duodenographie ist aufwendiger, kann aber eine wertvolle Ergänzung zur routinemäßigen Passage sein (Jacquemet, 1971).

Die kombinierte selektive Angiographie der Aa. coeliaca und mesenterica superior ist in der Hand des Erfahrenen zur Beurteilung pathologischer Pankreasprozesse und vor allem zur Erkennung von Gefäßanomalien sehr leistungsfähig (Bücheler, 1974; Wenz, 1974).

Die Splenoportographie ist eine wertvolle Zusatzuntersuchung, wenn die venöse Phase der selektiven Angiographie zu wenig kontrastintensiv ist.

Die diagnostische Leistungsfähigkeit der Szintigraphie mit Selen-Methionin muß vorsichtig interpretiert werden (Bachrach, 1972; Krönert, 1972). Sie kann aber zur Unterscheidung von normalem und pathologisch verändertem Pankreas hilfreich sein (Krementz, 1972).

Die Echolotung (Sonographie) des Pankreas ist für den Patienten eine schonende Untersuchung, die deshalb für Verlaufskontrollen geeignet ist, die aber hohe Anforderungen an die Erfahrung des Untersuchers stellt. Ist diese vorhanden, können pathologische Pankreasherde von 2 cm Durchmesser an sonographisch erfaßt werden (Engelhart, 1971).

Die Duodenoskopie, kombiniert mit der Katheterisierung der Vaterschen Papille und retrograder Cholangio-Pankreatographie, ist heute zu einem ganz wesentlichen diagnostischen Zugang zum Pankreas entwickelt worden (Classen, 1972/73; Koch u.a., 1974). Vorsicht ist geboten bei der retrograden Darstellung von Pseudocysten.

Die Cytologie des Duodenalsekrets, das durch eine gewöhnliche Duodenalsonde oder durch das Duodenoskop gewonnen wird, ist eine Routineuntersuchung geworden (Witte, 1964). Die Verwendung der Methode setzt aber einen erfahrenen Cytologen voraus.

Über die Pankreasfunktionsdiagnostik orientieren die Veröffentlichungen von Heinkel (1964), Ammann (1969), Domschke u. a. (1972) und Otte u. a. (1973).

C. Operativer Zugang und Freilegung des Pankreas

I. Zugang

Am geeignetsten ist der Zugang durch die Oberbauchlaparotomie. Am einfachsten und schnellsten erfolgt er durch die mediane obere Laparotomie. Besonders bei adipösen Patienten gibt aber die obere mediane Laparotomie nur einen beschränkten Zugang zum Organ. Es besteht die Möglichkeit, die obere mediane Laparotomie caudal, d. h. auf Nabelhöhe, rechtwinklig nach rechts oder links oder beidseits mit Durchtrennung der

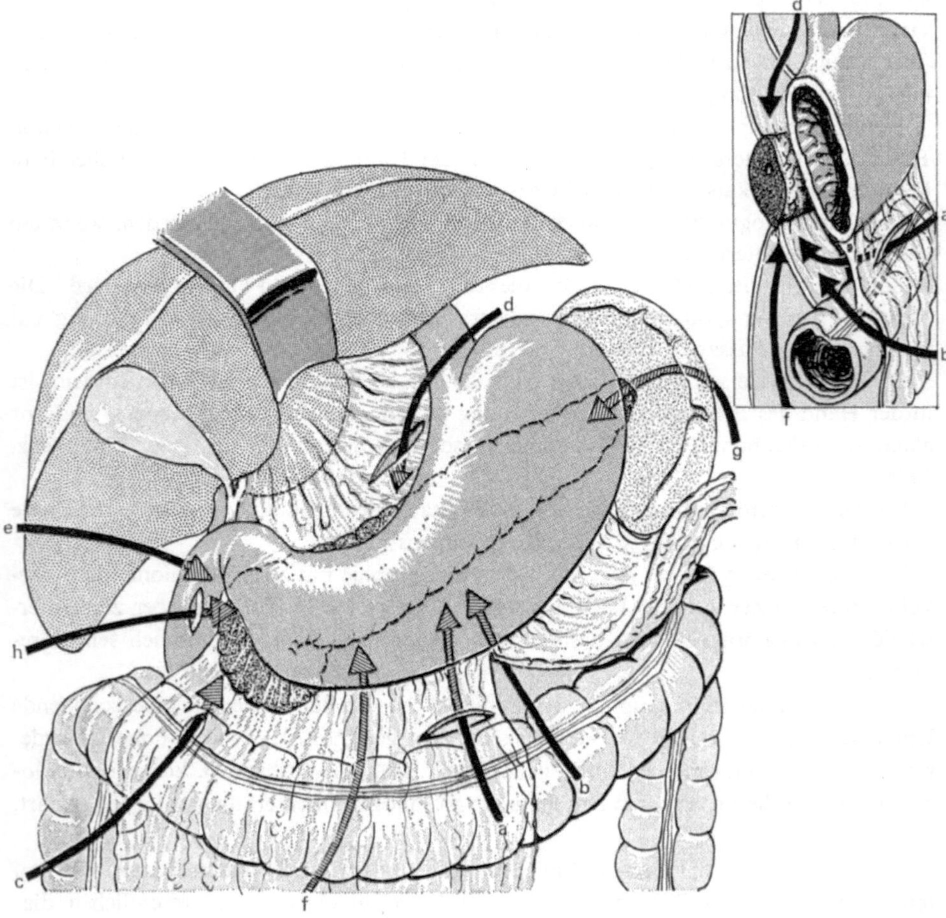

Abb. 5. Die Zugänge zum Pankreas: (s. Text)

Rectusmuskeln zu erweitern. Die Erfahrung zeigt aber, daß bei Winkelschnitten die Wundheilung im Winkelbereich nicht selten gestört ist.

Bei unklaren Befunden oder bei adipösen Patienten ist der Oberbauchquerschnitt, der leicht nach caudal konkav angelegt wird, mit Durchtrennung beider Rectusmuskeln, der beste Zugang. Durch Einsetzen eines großen Rochardhakens cranial erhält man einen ausgezeichneten Einblick in den gesamten Oberbauch.

II. Die Freilegung der Pankreasvorderfläche

Nach der topographischen Anatomie ist grundsätzlich zu berücksichtigen, daß der Hauptteil der Pankreasdrüse cranial des Mesocolons transversum liegt. Nur ein kleiner Teil des Kopfes ist caudal davon.

Die Pankreasvorderfläche kann durch folgende Zugänge freigelegt werden (Abb. 5, 6):

Zur Eröffnung der Bursa omentalis maior wird entweder das Ligamentum gastrocolicum durchtrennt (Abb. 5a) oder das große Netz vom Colon transversum abgelöst und das Ligamentum gastrocolicum vom Mesocolon transversum stumpf abgeschoben (Abb. 5b). Vereinzelte blutende Gefäßchen müssen ligiert werden.

Zur gleichzeitigen Darstellung der Vorderfläche des Pankreaskopfes wird das große Netz wie beschrieben bis zur Flexura colica dextra vom Colon abgetrennt und das breite

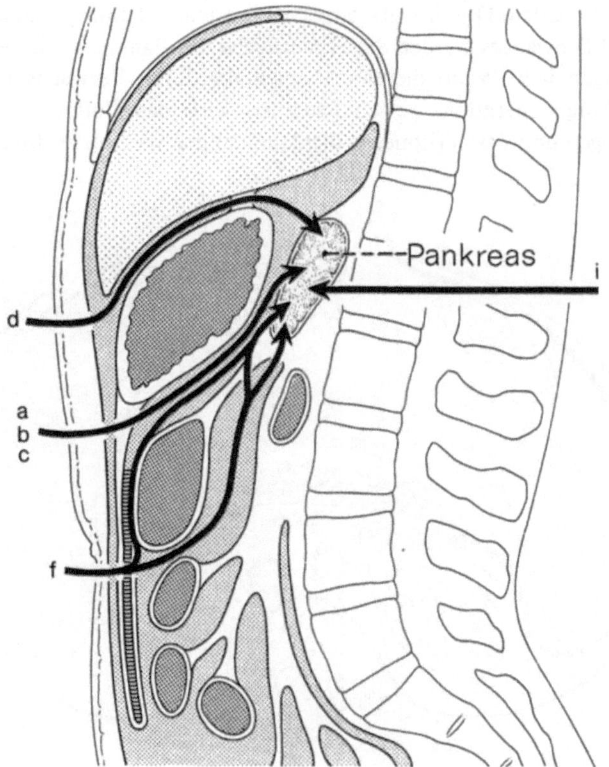

Abb. 6. Die Zugänge zum Pankreas im Sagittalschnitt (vgl. Abb. 5 und Text). Der direkte Zugang von hinten (i) subcostal kommt vielleicht zur Drainage von Pankreasabszessen in Frage (vgl. Abb. 7i)

Mesocolon transversum, ev. ascendens vom Pankreaskopf gelöst. Dabei müssen die rechtsseitigen gastroepiploischen Gefäße zwischen Ligaturen durchtrennt werden (Abb. 3, 5c).

Die Mobilisierung der Colonflexur rechts und die Durchtrennung des Ligamentum hepatocolicum können von Nutzen sein. Die Eröffnung der Bursa omentalis minor zwischen der Leber und der kleinen Magenkurvatur gibt wegen der geringen Verschiebbarkeit der Magenkurvatur nur einen beschränkten Einblick auf die Pankreasvorderfläche (Abb. 5d).

III. Die Freilegung der Pankreashinterfläche

Die klassische Mobilisation des Duodenums und des Pankreaskopfes (Abb. 5e) erfolgt nach Kocher (1903). Dazu wird unmittelbar rechts und entlang der Pars II duodeni das Peritoneum parietale incidiert, und zwar vom Bereich des Foramen Winslowi bis zum unteren Duodenalknie. Dann lassen sich das Duodenum und der Pankreaskopf in der Treitzschen Fascie stumpf aus dem Retroperitoneum bis zur Vena cava inferior lösen (Abb. 7a).

Bei breit eröffneter Bursa omentalis maior wird die Wurzel des Mesocolons transversum unmittelbar am caudalen Pankreasrand abgelöst. Durch leichten Zug am Mesocolon transversum erkennt man gegen medial den Verlauf der Vena mesenterica inferior, die geschont werden muß. Zum Aufsuchen der zentralen Vena lienalis kann sie als Leitgebilde verwendet werden. Durch Aufklappen des caudalen Pankreasrandes im Bereiche des Körpers und Schwanzes werden die Hinterfläche des Pankreas und der Verlauf der Vena lienalis zugänglich. Wenn die Bursa omentalis durch Verwachsungen (z. B. bei Zustand nach Magenoperation) verschlossen ist, wird das Colon transversum nach cranial hochgezogen und das Peritoneum dicht caudal der Wurzel des Mesocolons trans-

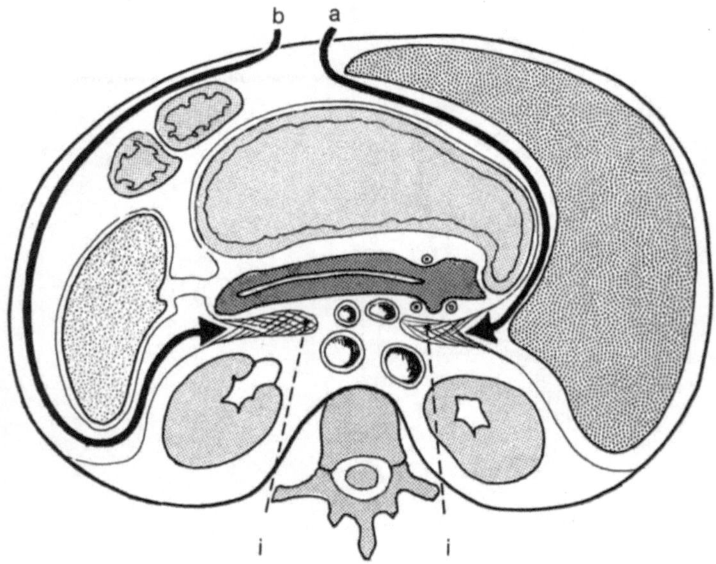

Abb. 7. Die Zugänge zur Pankreashinterfläche im Transversalschnitt von cranial: a) Mobilisation des Duodenopankreas nach Kocher, b) Mobilisation des Splenopankreas von links, i) Zugang von hinten (vgl. Abb. 6)

versum incidiert (Abb. 5f). Von hier aus kann durch Zug am Mesocolon transversum die Hinterfläche des Pankreaskörpers und -schwanzes dargestellt werden. Auch auf diesem Weg ist die Vena mesenterica inferior das Leitgebilde zur zentralen V. lienalis. Die Mobilisation des Duodenums nach Clairmont (1918) kann diese Freilegung nach medial erleichtern:

Nach Anspannen des Colon transversum nach cranial und des Jejunums nach rechts werden die Plica duodenojejunalis auf der linken Seite der gleichnamigen Flexur und das Peritoneum über der Pars ascendens duodeni IV incidiert. Dadurch kann dieser Duodenalteil samt der Flexura duodenojejunalis stumpf mobilisiert werden.

Die Freilegung der Pankreashinterfläche durch Mobilisation der Milz und des Pankreasschwanzes kommt dann in Frage, wenn die linksseitige Pankreatektomie mit Milzexstirpation geplant ist (Abb. 5g, 7b). Zuerst wird die Bursa omentalis maior eröffnet, wie oben beschrieben. Dann erfolgt die Durchtrennung des Ligamentum gastrolienale unter peinlicher Ligatur der Vasa brevia. Die Milz wird stumpf aus ihrer retroperitonealen Fixation gelöst. Nach der Luxation der Milz in die Operationswunde kann die Hinterfläche des Pankreasschwanzes und des -körpers bis links vom Pankreashilus freigelegt werden.

IV. Die Freilegung der Vaterschen Papille durch Duodenotomie (Abb. 5 h)

Siehe im Kapitel der Gallengangchirurgie (S. 600).

D. Intraoperative Diagnostik

Die Punktion des Ductus pancreaticus und die descendierende oder anterograde Pankreatographie (ev. kombiniert mit gleichzeitiger Cholecystocholangiographie) verlangen die Freilegung der Pankreasvorderfläche. Wenn der Ductus pancreaticus erweitert ist, so tastet die Fingerspitze in seinem Verlauf eine vermehrte pralle Elastizität oder eine Rinnenbildung im derben Parenchym (Abb. 8). Dort wird eine nicht zu dünne Kanüle eingeführt und nach Aspiration von Sekret an die Schlauchleitung des Cholangio-Manometriegerätes angeschlossen, um unter kontrolliertem Druck und unter Kontrolle am Radio-Televisionsschirm das Kontrastmittel instillieren zu lassen.

Bei nicht erweitertem Ductus pancreaticus ist die transparenchymatöse Punktion schwierig. Um hier den Ductus pancreaticus zu finden, werden nach der Milzexstirpation ein 1 cm langes Stück vom Pankreasschwanz und ev. weitere $^1/_2$ cm breite Pankreasgewebsscheiben reseziert, bis der eröffnete Ductus pancreaticus an der rechtsseitigen Pankreasschnittfläche erkannt und sondiert werden kann (Puestow, 1970). Ein anderer Weg zur Eröffnung des Ductus pancreaticus ist die schräge oder quere Incision des Pankreaskörpers von der Vorderfläche aus. Die Sondierung oder Katheterisierung des Ductus erfolgt gleich wie nach der Schwanzresektion (Greenlee, 1971). Die Bresche im Pankreas oder der Querschnitt kann zur Ableitungsoperation verwendet werden.

Die ascendierende oder retrograde Pankreatographie durch Duodenotomie und transpapillären Katheterismus hat seit der Einführung der präoperativen, endoskopischen Wirsungographie an Bedeutung verloren.

Das transduodenale Auffinden der Papille kann man sich durch Fingerdruck auf die Gallenblase oder durch intravenöse Injektion von Cholecystokinin erleichtern.

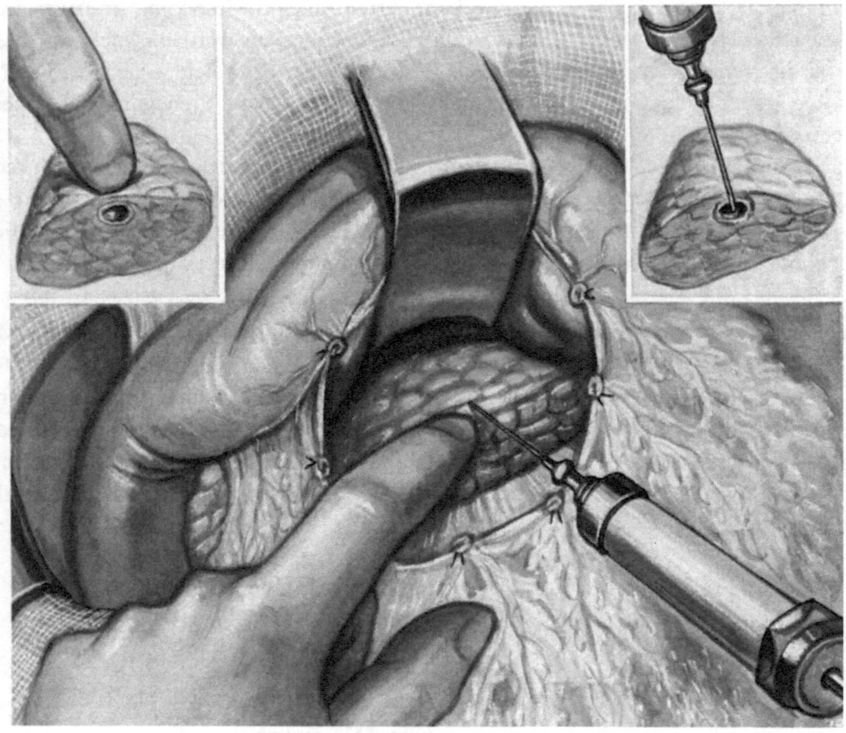

Abb. 8. Das Aufsuchen des Ductus pancreaticus mittels Fingerpalpation und Punktion. Der Ductus Wirsungianus liegt in 43% wie in beiden Inserts dargestellt und in weiteren 36% mehr cranial ventral (Anacker, 1961)

Die Pankreasbiopsie mit dem Skalpell oder mit dem elektrischen Messer ist nicht ungefährlich, da sie zu Blutung, Fistelung, zur akuten Pankreatitis und Pseudocystenentstehung führen kann.

Sie wird deshalb mehrheitlich abgelehnt (Mercadier, 1971; Puestow, 1972; Peiper, 1972; Kümmerle, 1965). Auch die Punktionsbiopsie ist von den erwähnten Komplikationen bedroht, wenn grobe Punktionskanülen verwendet werden. Die Menghini-Kanüle erlaubt eben noch die Entnahme eines feinen Stanzcylinders und gefährdet den Patienten weniger. Heute ist die sogen. Feinnadelpunktion die Punktionsbiopsie der Wahl, wenn dem Chirurgen ein erfahrener Cytologe zur Seite steht (Bodner, 1973; Lederer und Bodner, 1974).

E. Operative Technik

I. Die Resektionsverfahren

1. Die partielle Pankreatektomie links (Splenopankreatektomie)

Nach der Eröffnung der Bursa omentalis maior wird der Magen nach cranial gezogen. Wir inspizieren die Pankreasvorderfläche und – nach Ablösen des Mesocolon transversum von der caudalen Pankreaskante – die Pankreashinterfläche. Bei entzündlichen Pankreaserkrankungen kann es schwierig sein, die richtige retropankreatische Schicht zu finden. In diesem Fall ist die Vena mesenterica inferior ein nützliches Leitgebilde. Die mobilisierte linke Colonflexur wird nach caudal gezogen und das Ligamentum lienocolicum durchtrennt.

Besonders bei großer Milz ist es zweckmäßig, die A. lienalis am cranialen Rand des Pankreas aufzusuchen, zu umfahren und zu ligieren. Dann erst werden die retroperitonealen Befestigungen der Milz gelöst. Unter vorsichtigem Zug der Milz nach caudal medial und Anspannen des Magens nach cranial kann unter Sicht das Ligamentum gastrolienale zwischen Ligaturen durchtrennt werden. Unter Anheben der Milz nach rechts gelingt es meist mittels stumpfer Präparation den Pankreasschwanz und -körper aus dem Retroperitoneum zu mobilisieren. Das Leitgebilde für die richtige Schicht ist die Milzvene an der Pankreashinterfläche (Abb. 9).

Als nächster Schritt folgt die Lokalisierung des Tripus Halleri, des Abganges der Arteria lienalis und des Verlaufs der A. hepatica communis. Die A. lienalis wird möglichst dicht am Tripus Halleri doppelt ligiert. Soll das Pankreas möglichst nahe am Pankreashals (Isthmus, Hilus) durchtrennt werden, so ist die Einmündung der V. mesenterica inferior in die V. lienalis die Landmarke, wo die Milzvene zwischen Ligaturen zu

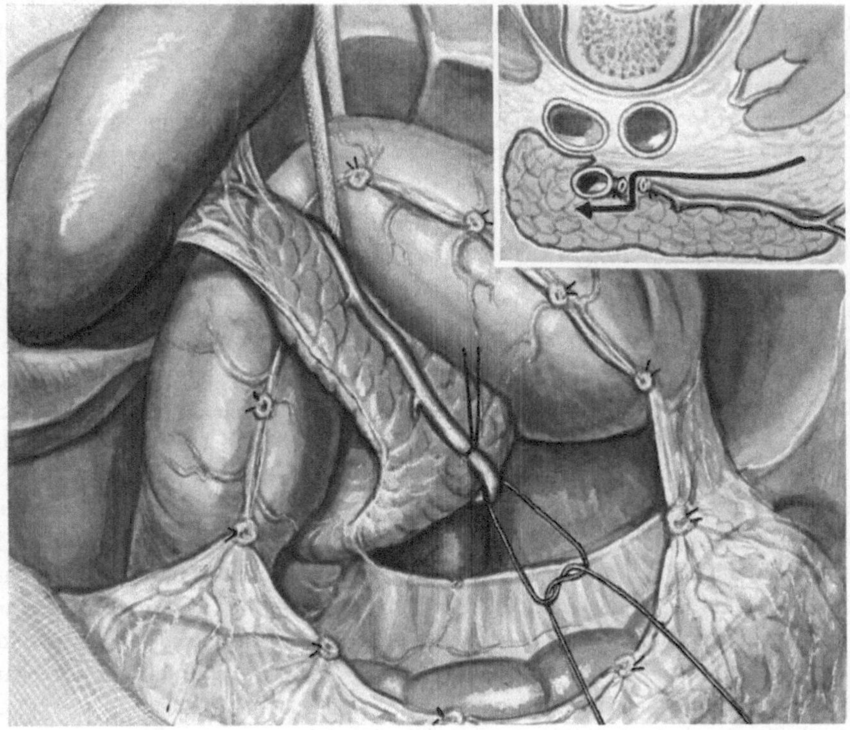

Abb. 9. Die Mobilisation des Splenopankreas von links: Pankreasschwanz und -körper sind bis zum Bereich des Pankreashilus freigelegt und nach rechts geschlagen. Ligatur der Vena lienalis unmittelbar vor der Einmündung der Vena mesenterica inferior. Zur Fortsetzung der Mobilisation des Pankreas nach rechts muß ein Schichtwechsel in bezug auf Pankreashinterfläche und Vene erfolgen (Insert), indem die Präparierschicht vor die Vena lienalis und den Zusammenfluß mit der V. mesenterica superior zu liegen kommt

durchtrennen ist. Von hier aus darf die Präparation zur Auslösung des Pankreas weiter nach rechts nicht mehr hinter der Milzvene, sondern sie muß vor der Vene stattfinden, um eine Läsion der V. mesenterica superior zu verhindern. Die V. mesenterica inferior kann wenn nötig unterbrochen werden (Abb. 9).

Auf der Höhe der Pankreasdurchtrennung werden am cranialen und caudalen Rand des Pankreaskörpers zwei Haltefäden angelegt. Zur queren Durchtrennung des Pankreasgewebes verwenden wir das elektrische Messer. Zugleich wird der Ductus pancreaticus lokalisiert und zur eventuellen Sondierung oder anterograden Pankreatographie kanüliert. Blutende kleine Arterien an der Pankreasschnittfläche müssen peinlich versorgt werden. Je nach Indikation wird die Pankreasschnittfläche mit einer nach Roux ausgeschalteten oberen Jejunumschlinge zur pankreaticodigestiven Anastomose verbunden oder der Ductus pancreaticus ligiert und versucht, die Pankreasschnittfläche mit umliegendem peritonealem Gewebe zu decken. Wesentlich ist die gute Drainage des Pankreasstumpfes nach außen.

2. Die subtotale Pankreatektomie (Splenopankreatektomie) links

Sie ist im Prinzip eine über die Medianlinie, d. h. über den Pankreashals hinaus nach rechts fortgesetzte partielle Pankreatektomie von links. Nach den Originalbeschreibungen von Child (1964 und 1969) und Mercadier (1967) ist die Technik die folgende: Die Auslösung der Milz und des Pankreasschwanzes und -körpers ist gleich wie bei der linksseitigen partiellen Pankreatektomie. Die Versorgung der A. lienalis erfolgt auch hier unter Kontrolle der A. hepatica communis. Nach der Durchtrennung der V. lienalis zwischen Ligaturen im Pankreashalsbereich und dem erwähnten Schichtwechsel zum weiteren Vorgehen nach rechts ist an arterielle Anomalien, wie z. B. den Ursprung der A. colica media aus einer kräftigen A. pancreatica dorsalis, zu denken.

Die mobilisierte Milz und die linke Pankreashälfte werden wieder reponiert. Von rechts stellen wir jetzt die Pars II duodeni ein. Das laterale Peritoneum wird entlang des absteigenden Duodenums incidiert. Das Duodenum und der Pankreaskopf werden stumpf nach Kocher mobilisiert. Das nicht akut entzündlich veränderte Pankreasgewebe läßt sich leicht aus dem Retroperitoneum und von der V. cava ablösen. Bei dieser Präparation von rechts kommt man nicht in die von links vorbereitete retropankreatische Schicht, weil sich der Uncus selber oder seine bindegewebige Verlängerung hinter den mesenterialen Gefäßen bis zur Aorta fortsetzt.

Wenn das Mesocolon transversum nicht schon zur Exploration der Pankreasvorderfläche vom Pankreaskopf gelöst worden ist, muß es jetzt nachgeholt werden. Dabei ist auf den Verlauf der A. colica media und dextra zu achten. Die linke Hand des Operateurs geht hinter den mobilisierten Pankreaskopf, die rechte Hand hält sich an den Oberrand des Pankreaskörpers links. Unter leichtem Zug am Pankreas nach caudal wird die A. gastroduodenalis aufgesucht. Ihre Unterfahrung soll nicht unmittelbar am Abgang aus der A. hepatica communis, sondern möglichst distal davon erfolgen, um die hintere pankreaticoduodenale arterielle Versorgung nicht zu gefährden.

Nach Umwechseln auf die linke Seite und Verlagern des bereits mobilisierten Milz-Pankreasteils nach rechts, werden der Pfortaderstamm und die Vena mesenterica superior auf der vorderen und rechten Seite freipräpariert. Hier sind etliche kleine, aus dem Pankreaskopf in diese Venen mündende Gefäßchen exakt zu versorgen. Der Uncus pancreatis darf nur im cranialen Teil von seiner derben Fortsetzung nach medial gelöst werden. Dabei ist auf eine eventuelle separate A. hepatica dextra aus der A. mesenterica superior zu achten.

Vor der Pankreasresektion muß durch supraduodenale Choledochotomie eine Metall- oder Plastiksonde in den Choledochus bis durch die Papille gelegt werden, um die Freilegung oder Verletzung des Choledochus im retropankreatischen Bereich zu verhüten.

Die sagittale Durchtrennung des Pankreaskopfes beginnt cranial, zirka 1 cm vom medialen Rand des oberen Duodenalknies entfernt (mit etwas schräger Schnittfläche von vorn nach hinten medial) (Abb. 10).

Blutende Pankreasparenchymgefäße werden gleich gefaßt, coaguliert oder ligiert. Die weitere Resektion folgt im gleichen Abstand von der Pars II duodeni caudalwärts, biegt aber nach Durchtrennung des Ductus pancreaticus Wirsungianus nach medial ab, in Richtung Gefäßincisur am caudalen Pankreashals. Der caudale Teil des Uncus wird stehen gelassen, aus Gründen der Erhaltung der Duodenalgefäßversorgung aus dem Bereich der A. mesenterica superior. Die Schnittfläche des Pankreas duodenalwärts muß auf einen eventuell eröffneten zusätzlichen Ductus pancreaticus Santorini inspiziert werden. Beide eröffneten Pankreasgänge werden exakt ligiert. In die Choledochotomie wird ein T-Drain eingelegt. Die Pankreasschnittfläche soll gut nach außen drainiert werden.

3. Die partielle Duodenopankreatektomie (Whipple, 1935)

Zur Planung dieses Eingriffes ist die präoperative Coeliaco- und Mesentericographie zum Nachweis von Arterienanomalien und der Art der arteriellen Versorgung des Pankreas links unerläßlich.

a) Exploration

α) Zuerst wird die Leberoberfläche inspiziert und nach Metastasenknoten abgetastet.

β) Zur Freilegung und Inspektion des Pankreasbefundes eröffnen wir die Bursa omentalis maior oder lösen das große Netz vom Colon transversum ab. Wichtig ist auch die

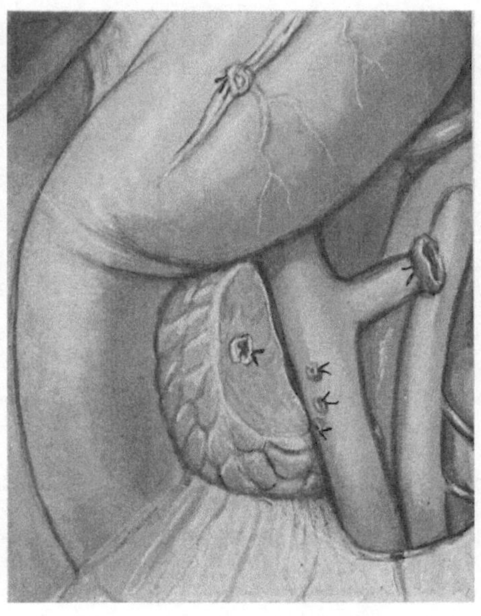

Abb. 10. Die subtotale Pankreatektomie: (s. Text)

Inspektion des Ansatzes des Mesocolons transversum, der Radix mesenterica und der paraortalen Lymphknoten.

γ) Es folgen die Mobilisation der rechten Colonflexur und die Durchtrennung des Ligamentum hepatocolicum. Das Mesocolon transversum wird vom Pankreaskopf abgelöst (mit Durchtrennung der gastroepiploischen Gefäße rechts). Auf die Erhaltung der A. und V. colica media ist zu achten.

δ) Mobilisation des Duodenums und Pankreaskopfes nach Kocher.

ε) Durchtrennen des Ligamentum hepatopyloricum mit Versorgen der A. gastrica dextra. Von hier aus wird die Pfortadervorderfläche im medialen supraduodenalen Bereich des Ligamentum hepatoduodenale dargestellt.

ζ) Am caudalen Rand des Pankreashalses folgt die Darstellung der oberen mesenterialen Gefäße.

η) Mit dem linken Zeigefinger versucht man vorsichtig, den Pankreashals zwischen Pfortader und Mesenterialvene hinten und Pankreashinterfläche vorn zu unterfahren. Diese Unterfahrung ist ein sehr wichtiger Hinweis für die Operabilität eines Pankreaskopfcarcinoms (Abb. 11).

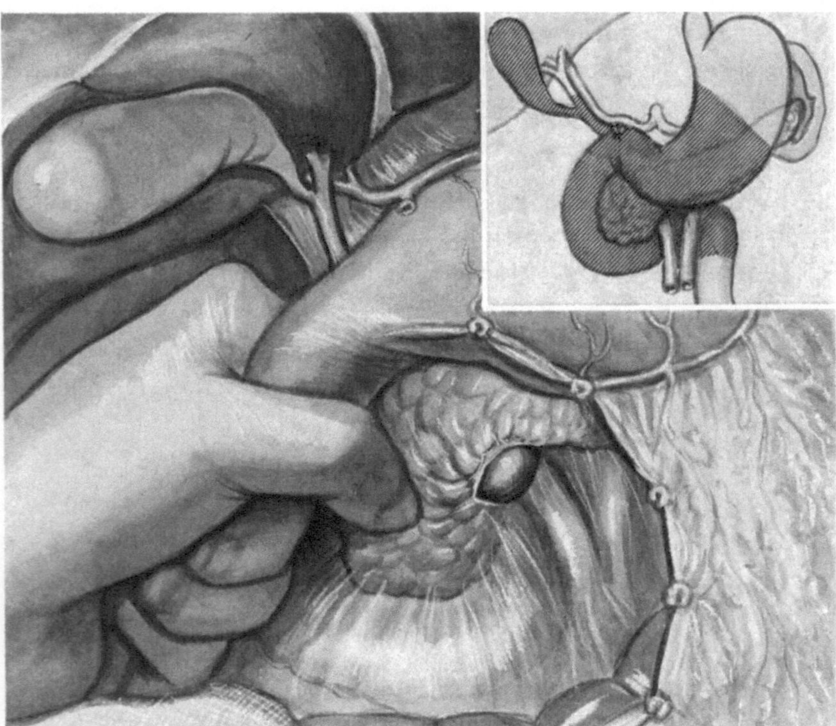

Abb. 11. Die digitale Exploration der Beziehung der Pankreashinterfläche zur V. portae und V. mesenterica superior: Nach Incision des Ligamentums hepatopyloricum und Freilegen der Pfortadervorderfläche und nach Darstellung der V. mesenterica superior am caudalen Rand des Pankreas wird vorsichtig versucht, den linken Zeigefinger zwischen Pankreas und Pfortader durchzuleiten. Dieses Manöver muß besonders im caudalen Bereich sehr behutsam sein, um Einrisse der V. mesenterica superior zu verhüten. Das Insert zeigt schraffiert die bei der Whippleschen Operation zu resezierenden Organe

Die bisherige Mobilisation und Exploration sollte die Entscheidung ermöglichen, ob die Duodenopankreatektomie als operative Therapie in Frage kommt oder nicht, und ob die Operation ein- oder zweizeitig durchgeführt werden soll (vgl. Kapitel 6).

b) Technik der Duodenopankreatektomie

α) Den Magen skelettieren wir wie zur $^{2}/_{3}$-Magenresektion auf beiden Kurvaturseiten. Die caudalen $^{2}/_{3}$ des Magens werden mit Hilfe eines Nähapparates oder zwischen zwei Klemmen vom cranialen, zu erhaltenden Magendrittel abgetrennt (Abb. 11 u. 12).

β) Entfernung der Gallenblase und Mobilisieren des Ductus choledochus. Der Ductus choledochus wird meist auf Höhe der Cysticusmündung durchtrennt. Um einen intraoperativen Gallensee zu verhüten, fassen wir den Ductus choledochus mit weicher Klemme oder ligieren distal, wobei später die Ligaturstelle nachreseziert wird.

γ) Darstellen der A. hepatica communis und propria und Unterfahren und Ligatur der A. gastroduodenalis. Zu achten ist auf eine abnorm verlaufende A. hepatica dextra.

δ) Wo vorher zur Exploration der linke Finger des Operateurs das Pankreas unterfahren hat, wird eine Plastiksonde unterschoben und das Pankreas im Halsbereich mit dem elektrischen Messer sagittal durchtrennt. Blutende Gefäße der Pankreasschnittfläche müssen sofort versorgt werden (Abb. 12).

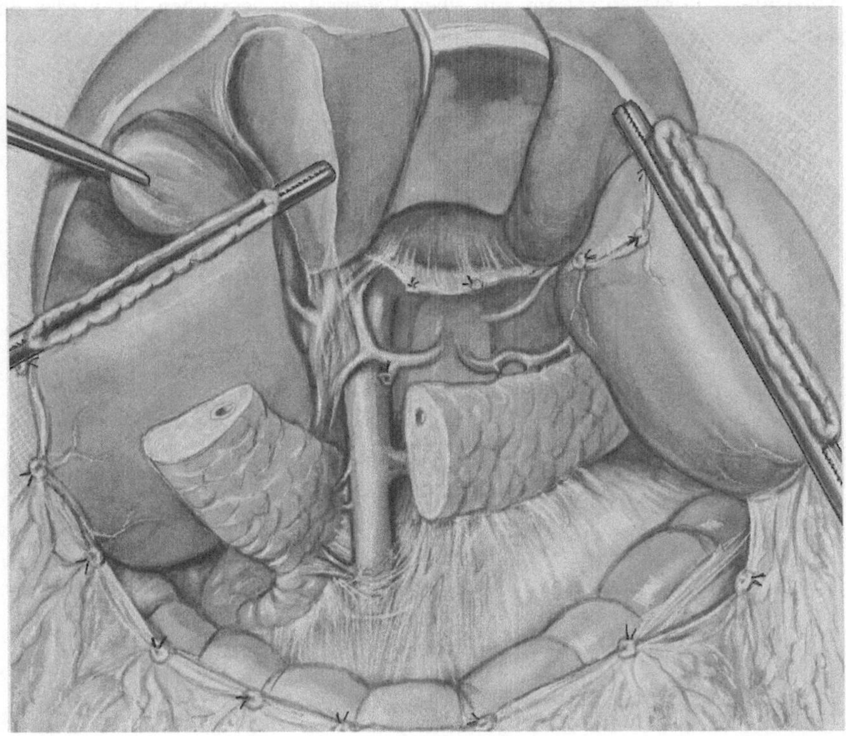

Abb. 12. Die Duodenopankreatektomie: Nach der Durchtrennung des Magens wird das Pankreas im Halsbereich ventralwärts oder links der Pfortader mit einer Plastiksonde unterfahren und mit dem elektrischen Messer durchtrennt

ε) Unter Zug am Colon transversum cranialwärts wird die Flexura duodenojejunalis dargestellt. Diese mobilisieren wir nach Clairmont (1918). Dabei muß auf die V. mesenterica inferior in den Treitzschen Falten geachtet werden. Die Mobilisierung der Flexur auf der mesenterialen Seite darf nur unter exakter Ligatur der Gefäße geschehen. Hat man das mobilisierte oberste Jejunum auf eine gut funktionierende arterielle Arkade am aboralen Jejunumteil geprüft, wird es an der entsprechenden Stelle zwischen mechanischen Nähten oder zwischen zwei Klemmen durchtrennt (Abb. 13). Das orale Ende der Flexur wird weiter nach rechts unter die Mesenterialwurzel verfolgt und so weit als möglich von links nach rechts skelettiert.

ζ) Von rechts her wird das untere Duodenalknie am caudalen Rand nach medial bis unter die Mesenterialgefäße skelettiert. An diesem Punkt angelangt, kann der Duodenojejunalstumpf meist unter den mesenterialen Gefäßen nach rechts gezogen werden. Noch vorhandene Adhäsionen und Gefäßstränge am cranialen und caudalen Duodenalrand werden sorgfältig zwischen Ligaturen durchtrennt.

η) Das Duodenal-Pankreaskopfpräparat hat jetzt nur noch Gefäß- und Gewebsverbindungen zur rechten Circumferenz der V. portae und V. mesenterica superior und – im Bereiche des kleinen Pankreas oder Uncus pancreatis – zum präaortalen Gewebe und zur A. mesenterica superior. Durch Zug an der rechtsseitigen Pankreasschnittfläche werden zuerst die kleinen Gefäßverbindungen zum mesentericoportalen Venenstamm versorgt. Bei tumorösen oder entzündlichen Veränderungen im Pankreaskopf ist hier sehr vorsichtiges Vorgehen ratsam, um einen Venenriß zu vermeiden. Es werden dabei auch akute thrombotische Verschlüsse dieses Venenstammes beschrieben (Clot, 1974).

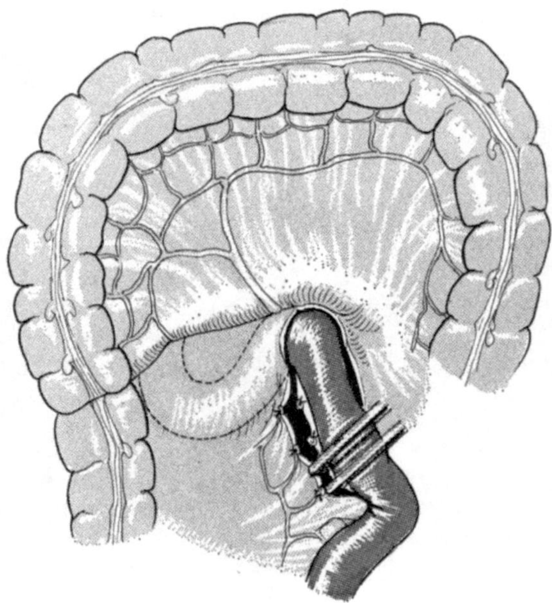

Abb. 13. Die Duodenopankreatektomie: Im Sinne des grundsätzlichen Vorgehens von links nach rechts wird das craniale Jejunum nach Mobilisation der Flexura duodenojejunalis nach Clairmont durchtrennt und die Pars IV duodeni von links soweit als möglich aus dem Kanal unter der Radix mesenterica ausgelöst

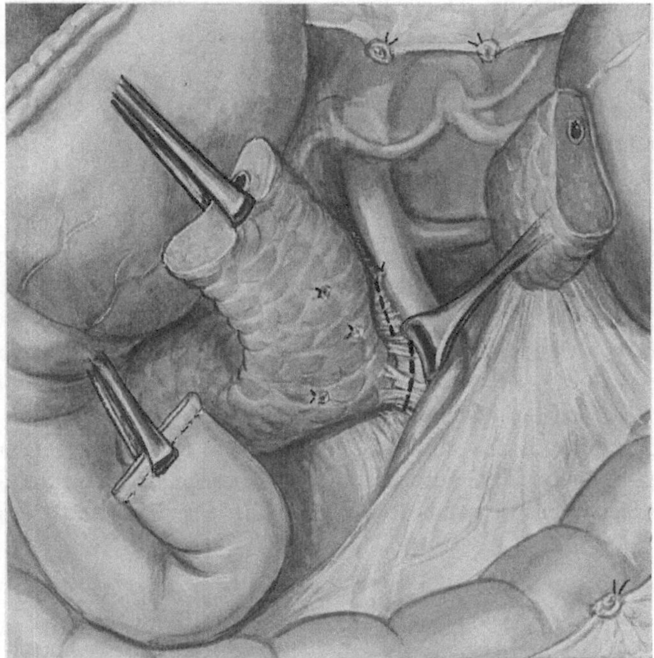

Abb. 14. Die Duodenopankreatektomie: Duodenum und Magen sind nach rechts gehalten. Medial ist nur noch der Pankreaskopf mit seinem Processus uncinatus fixiert. Unter Zug am Pankreaskopf nach rechts und zartem Weghalten der Pfortader nach links wird die gefäßhaltige Bindegewebsplatte am medialen Uncusrand von cranial nach caudal zwischen Klemmen durchtrennt

ϑ) Der letzte und schwierigste Teil der Resektion ist die Auslösung des Uncus. Wie bei der subtotalen Pankreatektomie von links geht man auch hier prinzipiell von cranial nach caudal und von links nach rechts vor. Durch leichten Zug am Pankreaskopf nach rechts und vorsichtiges Abdrängen der Pfortader nach medial stellt man den Übergang des Uncus in die mediale Bindegewebsplatte dar (Abb. 14). Hier ist nochmals zu kontrollieren, ob keine abnorme Arterie aus der A. mesenterica superior abgeht. Es ist zweckmäßig, den Zeigefinger der linken Hand von rechts hinter den Pankreaskopf und Uncus zu leiten. Mit der Kochersonde wird schrittweise die fibröse Gewebsplatte zwischen Uncus und Aorta unterfahren und diese zwischen Ligaturen durchtrennt. Im caudalen Teil enthält die Platte die inferioren duodenopankreatischen Arterien. Nach der Auslösung des Uncus, resp. des retrovenösen Pankreasanteils, kann das Duodenopankreas rechts als ganzes entfernt werden.

Je nach dem pathologischen Pankreasbefund und der ev. histologischen Schnelluntersuchung der Pankreasschnittfläche links, wird diese nachreseziert. Die Öffnung des peripheren Ductus pancreaticus ist zu lokalisieren, um ihn durch Blutstillungsnähte nicht zu stenosieren. Ferner achten wir auf die Güte der Blutversorgung des Pankreasrestes.

Damit ist die Phase der Resektion beendet, zu deren optimalen Durchführung folgende drei technische Momente wichtig sind:

- großzügige Freilegung des Duodenopankreas durch Mobilisieren des Mesocolons ascendens cranial, der Colonflexur rechts und des Mesocolons transversum;
- ausgiebiges Mobilisieren des Pankreas von rechts, ev. auch von links;
- Präparation des Hilusbereichs mit ständiger Vergewisserung der normalen Anatomie und mit Kenntnis eventueller Gefäßanomalien.

c) Prinzipielles zur Rekonstruktion

Vor Wiederherstellung der Magen-Darmkontinuität und des Galle- und Pankreassekretabflusses sind folgende Kriterien zu überlegen:

α) Ob das craniale Jejunumende End-zu-End mit der Schnittfläche des Pankreasrestes links (Methode nach Child, 1966) oder Seit-zu-End mit dem Gallengang und caudal davon mit der Pankreasschnittfläche Seit-zu-End verbunden wird, hängt von den Gewohnheiten des Operateurs und von den anatomischen Verhältnissen ab (Abb. 15 u. 16).

β) Der Ductus pancreaticus des linksseitigen Pankreasrestes muß nicht unbedingt mittels pankreaticodigestiver Anastomose abgeleitet werden. Er kann auch ligiert und die Pankreasschnittfläche mit Serosa bedeckt werden. In einer klinischen Vergleichsstudie

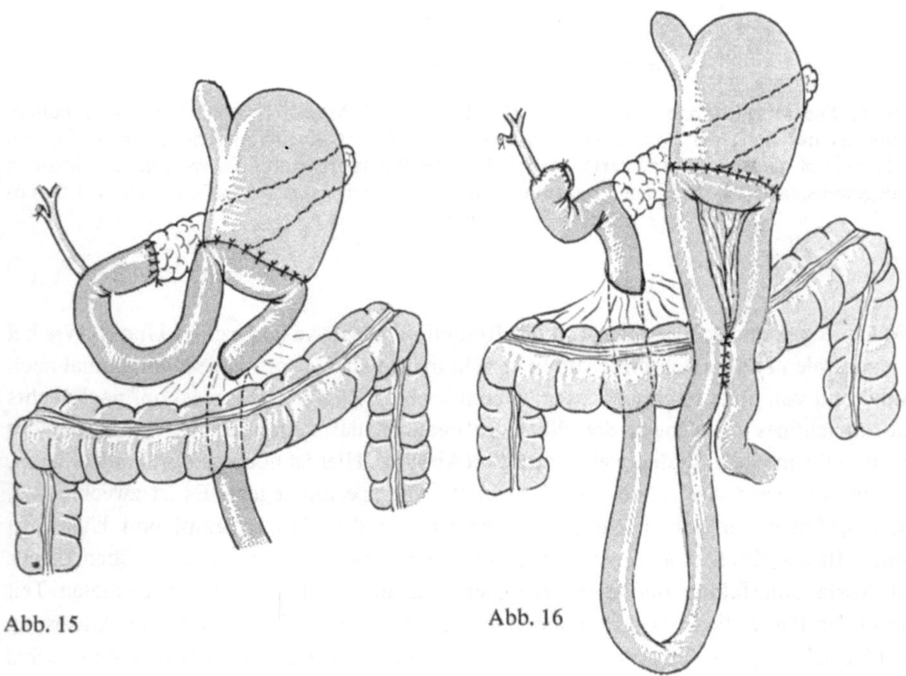

Abb. 15. Die Duodenopankreatektomie: Bei der Rekonstruktion nach Child wird zuerst das Jejunumende mit der Pankreasschnittfläche anastomosiert (vgl. Text). Zur End-zu-End-Anastomose ist auch das Invaginationsverfahren (s. Abb. 22) geeignet. Zur Gastroenterostomie bevorzugen wir das antecolische Verfahren mit der langen zuführenden Schlinge (Abb. 16)

Abb. 16. Die Duodenopankreatektomie: Rekonstruktion mit schlingenendständiger biliojejunaler End-zu-Seit-Anastomose und, etwas caudalwärts davon, mit End-zu-Seit-Pankreaticojejunostomie

am Sloan Kettering Cancer Center schnitt hinsichtlich Komplikationen und Letalität keine der beiden Methoden besser ab (Goldsmith, 1971).

Hier ist aber daran zu erinnern, daß die Bauchspeicheldrüse nach Unterbindung der Ausführungsgänge atrophiert. Becker (1973) hat in eigenen Versuchen den pathologischen Ablauf des exkretorischen Parenchymunterganges aufgezeigt.

γ) Zur Vermeidung eventueller postoperativer Ulcerationen im Magenrest muß dieser klein sein, ev. mit zusätzlicher Vagotomie. Die Gastroenterostomie muß auf jeden Fall caudal der biliodigestiven und pankreaticodigestiven Anastomose zu liegen kommen. Um einen Rückfluß der Ingesta möglichst zu verhüten, sollte unseres Erachtens die Gastrojejunostomie nicht retrocolisch, sondern antecolisch, 40–50 cm caudal der bilio-pankreaticodigestiven Anastomosen angelegt werden. Wir verbinden die lange zuführende mit der abführenden Schlinge mit einer Braunschen Anastomose (Abb. 16).

δ) Die Frage der inneren Drainage der pankreaticodigestiven und biliodigestiven Anastomosen wird in der Literatur verschieden beantwortet. Der erfahrene Galle-Pankreaschirurg Rodney Smith (1973) befürwortet die obligate innere Drainage beider Anastomosen, wobei er diese Drains separat durch einen jejunalen Witzelkanal und transkutan nach außen ableitet. Er betont die Bedeutung des Dauersogs an der inneren Drainage, speziell der pankreatikodigestiven Anastomose für deren Trockenlegung. Diese Drainage wird erst entfernt, wenn die Instillation eines wasserlöslichen Kontrastmittels durch das Drain kein Anastomosenleck anzeigt. Andere Autoren verwenden sogen. verlorene Drains (Peiper, 1972). Wir sind der Meinung, daß auch das innere Drain die nicht seltene, partielle Anastomoseninsuffizienz und deren postoperative Komplikationen nicht verhüten kann. Deshalb verzichten wir auf diese innere Drainage und legen besonderes Gewicht auf eine gute äußere Drainage der beiden Anastomosen.

d) Technisches Vorgehen zur Rekonstruktion

Nach erneuter Kontrolle auf genügende Blutversorgung des linksseitigen Pankreasrestes und auf Durchgängigkeit des Ductus pancreaticus wird das arteriell einwandfrei durchblutete craniale Ende der Jejunumschlinge durch eine Lücke im Mesocolon transversum zum Pankreasrest geführt.

Die End-zu-End-Pankreaticojejunostomie führen wir zweireihig aus. Die erste atraumatische Knopfnahtreihe mit Chromcat 00 oder Dexon 000 faßt alle Schichten des Jejunums und breit die Pankreaskapsel rings um die Schnittfläche. Eine spezielle Nahtvereinigung der jejunalen Schleimhaut mit dem Ductus pancreaticus käme höchstens bei starker Erweiterung des Ductus in Frage. Die zweite Nahtreihe mit demselben Nahtmaterial ist eine serocapsuläre mit teleskopartiger Einziehung der Pankreasschnittfläche in das Jejunum.

Ungefähr 10 cm caudal der End-zu-End-Anastomose mit dem Pankreas folgt die End-zu-Seit biliodigestive Anastomose. Nach einer entsprechenden Öffnung in der Seite des Jejunums wird mit atraumatischem Chromcat 00000 die Jejunalschleimhaut an das angefrischte Ende des Gallenganges fixiert. Die erste Nahtreihe wird ringsum durch eine zweite seröse Nahtreihe mit Jejunumwand eingescheidet. Es ist zweckmäßig, die Jejunumschlinge im Mesocolon transversum-Schlitz mit einigen Knopfnähten zu fixieren.

Wie oben erwähnt, soll die Gastroenterostomie mindestens 40 cm aboral der bilio- und pankreaticodigestiven Anastomose angelegt werden, und zwar mit ein- oder zweireihiger Nahttechnik nach Polya-Reichel oder Hofmeister-Finsterer. Die zur Gastroenterostomie zu- und abführende Schlinge wird mit einer Braunschen Anastomose verbunden. Zur möglichst leistungsfähigen Drainage der pankreatico- und biliodigestiven Anastomose nach außen verwenden wir je ein breites Wellgummi- oder Wellplastikdrain.

4. Die totale Pankreatektomie

Es handelt sich dabei um eine Duodenopankreatektomie mit Entfernung der ganzen Bauchspeicheldrüse, also auch des linksseitigen corporo-caudalen Restes und der Milz. In operationstechnischer Hinsicht ist es eine kombinierte Splenopankreatektomie links plus Duodenopankreatektomie. Das operative Vorgehen ist das gleiche wie bei der partiellen Duodenopankreatektomie, außer daß in der Reihenfolge des technischen Vorgehens anstelle der Durchtrennung des Pankreashalses die Milz und das Pankreas links auf typische Weise wie bei der obenbeschriebenen erweiterten partiellen linksseitigen oder subtotalen Pankreatektomie mobilisiert werden. Auch hier erleichtert das Prinzip der Mobilisation von links nach rechts das operative Vorgehen. Die biliodigestive Anastomose kann End-zu-End oder besser End-zu-Seit angelegt werden (Abb. 17).

Über die generellen Indikationsstellungen zur totalen Pankreatektomie ist im Kapitel 6 nachzulesen.

Es ist fragwürdig, die Indikation zur totalen Pankreatektomie nur aus anastomosentechnischen Gründen zu stellen, d. h. zur Vermeidung der pankreaticodigestiven Anastomose und deren oft lebensgefährlichen postoperativen Komplikationen.

Damit setzt man den Patienten der auf längere Sicht nicht minderen Gefahr des pankreatopriven Diabetes, d. h. einer außerordentlichen Insulinempfindlichkeit und da-

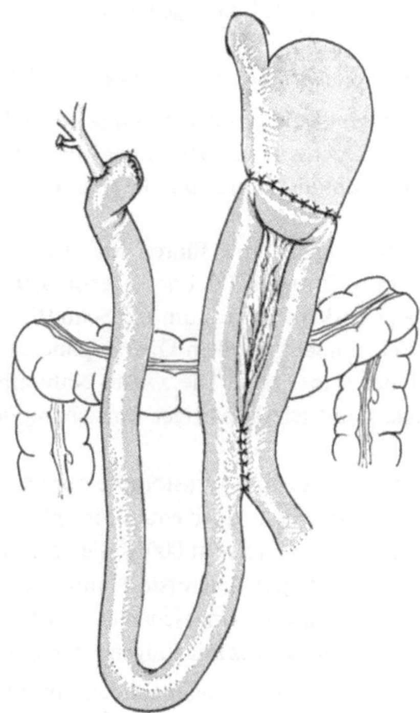

Abb. 17. Die Rekonstruktion bei der totalen Duodenopankreatektomie

durch rezidivierenden Hypoglykämie aus (Creutzfeldt, 1961). Das verlangt vom total pankreatektomierten Patienten unbedingte Zuverlässigkeit und Einsicht für die dauernde ärztliche Kontrolle.

II. Die Ableitungsoperationen

1. Die Pankreaticojejunostomie ohne Pankreasresektion

Prinzipielle Fragen und Hinweise

a) Soll eine omegaförmige Jejunumschlinge, d. h. eine Jejunumschlinge mit Braunscher Fußpunktanastomose (wie sie erstmals von Cattell [1947] ausgeführt wurde) oder eine nach Roux Y-förmig ausgeschaltete Jejunumschlinge zum Pankreas geführt werden?

Da die Ausschaltung der digestiven Passage beim Y-Prinzip besser gewährleistet ist und deshalb entzündliche Komplikationen des abgeleiteten Pankreasgangsystems eher vermieden werden können, geben wir dem Y- oder Roux-Prinzip entschieden den Vorzug.

b) Soll die Pankreaticojejunostomie Seit-zu-Seit oder Seit-zu-End angelegt werden?

Für den eindeutig besseren Ableitungseffekt der Seit-zu-Seit-Anastomose spricht die Tatsache, daß bei der chronischen Pankreatitis das Gangsystem oft gekammert ist und eine Art »chain of lakes« (Puestow, 1972) bildet. Mit dem seitlich incidierten Jejunum kann das Gangsystem in beliebig großer Ausdehnung verbunden werden. Wenn zudem die ganze Vorderfläche des Pankreas zur Anastomose verwendet wird (und nicht nur der Ductus pancreaticus allein), so besteht die Möglichkeit, auch periphere Gangtaschen abzuleiten (Puestow, 1972).

c) Die Verfahren der Pankreaticojejunostomie ohne Resektion sind technisch relativ einfach, weil das Pankreas nicht aus seinem retroperitonealen Lager mobilisiert zu werden braucht.

Operationstechnik der laterolateralen Pankreaticojejunostomie (Typ Cattell, 1947)

Wie bei den Resektionen wird die Pankreasvorderfläche durch ausgiebige Durchtrennung des Ligamentum gastrocolicum freigelegt. Den eventuell erweiterten Ductus pancreaticus kann man gemäß seiner anatomischen Lage (Abb. 8) mit dem tastenden Finger und der Punktionskanüle aufsuchen. Liegt die Kanüle gut im Pankreasgang, folgt die Kontrastmittelinstillation zur anterograden oder descendierenden Pankreatographie. Wenn kein erweiterter Gang gefunden wird, empfiehlt sich ein Schrägschnitt durch den Pankreasschwanz, zirka $^1/_2$ Drüsendurchmesser tief mit dem Messer. Trifft man auch so auf keinen erweiterten Pankreasgang, ist eher die Indikation für die Methode Duval (1954) oder für eine ausgiebigere Resektion zu erwägen.

Es wurde oben erwähnt, daß die Ableitungsanastomose nach dem Y-Prinzip derjenigen nach dem Omegaprinzip überlegen ist. Deshalb durchtrennen wir 10–15 cm caudal vom Treitzschen Ligament das Jejunum mit dem Petz und versenken am aboralen Ende die Klammerreihe mit einer seroserösen Naht. Dieses Ende wird durch eine Lücke im Mesocolon transversum zum eröffneten Pankreasgang geführt. Die Anastomose zwischen dem seitlich eröffneten Pankreasgang und der Seite des Jejunumendes erfolgt ein- oder zweireihig mit atraumatischem Chromcat oder Dexon. Ob isoperistaltisch (wie in Abb. 18) oder anisoperistaltisch anastomosiert wird, hat keine funktionelle Bedeutung, sondern richtet sich vielmehr nach der anatomisch günstigsten Lage der Y-Schlinge. Vor- oder nachher muß das Treitz-nahe orale Jejunumende End-zu-Seit mit dem abführenden Jejunalschenkel, mindestens 40 cm distal der pankreaticodigestiven Anastomose, verbunden werden.

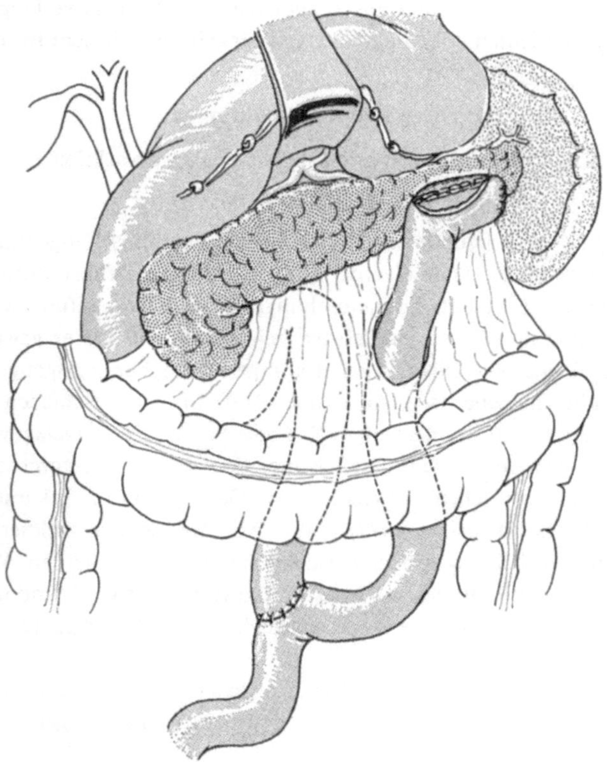

Abb. 18. Die laterolaterale Pankreaticojejunostomie nach Cattell: Die lange, nach dem Roux-Y-Prinzip ausgeschaltete Jejunumschlinge wird retrocolisch zur Pankreasgangöffnung geführt und mit ihr iso- oder anisoperistaltisch Seit-zu-Seit anastomosiert

Operationstechnik der laterolateralen longitudinalen Pankreaticojejunostomie (Typ Puestow, 1958/65)

Zu dieser Methode muß die Pankreasvorderfläche auch nach rechts möglichst breit freipräpariert werden. Der eröffnete, diffus oder unregelmäßig erweiterte Ductus pancreaticus wird mit der Schere oder dem Messer möglichst weit nach links und rechts (hier bis in den Kopfbereich) gespalten. Blutende Gefäße werden gefaßt und versorgt, wobei allerdings die Blutungsintensität im chronisch entzündeten und fibrösen Pankreasgewebe merklich verringert ist. Der Pankreasgang sollte mindestens auf eine Länge von 10 cm gespalten werden (White, 1973). Periphere Taschenbildungen werden eröffnet und Steinnester ausgeräumt. Die Vorbereitung und retrocolische Verlagerung einer Y-förmig ausgeschalteten Jejunumschlinge sind dieselben wie beim Verfahren nach Cattell. Entsprechend der Länge des gespaltenen Pankreasganges wird die Seite der Jejunalschlinge längs eröffnet und die Petz-Verschlußnaht abgetragen.

Wesentlich ist die exakte Blutstillung entlang der Darmwandränder. Puestow (1970) empfiehlt, den Darmschleimhautrand keinesfalls mit dem Ductus Wirsungianus-Rand zu vernähen, sondern die gut gefaßte Dünndarmserosa mit einer Knopfnahtreihe an die meist verdickte Pankreaskapsel, möglichst am caudalen und cranialen Rand des Pankreas zu fixieren. Damit schaffe man die Möglichkeit, daß sich noch sekundär peripher gestaute Gangäste in die Parenchym-Darm-Anastomosen entleeren können. Nach unserer Erfahrung ist es vorteilhaft, bei stark erweitertem Ductus pancreaticus eine zweireihige Anastomose (mit atraumatischem Dexon 0000) anzustreben, d. h. mit der inneren Naht die Darmschleimhaut mit dem Gangrand zu vereinen. Die zweite Naht faßt breit die Darmserosa und das fibröse Pankreas möglichst cranial resp. caudal.

Die Wiederherstellung der Dünndarmkontinuität erfolgt wie oben beschrieben. Auch die longitudinale Anastomose muß wirksam nach außen drainiert werden (Abb. 19).

2. Die Pankreaticojejunostomie mit Milz- und Pankreasresektion links

Beim Originalverfahren nach Duval (1954) handelt es sich um eine End-zu-End-Anastomose zwischen Pankreasschnittfläche und Pankreasgang links und der nach Roux Y-förmig retrocolisch verlagerten Jejunalschlinge (Abb. 20). Der Zugang ist derselbe wie bei der gleichnamigen Anastomose ohne Resektion. Nach der Splenektomie und Mobilisation des Pankreasschwanzes von links wird mit dem elektrischen Messer das Schwanzende sagittal abgetragen. Erkennt man den Pankreasgang, wird eine Kanüle eingeführt zur Pankreatographie. Sieht man keine Gangöffnung, reseziert man weitere

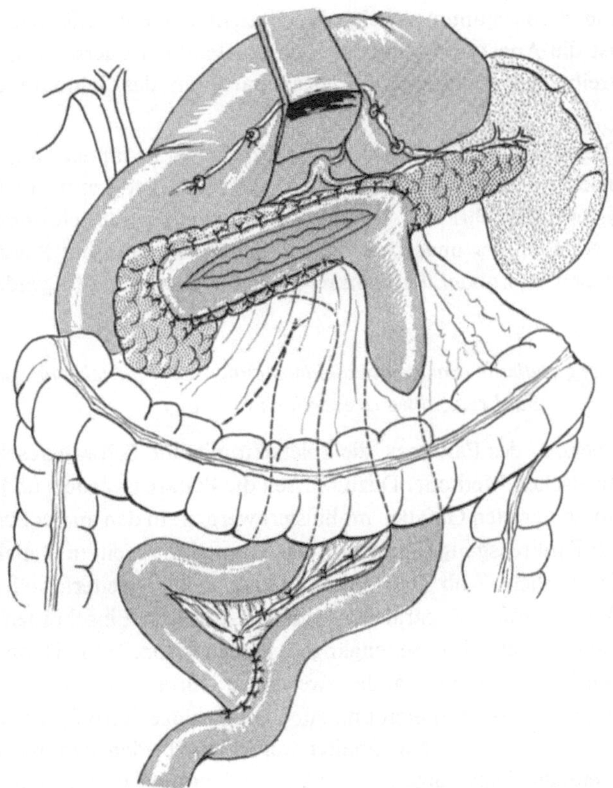

Abb. 19. Die laterolaterale longitudinale Pankreaticojejunostomie nach Puestow: (vgl. Text). Ob die Anastomose iso- oder anisoperistaltisch angelegt wird, richtet sich nach dem Operationssitus

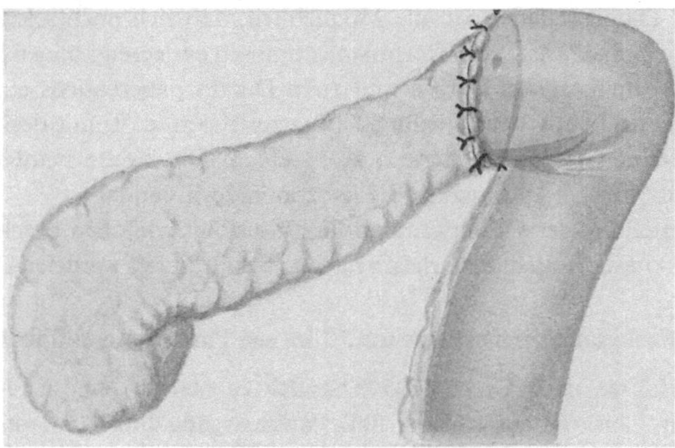

Abb. 20. Die caudale End-zu-End-Pankreaticojejunostomie nach Milz- und kleiner Pankreasresektion links (nach Duval)

$^1/_2$ cm breite Pankreasscheiben medialwärts, bis der Ductus Wirsungi frei liegt. Eine End-zu-End-Schleimhaut-zu-Schleimhaut-Anastomose zwischen einem kaum erweiterten Ductus Wirsungi und dem Jejunum scheint in Hinsicht auf eine effektive Ableitung zweifelhaft. Besser ist die Anastomose mit dem ganzen Pankreasquerschnitt, wobei mit einer zweiten Nahtreihe das Pankreasende teleskopartig in das Jejunum eingestülpt werden kann.

Die Anwendung dieser End-zu-End-Anastomose Typ Duval ist immer dann angezeigt, wenn nach einer partiellen Pankreatektomie links Unklarheit über den normalen Abfluß des Pankreasgangsystems besteht. Als Operationsmethode bei der chronischen Pankreatitis hat sie den Nachteil der ungenügenden Ableitung. Deshalb hat Puestow (1958) vor seiner longitudinalen laterolateralen Pankreaticojejunostomie die folgende Methode angegeben:

Die lateroterminale longitudinale Pankreaticojejunostomie mit Splenektomie und kleiner Pankreasschwanzresektion (Puestow)

Der Zugang, die Freilegung des Pankreas, die Splenektomie und Schwanzresektion, sind gleich wie bei der Duvalschen Methode. Dazu müssen die Pankreasvorder- und -rückseite von links bis zu den mesenterialen Gefäßen mobilisiert werden. In den an der Schnittfläche sichtbaren erweiterten Pankreasgang führen wir eine Rinnensonde ein und spalten ihn so weit nach rechts wie möglich (Abb. 21 a). Ist der Gang nicht erweitert, soll man nach Puestow in dessen Verlauf mit 2–3 parallelen, möglichst langen Einschnitten nicht nur den Hauptgang, sondern auch viele Seitengänge eröffnen (Abb. 21 b). Dann legen wir am linken Pankreasende cranial und caudal zwei lange Chromcat- oder Dexon-Haltefäden an, desgleichen an der vorbereiteten und zur Pankreasloge retrocolisch verlagerten Y-Jejunumschlinge. Mit dem langen Nadelhalter werden die beiden Pankreashaltefäden 7–12 cm tief in das jejunale Darmlumen eingeführt und cranial und caudal durch die Darmwand herausgestochen. Durch Zug an allen vier Haltefäden (an denjenigen des Pankreas nach links und denjenigen des Jejunums nach rechts) wird das mobilisierte Pankreas in das Dünndarmlumen invaginiert (Abb. 22).

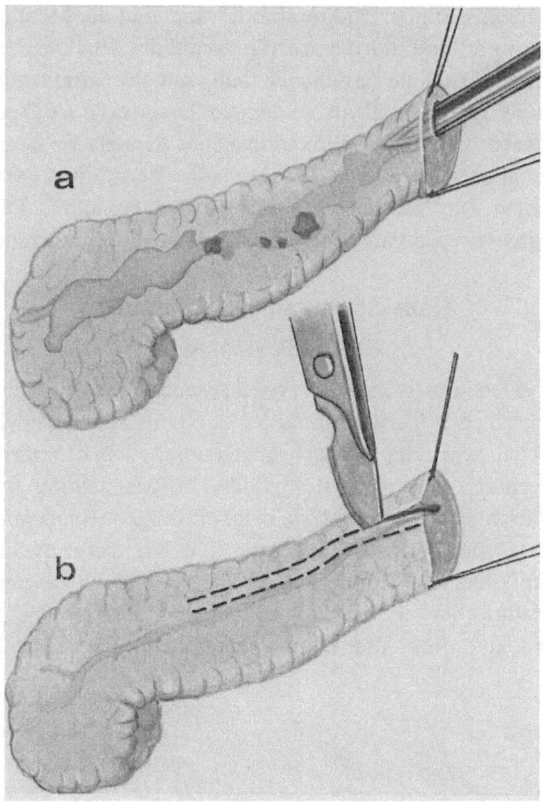

Abb. 21 a u. b. a) Die Sondierung des erweiterten Ductus pancreaticus nach vorausgegangener kleiner Schwanzresektion und b) das Anlegen von langen Parallelincisionen im Pankreasparenchym bei der chronischen Pankreatitis ohne Gangerweiterung (nach Puestow)

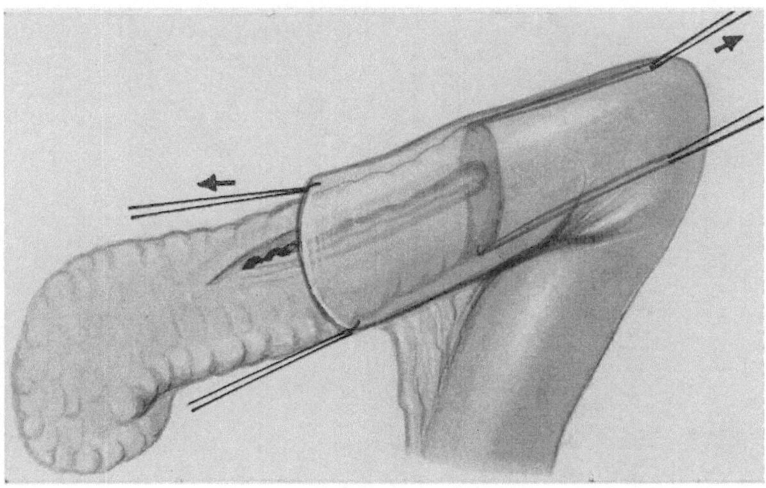

Abb. 22. Die invaginierende, latero-terminale longitudinale Pankreaticojejunostomie nach Puestow (Technik s. Text)

Die Invaginationsgrenze an der Pankreashinterwand sind die Mesenterialgefäße. Dank der elastischen Darmwand und durch vorheriges schräges Abschneiden des Jejunalendes gelingt es, den über die Mittellinie gespaltenen Gang mit der Darmvorderwand zu decken. Die Seromuscularis der Darmwand wird mit einer Chromcat- oder Dexonknopfnahtreihe an das Pankreasgewebe fixiert. Diese Fixationsnähte können im Bereich der Pankreashinterwand Schwierigkeiten bereiten. Die durch die Darmwand herausgeleiteten Pankreashaltefäden dienen zur Verankerung und werden geknüpft. Die Dünndarmkontinuität und die Drainage werden wie oben wiederhergestellt, resp. herausgeleitet (Abb. 23).

3. Die cystodigestiven Anastomosen

Prinzipielle Hinweise

a) Die peroperative Diagnostik kann bei großen Pseudocysten einfach sein, bei kleineren wegen starken entzündlichen Verwachsungen unter Umständen schwierig. Andererseits ist es bei großen Cysten wegen der Verwachsungen unmöglich, das normale Restpankreas darzustellen, um eventuell eine röntgenologische Gangdarstellung zu erreichen. Wenn eine solche auch wünschbar ist, soll man sie nicht erzwingen. Eine einfache Cystographie durch Punktion der Cyste, partielle Entleerung und Kontrastmittelinstillation gibt die Möglichkeit, Auskunft über eine Kommunikation mit dem Pankreasgang zu erhalten.

b) Bei unklarer Pathogenese der Cyste muß die wenn auch seltene parasitäre Echinococcuscyste erwogen und durch Punktion – unter Schutz der übrigen Bauchhöhle – abgeklärt werden.

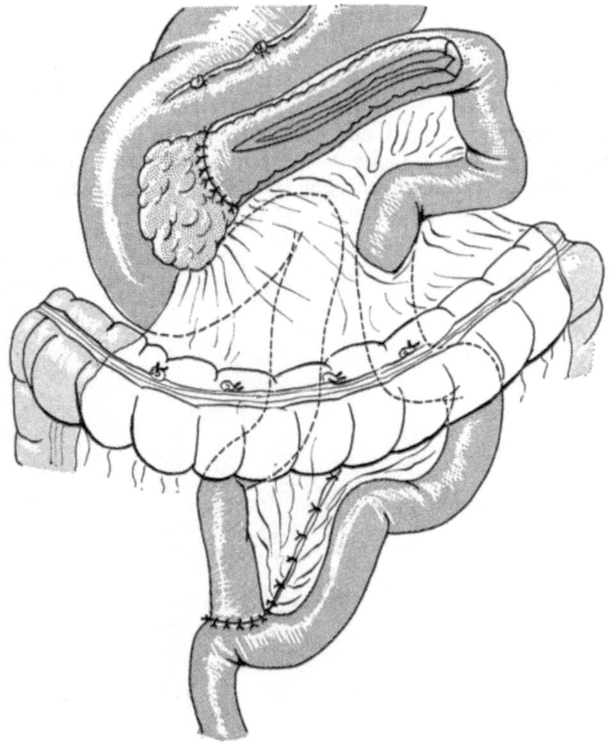

Abb. 23. Gesamtansicht der latero-terminalen Pankreaticojejunostomie nach dem Roux-Y-Prinzip

c) Die Präparation der Pseudocystenwand muß vorsichtig erfolgen, obschon sie bei schon länger bestehenden Cysten relativ kräftig und dickwandig ist.

d) Bei der großen, subgastrischen (die Bursa omentalis maior ausfüllenden) oder der subcolischen Cyste ist das Mesocolon transversum häufig der äußerste Bestandteil der Cystenwand. Der Versuch, das Mesocolon transversum abzulösen, kann die Blutversorgung des Colon transversum gefährden.

e) Aufgrund ihrer Beschaffenheit (Fehlen einer epithelialen Wand) ist es nie möglich, eine Pseudocyste aus dem Pankreasgewebe auszuschälen.

f) Aus einer eröffneten postnekrotischen Pseudocyste dürfen Reste nekrotischen Pankreasgewebes nur vorsichtig entfernt werden. Grobes Vorgehen oder Auskratzungen können gefährliche Blutungen zur Folge haben.

g) Jede cystodigestive Anastomose muß möglichst am Fußpunkt, d. h. im caudalen Bereich der Cyste angelegt werden.

h) Die sicherste und komplikationsärmste cystodigestive Anastomose ist die Ableitung der Cyste in eine von der Passage nach dem Roux-Y-Prinzip ausgeschaltete Jejunumschlinge.

a) Die Cystojejunostomie

Diese Ableitungsart eignet sich für alle großen Pseudocysten, vielleicht mit Ausnahme der selteneren, in die Bursa omentalis minor zwischen Leber und Magen ragenden Cyste. Der caudalste Punkt der Cyste wird sorgfältig auf eine Fläche von ungefähr 6:6 cm

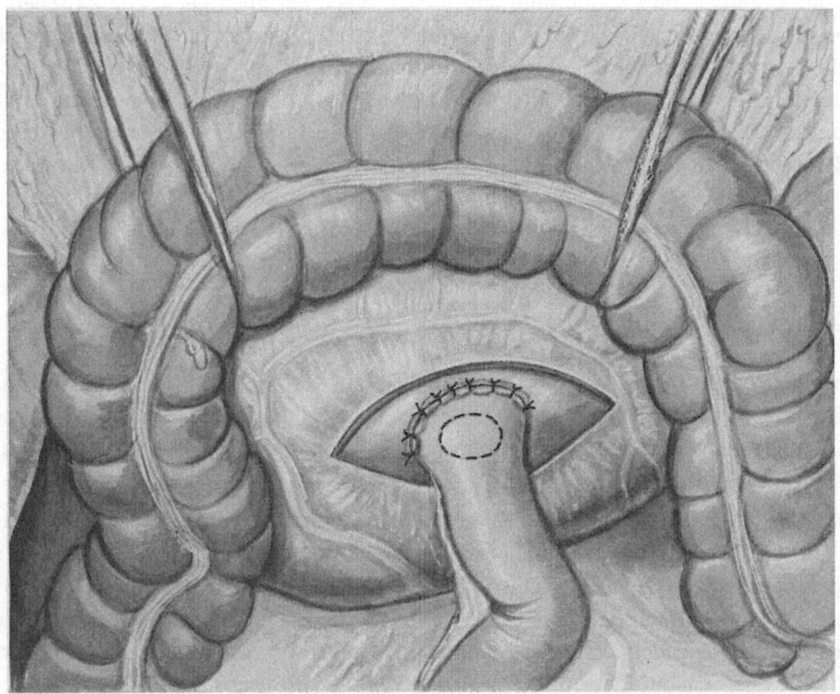

Abb. 24. Die Cystojejunostomie (End-zu-End): Die Cystenwand ist am tiefsten Punkt durch das Mesocolon transversum freigelegt. Zweischichtige Nahttechnik

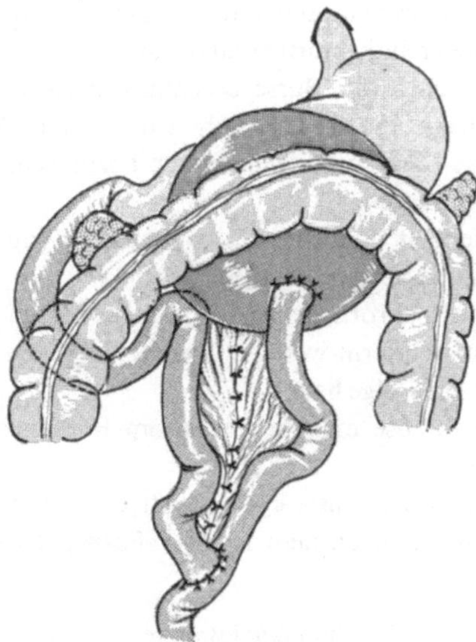

Abb. 25. Gesamtansicht der Cystojejunostomie nach dem Roux-Y-Prinzip

freipräpariert. Nach Anlegen von zwei Haltefäden wird die Cyste durch Punktion entleert und eventuell ein Cystogramm angefertigt. Nach Eröffnen der Cyste zwischen den Haltefäden entleeren wir sie vollständig und entfernen lose nekrotische Gewebsfetzen mit der Kornzange. Nach Durchtrennen des Jejunums, 15–20 cm distal vom Treitzschen Ligament (offen oder mit dem Näh-Apparat) wird das aborale Schlingenende zur Cystenöffnung geführt und dort End-zu-End oder Seit-zu-End mittels ein- oder zweireihiger Nahttechnik mit der Cystenöffnung anastomosiert (Abb. 24). Das orale Jejunumende muß mindestens 40 cm caudalwärts in die Seite des Jejunums mit einreihiger Naht zur Wiederherstellung der intestinalen Passage implantiert werden. Eine gute Drainage der Cystojejunostomie nach außen ist empfehlenswert (Abb. 25).

b) Die Cystogastrostomie

Bei der retrogastrischen Methode (mit Freilegung der Cystenwand durch die Bursa omentalis minor oder maior) wird die Cyste wie oben eröffnet und entleert. Entsprechend der Cystenöffnung folgt eine gleich große Längsincision in der Magenhinterwand und die Nahtverbindung beider Öffnungen (Abb. 26 u. 27).

Die transgastrische Methode hat den Vorteil, die Cystenwand nicht freilegen zu müssen. Sie eignet sich besonders, wenn eine große Cyste unmittelbar hinter dem Magen liegt und mit der hinteren Magenwand verklebt ist. Durch vordere quere Gastrotomie wird die hintere Magenwand freigelegt und durch sie die Cyste punktiert. Eventuell Cystographie. Dann wird bei liegender Kanüle die hintere Magenwand samt Cystenwand in Richtung der Magenschleimhautfalten mit dem Messer eröffnet. Entleerung der Cyste. Wenn die hintere Magenwand und die Cystenwand gut adhärent sind, genügen einige durch Cysten- und Magenwand greifende Catknopfnähte zur Blutstillung (Abb. 28).

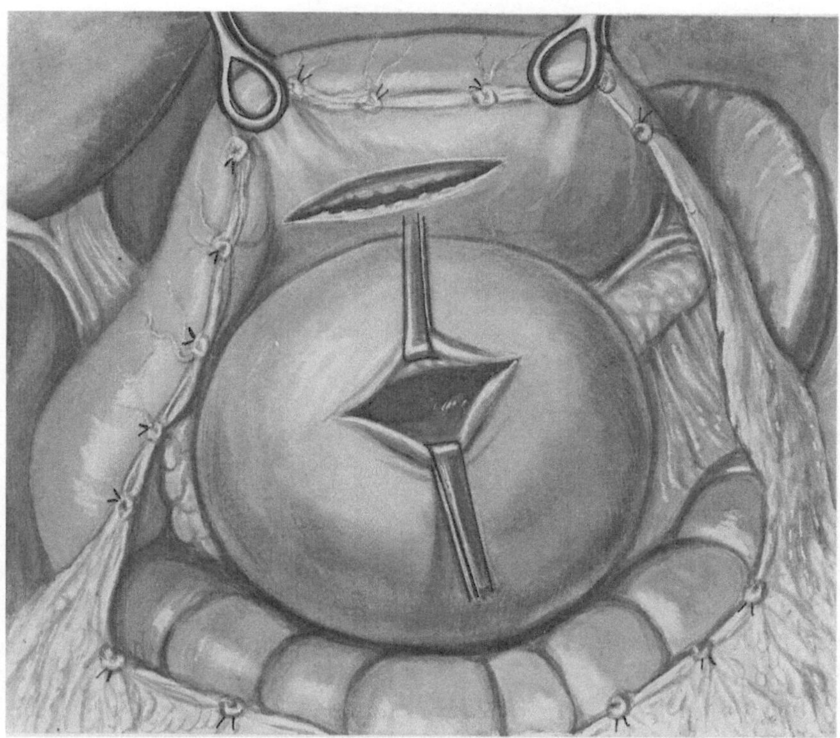

Abb. 26. Die Cystogastrostomie: Magenhinterwand und Cyste sind durch Incisionen eröffnet (eine schlaffwandige Cyste würde selbstverständlich nach der Entleerung kollabieren). Aus der Abbildung geht auch hervor, daß die Cystogastrostomie selten am tiefsten Punkt der Cyste angelegt werden kann und deshalb neben der Komplikationsgefahr von seiten der Magenkommunikation funktionell ungünstig ist

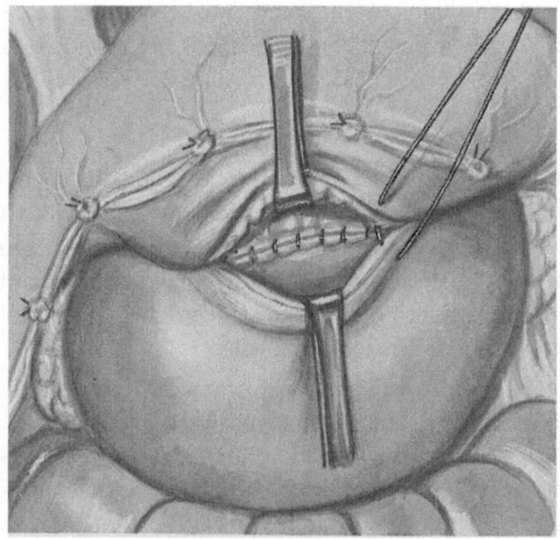

Abb. 27. Die Hinterwandnaht der Cystogastrostomie ist erstellt

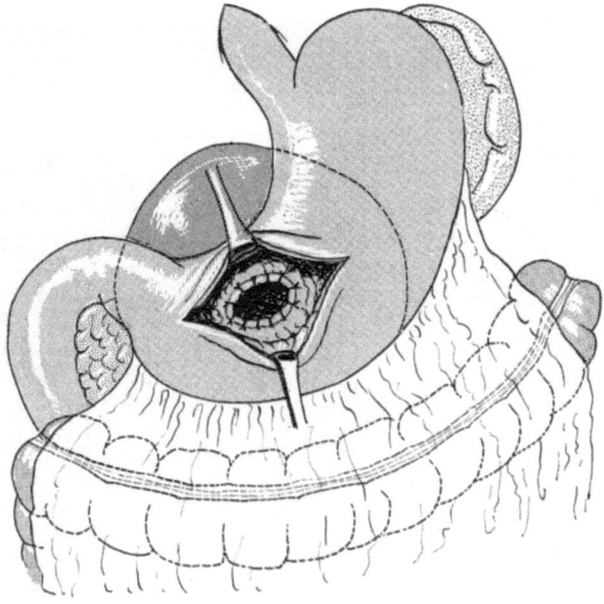

Abb. 28. Die transgastrische Cystogastrostomie (sichtbar durch die eröffnete und gespreizte Magenvorderwand): Die Anastomose zwischen Cyste und hinterer Magenwand ist angelegt (vgl. Text)

c) Die Cystoduodenostomie

Die Vorbedingung zur Ausführung dieser Methode ist die unmittelbare Beziehung einer Pankreaskopfcyste mit der Pars II descendens des Duodenums. Nach möglicher Mobilisation von Duodenum und Pankreaskopf retroperitoneal wird die Duodenalvorderwand quer oder längs incidiert. Die Vatersche Papille muß vom Ductus choledochus aus markiert werden. Die Pankreaskopfcyste soll dort durch die Duodenalwand eröffnet werden, wo die Wand am dünnsten ist, wenn möglich caudal der Papille (Mercadier, 1967). Das weitere Vorgehen entspricht demjenigen bei der transgastrischen Cystenableitung (Abb. 29).

4. Die Marsupialisation

Darunter sollte nur die direkte Ableitung einer Pseudocyste nach außen verstanden werden. Sie ist technisch selten durchführbar. Nur bei ganz großen Cysten gelingt es, die Cystenbresche an das laterale Peritoneum und an die Haut fixieren zu können. Deshalb wird in den meisten Fällen der Begriff »Marsupialisation« nur übertragen für eine äußere Drainage der operativ eröffneten und entleerten Pseudocyste verwendet. Dazu geht man operationstechnisch folgendermaßen vor:

Als Zugang genügt eine obere mediane Laparotomie. Am besten sucht man sich einen Bereich freier Cystenwand durch das Ligamentum gastrocolicum. Die Cyste wird punktiert und entleert. Nach Erweiterung der Punktionsstelle evakuieren wir den Restinhalt der Pseudocyste. Es empfiehlt sich eine exakte Kontrolle der Hämostase an der Cystenbresche. In die entleerte Pseudocyste führen wir einen Ballon- oder Petzerkatheter ein und leiten ihn separat durch die vordere Bauchwand nach außen. Wichtig ist, den in der

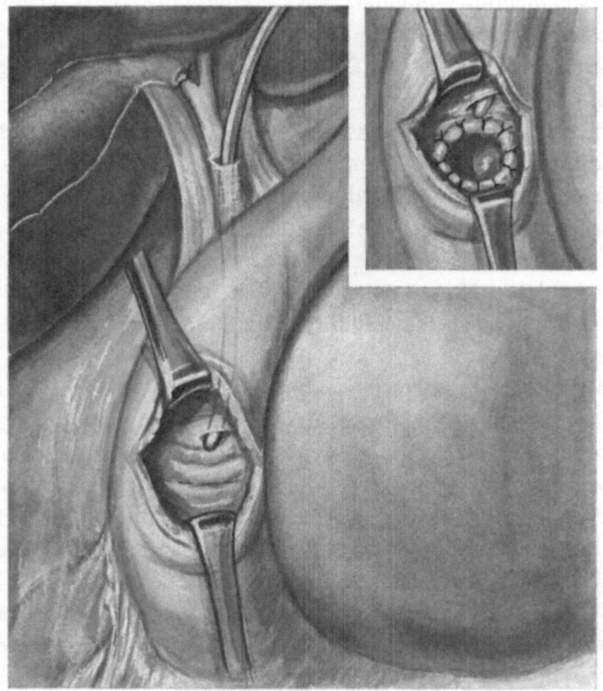

Abb. 29. Die Cystoduodenostomie ist eine selten indizierte cystodigestive Anastomose. Ein wesentliches technisches Detail ist die Markierung der Vaterschen Papille

Bauchhöhle freien Katheterbereich zwischen Cystenöffnung und lateralem Peritoneum mit einem Netzlappen nach Neumann zu manschettieren (Abb. 30).

Diese äußere Ableitungsoperation hat prinzipiell den Nachteil, daß sie mit großer Wahrscheinlichkeit zur Pankreasfistel führt, wenn die Pseudocyste mit dem Pankreasgang kommuniziert.

5. Die Sphincterotomie

(Technik s. Kapitel Gallengangchirurgie, Indikationen, S. 601).

6. Die transkanalikuläre Drainage nach Sphincterotomie

(Methode nach Doubilet, 1961), s. S. 768.

III. Die Gallenableitung im Sinn einer Palliativoperation

Siehe Kapitel Gallengangchirurgie, S. 614.

IV. Operationen an der Nervenversorgung des Pankreas

Die Bestrebungen, die bei der chronischen Pankreatitis und beim Pankreascarcinom oft unerträglichen Schmerzen durch Unterbrechung sowohl von afferenten wie efferenten vegetativen Nerven zu beeinflussen, gehen auf Mallet-Guy (1943) zurück. Die Erfahrungen und Resultate mit der linksseitigen lumbalen Splanchnicektomie, kombiniert mit der Resektion des Ganglions semilunare links (Mallet-Guy, 1963) oder mit der doppelseitigen abdominalen Splanchnicektomie (Vossschulte, 1969; Vaysse, 1970; Arianoff, 1972) sind aber bis heute widersprüchlich. Die Wirksamkeit ist oft von begrenzter Dauer (R. Smith, 1972).

Nach der einfacheren Technik (Vossschulte, 1969) wird durch eine craniale mediane Laparotomie und durch die Bursa omentalis maior die Aorta cranial des Pankreas freigelegt. Verschwielungen infolge entzündlicher Veränderungen im Pankreas können den Zugang zur Aorta und besonders die Darstellung des Abganges der A. coeliaca erschweren. Diese Arterie markiert die beiden cranialen Pole des Ganglion coeliacum, in die der rechte, bzw. linke Nervus splanchnicus maior einstrahlt. Beide Splanchnicus-Einstrahlungen werden möglichst lateral durchtrennt und die cranialen Pole des Ganglion coeliacum reseziert.

Die Technik der bilateralen Splanchnicektomie nach Vaysse u. a. (1970) verlangt eine große mediane Laparotomie vom Processus xyphoides bis zur Symphyse. Zum Auffinden der *linksseitigen Splanchnicusnerven* müssen die Peritonealumschlagsfalte entlang dem Colon descendens incidiert und das Colon samt Milz, Pankreasschwanz und Niere aus dem Retroperitoneum mobilisiert und nach medial gehalten werden. Der Zwerchfellansatz und der linke Rand der Aorta sind freizulegen. An der linken Flanke der Aorta tastet man zwischen der Zwerchfellücke und der linken Nierenarterie das derbere Ganglion coeliacum. Von hinten lateral treten die Nn. splanchnici maior und minor in das Ganglion coeliacum ein. Diese werden durchtrennt und die Organe wieder reponiert. Retroperitoneale Drainage und Naht der Peritonealumschlagsfalte.

Für den Zugang zu den *rechtsseitigen Splanchnicusnerven* müssen zuerst Adhäsionen an der Leberunterfläche gelöst werden. Die Mobilisierung des cranialen Duodenalknies

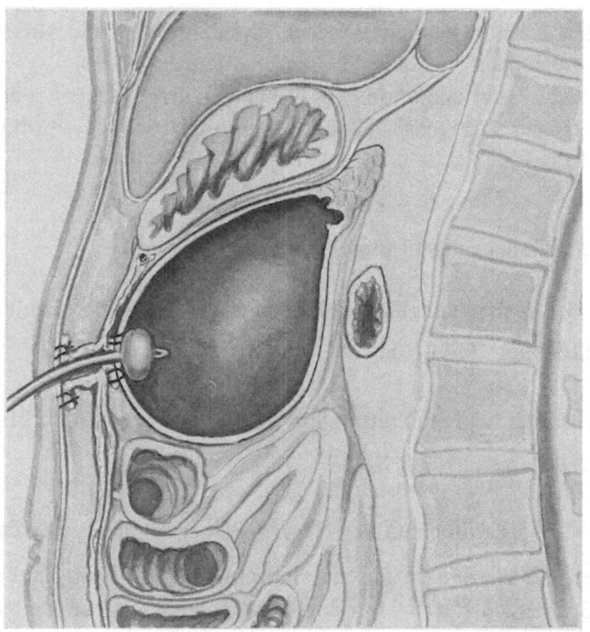

Abb. 30. Die sogen. Marsupialisation (s. Text)

nach Kocher erleichtert den weiteren Zugang. Dann wird das hintere Peritoneum entlang des lateralen Randes der Vena cava von der Nierenvene rechts cranialwärts bis über die Nebenniere hinaus incidiert. Als Landmarken müssen die rechte Cava-Flanke und der mediale Rand der Nebenniere freipräpariert werden. In der Tiefe des Zwischengewebes traversiert der N. splanchnicus maior dexter fast horizontal und etwas caudal davon der N. splanchnicus minor. (Zur topographischen Orientierung sind dem Operateur die Abbildungen 245/246 in Töndury's »angewandter und topographischer Anatomie« [Georg Thieme Verlag, Stuttgart, 1970] zu empfehlen.)

Aus der Sicht der heutigen Bemühungen, ein Zielorgan möglichst selektiv zu entnerven (wie z. B. bei der selektiven Vagotomie), scheinen die Untersuchungen von Yoshioka und Wakabayashi (1958) über die Innervation des Pankreas und die Folgerungen für eine postganglionäre Neurektomie wieder aktuell zu sein.

Die Operationstechnik nach der Originalarbeit von Yoshioka und Wakabayashi ist folgende (Abb. 31):

Duodenum und Pankreaskopf müssen so weit wie möglich medialwärts nach Kocher mobilisiert werden, bis die Einmündung der linken Nierenvene in die Vena cava erkannt wird. Cranial dieser Nierenvenenmündung befindet sich das rechtsseitige Ganglion coeliacum, von dem sich Faserbündel zum nach links angehobenen Uncus straffen. Nach den Autoren ist dies der erste Teil des sogen. Plexus pancreaticus capitalis. Dieser Teil wird mit einer Rinnensonde unterfahren und durchtrennt. Caudalwärts spannen sich zwischen der pulsierenden A. mesenterica superior und dem Uncus die Nervenfasern des zweiten Teils des Plexus pancreaticus capitalis an. Diese Fasern werden vorsichtig zwischen Klemmen oder Durchstechungen durchtrennt, da zwischen den Fasern auch kleine arterielle Ästchen verlaufen. Nach den japanischen Autoren kann dieser Teil des

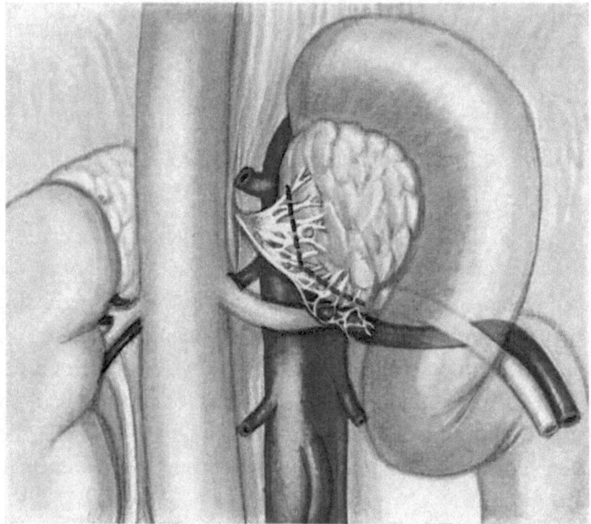

Abb. 31. Die Abbildung zeigt die entscheidende aber auch schwierige Phase der selektiven Neurotomie am Pankreas nach Yoshioka und Wakabayashi. Die gestrichelte Linie gibt an, in welchem Bereich an der Pankreashinterfläche die vom Ganglion coeliacum und von der A. mesenterica superior zum Uncus ziehenden Nervenfasern vorsichtig durchtrennt werden müssen

Plexus auch von vorn angegangen werden. Dazu muß durch die Bursa omentalis maior hinter dem caudalen Rand des Pankreas die Vena mesenterica superior dargestellt und nach rechts gehalten werden. Unmittelbar dahinter finden sich der mediale Rand des Uncus und der ihn mit der A. mesenterica superior verbindende Plexusanteil. Dieser wird wie von rechts sorgfältig durchtrennt. Es dürfte kein Zweifel bestehen, daß diese japanische Neurotomie besonders beim chronisch entzündlich veränderten Pankreas und beim inoperablen Pankreascarcinom technisch schwierig ist. Hier ist an die Möglichkeit zu erinnern, die Schmerzausschaltung mittels Alkoholinjektionen zu erreichen. Die Technik ist ausführlich bei D. C. Moore (Regional Block), S. 145–162, beschrieben.

F. Indikationsstellung und spezielle Operationsverfahren

I. Akute Pankreatitis

Die Geschichte der chirurgischen Behandlung im frühen Stadium der akuten Pankreatitis beginnt nicht erst in den letzten Jahren (Grözinger, 1971). Es ist aber das Verdienst französischer Chirurgen (Lataste, 1966; Hollender, 1969–73), die Frage der chirurgischen Indikationen bei den prognostisch so ungünstigen, schweren hämorrhagischen nekrotisierenden Formen der akuten Pankreatitis wieder in den Vordergrund gerückt zu haben. Diese Frage wurde eingehend am Französischen Chirurgenkongreß (Paris, 1970), am Kongreß des Collegium Internationale Chirurgiae Digestivae (San Remo, 1971), am Kongreß des American College of Surgeons (San Francisco, 1972) und am Deutschen Chirurgenkongreß (München, 1973) diskutiert. Dabei wurde erkannt, daß die alte, aktiv-konservative Therapie der akuten Pankreatitis nach Katsch (1939) so rasch wie möglich einsetzen muß. Sie kann nie durch eine chirurgische Frühintervention ersetzt werden. Jene hat vier Ziele (Rettori und Grenier, 1970):

a) Die Reduktion und Neutralisation der Pankreassekretion durch Magenaspiration und Nahrungskarenz, durch Antazida und Verringerung der Bicarbonatsekretion (Carbo-Anhydrasehemmer),

b) die Schockbekämpfung,

c) die Schmerzbekämpfung mit Novalgin und ev. Novocain per infusionem,

d) die Prophylaxe gegen Infektion.

Über die Möglichkeiten und Wirksamkeit der Herabsetzung der enzymatischen Aktivität mit Antitrypsin herrschen große Zweifel, wenn auch mit hohen Dosen von Anti-Kallikrein (Trasylol®) eine Anti-Schock-Wirkung und dadurch ein günstigerer Verlauf der akuten Pankreatitis wieder in Erwägung gezogen werden (Hollender, 1972; Trapnell u.a., 1974). Nach neueren Ergebnissen scheint die Inhibition der exokrinen Pankreassekretion mit Glukagon i.v. bei akuter Pankreatitis aussichtsreicher zu sein (R. Smith, 1973; Stremmel, 1974). Zur Ausschwemmung des Überangebotes an tryptischen Fermenten wird heute der kontinuierlichen Peritoneallavage einige Bedeutung beigemessen (Dreiling, 1972; Baker, 1972; Rosato, 1973).

Bei welchen Patienten mit akuter Pankreatitis sollen Frühoperationen erwogen werden?

a) Bei Patienten mit Gallensteinanamnese, mit Subikterus oder Ikterus (Hollender, 1971; 1972; Mercadier, 1970). Ätiologisch spielt die Kombination Gallensteine-Pankreatitis in 40 bis 60% eine Rolle (Rettori und Grenier, 1970).

b) Bei unklarer Diagnose, speziell bei nicht zu entscheidender Differentialdiagnose mit einer abdominalen Perforation.

c) Beim Schockrezidiv nach anfänglicher klinischer Besserung. Hingegen ist der von Anfang an bestehende schwere und therapeutisch unbeeinflußbare Schock eine Kontraindikation für jede chirurgische Maßnahme (Hollender, 1973).

d) Bei der postoperativen Pankreatitis soll besonders frühzeitig die operative Intervention erwogen werden (Hollender, 1969).

Das operativ-technische Vorgehen ist im wesentlichen folgendes:

a) Die Gallenwege werden systematisch revidiert und mit einer Choledochusdrainage entlastet, auch wenn im Choledochus kein Hindernis gefunden wird. Die Gallenblase wird entfernt. Die Papillotomie halten wir nur beim Papillenstein für angezeigt.

b) Das Pankreas wird wie üblich von rechts und von links freigelegt (vgl. S. 740).

c) Das weitere Vorgehen richtet sich nach dem allgemeinen und lokalen Befund beim Patienten und vor allem auch nach den Fähigkeiten des Operateurs (Hollender 1973):

α) Zum freigelegten Pankreas werden zwei Drainagen zum Pankreaskopf, -körper und -schwanz gelegt, und der eine Drain wird links, der andere rechts transcutan in der vorderen Axillarlinie herausgeleitet. Eventuell können weitere Drainagen median nach vorn und retropankreatisch zur Ableitung der Sekrete eingelegt werden. Wie oben erwähnt, empfiehlt sich eine postoperative Spülbehandlung durch diese Drainagen. Beim Vorliegen von Abszessen dürfte diese Behandlung diejenige der Wahl sein. Inwieweit auch erkennbare nekrotische Pankreasteile im Sinne einer Sequestrotomie instrumentell oder durch Digitoklasie eliminiert werden sollen, muß im Einzelfall entschieden werden. Die damit verbundene Gefahr einer unkontrollierbaren Blutung ist jedoch nicht zu unterschätzen.

β) Die Dekapsulation der Pankreasvorderfläche durch mehrere Inzisionen oder bandförmige Excisionen der Organkapsel erlebt heute eine ähnliche Beurteilung wie die Nierendekapsulation bei der Schockniere. Eine maßgebliche Beeinflussung des pankreatitischen Prozesses ist damit nicht zu erwarten.

γ) Blutungsherde und Nekrosen im Körper und Schwanz geben nach Hollender (1971) Anlaß zur Resektion des Pankreas von links (siehe partielle Pankreatektomie links). Zur Teilpankreatektomie wie zur Sequestrotomie ist aber der Einwand Mercadiers (1970) zu bedenken, daß es oft unmöglich ist, auch am freigelegten Pankreas nekrotische von intakten Anteilen zu unterscheiden.

In Anbetracht dieser erheblichen Schwierigkeiten der Indikationsstellungen vor und während einer Frühoperation der akuten Pankreatitis und der zu erwartenden technischen Probleme darf der Chirurg heute noch den eher konservativen Standpunkt einnehmen, den namhafte Pankreatologen und Chirurgen wie Dreiling (1972), Sarles (1972), R. Smith (1973), Re Mine (1973) und Zenker (1974) vertreten. Sie sind der Überzeugung, daß für den Patienten mit einer schweren akuten Pankreatitis weniger die Chirurgie als vielmehr die moderne Intensivbehandlung lebensrettend ist.

II. Chronische Pankreatitis

Zur Indikationsstellung spielt die Ätiologie der chronischen Pankreatitis eine Rolle:

Die Cholelithiasis kann Ursache einer chronischen Pankreatitis sein, die meist keine merkliche exokrine und endokrine Insuffizienz und keine Verkalkungen im Pankreas erzeugt (Greenlee, 1971). Bei jeder Gallenanamnese oder bei nachgewiesenen Gallensteinen mit dem klinischen Bild der chronischen Pankreatitis ist die Gallengangsanierung und Gallenblasenentfernung indiziert. Die Sphincterotomie ist die Methode der Wahl beim Papillenstein oder bei der Papillenstenose als Ursache der chronischen Pankreatitis. Die Sphincterotomie und die mit ihr kombinierte transpapilläre Drainage des Ductus Wirsungi (Methode Doubilet, 1961) haben als Routinemethode zur Behandlung jeder chronischen Pankreatitis eine hohe Versagerquote und sind als solche – trotz der bestechenden Einfachheit der Methode – nicht zu empfehlen. Auch wenn weder die Anamnese noch die klinische Voruntersuchung Anhaltspunkte für eine Cholelithiasis ergeben, ist in jedem Fall intraoperativ die cholangiographische Abklärung angezeigt. Ob auch bei freiem Galleabfluß jede andere Operation am chronisch entzündeten Pankreas obligat mit einer zusätzlichen Galleableitung kombiniert werden soll, ist fraglich. Die Gallenumgehung des Duodenum erzeugt gelegentlich peptische Ulcerationen (Greenlee, 1971).

Als Hauptursachen für die schweren, verkalkenden Formen der chronischen Pankreatitis erwähnt Sarles (1973) den Alkohol und die Eiweißmangelernährung. Aetiologisch ist ferner auch an den Hyperparathyreoidismus und die Pankreasverletzung zu denken.

Bei den schweren Formen sind folgende Symptome oder Befunde für die Indikationsstellung operativen Vorgehens maßgeblich (R. Smith, 1973):

a) Schwere Schmerzzustände und Attacken. Dabei ist der Standpunkt von Puestow (1972) einleuchtend, mit der operativen Intervention nicht so lange zu warten, bis die Patienten wegen der Schmerzen alkohol- und schmerzmittelsüchtig sind.

b) Rezidivierende akute Schübe bei chronischer Pankreatitis.

c) Komplikationen wie Cysten, Fisteln, Stenosen der Gallenwege, des Duodenums und der Pfortader.

d) Das Pankreascarcinom als Differentialdiagnose, wobei das Carcinom sowohl Ursache wie auch Folge einer chronischen Pankreatitis sein kann (Grözinger, 1970).

Vor jeder Indikationsstellung chirurgischer Maßnahmen bei der chronischen Pankreatitis ist prinzipiell folgendes zu bedenken:

a) Daß eine moderne, aktive Behandlung nur in Zusammenarbeit mit einem geschulten gastroenterologischen Internisten aussichtsreich ist.

b) Daß die Patienten teils chronische Alkoholiker, teils schmerzmittelsüchtig sind und nach der Operation vielfach diesen Gewohnheiten nicht entsagen (K. Warren, 1959).

c) Daß für den Erfolg einer chirurgischen Methode die Selektion der Patienten ausschlaggebend ist, mit anderen Worten, daß für jeden Patienten mit chronischer Pankreatitis die für ihn geeignete Operationsmethode gewählt werden muß.

Für die spezielle Indikationsstellung und die Auswahl der Methodik ist neben der oben erwähnten intraoperativen Cholangiographie die Pankreatographie entscheidend. Je nach der Beschaffenheit des Pankreasganges und je nach der Lokalisation des pankreatitischen Befundes ergeben sich folgende Indikationen:

a) Bei diffus, d. h. in der ganzen Drüse erweitertem Pankreasgang, ohne segmentäre Einengungen und mit oder ohne Steinnester: Indikation zur Pankreaticojejunostomie Seit-zu-Seit mit Y-förmig ausgeschalteter Jejunumschlinge nach Cattell oder nach Puestow als longitudinale Seit-zu-Seit-Anastomose.

b) Bei unregelmäßiger Erweiterung und Stenosen des Pankreasganges (chain of lakes): Indikation zur ausgedehnten Spaltung des Pankreasganges und zur longitudinalen Pankreatikojejunostomie nach Puestow (ohne oder mit Schwanzresektion und Invagination des Pankreas links).

c) Bei fehlender Gangerweiterung und schwerer Parenchyminduration der ganzen Drüse: Indikation zur subtotalen Pankreatektomie links nach Child. Nach den Angaben von Child (1969) erzeugt die 95%ige Resektion in 50–70% und eine 80%ige Resektion in weniger als 30% einen insulinbedürftigen Diabetes.

d) Bei fehlender Gangerweiterung und Linkslokalisation des pankreatitischen Hauptbefundes: Indikation zur partiellen Hemipankreatektomie links mit End-zu-End-Pankreaticojejunostomie nach Duval.

e) Bei fehlender Gangerweiterung und pankreatitischem Hauptbefund rechts: Indikation zur partiellen Duodenopankreatektomie (Guillemin, 1972).

f) Bei den Befunden c, d und e kann nach White (1973) auch die Indikation zur Operation an der vegetativen Nervenversorgung des Pankreas gestellt werden.

III. Cysten und Pseudocysten

Zum Verständnis der Indikationsstellung zur operativen Behandlung der Cysten gehört neben den prinzipiellen Hinweisen (S. 758) eine Übersicht über die Ätiologie und Lokalisation derselben. Sie ist aus den Arbeiten von Kern (1955), Matter (1961), Mercadier (1967) und Hess (1969) zusammengestellt.

Echte Cysten sind selten. Sie lassen sich einteilen in:

a) Kongenitale Cysten. Sie kommen einzeln oder multipel (oft kombiniert mit Nierencysten) und als Dermoidcysten vor.
b) Neoplastische Cysten (Cystadenom, Cystadenocarcinom).
c) Retentionscysten. Sie sind gewöhnlich nicht über faustgroß, häufiger im Kopf und meist intraparenchymatös. In der Hälfte der Fälle kommunizieren sie mit dem Gangsystem (Mercadier, 1967).

Falsche Cysten

a) Am häufigsten sind es entzündliche, hämorrhagische und degenerative, sogen. Pseudocysten. Sie gehen häufiger vom Körper und Schwanz aus und können bis kindskopfgroß werden. Sie liegen meist para- oder extrapankreatisch, mit Verbindung zum Pankreas. Eine Epithelauskleidung fehlt. Sie haben meist keine Kommunikation mit dem Gangsystem. Nach der meist retroperitonealen Ausbreitung dieser Pseudocysten unterscheidet man (Abb. 32):

α) die Ausbreitung in die Bursa omentalis, d. h. die Cyste zwischen Magen und Colon,

β) die Ausbreitung retroperitoneal caudal, d. h. die Cyste submesocolisch,

γ) die Ausbreitung retroperitoneal cranial in die Bursa omentalis minor, d. h. die Cyste zwischen Leber und Magen,

δ) die Ausbreitung vom Schwanz aus, d. h. die Cyste zwischen Magenfundus und Milz.

b) Parasitäre Cysten (Echinococcus cysticus) sind selten.

Wenn bei den seltenen echten Cysten die Operationsindikation gestellt werden muß, so kommt praktisch für die Dermoidcysten und neoplastischen Cysten nur eine Pankreasresektion in Frage. Eingeschränkt gilt das auch für die Retentionscysten, die als Erscheinungsform der chronischen Pankreatitis nach deren Behandlungsregeln anzugehen sind.

Für die falschen Cysten kommen unseres Erachtens ausschließlich innere und äußere Ableitungsoperationen in Frage. Ausnahmsweise kann es möglich sein, eine extrapankreatische Cyste in toto aus den Verwachsungen auszulösen und den Stiel zu versorgen, im Sinne einer Cystektomie.

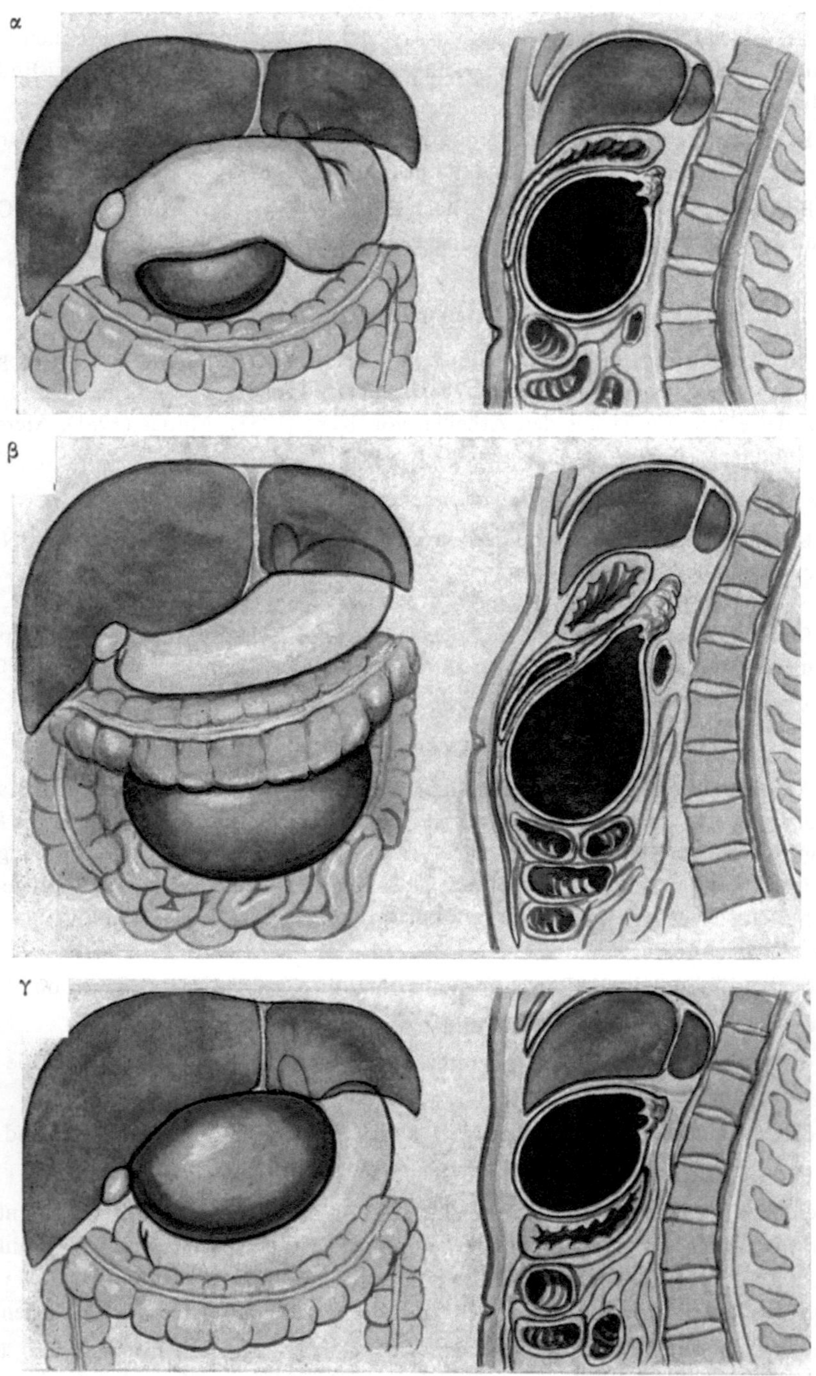

Abb. 32 α–γ. Die topographische Lage der drei häufigen Formen der Pankreaspseudocysten (s. Text)

Die parasitäre, d. h. Echinococcencyste ist von Operationsbeginn an sorgfältig zu behandeln, um ein Ausfließen der bläschenhaltigen Parasitenflüssigkeit in die freie Bauchhöhle zu verhüten. Eine radikale Cystektomie kann technisch möglich sein, wenn die Beziehung des Parasiten zum Pankreas gering ist (z. B. bei multipler abdominaler Echinococcose). Der Sitz der Echinococcenblase im Pankreas links indiziert die partielle Resektion links. Ist aber die Cyste groß und verwachsen, soll man sich mit der partiellen Cystektomie begnügen. Der technische Vorgang ist derselbe wie beim cystischen Leberechinococcus.

IV. Pankreasverletzungen

Grundsätzlich sind iatrogene Verletzungen (durch Pankreasbiopsie, durch Läsion des Ductus Santorini bei Magenoperationen, durch Sphincterotomie) von den traumatischen zu unterscheiden. Dank der geschützten Lage des Pankreas sind diese selten, werden aber mit der Zunahme der verkehrsbedingten Mehrfachverletzungen häufiger (Walters, 1966; Schega, 1971; Doutre, 1973). Nach dem Schweregrad werden vier Verletzungsarten beschrieben (Bedacht, 1961; Clot, 1970):

a) Kontusion

b) Kapsel- und Parenchymriß (ohne Verletzung des Ductus pancreaticus)

c) Ruptur (mit Verletzung des Ductus pancreaticus aber ohne Verletzung der Vena lienalis)

d) Zerreissung des Pankreas und benachbarter Hauptgefäße und Organe

Die Frühdiagnose der Verletzungsarten a, b und c kann schwierig sein. In die linke Schulter ausstrahlende epigastrische Schmerzen, epigastrische Abwehrspannung, Amylasämie und -urie sind verdächtige Zeichen. Diese müssen heute zur sofortigen selektiven Coeliaco- und Mesentericoangiographie, eventuell auch zur duodenalen Pankreatographie veranlassen. Mit oder ohne dieser Spezialuntersuchung ist die Indikation zur operativen Revision gegeben. Mit aggressivem Vorgehen kann die Letalität der Pankreasverletzungen beim Bauchtrauma erheblich gesenkt werden. Wird nach ausgiebiger Freilegung des Pankreas nur eine Kontusion oder ein Kapselriß gefunden, genügen Naht und Drainage. Beim tiefer reichenden Parenchymriß muß genau abgeklärt werden, ob der Ductus pancreaticus intakt ist oder nicht. Im Zweifelsfall ist es vorsichtiger, die Verletzungsstelle mit einer Y-förmig ausgeschalteten Jejunumschlinge (nach Cattell) zu verbinden, um eine postoperative Pankreasfistel zu verhüten. Liegt der Riß oder die Ruptur im Schwanzbereich, ist die Resektion des links liegenden Pankreasteils die sicherere Methode. Die descendierende Pankreatographie gibt Auskunft, ob die Pankreasschnittfläche rechts mit einer Jejunumschlinge nach Duval anastomosiert und abgeleitet werden soll, oder ob bei gutem Abfluß nach rechts die Ligatur des Ductusendes genügt. Die Methode Duval ist auch bei operativer Behandlung der traumatischen Pankreatitis, die oft links lokalisiert ist, angezeigt (R. Smith, 1973). Ist die Rupturstelle mit Verletzung des Ductus pancreaticus im medialen Pankreasbereich, sind drei operative Verfahren anwendbar (wobei genau zu kontrollieren ist, ob die Vena lienalis an der Pankreashinterwand unverletzt und durchgängig ist):

a) Bei Verletzung oder Thrombosierung der Vene ist die Splenopankreatektomie links zu empfehlen.

b) Bei intakter Vene ist die Erhaltung eines großen und gut durchbluteten Pankreassegmentes links wegen der endokrinen Funktion durchaus vertretbar. Dies kann α) durch Zwischenschaltung einer Omega-Jejunumschlinge erfolgen, wobei beide Pankreasverletzungsflächen (inklusive eröffnetem Pankreasgang) mit der zu- und abführenden Jejunumschlinge anastomosiert werden. Wenn der Pankreasgang nach rechts bis zur Papille frei durchgängig ist, darf

β) der Ductus pancreaticus rechts mittels Ligatur verschlossen werden. Das linksseitige Pankreassegment muß aber mit einer Y-förmig ausgeschalteten Jejunumschlinge abgeleitet werden (Schwemmle, 1973).

c) Bei der Verletzung rechts der Mitte kann der erfahrenere Operateur die Duodenopankreatektomie erwägen (Salam und Warren, 1972; Sturm, 1973). Von einer Nahtvereinigung des Ductus pancreaticus über einem transkanalikulären und transpapillären Drain (Methode Doubilet) ist unseres Erachtens abzuraten.

V. Pankreasfisteln

Sie sind meist durch eine vorausgegangene chirurgische Intervention am erkrankten oder verletzten Pankreas verursacht. Vor der operativen Behandlung ist ein Versuch mit der Irrigation der Fistel mittels 5%iger Milchsäure empfehlenswert. Durch die Neutralisation des alkalischen Pankreassekretes wird auch die Haut geschützt.

Korrekturoperationen sollen nicht zu früh, aber auch nicht zu spät vorgenommen werden. Entscheidend ist der Nachweis einer Behinderung des normalen Abflußweges über den Ductus pancreaticus mittels der Fistulographie (Warren K. W., 1956). In diesem Fall ist die Indikation zur operativen Sanierung der Fistel gegeben. Die Methode der Wahl ist die sorgfältige Freipräparierung des Fistelganges bis zum Ursprungsherd am Pankreas. Auf die Lokalisation und Schonung des Colon transversum ist besonders zu achten. Da am Pankreas meist eine Restkavität vorhanden ist, kann diese zur Anastomose mit einer Y-förmig ausgeschalteten Jejunumschlinge verwendet werden. Das Vorgehen ist hier ähnlich wie bei der Ableitung von Pseudocysten. Eine partielle Pankreasresektion zur Behandlung einer Fistel kommt höchstens dann in Frage, wenn die Fistel vom Schwanzbereich ausgeht. Aber auch dann ist die Anlage einer End-zu-End-Pankreaticojejunostomie Typ Duval ratsam.

VI. Pankreas-, Papillen- und Duodenalcarcinom

Für die Prognose und Indikationsstellung sind die Lokalisation und die Ausdehnung des Pankreascarcinoms maßgebend. Klinisch ist zu unterscheiden zwischen dem häufigeren, diagnostisch faßbareren Carcinom im Kopfbereich und dem selteneren, schwerer diagnostizierbaren Körper- und Schwanzcarcinom. Wenn nach neueren Sammel- und größeren Einzelstatistiken (Warren, 1967; Kremer, 1967; P. E. Smith, 1967; Hegemann, 1968; Salembier, 1970; Kern, 1971; Krementz, 1972; Peiper, 1972; Richards, 1973; R. Smith, 1973) die Quote der radikalen Resektionen (Duodenopankreatektomie) mit 7 bis 30%, die Operationsletalität mit 8 bis 50% und die Fünfjahresüberlebenschance mit 4 bis 35% angegeben werden, so ist es angebracht, die folgenden zwei prinzipiellen Fragen anhand der Publikationen eines erfahrenen Pankreaschirurgen (R. Smith, 1973) zu beantworten.

a) Wann soll radikal und wann palliativ operiert werden?

Der Erfolg und damit die Prognose der operativen Behandlung des Pankreascarcinoms sind wie bei jedem Krebs abhängig von der frühzeitigen Diagnose. Diese wird begünstigt durch die frühe Funktionsstörung und entsprechende Symptome. Carcinome an der

Vaterschen Papille, im distalen Gallengang und im Duodenum können frühzeitig wegen Ikterus und Anämie erkannt werden. So hat R. Smith von 120 operierten Patienten mit Duodenal- und Papillenkrebs 2,5% an der Operation verloren. 35% erlebten die Fünfjahresgrenze nach der Operation. Damit ist hier die Indikation zur möglichst radikalen Therapie gegeben.

Das Pankreaskopfcarcinom macht uncharakteristische Symptome, wird deshalb verzögert diagnostiziert und ist im Zeitpunkt der Operation von fortgeschrittener Ausdehnung. Ist der Operateur bei der intraoperativen Exploration im Zweifel über die Operabilität des Kopfcarcinoms, soll er die radikale Operation keinesfalls erzwingen. R. Smith schlägt hier vor, den Tumor mit Silberclips zu markieren, bei Ikterus eine biliodigestive Anastomose anzulegen und postoperativ zu versuchen, den Tumor mittels Cytostatica über einen arteriellen Katheter und durch gezielte (Silberclips) Radiotherapie zu beeinflussen. Nach seiner Erfahrung reagieren carcinombedingte Schmerzzustände günstig auf diese kombinierte Behandlung. Gegen diese Schmerzen können auch intraoperative Infiltrationen der Ganglia coeliaca und deren Umgebung mit 70%igem Alkohol (zum Nachweis der Ausdehnung der Injektion mit Methylenblau gefärbt) günstig wirken.

Da die Pankreaskörpercarcinome zum Zeitpunkt des Eingriffs nur in 7% operabel waren und die mittlere Überlebenszeit für Operierte und Nichtoperierte nur wenige Monate betrug, rät R. Smith hier von der radikalen Operation ab. Die chirurgische Exploration ist jedoch indiziert, zur Sicherung der Diagnose, resp. zur eventuellen operativen Therapie einer chronischen Pankreatitis, zur Markierung des Tumors wie oben und zur Einleitung eines Versuchs mit kombinierter Radio- und cytostatischer Therapie.

Die gestellte Frage nach der Möglichkeit des radikalen Eingriffs kann unseres Erachtens im Einzelfall nicht nur von der Patientenseite, d. h. vom Befund aus beantwortet werden, sondern sie richtet sich ebenso sehr an den Chirurgen selber. Die radikale Pankreaschirurgie stellt an die Erfahrung und das Können des Operateurs große Anforderungen. Er muß hier kritisch entscheiden, ob er selbst und seine personelle und materielle Umgebung dieser Anforderung gewachsen sind.

b) Soll ein- oder zweizeitig operiert werden?

Die Tendenz in der modernen Pankreaschirurgie geht zur einzeitigen Operation, weil die Schwierigkeiten beim zweiten Eingriff umso größer sind, je weit- und tiefreichender beim ersten Mal interveniert wurde. Deshalb soll man sich mit einer einfachen Cholecystostomie als Gallenableitung begnügen, wenn bei einem operablen Pankreaskrebs im Kopfbereich mit schwerem Ikterus, beeinträchtigter Leberfunktion und schlechtem Allgemeinzustand das zweizeitige Verfahren gewählt wird. Handelt es sich anderseits um einen zweifelhaft resezierbaren Tumor, soll nach dem Vorschlag von R. Smith beim ersten Eingriff eine biliodigestive Anastomose angelegt werden. Nach Rückgang des Ikterus folgen cytostatische Therapie über den arteriellen Katheter und später die Relaparotomie zum Versuch einer radikalen Resektion.

VII. Tumoren des endokrinen Pankreas

Die durch sie verursachten klinischen Syndrome sind zwar selten, werden aber relativ häufig auf Anhieb nicht erkannt, obschon sie dankbare Indikationen für adäquate chirurgische Maßnahmen bieten. Für die Diagnose, Differentialdiagnose und Indikationsstellung ist die Zusammenarbeit mit dem Internisten und dem Radiologen unerläßlich (Martini u. a., 1964; Zenker u. a., 1966, 1968).

Von praktisch-klinischer Bedeutung sind das Hypoglykämiesyndrom, das Zollinger-Ellison-Syndrom und das Priest-Alexander-Verner-Morrison-Syndrom. Das von den Inselzellen ausgehende morphologische Substrat kann ein Adenom, ein Carcinom oder eine diffuse Hyperplasie (Mikroadenomatose) sein (Creutzfeldt, 1971).

Klinische Syndrome pankreatischer Endokrinopathien (nach Creutzfeldt, 1971)

Beim *Hypoglykämiesyndrom* geht es um den Nachweis eines Insel-B-Zellen-Tumors, Beta-Cytoms oder Insulinoms (als synonyme Begriffe). In 80–90% der Fälle handelt es sich um ein gutartiges Adenom, in 10–15% um ein Carcinom und in ungefähr 5% um diffuse Hyperplasien. In über 90% ist das Insulinom solitär und lokalisiert sich ungefähr zu je einem Drittel im Kopf, Körper und Schwanz (Laroche, 1968; Peiper, 1971). In 5% ist zudem eine ektopische Lage des Adenoms zu erwarten (Froesch, 1971). Das Carcinom findet man vorwiegend im Schwanz (Wanger, 1973; Broder, 1973).

Mit oder ohne voroperative Kenntnis der Lokalisation des Tumors muß das Pankreas zur operativen Revision über die üblichen Zugangswege von links und rechts ausgedehnt freigelegt werden (S. 739). Das solitäre Adenom ist gewöhnlich ein kugeliges Gebilde von 1–1,5 cm Durchmesser, das sich vom weicheren Pankreasgewebe gut abgrenzen läßt. Ist es an der Oberfläche, unterscheidet es sich dank seiner bläulichroten Farbe von den eher gelblichen Pankreasläppchen. Die intraoperative Lokalisation des Adenoms kann durch Farbstoffmarkierung erleichtert werden. Dazu eignet sich der Phenothiazinfarbstoff Toluidinblau-O*, der unmittelbar vor der Operation mittels intravenöser Dauertropfinfusion unter fortlaufender EKG-, Puls-, Blutdruck- und Respirationskontrolle zu verabreichen ist (Keaveny, 1971; Spelsberg, 1975). Die operationstechnische Frage, ob ein benignes Insulinom nur enukleiert oder mit dem betreffenden Pankreasteil reseziert werden soll, wird verschieden beurteilt (Stelzner, 1971; Peiper, 1971; Wanger, 1973; Stefanini, 1974). Die Risiken der Enukleation sind die Nachblutung, Pseudocysten- und Fistelbildungen, dasjenige der Resektion die höhere Operationsletalität. Nach unserer Erfahrung ist die Indikation zur Enukleation gegeben, wenn das Insulinom histologisch sicher gutartig ist, wenn es oberflächlich und besonders im Pankreas rechts der Mittellinie liegt (Zenker, 1968).

Bei der Lokalisation des Adenoms im Körper und Schwanz kann als Alternative, im Falle eines Carcinoms als zwingende Indikation, die partielle linksseitige Pankreatektomie erwogen werden. Beim nicht oberflächlichen und größeren Adenom im Pankreaskopf muß nach der Enukleation die Gewißheit bestehen, daß der Pankreasgang intakt ist. Im Zweifelsfall ist die partielle Duodenopankreatektomie oder die subtotale Pankreatektomie von links zu erwägen. Hat ein größeres Kopfadenom bereits zu Stauungen im Pankreasgang, eventuell auch in den Gallenwegen geführt, oder handelt es sich um ein Kopfcarcinom, ist die Duodenopankreatektomie die Methode der Wahl. Findet man bei der operativen exakten Pankreasrevision und bei der Suche nach ektopischem Pankreasgewebe keinen Tumor, so muß sich der Operateur entweder zur blinden Resektion oder zum Verzicht auf jegliche Resektion entscheiden.

Mit der linksseitigen partiellen Pankreatektomie (Schwanz und Körper bis zur A. mesenterica superior) konnte Laroche (1968) in 15 von 33 Fällen blinder Resektion das okkulte Adenom entfernen. Intraoperative Blutzuckerbestimmungen zum Nachweis des

* Herstellerfirma Merck – Darmstadt

Spontananstieges des Blutzuckers als Zeichen der Elimination eines B-Zellentumors sind nach Harrison (1973) nicht zuverlässig. Bleibt nach der Operation das Hypoglykämiesyndrom unbeeinflußt, kann beim späteren Zweiteingriff entweder das Adenom getastet und enukleiert oder durch ergänzende Duodenopankreatektomie rechts auch unerkannt eliminiert werden. Dieses radikale Vorgehen hat allerdings den Nachteil, daß das Hypoglykämiesyndrom in ein Hyperglykämiesyndrom umgewandelt wird.

Wenn es sich um okkulte Adenome bei Kindern oder um solche bei undisziplinierten erwachsenen Patienten handelt, ist die blinde Resektion zu empfehlen. Sonst wird heute von endokrinologischer Seite bei okkulten Adenomen das konservative Verhalten befürwortet, um zu einem späteren Zeitpunkt den durch Wachstum erkennbaren Tumor gezielt operativ zu entfernen (Froesch, 1973). Diese Tendenz wird heute durch die Möglichkeit unterstützt, den Hyperinsulinismus durch B-cytotoxische Substanzen wie Diazoxid (Creutzfeldt, 1973), Tubercidin (Bissl u. a., 1970) und Streptozotocin (Broder, 1973) zu beeinflussen.

Beim *Zollinger-Ellison-Syndrom* kommt der ursächliche Nicht-B-Zellen-Tumor häufiger multipel und zuweilen ektopisch (in der Duodenalwand in 13% [Hofmann, 1973]) vor. 60% dieser Tumoren sind maligner Natur (Labhart, 1971; Fox, 1974). Die Möglichkeit der Mikroadenomatose ist hier mit zirka 10% größer als beim B-Zellen-Tumor (Enderlin, 1971; Fox, 1974).

Die totale Pankreatektomie sollte auch hier vermieden werden. Mit jeder partiellen Pankreatektomie und mit Entfernung eines scheinbar solitären Tumors, ferner mit der Resektion eines ektopischen Tumors, ist unbedingt die totale Gastrektomie zu verbinden, da einerseits ein noch unbekannter Magenfaktor Wachstum und Sekretion der Zollinger-Ellison-Tumoren zu beeinflussen vermag (Creutzfeldt, 1971) und andererseits nicht nachweisbare Metastasen weiterhin auf den Magenrest wirksam bleiben. Bei Verdacht auf Inselzellhyperplasie oder Mikroadenomatose wird der Pankreasschwanz reseziert und dem Pathologen zur Schnelluntersuchung übergeben. Bestätigt der Pathologe den Verdacht, muß anschließend total gastrektomiert werden (Fox, 1974). Fehlt auch histologisch der Hinweis auf die Mikroadenomatose, soll die Operation mit der Vagotomie und Hemigastrektomie beendet werden (Fox, 1974).

Beim *Verner-Morrison-Syndrom* halten sich gut- und bösartige Tumoren als Ursache ungefähr die Waage (Creutzfeldt, 1971). Häufiger als bei den anderen Syndromen ist hier die diffuse Inselzellhyperplasie. Die Indikatoın zur subtotalen oder gar totalen Pankreatektomie ist deshalb eher gegeben, sollte aber erst bei möglichst gesicherter Diagnose gestellt werden (Creutzfeldt, 1971). Die Gastrektomie ist hier nutzlos (Labhart, 1971).

VIII. Pankreasanomalien

Anomalien der Bauchspeicheldrüse lassen sich mit der Entwicklung aus dem hepatopankreatischen Ring, dem Vorhandensein mehrerer Pankreasanlagen und der Darmdrehung erklären (Becker, 1973). Von den seltenen Anomalien hat das häufigere Pancreas annulare (nach Becker ist auch »anulare« richtig) eine gewisse Bedeutung für den Chirurgen. Das klinische Bild, die Diagnostik und die chirurgischen Indikationen hat Peiper (1968) ausführlich beschrieben. Sowohl im Kindes- wie im Erwachsenenalter ist beim unkomplizierten Fall (ohne Ulcus) die Duodenojejunostomie die Methode der Wahl, d. h. die retrocolische isoperistaltische Verbindung des prästenotischen Duodenums mit der oberen Jejunumschlinge. Beim ins Pankreasgewebe penetrierenden Begleitulcus ist die Magenresektion nach Billroth II vorzuziehen.

G. Postoperative Komplikationen

Ungeachtet der Grundkrankheiten oder -läsionen des Pankreas, die ohne chirurgische Maßnahmen zu denselben oder anderen Komplikationen führen können, sind Fisteln, Blutungen, Infektionen, endokrine und exokrine Insuffizienz, Ulcera, Cholangitiden und akute Pankreatitis verschieden häufige Folgen nach chirurgischen Interventionen am Pankreas (Warren, 1967; Detrie, 1970; Gilsdorf, 1973; Aston, 1974).

I. Fisteln

Die Fistelbildung an der Anastomose zwischen Pankreasrest und Dünndarm beobachtete Warren (1967) in seinem Gesamtkrankengut in 16%. Sie ist die häufigste postoperative Todesursache, weil sie vielfach zu weiteren Komplikationen wie Blutung und Infektion führt. R. Smith (1973) legt deshalb Gewicht auf die innere Drainage des Ductus pancreaticus bei der Duodenopankreatektomie. Im Falle der Pankreatektomie links ist der intraoperative Nachweis des freien Abflusses über den Pankreasgang ins Duodenum entscheidend, um einer Fistelbildung bei behinderter Passage mit einer zusätzlichen Duvalschen Anastomose vorzubeugen. Gallenfisteln zeigen bei nur partiellem Leck der biliodigestiven Anastomose Tendenz zur Spontanheilung (Hollender, 1973). Prognostisch ungünstiger sind kombinierte Gallengang-Pankreasfisteln.

Die adäquate äußere Drainage von Pankreasresektionsflächen oder Pankreas-Darm-Anastomosen kann Fistelbildungen nicht verhüten, sondern nur deren Gefahr im postoperativen Verlauf verringern. Auch nach unserer Erfahrung ist die kombinierte Drainage mit Wellgummi- oder Penrose-Drain und Saugdrain der einfachen oder passiven Ableitung überlegen (Anderson, 1974). Die Saugdrainage ist auch der beste Schutz der Haut vor Irritationen durch das Fistelsekret.

II. Blutungen

Im Gefolge von pankreatischen Fisteln sind sie relativ häufig. Massive Blutungen verlangen eine chirurgische Blutstillung.

III. Infektionen

Mit Infekt- und Abszeßbildung ist nach Duodenopankreatektomie in 11% zu rechnen (Warren, 1967). Mit der gezielten sekundären Eröffnung und Drainage, am besten in Form einer Spül- und Saugdrainage, soll nicht gezögert werden.

IV. Endokrine Insuffizienz

Nach der partiellen (caudalen) Pankreatektomie links ist der Diabetes eine häufige Komplikation (Hollender, 1973; Bour, 1973).

Nach 253 Duodenopankreatektomien fand Warren (1967) bei 15% einen Diabetes. Nach der totalen Duodenopankreatektomie ist der Diabetes die dominierende Komplikation. Charakteristisch ist für den pankreatopriven Diabetes, daß er wegen der fehlenden Gegenregulation außerordentlich insulinempfindlich ist. Zur Vermeidung hypoglykämischer Reaktionen darf der pankreaslose Patient nicht normoglykämisch eingestellt werden (Creutzfeldt, 1961).

V. Exokrine Insuffizienz

Selbst nach totaler Pankreatektomie kann ein Malabsorptionssyndrom ausbleiben (Creutzfeldt, 1961). Kommt es zu entsprechenden Ausfallerscheinungen, lassen sie sich mit Fermentpräparaten kompensieren. Über das Wie und Wann der Substitutionstherapie orientieren neuere Arbeiten (Wanitschke, 1973; Baschet, 1973; Fankhauser, 1973).

VI. Peptische Ulcera

Sie treten besonders dann auf, wenn mit der Duodenopankreatektomie zu wenig Magen mitreseziert, d. h. Antrumschleimhaut zurückgelassen wird, oder wenn eine kleine distale Magenresektion nicht mit der Vagotomie kombiniert wird. Die Therapie postoperativer peptischer Ulcerationen ist demnach die trunculäre Vagotomie, die bei freiem Pleuraspalt technisch am einfachsten durch linksseitige Thorakotomie ausgeführt wird.

VII. Cholangitis und Ikterus

Sie sind eher Spätkomplikationen bei Stenose der biliodigestiven Anastomose. Wenn sie auf antibiotische Maßnahmen resistent sind oder wenn sie rezidivieren, drängt sich die chirurgische Revision der Anastomose auf.

VIII. Die akute Pankreatitis

Sie ist nach partiellen Pankreatektomien eine seltene aber gefährliche Komplikation. Für die Therapie gelten die Indikationen bei der postoperativen Pankreatitis (vgl. S. 767).

Literatur

Ammann, R. W.: Fortschritte in der Pankreasfunktionsdiagnostik. Fortschr. Med. **87,** 265 (1969)

Anacker, H.: Röntgenanatomie des Pankreas. Fortschr. Röntgenstrahlen Nuklearmed. **94,** 1 (1961)

Anderson, Ch. B., Connors, J. P., Mejia, D. C., Wise, L.: Drainage methods in the treatment of pancreatic injuries. Surg. Gynec. Obstet. **138,** 587 (1974)

Arianoff, A. A., Vielle, G., Reepinghen, Ph. van: De la neurectomie postganglionaire dans les affections pancréatiques. Acta chir. belg. **70,** 606 (1971)

Arianoff, A. A., Reepinghen, Ph. van, Vielle, G., Gose, Cl.: Interventions sur le système nerveux sympathique dans les affections hépato-bilio-pancréatiques. Acta gastro-ent. belg. **35,** 35 (1972)

Aston, Sh. J., Longmire, W. P. jr.: Management of the pancreas after pancreaticoduodenectomy. Ann. Surg. **179,** 322 (1974)

Bachrach, W. H., Birsner, J. W., Izenstark, J. L., Smith, V. L.: Pancreatic scanning: a review. Gastroenterology **63,** 890 (1972)

Baker, R. J.: Acute surgical disease of the pancreas. Surg. Clin. N. Amer. **52,** 239 (1972)

Baschet, C., Bouderlique, J. R.: Etude médico-diététique de 80 cas de pancréatectomies subtotales et totales suivies au Centre de Forcille. Méd. et Hyg. (Genéve) **31,** 1344 (1973)

Becker, V.: Bauchspeicheldrüse. In: Doerr/Seifert/Uehlinger. Spezielle pathol. Anatomie. S. 247. Berlin, Heidelberg, New York: Springer 1973

Bedacht, R.: Zur Diagnose und Therapie der stumpfen Pankreasverletzung. Chirurg **32,** 560, (1961)

Berman, L. G., Prior, J. T., Abramow, St. M., Ziegler, D. D.: A study of the pancreatic duct system in man by the use of vinyl acetate casts of postmortem preparations. Surg. Gynec. Obstet. **110,** 391 (1960)

Bissl, H. F., Ansfield, F. S., Mason, J. H., Wulson, W. L.: Clinical studies with Tubercidin administered by direct injection. Cancer Res. **30,** 76 (1970)

Bodner, E.: Das Problem der intraoperativen Abklärung von Pankreaskopftumoren. Langenbecks Arch. klin. Chir. **333**, 165 (1973)

Bour, H., Duchier, J.: Aspects médicaux des pancréatectomies totales et partielles. Méd. et Hyg. (Genève) **31**, 1336 (1973)

Broder, L. E., Carter, St. K.: Pancreatic islet cell carcinoma. Ann. Int. Med. **79**, 101 (1973)

Bücheler, E.: Die angiographische Diagnostik der Pankreastumoren und der Pankreatitis. Dtsch. med. Wschr. **99**, 727 (1974)

Cattell, R. B.: Anastomosis of the duct of Wirsung; its use in palliative operation for cancer at the head of the pancreas. Surg. Clin. N. Amer. **27**, 636 (1947)

Child, C. G. III: Subtotal pancreatectomies. In: The craft of surgery. p. 1149. Edited by P. Cooper. Boston: Little, Brown & Co. 1964

Child, C. G. III, Frey, C. F.: Pancreaticoduodenectomy. Surg. Clin. N. Amer. **46**, 1201 (1966)

Child, C. G. III, Frey, C. F., Fry, W. J.: A reappraisal of removal of 95% of the distal portion of the pancreas. Surg. Gynec. Obstet. **129**, 49 (1969)

Clairmont, P.: Über die Mobilisierung des Duodenums von links her. Arch. Klin. Chir. **110**, 104 (1918)

Classen, M., Demling, L.: Präoperative Pankreasdiagnostik mit der Duodenoskopie. Chirurg **43**, 247 (1972)

Classen, M., Wenz, W., Fritsch, E. v.: Pankreasdarstellung (Kombination von retrograder Pankreatographie und Coeliacographie). Dtsch. med. Wschr. **98**, 1524 (1973)

Clot, Ph., Poilleux, J.: Affections traumatiques récentes du pancréas. J. Chir. (Paris) **99**, 145 (1970)

Clot, J.-P., Bacourt, F., Cady, J., Mercadier, M.: Obstructions mésentérico-portales aigues au cours des duodénopancréatectomies céphaliques. J. Chir. (Paris) **107**, 53 (1974)

Couinaud, C., Poulain, J.: La duodénectomie totale. J. Chir. (Paris) **87**, 299 (1964)

Couinaud, C., Huguet, C.: Le temps d'exérèse dans la duodénopancréatectomie totale. J. Chir. (Paris) **91**, 181 (1966)

Couinaud, C.: Le méso pancréatico-duodéno-ombilical. J. Chir. (Paris) **100**, 249 (1970)

Creutzfeldt, W., Kern, E., Kümmerle, F., Schumacher, J.: Die radikale Entfernung der Bauchspeicheldrüse beim Menschen. Indikationen, Ergebnisse, Folgeerscheinungen. Ergebn. inn. Med. Kinderheilk. **16**, 79 (1961)

Creutzfeldt, W.: Die klinischen Syndrome hormonal aktiver Pankreastumoren. Chirurg **42**, 97 (1971)

Creutzfeldt, W., Arnold, R., Creutzfeldt, C., Deuticke, U., Frerichs, S., Track, N. S.: Biochemical and morphological investigations of 30 human Insulinomas. Diabetologia **9**, 217 (1973)

Détrie, Ph.: La chirurgie pancréatique. In: l'opéré abdominal. S. 540. Paris: Masson et Cie 1970

Domschke, W., Goebell, H., Rick, W., Ammann, R., Kapp, F., Schmidt, H., Bergner, D., Classen, M.: Funktionsdiagnostik des exokrinen Pankreas. Leber, Magen, Darm **2**, 91 (1972)

Doubilet, H., Mulholland, J. H.: Surgical treatment of chronic pancreatitis. J. A. M. A. **175**, 177 (1961)

Doutre, L. P., Patel, J. Cl.: Traumatismes fermés du duodénum et du pancreas. S. 74 Monographies de l'Assoc. Franc. chir. Paris: Masson et Cie 1973

Dreiling, D. A.: Postgraduate course No. 3: Diseases of the liver, biliary tract and pancreas. San Francisco: 58th Annual clinical Congress (American College of Surgeons) 1972

Duval, M. K. jr.: Caudal pancreaticojejunostomy for chronic relapsing pancreatitis. Ann. Surg. **140**, 775 (1954).

Enderlin, F.: Einige Aspekte des Zollinger-Ellison-Syndroms aus chirurgischer Sicht. Chirurg **42**, 106 (1971)

Engelhart, G. J., Blauenstein, U. W.: Ultraschalldiagnostik von Tumoren der Pankreasregion. Méd. et Hyg. (Genève) **29**, 118 (1971)

Frankhauser, M.: Diététique des pancréatites chroniques et des pancréatectomies. Méd. et Hyg. (Genève) **31**, 1341 (1973)

Fox, P. S., Hofmann, J. W., Wilson, S. D., De Cosse, J. J.: Surgical management of the Zollinger-Ellison-Syndrome. Surg. Clin. N. Amer. **54**, 395 (1974)

Froesch, E. R.: Pathophysiologie und Klinik der Hypoglykämien. In: Labhart, A., Klinik der inn. Sekretion, S. 845, Berlin, Heidelberg, New York, Springer 1971

Froesch, E. R.: Persönliche Mitteilung 1973

Fuchsig, P., Priesching, A.: Das Mesoduodenum, eine für Technik und Radikalität der Duodenopankreatektomie wesentliche anatomische Struktur. Langenbecks Arch. klin. Chir. **313**, 228 (1965)

Gilsdorf, R. B., Spanos, P.: Factors influencing morbidity and mortality in pancreaticoduodenectomy. Ann. Surg. **177**, 332 (1973)

Goldsmith, H. S., Ghosh, B. C., Huros, A. G.: Ligation versus implantation of the pancreatic duct after pancreaticoduodenectomy. Surg. Gynec. Obstet. **132**, 87 (1971)

Greenlee, H. B.: Persönliche Mitteilung 1971

Grözinger, K. H.: Chronische Pankreaserkrankungen und Pankreas-Karzinom. Münch. med. Wschr. **112**, 1148 (1970)

Grözinger, K. H.: Pankreatektomie bei akuter Pankreatitis. Langenbecks Arch. klin. Chir. **328**, 311 (1971)

Guillemin, G.: Duodenopankreatektomie in der Behandlung der chronischen Pankreatitis mit Steinbildung. Chirurg. **43**, 263 (1972)

Harrison, Th., Child, Ch., Fry, W. J., Floyd, J. C., Fajans, St. S.: Current surgical management of functioning islet cell tumors of the pancreas. Ann. Surg. **178**, 485 (1973)

Hegemann, G.: Pankreaskopfkarzinom. Diagnose, Indikation, Operationstechnik, Ergebnisse. Brun's Beitr. klin. Chir. **216**, 97 (1968)

Heinkel, K.: Klinik und Laboratoriumsdiagnose der Pankreaserkrankungen. Internist **5**, 445 (1964)

Hess, W.: Operationen am Pankreas. In: Chirurg. Operationslehre (begr. von Burghard Breitner). München, Berlin, Wien: Urban und Schwarzenberg 1969

Hofmann, J. W., Fox, P. S., Wilson, S. D.: Duodenal wall tumors and Zollinger-Ellison Syndrome: Surgical management. Arch. Surg. **107**, 334 (1973)

Hollender, L. F., Gillet, M., Sova, G., Staub, D.: Les pancréatites aiguës postopératoires. (Etude clinique et plaidoyer en faveur d'une réintervention plus systématique, avec pancréatectomie précoce). J. Chir. **97**, 177 (1969)

Hollender, L. F., Gillet, M., Kohler, J. J.: Die dringliche Pankreatektomie bei der akuten Pankreatitis. Langenbecks Arch. klin. Chir. **328**, 314 (1971)

Hollender, L. F., Bur, F., Marrie, A.: Chirurgie der akuten Pankreatitis. Langenbecks Arch. klin. Chir. **334**, 337 (1973)

Hollender, L. F., Kohler, J. J., Klein, A.: Zur chirurgischen Behandlung der akuten, nekrotischen Pankreatitis. Chirurg **43**, 256 (1972)

Hollender, L. F., Meyer, Ch., Marrie, A., Alexiou, D.: Les pancréatectomies subtotales: le point de vue du chirurgien. Méd. et Hyg. (Genève) **31**, 1328 (1973)

Jacquemet, P.: Place de la duodénographie hypotonique dans le diagnostic des affections du pancréas exocrine. Acta gastro-ent. belg. **34**, 107 (1971)

Katsch, G.: Aktive internistische Therapie der akuten Pankreatitis. Z. klin. Med. **135**, 554 (1939)

Keaveny, T. V., Tawes, R., Belzer, F. O.: A new method for intraoperative identification of insulinomas. Brit. J. Surg. **58**, 233 (1971)

Kern, E.: Der heutige Stand der Chirurgie der Pankreaszysten. Ergebn. Chir. Orthop. **39**, 450 (1955)

Kern, E.: Chirurgie des malignen Verschlußikterus. Münch. med. Wschr. **113**, 532 (1971)

Koch, H., Classen, M., Demling, L.: Endoskopische retrograde Pankreatographie. Dtsch. med. Wschr. **99**, 708 (1974)

Kocher, Th.: Mobilisierung des Duodenums und Gastroduodenostomie. Zbl. Chir. **30**, 34 (1903)

Kremer, K., Berghaus, H., Duwell, J., Filthaut, W.: Erfolgsaussichten von Radikaleingriffen bei den sogenannten peripapillären Carcinomen. Chirurg **38**, 278 (1967)

Krementz, E. T., Becker, M. L.: Malignant disease of the pancreas. Adv. in Surg. Year Book Med. Publ. Chicago. **6**, 205 (1972)

Krönert, E., Wolf, F.: Der gegenwärtige Stand der Pankreasszintigraphie. Leber, Magen, Darm **2**, 82 (1972)

Kümmerle, F.: Chirurgie der duodenopankreatischen Region. Langenbecks Arch. klin. Chir. **313**, 218 (1965)

Labhart, A.: Gewebehormone. In: Labhart, A., Klinik d. inn. Sekretion. S. 1007. Berlin, Heidelberg, New York: Springer 1971

Laroche, G. P., Fervis, D. O., Pristley, J. T., Scholz, A., Dockerty, M. B.: Hyperinsulinism (surgical results and management of occult functioning islet cell tumor: review of 154 cases). Arch. Surg. **96**, 763 (1968)
Lataste, J.: L'intervention chirurgicale précoce dans les pancréatites aiguës. Presse Médicale. S. 1875 (1966)
Lederer, B., Bodner, E.: Intraoperative Abklärung tumoröser Veränderungen des Pankreaskopfes mittels der Feinnadelsaugbiopsie. Dtsch. med. Wschr. **99**, 993 (1974)
Leger, L.: Chirurgie du pancréas. In: Nouveau traité de technique chirurgicale (tome 12/2). S. 307 Paris: Masson et Cie 1969
Loeweneck, H.: Vagotomie und Pankreasinnervation. Langenbecks Arch. klin. Chir. **324**, 44 (1969)
Lunderquist, A.: Angiography in carcinoma of the pancreas. Acta Radiol. (Stockholm) Suppl. 235 (1965)
Maingot, R.: In: Abdominal operations. 6th Ed. P. 789. New York: Appleton-Century-Crofts 1974
Mallet-Guy, P.: La splanchnicectomie gauche dans le traitement des pancréatites chroniques. Presse Médicale **51**, 91 (1943)
Mallet-Guy, P., Michoulier, J.: Les pancréatites chroniques récidivantes parenchymateuses primitives. Helv. chir. Acta **30**, 268 (1963)
Martini, G. A., Strohmeyer, G., Haug, P., Gusek, W.: Inselzelladenom des Pankreas mit urtikariellem Exanthem, Durchfällen, sowie Kalium- und Eiweißverlust über den Darm. Dtsch. med. Wschr. **89**, 313 (1964)
Matter, H., Marzano, E.: Pankreaszysten. Schweiz. med. Wschr. **91**, 1482 (1961)
Mellière, D.: Variations des artères hépatiques et du carrefour pancréatique. J. Chir. **95**, 5 (1968)
Mercadier, M., Clot, J.-Ph., Mellière, D., Camplez, Ph.: La pancréatectomie presque totale. Ann. Chir. **21**, 681 (1967)
Mercadier, M., Clot, J.-Ph., Coquillaud, J.-P.: A propos d'une statistique homogène de plus de 100 cas de collections enkystée d'origine pancréatique. Ann. Chir. **21**, 645 (1967)
Mercadier, M.: Discussion. 72e Congrès Français de Chirurgie. Paris 1970
Mercadier, M.: Discussion. 1st World Congress of the Collegium Internat. Chir. Digestivae. San Remo 1971
Moore, D. C.: Regional Block. P. 145. Springfield, Ill.: Thomas 1967
Otte, M., Stahlheber, H., Lehnert, P., Forell, M. M.: Diagnost. Wert der Pankreasfunktionsprüfung mit Cholecystokinin/Pankreozymin, Secretin und Galle. Klin. Wschr. **51**, 921 (1973)
Peiper, H.-J.: Das Pankreas anulare und seine chirurgische Behandlung. Langenbecks Arch. klin. Chir. **320**, 322 (1968)
Peiper, H.-J., Becker, H.-D.: Chirurgie des Hyperinsulinismus. Chirurg **42**, 111 (1971)
Peiper, H.-J.: Das Pankreaskarzinom – diagnostische und therapeutische Probleme. Leber, Magen, Darm. **2**, 95 (1972)
Puestow, Ch. B., Gillesby, W. J.: Retrograde surgical drainage of pancreas for chronic relapsing pancreatitis. Arch. Surg. **76**, 898 (1958)
Puestow, Ch. B.: Chronic pancreatitis. Technique and results of longitudinal pancreaticojejunostomy. Bull. Soc. int. Chir. **24**, 244 (1965)
Puestow, Ch. B.: Surgery of the biliary tract, pancreas and spleen. Year Book Med. Publ. Chicago (4th Edit.) 1970
Puestow, Ch. B.: Discussion Postgrad. Course 3 (58th Clin. Congress of American College of Surgeons. San Francisco) 1972
Re Mine, W. H.: Surgical treatment. S. 235. In: Pancreatitis (Gambill, E. E.). Saint Louis: The C. V. Mosby Comp. (1973)
Rettenmaier, G.: Pankreasdiagnostik mit der Ultraschallschnittbildmethode. Dtsch. med. Wschr. **98**, 1975 (1973)
Rettori, R., Grenier, J.: Traitement chiıurgical et évolution précoce des pancréatites aiguës. S. 1. Rapp. 72e Congrès Français de Chirurgie, Paris 1970
Rettori, R., Grenier, J. F.: Traitement chirurgical et évolution précoce des pancréatites aiguës. J. Chir. (Paris) **100**, 101 (1970)
Richards, A. B., Sosin, H.: Cancer of the pancreas: the value of radical and palliative surgery. Ann. Surg. **177**, 325 (1973)

Rosato, E. F., Mullis, W. F., Rosato, F. E.: Peritoneal lavage therapy in hemorrhagic pancreatitis. Surgery **74,** 106 (1973)

Salam, A., Warren, W. D.: Pancreatoduodenectomy for trauma. (Clinical and metabolic studies). Ann. Surg. **175,** 663 (1972)

Salembier, Y.: 155 cancers du pancréas. J. Chir. **100,** 285 (1970)

Sarles, H.: Traitement des affections chroniques du pancréas. Persönliche Mitteilung. Bern 1972

Sarles, H., Sahel, J.: Les pancréatites chroniques. Acta gastro-ent. belg. **36,** 173 (1973)

Schega, W., Dennhardt, D.: Pankreasverletzungen im Kindesalter. Dtsch. med. Wschr. **96,** 1662 (1971)

Schwemmle, K., Grabner, W., Phillip, T., Bötticher, R.: Die operative Therapie der Pankreasverletzung. Brun's Beitr. klin. Chir. **220,** 675 (1973)

Smith, R.: Physiologische Grundlagen für die Operationen bei chronischer Pankreatitis. Chirurg **43,** 261 (1972)

Smith, R.: Postgraduate Course No 3: Diseases of the liver, biliary tract and pancreas. 58th Annual clinical Congress (American College of Surgeons) San Francisco 1972

Smith, R.: Operative management of exocrine pancreatic disease. Clin. in Gastroenterology. Saunders, W. B. Co. Ltd. London. **1,** 239 (1972)

Smith, R.: Progress in the surgical treatment of pancreatic disease. Amer. J. Surg. **125,** 143 (1973)

Smith, P. E., Krementz, E. T., Reed, R. J., Bufkin, W. J.: An analysis of 600 patients with carcinoma of the pancreas. Surg. Gynec. Obstet. **124,** 1288 (1967)

Soupault, R., Boureau, M.: Le temps d'exérèse de la duodénopancréatectomie céphalique pour cancer. J. Chir. (Paris) **77,** 323 (1959)

Spelsberg, F., Kemkes, B. M., Landgraf, R.: Intraoperative Vitalfärbung von Insulinomen mit Toluidinblau-O. Chirurg (1975) (im Druck)

Stefanini, P., Carboni, M., Patrassi, N., Basoli, A.: Beta-islet cell tumors of the pancreas: Results of a study on 1067 cases. Surgery **75,** 597 (1974)

Stelzner, F.: Zur chirurgischen Behandlung des Insulinoms. Langenbecks Arch. klin. Chir. **328,** 349 (1971)

Stremmel, W.: Glukagon in der Behandlung der Pankreatitis. Münch. med. Wschr. **116,** 69 (1974)

Sturm, J. T.: Patterns of injury requiring pancreatoduodenectomy. Surg. Gynec. Obstet. **137,** 629 (1973)

Testart, J.: Les pancréatites chroniques. Encyclopédie Med.-chir. (Paris) S. 7105/A 30 1972

Töndury, G.: Angewandte und topographische Anatomie. S. 256, 4. Auflage. Stuttgart: Thieme 1970

Trapnell, J. E., Rigby, C. C., Talbot, C. H., Duncan, E. H. L.: A controlled trial of Trasylol in the treatment of acute pancreatitis. Brit. J. Surg. **61,** 177 (1974)

Vaysse, J., Coquilland, J. P., Vallin, J., Dupuy, R.: Antalgie pancréatique totale par splanchnicectomie bilatérale en un temps. J. Chir. (Paris). **100,** 167 (1970)

Vossschulte, K., Wagner, E.: Splanchnektomie bei chron. Pankreatitis. Dtsch. med. Wschr. **94,** 685 (1969)

Walters, R. L., Gaspard, D. I., German, T. D.: Traumatic pancreatitis. Amer. J. Surg. **111,** 364 (1966)

Wanger, F.: Zur Frage der Resektion oder Enukleation des Insulinoms im Pankreas. Helv. chir. Acta **40,** 787 (1973)

Wanitschke, R., Ewe, K., Oyelowo, J. P.: Maldigestion nach Pankreasresektionen und ihre therapeutische Beeinflußbarkeit. Dtsch. med. Wschr. **98,** 1212 (1973)

Warren, K. W.: Pathologic considerations as a guide to the choice of surgical procedures in the management of chronic relapsing pancreatitis. Gastroenterology **36,** 224 (1959)

Warren, K. W., Veidenheimer, M. C., Athanassiades, S.: Surgical management of pancreatic cysts. Surg. Clin. N. Amer. **45,** 599 (1965)

Warren, K. W., Veidenheimer, M. C., Pratt, H. S.: Pancreato-duodenectomy for periampullar cancer. Surg. Clin. N. Amer. **47,** 639 (1967).

Wenz, W., Beduhn, D.: Angiographic diagnosis of carcinoma of the pancreas. Acta. Hep. Gastroent. **21,** 70 (1974)

Whipple, A. O., Parsons, W. B., Mullens, C. R.: Treatment of carcinoma of the ampulla of Vater. Ann. Surg. **102,** 763 (1935)

White, Th. T., Keith, R. G.: Long term follow-up study of fifty patients with pancreaticojejunostomy. Surg. Gynec. Obstet. **136,** 353 (1973)

Witte, S.: Cytologische Befunde im Duodenalinhalt bei Pankreaskrankheiten. Internist **5,** 475 (1964)

Yoshioka, H., Wakabayashi, T.: Therapeutic neurotomy on head of pancreas for relief of pain due to chronic pancreatitis. Arch. Surg. **76,** 546 (1958)

Zenker, R.: Die Eingriffe in der Bauchhöhle. Bd. VII/1, 2. Aufl. Allgem. u. spez. chir. Operationslehre. Hrsg.: N. Guleke, R. Zenker. Berlin, Göttingen, Heidelberg: Springer 1951

Zenker, R.: Persönliche Mitteilung 1974

Zenker, R., Bedacht, R., Grabiger, A.: Die Erkennung und Behandlung von Inselzellgeschwülsten. Münch. med. Wschr. **110,** 1696 (1968)

Zenker, R., Bedacht, R., Zimmermann, H.: Die Bedeutung der Angiographie für die Therapie bei Inselzellgeschwülsten. Münch. med. Wschr. **108,** 1691 (1966)

Zenker, R., Forell, M. M., Erpenbeck, R.: Zur Kenntnis eines seltenen, durch ein Pankreasadenom verursachten Krankheitssyndrom. Dtsch. med. Wschr. **91,** 634 (1966)

Zenker, R., Peiper, H. J.: Beiträge zur Chirurgie innersekretorischer Krankheiten. Münch. med. Wschr. **100,** 1094 (1058)

XII. Die Eingriffe an den Nebennieren

Von H.-J. Peiper und O. Meffert, Göttingen

A. Chirurgische Anatomie der Nebennieren

Die rechte dreieckförmige Nebenniere sitzt dem oberen Nierenpol kapuzenartig auf, die linke liegt halbmondförmig der medio-ventralen Fläche des oberen Nierenpols an (Abb. 1). Die Nebennieren befinden sich innerhalb der Fascia renalis (Gerota) und bestehen aus der festen, gelblichen Rindensubstanz und dem weichen, bräunlichen Markgewebe. Bindegewebige Züge verbinden sie mit der Nierenkapsel.

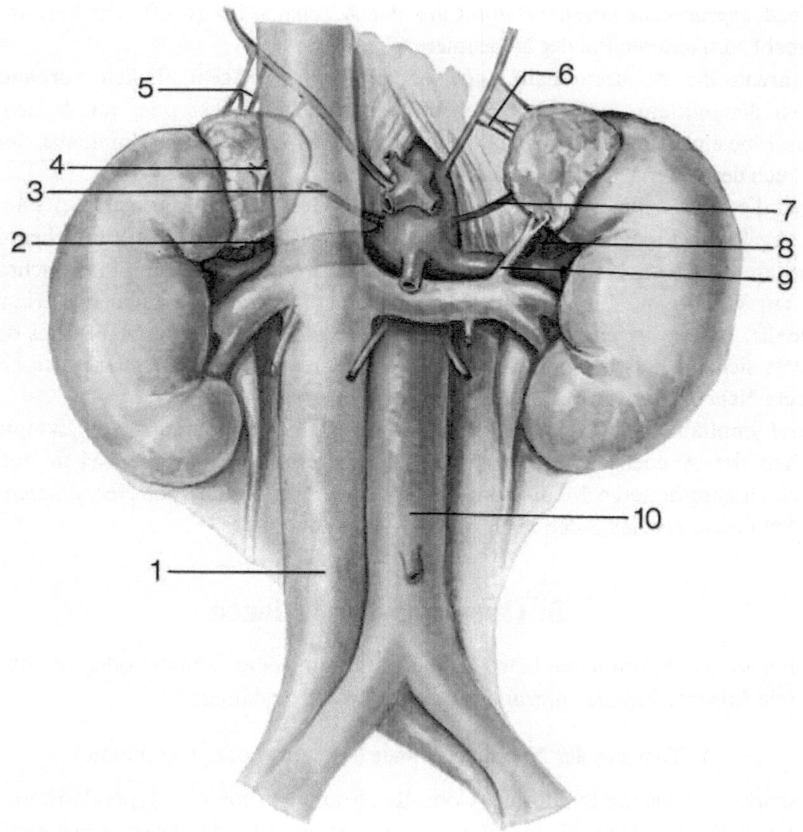

Abb. 1. Anatomie und Gefäßversorgung der Nebennieren. 1 Vena cava inferior, 2 u. 8 A. suprarenalis inferior, 3 u. 7 A. suprarenalis media, 4 u. 9 V. suprarenalis, 5 u. 6 A. suprarenalis superior 10 Aorta abd.

Die rechte Nebenniere, die im caudalen Abschnitt vom Peritoneum überzogen ist, wird im cranialen Abschnitt von der Leber und medial von der V. cava inferior bedeckt. Der linken Nebenniere sind im caudalen Abschnitt die Milzgefäße und der Pankreasschwanz vorgelagert, cranial wird sie vom Peritoneum der Bursa omentalis überzogen.

Die arterielle Gefäßversorgung der Nebenniere variiert sehr stark. Nur in 16% der Fälle finden sich eine *A. suprarenalis superior*, *A. suprarenalis media* und *A. suprarenalis inferior* beiderseits ausgebildet.

Die *A. suprarenalis superior* ist ein Ast der A. phrenica abdominalis, die aus der Aorta oder der A. coeliaca stammt und meistens paarig angelegt ist. Sie zieht zum oberen Anteil der Nebenniere.

Die *A. suprarenalis media* entspringt direkt aus der Aorta und zieht zur Mitte des medialen Nebennierenrandes. Rechts ist diese Arterie länger als links, da sie hinter der V. cava verläuft.

Die *A. suprarenalis inferior* stammt aus der A. renalis. Sie ist oft sehr kurz und zieht senkrecht zum unteren Pol der Nebenniere.

Während die A. suprarenalis superior mit großer Regelmäßigkeit vorhanden ist, können die mittlere und untere Nebennierenarterie auf einer oder auf beiden Seiten fehlen. Eine einzelne Nebennierenarterie, die aus der A. phrenica abdominalis, der Aorta oder auch der A. renalis abzweigt, ist sehr selten.

Über die *V. zentralis* wird das aus den venösen Gefäßen des Markgebietes stammende Blut abgeführt. Im Bereich des unteren Drittels verläßt das Gefäß die Nebenniere als V. suprarenalis. Rechts ist das Gefäß sehr kurz und verläuft horizontal oder schräg nach oben zur V. cava inf. Links mündet die Nebennierenvene nach caudalem Verlauf in die V. renalis. Wegen der engen Beziehung zur V. cava und des nur kurzen Stieles der Vene gestaltet sich die Exstirpation der rechten Nebenniere technisch schwieriger als links. Mehrere Nebennierenvenen sind selten vorhanden.

Der Lymphabfluß aus den Nebennieren erfolgt über die paraaortalen Lymphknoten zwischen der A. coeliaca und der A. renalis. Einige Lymphgefäße ziehen durch das Zwerchfell zum hinteren Mediastinum. Die nervale Versorgung der Nebennieren erfolgt über den *Plexus coeliacus*, den N. vagus und den N. phrenicus.

B. Operationsindikationen

Eingriffe an den Nebennieren betreffen die Entfernung eines Tumors oder die totale bzw. subtotale Adrenalektomie aufgrund folgender Krankheitsbilder:

1. Tumoren der Nebennierenrinde (Adenome oder Carcinome)

Hormonaktiv: Cushing-Syndrom, Conn-Syndrom = primärer Hyperaldosteronismus, adrenogenitales Syndrom (Feminisierung beim Mann oder Mädchen, Maskulinisierung bei Mädchen, Frau oder Knaben), gemischte Syndrome (Cushing-Syndrom mit Virilismus, Aldosteronismus mit Cushing-Symptomatik).

Hormoninaktiv: Cysten und solitäre Tumoren.

2. Tumoren des Nebennierenmarks

Hormonaktiv: Phaeochromocytom (ca. 3% maligne, 10% doppelseitig).

Hormoninaktiv: Neuroblastom (maligne), Ganglioneurom (benigne).

3. Doppelseitige Hyperplasie der Nebennierenrinde

(Cushing-Syndrom, sehr selten primärer Hyperaldosteronismus).

4. Fortgeschrittene Carcinome der Mamma oder Prostata

C. Wahl des operativen Vorgehens

Verschiedene Zugangswege in

a) *Rückenlage,*

b) *Bauchlage* oder

c) *Seitenlage*

erlauben die Exploration *einer* Nebenniere, z. B. bei gesicherter Tumorlokalisation oder im Falle eines zweizeitigen Vorgehens bei bilateraler Rindenhyperplasie, oder auch *beider* Nebennieren, wenn präoperativ nicht zwischen Hyperplasie und Tumor differenziert werden konnte, bzw. die Seitenlokalisation einer Geschwulst nicht möglich, ein bilaterales oder ektopisches Vorkommen – wie im Falle des Phaeochromocytoms – nicht sicher auszuschließen war.

Ein *transabdominales Vorgehen* hat sich uns als besonders vorteilhaft erwiesen, weil es die synchrone Freilegung beider Nebennieren und eine übersichtlichere Revision des ganzen Bauchraumes gestattet. Es erleichtert die Beurteilung der Operabilität bei großen Nebennierentumoren, läßt bei Carcinomen Metastasen erkennen und ermöglicht die einzeitige Entfernung doppelseitiger oder dystoper Geschwülste (Phaeochromocytom: 10% doppelseitig, 20% dystop; Aldosteronom: weniger als 5% doppelseitig). Technische Schwierigkeiten können bei extrem adipösen Kranken mit sehr großen Tumoren, insbesondere auf der rechten Seite, auftreten. Sollte sich die Entfernung dieser Drüse oder des Tumors einmal als unmöglich erweisen, so wird man die Incision verschließen und sofort oder später den Eingriff in Seitenlage zu Ende führen.

Insbesondere beim Phaeochromocytom ermöglicht diese Form der Freilegung die vorsichtige Abtastung und Massage beider Nebennieren und verdächtiger Gebilde im Retroperitonealraum. Durch fortlaufende Blutdruckmessung sind dabei auftretende Blutdrucksteigerungen zu erfassen und diagnostisch zu verwerten.

Auch die *Operation in Bauchlage* erlaubt die gleichzeitige Freilegung beider Nebennieren, allerdings von getrennten Incisionen aus. Dies kann gegebenenfalls durch zwei unabhängige Operationsgruppen geschehen. Eine Inspektion oder Exploration des Bauchraumes ist dabei allerdings nicht möglich. Dieser Zugang empfiehlt sich bei unsicherer Lokalisation eines Nebennierenrindenadenoms oder bei der Nebennierenrindenhyperplasie, vor allem wenn man sich wegen hochgradiger Adipositas nicht zum transabdominalen Vorgehen entschließen kann.

Der *seitliche Zugang* ist insbesondere bei adipösen Kranken und bei sehr großen Tumoren angezeigt; durch Eröffnung des Peritoneums ist zwar eine Austastung des Bauchraumes und der anderen Nebenniere via Bauchhöhle, eine *Inspektion* eventueller Veränderungen jedoch nicht möglich. Hat man sich im Falle einer Nebennierenrindenhyperplasie zur subtotalen Resektion entschieden – ein heute weitgehend verlassenes Vorgehen – so soll zuerst die rechte Seite operiert und hier die Nebenniere total exstirpiert werden. Es folgt sodann die subtotale Resektion der anderen Drüse. Eine Rezidivoperation gestaltet sich nämlich bei rechtsseitig zurückgelassenem Nebennierengewebe wegen der anatomischen Verhältnisse, insbesondere der Nähe der V. cava, schwieriger als auf der linken Seite.

Unabhängig von der Wahl des Zugangsweges wird man in jedem Falle, vor allem aber beim Phaeochromocytom, für eine *übersichtliche Freilegung* Sorge tragen. Durch Vermeidung unnötiger Manipulationen am Tumor und präliminare Unterbindung der Venen läßt sich die Freisetzung kreislaufaktiver Hormone einschränken.

D. Technik der Nebennierenfreilegung

I. Vorderer Zugang

Die transabdominale Freilegung

Der Patient befindet sich in Rückenlage mit Abknickung im thorakoabdominalen Übergang oder auf einem Gallenbänkchen. Eine besondere Befestigung des Kranken zur eventuellen späteren Seitenneigung ist notwendig. Die *Eröffnung des Bauchraumes* kann durch einen über die Mittellinie geführten *doppelseitigen Rippenbogenrandschnitt* oder eine, nach caudal verlängerte, *obere mediane Laparotomie* erfolgen (Abb. 2).

Bei der *Freilegung der rechten Nebenniere* (Abb. 3) steht der Operateur auf der rechten Seite, der Tisch wird um etwa 30° nach links gedreht. Durch breite Bauchhaken läßt man die Leber nach cranial beiseite halten, die rechte Colonflexur wird nach caudal verlagert. Unter Incision der peritonealen Umschlagfalte lateral des Duodenum descendens läßt sich dieses stumpf nach Kocher mobilisieren und weit nach links abschieben, bis die V. cava inf. übersichtlich freiliegt. Durch Eröffnung der *Fascia praerenalis* und Entfernung des perirenalen Fettgewebes gelangt man auf die rechte Nebenniere, die dort zwischen Leber und Niere liegt und teilweise von der V. cava überlagert wird. Die Drüse läßt sich übersichtlich einstellen, wenn man die V. cava vorsichtig abpräpariert hat, was man durch Anschlingen des Gefäßes mit einem Nabelbändchen erleichtern kann. Die Nebennierenrückseite wird durch stumpfes Unterfahren mit dem Zeigefinger mobilisiert.

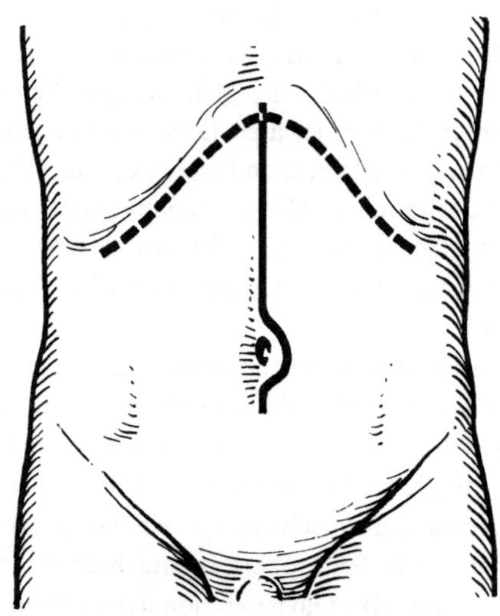

Abb. 2. Schnittführung zur Freilegung der Nebennieren beim vorderen Zugang

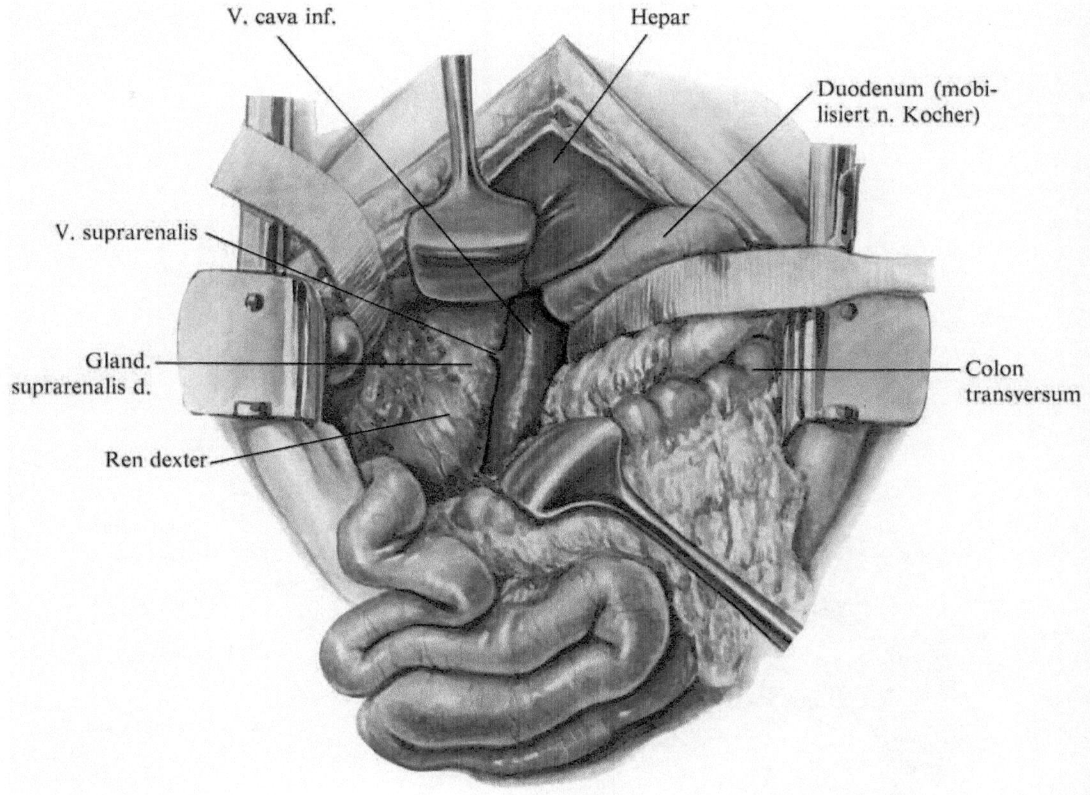

Abb. 3. Anatomie der Freilegung der Nebennieren von vorn (rechte Seite)

Besonderer Beachtung bedarf die mitunter sehr kurze, unmittelbar in die V. cava einmündende *V. suprarenalis dextra*, die vorrangig ligiert und durchtrennt werden sollte. Die Darstellung der Nebennierenvene gelingt bei transabdominalem Zugang leichter als beim seitlichen Zugang, bei dem die Nebenniere vor den Gefäßen liegt. Die wichtigste, von der Aorta entspringende Arteriengruppe, findet und versorgt man am unteren, inneren Pol der Drüse. Die Suche nach nahegelegenem aberrierenden Nebennierengewebe ist nicht zu unterlassen.

Die *Freilegung der linken Nebenniere* (Abb. 4) gestaltet sich leichter als auf der rechten Seite. Unter Spaltung der peritonealen Umschlagfalte und Durchtrennung des Ligamentum lienocolicum wird die linke Colonflexur mobilisiert und stumpf nach medial abgeschoben. Manche Autoren empfehlen eine gleichzeitige Ablösung der Milz, die zusammen mit dem Pankreasschwanz und der großen Magenkurvatur nach medial und vorne verlagert wird. Uns erwies sich dieses Manöver meist nicht als notwendig, da eine Einstellung des Nebennierenlagers auch durch Einsetzen tiefer Bauchhaken gelingt, mit denen Milz und Pankreasschwanz nach cranial beiseite gehalten werden können. Der Eingriff wird gelegentlich durch Blutungen aus Kapselgefäßen der Milz oder Milzrisse kompliziert, was unter Umständen eine Entfernung dieses Organes erforderlich macht.

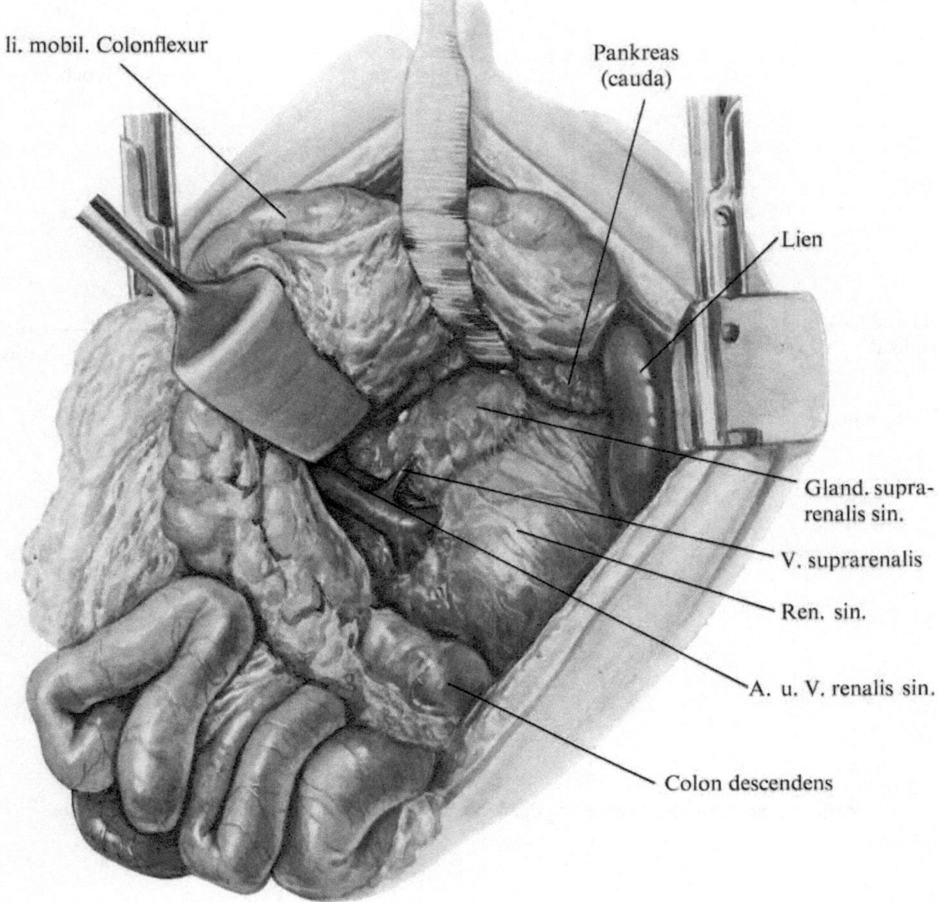

Abb. 4. Anatomie der Freilegung der Nebennieren von vorn (linke Seite)

Nach Eröffnung der Fascia praerenalis am Vorderrand des oberen Nierenpols findet sich die Nebenniere zwischen Aorta, den Nierengefäßen und dem oberen Nierenpol, dem sie medio-ventral aufgelagert ist. A. und V. suprarenalis werden am unteren Pol der Drüse unterbunden und durchtrennt.

II. Hinterer Zugang

1. Der vertikale Lumbalschnitt (Simon, Young)

Dieses Vorgehen eignet sich für eine gleichzeitige bilaterale Freilegung der Nebennieren.

Der Patient befindet sich in Bauchlage. Der *Hautschnitt* beginnt 3 cm oberhalb der 12. Rippe und etwa 6 cm lateral der Dornfortsatzlinie. Im leicht bogenförmigen Verlauf wird die Incision bis zum Beckenkamm geführt, den sie 8 bis 10 cm seitlich der Mittellinie erreicht (Abb. 5). Zenker legt diesen Schnitt, einem Vorschlag von H. Peiper entsprechend, hockeyschlägerförmig, läßt ihn am Übergang vom oberen Drittel zwischen

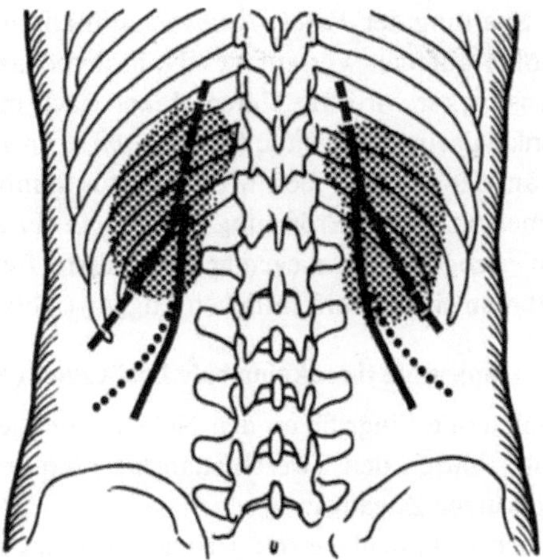

Abb. 5. Schnittführungen zur Freilegung der Nebennieren beim hinteren Zugang. a) ——— nach Simon, Young, - - - - - Modifikation nach Zenker, b) — — — thoracolumbale Freilegung nach Nissen

12. Rippe und Beckenkamm in Faserrichtung des M. obliquus verlaufen und reseziert die 12. Rippe. Eine Teilresektion der 11. Rippe scheint höchstens bei sehr großen Tumoren erforderlich zu sein. Im cranialen Schnittbereich werden der *M. latissimus dorsi* und der *M. serratus dorsalis caudalis* über dem M. sacrospinalis durchtrennt (Abb. 6).

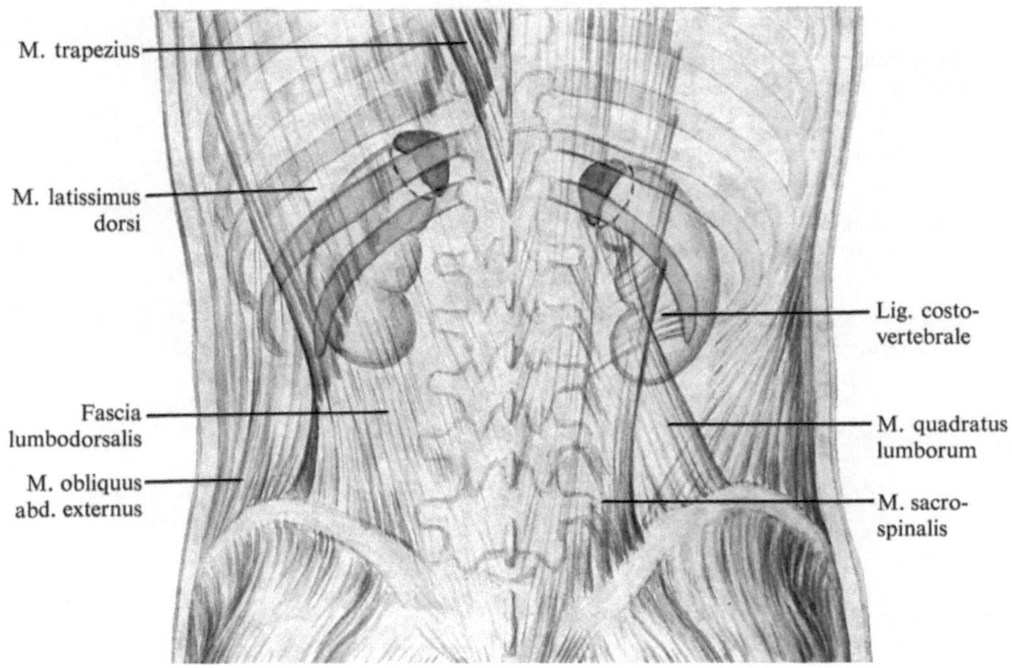

Abb. 6. Anatomie der Nebennieren beim hinteren Zugang

Nach caudal erfolgt die Spaltung der *Fascia lumbodorsalis* entlang der lateralen Grenze des M. sacrospinalis, wobei auf den Verlauf des N. iliohypogastricus geachtet werden sollte. Der große Rückenstrecker wird mit einem Haken nach medial abgeschoben und das im Costovertebralwinkel darunter liegende *Ligamentum costovertebrale* eingeschnitten. Dabei sollte man sich an den Verlauf des M. quadratus lumborum halten, um eine *Pleuraverletzung* zu vermeiden. Nach Eröffnung der *Fascia retrorenalis* wird die Niere sichtbar, die nach unten gezogen die anliegende Nebenniere freigibt. Durch Einsetzen von Rippensperren erhält man einen übersichtlichen Zugang (Abb. 7).

2. Die extrapleurale thorakolumbale Freilegung (Nissen)

Ebenfalls für einzeitige bilaterale Eingriffe an den Nebennieren geeignet, bietet ein extrapleurales, retroperitoneales, durch den Zwerchfellansatz hindurch angelegtes Vorgehen einen übersichtlichen und kurzen Zugangsweg.

Der Kranke befindet sich in Bauchlage mit geringer Abknickung in den Hüften. Der *Hautschnitt* beginnt 3 cm lateral der Mittellinie in Höhe der 10. Rippe und verläuft

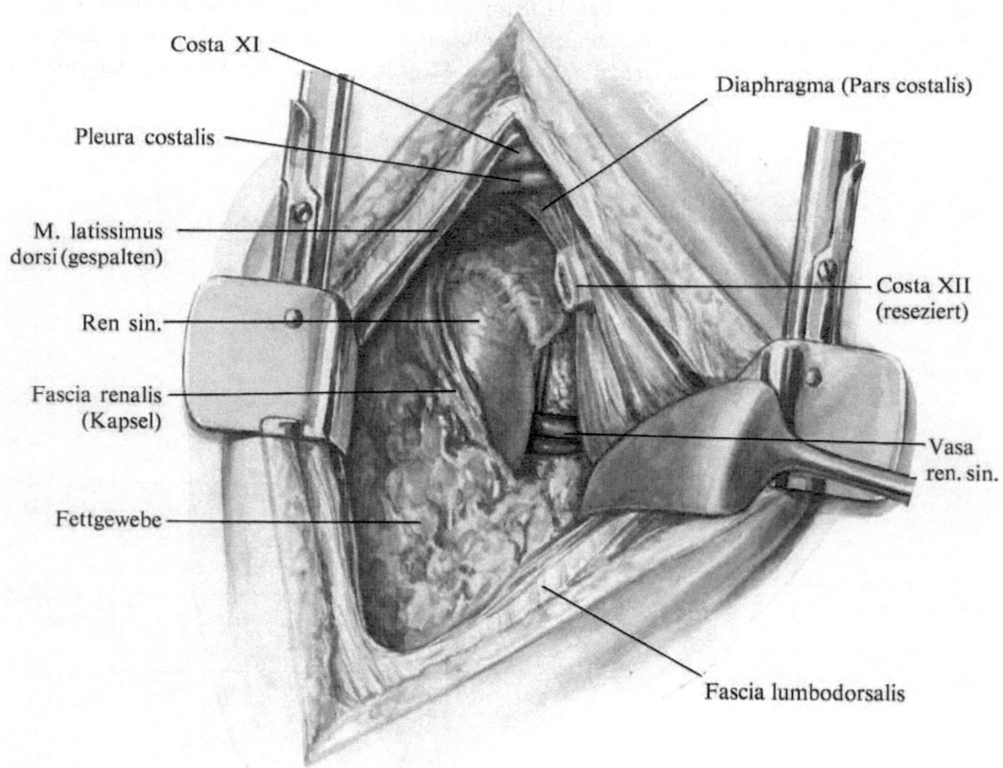

Abb. 7. Anatomie zur Freilegung der Nebennieren von hinten (linke Seite)

bogenförmig am Unterrand der 12. Rippe entlang bis zur hinteren Axillarlinie (Abb. 5). Dementsprechend erfolgt die Durchtrennung des *M. latissimus dorsi*, des *M. serratus dorsalis caudalis* und der *Fascia lumbodorsalis*. Mit kräftigen Haken verzieht man den M. sacrospinalis nach medial, so daß die 11. und 12. Rippe freiliegen. Diese werden zusammen mit der Intercostalmuskulatur unter Schonung von *Pleura* und *Intercostalnerven* reseziert. Caudal des *Sinus phrenicocostalis*, der gegebenenfalls nach oben abgeschoben werden muß, erfolgt die *Eröffnung des Zwerchfells* parallel zum Rippenverlauf. Auf der rechten Seite sind *Leber* und *V. cava* zu berücksichtigen. Durch die Zwerchfellincision hindurch trifft man unmittelbar auf die Nebenniere.

Ist der Eingriff an der Nebenniere beendet, so werden Zwerchfell und Fascia renalis durch Einzelnähte (Mersilen, Stärke 0) verschlossen. Nach Freigabe des M. sacrospinalis erfolgt die Naht der Fascia lumbodorsalis und der durchtrennten Muskulatur. Im allgemeinen empfiehlt sich die Drainage des Nebennierenlagers, während auf eine Pleuradrainage nach versehentlicher Eröffnung und Naht der Pleura verzichtet werden kann.

III. Seitlicher Zugang

Bei der *Freilegung nur einer Seite* ist die Lagerung die gleiche wie bei den retroperitonealen Operationen an der Niere. Der Patient liegt auf der gesunden Seite. Die Lendengegend wird mit dem Nierenbänkchen gestützt oder der Operationstisch entsprechend abgeknickt.

1. Die retroperitoneale Freilegung

a) Der paravertebrolumbale Schnitt (H. Peiper) Er ermöglicht in Seitenlage einen breiten Zugang zu sehr großen Tumoren und gibt insbesondere beim Phaeochromocytom die notwendige Übersicht zur präliminaren Unterbindung der Tumorvenen (Abb. 8).

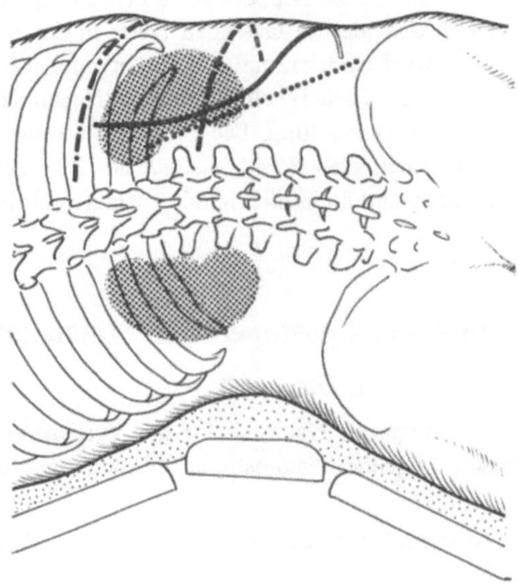

Abb. 8. Schnittführung zur Freilegung der Nebennieren beim seitlichen Zugang. a) ——— nach H. Peiper. b) — — — nach Lente, Willems. c) - - - - - nach Lurz. d) — - — - — transthorakale Freilegung (rechts in Höhe der 10. Rippe, links in Höhe der 11. Rippe)

Der *Hautschnitt* beginnt paravertebral über der 11. Rippe und verläuft hockeyschlägerartig bis in den *Faserverlauf des M. obliquus externus*. Es folgt die Entfernung der 12. und gegebenenfalls die paravertebrale Resektion eines etwa 4 cm langen Stückes der 11. *Rippe*. Man gelangt so bequem an die Gefäße der Nebenniere bzw. des Nebennierentumors, so daß diese frühzeitig und zuverlässig ligiert werden können.

b) Der horizontale Flankenschnitt (Lente, Willems). Der *Hautschnitt* beginnt im Costovertebralwinkel und verläuft horizontal bis zum lateralen Rand des M. rectus abdominis (Abb. 8). Für einen weiten Zugang ist die Einkerbung des *Lig. costovertebrale* vorteilhaft. Der N. subcostalis und der N. iliohypogastricus sollten bei der Durchtrennung der Muskulatur geschont werden.

c) Der muskelschonende Lumbalschnitt (Lurz). Der *Hautschnitt* reicht vom Costovertebralwinkel am Unterrand der 12. Rippe bis zum Darmbeinkamm in Höhe der hinteren Axillarlinie (Abb. 8). *M. latissimus dorsi*, *M. serratus dorsalis caudalis* und *Fascia lumbodorsalis* werden durchtrennt. Dabei sollte eine Verletzung des N. iliohypogastricus vermieden werden, der sich meist in der Nähe des ventralen Schnittrandes der Fascia lumbodorsalis befindet. Das *Lig. costovertebrale* wird unter Schonung der Pleura bis an die 12. Rippe gespalten. Erfahrungsgemäß ermöglicht erst die Resektion der 12. *Rippe* einen übersichtlichen Zugang. Nach Eröffnung der *Fascia retrorenalis* läßt sich die Nebenniere oberhalb der herabgedrängten Niere darstellen. Der Wundverschluß erfolgt schichtweise.

2. Die transthorakale Freilegung der Nebenniere

Die Notwendigkeit der Pleuraeröffnung läßt dieses Vorgehen keinesfalls bei doppelseitigem Befund angezeigt erscheinen und kommt nur für einen sehr großen Tumor in Frage.

Der *Hautschnitt* verläuft *rechts* entlang der *10. Rippe*, *links* entlang der *11. Rippe*, bis über den Rippenbogenrand (Abb. 8). Die Rippe wird reseziert und nach Einsetzen eines Rippensperrers das Zwerchfell über der zu tastenden Niere in der Richtung des Hautschnittes incidiert. Die Lunge wird nach cranial, die Leber oder die Milz nach caudal verlagert. Nach breiter Incision der *Fascia renalis* gelangt die Nebenniere mit dem oberen Pol nahe der V. cava liegend zur Darstellung. Die Nebennierenvenen lassen sich übersichtlich ligieren und durchtrennen. Der *Wundverschluß* des Zwerchfells erfolgt durch kräftige Einzelnähte, der Thoraxwand dreischichtig mit fortlaufender Naht nach Einlegen einer Bülaudrainage.

E. Prä-, intra- und postoperative Maßnahmen

I. Diagnostik

Ist der klinische und endokrinologische Nachweis für das Vorliegen eines Nebennierentumors erbracht, so dienen folgende diagnostische Maßnahmen der Lokalisationsbestimmung:

1. Thoraxübersicht (zum Ausschluß von Lungenmetastasen bzw. eines intrathorakalen Phaeochromocytoms).
2. Röntgenübersichtsaufnahme des Abdomens.
3. I. v.-Urogramm oder gleich
4. Infusionsurogramm.

5. Aortographie oder selektive Seitenangiographie, eventuell in Verbindung mit Szintigraphie durch Injektion von 100 μ Ci ^{131}J.
6. Retroperitoneale Luftfüllung in Kombination mit einem Infusionsurogramm und einer Röntgenschichtuntersuchung des Abdomens.
7. Katheterisierung der V. cava inf. mit Bestimmung des Katecholamingehaltes, bzw. des Aldosterongehaltes des Blutes in verschiedenen Höhen.

II. Operationsvorbereitung

Beim *Cushing-Kranken* sollten präoperativ eine Herzinsuffizienz, eine katabole Stoffwechsellage, eine Hypokaliaemie, ein Diabetes und eventuell eine Psychose behandelt und ausgeglichen werden.

Die Dosis einer präoperativ, wenige Stunden vor der Operation zu applizierenden NNR-Hormongabe wird man mit einem endokrinologisch geschulten Internisten verabreden. Sie liegt bei 100 mg Hydrocortison i. m.

Beim *Phaeochromocytom* läßt sich durch langfristige präoperative Behandlung mit α-Rezeptorenblockern, von denen das Phenoxybenzamin (Dibenzyline) dem Phentolamin (Regitin) überlegen ist, das bei diesen Patienten verminderte Blutvolumen bis zur Operation möglichst weitgehend ausgleichen. Es wird eine ca. 14tägige Gabe von Dibenzyline (15–50 mg/die per os) in steigender Dosierung empfohlen. Bei Rhythmusstörungen kommt Dociton, ein β-Rezeptorenblocker, zur Anwendung. Der Nachteil einer derartigen Vorbereitung liegt, wie von einzelnen Autoren hervorgehoben, in der daraus resultierenden mangelhaften Ansprechbarkeit der Blutdruckrezeptoren auf Adrenalin und Noradrenalin bei einem Schockzustand des Kranken.

Als unmittelbare Maßnahmen vor der Operation sind eine ausreichende Sedierung und die Wahl einer nicht zur Katecholaminausschüttung führenden Prämedikation und Narkose, z. B. Barbiturate, Diazepam oder Thalamonal und NLA-Infusionsnarkose, durchzuführen.

Die wichtigste Maßnahme beim *primären Hyperaldosteronismus* besteht in der Beseitigung des Kaliummangels (8 g Kaliumchlorid pro die über 3 bis 8 Tage bei täglicher Kaliumkontrolle, Begrenzung der täglichen Natriumeinnahme auf 100 bis 300 mg).

Folgende *Vorbereitungen* sollten für den Eingriff getroffen werden:

1. Ausreichende Bereitstellung von Blut zur Transfusion (5 × 500 ml).
2. Eine Arterenol-Tropfinfusion mit mindestens 5 mg Arterenol pro 500 cm^3.
3. Eine Hydrocortison- oder Cortison-succinat-Tropfinfusion mit 100 mg Hydrocortison, bzw. 50 mg Solu-Decortin/500 cm^3.
4. Beim Phaeochromocytom: Eine Regitin- und eine Dociton-Tropfinfusion, mit 50 mg Regitin, bzw. 25 mg Dociton/500 cm^3.

Die Regulierung der Tropfinfusionen erfolgt am besten mit einem Infusomaten.

III. Intraoperative Maßnahmen

Beim *Cushing-Kranken* oder *Conn-Syndrom* werden am Operationstage etwa 100 bis 400 mg Hydrocortison im Dauertropf verabfolgt. Eine nicht erwartete, zufällig wegen unsicherer Seitenlokalisation eines Tumors aufgefundene, atrophische Nebenniere darf nicht entfernt werden. Es ist dann lediglich eine Probeexcision zur intraoperativen Schnellschnittdiagnostik erlaubt. Liegt ein *Nebennierenrindentumor* vor, so wird dieser, wenn möglich unter Schonung von Resten der Drüse, exstirpiert. Dies ist meist unproblematisch; sehr große, gefäßreiche Geschwülste können allerdings einmal zu unübersichtlichen Blutungen Anlaß geben. Findet sich eine *hyperplastische Nebenniere* auf der zuerst freigelegten Seite, so wird sie entfernt und die Exstirpation der anderen in gleicher Sitzung angeschlossen. Diese *bilaterale totale Adrenalektomie* hat die *subtotale Resektion* in der Behandlung einer zentralen Regulationsstörung fast ganz verdrängt. Die postoperative Substitution gestaltet sich nach subtotaler Adrenalektomie schwieriger; auch kann sich ein Rezidiv mit dem Wiederauftreten der Krankheitssymptome infolge gesteigerter Hormonproduktion aus dem zurückgelassenen Rindengewebe entwickeln. Wegen dieser Möglichkeit wurde für die subtotale Resektion empfohlen, den kleinen Drüsenrest ($^4/_5$ bis $^9/_{10}$) auf der linken Seite zu belassen, da sich hier eine Nachexstirpation einfacher als rechts gestaltet. Dabei wird der caudale Pol mit dem versorgenden Gefäßstiel erhalten.

Beim *Phaeochromocytom-Kranken* ist zur präliminaren Unterbindung der abführenden Venen und zur Vermeidung einer intraoperativen Katecholaminausschüttung eine gute Übersichtlichkeit des Operationsfeldes zu schaffen.

Manipulationen am Tumor wird man vor Ligierung der abführenden Venen möglichst unterlassen. Die Ausschälung der Tumoren bereitet wegen des überwiegend expansiven Wachstums im allgemeinen keine größeren Schwierigkeiten, es sei denn, daß ein Gefäßeinbruch vorliegt.

Eine elektrokardiographische Überwachung sollte in jedem Falle durchgeführt werden. Die Steuerung des Blutdruckes, die Behandlung von Blutdruckkrisen oder des gefürchteten Schockzustandes nach Adenomentfernung liegen heute vorwiegend in der Hand des Anaesthesisten. Gefährliche Hypertonien bzw. Tachycardien bei der Darstellung des Tumors können durch Regitin bzw. Dociton abgefangen werden. Der überschießende intraoperative Volumenersatz (500 bis 800 ml Blut oder Plasmaexpander) schon vor Ligierung der abführenden Venen und insbesondere die rasche Auffüllung nach dieser Maßnahme lassen einen Kreislaufzusammenbruch beherrschen. Tritt dennoch ein Blutdruckabfall auf, so wird man die bereitstehende Arterenol-Infusion starten.

IV. Postoperative Maßnahmen

Beim *Cushing-Kranken* geben regelmäßige, kurzfristige Blutdruckkontrollen, die Bestimmung der Serumelektrolyte und eine Beobachtung des postoperativen Allgemeinzustandes, mit besonderer Berücksichtigung von Anorexie, Nausea, Tachycardie und Hyperpyrexie Hinweise auf die Effektivität der Hormonsubstitution. Diese wird durch eine Tropfinfusion mit 100 mg Hydrocortison durchgeführt, wobei diese Dosis gegebenenfalls alle 6 Stunden wiederholt werden muß. Blutdruckwerte unter 100 mm Hg – beim Fehlen einer chirurgischen Blutung – und ein Absinken des Serumnatriums erfordern die Erhöhung der Dosis. Im Notfall ist die i. v.-Injektion von 100 mg Hydrocortison indiziert. Beim Cushing-Kranken ist im allgemeinen eine zwei- bis dreifach höhere Dosierung erforderlich als bei der Adrenalektomie wegen eines Carcinoms. Auch nach der Entfernung eines einseitigen Nebennierenrindentumors wird wegen der Atrophie der anderen Nebenniere eine hohe Dosierung während der ersten postoperativen Tage notwendig. Mit einer Reduzierung der Substitution kann man nach 1 bis 5 Tagen beginnen. Die endgültige Einstellung auf eine Dauermedikation sollte durch einen endokrinologisch erfahrenen Internisten überwacht werden. Bei totaler Adrenalektomie ist eine Dauersubstitution zeitlebens erforderlich (25 bis 50 mg Hydrocortison).

Beim *Phaeochromocytom-Kranken* gelten bezüglich der postoperativen Überwachung die gleichen Regeln wie beim Cushing-Patienten. Gegebenenfalls ist bei einer postoperativen Hypotonie und Tachycardie die Bluttransfusion zunächst der Arterenol-Infusion vorzuziehen. Die Möglichkeit einer passageren Nebennierenrindeninsuffizienz, insbesondere nach Entfernung doppelseitiger Phaeochromocytome, erfordert Aufmerksamkeit.

Literatur

Busch, W.: Die arterielle Gefäßversorgung der Nebennieren. Arch. path. Anat. **324,** 688 (1954)

Cesnik, H.: Die chirurgische Behandlung der Nebennierenerkrankungen. Zbl. Chir. **94, II,** 1670 (1969)

Fracchia, A. A.: Indications for castration and adrenalectomy for advanced breast cancer. Cancer (Philad.) **28,** 1699 (1971)

Gemsenjäger, E.: Erfahrungen bei Nebennierenoperationen unter besonderer Berücksichtigung des operativ-technischen Vorgehens und der chirurgischen Komplikation. Helv. chir. Acta **5,** 424 (1967)

Kümmerle, F.: Chirurgie der Nebenniere. Langenbecks Arch. klin. Chir. **319,** 116 (1967)

Nissen, R.: Zur Freilegung beider Nebennieren. Chirurg **23,** 169 (1952)

Melby, J. C., Spark, R. F., Dale, S. L., Egdahl, R. H., Kahn, P. C.: Diagnosis and localization of aldosterone – producing adenomas by adrenal – vein catheterization. New. Engl. J. Med. **277,** 1050 (1967)

Peiper, H.-J, Spitzbarth, H.: Zur Klinik und Therapie der Phäochromozytome. Dtsch. med. Wschr. **78,** 253 (1953)

Reynoso, G., Murphy, G. P.: Adrenalectomy and hypophysectomy in advanced prostatic carcinoma. Cancer (Philad.) **29,** 941 (1972)

Sack, H., Neuhaus, J., Schega, W., Körner, M.: Die Bedeutung der medikamentösen Blockade adrenerger alpha- und beta-Rezeptoren für die konservative und operative Behandlung des Phaeochromocytoms. Dtsch. med. Wschr. **93,** 151 (1968)

Schwartz, S. I.: Principles of Surgery, Volume 2. Mc. Graw Hill Book Comp. 1969

Weyer, K. H. v. d., Kümmerle, F.: Fortschritte in der Nebennierendiagnostik durch selektive Angiographie und Nebennierenszintigraphie. Langenbecks Arch. klin. Chir. **327,** 113 (1970)

Zenker, R., Grabiger, A.: Neuere Gesichtspunkte zur Chirurgie innersekretorischer Erkrankungen. Bruns' Beitr. klin. Chir. **214,** 41 (1967)

XIII. Die Eingriffe in der Bauchhöhle im Neugeborenen-, Säuglings- und Kindesalter

Von W. Ch. Hecker, München

A. Allgemeine Gesichtspunkte

In einer Operationslehre stehen ohne Frage operationstechnische Details im Vordergrund. Da aber für eine erfolgreiche Kinderchirurgie, insbesondere bei Neugeborenen und Säuglingen, die Fragen der operativen Technik nicht dominieren, seien die Essentials aufgeführt, die Voraussetzung einer zeitgemäßen Kinderchirurgie sind.

Personell

Operateur und verantwortliche Mitarbeiter müssen nicht nur über die speziellen pathologisch anatomischen und pathophysiologischen Gesichtspunkte ihres kleinen zu operierenden Patienten orientiert sein, sondern sie müssen darüber hinaus die allgemein pädiatrischen altersbedingten Besonderheiten des Gesamtorganismus, die sich oft diametral von denen des Erwachsenen unterscheiden, voll beherrschen. Die Kenntnisse der beim Neugeborenen sich anfangs täglich, später wöchentlich, dann monatlich ändernden entwicklungsphysiologischen Daten für das Behandlungsteam, dem auch der Anaesthesist zuzuzählen ist, sind unabdingbare Voraussetzung für eine sinnvolle prä- und postoperative Therapie. Der Züricher Kinderchirurg Rickham sagte einmal mit Recht, das Gelingen einer großen Operation im Neugeborenenalter hänge nur zu 20% vom operationstechnischen, zu 40% vom allgemein pädiatrisch-chirurgischen Wissen der behandelnden Ärzte und zu 40% von der pflegerischen Sorgfalt der Schwestern ab. Eine allgemein-chirurgische Schwester, die auch einmal ein Kind oder einen Säugling betreut, ist sicher überfordert, den heute notwendigen pflegerischen Standard in der Kinderchirurgie zu erreichen. Die Ausbildung in einer guten Kinderschwesternschule ist die Basis, zusätzliche kinderchirurgische Kenntnisse runden das Bild der Pflegeperson ab, die operierte Kinder zu betreuen hat.

Räume

Die in vielen Krankenhäusern noch zu findenden Kinderzimmer auf einer allgemeinchirurgischen Station können heute nur noch als äußerster Behelf für Notfallsituationen angesehen werden. Eine kinderchirurgische Station soll die selben Bedingungen erfüllen, die an eine pädiatrische Behandlungseinheit zu stellen sind, insbesondere hinsichtlich der Isolierungsmöglichkeiten gegenüber Infektionen. Chirurgische Säuglingsstationen, die Patienten innerhalb des 1. Trimenons aufnehmen, sind wie Frühgeburtenstationen einzurichten und zu führen. Eine ausreichende Zahl von Inkubatoren, Wärmebetten, Respiratoren, Infusionsmaschinen, Monitoren, Inhalatoren gehören zu einer Grundausrüstung der chirurgischen Neugeborenen- und Säuglingsstationen.

Laboreinrichtungen

Die prä- und postoperative Überwachung des Wasser-, Elektrolyt- und Säurebasenhaushaltes erfordert ein Laboratorium, das für Mikroanalysen ausgerüstet ist und eine 24-Stunden-Bereitschaft der Laborantinnen garantiert. Da eines der Hauptprobleme der Chirurgie der Neugeborenen und jungen Säuglinge die bakteriellen Infektionen einschließlich derjenigen des Magen-Darm-Kanals und der Luftwege darstellen, ist ein gut eingerichtetes und für die speziellen Probleme ausgerüstetes bakteriologisches Laboratorium in unmittelbarer Nähe eine weitere Forderung einer modernen Kinderchirurgie.

Operationssaal

Die wichtigsten Forderungen, die an einen Operationssaal gestellt werden, in dem Neugeborene und junge Säuglinge operiert werden, sind folgende:

Die Temperatur sollte um 25 Grad betragen. Da diese Temperatur meistens nicht einzuhalten ist, sollte eine Wärmeplatte auf dem Operationstisch vorhanden sein. Bei länger dauernden Operationen ist die Rektaltemperatur der kleinen Patienten durch ein Elektrothermometer zu kontrollieren. Ein Monitor zur Überwachung der Herzfrequenz; ein spezielles Blutdruckgerät zur fortlaufenden Messung des arteriellen Druckes auch bei Frühgeborenen ist jetzt erprobt und sein Einsatz muß nunmehr gefordert werden. Zum Schutz der kleinen Patienten vor Infektionen sollte ein Operationsraum nur für Eingriffe bei Neugeborenen und jungen Säuglingen reserviert sein. Es zeichnet sich ab, für derartige Operationssäle das sog. Lamina-Air-Flow-System einzurichten.

Allgemeine präoperative Maßnahmen

Chirurgische Eingriffe bei Neugeborenen und jungen Säuglingen sind in der Regel dringliche, lebensnotwendige Operationen. Es steht meistens nicht ausreichend Zeit für eine längere Diagnostik zur Verfügung. Es sollten aber folgende Fragen unbedingt geklärt sein:

Sind weitere schwere Fehlbildungen vorhanden? Zu kontrollieren sind die ableitenden Harnwege (suche nach Zeichen der Urinabflußbehinderung – Hydronephrose und Megacystis fühlt man als Tumoren – die auffällig geringe Urinproduktion ist meist der erste Hinweis auf das Vorliegen einer Abflußstörung), das Herz (Cyanose, Lungenstauung, vergrößerte Leber, path. Herzgeräusche, die beim Neugeborenen noch nicht wahrnehmbar zu sein brauchen – Herzvergrößerung, hohe Pulsfrequenz), ferner der Magen-Darm-Kanal (Subileuserscheinungen, Stenosen und Atresien des Oesophagus, Anal- und Rectumatresien und – stenosen). Weiter muß folgendes geklärt werden: besteht eine Acidose? besteht eine Hyperbilirubinämie? besteht eine Pneumonie (Aspirationspneumonie)? sind Zeichen einer Geburtsläsion vorhanden (z. B. intracranielle Blutung)? liegt eine Anämie vor? ist der Wasser- und Elektrolythaushalt intakt?

Bei nur dem geringsten Verdacht auf eine bereits bestehende Infektion (Aspirationspneumonie, offene Meningomyelocele, rupturierte Omphalocele, Gastroschisis, Blasenekstrophie) sind sofort bakteriologische Untersuchungen eventuell mit Blutkultur einzuleiten.

Auch in dringenden Fällen muß man bestrebt sein, die wichtigsten biologischen Größen, wenn sie pathologisch verändert sind, zu korrigieren oder zumindest die Korrektur einzuleiten. Jedes Neugeborene erhält präoperativ Vitamin K intravenös oder intramuskulär verabreicht. Die vier- bis sechsstündliche Nahrungskarenz präoperativ gilt auch für die Neugeborenen und jungen Säuglinge. Da diese aber Dursten sehr schlecht vertragen, ist in den meisten Fällen auch bei kleinen Eingriffen eine rechtzeitige Infusion angezeigt. Letztlich soll erwähnt werden, daß nach Möglichkeit auf die Psyche der zu operierenden Kinder Rücksicht genommen werden soll. Jedes Kind soll entsprechend dem Verständnis seiner Altersgruppe über den vorzunehmenden Eingriff aufgeklärt werden. Am besten scheint es uns immer noch, die Narkose durch ein rectal zu applizierendes Anaesthetikum einzuleiten. Dieser Wunsch scheitert leider daran, daß diese Narkoseeinleitung die Überwachung von erfahrenen Kinderanaesthesieschwestern verlangt, die meist nicht in ausreichender Zahl zur Verfügung stehen.

Allgemeine Maßnahmen während der Operation

Während einer Operation bei Neugeborenen und jungen Säuglingen, genauso wie bei größeren Kindern, sind folgende biologische Größen ständig zu kontrollieren: arterieller Blutdruck, Herzfrequenz, rectale Temperatur bei bestimmten Operationen von Neugeborenen (Zwerchfellhernie, Omphalocele, Gastroschisis), venöser Blutdruck. Besonders peinlichste Beachtung der Sterilität und Asepsis bei Neugeborenen! Bei länger dauernden Eingriffen und über der Norm liegenden Blutverlusten ist bei Säuglingen mehrmals während des Eingriffes der Säure-Basenhaushalt zu kontrollieren.

Allgemeine postoperative Maßnahmen

Grundsätzlich muß die Magensondierung gefordert werden, bis die Peristaltik ausreichend in Gang kommt. Je jünger die Patienten sind, je leichter erbrechen sie und um so größer ist die Aspirationsgefahr! Die häufigste Todesursache operierter junger Säuglinge sind Lungenkomplikationen und hier vornehmlich die Aspirationspneumonie! Wie intraoperativ ist auch postoperativ im Aufwachraum die Herzfrequenz, Blutdruck, Atemfrequenz und Temperatur laufend kurvenmäßig zu registrieren, bei Neugeborenen und jungen Säuglingen routinemäßige Überprüfung des Säure-Basenhaushaltes. Ein sehr feiner Indikator für eine ausreichende Infusionstherapie und einen ausreichend stabilen Kreislauf ist die Urinproduktion der Niere. Um hier jederzeit orientiert zu sein, ist die fortlaufende Registrierung der Urinproduktion zumindest für die ersten 24 Stunden eine unbedingte Forderung, die in den meisten Fällen nur durch einen liegenden Blasenkatheter erfüllt werden kann. Eine exakte Infusionstherapie bei Neugeborenen und jungen Säuglingen, bei denen in 24 Stunden kontinuierlich nur eine gegenüber dem Erwachsenen relativ geringe Flüssigkeitsmenge appliziert wird, ist nur mit Infusionsmaschinen möglich, die somit in ausreichender Zahl zur Verfügung stehen müssen. Während Neugeborene grundsätzlich postoperativ im Inkubator gepflegt werden, sollen junge Säuglinge in einem sog. Wärmebettchen (z. B. Babytherm der Firma Dräger) betreut werden. Neugeborene, Säuglinge, Kleinkinder und gelegentlich auch größere Kinder müssen an allen 4 Extremitäten gut gepolstert fixiert werden, damit sie nicht Drainagen, Verband, Infusionen und Ableitungen gefährden. Trotz aller modernen Monitoren und Registriergeräte ist das entscheidende in der postoperativen Überwachung nach wie vor die mit allen möglichen Komplikationen vertraute pädiatrisch-chirurgische Intensivpflegeschwester, die auch in der Lage sein muß, plötzlich auftretende, akut bedrohliche Situationen zu meistern. So soll sie zum Beispiel intubieren und eine künstliche Beatmung einleiten können.

Eine der wichtigsten postoperativen Maßnahmen in der Kinderchirurgie stellt die *postoperative Ernährung* dar, zu der auch die Infusionsbehandlung gehört. Wir sind heute dank der Pionierarbeit besonders amerikanischer und Schweizer Forscher in der Lage, auch junge Säuglinge und Neugeborene über viele Monate rein parenteral zu ernähren und zum Gedeihen zu bringen. Die Darlegung der hier geltenden Gesetze und Richtlinien würde den Rahmen dieses Beitrages sprengen, so daß lediglich folgende allgemeine Hinweise gegeben werden sollen: Es muß solange parenteral ernährt werden, bis die Darmperistaltik einsetzt, die als ausreichend betrachtet wird, wenn kein Rückfluß mehr aus der Magensonde erfolgt, die Darmgeräusche gut hörbar sind und ausreichende Stuhlmengen produziert werden. Die Ernährung beginnt im Neugeborenenalter 2stündlich mit 1 bis 3 g (je nach Körpergewicht) Tee durch die Magensonde. Bei größeren Säuglingen 2stündlich 5 bis 10 g Tee, bei Kindern je nach Alter 2stündlich 10 bis 20 g Tee. Nach 6 Stunden wird durch die Magensonde Mageninhalt aspiriert und kontrolliert, ob der Magen sich einwandfrei entleert; ist das der Fall, kann weiter gefüttert werden. Die Nahrungsmenge steigert man je nach Gewicht und Alter des Patienten um täglich 10 bis 200 g bei zunächst weiterhin 2stündlicher Fütterung. Je nach dem Allgemeinzustand des Patienten und bei Säuglingen, wenn der Saug- und Schluckreflex einwandfrei funktioniert, kann die Magensonde entfernt werden. 24 Stunden nach Beginn der Ernährung wird der Tee durch 3%igen Schleim ersetzt. Nach weiteren 24 Stunden wird nun je nach Alter des Patienten eine der handelsüblichen Säuglingsmilchen, Vollmilch oder leichte flüssige Kost bei vorsichtiger Steigerung der Gesamtmenge gegeben. Die Ernährung eines operierten Neugeborenen und jungen Säuglings darf nie schematisch erfolgen, sondern muß von Tag zu Tag neu festgesetzt und mit der Säuglingsschwester besprochen werden, wobei Trinklust und Trinkvermögen, ferner der Allgemeinzustand, die Stuhlbeschaffenheit des Kindes und die Grundkrankheit in Rechnung gesetzt werden müssen.

Chemotherapie, Antibioticatherapie

Die Chemotherapie maligner Tumoren und die Antibioticatherapie bakterieller Infektionen sind im Kindesalter so diffizil geworden, daß sie in großen Kinderkliniken als Spezialgebiet jedes für sich vertreten werden. Es wird daher das Vorgehen in der eigenen Klinik sehr empfohlen, für jeden Patienten speziell einen eigenen Therapieplan mit dem pädiatrischen Onkologen und dem pädiatrischen Mikrobiologen aufzustellen. Folgende Grundsätze sollen aber hier doch erwähnt werden: Die *Chemotherapie* maligner Tumoren soll erst dann einsetzen, wenn die Malignität des Prozesses erwiesen ist, somit also nicht prophylaktisch bereits vor der Operation, sondern erst, wenn entweder der Operationssitus den wahren Charakter der Erkrankung erkennen läßt, oder eine pathologisch-histologische Schnellschnittuntersuchung Auskunft gibt. Je jünger die Patienten sind, um so heftiger reagieren sie auf die Cytostatika durch Verschlechterung ihres Allgemeinzustandes und durch gestörte Wundheilungen. Für die *Antibioticatherapie* muß folgendes gelten: Grundsätzlich, und das vor allem im Neugeborenen- und jungen Säuglingsalter, keine prophylaktischen Antibiotikagaben, sondern nur gezielt bei nachgewiesenen Infektionen oder bei einer sicheren Kontamination des Operationsgebietes. Die Zusammenarbeit mit dem spezialisierten pädiatrischen antimikrobiellen Therapeuten bei bakteriellen Infektionen von Neugeborenen und jungen Säuglingen ist deswegen so entscheidend wichtig, weil hier auch immunologische Gesichtspunkte mit hineinspielen, deren Bedeutung an zwei Beispielen demonstriert werden soll: Antibiotica wirken nur bei einem kompetenten Immunsystem, worüber die Neugeborenen nur unzureichend oder gar nicht verfügen, und ferner ist jüngst nachgewiesen worden, daß ein Operationsstreß die celluläre Immunabwehr bei Säuglingen für eine beachtliche Zeit zum Erliegen bringt.

In den eben dargelegten einleitenden Kapiteln sollte darauf hingewiesen werden, daß für eine erfolgreiche Kinderchirurgie operationstechnische Probleme nicht dominieren, sondern nur einen Baustein innerhalb eines komplexen Therapiegebäudes darstellen, in dem erst eine erfolgreiche Behandlung chirurgisch kranker Neugeborener, Säuglinge und Kinder möglich wird.

Allgemeines zur Laparotomie bei Neugeborenen und Säuglingen

Neugeborene und junge Säuglinge sind ungleich platzbauchgefährdeter als größere Kinder und Erwachsene. Es empfiehlt sich daher, die Bauchwand grundsätzlich so zu verschließen, wie man das sonst bei einem Platzbauch tun würde, d.h. mit durchgreifenden, alle Schichten der Bauchwand erfassenden Drahtbleiplattennähten (Abb. 1). Diese Nähte soll man dicht bei dicht setzen und sie 10 bis 14 Tage liegen lassen. Bei einem konsequenten derartigen Vorgehen haben wir praktisch keine Wundruptur mehr erlebt. Während einige anglo-amerikanische Kinderchirurgen als Standardlaparotomie die quere Incision durchführen, empfehlen wir die mediane Eröffnung der Bauchhöhle, die dann, falls notwendig, jederzeit durch seitliche Incisionen erweitert werden kann.

Allgemeines zur Darmnaht

Die Tatsache, daß bei Darmatresien, und hier vor allem bei Frühgeburten, auch eine einreihige Vereinigung der meist inkongruenten Lumina große technische Schwierigkeiten bereitet, zwang die Kinderchirurgen schon vor Jahrzehnten, die zweireihige Anastomosentechnik zu verlassen und ausschließlich End-zu-End-Vereinigungen durch-

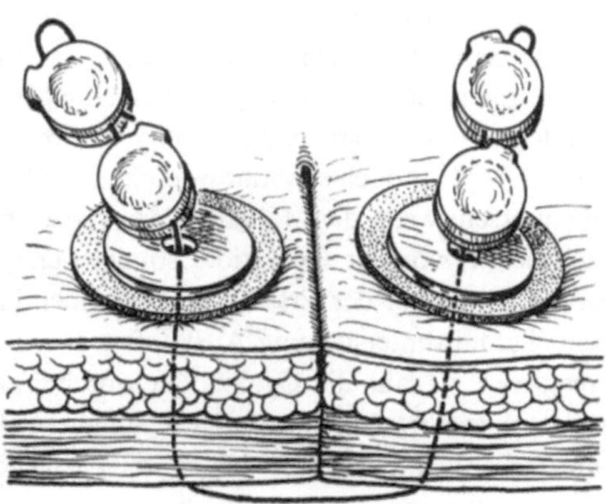

Abb. 1. Drahtbleiplattenverschluß, es wird die ganze Bauchwand gefaßt. Auf der Haut liegt ein Gummi- oder Schaumgummiplättchen, darüber ein Bleiplättchen und darüber zwei Bleiplomben

zuführen mit feinstem, nicht resorbierbaren Nahtmaterial der Stärken 4 bis 6×0. Nachdem der Baseler Kinderchirurg Herzog in mikro-angiographischen Untersuchungen gezeigt hat, daß die Heilung dann am raschesten vor sich geht und die Zugfestigkeit der vereinigten Darmsegmente dann am größten ist, wenn es gelingt, die Querschnitte der Darmwände exakt miteinander zu vereinigen, hat sich die nachfolgende Technik zur Anastomosierung im gesamten Digestionstrakt, vom Oesophagus bis zum Rectum in allen Altersgruppen hervorragend bewährt (Abb. 2). Beim durchtrennten Darm – wie auch beim Magen und beim Oesophagus – retrahiert sich die Muscularis um ein geringes, so daß die Mucosa stets etwas übersteht. Dieses macht man sich bei der einschichtigen invertierenden Nahttechnik zunutze. Man sticht in der Innenwand – also im Bereich der Mucosa – ein und führt die Nadel sehr nahe an der Serosagrenze wieder aus – man soll etwa je nach Größe des Patienten $^1/_2$ bis $1^1/_2$ mm Serosa mitfassen – und sticht dann mit der Nadel an dem anderen zu vereinigenden Darmsegment im Bereich der Serosa in Richtung Schleimhaut ein und führt dann die Nadel derart zurück, indem nunmehr nur die Schleimhaut von innen nach außen und dann an dem Darmschenkel, an dem die Naht begonnen wurde, wieder nur die Schleimhaut, jetzt aber von außen nach innen, faßt. Man erreicht mit dieser Nahttechnik erstens, daß die Schleimhaut unbedingt sicher innen zu liegen kommt und sich nicht zwischen die Darmwundränder nach außen legt und zweitens, daß die quer geschnittene Darmwandmuskulatur, also praktisch die Wundränder des Darmes exakt end-zu-end miteinander vereinigt werden. Herzog konnte eindeutig nachweisen, daß jede zusätzliche, sogenannte Lembert-Naht erheblich die Durchblutung der Anastomose stört, mit Heilungsverzögerung und Beeinträchtigung der Zugfestigkeit.

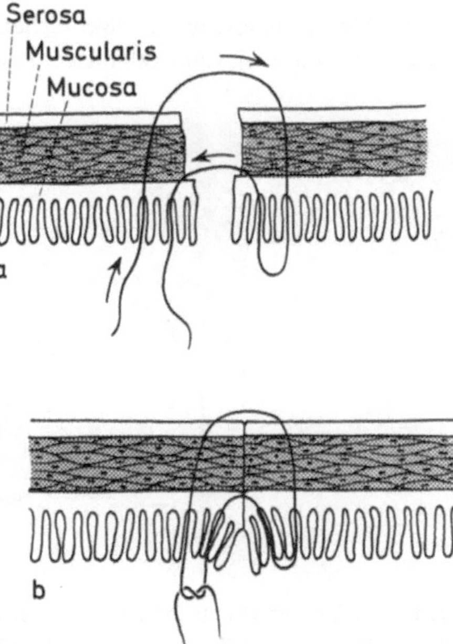

Abb. 2a u. b. Herzogsche Nahttechnik für End-zu-End-Anastomosen, die mit Sicherheit das Interponieren von Schleimhaut in die Anastomose vermeidet. Diese Nahttechnik ist besonders bei Neugeborenen und sehr jungen Säuglingen geeignet

B. Omphalocele – Gastroschisis – Blasendarmspalte – Urachus – Ductus omphaloentericus

Omphalocele und Gastroschisis sind zwar entwicklungsgeschichtlich verschiedene Fehlbildungen, bilden aber therapeutisch eine Einheit und unterliegen hier den gleichen Regeln. Die Blasendarmspalte geht immer mit einer mehr oder weniger ausgeprägten Omphalocele einher und gehört mit in die Gruppe der Bauchwandspalten. Da die Omphalocele in vielen Fällen mit einem Urachus und einem Ductus omphaloentericus kombiniert ist, soll deren Chirurgie hier mit abgehandelt werden.

Der Streit, ob eine Omphalocele primär konservativ oder operativ zu behandeln ist, hat sich mehr und mehr in Richtung des aktiven Vorgehens entwickelt. Kleine und mittlere Omphalocelen lassen eine primäre Vereinigung der Bauchwand zu, nicht aber die größeren Nabelschnurbrüche und die Fälle von Gastrochisis mit totaler Eventeration der Abdominalorgane. Hier bieten sich zwei Verfahren an: Erstens die Methode nach Robert Gross, die wir modifiziert haben und zweitens das Vorgehen nach Schuster.

Modifiziertes Verfahren nach Gross

Nach Abtragung des Omphalocelensackes (Abb. 3f–3g) wird nun die Haut allseitig weit mobilisiert; nach cranial bis über die Rippenbögen hinauf, lateral bis weit in die Flanken hinein und caudal bis an die Symphyse. Zur Inspektion des gesamten Intestinaltraktes – man muß in 30% der Fälle mit zusätzlichen Fehlbildungen im Darmbereich rechnen – ist oft eine Erweiterung der Bruchpforte nach cranial und caudal notwendig. Es wird nun als nächster Schritt eine Gastrostomie angelegt und der als Magenschlauch verwendete Kaspar-Katheter 14 bis 16 Charrière links zum Oberbauch herausgeleitet. Dabei ist es wichtig, daß der Magen innerhalb der eigentlichen Bauchhöhle zu liegen kommt und nicht in der durch Hautmobilisation gebildeten Tasche zwischen der Haut

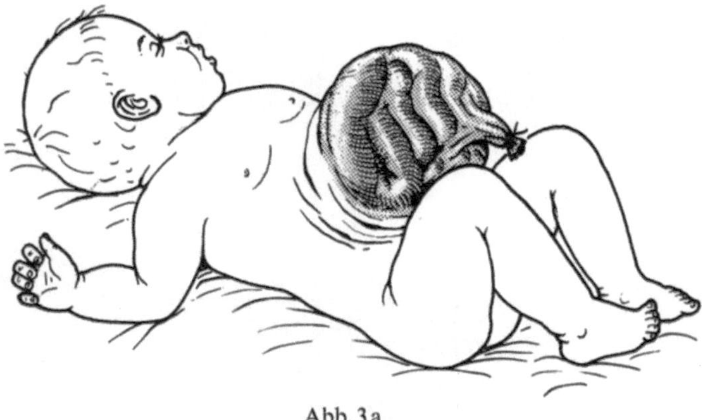

Abb. 3a

Abb. 3a–g. Operatives Vorgehen bei großen Omphalocelen und Gastroschisis. a) präoperativer Situs einer kindskopfgroßen Omphalocele; b) Abtragung des Omphalocelensackes; c und d) Mobilisation der Haut nach beiderseits lateral, caudal und cranial; e und f) Deckung der vorgefallenen Därme mit der mobilisierten Haut und Verschluß des Defektes mit Rückstichnähten; g) Schnittbild einer Gastroschisis; links: präoperativ, rechts: Situs nach Mobilisation der Haut und Deckung der vorgefallenen Därme mit der Haut

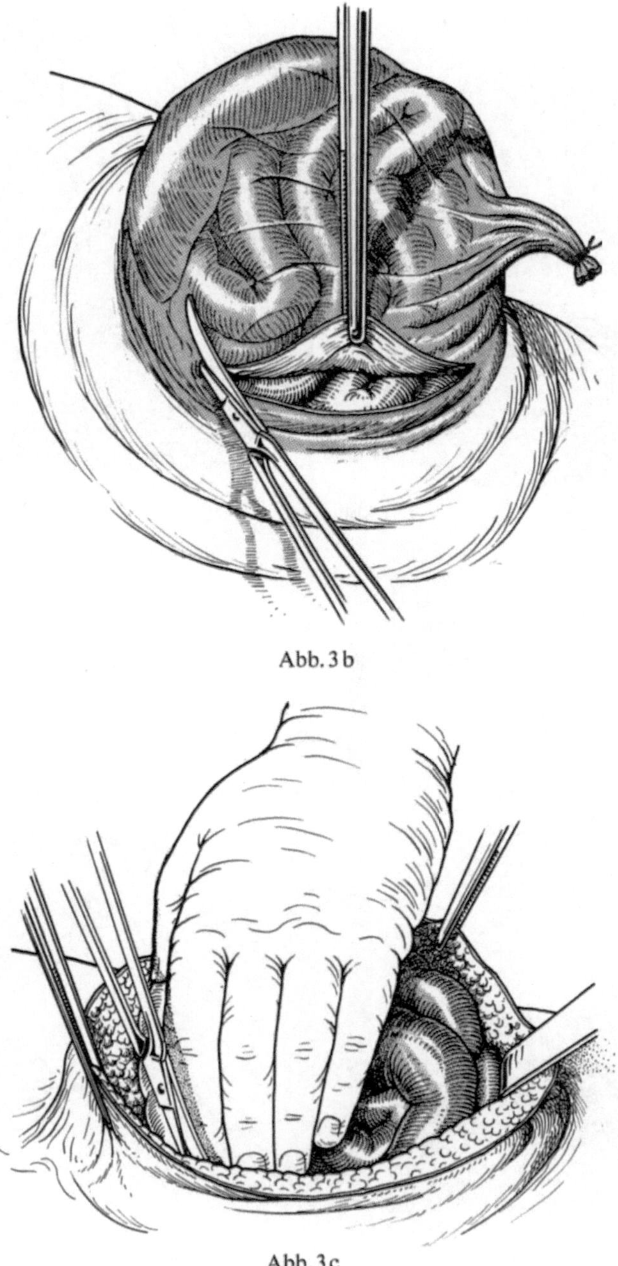

Abb. 3b

Abb. 3c

und der vorderen Bauchwand aus Fascie und Muskulatur. Der Magenschlauch wird also durch die gesamte Bauchwand geführt. Danach werden nun die Därme, nachdem man sich von der einwandfreien Durchgängigkeit des gesamten Darmkanals überzeugt hat – am besten von caudal her mittels eines in das Rectum eingeführten Ballonkatheters sowie von cranial her durch die Magensonde, als Spülflüssigkeit verwendet

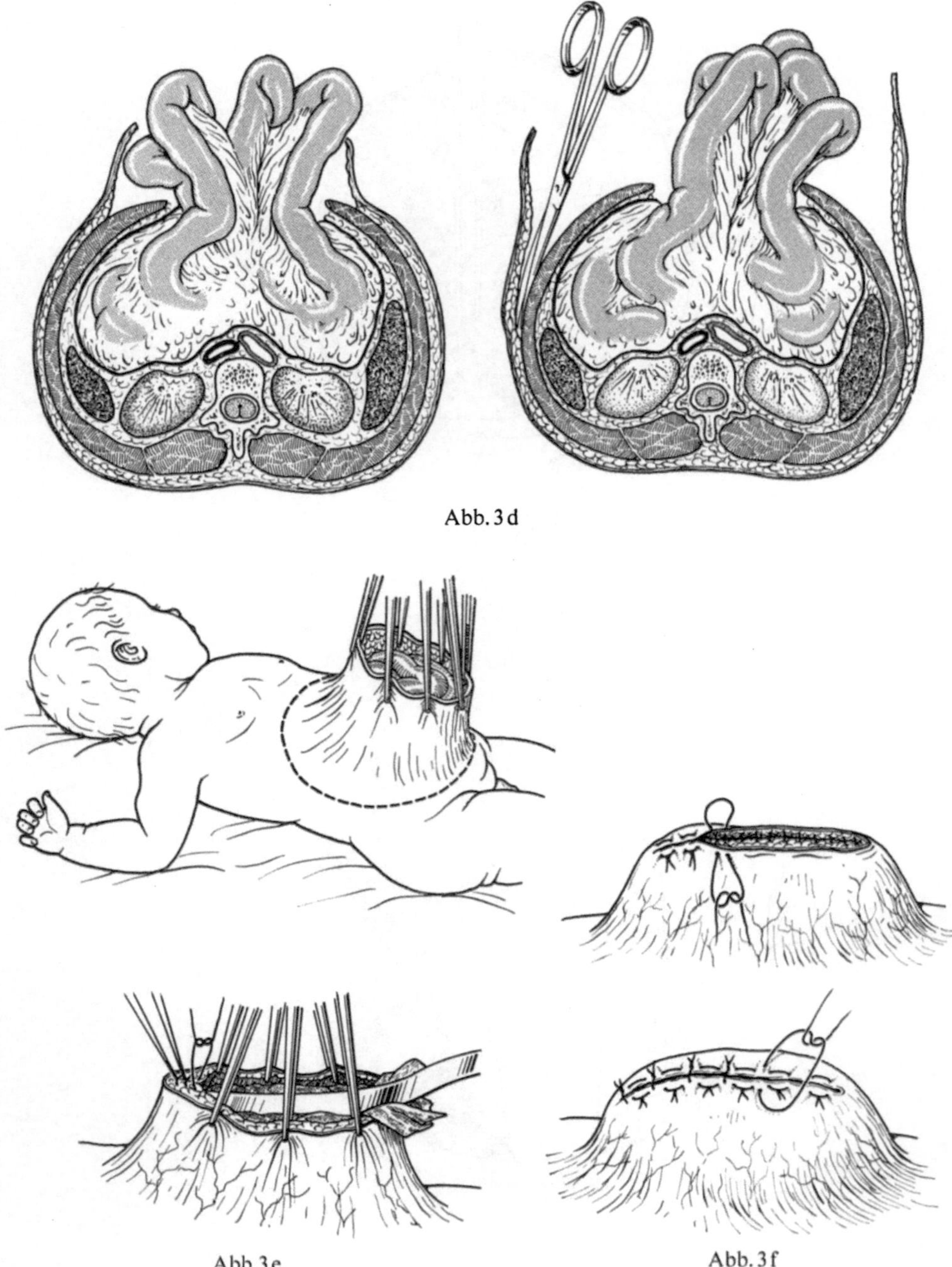

Abb. 3d

Abb. 3e

Abb. 3f

man 5%ige Traubenzuckerlösung – in das Abdomen sowie in die präparierte Hauttasche verlagert und dann die Haut durch Einzelknopfnähte in Rückstichtechnik verschlossen. In manchen Fällen von etwas über mittelgroßen Omphalocelen zeigt es sich, daß der Bauchwandverschluß – also die Vereinigung der Fascie und Musculi recti – bis auf eine Restlücke von etwa Fünfmarkstückgröße oder Kinderhandtellergröße gelingt. In derar-

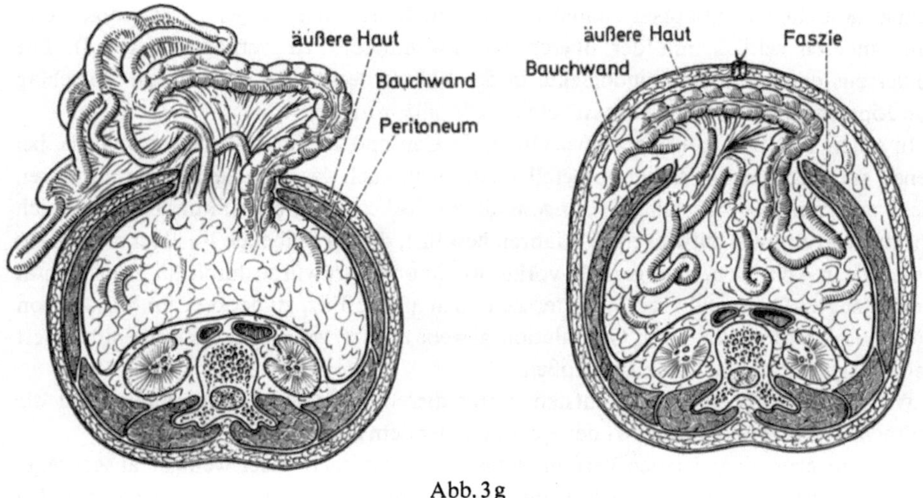

Abb. 3g

tigen Fällen hat es sich bei uns bewährt, in den Bauchwanddefekt einen Flicken lyophilisierter Dura zu implantieren und darüber dann die mobilisierte Haut zu vereinigen.

In Fällen von besonders großen Omphalocelen und ausgedehnten Prolapsen bei Gastroschisis reicht die mobilisierte Haut nicht aus, um sie in der Mittellinie über die vorgefallenen Därme zu vereinigen. In diesen Situationen empfehlen wir, die mobilisierte Haut beiderseits lateral zu incidieren und die dadurch entstandenen cranial und

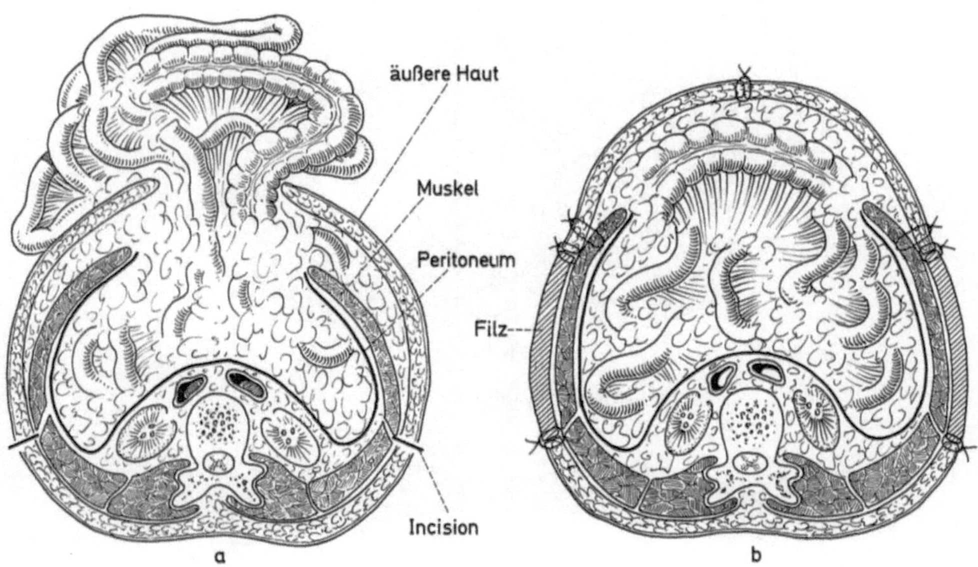

Abb. 4a u. b. Vorgehen bei übergroßen Omphalocelen oder Gastroschisisfällen durch Hautdeckung und laterale Entlastungsincision. a) Allseitige Mobilisierung der Haut und Incision der mobilisierten Haut etwa in der Höhe der mittleren Axillarlinie in vertikaler Richtung. Dadurch entstehen 2 caudal und cranial gestielte Hautlappen, die b) über die vorgefallenen Därme geschlagen werden. Naht der mobilisierten Haut in der Mittellinie sowie lateral an der Bauchwandmuskulatur. In den entstandenen Defekt beiderseits lateral wird ein Teflonfilzflicken eingenäht

caudal gestielten Hautlappen einmal in der Mittellinie mit einander zu vereinigen und zum anderen seitlich mit der oberen Bauchwandfascie zu vernähen. (Abb.4). Die beiderseits entstehenden Wunddefekte in der Flanke deckt man nach einem Vorschlag von Joppich am zweckmäßigsten mit einer Teflonfilzprothese.

In seltenen Fällen von übergroßen Omphalocelen und Prolapsen bei Gastroschisis, bei denen auch die gesamte Leber vorgefallen ist, reicht auch das eben angeführte Verfahren nicht aus, um die vorgefallenen Eingeweide zu decken. In diesen Situationen hat sich uns das von Joppich entwickelte Verfahren bewährt, die verbleibende Restlücke der Haut – die, wie in Abb. 5a u. b dargestellt, vorher weit mobilisiert wurde durch ein Transplantat lyophilisierter Dura und Filz, in letzter Zeit auch alleine Filz, zu decken. Im Verlauf von Wochen wird die Dura durch Granulationsgewebe ersetzt, welches sich rasch epithelisiert und der darüberliegende Filz abgestoßen.

Wird alleine Filz verwandt, entsteht unter diesem ein Granulationsgewebe und die Epithelisierung erfolgt in der Art der Heilung unter dem Schorf.

Bei dem eben dargestellten Verfahren resultiert eine mehr oder weniger ausgeprägte Bauchwandhernie, die etwa nach einem halben Jahr zu korrigieren ist. In einigen Fällen

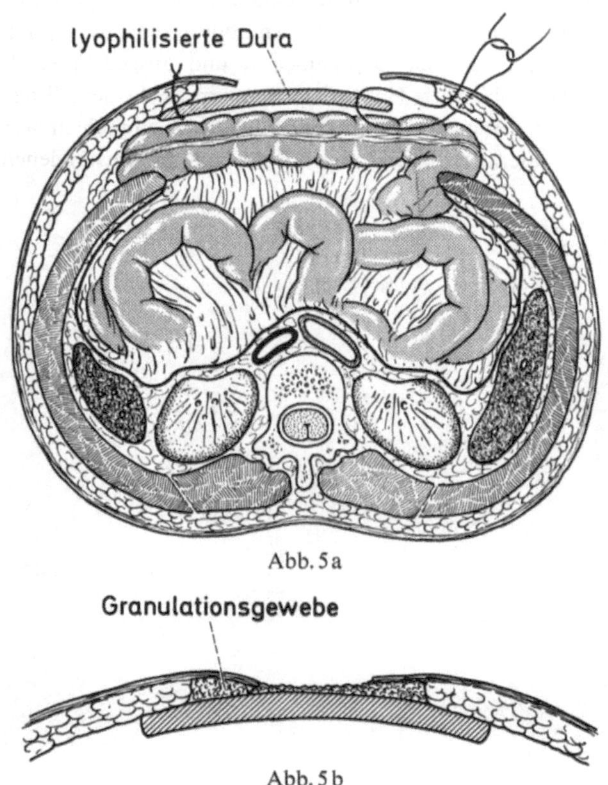

Abb. 5a

Abb. 5b

Abb. 5a u. b. Verschluß eines Restdefektes nach mobilisierter Haut bei Omphalocele oder Gastroschisis mit lyophilisierter Dura. a) Die lyophilisierte Dura wird in den Defekt derart eingepflanzt, daß sie unterhalb der Hautränder zu ruhen kommt; b) Von lateral her schiebt sich Granulationsgewebe über die lyophilisierte Dura und auf dem Granulationsgewebe geht die Epithelisierung vor sich

gelingt es dann, Fascie und Musculi recti miteinander zu vereinigen; meistens ist die Bruchpforte aber für dieses Verfahren zu groß. Bei derartigen Situationen empfehlen wir die von uns entwickelte Cutisplastik, die darin besteht, aus dem Scheitelgebiet der Bauchwandhernie ein handflächengroßes Hautareal zu umschneiden, von Epidermis zu befreien – entweder mit einer Hautfräse oder durch Abschaben mit einem scharfen Skalpell – und diesen Cutislappen dann in die Bauchwandlücke einzusetzen (Abb.6).

Verfahren nach Schuster

Bei denjenigen Fällen von Omphalocele und Gastroschisis, bei denen die Bruchpfortenränder sich in der Mittellinie nicht vereinigen lassen, wird eine zu einem Cylinder geformte Silastikfolie nach sparsamer Mobilisation der Haut mit der Bauchwand derart vernäht, daß die vorgefallenen Intestinalorgane in dem zu einem Beutel umgewandelten Silastikfoliencylinder zu ruhen kommen. Nun wird schrittweise alle paar Tage von cranial her der Silastikbeutel verkleinert (Abb. 7a–c), bis nach einigen Wochen die Eingeweide in der Bauchhöhle Platz finden und sich nun die Bauchfascie und die Musculi recti in der Mittellinie vereinigen lassen. Das Verkleinern des Silastiksackes wird ohne Narkose vorgenommen.

Die *Blasendarmspalte*, auch als Kloakenspalte bezeichnet, ist die Ursache eines recht komplizierten, entwicklungsgeschichtlichen Fehlbildungsganges. Das Resultat ist eine mehr oder weniger große, im cranialen Anteil des Gesamtdefektes ruhende Omphalocele, der sich caudal eine den ganzen Unterbauch einnehmende freiliegende Schleimhautpartie anschließt, deren mildeane Portion Darmschleimhaut und deren beide laterale Anteile

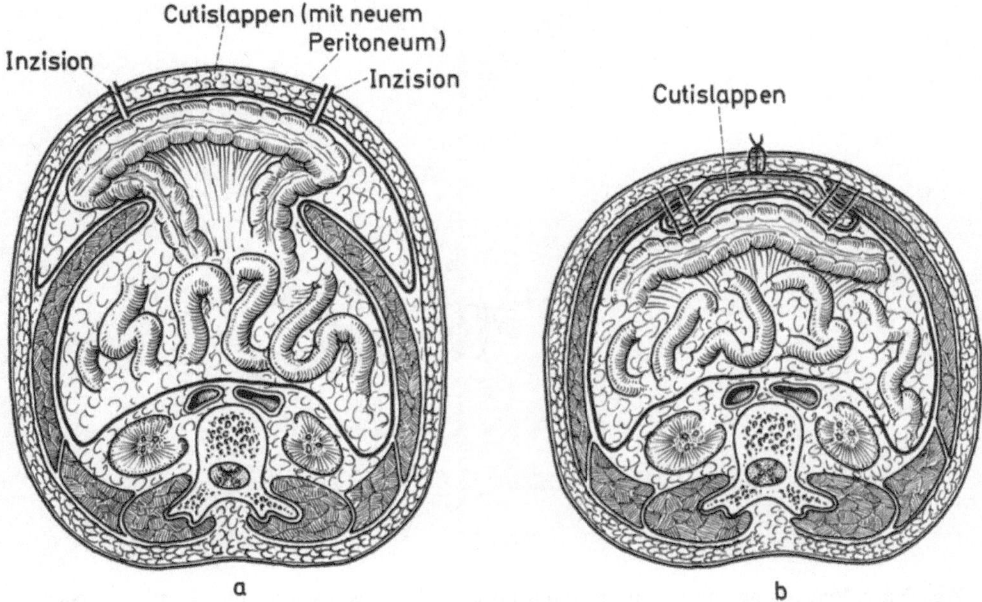

Abb. 6a u. b. Bauchwandplastik nach Versorgung einer Omphalocele oder Gastroschisis mit mobilisierter Haut. Aus dem Scheitel des Bauchwandbruches wird ein Cutislappen präpariert, das Epithel entfernt und in den Bauchwanddefekt derart eingesetzt, daß der Cutislappen unterhalb der Muskulatur zu ruhen kommt und mit dieser vernäht wird

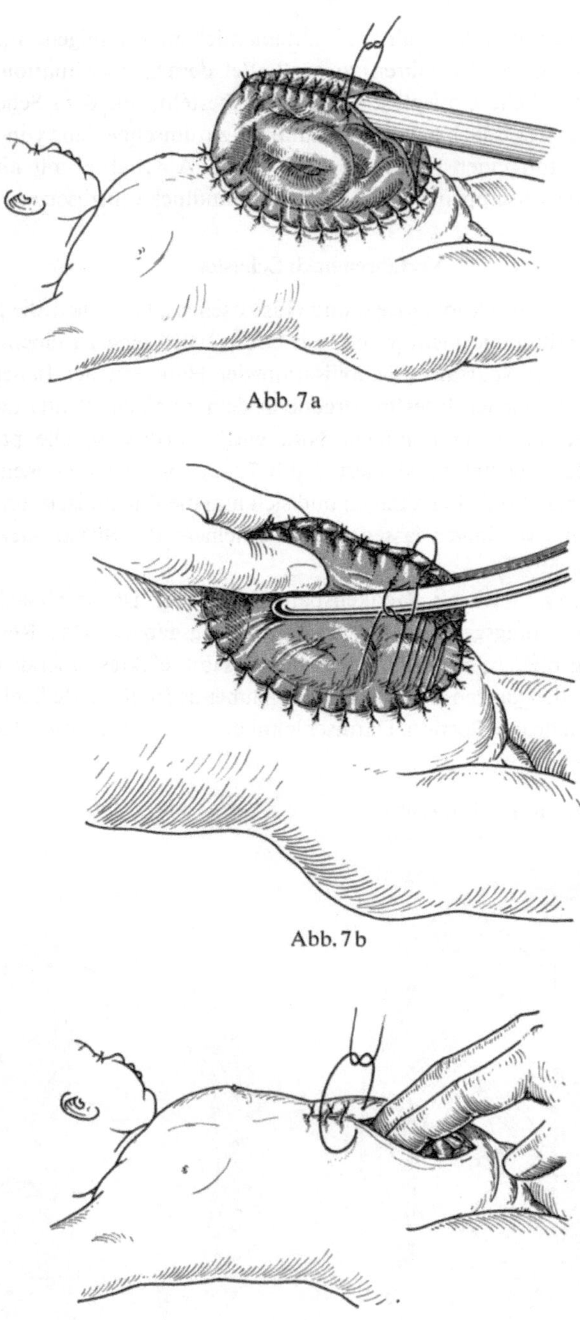

Abb. 7a

Abb. 7b

Abb. 7c

Abb. 7 a–c. Versorgung einer großen Omphalocele oder Gastroschisis mit Silastik. a) Nach Abtragung des Omphalocelensackes und sparsamer Mobilisierung der Haut wird ein entsprechend großer Silastikflicken mit der Haut verbunden, über die vorgefallenen Därme gelegt und darüber verschlossen; b u. c) In Abständen von einigen Tagen wird dann schrittweise der Silastikcylinder verkleinert und nach einigen Wochen haben die Därme wieder »Heimatrecht« in der Bauchhöhle gefunden, so daß das Abdomen verschlossen werden kann

Blasenschleimhäute sind. Es liegt also eine miteinander verbundene gespaltene Blasen- und Darmregion vor. Im cranialen Anteil des Darmfeldes findet sich in der Regel ein rüsselartig vorspringender exvaginierter Darmteil. Im caudalen Anteil des gespaltenen Darmfeldes steht eine notizbleistiftstarke Einbuchtung, die sondierbar ist und die zu dem einige Zentimeter weiter im kleinen Becken ruhenden atretischen Colon führt. Im unteren Teil der Blasenfelder erkennt man meist die urinsezernierenden Ureterenmündungen. Das Ziel der ersten operativen Korrektur besteht nun darin, die Kontinuität des gespaltenen Darmes – es ist immer das Caecum gespalten – wieder herzustellen, einen Anus zu schaffen und die Bauchwandlücke durch die Omphalocele zu decken. Zu einem späteren Zeitpunkt, wenn die Lebensfähigkeit des kleinen Patienten erwiesen ist und ein gutes Gedeihen erreicht wird, muß dann die Blasenektopie korrigiert werden.

In erster Sitzung also wird der Eingriff mit der Abtragung des Omphalocelensackes begonnen (Abb. 8a), danach das sogenannte Darmfeld von den beiden lateral liegenden Blasenfeldern getrennt und nun unter sorgfältiger Schonung der zuführenden Gefäße der meist nur 5 bis 10 cm lange atretische Colonanteil mobilisiert. Dann wird das exvaginierte Ileum reponiert und nunmehr das längs gespaltene Caecum in Längsrichtung

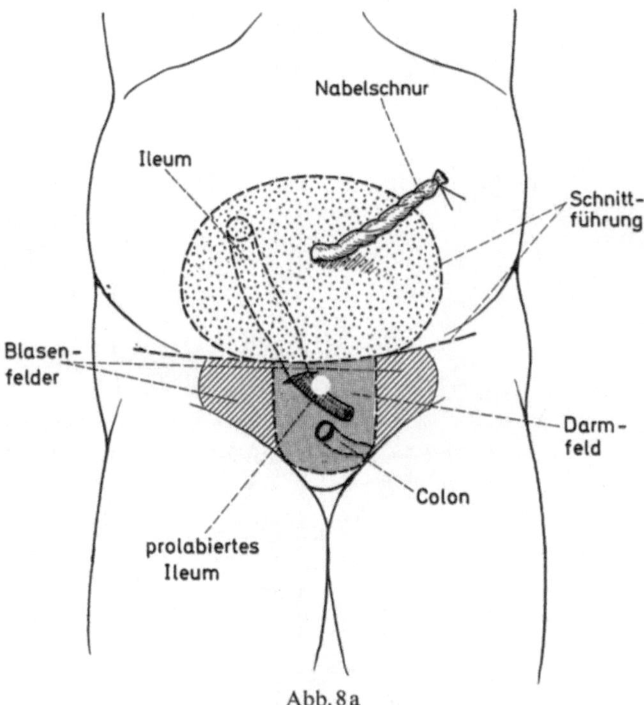

Abb. 8a

Abb. 8a–d. Operatives Vorgehen bei Blasendarmspalte. a) Situs der Blasendarmspalte, die immer mit einer mehr oder weniger großen Omphalocele verbunden ist. Die Schnittführung ist durch eine gestrichelte Linie markiert: Der Omphalocelensack wird abgetragen, das Darmfeld, welches zwischen den beiden Blasenfeldern sich befindet, wird von den Blasenfeldern getrennt; b) Das Blasenfeld, welches sich zwischen dem zuführenden Ileum und dem abführenden Colon/Rectum befindet, imponiert nun als Platte; c) Aus der Darmplatte wird nun ein Rohr gebildet; d) Das Colon/Rectum wird zum Analgrübchen durchgezogen, das gespaltene Blasenfeld und die allseits mobilisierte Haut miteinander vereinigt

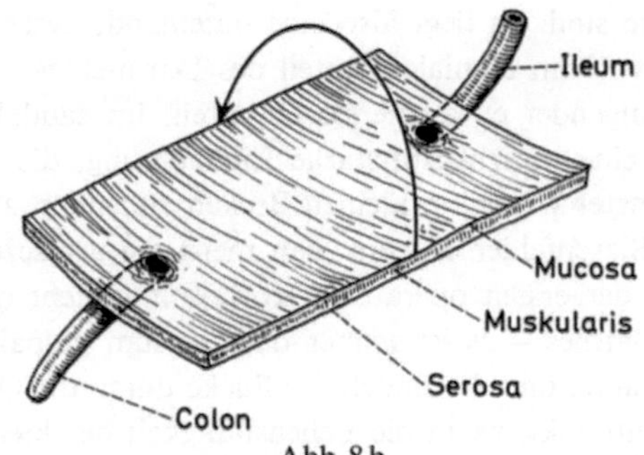

Abb. 8b

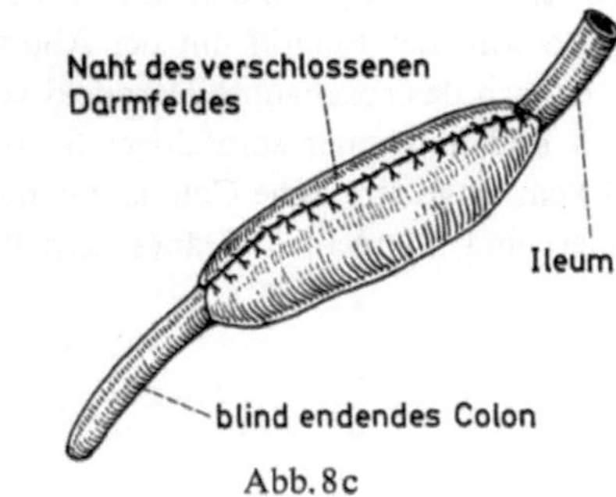

Abb. 8c

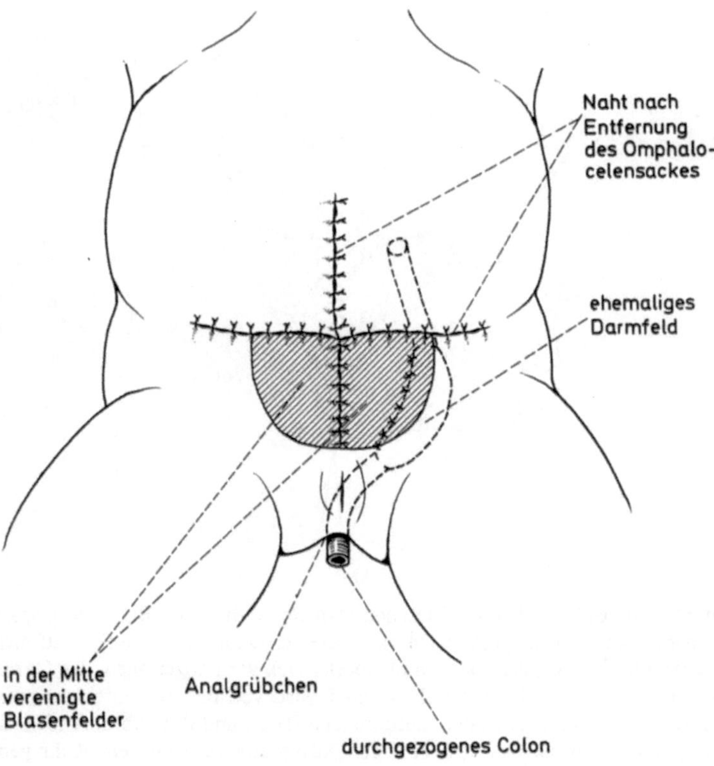

Abb. 8d

vernäht. Damit ist das Darmfeld zu einem Darmrohr umgewandelt worden. Der nächste Akt stellt nun die Schaffung eines Anus dar. Eine eindeutige Identifizierung des für die Kontinenz unbedingt notwendigen Musculus pubo rectalis des Levator ani gelingt bei diesen Fehlbildungen nicht. Es bleibt aber nur die Schaffung eines Anus im Bereich des Dammes übrig, da wegen der notwendigen Mobilisation der Haut zum Verschluß des Omphalocelen-Defektes sowie der vorhandenen Blasenspalte ein Anus praeter im Bereich des Bauches, der an und für sich indiziert wäre, nicht möglich ist. Durch elektrische Reizung versucht man, vorhandene Levatorfasern zu identifizieren, nachdem im Bereich des Analgrübchens eine Kreuzincision der Haut durchgeführt wurde. Im Zentrum der bestimmten Levatormuskulatur wird dann eine Overholtklemme von caudal nach cranial eingeführt, das mobilisierte Colon gefaßt, nach caudal durchgezogen und mit einigen Stichen in die Haut eingenäht. Danach wird nun entsprechend der Größe des durch die Omphalocele bedingten Defektes die Haut nach lateral und cranial mobilisiert und nach Anlegung einer Gastrostomie das Abdomen verschlossen, indem man zuerst die Blasenfelder in der Mittellinie vereinigt und dann die mobilisierte Haut miteinander und mit dem Blasenfeld vernäht.

Urachus, Ductus omphaloentericus

Nicht selten münden diese Gebilde bei kleinen Omphalocelen im Bereich des Nabels. In vielen Fällen münden sie aber unabhängig von einer Omphalocele offen im Bereich des Nabels und sezernieren Urin und Darminhalt. Die Öffnung läßt sich immer mit einem feinen Plastikkatheterchen sondieren, so daß röntgenologisch die Differentialdiagnose zwischen einem Urachus und Ductus omphaloentericus sicher gestellt werden

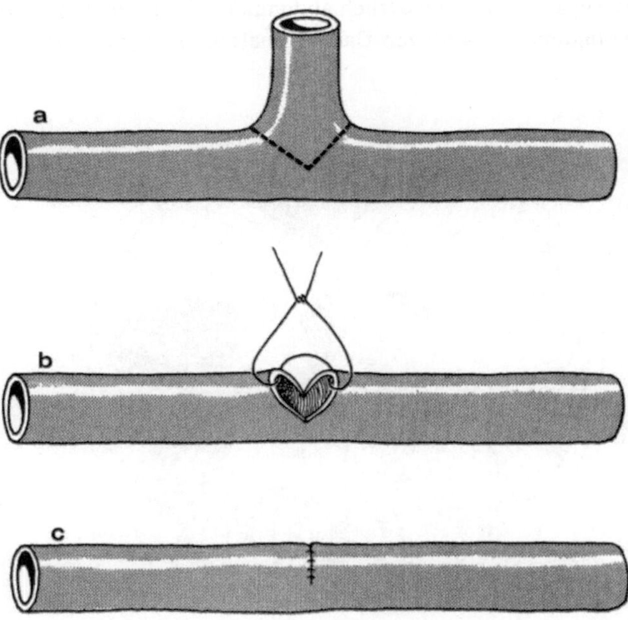

Abb.9 a–c. Entfernung des Meckelschen Divertikels oder Ductus omphaloentericus. a) Keilförmige Excision des Meckelschen Divertikels oder des Ductus omphaloentericus; b) Invertierende Naht wie bei einer End-zu-End-Anastomose des Darmes; c) Fertige Naht

kann. Besteht eine Kombination zwischen einem offenen Ductus urachus und Ductus omphaloentericus mit einer Omphalocele, richtet sich die Schnittführung nach der Größe der Omphalocele. Liegt keine Omphalocele vor, wird wie bei einer Nabelhernie eine halbkreisförmige Incision unterhalb des Nabels vorgenommen und das jeweilige Gebilde vom Nabel abgetrennt. Den Urachus verschließt man zweischichtig mit chromiertem Catgut und sondiert die Blase für eine Woche durch einen Katheter. Der Ductus omphaloentericus wird wie ein Meckelsches Divertikel versorgt. Ist der Ductus omphalo entericus sehr kurz, so daß praktisch der Dünndarm trichterförmig zum Nabel mündet, wird er unmittelbar in Höhe des Niveaus des Darmlumens abgetrennt und die Öffnung im Darm quer zur Darmlichtung wieder verschlossen (Abb.9).

C. Zwerchfellhernien und Relaxationen

Die häufigsten hier zu diskutierenden Formen sind in Abb.10 dargelegt. Die Operationsindikation ist bei der pleuroperitonealen Hernie und bei der Bochdalekschen Hernie in der Regel eine außerordentlich dringliche unmittelbar nach der Geburt. Meistens ist der ganze Thorax der befallenden Seite von Darmschlingen ausgefüllt, die Lunge vollständig komprimiert und das Mediastinum weit zur anderen Seite verdrängt. Bei den schwersten Formen ist es notwendig, die Kinder unverzüglich zu intubieren und zu beatmen. Eine Maskenbeatmung ist absolut kontraindiziert, weil dadurch immer Luft in den Magen und damit in die Därme gedrückt wird, die dann gebläht werden und die Lunge noch mehr komprimieren.

Der operative Zugang soll grundsätzlich abdominal sein. Einmal um die nicht seltenen zusätzlichen Fehlbildungen des Magen-Darm-Kanals mit korrigieren zu können und zum

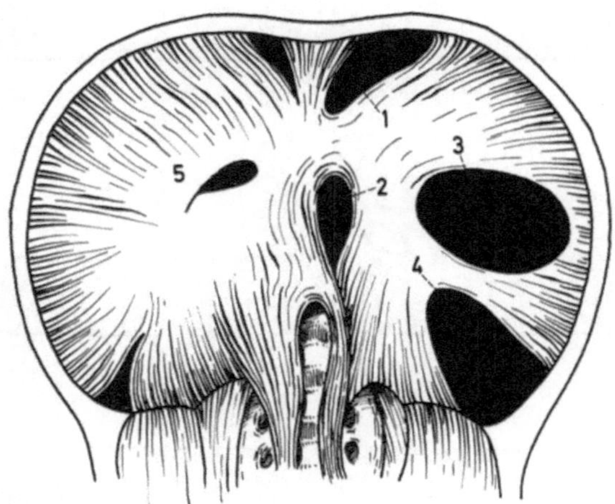

Abb. 10. Topographie des Zwerchfells von caudal gesehen mit den häufigsten Lücken, die zu kongenitalen Zwerchfellhernien führen. 1. Larrésche oder Morgagnische Spalte; 2. Hiatus-Oesophageus; 3. sogenannte pleuro-peritoneale Hernie; 4. Bochdaleksche Hernie; 5. Relaxatio diaphragmatica im Zentrum tendineum

anderen, weil übergroße Zwerchfelldefekte am besten von abdominal her durch Verschiebeplastiken der Bauchwandmuskulatur zu korrigieren sind und weil letztlich nur der abdominelle Zugang es erlaubt, die relativ kleine Bauchhöhle, in der die Därme praktisch das Heimatrecht verloren haben, plastisch ähnlich wie bei den Omphalocelen zu erweitern, um einen Abdominal- und exakten Bruchpfortenverschluß zu ermöglichen.

Morgagnische Hernie

Sie ist häufiger rechtsseits gelegen, auch doppelseitige Bildungen sind nichts außergewöhnliches. Der Bruchsackinhalt ist meist Leber, seltener Magen- oder Darmteile. Die Diagnose wird gesichert durch eine Magen-Darm-Passage mit Aufnahmen im seitlichen Strahlengang sowie mittels eines Leberszintigramms. Der operative Zugang ist ein Rippenbogenrandschnitt der befallenen Seite; bei doppelseitigen Prozessen auf derjenigen Seite, auf der die Hernie am größten ist. Bei kleineren und mittelgroßen Prozessen ist es nicht schwierig, den dorso-caudalen Bruchrand mit dem Rippenbogen durch Matratzennähte zu vereinigen. Bei ausgedehnteren Prozessen, die praktisch einer partiellen Relaxatio diaphragmatica gleichen, ist das Vorgehen praktisch dieser Fehlbildung identisch (Abb.14).

Pleuraperitoneale Hernie, Bochdaleksche Hernie

In den meisten Fällen liegt keine echte Hernienbildung vor, sondern ein totaler Defekt. Es fehlt also der sogenannte Bruchsack. Die Prozesse sind meist linksseits gelegen, seltener rechtsseits und in Ausnahmefällen doppelseitig. Zugang: Weit nach caudal schwingender Rippenbogenrandschnitt der befallenen Seite. Der Schnitt soll deswegen weit nach caudal schwingen, um für den Fall eines übergroßen Zwerchfelldefektes einen genügenden Anteil des M. abdominis transversus zu haben, der dann für eine Zwerchfellplastik Verwendung finden muß. Nach Eröffnung des Abdomens werden vorsichtig die in den Thorax prolabierten Darmschlingen meist auch Teile der Leber und die Milz, reponiert. Beim pleuro-peritonealen Defekt, der in der Mitte des Zwerchfells liegt, bereitet es keine Schwierigkeiten, durch Rückstichnähte oder doppelte Nahtreihe die Bruchränder miteinander zu vereinigen, nachdem durch separate Stichincision im Bereich der mittleren Axillarlinie ein Thoraxdrain eingelegt wurde. (Abb.11a–c). Da die Thoraxwandmuskulatur bei Neugeborenen und Säuglingen noch außerordentlich dünn ist, so daß sich nach Ziehen des Thoraxdrains der Wundkanal nicht sofort schließt, empfiehlt es sich bereits jetzt, eine Tabaksbeutelnaht anzulegen, die dann, wenn man den Drain entfernt, geknüpft wird und damit ein Einströmen von Luft in den Thorax sicher verhindert. Bei der Bochdalekschen Hernie, der sogenannten lumbocostalen Lücke, befindet sich meist der Pankreasschwanz unmittelbar im Bereich des dorsalen Bruchrandes und muß sorgfältig abpräpariert werden. In seltenen Fällen ist auch die Niere durch den Defekt in den Thorax prolabiert. Die Präparation und Caudalverlagerung ist nicht schwierig. Danach gelingt es dann ebenfalls meist mühelos, die Bruchränder miteinander zu vereinigen. Ist keine dorsale Muskelleiste vorhanden, werden dort die dorsalen Nähte um die Rippen herumgeführt.

Bei übergroßen Zwerchfelldefekten ist es in etwa 5% der Fälle nicht möglich, durch direkte Naht die Bruchbänder miteinander zu vereinigen. Eine Alo-Plastik, z. B. durch Kunststoffnetze oder Kunststoffflicken, verbietet sich beim wachsenden Organismus, wenn die Möglichkeit besteht, körpereigenes, mitwachsendes Gewebe zu verwenden. Zwei

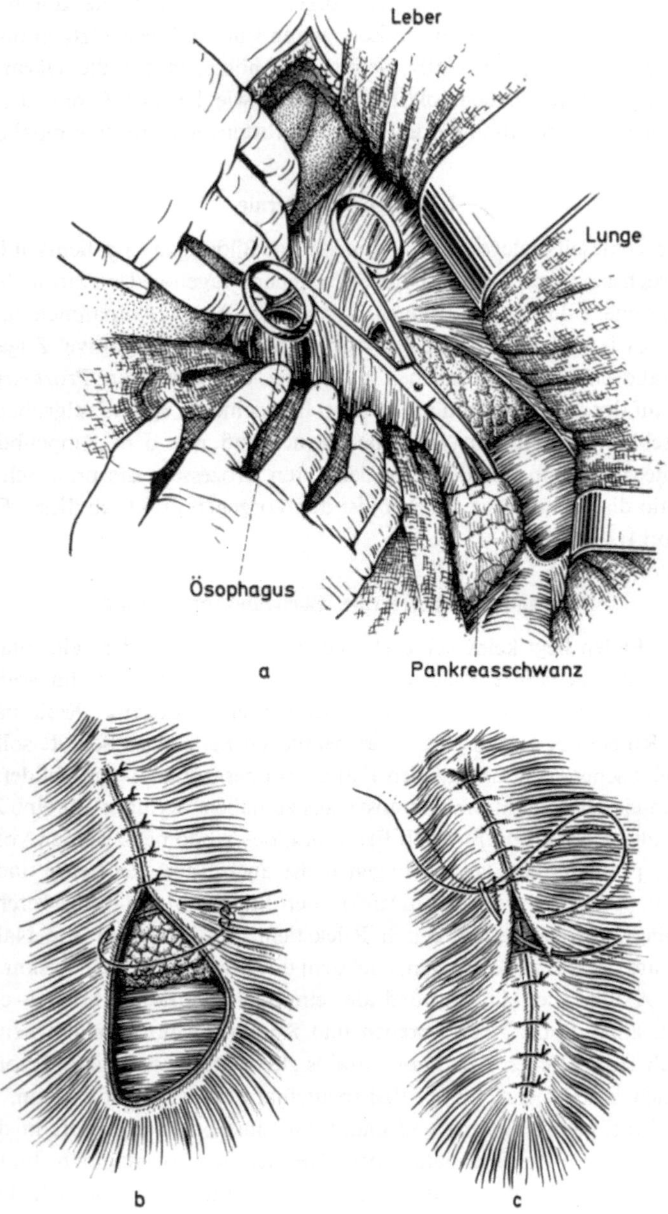

Abb. 11a–c. Operatives Vorgehen bei pleuro-peritonealer oder Bochdalekscher Zwerchfellhernie, links abdominelle Incision. a) Abpräparieren des Pankreas vom hinteren Bruchrand; b und c) Zweischichtiger Verschluß des Defektes durch eine erste Reihe von Einzelknopfnähten und einer darübergelegten fortlaufenden Nahtreihe

Wege stehen uns hier zur Verfügung: Erstens das Vorgehen nach Schwaiger, das darauf basiert, daß der M. abdominis transversus am Rippenbogen praktisch in das Zwerchfell übergeht. Wenn man nun den Ansatzpunkt des M. transversus am Rippenbogen ablöst (Abb. 12a–c), so erhält man einen medial und lateral gestielten Muskellappen (caudal

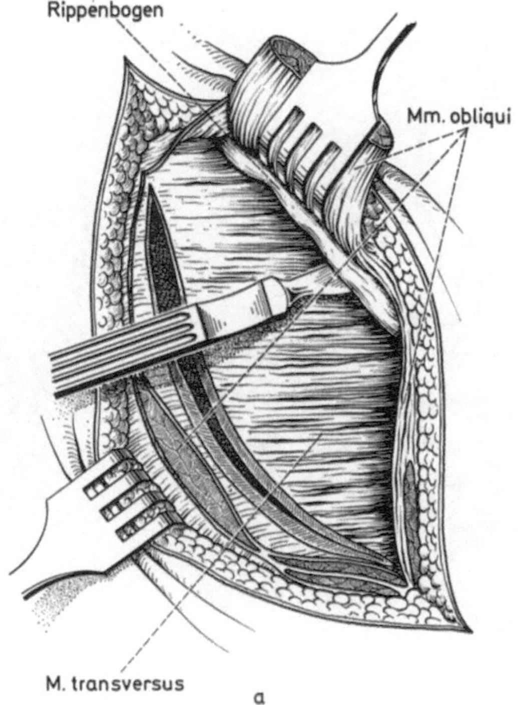

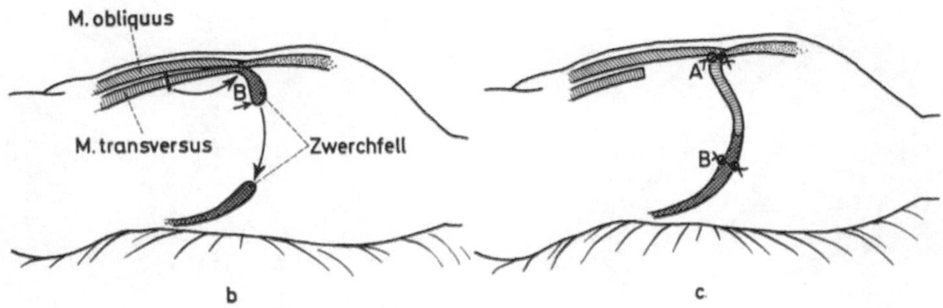

Abb. 12a–c. Operatives Vorgehen zum Verschluß einer übergroßen Zwerchfellhernie, die durch direkte Naht nicht zu verschließen ist. Vorgehen nach Schwaiger. a) Nach linksseitigem, weit nach caudal schwingendem Rippenbogenrandschnitt wird der M. abdominis transversus von seinem Ansatz am Rippenbogen abgelöst, um dann später nach dorsal geschlagen zu werden, um mit dem dortigen hinteren Bruchpfortenrand vernäht zu werden; b) und c) Darstellung der in a) geschilderten Technik im seitlichen Schnitt

ist er durch die Abdominalincision durchtrennt), der sich dann mühelos in den Defekt des Zwerchfelles einschlagen läßt. Ein eigenes Verfahren, Abb. 13a–d, welches wir einige Male erfolgreich anwandten, besteht darin, daß es meist gelingt, auch bei sehr großen Zwerchfelldefekten den medianen Anteil durch direkte Naht zu vereinigen, so daß lediglich die laterale Hälfte plastisch gedeckt werden muß; wofür sich der laterale Anteil des M. obliquus internus und M. transversus anbietet, vorausgesetzt, daß der

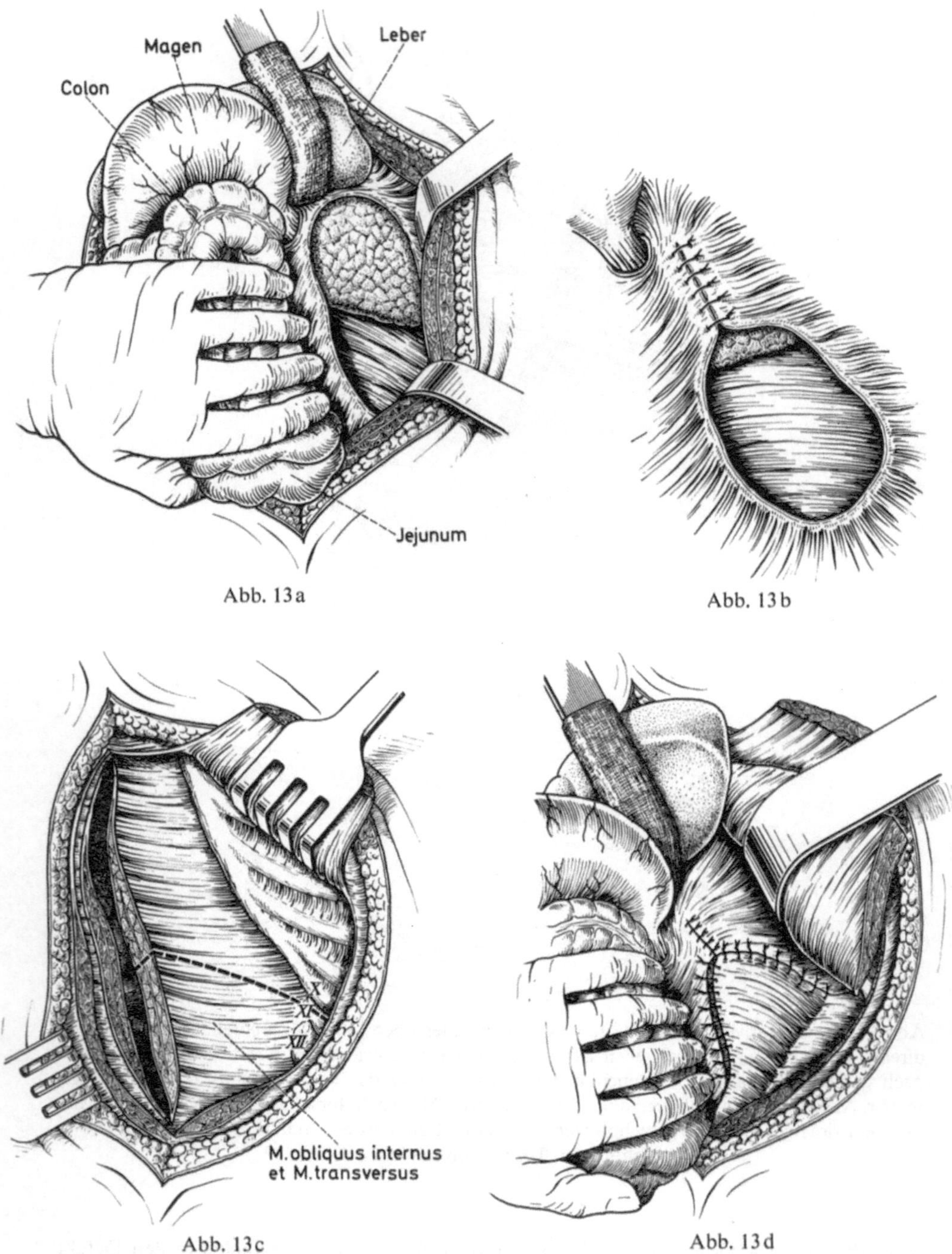

Abb. 13a–d. Eigene Technik zum Verschluß übergroßer Zwerchfelldefekte durch einen gestielten Muskellappen aus M. obliquus abdominis internus und transversus. a) Darstellung des Situs eines linksseitigen großen Zwerchfelldefektes nach abdomineller Incision; b) Der mediale Anteil des Defektes läßt sich durch direkte Naht verschließen; c) Präparation eines dreieckigen lateral breit gestielten Muskellappens aus M. obliquus internus und M. transversus; d) Der präparierte Lappen wird in den Defekt eingeschlagen

primäre abdominelle Zugang mit einer weit nach caudal und lateral schwingenden Incision erfolgte. Man incidiert von dieser primären Schnittführung aus den M. obliquus abdominus internus und transversus in den Intercostalraum zwischen 10. und 11. Rippe hinein und schlägt diesen lateral gestielten Muskellappen nach innen in den Zwerchfelldefekt ein. Der Verlust von Bauchwandteilen bei der Schwaigerschen wie der eigenen Technik läßt meist eine postoperative Hernie der Bauchwand resultieren, die dann nach einem Jahr korrigiert werden kann.

Relaxatio diaphragmatica

Das nachfolgend beschriebene Verfahren hat sich bisher gleichermaßen gut bei der Relaxatio aufgrund einer Phrenicuslähmung wie aufgrund einer kongenitalen Muskelhypoplasie bewährt. Es besteht darin, von einem abdominellen Zugang aus – Rippenbogenrandschnitt – das relaxierte Zwerchfell, nachdem es durch eine kleine Incision eröffnet wurde und nachdem ein Thoraxdrain durch separate Stichincision in der mittleren Axillarlinie eingelegt wurde, nach caudal zu ziehen, es überkorrigierend unter straffer Spannung mit dem Rippenbogenrand zu vernähen und die dabei immer auftretende überschüssige Zwerchfellduplikatur noch einmal nach caudal zurückzuschlagen und, je nachdem wieviel Material zur Verfügung steht, mit dem Zwerchfellansatz oder sogar um die distalen Rippen herum, zu vernähen (Abb. 14a–e). Dadurch entsteht eine dreifache Schicht des Zwerchfells, die auch bei extrem hypoplastischen Diaphragmen in jedem unserer über 25 Fälle so operierten Patienten voll zufriedene Resultate garantierte.

Hiatushernie

In der Kinderchirurgie sprechen wir besser von Kardiainsuffizienz mit und ohne Hiatushernie. Das klinische Bild einer schweren Kardiainsuffizienz gleicht dem der Hiatushernie vollkommen und wir sind der Überzeugung, daß beides eine Einheit bildet von nur graduellem Unterschied. Die Operationsindikation einer Kardiainsuffizienz sowie einer relativ kleinen Hiatushernie bei Patienten innerhalb des ersten Trimenons ist dann gegeben, wenn konservative Bemühungen – permanente 60-Grad-Kopf-hoch-Lagerung des Patienten, Sondenfütterung, Antacidica – entweder keine Besserung bringen, oder ein Gedeihen des Patienten nicht gewährleisten. Die konservative Therapie innerhalb des ersten Trimenons hat in der Regel eine hohe Erfolgschance. Jenseits dieses Zeitabschnitts sind die Möglichkeiten, auf konservativem Wege eine Heilung zu erreichen, nur noch gering. Größere Hernien sollten in jedem Fall auch im Neugeborenenalter unverzüglich operiert werden. Jede konservative Bemühung und jedes Zuwarten geht mit dem Risiko einer sich relativ rasch ausbildenden refluxoesophagitisch-bedingten Oesophagusstenose einher. Da diese Oesophagusstenosen die Therapie wesentlich komplizieren, empfehlen wir im Zweifelsfalle, sich lieber eher zur Operation zu entschließen, als das Risiko einer Oesophagusstriktur in Kauf zu nehmen. Leider sind 30% der Patienten, die wir wegen einer Hiatushernie operieren müssen, bereits Träger einer Oesophagusstenose, so daß die Behandlung dieser schweren Komplikation, die mit der Beseitigung der Hernie einhergehen muß, in diesem Kapitel mit abzuhandeln ist. Weiter ist in etwa 5 bis 10% die Hiatushernie mit einer Pylorusstenose kombiniert, dem sogenannten Roviralta-Syndrom. Die hier neben der Hiatushernienplastik notwendige Pyloroplastik soll auch in diesem Kapitel mit abgehandelt werden.

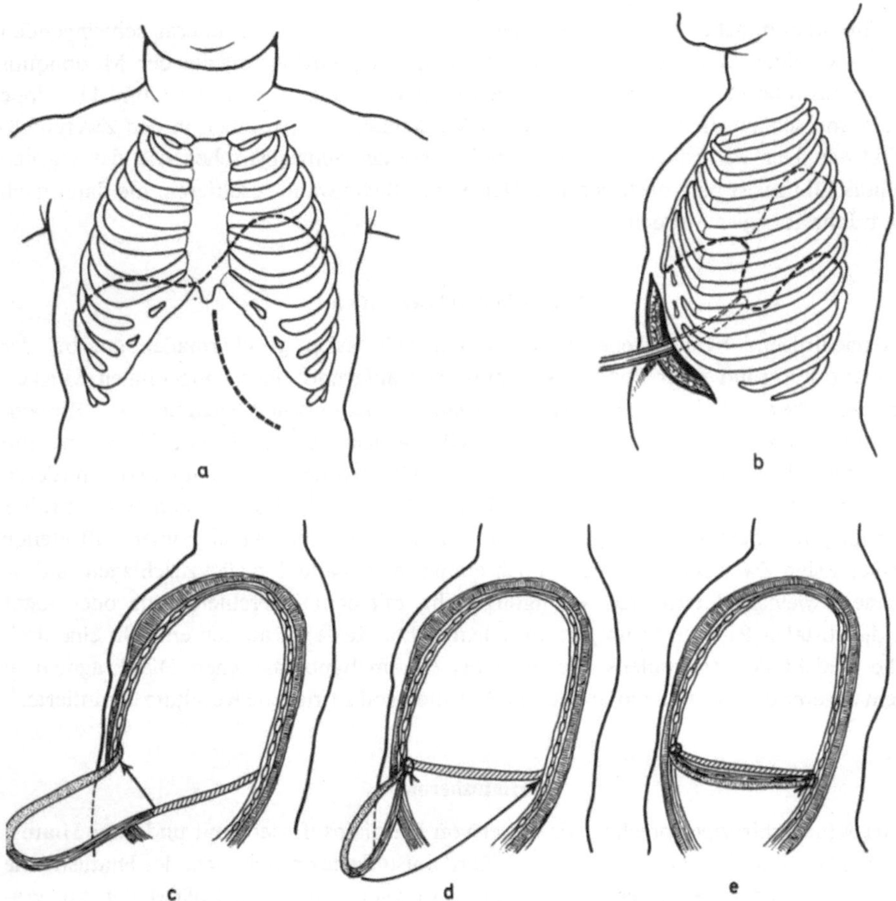

Abb. 14a–e. Operatives Vorgehen bei Relaxatio diaphragmatica. a) Situs bei einer linksseitigen Relaxatio diaphragmatica. Linksseitiger Rippenbogenrandschnitt; b) Nach Incision des relaxierten Zwerchfells Fassen desselben mit mehreren Klemmen. Das relaxierte Zwerchfell wird nun nach caudal gezogen; c–e) Unter mäßiger Spannung wird das Zwerchfell am Rippenbogenrand fixiert, danach nach dorsal zurückgeschlagen (d) und mit der Basis des Zwerchfellansatzes dorsal vernäht (e). Es resultiert nun eine dreifache Schicht von Zwerchfell, die auch bei einer hochgradigen Muskelhypoplasie des Diaphragmas eine sichere Abgrenzung zwischen Brust- und Bauchhöhle gestattet und nicht erneut relaxiert

Retrooesophageale Hiatusplastik und Gastropexie

Rückenlagerung der Patienten, eine kleine Rolle wird unter den Rücken in Höhe des Epigastriums gelegt. Linksseitiger Rippenbogenrandschnitt (Abb. 15a–e). Durchtrennung des Omentum minus (Ligamentum gastrohepaticum) und Präparation des Hiatus oesophageus. Das Crus laterale und Crus mediale der Hiatuszwinge werden allseitig sorgfältig präpariert und danach der Oesophagus oder die Kardia mit einem Gummizügel angeschlungen. Danach wird nun der distale Anteil des Oesophagus so weit mobilisiert, daß es gelingt, je nach Alter des Patienten 2 bis 6 cm der Speiseröhre intraabdominell zu verlagern. Nach der Präparation der Speiseröhre wird dann diese mit einem Haken gefaßt, nach links vorne gezogen, so daß nun die auseinandergewichenen Hiatusschenkel

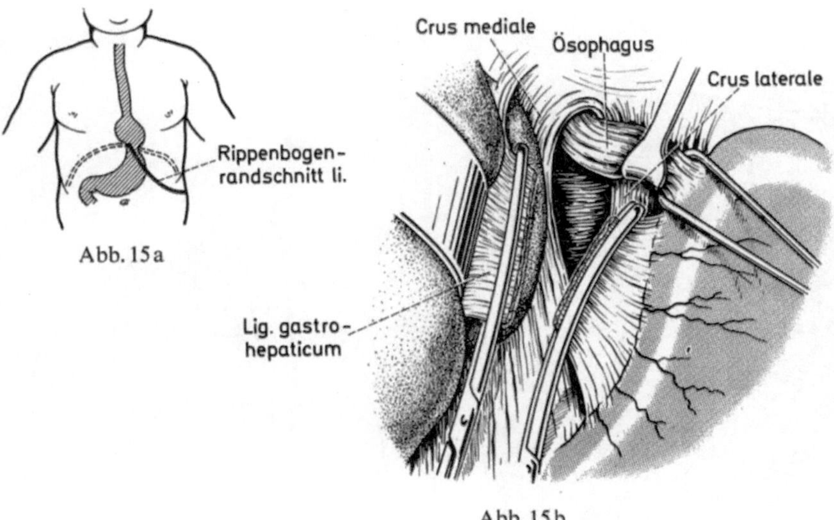

Abb. 15a

Abb. 15b

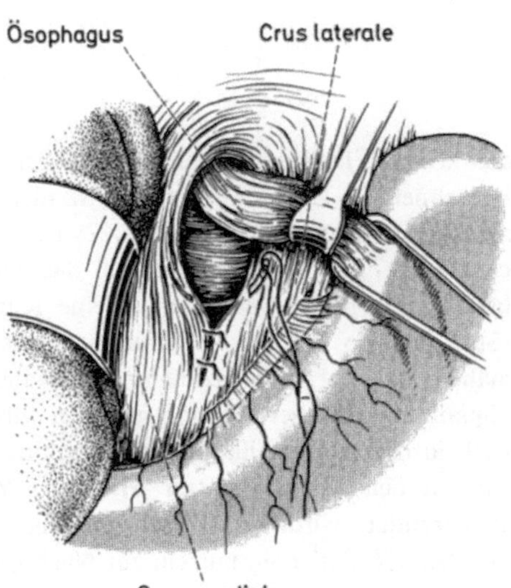

Abb. 15c

Abb. 15a–e. Operatives Vorgehen bei Hiatushernie und Kardiainsuffizienz. a) Rippenbogenrandschnitt links; b) Durchtrennung des kleinen Netzes, Präparation des Hiatus oesophageus und Mobilisierung von etwa 4 bis 5 cm mediastinalem Oesophagus. Deutliche Präparation des Crus mediale und Crus laterale der Hiatuszwinge, Anschlingen des Oesophagus mit einem Gummizügel; c) Der Oesophagus wird mit einem abgewinkelten Haken nach links ventral gehalten, Naht der Hiatuszwinge mit Einzelknopfnähten, die eine gehörige Portion Muskulatur fassen müssen und nicht zu scharf geknüpft werden dürfen; d) Vornahme der Gastropexie. Die kleine Kurvatur wird kardianah an die rechte vordere Bauchwand geheftet, in der Regel reichen 3 Nähte aus; e) Die Gastropexie soll bewirken, daß der Oesophagus in mäßiger Spannung gehalten wird. Der Fundus des Magens fällt automatisch in die Pleurakuppel und braucht eben dort nicht fixiert werden. Die spitzwinklige Einmündung des Oesophagus in den Magen ist dadurch gewährleistet, die Kardia ist schlußfähig

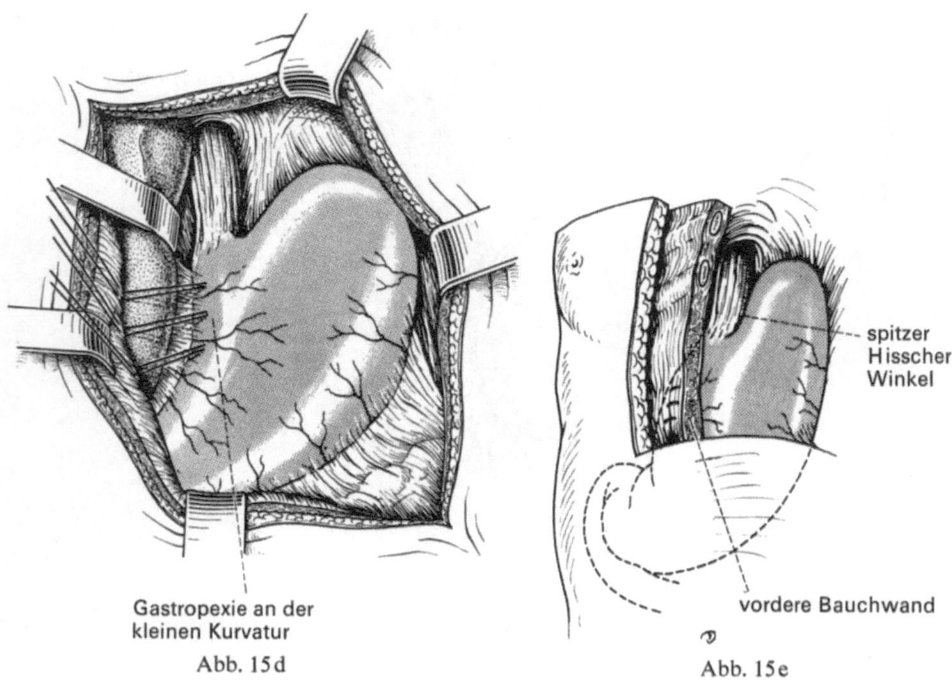

Abb. 15d

Abb. 15e

miteinander vereinigt werden können. Dabei soll man viel von der Muskulatur fassen, damit die Fäden nicht durchschneiden. Um den Hiatusschlitz nicht einzuengen, empfiehlt es sich, vorher eine kräftige Magensonde zu legen. Zwischen Oesophagus und Hiatusmuskulatur soll noch ein Präpariertupfer mühelos in das Mediastinum geführt werden können. Der nächste Schritt besteht darin, die kleine Kurvatur des Magens kardianah unter mäßiger Spannung so mit der vorderen Bauchwand rechts von der Abdominalincision zu vernähen, daß der mobilisierte und intraabdominell verlagerte Oesophagus unter leichter Spannung in dieser Position gehalten wird. Der Fundus des Magens fällt nun automatisch in die Zwerchfellkuppel und garantiert somit die spitze Einmündung der Speiseröhre in den Magen (spitzer Hisscher Winkel), womit die Schlußfähigkeit der Kardia garantiert wird. Mit dieser Technik haben wir in einer Nachuntersuchungsserie von über 150 Patienten nur ein zur Nachoperation zwingendes Rezidiv gesehen. Es soll betont werden, daß die Nissensche Fundoplicatio von vielen Kinderchirurgen angewandt wird und praktisch die gleichen Resultate liefert. Wir meinen aber, daß dann, wenn zwei Verfahren gleich gute Resultate liefern, das einfachere praktiziert werden soll und das ist die eben dargelegte Technik.

Hiatushernie in Kombination mit einer peptischen Oesophagusstenose

Die peptische Oesophagusstenose tritt mit großer Wahrscheinlichkeit in manchen Fällen schon pränatal auf, zumindest ist sie schon – auch in unserem Krankengut – bei 2 und 3 Monate alten Säuglingen beobachtet worden. Sie stellt eine schwere Komplikation der Hiatushernie dar. Bei Säuglingen und Kleinkindern ist es uns bisher immer gelungen, durch Bougierungsmaßnahmen zum Ziel zu kommen. Nur wenn die refluxoesophagitischbedingte Oesophagusstenose über viele Jahre bestand und praktisch die ganze Oesophaguswand in ein festes derbes Narbengewebe und die Oesophagusschleimhaut in Granulationsgewebe umgewandelt wurde, ist die Bougierung erfolglos. In unserem Krankengut von 35 peptischen Oesophagusstenosen 5mal. Wir empfehlen folgendes Vorgehen:

Nach Stellung der Diagnose wird zunächst eine Gastrostomie angelegt (Abb.16), ein Faden in den Oesophagus eingelegt, indem man diesen entweder an einen von oben her in den Magen geschobenen dünnen Plastikernährungsschlauch knüpft und nach oben zieht oder wenn die Sondierung der Stenose von oral nicht gelingt, von der Gastrostomie aus einen Ureterenkatheter nach oben schiebt – was uns bisher immer gelungen ist – und dadurch den Faden zur Nase herausleitet und dann nach einigen Tagen mit einer »Bougierung über den Faden« die Stenose aufbougiert. Erst wenn das hinreichend gelungen ist, meistens nach einigen Wochen, wird in der oben dargelegten Technik eine retrooesophageale Hiatusplastik und Gastropexie vorgenommen. Meist sind bei diesen Fällen erhebliche Verwachsungen des terminalen Oesophagus mit seiner Umgebung vorhanden. Bei der Lösung dieser Verwachsungen kann man oft, ohne daß man es bemerkt, den N. vagus verletzen, was eine funktionelle Pylorusstenose zur Folge hat. Aus diesen Gründen empfehlen wir bei derartigen Fällen grundsätzlich eine Pyloroplastik anzuschließen. Bei manchen Patienten ist eine Bougierung nach der Hiatushernienoperation noch für einige Male notwendig. Von Ekesparre empfiehlt auf die präoperative Bougierung zu verzichten. Er operiert sofort und nimmt eine Hellersche Myotomie des terminalen Oesophagus vor (Abb.21), der er dann die Hiatusplastik sofort anschließt.

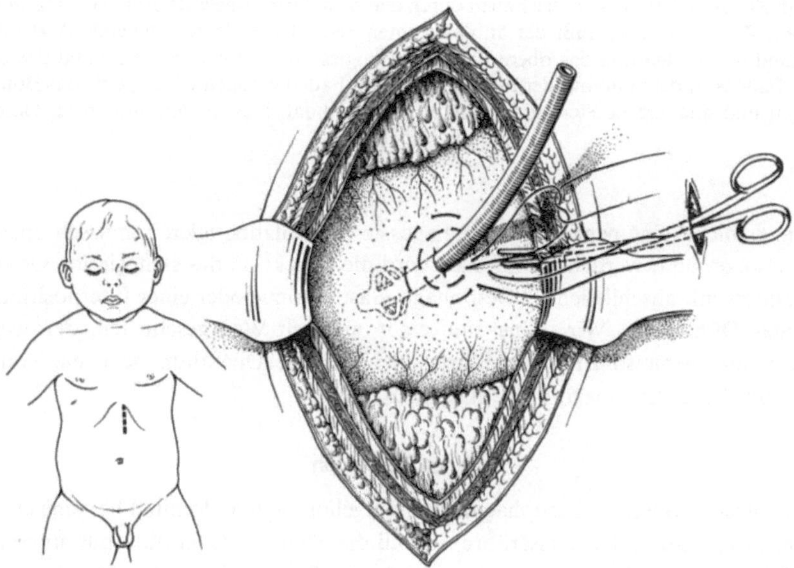

Abb. 16. Gastrostomie. Linksseitiger Transrectalschnitt, der am Rippenbogen ansetzt. Aufsuchen des Magens, Legen einer doppelten Tabaksbeutelnaht, der Magen wird dann eröffnet und ein Kasparkatheter (bei Neugeborenen 12 bis 14 Charrière) in den Magen eingeführt. Man knüpft dann erst die innere und danach die äußere Tabaksbeutelnaht derart, daß die äußere Tabaksbeutelnaht über der inneren zu liegen kommt. Die Fäden werden lang gelassen. Von einer separaten Stichincision links lateral der kleinen Laparatomiewunde wird eine Kornzange in das Abdomen eingeführt, der Gastrostomieschlauch gefaßt und zur Stichincision durchgezogen. Die langgelassene äußere Tabaksbeutelnaht wird mit dem Peritoneum in der Region der Stichincision verbunden, damit wird der Magen an die vordere Bauchwand angeheftet

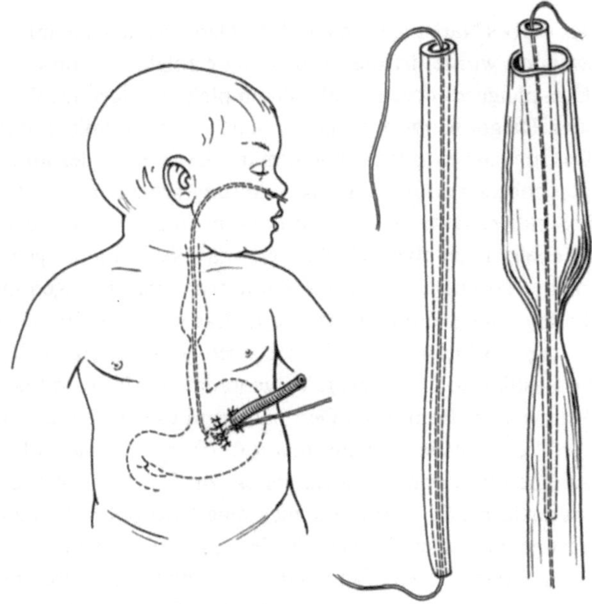

Abb. 17. Bougierung über den Faden. Links Situation nach Vornahme einer Gastrostomie und Legen eines Fadens, der von der Nase durch den Oesophagus in den Magen läuft und dort während der Gastrostomie gefaßt und mit dem Kasparkatheter links lateral zum Bauch herausgeleitet wird. Zur Bougierung wird der Faden durch den Mund herausgeleitet und in ein Hohlbougie eingefädelt. Zur Bougierung faßt der an der rechten Seite des Patienten stehende Arzt mit der linken Hand den Faden und das obere Ende des Bougies und mit der rechten Hand das untere Ende des Fadens. Indem nun mit der rechten Hand am Faden gezogen wird, gleitet das Bougie in den Magen und dilatiert die Stenose (die linke Hand muß dabei fest Faden und oberes Oesophagusbougieende fassen)

Gelingt es nicht, eine peptische Oesophagusstenose aufzubougieren, müssen operative Verfahren angewandt werden. Empfohlen wird die Resektion des stenosierten Oesophagusabschnittes mit anschließender Oesophago-Gastrostomie oder einer Interposition von Colon oder Dünndarm. Wir selber sind einen anderen Weg geschritten, der weniger eingreifend und genauso zum Ziel führt: Die Thalsche Operation oder die von uns hierfür angegebene Oesophago-Gastrostomie in Bypass.

Thalsche Operation

Bei den meisten peptischen Oesophagusstenosen gelingt von abdominal her eine erstaunlich weite Mobilisation der Speiseröhre, so daß die Thalsche Operation nur in wenigen Fällen abdomino-thorakal vorgenommen werden muß. Je nach Ausdehnung der Stenose muß entweder nur der Fundus alleine oder die gesamte große Kurvatur des Magens einschließlich des Fundus unter sorgfältiger Schonung der Randgefäße mobilisiert werden.

Zugang: Rippenbogenrandschnitt links. Nach Präparation der Kardia und des distalen Oesophagus wird die Stenose in ganzer Länge gespalten. Es wird nun mit einer Allis-Klemme der Magenfundus gefaßt und in den Oesophagusdefekt derart eingeschlagen, daß der craniale Anteil des Magenfundus in den oralen Abschnitt der Incision zu liegen

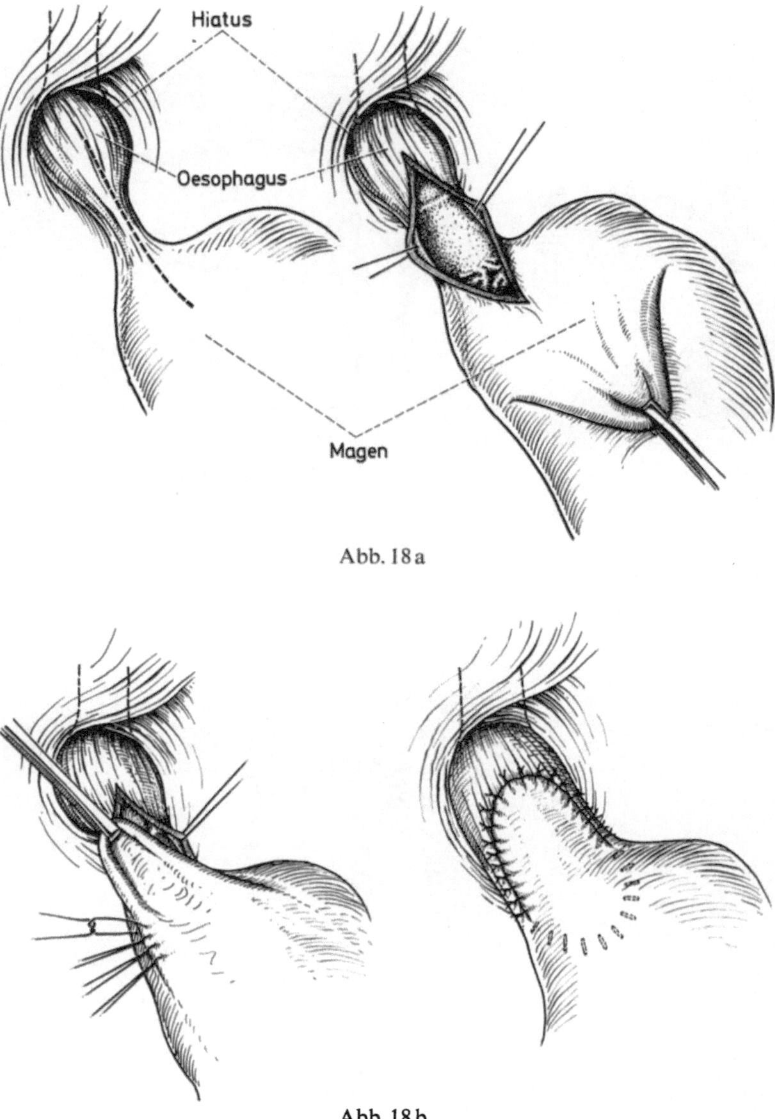

Abb. 18a

Abb. 18b

Abb. 18a–e. Thalsche Operation bei distaler Oesophagusstenose. a) Links: Incision der Stenose, der Schnitt geht bis in den dilatierten Oesophagusanteil oberhalb der Stenose und nach caudal 1 bis 2 cm über die Stenose in den Magen hinein. Es wird nun mit einer kleinen Balkenklemme des Magenfundus so weit distal des unteren Incisionsrandes gefaßt, wie die Incision Zentimeter mißt (rechts); b) Links: Die Magenfundusfalte wird nun nach cranial geschlagen und in den auseinandergehaltenen Defekt eingenäht. Rechts: Situation nach vollendeter Naht; c) Fertige Plastik im Schnitt. Die Magenserosa ist jetzt Oesophaguswand geworden, über ein Granulationsgewebe epithelisiert sie sich mit Oesophagusschleimhaut; d) Vornahme der Thalschen Plastik bei höher sitzender Oesophagusstenose. Linksseitige Thorakotomie im Bett der 7. Rippe, Darstellen des Oesophagus. Der vorher mobilisierte Magen wird entweder durch den Hiatus oesophageus in seinem Fundusbereich nach cranial gezogen oder der Hiatus muß geringgradig incidiert werden. Die Stenose wird dann gespalten; e) Oben: gespaltene Stenose, der Magenfundus ist angeschlungen und wird in den Defekt eingenäht (unten)

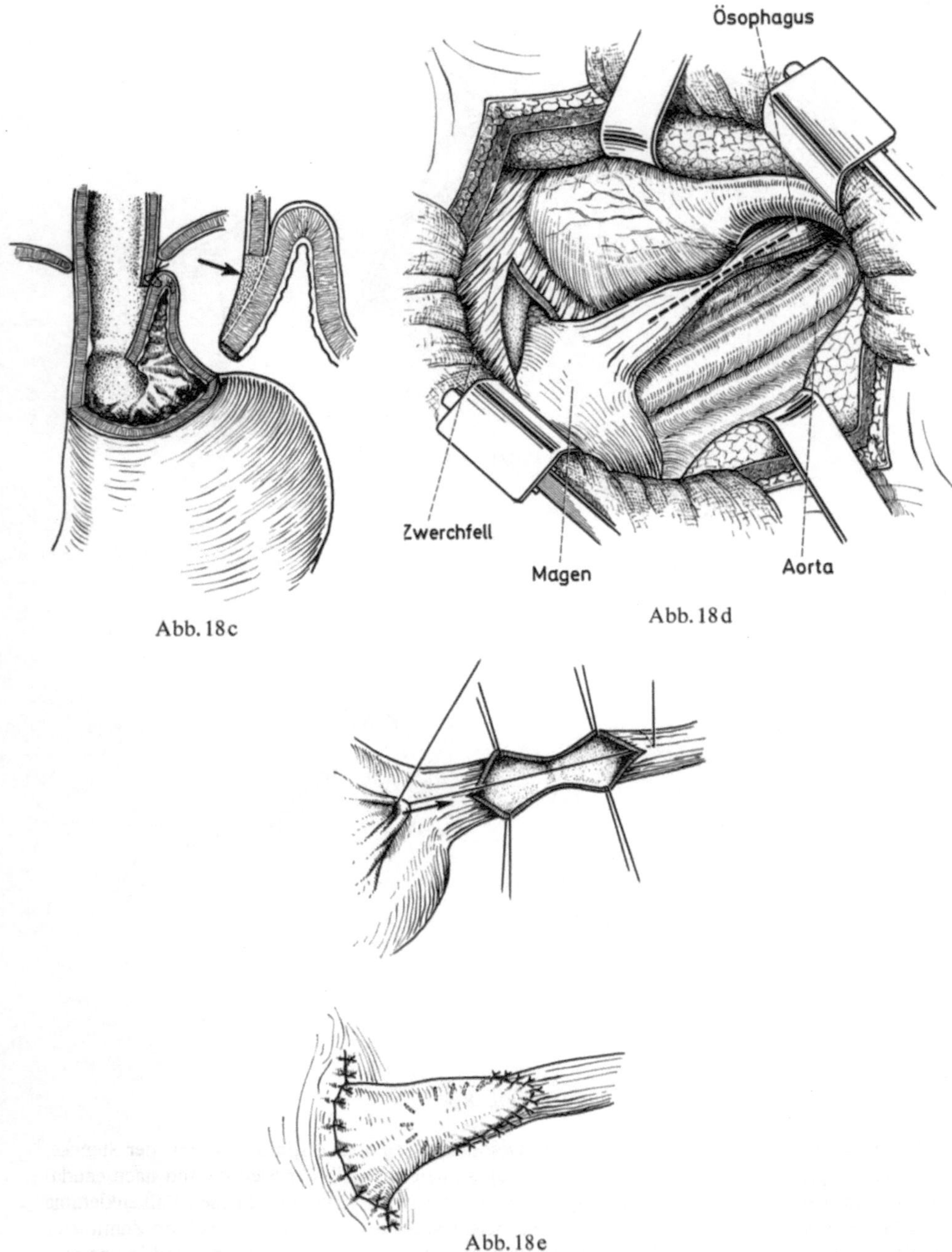

Abb. 18c

Abb. 18d

Abb. 18e

kommt. Mit Einzelknopfnähten wird die Magenwand mit den auseinandergehaltenen Wundrändern der Oesophagusincision vernäht. Damit wird die Vorderwand des Magens mit ihrer Serosa Speiseröhrenwand. Im Verlauf der nächsten Wochen wird die Serosa des Magens durch Oesophagusschleimhaut überzogen (Abb. 18 a–e). Bei sehr hochsitzenden Oesophagusstenosen wird dasselbe Verfahren sinngemäß von einer linksseitigen Thorakotomie im 7. oder 8. ICR aus vorgenommen, es genügt, den Hiatus-Oesophageus stumpf zu erweitern, um den Magenfundus in den Brustkorb zu führen. In jedem Fall muß die Thalsche Operation mit einer Pyloroplastik kombiniert werden.

Wir haben die Erfahrung gemacht, daß die Thalsche Operation dann zu erneuten Stenosen führt, wenn durch die über Jahre bestehende, vom Reflux unterhaltene Oesophagitis praktisch zu einem Verlust der Oesophagusschleimhaut geführt hat und die Speiseröhrenwand ein narbiges Granulationsgewebe geworden ist. Für derartige Fälle empfehlen wir – ebenfalls statt einer Resektionsbehandlung – eine *Oesophago-Gastrostomie im Bypass* (Abb. 19). Dieser Eingriff erfordert eine thorako-abdominelle Incision. Es wird genauso wie bei der Thalschen Operation erst die Kardia und der Oesophagus präpariert, danach die große Kurvatur einschließlich Magenfundus sorgfältig mobilisiert und nun nach Incision des Oesophagus oberhalb der Stenose oder, falls diese Stenose bereits eröffnet wurde, muß die Incision in den prästenotischen erweiterten und hypertrophierten Oesophagus weitergeführt werden. Dann wird der eröffnete Magenfundus mit dem Oesophagus einschichtig anastomosiert. Der Magenfundus wird dann ähnlich der Nissenschen Fundoplicatio um die Anastomose und cranial von ihr um den Oesophagus partiell gefaltet, um einen Reflux zu vermeiden. In jedem Fall ist eine Pyloroplastik unumgänglich. In 5 Fällen haben wir hier sehr gute Dauerergebnisse erzielt.

In 5 bis 10% aller Fälle von schwerer Kardiainsuffizienz und Hiatushernien ist diese mit einer Pylorusstenose kombiniert, dem sogenannten Roviralta-Syndrom. Hier muß zusätzlich zur Hiatusplastik und Gastropexie eine Pyloroplastik vorgenommen werden.

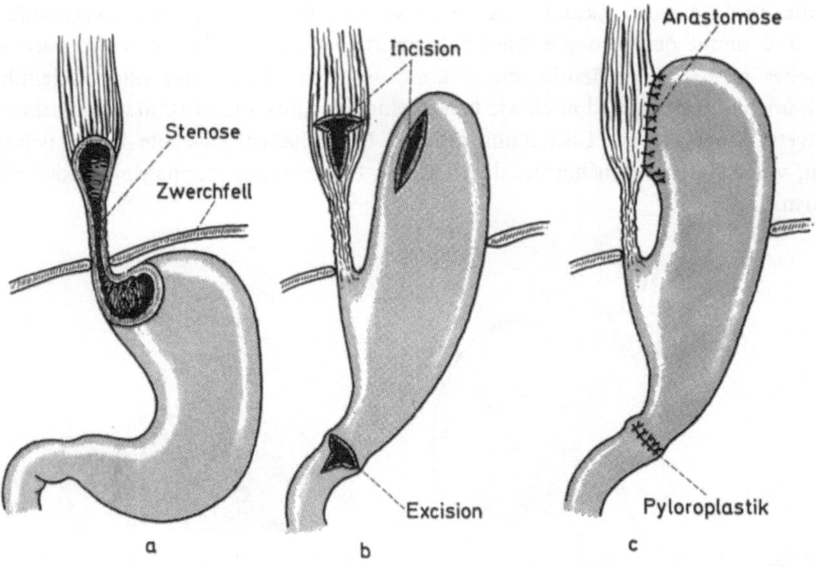

Abb. 19 a–c. Eigenes Vorgehen bei hochgradiger, nicht mehr aufbougierbarer peptischer Oesophagusstenose. a) Situs der Stenose im Schnitt; b) Nach vorheriger abdominaler Mobilisation der gesamten großen Kurvatur des Magens wird von einer thorakalen Incision aus (im Bett der 7. Rippe) der Oesophagus oberhalb der Stenose präpariert, der Magenfundus in den Thorax gelagert, der Oesophagus oberhalb der Stenose quer und bis zur Stenose zusätzlich längsincidiert und nach Eröffnung des Magens mit diesem anastomosiert; c) In jedem Fall ist eine Pyloroplastik indiziert

D. Eingriffe am Magen

Pyloroplastik

Bei größeren Kindern gelingt es, diesen Eingriff, wie Holle es angibt, extramukös vorzunehmen. Man entfernt den vorderen Anteil der Pylorusmuskulatur und Teile der Antrummuskulatur bis unmittelbar an das Duodenum heran und vernäht dann den Defekt in querer Richtung zur Magenduodenalpassage. Bei Säuglingen und Kleinkindern gelingt das extramuköse Verfahren selten, so daß wir hier die Vorderwand des Pylorus excidieren und den Schnitt in das Duodenum hinein fortsetzen, um dann die Wundränder in querer Richtung miteinander zu vereinigen. Dieses Verfahren hat gegenüber dem ursprünglichen Vorgehen nach Heineke – von Mikulicz den Vorteil, daß die seitlichen zipfligen Ausziehungen durch die quere Naht der Längsincision, die meist mühevoll zu nähen sind, vermieden werden (Abb. 20).

Kardiospasmus

Die Hellersche Cardiomyotomie kann im Kindesalter immer von abdominal her vorgenommen werden. Vorgehen anfangs wie oben dargestellt bei Hiatushernien. Die ausgiebige, sehr hohe Mobilisierung des Oesophagus gelingt gut, wenn man in den Hiatus-Oesophageus zwei lange Blasenhaken einführt und somit einen weiten Eingang zum Mediastinum herstellt. Es wird nun eine Sengstakensonde von oral her vorgeschoben, zuerst der Magenballon aufgefüllt, so daß der Chirurg, indem er Magen und Ballon faßt, sich gut den Oesophagus in das Blickfeld herunterziehen kann (Abb. 21). Nun wird Schritt für Schritt unter gleichzeitiger Incision und stumpfer Spreizung der Oesophagus-, Kardia- und Magenmuskulatur der bananenförmige Teil der Sengstakensonde aufgefüllt und damit der verengte Kardiaabschnitt geweitet. Unter dieser Anspannung des Gewebes gelingt es eindeutig, die Grenze zwischen Muskulatur und Schleimhaut zu bestimmen und stumpf, ähnlich wie beim Pylorospasmus, die Muskulatur auseinanderzudrängen. Die durch die Einstellung mit den Blasenhaken geweitete Hiatuszwinge muß dann, wie bei der Hiatushernie, durch einige Nähte retrooesophageal wieder adaptiert werden.

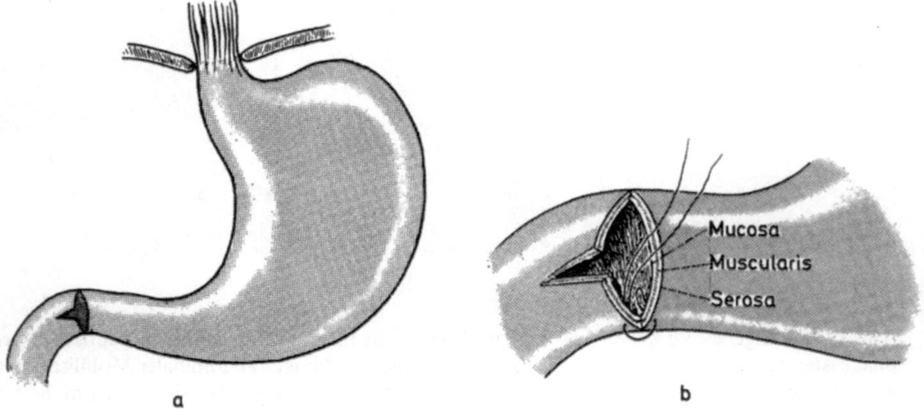

Abb. 20a u. b. Pyloroplastik. a) Excision der vorderen Pyloruswand und zusätzliche kleine Längsincision in das Duodenum hinein; b) Invertierende Naht zwischen Magen und Duodenalvorderwand

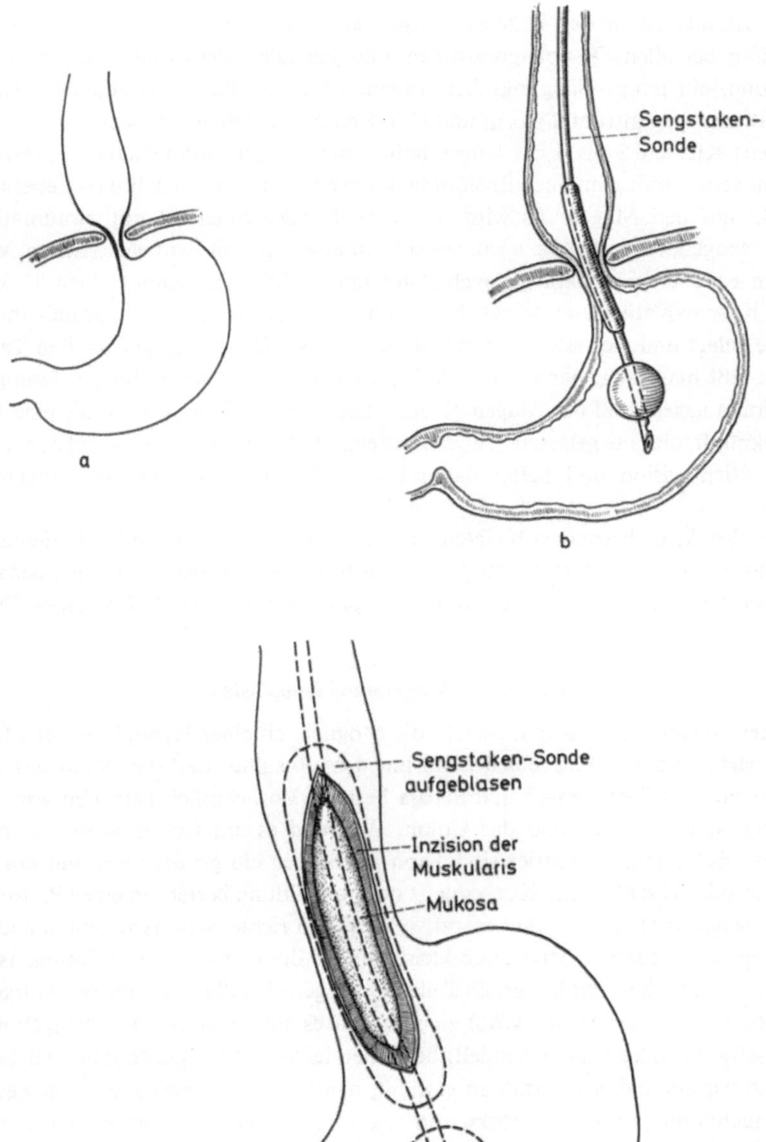

Abb. 21 a–c. Vorgehen bei sogenanntem Kardiospasmus. a) Situation beim Kardiospasmus; b) Einführen einer Sengstakensonde; c) Nach Aufblasen der Sengstakensonde wird nun die Muskulatur des spastischen terminalen Oesophagussegmentes sowie 6 bis 7 cm nach cranial und 4 bis 5 cm in den Magen hinein gespalten. Die aufgeblasene Sengstakensonde erleichtert das Auffinden der richtigen submukösen Schicht, in der die Präparation erfolgen muß

Gastrostomie

Die Gastrostomie ist in der Kinderchirurgie ein sehr häufiger Eingriff und sie wird routinemäßig bei allen Oesophagusatresien und bei allen Ileussituationen im Neugeborenen- und sehr jungen Säuglingsalter vorgenommen. Ferner bei Oesophagusstenosen und Operationen im Antrum, Pylorus und Duodenalbereich Neugeborener.

Vorgehen: Kleiner, 2 bis 4 cm langer hoher linksseitiger paramedianer Transrektalschnitt. Entweder stößt man nach Eröffnung des Peritoneums auf den linken Leberlappen oder direkt auf den Magen. Es wird nun eine Tabaksbeutelnaht mit atraumatischer Seide, bei Neugeborenen Stärke 4×0, sonst 3×0 angelegt, mit dem elektrischen Messer der Magen eröffnet, und dann je nach Alter und Größe des Kindes einen 12 bis 16 Charrière Kaspar-Katheter eingelegt. Nach Knüpfen der ersten Tabaksbeutelnaht wird eine zweite gelegt und die erste Naht praktisch versenkt. Die Fäden der zweiten Tabaksbeutelnaht läßt man lang, dann wird 1,5–2 cm links von der Abdominaleröffnung eine Stichincision angelegt und der Magenschlauch dort herausgeleitet und in die eine Hautnaht eingeknüpft, die lang gelassene Tabaksbeutelnaht vernäht man vorher mit dem Peritoneum der Stichincision und heftet dadurch den Magen an die vordere Bauchwand (Abb. 16.)

Der letztere Punkt ist besonders bei Neugeborenen und hier vor allem bei Patienten mit Oesophagusatresien ohne untere Oesophago-Trachealfistel von Bedeutung, bei denen der Magen, welcher noch nicht in Funktion trat, praktisch nur die Größe eines Fingers aufweist.

Vorgehen bei Magenwandhypoplasie

Im gesamten Magen-Darm-Kanal besteht die Möglichkeit einer Hypoplasie der Muskulatur, die partiell sogar völlig fehlen kann mit dem Resultat, daß die Wand des Hohlorgans hier nur aus Schleimhaut und Serosa besteht. Vornehmlich betroffen von dieser Fehlbildung ist der Magen und das Colon. Während es am Colon meist nur relativ kleine, erbs- bis linsengroße Partien sind, kann am Magen ein großer meist nur cranialer Teil befallen sein. Die klinische Konsequenz der Fehlbildung besteht in einer Perforation im frühen Neugeborenenalter. Das operative Vorgehen richtet sich naturgemäß nach der Ausdehnung des Prozesses. Ist er nur klein, genügt die einfache Übernähung. Ist der Befund aber ausgedehnt und hat große Teile des Magens befallen, so scheint naturgemäß die Resektion die Methode der Wahl zu sein. Da es sich aber bei den Neugeborenen meist um schwerkranke Kinder handelt, bei denen leider die Diagnose sehr spät gestellt wird, haben wir ein anderes Verfahren gewählt, nämlich nach Übernähung der Perforation die hauchdünne, praktisch muskulaturfreie Magenwand nach der einfachen Stopfmethode zu raffen (Abb. 22). Zur Sicherung der Nähte ist eine Gastrostomie unerläßlich. Hat man nur den leisesten Verdacht, bei den operativen Maßnahmen den Vagus verletzt zu haben, soll eine Pyloroplastik angeschlossen werden.

Kongenitale, spastisch hypertrophische Pylorusstenose (sogenannter Pylorospasmus)

Wenn auch O. Wiedhopf 1943 und Balan 1924 nachgewiesen haben daß es sich hier nicht um eine Hypertrophie der Pylorusringmuskulatur, sondern ausschließlich um eine solche der zirkulären Antrummuskulatur handelt, so hat sich doch der Name »hypertrophische Pylorusstenose« international so eingebürgert, daß wir ihn auch hier übernehmen wollen.

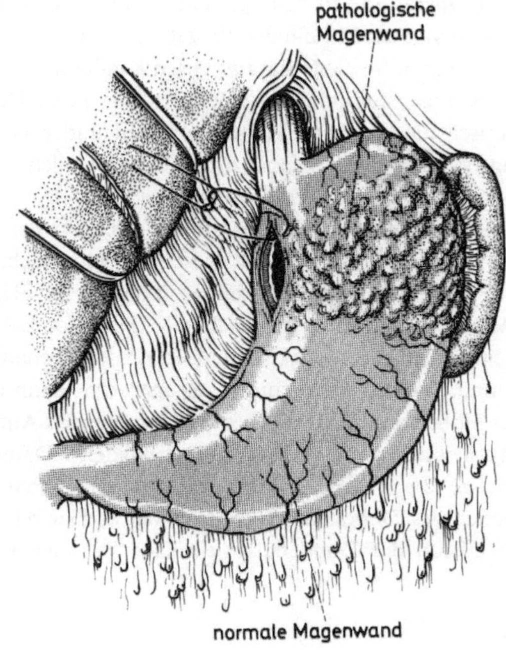

Abb. 22a

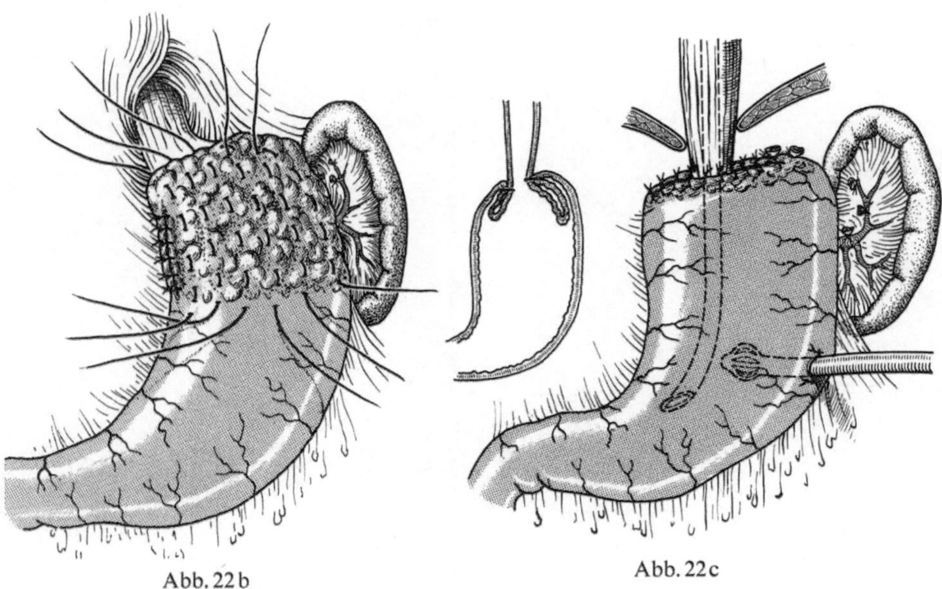

Abb. 22b

Abb. 22c

Abb. 22a–c. Operatives Vorgehen bei Muskelhypo- oder -aplasie des Magens. a) Situation bei einer Muskelhypoplasie im oberen Drittel mit Perforation. Die Perforationsöffnung wird vernäht; b) In Form mehrerer Stopf-Raffnähte wird nun die gesamte obere Magenpartie gerafft; c) Links oben: Situation nach fertiger Naht im Schnitt, rechts: Einführen einer Magensonde und Vornahme einer Gastrostomie

Die Indikation zur Operation soll dann gestellt werden, wenn der Pädiater innerhalb weniger Tage mit konservativen Mitteln den Prozeß nicht beherrschen und das Kind nicht zum Gedeihen bringen kann. Im Gegensatz zu vielen Kinderärzten verlangen wir zur Diagnostik immer ein Röntgenstudium, um einerseits eine hohe Duodenalstenose auszuschließen, die praktisch die gleichen Symptome macht und ebenfalls die Widerstandsperistaltik des Magens erkennen läßt und zum anderen wollen wir Aufschluß über die Kardia haben, um nicht eine Hiatushernie zu übersehen.

Als Zugang zur Ramstedtschen Pyloromyotomie erscheint uns der rechtsseitige hohe Transrectalschnitt am zweckmäßigsten, weil er sich mühelos nach caudal erweitern läßt, falls die Situation es erfordert. Diese Möglichkeit besteht beim Rippenbogenrandschnitt sowie auch beim Wechselschnitt nicht im gleichen Maße. Nach Eröffnung des Abdomens wird mit einem kleinen Langenbeckhaken die Leber zurückgehalten, der Magen aufgesucht, der Pylorus und das distale Antrum vorgelagert und dann die hypertrophe Ringmuskulatur von der Höhe der V. pylorica bis in das »gesunde« Antrum hinein die Serosa und die oberste Muskelschicht mit einem Skalpell incidiert. Dann wird mit einer sogenannten Pylorusspreize die Muskulatur bis auf die Schleimhaut gespreizt (Abb. 23). Vorsicht ist im Bereich des Duodenums geboten, weil es hier relativ leicht bei brüskem Vorgehen zu einer Läsion der Duodenalschleimhaut kommen kann. Ist ein derartiges

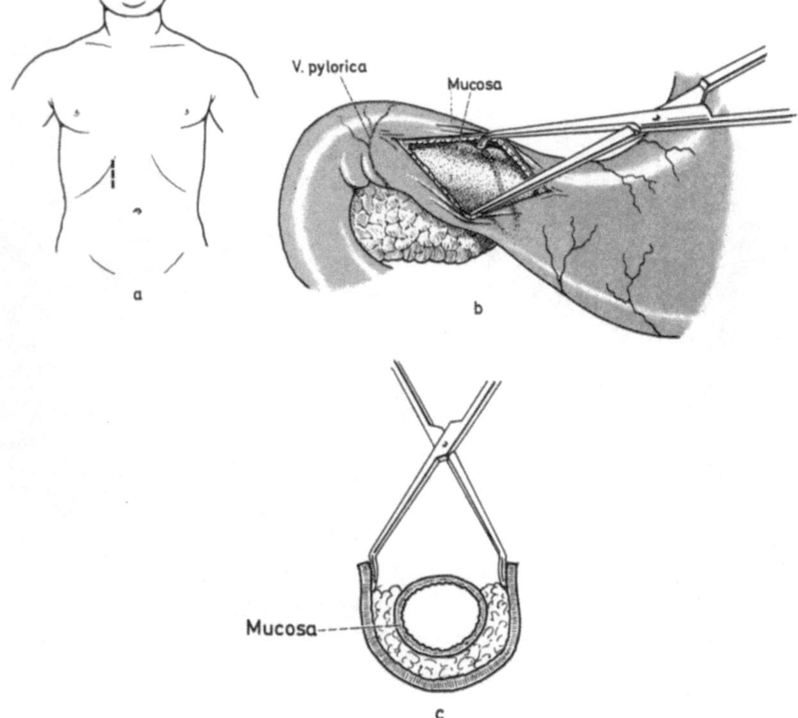

Abb. 23 a–c. Vorgehen bei spastisch-hypertrophischer Pylorusstenose (»Pylorospasmus«). a) Rechtsseitiger Transrectalschnitt, der cranial am Rippenbogen beginnt; b) Längsincision über dem Antrum bis nahe an die V. pylorica heran. Das Spreizen führt man am besten mit einer sogenannten Pylorusspreize oder einer abgewinkelten; Klemme aus; c) Der Spreizvorgang im horizontalen Schnitt

Unglück geschehen, soll man die Schleimhaut mit 6×0 atraumatischer Seide nähen und einen Netzzipfel auf diese Region steppen. Der Magen muß dann für mindestens 48 Stunden konsequent abgesaugt werden. In der Regel blutet es nach einer Pyloromyotomie nicht sehr stark, gelegentlich müssen aber einige Gefäße mit 6×0 atraumatischer Seide umstochen werden. Nachbehandlung: 12 Stunden nach der Operation kann die Ernährung mit 2stündlich 10 g Traubenzucker begonnen werden. Bei guter Verträglichkeit wird die Nahrung dann täglich um 100 g Milch gesteigert. Das Defizit muß jeweils parenteral ersetzt werden. Nicht unerwähnt soll bleiben, daß über die erste, mehrere hundert Patienten umfassende Serie ohne Todesfall Zenker 1933 und 1961 berichtet hat.

Atresien und Stenosen im Antrum und Pylorus

Im gesamten Darmkanal sind kongenitale Atresien verschiedenster Ausdehnung, zum Teil nur membranös, möglich. Ein Prädilektionsort ist das Antrum und der Pylorus. Während die Atresien bereits wenige Stunden nach der Geburt, spätestens nach der ersten Nahrungsaufnahme klinisch in Erscheinung treten, bieten Patienten mit Stenosen je nach Grad des Hindernisses erst Tage später eine auffällige Symptomatik, die der des Pylorospasmus identisch ist. Meist gibt die einfache Abdomen-Übersichtsaufnahme die richtige Diagnose, gelegentlich ist eine Kontrastmitteluntersuchung notwendig.

Operativer Zugang: Obere mediane Laparotomie, gelegentlich ist eine linksseitige Umschneidung des Nabels notwendig. Grundsätzlich ist bei allen Korrekturoperationen im Neugeborenenalter von Wichtigkeit, daß der Zugang weit genug ist, so daß das gesamte Abdomen inspiziert werden kann und man zu den immer außerordentlich diffizilen operativen Maßnahmen an den feinen zarten Gebilden genügend Platz hat. Nirgends gilt der Ausspruch englischer Chirurgen mehr als in der Neugeborenenchirurgie: »small incision, small brain«! Eine weitere wichtige Regel in der gastrointestinalen Chirurgie bei Neugeborenen lautet: Das Hindernis in jedem Fall direkt angehen und versuchen es direkt zu beseitigen. Sind Umgehungsoperationen notwendig, sind diese auf kürzestem Wege vorzunehmen. Am Magen ist die früher häufig geübte Gastroenterostomie überholt und nur absoluten Notsituationen vorbehalten.

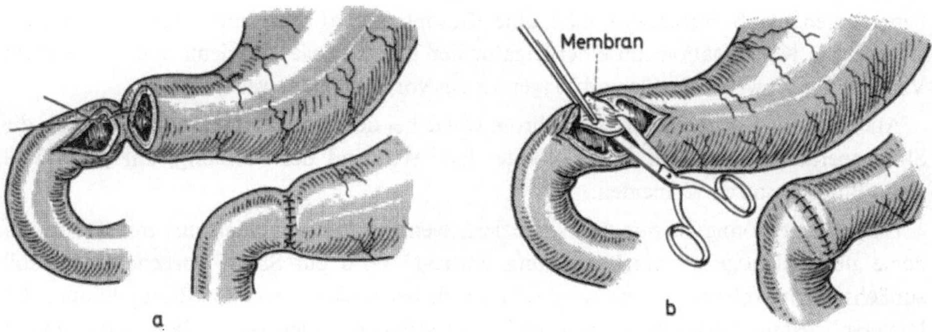

Abb. 24a u. b. Operatives Vorgehen beim kongenitalen Pylorusverschluß. a) Vorgehen bei Atresie: Oberhalb und unterhalb der Stenose wird quer zum Lumen incidiert, nach caudal eine zusätzliche Längsincision vorgenommen, um kongruente Lumina zu erhalten. Einschichtige Naht erst der Hinter- und dann der Vorderwand; b) Vorgehen bei Membranstenose oder -atresie: Längsincision über der Stenose, Excision der Membran und Naht der Längsincision in querer Richtung

Handelt es sich um eine Membranatresie, was unschwer zu erkennen ist, wird im Längsverlauf des Darmkanals incidiert, die Membran dargestellt und excidiert (Abb.24). Dann wird die Längsincision in querer Richtung wieder vernäht. Ist die Kontinuität des Darmkanals unterbrochen, so empfehlen wir folgendes Vorgehen: Zuführender und abführender, blind endender Magen-Darmschenkel werden am unteren und oberen Pol quer incidiert. Der meist überaus hypoplastische abführende Darmschenkel erhält dann zusätzlich noch eine Längsincision in aboraler Richtung, so daß dann kongruente Lumina miteinander vereinigt werden können.

Operatives Vorgehen bei portaler Hypertension mit Oesophagusvaricen

Im Gegensatz zum Erwachsenenalter ist die Ursache einer portalen Hypertension im Kindesalter mit großem Übergewicht entweder eine Fehlbildung der Pfortader oder eine abgelaufene Pfortaderthrombose – nicht selten nach Nabelveneninfusionen und Blutaustauschtransfusionen –, die meist im Sinne einer cavernösen Transformation wieder partiell rekanalisiert wurde. Die Lebercirrhose als Folge einer frühkindlichen oder Neugeborenen-Hepatitis ist die Ausnahme. Das gleiche gilt für die kongenitale Leberfibrose.

Es hat sich gezeigt, daß die sogenannten Palliativmaßnahmen zur Beherrschung von blutenden Oesophagusvaricen wie die thorakale oder abdominelle Oesophagusvaricenumstechung mit und ohne Ligatur der V. coronaria ventriculi, der queren Kardiadurchtrennung mit anschließender Reanastomosierung, der Vossschulteschen Dissektionsligatur, der Splenektomie sowie die intrathorakale Verlagerung der Milz mit einer Rezidiv-Blutungshäufigkeit von 50% belastet sind. Aus diesem Grunde vertreten wir heute die Auffassung, daß grundsätzlich die Shuntoperation anzustreben ist. Nach den grundlegenden Arbeiten von Clatworthy ist in der Kinderchirurgie die cavo- oder iliacomesenteriale Anastomose fester Bestandteil im Therapieplan der portalen Hypertension geworden. Eine derartige Anastomose läßt sich bereits bei Einjährigen durchführen. Die Wahl des richtigen Shuntverfahrens – auch die spleno-renale und mesenterico-renale stehen zur Diskussion – muß bestimmt werden durch eine präoperative Spleno-Portographie und eine intraoperative Mesenterio-Portographie, jeweils kombiniert mit einer Druckmessung. Eine Shuntoperation sollte aber nicht bei einer bestehenden Blutung vorgenommen werden. Läßt sich eine Blutung konservativ durch Sengstakensonde nicht beherrschen, muß intraabdominell eine Oesophagusvaricen- und Fundusvaricenumstechung in Kombination mit einer Ligatur der V. coronaria ventriculi und der venösen Verbindungen zwischen Milz und Magenfundus vorgenommen werden.

Auch bei der kongenitalen Leberfibrose sowie bei der Lebercirrhose empfehlen wir die Shuntoperation, wenn ein Kind geblutet hat. Wir sind der Meinung, auf jeden Fall einen Blutungstod zu vermeiden.

Eine Splenektomie ist nur dann indiziert, wenn ein Hypersplenismus mit Thrombopenie und splenogener Markhemmung vorliegt. Wird ein Shunt vorgenommen, soll zunächst nicht splenektomiert werden, da sich bei funktionierender Blutumleitung der Hypersplenismus zurückbildet. Tut er das in seltenen Fällen nicht, dann kann immer noch sekundär die Milz entfernt werden.

Operatives Vorgehen bei Kardia- und Oesophagusvaricenumstechung: Großer linksseitiger Rippenbogenrandschnitt. Eröffnung der Bursa omentalis, Skelettierung der kleinen Kurvatur mit Unterbindung und Durchtrennung der V. coronaria ventriculi

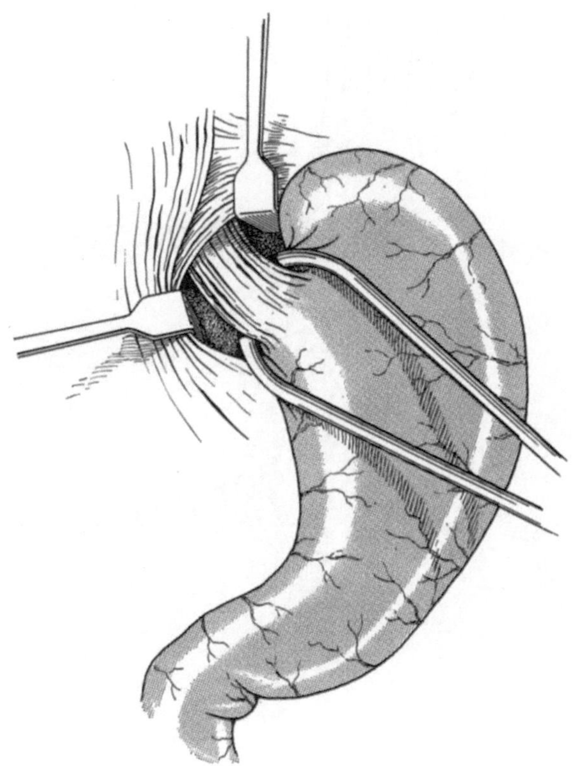

Abb.24c u. d. Vorgehen bei abdomineller Oesophagus- und Kardiavaricenumstechung bei portaler Hypertension; c) Präparation des terminalen Oesophagus und des Hiatus oesophageos mit Mobilisierung des terminalen Oesophagus (identisch dem Vorgehen bei Hiatushernien). Der Oesophagus wird angeschlungen; d) Längsincision des terminalen Oesophagus über die Kardia hinaus in den Magen hinein. Die Varicen werden durch fortlaufende Nähte ligiert

(Abb. 24). Danach Unterbindung und Durchtrennung der Venen des Ligamentum gastro-lienale.

Nunmehr Präparation der Kardia und des terminalen Oesophagus wie im Kapitel Hiatushernie dargestellt, was aber wegen der starken Vascularisation schwierig ist. Anschlingen des Oesophagus, der in Ausdehnung von 5 bis 6 cm dargestellt wird. Danach eröffnet man den Magen 2 QF unterhalb der Kardia und führt diese Incision bis etwa 5 cm (je nach Alter und Größe des Kindes) in den Oesophagus hinein. Die dabei eröffneten, oft stricknadelstarken und stark blutenden Venen werden zunächst mit Balkenklemmen gefaßt, mit denen auch Magen- und Oesophaguswundränder auseinandergehalten werden. Nunmehr umsticht man die meist in 3 Strängen in Erscheinung tretenden Oesophagusvaricen der Kardia und des Oesophagus mit kurzen fortlaufenden Nähten. Es muß hier betont werden, daß es entscheidend wichtig ist, den Oesophagus weit genug aus dem Mediastinum mobilisiert zu haben, was uns aber nie Schwierigkeiten bereitet hat. Man erreicht von abdominal her immer die von Stelzner beschriebene Zone des terminalen Oesophagus, in der die Varicenpakete submukös verlaufen. Nach fortlaufender Umstechung der Varicen werden dann nach Lösen der Balkenklemmen die bei der

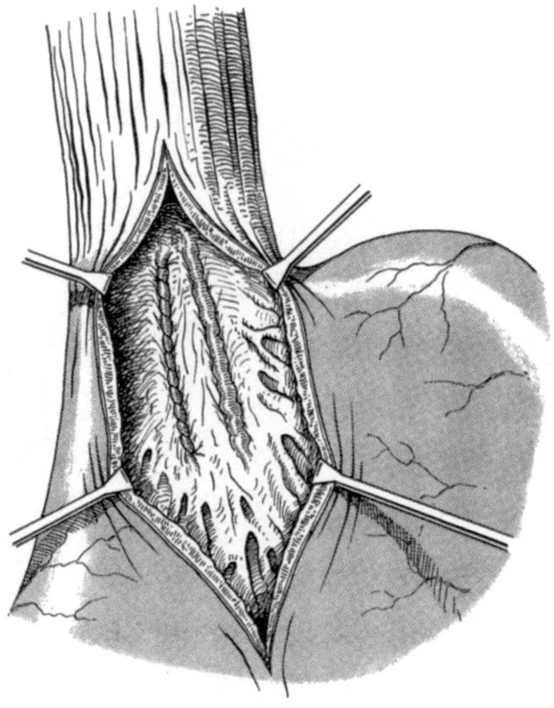

Abb. 24d

Incision eröffneten Venen umstochen. Danach verschließt man in Längsrichtung sehr sorgfältig und einschichtig die Oesophago- und Gastrotomie. Röntgenstudien postoperativ haben gezeigt, daß in einer beachtlichen Zahl von Fällen, offensichtlich durch Läsionen von Vagusfasern, ein funktioneller Pylorospasmus auftritt mit dem Ergebnis von Entleerungsstörungen und Dilatation des Magens sowie auch einer Refluxoesophagitis. Aus diesem Grunde empfehlen wir, die Kardia- und Oesophagusvaricenumstechung mit einer Pyloroplastik zu beenden.

Iliaco- oder cavo-mesenteriale Anastomose (Abb. 25): Ausgedehnte mediane Laparotomie vom Processus xiphoideus bis zur Symphyse. Aufsuchen einer Mesenterialvene und Einbinden eines Plastikkatheters zur Vornahme der Druckmessung im Pfortaderbereich und direkten Mesentericoportographie. Abpräparieren des Caecums, Colon ascendens, sowie der rechten Colonflexur von der lateralen Bauchwand bis zur Mittellinie. Darstellen und Anschlingen der V. cava, der rechten und linken V. iliaca, der A. iliaca dextra und des Ureters. Mobilisierung des Duodenums in seiner Pars descendens und horizontalis. Die V. cava wird bis in die Region des Einmündens der Nierenvenen vollständig mobilisiert, nach caudal die rechte V. iliaca bis über die Teilungsstelle der V. iliaca externa und interna hinaus. Nunmehr lagert man das vorher nach links medial geschlagene rechte Colon wieder zurück und präpariert die V. mesenterica cranialis. Da diese meist in einem recht dicken Mesenterialgewebe eingebettet liegt, empfiehlt es sich, von der relativ leicht zu identifizierenden V. iliocolica nach cranial zu präparieren. Die cavernöse Transformation der Pfortader beginnt in der Regel erst jenseits des Zusammenflusses von V. mesenterica superior und V. lienalis. Für die Anastomose eignet sich am besten der cranialste Teil der V. mesenterica superior unmittelbar vor dem Zusammen-

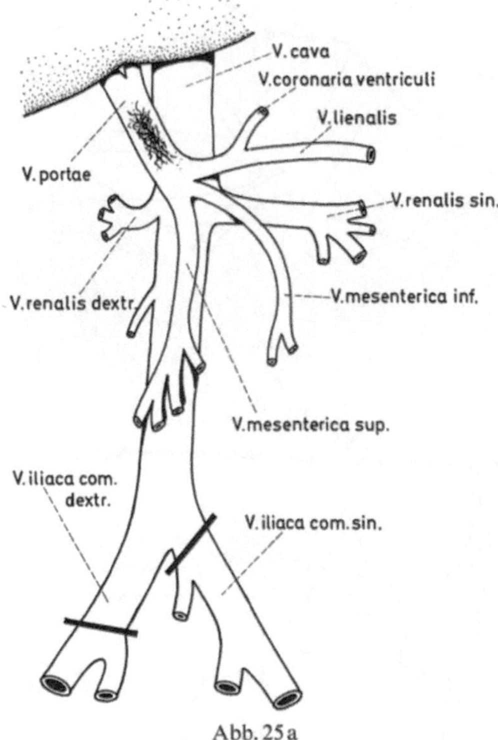

Abb. 25a

Abb. 25a–f. Operatives Vorgehen bei iliaco-mesenterialer Anastomose. a) Topographie vom Pfortader- und Cavastromgebiet. Die Balkenstriche zeigen die Durchtrennungsebene der Venae iliacae; b) Nach ausgiebiger medianer Laparotomie wird das rechte Colon mobilisiert und präliminar nach links verlagert; c) Nach Mobilisation der V. cava einschließlich ihrer Bifurkation und der rechten V. iliaca wird diese in der Höhe des Abgangs der V. iliaca interna durchtrennt. Die Durchtrennung der linken V. iliaca erfolgt unmittelbar distal der Bifurkation. Die Anastomose wird dann mit dem Stamm der V. mesenterica superior ausgeführt; d) Die V. mesenterica superior wird mit durch $1^1/_2$fache Umschlingung mit vorher eingeweichten und damit weichgewordenen, nicht zu dünnen Catgutfäden umschlungen. Vor der Anastomose werden diese Fäden angezogen und durch Klemmen, die nahe am ligierten Gefäß angelegt werden, vor dem Aufgehen geschützt. Dann entnimmt man aus der V. mesenterica superior ein wetzsteinförmiges Segment; e) Die Anastomose wird mit 7×0 atraumatischem Etiflex vorgenommen, hintere fortlaufende Nahtreihe; f) Naht der Vorderwand durch Einzel-0-Nähte

fluß mit der V. lienalis. Es werden nun alle zu dieser Region hinführenden Mesenterialvenen mit vorher gut eingeweichten nicht zu dünnen Catgutfäden 1 mal zirkulär umschlungen, um für die Zeit der Anastomose Bluttrockenheit zu erreichen. Das Anlegen einer Klemme hat sich bei den feinen Mesenterialvenen nicht bewährt. Es wird nun in das Mesocolon rechts von der V. mesenterica superior ein etwa 1-DM-Stück-großer Schlitz präpariert, durch den die V. cava oder V. iliaca zur V. mesenterica superior später hindurchgeleitet wird. Dann mißt man die Entfernung von der V. mesenterica superior zur V. cava etwa in der Höhe des unteren Nierenpols und hat nun diejenige Distanz, die die zur Anastomose zu verlagernde V. cava und V. iliaca überbrücken muß. Danach wird als erstes die V. iliaca sinistra ligiert und durchtrennt und danach die V. iliaca dextra am besten unmittelbar in ihrer Teilungs-

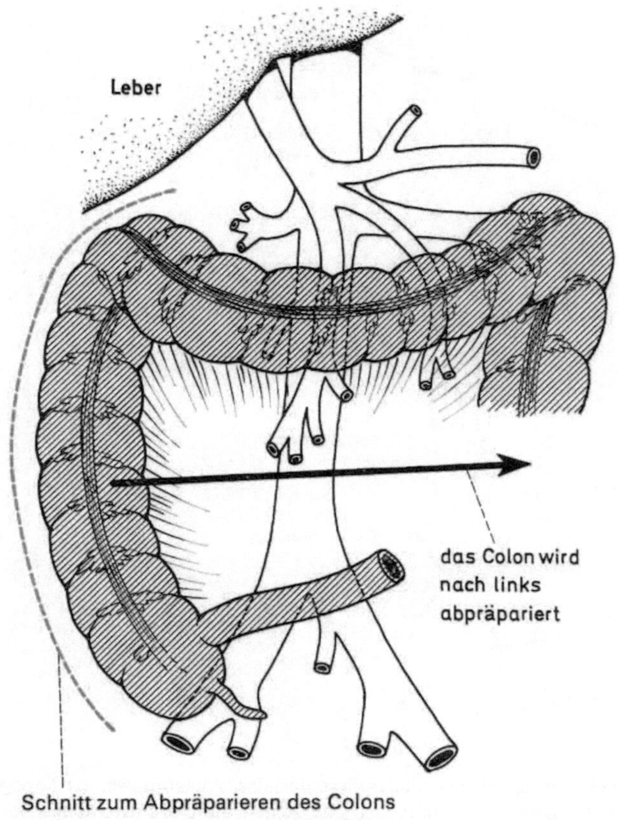

Abb. 25 b

stelle in V. iliaca interna und externa. Man hat dann einen relativ breiten Venenanteil zur Anastomose zur Verfügung. Die V. cava wird vorher etwas unterhalb des Zuflusses der Nierenvenen entweder mit einer sehr weichen Gefäßklemme oder einer weichen präliminaren Catgutumschlingung abgeklemmt. Dann nimmt man die Anastomose End-zu-Seit zwischen der V. iliaca und der V. mesenterica superior vor. Als Nahtmaterial hat sich uns 7×0 atraumatisches Etiflex bewährt. Die Hinterwand nähen wir fortlaufend, die Vorderwand mit evertierenden Einzelnähten. Die Verwendung einer Lupenbrille erscheint uns eine wichtige Voraussetzung für die exakte Anastomose im Kleinkindesalter zu sein. Nach Beendigung der Gefäßnaht wird als erstes die Drosselung der V. cava aufgehoben und danach der Zufluß der Mesenterialvenen. Der funktionelle Effekt der Shuntoperation, d. h. die Drucksenkung im Pfortaderbereich wird dann durch eine Druckmessung verifiziert. Das vorher mobilisierte Colon ascendens wird nach Einlegung eines Drains im Retroperitonealraum an die laterale Bauchwand mit einigen Einzelnähten wieder fixiert.

Das Funktionieren der Anastomose kann postoperativ an folgenden Kriterien abgelesen werden: Rückgang des Hypersplenismus, insbesondere Normalisierung der Thrombozytenzahl, Verkleinerung der Milz, Rückgang der Oesophagusvaricen sowie eventuell durch eine Spleno-Portographie. In jenen Fällen, in denen der Hypersplenismus sich nicht zurückbildet – was zur Seltenheit gehört – ist später eine Splenektomie indiziert.

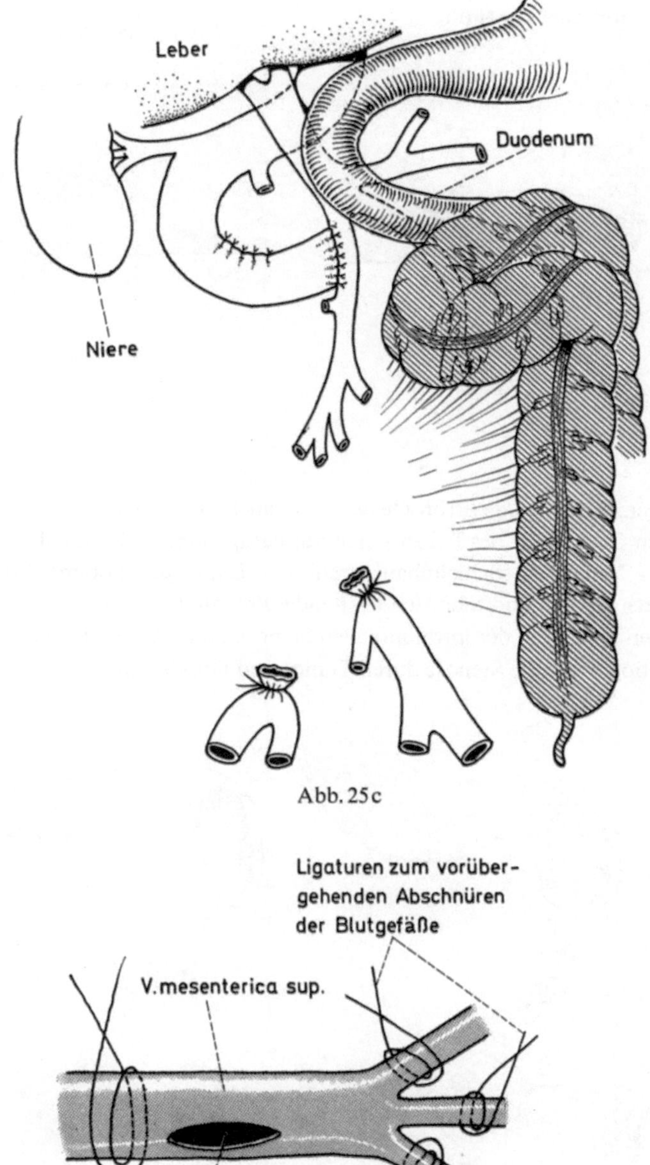

Abb. 25c

Abb. 25d

E. Stenosen und Atresien des Duodenums

Man könnte dieses Kapitel auch überschreiben »der duodenale Ileus« und damit gleich auf die Wichtigkeit des klinischen Bildes hinweisen. Den verschiedenen, ätiologisch oft ganz unterschiedlichen Formen des duodenalen Ileus ist als Leitsymptom das Erbrechen, welches meist gallig, aber dann, wenn das Hindernis oral der Papilla vateri sitzt, nicht

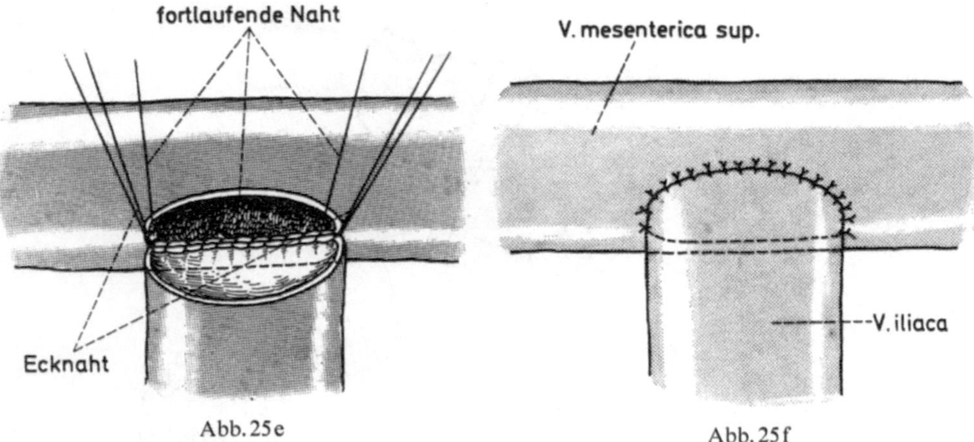

Abb. 25e

Abb. 25f

gallig ist, gemeinsam. Das Erbrochene kann auch wie bei der Hiatushernie und bei Hindernissen im Bereich des Pylorus hämatinhaltig sein, und zwar dadurch, daß es im überdehnten Magen zu Schleimhautrissen und Blutungen kommt. An Formen von Duodenalverschlüssen und Stenosen im Kindesalter sind hier abzuhandeln (Abb. 26) die verschiedenen Spielarten der intraluminalen Stenosen und Atresien, das Pancreas anulare, die Malrotation sowie die Stenose durch Tumor und Duplikatur.

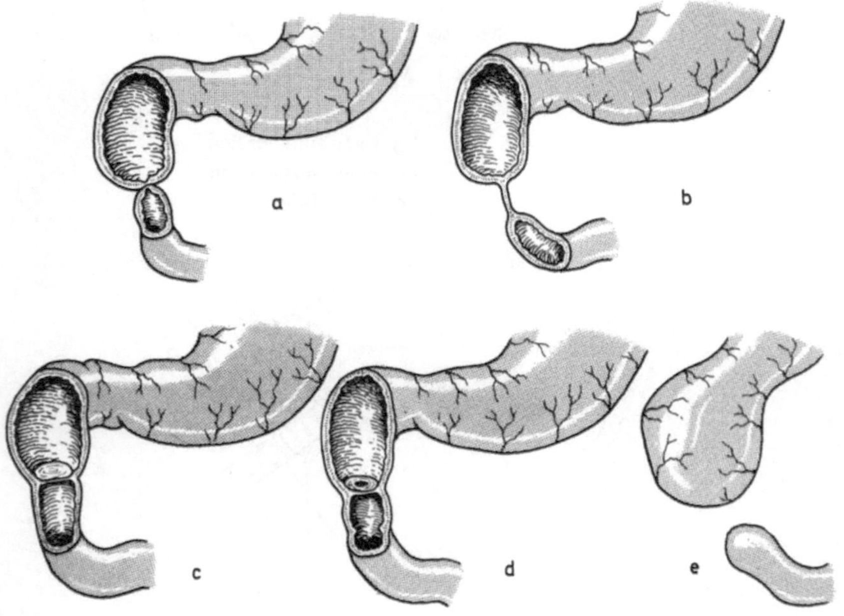

Abb. 26a–h. Formen des Duodenalileus. a) Komplette Atresie; b) Atresie mit strangartiger Umwandlung eines Duodenalsegmentes; c) Membranatresie; d) Membranstenose; e) Atresie mit vollständiger Kontinuitätstrennung; f) Pancreas anulare. Die Bauchspeicheldrüse legt sich ringförmig um das Duodenum – meist cranial der Papilla vateri – und komprimiert dadurch das Lumen; g) Adhäsionen im Bereich des Duodenums bei Malrotation mit dem Caecum; h) Einengung des Duodenallumens bei Duodenalduplikatur

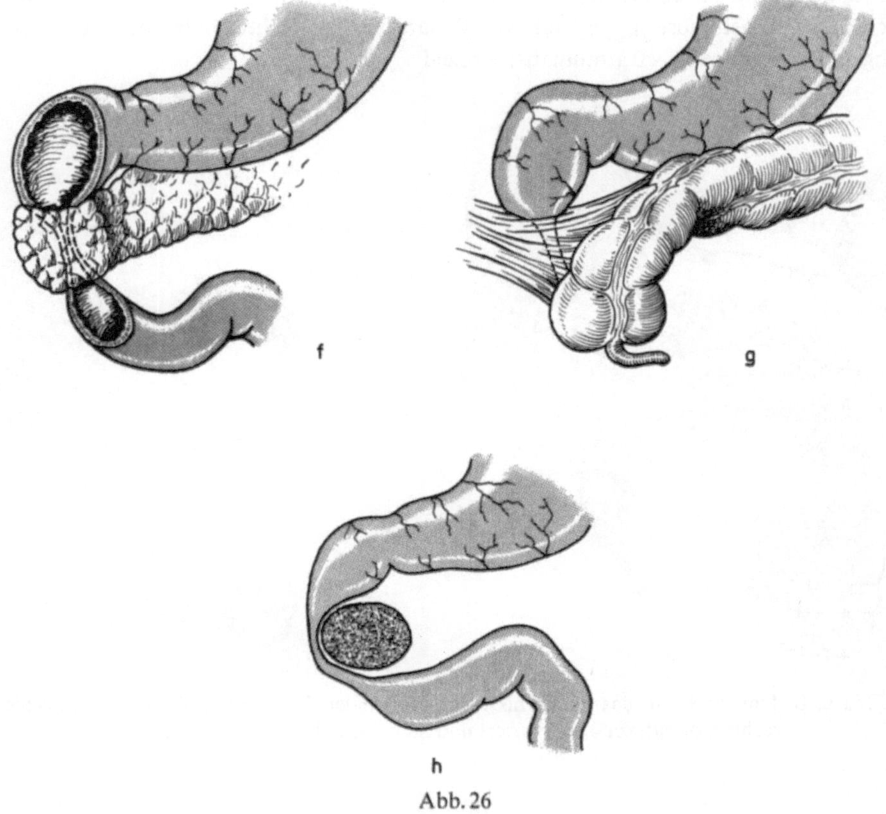

Abb. 26

Membranöse Atresien und Stenosen

Zur Korrektur soll heute entweder das Rehbeinsche Verfahren der Membransprengung oder die Membranexcision empfohlen werden. In jedem Fall ist aber vorher das Hindernis sorgfältig zu präparieren und darzustellen. Dazu ist es notwendig, das Colon ascendens und die rechte Colonflexur samt dem dazugehörigen Mesocolon bis an die Flexura duodeno-jejunalis abzupräparieren (Abb. 27). Entscheidet man sich für die Rehbeinsche Membransprengung, so wird oral des Hindernisses das Duodenum quer incidiert und nun mit einem Hegarstift die Membran gesprengt und danach die Stenose wiederum mit Hegarstiften soweit dilatiert, daß eine einwandfreie Passage möglich erscheint (Abb. 28). Dieses Verfahren hat aber den Nachteil der Perforationsgefahr, so daß wir mehr empfehlen, die Stenose, ähnlich wie beim Pylorus beschrieben, längs zu incidieren, die Membran zu excidieren und dann die Längsincision quer zu vernähen (Heineke – von Mikulicz) (Abb. 28). Man muß bei diesem Verfahren sehr darauf achten, bei der Excision nicht die Papilla vateri zu lädieren. Wie für alle Ileusfälle im Neugeborenenalter empfehlen wir auch hier, den Eingriff mit einer Gastrostomie zu beenden.

Bei Atresien mit vollständiger Kontinuitätstrennung soll nicht wie früher geübt, eine Duodeno Jejunostomie, sondern eine direkte Duodeno-Duodenostomie vorgenommen werden. Folgendes Vorgehen wird hier empfohlen: Quere Incision beider blind endenden Darmschenkel; um kongruente Lumina zu erhalten, wird auf der dem Mesenterium abgewandten Seite der abführende Schenkel zusätzlich längs incidiert (Abb. 30). Danach einschichtige Anastomose in der auf Abb. 2 dargestellten Nahttechnik mit 5 oder bei Frühgeburten eventuell 6×0 atraumatischer Seide.

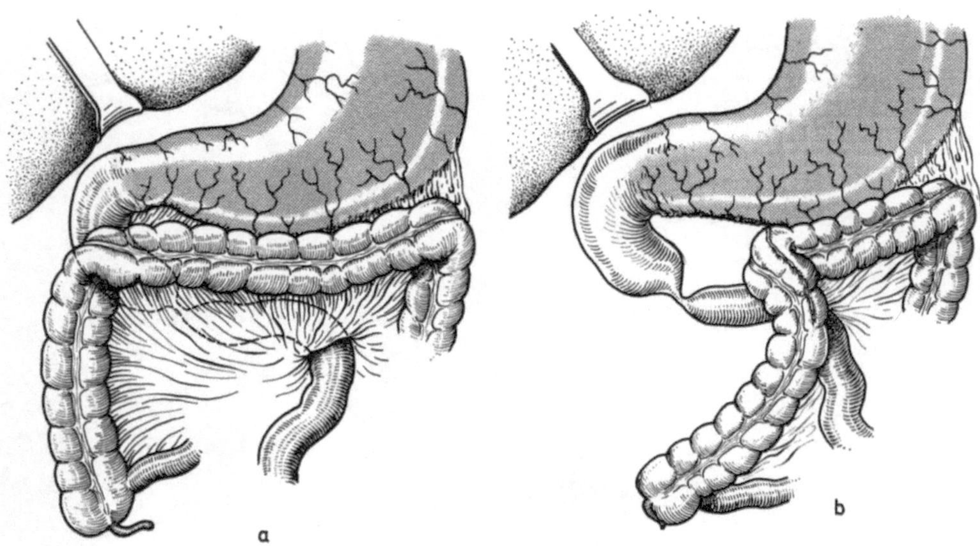

Abb. 27a u. b. Um direkt an das Hindernis beim duodenalen Ileus heranzukommen, muß die rechte Colonflexur abpräpariert und nach medial verlagert werden

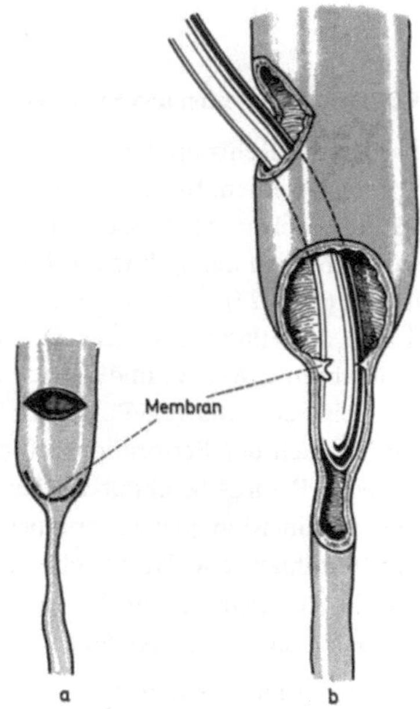

Abb. 28a u. b. Vorgehen nach Rehbein bei Membranatresie oder Stenose a) oberhalb des Hindernisses wird das Duodenum quer incidiert; b) Einführen von Hegarstiften und Sprengung der Atresie oder der Stenose

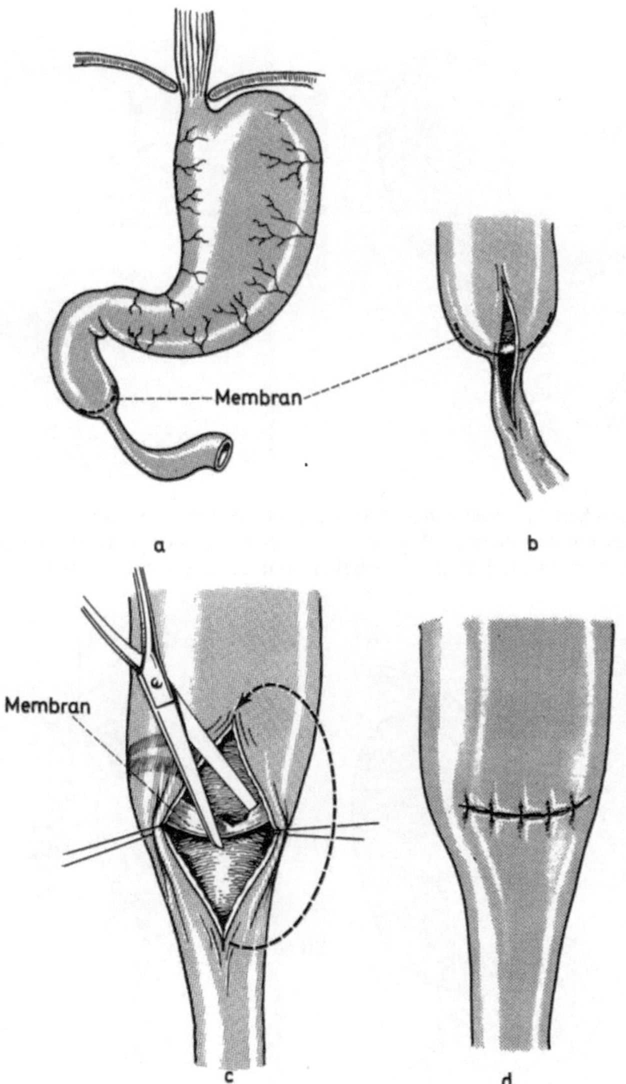

Abb. 29a–d. Direkte Excision einer duodenalen Membran. a) Situs einer Membranatresie; b) Längsincision über dem Hindernis; c) Excision der Membran; d) Quere Naht der Längsincision

Vorgehen bei Pancreas anulare

Diese im Rahmen des duodenalen Ileus recht häufige Fehlbildung ist nur zu erkennen, wenn, wie in Abb. 27 dargestellt, das rechte Colon und Mesocolon weit nach medial präpariert worden ist. Es darf nie der schnürende Pankreasring durchtrennt werden! Die Methode der Wahl ist eine Duodeno-Duodenostomie. Oberhalb und unterhalb des schnürenden Pankreasringes wird das Duodenum jeweils quer incidiert. Ist der abführende Schenkel von erheblich geringerem Kaliber, empfiehlt sich zusätzlich eine Längsincision wie in Abb. 31 dargestellt.

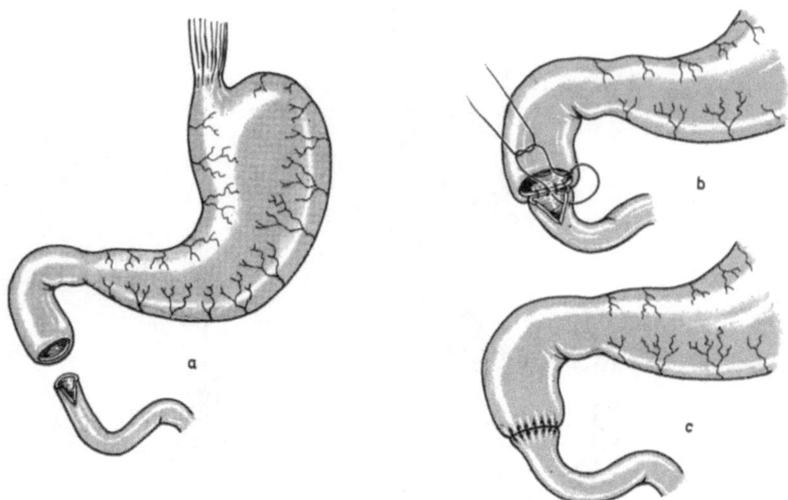

Abb. 30a–c. Vorgehen bei kompletter Atresie. a) Horizontale Incision vom tiefsten Punkt des Blindsackes, Excision des obersten Poles des abführenden Duodenums, zusätzliche Längsincision um kongruente Lumina zu erhalten; b u. c) Einschichtige Anastomose

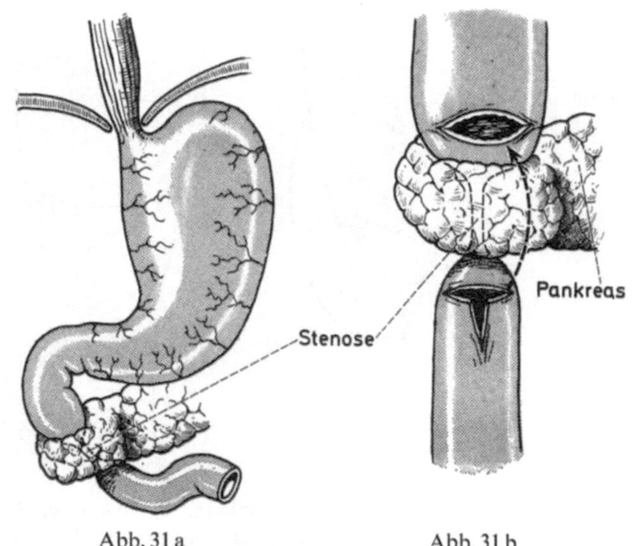

Abb. 31a Abb. 31b

Abb. 31a–d. Vorgehen bei Pancreas anulare. a) Situs der Fehlbildung; b) Horizontale Incision etwa 1 mm vom oberen Rand des Pankreasringes im zuführenden Duodenalschenkel, ebenfalls horizontale Incision 1 mm distal des Pankreasringes im Bereich des abführenden Duodenums mit zusätzlicher Längsincision; c u. d) Einschichtige Anastomose erst der Hinterwand, dann der Vorderwand; d) Zeigt im Schnitt die fertige Umgehungsanastomose

Manche Kinderchirurgen empfehlen, bei Anastomosen im Duodenum sowie auch bei Nahtvereinigungen im hohen Jejunum über die Anastomose eine ernährende Sonde hinauszuschieben. Zu diesem Zweck wird vom eröffneten Magen her ein 5 oder 8 Charrière Plastikernährungsschläuchlein etwa 10 cm über die Anastomose aboral geführt.

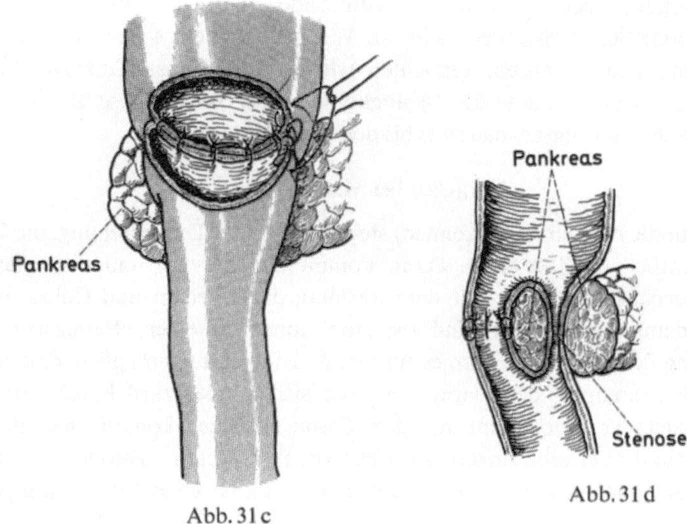

Abb. 31c

Abb. 31d

Diese Manipulation, so einfach sie scheint, ist aber außerordentlich schwierig und mühsam. Es läßt sich die Sonde nur bei noch offenen Darmlumina nach unten schieben, dabei kann nie das umgebende Operationsfeld, wie es gerade bei Neugeborenen unbedingt zu fordern ist, steril gehalten werden. Weiter ist zu vermerken, daß bei einem nicht unerheblichen Teil der Patienten die Magensonde wieder zurückrutscht. Eine weitere Gefahr dieser Darmsondierung besteht in der Möglichkeit einer Perforation durch die Sonde, wie wir es selber sowie auch Eckstein und andere Kinderchirurgen beobachtet haben,

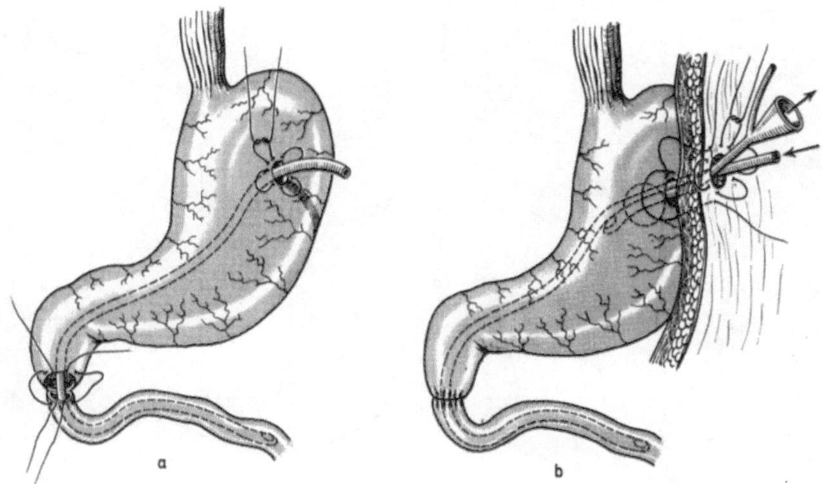

Abb. 32a u. b. Legen einer transanastomotischen Sonde bei Duodenal- und hohen Jejunalatresien. a) Nachdem die Hinterwand der Anastomose fertig ist, wird von einer Gastrostomie aus ein Ernährungsschlauch mindestens 10–15 cm über die Anastomose hinweggeschoben; b) In dieselbe Gastrotomieöffnung wird entweder ein Ballonkatheter oder ein Kasperkatheter mit eingeführt. Beide Schläuche leitet man durch eine separate Stichincision links zum Oberbauch hinaus. Die langgelassenen Fäden der Tabaksbeutelnaht am Magen werden entweder mit dem Peritoneum vernäht und verknüpft oder durch die Bauchwand durchgestochen und hier über einem Tupfer geknüpft

auch bei Verwendung neuester weicher Plastiksonden. Da wir heute in der Lage sind, Neugeborene ohne Schwierigkeiten nicht nur Wochen, sondern sogar wenn es sein muß Monate parenteral zu ernähren, verzichten wir auf die transanastomotische Darmsondierung und warten in Ruhe das Ingangkommen der Anastomose ab. In der Regel benötigt man zum Nahrungsaufbau zwei bis drei Wochen.

Vorgehen bei Malrotation

Aus einem Grunde, den wir nicht kennen, stoppt die fetale Darmdrehung, die 270 Grad umfaßt, gelegentlich bei 180 Grad. Dann kommt das Caecum und Colon ascendens im rechten Oberbauch zu liegen mit dem Resultat, daß Caecum und Colon ascendens mit dem Duodenum verwachsen und die Adhäsionen zu einer erheblichen Passagebeeinträchtigung des Zwölffingerdarmes führen. Es ist aber auch möglich, daß nach Stop der fetalen Darmdrehung der Darm praktisch sich wieder zurückdreht, so daß in schwersten Fällen das Duodenum vor dem Colon zu liegen kommt, oder daß innige Verklebungen und Verwachsungen zwischen dem Caecum, Duodenum und den oberen Dünndarmschlingen entstehen. Die Symptomatik bei einer Malrotation, die zwar

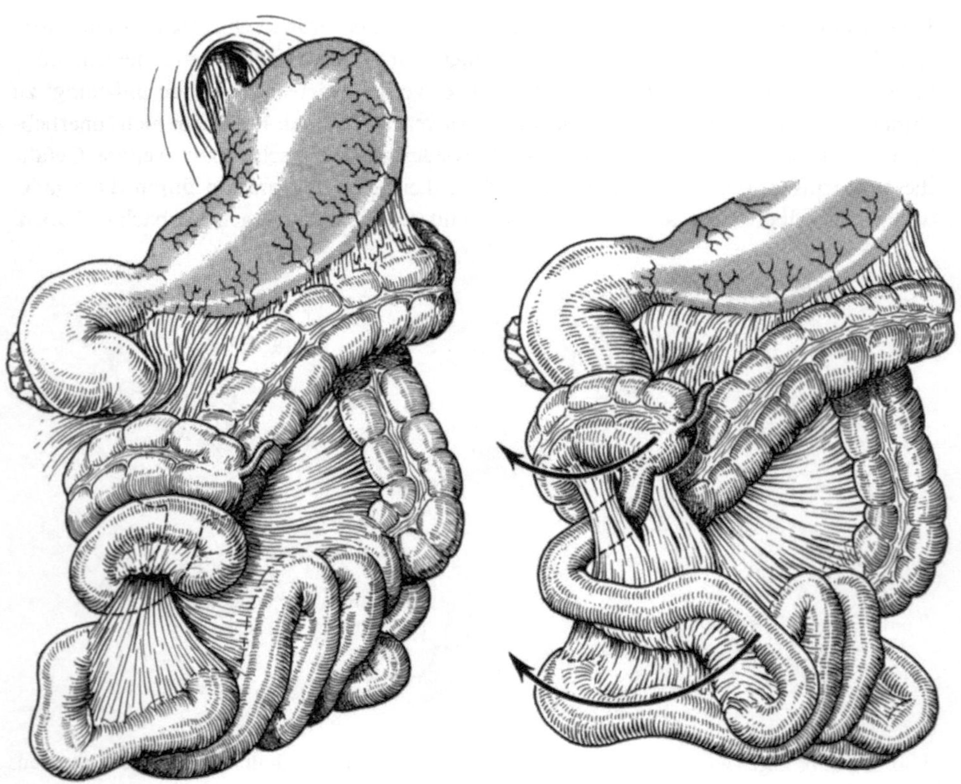

Abb. 33a–d. Vorgehen bei Malrotation. a) Situs einer Malrotation 1 (nach Grob) und zusätzlichem Dünndarmvolvolus; b) Der Volvolus wird zurückgedreht und dabei sämtliche Adhäsionen gelöst; c) Das gesamte Duodenum muß vollständig von Adhäsionen befreit werden; d) Die Därme werden dann so gelagert, daß das Colon in der linken und der Dünndarm in der rechten Leibeshälfte zum Liegen kommt

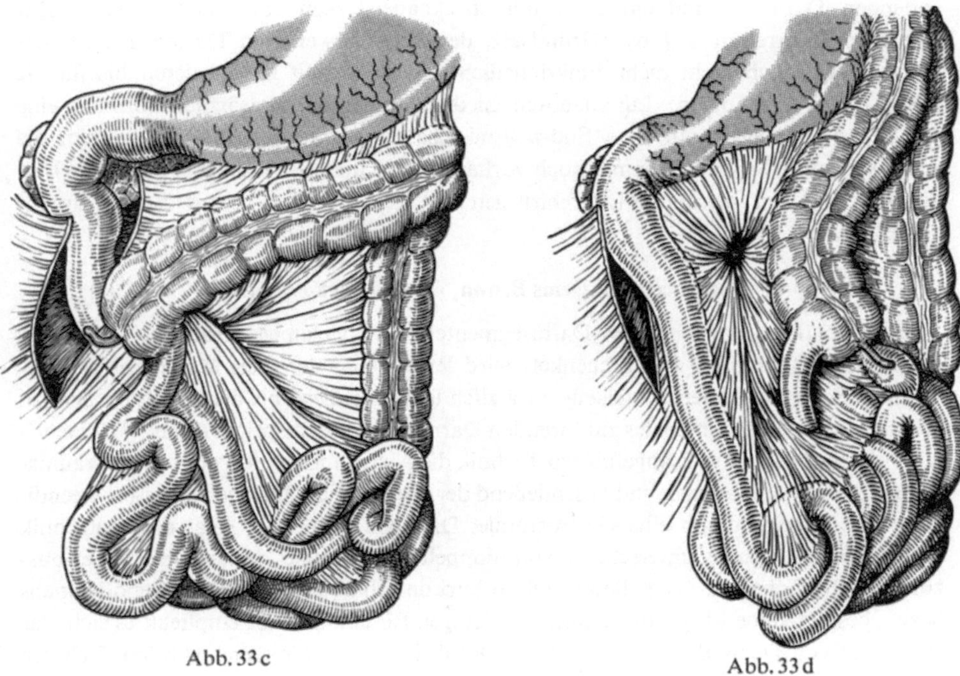

Abb. 33c

Abb. 33d

meist im Neugeborenen- oder jungen Säuglingsalter, aber gelegentlich auch im späteren Lebensalter – seltener bei Erwachsenen – anzutreffen ist, entspricht immer der eines mehr oder weniger kompletten duodenalen oder hohen Dünndarmileus. Die Therapie besteht darin, daß alle Adhäsionen sorgfältig gelöst werden und vor allem das oft vollständig in Verwachsungen eingehüllte Duodenum vollständig befreit wird. Das ist oft eine sehr mühsame Prozedur, weil man anfänglich Schwierigkeiten in der Topographie hat.

Diese Schwierigkeiten versuchte man früher zu umgehen, indem man einfach eine Gastroenterostomie anlegte. Es gelingt aber immer, wenn man sich nur Zeit läßt und sorgfältig präpariert, das Duodenum und den oberen Dünndarm vollständig zu befreien. Danach wird dann aus der Malrotation eine sogenannte Nonrotation hergestellt. Es wird der gesamte Colon nach links und der Dünndarm nach rechts verlagert. Dabei kommt das Caecum in den linken Oberbauch zu ruhen. Um hier später bei einer eventuellen Appendicitis dem Patienten diagnostische Irrtümer zu ersparen, soll grundsätzlich eine Appendektomie vorgenommen werden.

Auch in diesem Kapitel soll betont werden, daß man sich vor Beendigung des Eingriffes absolut sicher davon überzeugen muß, daß im Darmkanal nicht zusätzlich weitere Fehlbildungen bestehen, die dann, wenn man sie finden sollte, ebenfalls zu korrigieren sind.

F. Atresien und Stenosen des Jejunums, Ileums und Colons

Im Gegensatz zum Duodenum, wo die Stenosen häufiger sind, finden wir im Bereich des Jejunums, Ileums und Colons die Atresien gegenüber den Stenosen dominierend. Immer besteht eine erhebliche, manchmal sogar groteske Dilatation des zuführenden blind endenden Darmteils und einen oft nur stricknadelstarken abführenden Darm. Zur operativen Korrektur gilt der Grundsatz, den stark erweiterten Darmabschnitt, der in der Regel auch nicht mehr funktionstüchtig wird, soweit zu resezieren, bis für die Anastomose annehmbare Luminaunterschiede bestehen. Grundsätzlich soll nie eine Seit-zu-Seit-, sondern nur eine End-zu-End-Anastomose hergestellt werden. Um die auch nach einer Resektion immer noch vorhandenen Kaliberunterschiede auszugleichen, hat sich bei den meisten Kinderchirurgen die Technik nach Denis Brown durchgesetzt.

Vorgehen nach Denis Brown, »end-to-back«-Technik

Nach Resektion des erweiterten Darmsegmentes und sparsamer Abtragung des oralen Endes des abführenden Darmschenkels wird letzterer an der dem Mesenterium abgewandten Seite, auf seinem »Rücken« zusätzlich längs incidiert, bis diese Incision dem zu anastomosierenden Lumen des zuführenden Darmschenkels entspricht (Abb. 34). Danach wird wie in der in Abb. 2 angeführten Technik die Anastomose mit 5 oder 6×0 atraumatischer Seide vorgenommen und anschließend der Mesenterialschlitz verschlossen. Beendigung des Eingriffs durch eine Gastrostomie. Die eben dargelegte Anastomosentechnik ist aber nur für Lumenunterschiede vom doppelten, höchstens dreifachen Kaliber auszuführen. Bei hohen Atresien, die also relativ kurz unterhalb der Flexura duodeno-jejunalis liegen, besteht keine Möglichkeit einer ausgiebigen Resektion. Hier empfiehlt es sich, das Verfahren von Denis Brown mit dem von Rehbein zu kombinieren (Abb. 35). Rehbein empfiehlt den stark erweiterten oralen Darmschenkel trichterförmig zu verjüngen, indem

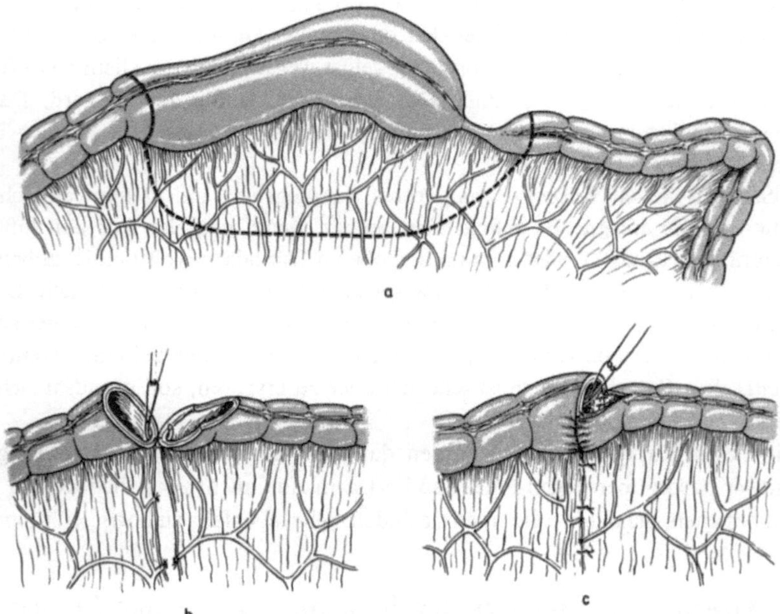

Abb. 34a–c. Darmresektion mit end-to-back-Anastomose. a) Es wird der gesamte, stark dilatierte Anteil des Darmes reseziert; b) Der abführende Darmschenkel wird auf der dem Mesenterium abgewandten Seite (Rückseite) soweit längsincidiert, bis kongruente Lumina zur Anastomose bestehen; c) Einschichtige invertierende Herzog-Anastomose

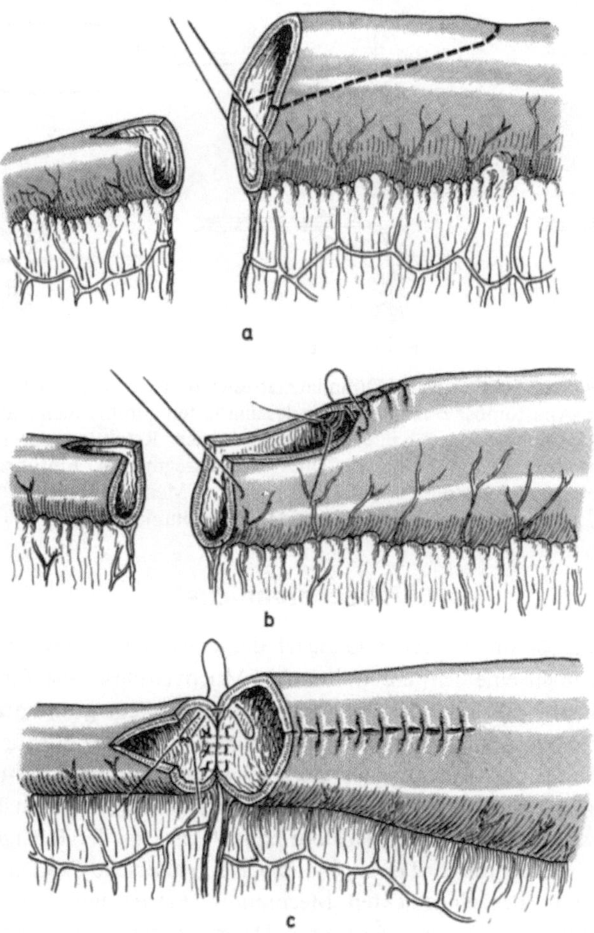

Abb. 35a–c. Vorgehen bei hohen Jejunalatresien, bei denen der stark dilatierte Darmabschnitt nicht reseziert werden kann: Excision eines Keiles aus dem zuführenden stark dilatierten Darm nach Rehbein. a) Der abführende Schenkel, links im Bild, wird auf seiner Rückseite längsincidiert. Aus dem zuführenden Schenkel wird ein dreieckiges Darmsegment entnommen; b) Die Naht beginnt mit dem Verschluß der Segmententnahme. Es entsteht dadurch ein sich trichterförmig verjüngender Darm; c) Einschichtige invertierende Anastomose mit 4 oder 5×0 atraumatischer Seide oder Etiflex

man aus ihm ein dreieckiges Segment entnimmt. Es wird dann zuerst die Region der Entnahme des dreieckigen Gewebsteiles vernäht und danach die Anastomose nunmehr annähernd kongruenter Lumina zwischen zu- und abführendem Schenkel vorgenommen.

Rehbein empfiehlt jüngst bei Atresien den stark dilatierten zuführenden Darmschenkel entweder gar nicht oder nur sehr sparsam zu resezieren, End-zu-End-anastomosieren und dann eine Doppel-Lumensonde in den zuführenden Darmschenkel derart einzunähen, daß ein dünnerer, der Ernährung dienender Sondenteil über die Anastomose in das aborale Darmsegment eingelegt wird, während ein im Lumen stärkerer Sondenschenkel am zuführenden Darmteil die Darmsekrete ableitet. Die Doppellumensonde wird transabdominal herausgeleitet. Die abgesaugten Darmsäfte können aufgefangen und in den aboralen Darmschenkel wieder zugeführt werden.

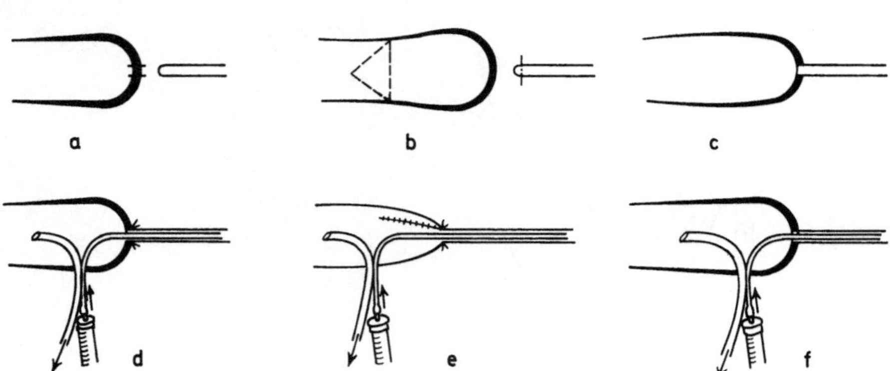

Abb. 36a–f. Doppellumensondierung bei Dünndarmatresien und Stenosen (nach Rehbein). a u. d) Direkte End-zu-End-Anastomose ohne Resektion des dilatierten zuführenden Darmschenkels mit Einführen der Doppellumensonde; b u. e) Anastomose nach Resektion des stark dilatierten zuführenden Darmschenkels und Entnahme eines Dreiecksegmentes. Einführen der Doppellumensonde wieder oral der Anastomose; c u. f) Vorgehen bei Membranstenose durch Perforation der Membran und Einlegen der Doppellumensonde

G. Meconiumileus

Der Meconiumileus ist die schwerste Gangart der enteralen Mucoviszidose. Meistens besteht zusätzlich noch eine schwere pulmonale Mucoviszidose, die für die Prognose letztlich entscheidend ist. Während früher beim Meconiumileus grundsätzlich laparotomiert werden mußte, gilt das heute in der unbedingten Konsequenz nur für jene Fälle, bei denen entweder die Diagnose nicht sicher geklärt werden kann oder wenn es primär zu Komplikationen gekommen ist, wie Meconiumperitonitis oder Perforation. Die Verdachtsdiagnose, daß es sich um eine Mucoviszidose handelt, ist aus der Röntgen-Leer-Übersichtsaufnahme zu stellen durch das sogenannte Neuhausersche Zeichen: Einer eigenartigen Schummerung des eingedickten Meconiums. Ferner findet man gelegentlich feinste Luftansammlungen im sonst luftleeren Darm. Besteht der Verdacht auf einen Meconiumileus, wird heute gefordert, unbedingt einen Colonkontrasteinlauf mit Gastrographien vorzunehmen und zu versuchen, einmal mit dem Kontrastmittel die eingedickten Meconiumbestandteile von der Darmwand des Colons und untersten Ileums zu lösen und weiterhin das Kontrastmittel bis in das stark dilatierte obere Ileum und Jejunum vordringen zu lassen. Gelingt dieses, so wird nun durch die starke Hyperosmolarität des Gastrographins aus der Darmwand eine große Flüssigkeitsmenge abgesondert, das eingedickte Meconium also mit der Flüssigkeit vermengt und kann dann per vias naturalis abgesetzt werden. Zahlreiche Pädiater, Kinderchirurgen und pädiatrische Röntgenologen, u. a. auch wir selber, haben so auf konservativem Wege den Meconiumileus überwinden können. Kommt man konservativ aber nicht zum Ziel oder ist es aus anderen Gründen notwendig zu laparotomieren, so hat sich heute folgendes operatives Vorgehen durchgesetzt:

Verfahren nach Koop

Es wird der stark dilatierte Darmabschnitt reseziert und dann ein 8-Charrière-Plastikernährungsschläuchlein in den abführenden Dünndarm eingeschoben und nun 5%ige Traubenzuckerlösung eingespritzt, damit löst man die stark eingedickten Meconiumteile vom unteren Dünndarm und Colon und kann sie dann retrograd ausmassieren. Es gelingt aber selten, alle eingedickten Meconiumteile zu entfernen. Aus diesem Grunde muß Vorsorge getroffen werden, auch weiterhin noch den abführenden Darm zu spülen bis die Passage frei ist und aus dem zuführenden Darmschenkel die stauenden Darmsekrete abzuleiten. Dazu dient die Koop-Anastomose (Abb. 37a u. b): Das orale Ende des abführenden Darmschenkels wird in die rechte untere Bauchhaut eingepflanzt und das aborale Ende des zuführenden Darmes wird End-zu-Seit mit dem abführenden Schenkel anastomosiert. Das Ileostoma kann nun einmal, wenn die Darmpassage nach unten noch nicht gebahnt ist, als sogenanntes Überlaufventil wirken und zum anderen ist es möglich, durch diese Öffnung nach oral einzugehenden Darminhalt abzusaugen sowie

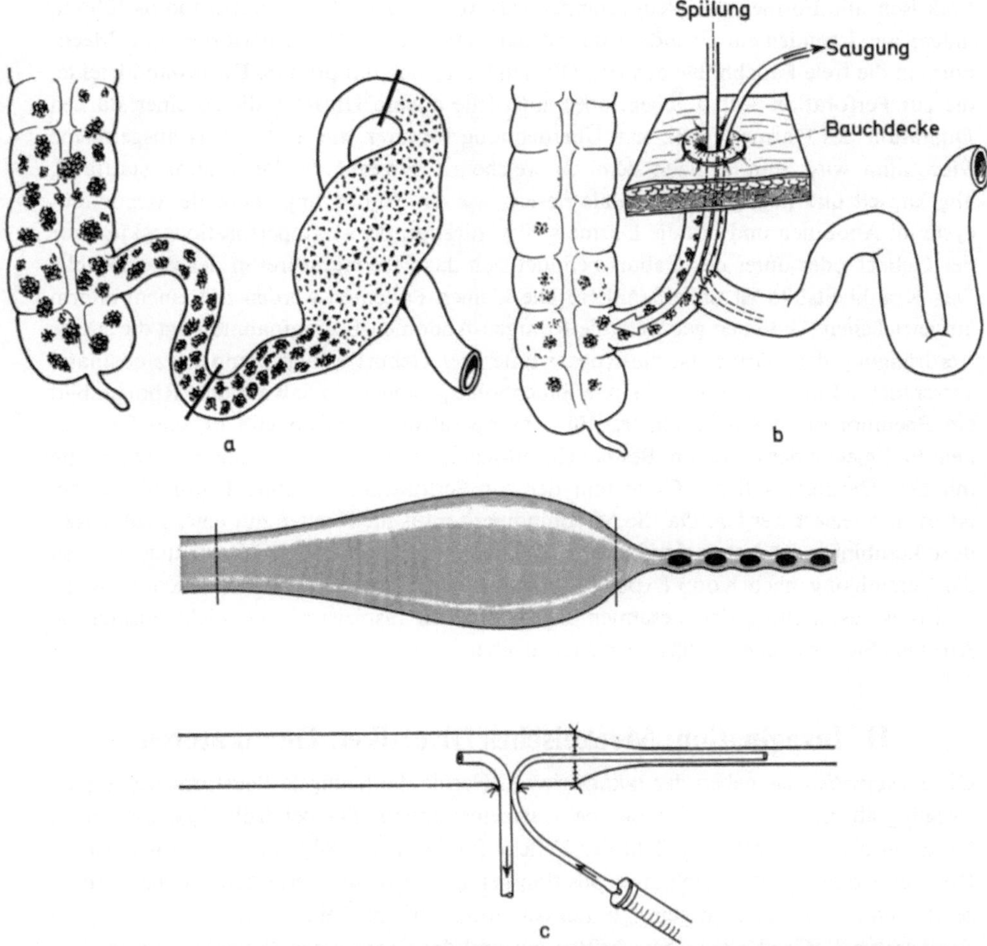

Abb. 37a–c. Operatives Vorgehen bei Meconiumileus. Methode Koop: a) Resektion des stark dilatierten Ileums. b) Das orale Ende des abführenden Darmschenkels wird zur Bauchwand herausgeleitet und der zuführende Schenkel End-zu-Seit in den abführenden Schenkel eingenäht. Das Ileostoma kann einmal zum Spülen benutzt werden, zum anderen kann der Darminhalt bei noch nicht funktionierender Anastomose aus dem zuführenden Darmschenkel abgeleitet werden. Man kann die Plastikschläuchlein zum Spülen und zum Saugen während des Eingriffes einlegen. c) Vorgehen nach Rehbein. Nach Resektion des stark dilatierten zuführenden Darmschenkels wird eine End-zu-End-Anastomose vorgenommen und die Doppellumensonde zum Spülen und Saugen eingelegt

Pankreonlösungen in den abführenden Darmschenkel zu installieren. Zu irgend einem späteren Zeitpunkt, nach gutem Gedeihen des Kindes, läßt sich ohne Mühe extraperitoneal das Ileostoma verschließen. Santulli näht das orale Ende des zuführenden Darmes als Ileostoma in die Haut und verbindet den abführenden Schenkel End-Seit mit dem zuführenden, also umgekehrt wie Koop.

Rehbein bringt auch beim Meconiumileus seine Doppellumensonde zur Anwendung. Nach Resektion des stark dilatierten Darmteils anastomosiert er End-zu-End und führt oral der Vereinigung die Doppellumensonde ein, deren dünner Schenkel aboral zum Spülen und deren dicker oral zur Sekretableitung dient (Abb.33c).

Meconiumperitonitis

Praktisch alle Formen des Neugeborenenileus können zur Meconiumperitonitis führen, indem aus irgendeinem Grunde während der Fetalzeit der Darm perforiert und Meconium in die freie Bauchhöhle austritt. Oft handelt es sich um primäre Darmwanddefekte, die zur Perforation Anlaß geben, aber auch jede andere Ursache, die zu einer starken Dilatation des Darmes führt, hat Überdehnungsrupturen zur Folge. Das ausgetretene Meconium wird nun, je nach dem, zu welchem Zeitpunkt die Perforation stattfand, abgekapselt und liegt gelegentlich als riesige, wie ein Tumor imponierende Meconiumcyste im Abdomen und hat die Därme weit verdrängt. Bei Darmperforationen kurz vor der Geburt oder unter der Geburt befindet sich das Meconium frei in der Bauchhöhle. Das Krankheitsbild ist unverkennbar: Die kleinen Patienten werden mit einem enorm aufgetriebenen Abdomen geboren, die Röntgen-Abdomen-Leeraufnahme zeigt die starke Verdrängung der Därme. Ist die Ruptur unter der Geburt erfolgt, kann kurz postnatal verschluckte Luft ebenfalls in die freie Bauchhöhle gelangen, so daß auf dem Röntgenbild ein Pneumoperitoneum imponiert. Für das operative Vorgehen gibt es kein Schema, kein Fall gleicht dem anderen. Besteht eine »Meconiumcyste«, oft in inniger Verwachsung mit den Därmen, soll die Cyste und der zur Perforation führende Darmteil wie bei Atresien reseziert werden. Da die Meconiumperitonitis nicht selten mit einer Mukoviszidose kombiniert ist, hat es sich bewährt, bei den immer notwendigen Darmanastomosen die Vereinigung nach Koop (Abb.33) vorzunehmen. Besonders bei der Meconiumperitonitis ist es wichtig, den gesamten Darmkanal zu inspizieren, um nicht zusätzliche Atresien, Stenosen oder Adhäsionen zu übersehen.

H. Invagination, Meckelsches Divertikel, Duplikaturen

Die *Invagination* ist neben der inkarzerierten Hernie die häufigste Ileusform des jungen Säuglingsalters, meist als ileocolische Darmeinstülpung. Da bei früh diagnostizierten Fällen in einer beachtlichen Zahl der Fälle – Ravitsch gibt 80% an – die konservative Röntgen-Colon-Kontrasteinlauf-Reposition gelingt, ist dieses Verfahren durchaus angezeigt, wenn noch keine ausgeprägte Ileussituation vorliegt, keine Peritonitis besteht, die Temperatur 38 Grad nicht überschritten hat und der Chirurg den Patienten mit gesehen hat, so daß nach Mißlingen des konservativen Versuches unverzüglich operiert werden kann.

Operativer Zugang: Mediane Laparotomie. Zur Reposition empfiehlt sich der sogenannte Hutchinsonsche Handgriff, d. h. daß das Invaginat von oral her ausmassiert wird (Abb. 34). Man soll nicht versuchen, am aboralen Darmschenkel zu ziehen, Einrisse und Abrisse sind leicht die Folge. Gelingt die Desvagination nicht, soll nicht wie früher entweder das Invaginat vorgelagert oder eine intravaginale Anastomose vorgenommen,

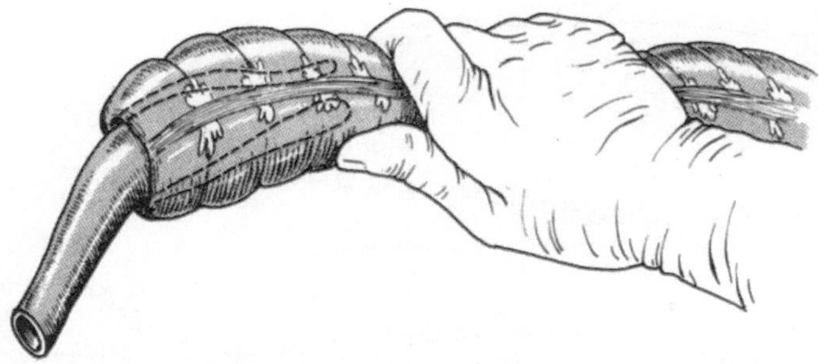

Abb. 38. Sogenannter Hutschinsonscher Handgriff zur Reponierung einer Invagination. Nach Möglichkeit greift die ganze Hand, bei Neugeborenen und jungen Säuglingen Daumen und 2 Finger den Darm distal des Invaginates und drückt es nach oral aus

sondern das Invaginationskonglomerat reseziert und dann der Darm End-zu-End vereinigt werden. Gelang aber die Desvagination, soll das terminale Ileum nach Noble gefaltet werden, wobei die unterste Dünndarmschlinge dem Caecum und Colon ascendens angelagert wird, um eine Reinvagination zu verhindern. Bestehen nach einer Desvagination nur die geringsten Zweifel an der Intaktheit des invaginiert gewesenen Darmes, soll man diesen Abschnitt resezieren und eine End-zu-End-Anastomose vornehmen.

Meckelsches Divertikel

Die operative Versorgung des Meckelschen Divertikels entspricht vollkommen dem der Operation eines Ductus omphaloentericus (Abb.9).

Duplikaturen

Man unterscheidet zwischen sphärischen und tubulären Formen der Duplikaturen, die im gesamten Magen-Darm-Kanal angetroffen werden. Die Duplikaturen werden entweder durch Auftreten von Ileussymptomen erkannt oder führen zu Blutungen. Da die

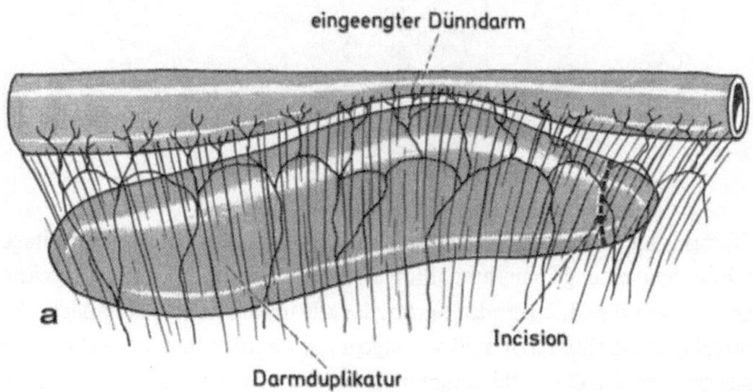

Abb.39a–e. Operatives Vorgehen bei Darmduplikaturen nach Waterston. a) Ein Pol der Duplikatur wird in ihrem Serosa- und Muscularisanteil incidiert unter sorgfältiger Schonung der Mucosa; b) Muscularis und Serosa werden mit Balkenklemmen gefaßt und nun mit einem Präpariertupfer im submukösen Bereich die Schleimhaut von der Muscularis abgelöst; c) Von dem Gegenpol der Duplikatur wird von einer Incision aus eine Balkenklemme oder Allisklemme eingeführt und die präparierte Gegenseite gefaßt und d) zurückgezogen unter gleichzeitigem Präparieren mit einem Präpariertupfer in der submukösen Schicht; e) Nach vollständigem Herauslösen der Schleimhaut werden ein Drain in die Duplikatur eingelegt und die beiden Polincisionen verschlossen

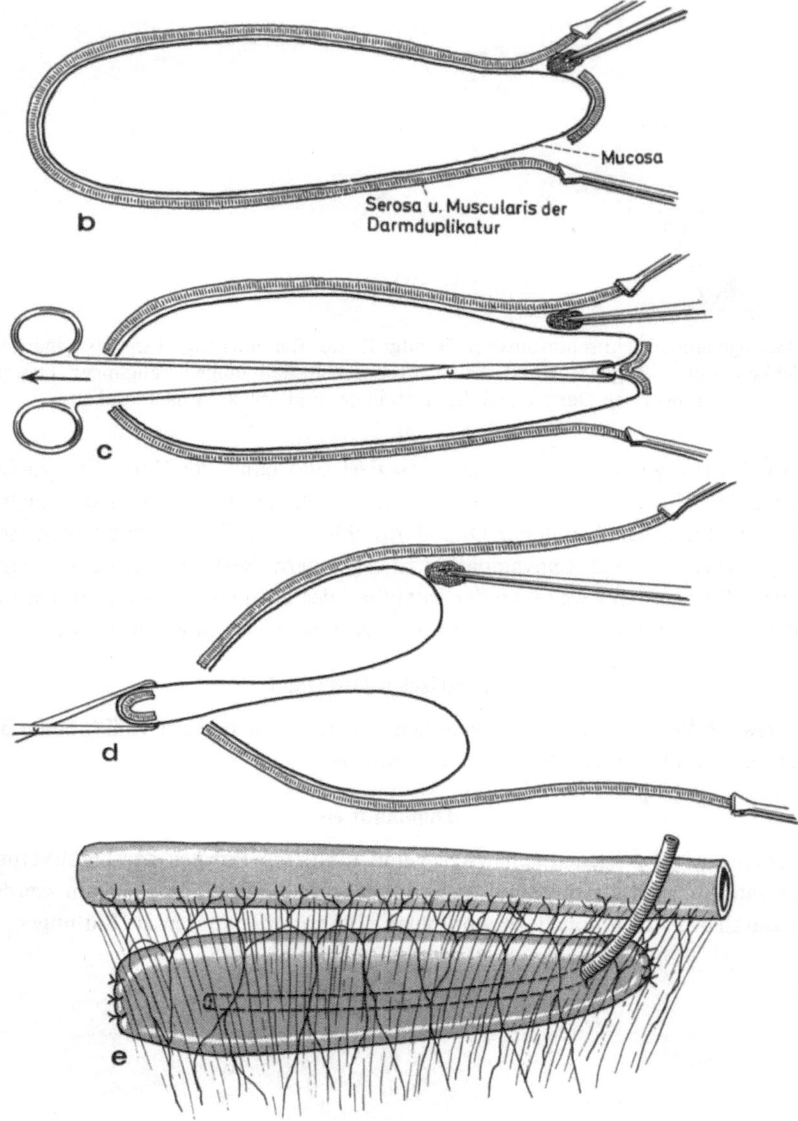

Abb. 39 b-e

Doppelbildungen immer eine innige Verbindung mit dem »normalen« Darm haben und praktisch mit dem eine gemeinsame Blutversorgung besitzen, ist die Resektion der Duplikatur mit dem ihm anlagernden »normalen« Darmabschnitt unerläßlich. Auch bei sehr langstreckigen Duplikaturen muß so vorgegangen werden, nur sehr selten führen bei diesen Anastomosen der Doppelbildung mit dem benachbarten normalen Darmabschnitt zur Heilung. Meistens rezidivieren Blutungen und eine Subileussymptomatik. Eine besondere Situation liegt ohne Frage bei Duplikaturen des Duodenums vor. Wollte man den oben aufgestellten Grundsatz der Resektion befolgen, käme nur eine Duodeno-Pankreatektomie in Frage, die aber zumindest als Ersteingriff nicht indiziert ist. Wir haben in einem Fall in mühseliger Präparation eine als enterogene Cyste imponierende Duplikatur des Duodenums herauspräparieren können unter teilweiser Mitnahme einer kleinen Muscularispartie des normalen Duodenums. Andere Autoren empfehlen, die Duplikatur samt der Duodenalwand zu entfernen und den Defekt im Duodenum mit einer nach Roux ausgeschalteten Dünndarmschlinge zu anastomosieren. Duplikaturen des Magens lassen sich in der Regel wegen der Größe des Organs mit der dazugehörigen Darmwand resezieren. Im Fundus und Corpusbereich läßt sich der Magen in Längsrichtung wieder vereinigen, bei Duplikaturen im Antrum ist eine Gastroduodenostomie etwa nach Billroth I angezeigt. Eine neue Möglichkeit bei langstreckigen Duplikaturen, insbesondere thorako-abdominalen, ohne Resektion zum Ziel zu gelangen, schlug Waterston vor: Ausschälung der Mucosa, der Duplikatur nach dem Prinzip der submukösen Rectumschleimhautaushülsung bei Atresia ani. Man incidiert vorsichtig die Serosa und Muscularis der cystischen oder tubulären Duplikatur, klemmt beides mit Balkenklemmen an und löst nun mit dem Präpariertupfer Schritt für Schritt die Schleimhaut in der submukösen Schicht von der Muscularis ab. Bei langstreckigen tubulären Duplikaturen beginnt man am oralen Pol mit der Aushülsung, eröffnet dann den unteren Pol, führt eine Kornzange nach oral, faßt die Schleimhaut und zieht sie nach aboral durch unter fortwährender schiebender Präparation mit dem Präpariertupfer von cranial her. In den von Schleimhaut entblößten »Sack« wird ein Drain eingelegt und dieser dann verschlossen. Er verklebt und obliteriert rasch (Abb.39).

I. Megacolon congenitum (Hirschsprungsche Erkrankung)

Die Bezeichnung Megacolon ist an und für sich falsch, denn die Megabildung des Colons ist nur das sekundäre Produkt der weiter distal im Darm liegenden Erkrankung: Einer Aganglionose, die meist das Rectum und untere Sigma, seltener das linke Colon, sehr selten das gesamte Colon und in Ausnahmefällen den ganzen Intestinaltrakt befallen kann. Die Symptomatik richtet sich nach dem Alter des Patienten und nach der Länge des aganglionären Segmentes und reicht vom akuten Ileus der Neugeborenen bis zur chronischen Obstipation, die gelegentlich erst im Kleinkindes- oder Schulalter dekompensieren. Durch das bessere Wissen um die Hirschsprungsche Erkrankung wird heute die Mehrzahl der Patienten im Säuglingsalter diagnostiziert und operiert. Die Diagnose wird gesichert durch die Kombination des Röntgen-Colonkontrasteinlaufes, der Histochemie und der Manometrie.

Über das operative Vorgehen sowie über den Zeitpunkt der Operation herrscht noch keine Einigkeit. Während manche Kinderchirurgen der Meinung sind, daß im Neugeborenenalter und ersten Trimenon man konservativ durch tägliche Darmspülungen behandeln soll – unter anderen Ehrenpreis - um dann im zweiten Trimenon die Resektion des aganglionären Segmentes vorzunehmen, ist eine andere Kinderchirurgengruppe, zu der wir gehören, der Ansicht, daß nach Stellung der Diagnose bei Neugeborenen und Säuglingen im ersten Trimenon ein Anus praeter angelegt werden soll, um dann nach Erholung des kleinen Patienten, also etwa nach 2 bis 3 Monaten in einer Sitzung den Anus praeter und das aganglionäre Segment zu resezieren. Wir stützten unsere Meinung darauf, daß tägliche hohe Darmspülungen nicht selten zur Darmperforation durch unsachgemäßes Einführen des Darmrohres vorkommen können, und daß die Eltern selten in der Lage sind, sachgemäß die täglichen Spülungen vorzunehmen und im Falle einer stationären Behandlung, die sich ja über Monate erstrecken müßte, die Gefahr des Hospitalismus nicht zu unterschätzen ist.

Anlage des Anus praeter

Beim Megacolon soll der Anus praeter etwa 3 bis 4 QF oral des Lumensprunges zwischen engem und erweitertem Darmabschnitt angelegt werden, also unbedingt im Gesunden. Wenn man sich bei der Laparotomie seiner Sache nicht sicher ist, hilft hier die histologische Schnellschnittuntersuchung, um mit letzter Sicherheit den Kunstafter im Gesunden zu plazieren. Wir bevorzugen ein etwas modifiziertes Verfahren nach Nixon, dessen wesentliches Prinzip darin besteht, permanent zu verhindern, daß der vorgelagerte Colonabschnitt wieder zurückschlüpft, was bei Säuglingen viel häufiger der Fall ist als bei Erwachsenen. Es wird eine dreieckige Incision in dem Bauchabschnitt vorgenommen, wo der vorzulagernde Darmabschnitt sich befindet, also beim Sigma im linken Unterbauch (Abb. 40). Das Dreieck wird so gewählt, daß ein nach lateral gestielter dreieckiger Hautzipfel präpariert werden kann. Aus den gegenüberliegenden Incisionsrändern wird zur Erweiterung der Wunde je ein kleines Hautsegment entnommen. Danach incidiert man die Fascie, spreizt stumpf die Muskulatur, eröffnet das Peritoneum und lagert dann den Colonabschnitt vor. Er wird jetzt durch atraumatische Seidenknopfnähte mit dem Peritoneum verbunden. Danach führt man den dreieckigen Hautzipfel durch eine vorher präparierte kleine Mesenteriallücke unter dem Darm durch, so daß dieser praktisch auf

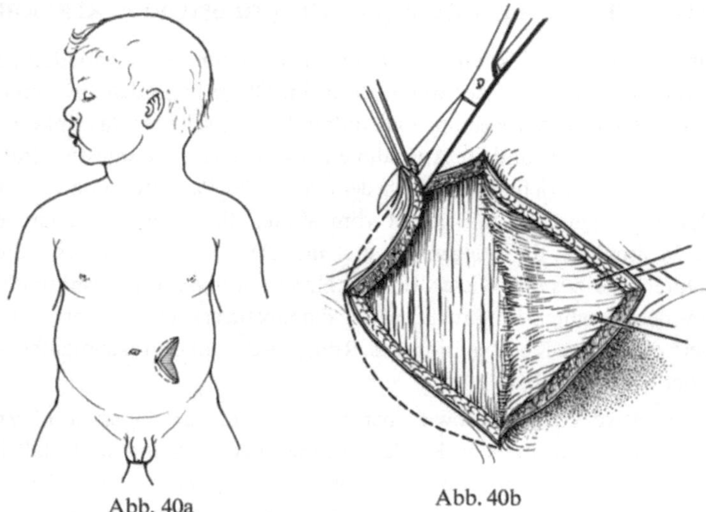

Abb. 40a–e. Anus praeter-Anlage nach Nixon. a) Anus praeter-Anlage am Sigmoid; im Bereich des linken Unterbauches wird ein nach lateral gestielter dreieckiger Hautlappen umschnitten; b) Die beiden Hautränder gegenüber dem dreieckig präparierten Lappen werden excidiert; c) Durch Längsincision des M. rectus oder, wenn der Schnitt weiter lateral liegt, der Internus- und Transversusmuskulatur, Eröffnung des Abdomens, Identifizierung des Sigmas. Die Sigmaschleife wird dann vorgelagert, das Mesocolon incidiert und der dreieckig präparierte Hautlappen durch die Mesocolonincision durchgezogen und d) mit der gegenüberliegenden Haut vernäht. Vorher wird mit einigen atraumatischen Nähten der Darm mit dem Peritoneum vernäht. Der Scheitelpunkt der vorgelagerten Sigmaschlinge wird dann quer incidiert und der Darm mit den Hauträndern vernäht; e) Situs nach fertiger Operation

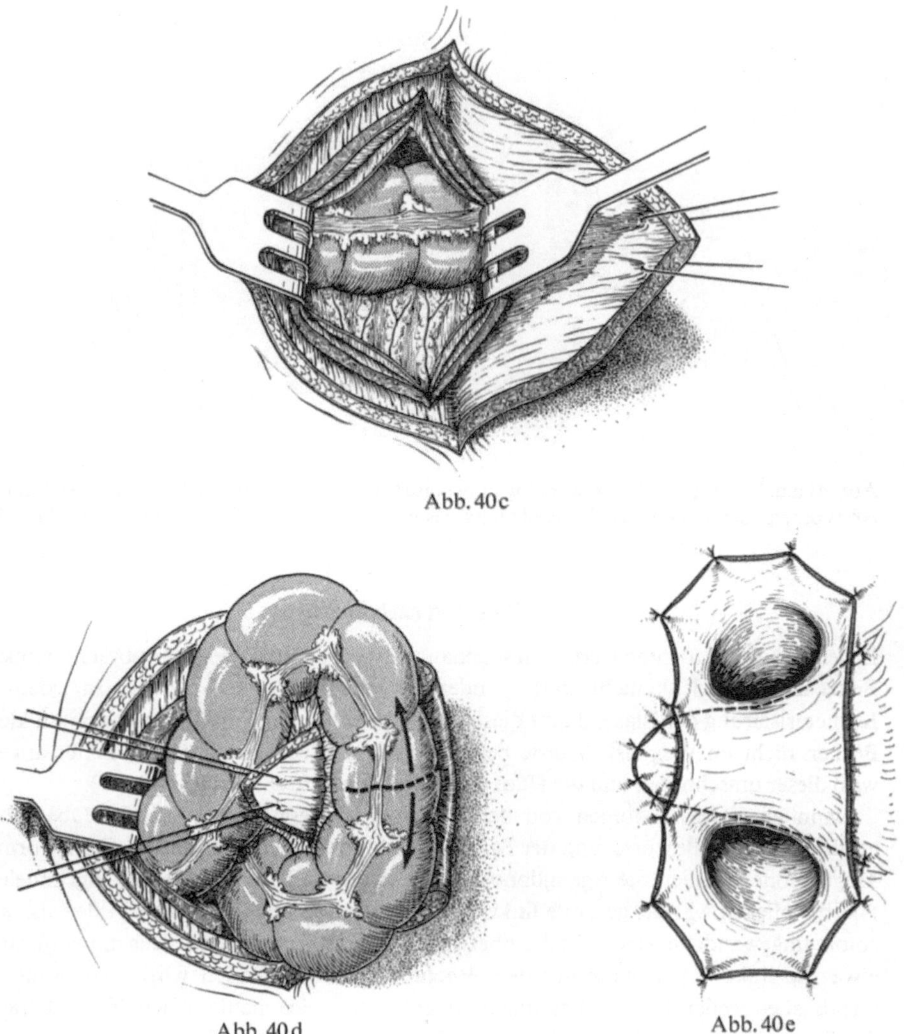

Abb. 40c

Abb. 40d

Abb. 40e

der Hautbrücke reitet. Der Hautzipfel wird durch Rückstichnähte mit der ihm gegenüberliegenden Haut vernäht. Danach incidiert man mit dem elektrischen Messer in querer Richtung das Colon über der Hautbrücke, und zwar nur in der halben Circumferenz. Die Ränder der Darmincision werden dann mit der Haut vernäht, und zwar sinngemäß in der auf Abb. 2 dargelegten Darmnahttechnik. Als Nahtmaterial kein Catgut, sondern nichtresorbierbare Fäden.

Die definitive Operation wird dann nach einwandfreiem Gedeihen des Kindes etwa 2 bis 3 Monate später durchgeführt. Es soll betont werden, daß die Indikation zur primären Resektion des aganglionären Segmentes durchaus auch bei sehr jungen Säuglingen gestellt werden kann, wenn sie sich in gutem Zustand befinden und nicht einen akuten Ileus aufweisen oder eine längere Phase eines chronischen Subileus durchgemacht haben.

Für die Resektion stehen uns heute mehrere Verfahren zur Verfügung, die in der Hand des Erfahrenen gleich gute funktionelle Spätergebnisse aufweisen.

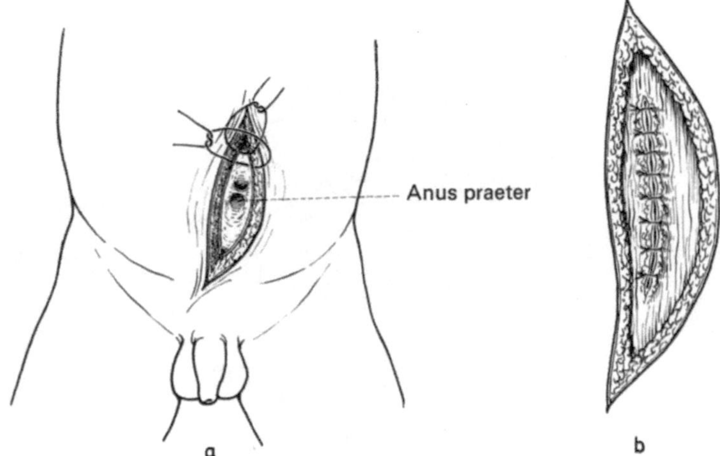

Abb. 41 a u. b. Vorgehen bei Megacolon congenitum nach Soave mit gleichzeitiger Resektion eines Anus praeter sigmoideus. a) Umschneidung des Anus praeter und b) Vereinigung der Hautränder über dem Kunstafter

Vorgehen nach Soave

Lagerung: Die Patienten werden in sogenannte Steinschnitt-Lagerung gebracht, wobei die Beine im Hüftgelenk nicht stark, sondern nur mäßig gebeugt werden. In jedem Fall Katheterisierung der Blase, damit diese immer leer ist und bei der Präparation im kleinen Becken nicht im Wege ist. Wurde bei dem Patienten vorher ein Anus praeter angelegt, wird dieser umschnitten und die Haut über dem Kunstafter vernäht (Abb. 41).

Dann wird das Abdomen von der Symphyse bis etwa zur Mitte des Oberbauches eröffnet. Bei der Beschreibung der Standardverfahren wollen wir die häufigste Form des Megacolons, nämlich die Aganglionose des Rectums und unteren Sigmas, zugrundelegen. Hierbei pflegen wir das gesamte linke Colon zu mobilisieren, so daß auch der als Megacolon umgewandelte Abschnitt des oberen Sigmas und Colon descendens mit entfernt und etwa die linke Colonflexur mit dem Rectumstumpf verbunden wird. Das ernährende Gefäß ist entweder die A. colica sinistra oder die A. colica media. Nach der Skelettierung des linken Colons wird dann das Beckenbodenperitoneum eröffnet, angeschlungen und nun das Rectum bis etwa 5 oder 6 cm zum Anus hin präpariert. Danach wird die Muskelschicht des Rectums circulär incidiert unter sorgfältiger Schonung der Mucosa und im submukösen Raum nach caudal präpariert (Abb.42). Der Muskelmantel des Rectums wird mit Balkenklemmen gefaßt, durch Zug an diesen Klemmen läßt sich dann, wenn der submuköse Raum erst einmal gefunden ist, leicht mit dem Präpariertupfer und mit der Schere die Schleimhaut von der Muscularis ablösen. Soave empfiehlt, um den submukösen Raum leichter zu finden, ein Lokalanästhetikum in die Darmwand zu injizieren; wir selber haben das mehr als Nachteil empfunden. Die Präparation der Schleimhaut wird dann bis etwa 2 bis 3 cm zum Anus hin vorgenommen. Dann wird die Schleimhaut in der Höhe der Rectummuscularisincision durchtrennt. Der nächste Schritt besteht darin, den Anus praeter tragenden Colonteil oder wenn primär reseziert wird, den Abschnitt, der die stärkste Megabildung aufweist, zu entfernen. Der zuführende Darmschenkel wird dann mit einigen kräftigen Nähten verschlossen. Nunmehr wird vom Anus her eine Kornzange durch das Rectum in das Abdomen geführt, die Fäden des zuführen-

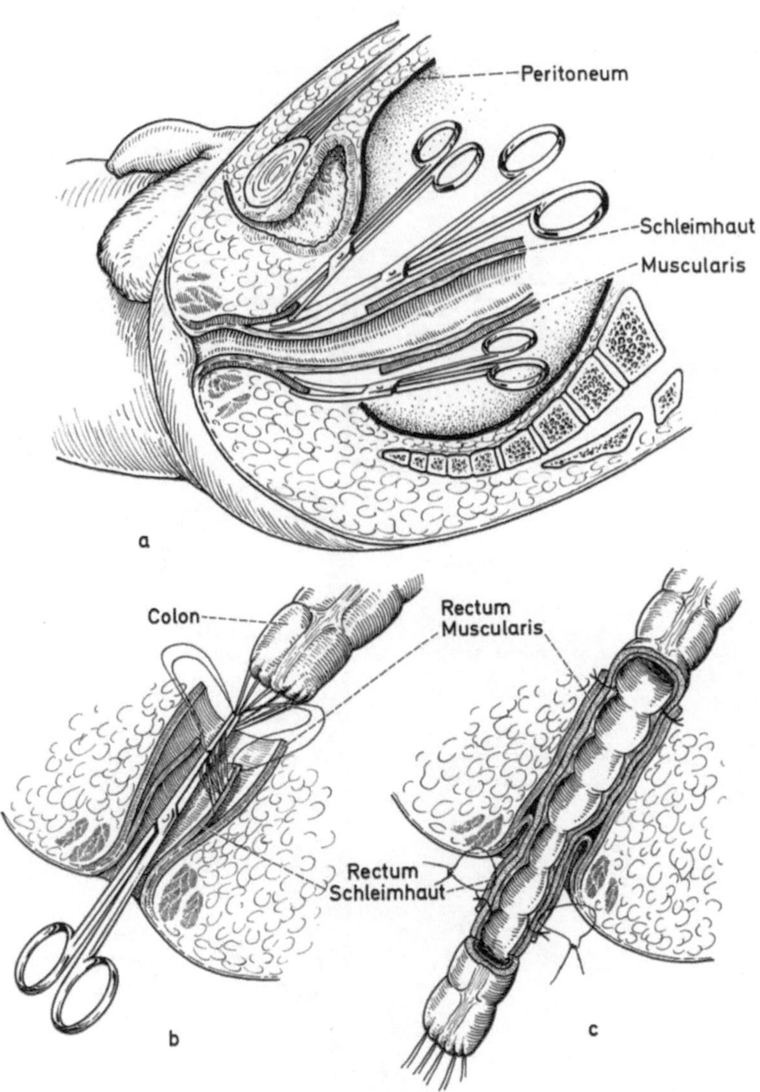

Abb. 42 a–g. Megacolonoperation nach Soave. a) Nach Eröffnung des Abdomens und Skelettierung des linken Colons sowie Eröffnung des Beckenbodenperitoneums und Präparation des mittleren Rectums wird die Muscularis des Rectums zirkulär incidiert und im submukösen Raum analwärts präpariert; b) Es wird dann die Schleimhaut durchtrennt, mit Haltefäden versehen. Eine durch den Anus eingeführte Kornzange faßt dann die Haltefäden der präparierten Mucosa sowie die langgelassenen Fäden des präliminaren Verschlusses des Sigmas oder Colon descendens nach Resektion des stark dilatierten Megacolonanteils. Die Kornzange wird dann analwärts zurückgeführt, stülpt damit die Schleimhaut des Rectums um, die sich auf das durchgezogene Colon legt; c) Situation nach durchgezogenem Colon. Die vor dem Anus sichtbare Rectumschleimhaut wird mit 4 Catgutnähten mit dem durchgezogenen Colon verbunden, die Rectummuskelmanschette wird intraabdominell ebenfalls mit einigen Nähten am durchgezogenen Colon fixiert. Das durchgezogene Colon wird 5 bis 8 cm vor dem Anus abgetrennt. 2 Catgutnähte verbinden das durchgezogene Colon mit der Haut, um ein Zurückschlupfen zu verhindern; d) 10 Tage später wird das überstehende und durchgezogene Colon in der Höhe des Anus durchtrennt und zwar oral des Endes der ausgekrempelten Rectumschleimhaut; e) Danach wird mit Catgut einschichtig und alle Schichten fassend die Rectummucosa mit dem durchgezogenen Darm vernäht; f) Zeigt die Situation im horizontalen Schnitt; g) Die Anastomose schlüpft dann in die Kreuzbeinhöhle zurück

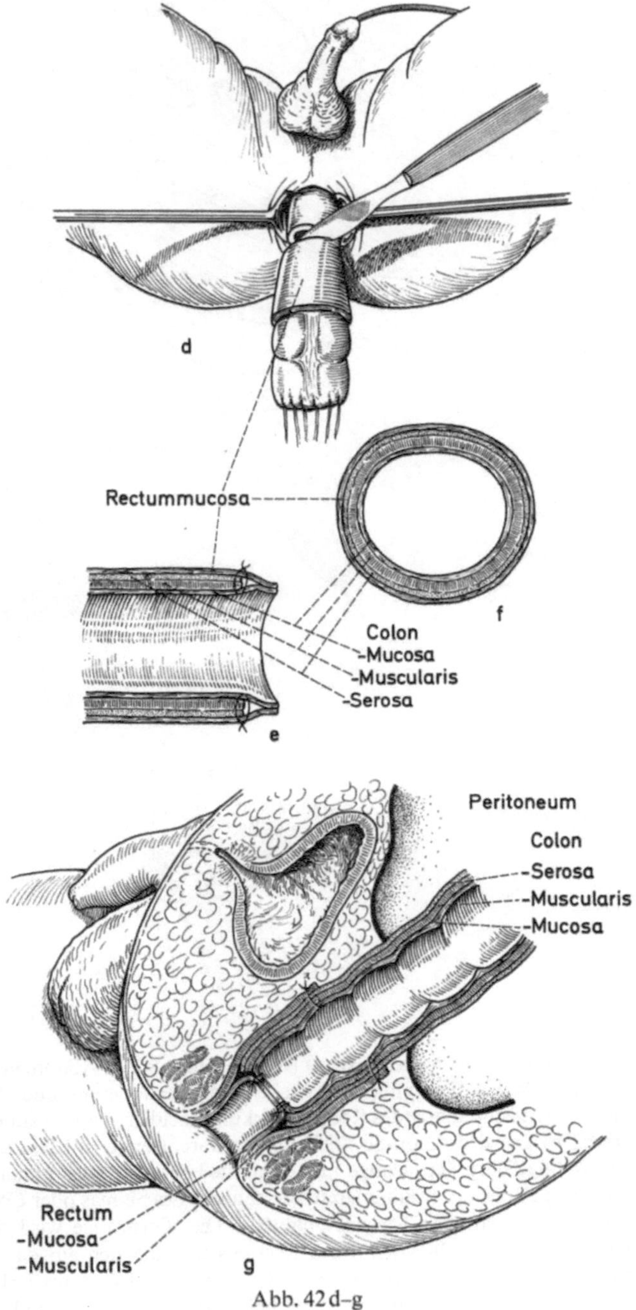

Abb. 42 d–g

den Colonteiles gefaßt und das ganze nach caudal durchgezogen. Damit wird die präparierte Rectumschleimhaut nach innen gestülpt und legt sich mit ihrer Wundfläche der Serosa des durchgezogenen Colons an. Sie soll eben gerade aus dem Anus herausreichen und wird mit einigen Catgutnähten am durchgezogenen Colon fixiert. Der durchgezogene Darm wird dann so verkürzt, daß etwa 5 bis 6 cm Colon vor dem Anus stehen bleiben. Um eine Retraktion zu vermeiden, wird er durch 2 Nähte mit der Haut verbunden. Im Abdomen vernäht man dann den Muskelmantel des Rectums mit dem Colon und darüber das präparierte Beckenbodenperitoneum. Wir haben also bei diesem Verfahren keine direkte Anastomose, die insuffizient werden könnte. 10–14 Tage später wird dann der vor dem Anus hängende Colonstumpf so hoch wie möglich abgetragen und derart vernäht, daß Rectumschleimhaut und Mucosa des durchgezogenen Colons miteinander vereinigt werden. Diese »Anastomose« schlüpft dann in die Kreuzbeinhöhle zurück. Gelegentlich ist, wie bei allen Verbindungen zwischen Colon und Rectum innerhalb des kleinen Beckens, bei Schrumpfungen der Anastomose eine Bougierung mit Hegarstiften notwendig.

Verfahren nach Swenson

Der Chikagoer Kinderchirurg Swenson verdient hervorgehoben zu werden, denn ihm gebührt das Verdienst, die moderne Megacolonbehandlung eingeleitet zu haben. - Nach Skelettierung des Sigmas und Eröffnung des Beckenbodenperitoneums präpariert nun Swenson das Rectum bis an die Sphinctermuskulatur heran (Abb.43). Danach durchtrennt er das Rectum, verschließt zu- und abführenden Darmschenkel präliminar. Danach führt er vom Anus eine Kornzange in den Rectumstumpf, faßt die Darmwand in seinem oberen Anteil dort wo die Verschlußnähte liegen und stülpt das Rectum zurückziehend vor den Anus. Dann wird 2 cm von der Analhautschleimhautgrenze entfernt der Rectumstumpf an seiner Vorderwand incidiert und durch diese Incision eine Kornzange

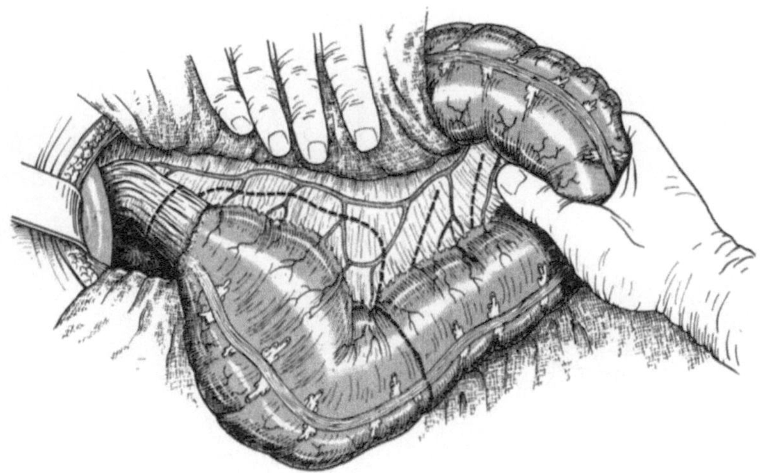

Abb. 43 a

Abb. 43a–h. Megacolonoperation nach Swenson. a) Nach der Laparotomie und Eröffnung der Kreuzbeinhöhle wird das Rectum analwärts präpariert; b) In der Tiefe der Kreuzbeinhöhle muß die Präparation mit Pinzette und Schere vor sich gehen, die Blutpunkte werden coaguliert; c) Es wird dann das Rectum durchtrennt und präliminar verschlossen. Eine Kornzange wird vom Anus in das Rectum eingeführt, faßt das mobilisierte Rectum und zieht es analwärts vor den Körper; d) Das durchgezogene Rectum wird dann incidiert, eine Kornzange in das Abdomen eingeführt und das mobilisierte Sigma oder Colon descendens, nach Resektion des stark erweiterten Megacolons, nach caudal durchgezogen; e–g) Es wird nun eine zweischichtige Anastomose durchgeführt zwischen dem vorgelagerten Rectum und durchgezogenen Colon; h) Zeigt die Situation nach fertiger Anastomose, die dann in die Kreuzbeinhöhle zurückgeschoben wird

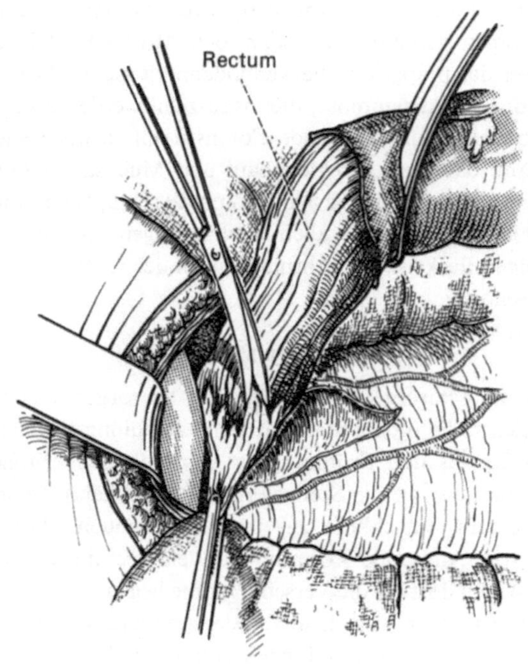

Abb. 43 b

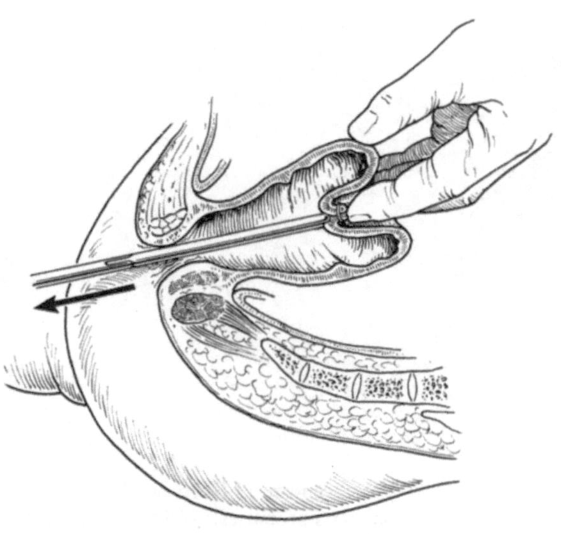

Abb. 43 c

in das Abdomen eingeführt, das mobilisierte linke Colon gefaßt und nach unten durchgezogen. Durchgezogenes Colon und Rectumstumpf werden dann zweischichtig miteinander anastomosiert und die Nahtvereinigung danach in das kleine Becken zurückverlagert.

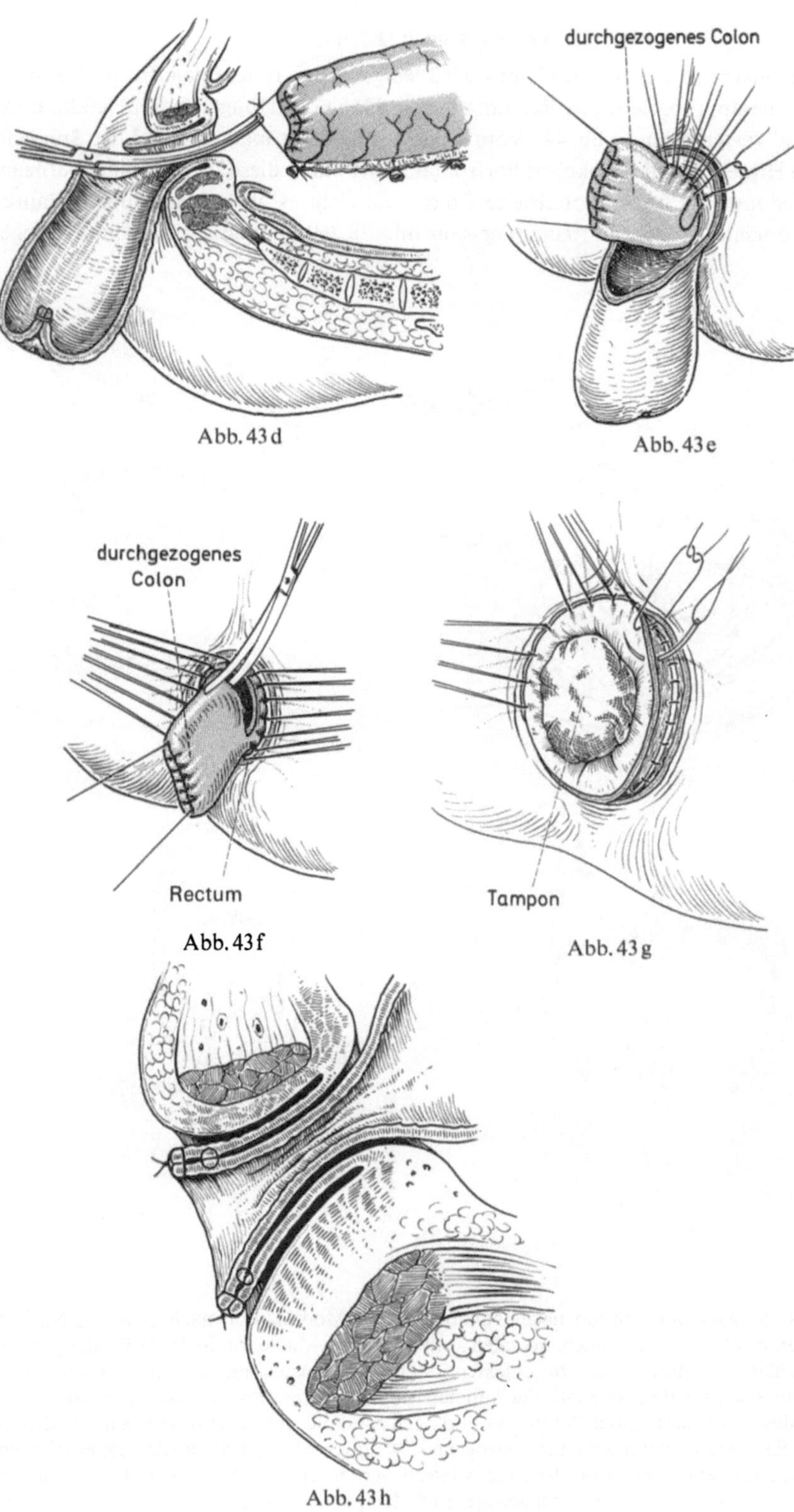

Abb. 43d

Abb. 43e

Abb. 43f

Abb. 43g

Abb. 43h

Verfahren nach Duhamel

Nach Mobilisierung des linken Colons wird lediglich der retrorectale Raum bis an den Sphinkter heranpräpariert, das Rectum dann in Höhe der Douglasumschlagfalte durchtrennt und verschlossen (Abb. 44). Vom Anus aus incidiert man nun oral des Sphincters die ganze Hinterwand des Rektums horizontal, führt durch diese Incision eine Kornzange in das Abdomen, faßt das mobilisierte Colon und zieht es nach unten durch. Während nun der dorsale Anteil der Rectumincision mit Einzelknopfnähten das durchgezogene

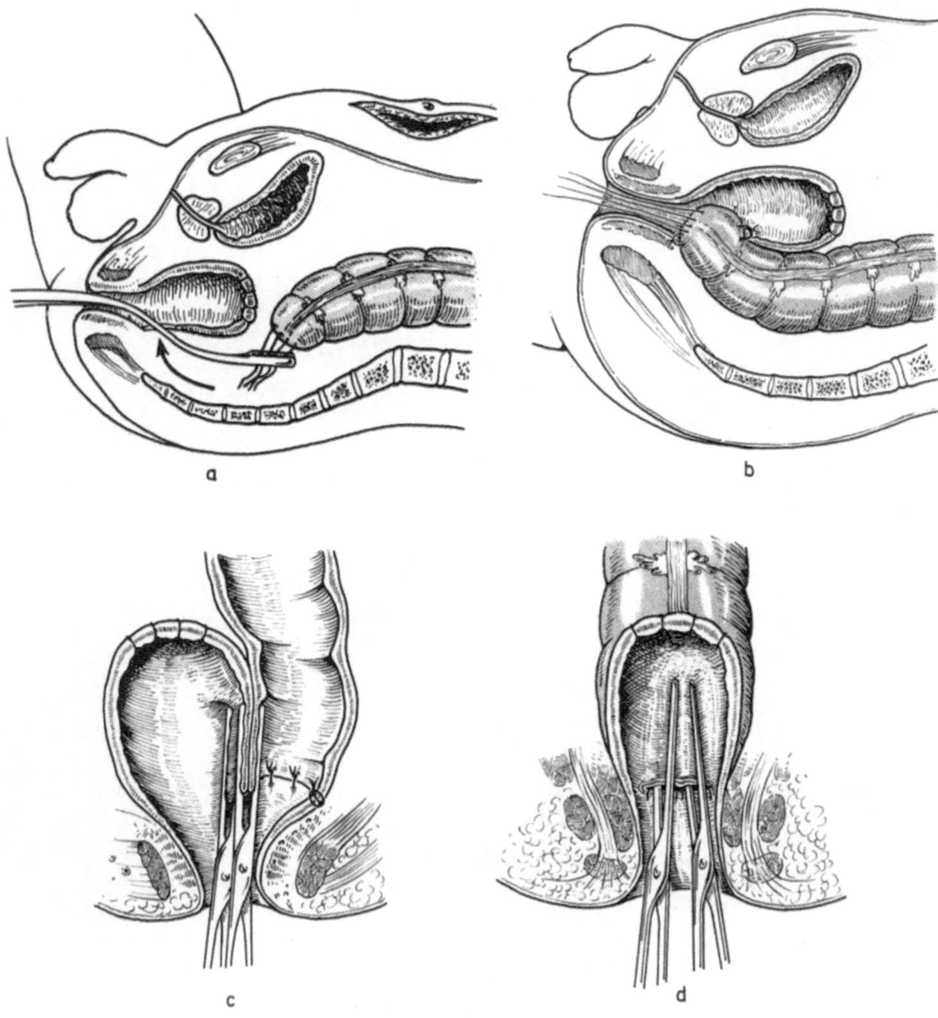

Abb. 44a–c. Megacolonoperation nach Duhamel in der Modifikation nach Grob. a) Nach der Präparation des Rectums in seinem dorsalen Anteil wird der Mastdarm in der Höhe der peritonealen Umschlagsfalte durchtrennt verschlossen, dann nach Einstellung des Rectums mit Spekula in seiner dorsalen Portion oberhalb des Sphincterapparates durchtrennt, eine Kornzange eingeführt, die das mobilisierte linke Colon faßt und nach caudal durchzieht; b) Die ventrale Zirkumferenz des Rectums wird mit dem durchgezogenen Colon vernäht; c u. d) Die dorsale Portion wird mit 2 Klemmen gefaßt, die 8 bis 10 Tage belassen werden und das Verkleben des Rectums mit dem durchgezogenen Colon gewährleisten

Colon verbindet, wird die Vorderhand des Rectums mit der Vorderwand des durchgezogenen Colons durch zwei Klemmen gefaßt und zwar derart, daß die Klemmen sich im Scheitelpunkt der beabsichtigten Anastomosierung praktisch treffen. Diese Klemmen bleiben etwa 1 Woche liegen, sie fallen von selber ab, vorher ist es durch Verklebung zur Anastomosierung gekommen.

Verfahren nach State-Rehbein

Das Prinzip des State-Rehbeinschen Verfahrens besteht darin, intraabdominell eine tiefe Rectum-Colon-Anastomose durchzuführen. Rückenlagerung, ein kleines Kissen wird unter das Gesäß gelegt. Nach Skelettierung des linken Colons wird das Beckenbodenperitineum eröffnet, angeschlungen und nunmehr das Rectum bis 4 oder 5 cm an den Anus heranpräpariert und durchtrennt, wobei der Rectumstumpf, nachdem vorher Haltenähte gelegt wurden, offen bleibt (Abb. 45). Dann wird nach Resektion des engen Segmentes sowie des Megacolons eine einschichtige End-zu-End-Anastomose zwischen Colon – in der Regel die Region der linken Colonflexur – und Rectumstumpf durchgeführt. Das von Rehbein sorgfältig ausgearbeitete Verfahren hat den Vorteil, daß rein abdominal operiert werden kann und nicht wie bei allen anderen Methoden kombiniert perino-anal und abdominal, was für die Sterilität des ganzen Eingriffs sicher nicht unwichtig ist. Wir selber haben nach allen Methoden operiert und geben der Rehbeinschen abdominellen Resektion den Vorzug.

Bei jeder der eben genannten Operationstechniken zur Korrektur eines Megacolon congenitum bleibt ein mehr oder weniger langer, ebenfalls aganglionärer Rectumstumpf zurück. In einigen wenigen Fällen wirkt dieses ultrakurze aganglionäre Segment als

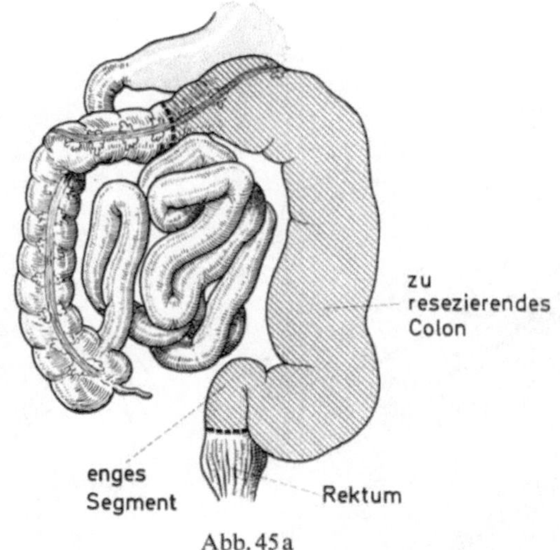

Abb. 45a

Abb. 45a–f. Megacolonoperation nach State-Rehbein. a) Der stark dilatierte Anteil des linken Colons wird reseziert. Die Durchtrennungsebene liegt distal der Douglasumschlagsfalte im Rectum; b) Präparation des Rectums; c u. d) Einschichtige Anastomose zwischen dem Rectum und dem Colon transversum; e) Fertige Anastomose, das vorher mobilisierte Beckenperitoneum wird oberhalb der Anastomose mit dem Colon und dem Mesocolon vereinigt; f) Fertige Anastomose im seitlichen Schnitt

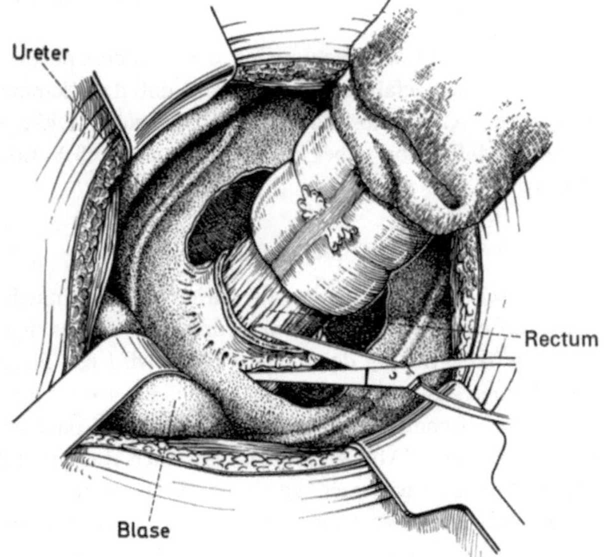

Abb. 45 b

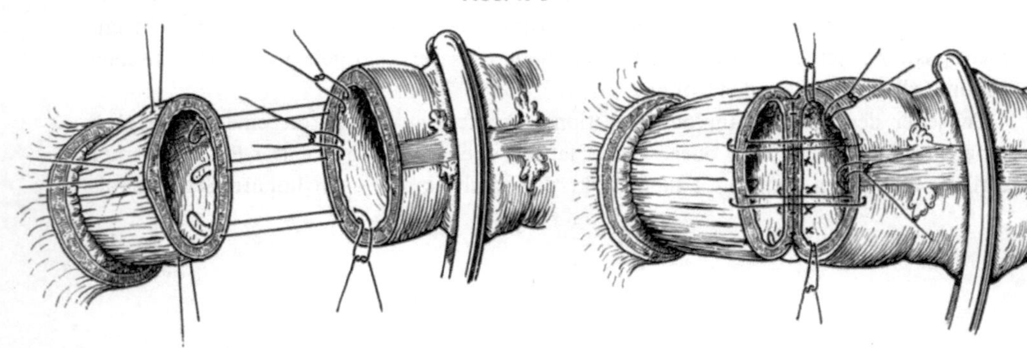

Abb. 45 c

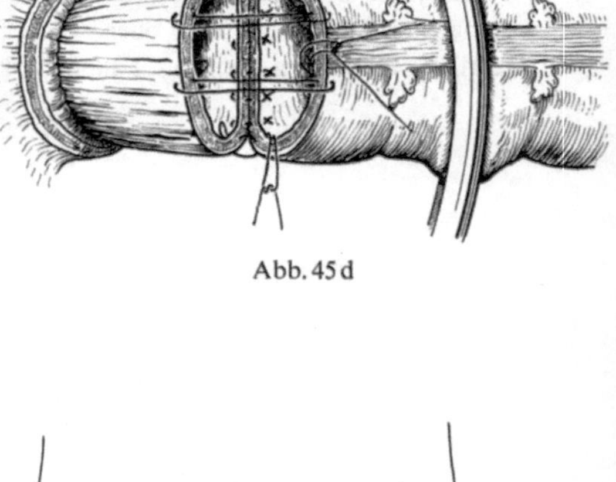

Abb. 45 d

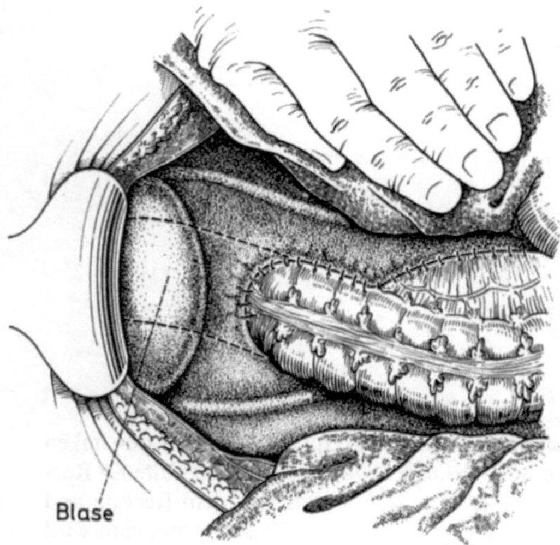

Abb. 45 e

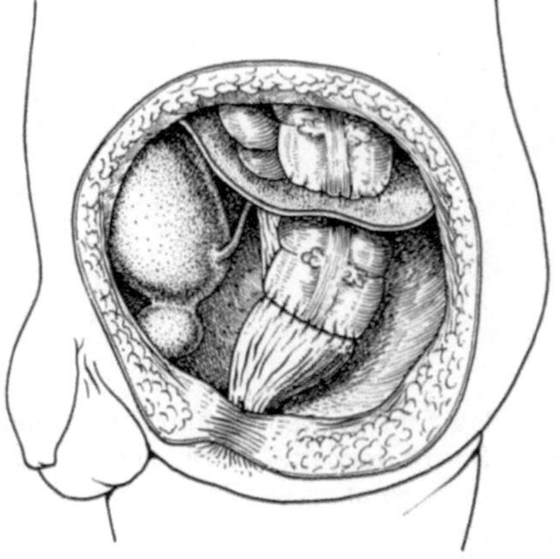

Abb. 45 f

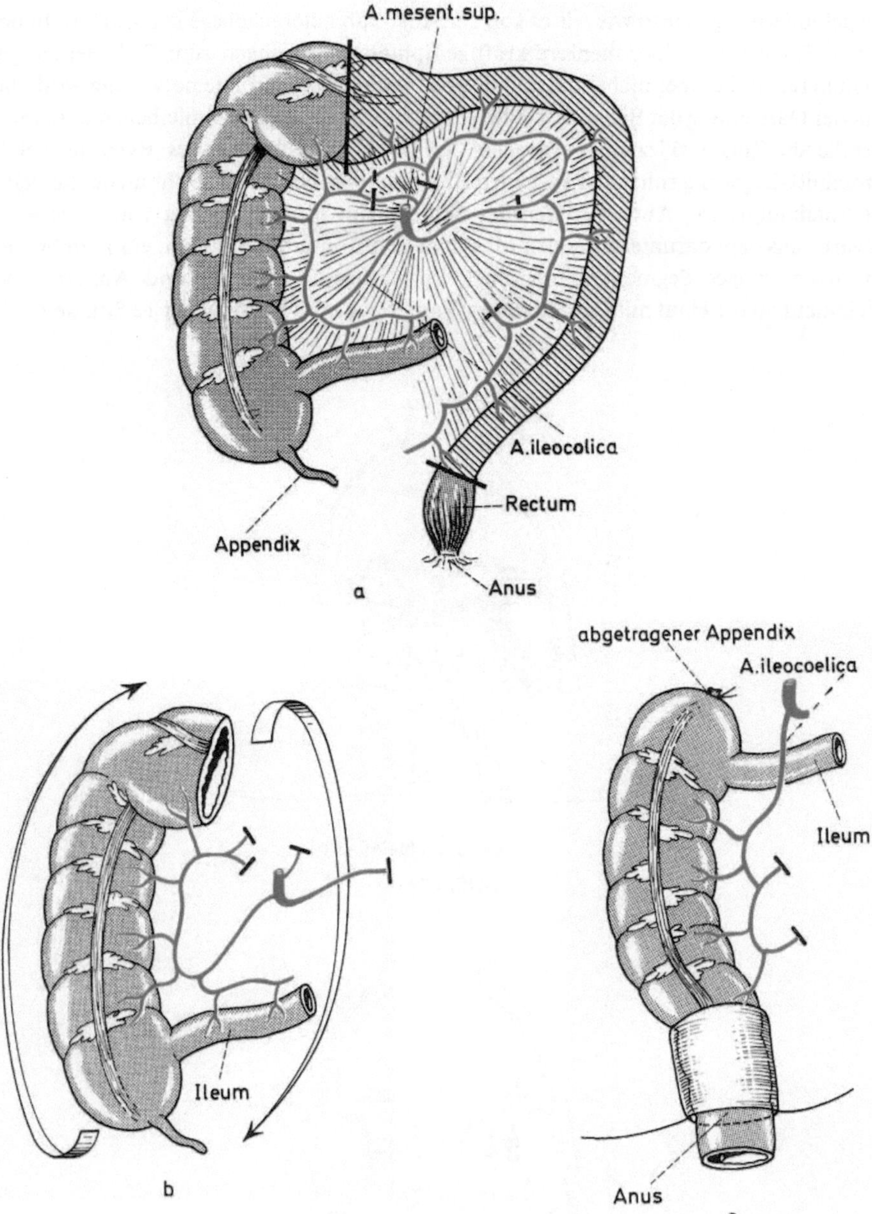

Abb. 46a–c. Vorgehen beim Megacolon mit einem aganglionären Segment, welches bis zur rechten Flexur reicht und Umdrehung des rechten Colons. a) Als Resektionsebene dient das Rectum distal der Douglasumschlagsfalte und das Colon transversum in der Höhe der rechten Flexur. Als ernährendes Gefäß wird die A. ileo-colica erhalten. Die A. colica media und A. colica dextra werden durchtrennt; b) Es erfolgt dann eine Drehung des rechten Colons um 180 Grad nach vollständiger Mobilisierung des gesamten Caecums, unteren Ileums und der rechten Flexur. Es kommt dadurch das caudal liegende Caecum cranial und die Resektionsebene in der Höhe der rechten Flexur nach caudal. Eine Drosselung der A. ileo-colica tritt durch diese Umdrehung nicht ein; c) Situation nach Colondrehung und Vornahme einer Durchzugsoperation nach Soave. Die Appendix wird abgetragen

Passagehindernis, genauso wie wir es von der Anal-Sphincterachalasie her kennen. In den meisten Fällen führen hier mehrere kräftige Sphinkterdehnungen zum Ziel. Bei einigen Patienten reicht das aber nicht aus, so daß eine Sphinkteromyotomie notwendig wird, die, um in der Darstellung der Behandlung des Megacolons vollständig zu bleiben, hier in ihren wesentlichen Zügen skizziert werden soll (Abb. 47): Einstellung des Rectums bei in Steinschnitt-Lagerung ruhenden Patienten. Incision zwischen 4 und 8 Uhr an der Schleimhaut-Analhautgrenze, Abpräparieren der Schleimhaut in Ausdehnung von 4 bis 6 cm oralwärts, aus dem darunterliegenden M. sphincter ani internus wird nun ein 1 cm breites, 5 bis 6 cm langes Segment entnommen. Sorgfältige Blutstillung und Anhaften der Schleimhaut an die Haut mit Catgutnähten, Tamponade des Rectums für 12 Stunden.

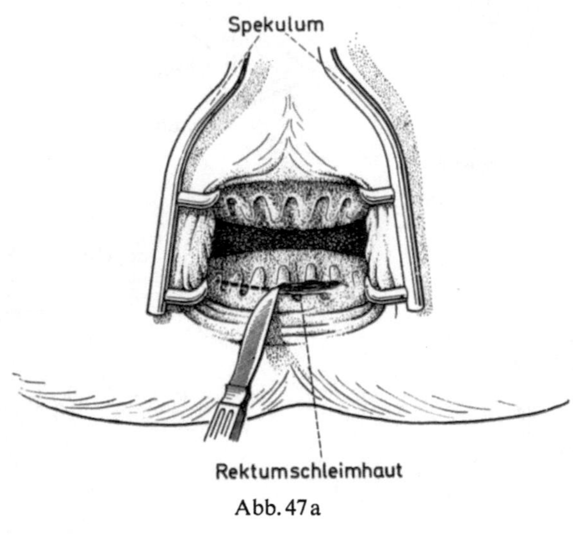

Abb. 47a

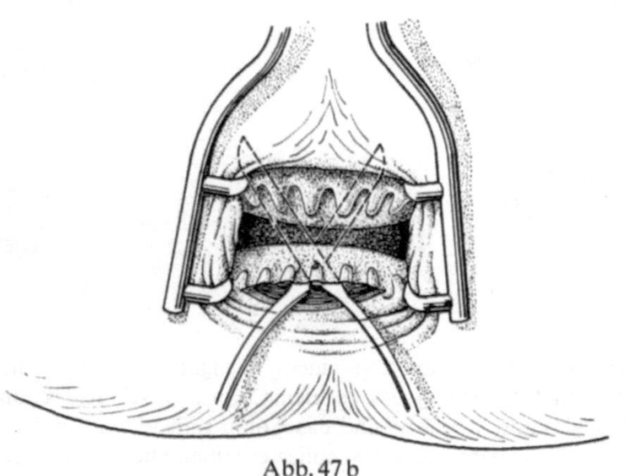

Abb. 47b

Abb. 47a–e. Analsphincteromyotomie. a) Steinschnittlagerung, Einstellung des Rectums; am Übergang der Schleimhaut zur Analhaut wird horizontal incidiert; b) Abpräparieren der Schleimhaut vom M. sphincter ani internus; c) aus dem M. sphincter ani internus wird dann ein 1 cm breites, 4 bis 6 oder 6 bis 7 cm langes Segment entnommen; d u. e) zeigen die Ektomie eines Segments des M. sphincter ani internus in seitlichem Schnitt

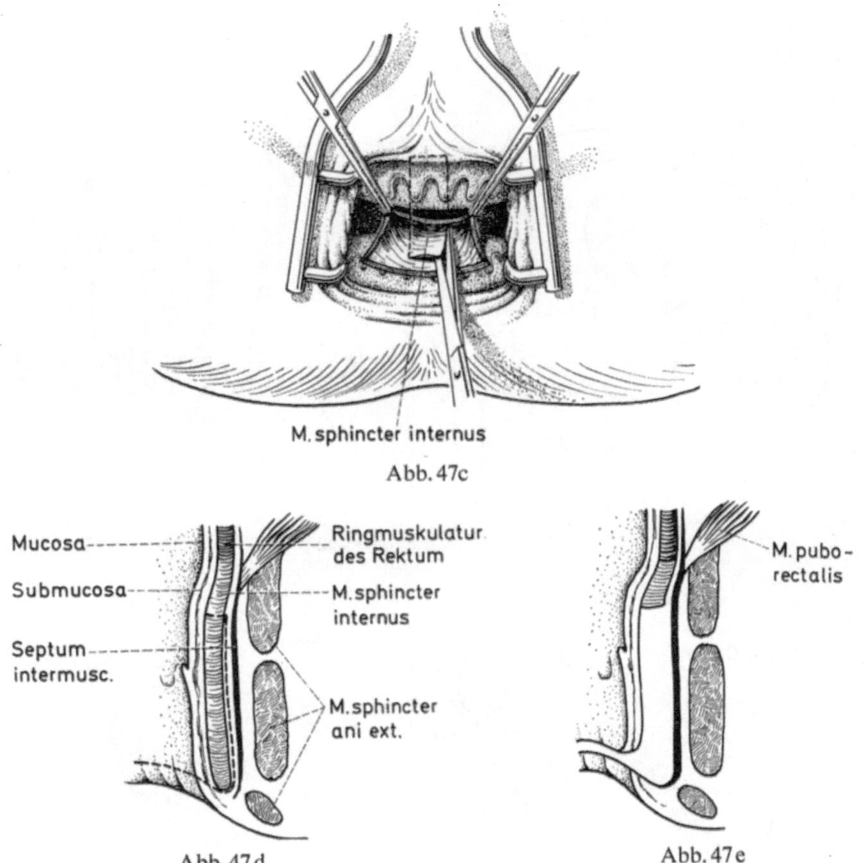

Abb. 47c

Abb. 47d

Abb. 47e

Besondere Situationen liegen beim Megacolon vor, wenn ein langstreckiges aganglionäres Segment besteht. Nach unseren Erfahrungen genügt ein relativ kurzer Colonanteil, um Säuglingen und Kindern ein einwandfreies Gedeihen zu garantieren. Zwingt die Länge des aganglionären engen Segmentes, daß nur das Caecum oder eventuell Caecum und Colon ascendens erhalten werden kann, hat es sich uns bewährt, Caecum und Colon ascendens vollständig zu mobilisieren, als ernährendes Gefäß die A. ileo-colica zu präparieren, dann das rechte Colon um 180 Grad zu drehen, so daß das Caecum in den rechten Oberbauch und die Region der rechten Colonflexur nach caudal zu ruhen kommt, um dann in einem der oben beschriebenen Verfahren mit dem Rectumstumpf anastomosiert zu werden (Abb. 46). In 6 Fällen sind wir so mit einwandfreiem Erfolg vorgegangen.

Liegt nun eine totale Aganglionose des Colons vor, so muß eine Verbindung des Enddarms mit dem Ileum hergestellt werden. Martin hat hier ein geistreiches Verfahren vorgeschlagen: Er beläßt Rectum und das Sigma sowie auch Teile des Colon descendens und schneidet diese Colonteile der Länge nach bis in die Region des Sphincter ani auf. Der zuführende Dünndarm wird in gleicher Ausdehnung ebenfalls längs incidiert und mit dem gespaltenen Colon anastomosiert (Abb. 48). Martin selber, sowie jüngst Prévot, haben mit diesem Verfahren einwandfreie Ergebnisse erzielt.

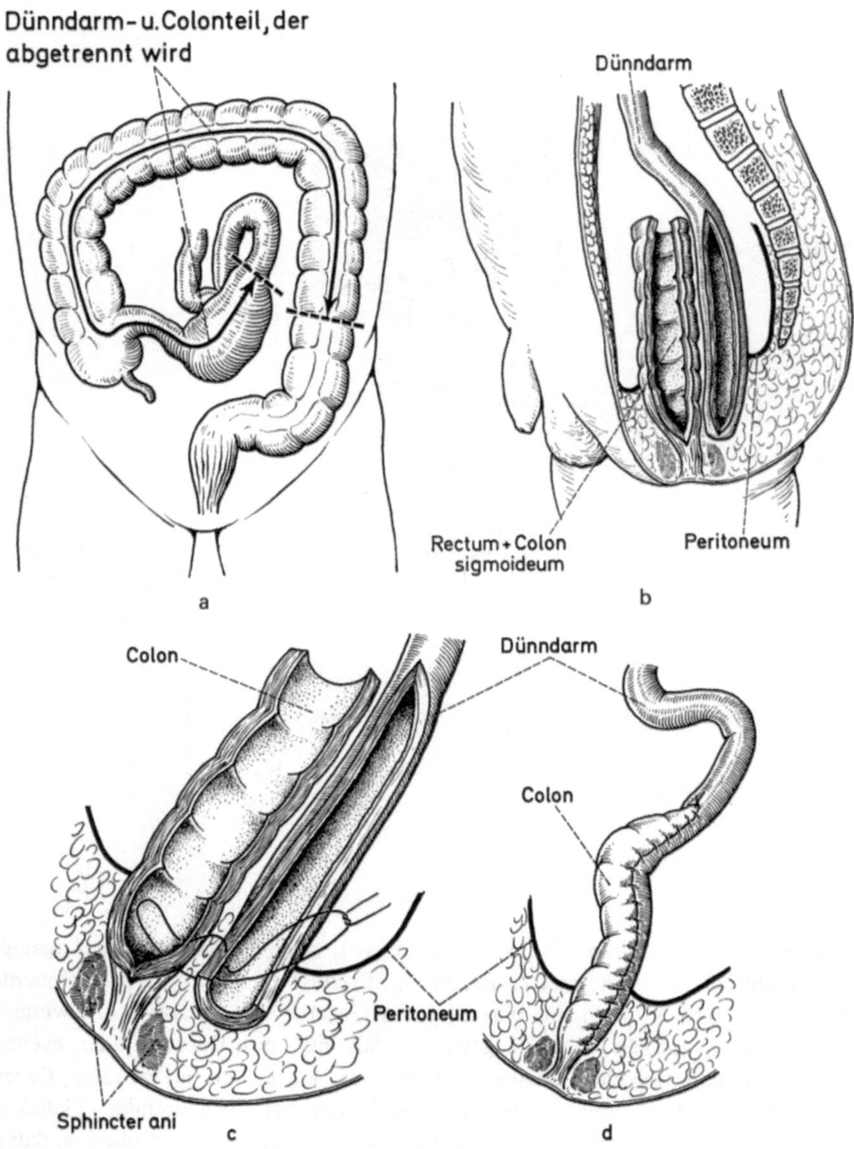

Abb. 48a–d. Vorgehen nach totaler Aganglionosis coli bei Megacolon congenitum nach Martin. a) Es erfolgt die Resektion im Bereich des Ileums oberhalb der stark erweiterten Megabildung und Durchtrennung entweder im Bereich des Sigmas oder am Übergang zum Colon descendens; b) Das Rectum und Sigma wird längsincidiert, bis etwa 3–4 cm zum Anus hin, das Ileum, welches ebenfalls längsgespalten wird, wird dorsal des Rectums diesem angelagert; c) Es wird dann eine einschichtige Seit-zu-Seit-Anastomose durchgeführt; d) Situs nach fertiger Anastomose

J. Hohe Rectumatresie

Findet sich eine Anal- und Rectumatresie, bei der das blind endende Rectum 1,5 cm oberhalb des Analgrübchens endet, so verbietet sich die alleinige Operation vom Damm her. Stattdessen treten kombinierte abdomino-sacro-perineale Verfahren heran. Als oberster Grundsatz muß beachtet werden, daß die spätere Kontinenz optimal gewährleistet sein muß, d. h., daß der noch vorhandene Sphincterapparat und hier entscheidend der M. pubo rectalis des Levator ani, geschont werden muß. Dazu soll der Enddarm *unbedingt* innerhalb dieser Muskelschlinge laufen, außerdem muß die nervale Versorgung aller Organe des kleinen Beckens einschließlich des Rectumstumpfes weitgehend erhalten bleiben. Diesem Zweck dient nach heutiger Auffassung bei hohen Atresien allein die Kombination des Verfahrens von Stephens, der sacralen Darstellung des M. pubo-rectalis sowie dem Vorgehen von Romualdi und Rehbein, der Belassung des blind endenden Rectums in situ mit der submukösen Aushülsung der Rectumschleimhaut und dem dann anschließenden abdomino-perinealen Durchzug des mobilisierten linken Colons.

In 95% aller Fälle liegt keine reine Atresie vor, sondern eine Fistelverbindung – oder nach Bill ein ektopischer After – beim Knaben zur Blase, zur Urethra oder zum Damm und beim Mädchen zur Vagina, zum Vestibulum vaginae oder zum Damm. Ferner ist bedeutsam zu wissen, daß in über 40% der Fälle die Fehlbildungen des Rectums mit Mißbildungen des ableitenden Harnwegssystems kombiniert sind. Eine sorgfältige röntgenologische Abklärung ist aus diesen Gründen unabdingbar.

Die definitive Korrektur der hohen Rektumatresie kann bei ausgetragenen Neugeborenen, die sich in gutem Zustand befinden und bei denen keine weiteren Fehlbildungen bestehen, durchaus sofort vorgenommen werden. Hat man aber nur den geringsten Zweifel an der Vitalität oder dem Allgemeinzustand des Kindes und handelt es sich um Frühgeburten, ist die Anlage eines Anus praeter am tiefsten Punkt des Sigmas angezeigt. Die endgültige Korrekturoperation wird, etwa wie die beim Megacolon, dann erfolgen, wenn die Patienten sich einige Monate einwandfrei entwickelt haben.

Operatives Vorgehen: Die Patienten werden am gesamten Abdomen und Rücken, einschließlich der Oberschenkel, gewaschen, Thorax und Unterschenkel mit sterilen Tüchern zirkulär abgedeckt – eingepackt –, so daß das »steril verpackte« Kind auf dem Operationstisch entsprechend dem jeweiligen Gang der Operation gelagert werden kann. Als erstes wird mittels elektrischer Reizung sorgfältig das Analgrübchen bestimmt, in dessen Bereich sich immer Reste des M. sphincter ani externus befinden. Eben dort wird dann die Haut in Form eines Kreuzschnittes eröffnet. Danach lagert man den kleinen Patienten auf dem Bauch und incidiert nun horizontal über der Kreuzbein-Steißbeingrenze, löst das Steißbein ab und sucht sich nun in der Tiefe den M. pubo-rectalis auf (Abb. 49). Zur Orientierung ist es zweckmäßig, bei Mädchen die Vagina zu tamponieren und bei Knaben einen Harnröhrenkatheter einzulegen. Bei hohen Atresien befindet sich die Levatorschlinge unmittelbar um die Vagina oder um die Urethra herum. Hat man den M. puborectalis identifiziert, sucht man mit einer Overholtklemme sein Zentrum auf und führt die Overholtklemme dann wiederum durch das vorher präparierte Zentrum des M. sphincter ani externus zum Analgrübchen heraus, faßt einen Gummizügel und zieht diesen durch die Incision der Steißbein-Kreuzbeingegend heraus, um die beiden Enden des Zügels dann miteinander zu verknüpfen. Danach heftet man das Steißbein durch einige Kunststoffnähte an das Kreuzbein und verschließt die Wunde, danach Rückenlagerung des Patienten und Eröffnung des Abdomens. Besteht ein Anus praeter, wird dieser wie im Kapitel Megacolon versorgt (Abb. 41 a u. b). Die Abdominalincision soll von der Symphyse bis zur Mitte des Oberbauches reichen. Dann wird das linke Colon mobilisiert. Etwa 1 bis $1^1/_2$ QF oberhalb der Douglasumschlagsfalte wird nun das Rectum derart incidiert, daß sowohl Serosa und Muscularis durchtrennt, die Mucosa aber sorgfältig geschont wird. Danach löst man die

Schleimhaut aus dem Rectum heraus, bei einer bestehenden Fistel wird die Schleimhaut in der Höhe der Fistel durchtrennt. Danach wird das Rectum an seinem tiefsten Punkt perforiert; eine kleine Kornzange wird nun, den vorher gelegten Gummizügel als Leit-

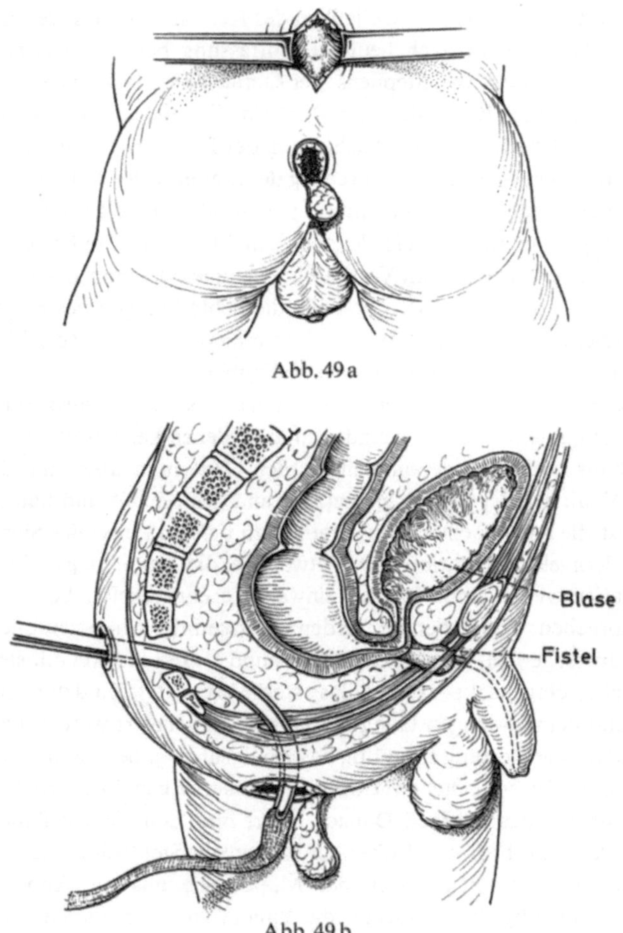

Abb. 49a

Abb. 49b

Abb. 49a–f. Operatives Vorgehen bei Anal- und Rectumatresie nach Stephens in Kombination mit der submukösen Anal- und Rectumschleimhautaushülsung nach Rehbein. a) Bauchlagerung, nach sorgfältiger elektrischer Reizung und Bestimmung des Analgrübchens entweder Kreuzincision oder Bildung eines Hautlappens. Längs- oder quere Incision über dem Steißbein; b) Abtrennung der unteren Steißbeinwirbel und Präparation der Pubo-Rectalisschlinge. Um die Harnröhre nicht zu verletzen, empfielt es sich, einen Katheter in die Blase einzulegen. Es wird dann die präparierte Pubo-Rectalisschlinge angeschlungen; c) von abdominal her wird dann nach Umlagerung des Patienten die Muscularis des Rectums incidiert und d) der Schleimhautzylinder aus dem Rectumstumpf herausgelöst. Vom tiefsten Punkt des Rectums wird dann e) mit einer Kornzange der Rectummuskelmantel perforiert. Um hier die Pubo-Rectalisschlinge nicht zu verfehlen, dient der Zügel als Leitschnur. Die in das Abdomen eingeführte Kornzange faßt dann das mobilisierte Sigma oder Colon descendens und zieht es nach caudal durch; f) Situation nach vollzogenem Durchzug. Der Rectummuskelmantel wird an das durchgezogene Colon angeheftet, die abgetrennten Steißbeinwirbel wieder adaptiert und der durchgezogene Darm im Bereich des Analgrübchens 5 cm überstehend mit der Haut vernäht; Abtragung des überstehenden Darmes 14 Tage später

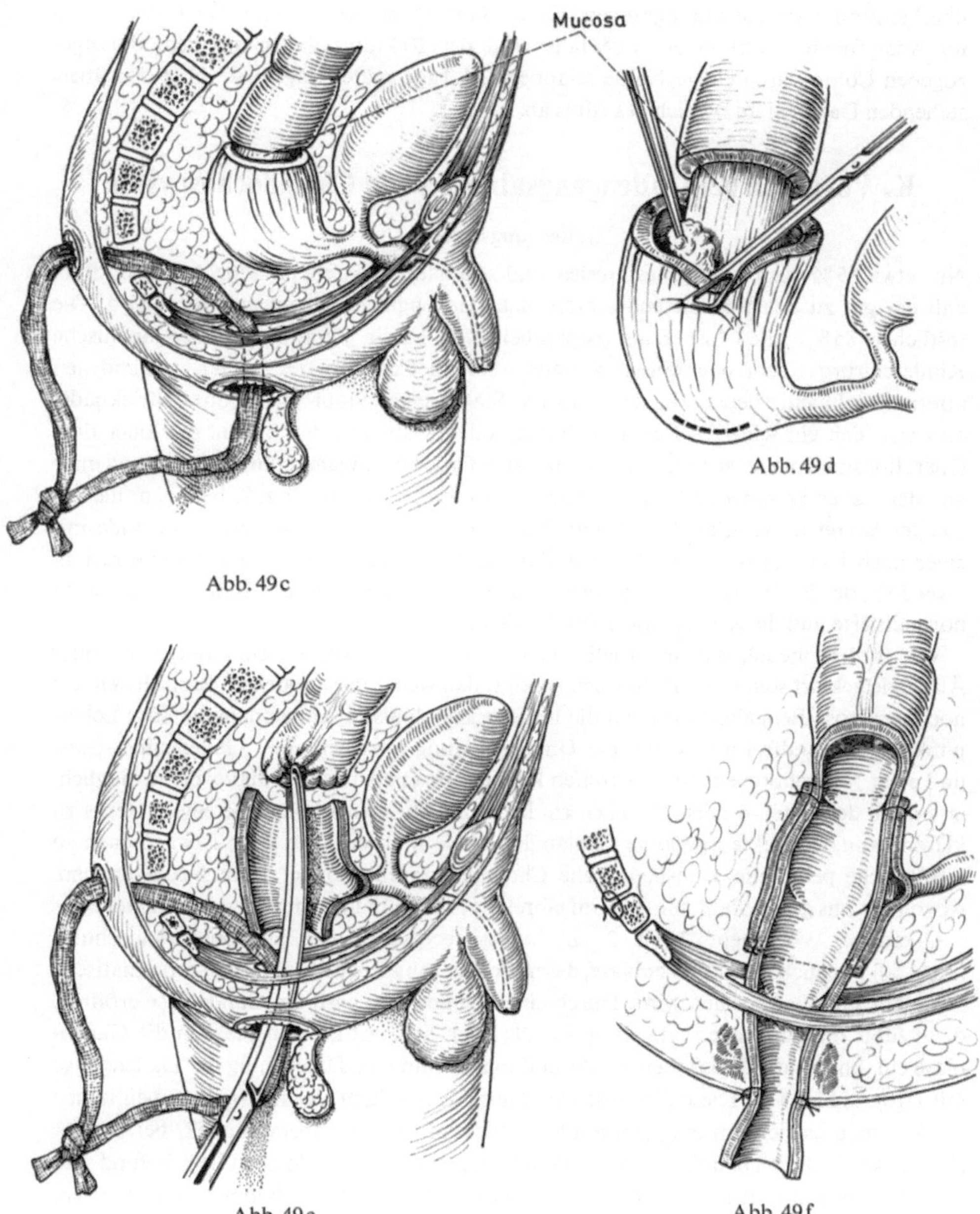

Abb. 49c

Abb. 49d

Abb. 49e

Abb. 49f

schiene nehmend, zum Analgrübchen herausgeführt. Sie faßt dort eine zweite kleine Kornzange, die dann in das Abdomen geschoben wird, das vorher mobilisierte linke Colon faßt und es nach caudal durchzieht. Das linke Colon kommt somit innerhalb des Rectummantels und des M. pubo-rectalis sowie eventuell vorhandener und vorher präparierter Fasern des M. sphincter ani externus zu liegen. Es ist damit, soweit es derzeit überhaupt möglich ist, die sensorische Komponente des Rectums und die muskuläre Komponente des Sphincterapparates gewahrt worden. Etwa 2 bis 3 cm den Anus überhängend, wird das durchgezogene Colon dann abgetragen und mit der Hautincision im Analgrübchen verbunden. Ebenfalls wird der Rektumzylinder mit dem durchgezogenen Colon durch einige Nähte adaptiert. 14 Tage später trägt man dann den überstehenden Darmteil im Bereich des Anus ab.

K. Vorgehen bei Gallengangsatresien und Choledochuscysten

Gallengangsatresie

Nur etwa 15% der Gallengangsatresien sind sogenannte extrahepatische Atresien, d. h., daß ein gut zu anastomosierendes atretisches Gallengangssegment gefunden wird. Die restlichen 85% galten bisher als inoperabel. Nun hat in jüngster Zeit der japanische Kinderchirurg Kasai nachweisen können, daß im Zentrum des immer vorhandenen atretischen Ductus hepaticus, der etwa die Stärke einer Stopf- bis dünnen Stricknadel aufweist, sich ein winziges Lumen befindet, welches nur mit der Lupenbrille oder dem Operationsmikroskop sichtbar ist und daß sich ferner im Ligamentum hepato-duodenale aus der Leber kommende Lymphbahnen (oder feinste Gallengänge?) befinden, die ein galliges Sekret (echte Galle?) ableiten. Kasai hat nun die eben genannten Gebilde mit einer nach Roux ausgeschalteten Dünndarmschlinge anastomosiert und konnte hier in etwa 35% der Fälle einen ausreichenden Gallefluß erreichen, der das Bilirubin im Serum normalisierte und die Kinder einwandfrei gedeihen ließ.

Wir fordern heute, daß innerhalb der ersten 4 Lebenswochen ein Ikterus in seiner Ätiologie geklärt sein muß. Es hat sich gezeigt, daß weder der duodenale Bromthaleintest noch der Rose-Bengaltest als auch die isolierte histologische Untersuchung eines Leberpunktats einwandfrei und sicher die Unterscheidung zwischen einer Gallengangsatresie und einer Neugeborenenhepatitis treffen können. Ist es also dem Pädiater nicht möglich, innerhalb der ersten 4 Lebenswochen eindeutig die Differentialdiagnose eines Ikterus zu klären, ist eine direkte operative Cholangiographie indiziert. Die beim Erwachsenen so erfolgreiche percutane, transhepatische Cholangiographie versagt beim Neugeborenen, wovon wir uns gemeinsam mit Wenz in jahrelangen Bemühungen überzeugen mußten.

Operatives Vorgehen: 2 bis 3 cm langer rechtsseitiger Rippenbogenrandschnitt, (Abb. 50) Aufsuchen der Gallenblase, die mit einer Tabaksbeutelnaht, 4×0 atraumatische Seide am Fundus versehen wird. Durch eine Stichincision wird die Gallenblase eröffnet, dann führt man entweder eine Knopfkanüle oder ein Plastikschläuchlein in die Gallenblase ein, knüpft die Tabaksbeutelnaht und nimmt nun eine Darstellung der Gallengänge mit Urographien vor. Diese diagnostische Methode hat dann gleichzeitig therapeutischen Effekt, wenn es sich um ein sogenanntes Schleimpfropfensyndrom handelt, bei der der eingedickte Galleschleimpfropf in das Duodenum gespült wird. Je nach dem Befund und dem Ergebnis der Röntgenuntersuchung wird entweder das Abdomen verschlossen, nachdem die Cholecystotomie versorgt wurde oder aber der Schnitt wird zu einem ausgedehnten Rippenbogenrandschnitt erweitert. Liegt eine Atresie des Ductus choledochus vor, führt man eine Cholecystojejunostomie mit einer nach Roux ausgeschalteten Darmschlinge aus oder aber bei Vorliegen eines Verschlusses des Ductus hepaticus wird eine Hepaticojejunostomie vorgenommen.

Cholecysto, Hepato-Jejunostomie

Die Vereinigung der atretischen Gallengangssegmente soll immer wegen der Gefahr einer ascendierenden Infektion nicht mit dem Duodenum, sondern mit einer nach Roux aus-

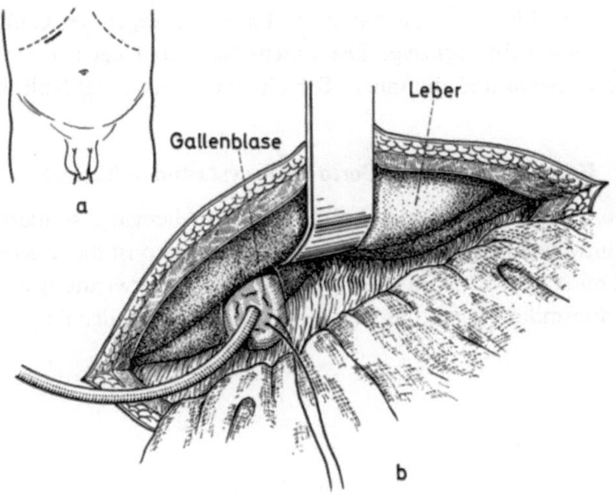

Abb. 50a u. b. Vorgehen bei direkter Cholangiographie. a) 2 bis 3 cm langer rechtsseitiger Rippenbogenrandschnitt; b) Darstellung der Gallenblase, Legen einer Tabaksbeutelnaht und Einführen eines mit Kochsalz gefüllten Plastikkatheters in die Gallenblase

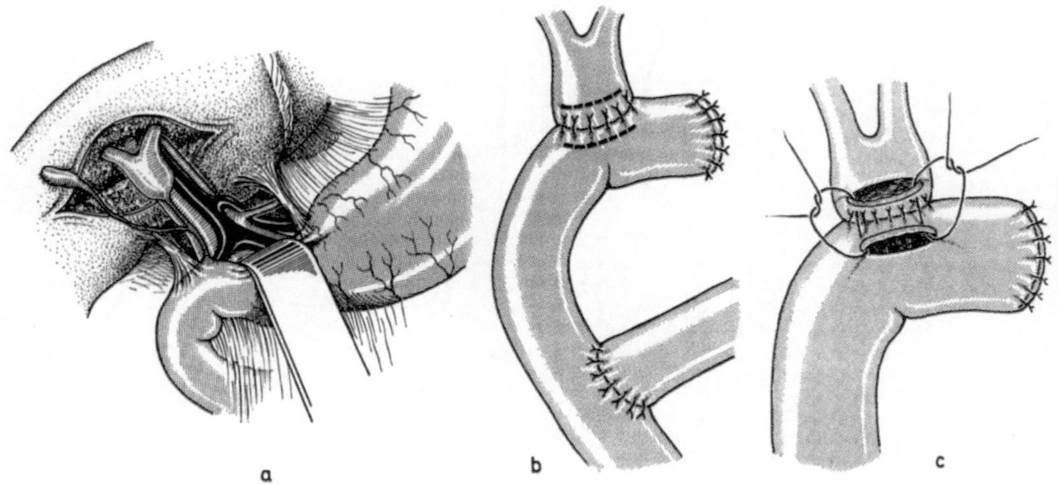

Abb. 51a–c. Vorgehen bei extrahepatischer Gallengangsatresie in Höhe des Ductus hepaticus. a) Präparation der Leberpforte und Darstellung des atretischen Gallengangsstumpfes; b) Es wird eine nach Roux ausgeschaltete Dünndarmschlinge an den Gallengangsstumpf angelagert und End-zu-Seit zweischichtig anastomosiert. Äußere Schicht atraumatisches 6×0 Etiflex oder Seide; c) Innere Schicht atraumatisches 5 oder 6×0 Catgut

geschalteten hohen Jejunumschlinge erfolgen (Abb. 51). Der ausgeschaltete Darmschenkel soll etwa 30 cm betragen und retrocolisch an den Leberhilus herangeführt werden. Im Gegensatz zu allen anderen Anastomosen im Darmbereich, die wir einschichtig mit Seide oder mit einem Kunststoffaden vornehmen, soll die Vereinigung der Gallengangsstümpfe mit dem Darm zweischichtig erfolgen, weil eine Schicht mit chromiertem Catgut nicht sicher genug erscheint. Ein nicht resorbierbarer Faden ist wegen der Gefahr der gallebedingten Inkrustrierung nicht angezeigt. Die äußere Nahtreihe legen wir mit 6- oder 7mal Null atraumatischer Seide und die innere Schicht dann mit 5mal Null atraumatischem Catgut.

Porto-Enterostomie, Porto-Cholecystostomie (Kasai)

Findet man bei der Exploration keinen blind endenden Gallengang, sondern eine Situation des sogenannten intrahepatischen Gallengangsverschlusses, so ist die Kasaische Operation indiziert. Es wird mit allergrößter Zartheit am besten unter Verwendung einer Lupenbrille oder eines Operationsmikroskopes das Ligamentum hepato duodenale und der atretische

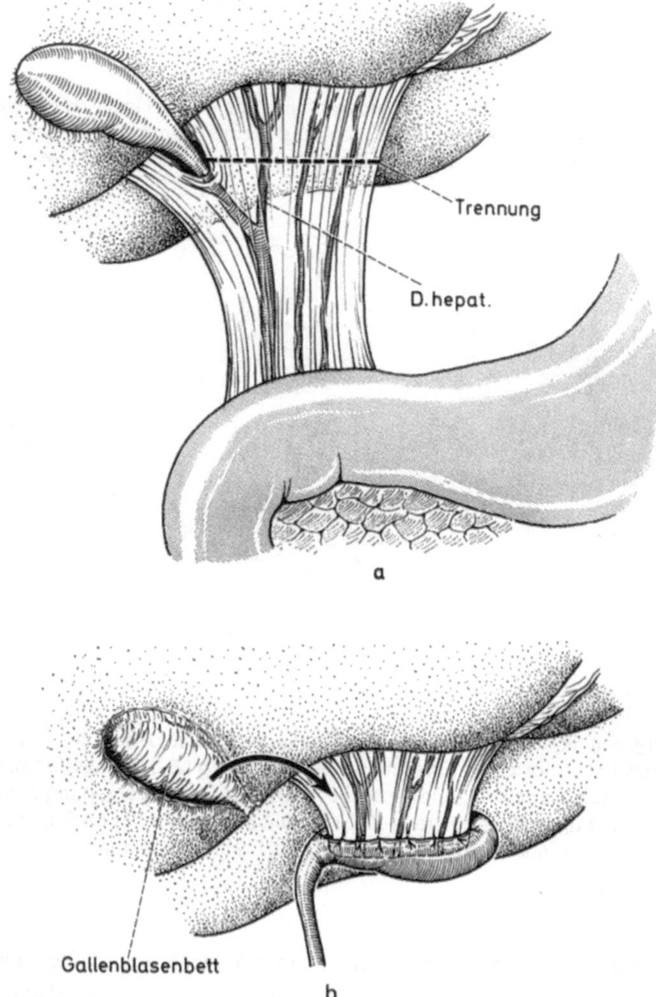

Abb. 52a u. b. Vorgehen nach Kasai bei intrahepatischer Gallengangsatresie und nicht atretischer Gallenblase und Ductus choledochus. a) Es wird wie in Abb. 48 das Ligamentum hepatoduodenale präpariert, b) und dann in die Gallenblase implantiert wie in Abb. 48c dargestellt

Gallengang präpariert, nachdem vorher das Gallenblasenrudiment entfernt wurde. Während dieser Präparation erkennt man meist galliges Sekret im Wundbereich, ohne genau bestimmen zu können, wo sich die Quelle dieser galligen Sekretion befindet. Zweimal haben wir feinste Galletröpfchen am Stumpf des durchtrennten »atretischen« Ductus hepaticus gesehen. Nun wird eine hohe Jejunumschlinge nach Roux ausgeschaltet, das orale Ende blind verschlossen, an die Leberpforte retrocolisch angelagert und längs incidiert. Das präparierte Ligamentum hepato-duodenale und der Ductus-hepaticus-

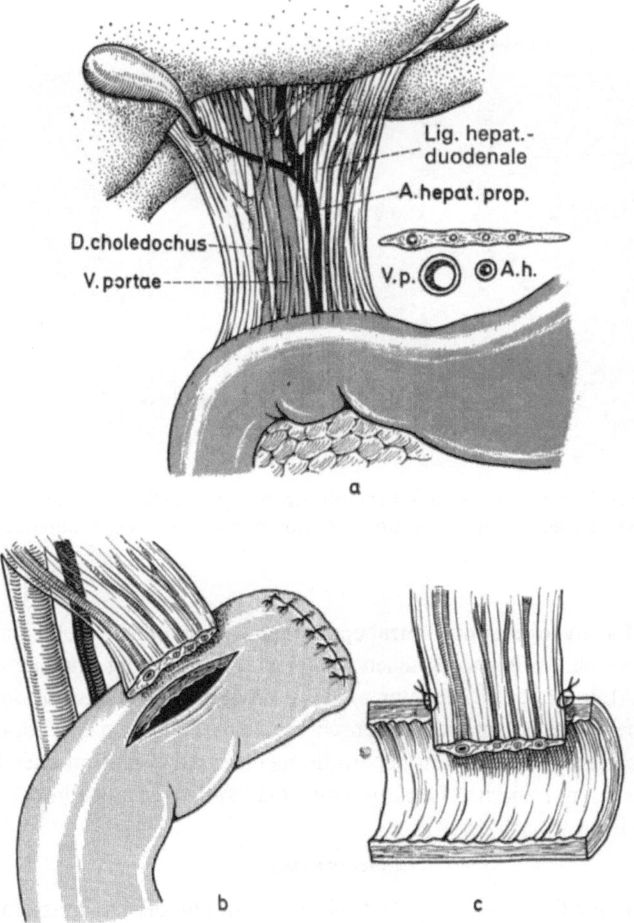

Abb. 53a–c. Vorgehen bei intrahepatischer Gallengangsatresie nach Kasai: Porto-Jejunostomie. a) Situs der Leberpforte mit Querschnitt des Ligamentum hepato-duodenale; b) das Ligamentum hepato-duodenale wird nach Entfernung der Gallenblase präpariert, in diesem »dünnen Häutchen« läuft nun der atretische Choledochus sowie mehrere Lymphbahnen. Mit der Lupenbrille oder dem Operationsmikroskop sind insbesondere die Lymphbahnen eindeutig zu identifizieren, ferner erkennt man einen winzigen capillaren Spalt innerhalb des atretischen Ductus choledochus. Das Ligamentum hepato-duodenale wird dann in eine nach Roux ausgeschaltete Dünndarmschlinge End-zu-Seit implantiert. Die fixierenden Nähte werden meist zwischen der Dünndarmschlinge und dem umgebenden Lebergewebe gelegt. Bei etwas derberem Ligamentum hepatoduodenale kann man auch diese selbst zur Naht benutzen; c) seitlicher Schnitt der Implantation

Strang werden nun in das Lumen des Jejunums implantiert. Die Nahtsicherung erfolgt in Form einer hinteren Nahtreihe mit atraumatischer Seide 6mal Null, die einmal die Darmwand und zum anderen zartes Gewebe im Bereich der Leberpforte oder die Leber selber unterhalb des Ligamentum hepato-duodenale faßt und in einer vorderen Schicht, die Darmincision mit der Leber oberhalb des Ligamentum hepato-duodenale erfaßt. Das Legen dieser Nähte ist außerordentlich diffizil, erfordert große Geduld und zartestes Fingerspitzengefühl. Wir selber haben mit der Kasaischen Methode bei 6 Fällen 2 Erfolge zu verzeichnen.

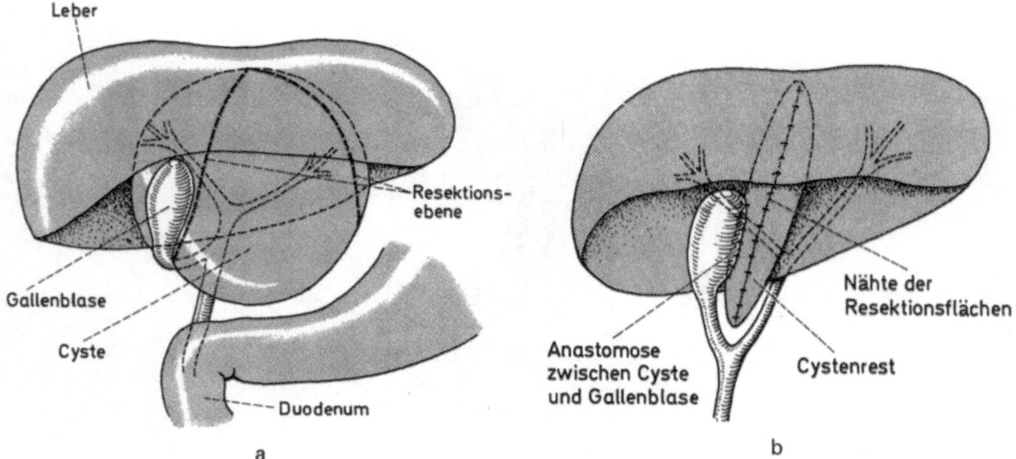

Abb. 54a u. b. Vorgehen bei intrahepatischer Choledochuscyste. a) Situs; b) Status nach subtotaler Resektion der Cystenwand und Anastomosierung mit der Gallenblase

In manchen Fällen sogenannter intrahepatischer Atresien findet sich eine Gallenblase, die, wie man bei der röntgenologischen Gallengangsdarstellung erkennen kann, einen einwandfreien Abfluß über den Ductus cysticus, Ductus choledochus in das Duodenum hat, während der Ductus hepaticus atretisch erscheint. In diesen Situationen empfiehlt Kasai, das präparierte Ligamentum hepato-duodenale und den atretischen Ductus hepaticus mit der aus ihrem Leberbett herausgelösten Gallenblase zu anastomosieren (Abb. 52).

Choledochuscyste

Während früher eine Choledochuscyste direkt mit dem Duodenum anastomosiert wurde, ist man heute der Meinung, die Cyste so weit es geht zu resezieren und den verbleibenden Stumpf mit einer nach Roux ausgeschalteten Jejunumschlinge zu verbinden. Bei den sehr seltenen intrahepatischen Gallengangscysten haben wir in einem Fall nach weitgehender Resektion des »Cystendaches« samt dem darüberliegenden hauchdünnen Lebermantel die Gallengangscyste mit der Gallenblase anastomosiert, nachdem die Intaktheit der abführenden Gallenwege durch ein direktes Cholangiogramm gesichert werden konnte (Abb. 54). In den verbleibenden Rest der Gallengangscyste haben wir ein T-Drain eingelegt und dieses nach einigen Wochen entfernt, nachdem der Abfluß über die Gallenblase gesichert war.

In denjenigen Fällen, in denen ein funktionstüchtiger abführender Ductus choledochus dargestellt werden kann, soll man versuchen, nach Resektion der Choledochuscyste eine End-zu-End-Anastomose zwischen Ductus hepaticus und dem terminalen Ductus choledochus vorzunehmen. Wir haben in einem entsprechenden Fall die Gallengangsanastomose mit 5×0 atraumatischem Catgut vorgenommen und für 14 Tage oberhalb der Anastomose ein T-Drain eingelegt.

Literatur

Balan, X.: Z. Kinderheilkunde **74,** 81 (1924)

Bishop, H. C., Koop, C. E.: Management of meconium ileus. Ann. Surg. **145,** 410 (1957)

Clatworthy, H. W., Wall, F., Wabmann, R. N.: A new type of portal to systemic venous shunt for portal hypertension. Arch. Surg. **71,** 588 (1955)

Daum, R., Hecker, W. Ch.: Die spontane Magenperforation bei Neugeborenen und Säuglingen. Z. Kinderchir. **3,** 481 (1966)

Duhamel, B.: Technique chirurgicale infantile. Paris: Masson & Cie 1957

Ekesparre, W. v.: The peptic oesophageal stenosis. Progress in Ped. Surgery **7,** 47 (1974)

Eckstein, H. B., Cooper, D. G.: The complications of ventriculo-atrial shunts with the Holter-valve for hydrocephalus. Z. Kinderchir. **5,** 309–315 (1968)

Grob, M.: Lehrbuch der Kinderchirurgie. Stuttgart: Thieme 1957

Gross, R. E.: A new method for surgical treatment of large omphaloceles. Surgery **24,** 277 (1948)

Gross, R. E.: The surgery of infancy and childhood. Philadelphia, London: W. B. Saunders 1953

Hecker, W. Ch.: Operative paediatrische Gastroenterologie. Münch. Med. Wschr. **113,** 397 (1971)

Hecker, W. Ch.: Klinik und Problematik der kongenitalen Atresien des Digestionstraktes. Ergebn. Chir. Orthop. **44,** 247 (1972)

Hecker, W. Ch., Höpner, F.: Oesophagogastrostomie Bypass-operation as an alternative to resection for undilatable peptic oesophageal stenoses. Progress in Pediatric Surgery **7,** 69 (1974)

Herzog, B.: Mikroangiographische Studien am Rattendarm zur Prüfung verschiedener Anastomosenarten. Helv. chir. Acta **38,** 179–184 (1971)

Herzog, B.: The one-layer and two-layer intestinal anastomosis in luminal experiments. Progress in Pediatric Surgery **5,** 37 (1973)

Joppich, I.: Gewebeersatz durch lyophilisierte Dura in der Allgemeinchirurgie. Langenbeck's Arch. Chir. **327,** 112 (1970)

Kasai, M., Kimura, S., Asakura, Y., Suzuki, I. H., Taira, Y., Ohaski, E.: Surgical treatment of bilary atresia. J. Pediatr. Surg. **3,** 665 (1968)

Lynn, H. B.: Rectal myectomy for a ganglionic megacolon. Mayo Clinic proceedings **41,** 289 (1966)

Martin, L. W.: Surgical management of Hirschsprung's disease involving the small intestine. Arch. Surg. **97,** 183 (1968)

Nissen, R., Rossetti, M.: Die Behandlung von Hiatushernien und Refluxoesophagitis mit Gastropexie und Fundoplicatio. Indikation, Technik und Ergebnisse. Stuttgart: Thieme 1959

Nixon, H. H., O'Donnell, B.: The essentials of paediatric surgery. London: William Heinemann, Medical Books 1961

Oberniedermayr, A.: Lehrbuch der Chirurgie und Orthopädie des Kindesalters. Berlin, Göttingen, Heidelberg: Springer 1959

Rehbein, F.: Zweitoperationen der Duodenalatresie. Chirurg **33,** 228 (1962)

Rehbein, F.: Zur Operation der hohen Rektumatresie mit Rektouretralfistel. Z. Kinderchir. **2,** 503 (1965)

Rehbein, F.: Zur Operation der hohen Rektumatresie mit Rektouretralfistel. Abdomino-sakroperinealer Durchzug. Z. Kinderchir. **2,** 503 (1965)

Rehbein, F., Boix-Ochoa, J.: Die membramöse Duodenalatresie, Behandlung durch Membransprengung. Chir. Praxis **9,** 127 (1956)

Rehbein, F., Boix-Ochoa, J.: Duodenalstenose – Duodenaltresie. Deutsche Med. Wschr. **88,** 1240 (1963)

Rehbein, F., Niccolai, J.: Operation der Hirschsprung'schen Krankheit. Dtsch. Med. Wschr. **88,** 1595 (1963)
Rehbein, F., Halsband, H.: A doubl-tube technic for the treatment of meconium ileus and smal bowel atresia. J. ped. Surg. **3,** 723 (1968)
Roumaldi, P.: Eine neue Operationstechnik für die Behandlung einiger Rektummißbildungen. Langenbeck's Arch. Klin. Chir. **296,** 371 (1960)
Schuster, S. R.: A new method for the shaged repair of large omphaloceles. Surg. Gynec. Obstet. **125,** 837 (1967)
Schwaiger, M.: Zur Operation angeborener großer Zwerchfelldefekte und der Aplasie des Zwerchfells. Langenbeck's Arch. Klin. Chir. **277,** 417 (1953)
Schwaiger, M.: Zur Operation der echten und falschen Zwerchfellhernien. Langenbeck's Arch. Klin. Chir. **282,** 366 (1955)
Soave, F.: Hirschsprung's disease; a new surgical technique. Arch. Dis. Childh. **39,** 116 (1964)
State, D.: Segmental colon resection in the treatment of congenital megacolon. Amer. J. Surg. **105,** 93 (1963)
Stephens, F. D.: Congenital malformations of the rectum, anus, and genitourinary tract. Edinburgh, London: E. and S. Livingstone 1963
Svenson, O.: Pediatric Surgery. New York: Appleton-Century-Crofts 1958
Thal, A. P., Hatafuku, T., Kurtzmann, R.: A new method for reconstruction of the esophagogastric junction. Surg. Gynet. Obstetr. **120,** 1225 (1965)
Wiedhopf, O.: Die Bedeutung des Pylorusringmuskels bei der Operation der Säuglinge. Dtsch. Z. Chir. **257,** 445 (1943)
Zenker, R.: Die Eingriffe in der Bauchhöhle. Bd. VII/1, 2. Aufl. Allgem. u. spez. chir. Operationslehre. Hrsg.: N. Guleke, R. Zenker. Berlin, Göttingen, Heidelberg: Springer 1951
Zenker, R., Calinich, G.: Das Schicksal der nach Ramstedt operierten Säuglinge. Dtsch. Z. Chir. **239,** 444 (1933)
Zenker, R., Reimold, W.: Fortschritte in der Behandlung der spastisch hypertrophischen Pylorusstenose (Pylorospasmus). Dtsch. Med. Wschr. **76,** 82 (1951)

Namenverzeichnis

Bei den *kursiv* gesetzten Seitenzahlen handelt es sich um Literaturangaben

Abbott. W. A. 341, 342, 388, *393*
Abbott, W. E., Krieger, H., Levey, S., Bradshaw, J. *332*
Abel, A. L. 459, *548*
Abernathy, R. J. 157, 159, *322*
Abramow, St. M., s. Berman, L. G. 735, *777*
Acinapura, A. J., s. Silver, D. *334*
Ackeren, H. van, s. Schreiber, H. W. 152, 159, 166, 167, 168, *324*, *327*, *331*, *334*
Ackermann, W. *329*
Adams, J. D., Haisten, A. S. 567, *645*
Admirand, W. H., s. Way, W. 567, *650*
Adson, M. A., Akwari, O. E. *332*
Adson, M. A., s. Fleming, M. P. *646*
Aeberhard, P., Pedrinis, E. *330*
Affolter, H. 111
Affolter, H., Voegelin, R. *327*
Akovbiantz, A., Lindenberg, K. 444, *548*
Akovbiantz, A., s. Hanloser, P. *325*
Akovbiantz, A., s. Hueni, R. 535, *552*
Akovbiantz, A., s. Jenny, M. *552*
Akovbiantz, A., s. Sikora, J. *649*
Akwari, O. E., s. Adson, M. A. *332*
Albe 154, 155
Albert, E. 69, *77*
Alexander, H. C. *548*
Alexander-Williams, J., s. Broader, J. H. *549*
Alexiou, D., s. Hollender, L. F. 766, 767, 776, *779*
Allgöwer, M. 133, 213, 432, *548*
Allgöwer, M., Burri, C., Hell, K. 131, *324*
Allgöwer, M., Hasse, J. *548*
Allgöwer, M., Hasse, J., Herzog, B. 17, 32, *61*, *548*
Allgöwer, M., s. Hell, K. *330*
Allgöwer, M., s. Liebermann-Meffert, D. 162, *323*
Allgöwer, M., s. Rossetti, M. *329*
Allgöwer, M., s. Rueedi, T. P. 535, *555*
Allgöwer, M., s. Schumann, L. *331*
Allgöwer, M., s. Tondelli, P. *650*
Almersjö, O. *332*
Almersjö, O., Bengmark, S., Haftström, L. O. 660, *688*
Almersjö, O., s. Bengmark, S. 672, *688*
Alnor, P. C. *328*
Altemeier, W. A. 478, 510, 512, 516
Altemeier, W. A., Culbertson, W. R., Alexander, J. W., Sutorius, D., Bossert, J. *548*
Altemeier, W. A., Giuseffi, J., Hoxworth, P. *548*
Amdrup, E. 188, 214, *333*
Amdrup, E. Clemmesen, T., Andreassen, J. *330*
Amdrup, E., s. Jensen, H. E. *331*
Amgwerd, R., Gogos, A. 599, *645*
Amgwerd, R., Hammer, B. *324*
Amgwerd, R., s. Saegesser, M. *321*
Ammann, R., s. Domschke, W. 738, *778*
Ammann, R. W. 738, *777*
Anacker, H. 735, 742, *777*
Andersen, H., s. Olsen, A. M. *328*
Anderson, Ch. B., Connors, J. P., Mejia, D. C., Wise, L. 776, *777*
Anderson, S., s. Holle, F. 222, *330*
Andreassen, J., s. Amdrup, E. *330*
Andrews, E. W. *333*
Angel, R. T., s. Willms, R. K. *334*
Angell, J., s. Lloyd-Davies, O. V. *553*
Ansfield, F. S., s. Bissl, H. F. 775, *777*
Archibald, J., s. Boer, J. de *645*
Arianoff, A. A., Reepinghen, Ph. van, Vielle, G., Gose, Cl. 764, *777*
Arianoff, A. A., Vielle, G., Reepinghen, Ph. van 764, *777*
Ariel, J. M. und Mitarb. 299
Arner, O., Fernström, I. *688*
Arnold, R., s. Creutzfeldt, W. 775, *778*
Arullani, P., s. Torsoli, A. *556*
Asakura, Y., s. Kasai, M. 874, 875, *877*
Aston, Sh. J., Longmire, W. P., Jr. 776, *777*
Athanassakos, Chr., s. Kourias, B. *647*
Athanassiades, S., s. Warren, K. W. 772, *781*
Attisha, R. P., s. Smith, A. N. *555*
Ault, G. W., Castro, A. F., Smith, R. S. 490, *548*
Ault, G. W., s. Castro, A. F. 490, *549*
Aust 132, 133, 134, 135
Austen, W. G., Baue, A. E. *324*

Babcock, W. W. 454, 455, 499, 500, 501, 502, 503, 504, *548*
Bachmann, O., s. Hanloser, P. *325*
Bachrach, W. H., Birsner, J. W., Izenstark, J. L., Smith, V. L. 737, *777*
Backer, J. Q., Wettlaufer, J. N., Chisholm, D. P., Schaller, R. T. *645*
Backer, O. G., s. Baden, H. 716, *730*
Bacon, H. E. 439, 454, 455, 457, 499, 500, 501, 502, 503, 504, *548*, *549*
Bacon, H. E., Rowe, R. J. *548*
Bacon, H. E., Smith, C. E. *549*
Bacon, H. E., s. Mc Elwain, J. W. 491, *553*
Bacon, H. E., s. Sauer, I. 492, *555*
Bacon, H. E., s. Trimpi, H. D. *556*
Bacourt, F., s. Clot, J.-P. 748, *778*

Baden, H., Backer, O. G. 716, *730*
Baden, H., s. Pers, M. 579, *649*
Baker, C. B., s. MacDonald, J. A. 656, *689*
Baker, J. W. *549*
Baker, J. W., s. Holm, J. G. *647*
Baker, J. W., s. Jolly, Ph. C. *647*
Baker, R. J. 766, *777*
Balan, X. 828, *877*
Baldwin, M. V., s. Thomas, J. E. 160, *324*
Balfour 230
Balfour, T., s. Smith, A. N. *555*
Ball, M., s. El-Khodary, A. *394*
Balser, D., s. Heymann, H. *326*
Barbier, Y., s. Cahen, J. *549*
Barnes und Cox 192
Barnes, A. D., Williams, J. A. 189, *330*
Barnes, J. P. *77*
Baron, J. H. 157, 161, *322*
Barron, J. 532, 533, 534, *549*
Bartelheimer, H., Maurer, H. J., Schreiber, H. W., Müller-Wieland, K. *333*
Bartone, N. F., Grieco, R. V. *645*
Bartsch, W. M., s. Schreiber, H. W. 152, 159, 166, 167, 168, *327*, *731*
Bary, S. v. 228, *324*, 341, 349, 412
Bary, S. v. s. Schaudig, A. *394*
Baschet, C., Bouderlique, J. R. 777, *777*
Basoli, A., s. Stefanini, P. 774, *781*
Baudisch, J., s. Clauss, D. *332*
Baue, A. E., s. Austen, W. G. *324*
Bauer, H., s. Holle, F. *334*
Bauer, H., s. Welsch, K. H. 160, *324*
Bauer, K. H. 5, 6, 7, *324*, 455, 489, *549*, *645*
Bauer, M., Flintsch, K., Wiedmann, K. *645*
Bauers, A., s. Siewert, R. 598, *649*
Baumann, J. 614, 622, 625, 626, *645*
Baumgarten. H. G., s. Stelzner, F. *556*
Baumgartl, F., Kremer, K., Schreiber, H. W. *77*, *321*, *393*, *730*
Bayer 457
Bayindir, S. *645*
Bayindir, S., Heger, N., Schirmer, H. F., Steckenmesser, R. *645*
Beahrs, O. H., Theuerkauf, F. J., Hill, Jr. 510, *549*
Beck, K., s. Overbeck, W. 361, *394*
Becker, H.-D., s. Peiper, H. J. 774, *780*
Becker, H. M., s. Zenker, R. *321*, *327*
Becker, M. L., s. Krementz, E. T. 737, 772, *779*
Becker, V. 732, 737, 751, 775, *777*
Beckmann 566,
Bedacht, R. 771, *777*
Bedacht, R., s. Zenker, R. 773, 774, *782*
Beduhn, D., s. Wenz, W. *650*, 737, *781*
Bekier, J. 597, 598, *645*
Beling, C. A. *78*
Belzer, F. O., s. Keaveny, T.V. 774, *779*
Benefini, E., Gibelli, G. A., Sabbioni, D. 305, *333*
Bengmark, S. 657, 658, 659, *688*
Bengmark, S., Almersjö, O., Engevik, L., Haftström, L. O. 672, *688*
Bengmark, S., Fredlung, P., Göransson, G. Olsson, A., Vang, J. *688*
Bengmark, S., s. Almersjö, O. 660, *688*
Bennett, R. C. 493
Bennett, R. C., Hughes, E. S., Cuthbertson, A. M. *549*
Bennett, R. C., s. Hughes, E. S. *552*
Bennet, R. C., s. Kennedy, J. T. 493, *552*
Berchthold, R. *328*, 582, *645*, *698*, 701, *730*
Berchtold, R., s. Maurer, W. 225, *331*
Berchtold, R., s. Zenker, R. *731*
Berg, C. D., Jackson, B. A., Nansen. E. M., Robinson, C. L. N. *332*
Berg, G., Frenzer, W. *393*
Berg, G., s. Henning, N. 167, 170, *323*, *325*
Berger, H. J. *645*
Bergerhof, H. D. *645*
Berghaus, H., s. Kremer, K. 772, *779*
Bergmann, G. v. 170
Bergner, D., s. Domschke, W. 738, *778*
Berk, J. L., Pecic, J., Shields, E., Natwick, R. *333*
Berkson, J., s. ReMine, W. H. *321*
Berman, J. K., Berman, E. J. 126, 130
Berman, E. J., s. Berman, J. K. 126, 130
Berman, L. G., Prior, J. T., Abramow, St. M., Ziegler, D. D. 735, *777*
Berndt, H. *324*
Bernhard, F. 579, *645*
Bernhardt, H., Knocke, M. (1) 80, *91*
Berta 651
Best, C. C., Blair, C. C. 456, *549*
Beyer, J., s. Feifel, G. (8) 83, *91*
Biebl, M. 229, 239, 240, 267, 302, 303, 304, 306, 308, 309, 314, *324*, *333*
Bill, A. H., Jr., s. Swenson, O. *556*
Billroth 71, 76, 136, 138, 164, 228, 229, 230, 231, 234, 235 236, 237, 238, 242, 247, 260, 264, 265, 266, 267, 268, 269, 273, 302, 315, 775
Bircher, J. 175, 730, *730*
Bircks, W., s. Grewe, H. E. *332*
Birsner, J. W., s. Bachrach, W. H. 737, *777*
Bishop, H. C., Koop, C. E. 850, *877*
Bismuth, H., s. Hepp, J. *647*
Bissl, H. F., Ansfield, F. S., Mason, J. H., Wulson, W. L. 775, *777*
Black, B. M. 454, 455, 457, 499, 500, 504, 505, *549*
Black, B. M., Botham, R. J. *549*
Black, B. M., Kelly, A. H. *549*
Black, B. M., McElwain, J. W. Portin, B. A., Ray, J. E. *549*

Black, H. C., Hawk, J. C., Jr. Rambo, W. M. 643, *645*
Blair, C. C., s. Best, C. C. *549*
Blaisdell, P. C. 524, *549*
Blalock 713, 715
Blanchot, Ph., s. Hollender, L. F. *393*
Bland, R. W., s. Marshall, J. F. 592, *648*
Blauenstein, U. W., s. Engelhart, G. J. 737, *778*
Blessing, H., Deucher, F. 523, *549*
Blessing, H., Weese, M. S. de 595
Blessing, H., s. Deucher, F. *550*
Block, M. A., Schumann, B. M., Eyler, W. R., Truant, J. P. 654, *688*
Block, M. A., s. Waugh, J. M. *557*
Block, W., *645*
Blömer und Mitarb. 314
Blomstedt, B., Dahlgren, S. *333*
Blond 526
Bloodgood, J. C. 485, *549*
Blowers, R., s. Williams, R. E. O. (33) 84, 87, *92*
Bockus, H. L. 161, 167, *322*
Bodner, E. 147, 148, 149, 150, 742, *778*
Bodner, E., Dorfmann, A. 598, *645*
Bodner, E., s. Lederer, B. 742, *780*
Boeck, M., see Hodgkin, M. 699
Boeckl, O. *324*
Böhm, P., s. Maurath, J. *689*
Böhmig, H. J. 599, 601
Böhmig, H. J., Fritsch, A., Kux, M., Stacher, G. 602, *645*
Böhmig, H. J., Fritsch, A., Lechner, G. *645*
Boer, J. de, Downie, H. G., Archibald, J. *645*
Boerema, I. 126, 128, 722, 724, 726, *730*
Boerema, I., Germs, R. *328*
Boerema, I., Klopper, P. J., Holscher, A. A. *730*
Bötticher, R., s. Schwemmle, K. 772, *781*
Bohmansson, G. 303, 304, *333*
Boix-Ochoa, J., s. Rehbein, F. *877*
Boller, R. *321*
Bondar, G. F., Pisesky, W. *394*
Booth, C. C., s. Tabaqchali, S. (28) 81, 82, *92*
Borgström, S. G. *333*
Bornside, G. H., s. Rusca, J.A. *79*
Borst, H. G., Earlam, R. 128, 293, *328*
Borst, H. G., s. Zenker, R. *327*
Bossert, J., s. Altemeier, W. A. *548*
Botham, R. J., s. Black, B. M. *549*
Botsford, T. W., s. Dunphy, J. E. *550*
Bouchier, I. A. D. 167, *322*
Bouderlique, J. R., s. Baschet, C. 777, *777*
Bour, H., Duchier, J. 776, *778*
Boureau, M., s. Soupault, R. 734, *781*
Boutsis, C., Ellis, H. 510, *549*
Boyden 561
Braasch, J. W., s. Cattell, R. B. 622, 630, *645*
Bradshaw, J., s. Abbott, W. E. *332*
Brandt, G., Kunz, H., Nissen, R. *321*
Brandt, P., s. Ungeheuer, E. *650*
Brasfield, R. D. 682, *688*
Braun, H. 141, 142, 255, 259, 289, 290, 297, 303, *333*, 623, 630
Braun, O. H., Dehnert, J., Gedek, B., Haenel, H., Hoffmann, K., Kienitz, M., Knothe, H., Mayer, J. B., Mossel, D. A. A., Reploh, H., Reuter, G., Seeliger, H. P. R., Werner, H. (2) 80, *91*
Breedis, C., Young, G. 658, *688*
Brendel, W., s. Guthy, E. *78*
Bricker, E. M. 493, *549*
Brieler, H. S., s. Thiede, A. *556*
Brill, A. B., s. Scott, H. W. 394
Brittain 651
Broadbent, T. R., s. Picrell, K. L. 524, *554*
Broader, J. H. 478
Broader, J. H., Masselink, B. A., Oates, G. D., Alexander-Williams, J. *549*
Broder, L. E., Carter, St. K. 774, 775, *778*
Broders, A. C. 459, *549*
Broido, P. W., Gorbach, S. L., Nyhus, L. M. (3) 82, 83, *91*
Bronwell, A. W., Rutledge, R., Dalton, M. L. *78*
Brown, D. 846
Brücke, H. *393*, 569, *645*
Brücke, H. G. v. 51, 52, 55, *61*, 575, *645*
Bruenner, H., s. Kümmerle, F. *393*
Brunner, A. 655, *688*
Brunschwig, A. 492, *594*
Bsteh, O. 254, 255, 315, *321*, *324*
Bsteh, O., Pesau, H. 598, *645*
Bucaille, M., s. Soupault, R. 286, 303, 304, *334*
Buchin, R., Geertruyden, J. V. *78*
Buchwald, H. *333*
Buchwald, H. Schwartz, M., Varco, R. L. *394*
Buchwald, H., Varco, R. L. *394*
Buchwald, H., s. Schwartz, M. Z. *395*
Buckler, K. G., s. Capper, W. M. 154, 166, *322*
Bücheler, E. 737, *778*
Büchner 170
Büchner, W., s. Heymann, H. *326*
Bülau 255
Bünte, H. *325*
Bürger, M., s. Konjetzny, E. *326*
Bufkin, W. J., s. Smith, P. E. 772, *781*
Bur, F., s. Hollender, L. F. 766, 767, 776, *779*
Burchardi, H., s. Wiemers, K. *650*
Buren, C. T. van s. Dudrick, St. J. *394*
Burge, H. 176, 184, 185, 186, 188, 191, 192, 208, 209, 210, 211, 212, 213, 226, *322*, *330*
Burge, H., Frohn, M. J. N. 175, 191, 207, 213, *330*
Burge, H. u. Vane 225
Burge, H., s. Frohn, M. J. N. 192, *330*

Burko, H., s. Scott, H. W. *394*
Burlu 718
Burnham, J. R., s. Turrill, F. L. 654, *689*
Burri, C., s. Allgöwer, M. 131, *324*
Busch, W. *795*
Bussey, H. J. R., Morson, B. C. *549*
Bussey, H. J. R., s. Goligher, J. C. *551*
Bussey, H. J. R., s. Morson, B. C. *554*
Butler 255
Butler, T. J., s. Capper, W. M. 154, 166, *322*
Byrne, J. J., s. Williams, L. F. (32) 83, *92*

Cady, J., s. Clot, J.-P. 748, *778*
Cahen, J., Barbier, Y. 452, *549*
Calame, A. *549*
Calinich, G., s. Zenker, R. *878*
Callow, A. D., s. Garceau, A. J. 705, *730*
Cameron, A. J., Hoffmann, H. N. *325*
Camplez, Ph., s. Mercadier, M. 769, *780*
Campo, A., del s. Marella, M. S. *78*
Canary, J., s. El-Khodary, A. *394*
Cannonn, J. A., s. Fisher, J. A. *333*
Cantarelli, J., s. Grassi, I. 157, 159, *322*
Cantor, M. O. 341, 388, *393*
Capper, W. M. 163, 164, *322*
Capper, W. M., Butler, T. J., Buckler, K. G., Hallett, C.P. 154, 166, *322*
Carboni, M., s. Stefanini, P. 774, *781*
Card, E., Marks, I. M. 157, 163, *322*
Carlson, H. C., s. Fleming, M. P. *646*
Caroli, J. 570, 571, 574, *645*
Carter, D. C., s. Gill, W. *78*
Carter, St. K., s. Broder, L. E. 774, 775, *778*
Casali, C., s. Torsoli, A. *556*
Cassani, S., s. Meier, A. L. *326*
Cassau, E., s. Siewert, R. *327*
Castiglioni, G. C., Petronio, R. 578, *645*
Castro, A. F., Ault, G. W., Smith, R. S. 490, *549*
Castro, A. F., s. Ault, G. W. 490, *548*
Cattell, R. B. 459, 598, 606, 608, 626, 628, 630, 631, 753, 754, 768, 771, *778*
Cattell, R. B., Braasch, J. W. 622, 630, *645*
Cattell, R. B., MacKenzie, D, H., Colcock, B. P. 460, *549*
Celestin, L. R. 100, *332*
Cereda, W., s. Sikora, J. *649*
Cesnik, H. *795*
Chalmers, Th., s. Garceau, A. J. 705, *730*
Chamberlin u. Winship 175, 196
Champeau 603
Chapman, N. D., s. Nyhus, L. M. *323*
Chapman, W. W., s. Lamis, P. A. *78*
Chapuis, Y., s. Leger, L. *731*
Chen, Ch.-Ch., s. Lin. T. *689*
Chetwood, C. 524, *549*
Chevrel, J. P., s. Leger, L. *731*
Child, Ch., s. Harrison, Th. 775, *779*
Child, C. G. III 744, 750, 768, 769, *778*
Child, C. G. III, Frey, C. F. 750, *778*
Child, C. G. III, Frey, C. F., Fry, W. J. 744, 769, *778*
Childs, W. A. 384, 385
Childs, W. A., Phillips, R. B. *393*
Chisholm, D. P., s. Backer, J. Q. *645*
Chleo, F., s. Mouchet, A. 456, *554*
Christeas 306,
Christiansen, P. M., Køsters *333*
Christiansen, P. M., s. Kronberg, O. 192, *331*
Clairmont, P. *325*, 741, 748, *778*
Clark, C. G., Wyllie, J. H., Harris, J., Whittaker, M. G. 330
Clarke, R. J., McFarland, J. B., Williams, J. A. 166, *322*
Clarke, S., s. Smith, A. N. *555*
Classen, M., Demling, L. 737, *778*
Classen, M., Frühmorgen, P. 103, *329*
Classen, M., Schwamberger, K. *646*
Classen, M., Wenz, W., Fritsch, E. v. 737, *778*
Classen, M., s. Domschke, W. 738, *778*
Classen, M., s. Koch, H. 737, *779*
Classen, M., s. Rösch, W. *329*
Clatworthy, H. W., Wall, F., Wabmann, R. N. *877*
Clauss, D., Baudisch, J. *332*
Clemens 659
Clemmesen, T., s. Amdrup, E. *330*
Clot, J.-P., Bacourt, F., Cady, J., Mercadier, M. 748, *778*
Clot, J.-Ph., s. Mercadier, M. 769, 780
Clot, Ph., Poilleux, J., 771, *778*
Coburg, A. J., s. Pichlmayr, R. *394*
Cohn, I. (4) *91*
Cohn, I., s. Hearn, D. *78*
Cohn, I., s. Rusca, J. A. *79*
Colcock, B. P., s. Cattell, R. B. 460, *459*
Cole und Grove 603
Cole, W. H. 463, *549*, 618, 626, 633
Cole, W. H., Ireneus, C., Reynolds, J. T. *646*
Cole, W. H., s. Southwick, H. W. *555*
Commons, R., s. Payne, J. H. *395*
Conn, H. O., Lindenmuth, W. W. 705, *730*
Connell 497, *549*
Connell, M. E. 70, 71, *78*, 126, 244
Connors, J. P., s. Anderson, Ch. B. 776, *777*
Cooley, D. A. 716, *730*
Cooper, D. G., s. Eckstein, H. B. *877*
Cooper, Ph. *393*
Corbelle, G. s. Leger, L. 704, *731*
Cordonnier, J. J. 493, *549*
Corman, M. L. *549*
Corman, M. L., s. Veidenheimer, M. C. *557*
Coquilland, J.-P., s. Mercadier, M. 769, *780*

Coquilland, J. P., s. Vaysse, J. 764, *781*
Cosse, J. J. de, s. Fox, P. S. 281, *325*, 775, *778*
Costopoulos, L. B., s. Turner, F. W. 578, *650*
Couinaud, C. 732, 733, 734, 735, *778*
Couinaud, C., Huguet, C. 732, 735, *778*
Couinaud, C., Poulain, J. 734, *778*
Cox, A. G., s. Williams, J. A. 192, *321*, *324*
Crawford, C. P. 727
Crawford, C. P., Freuckner, P. *730*
Crean, G. P., Marshall, M. W., Rumsay, R. D. 157, 164, *322*
Creutzfeldt, C., s. Creutzfeldt, W. 775, *778*
Creutzfeldt, W. 160, *322*, 774, 775, *778*
Creutzfeldt, W., Arnold, R., Creutzfeldt C., Deuticke, U., Frerichs,, S., Track, N. S. 775, *778*
Creutzfeldt, W., Kern, E., Kümmerle, F. Schumacher, J. 753, 776, 777, *778*
Crile, G. 722, *730*
Crile, G. Jr, 452, *549*
Culbertson, W. R., s. Altemeier, W. A. *548*
Cummins, A. J. 160, 164, *322*
Cunéo, B., Sénéque, J. 510, *549*
Cuthbertson, A. M., s. Bennett, R. C. *549*
Cuthbertson, A. M., s. Kennedy, J. T. *552*
Cuthberston, A., s. Turnbull, R. B. *556*
Cuther, E. C., s. Zollinger, R. M. *321*
Czembirek, H., s. Wenz, W. *650*
Czerny, V. 68, 69, *78*, 143, 144, 174, 258, 489

Dagradi, A. E., s. Stempien, St. J. 154, *324*
Dahlgren, S. *333*
Dahlgren, S., s. Blomstedt, B. *333*
Dale, S. L., s. Melby, J. C. *795*
Dalichau, H., Ungeheuer, E. *646*
D'Allaines, F. 454, 456, 499, *550*
Dalton, M. L., s. Bronwell, A. W. *78*
Danek, N., s. Rinecker, H. *79*, 726, *731*
Daniel, O. 444, *550*
Daniel, O., Singh, M. L. *550*
Daum, R., Hecker, W. Ch. *877*
David, V., Gilchrist, R. K. 510, *550*
Davis, R. M., s. Mayo, C. W. *553*
Dearing, W. H., s. Judd, E. S. (14) 86, *92*
Deddish, M. R. 490, 492, *550*
Deddish, M. R., s, Stearns, M. W., Jr. *555*
Dedombal, F. T., s. Goligher, J. C. *78*, *551*
Deghle, P., s. Nüseck, H. J. *329*
Dehnert, J., s. Braun, O. H. (2) 80, *91*
Deitel, M., s. Sanderson, J. *394*
Deloof, W., s. Vantrappen, G. 111, 114, *328*
Delorme, J. 510, 513, *550*
Demling, L. *321*, *322*, 491, *550*
Demling, L., s. Classen, M. 737, *778*
Demling, L., s. Deyhle, P. 492, *550*
Demling, L., s. Koch, H. 737, *779*
Denecke, H. J. 413
Dennhardt, D., s. Schega, W. 771, *781*
Denovillier, C. *550*
Dentan, Th., s. Leger, L. 721, *731*
Desai, S., s. Frohn, M. J. N. 192. *330*
Dètrie, Ph. 776, *778*
Deucher, F. *325*, *329*, 521
Deucher, F., Blessing, H. *550*
Deucher, F., Oesch, J. 348, 349, *393*
Deucher, F., Widmer, A. 124, *335*
Deucher, F., Widmer, A., Dippon, R. *550*
Deucher, F., s. Blessing, H. 523, *549*
Deucher, F., s. Nöthiger, F. *331*
Deuticke, U., s. Creutzfeldt, W. 775, *778*
Devine, Sir Hugh *550*
Deyhle, P., Demling, L. 492, *550*
Deyle, P., Seubert, K., Jenny, S., Demling, L. *550*
Dibold, H., s. Lapp, F. W. 310, *334*
Dick, E. T. 444, *550*
Dick, W. *646*, 686, 687, *688*
Dick, W., Dortenmann, J. 643, 644, *646*
Diebold, O., Junghanns, H., Zukschwerdt, L. *393*
Dillard, B. M. 661, *688*
Dippon, R., s. Deucher, F. *550*
Dittrich, H., s. Seifert, E. *324*
Dixon, C. F. 454, 455, 494, *550*
Dixon, W. J., Longmire, W. P., Holden, W. C. *550*
Doberer 138, 141, 236, 237, 246
Dockerty 457
Dockerty, M. B., s. Laroche, G. P. 774, *780*
Dölle, W., s. Martini, A. G. *731*
Doenecke, D., s. Müting, D. *731*
Dogliotti, A. M., Fogliati, F. *646*
Dombrowski, H., Vielhauer, E. 578, 579, *646*
Domschke, W., Goebell, H., Rick, W., Ammann, R., Kapp, F., Schmidt, H., Bergner, D., Classen, M. 738, *778*
Donaldson, G. A., s. Welch, J. P. *557*
Donaldson, R. M., s. Garceau, A. J. 705, *730*
Dorfmann, A., s. Bodner, E. 598, *645*
Dortenmann, Gnitzner 115
Dortenmann, J., s. Dick, W. 643, 644, *646*
Douarec, P. le, Jouanneau, P. *550*
Doubilet, H., Mulholland, J. H. 763, 768, 772, *778*
Douglass, 458
Douglass, H. O. Jr., Leveen, H. H. *550*
Doutre, L. P., Patel, J. Cl. 771, *778*
Dowdy, G. S. Jr. *646*
Downie, H. G., s. Boer, J. de *645*

Doyen 136
Dradstedt, L. R., 104, 154, 161, 163, 164, 170, 178, 188, 195, *322*
Dragstedt, L. R., Fournier, H. J., Woodward, E. R., Tovee, E. B., Harper, P. V. 155, *330*
Dragstedt, L. R., Owens, F. M. 155, 193, 196, *322*, *330*
Drapanas, Th. 717, *730*
Drasar, B. S., Shiner, M., Mc Leod, G. M. (5) *91*
Dreiling, D. A. 766, 767, *778*
Drenick, E. J., Simmons, F., Murphy, J. F. *394*
Drews, H., s. Seidel, W. *331*
Drube, H. C., Klein, U. E. *393*
Drüner, L. *61*
Drüner, Zander, *99*
Duchier, J., s. Bour, H. 776, *778*
Dudrick, St. J., Ruberg, R. L. *394*
Dudrick, St. J., Mac Fadyen, B. V., Buren, C. T. van, Ruberg, R. L., Maynard, A. T. *394*
Dufour, A., s. Hollender, L. F. *393*
Duhamel, B. 862, *877*
Dukes, C. E. 456, 457, 458, 459, 460, 491, *550*
Dukes, C. E., s. Goligher, J, C. *551*
Duncan, E. H. L., s. Trapnell, J. E. 766, *781*
Dunphy, J. E. 510, 512, 516, *550*
Dunphy, J. E., Botsford, T. W., Savlov, E. *550*
Dunphy, J. E., Way, L. W. *393*
Dunphy, J. E., s. Way, W. 567, *650*
Dupuy, R., s. Vaysse, J. 764, *781*
Duthie, H. L., s. Goligher, J. C. *551*
Duval, M. K., Jr. 753, 755, 756, *778*
Duval, P., s. Quenu, E. *554*
Duwell, J., s. Kremer, K. 772, *779*

Earlam, R., s. Borst, H. G. 128, 293, *328*
Ecker, J. A., Williams, R. G., McKittrick J. E., Failing, R. M. (6) 91, *91*
Eckmann, L. *330*
Eckstein, H. B., Cooper, D. G. *877*
Eder, M. 161, 164, 170, *322*
Edmunds, L. H., Jr., s. Holm, J. G. *647*
Edwards, J. P., s. Irwan, T. T. *78*, *552*
Egdahl, R. H., s. Melby, J. C. *795*
Eglin, R. E., s. Kaiser, Ch. *326*
Ehlert, C. P., s. Loth, R. 641, *648*
Eiger 566
Eiselsberg, F. von 67, 510, 516, *550*
Eisemann 651
Eisenburg, J. *646*
Eisenhammer, S. 535, 536, 539, 544, *550*
Eisenreich, F., s. Stiller, H. *650*
Ekesparre, W. v. *877*
El-Khodary, A., Ball, M., Canary, J. *394*
Ellis, F. H., Olsen, A. M. *328*
Ellis, H., s. Boutsis, C. 510, *549*
Elster, K. 154, 162, *322*
Enderlen, E., Freudenberg, E., Redwitz, E. v. *325*
Enderlen, E., Zukschwerdt, L. 237, 242, *325*
Enderlin, F. 775, *778*
Endo, M., s. Oi. M. 154, 162, 163, 164, *323*
Engel 292
Engelhardt, H. G., s. Reismann, B. *328*
Engelhart, G. J., Blauenstein, U. W. 737, *778*
Engevik, L., s. Bengmark, S. 672, *688*
Erd, W., s. Seifert, E. *324*
Erich, H. J., s. Müller-Kluge, M. *648*
Erpenbeck, R., s. Zenker, R. 773, *782*
Eschrich, W., s. Müting, D. *731*
Esser, G., s. Gütgemann, A. *730*
Esser, G., s. Schreiber, H. W. *731*
Ewe, K., s. Wanitschke, R. 777, *781*
Exner, A., Schwarzmann, E. 175, *330*
Eyler, W. R., s. Block, M. A. 654, *688*

Fahrländer, H., s. Faust, H. *325*
Failing, R. M., s. Ecker, J. A. (6) 91, *91*
Fajans, St. S., s. Harrison, Th. 775, *779*
Falconer, C. W. A., s. Ruckley, C. V. *331*
Farris, J. M., s. Nagel, C. B. 305, *334*
Farris, J. M., s. Smith, G. K. 207, *331*
Faupel, L., s. Vossschulte, K. 118, 119, *328*
Faust, H., Schultheis, H. R., Stalder, G., Fahrländer, H. *325*
Fehr, H., s. Nöthiger, F. *331*
Feifel, G. 164, *322*
Feifel, G., Hoffmann, D., Kemkes, B., Pichlmaier, H. 170, *325*
Feifel, G., Linke, K., Weisthanner, I., Manz, R. (7) 84, *91*
Feifel, G., Lorenz, W., Heimann, A., Wörsching, I. 170, 171, *322*, *325*
Feifel, G., Wiebecke, B., Beyer, J. (8) 83, *91*
Feifel, G., s. Lorenz, W. 164, *323*
Feifel, G., s. Zenker, R. *324*, *327*
Fekete, F., s. Lortat-Jacob, J. L. *328*
Ferguson 175
Fernström, I., s. Arner, O. *688*
Fervis, D. O., s. Laroche, G. P. 774, *780*
Feustel, H. 411
Feustel, H., u. Hennig, G. 412
Fey, K. H., s. Schütze, U. (26) 83, *92*
Filthaut, W., s. Kremer, K. 772, *779*
Finney, J. M. T. 135, 136, 172, *325*
Finsterer, H. 171, 229, 230, 237, 242, *325*, 439, 454, 499, *550*
Fischer, A. W. 449, 492, *550*, *551*
Fisher, J. A., Taylor, W., Cannonn, J. A., *333*

Fivoli, E., s. Grassi, G. 157, 159, *325*
Fivoli, E., s. Grassi, I. 157, 159, *322*
Fleischhauer, K., s. Stelzner, F. *556*
Fleming, M. P., Carlson, H. C., Adson, M. A. *646*
Flintsch, K., s. Bauer, M. *645*
Floyd, J. C., s. Harrison, Th. 775, *779*
Fly, O. A., s. Mayo, C. W. *553*
Fogliati, F., s. Dogliotti, A. M. *646*
Fomon, J., s. Warren, W. D. 715, *731*
Forell, M. M., s. Grill, W. *646*
Forell, M. M., s. Otte, M. 738, *780*
Forell, M. M., s. Zenker, R. 773, *782*
Fournier, H. J., s. Dragstedt, L. R. 155, *330*
Fowler, R. 398, *551*
Fox, J. A. 492
Fox, J. A., Kreel, L. *551*
Fox, P. S., Hofmann, J. W., Wilson, S. D., de Cosse, J. J. 281, *325*, 775, *778*
Fox, P. S., s. Hofmann, J. W. 775, *779*
Fracchia, A. A. *795*
Frankhauser, M. 777, *778*
Franksson, C. 175, 206, *330*
Fraser, J., s. Gill, W. *78*
Fredlund, P., s. Bengmark, S. *688*
Fredrickson, D. S. 366, *394*
Frenzer, W., s. Berg, G. *393*
Frerichs, S., s. Creutzfeldt, W. 775, *778*
Freuckner, P., s. Crawford, C. P. *730*
Freudenberg, E., s. Enderlen, E. *325*
Frey, C. F., s. Child, C. G. III 744, 750, 769, *778*
Frey, E. K. 112, 119, 121, 122, *325*
Friedrich 586
Friedrich, B., s. Kern, E. *647*
Friesen, S. R., Rieger, E. *333*
Frimer und Mitarb. 225
Fritsch, A. 561, 563, 598, 601, *646*
Fritsch, A., Fuchsig, P. 599, *646*
Fritsch, A., s. Böhmig, H. J. 602, *645*
Fritsch, A., s. Fuchsig, P. 569, 575, 576, 591, 601, 608, 638, *646*
Fritsch, E. v., s. Classen, M. 737, *778*
Fritsch, W. P., s. Hausamen, T. U. *325*
Fritsche, D., Schulz-Stübner, A. (9) 87, *91*
Froesch, E. R. 774, 775, *778*
Frohn, M. J. N., Desai, S., Burge, H. 192, *330*
Frohn, M. J. N., s. Burge, H. 175, 191, 207, 213, *330*
Frommhold, W., s. Peiper, H. J. *329*
Frost, H., s. Stadelmann, O. 163, 164, *324*
Frühmorgen, P., s. Classen, M. 103, *329*
Fry, W. J., s. Child, C. G. III 744, 769, *778*
Fry, W. J., s. Harrison, Th. 775, *779*
Fry, W., s. Kraft, R. O. 206, *331*
Fuchs, K., s. Heberer, G. *333*
Fuchs, K., s. Larena, A. *334*
Fuchsig, P., Fritsch, A. 569, 575, 576, 591, 601, 605, 608, 638, *646*
Fuchsig, P., Priesching, A. 736, *779*
Fuchsig, P., s. Fritsch, A. 599, *646*
Fumagelli, J., s. Nüseck, H. J. *329*

Gabriel, W. B., 455, 456, 489, 512, 547, *551*
Gage, P. R., s. Waugh, J. M. *557*
Gall, F. *333*
Gall, G. *325*
Gambee, L. P. 66, *78*
Garceau, A. J., Donaldson, R. M., O'Hara, E. T., Callow, A. D., Muench, H., Chalmers, Th. 705, *730*
Garceau, A. J., Resnick, R. *730*
Gardner, B., Kottmeier, P., Harshaw, D. *551*
Gardner, R. J., s. Griswold, T. C. 103, *329*
Garlock, J. H., s. Pomeranz, A. A. 459, *554*
Garner, A., Hargreaves, A. W., Keddie, N. C. 426, *551*
Garrod, L. P., s. Williams, R. E. O. (33) 84, 87, *92*
Gaspard, D. I., s. Walters, R. L. 771, *781*
Gazzola, L., s. Ravitch, M. M. *78*
Gedek, B., s. Braun, O. H. (2) 80, *91*
Gehamy, R. A., Weakley, F. L. 534, *551*
Geldmacher, F., s. Hegemann, G. *332*
Gelzayd, E. A., Jetly, K. 103, *329*
Gemert, J. V. van, s. Yale, Ch. E. *79*
Gemsenjäger, E. *795*
German, T. D., s. Walters, R. L. 771, *781*
Germs, R., s. Boerema, I. *328*
Gertruyden, J. V., s. Buchin, R. *78*
Getzen, I. C., Roe, R. D., Holloway, C. K. *78*
Ghazal, R., s. Nöthiger, F. *331*
Ghosh, B. C., s. Goldsmith, H. S. 751, *779*
Giannakos, V., s. Smith, A. N. *555*
Gibbon, Jr. 104, 105, 108
Gibbon, J. H., Nealon, T. F., Greco, V. F. *335*
Gibelli, G. A., s. Benefini, E. 305, *333*
Gierhake, F. W. (10,11) 84, 89, *91*
Giersberg, O., s. Peiper, H. J. *649*
Gilchrist, R. K., s. David, V. 510, 550
Gill, W., Fraser, J., Carter, D. C., Hill, R. *78*
Gillesby, W. J., s. Puestow, Ch. B. 754, 756, *780*
Gillet s. Hollender 618
Gillet, M., s. Hollender, L. F. 766, 767, *779*
Gilliot, C., s. Leger, L. *731*
Gilsdorf, R. B., Spanos, P. 776, *779*
Giuseffi, J., s. Altemeier, W. A. *548*

Glassmann, J. H. 104, 105, 108, *335*
Gleadell, L. W., s. Hughes, E. S. R. *552*
Glenn, F. *646*
Glenn, F., Hays, D. M. *646*
Glenn, F., Mc Sherry, C. K. 460, 551
Glenn, F., s. McSherry, Ch. K. *329*
Goebell, H., s. Domschke, W. 738, *778*
Göransson, G., s. Bengmark, S. *688*
Goetze, O. 228, 230, 305, 403, 404, 405, 454, 460, 462, 469, 489, 499, 510, *551*, 643
Götze, O., Schwabe, H. *646*
Gogliotti 603
Gogos, A., s. Amgwerd, R. 599, *645*
Gohrbrandt, E. 71, *78*, 252, 253, *325*
Goldsmith, H. S., Ghosh, B. C. Huros, A. G. 751, *779*
Goldsmith, N. A., Woodburne, R. 662, *689*
Goldstein, W. B. 595, *646*
Goligher, J. C. 137, 167, 168, 222, *322*, *330*, 456, 457, 458, 459, 466, 468, 491, 506, 515, 536, 546, *551*
Goligher, J. C., Dukes, C. E., Bussey, H. J. R. *551*
Goligher, J. C., Duthie, H. L., Dedombal, F. T. *551*
Goligher, J. C., Morris, C., McAdam, W. A. F., De Dombal, F. T., Johnston, D. *78*
Goligher, J. C., s. Irwin, T. T. *78*
Goligher, J. C., s. Lloyd-Davies, O. V. *552*
Gongaware, R. D., Slanetz, C. A., Jr. 506, *551*
Gorbach, S. L., Nahas, L. (12) 80, *92*
Gorbach, S. L., s. Broido, P. W. (3) 82, 83, *91*
Gorder, J. L., s. Koch, R. L. *647*
Gose, Cl., s. Arianoff, A. A. 764, *777*
Gottstein 112, 114, 116, 128
Grabiger, A. *730*
Grabiger, A., s. Zenker, R. 773, 774, *782*, *795*
Grabiger, H., s. Hamelmann, H. *646*
Grabner, W., s. Schwemmle, K. 772, *781*
Gradi, A. E. de, s. Jackson, F. C. 705, *730*
Graham, N. G., s. Keighley, M. R. B. 599, *647*
Graham, R. R. 259, 510, 515, 516, *551*
Graivier, L., Jennings, R. L., Jones, W. A. 655, *689*
Grassi, G. 197, 214, *330*, *333*
Grassi, G., Valentini, G., Fivoli, E. 157, 159, *325*
Grassi, I. 176, 188, 222, 223, 224, 226, 304, 305, *330*
Grassi, I., Orecchia, C., Cantarelli, J., Fiyoli, E., Sbuelz, B. 157, 159, *322*
Graves, H. A., s. Kirtley, J. A. 164, *323*
Greco, V. F., s. Gibbon, J. H. *335*
Greenlee, H. B. 741, 767, 768, *779*
Gregor, O., Riedl, O. *334*
Grekow 500
Grenier, J., s. Rettori, R. 766, *780*
Grewe, H.-E. 563, 606, *646*
Grewe, H. E., Bircks, W. *332*
Grewe, H. E., Kremer, K. *332*, *393*
Grieco, R. V., s. Bartone, N. F. *645*
Griesser, G. 167, *322*
Griesser, G., s. Gschnitzer, F. *328*
Griffith, C. A. 175, 176, 177, 180, 186, 187, 188, 191, 193, 213, 124, *330*
Griffith, C. A., Harkins, H. N. 176
Griffith, C. A., s. Kilby, J. O. 166, *323*
Griffiths, J. D. 491, *551*
Grill, W. 573, 614, *646*
Grill, W., Forell, M. M. *646*
Grill, W., Pichlmaier, H. *646*
Grill, W., Pichlmaier, H., Hernandez, M. *646*
Grill, W., Widok, K. *325*
Grinell, R. S. 456, 457, 490, *551*
Grinell, R. S., Hiatt, R. B. 491, *551*
Griswold, T. C., Haislip, C. E., Gardner, R. J. 103, *329*
Grob, M. 383, *393*, 844, 862, *877*
Grönquvist, L. *395*
Grözinger, K.-H. 766, 768, *779*
Grözinger, K.-H., Kolig, G., Wenz, W. *646*
Groll, F., s. Zenker, R. (36) 86, *92*
Grollmann, A. 160, 164, *322*
Gross, R. E. 802, *877*
Grossman, M. I. 154, 155, 160, *322*
Gschnitzer s. Dortenmann 115
Gschnitzer, F., Griesser, G. *328*
Günther, M., s. Wiemers, K. *650*
Gütgemann, A. *325*, *332*, 614, 622, 624, 625, 626, 710, 711
Gütgemann, A., Reifferscheid, M., Philipp, R. *646*
Gütgemann, A., Schreiber, H. W. *321*, *730*
Gütgemann, A., Schreiber, H. W., Esser, G. *730*
Gütgemann, A., Schriefers, K. H., Phillipp, R., Wülfing, D. 623, *646*
Guida, P. M., Moore, S. W. 656, *689*
Guillemin, G. 769, *779*
Guivarch, M., s. Mouchet, A. 456, *554*
Guleke, N. 229, 249, 251, 252, 455, 456, 478, *551*
Guleke, N., Zenker, R. 342
Gusek, W., s. Martini, G. A. 773, *780*
Guthy, E., Brendel, W. *78*
Guynn, V. L., Reynolds, J. T., Overstreet, R. J. 661, *689*
Gwin, G. H., s. Leiken, S. L. (18) 91, *92*

Haberer, H. v. 138, 141, 229, 233, 236, 237, 239, 241, 243, 246, 260, 266, 320, *325*, 586
Habuloser, P., s. Nüseck, H. J. *329*
Hackenbruch 510, *551*
Hacker von 103, 136, 140
Haendle, H., s. Zenker, R. 324, *327*
Haenel, H., s. Braun, O. H. (2) 80, *91*

Häring, R. 100, 298, *332*
Hafferl 561
Hafferl, A., Thiel, W. *321*
Haftström, L. O., s. Almersjö, O. 660, *688*
Haftström, L. O., s. Bengmark, S. 672, *688*
Hahnloser, P. *646*
Haislip, C. E., s. Griswold, T. C. 103, *329*
Haisten, A. S., s. Adams, J. D. 567, *645*
Hallauer, W., s. Overbeck, W. 361, *394*
Hallett, C. P., s. Capper, W.M. 154, 166, *322*
Halsband, H., s. Rehbein, F. *878*
Halsted, W. S. 66, 70, *78*
Hamelmann, H., Grabiger, H. 606, *646*
Hamelmann, H., Nitschke, J. 704, 705, *730*
Hamelmann, H., s. Seidel, W. *331*
Hamelmann, H., s. Zenker, R. 583, 606, *650*
Hamilton, J. E. *78*
Hammer, B., s. Amgwerd, R. *324*
Hammer, B., s. Saegesser, M. *321*
Hamperl 170
Hanloser, P., Akovbiantz, A., Bachmann, O. *325*
Hantschmann, N., s. Thiede, A. *556*
Hardy, W. M., s. Mayo, C. W. *553*
Hargreaves, A. W., Keddie, N. C. *551*
Hargreaves, A. W., s. Garner, A. 426, *551*
Harkins, H. N., Nyhus, L. M. 154, 155, 161, 167, 168, 171, *321*, *322*
Harkins, H. N., s. Griffith, C. A. 176,
Harkins, H. N., s. Nyhus, L. M. *323*
Harper, P. V., s. Dragstedt, L. R. 155, *330*
Harrington 127, 189
Harrington, St. W., s. Olsen, A. M. *328*
Harris, 341, 388
Harris, J., s. Clark, C. G. *330*
Harrison, Th., Child, Ch., Fry W. J., Floyd, J. C., Fajans, St. S. 775, *779*
Harshaw, D., s. Gardner, B. *551*
Hart, W. 154, 155, 157, *323*
Hart, W., Holle, F., Heymann, H. *333*
Hart, W., s. Heymann, H. 300, *326*
Hart, W., s. Holle, F. 300, *326*, *333*
Hartenbach, W. 643, *646*
Hartmann, F. *647*
Hartmann, O., s. Quenu, F. 454, *554*
Hasse, J., s. Allgöwer, M. 17, 32, *61*, *548*
Hastings, N., s. Woodward, E. R. *334*
Hatafuku, T., Maki, T., Thal, A. P. 118, 119, *328*
Hatafuku, T., s. Thal, A. P. 118, *327*, *328*, *878*
Haug, P., s. Martini, G. A. 773, *780*
Hausamen, T. U., Fritsch, W. P. *325*
Hauser, G. *325*
Hawk, J. C., Jr. s. Black, H. C. 643, *645*
Hawk, W. A., s. Turnbull, R. B., Jr. *556*
Hawley, P. R., s. Penfold, J. C. *554*
Hayahida, R., Kiodokoro, T. 270, *325*
Hayes, 508
Hays 286
Hays, D. M., s. Glenn, F. *646*
Healey, J. E. 663, *689*
Heaney, J. P., Humphreys II, G. W. *62*
Hearn, D., Cohn, I. *78*
Heberer 229
Heberer, G., Peiper, H. J. 622, 626, 627, 628, *647*
Heberer, G., Rau, G., Schoop, W. *393*
Heberer, G., Stücker, F. J. *325*
Heberer, G., Stücker, F. J., Larena, A., Fuchs, K., Kallenberg, A. *333*
Hecker, S. 141
Hecker, W. Ch. *877*
Hecker, W. Ch., Höpner, F. *877*
Hecker, W. Ch., s. Daum, R. *877*
Hedenstedt, S. 305, *330*, *333*
Hedenstedt, S., Heikenskiöld, F. *333*
Hegemann, G. *325*, *647*, 772, *779*
Hegemann, G., Geldmacher, F. *332*
Hegemann, G., Schaudig, H. *325*
Hegemann, G., Zenker, R. *730*
Heger, N., s. Bayindir, S. *645*
Heikenskiöld, F., s. Hedenstedt, S. *333*
Heilmeyer, L., s. Walter, A. M. (29) 80, 87, *92*
Heimann, A., s. Feifel, G. 170, 171, *322*, *325*
Heineke 131, 132, 133, 172, 172, 175, 262, 826, 839
Heinemann, G. *647*
Heinkel, K. 738, *779*
Heinrich, G., s. Holle, F. *326*
Heiss, W. H. *329*
Heitmann, P., Wienbeck, M. 111, 114, *328*
Heitmann, P., s. Wienbeck, M. 114, *328*
Helbig, D., s. Reifferscheid, M. *394*
Hell, K., Schumann, L., Schultheiss, H. R., Allgöwer, M. *330*
Hell, K., s. Allgöwer, M. 131, *324*
Hell, K., s. Rossetti, M. *329*
Hell, K., s. Schumann, L. *331*
Heller, E. 112, 114, 115, 116, 117, 124, 128, *328*
Heller, E., s. Steichen, F. M. *328*
Hellamans, J., s. Vantrappen, G. 111, 114, *328*
Helms, M., s. Overbeck, W. 361, *394*
Helwing, E., Heymann, H., Wenzel, R. *323*
Henley, F. A. 229, 240, 303, 304, 305, 306, 307, 308, 310, 314, *333*
Hennig, G., s. Fenstel, H. *412*
Henning, N., Berg, G., Wüst, H., Zeitler, G. 167, 170, *323*, *325*
Henschen, C. 112, 114, 115, 117, 119, 121, 122, *325*, 452, 510, *552*

Henzel, J. H., Weese, M. S. de 595, *647*
Hepp, J. 602
Hepp, J., Bismuth, H. *647*
Herfarth, Ch. 659, *689*
Hernandez, M., s. Grill, W. *646*
Herrington, J. L. *330*, *333*
Herrington, J. L., s. Sawyers, J. L. 314, *334*
Herzog, B. *78*, 801, *877*
Herzog, B., s. Allgöwer, M. 17, 32, *61*, *548*
Hess, W. 561, 566, 598, 603, 608, 617, 622, 641, *647*, 769, *779*
Hess, G., s. Schütze, U. (26) 83, *92*
Heymann, H., Balser, D., Büchner, W., Hart, W., Holle, F., Klempa, I., Lick, R., Welsch, K. H. *326*
Heymann, H., s. Hart, W. *333*
Heymann, H., s. Helwing, E. *323*
Heyrovsky, H. 119, 120, *326*
Hiatt, R. B., s. Grinell, R. S. 491, *551*
Higgins, G. A. *393*
Hill, Jr., s. Beahrs, O. H. 510, *549*
Hill, R., s. Gill, W. *78*
Hiller, O., s. Käufer, C. *393*
Hilton, J. 399, *552*
Hirschowitz, B. I. 154, *323*
Hjortsjö, C. H. 651, 662, *689*
Hochenegg, J. *455*, *552*
Hochenegg, J. von 454, 455, 494, 499, 500, *552*
Hodgins, T. E., s. Walters, W. *650*
Hodgkin, M., Boeck, M. 699
Höpner, F., s. Hecker, W. Ch. *877*
Hoffmann, D., s. Feifel, G. 170, *325*
Hoffmann, H. N., s. Cameron, A. J. *325*
Hoffmann, J. W., s. Fox, P. S. 281, *325*, 775, *778*
Hoffmann, K. (13) 81, *92*
Hoffmann, K., Mestrovic, N. *393*
Hoffmann, K., s. Braun, O. H. (2) 80, *91*
Hoffmann, K., s. Stücker, F. J. *327*, *334*
Hoffmann, V. 229, 237, 242, 292
Hofmann, J. W., Fox, P. S., Wilson, S. D. 775, *779*
Hofmeister 230
Hofmeister-Finsterer 751
Hoj, L., Wolff, L. S. 225, *330*
Holden, W. C., s. Dixon, W. J. *550*
Hollander, F. 157, 159, *323*
Holle, F. 135, 152, 159, 160, 164, 166, 171, 176, 186, 192, 217, 218, 219, 220, 221, 222, 224, 274, 276, 277, *321*, *323*, *326*, *330*, *333*, *334*, 567
Holle, F., Anderson, S. 222, *330*
Holle, F., Bauer, H., Holle, G., Konz, B., Lissner, J., Wünsch, E. *334*
Holle, F., Hart, W. 300, *326*
Holle, F., Hart, W., Parchwitz, H., Zimmermann, F. *333*
Holle, F., Heinrich, G. *326*
Holle, F., s. Hart, W. *333*
Holle, F., s. Heymann, H. 300, *326*
Holle, F., s. Welsch, K. H. 160, *324*
Holle, G., s. Holle, F. *334*
Hollender, L. F. *326*
Hollender und Gillet 618
Hollender, L. F., Bur, F., Marrie, A. 766, 767, 776, *779*
Hollender, L. F., Gillet, M., Kohler, J. J. 766, 767, *779*
Hollender, L. F., Gillet, M., Sova, G., Staub, D. 766, 767, *779*
Hollender, L. F., Kohler, J. J., Klein, A. 766, *779*
Hollender, L. F., Meyer, Chr., Klein, A. *393*
Hollender, L. F., Meyer, Chr., Marrie, A., Alexiou, D. 766, 767, 776, *779*
Hollender, L. F., Otteni, F. *326*, *330*
Hollender, L. F., Otteni, Fr., Blanchot, Ph., Meyer, Ch., Dufour, A. *393*
Hollender, L. F., s. Meyer, Ch. *326*
Hollender, L. F., s. Otteni, F. *393*
Holloway, C. K., s. Getzen, I. C. *78*
Holm, J. C., s. Jolly, Ph, C. *647*
Holm, J. G., Edmunds, L. H., Jr., Baker, J. W. *647*
Holscher, A. A., s. Boerema, I. *730*
Holstein, A. F., s. Stelzner, F. *556*
Holt, R. L., Lythgoe, J. P. 188, *330*
Hopton, D., White, T. T. 572, *647*
Horsley 229
Houston, J., *552*
Hoxworth, P., s. Altemeier, W. A. *548*
Huanh, Sh., s. Shibata, H. *395*
Huben, R. v., s. Rossetti, M. *329*
Hueni, R., Linder, E., Akovbiantz, A. 534, *552*
Hughes, E. R. 510, 516, *552*
Hughes, E. S., Bennett, R. C. *552*
Hughes, E. S. R., Gleadell, L. W., Turner, J. *552*
Hughes, E. S., s, Bennett, R. C. *549*
Hughes, E. S., s. Kennedy, J. T. *552*
Huguet, C., s. Couinaud, C. 732, 735, *778*
Humphreys II, G. W., s. Heaney, J. P. *62*
Hunt 292
Hunt, A. H. 704, 718, *730*
Huros, A. G., s. Goldsmith, H. S. 751, *779*
Husemann, B. 365, *395*
Husfeld 126, 127
Huwe, W., s. Kern, E. *647*

Imre, J. *332*
Inberg, M. V. 192, *331*
Ireneus, C., s. Cole, W. H. *646*
Irvin, T. T., Edwards, J. P. *78*, 426, *552*
Irwin, T. T., Goligher, J. C., Johnston, D. *78*
Izenstark, J. L., s. Bachrach, W. H. 737, *777*

Jaboulay, M. 135, *326*
Jackson, B. A., s. Berg, C. D. *332*
Jackson, Ch. Ch. L. 103, *329*

Jackson, F. C., Perrin, E. B., Gradi de, A. E., Smith, A. G. Lee, L. E. 705, *730*
Jackson, P. P. 444, 457, *552*
Jackson, R. G. 177, 178, 179, 180, 181, 182, 207, *331*
Jacquemet, P. 737, *779*
Jakob, G., s. Niemann, H. 114, *328*
Jawetz, Manten 89
Jeannel, M. 510, *552*
Jefferson, N. C., s. Popper, H. L. 582, *649*
Jekat, F. *394*
Jelinek, R. 577, *647*
Jennings, R. L., s. Graivier, L. 655, *689*
Jenny, M. 452
Jenny, M., Akovbiantz, A. *552*
Jenny, M., Linder, E. *552*
Jenny, S., s. Deyhle, P. *550*
Jenny, S., s. Nüseck, H. J. *329*
Jensen, H. E., Amdrup, E., Stand, L. *331*
Jetly, K., s. Gelzayd, E. A. 103, *329*
Johnson 293
Johnston 176,
Johnston, D., Wilkinson, A. R. 222, *331*
Johnston, D., s. Goligher, J. C. *78*
Johnston, D., s. Irwin, T. T. *78*
Jolly, Ph. C., Baker, J. W., Schmidt, H. M., Walker, J. H., Holm, J. C. *647*
Jones 603
Jones, C. M., s. Linton, R. R. 706, *731*
Jones, S. 103
Jones, W. A., s. Graivier, L. 655, *689*
Joppich, I. 806, *877*
Jordan, G. L. 306, *334*
Jordan, G. L., s. Willms, R. K. 306, *334*
Jouanneau, P., s. le Douarec, P. *550*
Judd 133,
Judd, E. S., Dearing, W. H., Washington, J. A. (14) 86, *92*
Junghanns, H. 526
Junghanns, H., s. Diebold, O. *393*

Kader, B. 103, 105, 107, 108, *335*, 346
Käufer, C., Hiller, O. *393*
Kahn, P. C., s. Melby, J. C. *795*
Kaick, G. van s. Wenz, W. *650*
Kaiser, Ch., Zanoni, G., Eglin, R. E. *326*
Kaiser, Ch., s. Willenegger, H. 576, *650*
Kaiser, E., Willenegger, H. 570, *647*
Kaiser, E., s. Markoff, N. *648*
Kaiser, E., s. Willenegger, H. 576, *650*
Kalima, T. V. *730*
Kalk, H. 704, *730*
Kallenberg, A., s. Heberer, G. *333*
Kallenberg, A., s. Peiper, H. J. *649*
Kandalaft, S., s. Madden, J. L. *553*
Kanz, E. (15) 84, *92*
Kapp, F., s. Domschke, W. 738, *778*
Kapral, W. *62*, 569, *647*
Karamanolis, S., s, Papadimitrion, Th. *331*
Kasai, M. 444, 872, 876
Kasai, M., Kimura, S., Asakura, Y., Suzuki, I. H., Taira, Y., Ohaski, E. 874, 875, *877*
Katsch, G. 766, *779*
Kauffmann, H. M., s. Seigert, R. F. 638, *649*
Kausch, W. 569, *647*
Kay, A. W. 154, 157, 160, 163, 171, 172, *323*
Kay, A. W., s. Ross, B. 160, *324*
Keaveny, T. V., Tawes, R., Belzer, F. O. 774, *779*
Keddie, N. C., s. Garner, A. *551*
Keddie, N. C., s. Hargreaves, A. W. *551*
Keen 651
Kehr 606, 643, 651
Keighley, M. R. B., Graham, N. G. 599, *647*
Keith, R. G., s. White, Th. T. 754, 769, *782*
Kelling-Madlener 171
Kelly, A. H., s. Black, B. M. *549*
Kelly, A. H., s. Walters, W. *650*
Kemkes, B., s. Feifel, G. 170, *325*
Kemkes, B. M., s. Spelsberg, F. 774, *781*
Kennedy 192
Kennedy, J. T., Mcomish, D., Bennett, R. C., Hughes, E. S. Cuthbertson, A. M. 493, *552*
Kennedy, P. A., s. Madding, G. F. 306, *334*, 665, *689*
Kern, E. *393*, 567, 572, 577, 591, 593, 598, 599, 602, 606, 608, 614, 621, 633, *647*, 769, 772, *779*
Kern, E., Friedrich, B. *647*
Kern, E., Huwe, W. *647*
Kern, E. Schott, H. *647*
Kern, E., s. Creutzfeldt, W. 753, 776, 777, *778*
Kern, E., s. Krauss, H. 577, *647*, *648*
Kern, E., s. Wiemers, K. *650*
Kief, H., s. Niedner, F. F. *648*
Kienitz, M. (16) 91, *92*
Kienitz, M., s. Braun, O. H. (2) 80, *91*
Kilby, J. O., Griffith, C. A. 166, *323*
Kilpatrick, F. R., s. Mason, A, Y. *553*
Kimura, S., s. Kasai, M. 874, 875, *877*
Kiodokoro, T., s. Hayashida, R. 270, *325*
Kirklin, J. W., s. Waugh, J. M. *557*
Kirschner, M. *62*, 104, 115, 229, 237, 242, *326*, 454, 455, 485, 500, *552*
Kirschner-Nordmann *552*
Kirtley, J. A., Scott, H. W., Saywers, J. L., Graves, H.A., Lawler, M. R. 164, *323*
Klein, A., s. Hollender, L. F. *393*, 766, *779*
Klein, A., s. Otteni, F. *393*
Klein, Ch. s. Müting, D. *731*
Klein, H. D., s. Lick, R. F. *331*
Klein, U. E., s. Drube, H. C. *393*
Kleinschmidt, K. *326*
Kleinschmidt, O. *321*
Klempa, I., s. Heymann, H. *326*
Klöss, J., s. Thämmig, R. 599, 614, *650*
Klopper, P. J., s. Boerema, I. *730*

Klugman, D. J., s. Morgan, C. N. *554*
Kneise, G. 605, *647*
Knocke, M., s. Bernhardt, H. (1) 80 *91*
Knöfler, H. *326*
Knothe, H., Wiedemann, B. (17) 86, *92*
Knothe, H., s. Braun, O. H. (2) 80, *91*
Koch, G. 595, *647*
Koch, H., Classen, M., Demling, L. 737, *779*
Koch, R. L., Gorder, J. L. *647*
Kocher 97, 136, 140, 141, 146, 237, 239, 259, 273, 286, 786, 787
Kocher, Th. 740, 744, 746, 765, *779*
Kock, N. G. 349, 354, 355, 356, 357, *393*, 441, 443, *552*
Kock, N., s. Schaudig, A. *394*
Kock, N. G., s. Risberg, B. *555*
Kodslowski, L., s. Reifferscheid, M. *394*
Köle, W. 586, *647*
Köle, W., Müller, V. *329*
König 460, *552*
Körner, M., s. Sack, H. *795*
Körner, W. *62*
Körte 424
Kohler, J. J., s. Hollender, L. F. 766, 767, *779*
Kolig, G., s. Grözinger, K.-H. *646*
Kolouch 170
Koncz 703
Konz, B., s. Holle, F. *334*
Konjetzny, E. 170, 242, *326*
Konjetzny, E., Bürger, M. *326*
Koop, C. E., s. Bishop, H. C. 850, *877*
Kottmeier 523
Kottmeier, P., s. Gardner, B. *551*
Kourias, B. *647*
Kourias, B. G., Kourias, E. G. *647*
Kourias, B., Sapkas, A., Athanassakos, Chr. *647*
Kourias, B., Stucke, K. *647*
Kourias, E. G., s. Kourias, B. G. *647*
Kraemer, H. J., Sebening, F. *326*
Kraft, A. R., s. Tompkins, R. K. *332*
Kraft, E., Walz, U. M. *647*
Kraft, R. O., Fry, W., Ranson, H. K. 206, *331*
Kraft-Kinz, J., s. Spath, F. *327*
Kralik, J., s. Rapant, V. *328*
Kraske, P. 454, 499, *552*
Kraus 229
Krauss, H., Kern, E. 577, *647*, *648*
Kreel, L., s. Fox, J. A. *551*
Krementz, E. T., Becker, M. L. 737, 772, *779*
Krementz, E. T., s. Smith, P. E. 772, *781*
Kremer, K., Berghaus, H., Duwell, J., Filthaut, W. 772, *779*
Kremer, K., s. Baumgartl, F. *77*, *321*, *393*, *730*
Kremer, K., s. Grewe, H. E. *332*, *393*
Krieger, H., s. Abbott, W. E. *332*
Krönert, E., Wolf, F. 737, *779*
Krönlein 229
Kronborg, O., Malmström, J., Christiansen P. M. 192, *331*
Kügler, S. *648*
Kühlmeyer, R. 620, 622, *648*
Kümmel, H. 500, 510, 516, *552*
Kümmerle, F. *329*, 361, 374, *393*, *689*, 742, *779*, *795*
Kümmerle, F., Bruenner, H. *393*
Kümmerle, F., s. Creutzfeldt, W. 753, 776, 777, *778*
Kümmerle, F., s. Weyer, K. H. v. d. *795*
Kuipers, G., s. Sailer, R. *329*
Kulenkampff, D. 452, *552*
Kunc, C. H. *393*
Kune, G. A., s. Warren, K. W. 622, *650*
Kuntz, R., s. Spelsberg, F. *394*
Kunz, H. 606, *648*
Kunz, H., s. Brandt, G. *321*
Kunzman, J. 164, *323*
Kurian, G., s. Saypol, G. M. *649*
Kurtzman, R., s. Thal, A. P. *327*, *328*, *878*
Kurzweg, F. T., s. Waugh, J. M. *557*
Kutscha-Lissberg 228
Kux, M., s. Böhmig, H. J. 602, *645*
Laberze, M. Y., s. Mayo, C. W. *553*
Labhart, A. 775, *779*
Lagrot, F., Perrotin, J. *331*
Lahey 136, 137, 138, 139, 267, 268
Lahey, F. H. 606, 608
Lahey, F. H., Pyrtek, L. J. 608, 624, *648*
Laissue, J., s. Maurer, W. 225, *331*
Lamis, P. A., Richards, J. T., Chapman, W. W., Rambo, W. M. *78*
Lancier, V. C., s. Scott, H. W. *395*
Lande, M., s. Leger, L. 704, *731*
Landgraf, R., s. Spelsberg, F. 774, *781*
Langenbeck, O. 527, *552*
Langenbuch 651
Lanz, T. v. 4, 5, 7, *62*, 97
Lapp, F. W., Dibold, H. 310, *334*
Larena, A., Fuchs, K., Laufenberg, E. *334*
Larena, A., s. Heberer, G. *333*
Larena, A., s. Stücker, F. J. *327*, *334*
Largiadèr, F., Säuberli, H. *326*, *327*
Laroche, G. P., Fervis, D. O., Pristley, J. T., Scholz, A., Dockerty, M. B. 774, *780*
Latarjet, M. A. 175, 179, 181, 197, *331*
Lataste, J. 766, *780*
Laufenberg, E., s. Larena, A. *334*
Lavasseur, J. C., s. Roux, M. *555*
Law, D. H., s. Scott, H. W. *395*
Lawler, M. R., s. Kirtley, J. A. 164, *323*
Lawrence, L. R., s. Ranson, J. H. *554*
Lawrence, W. 292, *326*
Leadbetter, W. F. 493, *552*
Lechner, G., s. Böhmig, H. J. *645*
Lederer, B., Bodner, E. 742, *780*
Lee, E. R., s. Stempien, St. J. 154, *324*
Lee, J. M., s. Mayo, C. W. *553*
Lee, L. E. s. Jackson, F. C. 705, *730*

Lee, M. 187, 221, 224, *331*, 595
Leger, L. 716, 732, *780*
Leger, L., Chapuis, Y., Chevrel, J. P., Gilliot, C. *731*
Leger, L., Dentan, Th. 721, *731*
Leger, L., Lande, M., Neveux, Y. J., Corbelle, G., Tessier, N., Lemaigret, G. 704, *731*
Lehnert, P., s. Otte, M. 738, *780*
Leibig, F. J., s. Rueff, F. L. *731*
Leiken, S. L., Welch, H., Gwin, G. H., (18) 91, *92*
Lemaigret, G. s. Leger, L. 704, *731*
Lembert, A. 68, 69, *78*
Lepley, D., s. O'Connor, T. *332*
Lessen, H. van, s. Schwaiger, M. *327*
Letwin, E., s. Olsen, G. B., *78*
Leveen, H. H., s. Douglass, H. O., Jr. *550*
Leven, N. L., s. Wangensteen, O. H. *327*
Levey, S., s. Abbott, W. E. *332*
Lewis, I., Macmanus, J. E. 283, 284
Lewis, L. A., Turnball, R. B., Page, I. H. *395*
Lichtenauer, F., Treptow, H.R 600, *648*
Lichtenstein, J. E., s. Tompkins, R. K. *332*
Lick, R., s. Heymann, H. *326*
Lick, R. F., Klein, H. D., Schulze, H. *331*
Liebermann-Meffert, D., Allgöwer, M. 162. *323*
Limo-Basto 292
Lin, J. S. 578, *648*
Lin, T. 651
Lin, T., Chen, Ch.-Ch., Liu, W. P. *689*
Lindenberg, K., s. Akovbiantz, A. 444, *548*
Lindenmuth, W. W., s. Conn, H. O. 705, *730*
Linder, E., s. Hueni, R. 535, *552*
Linder, E., s. Jenny, M. *552*
Linder, M. 170
Linke, K., s. Feifel, G. (7) 84, *91*
Linton, R. R. 712, 722
Linton, R. R., Jones, C. M., Volwiler, W. 706, *731*
Linton, R. R., Warren, R. *731*
Linzenmeier, G. (19) 81, *92*
Lippmann, H. N., Longmire, W. P., Jr. *648*
Lissner, J., s. Holle, F. *334*
Littmann, I. 146, *329*, *393*
Liu, W. P., s. Lin, T. *689*
Lloyd-Davies, O. V. 454, 458, 459, 485, 499, 500, *552*, *553*
Lloyd-Davies, O. V., Angell, J. *553*
Lloyd-Davies, O. V., Morgan, C. N., Goligher, J. C. *552*
Localio, S. A., s. Ranson, J. H. *554*
Lockhart-Mummery, J. P. 489, 524, *553*
Loeb, M. J. *78*
Loehr, B., s. Thiede, A. *556*
Loeweneck, H. 196, 223, 566, *648*, 736, *780*
Loeweneck, H., Lüdinghausen, M. v., Mempel, W. 97, 178, 179, 181, 182, *331*
Longmire, W. P., s. Dixon, W. J. *550*
Longmire, W. P., s. McArthur, M. S. *648*
Longmire ,W. P., Jr. 229, 240, 267, 285, 286, 302, 303, 304, 306, 308, 309, 619, *648*, 651
Longmire, W. P., Jr., Sandford, M. C. 634, 638, *648*
Longmire, W. P., Jr., s. Aston, Sh. J. 776, *777*
Longmire, W. P., Jr., s. Lippmann, H. N. *648*
Lorenz, W., Feifel, G. 164, *323*
Lorenz, W., s. Feifel, G. 170, 171, *322*, *325*
Lorenz, W., s. Seidel, W. *331*
Lorenz, W., s. Zenker, R. *324*, *327*
Lortat-Jakob, J. L. 126, 127
Lortat-Jacob, J. L., Maillard, S. N., Fekete, F. *328*
Lortat-Jacob, J. L., Robert, F. *326*, *328*
Lortat-Jacob, J. L., Robert, H. G. 651, *689*
Loth, R., Ehlert, C. P. 641, *648*
Lüdinghausen, M. v., s. Loeweneck, H. 97, 178, 179, 181, 182, *331*
Lunderquist, A. 736, *780*
Lundsgaard-Hansen, P. (20) 80, 85, 86, 87, *92*
Lurz 791, 792
Lynn, H. B. *877*
Lythgoe, J. P., s. Holt, R. L. 188, *330*

Mac Donald, J. A., Baker, C. B., Welsh, W. K. 656, *689*
MacFayden, B. V., s. Dudrick, St. J. *394*
Machleidt, H., s. Stelzner, F. *555*
MacKenzie, D. H., s. Cattell, R. B. 460, *549*
Mackenzie, J., s. Shibata, H. *395*
Macmanus, J. B. *326*
MacManus, J. E., s. Lewis, I. 283, 284
Madden, J. L. 146, *329*, *393*
Madden, J. L., Kandalaft, S. *553*
Madding, G. F., Kennedy, P. A. 665, *689*
Madding, G. F., Kennely, P.A McLaughlin, R. T. 304, 306, *334*
Madlener, M. *326*
Magarey, C. J. *648*
Maillard, S. N., s. Lortat-Jacob, J. L. *328*
Maiman, H. N., Milligan, F.D. 103, *329*
Maingot, R. *321*, *553*, *648*, *780*
Maki, T., s. Hatafuku, T. 118, 119, *328*
Mallet-Guy, P. 570, 572, 754, *648*, 763, *780*
Mallet-Guy, P., Michoulier, J. 764, *780*
Malmström, J., s. Kronborg, O. 192, *331*
Mann, C. 494, *553*
Manten s. Jawetz 89
Manz, R., s. Feifel, G. (7) 84, *91*
Marella, M. S., del Campo, A. *78*
Markoff, N., Kaiser, E. *648*
Marks, I. M., s. Card, E. 157, 163, *322*
Marquand, J., s. Mouchet, A. 456, *554*
Marrie, A., s. Hollender, L. F. 766, 767, 776, *779*
Marshall, J. F. *648*
Marshall, J. F., Bland, R. W. 592, *648*

Marshall, M. W., s. Crean, G. P. 157, 164, *322*
Martell 65
Marth, W. *648*
Martin, L. W. 867, 868, *877*
Martini, G. A. 704
Martini, G. A., Stelzner, F., Dölle, W. *731*
Martini, G. A., Strohmeyer, G., Haug, P., Gusek, W. 773, *780*
Martini, G. A., s. Schmidt, H. A. *324*, *327*
Martini, G. A., s. Wienbeck, M. 114
Martius, H. 19, 20, 21, 22, 33, 41, *62*
Marwedel 103
Marzano, E., s. Matter, H. 769, *780*
Mason, A. Y. 453, *553*
Mason, A. Y., Kilpatrick, F. R. *553*
Mason, J. H., s. Bissl. H. F. 775, *777*
Masselink, B. A., s. Broader, J. H. *549*
Masters, F. W., s. Picrell, K. L. 524, *554*
Matter, H., Marzano, E. 769, *780*
Matteucci, M., s. Patrassi, G. *731*
Matzander, U. 718, *731*
Maunsell, H. W. 454, 455, 494, 499, 500, 515, *553*
Maurath, J., Böhm, P. *689*
Maurer, H. J., s. Bartelheimer, H. *333*
Maurer, W., Laissue, J., Miller, G., Berchtold, R. 225, *331*
Maydl, K. 108, *335*, 347, *393*, 409, 454, 507
Mayer, J. B., s. Braun, O. H. (2) 80, *91*
Maynard, A. T., s. Dudrick, St. J. *394*
Mayo, C. W. 456, 457
Mayo, C. W., Fly, O. A. *553*
Mayo, C. W., Laberze, M. Y., Hardy, W. M. *553*
Mayo, C. W., Lee, J. M., Davis, R. M. *553*
Mayo, W. J. 136, 140, 141, 228, 230, 305, 592, *648*
McAdam, W. A. F., s. Goligher, J. C. *78*
McAdams, Meikle, A. G., Taylor, J. O. *78*
McArthur, M. S., Longmire, W. P. *648*
McBurney, C. *393*
McCann, F. J. 510, *553*
McCrea 175
McDermott, W. V., Jr., 660, *689*, *731*
McDonald, W. M., s. Warren, K. W. *650*
McElwain, J. W., Bacon, H. E., Trimpi, H. D. 491, *553*
McElwain, J. W., s. Black, B. M. *549*
McFarland, J. B., s. Clarke, R. J. 166, *322*
McGregor, F. H., s. Silver, D. *334*
McKittrick, J. E., s. Ecker, J. A. (6) 91, *91*
McLaughlin, R. T., s. Madding, G. F. 306, *334*
McLeod, G. M., s. Drasar, B. S. (5) *91*
Mcomish, D., s. Kennedy, J. T. *552*
McPartlin, J. F., s. Parks, A. G. *554*
McSherry, Ch. K., Glenn, F. *329*
McSherry, C. K., s. Glenn, F. 460, *551*
Meck 361
Meckel, J. F. *393*
Meier, A. L., Cassani, S. *326*
Meisner, H., s. Rueff, F. L. *649*
Mejia, D. C., s. Anderson, Ch. B. 776, *777*
Melby, J. C., Spark, R. F., Dale, S. L., Egdahl, R. H., Kahn, P. C. *795*
Melliére, D. 736, *780*
Melliére, D., s. Mercadier, M. 769, *780*
Mempel, W., s. Loeweneck, H. 97, 178, 179, 181, 182, *331*
Meng, H. C., s. van Way, Ch. W. *394*
Menguy, R. 170, *328*
Mercadier, M. 742, 744, 762, 766, 767, *780*
Mercadier, M., Clot, J.-Ph., Coquillaud, J.-P. 769, *780*
Mercadier, M., Clot, J.-Ph., Melliére, D., Camplez, Ph. 769, *780*
Mercadier, M., s. Clot, J.-P. 748, *778*
Mestrovic, N., s. Hoffmann, K. *393*
Metz, H., Preac-Mursic, V. (21) 87, *92*
Metzger, J. T., s. Picrell, K. L. 524, *554*
Meursing, F. *731*
Meyer, A. *393*
Meyer, Ch., Otteni, F., Oberling, F., Hollender, L. F. *326*
Meyer, Ch., s. Hollender, L. F. *393*, 766, 767, 776, *779*
Michoulier, J., s. Mallet-Guy, P. 764, *780*
Midell, A. I., s. Warren, K. W. 626, *650*
Miederer, S. E., s. Sradelmann, O. 163, 164, *324*
Miho, O., s. Oi, M. 154, 162, 164, *323*
Mikulicz, J. 11, 131, 132, 133, 172, 175, 244, 262, 364, 410, 424, 469, 510, 512, *553*, 826, 839
Mikulicz-Radecki, J. v. 69, 70, *78*
Miles, W. E. 454, 455, 457, 460, 490, 510, 512, *553*
Miller 341, 342, 388
Miller, E. M., s. Waugh, J. M. *557*
Miller, G., s. Maurer, W. 225, *331*
Milligan, E. T. C. 527, 529, *553*
Milligan, E. T. C., Morgan, C. N. 400, 508, 537, *553*
Milligan, F. D., s. Maimon, H. N. 103, *329*
Millman, M., s. Peabody, C. N. 643, *649*
Mirizzi, P. L. 570, *648*
Mix, C. L. *334*
Moersch, H. J., s. Olsen, A. M. *328*
Mollowitz, G. 598, *648*
Monastyrsky 136
Mondini 570
Monihan 491
Moore 175, 196
Moore, D. C. 766, *780*
Moore, S. W., s. Guida, P. M. 656, *689*
Morgan, C. N. 457, 458, 491, 496, 519, 527, 529, *553*, *554*

Morgan, C. N., Porter, N. H., Klugman, D. J. *554*
Morgan, C. N., s. Lloyd-Davies, O. V. *552*
Morgan, C. N., s. Milligan, E. T. C. 400, 508, 537, *553*
Morgan, C. N., s. Porter, N. H. *554*
Morkos, N., s. Siewert, R. 598, *649*
Moroney, J. 229, 240, 302, 303, 306, 308, 309, 310, 314, *334*
Morris, C., s. Goligher, J. C. *78*
Morson, B. C., Path, M. C., Bussey, H. J. R. *554*
Morson, B. C., s. Bussey, H. J. R. *549*
Moschcowitz, A. V. 510, 512, 516, *554*
Moschinski, D., Sailer, R. *332*
Moskowicz 170
Mossel, D. A. A., s. Braun, O. H. (2) 80, *91*
Mouchet, A., Marquand, J., Guivarch, M., Chleo, F. 456, *554*
Mouchet, A., Marquand, J., Guivarch, M., Nathan, G. 456, *554*
Mountain, J. C., s. Warren, K. W. 626, *650*
Moynihan 136, 140, 141
Mühe, E., Schwemmle, K. *648*
Müller, J., s. Willenegger, H. 576, *650*
Müller, V., s. Köle, W. *329*
Müller, W. *393*
Müller-Kluge, M., Spohn, K., Erich, H. J. *648*
Müller-Wieland, K., s. Bartelheimer, H. *333*
Muench, H., s. Garceau, A. J. 705, *730*
Müting, D., Reikowski, H., Eschrich, W., Klein, Ch., Doenecke, D. 730, *731*
Muir, E. G. 510, *554*
Mukoklase 592
Mulholland, J. H., s. Duobilet, H. 763, 768, *778*
Mullens, C. R., s. Whipple, A. O. 745, *781*
Mullis, W. F., s. Rosato, E. F. 766, *781*
Murphy, G. P., s. Reynoso, G. *795*
Murphy, J. F., s. Drenick, E. J. *394*
Murray, J. G. 183, 187, *331*
Myrvold, H., s. Risberg, B. *555*

Nadjafi, A. 176, 178, 181, 182, 188, 207, 222, *331*
Nagel, C. B., Farris, J. M. 305, *334*
Nagel, R., s. Reichel, K. *78*
Nagy, T., s. Szeleczky, G. 600, *650*
Nahas, L., s. Gorbach, S. L. (12) 80, *92*
Nakano, H. 349,
Nakano, H., s. Schaudig, A. *394*
Nakayama, K. 238, 289, 290, 291, 292, *321*, *326*, *346*, 437, 438
Namba, Y. 661, *689*
Nansen, E. M., s. Berg, C. D. *332*
Nathan, G., s. Mouchet, A. 456, *554*
Natwick, R., s. Berk, J. L.
Naurath 653
Nauwerk 170
Nealon, T. F., s. Gibbon, J. H. *335*
Necheles, H., s. Popper, H. L. 582, *649*
Negri 561
Neiger 570
Nesbit, R. M. 493, *554*
Netter, F. H. *321*
Neubert, Ch., s. Vossschulte, K. 118, 119, *328*
Neuhaus 570
Neuhaus, J., s. Sack, H. *795*
Neumann 255, 259, 763
Neveux, Y. J., s. Leger, L. 704, *731*
Niccolai, J., s. Rehbein, F. *877*
Nicoladoni 136, 137
Niedner, F. F. 603, *648*
Niedner, F. F., Kief, H. *648*
Niemann, H., Jakob, G., Schmidt, H. 114, *328*
Nilson, A., s. Risberg, B. *555*
Nissen, R. 117, 123, 124, 126, 128, 129, 141, 229, 253, 254, 255, 260, 280, 315, *326*, *328*, *329*, *331*, 630, 631, *648*, *649*, 724, *731*, 789, 790, *795*
Nissen, R., Rossetti, M. 130, 189, *329*, *877*
Nissen, R., s. Brandt, G. *321*
Nitschke, J., s. Hamelmann, H. 704, 705, *730*
Nixon 622
Nixon, H. H., O'Donnell, B. 854, *877*
Nixon, J. W., Jr., s. Walters, W. *650*
Noble, T. B. 384, 385, *393*
Nockemann, P. F. *78*
Nöller, H. G. 157, *323*
Nöthiger, F., Ghazal, R., Deucher, F., Fehr, H. *331*
Noring, O. 154, *323*
Nüseck, H. J., Habuloser, P., Fumagelli, J. Jenny, S., Deghle, P. *329*
Nyhus, L. M. *323*
Nyhus, L. M., Chapman, N. D. Vito, R. V. de, Harkins, H. N. *323*
Nyhus, L. M., s. Broido, P. W. (3) 82, 83, *91*
Nyhus, L. M., s. Harkins, H. N. 154, 155, 161, 167, 168, 171, *321*, *322*
Nylander, P. E. A., Turunen, M. 720, 721, *731*

Oates, G. D., s. Broader, J. H. *549*
Oberling, F., s. Meyer, Ch. *326*
Oberniedermayr, A. *877*
O'Connor, T., Watson, R., Lepley, D., Weisel, W. *332*
O'Donnell, B., s. Nixon, H. H. *877*
Oehl, R. Spelsberg, F. *329*
Oehl, R., s. Zenker, R. 145
Oekonomides, M., s. Papadimitrion, Th. *331*
Oesch, J., s. Deucher, F. 348, 349, *393*
O'Hara, E. T., s. Garceau, A. J. 705, *730*
Ohaski, E., s. Kasai, M. 874, 875, *877*
Ohmura, T., s. Oi, M. 154, 162, 163, 164, *323*
Oi, M., Miho, O., Endo, M., Ohmura, T. 154, 162, 163, 164, *323*
Oi, M., Oshida, K., Sugimura, S. 154, 612, 163, 164, *323*
Olbe, L. 165, *323*
Olsen, A. M., Harrington, St. W., Moersch, H.-J., Andersen, H. *328*

Olsen, A. M., s. Ellis, F. H. *328*
Olsen, G. B., Letwin, E., Williams, H. T. G. *78*
Olsson, A., s. Bengmark, S. *688*
Ong, T. H., s. Ravitch, M. M. *78*
Orecchia, C., s. Grassi, I. 157, 159, *322*
Orloff, M. J. 702, *731*
Orr, T. G. 510, *554*
Orr, W. M. *78*
Oshida, K., s. Oi, M. 154, 162, 163, 164, *323*
Ottaviani, G. 405, *554*
Otte, M., Stahlheber, H., Lehnert, P., Forell, M. M. 738, *780*
Otteni, F., Klein, A., Hollender, L. F. *393*
Otteni, F., s. Hollender, L. F. *326*, *330*, *393*
Otteni, F., s. Meyer, Ch. *326*
Ottenjann, R. 103, 167, *321*, *323*, *329*, *334*
Ottenjann, R., Stadelmann, O. *323*
Overbeck, W., Beck, K., Helms, M., Hallauer, W. 361, *394*
Overholt 233
Overstreet, R. J., s. Guynn, V. L. 661, *689*
Owens, F. M., s. Dragstedt, L. R. 155, 193, 196, *322*, *330*
Oyelowo, J. P., s. Wanitschke, R. 777, *781*

Pack 658
Page, I. H., s. Lewis, L. A. *395*
Palmer, J. A. *554*
Papadimitrion, Th., Oekonomides, M., Karamanolis, S. *331*
Parchwitz, H., s. Holle, F. *333*
Parks, A. G. 404, 522, 531, 532, 539, 544, *554*
Parks, A. G., McPartlin, J. F. *554*
Parks, A. G., s. Porter, N. H. *554*
Parsons, W. B., s. Whipple, A. O. 745, *781*
Patel, J. Cl., s. Doutre, L. P. 771, *778*
Path, M. C., s. Morson, B. C. *554*
Patrassi, G., Roberti, G., Matteucci, M. *731*
Patrassi, N., s. Stefanini, P. 774, *781*
Pauchet 483
Paul, F. 161, *323*
Payne, J. H., De Wind, L. T. 339, *395*
Payne, J. H., De Wind, L. T., Commons, R. *395*
Payr 171, 250
Peabody, C. N., Millman, M. 643, *649*
Pecic, J., s. Berk, J. L. *333*
Pedrinis, E., s. Aeberhard, P. *330*
Peiper, H. J. *334*, 578, 579, *649*, 742, 751, 772, 774, 775, *780*, 791, *795*
Peiper, H.-J., Becker, H.-D. 774, *780*
Peiper, H. J., Kallenberg, A., Giersberg, O. *649*
Peiper, H. J., Seiferth, J. *332*
Peiper, H.-J., Siewert, R., Frommhold, W. Wienbeck, M., Rossetti, M. *329*
Peiper, H. J., s. Heberer, G. 622, 626, 627, 628, *647*
Peiper, H. J., s. Zenker, R. *782*
Péloquin, A. B. 459, *554*
Pemberton, Warodick 115
Penfold, J. C. 519, *554*
Penfold, J.C., Hawley, P.R. *554*
Penrose, Ch. B. *62*
Perman 303, 304
Pernkopf, E. 401, 468, *554*
Perrin, E. B., s. Jackson, F. C. 705, *730*
Perrotin, J., s. Lagrot, F. *331*
Pers, M., Baden, H. 579, *649*
Pesau, H., s. Bsteh, O. 598, *645*
Peters, H., Schubert, H. J., Reifferscheid, M. *326*
Peterson 140
Petronio, R., s. Castiglioni, G. C. 578, *645*
Petz 430
Peukert 170
Philipp, R., s. Gütgemann, A. *646*
Philipp, R., s. Gütgemann, H. *646*
Philipp, R., s. Reifferscheid, M. *649*
Phillip, T., s. Schwemmle, K. 772, *781*
Phillips, R. B., s. Childs, W. A. *393*
Phöhringer 563
Piccone, V. A. 721, *731*
Piccone, V. A., Veen, H. H.le *731*
Pichlmaier, H., s. Feifel, G. 170, *325*
Pichlmaier, H., s. Grill, W. *646*
Pichlmayr, R. 151, 153, 273, *324*, *326*
Pichlmayr, R., Wiegrefe, K., Coburg, A. J. *394*
Pichlmayr, R., Ziegler, H. *394*
Pichlmayr, R., s. Reifferscheid, M. *394*
Picrell, K. L., Broadbent, T. R. Masters, F. W., Metzger, J. T. 524, *554*
Pisesky, W., s. Bondar, G. F. *394*
Plessis, D. J. du 163, *324*
Poilleux, J., s. Clot, Ph. 771, *778*
Pomeranz, A. A., Garlock, J. H. 458, *554*
Popper, H. L., Jefferson, N. C., Necheles, H. 582, *649*
Porter, J. M., s. Silver, D. *334*
Porter, N. H. *554*
Porter, N. H., Morgan, C. N. *554*
Porter, N. H., Parks, A. G. *554*
Porter, N. H., s. Morgan, C. N. *554*
Portin, B. A., s. Black, B. M. *549*
Poth, E. J. (22) 86, *92*, 306 *334*
Poth, E. J., Smith, L. B. *334*
Poulain, J., s. Couinaud, C. 734, *778*
Poulantzas, J. K., s. Warren, K. W. 622, *650*
Pratt, H. S., s. Warren, K. W. 772, 776, *781*
Preac-Mursic, V., s. Metz, H. (21) 87, *92*
Pribram, B. O. 70, 71, *78*, 586, 592, *649*
Pribam, Usadel, W. 99
Price, D. J. E., Sleich, J. D. (23) 85, *92*
Price, J. *394*
Priesching, A. 66, *78*, 98, 271, 281, 299, 300, *321*
Priesching, A., s. Fuchsig, P. 736, *779*

Priestley 255
Priestley, J., s. Re Mine, W. H. *321*
Prior, J. T., s. Berman, L. G. 735, *777*
Pristley, J. T., s. Laroche, G. P. 774, *780*
Puestow, Ch. B. 625, *649*, 741, 742, 753, 754, 755, 756, 757, 768, *780*
Puestow, Ch. B., Gillesby, W. J. 754, 756, *780*
Puhl 170
Pyrtek, L. J., s. Lahey, F. H. 608, 624, *648*

Quattlebaum, J. Q. 651, *689*
Quattlebaum, J. Q., Quattlebaum, J. Q., Jr. *689*
Quattlebaum, J. Q., Jr., s. Quattlebaum, J. Q. *689*
Quenu, F. 454, 455, 460, 464, 510
Quenu, E., Duval, P. *554*
Quenu, F., Hartmann, O. 454, *554*

Rackley 187
Rambo, W. M., s. Black, H. C. 643, *645*
Rambo, W. M., s. Lamis, P. A. *78*
Ramstedt 114
Rank, B. K. 547, *554*
Ranson, H. K., s. Kraft, R. O. 206, *331*
Ranson, J. H. 444
Ranson, J. H., Lawrence, L. R., Localio, S. A. *554*
Rapant, V. *328*
Rapant, V., Kralik, J. *328*
Rappert, E. von 524, *554*
Raschke, E., s. Savic, B. *555*, *649*
Rathcke, L. 617, *649*
Rattenhuber, U., Spelsberg, F. *334*
Rau, G., s. Heberer, G. *393*
Ravitch, M. M. *78*, 850
Ravitch, M. M., Ong, T. H., Gazzola, L. *78*
Ravitch, M. M., Rivarola, A. 430, *554*
Ravitch, M. M., Streichen, F. M. *78*
Ravitch, M. M., s. Steichen, F. M. *328*
Ray, J. E., s. Black, B. M. *549*
Redwitz, v. 383
Redwitz, E. v., s. Enderlen, E. *325*
Reed, R. J., s. Smith, P. E. 772, *781*
Reepinghen, Ph. van, s. Arianoff, A. A. 764, *777*
Rehbein, F. 840, 846, 847, 848, 850, 863, 869, 870, *877*, *878*
Rehbein, F., Boix-Ochoa, J. *877*
Rehbein, F., Halsband, H. *878*
Rehbein, F., Niccolai, J. *877*
Rehn, E. 510, 513, *554*
Rehner, M., s. Schreiber, H. W. 152, 159, 166, 167, 168, *324*, *327*, *331*, *334*
Reichel, K. 157, *324*
Reichel, K., Nagel, R. 66, 68, *78*
Reichel, K., s. Zenker, R. *324*, *327*, *332*
Reichmann, J., Wohlgemuth, B. 567, *649*
Reifferscheid, M. 146, *327*, *329*, *554*, *689*
Reifferscheid, M., Helbig, D., Kodslowski, L., Pichlmayr, R., Ungeheuer, E. *394*
Reifferscheid, M., Philipp, R. *649*
Reifferscheid, M., Weishaupt, S. *554*
Reifferscheid, M., s. Gütgemann, H. *646*
Reifferscheid, M., s. Peters, H. *326*
Reikowski, H., Thiel, H. 103, *329*
Reikowski, H., s. Müting, D. *731*
Reilly, M. 443, 444, *554*, *555*
Reimold, W., s. Zenker, R. *878*
Reismann, B. 118, 119, *328*
Reismann, B., Engelhardt, H. G. *328*
Reizenstein, P., s. Schütz, H. B. *324*
Remé, H. 170, *327*
Re Mine, W. H. 767, *780*
Re Mine, W. H., Priestley, J., Berkson, J. *321*
Remington 478,
Reploh, H., s. Braun, O. H. (2) 80, *91*
Resnick, R., s. Garceau, A. J. *730*
Rettenmaier, G. *780*
Rettori, R., Grenier, J. 766, *780*
Reuter, G., s. Braun, O. H. (2) 80, *91*
Reynolds, J. T., s. Cole, W. H. *646*
Reynolds, J. T., s. Guynn, V. L. 661, *689*
Reynolds, W., Jr. 496, *555*
Reynoso, G., Murphy, G. P.
Rhoads, J. E. *555*
Richards, A. B., Sosin, H. 772, *780*
Richards, J. T., s. Lamis, P. A. *78*
Richter 405
Richter, H., s. Seidel, W. *331*
Rick, W., s. Domschke, W. 738, *778*
Rickham 796
Riedel 144, 171
Rieder, W.
Riedl, O., s. Gregor, O. *334*
Rieger, E., s. Friesen, S. R. *333*
Rigby, C. C., s. Trapnell, J. E. 766, *781*
Rinecker, H., Danek, N. *79*, 726, *731*
Ripstein, C. B. 510, *555*
Risberg, B. 471
Risberg, B., Kock, N. G., Myrvold, H., Nilson, A. *555*
Rivarola, A., s. Ravitch, M. M. 430, *554*
Robert, F., s. Lortat-Jacob, J. L. *326*, *328*
Robert, H. G., s. Lortat-Jacob, J. L. *689*
Roberti, G., s. Patrassi, G. *731*
Robinson, C. L. N., s. Berg, C. D. *332*
Rochard 99
Rodino 292
Roe, R. D., s. Getzen, I. C. *78*
Rösch, W., Classen, M. *329*
Rohde, H., s. Seidel, W. *331*
Romualdi, P. 869, *878*
Rosato, E. F., Mullis, W. F., Rosato, F. E. 766, *781*
Rosato, F. E., s. Rosato, E. F. 766, *781*
Rosenthal, A., s. Zenker, R. (35) 83, *92*
Ross, B., Kay, A. W. 160, *324*

Rossetti, M. 128, 129, *321*, *329*
Rossetti, M., Hell, K., Allgöwer, M. *329*
Rossetti, M., Huben, R. v., Allgöwer, M. *329*
Rossetti, M., s. Nissen, R. 130, 189, *329*, *877*
Rossetti, M., s. Peiper, H.-J. *329*
Roth, B., s. Willenegger, H. 576, *650*
Roth, F. J., s. Wenz, W. *650*
Roth, H., s. Thalmann, H. *650*
Roux 654, 669, 685, 686, 687, 744, 753, 754, 755, 853, 872, 873, 875, 876
Roux, C. 137, 138, 141, 142, 174, 230, 242, 244, 245, 246, 255, 260, 266, 267, 268, 270, 289, 292, 293, 295, 297, 303, 307, 308, 309, 310, 311, 316, 317, *327*, *334*
Roux, M. M. 600, 602, 603, 615, 618, 620, 621, 629, 633, *649*
Roux, M., Vayre, P., Lavasseur, J. C. *555*
Rowe, R. J., s. Bacon, H. E. *548*
Ruberg, R. L., s. Dudrick, St. J. *394*
Ruckley, C. V., Falconer, C. W. A., Small, W. P., Smith, A. N. *331*
Ruding und Hirdes 228, 229
Rudler, J. C. 118, 119, *328*
Rueedi, T. P., Allgoewer, M. 535, *555*
Rueff, F. 113, *334*
Rueff, F., s. Zenker, R. 300, *321*, *327*, *332*, *335*
Rueff, F. L. 166, 168, *324*
Rueff, F. L., Leibig, F. J. *731*
Rueff, F. L., Meisner, H. *649*
Rumsey, R. D., s. Crean, G. P. 157, 164, *322*
Rusca, J. A., Bornside, G. H., Cohn, I. *79*
Rutledge, R., s. Bronwell, A.W *78*
Rydygier 71

Sabbioni, D., s. Benefini, E. 305, *333*
Sacharow 286
Sack, H., Neuhaus, J., Schega, W., Körner, M. *795*
Säuberli, H., Largiadèr, F. 326, *327*
Saeger, M. 262
Saegesser, M. 206, *331*
Saegesser, M., Amgwerd, R., Hammer, B. *321*
Sahel, J., s. Sarles, H. 768, *781*
Sailer, R., Kuipers, G. *329*
Sailer, R., s. Moschinski, D. *332*
Salam, A., Warren, W. D. 772, *781*
Salembier, Y. 772, *781*
Salmon, P. A. *395*
Salzmann, G., s. Spelsberg, F. *394*
Sanders, L. 35
Sanders, R. J. 104
Sanderson, J., Deitel, M. *394*
Sandford, M. C., s. Longmire, W. P., Jr. 634, 638, *648*
Sandstead, H. H., s. Scott, H. W. *394*, 395
Sandstead, H. H., s. van Way, Ch. W. *394*, *395*
Sapkas, A., s. Kousias, B. *647*
Sarafoff 510, 511, 512
Sarles, H. 767, *781*
Sarles, H., Sahel, J. 768, *781*
Satinsky 125
Sauer, I., Bacon, H. E. 492, *555*
Sauerbruch, F. 112, 114, 115, 117, 119, 121, 122,
Savic, B., Schulz, D., Raschke, E. *555*, *649*
Savlov, E., s. Dunphy, J. E. *550*
Sawyers, J. L., Herrington, J. L. 314, *334*
Sawyers, J. L., s. Kirtley, J. A. 164, *323*
Saypol, G. M., Kurian, G. *649*
Sbuelz, B., s. Grassi, I. 157, 159, *322*
Schaller, R. T., s. Backer, J. Q. *645*
Schauding, A. 348, 349
Schauding, A., Kock, N., v. Bary, S., Nakano, H. *394*
Schauding, H., s. Hegemann, G. *325*
Schega, W. *649*
Schega, W., Dennhardt, D. 771, *781*
Schega, W., s. Sach, H. *795*
Scherer, W. P., s. Swinton, N. W. 519, *556*
Schiassi 175
Schildberg, F. W., Stücker, F. J. *649*
Schirmer, H. F., s. Bayindir, S. *645*
Schlatter 280
Schloffer, H. *79*, 439, 454, 494, *555*
Schmerz, H. 510, *555*
Schmidt, F. (25) 80, *92*
Schmidt, H. A., Martini, G. A. *324*, *327*
Schmidt, H., s. Domschke, W. 738, *778*
Schmidt, H., s. Niemann, H. 114, *328*
Schmidt, H. M., s. Jolly, Ph. C. *647*
Schmidtler, F., s. Spelsberg, F. *394*
Schmieden, V. v. 70, *79*, 229, 237, 242, 244
Schmiedt, E. 486, *555*
Schoemaker, J. 228, 230, 231, 234, 235, 236, 238, 242, 243, *327*, 510, 524
Scholz, A., s. Laroche, G. P. 774, *780*
Schoop, W., s. Heberer. G. *393*
Schorn 665
Schott, H., s. Kern, B. *647*
Schreiber, H. W. 206, 213, 223, 271, *324*, *327*, *331*, 704, *705*, *731*
Schreiber, H. W., Ackeren, H. van 152, 159, 166, 167, 168, *331*
Schreiber, H. W., Ackeren, H. van, Rehner, M. 152, 159, 166, 167, 168, *324*, *327*, *331*, *334*
Schreiber, H. W., Bartsch, W. M., Siedek, M. 152, 159, 166, 167, 168, *327*
Schreiber, H. W., Schriefers, K. H., Esser, G., Bartsch, W. M. *731*
Schreiber, H. W., s. Bartelheimer, H. *333*
Schreiber, H. W., s. Baumgartl, F. *77*, *321*, *393*, *730*
Schreiber, H. W., s. Gütgemann, A. *321*, *730*
Schriefers, K. H. 569, 572, 576, 578, 579, 591, 596, 600, 602, 605, 606, 609, 614, 623, 630, 634, 638, 642, 644, *649*

Schriefers, K. H., s. Schreiber, H. W. *731*
Schriefers, K. H., s. Gütgemann, A. 623, *646*
Schubert, H. J., s. Peters, H. *326*
Schütz, H. B., Reizenstein, P. *324*
Schütze, U., Fey, K. H., Hess, G. (26) 83, *92*
Schulte, P., Siegenthaler, W. *698*
Schultheiss, H. R., s. Faust, H. *325*
Schultheiss, H. R., s. Hell, K. *330*
Schultheiss, H. R., s. Schumann, L. *331*
Schulz, D., s. Savic, B. *555*, *649*
Schulz, E., s. Siewert, R. *327*
Schulz-Stübner, A., s. Fritsche, D. (9) 87, *91*
Schulze, H., s. Lick, R. F. *331*
Schumacher, J., s. Creutzfeldt, W. 753, 776, 777, *778*
Schumann, B. M., s. Block, M. A. 654, *688*
Schumann, L., Schultheiss, H. R., Hell, K., Allgöwer, M. *331*
Schumann, L., s. Hell, K. *330*
Schuster, S. R. *878*
Schwabe, H., s. Götze, O. *646*
Schwaiger, M. 489, 814, 815, *878*
Schwaiger, M., Lessen, H. van *327*
Schwamberger, K., s. Classen, M. *646*
Schwartz, M., s. Buchwald, H. *394*
Schwartz, M. Z., Varco, R. L., Buchwald, H. *395*
Schwartz, S. J. 675, *689*
Schwarzmann, E., s. Exner, A. 175, *330*
Schwemmle, K. *327*
Schwemmle, K., Grabner, W., Phillip, T., Bötticher, R. 772, *781*
Schwemmle, K., Wopfner, F. *327*
Schwemmle, K., s. Mühe, E. *648*
Schwetz, F., Zängl, A. *332*
Scott 367
Scott, H. W., Law, D. H., Sandstead, H. H., Lancier, V. C., Younger, R. K. *395*
Scott, H. W., Sandstead, H. H., Brill, A. B., Burko, H., Younger, R. K. *394*
Scott, H. W., Weidner, M. G. *327*
Scott, H. W., s. Kirtley, J. A. 164, *323*
Scott, H. W. Jr. und Mitarb. *339*
Scudamore, H. H. *555*
Sebening, F., s. Kraemer, H. J. *326*
Seelig, M. S. (24) 83, *92*
Seeliger, H. P. R., s. Braun, O. H. (2) 80, *91*
Segal, H. L. 154, 155, *324*
Seiferth, J., s. Peiper, H. J. *332*
Seidel, W. 99, 175, 227, 373
Seidel, W., Troidl, H., Lorenz, W., Rohde, H. Richter, H., Drews, H., Hamelmann, H. *331*
Seifert, E., Dittrich, H., Erd, W. *324*
Seigert, R. F., Wilson, S. D., Kauffmann, H. M. 638, *649*
Selye 170
Sénéque, J., s. Cunéo, B. 510, *549*
Seo 286
Seubert, K., s. Deyhle, P. *550*
Shay, H. 157, *324*
Sherlock, S. 558, 566, *649*
Shibata, H., Mackenzie, J., Huanh, Sh. *395*
Shields, E., s. Berk, J. L. *333*
Shiner, M., s. Drasar, B. S. (5) *91*
Shooter, R. A., s. Williams, R. E. O. (33) 84, 87, *92*
Shore, E., s. Shore, J. M. *649*
Shore, J. M., Shore, E. *649*
Siedek, M., s. Schreiber, H. W. 152, 159, 166, 167, 168, *327*
Siegenthaler, W., s. Schulte, P. *698*
Siewert, R. 111
Siewert, R., Bauers, A., Morkos, N. 598, *649*
Siewert, R., Schulz, E., Cassau, E. *327*
Siewert, R., s. Peiper, H.-J. *329*
Sigel, A. *649*
Sikora, J., Cereda, W., Akovbiantz, A. *649*
Silver, D., Porter, J. M., Acinapura, A. J., Mc Gregor, F. H. *334*
Simmons, F., s. Drenick, E. J. *394*
Simon-Weidner, R. 570, 573, *649*
Singh, M. L., s. Daniel, O. *550*
Singleton, A. O. 36
Slanetz, C. A., Jr., s. Gongaware, R. D. *551*
Sleich, J. D., s. Price, D. J. E. (23) 85, *92*
Small, W. P., s. Ruckley, C. V. *331*
Smith 444, 603, 633, 635
Smith, A. G. s. Jackson, F. C. 705, *730*
Smith, A. N., Attisha, R. P., Balfour, T. *555*
Smith, G. K., Farris, J. M. 207, *331*
Smith, A. N., Giannakos, V., Clarke, S. *555*
Smith, A. N., s. Ruckley, C. V. *331*
Smith, C. E., s. Bacon, H. E. *549*
Smith, L. B., s. Poth, E. J. *334*
Smith, P. E., Krementz, E. T., Reed, R. J., Bufkin, W. J. 772, *781*
Smith, R. 751, 764, 766, 767, 768, 771, 772, 773, 776, *781*
Smith, R. S., s. Ault, G. W. 490, *548*
Smith, R. S., s. Castro, A. F. 490, *549*
Smith, V. L., s. Bachrach, W. H. 737, *777*
Soave, F. 865, *878*
Sosin, H., s. Richards, A. B. 772, *780*
Soupault, R. 306, 307, 308, 310, 314
Soupault, R., Boureau, M. 734, *781*
Soupault, R., Bucaille, M. 286, 303, 304, *334*
Southwick, H. W., Cole, W. H. 458, *555*
Souttar, H. S. 100, *332*
Sova, G., s. Hollender, L. F. 766, 767, *779*
Spanos, P., s. Gilsdorf, R. B. 776, *779*
Spark, R. F., s. Melby, J. C. *795*
Spath, F., Kraft-Kinz, J. *327*

Spelsberg, F. *334*
Spelsberg, F., Kemkes, B. M., Landgraf, R. 774, *781*
Spelsberg, F., Salzmann, G., Kuntz, R. *394*
Spelsberg, F., Schmidtler, F. *394*
Spelsberg, F., s. Oehl, R. *329*
Spelsberg, F., s. Rattenhuber, U. *334*
Spelsberg, F. s. Zenker, R. 7, 300
Sperling, E.,, Vogel, J. *332*
Spiro, H. M. *324*
Spitzy, K. H. (27) 87, *92*
Spohn 574
Spohn, K., s. Müller-Kluge, M. *648*
Stacher, G., s. Böhmig, H. J. 602, *645*
Stadelmann, O., Miederer, S. E., Zimmermann, K. G., Frost, H. 163, 164, *324*
Stadelmann, O., s. Ottenjann, R. *323*
Stahlgren, L. H. *334*
Stahlheber, H., s. Otte, M. 738, *780*
Stadler, G., s. Faust, H. *325*
Stand, L., s. Jensen, H. E. *331*
Starck, H. 112, 113, *328*
Starzl, T. E. 651, *689*
State, D. 490, 491, *555*, *878*
Staub, D., s. Hollender, L. F. 766, 767, *779*
Staubesand, J., Stelzner, F. *555*
Staubesand, J., s. Stelzner, F. *555*
Stearns 492
Stearns, M. W., Jr., Deddish, M. R. *555*
Steckenmesser, R., s. Bayindir, S. *645*
Stefanini, P., Carboni, M., Patrassi, N., Basoli, A. 774, *781*
Steichen, F. M., Heller, E., Ravitch, M. M. *328*
Steinberg 292
Streichen, F. M., s. Ravitch, M. M. *78*
Stelzner, F. *327*, *328*, 400, 401, 403, 405, 408, 409, 416, 457, 458, 468, 471, 493, 495, 500, 510, 519, 521, 523, 524, 536, 546, *555*, *556*, 622, *649*, 725, *731*, 774, *781*
Stelzner, F., Baumgarten, H. G., Holstein, A. F. *556*
Stelzner, F., Fleischhauer, K., Holstein, A. F. *556*
Stelzner, F., Staubesand, J., Machleidt, H. *555*
Stelzner, F., s. Martini, G. A. *731*
Stelzner, F., s. Staubesand, J. *555*
Stempien, St. J., Lee, E. R., Dagradi, A. E. 154, *324*
Stephens, F. D. 869, 870, *878*
Stiller, H. 147, 148, 149, 150, *329*, *649*
Stiller, H., Eisenreich, F. *650*
Stirlin 175
St. Mark 459, 485
Störk 170
Stone, H. B. *556*
Stop 844
Strauss 446, 452
Streicher, H.-J. *698*
Stremmel, W. 766, *781*
Strohmeyer, G., s. Martini, G. A. 773, *780*
Struppler, V. 31, *62*
Stucke, K. 662, 675, *689*
Stucke, K., s. Kourias, B. *647*
Stücker, F. J., Larena, A., Hoffmann, K., Zumtobel, V. *327*, *334*
Stücker, F. J., s. Heberer, G. *325*, *333*
Stücker, F. J., s. Schildberg, F. W. *649*
Sturm, J. T. 772, *781*
Sudeck, P. 403, 510, 516, *556*
Sugimura, S., s. Oi. M. 145, 162, 163, 164, *323*
Sullivan, R. D., Watkins, E. *689*
Sutorius, D., s. Altemeier, W. A. *548*
Suzuki, I. H., s. Kasai, M. 874, 875, *877*
Swenson, O. *556*, 859, *878*
Swenson, O., Bill, A. H., Jr. *556*
Swinton, N. W., Scherer, W. P. 519, *556*
Szeleczky, G., Nagy, T. 600, *650*

Tabaqchali, S., Booth, C. C. (28) 81, 82, *92*
Taire, Y., s. Kasai, M. 874, 875, *877*
Tait, L. *556*
Talbot, C. H., s. Trapnell, J. E. 766, *781*
Tanner, N. C. 185, 206, 214, 215, 216, *327*, *332*
Tawes, R., s. Keaveny, T. V. 774, *779*
Taylor, J. O., s. McAdams, Meikle, A. G. *78*
Taylor, W., s. Fisher, J. A. *333*
Tessier, N. s. Leger, L. 704, *731*
Testart, J. *781*
Thal, A. P., Hatafuku, T., Kurtzman, R. 118, *327*, *328* *878*
Thal, A. P., s. Hatafuku, T. 118, 119, *328*
Thalmann, H., Roth, H. *650*
Thämmig, R., Klöss, J. 599, *650*
Thelen 170
Theuerkauf, F. J., s. Beahrs, O. H. 510, *549*
Thiede, A., Brieler, H. S., Loehr, B., Hantschmann, N. *556*
Thiel, H., s. Reikowski, H. 103, *329*
Thiel, W., s. Hafferl, A. *321*
Thiermann, E. 405, *556*
Thiersch, K. 510, *556*
Thomas, J. E., Baldwin, M. V. 160, *324*
Thompson, H. R. 510, 516, 518, *556*
Thurmayr, R., s. Zenker, R. *321*, *327*
Tinker, 651
Todd, J. 452, 515, *556*
Töndury, G. *781*
Tompkin, A. M. B. 176, 188, 191, *332*
Tompkins, R. K., Kraft, A. R., Zimmermann, E., Lichtenstein, J. E., Zollinger, R. M. *332*
Tondelli, P., Allgöwer, M. *650*
Torsoli, A. 492
Torsoli, A., Arullani, P., Casali, C. *556*
Tovee, E. B., s. Dragstedt, L. R. 155, *330*
Track, N. S., s. Creutzfeldt, W. 775, *778*
Trapnell, J. E., Rigby, C. C., Talbot, C. H. Duncan, E. H. L. 766, *781*

Trendelenburg 103
Treptow, H. R., s. Lichtenauer, F. 600, *648*
Trimpi, H. D., Bacon, H. E. *556*
Trimpi, H. D., s. McElwain, J. W. 491, *553*
Troidl, H., s. Seidel, W. *331*
Truant, J. P., s. Block, M. A. 654, *688*
Turell, R. 500, *556*
Turnball, R. B., s. Lewis, L. A. *395*
Turnbull, R. B. 406, 425, 452, 454, 481, 499, *556*
Turnbull, R. B., Cuthberston, A. *556*
Turnbull, R. B., Jr. *556*
Turnbull, R. B., Jr., Hawk, W. A., Weakley, F. L. *556*
Turner, F. W., Costopoulos, L. B. 578, *650*
Turner, G. G. 455, 489, 505, *557*
Turner, J., s. Hughes, E. S. R. *552*
Turrill, F. L., Burnham, J. R. 654, *689*
Turunen, M., s. Nylander, P. E. A. 720, 721, *731*

Ungeheuer, E. *327*
Ungeheuer, E., Brandt, P. *650*
Ungeheuer, E., s. Dalichau, H. *646*
Ungeheuer, E., s. Reifferscheid, M. *394*
Usadel, W., s., Pribam 99

Valembois, P., s. Vantrappen, G. 111, 114, *328*
Valentini, G., s. Grassi, G. 157, 159, *325*
Valle de 603
Vallin, J., s. Vaysse, J. 764, *781*
Vandenbroucke, J., s. Vantrappen, G. 111, 114, *328*
Vang, J., s. Bengmark, S. *688*
Vantrappen, G., Hellamans, J., Deloof, W., Valembois, P., Vandenbroucke, J. 111, 114, *328*
Varco, R. L., s. Buchwald, H. *394*
Varco, R. L., s. Schwartz, M.Z. *395*
Vayre, P., s. Roux, M. *555*
Vaysse, J., Coquilland, J. P., Vallin, J., Dupuy, R. 764, *781*
Veen, H. H.le s. Piccone, V. A. *731*
Veidenheimer, M. C., Corman, M. L. *557*
Veidenheimer, M. C., s. Warren, K. W. 772, 776, *781*
Verneuil 103
Vielhauer, E., s. Dombrowski, H. 578, 579, *646*
Vielle, G., s. Arianoff, A. A. 764, *777*
Vink, M. 458, *557*
Vito, R. V. de, s. Nyhus, L. M. *323*
Voegelin, R., s. Affolter, H. *327*
Voelcker, F. 489, 598, 619, *650*
Vogel, J., s. Sperling, E. *332*
Volkmann 460, *557*
Volwiler, W. s. Linton, R. R., 706, *731*
Vossschulte, K. 722, 723, *731*
Vossschulte, K., Faupel, L., Neubert, Ch. 118, 119, *328*
Vossschulte, K., Wagner, E. 764, *781*

Wabmann, R. N., s. Clatworthy, H. W. *877*
Wachsmuth, W. *394*
Wagner, E., s. Vossschulte, K. 764, *781*
Wakabayashi, T., s. Yoshioka, H. 737, 765, *782*
Waldeyer, W. 400, 404, 468, 487, 489, *557*
Walker, J. H., s. Jolly, Ph. C. *647*
Walker, R. M. 723, *731*
Wall, F., s. Clatworthy, H. W. *877*
Walter, A. M., Heilmeyer, L. (29) 80, 87, *92*
Walters, R. L., Gaspard, D. I., German, T. D. 771, *781*
Walters, W. 144, 145, *327*, 622, 624, *650*
Walters, W., Kelly, A. H. *650*
Walters, W., Nixon, J. W., Jr., Hodgins, T. E. *650*
Walz, U. M. *650*
Walz, U. M., s. Kraft, E. *647*
Wangensteen, O. H. 341, *394* 651
Wangensteen, O. H., Leven, N. L. 115, 132, 133, *327*
Wangensteen, O. H., Minneapolis 170
Wanger, F. 774, *781*
Wanitschke, R., Ewe, K., Oyelowo, J. P. 777, *781*
Wanke, M., 161, *324*
Ward, J. D. (30) 82, *92*
Warodick s. Pemberton 115
Warren, K. W. 622, 630, *650* 768, 772, *781*
Warren, K. W., McDonald, W. M. *650*
Warren, K. W., Mountain, J. C., Midell, A. I. 626, *650*
Warren, K. W., Poulantzas, J. K., Kune, G. A. 622, *650*
Warren, K. W., Veidenheimer, M. C., Athanassiades, S. 772, *781*
Warren, K. W., Veidenheimer, M. C., Pratt, H. S. 772, 776, *781*
Warren, R., s. Linton, R. R. *731*
Warren, W. D., Zeppe, R., Fomon, J. 715, 716, *731*
Warren, W. D., s. Salam, A. 772, *781*
Washington, J. A., s. Judd, E. S. (14) 86, *92*
Wastell, C. 205, *324*, *332*
Waterstone 293, 851, 853
Watkins, E., s. Sullivan, R. D. *689*
Watkins, E. jr. u. Mitarb. 299
Watkins, D. H., Wittenstein, G. 302, 303, 306, 308, 309, *334*
Watson, R., s. O'Connor, T. *332*
Waugh, J. M. 454, 455, 456, 457, 499, 501, 502, 503, 504, 505, *650*
Waugh, J. M., Block, M. A., Gage, P. R. *557*
Waugh, J. M., Kirklin, J. W. *557*
Waugh, J. M., Miller, E. M., Kurzweg, F. T. *557*
Way, Ch. W. van, Meng, H, C., Sandstead, H. H. *394*
Way, L. W., s. Dunphy, J. E. *393*
Way, W., Admirand, W. H., Dunphy, J. E. 567, *650*

Way, W., Dunphy, J. E. *650*
Weakley, F. L., s. Gehamy, R. A. 535, *551*
Weakley, F. L., s. Turnbull, R. B., Jr. *556*
Weck, A. L. de (31) *92*
Weese, M. S., de, s. Blessing *595*
Weese, M. S. de s. Henzel, J. H. 595, *647*
Weidner, M. G., s. Scott, H.W. *327*
Weinberg 132, 175, 188
Weir, R. F. 454, 455, 494, 499, 500, 515, *557*
Weisel, W., s. O'Connor, T. *332*
Weishaupt, S., s. Reifferscheid, M. *554*
Weisthanner, I., s. Feifel, G. (7) 84, *91*
Welch, C. E. 255, 315, 706
Welch, H., s. Leiken, S. L. (18) 91, *92*
Welch, J. P., Donaldson, G. A. *557*
Welin 492
Wells, C. A. 510, *557*
Welsch, K. H., Holle, F., Bauer, H. 160, *324*
Welsch, K. H., s. Heymann, H. *326*
Welsh, W. K., s. MacDonald, J. A. 656, *689*
Wendel 651
Wense, G. 600, *650*
Wenz 872
Wenz, W., Beduhn, D. 737, *781*
Wenz, W., Beduhn, D., Roth, F. J., Kaick, G. van, Czembirek, H. *650*
Wenz, W., s. Classen, M. 737, *778*
Wenz, W., s. Grözinger, K.-H. *646*
Wenzel, R., s. Helwing, E. *323*
Werner, H., s. Braun, O. H. (2) 80, *91*
Westhues, H. 456, 489, *557*
Westphal 567
Wettlaufer, J. N., s. Backer, J. Q. *645*
Weyer, K. H. v. d., Kümmerle, F. *795*
Whipple, A. O., Parsons, W.B., Mullens, C. R. 745, *781*
White, Th. T., Keith, R. G. 754, 769, *782*
White, T. T., s. Hopton, D. 572, *647*
Whitehead, W. 500, *557*
Whittaker, M. G., s. Clark, C. G. *330*
Wichmann, S. E. 371, *394*
Widmer, A., s. Deucher, F. 124, *335*, *550*
Widok, K., s. Grill, W. *325*
Wiebecke, B., s. Feifel, G. (8) 83, *91*
Wiedemann, B., s. Knothe, H. (17) 86, *92*
Wiedhopf, O. *327*, 828, *878*
Wiedmann, K., s. Bauer, M. *645*
Wiegrefe, K., s. Pichlmayr, R. *394*
Wiemers, K., Kern, E., Günther, M., Buchardi, H. *650*
Wienbeck, M., Heitmann, P. 114, *328*
Wienbeck, M., Martini, G. A. 114
Wienbeck, M,. s. Heitmann, P. 111, 114, *328*
Wienbeck, M., s. Peiper, H.-J. *329*
Wildegans, H. *650*
Wilkinson, A. R., s. Johnston, D. 222, *331*
Willems 791, 792
Willenegger, H. 132, 134, 135, 574, 602
Willenegger, H., Kaiser, E. 576, *650*
Willenegger, H., Kaiser, Ch., Roth, B., Müller, J. 576, *650*
Willenegger, H., s. Kaiser, E. 570, *647*
Williams, H. T. G., s. Olsen, G. B. *78*
Williams, J. A. *332*
Williams, J. A., Cox, A. G. 192, *321*, *324*
Williams, J. A., s. Barnes, A. D. 189, *330*
Williams, J. A., s. Clarke, R. J. 166, *322*
Williams, L. F., Byrne, J. J. (32) 83, *92*
Williams, R. E. O., Blowers, R., Garrod, L. P., Shooter, R. A. (33) 84, 87, *92*
Williams, R. G., s. Ecker, J. A. (6) 91, *91*
Willms, R. K., Angel, R. T., Jordan, G. L. *334*
Willms, R. K., Jordan, G. L. 306, *334*
Wills, C. E. jr. und Mitarb. 339
Wilson 658
Wilson, E. 452, *557*
Wilson, S. D., s. Fox, P. S. 281, *325*, 775, *778*
Wilson, S. D., s. Hofmann, J. W. 775, *779*
Wilson, S. D., s. Seigert, R. F. 638, *649*
Wind, L. T. de., s. Payne, J. H. 339, *395*
Winkelmann, E. I. *324*
Winship s. Chamberlin 175, 196
Winslowi 95, 96, 184
Wise, L., s. Anderson, Ch. B. 776, *777*
Witte, S. 738, *782*
Wittenstein, G., s. Watkins, D. H. 302, 303, 306, 308, 309, *334*
Wittrin 108
Witzel, O. 103, 104, 105, 108, *335*, 346
Wodak, E. 727, *731*
Wölfler, A. 135, 136, 137, 138, 229
Wörsching, I., s. Feifel, G. 170, 171, *322*, *325*
Wohlgemuth, B., s. Reichmann, J. 567, *649*
Wojta 569
Wolf, F., s. Krönert, E. 737, *779*
Wolff, L. S., s. Hoj, L. 225, *330*
Woodburne, R., s. Goldsmith, N. A. 662, *689*
Woodward, E. R., s. Dragstedt, L. R. 155, *330*
Woodward, E. R., Hastings, N. *334*
Wopfner, F., s. Schwemmle, K. *327*
Wrabetz, A., s. Zängl, A. *332*
Wreden, R. R. 524, *557*
Wretlind, A. *394*
Wülfing, D. 683, *689*
Wülfing, D., s. Gütgemann, A. *646*
Wünsch, E., s. Holle, F. *334*
Wüst, H., s. Henning, N. 167, 170, *323*, *325*

Wulson, W. L., s. Bissl, H. F. 775, *777*
Wyllie, J. H., s. Clark, C. G. *330*

Yale, Ch. E., van Gemert, J. V. *79*
Yamada, E. und Mitarb. 299
Yasargil, E. C. *329*
Yoshioka, H., Wakabayashi, T. 737, 765, *782*
Young, G., s. Breedis, C. 658, *688*
Younger, R. K., s. Scott, H. W. *394*, *395*
Yudin, S. S. 124

Zaaijer, J. H. *328*
Zabransy, R. J. (34) 81, *92*
Zängl, A., Wrabetz, A. *332*
Zängl, A., s. Schwetz, F. *332*
Zander, P. *62*
Zanoni, G., s. Kaiser, Ch. *326*
Zeitler, G., s. Henning, N. 167, 170, *323*, *325*
Zenker, R. *62*, *79*, 115, 171, *321*, *394*, 490, *557*, 591, 606, 607, *650*, *689*, *731*, 767, *782*, 788, 789, 831, *878*
Zenker, R., Bary, S. v., Feifel, G., Oehl, R., Rueff, F., Spelsberg, F., Pichlmayr, R., Seidel, W. 7
Zenker, R., Bedacht, R., Grabiger, A. 773, 774, *782*
Zenker, R., Bedacht, R., Zimmermann, H. 773, *782*
Zenker, R., Berchtold, R. *731*
Zenker, R., Borst, H. G. *327*
Zenker, R., Calinich, G. *878*
Zenker, R., Forell, M. M., Erpenbeck, R. 773, *782*
Zenker, R., Grabiger, A. *795*
Zenker, R., Groll, F. (36) 86, *92*
Zenker, R., Hamelmann, H. 583, 606, *650*
Zenker, R., Oehl, R. 145
Zenker, R., Peiper, H. J. *782*
Zenker, R., Reichel, K., Lorenz, W., Haendle, H., Feifel, G. *324*, *327*
Zenker, R., Reichel, K., Rueff, F. *332*
Zenker, R., Reimold, W. *878*
Zenker, R., Rosenthal, A. (35) 83, *92*
Zenker, R., Rueff, F. 300, *335*
Zenker, R., Rueff, F., Becker, H. M., Thurmayr, R. *321*, *327*
Zenker, R., Spelsberg, F., Schaudig, A., Bary, S. v., Seidel, W., Husemann, B. 336
Zenker, R. und Mitarb. 152, 159
Zenker, R. s. Guleke, N. 342
Zenker, R., s. Hegemann, G. *730*
Zeppe, R., s. Warren, W. D. 715, *731*
Ziegler, D. D., s. Berman, L.G. 735, *777*
Ziegler, H., s. Pichlmayr, R. *394*
Zimmermann, E., s. Tompkins, R. K. *332*
Zimmermann, F., s. Holle, F. *333*
Zimmermann, H., s. Zenker, R. 773, *782*
Zimmermann, K. G., s. Stadelmann, O. 163, 164, *324*
Zittel, R. X. 716, *731*
Zollinger, R. M., Cuther, E. C. *321*
Zollinger, R. M., s. Tompkins, R. K. *332*
Zucker, M. B. et al. 661, *689*
Zukschwerdt 170
Zukschwerdt, L., s. Diebold, O. *393*
Zukschwerdt, L., s. Enderlen, E. *325*
Zumtobel, V., s. Stücker, F. J. *327*, *334*

Sachverzeichnis

Abdominalorgane, parasympathische Versorgung 176
Abscess, appendicitischer 390
Abscess, periproktitischer 535, 537
Abscess, Bursa omentalis 392
Abscess, Douglas-Abscess 389
Abscess, Leber 654
Abscess, Milz 692
Abscess, subhepatischer und subphrenischer, bakteriologische Befunde 83
Abscess, subphrenisch und subhepatisch 391
Achalasie (Kardiospasmus) 111
Achalasie, pneumatische Dehnung (Gottstein) 114
Adipositas 365
Adrenogenitales Syndrom 784
Afferent-Loop-Syndrome, (Syndrom der zuführenden Schlinge) 310
After, Fisteln und Abscesse 535
After, künstl., s. Anus praeter naturalis 405
Afterschließmuskel, Möglichkeiten der Inkontinenzentstehung 521
Afterschließmuskel, Eingriffe bei Lähmung 520
Afterschließmuskel, Eingriffe bei Lähmung, Levatorlösung (Kottmeier) 523
Afterschließmuskel, Eingriffe bei Lähmung, palliative Operationen 523
Afterschließmuskel, Eingriffe bei Lähmung, plastische Operationen 524
Afterschließmuskel, Eingriffe bei Lähmung, Rekonstruktion des Anorectalringes (Parks) 522
Aktinomykose, abdominell, bakteriologische Befunde 83
Albert, Dreischichtennaht 69
Aldosteronismus 784
Alkalizeit (Nöller) 157
Allgöwer, modifizierte Donati-Naht 17
Altemeier und Dunphy, Operation bei Mastdarmvorfall 512
Amöbiasis 654
Analfissur, Dehnung des Musculus sphincter ani 535
Analfissur, interne Sphinkterotomie (Eisenhammer) 535
Analfissur, Prädilektionsort 399
Analhaut 399
Analkanal 399
Analprolaps, Schleimhaut 508
Analsphincteromyotomie, Kindesalter 866
Analverschluß 400
Anastomose, Herstellung einer 65
Anastomose, arterioportale 718
Anastomose, biliobiliäre 612
Anastomose, biliodigestive 614
Anastomose, hohe biliodigestive 621
Anastomose, cava- oder iliacomesenteriale 832
Anastomose, coronario-cavale 718
Anastomose, cystodigestive 758
Anastomose, hepatodigestive 633
Anastomose, lymphovenöse 719
Anastomose, mesenterico-cavale 716
Anastomose, portocavale, Voraussetzungen 704
Anastomose, portocavale, Operabilität 704
Anastomose, portocavale End-zu-Seit-Anastomose 711
Anastomose, portocavale Seit-zu-Seit-Anastomose 707
Anastomose, splenorenale 712
Anastomose, Thrombose nach Shunt-Operationen 729
Anastomosennaht, Technik bei Oesophagus und distalem Magenrest bzw. Dünn- und Dickdarm 293
Anastomosierung, maschineller Nähapparat, GIA 76
Aneurysmen, arteriovenöse, Milz 706
Aneurysmen, Leber 655
Aneurysmen, Milz 692
Angelhakenschnitt (Kirschner) 46
Angiographie, selektive, Pankreas 737
Anocutanlinie 397
Anoskopie 446
Antibiogramm 80, 87
Antibiotica, Nebenwirkungen 90
Antibiotica-Prophylaxe 85
Antibiotica-Therapie 86
Antibiotica-Therapie, antibakterielle Wirkung 87
Antibiotica-Therapie, Applikation 89
Antibiotica-Therapie, Dosierung 89
Antibiotica-Therapie, Indikation 86
Antibiotica-Therapie, Kinderchirurgie 799
Antibiotica-Therapie, Nebenwirkungen 90
Antibiotica-Therapie, Voraussetzungen 87
Antibiotica, Wirkungsart 89
Antibiotica-Therapie, abdominelle chirurgische Infektionen 86
Antibiotica-Therapie, abdominelle chirurgische Infektionen, Therapieplan 87
Antibiotica-Therapie, abdominelle chirurgische Infektionen, Voraussetzungen 86
Antibiotica-Therapie, kulturelle Erreger-Anzüchtung 90
Antisepsis 85
Anus, anatomische Grundlagen 396
Anus, Funktion der Schließmuskeln, nervöse Versorgung 404
Anus, äußere Schließmuskelgruppe 404
Anus praeter naturalis 405
Anus praeter naturalis, Anlegung mit Durchtrennung des Darmes 410
Anus praeter naturalis, Anlage beim Megacolon 854

Anus praeter naturalis, Beseitigung 416, 420
Anus praeter naturalis, Beseitigung einer Stenose 415
Anus praeter naturalis, Maßnahmen beim Zurücksinken 414
Anus praeter naturalis, Darmspülung 413
Anus praeter naturalis, Pflege 412
Anus praeter naturalis, Schleimhautvorfall 514
Anus praeter naturalis, Stomapflaster 413
Anus praeter naturalis, Maydlsches Verfahren 409
Anus praeter naturalis, Indikation 406
Anus praeter naturalis, Komplikationen nach Anlegung 414
Anus praeter naturalis, Darmvorfall 415
Anus praeter sigmoideus 471, 474
Aorta caudalis (Arteria sacralis media) 403
Aponeurosen 3
Aponeurosennaht 16
Appendektomie 336, 384
Appendektomie, Lokalisationsmöglichkeiten der Appendix 386
Appendektomie, anatomische Grundlagen 396
Appendektomie, örtlicher Abscess 390
Appendektomie, kosmetische Schnittführung 52
Appendicitis 384
Appendicitis acuta, bakterielle Infektion 83
A. analis 403
A. colica dextra 401
A. colica media 95, 401
A. colica sinistra 401
A. cystica (A. vesicae felleae) 563
A. gastrica dextra 97
A. gastrica sinistra 97
A. gastroduodenalis 97
A. gastroepiploica 97
A. gastroepiploica dextra 97
A. hepatica, Variationen 665
A. ileocolica 401
A. lienalis 97
A. lienalis, präliminare Unterbindung 694
A. mesenterica cranialis und caudalis 401
A. mesenterica superior 336
A. rectalis caudalis 403
A. sigmoidea ima 403
A. suprarenalis imperior 784
A. suprarenalis media 784
A. suprarenalis superior 784
Aa. epigastricae craniales et caudales 7
Aa. gastricae breves 97
Aa. pudendales internae 403
Arteriographie, Leber 652
Ascites, portale Hypertension 706
Astronautenkost 358
Atresien und Stenosen, Antrum und Pylorus 831
Atresien und Stenosen, membranöse 839
Auerbachscher Plexus myentericus 404

Bakteriologie 80
Bakteriologie, Keimbesiedlung 80
Balanced operation (Berman J. K. und Berman E. J.) 130
Ballonsonde 702
Barron, Entfernung von Hämorrhoiden 532
Basalsekretion (BAO) 157
Bauchdecke, Anatomie 2
Bauchdecke, Spaltlinien der Haut 2
Bauchdecke, Muskeln 2
Bauchdecke, Durchtrennung des Subcutangewebes 10
Bauchdecke, Gefäßversorgung 7
Bauchdecke, Größe des intraabdominellen Druckes 4
Bauchdecke, Innervation der Bauchwand 5
Bauchdecke, Muskel- oder Aponeurosennaht 16
Bauchdecke, Kulissenschnitt 10
Bauchdecke, Muskeln, Aponeurosen, Muskelscheiden, Gefäße und Nerven 4
Bauchdecke, Nerven der Bauchmuskeln 11
Bauchdecke, Normalverschluß 15
Bauchdecke, Peritonealnaht 16
Bauchdecke, Spaltrichtung der Haut 10
Bauchdecke, Wechselschnitt 10
Bauchdecke, Wiedervereinigung, Vorbemerkungen 14
Bauchdeckenhaken 13
Bauchdeckenhaken, abgewinkelt, (Langenbeck, Zenker) 14
Bauchdecken-Haken, Drahthaken (Körte-Haken) 14
Bauchdeckennarbe, Festigkeit 58
Bauchdeckenschnitt, s. Bauchschnitt 1
Bauchdeckenwunde, Traumen 50
Bauchdeckenwunde, Verschleppung keimhaltigen Magen-Darminhalts 63
Bauchfell 397
Bauchfellabscesse 336
Bauchfellabscesse, Eingriffe 388
Bauchfellentzündung (Peritonitis) 336
Bauchfellentzündung, Infektionsquelle 388
Bauchfellentzündung, kontinuierliche Spül-Saugdrainage 392
Bauchfellentzündung, (Peritonitis) Eingriffe 388
Bauchhöhle, Bakteriologie 80
Bauchhöhle, Chemotherapeutika bei Eingriffen 80
Bauchhöhle, Drainagen 54
Bauchhöhle, Eiterherd 87
Bauchhöhle, Eröffnung 18
Bauchhöhle, Heilungsstörungen 84
Bauchhöhle, Heilungsverlauf 84
Bauchhöhle, intraoperative Spülung 54
Bauchhöhle, Isolierung eines Krankheitsherdes, Reinigung und Spülung 52
Bauchhöhle, Keimbesiedlung 80
Bauchhöhle, Orientierung 93
Bauchhöhle, Topographie 96
Bauchhöhle, umschriebener Infektionsherd 53

Bauchhöhle, Verschluß 20
Bauchhöhle, Verschluß von Erweiterungsschnitten 24
Bauchhöhle, Verschluß bei Nabelbruch 23
Bauchhöhle, Verschluß des unteren Mittellinienschnittes (Martius) 21
Bauchhöhle, Verschluß nach Nabelumschneidung 22
Bauchhöhle, Wiedereröffnung 60
Bauchhöhle, Eingriffe im Neugeborenen-, Säuglings- und Kindesalter 796
Bauchhöhle, Eingriffe im Neugeborenen-, Säuglings- und Kindesalter, allgemeine Gesichtspunkte 796
Bauchhöhle, Eingriffe im Neugeborenen, Säuglings- und Kindesalter, Omphalocele, Gastroschisis, Blasen-Darm-Spalte, Urachus, Ductus omphaloentericus 802
Bauchhöhle, Eingriffe im Neugeborenen- Säuglings- und Kindesalter, Zwerchfellhernien und Relaxationen 812
Bauchhöhle, Eingriffe im Neugeborenen-, Säuglings- und Kindesalter, Eingriffe am Magen 826
Bauchhöhle, Eingriffe im Neugeborenen-, Säuglings- und Kindesalter, Atresien und Stenosen des Jejunums, Ileums und Colons 845
Bauchhöhle, Eingriffe im Neugeborenen-, Säuglings- und Kindesalter, Meconium-Ileus 848
Bauchhöhle, Eingriffe im Neugeborenen-, Säuglings- und Kindesalter, hohe Rectumatresie 868
Bauchhöhle, Eingriffe im Neugeborenen-, Säuglings- und Kindesalter, Vorgehen bei Gallengangsatresien und Choledochuscysten 872
Bauchschnitt, Vorbemerkungen 1
Bauchschnitt, Anatomie 2
Bauchschnitt, abdominothorakale Schnitte 45, 48
Bauchschnitt, abdominothorakale Schnitte, Angelhakenschnitt (Kirschner) 46
Bauchschnitt, abdominothorakale Schnitte, Schrägschnitt (Heaney, Humphreys) 48
Bauchschnitt, Bauchdeckennaht 15
Bauchschnitt, Bogenschnitte 43
Bauchschnitt, Durchtrennung der Bauchdecke 10
Bauchschnitt, Einteilung der Schnitte 17
Bauchschnitt, Eröffnung der Bauchhöhle 12
Bauchschnitt, intraoperative Allgemeinmaßnahmen 52
Bauchschnitt, intraoperative Allgemeinmaßnahmen, Isolierung eines Krankheitsherdes, Reinigung und Spülung 52
Bauchschnitt, laterale Längsschnitte 25
Bauchschnitt, lateraler Längsschnitt, Längs-Schrägschnitte 30
Bauchschnitt, lateraler Längsschnitt, paramedianer Kulissenschnitt (Lennander) 26
Bauchschnitt, lateraler Längsschnitt, senkrechter Rectusschnitt 26
Bauchschnitt, lateraler Längsschnitt, pararektaler Kulissenschnitt 27
Bauchschnitt, lateraler Längsschnitt, direkter Pararektalschnitt 28
Bauchschnitt, lateraler Längsschnitt, Pararektalschnitt zum mittleren Oberbauchschnitt (Struppler) 30
Bauchschnitt, mediane Längsschnitte 18
Bauchschnitt, medianer Längsschnitt, Verschluß unterer Mittellinienschnitt (Martius) 21
Bauchschnitt, medio-laterale Längs-Schrägschnitte 32
Bauchschnitt, Normalverschluß der Bauchdecke 15
Bauchschnitt, Peritonealnaht 16
Bauchschnitt, postoperativer Verlauf 57
Bauchschnitt, postoperativer Verlauf, Wiedereröffnung der Bauchhöhle 60
Bauchschnitt, postoperativer Verlauf, Wundheilung 57
Bauchschnitt, postoperativer Verlauf, Wundinfektion 59
Bauchschnitt, postoperativer Verlauf, Wundruptur, Darmvorfall 59
Bauchschnitt, präoperative Maßnahmen 7
Bauchschnitt, Quer- und Bogenschnitte 40
Bauchschnitt, Quer- und Bogenschnitte, medianer Querschnitt (Sprengel-Heussner) 40
Bauchschnitt, Quer- und Bogenschnitte, medianer Wechselschnitt (Pfannenstiel) 41
Bauchschnitt, Schrägschnitte 34
Bauchschnitt, Schrägschnitte, lateraler Wechselschnitt 37
Bauchschnitt, Schrägschnitte, Rippenbogenschnitte 34
Bauchschnitt, spezielle Schnittführungen 49
Bauchschnitt, spezielle Schnittführungen, kosmetische Schnittführung bei Appendektomie 52
Bauchschnitt, spezielle Schnittführungen, Laparotomie bei Enterostoma oder Bauchdeckenwunde 50
Bauchschnitt, spezielle Schnittführungen, Relaparotomie 49
Bauchschnitt, spezielle Schnittführungen, Traumen 50
Bauchschnitt, spezielle Schnittführungen, Zugang zum Gallengangssystem (Brücke) 51
Bauchschnitt, Verstärkung des Wundverschlusses 57
Bauchschnitt, Wiedervereinigung der Bauchdecken 14
Bauchwandhernie, Kinderchirurgie 806
Bauchwunde, Vorlagerung von Organen 53

Bauchwunde, Wiedereröffnung 60
Beckenboden 400
Benzoetinktur 413, 416
Beta-Anastomose, Nakayama 279, 289
Bienenkorbsauger 9
Billroth I, Magenresektion 237
Billroth I, Magenresektion, Anastomosierung End-zu-End 237
Billroth I, Magenresektion, Anastomosiering, terminolateral (v. Haberer) 239
Billroth II, Magenresektion 242
Billroth II, Magenresektion, Variationen 242
Blaisdell, vordere Sphincterraffung 524
Blasen-Darm-Spalte, operatives Vorgehen 809
Bleiplattennaht 57
Blindsacksyndrom (Blindloop-syndrome) 365
Blutstillung 11
Blutstillung, Anastomosennaht 66
Blutung, Duodenalulcus, Unterbindung der Aa. gastroduodenalis, pancreatico-duod. cran. und gastroepiploica dextra 262
Blutungen, intragastrale-enterale, postoperativ 318
Blutungen, nach Pankreasoperationen 776
Blutungen, Verhütung aus der Magen-Darmwand 64
Bochdaleksche Hernie 813
Boerema-Knopf 724
Bogenschnitte (Drüner, Zander) 43
Bougierung über den Faden, Oesophagusstenose 822
Braun, Anästhesie der Nn. splanchnici und des Ggl. coeliacum 99
Braun, Oesophagojejunostomie 290
Braunsche Enteroanastomose 142
Braunsche Tiefpunktanastomose der Omegaschlinge 626
Brücke, Bienenkorbdrain 344
Brücke, Drainage 55
Brücke-Drains 63
Brücke-Gerät 576
Brücke, Zugang zum Gallengangssystem 51
Bsteh, Duodenalverschluß 254
Budd-Chiari-Syndrom 700
Bumm, Beckenlinie 42
Bursa omentalis, Zugangswege 95

Caecalröhrenfistel (Stelzner) 408, 416
Caecostomie, Bauchhöhleneröffnung 407
Caecum 396
Caecum mobile, Behandlung 445
Candida-Peritonitis 83
Cannon-Böhmscher Punkt 176
Cantor Darmsonde 14
Cantor, Darmsondierung 341
Caroli, Radiomanometrie 570
Casoni-Test 653
Cattell, latero-laterale Pankreaticojejunostomie 753
Cavernom, Pfortadersystem 704
Celestin-Tubus 298
Chemotherapeutika 80
Chemotherapeutika, antibakterielle Wirksamkeit 88
Chemotherapeutika, Antibioticatherapie abdomineller chirurgischer Infektionen 86
Chemotherapeutika, Eingriffe i. d. Bauchhöhle 80
Chemotherapeutika, Infektionsprophylaxe 84
Chemotherapeutika, Tagesdosierung 90
Childs, Operation bei Dünndarmileus 384
Chlorpactin 426, 436, 487
Cholangioskopie 577
Cholangiographie, perkutane transhepatische 577
Cholangio-Hepatico-Enterostomie 686
Cholangio-Jejunostomie 686
Cholangio-Jejunostomie, intra-hepatische 636
Cholangio-Pankreatographie 737
Cholangitis, bakteriologische Befunde 83
Cholangitis und Ikterus, nach Pankreasoperationen 777
Choledochuscyste 876
Cholecystektomie 582
Cholecystektomie (prograde) 583
Cholecystektomie (retrograde) 586
Cholecystektomie, Indikation 567
Cholecystektomie, Schwierigkeiten 590
Cholecystitis, akute 567, 590
Cholecystitis, bakteriologische Befunde 83
Cholecystitis, chronisch rezidivierende 591
Cholecysto-Duodenostomie 614
Cholecysto-Gastrostomie 614
Cholecysto-Hepato-Jejunostomie, Kindesalter 872
Cholecysto-Jejunostomie 615
Cholecystostomie (Gallenfistel) 581
Cholecystotomie 579
Choledocho-Duodenostomie, latero-laterale 615
Choledocho-Jejunostomie, latero-laterale 617
Choledochotomie 593
Choledochus 732
Choledochuskonkremente 567
Choledochusverschluß, postoperativ 317
Cholelithiasis 767
Clairmont, Mobilisation der Flexura duodenojejunalis 748
Coeliaco- und Mesenterico-graphie, selektive 701
Cole, Hepatico-Jejunostomie 633
Colektomie 439
Colektomie, einzeitig mit Caeco-Rectostomie 442
Colektomie, einzeitig, mit Ileorectostomie 441
Colektomie, einzeitig, mit terminaler Ileostomie 440
Colektomie, zweizeitig, mit Ileorectostomie 442
Colitis ulcerosa 439
Colonflexur links und Colon descendens-Mobilisation (Finsterer, Bacon) 439
Colon, s. Dickdarm 396

Colon ascendens, 396
Colon descendens 397
Colon sigmoideum 397
Colon transversum 396
Coloskopie 446, 459, 506
Colostomie (Maydl) 507
Colostomie, Beseitigung 483
Colostomie-Beutel 410
Colostomie, s. Dickdarmfistel und künstl. After 405
Colostomie, doppelläufig am Colon transversum 479
Colostomie, Erweiterungsplastik 485
Colostomie, Klebefolien 407
Colostomie, kontinente, durch Magnetverschluß (Feustel) 411
Colostomie, Methode nach Turnbull 481
Colostomie, Pelotten und Klebebeutel 412
Columnae rectales (Morgagnische Falten) 400
Conn-Syndrom (primärer Hyperaldosteronismus) 784
Connell, Naht 77
Connell-Pribram, Naht 70
Corpus cavernosum recti (Stelzner) 403
Courvoisier, Rippenbogenschnitt 34
Creutzfeld, klinische Syndrome pankreatischer Endokrinopathien 774
Crile, Linton, Boerema, transthorakale Varicenumstechung 722
Cushing-Syndrom 784
Cysten, Leber 653
Cysten, Nebennierenrinde 784
Cysten und Pseudocysten, Pankreas 769
Cystoduodenostomie 762
Cystogastrostomie 760
Cystojejunostomie (Pankreas) 759
Czerny, Naht 68

Darmduplikaturen 850
Darm-Lippenfistel, Beseitigung 418
Darmmotilität 376
Darmnekrose, Anus praeter naturalis 414
Darmquerschnitt, Verschluß, Moynihan-Klemme 73
Darmresektion, end-to-back-Anastomose 846
Darmröhrenfistel, Beseitigung 416
Darmsauger, Bienenkorbsauger, Bienenkorbdrain (Brücke) 344
Darmschienung, innere mit Sonden 341
Darmschienung, temporär nach Deucher 348
Darmsonde 340
Darmsonde (Cantor) 14
Darmsonde, Duodenalsonde 14
Darmsonde (Miller-Abbott) 14
Darmsondierung 340
Darmspülung, intraoperative, transanale (Zytostatikum) 426
Darmvorfall 59
Debitometrie, Flußmessung 575
Degastroenterostomie 143
Denis Brown, end-to-back-Technik 846
Denovilliersche Fascie 401
Desarterialisation, Leber 658
Deschampesche Nadel 588
Desinfektion 84
Desinfektionslösung 8
Desinfektionslösung, Gummihandschuhe 65
Desjardinsche Steinfaßzange 593
Diabetes, pankreatopriver 752
Diaphanoskopie, Dickdarm 467
Diaphragma urogenitale 401
Diarrhö, nach Vagotomie-Operationen 167
Dickdarm, anatomische Grundlagen 396
Dickdarm, Ausschaltung von Dickdarmabschnitten 421
Dickdarm, Entfernung des gesamten (Colektomie, Proktocolektomie) 439
Dickdarm, familiäre Polyposis 439
Dickdarm, Gefäße 401
Dickdarm, Gefäßversorgung 424
Dickdarm, Hemicolektomie links, erweiterte Hemicolektomie links 435
Dickdarm, Hemicolektomie rechts 427
Dickdarm, Ileotransversostomie 432
Dickdarm, Mastdarm und Anus, anatomische Grundlagen 396
Dickdarm, Mastdarm und Anus, Eingriffe 396
Dickdarm, Myotomie (Reilly) 443
Dickdarm, Naht 426
Dickdarm, präoperative Chemoprophylaxe 86
Dickdarm, Quercolon-Resektion 433
Dickdarm, Resektion von Dickdarmabschnitten 424
Dickdarm, Sigmaresektion 438
Dickdarm, Technik der End-zu-End-Anastomosierung 428
Dickdarm, Technik der Seit-zu-Seit-Verbindung 423
Dickdarm, verschiedene Möglichkeiten der Ausschaltung 422
Dickdarm, vier Abschnitte (Körte) 424
Dickdarmdurchtrennung (Schneidgerät) 496
Dickdarmfistel, s. Kotfistel 405
Dickdarmfistel und künstl. After, Anlegung 405
Dickdarmfistel, Beseitigung 416
Dickdarmflora 80
Dickdarmmuskulatur 398
Dickdarm-Myotomie 443
Dickdarm-Teilresektionen, allg. Vorbemerkungen 424
Dickdarm-Teilresektionen technische Grundlagen 425
Dickdarm-Teilresektionen, verschiedene Formen 425
Dickdarmzwischenschaltung 241
Dissektionsligatur (Vossschulte) 722
Divertikel, Magen und Duodenum 114
Divertikel, Meckel 370
Divertikel, Myotomie am Dickdarm 443
Dixon, Schloffer, abdominale Resektion 494
Donati, Nähte 16
Douglas-Abscess 389

Douglas-Abscess, bakteriologische Befunde 83
Douglasscher Raum 397
Draht-Bleiplatten-Verschluß, Kinderchirurgie 800
Drahtplattennähte 419
Drain, Kehr 596
Drain, Silikon 586
Drain, verlorenes (Peiper) 751
Drain, Wellgummi- oder Wellplastik 752
Drainage, nach Dick 686
Drainage, endlose transhepatische 643
Drainage, innere Gallengangsdrainage 643
Drainage, Redon-Saugdrainage 16
Drainage, Schlürfdrainage 478
Drainage, Spül-Saugdrainage der sakralen Wundhöhle 481
Drainagen, in der Bauchhöhle 54
Drainagen, Bauchwunde 15
Drainagen, Brücke-Drains 63
Drainagen, Colostomie-Beutel 56
Drainagen, Doppeldrain 55
Drainagen, Gummilaschen 55
Drainagen, Gummirohrdrains 55
Drainagen, Penrose- oder Zigarettendrain 55
Drainagen, Redon-Drainagen 55
Drainagen, Saug-Spül-Drainagen 55
Drainagen, Schlauchdrainagen 54
Drainagen, Siebsonde 63
Drainagen, Technik 56
Drainageoperation 131
Drapanas-Shunt 717
Drüner, Zander (Bogenschnitte) 43
Ductus choledochus 561
Ductus pancreaticus, anterograde Pankreatographie 741
Ductus pancreaticus, Punktion 741
Ductus Wirsungi, transpapilläre Drainage 768
Dünndarm 336
Dünndarm, allgemeine Vorbemerkungen 336
Dünndarm, Operationen, Bauchdeckenschnitte 338
Dünndarm, Anatomie und Physiologie 336
Dünndarm, Beseitigung von Fisteln 358
Dünndarm, Darmpolypen 340
Dünndarm, einfache Ileostomie 349
Dünndarm, Eingriffe an Arterien und Venen 371
Dünndarm, Enterotomie und künstl. Entleerung 339
Dünndarm, Entleerung durch Darmincision 340, 343
Dünndarm, Entleerung durch transnasale Darmsondierung 340
Dünndarm, Ernährungsfistel 346
Dünndarm, Fremdkörper 340
Dünndarm, Ileus 373
Dünndarm, Indikationen zu Eingriffen 339
Dünndarm, intraoperative Enteroskopie 340
Dünndarm, Katheter-Enterostomie 348
Dünndarm, kontinente Ileostomie nach Kock 353
Dünndarm, Kotfistel 348
Dünndarm, Kotfistel, allgemeines 348
Dünndarm, Länge 336
Dünndarm, operative Eingriffe 339
Dünndarm, Umleitungsoperationen 364
Dünndarm, Versorgung von Verletzungen 371
Dünndarm, Vorlagerung einer Dünndarmschlinge oder eines Dünndarmabschnittes nach v. Mikulicz 364
Dünndarmfistel, allgemeines 345
Dünndarmfistel, Beseitigung 358
Dünndarmfistel (Enterostomie) 346
Dünndarmflora 81
Dünndarmflora, Ursachen einer pathologischen 82
Dünndarmileus 373
Dünndarmileus, Bauchschnitte 381
Dünndarmileus, Definition 373
Dünndarmileus, Eingriffe und Maßnahmen 380
Dünndarmileus, Eingriffe bei rezidivierendem Ileus 383
Dünndarmileus, kausale Mechanismen 274
Dünndarmileus, Operation nach Childs 384
Dünndarmileus, Operation nach Noble 384
Dünndarmileus, Prophylaxe von Rezidiven 383
Dünndarmileus, therapeutisch wichtige Einzelmechanismen der Ileus-Pathophysiologie 376
Dünndarmileus, Ursachen und Pathophysiologie 373
Dünndarmresektion, Technik 361
Dünndarmresektion, Toleranzgrenze 361
Dünndarmresektion, Umleitung oder Vorlagerung 361
Dünndarmzwischenschaltung 241
Duhamel, Megacolon-Operation 862
Dumping-Syndrom 301
Dumping-Syndrom, Pathogenese 167
Dumping-Syndrom, Umwandlungsoperationen 301
Dunphy, Operation bei Mastdarmvorfall 516
Duodenalatresien und hohe Jejunalatresien, transanastomotische Sonde 843
Duodenaldivertikel 145
Duodenaldivertikel, Papillensondierung 602
Duodenalgeschwür-Perforation 256
Duodenalileus, Formen 838
Duodenalcarcinom 772
Duodenal-Sonde 14
Duodenalstumpf, Fisteln 316
Duodenalstumpf, Foley-Katheter 255
Duodenalstumpf, Insuffizienz 315
Duodenalstumpf, Katheter-Duodenostomie mit Netzmanschette (Neumann) 255
Duodenalstumpf, Schwierigkeiten bei Versorgung 250

Duodenalstumpf, Verschluß bei eröffnetem Duodenum 252
Duodenalstumpf, Versorgung 247
Duodenalstumpf, Versorgung mit GIA 249
Duodenalstumpf, Versorgung mit der Moynihanschen Quetsche 250
Duodenalstumpf, Versorgung mit Payr-Quetsche 249
Duodenalstumpf, Versorgung mit Petz-Nähapparat 249
Duodenalstumpf, Versorgung, Tabaksbeutelnaht 248
Duodenalverschluß, Anastomosierung mit hochgezogener Jejunumschlinge (Nissen) 255
Duodenalverschluß nach Bsteh 254
Duodenalverschluß nach Flörcken 254
Duodenalverschluß nach Gohrbandt 252
Duodenalverschluß nach Guleke 251
Duodenalverschluß nach Nissen 253
Duodenalverschluß nach Payr 250
Duodenalverschluß, Drainage 255
Duodenalverschluß bei Verletzungen des Pankreasganges 255
Duodeno-Duodenostomie 841
Duodeno-Jejunostomie 141
Duodeno-Pankreatektomie, partielle (Whipple) 745
Duodenum, Anatomie 93
Duodenum, Stenosen und Atresien, Kindesalter 837
Dura, lyophilisierte 805
Duval, caudale End-zu-End-Pankreaticojejunostomie 756

Echinococcus 769
Echinococcus, Leber 654
Echinococcus, Milz 692
Echinococcus-Cyste, Pankreas 758
Echinococcus-Cysten 668
Einmal-Saugvorrichtung 579
Einzelknopfnaht 67
Eiselsberg v., dreireihige Naht 67
Eisenhammer, Einkerbung des inneren Schließmuskels 535
Elektrisches Messer 64, 65
Encephalopathie, Postshunt 729
Endhaltefaden 71
Endlos-Drainage, (Dick, Gallenwege) 686
Endokrinopathien, pankreatische, klinische Syndrome (Creutzfeld) 774
Endoprothese 297
Endotoxinämie 82
Enteroanastomose (Braun) 142
Enterocolitis, postantibiotische 91
Enteroskopie 340
Enterostoma, spezielle Schnittführungen 50
Enterostomie, s. Dünndarmfistel 345
Enterotomie 339
Ernährungsfistel (Jejunostomie) 346
Ernährungsfistel, Magencarcinom 298
Erregernachweis 80
Ersatzmagen 291
Erweiterungsschnitte 24
Excavatio rectovesicalis bzw. rectouterina (Douglasscher Raum) 397

Fascia diaphragmatis pelvis 400
Fascia endoabdominalis 400
Fascia obturatoria 400
Fascia pelvis parietalis 400
Fascia pelvis parietalis (Waldeyer) 404
Fascia pelvis visceralis 401
Fettsucht, Dünndarmausschaltung, postoperative Maßnahmen und spätere Betreuung 369
Fettsucht (Adipositas), Dünndarmausschaltung 365
Fettsucht, Dünndarmausschaltung, Komplikationen 368
Fieberendoskop 103
Finger Fracture Method, Leber 673
Fistel 66
Fistel, Dickdarmfistel 405
Fistel, Duodenalstumpf 316
Fistel, Fistula ani 535
Fistel, Langzeiternährungsfistel 280
Fistel, Lippenfistel 418
Fistel, Pankreasfistel 316
Fistel, nach Pankreasoperationen 776
Fistel, Röhrenfistel des Darmes 416
Fisteloperationen, Nachbehandlung 548
Fistula ani 535
Fistula ani, endoanale Operation (Eisenhammer, Parks) 539
Fistula ani, Fistelspaltung 539
Fistula ani, Nachbehandlung nach Fisteloperationen 548
Fistula ani, Operation der ischiorectalen Fisteln 540
Fistula ani, Operation der pelvirectalen Fisteln 546
Fistula ani, Operation der perianalen und submukösen Fisteln 539
Fistulographie, Pankreas 772
Flankenschnitt, horizontaler (Lente, Willems) 792
Flörcken, Duodenalverschluß 254
Fogarty-Ballonkatheter 576, 593
Fossa ischiorectalis 401
Fremdkörper, Magen und Duodenum 102, 103
Fritsch, Haken 19, 95
Fundektomie (Holle) 276
Fundoplikatio (Nissen) 126
Fundoplikatio (Nissen, Rossetti) 129

Gallenblase, Anatomie 558
Gallenblase, Cholecystektomie 582
Gallenblase, Cholecystostomie 581
Gallenblase, Cholecystotomie 579
Gallenblase, Eingriffe 579
Gallenblase, Lagemöglichkeiten 559
Gallenblase, Varianten der A. cystica 564
Gallenblase, Varianten der Cysticuseinmündung 560

Gallenblase und Gallengänge, anatomische Besonderheiten 566
Gallenblase und Gallengänge, Cholangioskopie 577
Gallenblase und Gallengänge, Debitometrie 575
Gallenblase und Gallengänge, Eingriffe 558
Gallenblase und Gallengänge, Eingriffe, biliodigestive Anastomosen 614
Gallenblase und Gallengänge, Eingriffe, Fehler in der Gallenwegschirurgie 609
Gallenblase und Gallengänge, Eingriffe bei Carcinomen 641
Gallenblase und Gallengänge, Eingriffe an der Papilla Vateri 599
Gallenblase und Gallengänge, Eingriffe, intraoperative iatrogene Läsionen 609
Gallenblase und Gallengänge, Gefäßversorgung 563
Gallenblase und Gallengänge, Indikationen zum operativen Vorgehen 567
Gallenblase und Gallengänge, instrumentelle Revision der Gallengänge 576
Gallenblase und Gallengänge, intraoperative Diagnostik 569
Gallenblase und Gallengänge, intraoperative Röntgendiagnostik, Fehlerquellen bei Radiomanometrie 575
Gallenblase und Gallengänge, intraoperative Röntgendiagnostik, Radiographie 574
Gallenblase und Gallengänge, intraoperative Röntgendiagnostik, Radiomanometrie 570
Gallenblase und Gallengänge, intraoperative Röntgendiagnostik 570
Gallenblase und Gallengänge, intraoperative Röntgendiagnostik, Schädigung durch Radiomanometrie 575
Gallenblase und Gallengänge, Kontroll-Cholangiographie 577
Gallenblase und Gallengänge, Lagerung zu Gallenwegsoperationen 569
Gallenblase und Gallengänge, Lymphgefäße 563
Gallenblase und Gallengänge, Nervenversorgung 565
Gallenblase und Gallengänge, operativer Zugang 568
Gallenblase und Gallengänge, perkutane transhepatische Cholangiographie 577
Gallenblasenbett, Peritonealisierung 590
Gallenblasen-Empyem 591
Gallenblasenfisteln 641
Gallenblasencarcinom 641, 657
Gallenblasenruptur 591
Gallenfistel (Cholecystostomie), äußere 581
Gallenfisteln, Eingriffe 640
Gallengänge, Anatomie 561
Gallengänge, arterielle Versorgung 565
Gallengänge, Eingriffe 592
Gallengänge, Eingriffe, Choledochuseröffnung, supraduodenal 593
Gallengänge, Eingriffe, drainagenloser Verschluß 598
Gallengänge, Eingriffe, Fehler 609
Gallengänge, Eingriffe, Freilegung 593
Gallengänge, Eingriffe, Hepatocholedochusrevision 593
Gallengänge, Eingriffe, hepatodigestive Anastomosen 633
Gallengänge, Eingriffe, hohe biliodigestive Anastomosen 621
Gallengänge, Eingriffe, Teilresektionen 605
Gallengänge, Eingriffe, transpapilläre T-Drainage 598
Gallengänge, Eingriffe, Verschluß mit T-Drainage 596
Gallengänge, Varianten des D. hepaticus 562
Gallengangsatresie 872
Gallengangsdrainage, endlose transhepatische 643
Gallengangsdrainage, innere 643
Gallengangsfisteln 641
Gallengangscarcinom 642
Gallengangsrevision 592
Gallengangsstenose, Erweiterung 608
Gallengangsstümpfe, Erweiterung 609
Gallengangssystem, Zugang nach Brücke 51
Gallengangsverschluß, intrahepatischer 682
Gallensteine, Auflösungsmöglichkeit 599
Gallenwegschirurgie, Nahtmaterial 592
Gallenwegsfistel, innere 591
Gallenwegsoperationen, Lagerung 569
Gambee, Naht auf Stoß 66
Ganglioneurom 784
Ganglion pelvinum (Plexus pelvicus) 404
Gastrektomie, allg. Bemerkungen 280
Gastrektomie, abdominothorakales Vorgehen mit Thorakotomie links 282
Gastrektomie, abdominothorakal mit Thorakotomie rechts 283
Gastrektomie, Anastomosierung Oesophagus – Jejunum mit Enteroanastomose (Braun, Nakayama, Roux) 289
Gastrektomie, Anastomosierung Oesophagus-Jejunum unter Umgehung des Duodenums 289
Gastrektomie, Bildung eines Ersatzmagens 289
Gastrektomie, Ersatzmagenbildung 291
Gastrektomie, Ersatzmagen aus Jejunumschlinge (Hunt, Limo-Basto, Rodino, Lawrence) 292
Gastrektomie, Erweiterung der verschiedenen Formen 295
Gastrektomie, Interposition von Jejunum oder Kolon 285
Gastrektomie, Oesophago-Duodenostomie 285

Gastrektomie, Pantaloon-Anastomose 292
Gastrektomie, Technik 281
Gastrektomie, Technik der Anastomosenart 293
Gastrektomie, Wiederherstellung der Kontinuität der Verdauungswege 283
Gastrektomie, Wiederherstellung der Kontinuität der Verdauungswege, allg. Bemerkungen 283
Gastrin 155
Gastroduodenostomie (Finney) 136
Gastroduodenostomie (Jaboulay, Wölfler) 135
Gastroenterostomia antecolica anterior (Wölfler) 138
Gastroenterostomie, Beseitigung 143
Gastroenterostomie (Gastrojejunostomie) 136
Gastroenterostomie, Indikationen 137
Gastroenterostomie, retrocolische, posteriore, isoperistaltische (no-loop) (v. Hacker, Petersen, Mayo, Moynihan, Kocher) 140
Gastroenterostomie, untere isoperistaltische, antecolische (Lahey) 139
Gastroenterostomie, y-förmige Anastomose nach Roux 142
Gastrojejunostomie, s. Gastroenterostomie 136
Gastropexie 820
Gastropexie (Nissen, Boerema) 126
Gastrostomie 103
Gastrostomie, Kinderchirurgie 828
Gastrostomie, kontinente Glassman-Gibbon 104, 108
Gastrotomie 100
GIA-Nähapparat, Duodenalverschluß 249
Glassman-Gibbon, kontinente Gastrostomie 104
Glover, Klemme 64, 72
Glukagon 766
Gohrbandt, Duodenalverschluß 253
Goligher, Operation der kompletten Pelvirectalfistel 546
Graham-Goligher, Operation bei Mastdarmvorfall 515
Granulome, chronisch-infektiöse (Milz) 692
Grassi, selektiv-proximale Vagotomie 223
Grill, Radiomanometrie-Sonde 573
Gütgemann, adaptierende Dreiecksplastik 624
Guleke, Duodenalverschluß 251
Gummilaschen 55
Gummiprothese, Smith 635

Hämangiome, Leber 655
Hämangiome, Milz 692
Hämobilie 659
Hämorrhoidalkolumnen 525
Hämorrhoidalplexus, kavernöser 524
Hämorrhoidalvenenplexus 403
Hämorrhoiden, Abtragung der Knoten (Langenbeck) 527
Hämorrhoiden, Behandlung 524
Hämorrhoiden, Entfernung mit Hämorrhoidal-Ligaturinstrument (Barron) 532
Hämorrhoiden, Instrumentarium zur Verödungsbehandlung 527
Hämorrhoiden, Operation nach Milligan-Morgan 527
Hämorrhoiden, Stadieneinteilung 525
Hämorrhoiden, submuköse Hämorrhoidektomie (Parks) 531
Hämorrhoiden, Verödung durch Einspritzung (Blond, Junghans) 526
Hämorrhoiden, Verödungsflüssigkeit 526
Häring-Tubus 298
Haken, Fritsch-Haken 19
Haken, Rippenhalteinstrument (Kontraktor) 47
Halsted, Klemme 64
Haken, Rochard 95
Halsted, U-Naht 68
Haltefaden 71
Harnleiter 401
Harris, Darmsondierung 341
Hartmannsche Operation 506
Hartmannsche Tasche 559
Hautfäden, Entfernung 17, 58
Hautnaht 16
Hautnarbe, Umschneidung 61
Hays, Magenersatz 286
Heaney, Humphreys, thorakoabdominaler Schrägschnitt 48
Hecker, Höpner, Oesophago-Gastrostomie im Bypass 825
Hecker, Technik zum Verschluß übergroßer Zwerchfelldefekte 816
Heistersche Klappen 559
Hellersche Kardiomyotomie, Kindesalter 826
Hemicolektomie links 435
Hemicolektomie rechts 427
Hemmkonzentration 85
Hepatico-Jejunostomie, adaptierende Dreiecksplastik 622
Hepatico-Jejunostomie (mit Hilustasche) 621
Hepatico-Jejunostomie, intrahepatische 624
Hepatico-Jejunostomie, termino-laterale 619
Hepaticusbifurkation, Erweiterung 623
Hepaticusbifurkation, Septumresektion 623
Hepaticusstrikturen (periphere) 625
Hepaticusstrikturen (zentrale) 628
Hepatodigestive Anastomosen 633
Hepato-Jejunostomie 634
Hepato-Jejunostomie, bilaterale 638
Hepato-Jejunostomie (Longmire-Sandford) 684
Hepatico-Jejunostomie (Cole) 633
Hepatitis 85
Hernie, Bochdaleksche 813
Hernie, Morgagnische 813
Hernie, pleuraperitoneale 813
Hiatushernie 817
Hiatushernie, retrooesophageale Hiatusplastik und Gastropexie 818
Hirschsprungsche Erkrankung, Megacolon congenitum 853
Hisscher Winkel 820

Hisscher Winkel, Rekonstruktion 188
Hollander-Test 157
Holle, selektiv-proximale Vagotomie 217
Hospitalkeime 81, 91
Houstonsche Klappe 397
Hughes, Operation bei Mastdarmvorfall 516
Hutschinsonscher Handgriff 851
Hyperaldosteronismus, primärer (Conn-Syndrom) 784
Hyperbilirubinämie, nach Lebereingriffen 661
Hypertension, portale mit Oesophagusvaricen, operatives Vorgehen im Kindesalter 832
Hypoglykämie-Syndrom 774

Ikterus, kongenitaler hämolytischer 692
Ikterus, postoperativer 317
ILCO, Vereinigung von Ileostomie- und Colostomieträgern 414
Ileocolitis (Crohn) 439
Ileo-Kolon ascendens-Transplantat-Gewinnung 288
Ileostoma 349
Ileostomie 440, 442
Ileostomie, Bauchhöhleneröffnung 407
Ileostomie, nach Colektomie und Proctocolektomie 407
Ileostomie, s. Kotfistel 348
Ileotransversostomie (End-zu-End) 432
Ileus, s. auch Dünndarmileus 373
Ileus, Zusammenwirken der pathophysiologischen Mechanismen 379
Ileuskrankheit 373
Infektionen nach Pankreasoperationen 776
Infektionsherd 87
Infektionsherd, in der Bauchhöhle 53
Infektionsprophylaxe 84
Infektionsprophylaxe, allgemeine Maßnahmen 84
Infektionsprophylaxe, spezielle antibiotische 85
Infektionsquelle, Operationsgebiet 63
Infektionsquellen 84
Insel-B-Zellen-Tumor (Beta-Cytom, Insulinom) 774
Inselzellhyperplasie, diffuse 775
Instrumentierschwester 9
Insuffizienz, endokrine, nach Pankreasoperationen 776
Insuffizienz, exokrine, nach Pankreasoperationen 777
Insulinom 774
Invagination, Kindesalter 850
Ischiorectal-Fistel, Thiersch-Spalthautdeckung 545

Jejunitis, postoperativ 314
Jejunustomie nach Maydl 347
Jejunostomie, y-förmig nach Maydl 108
Jejunum-Interposition, (Seo, Sacharow, Longmire) 286
Jejunumschlinge, Präparation zur Interposition 124

Kader, Spatel 14
Kaltlichtrektoskop 447
Kappelersche Aufhängenähte 138
Karaya, Anus praeter naturalis 413
Karcinoid, Leber 658
Kardiabereich, Anatomie 183
Kardia, Dehnungssonden 114
Kardia, unblutige Dehnung (Stark, Gottstein) 112
Kardiadilatator (Stark) 112
Kardia-Resektion, 122
Kardia-Carcinom, Gastrektomie 280
Kardia-Resektion, Oesophagogastrostomie 122
Kardia-Resektion, Technik der Anastomosennaht 293
Kardiaresektion, Zwischenschaltung von Dünn- oder Dickdarm 125
Kardiainsuffizienz 817
Kardiaringmuskel, Spaltung 114
Kardiomyotomie, abdominale, extramuköse (Heller) 114
Kardiomyotomie, Modifikationen 117
Kardiomyotomie, thorakale (Heller, Sauerbruch, Henschen) 114
Kardiomyotomiespalt, Deckung durch Magenfundus 119
Kardiospasmus, s. Achalasie 111
Kardiospasmus, Kindesalter, Hellersche Kardiomyotomie 826
Kasai, Porto-Cholecystostomie, Porto-Enterostomie 874
Katheter-Duodenostomie (Welch) 315
Katheter-Duodenostomie, Netzmanschette nach Neumann 255, 260
Katheter-Enterostomie nach Deucher 348
Katheter, Foley 115
Katheterfistel, am Oesophagus 110
Kehr, Wellenschnitt 32
Kehrsches Drain 596
Kehrsches Zeichen 690
Keimbesiedlung 80
Keimbesiedlung, außerhalb des Darmbereiches 83
Keimbesiedlung, Dickdarm 80
Keimbesiedlung, Dünndarm 80
Keimbesiedlung, Magen 80
Keimbesiedlung, Mundflora 80
Keimbesiedlung, obligate oder fakultative pathogene 81
Keimbesiedlung, passagere 81
Keimbesiedlung, resistente 80
Keimbesiedlung, Speiseröhre 80
Keimbesiedlung, Verdauungstrakt 81
Keiminvasion 86
Keimreduktion 84
Keimspektrum 82
Keimverschleppung 66
Keimzahl 80, 82
Kinderchirurgie, allgemeine Maßnahmen während der Operation 798
Kinderchirurgie, allgemeine postoperative Maßnahmen 798
Kinderchirurgie, allgemeine präoperative Maßnahmen 797

Kinderchirurgie, Antibioticatherapie 799
Kinderchirurgie, Chemotherapie 799
Kinderchirurgie, postoperative Ernährung 799
Kinderchirurgie, Voraussetzungen, Laboreinrichtungen 797
Kinderchirurgie, Voraussetzungen, Operationssaal 797
Kinderchirurgie, Voraussetzungen, personell 796
Kinderchirurgie, Voraussetzungen, Räume 796
Kirschner, Angelhakenschnitt 46
Kirschner-Farbe 486
Klammerschneidgerät, gewinkelt 497
Klemme, Dixon 497
Klemme, federnde stoffüberzogene Darmklemme 63
Klemme, Glover 64, 72
Klemme, Halsted 64
Klemme, de Martell 64, 65
Klemme, Martel 467, 507
Klemme, Moynihan 64, 72
Klemme, Nakayama 64, 72
Klemme, Payr 64, 72
Klemme, Pean 529
Klemme, Satinski 64, 72
Klöppelnaht 16, 67
Knopflochschnitt 38
Kocher, Mobilisation des Duodenums 240, 740
Kock, kontinente Ileostomie 353
Körner, kosmetische Schnittführung bei Appendektomie 52
Körte-Haken 14
Kohlrauschsche Falten 397
Kontraktor 47
Koop, Verfahren bei Meconium-Ileus 848
Kotfistel (Ileostomie) 348
Kotfistel, Anlegung 408
Kotfistel, einfache Ileostomie 349
Kotfistel, Indikationen 406
Kotfistel, kontinente Ileostomie nach Kock 353
Kotfistel, toxisches Megacolon (Turnball) 406
Kottmeier, Levatorlösung 523
Krähenfuß 179, 221
Kürschner-Naht 68
Kulissenschnitt, paramedian (Lennander) 26
Kulissenschnitt, pararectal (Lennander) 27
Kunststoffring-Einschlagfolie 13, 19

Längs-Schrägschnitt, kombiniert 30
Lagerung, allgemein 8
Lagerung (Kelling) 115
Lagerung (Trendelenburg) 115
Lagerung, Wiedervereinigung der Bauchdecken 14
Lahey, Vorgehen beim Ulcus pepticum jejuni 268
Langenbeck, Abtragung von Hämorrhoidalknoten 527
Laparotomie, s. Bauchschnitt 1
Laparotomie, Allgemeines bei Neugeborenen und Säuglingen 800
Laparotomie, Neugeborene und Säuglinge, Darmnaht 800
Laparotomie, bei Enterostoma oder Bauchdeckenwunde 50
Laparotomiewunde, Infektionsprophylaxe 84
Laparotomie-Wunde, Kunststoffring-Einschlagfolie 13
Lasala, Sphincterotom 601
Leberanatomie 662
Leber, ausgedehnte rechte Lobektomie 680
Leber, Eingriffe 651
Leber, Eingriffe, Abscesse 654
Leber, Eingriffe, Anatomie 662
Leber, Eingriffe, bösartige Tumoren 656
Leber, Eingriffe, Diagnostik und Operationsindikation 651
Leber, Eingriffe, Echinococcus 654
Leber, Eingriffe, Gefäßanomalien 655
Leber, Eingriffe, grundsätzliche Hinweise 666
Leber, Eingriffe, gutartige Tumoren 656
Leber, Eingriffe, bei intrahepatischem Gallengangsverschluß 682
Leber, Eingriffe, leberchirurgische Technik 660
Leber, Eingriffe, postoperative Nachsorge 660
Leber, Eingriffe, präoperative Vorbereitung 660
Leber, Eingriffe, raumfordernde Prozesse 652
Leber, Eingriffe, spezielle Technik, Abscesse 667
Leber, Eingriffe, spezielle Technik, lokale Excision und atypische Resektion 670
Leber, Eingriffe, spezielle Technik, typische Resektionsverfahren 672
Leber, Eingriffe, spezielle Technik, Cysten 668
Leber, Eingriffe, Trauma 658
Leber, Eingriffe, Zugänge 665
Leber, Eingriffe, Cysten 653
Leber, Endlos-Drainage 686
Leber, Lebervenenverlauf 663
Leber, links Lobektomie 676
Leber, links mediale Segmentektomie 674
Leber, portales Gefäß-System 662
Leber, re. Lobektomie 677
Leber, Resektion des li. lateralen Segmentes 673
Leberabscess, bakteriologische Befunde 83
Leberchirurgie, Geschichte 651
Lebercarcinom 655
Lebercirrhose, Kindesalter 832
Leberfibrose, kongenitale 832
Leberhilus, Gefäße und Gallenwege 664
Leberlappen und -Segmente 662
Lebermetastasen 658
Lebertumoren, gutartige 653
Lebervenendarstellung 701
Leberverletzungen 658
Leberversagen, Maßnahmen zur Verhütung 702
Leberversagen, postoperatives 661
Lembert-Czerny, Naht 68
Lembert, Naht 68
Lennander, Kulissenschnitt 26, 27
Lente, Willems, horizontaler Flankenschnitt (Nebennieren) 792

Leuchtstab, elektrisch 102
Leukomethylenblau (Lee) 187, 221
Levator-Sphinctermuskulatur 399
Lig. hepatoduodenale 96
Ligament, phrenicocolisches 397
Linea anocutanea 399
Linea anorectalis 399
Linea dentata (sinuosa, pectinea) 399
Linton, splenorenale Anastomose 712
Lippenfistel, s. Ileostomie 360
Lippenfistel, Kotfistel 408
Lockhardt-Mummery, hintere Sphinkterraffung 524
Longmire, Jejunuminterposition 286
Longmire-Sandford, Hepato-Jejunostomie 684
Lumbalschnitt, muskelschonender (Lurz) 792
Lumbalschnitt, vertikaler (Simon, Young) 788
Lumbalschnitt, vertikaler, modifiziert nach Zenker 788
Lurz, muskelschonender Lumbalschnitt (Nebennieren) 792
Lymphabstrom, Rectum und Anus 403
Lymphknotenausräumung, bei Magencarcinom 295
Lymphondi inguinales 403

Magen, Anlegen und Verschluß von Fisteln 103
Magen, Ausdehnung der Antrumdrüsen 228
Magen, gutartige Verengungen am Eingang 111
Magen, Lymphabfluß 97
Magen, Entfernung von Fremdkörpern, operativ 102
Magen, Entfernung gutartiger Schleimhautgeschwülste 101
Magen, Eröffnung (Gastrotomie) 100
Magen, Lymphknoten 98
Magen, Lymphzonen 98
Magen, Magenwand, Excision umschriebener Bezirke (Czerny) 143
Magen, Nervenversorgung 97
Magen, operative Behandlung der Divertikel (Waltman, Walters) 144
Magen, Physiologie und Pathophysiologie der Magensekretion 151
Magen, Schmerzausschaltung 99
Magen, Stimulationsmechanismen der HCL-Bildung 153
Magenarterien 97
Magenatonie, postoperativ 320
Magenausgang, Erweiterung 131
Magen-Kardia-Resektion, abdominale proximale 276
Magen-Darm-Kanal, allgemeine Eingriffe 63
Magen-Darm-Kanal, Technik der Eröffnung und Durchtrennung 63
Magen-Darm-Kanal, Technik des Verschlusses 66, 71
Magen-Darm-Kanal, Verschluß seitlicher oder endständiger Öffnungen 72
Magen-Darm-Wand, Durchtrennung 64
Magendivertikel 144
Magen- und Duodenalgeschwür, Resektionsverfahren 228
Magen- und Duodenalulcus, pathogenetische Faktoren, pathophysiologische Charakteristika 162
Magenexstirpation, s. Gastrektomie 280
Magenfistel 103
Magenfistel, Einfüllen von Nahrung 108
Magenfistel, nach Kader 107
Magenfistel, Verschluß 110
Magenfistel, nach Witzel 105
Magengeschwülste, benigne, Kontinuitätsresektionen des Magens 230
Magengeschwür, Ausschneiden durch Keilexcision (Czerny) 144
Magencarcinom, allgemeine Bemerkungen 269
Magencarcinom, Anastomosierung des Antrums mit zuführendem Jejunumschenkel (Nissen) 279
Magencarcinom, Besonderheiten der Eingriffe 269
Magencarcinom, Chemotherapie 299
Magencarcinom, Interposition von Jejunum oder Colon zwischen Oesophagus und Antrum 278
Magencarcinom, Palliativeingriffe 297
Magencarcinom, Palliativeingriffe, Endoprothese 297
Magencarcinom, Palliativeingriffe, Ernährungsfistel 298
Magencarcinom, partielle Pankreatosplenektomie 278
Magencarcinom, distale Resektion bei Antrumcarcinom 271
Magencarcinom, proximale Resektion bei kardianahem Sitz des Carcinoms 274
Magencarcinom, proximale Resektion mit Oesophago-Jejunostomie und Antrostomie (Nakayama) 279
Magencarcinom, Rezidiv nach Magenresektion 297
Magencarcinom, Schmerzausschaltung 299
Magencarcinom, totale Gastrektomie (Schlatter) ohne oder mit partieller Pankreatosplenektomie 280
Magencarcinom, typische Eingriffe 271
Magenmagnet (Grob) 103
Magenmotorik 160
Magenoperationen, Bauchdeckenschnitte 97
Magenoperation, pathophysiologische Veränderungen 164
Magenoperation, Störung der Motorik 166
Magenoperationen, Störungen 166
Magenperforation 256
Magenresektion, allgemeine Technik der distalen 230
Magenresektion, Anastomosierung von Magen und Duodenum 237
Magenresektion, Billroth I 237

Magenresektion, Billroth I, Anastomosierung End-zu-End 237
Magenresektion, Billroth I, Anastomosierung, terminolateral (v. Haberer) 239
Magenresektion, Billroth I, Mobilisierung des Duodenums (Kocher) 240
Magenresektion, Billroth I, Zwischenschaltung einer Dünndarmschlinge (Biebl) 239
Magenresektion, Billroth-Schoemaker 231
Magenresektion, Billroth II, antecolische Anastomosierung mit kurzer Jejunumschlinge 243
Magenresektion, Billroth II, antecolische Anastomosierung mit langer Jejunumschlinge 245
Magenresektion, Billroth II, Modifikation nach Finsterer, Hofmeister, Reichel-Polya, Roux, Schoemaker, v. Haberer, Schmieden, Kirschner, Goetze, Mayo, Balfour, Finsterer-Hofmeister, Kutscha-Lissberg 228
Magenresektion, Billroth II, Braunsche Enteroanastomose 245
Magenresektion, Billroth II, retrocolische Anastomosierung mit kurzer Jejunumschlinge 246
Magenresektion, Billroth II, Rouxsche y-Anastomose 245
Magenresektion, Billroth II, Technik der Anastomosierung 243
Magenresektion, Billroth II, Variationen 242
Magenresektion, Billroth II, Versorgung des Duodenalstumpfes 247
Magenresektion, Drainage 242
Magenresektion, Erweiterung der verschiedenen Formen 295
Magenresektion, indirekte Anastomosierung, Interposition von Dünndarm 241
Magenresektion, indirekte Anastomosierung, Dickdarmsegment-Zwischenschaltung 241
Magenresektion, indirekte Anastomosierung, Interposition einer Darmschlinge 240
Magenresektion, Palliativ-Resektion (Kelling, Madlener) 171
Magenresektion, Säuresekretion nach 165
Magenresektion, Schwierigkeiten bei Freilegung von Pylorus und Duodenum 232
Magenresektion, Skelettierung kleine-große Kurvatur 233
Magenresektion, Störungen der Ernährung und Resorption 168
Magenresektion, Straussches Manöver 232
Magenresektion, Verhütung von Nachblutungen aus Schleimhautgefäßen 236
Magenresektionsverfahren, Geschichte, Nomenklatur, Kritik 228
Magenschleimhautgefäße, Verhütung von Nachblutungen, (v. Haberer, Doberer) 236
Magensekretion 154
Magensekretion, akute Ulceration, Streßulcus, Cortisonulcus, diffuse blutende Gastritis 164
Magensekretion, Anastomosenulcus 164
Magensekretion, Aussagekraft präoperativer Sekretionsuntersuchungen 159
Magensekretion, Hauptcharakteristica der Salzsäureproduktion 156
Magensekretion, intra- und postoperative Säurebestimmung 159
Magensekretion, Magenulcus 162
Magensekretion, Physiologie und Pathophysiologie 151
Magensekretion, Prüfung der Salzsäure-Sekretionskapazität 156
Magensekretion, Säuresekretion nach Resektion 165
Magensekretion, Säuresekretion nach Vagotomie 165
Magensekretion, Säuresekretionskapazität 158
Magensekretion, Sekretionskapazität 160
Magensekretion, Ulcus duodeni 163
Magensekretion, Veränderungen nach Magenoperationen 164
Magensekretion, Verdauungsphasen 155
Magensonde 14, 189
Magenstumpf, ischämische Nekrose 320
Magenstumpfcarcinom 297
Magen-Darm-Anastomose, Insuffizienz 316
Magen und Duodenum, unblutige Entfernung von Fremdkörpern 103
Magen und Zwölffingerdarm 93
Magen und Zwölffingerdarm, Anatomie, Orientierung in der Bauchhöhle 93
Magen und Zwölffingerdarm, Eingriffe 93
Magen und Zwölffingerdarm, Eingriffe bei Komplikationen nach Operationen 315
Magen und Zwölfingerdarm, Eingriffe beim Magencarcinom 269
Magen und Zwölffingerdarm, Eingriffe bei Störungen und Komplikationen nach Operationen 300
Magen und Zwölffingerdarm, Frühkomplikationen nach Eingriffen 315
Magen und Zwölffingerdarm, intraperitoneale Nachblutungen 318
Magen und Zwölffingerdarm, Peritonitis 320
Magen und Zwölffingerdarm, Postgastrektomie-Syndrom 300
Magen und Zwölffingerdarm, postoperative Entleerungsstörungen 320

Magen und Zwölffingerdarm, postoperative Nachblutung 318
Magen und Zwölffingerdarm, Spätkomplikationen nach Eingriffen 321
Magen-, Zwölffingerdarmgeschwür, allgemeine Technik der distalen Magenresektion 230
Magen-, Zwölffingerdarmgeschwür, Eingriffe bei Blutung aus dem Ulcus 261
Magen-, Zwölffingerdarmgeschwür, Eingriffe bei Perforation 256
Magen-, Zwölffingerdarmgeschwür, Eingriffe bei Blutung, Unterbindung der Arterien im Pylorusbereich 262
Magen-, Zwölffingerdarmgeschwür, Eingriffe beim postoperativen peptischen Geschwür 262
Magen-, Zwölffingerdarmgeschwür, Erwägungen und Entscheidungen zum Operationsverfahren 170
Magen-, Zwölffingerdarmgeschwür, Freilegung von Pylorus und Duodenum 232
Magen-, Zwölffingerdarmgeschwür, Kontinuitätsresektionen des Magens 230
Magen-, Zwölffingerdarmgeschwür, Perforation, Aufsteppen eines Netzzipfels (Braun, R. Graham) 259
Magen-, Zwölffingerdarmgeschwür, Wahl des Operationsverfahrens, (Pathophysiologie, Pathogenese) 167
Magenulcus 162
Magenverletzungen 102
Magen, Versorgung von Verletzungen 102
Magenwandhypo- oder -Aplasie 828
Magnetverschluß, bei Colostomie 411
Malaria, Milz 692
Malignom, No-touch-isolation-Technik (Turnbull) 425
Mallet-Guy, Kanüle 572
Malrotation, Vorgehen 844
MAO (maximal acid output) 157
Markhemmung, splenomegale 692
Marsupialisation, Pankreas 762
Martelsche Klemme 467, 507
Martell de, Klemme 64, 65
Martin, Vorgehen nach totaler Aganglionosis coli bei Megacolon 868
Martius, Verschluß des unteren Mittellinienschnittes 21, 33
Mason, transsphincterer Zugang zum Rectuminneren 453
Mastdarm, anatomische Grundlagen 396
Mastdarm, Eingriffe am inneren 451
Mastdarm, Eingriffe am inneren, Vorgehen durch den After 451
Mastdarmkrebs, Elektrocoagulationsbehandlung 452
Mastdarmvorfall (Prolapsus mukosae, Procidentia recti), Behandlung 508
Mastdarmvorfall, Operation nach Dunphy 516
Mastdarmvorfall, Operationsverfahren 510
Mastdarmvorfall, Allschichten-Vorfall (Procidentia recti) 510
Mastdarmvorfall, Exstirpation des Kontinenzorgans 519
Mastdarmvorfall, Operation nach Altemeier und Dunphy 512
Mastdarmvorfall, Operation nach Graham-Goligher 515
Mastdarmvorfall, Operation nach Hughes 516
Mastdarmvorfall, Operation nach Rehn-Delorme 512
Mastdarmvorfall, Operation nach Sarafoff 511
Mastdarmvorfall, Operation nach Thiersch 511
Mastdarmvorfall, Operation nach Thompson 516
Mastdarmvorfall, Operationen unter Verwendung von Kunststoffimplantaten 518
Mastix-Verband 57
Maydl, Anlegen eines künstl. Ausgangs 409
Maydl, Jejunostomie 347
Maydl, Schlingencolostomie 507
Maydl, y-förmige Jejunostomie 108
Meckelsches Divertikel 370
Meckelsches Divertikel, Entfernung 811
Meckelsches Divertikel, Kindesalter 850
Meconium-Ileus, Verfahren nach Koop 848
Meconium-Peritonitis 850
Meconium-Cyste 850
Medianschnitt 665
Megacolon congenitum (Hirschsprungsche Erkrankung) 853
Megacolon, operatives Vorgehen bei aganglionärem Segment 865
Megacolon, toxisches 406
Meisnerscher Plexus 405
Mesenterial-Arterienthrombose und -Embolie 372
Mesenterial-Venenthrombose 373
Mesentericoportographie 701
Mesenterium, Entfernung von Geschwülsten 373
Mesenterium (Mesostenium) 336
Mesenterium, Versorgung von Verletzungen 371
Mesorectum (rectosigmoidaler Übergang) 397
Mesosigma 397
Messer, Einmalklingen 10
Messer, elektrisch 10
Messer, Skalpell 10
Methylenblaulösung, Fistelkanal 417
Mikulicz, v. Darmvorlagerungsverfahren 410
Mikulicz, v. Dünndarmvorlagerung 364
Mikulicz, v. Klemmen 15, 18, 61
Mikulicz, v. Naht 69
Miller-Abbott, Doppelrohrschlauch, Darmsondierung 341
Miller-Abbott, Sonde 14
Milligan-Morgan, Operation bei Hämorrhoiden 527

Milz, Eingriffe 690
Milz, Eingriffe, Diagnostik und Operationsindikation 690
Milz, Eingriffe, Einleitung 690
Milz, Eingriffe, Operationstechnik 692
Milz, Eingriffe, Technik der Eingriffe 695
Milz, Eingriffe, Traumen 690
Milz, Stieltorsion 692
Milzexstirpation, Indikationen bei portaler Hypertension 706
Milzkrankheiten, nicht-traumatische 692
Milzruptur 690, 697
Milzruptur, Mehrfachverletzungen 692
Milzruptur, Operationsindikation 691
Milzvenenthrombose 692, 706
Milzverletzung 190
Milzcysten 692
Mittellinienschnitt (medianer Längsschnitt) 18
Morbus Hodgkin 692
Morbus Werlhoff 692
Morgagnische Hernie 813
Morgagnische Taschen oder Krypten 399
Moroney, Interposition eines Quercolonsegments 229, 287, 302
Moser-Gummidilatator 115, 117
Moynihan, Duodenalverschluß 250
Moynihan, Klemme 64, 72
Musculus bulbospongiosus (rectourethralis) 398
Musculus corrugator ani 398
Musculus ileococcygicus 400
Musculus ischiococygicus 400
Musculus levator ani 400
Musculus obliquus externus 2
Musculus obliquus internus 2
Musculus transversus 2
Musculus rectus 3
Musculus pubococcygicus 400
Musculus puborectalis 400
Musculus sphincter ani externus 398
Musculus sphincter recti 400
Muskelnaht 16
Muzeuxsche Zange 417
Myelosen, chronische 692

Nabelbruch 23
Nachblutung, intraperitoneale 318
Nachblutung, postoperative 318
Nähapparat, Auto-Suture-Instrumente 75
Nähapparat, GIA 76
Nähapparat, Petz 64, 75
Naht, Aponeurosennaht 16
Naht, Bleiplattennaht 57
Naht, Connell 77
Naht, Connell-Pribram 70
Naht, Czerny 68
Naht, Donaty 16
Naht, Doppelnaht 68
Naht, Dreischichtennaht (Albert) 69
Naht, ein- oder mehrreihig 67
Naht, ein- oder mehrschichtig 67
Naht, Einzelhautnähte 16
Naht, Einzelknopfnaht 67
Naht, v. Eiselsberg 67
Naht, Endhaltefaden 71
Naht, Entfernung der Hautfäden 58
Naht, evertierende 66
Naht, fortlaufende 66, 71
Naht, Halstedsche U-Naht 68
Naht, Haltefaden 71
Naht, Hautnaht 16
Naht, intracutan 16
Naht, invertierende 66
Naht, Klöppelnaht 16, 67
Naht, Knopfnahtreihe 71
Naht, Kreuzstichnaht 72
Naht, Kürschnernaht 68
Naht, Lembert-Czerny 68
Naht, v. Mikulicz-Naht 69
Naht, modifizierte Donati-Nähte (Allgöwer) 16
Naht, Muskelnaht 16
Naht, Nahtmaterial 71
Naht, Peritonealnaht 16
Naht, Reverdinsche Nähte 21
Naht, Schmieden 70
Naht, sero-muskulär (Lembert) 68
Naht, auf Stoß 66, 426
Naht, Unterhautnaht 16
Naht, Unterstützungsnähte 57
Naht, verschiedene Nahtverfahren 67
Nahtmaterial 71
Nahttechnik (Herzogsche) 801
Nakayama, Beta-Anastomose 279
Nakayama, Klemme 64, 72
Nakayama, Oesophago-jejunostomie 289
Nakayama, Pankreasparenchym-Klemme 437
Nakayama, proximale Magenresektion mit Oesophago-Jejunostomie und Antrostomie 279
Nebenieren, Diagnostik 792
Nebennieren, Eingriffe 783
Nebennieren, Eingriffe, chirurgische Anatomie 783
Nebennieren, Eingriffe, Operationsindikationen 784
Nebennieren, Eingriffe, prä-, intra- und postoperative Maßnahmen 792
Nebennieren, Eingriffe, Technik der Nebennieren-freilegung 786
Nebenniere, Eingriffe, Wahl des operativen Vorgehens 785
Nebenniere, Freilegung der linken 787
Nebenniere, Freilegung der rechten 786
Nebennieren, Gefäßversorgung und Anatomie 783
Nebennieren, intraoperative Maßnahmen 793
Nebennieren, Lymphabfluß 784
Nebennieren, nervale Versorgung 784
Nebennieren, Operationsvorbereitung 793
Nebennieren, postoperative Maßnahmen 794
Nebennieren, Technik der Freilegung, extrapleurale thorakolumbale Freilegung (Nissen) 790
Nebennieren, Technik der Freilegung, hinterer Zugang 788
Nebennieren, Technik der Freilegung, retroperitoneale 791
Nebennieren, Technik der Freilegung, seitlicher Zugang 791

Nebennieren, Technik der Freilegung transthorakale 792
Nebennieren, Technik der Freilegung, vorderer Zugang 786
Nebennieren, transabdominale Freilegung 786
Nebennieren, Zugangswege 785
Nebennierenmark, Tumoren 784
Nebennierenrinde, doppelseitige Hyperplasie 785
Nebennierenrinde, solitäre Tumoren 784
Nebennierenrinde, Tumoren 784
Nerv anterieur principal de la petite courbure (Latarjet) 179
Nervi hypogastrici 405
Nervi pelvici 405
Nervi rectales 404
Nervus vagus 177
Nervus vagus, Variationen der Aufzweigung 177
Netz 336, 397
Netz, Ablösung 440
Netz, Ablösung vom Quercolon 272
Neumann, Katheter-Duodenostomie 255, 260
Neumann, Netzlappen (Pankreas) 763
Neuroblastom 784
Nissen, Anastomosierung des Antrums mit zuführendem Schenkel der Jejunumschlinge 279
Nissen, Duodenalverschluß 253
Nissen, Duodenalverschluß, hochgezogene Jejunumschlinge 255, 260
Nissen, extrapleurale thorakolumbale Freilegung der Nebennieren 790
Nixon, Anus praeter-Anlage 854
Noblesche Operation 384
Noninfection 85
Nylander und Turunen, intrathorakale Milzverlagerung 720

Oberbauchquerschnitt 568
Oberbauchschrägschnitt 568
Obstipation, Behandlung 445
Oesophago-Kardiafundopexie 115
Oesophago-Duodenostomie 285
Oesophagofundopexie (Husfeld, Lortat-Jakob) 127
Oesophagogastrostomie 122
Oesophagogastrostomie, abdominale, subdiaphragmale (Heyrovsky) 119
Oesophagogastrostomie, abdominothorakales Vorgehen 123
Oesophagogastrostomie, thorakale, supradiaphragmale (Sauerbruch, Henschen, Frey) 119
Oesophagojejunostomie 289
Oesophagus, intramurale Nervenfasern 179
Oesophagus, Perforation 117 189
Oesophagus, cervikale Katheterfistel 110
Oesophagusstenose, Bougierungsmaßnahmen 820
Oesophagusstenose, Koagulation mit Thermosonde (Wittrin) 108
Oesophagusstenose, Oesophago-gastrostomie im Bypass (Hecker, Höpner) 825
Oesophagusstenose, peptische, in Kombination mit Hiatushernie 820
Oesophagusstenose, Thalsche Operation 822
Oesophagusvaricen im Kindesalter 832
Oesophagusvaricen, Kardia, operatives Vorgehen bei Umstechung, Kindesalter 832
Oesophagusvaricen, prophylaktische Shunt-Operation 705
Oesophagusvaricen, Sklerosierung 727
Oesophagusvaricenblutung, Ballonsonde 702
Oesophagusvaricenblutung, Indikation zur Notshunt-Operation 702
Oesophagusvaricenblutung, Indikationen zur Shunt-Operation 703
Oesophagusvaricenblutung, Indikationen zu Sperroperationen 705
Oesophagusvaricenblutung, konservative Maßnahmen 701
Oesophagusvaricenblutung, Kriterien zur Beurteilung der Operabilität von portocavalen Anastomosen 704
Oesophagusvaricenblutung, portocavale Seit-zu-Seit- oder End-zu-Seit-Anastomose 705
Oesophagusvaricenblutung, Shunt-Operationen, Kontraindikationen 704
Oesophagusvaricenblutung, Voraussetzungen für eine portocavale Anastomose 704
Omega-Anastomose 630
Omphalocele, Gastroschisis, operatives Vorgehen, modifiziertes Verfahren nach Gross (Hecker) 802
Omphalocele, Gastroschisis, operatives Verfahren nach Schuster 807
Omphalocele, Gastroschisis, operative Versorgung mit Silastik 808
Omphaloportographie 701
Operationsgebiet, Abdeckung 9
Operationsgebiet, Abdeckung beim Öffnen des Magen-Darm-Kanals 65
Operationsgebiet, Anzeichnen des Hautschnittes 8
Operationsgebiet, Infektionsquelle 63
Operationsgebiet, Kunststoff-Folie 9
Operationsgebiet, Säuberung 8
Operationsindikation, Hauptforderungen beim Bauchdeckenschnitt 1
Operationswunde, Keimfreiheit 85
Overholt, Klemme 22

Pankreas, aberrierendes Gewebe 737
Pankreas, Ableitungsoperationen, cystodigestive Anastomosen 758

Pankreas, Ableitungsoperationen, Marsupialisation 762
Pankreas, Ableitungsoperationen, Pankreaticojejunostomie mit Milz- und Pankreasresektion links 755
Pankreas, Ableitungsoperationen, Pankreaticojejunostomie ohne Pankreasresektion 753
Pankreas annulare, Vorgehen im Kindesalter 841
Pankreas, arterielle Versorgung 735
Pankreas, Ausführungsgänge 735
Pankreas, chirurgisch bedeutsame Gefäßvariationen 736
Pankreas, Eingriffe, chirurgische Anatomie 732
Pankreas, Eingriffe, einschl. Geschwülste des Duodenums 732
Pankreas, Eingriffe, Indikationsstellung und spezielle Operationsverfahren 766
Pankreas, Eingriffe, intraoperative Diagnostik 741
Pankreas, Eingriffe, operative Technik 742
Pankreas, Eingriffe, operative Technik, Ableitungsoperationen 753
Pankreas, Eingriffe, operativer Zugang und Freilegung 738
Pankreas, Eingriffe, postoperative Komplikationen 776
Pankreas, Eingriffe, präoperative Diagnostik 737
Pankreas, endokrine Tumoren 773
Pankreas, Gefäßversorgung 735
Pankreas, Innervation 736
Pankreas, Lymphabfluß 736
Pankreas, operative Technik, Operationen an der Nervenversorgung 763
Pankreas, Pseudocysten, s. Cysten 769
Pankreas, Resektionsverfahren 742
Pankreas, Resektionsverfahren, partielle Duodenopankreatektomie (Whipple) 745
Pankreas, Resektionsverfahren, partielle Pankreatektomie li. (Splenopankreatektomie) 742
Pankreas, Resektionsverfahren, subtotale Pankreatektomie, li. (Splenopankreatektomie) 744
Pankreas, Resektionsverfahren, totale Pankreatektomie 752
Pankreas, selektive Neurotomie (Yoshioka, Wakabayashi) 765
Pankreas, venöser Abfluß 736
Pankreas, Zugangswege 96
Pankreasannulare 775
Pankreasanomalien 775
Pankreasbiopsie 742
Pankreas-Feinnadelpunktionsbiopsie 742
Pankreasfistel 316, 772
Pankreashinterfläche 732
Pankreashinterfläche, Freilegung 740
Pankreasisthmus (-hilus), Beziehung zu den großen Gefäßen 733
Pankreascarcinom 772
Pankreaskopf, Freilegung nach Kocher 97
Pankreaskopf, Mobilisation nach Kocher 740
Pankreasnekrose, postoperativ 316
Pankreas-Pseudocysten, topographische Lage 770
Pankreasverletzungen 771
Pankreasverletzungen, Frühdiagnose 771
Pankreasverletzungen, Verletzungsarten 771
Pankreasvorderfläche 734
Pankreasvorderfläche, Freilegung 739
Pankreascysten, Einteilung 769
Pankreatektomie, partielle li. 742
Pankreatektomie, subtotale li. 744
Pankreatektomie, totale 752
Pankreaticojejunostomie, caudale End-zu-End-Anastomose (Duval) 756
Pankreaticojejunostomie, latero-laterale (Typ Cattell) 753
Pankreaticojejunostomie, latero-laterale longitudinale (Typ Puestow) 754
Pankreaticojejunostomie, lateroterminale longitudinale mit Splenektomie und kleiner Pankreasschwanzresektion 756
Pankreaticojejunostomie, mit Milz- und Pankreasresektion li. 755
Pankreaticojejunostomie, ohne Pankreasresektion 753
Pankreatitis, akute 568, 766
Pankreatitis, akute, konservative Therapie 766
Pankreatitis, bakteriologische Befunde 83
Pankreatitis, chronische 767
Pankreatitis, chronische, Indikationsstellung für operatives Vorgehen 768
Pankreatitis, operativtechnisches Vorgehen 767
Pankreatitis, postoperative 316
Pantaloon-Anastomose 292, 305, 306
Papilla Vateri 561
Papilla Vateri, Eingriffe 599
Papilla Vateri, Papillektomie 604
Papilla Vateri, Septumresektion (Cole, Grove) 603
Papilla Vateri, Sphincterotomie 601
Papilla Vateri, Spincterplastik und Sphincter-Teilresektion 602
Papilla Vateri, transduodenale Freilegung 600
Papilla Vateri, Varianten der Lokalisation 563
Papillektomie 604
Papillencarcinom 772
Papillenstein, Pankreas 768
Papillenstenose, Pankreas 768
Paramedianschnitt 568, 665
Paraproktien 401
Pararektalschnitt, direkt 28

Pararektalschnitt, Verlängerung zum mittleren Oberbauchschnitt (Struppler) 30
Parazenthese 691
Parenchym-Gallenblase 591
Parks, Rekonstruktion des Anorectalringes 522
Parks, submuköse Hämorrhoidektomie 531
Paspertin 227, 341
Payr, Klemme 64, 72
Payr, Quetsche 74
Payr-Quetsche, Duodenalverschluß 249
Pean-Klemme 529
Peiper, paravertebrolumbaler Schnitt zur Nebennieren-Freilegung 791
Peiper, verlorenes Drain (Pankreas) 751
Pelvirectal-Fistel, Operation der inkompletten äußeren 546
Pelvirectal-Fistel, Operation der kompletten (Goligher) 546
Penrose-Drain 55
Pericholecystitis 591
Peritonealdialyse, Peritonealinfektion 83
Peritonealhöhle, Abscessbildung, bakteriologische Befunde 83
Peritoneal-Abscesse, kontinuierliche Spül-Saugdrainage 392
Peritonealhöhle, Punktion bei Blutung 691
Peritonealhöhle, Punktion bei Leberblutung 659
Peritonealnaht 16
Peritonealspülung, intraperitoneale Blutung 691
Peritonitis, Anus praeter naturalis 414
Peritonitis, bakteriologische Befunde 83
Peritonitis, s. Bauchfellentzündung 336
Peritonitis, gallige 578
Peritonitis, Meconium 850
Peritonitis, Mischflora 82
Peritonitis, postoperativ 320
Petz, Nähapparat 64
Petz-Nähapparat, Duodenalverschluß 249
Pfannenstiel, medianer Wechselschnitt, Aponeurosenquerschnitt, suprasymphysärer Fascienquerschnitt 41
Pfannenstiel-Schnitt, bei Appendektomie 52
Pfortader-Fehlbildung, oder Pfortaderthrombose, Kindesalter 832
Pfortaderhochdruck, arterioportale Anastomose (Arterialisierung) 718
Pfortaderhochdruck, coronario-cavale Anastomose 718
Pfortaderhochdruck, Eingriffe 699
Pfortaderhochdruck, Eingriffe, Einteilung der portalen Hypertension 699
Pfortaderhochdruck, Eingriffe, Operationsrisiko 730
Pfortaderhochdruck, Eingriffe, postoperativer Verlauf, Komplikationen und ihre Behandlung 729
Pfortaderhochdruck, Eingriffe, seltene Anastomosenformen 716
Pfortaderhochdruck, Eingriffe, Sperroperationen 721
Pfortaderhochdruck, Eingriffe, spezielle Diagnostik 700
Pfortaderhochdruck, Eingriffe, Technik der portocavalen Anastomosen 706
Pfortaderhochdruck, Eingriffe, therapeutische Indikationen 701
Pfortaderhochdruck, intrathorakale Milzverlagerung (Nylander u. Turunen) 720
Pfortaderhochdruck, lymphovenöse Anastomose 719
Pfortaderhochdruck, mesentericocavale Anastomosen 716
Pfortaderhochdruck, mesentericocavale Anastomosen, Drapanas-Shunt 717
Pfortaderhochdruck, mesentericocavale Anastomosen, mesentericocavale Anastomose 716
Pfortaderhochdruck, mesenterico-cavale Anastomosen, Seit-zu-Seit-Anastomose 718
Pfortaderhochdruck (portale Hypertension), intrahepatischer Block 699
Pfortaderhochdruck (portale Hypertension), Druckmessung 700
Pfortaderhochdruck (portale Hypertension), prähepatischer Block 699
Pfortaderhochdruck, portocavale End-zu-Seit-Anastomose 711
Pfortaderhochdruck, portocavale Seit-zu-Seit-Anastomose 707
Pfortaderhochdruck, Sperroperationen, Dissektionsligatur des Oesophagus (Vossschulte) 722
Pfortaderhochdruck, Sperroperationen, Sklerosierung der Oesophagusvaricen (Crawford, Wodak) 727
Pfortaderhochdruck, Sperroperationen, Splenektomie 722
Pfortaderhochdruck, Sperroperationen, subcardiale Blutsperre mittels transmuraler maschineller Klammerung (Rinecker, Danek) 726
Pfortaderhochdruck, Sperroperationen, submuköse Transsektion des terminalen Oesophagus 723
Pfortaderhochdruck, Sperroperationen, transabdominale Ligatur-Resektion des Oesophagus (Boerema-Knopf) 724
Pfortaderhochdruck, Sperroperationen, transthorakale Varicenumstechung (Crile, Linton, Boerema) 722
Pfortaderhochdruck, splenorenale Anastomose 712
Pfortaderhochdruck, splenorenale Anastomose nach Linton 712
Pfortaderhochdruck, splenorenale Anastomose, Modifikation nach Warren 715

Pfortaderhochdruck, splenorenale Anastomose, Seit-zu-Seit 716
Pfortaderhochdruck, Technik der portocavalen Anastomosen, Zugang, (abdominaler, thorakoabdominaler) 706
Pfortaderthrombose 706
Phaeochromocytom 784
pH-Elektrode 157
pH-Metrie 157
pH-Sonde (Heidelberger Kapsel) 157
Pilzinfektionen 83
Platzbauch 60
Platzbauch, Neugeborene und Säuglinge 800
Polypen, Rectum 452
Porto-Cholecystostomie 874
Porto-Enterostomie, 874
Postgastrektomie-Syndrom 300
Postgastrektomie-syndrom, Keimarten 82
Postgastrektomie-Syndrom, postoperative Jejunitis 314
Postgastrektomie-Syndrom, Postvagotomie-Diarrhoe-Syndrom 314
Postgastrektomie-Syndrom, Resorptionsstörungen nach Magenoperationen (Malabsorptionssyndrom, Anämie) 314
Postgastrektomie-Syndrom, Störungen der abführenden Schlinge (efferent-loop-obstruction) 311
Postgastrektomie-Syndrom, Störungen der zuführenden Schlinge (afferent-Loop-Syndrome) 310
Postgastrektomie-Syndrom, Syndrom des zu kleinen Magens 310
Postgastrektomie-Syndrom, Umwandlungsoperationen 300
Postvagotomie-Diarrhoe-Syndrom 314
Priesching, intraarterielle und intraperitoneale Chemotherapie beim Magencarcinom 299
Pringlescher Handgriff 666
Problemkeime 81
Proktocolektomie 443
Proktoskopie 446
Pseudocysten, Pankreas 758
Puestow, latero-laterale, longitudinale Pankreaticojejunostomie 754
Punktion, transcutane, intrahepatische 652
Pyloromyektomie, extramuköse Excision (Aust, Willenegger) 132
Pyloromyektomie, extra- oder submuköse Excision (Aust, Willenegger, Holle) 135
Pyloroplastik (Allgöwer, Burri, Hell) 131
Pyloroplastik, Excision der Pyloruswand mit Längsinzision des Duodenums 826
Pyloroplastik (Finney) 136
Pyloroplastik (Heineke, v. Mikulicz) 131
Pyloroplastik, (Heineke, v. Mikulicz, Weinberg) 132
Pyloroplastik (Judd, Wangensteen, Aust, Allgöwer) 133
Pyloroplastik, Kinderchirurgie 826
Pyloroplastik, quere 132
Pyloroplastik, (Wangensteen) 132
Pylorospasmus, (hypertrophische Pylorusstenose) 828
Pylorusstenose, kongenitale, spastisch hypertrophische (sog. Pylorospasmus) 828
Pylorusvene von Mayo 95
Pylorusverschluß, operatives Vorgehen beim kongenitalen 831

Quercolon, Präparation zur Interposition 125
Quercolon, Resektion 433
Quercolon-Transplantat, Gewinnung 297
Querschnitt, median (Sprengel-Heussner) 40
Quer- und Bogenschnitte 40
Quetsche, Payr 74

Radiographie, Direktpunktion des Hepatocholedochus 574
Radiographie, transhepatisch 575
Radiographie, transcystischer Venenkatheter 574
Radiomanometrie 585
Radiomanometrie nach Caroli 570
Radiomanometrie, Fehlerquellen 575
Radiomanometrie, Schädigungen 575
Radiomanometrie, Simon-Weidner 573
Radiomanometrie-Sonde, Grill 573
Rahmenspekulum 14, 19
Ramstedtsche Pyloromyotomie 830
Reasec 413
Rectosigmoidoskopie 446
Rectoskopie, Instrumentarium 448
Rectum, transsphincterer Zugang zum inneren (Mason) 453
Rectumamputation, Lagerung (Voelcker-Westhues-Goetze) 489
Rectumamputation, perineoabdominale 489
Rectumamputation, Resektion der Vaginalhinterwand 488
Rectumamputation, synchrone, kombinierte 484
Rectumatresie 868
Rectumcarcinom 454
Rectumcarcinom, abdominale Resektion (Schloffer, Dixon) 494
Rectumcarcinom, abdominoanale Resektion, mit temporärer Ausstülpung (v. Hochenegg, Maunsell-Weir) 500
Rectumcarcinom, Amputation 459
Rectumcarcinom, Ausbreitung 456
Rectumcarcinom, Behandlungsmöglichkeiten bei inoperablem 506
Rectumcarcinom, doppelläufiger Anus praeter naturalis sigmoideus 507
Rectumcarcinom, einzeitige abdominoperineale Amputation 460
Rectumcarcinom, erweiterte radikale Eingriffe 490

Rectumcarcinom, Leitschiene (Stelzner) 456
Rectumcarcinom, lokale elektrische Tumorresektion 508
Rectumcarcinom, mehrzeitige Operation, doppelläufige Colostomie 479
Rectumcarcinom, mehrzeitige Operation, kombinierte oder abdominale Tumorentfernung 481
Rectumcarcinom, mehrzeitiges Verfahren, Amputation 478
Rectumcarcinom, oberes Einstülpungsverfahren 506
Rectumcarcinom, operative Verfahren zur Entfernung des Rectums, Übersicht 454
Rectumcarcinom, perineoabdominale Rectumamputation 489
Rectumcarcinom, Radikalität des Eingriffs 458
Rectumcarcinom, Resektion 459, 493
Rectumcarcinom, Resektionsgrenze 457
Rectumcarcinom, synchrone, kombinierte Rectumamputation 484
Rectumcarcinom, tiefe Resektionen 499
Rectumcarcinom, tiefe Resektionen, abdomino-endorectale Resektion (Black) 504
Rectumcarcinom, tiefe Resektion, Durchzugeingriffe (Babcock, Bacon, Waugh) 501
Rectumcarcinom, tiefe Resektionen, Komplikationen 504
Rectumcarcinom, Wahl des Operationsverfahrens 455
Rectusschnitt, senkrecht (vertikaler Transrektalschnitt) 26
Redon-Saugdrainage 16, 21, 55
Reflux-Oesophagitis, Verhütung 118
Rehbein, Doppellumensondierung bei Dünndarmatresien und -Stenosen 848
Rehbeinsches Verfahren, Membransprengung 839
Rehbein, Vorgehen bei hohen Jejunalatresien 847
Rehn-Delorme, Operation bei Mastdarmvorfall 512
Relaparotomie 60
Relaparotomie, spezielle Schnittführung 49
Relaxatio diaphragmatica 817
Resistenzbestimmung 87
Resorptionsstörungen nach Magenoperationen 314
Reverdin, Nähte 21
Ring, anorectaler 399, 400
Rippenbogen-Pararektalschnitt 30
Rippenbogenrandschnitt 568, 665, 667, 693, 706
Rippenbogenrandschnitt, doppelseitiger 786
Rippenbogenschnitte 34
Rippenbogenschnitte, ohne Durchtrennung des M. rectus (Singleton) 35
Rippenbogenschnitte, Rippenbogen-Randschnitt (Courvoisier) 34
Rochard-Haken 95
Roux, biliodigestive Anastomose 618
Roux-Haken 10
Roux, Oesophagojejunostomie 290
Roux, Y-Anastomose 142, 685, 688, 754, 853, 872
Roviralta-Syndrom 817

Sarafoffsche Operation 524
Sarafoff, Umschneidung des Afters und Afterschließmuskels 511
Satinski, Klemme 64, 72
Sekretin 146
Selektiv-proximale Vagotomie (S. p. V.) 217
Sengstaken-Sonde 826
Sengstaken-Blakemore-Sonde 115, 117
Septumresektion (Cole, Grove) 603
Siebsonde 63
Siebsauger 63
Sigmaresektion 438
Sigmoideostomie, Bauchhöhleneröffnung 407
Silastik-Flicken 808
Simon, Young, vertikaler Lumbalschnitt 788
Singleton, Rippenbogenschnitt 35
Skelettierung 65
Smith, Gummiprothese 635
Soave, Vorgehen beim Megacolon congenitum 856
Sonographie, Leber 652
Sonographie, Pankreas 737
Soupault, Magenersatz 286
Spät-Dumping-Syndrom 309
Spatel, Kader 14
Spatium pelvis subcutanium 401
Spatium pelvis subperitoneale 401
Speiseröhre, Endlos-Drainage, Bouchieren u. Koagulieren 108
Spelsberg, Keaveny, intravenöser Dauertropf mit Toluidinblau-O zum Insulinom-Nachweis 774
Sphincter ani internus 398
Sphincter-Apparat, choledochoduodenaler 561
Sphincter, gastro-oesophagealer 112
Sphincter Oddi 561
Sphincterorgan, Anus 404
Sphincterotom, Lasala 601
Sphincterotomie, Papilla Vateri, 601
Sphincterotomie, transduodenal 596
Sphincterotomie, transduodenal, Indikationen 599
Sphincterplastik 602
Sphincterraffung (Blaisdell, Lockhardt-Mummery) 524
Sphincterteilresektion 602
Splanchnicektomie 764
Splenektomie, Blutstillung und Wundheilung 695
Splenektomie, Kindesalter 832
Splenektomie, Komplikation bei Splenoportographie 700
Splenektomie, Milzruptur 697
Splenektomie, Operationsvorbereitung 692
Splenektomie, bei Splenomegalie 696
Splenektomie, präliminare Unterbindung der A. lienalis 694

Splenektomie, Sperroperation 722
Splenektomie, technische 690
Splenektomie, typische Resektion 695
Splenektomie, Zugänge 693
Splenomegalie 696
Splenoportographie 700
Splenoportographie, Leber 652
Splenoportographie, Pankreas 737
Sprengel, lateraler Wechselschnitt 37
Sprengel-Heussner, medianer Querschnitt 40
Spül-Saugdrainage, diffuse Peritonitis- und Peritonealabscesse 392
Sublimatlösung 487
Sudeck, kritischer Punkt 403
Swenson, Megacolon-Operation 859
Szintigraphie, Leber 652
Szintigraphie, Pankreas 737
Schlatter, totale Gastrektomie 280
Schlauchdrainagen 55
Schloffer, dreizeitige Dickdarmresektion 439
Schloffer, Dixon, abdominale Resektion 494
Schmieden, Naht 70
Schmierinfektion 84
Schnitt, paravertebrolumbaler (Peiper) 791
Schoemaker-Technik 234
Schrägschnitte 34
Schrägschnitt, lateraler Wechselschnitt (Sprengel) 37
Schrägschnitt, thorakoabdominal (Heaney, Humphreys) 48
Schuster, operatives Verfahren bei Omphalocele und Gastroschisis 807
Schwaiger, operatives Vorgehen bei übergroßen Zwerchfelldefekten 813
Stabsauger 9
State, Rehbein, Megacolon-Operation 863
Steinfaßzange, Desjardin 593
Steingallenblase 567
Stephens, operatives Vorgehen bei Anal- und Rectumatresie 870
Sterilisation 84
Straußsches Manöver 232
Struppler, Verlängerung des unteren Pararektalschnittes 30
Stuhlbakterien 81
Stuhlgefühl 404
Stuhluntersuchung, bakteriologische 86

Tabaksbeutelnaht 72
Tabaksbeutelnaht, Anlegung eines künstl. Afters 410
Tabaksbeutelnaht, Austreten von Darminhalt 63
Tabaksbeutelnaht, Duodenalstumpf 248
Tabaksbeutelnaht, Einführen eines Endoskops 64
Tait, Operation bei Incontinentia alvi 524
Tampons, Bauchwunde 15
T-Drainage 593, 596
T-Drainage, transpapillär 598
Teflonfilz-Prothese 806
Thalsche Operation 822
Thermosonde, Wittrin 100
Thierschscher Ring 509, 523
Thiersch-Hautdeckung, anale Wundfläche 547
Trasylol 766
Traumen, spezielle Schnittführungen 50
Thompson, Operation bei Mastdarmvorfall 516
Thorakotomie, Darminterposition 126
Toluidinblau-O, intravenöser Dauertropf, zum Insulinomnachweis (Spelsberg, Keaveny) 774
Transrectalschnitt 568
Treitzsche Faszie 732
Tubus, Celestin 100
Tubus, Häring 100
Tubus, Soutar 100
Tumoren, Leber 656

Ulcera, peptische nach Pankreasoperationen 777
Ulcus duodeni 163
Ulcus duodeni, s. Magen und Zwölffingerdarm 93
Ulcus duodeni, s. Magen- und Zwölffingerdarmgeschwür 170
Ulcus duodeni, Eingriffe beim blutenden Ulcus 261
Ulcus duodeni, Eingriffe bei Perforation 250
Ulcus duodeni, Erwägungen und Entscheidungen zum Operationsverfahren 170
Ulcus duodeni, Pathophysiologie der Magensekretion 161
Ulcus duodeni, Schwierigkeiten bei Versorgung des Duodenalstumpfes 250
Ulcus duodeni, Technik der Kontinuitätsresektion des Magens 230
Ulcus duodeni, Wahl des Operationsverfahrens 167
Ulcus pepticum jejuni (Anastomosenulcus) 164
Ulcus pepticum postoperativum, Eingriffe 262
Ulcus ventriculi, Pathophysiologie der Magensekretion 161
Umgehungskreislauf, hepato-fugaler 703
Umleitungsoperationen am Dünndarm 364
Umwandlungsoperationen, Postgastrektomie-Syndrom 300
Unterhautnaht 16
Unterstützungsnaht 57
Urachus, Ductus omphaloentericus, Entfernung 811
Ureter 436, 449, 464

Vagotomie 175
Vagotomie, Anatomie 176
Vagotomie, Anatomie des Cardiabereiches 183
Vagotomie, Auffindung des Vagus, Skelettierung des Oesophagus 186
Vagotomie, Begriffsbestimmung 190
Vagotomie, Drainagemaßnahmen 188
Vagotomie-Erfolg, Motilitätsprüfung nach Vagusstimulation (Burge, Vane) 225
Vagotomie-Erfolg, postoperative Sekretionstestung 227
Vagotomie-Erfolg, Sekretionsprüfung mit pH-Elektrode (Grassi) 226

Vagotomie-Erfolg, Vitalfärbung der Nerven (Lee) 224
Vagotomie, Historisches 175
Vagotomie, intraoperative Komplikationen 189
Vagotomie, intraoperative Komplikationen, Milzverletzung 190
Vagotomie, intraoperative Komplikationen, Oesophagusperforationen 189
Vagotomie, Kontrollen des Vagotomieerfolges 224
Vagotomie, Kontrollen des Vagotomieerfolges, intraoperative Kontrollen 224
Vagotomie, Magensonde 189
Vagotomie, Nachbehandlung 227
Vagotomie, Nervus vagus 177
Vagotomie, Neurinombildung 188
Vagotomie, operativtechnische Grundregeln 184
Vagotomie, postoperative Magenatonie 189
Vagotomie, Rekonstruktion, Hisscher Winkel 188
Vagotomie, Säuresekretion nach 165
Vagotomie, spezielles operatives Vorgehen 190
Vagotomie, Suche nach Restfasern 187
Vagotomie, Traumatisierung, Durchtrennung u. Ligatur der Vagusfasern 187
Vagotomie, Zugang 184
Vagotomie, selektive 197
Vagotomie, selektive, Modifikationen der isolierten Nervendurchtrennung 206
Vagotomie, selektive, Modifikationen der skelettierenden selektiven 212
Vagotomie, selektive, durch Nervenpräparation 199
Vagotomie, selektive, Skelettierung (Burge) 207
Vagotomie, selektive, Verfahrenswahl 197
Vagotomie, selektiv-proximale 217
Vagotomie, S. p. V., Modifikationen 222
Vagotomie, S. p. V., operatives Vorgehen 218
Vagotomie, S. p. V., Verfahrenswahl 217
Vagotomie, trunkuläre 192
Vagotomie, trunkuläre, Indikation 192
Vagotomie, trunkuläre, Modifikation der transabdominalen 196
Vagotomie, trunkuläre, transabdominale (Dragstedt, Owens) 193
Vagotomie, trunkuläre, transthorakale 196
Vagotomie, trunkuläre, Verfahrenswahl 193
Vagusstimulation 225
Vagus, Stimulation der sekretorischen Fasern 154
Vagus, Verlauf 178
Vasa mesenterica caudalia, Unterbindung 465
Vasopressin 702
Vena portae 732
V. mesenterica cranialis 401
V. mesenterica superior 336
V. suprarenalis 784
Vv. anales 403
Vv. rectales 403
Verdauungstrakt, Bakteriologie 80
Verdauungstrakt, Darmentleerung 85
Verdauungstrakt, obligate oder fakultative Keimbesiedlung 81
Verdauungstrakt, passagere Keimbesiedlung 81
Verdauungstrakt, resistente Keimbesiedlung 80
Verner-Morrison-Syndrom, (Priest, Alexander) 775
Verres-Nadel 691
Verschlußikterus 652
Vossschulte, Dissektionsligatur des Oesophagus 722

Waldeyersche Fascie 400, 478
Warren, splenorenale Anastomose 715
Waterston, operatives Vorgehen bei Darmduplikaturen 851
Welch, Katheter-Duodenostomie 315
Wechselschnitt (Aponeurosen-Querschnitt nach Pfannenstiel) 41
Wechselschnitt, lateral (Sprengel) 37
Wellenschnitt (Kehr) 32
Whipple, Drainagen 55
Whipple, partielle Duodenopankreatektomie 745
Wundbeschwerden 58
Wundflächen, Hautdeckung großer analer 547
Wundheilung, allgemeine Therapie 57
Wundheilungsstörung, Antibiotika-Prophylaxe 85
Wundinfektion 59
Wundinfektionen, Operationsdauer 84
Wundruptur 59
Wundverschluß, Bleiplatten- oder Unterstützungsnähte 57
Wurmfortsatz, Lokalisationsmöglichkeiten 386

Y-Anastomose, Roux 629
Yoshioka, Wakabayashi, selektive Neurotomie am Pankreas 765

Zenker, modifizierter vertikaler Lumbalschnitt 788
Zollinger-Ellison-Syndrom 157, 159, 160, 755
Zollinger-Ellison-Tumoren 269, 281
Zuckerkandlscher Venenplexus 563, 593
Zwerchfell, häufigste Lücken 812
Zwerchfelldefekte, Technik zum Verschluß übergroßer (Hecker) 816
Zwölffingerdarm-Divertikel 144
Zwölffingerdarm, operative Behandlung der Divertikel 145

Allgemeine und spezielle chirurgische Operationslehre

10 Bände

Begründet von M.Kirschner
Fortgeführt und herausgegeben von
R.Zenker, G.Heberer, G.Hegemann

Subskriptionspreise werden gewährt bei Verpflichtung zur Abnahme des Gesamtwerkes, jedoch ist jeder Band einzeln käuflich

1. Band:
G.Hegemann: Allgemeine Operationslehre
2 Teile. 2. Auflage. 1958
1.Teil: 378 z.gr.Tl.farb.Abb. XX, 420 Seiten
2.Teil: 256 z.gr.Tl.farb.Abb. XIV, 747 Seiten
Gebunden zus. DM 680,–; US $292.40
Subskriptionspreis
Gebunden zus. DM 544,–; US $234.00
ISBN 3-540-02243-0

2. Band:
N.Guleke: Die Eingriffe am Gehirnschädel, Gehirn, an der Wirbelsäule und am Rückenmark
2. Auflage. 1950
372 z.gr.Tl.farb.Abb. XIV, 589 Seiten
Gebunden DM 190,–; US $81.70
Subskriptionspreis
Gebunden DM 152,–; US $65.40
ISBN 3-540-01443-8

4. Band:
Gesicht, Gesichtsschädel, Kiefer
Bearbeitet von K.-E.Herlyn, R.Ritter, A.Rosenthal, E.Walser, R.Zenker
2. Auflage. 1956
895 z.gr.Tl.farb.Abb. in zahlreichen Einzeldarstellungen. XVIII, 815 Seiten
Gebunden DM 460,–; US $197.80
Subskriptionspreis
Gebunden DM 368,–; US $158.30
ISBN 3-540-01986-3

5. Band:
Die oto-rhino-laryngologischen Operationen und die allgemein chirurgischen Eingriffe am Halse. 3. Auflage. In Vorbereitung

6. Band:

1.Teil: Die Eingriffe an der Brust und in der Brusthöhle
2. Auflage. 1967
Neubearbeitet von A.Brunner
Unter Mitarbeit von H.G.Borst, F.Deucher, H.Hamelmann, G.Hossli, W.Klinner, W.Overbeck, H.J.Peiper, G.Töndury, A.Widmer. Redigiert von A.Brunner, R.Zenker
705 z.gr.Tl.farb.Abb. XX, 969 Seiten
Gebunden DM 740,–; US $318.20
Subskriptionspreis
Gebunden DM 592,–; US $254.60
ISBN 3-540-03715-2

2. Teil: Die Eingriffe am Herzen und an den herznahen Gefäßen. In Vorbereitung

7. Band:

2. Teil: M.Kirschner: Die Eingriffe bei den Bauchbrüchen einschließlich der Zwerchfellbrüche
Neubearbeitet von R.Zenker unter Mitarbeit von W. Grill
2. Auflage. 1957
179 z.gr.Tl.farb.Abb. X, 270 Seiten
Gebunden DM 260,–; US $111.80
Subskriptionspreis
Gebunden DM 208,–; US $89.50
ISBN 3-540-02113-2

Preisänderungen vorbehalten

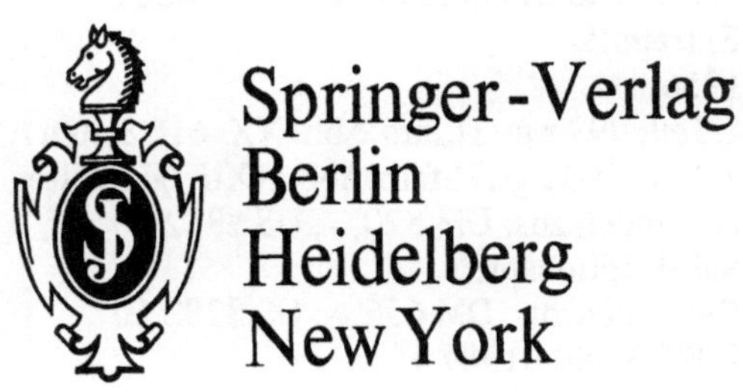

Allgemeine und spezielle chirurgische Operationslehre

10 Bände

Begründet von M.Kirschner
Fortgeführt und herausgegeben von
R.Zenker, G.Heberer, G.Hegemann

Subskriptionspreise werden gewährt bei Verpflichtung zur Abnahme des Gesamtwerkes, jedoch ist jeder Band einzeln käuflich

8. Band:
L.Lurz, H.Lurz: Die Eingriffe an den Harnorganen, Nebennieren und männlichen Geschlechtsorganen
2. Auflage. 1961
467 z.gr.Tl.farb.Abb. XVIII, 588 Seiten
Gebunden DM 440,–; US $189.20
Subskriptionspreis
Gebunden DM 352,–; US $151.40
ISBN 3-540-02629-0

9. Band:
K.G.Ober, H.Meinrenken: Gynäkologische Operationen
Unter Mitarbeit von E.Fauvet, E.Schmiedt
2. Auflage. 1964
427 z.gr.Tl.farb.Abb. XX, 638 Seiten
Gebunden DM 520,–; US $223.60
Subskriptionspreis
Gebunden DM 416,–; US $178.90
ISBN 3-540-03089-1

10. Band:
Die Operationen an den Extremitäten
W.Wachsmuth:
1.Teil: Allgemeiner Teil und die Operationen an der oberen Extremität
2.Teil: Die Operationen an der unteren Extremität
1956
1.Teil: 797 z.gr.Tl.farb.Abb. XX, 616 Seiten
2.Teil: 660 z.gr.Tl.farb.Abb. XXII, 641 Seiten
Gebunden zus. DM 820,–; US $352.60
Subskriptionspreis
Gebunden zus. DM 656,–; US $282.10
ISBN 3-540-01987-1

3.Teil: Die Operationen an der Hand
Herausgeber: W.Wachsmuth, A.Wilhelm
1972. 393 z.gr.Tl.farb.Abb. XXIV, 641 Seiten
Gebunden DM 720,–; US $309.60
Subskriptionspreis
Gebunden DM 576,–; US $247.70
ISBN 3-540-05752-8
Vertriebsrechte für Japan:
Igaku Shoin Ltd., Tokyo

Indikation zur Operation

Herausgeber: G.Heberer, G.Hegemann
Mit 118 Beiträgen. 232 Abb. 155 Tabellen
XVI, 505 Seiten. 1974
Gebunden DM 198,–; US $85.20
ISBN 3-540-06551-2

Inhaltsübersicht:
Allgemeine Chirurgie. Spezielle Chirurgie: Neurochirurgie. Thoraxchirurgie. Cardiovasculäre Chirurgie. Bauchchirurgie. Endokrine Chirurgie. Uro-Genital-Chirurgie. Chirurgie des Bewegungsapparates. Kinderchirurgie. Handchirurgie. Plastische Chirurgie.

Preisänderungen vorbehalten

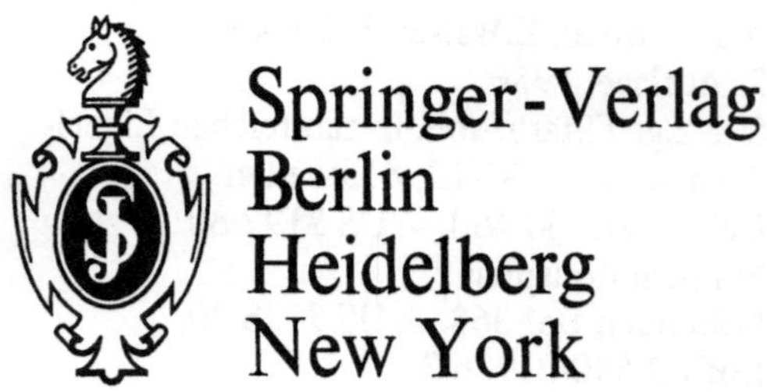